肿瘤支持治疗学

Supportive Oncology

肿瘤支持治疗学
Supportive Oncology

原　著　Mellar P. Davis

Petra Ch. Feyer

Petra Ortner

Camilla Zimmermann

主　审　魏丽惠

主　译　李小平

副主译　王建六　张国楠

北京大学医学出版社

ZHONGLIU ZHICHI ZHILIAOXUE

图书在版编目（CIP）数据

肿瘤支持治疗学 /（美）戴维斯（Davis，M. P.）著；
李小平等译. —北京：北京大学医学出版社，2013.5
　　书名原文：Supportive Oncology
　　ISBN 978-7-5659-0554-4

　　Ⅰ．①肿… Ⅱ．①戴… ②李… Ⅲ．①肿瘤-治疗学
Ⅳ．①R730.5

中国版本图书馆CIP数据核字（2013）第054731号

北京市版权局著作权合同登记号：图字：01-2013-1903

Supportive Oncology
Mellar P.Davis
ISBN-13：978-1-4377-1015-1
ISBN-10：1-4377-1015-8
Copyright © 2011 by Elsevier Inc. All rights reserved.

Authorized Simplified Chinese translation from English language edition published by the Proprietor.

Elsevier(Singapore) Pte Ltd.
3 Killiney Road, #08-01 Winsland House I, Singapore 239519
Tel: (65)6349-0200, Fax: (65)6733-1817
First Published 2013
2013 年初版

Simplified Chinese translation Copyright © 2013 by Elsevier(Singapore) Pte Ltd and Peking University Medical Press. All right reserved.

Published in China by Peking University Medical Press under special agreement with Elsevier(Singapore) Pte.Ltd. This edition is authorized for sale in China only, excluding Hong Kong SAR and Taiwan. Unauthorized export of this edition is a violation of the Copyright Act. Violation of this Law is subject to Civil and Criminal Penalties.

本书简体中文版由北京大学医学出版社与 Elsevier(Singapore) Pte Ltd. 在中国境内 (不包括香港特别行政区及台湾) 协议出版。本版仅限在中国境内（不包括香港特别行政区及台湾）出版及标价销售。未经许可之出口，是为违反著作权法，将受法律之制裁。

肿瘤支持治疗学

主　　译：李小平
出版发行：北京大学医学出版社（电话：010-82802230）
地　　址：（100191）北京市海淀区学院路38号　北京大学医学部院内
网　　址：http://www. pumpress. com. cn
E-m a i l：booksale@bjmu. edu. cn
印　　刷：北京佳信达欣艺术印刷有限公司
经　　销：新华书店
责任编辑：赵　爽　陈　奋　责任校对：金彤文　责任印制：张京生
开　　本：889mm×1194mm　1/16　印张：46　字数：1360千字
版　　次：2013年10月第1版　2013年10月第1次印刷
书　　号：ISBN 978-7-5659-0554-4
定　　价：258.00元
版权所有，违者必究
（凡属质量问题请与本社发行部联系退换）

译者名单

(按译者姓名汉语拼音排序)

曹宇曦	首都医科大学附属北京天坛医院妇产科	陆 懿	上海交通大学医学院附属仁济医院妇产科
陈 瓅	福建省妇幼保健院妇产科	陆安伟	贵州省贵阳市妇幼保健院妇产科
陈春林	南方医科大学南方医院妇产科	吕 涛	北京大学第一医院妇产科
丛 青	复旦大学附属妇产科医院妇产科	吕卫国	浙江大学医学院附属妇产科医院妇产科
代 晶	四川大学华西第二医院妇产科	栾笑天	青岛大学医学院附属医院妇产科
冯 艺	北京大学人民医院麻醉科	孟元光	解放军总医院妇产科
冯力民	首都医科大学附属北京天坛医院妇产科	莫凌昭	广西医科大学肿瘤医院妇瘤科
冯燕茹	中国医学科学院肿瘤医院放疗科	祁文娟	北京大学人民医院妇产科
傅 璟	四川大学华西第二医院妇产科	曲芃芃	天津市中心医院妇产科
高 洁	首都医科大学附属北京朝阳医院妇产科	阮 洁	四川大学华西第二医院妇产科
高宝荣	北京大学人民医院妇产科	沈晓燕	北京大学人民医院妇产科
郭红燕	北京大学第三医院妇产科	史惠蓉	郑州大学第一附属医院妇产科
郭瑞霞	郑州大学第一附属医院妇产科	苏 光	北京垂杨柳医院妇产科
郭晓琳	北京大学人民医院感染科	孙春玲	北京大学人民医院感染科
郭延秀	北京大学人民医院妇产科	孙蓬明	福建省妇幼保健院妇产科
郝 敏	山西医科大学第二医院妇产科	孙秀丽	北京大学人民医院妇产科
胡 婷	四川省肿瘤医院妇瘤科	汤小东	北京大学人民医院骨肿瘤科
黄 薇	四川大学华西第二医院妇产科	万希润	北京协和医院妇产科
黄守国	海南省海口市人民医院妇产科	万小平	上海交通大学医学院附属第一人民医院妇产科
姜冠潮	北京大学人民医院胸外科	汪希鹏	上海交通大学医学院附属仁济医院妇产科
金 晶	中国医学科学院肿瘤医院放疗科	王 刚	广东佛山市第一人民医院妇产科
康 山	河北医科大学肿瘤医院妇瘤科	王 静	北京大学人民医院妇产科
孔东丽	北京大学第三医院妇产科	王 殊	北京大学人民医院乳腺外科
孔为民	首都医科大学附属北京妇产医院妇产科	王登凤	四川省肿瘤医院妇瘤科
李 斌	中国医学科学院肿瘤医院妇瘤科	王建六	北京大学人民医院妇产科
李 建	北京世纪坛医院妇产科	王晶桐	北京大学人民医院消化科
李 健	北京世纪坛医院妇产科	王世言	北京大学人民医院妇产科
李 君	北京大学人民医院麻醉科	王文文	中国医学科学院肿瘤医院妇瘤科
李 雷	北京协和医院妇产科	王言奎	青岛大学医学院附属医院妇产科
李 莉	山西医科大学第一医院妇产科	王彦洁	北京大学人民医院妇产科
李 力	广西医科大学附属肿瘤医院妇瘤科	魏丽惠	北京大学人民医院妇产科
李红霞	北京世纪坛医院妇产科	郗明蓉	四川大学华西第二医院妇产科
李小平	北京大学人民医院妇产科	向 阳	北京协和医院妇产科
李秀琴	中国医科大学附属盛京医院妇产科	谢 菲	北京大学人民医院乳腺外科
廖秦平	北京大学第一医院妇产科	谢 敏	北京大学人民医院妇产科
刘冰洁	北京大学人民医院妇产科	徐 涛	北京大学人民医院泌尿外科
刘开江	新疆医科大学附属肿瘤医院妇瘤科	徐丛剑	复旦大学附属妇产科医院妇产科
刘益鸣	北京大学人民医院麻醉科	徐惠成	第三军医大学第一附属医院妇产科

徐启英	青海大学附属医院妇产科	张国楠	四川省肿瘤医院妇瘤科
许克新	北京大学人民医院泌尿外科	张震宇	首都医科大学附属北京朝阳医院妇产科
许清泉	北京大学人民医院泌尿外科	赵　娜	首都医科大学附属北京朝阳医院妇产科
杨　林	中国医学科学院肿瘤医院肿瘤内科	赵飞飞	首都医科大学附属北京妇产医院妇产科
杨　欣	北京大学人民医院妇产科	赵福杰	中国医科大学附属盛京医院妇产科
杨兴升	山东大学齐鲁医院妇产科	赵倩颖	四川大学华西第二医院妇产科
应菊素	北京大学人民医院护理部	郑　璐	北京大学人民医院麻醉科
张　辉	山东大学齐鲁医院妇产科	周　静	北京大学人民医院普外科
张　明	北京大学人民医院麻醉科	周　一	北京大学人民医院麻醉科
张　燕	解放军总医院妇产科		

原著致谢

感谢我的家人对本书的关爱和支持：

感谢我的妻子 Deborah，我的孩子 Luke, Amanda,
Meghan, Jessamyn, Emelin 和 Lilian—Mellar Davis。

感谢 Otto Josef — Petra Feyer。

感谢我的女儿 Eva 和母亲 Rose-Marie—Petra Ortner。

感谢我的丈夫 Richard 和孩子 Erica, Hendrik,Karl—Camilla Zimmermann。

中文版序

恶性肿瘤治疗包括手术、化疗和放疗等综合治疗手段。但由于肿瘤细胞和正常组织细胞间缺少质的差异，无论化疗或放疗等辅助治疗，在杀伤肿瘤细胞的同时，对全身各系统的正常细胞、组织和器官造成损害，并可能由此限制化疗或放疗剂量，严重者影响患者的生活质量和疗效，甚至可以是致命的。因此，无论化疗还是放疗都是双刃剑。肿瘤支持治疗（supportive oncology）已成为肿瘤辅助治疗中一个全新理念，临床医师对患者进行放化疗的同时，应对其不良反应加以重视，积极进行肿瘤支持治疗，尤其进行预防。

随着肿瘤外科学、肿瘤护理学、肿瘤心理学及各种与肿瘤相关的学科发展，新的治疗理念不断更新，在延长患者生存期的同时，提高患者的生存质量更具有十分重要的意义。世界卫生组织（WHO）已将癌症纳入了慢性疾病的范围，现代循证医学的观点是，在以癌症为慢性病理念的基础上，注重治疗有度，使患者可在"带瘤生存"中获得较好的生活质量。对于晚期肿瘤患者，目前将其姑息治疗分为三个阶段，第一阶段，抗癌治疗与姑息治疗结合即对症治疗和支持治疗相结合。治疗对象是可以治愈或可能根治的癌症患者。此阶段主要缓解癌症及抗癌治疗所致的症状，积极对症支持治疗，保证患者的生活质量。第二阶段，抗癌治疗可能不再获益，以姑息治疗为主，治疗对象是无法根治的晚期癌症患者，其姑息治疗目的是缓解症状，减轻痛苦，改善生活质量。第三阶段，为预期生存时间仅几周或几天的终末期癌症患者，主要提供临终关怀治疗及善终服务。随着现代对晚期肿瘤患者实施人性化姑息性治疗，对已不能根治的肿瘤患者进行一种积极而全面的支持治疗，使肿瘤患者在不影响生活质量，甚至不影响正常工作的情况下"带瘤生存"，显著延长患者的生存时间，表明支持治疗在晚期肿瘤患者中占有越来越重要的地位，而不仅仅限于终末期癌症患者。支持性治疗由此成为一种积极的、一种可供选择的人性化治疗策略，贯穿于癌症治疗的全过程。由此，肿瘤支持性治疗和肿瘤姑息治疗成为晚期肿瘤共存的专业治疗措施。

死亡是必然的归宿，亲历一次次惊心动魄，是每位医生职业生涯所无法回避的。面对晚期肿瘤，如何帮助患者减轻身心痛苦，是医生的职责，更是人文理念的最好诠释。如何提供晚期患者合理治疗决策，为患者和家属提供人性化和经济医疗服务，达到个体化治疗，实现价值医学？如何让晚期患者获得更长生存期的前提下，具有更好的生活质量，使晚期肿瘤患者在有尊严中走完人生？Mellar P. Davis 等联合主编《肿瘤支持治疗学》一书，其主要内容包括肿瘤放化疗副作用处理、癌症相关的症状处理、并发症姑息治疗、生存与康复、沟通与决策和肿瘤心理学等，其目的是最大限度地减少肿瘤及其治疗的毒副作用所造成的身体、心理和精神上的痛苦，保证患者及其家属尽可能具有好的生活质量，并让患者平静地走到生命的尽头，维护生命的价值，并节约医疗经费开支。最后帮助患者达到和维持其躯体、情感、精神及社会行为能力的最佳状态，使患者及其家属获得尽可能好的生活质量，充分显示肿瘤支持治疗是另一种意义上的人性化治疗。因为面对晚期肿瘤，"有时是治愈，常常去帮助，总是去安慰"，道出了医学现实与医者的理性。

本书是美国、加拿大和德国的专家联合肿瘤科医生、姑息治疗医生、护士、药剂师、心理学家和精神科医生编写的巨著。力求详细全面地介绍当今国际恶性肿瘤化疗、放疗及姑息治疗相关的系列副作用，尤其是常见和少见副作用防治措施，特别介绍了关于姑息治疗的康复治疗方法和理念，以及肿瘤心理治疗和晚期肿瘤护理等诊治新进展，值得国内同行学习和借鉴。本书理论和临床实践结合，突出实用性，可供外科、内科、尤其肿瘤科医师、医学院校学生及护士学习参考。

本书邀请国内从事内科、外科、泌尿科、胸外科、骨肿瘤、乳腺外科、放疗科、妇科肿瘤及护理专业的中青年专家进行翻译和校对，虽然尽最大努力，书中翻译难免疏漏和不尽其意，恳请各位同行斧正。

2013 年 7 月 27 日

中文版前言

目前恶性肿瘤的发病率逐年升高，且呈年轻化趋势，已成为严重危害人类健康的主要疾病之一。手术、化疗、放疗为其主要治疗方法，但不论化疗还是放疗，都是双刃剑，它们在抑制或杀伤肿瘤细胞的同时，也对全身各系统的正常细胞、组织和器官造成损害，且可能限制化疗或放疗的剂量和疗效，会严重影响患者生活质量。随着肿瘤医学的发展，如何防治化疗或放疗治疗的毒副作用及一些癌症并发症等，并早期管理和干预治疗，成为现代临床面临的挑战。

自世界卫生组织（WHO）把癌症纳入慢性疾病范围以来，在以癌症为慢性病的理念基础上，WHO将肿瘤工作"肿瘤预防、早诊断、早治疗"的任务修订为"肿瘤预防、早诊断、综合治疗、姑息治疗"，其中姑息治疗是一种肿瘤外科学、护理学、肿瘤心理学等多学科的人性化综合治疗，其关注的焦点是患者的生活质量，已成为目前医学领域中发展最快的学科，受到广大肿瘤工作者日益重视。目前国际卫生机构制定了姑息治疗的指南。对晚期肿瘤姑息治疗的主要任务是缓解肿瘤本身和放化疗等治疗所致症状及并发症，减轻患者的躯体痛苦和心理负担，注重治疗有度，在"带瘤生存"中获得较高的生活质量和较长的生存期。

肿瘤支持学是在综合医护模式的基础上，采取支持、康复、护理和姑息治疗等综合措施，旨在最大限度地减少肿瘤及其治疗的毒副作用所造成患者的身心痛苦，保证患者及其家属尽可能具有高的生活质量。随着肿瘤医学的发展，肿瘤支持学应从诊断至治愈或死亡的任何情况下，都应考虑其成为治疗目标的一部分，而不仅仅限于终末期。肿瘤支持学成为一种积极的、可供选择的人性化治疗策略，贯穿于癌症治疗的全过程。因此，它也被称为姑息医学的姐妹专业。

死亡是人类永恒的主题。面对生与死的选择，有人坚持，有人放弃，有人无奈，有人由患者家属决定，有人则是医学人文关怀体现，肿瘤患者更是如此。在医疗实践中，医生、肿瘤患者和家属如何面对死亡？医生如何帮助患者减轻身心痛苦，给晚期患者提供合理的、人性化、个体化和经济的医疗决策，同时通过给患者和家属提供心理支持治疗，使其获得高生活质量的前提下，尽量延长生存期？使他们在生命终末期，坦然面对死亡，有尊严地走完人生，同时也不再惧怕死，真正感到"生如夏花之璀璨，死如秋叶之静美"？

Mellar P.Davis 等美国、加拿大和德国医学专家，邀请包括肿瘤学家、姑息治疗医生、护士、药剂师、心理学家和精神科医生等，联合编写了《肿瘤支持治疗学》。该书主要内容包括肿瘤放化疗各种副作用的处理、癌症相关的症状处理、并发症姑息治疗、生存与康复、沟通与决策和肿瘤心理学等，尤其是常见和少见副作用防治措施、姑息治疗的康复治疗方法、理念及肿瘤心理治疗和晚期肿瘤丧亲的护理等，其目的在于最大限度地减少肿瘤及其治疗的毒副作用所造成的身体和精神上的痛苦，保证患者及其家属尽可能地具有高的生活质量。全书分为六篇，共五十九章，具有理论与临床实践结合、实用性强等特点，是一本目前国内肿瘤外科和内科医生必备的参考书。为此，我们特邀国内从事普通外科、泌尿科、胸外科、骨肿瘤、乳腺外科、放疗科、妇科肿瘤等中青年专家进行了翻译。虽然尽最大努力，书中翻译难免疏漏和不尽其意，恳请各位斧正。

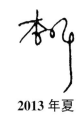

2013 年夏

原著序

第二次世界大战后出现了一新的医学专业——肿瘤学，此后其作为医学专业里最具活力、最重要的领域，在世界范围内迅速发展。从定义来看，它包括医疗和护理初次治疗及复发或肿瘤转移患者。虽然工业化国家肿瘤发病率仍在持续增加，但随着治疗方法和预防手段的进步，肿瘤患者的死亡率呈现下降趋势。人口老龄化是肿瘤发病率增加的部分原因，而肿瘤实际是一个年龄相关性疾病。此外，选择的生活方式也有重要的影响。

肿瘤医学的发展基于一个理念：肿瘤是可以治愈的，即使已经发生转移。某些肿瘤（尤其是儿科肿瘤）的死亡率已大大下降。与此同时，医学技术在治疗转移性肿瘤梗阻并发症上取得了很大的进步。例如支架技术在消化道恶性肿瘤中的应用和通过复杂方法对胸腔积液的治疗。肿瘤外科学、肿瘤护理学、肿瘤心理学及各种与肿瘤相关的学科相继出现。事实上，大部分肿瘤患者最终都会死亡，虽然这并不总是被明确地认识到，且不幸的是多数实体肿瘤一旦发生转移都是不可治愈的。

肿瘤医学的最初任务是研究新治疗方法，而探讨新疗法主要是通过临床试验。这门学科对肿瘤疾病有很大影响，如乳腺癌和多发性骨髓瘤。一些观点认为影像和实验室检查（因为早期诊断），对于延长生存期有很大贡献。但毫无疑问，系统化临床试验的应用改善了患者的治疗效果和临床护理。临床试验的一个重要组成部分是对治疗的毒性评估，其可使肿瘤学家仔细衡量治疗的潜在益处和不良反应。

因此，我们应认识到化疗和放疗往往是双刃剑，它们可以有很显著的疗效，偶尔也会危及患者生命。这些影响有些是非特异性的，而另外一些影响是由某种治疗或某种特定药物引起的特异性。有些并发症的发病率水平被认为是可以接受的（或必然的），且对部分希望治愈的严重疾病是必须付出的代价。例如高剂量化疗应用于乳腺癌患者和骨髓移植后患者所引起的并发症。在积极治疗的过程中可能会发生心理和身体上的症状、情感和财务危机、家庭功能障碍、职业生涯的中断。此外，这些不良反应影响时间可能会长于治疗的时间，甚至有些可能长期存在，并发展为新疾病。那些生存下来的癌症患者，其生活质量会受到很大的影响，如性功能障碍，且在癌症治愈后长期困扰患者的生活。此外，很多常见的疗法仍然让人失望，其不良反应需要重视。那些未出现明显不良反应的患者往往疗效也并不显著。

随着肿瘤医学的发展，出现一些癌症治疗的共同并发症，如感染应引起关注。与顺铂化疗相关的恶心、呕吐的问题成为另一个挑战。人们很快意识到并发症的早期管理和干预治疗成为一个很大的临床挑战。提高患者的生活质量，减少住院，减轻情绪和身体的困扰能够给患者带来很多益处。除了实际上的临床益处，在学术上调查和解决这些常见问题需要一个严谨的态度，这个领域就是肿瘤支持学。

这本新编著的肿瘤支持治疗学及时地反映了该领域的临床实践、学术进展和不断出现的热点内容。肿瘤支持治疗学也成为临床肿瘤学所有领域实践的重要组成部分，为世界各地每年被诊断为癌症的患者带来益处。它也可以被称为其他现代发展的一个姐妹专业——姑息医学。癌症患者的现代医护需要多学科的努力，相信每位读过本书的人，将都为之振奋和受益于其中智慧和观点。

T. Declan Walsh，MD

刘冰洁 译 李小平 校

原著前言

我们很高兴能出版这本《肿瘤支持治疗学》。肿瘤支持治疗学的目的是最大限度地减少肿瘤及其治疗的不良反应所造成患者身体、心理和精神上的痛苦，保证患者及其家属尽可能具有高的生活质量。我们相信本书能把诊断、患者生存或者丧亲之痛贯穿于整个肿瘤支持学中，并提供必要指导。本书建立在综合医护模式的基础上。我们认为支持、康复、护理和姑息治疗措施应该贯穿于患者的整个医疗过程中，并且在从诊断到治愈或死亡的任何情况下，都应考虑其成为治疗目标的一部分。综合医护模式的确切定义是在癌症每个医护阶段都应该包括支持性医护模式。支持治疗措施应针对特殊治疗和病情而不同，同时还必须反映患者的愿望和需要。

本书是一个合作项目，不仅包括肿瘤学家，还包括姑息治疗医生、护士、药剂师、心理学和精神科医生。本书也是一个国际合作项目，它的作者来自美国、加拿大、德国和全球的投稿者。我们很幸运能够拥有如此多国际专家在各自领域作出贡献，并且十分感谢他们对这本书作出的杰出贡献。

本书的目的是为所有肿瘤科医生提供一个综合的资料，以协助其在整个肿瘤疾病过程中，治疗患者身体和心理上的症状。因此，本书对于内外科、放疗、肿瘤外科、姑息医学专家和肿瘤科护士是十分有帮助的资料。此外，本书也可作为一个初级保健医生和其他肿瘤支持的医护人员指南，可以从中寻求到详细、实用的对于癌症患者的支持处理的信息。

本书分六篇，共五十九章，其中内容包括与治疗相关的不良反应的处理；肿瘤相关症状的处理；姑息治疗中并发症的处理；康复和生存；沟通和决策；肿瘤心理学。本书组成中揭示如下事实：肿瘤支持学包括症状和并发症的治疗以及治疗引起的恶性结局；康复与生存章节中提示癌症护理应在癌症治愈后继续，并且是决定治疗后期效果的一个重要方面；沟通章节中解决了整个癌症轨迹中作出决策和支持流程的问题；最后一个章节不仅强调了患者心理护理，还强调了专业护理人员的心理护理。

我们谨向所有对本书有贡献的人表示感谢，也向 Elsevier 的编辑表示感谢，特别感谢 Pamela Hetherington，是他的耐心指导才使我们完成了该著作项目。

Mellar P. Davis

Petra Ch. Feyer

Petra Ortner

Camilla Zimmermann

刘冰洁 译　李小平 校

原著者名单

原著主编

Mellar P. Davis MD, FCCP
Professor of Medicine
Cleveland Clinic Lerner School of
Medicine
Case Western Reserve University
Clinical Fellowship Director
Palliative Medicine and Supportive
Oncology Services
Division of Solid Tumor
Taussig Cancer Institute
Cleveland Clinic Foundation
Cleveland,Ohio

Petra Ch. Feyer MD, Ph.D
Professor of Radiation Oncology
Dierector, Clinic of Radiation Oncology
Vivantes Clinics Berlin Neukoelln
Berlin,Germany

Petra Ortner PharmD,Ph D
German Supportive Care in cancer
Group [ASORS]
POMME—med Med Medical
Communication
Munish,Germany

Camilla Zimmermann MD, PhD,
 FRCPC
Head, Palliative Care Program
Medical Director
Lederman Palliative Care Centre
Department of Psychosocial Oncology
 and Palliative Care
Princess Margaret Hospital
Associate Professor of medicine
Division of Medical Oncology and
 Hematology
University of Toronto
Scientist, Campbell Family Cancer
 Research Institute
Ontario Cancer Institute
Toronto, Ontario, Canada

原著编者

Amy P. Abernethy, MD
Associate Professor of Medicine
Division of Medical Oncology
Department of Medicine
Duke University School of Medicine
Director

Duke Cancer Care Research Program
Duke University Medical Center
Durham, North Carolina

Douglas G. Adler, MD
Associate Professor of Medicine
Director of Therapeutic Endoscopy
Gastroenterology and Hepatology
University of Utah School of Medicine
Huntsman Cancer Center
Salt Lake City, Utah

Yesne Alici, MD
Attending Psychiatrist
Geriatric Services Unit
Central Regional Hospital
Butner, North Carolina

Eugene Balagula, MD
Clinical Research Fellow
Department of Dermatology
Memorial Sloan-Kettering Cancer Center
New York, New York

Ani Balmanoukian, MD
Johns Hopkins Hospital
Baltimore, Maryland

Nikhil Banerjee, MD
University of Utah
Salt Lake City, Utah

Gerhild Becker, MD, MSc
Palliative Care
King's College London
London, United Kingdom
Assistant Medical Director
Palliative Care Unit
University Medical Center Freiburg
Freiburg, Germany

Virginia Boquiren, MSc
Doctoral Fellow
Psychosocial Oncology and Palliative Care
Princess Margaret Hospital
University Health Network
Toronto, Ontario, Canada

Julie R. Brahmer, MD, MSc
Sidney Kimmel Comprehensive Cancer Center
 at Johns Hopkins
Baltimore, Maryland

William Breitbart, MD
Chief, Psychiatry Service
Vice Chairman
Department of Psychiatry and Behavioral
 Sciences
Memorial Sloan-Kettering Cancer Center

New York, New York

Michael T. Brennan, DDS, MHS
Associate Chairman
Department of Oral Medicine
Carolinas Medical Center
Charlotte, North Carolina

Eduardo Bruera, MD
F.T. McGraw Chair in the Treatment of Cancer
Medical Director
Department of Palliative Care and
 Rehabilitation Medicine
MD Anderson Cancer Center
Houston, Texas

Marianne Brydøy, MD
Department of Oncology
Haukeland University Hospital
Bergen, Norway

Robert Buckman, PhD, MB
Medical Oncologist
Princess Margaret Hospital
Professor
University of Toronto
Toronto, Ontario, Canada
Adjunct Professor
MD Anderson Cancer Center
University of Texas
Austin, Texas

Amanda Caissie, MD, PhD
Resident
Department of Radiation Oncology
University of Toronto
Princess Margaret Hospital
Toronto, Ontario, Canada

Joseph R. Carver, MD
Director
Cardiology Fellows Practice
Chief of Staff
Abramson Cancer Center
Clinical Professor
University of Pennsylvania
Philadelphia, Pennsylvania

Harvey M. Chochinov, MD, PhD
Distinguished Professor
Department of Psychiatry
University of Manitoba
Winnipeg, Manitoba, Canada

Edward Chow, PhD, MSc, MBBS
Professor
Department of Radiation Oncology
University of Toronto
Senior Scientist

Sunnybrook Research Institute
Chair of Rapid Response Radiotherapy Program
    and Bone Metastases Site Group
Odette Cancer Centre
Sunnybrook Health Sciences Centre
Toronto, Ontario, Canada

Ai-Ping Chua, MMED (Int Med), MBBS
Consultant
Assistant Professor
Division of Respiratory and Critical Care Medicine
Department of Medicine
National University Heathcare System
Singapore

Maureen E. Clark, MS
Associate Director
Center for Psycho-oncology and Palliative Care
    Research
Dana-Farber Cancer Institute
Boston, Massachusetts

Raimundo Correa, MD
Department of Oncology
Princess Margaret Hospital
University of Toronto
Toronto, Ontario, Canada

Kerry S. Courneya, PhD
Professor and Canada Research Chair
    in Physical Activity and Cancer
Faculty of Physical Education and Recreation
University of Alberta
Edmonton, Alberta, Canada

David C. Currow, MD
Professor
Palliative and Supportive Services
Flinders University
Chief Executive Officer
Cancer Australia
Adelaide, Australia

Shalini Dalal, MD
Assistant Professor
Department of Palliative Care and
    Rehabilitation Medicine
MD Anderson Cancer Center
Houston, Texas

Mellar P. Davis, MD, FCCP
Professor of Medicine
Cleveland Clinic Lerner School of
    Medicine
Case Western Reserve University
Clinical Fellowship Director
Palliative Medicine and Supportive
    Oncology Services
Division of Solid Tumor
Taussig Cancer Institute
Cleveland Clinic Foundation
Cleveland, Ohio

Maike de Wit, MD, PhD
Professor, Medical Oncology
Director, Clinic Hematology and Oncology
Vivantes Clinics Berlin Neukoelln
Berlin, Germany

Haryana Dhillon, PhD, MA(psych), BSc
Centre for Medical Psychology and Evidence-
    based Decision-making
Central Clinical School
Sydney Medical School and School of
    Psychology
Faculty of Science
University of Sydney
Sydney, Australia

Mario Dicato, MD
Department of Hematology-Oncology
Centre Hospitalier de Luxembourg
Luxembourg, Luxembourg

Ingo J. Diel, MD, PhD
Institute for Gynecological Oncology
Mannheim, Germany

Jason E. Dodge, MD, MEd
Gynecologic Oncologist
Assistant Professor
Department of OB/GYN
Division of Gynecologic Oncology
University of Toronto
Princess Margaret Hospital
University Health Network
Toronto, Ontario, Canada

Matthew Doolittle, MD
Fellow in Psychosomatic Medicine
Memorial Sloan-Kettering Cancer
    Center
New York, New York

Wolfgang Dörr, DVM, PhD
Department for Radiotherapy and Radiation
    Oncology
Medical Faculty Carl Gustav Carus
Technical University of Dresden
Dresden, Germany

Geoffrey P. Dunn, MD
Department of Surgery
Palliative Care Consultation Service
Hamot Medical Center
Erie, Pennsylvania

Alexandra M. Easson, MSc, MD
Assistant Professor
Department of Surgery
University of Toronto
General Surgery and Surgical Oncology
Mount Sinai Hospital
Princess Margaret Hospital
Toronto, Ontario, Canada

Edzard K. Ernst, MD, PhD
Department of Complementary Medicine
Peninsula Medical School
University of Exeter
Exeter, United Kingdom

Petra Ch. Feyer, MD, PhD
Professor of Radiation Oncology
Director, Clinic of Radiation Oncology
Vivantes Clinics Berlin Neukoelln

Berlin, Germany

David R. Fogelman, MD
Assistant Professor
Department of Gastrointestinal Medical
    Oncology
Division of Cancer Medicine
MD Anderson Cancer Center
Houston, Texas

Sophie D. Fosså, MD
National Resource Center for Late Effects
Department of Oncology
Oslo University
Hospital Montebello
Oslo, Norway

Orit Freedman, MD, MSc
Medical Oncologist
Durham Regional Cancer Centre
Toronto, Ontario, Canada

Debra L. Friedman, MD, MS
Associate Professor of Pediatrics
E. Bronson Ingram Chair in Pediatric Oncology
Department of Pediatrics
Vanderbilt University School of Medicine
Nashville, Tennessee

Surafel Gebreselassie, MD
Department of Nephrology and Hypertension
Cleveland Clinic
Cleveland, Ohio

Thomas R. Gildea, MD, MS
Head
Section of Bronchoscopy
Respiratory Institute
Department of Pulmonary
    Allergy and Critical Care Medicine and
    Transplant Center
Cleveland Clinic
Cleveland, Ohio

Marc Giovannini, MD, PhD
Department of Paediatrics
San Paolo Hospital
University of Milan
Milan, Italy

Paul A. Glare, MD
Chief, Pain and Palliative Care Service
Memorial Sloan-Kettering Cancer Center
New York, New York

Arin K. Greene, MD, MMSc
Department of Plastic and Oral Surgery
Co-Director Lymphedema Program
Children's Hospital Boston;
Assistant Professor of Surgery
Harvard Medical School
Boston, Massachusetts

Janet R. Hardy, BSc, MD
Director of Palliative and Supportive Care
Mater Health Services
Brisbane, Australia

Daniel B. Hinshaw, MD
Section of Geriatrics and Palliative Care Program
VA Ann Arbor Health Care System and
    Palliative Medicine Clinic
University of Michigan Geriatrics Center
    Professor of Surgery
University of Michigan Medical School
Ann Arbor, Michigan

Ulrike Hoeller, MD
Associate Professor, Radiation Oncology
Ambulatory Health Center of the Charité
Berlin, Germany

Juliet Hou, MD
Department of Physical Medicine and Rehabilitation
Cleveland Clinic
Cleveland, Ohio

Lynn Jedlicka, MD
Department of Physical Medicine and Rehabilitation
Cleveland Clinic
Cleveland, Ohio

Siri Beier Jensen, DDS, PhD
Department of Oral Medicine,
    Clinical Oral Physiology,
    Oral Pathology and Anatomy
Institute of Odontology
Faculty of Health Sciences
University of Copenhagen
Copenhagen, Denmark

Katherine T. Johnston, MD, MA, MSc
Instructor of Medicine
Harvard Medical School
Beth Israel Deaconess Medical Center
Breast Care Center and Women's Health
Boston, Massachusetts

Jason M. Jones, MD
Department of Oncology
Mayo Clinic
Rochester, Minnesota

Karin Jordan, MD, PhD
Associate Professor, University of Halle/Saale
Department of Oncology and Hematology
Halle, Germany

Karunakaravel Karuppasamy, MSc, MBBS
Department of Radiology
Cleveland Clinic
Cleveland, Ohio

Raghid Kikano, MD, MS
Fellow
Department of Neuroradiology
University of Chicago
Chicago, Illinois

Kenneth L. Kirsh, PhD
Assistant Professor in Pharmacy Practice and
    Science
University of Kentucky College of Pharmacy
Lexington, Kentucky

Cecilie Kiserud, MD
National Resource Center for Late Effects
Department of Oncology
Oslo University
Hospital Montebello
Oslo, Norway
Buskerud University College
Institute of Health
Drammen, Norway

David W. Kissane, MD, MPM
Jimmie C. Holland Chair of Psycho-oncology
Attending Psychiatrist and Chairman
Department of Psychiatry and Behavioral
    Sciences
Memorial Sloan-Kettering Cancer Center
Professor of Psychiatry
Weill Medical College of Cornell University
New York, New York

Małgorzata Krajnik, MD
Department and Chair of Palliative Medicine
Nicolaus Copernicus University in Torun
Collegium Medicum
Bydgoszcz, Poland

Christof Kramm, MD
University of Children's Hospital
Department of Pediatrics and Adolescent
    Medicine
Martin-Luther-University Halle-Wittenberg
Halle, Germany

Sheldon Kwok, MD
Odette Cancer Centre
Sunnybrook Health Sciences Centre
Toronto, Ontario, Canada

Mario E. Lacouture, MD
Dermatology Service
Department of Medicine
Memorial Sloan-Kettering Cancer Center
New York, New York

Abraham Levitin, MD
Staff, Interventional Radiology
Department of Radiology
Cleveland Clinic
Cleveland, Ohio

Madeline Li, MD, PhD
Psychiatrist
Psychosocial Oncology and Palliative Care
Princess Margaret Hospital
University Health Network
Assistant Professor
Department of Psychiatry
University of Toronto
Toronto, Ontario, Canada

S. Lawrence Librach, MD, CCFP
Director
Temmy Latner Centre for Palliative Care
Mount Sinai Hospital, Toronto
Professor and Head
Division of Palliative Care

Department of Family and Community
    Medicine
University of Toronto
Toronto, Ontario, Canada

Wendy G. Lichtenthal, PhD
Instructor
Department of Psychiatry and Behavioral
    Sciences
Memorial Sloan-Kettering Cancer Center
New York, New York

Isador Lieberman, MD
Professor of Surgery
Department of Orthopaedic Surgery
Cleveland Clinic Foundation
Cleveland, Ohio

Vernon W. H. Lin, MD
Department of Physical Medicine and
    Rehabilitation
Cleveland Clinic
Cleveland, Ohio

Hartmut Link, MD, PhD
Professor, Medical Oncology
Director, Department of Internal Medicine,
    Hematology
Oncology Westpfalz-Klinikum
Kaiserslautern, Germany

Christopher Lo, PhD
Assistant Professor of Psychiatry
University of Toronto
Psychologist
Department of Psychosocial Oncology and
    Palliative Care
Princess Margaret Hospital
University Health Network
Toronto, Ontario, Canada

César V. Lopes, MD, PhD
Santa Casa Hospital
Paoli-Calmettes Institute
Porto Alegre, Rio Grande do Sul, Brazil

Charles L. Loprinzi, MD
Regis Professor of Breast Cancer Research
Mayo Clinic
Rochester, Minnesota

Amy E. Lowery, PhD
Chief Postdoctoral Research Fellow
Department of Psychiatry and Behavioral
    Sciences
Memorial Sloan-Kettering Cancer Center
New York, New York

Robert Mader, MD
Division of Oncology
Department of Medicine
Medical University of Vienna
Vienna, Austria

Henriette Magelssen, MD
National Resource Center for Late Effects
Department of Oncology
Oslo University

Hospital Montebello
Oslo, Norway

Vincent Maida, MD, MSc, BSc
Assistant Professor
University of Toronto
Toronto, Ontario, Canada
Clinical Assistant Professor
McMaster University
Hamilton, Ontario, Canada
Division of Palliative Medicine
William Osler Health System
Toronto, Ontario, Canada

H. A. Marsman, MD
Department of Surgical Oncology
Erasmus University Medical Center
Daniel den Hoed Cancer Center
Rotterdam, The Netherlands

Susan E. McClement, RN, PhD
Associate Professor
Faculty of Nursing
University of Manitoba
Research Associate
Manitoba Palliative Care Research Unit
CancerCare Manitoba
Winnipeg, Manitoba, Canada

Erin L. McGowan, PhD, MSc, BSc
Post-Doctoral Fellow, Kinesiology
Canadian Cancer Society Research Institute
University of Alberta
Edmonton, Alberta, Canada

Daniel J. Moskovic, MD, MA, MBA
Scott Department of Urology
Baylor College of Medicine
Houston, Texas
Columbia University
New York, New York

Marissa Newman, MD
Department of Dermatology
Memorial Sloan-Kettering Cancer Center
New York, New York

Tanya Nikolova, MD
Chief Fellow
Pain and Palliative Care Service
Department of Medicine
Memorial Sloan-Kettering Cancer Center
New York, New York

Jan Oldenburg, MD, PhD
National Resource Center for Late Effects
Department of Oncology
Oslo University
Hospital Montebello
Oslo, Norway

Petra Ortner, PharmD, PhD
German Supportive Care in Cancer Group
  (ASORS)
POMME-med Medical Communication

Munich, Germany

Dierdre R. Pachman, MD
Department of Oncology
Mayo Clinic
Rochester, Minnesota

Jocelyn Pang, MD
Odette Cancer Centre
Sunnybrook Health Sciences Centre
Toronto, Ontario, Canada

Steven D. Passik, PhD
Associate Attending Psychologist
Memorial Sloan-Kettering Cancer Center
Associate Professor of Psychology
Weill College of Medicine
Cornell University Medical Center
New York, New York

Timothy M. Pawlik, MD, MPH, FACS
Associate Professor of Surgery and Oncology
Hepatobiliary Surgery Program Director
Director
Johns Hopkins Medicine Liver Tumor Center
  Multi-Disciplinary Clinic
Co-Director of Center for Surgical Trials and
  Outcomes Research
Johns Hopkins Hospital
Baltimore, Maryland

Júlio C. Pereira-Lima, MD, PhD
Serviço de Endoscopia Digestiva
Santa Casa de Caridade de Bagé
Bagé, Rio Grande do Sul, Brazil

Douglas E. Peterson, DMD, PhD
Professor
Oral Medicine
Department of Oral Health and Diagnostic
  Sciences School of Dental Medicine
Chair, Head and Neck Cancer and Oral
  Oncology
Neag Comprehensive Cancer Center
University of Connecticut Health Center
Farmington, Connecticut

Barbara F. Piper, DNSc, RN, AOCN
Professor and Chair of Nursing Research
Scottsdale Healthcare/University of Arizona
Scottsdale, Arizona

Laurent Plawny, MD
Department of Hematology-Oncology
Centre Hospitalier de Luxembourg
Luxembourg, Luxembourg

Kathy Pope, MBBS (Hons)
Consultant Radiation Oncologist
Division of Radiation Oncology
Peter MacCallum Cancer Centre
Melbourne, Victoria, Australia;
Clinical/Research Fellow
Palliative Radiation Oncology Program
University of Toronto Division of Radiation
  Oncology

Radiation Medicine Program
Princess Margaret Hospital
Toronto, Ontario, Canada

Jennifer Potter, MD
Director
Women's Health Center
Beth Israel Deaconess Medical Center
Women's Health Program
Fenway Health Associate Professor of Medicine
Harvard Medical School
Boston, Massachusetts

Holly G. Prigerson, PhD
Director
Center for Psycho-oncology and Palliative Care
  Research
Dana-Farber Cancer Institute
Associate Professor of Psychiatry
Brigham & Women's Hospital
Harvard Medical School
Boston, Massachusetts

Carla I. Ripamonti, MD
Head
Supportive Care in Cancer Unit
IRCCS Foundation
National Cancer Institute
Milano, Italy

Lizbeth Robles, MD
Resident
Department of Neurology
Cleveland Clinic
Cleveland, Ohio

Gary Rodin, MD
Professor of Psychiatry
University of Toronto
University Health Network/University of Toronto
Chair
Psychosocial Oncology and Palliative Care
Head
Department of Psychosocial Oncology and
  Palliative Care
Princess Margaret Hospital
Toronto, Ontario, Canada

Lisa Ruppert, MD
The Rehabilitation Medicine Service
Department of Neurology
Memorial Sloan-Kettering Cancer Center
New York, New York

Brenda M. Sabo, RN, BA, MA, PhD
Assistant Professor
Dalhousie University School of Nursing
Advance Practice Nurse
Psychosocial Oncology Team
Nova Scotia Cancer Centre
Capital District Health Authority
Halifax, Nova Scotia, Canada

Nadia Salvo, MD
Odette Cancer Centre
Sunnybrook Health Sciences Centre
Toronto, Ontario, Canada

Jose Fernando Santacruz, MD
Staff Physician
Pulmonary, Critical Care Medicine, and
    Interventional Pulmonology
Oncology Consultants
International Cancer Center
Houston, Texas

Josée Savard, PhD
Professor
School of Psychology
Université Laval
Laval University Cancer Research
    Center
Quebec City, Quebec, Canada

Carolyn C. Schook, BA
Harvard Medical School
Children's Hospital Boston
Boston, Massachusetts

Dale R. Shepard, MD, PhD
Associate Staff
Solid Tumor Oncology
Co-Director
Taussig Oncology Program for Seniors
    (TOPS)
Cleveland Clinic Taussig Cancer Institute
Assistant Professor of Medicine
Cleveland Clinic Lerner College of
    Medicine
Case Western Reserve University
Cleveland, Ohio

Heather L. Shepherd, PhD, BA (Hons)
NHMRC Public Health Postdoctoral Research
    Fellow
School of Public Health and Community
    Medicine
University of New South Wales, Australia
Centre for Medical Psychology and
    Evidence-based Decision-Making
    (CeMPED)
School of Public Health
University of Sydney
Sydney, Australia

Sumner A. Slavin, MD
Associate Clinical Professor
Plastic Surgery
Harvard Medical School
Beth Israel Deaconess Medical Center
Boston, Massachusetts

Martin L. Smith, STD
Director of Clinical Ethics
Department of Bioethics
Cleveland Clinic
Cleveland, Ohio

Fred K. L. Spijkervet, DDS, PhD
Department of Oral and Maxillofacial
    Surgery

University Hospital Groningen
Groningen, The Netherlands

Glen H. J. Stevens, DO, PhD
Section Head
Adult Neuro-Oncology
Brain Tumor and Neuro-Oncology Center
Neurologic Institute
Cleveland Clinic
Cleveland, Ohio

Michael D. Stubblefield, MD
Assistant Attending Physiatrist
Rehabilitation Medicine Service
Memorial Sloan-Kettering Cancer Center
Assistant Professor of Rehabilitation Medicine
Department of Physical Medicine and
    Rehabilitation
Weill Medical College of Cornell University
New York, New York

Nigel P. Sykes, MA
Consultant in Palliative Medicine
St. Christopher's Hospice
Honorary Senior Lecturer in Palliative Medicine
King's College
University of London
London, United Kingdom

Matthew Tam, MD
The Radiology Academy
Norfolk and Norwich University Hospital
Norwich, United Kingdom

Martin H. N. Tattersall, MD, MSc
Professor of Cancer Medicine
Sydney Medical School
University of Sydney
Clinical Academic
Sydney Cancer Centre
Royal Prince Alfred Hospital
Sydney, Australia

Mary L. S. Vachon, PhD, RN
Psychotherapist in Private Practice
Professor
Department of Psychiatry
Dalla Lana School of Public Health
University of Toronto
Clinical Consultant
Wellspring
Toronto, Ontario, Canada

A. E. van der Pool, MD
Department of Surgical Oncology
Erasmus University Medical Center
Daniel den Hoed Cancer Center
Rotterdam, The Netherlands

T. M. van Gulik, MD
Department of Surgery
Academic Medical Center

Amsterdam, The Netherlands

Janette Vardy, PhD, BMed (Hons)
Sydney Cancer Centre
University of Sydney
Sydney, Australia
Researcher-Clinician
Cancer Institute NSW
Eveleigh, Australia

Cornelis Verhoef, MD, PhD
Surgeon
Department of Surgical Oncology
Daniel den Hoed Cancer Center
Erasmus Medical Center
Rotterdam, The Netherlands

Arjan Vissink, DMD, MD, PhD
Department of Oral and Maxillofacial Surgery
University Medical Center Groningen
Groningen, The Netherlands

Hans-Heinrich Wolf, MD
Associate Professor, University Hospital
Department of Oncology, Hematology, and
    Hemostaseology
Halle, Germany

Rebecca K. S. Wong, MSc, MB, ChB
Professor
Department of Radiation Oncology
University of Toronto
Princess Margaret Hospital
Toronto, Ontario, Canada

Camilla Zimmermann, MD, PhD, FRCPC
Head
Palliative Care Program
Medical Director
Lederman Palliative Care Centre
Department of Psychosocial
    Oncology and Palliative Care
Princess Margaret Hospital
Associate Professor of Medicine
Division of Medical Oncology and Hematology
University of Toronto
Scientist
Campbell Family Cancer Research Institute
Ontario Cancer Institute
Toronto, Ontario, Canada

Zbigniew Zylicz, MD
Consultant in Palliative Medicine
Dove House Hospice
Hull, United Kingdom

目　录

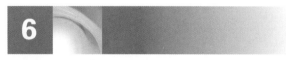

6

肿瘤心理学 567

1

治疗相关不良反应的处理

本篇提纲

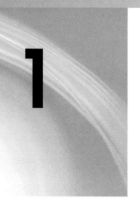

1 化疗药物外渗（皮肤和黏膜）

Maike de Wit 和 Robert Mader

祁文娟 译　魏丽惠 校

流行病学与病理生理学
定义
危险因素
与患者个体相关的危险因素
与药物相关的危险因素
与医务人员相关的危险因素
静脉输注方式所致的危险因素
诊断
鉴别诊断
发红反应
记忆现象
光敏感性
干预措施
常规非药物性处理措施
药物性处理措施
安吖啶、丝裂霉素、米托蒽醌、更生霉素
长春生物碱类和依托泊苷
顺铂
蒽环类
特殊措施
干燥冷敷
干燥热敷
解毒剂
二甲基亚砜（DMSO）
透明质酸酶
右雷佐生（首选解毒剂）
其他药物措施
质量控制和质量保证

开放性问题
日常操作总结

　　虽然静脉给药是每一个医生的基本日常给药方式，但各种剂型的药物都可能存在静脉给药时外渗的情况，包括电解质盐溶液、造影剂、血液制品，如红细胞、肝素、苯妥英钠、细胞毒性药物等。

　　药物外渗造成损伤的发生率和程度与局部功能、外渗物、药物绝对浓度、总量及治疗措施有关。每位医生都必须意识到具体问题，常常与不同给药穿刺部位有关，如手背、足背及肘内侧。

流行病学和病理生理学

　　细胞毒素制剂外渗的发生相对较罕见，发生率波动在 0% 和 5% 之间[1-3]。最近美国安德森医学中心研究观察了同一时期 40 ~ 60 000 例化疗病例，其中 44 例发生外渗。12 例外渗应用了多柔比星，其中 10 例需要外科干预[4]。儿童的血管常较细或者较复杂，因此在儿童中外渗可高达 11%[5]。在该研究中只有医务人员或患者确定的外渗事件才会进入统计。

定义

　　外渗是在灌注或注射的过程中，输注物意外地从血管中渗漏到周围组织，如皮下脂肪、结缔组织或肌肉。其后果取决于局部的药物效应，一些抗癌的细胞毒性制剂已被证实后果极其严重，它们能在数小时、数日、数月内造成严重的组织损伤。

危险因素

诸多危险因素可划分为：患者相关、药物相关、医务人员相关（医源性）及静脉输注方式相关。

与患者个体相关的危险因素

不同的注射部位引起外渗性损伤的发生率和程度不同。手背、足背及肘关节内侧的周围静脉都相对较脆弱。如果静脉已进行过多次穿刺[6]，或者静脉较小，脆性增加[7]或者离神经、肌腱及动脉较近（如手），则外渗更容易发生。年龄较大的患者、患动脉粥样硬化患者或血管较细的患者，外渗造成的损伤更严重。对于患者血栓形成后引起的静脉压增高[8]、右心功能不全[7]、纵隔肿瘤[9]或由其他原因导致的上腔静脉综合征等情况下外渗造成的损伤也很严重。淋巴结切除术后的下肢淋巴水肿[10]、放疗[11]或血栓性静脉炎、静脉痉挛等情况，或全身血管性疾病如雷诺综合征（Raynaud综合征)[7]都不利于简单静脉给药的应用。患者由于糖尿病或者化疗诱发的多发神经病[11]导致神经功能缺陷如敏感性降低，可能会延误外渗的及时发现，从而导致更大面积的组织受损。

良好的应对态度有助于避免外渗，应向患者充分宣教外渗发生的早期症状和体征。进行过宣教的患者通常依从性较好，能避免移动手臂，从而减少外渗；同时他们也能更及时通知护士，从而减少外渗药物的聚集量。易躁动伴有神经功能障碍患者、理解力缺乏的儿童[12]、精神病患者或者痴呆患者更容易发生静脉给药的外渗问题。

与药物相关的危险因素

组织损伤有些是由药物本身所致的（如蒽环类抗生素的外渗)[13,14]，而有些则是由于添加剂所致[15]。依据对组织的损伤潜能，将细胞毒剂分为3类：起疱剂、刺激性制剂和无毒性制剂（表1-1）。对于分级，因为仅仅只有低级别的证据。因此，仍需要仔细观察大量有关病案报道和新药报道的研究。

此外还有来自于渗透压和pH，如碱性输注

（pH = 9）等危险因素（如未稀释的氟尿嘧啶）。细胞毒性制剂的大量积聚、长时间暴露[16]或者超敏反应都会导致组织的损伤程度呈指数上升。

表 1-1　药物潜在致坏死性的分级

溃疡形成的高危风险（起疱剂）	刺激性；不易引起坏死（刺激性别剂）	低风险/无风险的炎症因素
安吖啶	苯达莫司汀	阿仑珠单抗
卡莫司汀[1]	白消安	门冬酰胺酶
顺铂	卡铂[1]	氮胞苷
（浓度	顺铂 < 0.4mg/ml	贝伐珠单抗
> 0.4mg/ml）	达卡巴嗪*	博来霉素
放线菌素 D	依托泊苷	硼替佐米
柔红霉素	福莫司汀	克拉屈滨
多西他赛[1]	吉西他滨	氯法拉滨
多柔比星	脂质体柔红霉素	环磷酰胺
表柔比星	脂质体多柔比星*	阿糖胞苷
伊达比星	美法仑	地西他滨
丝裂霉素	链佐星	磷酸依托泊苷
米托蒽醌	替尼泊苷	氟达拉滨
奥沙利铂[1]	曲贝替定*+	氟尿嘧啶
紫杉醇[1]	曲奥舒凡	异环磷酰胺
长春碱		伊立替康
长春新碱		甲氨蝶呤
长春地辛		奈拉滨
长春氟宁*		尼莫司汀
长春瑞滨		培门冬酶
		培美曲塞
		喷司他丁
		雷替曲塞
		利妥昔单抗
		塞替派
		托泊替康
		曲妥珠单抗
		细胞因子类
		（干扰素，白介素）

[1] 来自文献或专家意见，有时候会被评估为更低一级的引起坏死的潜在可能性。未知风险：西妥昔单抗、帕尼单抗、吉姆单抗-奥佐米星、三氧化二砷和雌氮芥。
* 来源于生产商
+Theman TA, Hartzell TL, Sinha I, et al. Recognition of a newchemotherapeutic vesicant：trabectedin (ecteinascidin-743) extravasation with skin and soft tissue damage. J Clin Oncol. 2009;27：e198–200. Epub 2009 Oct 5.

与医护人员有关的危险因素

由于静脉内置管是外渗的相关危险因素，化疗必须由有经验的医务人员来管理。穿刺技术不过关，会导致外渗率升高。过疲劳、人员不足[17]及时间紧张[12,18]都会增加药物外渗的风险。为安全起见，应仔细选择静脉输注的穿刺点。安全性最高的静脉输注点在前臂，手背部次之，肘部内侧最差[19]。应避免反复多次穿刺及避免在 48 小时内同一静脉穿刺点下方重新穿刺。高压灌注、大体积和长时间灌注都会潜在地引起外渗。应尽可能避免在发生淋巴水肿的四肢和存在神经功能问题（如多发神经病）的位置行静脉输注。

绝不可应用钢性套管来输注有潜在坏死作用的药物，应考虑易弯曲的静脉输注装置。

医务人员缺乏知识和经验[11]、低估了潜在损伤的风险[12]、粗心或者缺乏监管[5]，如忽略患者的主诉而延误诊断[21]的情况都是加剧外渗损伤的因素。一旦输注位置被遮盖，该风险将加重。

静脉输注方式所致的风险因素

应用中心静脉导管和静脉留置管系统可以减少受损静脉的药物外渗。长期以来，中心静脉导管一直视为是静脉条件不佳患者的安全给药方式，可应用于起疱剂等复杂的给药方案。然而也有资料显示使用中心静脉导管引起的外渗与外周静脉留置管相比发生率无差异。来自美国安德森医学中心的数据表明应用中心静脉导管的患者外渗率约为 1/3 [4]。此外，迟发症状可能会掩盖病情，在组织出现坏死时才能被发现。再加上外渗的药物往往涉及大量的细胞毒性药物，而对其本来就是一个棘手的问题。

当使用中心静脉导管时，应对不同导管的并发症十分清楚。如果是一个三线管，上端的接口可能已经固定在静脉腔外，使用这个接口将会导致外渗[22]。推荐对静脉条件复杂的患者用中心静脉导管，但仍有可能外渗到胸壁[23]、纵隔[21]或胸膜。还有些并发症[24]是由导管尖端移位引起的。这些移位有些是初始置管时的错位，有些是由于在输注过程中头部移动、咳嗽或冲洗导管时造成的。尽管 25% 的患者静脉置管位置良好，但经过一段时间后，由于在导管周围的静脉，或整个系统形成血栓，导致回抽血比较困难。癌症患者，尤其是腺癌患者的高凝状态，导管尖端或药

物沉淀所致的内皮损伤都会促进血栓形成。可行抗纤溶治疗，同时低剂量的抗凝剂也可以起到预防的作用。其他的并发症还包括穿透血管和心包压塞。当患者主诉颈部疼痛、耳朵疼痛或者持续咳嗽的时候需要警惕，这些都有可能提示置管移位。

如果使用可吸收的外科材料，不仅是导管尖端，整个留置管都有可能移位甚至旋转 180°[25]。

肩关节运动时肋锁韧带会使第一肋与锁骨之间的间隙变窄，该动作会阻碍留置管的正常流速（夹断现象）[9,26-29]。

留置管引起外渗的常见原因包括穿刺针的错位，使用过短的针及针移位[26]。另外，少见原因还有导管从接口处断开、导管位置不正、劣质材料及操作不当。

诊断

外渗通常引起一些非特异症状，如疼痛、水肿、红斑；仅有少数存在特异性诊断（如蒽环类抗生素外渗的荧光显微镜检查），一般可诊断。即使明确外渗诊断后，组织受损的程度仍然可能被低估。因此，外渗的程度不容易估计的时候，磁共振成像（MRI）可以用来评估外渗的情况。

与化疗所致的血栓性静脉炎及局部超敏反应相比，外渗这个诊断较为罕见。在临床实践中，区分外渗导致的超敏反应和静脉炎非常困难。该鉴别诊断对有经验的临床医师来说不是难题。因此，需要再次强调由有经验的医师对同行进行培训和教育，同时对收治癌症患者的医院或机构提出专业化的要求。

鉴别诊断

血栓性静脉炎是静脉内输注细胞毒性制剂时最常见的局部并发症[9,11]。细胞毒性药物引起的局部细菌感染，运载溶剂或者稀释剂都会导致血栓性静脉炎。输液后疼痛会立刻发生，数小时后出现肿胀，数日之内则会出现血栓形成和皮肤脱色。安吖啶引起的血栓性静脉炎高达 17%[31]，如果稀释浓度低，输入时间长或联用肝素则耐受性会更好[32]。苯达莫司汀由于浓度高，pH 低，引起静脉炎的比例为 35%。

局部皮肤过敏反应有别于局部毒性反应，它是由免疫系统介导的。Gell 和 Coombs 描述了四种不同类型的过敏反应（Ⅰ~Ⅳ型）。化疗药的局部Ⅱ型超敏反应未被提到，但是全身超敏反应时可能涉及Ⅱ型超敏反应[33]。最常见的Ⅰ型超敏反应（速发型超敏反应）在接触免疫原后数秒至数分钟内由免疫球蛋白 IgE 抗体介导。第二次免疫反应在 4~6 小时后。静脉输注点上游的血管受损，诱发荨麻疹、红斑和皮肤瘙痒。肿胀很少见。症状可在数小时内得到逆转，也可以通过充分冲洗血管来缓解。应用顺铂、博来霉素、美法仑时常发生此型超敏反应[34]。

Ⅲ型超敏反应（免疫复合物病）在化疗药输注 8~12 个小时后发生，表现为荨麻疹、多形红斑、脉管炎，有时也有血管性水肿的表现。

Ⅳ型超敏反应是迟发型，细胞介导的非抗体依赖的超敏反应。这一型反应发生得更晚，多在药物输注后 12~72 小时发生，常伴有变应性接触性皮炎。

局部过敏很少见，但在蒽环类用药时常发生。超过敏反应能导致大面积坏死。无急性反应的表现，但药物输注后几天就会在注射点处出现疼痛，几周后红肿和溃疡就会出现。

在天冬酰胺酶和紫杉烷类的应用过程中提到过局部超敏反应（Ⅰ型和Ⅲ型）[35]。有时候反应是由增强溶解度和稳定性的添加剂引起（克列莫佛和聚山梨醇 80）[36]。

局部超敏反应不影响化疗的持续进行，因为其发生并不规律。

发红反应

据报道，在使用多柔比星的患者中 3% 会出现发红反应，表现为沿穿刺血管走形出现红斑、瘙痒和硬结，症状在输注停止后仍然存在[37]。

记忆现象

如果皮肤的反应在放、化疗结束后再次出现，称之为记忆现象。虽然化疗应用得当，但是症状会在之前外渗的地方出现[38]。症状包括敏感性增强、发红、肿胀、炎症、起疱、皮肤脱色，甚至坏死。记忆现象在放疗结束后 15 年仍可以看到，但是如果放疗结束 10 天未出现记忆现象，则以后再出现的概率就很低了。记忆现象在紫杉烷类[40]和蒽环类[41,42]的应用中可见，在依托泊苷[43]、吉西他滨[44]、甲氨蝶呤[45]和长春碱[46]的放疗增敏后也很常见。但是其发生的机制尚不清楚，目前还处在争论阶段[47,48]。

光敏感性

药物会增加机体对日光的敏感性。其症状与典型的晒伤完全相同：红斑、水肿和起疱。多数文献报道重症患者出现在应用达卡巴嗪后[49]，但实际上博来霉素[50]、更生霉素、氟尿嘧啶、甲氨蝶呤[51,52]、长春碱和紫杉烷类[53]也会引起相似的损伤。唯一有效的预防方法就是避免太阳光直射。

干预措施

对于外渗最重要的措施是初始的预防。如使用起疱剂仅限于有经验医务人员，应用单孔、灵活易弯曲的插管，最好是在前臂。尽早考虑应用中心静脉导管。与其他不良反应一样，外渗的发生概率也是因人而异。因此，要求对患者的化疗方案做个体化的风险收益平衡。对于存在风险的患者，应充分告知其治疗的不良反应，以便提高患者的依从性和警惕性。

对于可能出现外渗的患者，必须强调尽量减少肢体活动，从而避免外渗的发生。充分知情的患者自己会在出现不适时立即停止输液，同时也会及时通知护士。

在注射或灌注起疱剂之前，应检查导管的回血情况，应用氯化钠溶液冲洗血管 5 分钟。在起疱剂输注结束后也应进行血管冲洗。此外，氯化钠输注对细胞毒性药物也有效。导管和输液都必须固定好。由于存在外渗到胸壁、纵隔和胸膜的可能，因此对于复杂的静脉推荐使用静脉导管系统。

与其他静脉内装置一样，留置管在液体输注前必须检查回血情况。如果不能奏效，可以借助一些手法，如活动头部，Valsalva 动作，手臂及肩关节旋后或抬高（夹断）将能有助于正常流速的恢复。这种情况下不仅要输氯化钠，而且还需要输入抗坏血酸或纤溶药物。

常规非药物性处理措施

外渗发生后必须立刻采取措施。即使只是怀疑外渗，仍应立即停止输液。在恢复输液之前必须确认导管的位置是否正确。

一旦发生外渗，应立即启用外渗急救箱，带上灭菌手套，保留穿刺针而更换输液导管或注射器后，在不加压情况下尽可能将外渗的液体回抽尽。然后移去盛有回抽物的套管。对于起疱剂，每次使用1ml注射器或新套管回抽外渗液。紧急常规措施完成后，抬高并固定受累部位，随后采取对症治疗。在外渗报告表上记录原始情况，该表也可以用来做随访。推荐用照片记录，有尺度和彩色标记的外渗部位和范围大小。临床记录不仅对临床护理有用，同时对责任和法律也有意义，同时也能教育患者及家属积极配合规范的输液过程。当有引起潜在性坏死的外渗发生24小时后，需要请外科（整形）医生会诊，最好是在处理外渗方面有经验的医生。这样，一些手术操作如清洗或抽脂法就可以应用了。

就缓解组织压力而言，在细胞抑制剂和其他毒性物质，如钾及高糖外渗时，早期手术和等渗溶液冲洗能够缓解肢体末端的胀痛感。并不常规推荐使用这种方法，但是在特殊情况，例如高浓度起疱剂在手背的渗出或从中心静脉导管中外渗的时候，可考虑使用。

药物性处理措施

安吖啶、丝裂霉素、米托蒽醌、更生霉素

这些药物外渗后，须立即进行局部的冷敷至少1小时，以后每日数次，每次15分钟。推荐在局部99%二甲基亚砜（DMSO），每天4~6次，至少使用7天。在这些细胞毒性药物中，尚未见使用右雷佐生的报道。

长春花生物碱类和依托泊苷

病灶周围皮下或皮内注射透明质酸酶（1500 IU/ml溶于10ml NaCl），由外渗区外缘向中心注射[54]。对症处理包括热敷（干敷而非湿敷！），第一次1小时，以后每天4次，每次20分钟。

顺铂

顺铂引起的毒性反应依浓度不同而不同。当浓度达到0.4mg/ml时，就需要局部干燥冷敷至少1小时。以后每天数次（4~6次），每次15分钟（如99%DMSO，每天4~6次，至少用7天）[55,56]。

蒽环类药物

蒽环类化疗药外渗可能会导致组织损伤的进一步进展，如神经、脉管、肌腱、肌肉等，出现长时间的疼痛和永久性功能丧失的可能。有时需要中断化疗，入院进行必要的处理。急性疼痛、水肿、红斑出现之后1~4周，就会出现起疱、硬结、皮肤萎缩和溃疡。溃疡将会持续数月，几乎不会有自发恢复的趋势，但有可能引起溃疡下面结构的破坏。随之而来的是疼痛挛缩、营养不良及最终的功能丧失。

小面积的外渗常常能被发现，使得溃疡面扩散缓慢，但有可能需要更积极的治疗。在所有的外渗病例中，35%~40%的患者都需要手术干预。从另一个方面来说，手术切除在外渗8小时以内效果最好，但是不要超过一个星期。需要荧光显微镜明确蒽环类化疗药外渗的切除边缘，尤其是在皮肤移植之前。

一些小的支持保守治疗也可以采用，但是缺乏组织学依据。虽然过去进行了一系列的治疗性干预措施的研究，但是到目前为止，标准的流程仍然是冷敷联合局部使用99%DMSO。

2006年，右雷佐生（Savene）第一次作为解毒剂推荐应用于蒽环类化疗药的外渗。推荐应用右雷佐生是基于两个实验结果，均报道了98%的成功率。在54例被荧光显微镜证实的蒽环类化疗药外渗中仅有1例需要手术干预。这样化疗疗程就不会中断。右雷佐生必须尽快通过另外一条静脉通路输注，不得晚于外渗发生6小时。在第一次输注右雷佐生前至少15分钟停止局部冷敷，在使用右雷佐生时也不要再次冷敷。不推荐DMSO与右雷佐生联用。右雷佐生连续输注3天：第1天、第2天，1000mg/m²，第3天，500mg/m²，每天剂量不超过2000mg[57,58]。

回顾100例蒽环类化疗药外渗的病例，近40%的外渗是在事情发生后1天或数天内发现的。这种情况下，局部DMSO冷敷还是推荐的。

特殊措施

一旦外渗发生，应立即采取行动。依据细胞毒性药物剂型不同，选择用热敷或冷敷。对于大多数细胞毒性药物剂型而言，低温能够减慢扩散而有益，但是对于长春花生物碱类，冷敷禁用，因为冷敷会加速长春花生物碱类的全身吸收。

干燥冷敷

- 应用于蒽环类（未使用右雷佐生时）、顺铂、安吖啶、丝裂霉素；
- 最开始持续1小时，直至局部冰敷变凉；
- 冷敷每天数次，每次15分钟，持续至少1周；
- 联用DMSO，脂质体柔红霉素和脂质体多柔比星除外；
- 应用右雷佐生时避免使用DMSO。

干燥热敷

- 长春花生物碱类；
- 首次热敷1小时；
- 热敷每天数次，每次15分钟，持续至少1周；
- 禁止使用DMSO。

解毒剂

二甲基亚砜（DMSO）

浓度为99%的DMSO能够增加皮肤的渗透性，促进全身吸收（每8小时涂抹法和风干，连续8天）。DMSO是一种溶剂，因人而异，并不推荐用作药物治疗。

透明质酸酶

透明质酸酶能够松解连接的组织。在受损部位周围的注射10ml，1500 IU/ml的透明质酸酶。在局麻药的作用下灼痛能够得到缓解。权衡疼痛与收益之间的利弊，还是倾向于治疗。对于长春花生物碱类的处理，透明质酸酶应联合热敷应用，但不适用于紫杉烷类药物。

右雷佐生——首选解毒剂

临床前期研究和临床研究的结果都表明右雷佐生对蒽环类药是一种新的解毒剂。由试验得出的临床数据显示：53例入组的组织学上确认发生

外渗的患者，通过保守治疗均完全恢复，仅1例患者采取了手术措施[58]。但在这些试验中仍有一些问题未解释清楚。首先，右雷佐生与临床普遍应用的DMSO局部冷敷联用相比较，有效性并不明确，虽然DMSO并不推荐作为临床治疗用药。该前瞻性临床研究是在与之前研究条件极其相似的情况下进行的（受试者人数基本对等，也获得了相似的成功率），显然DMSO与局部冷敷联用对于蒽环类化疗药外渗是一项有效的解毒方法[59]。右雷佐生研究的最大缺陷在于我们无法直接比较右雷佐生与DMSO/局部冷敷的有效性。

其他一些与右雷佐生应用相关的因素：①右雷佐生输注是一个有创的过程，必须收入院治疗至少3天；②与DMSO/局部冷敷相比，右雷佐生的不良反应发生率更高（肝功能的酶和胆红素会升高）。

其他药物处理措施

对于甾类化合物的应用存在争议，而硫代硫酸钠和碳酸氢钠则不再推荐使用。

质量管理与质量保证

虽然细胞毒性药物外渗只是化疗药较为少见的并发症，但是外渗可能会引起一些严重的后果，尤其是起疱剂的外渗。预防和适当的处理措施是避免后遗症的有效手段。因此，预防和外渗处理对质量管理和质量控制同样重要，必须应用于每个肿瘤中心。下列与护理质量相关的方面是必须要考虑：告知并教育患者、培训医护人员、公布有经验医生的紧急呼叫号码、跨学科合作、操作指南的实施、记录所有的外渗事件（即使只是可疑）和知识管理。

定期的培训有助于提高医护人员的警惕性和认识，同时在紧急情况下，他们能将知识有效地转化为干预措施。

发生外渗情况时，必须指派一名有经验的医生作为紧急会诊医生，来支持一线的医务人员。他的责任包括处理紧急情况下（优先急救）的信息、沟通、患者文档资料的监督及协调救援过程。医院药房需要提供外渗急救箱。

强烈推荐制定指南方针，并实时更新，为临床实践提供科学的理论依据。偏离这些指南的措

表 1-2　定向概述表

- 药物和引起坏死的风险（1～3级）
- 一般程序
- 具体药物特异程序
  - 冷 - 热敷程序包（冷/热 10×26）
    - 至少 2 次
  - 无菌海绵，每套 4 片海绵，至少 2 套
  - DMSO［二甲基亚砜 99%（Merck Art.Nr.16743）］
  - 透明质酸酶（HYLASE 150 IE）10 安瓿
  - 右雷佐生 500mg（10 瓶）（Savene 500 mg/ 瓶，10 瓶，3 袋稀释液）需在 4 小时内从药房或其他中心获得，在 6 个小时内应用到患者身上。
  - 外渗的报告表

施需要有理由的推论和合理的资料。此外，标准化程序（SOP）不仅在紧急情况下有用，在法律责任中也发挥着越来越重要的作用。指南应包括相关物品的记录、危险因素、预防、症状、一般处理、特殊处理、外渗急救箱的组成以及外渗报告表。

标准的患者档案对评估结局至关重要，必须包括下列几个部分：对事件的描述、外渗药的总量、症状、采取的措施、进一步进展 / 后遗症、出院后治疗及结局（模板来源于 www.extravasation.at）。由于目前几乎无细胞毒性药物外渗的前瞻性临床研究，我们目前的知识只是来源于可信度较低的证据。如果这种令人不满意的状况持续下去，就必须通过知识的管理来获得经验和共享信息。

开放性问题

在外渗处理中，应将重点放在预防措施上，在治疗实施前应将最重要的问题列个目录。该目录清单包括患者的静脉条件、低敏感性或超敏感性、先前的治疗情况、多发神经病或药物性知觉减退、患者依从性及其他。这些危险因素的信息为预防措施提供依据，也有利于早期监测。因此，需要引起医护人员的重视。

对于新的细胞毒性药物引起的损伤，需要

有经验的临床医生来决定其最终的分类。也许要花几年的时间来获得恰当评估某个药物对皮肤或组织毒性的临床信息。即使是在临床使用了很多年，一些抗肿瘤药（如白消安、雌莫司汀）仍然无最终分类。虽然已经获得了很多制药的知识，但仍不能在物理化学属性基础上去推理组织毒性。要有一个可行的方法来评估急性的组织毒性，包括起疱的潜力，在新药的审批过程中，该产品已经符合医药产品评估的欧洲机构（EMEA）制定的指南。从临床的角度讲，通过测试局部和皮肤的耐受性能够有利于明确外渗定义的要求。新药的信息必须包括产品特性的总结，使医生即使是在第一次使用前就已经知道新批准的药物的组织毒性。

外渗并不是总能及时发现。据文献报道，经常在延迟 5 天后才被发现。因此，产生了下列问题：多长时间后应用解毒剂将不再有效？外渗发生后立即应用解毒剂，但是动物实验表明，用右雷佐生拮抗蒽环类化疗药的血药浓度在外渗发生后至少维持 3 小时，在拮抗柔红霉素时 6 小时后效力明显减弱。解毒剂透明质酸酶应用的时间窗更短。因此，告诉患者相关知识，同时要严密监督输注过程就显得尤为重要。早期发现是关键，时间很重要。

受损组织的病理改变尚无特异的表型特征。这方面知识的欠缺，正好可解释为什么皮质类固醇的使用仍然存在争议。虽然炎症反应在外渗发生后并不是普遍现象，但是文献仍然建议使用皮质类固醇。可通过与病理学家合作，研究人的组织样品来获得证据。

在未来 15 年，新的治疗学发展将从根本上改变药理学的现状。除了抗激素类药物（通常以口服的形式给药），分子和靶向治疗将会成为传统化疗用药的补充和替代治疗。这些化合物的起疱潜力很小，几乎都无什么刺激反应。现在流行的口服给药也会越来越多（如细胞毒性药物长春瑞滨或替莫唑胺，口服酪氨酸激酶抑制剂如拉帕替尼、埃罗替尼、索拉非尼等）。紫杉烷类如紫杉酚可通过多聚体化合物形式来减少局部的潜在毒性，与柔红霉素、多柔比星、长春新碱的脂质体形式相似。人单克隆抗体在肿瘤中应用越来越多（如利妥昔单抗、曲妥珠单抗、贝伐单抗和西妥昔单抗）。得益于这些分子化疗药的问世，外渗将不再

成为化疗"可怕"的并发症。但我们不能忽视在相对不发达的国家，细胞毒性药物仍然是癌症治疗的基石，且在未来数年里仍将在医院发挥着一线抗癌药的作用。

者进行教育、为医师制订指南，一旦发生外渗立即采取行动。如果你疑惑或者缺乏经验，千万别浪费时间，应立即咨询专家。迅速而有效的治疗是至关重要的。

日常操作总结

对于外渗的处理，预防是首要的，包括对患

参考文献

1. Laughlin RA, Landeen JM, Habal MB. The management of inadvertent subcutaneous Adriamycin infiltration. *Am J Surg*. 1979;137:408–412.
2. Cox K, Stuart-Harris R, Abdini G, et al. The management of cytotoxic-drug extravasation: guidelines drawn up by a working party for the Clinical Oncological Society of Australia. *Med J Aust*. 1988;148:185–189.
3. Barlock AL, Howser DM, Hubbard SM. Nursing management of Adriamycin extravasation. *Am J Nurs*. 1979;79:94–96.
4. Langstein HN, Duman H, Seelig D, et al. Retrospective study of the management of chemotherapeutic extravasation injury. *Ann Plast Surg*. 2002;49:369–374.
5. Brown AS, Hoelzer DJ, Piercy SA. Skin necrosis from extravasation of intravenous fluids in children. *Plast Reconstr Surg*. 1979;64:145–150.
6. Linder RM, Upton J. Prevention of extravasation injuries secondary to doxorubicin. *Postgrad Med*. 1985;77:105.
7. Ignoffo RJ, Friedman MA. Therapy of local toxicities caused by extravasation of cancer chemotherapeutic drugs. *Cancer Treat Rev*. 1980;7:17–27.
8. Larson DL. Treatment of tissue extravasation by antitumor agents. *Cancer*. 1982;49:1796–1799.
9. Jordan K, Grothe W, Schmoll HJ. Extravasation of chemotherapeutic agents: prevention and therapy. *Dtsche Med Wochenschr*. 2005;130:33–37.
10. Bowers DG, Lynch JB. Adriamycin extravasation. *Plast Reconstr Surg*. 1978;61:86–92.
11. Mullin S, Beckwith MC, Tyler LS. Prevention and management of antineoplastic extravasation injury. *Hosp Pharm*. 2000;35:57–76.
12. Upton J, Mulliken JB, Murray JE. Major intravenous extravasation injuries. *Am J Surg*. 1979;137:497–506.
13. Richardson DS, Johnson SA. Anthracyclines in haematology: preclinical studies, toxicity and delivery systems. *Blood Rev*. 1997;11:201–223.
14. Cox RF. Managing skin damage induced by doxorubicin hydrochloride and daunorubicin hydrochloride. *Am J Hosp Pharm*. 1984;41:2410–2414.
15. Larson DL. Treatment of tissue extravasation by anti-tumor agents. *Cancer*. 1982;49:1796–1799.
16. Reilly JJ, Neifeld JP, Rosenberg SA. Clinical course and management of accidental Adriamycin extravasation. *Cancer*. 1977;40:2053–2056.
17. Preuss P, Partoft S. Cytostatic extravasations. *Ann Plast Surg*. 1987;19:323–329.
18. Linder RM, Upton J, Osteen R. Management of extensive doxorubicin hydrochloride extravasation injuries. *J Hand Surg (Am)*. 1983;8:32–38.
19. Lynch DJ, Key JC, White RR. Management and prevention of infiltration and extravasation injury. *Surg Clin North Am*. 1979;59:939–949.
20. MacCara ME. Extravasation: a hazard of intravenous therapy. *Drug Intell Clin Pharm*. 1983;17:713–717.
21. Anderson CM, Walters RS, Hortobagyi GN. Mediastinitis related to probable central vinblastine extravasation in a woman undergoing adjuvant chemotherapy for early breast cancer. *Am J Clin Oncol*. 1996;19:566–568.
22. Schummer W, Schummer C, Schelenz C. Case report: the malfunctioning implanted venous access device. *Br J Nurs*. 2003;12:210, 212–220.
23. Barutca S, Kadikoylu G, Bolaman Z, et al. Extravasation of paclitaxel into breast tissue from central catheter port. *Support Care Cancer*. 2002;10:563–565.
24. Ener RA, Meglathery SB, Styler M. Extravasation of systemic hemato-oncological therapies. *Ann Oncol*. 2004;15:858–862.
25. Gebarski SS, Gebarski KS. Chemotherapy port "Twiddler's syndrome." A need for preinjection radiography. *Cancer*. 1984;54:38–39.
26. Hofer S, Schnabel K, Vogelbach P, et al. The "pinch off" syndrome: a complication of implantable catheter systems in the subclavian vein. *Schweiz Med Wochenschr*. 1997;127:1247–1250.
27. Aitken DR, Minton JP. The "pinch-off sign": a warning of impending problems with permanent subclavian catheters. *Am J Surg*. 1984;148:633–636.
28. Hinke DH, Zandt-Stastny DA, Goodman LR, et al. Pinch-off syndrome: a complication of implantable subclavian venous access devices. *Radiology*. 1990;177:353–356.
29. D'Silva K, Dwivedi AJ, Shetty A, et al. Pinch-off syndrome: a rare complication of totally implantable venous devices. *Breast J*. 2005;11:83–84.
30. Biffi R, Orsi F, Grasso F, et al. Cenciarelli S, Andreoni B. Catheter rupture and distal embolisation: a rare complication of central venous ports. *J Vasc Access*. 2000;1:19–22.
31. Louie AC, Issell BF. Amsacrine (AMSA)—a clinical review. *J Clin Oncol*. 1985;3:562–592.
32. Case Jr DC. Prevention of amsacrine-induced phlebitis with heparin. *Clin Pharm*. 1982;1:490.
33. Weiss RB, Bruno S. Hypersensitivity reactions to cancer chemotherapeutic agents. *Ann Intern Med*. 1981;94:66–72.
34. Cornwell III GG, Pajak TF, McIntyre OR. Hypersensitivity reactions to IV melphalan during treatment of multiple myeloma: Cancer and Leukemia Group B experience. *Cancer Treat Rep*. 1979;63:399–403.
35. Haskell CM, Canellos GP, Leventhal BG, et al. Hansen HH. L-asparaginase toxicity. *Cancer Res*. 1969;29:974–975.
36. Markman M. Management of toxicities associated with the administration of taxanes. *Expert Opin Drug Saf*. 2003;2:141–146.
37. Vogelzang NJ. "Adriamycin flare": a skin reaction resembling extravasation. *Cancer Treat Rep*. 1979;63:2067–2069.
38. Koppel RA, Boh EE. Cutaneous reactions to chemotherapeutic agents. *Am J Med Sci*. 2001;321:327–335.
39. Burdon J, Bell R, Sullivan J, et al. Adriamycin-induced recall phenomenon 15 years after radiotherapy. *JAMA*. 1978;239:931.
40. Yeo W, Leung SF, Johnson PJ. Radiation-recall dermatitis with docetaxel: establishment of a requisite radiation threshold. *Eur J Cancer*. 1997;33:698–699.
41. Gabel C, Eifel PJ, Tornos C, et al. Radiation recall reaction to idarubicin resulting in vaginal necrosis. *Gynecol Oncol*. 1995;57:266–269.
42. McCarty MJ, Peake MF, Lillis P, et al. Paclitaxel-induced radiation recall dermatitis. *Med Pediatr Oncol*. 1996;27:185–186.
43. Fontana JA. Radiation recall associated with VP-16-213 therapy. *Cancer Treat Rep*. 1979;63:224–225.
44. Castellano D, Hitt R, Cortes-Funes H, et al. Side effects of chemotherapy. Case 2. Radiation recall reaction induced by gemcitabine. *J Clin Oncol*. 2000;18:695–696.
45. Camidge DR. Methotrexate-induced radiation recall. *Am J Clin Oncol*. 2001;24:211–213.
46. Nemechek PM, Corder MC. Radiation recall associated with vinblastine in a patient treated for Kaposi sarcoma related to acquired immune deficiency syndrome. *Cancer*. 1992;70:1605–1606.
47. Kitani H, Kosaka T, Fujihara T, et al. The "recall effect" in radiotherapy: is subeffective, reparable damage involved? *Int J Radiat Oncol Biol Phys*. 1990;18:689–695.
48. Camidge D, Price A. Characterizing the phenomenon of radiation recall dermatitis. *Radiother Oncol*. 2001;59:237–245.
49. Iwamoto T, Hiraku Y, Okuda M, et al. Mechanism of UVA-dependent DNA damage induced by an antitumor drug dacarbazine in relation to its photogenotoxicity. *Pharm Res*. 2008;25:598–604.
50. Douglas KT, Ratwatte HA, Thakrar N. Photoreactivity of bleomycin and its implications. *Bull Cancer*. 1983;70:372–380.
51. Goldfeder KL, Levin JM, Katz KA, et al. Ultraviolet recall reaction after total body irradiation, etoposide, and methotrexate therapy. *J Am Acad Dermatol*. 2007;56:494–499.

52. Pascu ML, Staicu A, Voicu L, et al. Methotrexate as a photosensitiser. *Anticancer Res.* 2004;24:2925–2930.

53. Ee HL, Yosipovitch G. Photo recall phenomenon: an adverse reaction to taxanes. *Dermatology.* 2003;207:196–198.

54. Bertelli G, Dini D, Forno GB, et al. Hyaluronidase as an antidote to extravasation of Vinca alkaloids: clinical results. *J Cancer Res Clin Oncol.* 1994;120: 505–506.

55. Dorr RT. Antidotes to vesicant chemotherapy extravasations. *Blood Rev.* 1990;4:41–60.

56. Louvet C, Bouleuc C, Droz JP. Tissue complications of cisplatin extravasation. *Presse Med.* 1989;18:725–726.

57. Jensen JN, Lock-Andersen J, Langer SW, et al. A promising antidote in the treatment of accidental extravasation of anthracyclines. *Scand J Plast Reconstr Surg Hand Surg.* 2003;37:174–175.

58. Mouridsen HT, Langer SW, Buter J, et al. Treatment of anthracycline extravasation with Savene (dexrazoxane): results from two prospective clinical multicentre studies. *Ann Oncol.* 2007;18:546–550.

59. Bertelli G, Gozza A, Forno GB, et al. Topical dimethylsulfoxide for the prevention of soft tissue injury after extravasation of vesicant cytotoxic drugs: a prospective clinical study. *J Clin Oncol.* 1995;13:2851–2855.

60. Mader I, Fürst-Weger PR, Mader RM, et al. *Extravasation of cytotoxic agents.* 2nd ed. New York: Springer; 2009.

化学治疗的过敏反应

2

Dale R. Shepard

刘开江　译校

　　输液反应在化学治疗的实施过程中是相对常见的不良反应。但遗憾的是，这些反应仅仅是单纯的过敏性反应，还是更为严重的免疫介导变态反应，临床常常关注甚微。因化疗而导致明显过敏反应的患者，我们必须给予仔细的评估，以明确这些反应发生的原因。如果不能确切地评估这些反应，真正过敏的患者就可能会因为不恰当的治疗或是再次接触过敏原，抑或因单纯性过敏反应患者积极的处理措施被中止，从而受到影响。

　　化学治疗所导致的过敏反应，可在使用细胞毒性药物或单克隆抗体时，出现全身症状或皮肤表现。化疗的全身性过敏反应比皮肤反应更为常见，而这也是与良性过敏反应相鉴别的最重要的方面，同时也最有可能影响到致病药物进一步的使用。本章节将重点介绍全身性过敏反应，拟从过敏反应的类型以及机制，最容易导致过敏反应的化疗药物，以及过敏反应的临床表现分别讲述。同时还将回顾过敏反应的诊断、预防和处理措施。

什么是全身性过敏反应?

　　因为缺乏标准的术语，回顾与化疗过敏反应相关的实验、综述以及指南说明等文献是比较困难的。目前所使用的术语，即使定义并不明确，但在文献里使用频率较高，它们包括：超敏反应、输液反应、变态反应、假性过敏反应、标准输液反应、严重输液反应、过敏性反应及类过敏性反应。我们需要对这些术语进行鉴别，对化疗导致的过敏反应进行预防、准确判断和正确的处理，同时具备正确使用这些术语的能力，也是我们同其他医生进行沟通的前提。超敏反应，常作为输液反应的同义词，通常用来描述对一种药物产生不良反应，而并不代表一种机制。输液反应可特异性发展为标准输液反应、严重输液反应以及过敏性或类过敏性反应。标准输液反应并不由过敏机制所致，而是由免疫介导的过敏性反应所致。假性过敏反应，同样也可以称作类过敏性反应，其并不直接由免疫介导，但后果可能是严重的。此类反应是由于化疗药物或药物的辅料非直接活化免疫系统所致的。美国国家癌症研究所（NCI）将输液相关反应、变态反应以及过敏性反应的不良事件的共同毒性标准（CTCAE）进行了鉴别，见第 4 版（表 2-1）[1]。

过敏反应的类型和机制

　　历史上，过敏反应最初由 Gell 和 Coombs 在免疫学机制的基础上，通过分类体系进行了分类

11

表 2-1　超敏反应和急性输液反应的鉴别

不良事件	分级				
	1	2	3	4	5
输液相关反应 *	轻微且短暂的反应；不需中断输液；无需给予干预措施	应给予治疗或补液措施，但对症治疗后可迅速好转（如：抗组胺药、非甾体类抗炎药、麻醉性镇痛剂以及静脉补液）；≤ 24 小时可给予预防性用药	症状持续［如对症用药和（或）短暂停止输液后症状无明显缓解］，初步改善后症状再次出现；留下临床后遗症	危及生命的后果；需给予紧急干预措施	死亡
变态反应 †	瞬间出现皮肤潮红或皮疹，药物热 < 38.0℃（< 100.4°F）；无需给予干预措施	应给予干预或输液措施；对症治疗后可迅速好转（如：抗组胺药、非甾体类抗炎药、麻醉性镇痛剂）；≤ 24 小时可给予预防性用药	症状持续［如对症用药和（或）短暂停止输液后症状无明显缓解］，初步改善后症状再次出现；留下临床后遗症（如肾功能受损、肺浸润）	危及生命的后果；需给予紧急干预措施	死亡
过敏性反应 ‡			支气管痉挛症状，伴或不伴荨麻疹；给予肠外干预；过敏相关性水肿/血管性水肿，低血压	危及生命的后果；需给予紧急干预措施	死亡

Adapted from the classification for immune reactions first described by Gell and Coombs. [2]

* 一种特征性的、系输注药物或生物物质而导致不良反应的疾病。

CTCAE, October 15, 2009：General disorders and administration site conditions.

† 一种特征性的、系接触抗原而导致的局部或全身不良反应的疾病。

‡ 一种特征性的、系肥大细胞释放组胺或类组胺物质而导致的急性炎症反应，引起超敏性免疫应答。在临床上一般表现为呼吸困难、头晕、低血压、发绀、意识丧失，并可能导致死亡。

CTCAE-4.02,October 15, 2009：Immune disorders. 1

（表 2-2）[2]。Ⅰ型过敏反应由免疫球蛋白（Ig）E 介导，通常在开始输液的 1 个小时内立即发病，并通过激活嗜碱性粒细胞或肥大细胞释放血管活性化合物。Ⅱ型过敏反应发病略迟缓，为抗体介导的细胞损伤，多数与 IgG 相关。Ⅲ型过敏反应同Ⅰ型过敏反应相比发病亦较迟缓，同样是由 IgG 抗体所介导，Ⅲ型过敏反应导致 IgG 和药物的免疫复合物沉积并激活补体。同Ⅰ型过敏反应相似，Ⅳ型过敏反应由免疫系统激活。但同Ⅰ型过敏反应相比，Ⅳ型过敏反应发病较为迟缓，并由 T 细胞的激活来进行介导。除按照发病机制进行分类，世界变态反应组织（WAO）对于快速反应、1 小时内的反应以及迟发反应（发生于 1 小时以后）进行了鉴别 [3]。化疗药物引起的全身性过敏反应通常是Ⅰ型过敏反应，此反应中 IgE 同肥大细胞和嗜碱性粒细胞表面的 FcεRI 受体相结合 [4]。肥大细胞的激活是通过特异性过敏原 IgE 与 FcεRI 受体结合从而导致多种介质释放，包括组胺、丝氨酸蛋白酶、羧肽酶 A、蛋白多糖、胰蛋白酶、糜蛋白酶、羧肽酶、前列腺素、白三烯、肿瘤坏死因子（TNF）- α 及白细胞介素 [5]。嗜碱性粒细胞也可以被 IgE 与 FcεRI 受体结合激活，但主要是释放组胺、白三烯、白细胞介素 4 和白细胞介素 13。

与全身性过敏反应相关的药物

细胞毒性化疗药物

虽然许多细胞毒性化疗药仅导致轻度或中度过敏性反应，但仍有少数药物可致严重过敏反应或全身性过敏反应。最易导致过敏反应的化疗药物通常包括顺铂、卡铂、奥沙利铂、紫杉醇、多西紫杉醇、L-门冬酰胺和依托泊苷 [6-14]。铂类化合物是典型的 IgE 介导的过敏反应，随着药物接触的增加，输液反应发生率也随增加。如在一个

表 2-2　过敏反应的分类

类型	说明	机制	临床表现
Ⅰ 型	IgE 介导的速发性过敏反应	抗原暴露和血管活性物质释放导致 IgE 介导活化肥大细胞和嗜碱性粒细胞	过敏性休克，血管神经性水肿，支气管痉挛，荨麻疹
Ⅱ 型	抗体依赖的细胞毒性	系相关抗原或半抗原抗体结合导致组织或细胞损伤	溶血性贫血，血小板减少症，嗜中性粒细胞减少症
Ⅲ 型	免疫复合物疾病	抗原抗体复合物沉积以及由此产生的补体激活和（或）补充嗜中性粒细胞导致细胞或组织的损伤	血清病
Ⅳ 型	细胞介导的 / 迟发性过敏反应	抗原激活 T 细胞以并由此导致组织损伤	接触性皮炎，Stevens Johnson 综合征，药物性高血压

试验中，接受 7 个疗程甚至更多疗程的卡铂化疗的患者中，27% 的患者出现输液反应，而疗程数较少的患者输液反应发生率仅 1%[13]。通过比较，接受紫杉烷类的多西紫杉醇和紫杉醇化疗的患者最易在第一疗程化疗出现输液反应，提示可能存在一种非免疫性过敏性反应[15-17]。

单克隆抗体

单克隆抗体有时会导致全身性输液反应，同时也可能导致皮肤反应，但本章节主要是关注全身性反应以及相应的处理措施。相比之下，全身性过敏反应通常需要紧急处理措施，且停止治疗，皮肤的过敏性反应进行局部治疗即可，同时还可能证明该药物的疗效[18,19]。利妥昔单抗、西妥昔单抗、曲妥珠单抗是最常导致系统性过敏反应的单克隆抗体药物[20-23]。

单克隆抗体导致全身性输液反应的机制通常并不是由于 IgE 介导的细胞因子释放，而是系抗原抗体的相互作用而释放细胞因子所致[24,25]。同传统的细胞毒性化疗药物不同，单克隆抗体多需要预先接触以引起 IgE 介导的反应，单克隆抗体的全身性过敏反应往往发生在第一或第二次输注时[26,27]。这些单克隆抗体治疗时发生的过敏反应，可能系其预先存在的 IgE 特定糖蛋白，在首次进行抗体治疗时暴露，而产生由 IgE 介导的过敏反应。历史上较为重要的相关报道，是关于过敏或

预先形成的抗体来预测单克隆抗体治疗时发生过敏反应风险的文章，是关于北卡罗莱纳州和田纳西州接受西妥昔单抗治疗患者的数据回顾——这两个地区因此治疗出现输液反应的发生率较高[27]。此假说受到美国东南部患者在使用西妥昔单抗时出现支气管痉挛和高血压等过敏反应的症状发生率较高事实的支持，该地区对 IgE 特定的一种半乳糖 -α-1，3- 半乳糖存在更高的患病率，它存在于西妥昔单抗的 Fab 重链，近来已受到关注[23]。西妥昔单抗的治疗前的抗体在田纳西州 21% 的患者体内出现，而在波士顿仅有 0.6% 的患者体内治疗前存在抗体。

化疗导致全身性过敏反应的诊断

欲正确识别化疗过敏反应，应进行仔细的临床评估和实验室检测，以明确过敏的临床诊断是非常必要的。临床评估对标准输液反应、严重输液反应以及过敏反应的鉴别是非常关键的，因为这将决定患者随后对治疗的需求以及继续使用化学治疗的风险评估。美国国立过敏与传染病研究所和食物过敏与过敏性反应网络已经制定了诊断标准，以判断患者发生过敏反应的可能性（见表 2-3）。

发生化疗输液反应的患者应测量体温、了解心率及血压的变化，并了解是否伴有胸痛，背部

及缺氧。过敏的患者还可能伴有心动过速、低血压、头晕、视野狭窄、恶心、呕吐和腹泻。

虽然过敏是一个变态反应的临床诊断，但是在有些病例中，IgE 介导的通过活化肥大细胞或嗜碱性粒细胞的快速反应可通过血液测试确定化学介质而被直接证实。在类过敏以及伪过敏反应中，肥大细胞以及嗜碱性粒细胞可能被间接的非免疫机制活化，患者可能会出现皮肤测试及血液测试呈阳性结果。过敏反应期间肥大细胞和嗜碱性粒细胞会释放许多化学介质，包括胰蛋白酶、组胺和白三烯，但最可靠的诊断还是检测血清类胰蛋白酶[28-30]。组胺是由肥大细胞和嗜碱性粒细胞产生的，但由于血浆或血清的半衰期，还由于样品处理导致潜在的虚假的标准高度，使得使用该标记物来确定过敏反应比较困难[31,32]。总类胰蛋白酶的水平和血清峰值在过敏反应后 3 小时进展后保持平稳，在冷藏样品 1 周后仍保持稳定，并可制成冷冻样品保存 1 年[30,31,33]。血液样本应该在怀疑发生过敏反应进展的 15 分钟到 3 个小时内进行抽取。虽然在一些条件下，如肥大细胞增多症或骨髓增生异常综合征，可能同血清总类胰蛋白酶的升高有关，这对在其他条件下非胰蛋白酶迅速升高的过敏来说是一种特别的标志物，其最初可能鉴别诊断为过敏反应的症状，如血管迷走神经反应或感染性休克[28,34-36]。如果在疑似过敏反应症状出现后样本抽取过早，血清总类胰蛋白酶水平在发生过敏性反应的患者中可保持正常，也许是因为过敏反应系血管活性物质从同肥大细胞相关的基底细胞释放，其显著低于肥大细胞内的类胰蛋白酶水平[30,31,37]。

化疗导致全身性过敏反应的预防

皮肤测试

虽然皮肤测试是检测多种药物引起 I 型反应（IgE 介导的变态反应）作用的常规部分，但这并不是化疗导致过敏的常规程序。皮肤测试最常用于铂类药物的化疗[38-41]。遗憾的是，这些检测并未规范化，且通常对于预测患者出现过敏反应的风险预测敏感性与特异性均不高。而其他一些化疗药物的皮肤测试被多数化疗药物的刺激性或缺乏 IgE 介导的过敏反应所限制。限制皮肤测试的其他方面原因包括由于治疗药物的代谢产物过敏

表 2-3　美国国立过敏与传染病研究所和食物过敏与过敏性反应网络对于过敏反应的标准

如果患者符合下列 3 项中的其中之一，发生过敏反应的可能非常大。

1. 在数分钟到数小时内发作的急性疾病，包括皮肤、黏膜反应或两者均出现（如荨麻疹、皮肤瘙痒、潮红、嘴唇、舌或悬雍垂肿胀）

   并且至少包括以下中的一项：

   A. 呼吸窘迫以及呼吸困难、哮鸣音、支气管痉挛、喘鸣、低氧血症和最大呼气流量下降

   B. 血压下降或者终末器官功能失调的症状，如：晕厥、虚脱或大小便失禁

2. 暴露于可能性过敏原的数分钟至数小时内出现以下至少两项：

   A. 包括皮肤或黏膜反应（如：荨麻疹、皮肤瘙痒、潮红、嘴唇、舌或悬雍垂肿胀）

   B. 呼吸窘迫及呼吸困难，哮鸣音、支气管痉挛、喘鸣、低氧血症和最大呼气流量下降

   C. 血压下降或者其他症状，如：晕厥、虚脱或大小便失禁

   D. 持续性的消化道症状，如：痉挛性腹痛或呕吐

3. 暴露于一种已知过敏原的数分钟至数小时内出现血压下降

   B. 婴儿和儿童：低收缩压或者收缩压下降 > 30%*

   C. 成年人：收缩压 < 90mmHg 或者较其基线下降 > 30%

Adapted from Sampson HA, et al. Second symposium on the definition and management of anaphylaxis：summary report—Second National Institute of Allergy and Infectious Disease/Food Allergy and Anaphylaxis Network symposium. J Allergy Clin Immunol. 2006;117：391.

* 低血压的范围：1 个月到 1 岁的儿童为 < 70mmHg；1 岁到 10 岁的儿童为 < [70mmHg+（2 × 年龄）]；11 到 17 岁儿童为 < 90mmHg。

或腹部疼痛、寒战、恶心或呕吐、腹泻、缺氧、呼吸困难或支气管痉挛及头晕或晕厥的症状。对于皮肤是否出现潮红、荨麻疹或皮疹应始终仔细评估，因为皮肤反应是比较常见的。

过敏性反应是由 IgE 介导的组胺以及更多其他血管活性物质释放的变态反应。过敏的症状包括潮红、荨麻疹，常发生在颈部、躯干、腹部或腋下；血管神经性水肿，通常在脸部、嘴唇或眼皮，咳嗽、气短、哮鸣音、胸腔压力；喉头水肿

而导致假阴性结果，或在发生过敏反应后肥大细胞和嗜碱性粒细胞迅速脱颗粒化，并且因抗组胺药物的使用降低了过敏应答，从而导致假阴性测试结果。因为这些检测用以确认诊断或预测过敏性反应的用途受到了限制，全身性过敏反应通常是在临床标准的基础上给予诊断及治疗。

预处理用药

对于临床医师来说，明确预处理用药对防止化疗的输液或过敏反应的作用是非常重要的。虽然非甾体类抗炎药、抗组胺药以及类固醇常被用来作为许多化疗方案的预处理用药，但这些药物并不会阻止 IgE 介导的过敏反应，如奥沙利铂[14,42]。这些药物可以防止轻微的非免疫性过敏反应或标准的输液反应，例如紫杉醇以及多西紫杉醇，并可以减轻临床症状或降低严重过敏反应的严重程度，但它们并不能阻止免疫介导的过敏反应[43,44]。

出现化疗过敏反应患者的治疗措施

紧急处理

全身性化疗的患者，应该在经过正规培训的医护人员监督下，在可以提供紧急医疗支援设备的地方接受化疗，以便及时处理严重性过敏反应。化疗过敏反应最重要的紧急处理措施是先停止输液并肌内注射肾上腺素[45]。世界变态反应组织特设委员会在过敏反应的肾上腺素使用中规定，在疑似过敏反应中使用肾上腺素无绝对禁忌证，并且该治疗方式在必要时可每 5 到 15 分钟给予一次以控制临床症状[45]。出现过敏反应的患者应及时给予肾上腺素治疗，因为呼吸窘迫和低血压可能进展非常迅速，并且有研究表明，由于有些过敏原导致过敏反应的患者接受延迟治疗可能是致命的[46]。除了接受肾上腺素，患者还应该平躺，抬高下肢，给予吸氧，以降低呼吸窘迫的风险，同时静脉补液，以防止血管扩张导致的显著性低血压。出现过敏反应的患者，可能因使用沙丁胺醇而减轻支气管痉挛，或因使用苯海拉明减轻荨麻疹和瘙痒症状；但临床医师必须承认 β_2 受体激动剂和 H_1 抗组胺药并不能替代肾上腺素在过敏反应紧急处理中的治疗[47-49]。通过肌内注射依然难以纠正不适症状的患者可能需要静脉注射肾上腺素。此外，约 20% 出现过敏反应的患者可能会出现双

相反应，在初次接触后长达 72 小时后仍可能再次出现过敏症状[50-52]。遗憾的是，对于哪些患者会出现双相反应并没有征兆，故所有过敏的患者在确认出现全身性过敏后都应被观察，推荐的观察期为 24 小时[51,52]。

进一步的处理

脱敏治疗

大多化疗方案是用来治疗癌症患者的；无论如何，一些患者可能从化疗的预期疗效或因不能耐受其他治疗方法而受益于化疗这一特定疗法。遗憾的是，患者可能因为化疗药物而出现过敏反应，并且可能因此而限制他们的治疗方案。脱敏疗法是一个诱导患者逐渐耐受一种药物的过程，从给予小剂量药物递增到足量治疗[53]。许多方法已经用于对卡铂、顺铂、奥沙利铂、多西紫杉醇和紫杉醇过敏的患者进行脱敏治疗，这些药物导致全身性过敏反应均是直接由 IgE 介导的过程或是间接活化了肥大细胞[54-60]。虽然许多药物的传统脱敏疗法需要在很长的一段时间逐渐增加过敏原接触的剂量，而大多化疗药物需要快速脱敏，并在数小时内完成。在一个系列实验中，98 例患者接受了卡铂、顺铂、奥沙利铂、紫杉醇、脂质体阿霉素的共计 412 次脱敏，以及利妥昔单抗的12 步脱敏治疗[54]。98 例患者中的 81 例出现过严重过敏反应。脱敏过程用时不到 6 个小时，耐受良好，并且所有患者在接受脱敏疗法后均可耐受足量治疗。此系列实验表明铂类药物的成功脱敏，铂类药物是由经典的 IgE 介导机制导致全身性过敏反应；紫杉烷类导致全身性过敏反应是通过对于肥大细胞的直接作用；单克隆抗体导致过敏反应通常是由于预先形成的抗体。脱敏治疗的应用可能会使癌症患者安全得到最为合适的治疗。

结论

使用细胞毒性化疗或者单克隆抗体治疗癌症患者可能会出现严重性全身过敏反应。许多常用的抗癌药物可能出现轻到中度的，非免疫介导的过敏或输液反应，多数可行合适的预处理用药来进行预防，易于处理，并且不影响致敏药物的后续治疗。也有非常少的患者可能出现免疫介导的

全身过敏反应，如果未及时发现并给予适当处理，可能会致命。过敏反应是一种临床诊断，可被正确识别并与非免疫介导的全身性反应相鉴别。无法识别的过敏或严重过敏反应患者，可能因为再次接触该药而面临严重不良事件的风险。对大多数肿瘤疾病来说，已知有效的治疗方案是有限的，而由治疗导致非免疫介导的全身性过敏反应患者

不适当地停止了治疗，可能因治疗无效而导致严重后果。至关重要的是，所有癌症患者的化疗都应该在专业医护人员的监护下进行，医护人员必须能够识别过敏症状的征象，并在过敏反应发生时能够开展紧急处理措施，这样才可以保证患者接受安全、有效的治疗。

参考文献

1. Institute, National Cancer. *Common terminology criteria for adverse events (CTCAE) and common toxicity criteria (CTC)*. Available at: http://ctep.cancer.gov/protocolDevelopment/electronic_applications/ctc.htm; 2009.

2. Gell PGH, Coombs R, eds. *Clinical aspects of immunology*. 1st ed. Oxford: Blackwell; 1963.

3. Johansson SG, Bieber T, Dahl R, et al. Revised nomenclature for allergy for global use: report of the Nomenclature Review Committee of the World Allergy Organization, October 2003. *J Allergy Clin Immunol.* 2004;113:832.

4. Simons FE. Anaphylaxis. *J Allergy Clin Immunol.* 2008;121(suppl 2): S402.

5. Prussin C, Metcalfe DD. IgE, mast cells, basophils, and eosinophils. *J Allergy Clin Immunol.* 2006;117(2 suppl mini-primer):S450.

6. Billett AL, Carls A, Gelber RD, et al. Allergic reactions to Erwinia asparaginase in children with acute lymphoblastic leukemia who had previous allergic reactions to *Escherichia coli* asparaginase. *Cancer.* 1992;70:201.

7. Kim BH, Bradley T, Tai J, et al. Hypersensitivity to oxaliplatin: an investigation of incidence and risk factors, and literature review. *Oncology.* 2009;76:231.

8. Koren C, Yerushalmi R, Katz A, et al. Hypersensitivity reaction to cisplatin during chemoradiation therapy for gynecologic malignancy. *Am J Clin Oncol.* 2002;25:625.

9. O'Dwyer PJ, Weiss RB. Hypersensitivity reactions induced by etoposide. *Cancer Treat Rep.* 1984;68:959.

10. Price KS, Castells MC. Taxol reactions. *Allergy Asthma Proc.* 2002;23:205.

11. Weiss RB, Donehower RC, Wiernik PH, et al. Hypersensitivity reactions from taxol. *J Clin Oncol.* 1990;8:1263.

12. Woo MH, Hak LJ, Storm MC, et al. Anti-asparaginase antibodies following *E. coli* asparaginase therapy in pediatric acute lymphoblastic leukemia. *Leukemia.* 1998;12:1527.

13. Markman M, Kennedy A, Webster K, et al. Clinical features of hypersensitivity reactions to carboplatin. *J Clin Oncol.* 1999;17:1141.

14. Thomas RR, Quinn MG, Schuler B, et al. Hypersensitivity and idiosyncratic reactions to oxaliplatin. *Cancer.* 2003;97:2301.

15. Ardavanis A, Tryfonopoulis D, Yiotis I, et al. Non-allergic nature of docetaxel-induced acute hypersensitivity reactions. *Anticancer Drugs.* 2004;15:581.

16. Robinson JB, Singh D, Bodurka-Bevers DC, et al. Hypersensitivity reactions and the utility of oral and intravenous desensitization in patients with gynecologic malignancies. *Gynecol Oncol.* 2001;82:550.

17. Syrigou E, Karapanagiotou EM, Alamara CV, et al. Hypersensitivity reactions to antineoplastic agents: an overview. *Anticancer Drugs.* 2009;20:1.

18. Perez-Soler R, Saltz L. Cutaneous adverse effects with HER1/EGFR-targeted agents: is there a silver lining? *J Clin Oncol.* 2005;23:5235.

19. Saltz L, Rubin MS, Hochster H. Acne-like rash predicts response in patients treated with cetuximab (IMC-C225) plus irinotecan (CPT-11) in CPT-11-refractory colorectal cancer (CRC) that expresses epidermal growth factor receptor (EGFR). *Clin Cancer Res.* 2001;7:3766. Abstract 559.

20. Brennan PJ, Rodriguez Bouza T, Hsu FL, et al. Hypersensitivity reactions to mAbs: 105 desensitizations in 23 patients, from evaluation to treatment. *J Allergy Clin Immunol.* 2009;124:1259.

21. Grillo-López AJ, White CA, Varns C, et al. Overview of the clinical development of rituximab: first monoclonal antibody approved for the treatment of lymphoma. *Semin Oncol.* 1999;26 (5 suppl 14):66.

22. Melamed J, Stahlman JE. Rapid desensitization and rush immunotherapy to trastuzumab (Herceptin). *J Allergy Clin Immunol.* 2002;110:813.

23. Chung CH, Mirakhur B, Chan E, et al. Cetuximab-induced anaphylaxis and IgE specific for galactose-alpha-1,3-galactose. *N Engl J Med.* 2008;358:1109.

24. Chung CH. Managing premedications and the risk for reactions to infusional monoclonal antibody therapy. *Oncologist.* 2008;13:725.

25. Dillman RO. Infusion reactions associated with the therapeutic use of monoclonal antibodies in the treatment of malignancy. *Cancer Metastasis Rev.* 1999;18:465.

26. McLaughlin P, Grillo-López AJ, Link BK, et al. Rituximab chimeric anti-CD20 monoclonal antibody therapy for relapsed indolent lymphoma: half of patients respond to a four-dose treatment program. *J Clin Oncol.* 1998;16:2825.

27. O'Neil BH, Allen R, Spigel DR, et al. High incidence of cetuximab-related infusion reactions in Tennessee and North Carolina and the association with atopic history. *J Clin Oncol.* 2007;25:3644.

28. Schwartz LB. Diagnostic value of tryptase in anaphylaxis and mastocytosis. *Immunol Allergy Clin North Am.* 2006;26:451.

29. Schwartz LB, Bradford TR, Rouse C, et al. Development of a new, more sensitive immunoassay for human tryptase: use in systemic anaphylaxis. *J Clin Immunol.* 1994;14:190.

30. Schwartz LB, Yunginger JW, Miller J, et al. Time course of appearance and disappearance of human mast cell tryptase in the circulation after anaphylaxis. *J Clin Invest.* 1989;83:1551.

31. Laroche D, Vergnaud MC, Sillard B, et al. Biochemical markers of anaphylactoid reactions to drugs: comparison of plasma histamine and tryptase. *Anesthesiology.* 1991;75:945.

32. Schwartz LB, Irani AM, Roller K, et al. Quantitation of histamine, tryptase, and chymase in dispersed human T and TC mast cells. *J Immunol.* 1987;138:2611.

33. Schwartz LB, Metcalfe DD, Miller JS, et al. Tryptase levels as an indicator of mast-cell activation in systemic anaphylaxis and mastocytosis. *N Engl J Med.* 1987;316:1622.

34. Sperr WR, Jordan JH, Baghestanian M, et al. Expression of mast cell tryptase by myeloblasts in a group of patients with acute myeloid leukemia. *Blood.* 2001;98:2200.

35. Sperr WR, Stehberger B, Wimazal F, et al. Serum tryptase measurements in patients with myelodysplastic syndromes. *Leuk Lymphoma.* 2002;43:1097.

36. Valent P, Sperr WR, Schwartz LB, et al. Diagnosis and classification of mast cell proliferative disorders: delineation from immunologic diseases and non-mast cell hematopoietic neoplasms. *J Allergy Clin Immunol.* 2004;114:3.

37. Jogie-Brahim S, Min HK, Fukuoka Y, et al. Expression of alpha-tryptase and beta-tryptase by human basophils. *J Allergy Clin Immunol.* 2004;113:1086.

38. Leguy-Seguin V, Jolimoy G, Coudert B, et al. Diagnostic and predictive value of skin testing in platinum salt hypersensitivity. *J Allergy Clin Immunol.* 2007;119:726.

39. Pagani M, Bonadonna P, Senna GE, et al. Standardization of skin tests for diagnosis and prevention of hypersensitivity reactions to oxaliplatin. *Int Arch Allergy Immunol.* 2008;145:54.

40. Markman M, Zanotti K, Peterson G, et al. Expanded experience with an intradermal skin test to predict for the presence or absence of carboplatin hypersensitivity. *J Clin Oncol.* 2003;21:4611.

41. Garufi C, Cristaudo A, Vanni B, et al. Skin testing and hypersensitivity reactions to oxaliplatin. *Ann Oncol.* 2003;14:497.

42. Bhargava P, Gammon D, McCormick MJ. Hypersensitivity and idiosyncratic reactions to oxaliplatin. *Cancer.* 2004;100:211.

43. Eisenhauer EA, ten Bokkel Huinink WW, Swenerton KD, et al. European-Canadian randomized trial of paclitaxel in relapsed ovarian cancer: high-dose versus low-dose and long versus short infusion. *J Clin Oncol.* 1994;12:2654.

44. Trudeau ME, Eisenhauer EA, Higgins BP, et al. Docetaxel in patients with metastatic breast cancer: a phase II study of the National Cancer Institute of Canada-Clinical Trials Group. *J Clin Oncol.* 1996;14:422.

45. Kemp SF, Lockey RF, Simons FE. Epinephrine: the drug of choice for anaphylaxis. A statement of the World Allergy Organization. Allergy 1008;63:1061.

46. Greenberger PA, Rotskoff BD, Lifschultz B. Fatal

anaphylaxis: postmortem findings and associated comorbid diseases. *Ann Allergy Asthma Immunol.* 2007;98:252.

47. Sheikh A, ten Broek V, Brown SG, et al. H1-antihistamines for the treatment of anaphylaxis with and without shock. *Cochrane Database Syst Rev.* 2007;(1): CD006160.

48. Simons FE. Advances in H1-antihistamines. *N Engl J Med.* 2004;351:2203.

49. Soar J, Pumphrey R, Cant A, et al. Emergency treatment of anaphylactic reactions—guidelines for healthcare providers. *Resuscitation.* 2008;77:157.

50. Ellis AK, Day JH. Incidence and characteristics of biphasic anaphylaxis: a prospective evaluation of 103 patients. *Ann Allergy Asthma Immunol.* 2007;98:64.

51. Kemp SF. The post-anaphylaxis dilemma: how long is long enough to observe a patient after resolution of symptoms? *Curr Allergy Asthma Rep.* 2008;8:45.

52. Lieberman P. Biphasic anaphylactic reactions. *Ann Allergy Asthma Immunol.* 2005;95:217.

53. Castells M. Rapid desensitization for hypersensitivity reactions to chemotherapy agents. *Curr Opin Allergy Clin Immunol.* 2006;6:271.

54. Castells MC, Tennant NM, Sloane DE, et al. Hypersensitivity reactions to chemotherapy: outcomes and safety of rapid desensitization in 413 cases. *J Allergy Clin Immunol.* 2008;122:574.

55. Choi J, Harnett P, Fulcher DA. Carboplatin desensitization. *Ann Allergy Asthma Immunol.* 2004;93:137.

56. Feldweg AM, Lee CW, Matulonis UA, et al. Rapid desensitization for hypersensitivity reactions to paclitaxel and docetaxel: a new standard protocol used in 77 successful treatments. *Gynecol Oncol.* 2005;96:824.

57. Goldberg A, Confino-Cohen R, Fishman A, et al. A modified, prolonged desensitization protocol in carboplatin allergy. *J Allergy Clin Immunol.* 1996;98:841.

58. Lee CW, Matulonis UA, Castells MC. Carboplatin hypersensitivity: a 6-h 12-step protocol effective in 35 desensitizations in patients with gynecological malignancies and mast cell/IgE-mediated reactions. *Gynecol Oncol.* 2004;95:370.

59. Lee CW, Matulonis UA, Castells MC. Rapid inpatient/outpatient desensitization for chemotherapy hypersensitivity: standard protocol effective in 57 patients for 255 courses. *Gynecol Oncol.* 2005;99:393.

60. Rosique-Robles D, Vicent Verge JM, Borrás-Blasco J, et al. Successful desensitization protocol for hypersensitivity reactions caused by oxaliplatin. *Int J Clin Pharmacol Ther.* 2007;45:606.

3 化疗所致恶心、呕吐的预防与治疗

Karin Jordan , Petra Ch. Feyer 和 Petra Ortner

刘冰洁 译 杨 林 校

化疗诱发恶心与呕吐的病理生理与分类
CINV 的发生机制
化学感受器触发区
腹部传入迷走神经
神经递质
恶心、呕吐的分类
化疗后发生恶心、呕吐的危险因素
止吐药物
5- 羟色胺受体拮抗剂（5-HT₃-RAs）
类固醇类激素
神经激肽 1 受体拮抗剂（NK-1-RAs）
多巴胺受体拮抗剂
奥氮平
大麻类药物
苯二氮䓬类药物
抗组胺类药物
CINV 的预防性止吐
预防急性恶心呕吐（化疗后 24 小时内）
高度致吐化疗
中度致吐化疗
低度致吐化疗
最低限度致吐化疗
预防延迟性恶心和呕吐（化疗后 2 ~ 5 天）
高度致吐化疗
中度致吐化疗
低度和最低限度致吐化疗
治疗预期的恶心和呕吐
多日（含顺铂）化疗
高剂量化疗
结论：实际治疗方法

止吐治疗的目标是彻底预防化疗引起的恶心、呕吐（chemotherapy-induced nausea and vomiting，CINV）。最让患者担心的癌症治疗的不良反应就是恶心、呕吐[1,2]。二十年前，恶心、呕吐是化疗难以避免的不良事件，并且迫使高达 20% 的患者推迟或拒绝有效的治疗[3]。在过去 25 年里临床与基础研究，逐步改进和提高了控制 CINV 的水平。

在 20 世纪 80 年代末，5-HT₃ 受体拮抗剂（5-HT₃-RA）的研发成为止吐药是现代止吐治疗的一个重要里程碑。就患者而言其已成为治疗肿瘤化疗不良反应的最重要的进展之一[4]。

在 21 世纪初，神经激肽 1 受体拮抗剂（NK-1-RAs）也开发成另外一个止吐药。阿瑞吡坦作为此类药的第一种药物，在 2003 年被批准临床使用[5]。5 项研究表明，在中度和高度致吐化疗的急性及迟发性呕吐反应中，联合应用阿瑞吡坦和标准止吐治疗能取得更好的效果。但以往的止吐药在目前的止吐治疗中也同样重要，如糖皮质激素的作用往往被低估，特别是其联合其他止吐剂在预防急性和迟发性呕吐中，能够发挥更好的止吐效果。

虽然一系列有效的、耐受性良好的止吐治疗取得了重大进展，但 CINV 仍然是肿瘤治疗的一个重要的不良反应。

化疗诱发恶心、呕吐的病理生理与分类

CINV 的病理生理机制尚未完全了解，我们认为其是通过许多途径来调控的[6]。

CINV 的发生机制

三个关键组成部分包括大脑后部的两个区域

和腹部迷走传入神经。目前认为解剖上一个独立的呕吐中枢是不存在的[6]。能够协调与呕吐相关的身体功能的神经元是通过延髓传递信息的，这表明存在一个中枢模式发生器，调节与呕吐相关的一系列行为。中枢模式发生器通过孤束核间接从最后区（化学感受器触发区）和腹部迷走神经接收传入信息。

化学感受器触发区

化学感受器触发区（CTZ）位于第四脑室底的最后区。CTZ 是一个室周器，一般而言这种结构缺乏有效的血脑屏障，且能够检测全身循环和脑脊液中的止吐剂。动物模型实验表明阿片类药物和多巴胺激动剂作用到 CTZ，可诱发呕吐。最后区具有传入和传输连接的潜在结构——延髓和孤束核——接受胃肠道迷走神经传入纤维传递的信息。

腹部传入迷走神经

腹部的传入迷走神经与化疗引起的恶心、呕吐相关性最大。一类受体，包括 5-HT$_3$、神经激肽 -1、胆囊收缩素 -1，位于传入迷走神经的终端上。这些受体位于小肠近端的胃肠道黏膜上的肠嗜铬细胞附近，这些受体包含了一些调节物质，如 5- 羟色胺（5-HT）、P 物质、胆囊收缩素。

当暴露在辐射和细胞毒性药物中时，小肠黏膜的肠嗜铬细胞会释放血清素（5- 羟色胺），这些细胞接触 5-HT$_3$ 受体所在的传入迷走神经元。释放的血清素通过 5-HT$_3$ 受体激活传入迷走神经，从而导致通过化学感受器触发区介导的呕吐反应（图 3-1，彩图 3-1）。虽然迷走神经传递信息给最后区，但大部分感官信息经迷走神经传递给孤束，再进一步与中枢模式发生器相互作用。

目前，认为多数化疗药物启动急性呕吐的主要机制是依赖此迷走神经的途径。迟发性呕吐主要是中枢调节，如图 3-2（彩图 3-2）所述。

神经递质

过去三十年的研究逐渐阐明了几种神经递质在呕吐过程中的临床意义。神经递质 5- 羟色胺、P 物质和多巴胺似乎都在此过程中扮演着重要角色[6,7]。

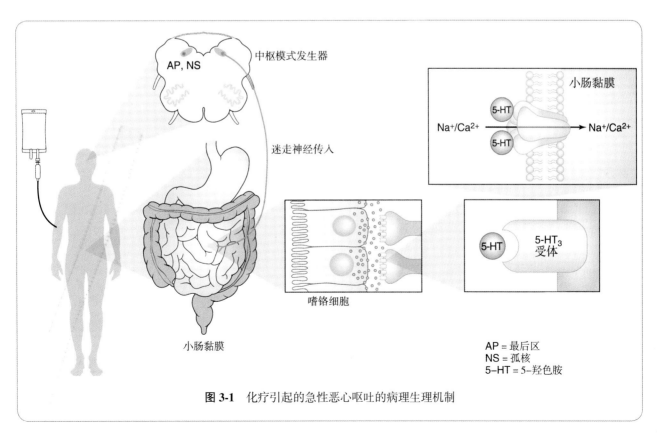

图 3-1　化疗引起的急性恶心呕吐的病理生理机制

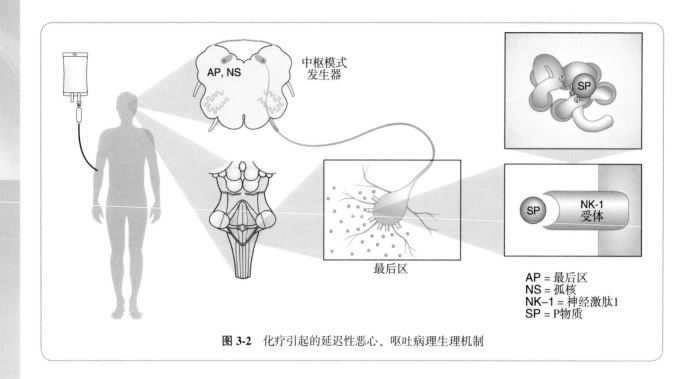

图 3-2　化疗引起的延迟性恶心、呕吐病理生理机制

恶心、呕吐的分类

　　化疗引起的恶心、呕吐分为三类：急性呕吐，发生在初次化疗后 24 小时内；迟发性呕吐，初次化疗几天后发生；预期性恶性呕吐，由于特殊味道、气味、视觉、思想或焦虑情绪能够引起呕吐发作，且过去对止吐剂反应不佳的患者[8,9]，见表3-1。

化疗引起的恶心、呕吐的相关危险因素

　　CINV 的严重程度和临床表现取决于许多因素。化疗药物的致吐潜力是 CINV 程度的主要危险因素（表 3-2 和表 3-3）[10-12]，同时还需考虑到不同患者的个体差异（见表 3-4）。

止吐药物

　　几种拮抗 CINV 过程中神经递质受体的止吐药物是有一定效果的。

5-HT$_3$ 受体拮抗剂（5-HT$_3$-RAS）

　　化疗药物具有潜在的中至高致吐性，5-HT$_3$ 受体拮抗剂（5-HT$_3$-RAS）成为控制急性呕吐的治疗基础。一些数据表明这些药物具有潜在价值，特别是帕洛诺斯还能够治疗化疗引起的迟发性恶心、呕吐[13]。

　　5 种 5-HT3-RAS——帕洛诺司、格拉司琼、昂丹司琼、多拉司琼、托烷司琼——已被应用于临床。建议使用的剂量见表 3-5。

　　帕洛诺司不同于其他 4 种药物，其具有更高的与受体结合的能力和更长的半衰期，应用于中度致吐化疗的 Ⅲ 期临床表明帕洛诺司可能优于以往的 5-HT$_3$-RAS[14,15]。鉴于这些研究结果，2009 年多国癌症支持性协会 / 欧洲肿瘤内科大会（MASCC/ESMO）指南推荐接受中度致吐化疗

表 3-1　化疗引起的三类恶心、呕吐
急性恶心、呕吐
• 化疗结束后 24 小时内发作
• 主要由于肠嗜铬细胞释放的 5-HT 引起
迟发性恶心、呕吐
• 化疗结束后 24 小时至 5 天内发生的恶心、呕吐
• 各种机制：主要是 P 物质介导的破坏血脑屏障和胃肠道蠕动，肾上腺皮质激素[9]
预期性恶心呕吐
• 化疗一个疗程后可能会出现[8]
• 过去曾经出现过
参考文献[3]

表 3-2　静脉用化疗药物的致吐风险

高度（未用止吐药物时的致吐危险 >90%）	
卡莫司汀（BCNU）	洛莫司汀
顺铂	二氯甲基二乙胺
环磷酰胺（>1500mg/m²）	喷司他汀
达卡巴嗪（DTIC）	链尿霉素
放线菌素 D	

中度（未用止吐药物时的致吐危险在 30% ~ 90%）	
阿仑单抗	甲氨蝶呤（> 100 mg/m²）
六甲蜜胺	伊达比星
阿扎胞苷	异环磷酰胺
苯达莫司汀	伊立替康
卡铂	米托蒽醌（> 12 mg/m²）
克罗拉滨	美法仑Ⅳ
环磷酰胺（< 1500 mg/m²）	奥沙利铂
阿糖胞苷（> 1 g/m²）	替莫唑胺
柔红霉素	苏消安
表柔比星	

低度（未用止吐药物时的致吐危险在 10% ~ 30%）	
天冬酰胺酶	米托蒽醌（< 12 mg/m²）

硼替佐米	紫杉醇
Catumaxumab	帕尼单抗
西妥昔单抗	天门冬氨酰胺酶
阿糖胞苷（< 1g/m²）	培美曲塞
多西他赛	替尼泊苷
依托泊苷Ⅳ	塞替派
氟尿嘧啶	拓扑替康
吉西他滨	曲妥珠单抗
伊沙匹隆	

最低度（未用止吐药物时的致吐危险 < 10%）	
贝伐单抗	美法仑 PO
博来霉素	α、β、γ- 干扰素
白消安	琉嘧啶
苯丁酸氮芥	硫鸟嘌呤
阿糖胞苷（< 100mg/m²）	长春花碱
氟达拉滨	长春新碱
激素	长春瑞滨
羟基脲	

Data from References 16, 33, 35, 38, 39.

（MEC）的患者首选帕洛诺司[16]。

当 5-HT₃-RAS 开始应用于临床，一些问题需要考虑到[17-19]。

- 这些药物应该使用有最大效果的最低剂量，即使再增加剂量也不能提高任何效果，因为受体已经饱和。
- 口服与静脉给药具有相同的效果。
- 化疗前每天单独给药效果最佳。

不良反应：5-HT₃-RAs 的不良反应一般为中度的头痛、便秘、腹泻和乏力[20]。使用 5-HT₃-RAs 还可能发生微小的、短暂的、可逆的心电图改变。但 13 年的临床应用中，有关心血管的不良反应尚未见报道[21]。

类固醇类激素

类固醇类激素是急性和迟发性 CINV 止吐治疗不可缺少的一部分，虽然它们不是标准的止吐药[22]。在与其他止吐药联合应用时，糖皮质激素能够发挥协同作用，提高催吐阈值。除了最近推出的神经肽 -1 受体拮抗剂外，地塞米松是预防迟发性呕吐的最重要的药物。

为了预防急性 CINV，MASCC 和 ASCO 指南中推荐使用地塞米松[12,16]，治疗剂量选择应该在高致吐化疗中用 20mg（与阿瑞吡坦连用时 12mg），在中度致吐化疗中单独用药剂量为 8mg（表 3-5）[23,24]。

不良反应：类固醇类激素被认为是安全的止吐药，不良反应通常取决于剂量和治疗的持续时间。

神经激肽 -1 受体拮抗剂（NK-1-RAs）

阿瑞吡坦，是此类新药的第一个代表，能够阻断脑干（中枢模式发生器）和胃肠道的 NK-1 受体[5]。阿瑞吡坦也是目前此类药中唯一可用于临床药物。

研究显示在患者接受高致吐化疗（HEC）[25-27] 和中致吐化疗（MEC）时，与仅仅使用 5-HT₃-RAs 联合类固醇类激素相比，含 NK-1-RAs 的止吐方案能最大限度地降低急性和迟发性呕吐的发生[28, 29]。

表 3-3　口服化疗药物的致吐风险

高度（未用止吐药物时的致吐危险 >90%）	
六甲蜜胺	甲苄肼
中度（未用止吐药物时的致吐危险在 30%～90%）	
环磷酰胺	替莫唑胺
伊马替尼	长春瑞滨
低度（未用止吐药物时的致吐危险在 10%～30%）	
卡培他滨	拉帕替尼
依托泊苷	依维莫司
氟达拉滨	来那度胺
舒尼替尼	舒尼替尼
最低度（未用止吐药物时的致吐危险 < 10%）	
苯丁酸氮芥	马法兰
厄洛替尼	甲氨蝶呤
吉非替尼	索拉非尼
羟基脲	6 - 硫鸟嘌呤
L - 苯丙氨酸芥子气	

Data from Referecnes 16, 35, 38, 39.

表 3-4　患者个体状况对 CINV 发生的影响

危险因素	提高（↑）或降低（↓）危险
以往化疗中出现恶心、呕吐的经历	↑
年龄 < 50 岁	↑
女性	↑
预处理焦虑	↑
预处理恶心	↑
住院化疗	↓
门诊化疗	↓
重度饮酒	↓
酒精的摄入量低	↑
生活质量受损	↑
晕车史	↑
疼痛	↑
妊娠剧吐	↑
疲乏	↑

Data from References 6, 40, 41.

一项随机研究分析了口服阿瑞匹坦第 1 天 125mg，第 2、第 3 天 80mg 最可能的呕吐风险（见表 3-5）[30]。一种阿瑞匹坦的肠外配方（福沙吡坦，一种水溶性的阿瑞匹坦的前体）自 2008 年开始用于临床。其生物等效性剂量化疗前第 1 天 115mg 静脉注射 30 分钟，第 2、第 3 天则口服 80mg 阿瑞匹坦。最近有研究显示单独使用福沙吡坦 115mg 静注的效果同连续口服 3 天阿瑞匹坦的效果一样[30]。

不良反应：通常情况下，阿瑞吡坦联合 5-HT3-RAs 和类固醇激素发生的不良反应要小于 5-HT3-RAs 联合类固醇激素：头痛 8% *vs.* 10%；厌食 12% *vs.* 11%；乏力 / 疲惫 20% *vs.* 17%；腹泻 11% *vs.* 12%；打嗝 12% *vs.* 9%[31]。

多巴胺受体拮抗剂

在使用 5-HT3-RAs 前，多巴胺受体拮抗剂是止吐治疗的基础药物[3]。此类药物分为噻嗪、丁酰苯和苯甲酰胺替代物[3,32]。最常用的苯甲酰胺是胃复安。在 5-HT3-RAs 应用于预防 CINV 之前，高剂量的胃复安联合皮质类固醇在预防急性 CINV 中发挥了重要作用。然而，在接受顺铂为主化疗方案的患者中，应用常规剂量的胃复安与应用安慰剂的效果并无明显的差异。因此，目前的指南不建议将胃复安作为预防急性 CINV 的药物。

奥氮平

奥氮平，一种非典型抗精神病药，其具有潜在的止吐作用，因为它能够拮抗几种参与 CINV 发生途径的神经递质。不良反应与其他抗精神病药物的典型表现一样，包括嗜睡、头晕、体重增加和口干，但通常无锥体外系不良反应[32]。

大麻类药物

大麻类的弱止吐作用及其有益的不良反应（镇静、欣快）使其成为现代止吐治疗中一些患者的有效辅助药物。然而，与之相关的头晕和烦躁的不良反应不应该被低估[3]。大麻类应用于对 5-HT3-RAs 或类固醇药物和阿瑞匹坦不耐受或无反应的患者[16,33]。

表 3-5　止吐剂的剂量

5-HT3 受体拮抗剂	途径	推荐剂量（qd）
昂丹司琼	PO	24mg（高剂量）16mg*（中等剂量）
	IV	8mg（0.15mg/kg）
格拉司琼	PO	2mg
	IV	1mg（0.01mg/kg）
托烷司琼	PO	5mg
	IV	
多拉司琼	PO	100 ~ 200mg
	IV	100mg（1.8mg/kg）
帕洛诺司琼	PO	0.5mg
	IV	0.25mg
类固醇激素		
地塞米松	PI/IV	12 mg（联合阿瑞吡坦）或20mg 可以有用阿瑞吡坦（高度呕吐）8mg（中度致吐）8mg（高/中度呕吐）第2、第3天
NK-1 受体拮抗剂		
阿瑞吡坦	PO	第 1 天 125mg，第 2、第 3 天 80mg
福沙吡坦	IV	第 1 天 115mg（IV），第 2、第 3 天 80mg（PO）或第一天 150mg（IV）

Adapted from（16, 33, 35, 39）.
注：* 推荐 8mg 每日 2 次

苯二氮䓬类药物

苯二氮䓬类药物在某些情况下是止吐治疗方案的一种有益的补充。它们往往被用来治疗焦虑和减少发生预期性 CINV 的风险。苯二氮䓬类由此也用于难治性和突破性呕吐[3,32]。

抗组胺类药物

抗组胺类作为止吐和预防多巴胺受体拮抗剂引起的肌张力反应的辅助药物使用[34]。在苯海拉明和羟嗪预防 CINV 的研究中并未标明这些药物有止吐作用[18]。

CINV 的预防性止吐

化疗前，关键是明确急性和迟发性呕吐预防性止吐治疗方案，并且从一开始就实施，因为大部分情况下在化疗后进行针对症状的治疗是无效果的。这是很重要的，尤其是治疗延迟性呕吐。首先，需要清楚地了解计划实施化疗方案的致吐潜力。具有最高致吐潜力的细胞生长抑制剂决定了整个化疗的致吐能力；但使用其他细胞毒性药物导致低无累积效果致吐能力[16,35]。

对于门诊患者，重要的是要建立书面的预防延迟性呕吐的计划。应该用每种止吐剂的最低有效剂量，每日一次。同等剂量和生物利用度时，口服和静脉注射具有相同的效果和安全性[33,35,36]。

表 3-6 总结了预防急性和迟发性呕吐的止吐治疗方案，方案考虑了化疗的致吐潜力。这些方案是基于最近的 2009 年的 MASCC/ESMO 指南。推荐的预防急性（第一天）和迟发性（从第二天起）CINV 的用药剂量见表 3-5 所示[16]。

预防急性恶心、呕吐（化疗结束后最初 24 小时内）

高度致吐性化疗

患者应该用 5-HT$_3$-RAs、NK-1-RA（阿瑞吡坦）和皮质类固醇激素联合的方案。

中度致吐化疗

1. 接受蒽环类加环磷酰胺为主的联合化疗的患者应给予 5-HT$_3$-RAs、NK-1-RA（阿瑞吡坦）和皮质类固醇三重联合的方案。
2. 接受其他中度致吐化疗方案的患者应该给予 5-HT$_3$-RAs（基于可信的研究结果，帕洛诺司被推荐为首选药）联合皮质类固醇激素。在有利结果的基础上，NK-1-RA 可能有望应用于中度致吐疗领域。然而，更新后的 2009 年 MASCC/ESMO 指南中并未更新这种可能性。

低度致吐化疗

对于接受低度致吐化疗的患者，单独应用低剂量的皮质类固醇应是有效的。原则上，5-HT$_3$-RAs 不是预防措施的一部分。在此方面，临床上已经观察到了过度治疗的情况，如接受紫杉醇治疗的患者不需要常规应用 5-HT$_3$-RAs。

最低限度致吐化疗预防

接受具有微致吐风险药物的患者在化疗前不

表 3-6　2009 年〔16〕MASCC/ESMO 指南中呕吐的预防

化疗方案的致吐能力	急性恶心、呕吐（化疗结束后最初 24 小时内）	迟发性恶心、呕吐（化疗后 2～5 天）
高度	5-HT$_3$-RA 帕洛诺斯琼：0.25mg IV 格拉司琼：2mg PO/1mgIV 昂丹司琼：16～24mg PO/8mgIV 托烷司琼：5mg PO/IV 多拉司琼：200mg PO/100mg PO + 皮质类固醇 地塞米松：12mg PO/IV + NK-1-RA 阿瑞吡坦：125mg PO 或 福沙吡坦：115mg IV 或 福沙吡坦：仅第一天 150mg IV	皮质类固醇 地塞米松：第 2～4 天 8mg PO/IV NK-1-RA 阿瑞吡坦：第 2、第 3 天 80mg PO
中度	蒽环类 / 环磷酰胺（AC）为基础的化疗 与高度致吐化疗方案一样 其他化疗方案 5-HT$_3$-RA 首选帕罗斯琼 + 皮质类固醇 地塞米松：8mg PO/IV	蒽环类 / 环磷酰胺（AC）为基础的化疗 NK-1-RA 阿瑞吡坦：第 2、第 3 天 80mg PO + （皮质类固醇）* 地塞米松：第 2、第 3 天 8mg PO/IV 其他化疗方案 皮质类固醇 地塞米松：第 2、第 3 天 8mg PO/IV （不作为首选） 5-HT$_3$-RA（剂量个体化）
低度	皮质类固醇 地塞米松：8mg PO/IV	不需要常规预防
极低度	不需要常规预防	不需要常规预防

注：* 因为缺少研究成果，MASCC/ESMO 指南中并未将皮质类固醇预防 AC 为基础的化疗引起的迟发性恶心、呕吐纳入其中，但是专家小组认为它是有意义的。

需要常规应用止吐药物。

预防迟发性恶心呕吐（化疗后 2～5 天）

高度致吐性化疗的预防

应常规的预防性应用 NK-1-RA（阿瑞匹坦）和皮质类固醇激素。不需要进一步增加 5-HT$_3$-RAs [27]。

中度致吐化疗预防

如果 NK-1-RA（阿瑞吡坦）被用于预防急性恶心、呕吐，则建议用其预防两天后的恶心、呕吐。未接受 NK-1-RA（阿瑞吡坦）来预防急性恶心、呕吐的患者，建议应用糖皮质激素。对于有糖皮质激素禁忌症的患者，可以应用 5-HT$_3$-RAs 代替。

低度和微致吐化疗的预防

不需要常规应用止吐治疗来预迟发性恶心、呕吐。

预期性恶心、呕吐的治疗

对于预期性恶心、呕吐进行常规治疗大部分是无效的，且它也未被广泛的验证。低剂量的苯二氮䓬类治疗显示一定的疗效，尤其是在化疗前应用。但因为预期性恶心、呕吐是一个经验性的条件反射，其应该需要一定的心理治疗，虽然这可能不是日常实践的一个简单的解决方案。可能有用的干预措施包括肌肉放松、全身脱敏、催眠和认知分析[8]。

多日化疗（含顺铂方案）

对于使用含顺铂多日化疗方案的患者，建议在使用顺铂的当日应用 5-HT$_3$-RAs 和皮质类固醇（急性）。此外，为了预防迟发性 CINV，应在化疗后第 2、第 3 天单独应用皮质类固醇。可考虑增加 NK-1-RA[16,35,37]。如果使用帕洛诺司琼进行预防，必须在第 1、第 3、第 5 天使用，因为它有较高的受体亲和力和较长的半衰期。

大剂量化疗

对于大剂量化疗的研究较少。在大剂量化疗期间，建议使用一种 5-HT$_3$-RAs 和一种皮质类固醇（急性）。预防迟发性 CINV 建议在大剂量化疗后第 2、第 3 天单独应用皮质类固醇。可以考虑应用 NK-1-RA，但是在最近的指南中并无明确的建议[16]。

结论：实用治疗方法

- 明确具有致吐潜力的化疗方案（表 3-2、表 3-3）。具有最高致吐潜力的化疗药物决定了整个治疗的致吐水平。
- 预防性止吐治疗是至关重要的。主要的是迟发性呕吐往往被低估。因此，必须从一开始就精心制订预防第 3 ~ 5 天呕吐的方案。
- 预防性止吐：见表 3-6
- 对于持续的 CINV，有必要进行鉴别诊断（如脑转移瘤）。

参考文献

1. Coates A, Abraham S, Kaye SB, et al. On the receiving end—patient perception of the side-effects of cancer chemotherapy. *Eur J Cancer Clin Oncol.* 1983;19:203–208.
2. Griffin AM, Butow PN, Coates AS, et al. On the receiving end. V: Patient perceptions of the side effects of cancer chemotherapy in 1993. *Ann Oncol.* 1996;7:189–195.
3. Jordan K, Schmoll HJ, Aapro MS. Comparative activity of antiemetic drugs. *Crit Rev Oncol Hematol.* 2007;61:162–175.
4. Aapro MS. Review of experience with ondansetron and granisetron. *Ann Oncol.* 1993;4(suppl 3):9–14.
5. Hesketh PJ, Grunberg SM, Gralla RJ, et al. The oral neurokinin-1 antagonist aprepitant for the prevention of chemotherapy-induced nausea and vomiting: a multinational, randomized, double-blind, placebo-controlled trial in patients receiving high-dose cisplatin—the Aprepitant Protocol 052 Study Group. *J Clin Oncol.* 2003;21:4112–4119.
6. Hesketh PJ. Chemotherapy-induced nausea and vomiting. *N Engl J Med.* 2008;358:2482–2494.
7. Gralla RJ. Current issues in the management of nausea and vomiting. *Ann Oncol.* 1993;4(suppl 3):3–7.
8. Aapro MS, Molassiotis A, Olver I. Anticipatory nausea and vomiting. *Support Care Cancer.* 2005;13:117–121.
9. Roila F, Donati D, Tamberi S, et al. Delayed emesis: incidence, pattern, prognostic factors and optimal treatment. *Support Care Cancer.* 2002;10:88–95.
10. Grunberg SM, Osoba D, Hesketh PJ, et al. Evaluation of new antiemetic agents and definition of antineoplastic agent emetogenicity—an update. *Support Care Cancer.* 2005;13:80–84.
11. Hesketh PJ, Kris MG, Grunberg SM, et al. Proposal for classifying the acute emetogenicity of cancer chemotherapy. *J Clin Oncol.* 1997;15:103–109.
12. Kris MG, Hesketh PJ, Somerfield MR, et al. American Society of Clinical Oncology guideline for antiemetics in oncology: update 2006. *J Clin Oncol.* 2006;24:2932–2947.
13. Saito M, Aogi K, Sekine I, et al. Palonosetron plus dexamethasone versus granisetron plus dexamethasone for prevention of nausea and vomiting during chemotherapy: a double-blind, double-dummy, randomised, comparative phase III trial. *Lancet Oncol.* 2009;10:115–124.
14. Eisenberg P, Figueroa-Vadillo J, Zamora R, et al. Improved prevention of moderately emetogenic chemotherapy-induced nausea and vomiting with palonosetron, a pharmacologically novel 5-HT3 receptor antagonist: results of a phase III, single-dose trial versus dolasetron. *Cancer.* 2003;98:2473–2482.
15. Gralla R, Lichinitser M, Van Der Vegt S, et al. Palonosetron improves prevention of chemotherapy-induced nausea and vomiting following moderately emetogenic chemotherapy: results of a double-blind randomized phase III trial comparing single doses of palonosetron with ondansetron. *Ann Oncol.* 2003;14:1570–1577.
16. Roila F, Herrstedt J, Aapro M, et al. Guideline update for MASCC and ESMO in the prevention of chemotherapy- and radiotherapy-induced nausea and vomiting: results of the Perugia consensus conference. *Ann Oncol.* 2010;21:v232–v243.
17. Kris MG, Hesketh PJ, Herrstedt J, et al. Consensus proposals for the prevention of acute and delayed vomiting and nausea following high-emetic-risk chemotherapy. *Support Care Cancer.* 2005;13:85–96.
18. Gralla RJ, Osoba D, Kris MG, et al. Recommendations for the use of antiemetics: evidence-based, clinical practice guidelines. American Society of Clinical Oncology. *J Clin Oncol.* 1999;17:2971–2994.
19. Ettinger DS, Dwight D, Kris MG, eds. *National Comprehensive Cancer Network: antiemesis, clinical practice guidelines in oncology.* 1st ed. Jenkintown: NCCN; 2005.
20. Goodin S, Cunningham R. 5-HT(3)-receptor antagonists for the treatment of nausea and vomiting: a reappraisal of their side-effect profile. *Oncologist.* 2002;7:424–436.
21. Navari RM, Koeller JM. Electrocardiographic and cardiovascular effects of the 5-hydroxytryptamine3 receptor antagonists. *Ann Pharmacother.* 2003;37:1276–1286.
22. Grunberg SM. Antiemetic activity of corticosteroids in patients receiving cancer chemotherapy: dosing, efficacy, and tolerability analysis. *Ann Oncol.* 2007;18:233–240.
23. Double-blind, dose-finding study of four

intravenous doses of dexamethasone in the prevention of cisplatin-induced acute emesis. Italian Group for Antiemetic Research. *J Clin Oncol.* 1998;16:2937–2942.

24. Italian Group for Antiemtic Research. Randomized, double-blind, dose-finding study of dexamethasone in preventing acute emesis induced by anthracyclines, carboplatin, or cyclophosphamide. *J Clin Oncol.* 2004;22:725–729.

25. Hesketh P, Grunberg S, Gralla R, et al. The oral neurokinin-1 antagonist aprepitant for the prevention of chemotherapy-induced nausea and vomiting: a multinational, randomized, double-blind, placebo-controlled trial in patients receiving high-dose cisplatin—the Aprepitant Protocol 052 Study Group. *J Clin Oncol.* 2003;21:4112–4119.

26. Poli-Bigelli S, Rodrigues-Pereira J, Carides AD, et al. Addition of the neurokinin 1 receptor antagonist aprepitant to standard antiemetic therapy improves control of chemotherapy-induced nausea and vomiting: results from a randomized, double-blind, placebo-controlled trial in Latin America. *Cancer.* 2003;97:3090–3098.

27. Schmoll HJ, Aapro MS, Poli-Bigelli S, et al. Comparison of an aprepitant regimen with a multiple-day ondansetron regimen, both with dexamethasone, for antiemetic efficacy in high-dose cisplatin treatment. *Ann Oncol.* 2006;17:1000–1006.

28. Warr D, Grunberg SM, Gralla RJ, et al. The oral NK(1) antagonist aprepitant for the prevention of acute and delayed chemotherapy-induced nausea and vomiting: pooled data from 2 randomised,

double-blind, placebo controlled trials. *Eur J Cancer.* 2005;41:1278–1285.

29. Rapoport B, Jordan K, Boice J, et al. Aprepitant for the prevention of chemotherapy-induced nausea and vomiting associated with a broad range of moderately emetogenic chemotherapies and tumor types: a randomized, double-blind study. *Support Care Cancer.* 2010;18:423–431.

30. Chawla SP, Grunberg SM, Gralla RJ, et al. Establishing the dose of the oral NK1 antagonist aprepitant for the prevention of chemotherapy-induced nausea and vomiting. *Cancer.* 2003;97:2290–2300.

30a. Grunberg S, Chua DT, Roila F, Herrstedt J. Phase III randomized double-blind study of single-dose fosaprepitant for prevention of cisplatin-induced nausea and vomiting (CINV). *J Clin Oncol.* 2010;28:Abstr 9021.

31. Depre M, Van Hecken A, Oeyen M, et al. Effect of aprepitant on the pharmacokinetics and pharmacodynamics of warfarin. *Eur J Clin Pharmacol.* 2005;61:341–346.

32. Lohr L. Chemotherapy-induced nausea and vomiting. *Cancer J.* 2008;14:85–93.

33. Kris MG, Hesketh PJ, Somerfield MR, et al. American Society of Clinical Oncology guideline for antiemetics in oncology: update 2006. *J Clin Oncol.* 2006;24:2932–2947.

34. Kris MG, Gralla RJ, Clark RA, et al. Antiemetic control and prevention of side effects of anti-cancer therapy with lorazepam or diphenhydramine when used in combination with metoclopramide plus dexamethasone: a double-blind, randomized trial.

Cancer. 1987;60:2816–2822.

35. Roila F, Hesketh PJ, Herrstedt J. Prevention of chemotherapy- and radiotherapy-induced emesis: results of the 2004 Perugia International Antiemetic Consensus Conference. *Ann Oncol.* 2006;17:20–28.

36. Jordan K, Bokemeyer C, Langenbrake C, et al. Antiemetische prophylaxe und therapie gemäß den MASCC und ASCO guidelines. In: *Kurzgefasste interdisziplinäre Leitlinien 2008.* München: Zuckschwerdt Verlag; 2008:348–354.

37. Jordan K, Kinitz I, Voigt W, et al. Schmoll HJ. Safety and efficacy of a triple antiemetic combination with the NK-1 antagonist aprepitant in highly and moderately emetogenic multiple-day chemotherapy. *Eur J Cancer.* 2009;45:1184–1187.

38. National Comprehensive Cancer Network. *Antiemesis, clinical practice guidelines in oncology.* 1st ed. Jenkintown: NCCN; 2007.

39. Jordan K, Sippel C, Schmoll HJ. Guidelines for antiemetic treatment of chemotherapy-induced nausea and vomiting: past, present, and future recommendations. *Oncologist.* 2007;12:1143–1150.

40. Morrow GR, Roscoe JA, Hickok JT, et al. Nausea and emesis: evidence for a biobehavioral perspective. *Support Care Cancer.* 2002;10:96–105.

41. Jordan K, Grothey A, Pelz T, et al. Impact of quality of life parameters and coping strategies on postchemotherapy nausea and vomiting (PCNV). *Eur J Cancer Care.* 2010;19:603–609.

中性粒细胞减少的肿瘤患者不明原因发热及感染的抗生素治疗

4

Hartmut Link

郭晓琳　孙春玲　译校

定义
危险人群
识别真正的病原体
感染
原因不明的发热
临床证实 / 明确的感染
伴或不伴有菌血症的微生物学证实 / 明确的感染
临床 - 生化诊断
治疗 72 ~ 96 小时后无反应的诊断措施
何时开始抗生素治疗
治疗理念
危险人群的分类
低危患者的治疗
中危和高危患者的治疗
治疗的评估和疗程
治疗有效：继续与随访
其他治疗方案

中性粒细胞减少症是接受细胞抑制剂治疗患者常见的并发症，是感染的最重要的危险因素之一。其他明显增加感染易感性的因素包括，由于化疗或放疗的不良反应或中性粒细胞减少本身所致的皮肤、口咽部黏膜和胃肠道的损伤。通常发热是中性粒细胞减少患者感染的唯一症状。

尽管显示 50% 发热的中性粒细胞减少患者处于感染初期，但部分患者并非局部的感染。即使无法确定感染的部位，但对危及生命的感染，必须立即开始抗菌治疗，以防止病情恶化。通常建议采用试验性治疗和当地经验为基础的经验性治疗。

感染恶化的预后指标主要是作为替代标记物的中性粒细胞和黏膜损伤、严重的合并症、抗体缺乏等因素。

定义

中性粒细胞减少症的定义为中性粒细胞计数 < 500/μl（分类）或 < 1000/μl，但预计在两天内会下降到 500 /μl。

发热的定义是指无非感染性因素的体征，测量口腔或鼓室温度，一次 ≥ 38.3 ℃ 或两次 ≥ 38℃，持续至少 1 小时或两次测量的温度在 12 小时内。

注：接受输血的所有患者超过 5% 出现发热反应，预示着同时发生了感染。

危险人群

进展到危及生命感染的风险取决于中性粒细胞减少的总体持续时间（表 4-1）。高危人群一般情况的分类见表 4-2。

众多的研究小组曾尝试进一步将风险调整的概念与经验性治疗的方案制定过程相结合。在低危组，有两种不同的治疗方案：门诊患者的管理和应用口服抗菌治疗。到目前为止，这种定义并不令人满意，但可作为一种方向。除了一般标准，目前低危的定义已使用于包括口服抗菌治疗的标准和门诊患者处理（表 4-3）。在随机患者中，所有中性粒细胞减少的发热患者中，约 30% ~ 40% 可归于低危组。在感染期间，最初的分类是可以变化的。最初治疗失败，归于低危组的患者，治疗 12 ~ 24 小时后病情可能稳定。因此，门诊患

表 4-1 危险人群

低危
中性粒细胞减少症持续 ≤ 5 天，无表 4-2 中列举的任何高危因素
中危
中性粒细胞减少症持续 6 ~ 9 天
高危
中性粒细胞减少症 ≥ 10 天
中性粒细胞减少症
注：中性粒细胞计数 < 500/μl（分类）或 < 1000/μl，但预计在两天内下降到 500 /μl

者的管理和口服抗菌治疗在重新分类后也许是可行的。一些研究者从未将血液肿瘤的患者包括在低危组。

癌症支持疗法多国学会（MASCC）建立了评估风险指数，用于评估随机连续中性粒细胞减少发热、在抗生素治疗期间，体温下降，且无任何并发症的低危患者（见表 4-2）[1]。

识别真正的病原体

所有患者中，约 1/3 患者在感染初期可明确病原体，约 20% ~ 30% 的患者，在感染的后期可发现病原体的证据。尽管在肺浸润的初期，真菌感染可能发挥了更重要的作用，然而在表 4-4 中列出了已证实的所有微生物的 90% 的代表种类。如果 5 天后明确病原体，在已证实感染的所有微生物中，真菌约占 30% ~ 40%。

表 4-2 低危人群的标准*

低血压：收缩压 < 90mm Hg 或为了维持血压需要升压支持
呼吸衰竭：呼吸室内空气时 PaO_2 < 60mmHg，或需要机械通气
进入重症监护病房
弥散性血管内凝血
神志变化或意识模糊
胸部 X 线显示充血性心力衰竭并需要治疗
需要输血的严重出血
需要治疗的心律失常或心电图变化
需要静脉输液、透析或其他任何干预研究和(或)治疗的肾衰竭
其他严重的和临床重要的并发症
发热期间无记载任何并发症，微生物学证实有主要的病毒或微生物的感染，治疗情况下可以清除，则认为是感染过程的一部分，不能被视为严重的并发症
多变量分析包括许多不同的可导致以下风险因子的因素，这些危险因子在评分系统中具有重要性，该评分系统从高到低分配风险值：

评分系统（重要特征）

- 疾病负担：无或有轻微症状 5
- 无低血压 5
- 无慢性阻塞性肺疾病 4
- 既往无实体肿瘤或真菌感染 4
- 无脱水 3
- 疾病负担：中等症状 3
- 门诊状态 3
- 年龄 < 60 岁 2

注：可变因素"疾病负担"的得分不是累积的。因此，理论上最大得分是 26。在 MASCC 指数上，得 21 分或者更多分的患者很容易被分为低风险组。阳性率为 91%，特异性为 68%，灵敏度为 71%。常用的风险标准"剩余持续的中性粒细胞减少症"，与目前实际持续的中性粒细胞减少症的概念无相关性。因此，可以不予考虑。
* 认为医疗并发症是严重的，根据癌症支持疗法多国学会（MASCC）进行危险性的分类 [1]。

表 4-3　低风险标准的治疗和管理

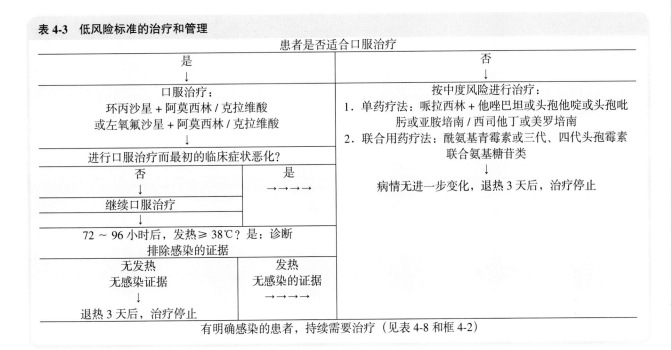

患者是否适合口服治疗	
是 ↓	否 ↓
口服治疗： 环丙沙星 + 阿莫西林 / 克拉维酸 或左氧氟沙星 + 阿莫西林 / 克拉维酸 ↓	按中度风险进行治疗： 1. 单药疗法：哌拉西林 + 他唑巴坦或头孢他啶或头孢吡肟或亚胺培南 / 西司他丁或美罗培南 2. 联合用药疗法：酰氨基青霉素或三代、四代头孢霉素联合氨基糖苷类 ↓ 病情无进一步变化，退热 3 天后，治疗停止

进行口服治疗而最初的临床症状恶化？

否 ↓	是 → → → →
继续口服治疗	

72 ~ 96 小时后，发热 ≥ 38℃？是：诊断排除感染的证据

无发热 无感染证据 ↓	发热 无感染的证据 → → → →
退热 3 天后，治疗停止	

有明确感染的患者，持续需要治疗（见表 4-8 和框 4-2）

表 4-4　经诊断可能的最初致病谱

常见致病菌	不常见致病菌
革兰阳性菌	
凝固酶阴性葡萄球菌 金黄色葡萄球菌 链球菌 粪肠球菌 棒状杆菌类	
革兰阴性菌	
大肠埃希菌 克雷伯杆菌 铜绿假单胞菌	肠杆菌属 变形杆菌属 沙门菌属 流感嗜血杆菌 不动杆菌属 嗜麦芽窄食单胞菌 枸橼酸杆菌属
厌氧菌	
艰难梭菌	拟杆菌属 梭菌属 梭杆菌属 丙酸杆菌属
真菌类	
念珠菌属 曲霉属	毛霉菌属

肺部浸润与病原体不相关，但可能并发其他感染

血培养出肠球菌：所有标本检出凝固酶阴性葡萄球菌或棒状杆菌类

念珠菌属：咽拭子、唾液、痰、气管分泌物或支气管肺泡灌洗液、粪便或尿液培养出。

其他分析（如从呼吸道分泌物中检出金黄色葡萄球菌或军团菌，决定修改相应的抗菌药物治疗之前，应审慎评估其相关性）

感染

发热的中性粒细胞减少症患者的感染分类，按照国际免疫抑制宿主协会（ICHS）和美国传染病学会（IDSA）的会议共识的推荐，参见如下诊断标准（框 4-1）：

原因不明的发热

原因不明的发热或不明原因发热（FUO）是指不伴有临床或微生物感染证据的发热：无明显的病因单次发热，温度（口腔）≥ 38.3℃ 或体温 ≥ 38℃ 至少持续 1 小时，或在 12 小时内两次测量体温 ≥ 38℃。

临床证实 / 明确的感染

临床证实的感染（CDI）是指发热并伴有明确的、临床证实的局部感染（如肺炎或皮肤 / 组织感染的病例），但无法明确病原体或进行微生物学的检查。

伴或不伴菌血症的微生物学证实 / 明确的感染

微生物学证实的感染（MDI）是指感染部位明确，有可信的微生物学证据，并发现该证据从时间上也是合理的，或感染部位不明确，但血培养已证实了感染的病原体。凝固酶阴性葡萄球菌和棒状杆菌必须至少两次血培养阳性才能证实。若仅分离出一次阳性，这些潜在病原体则可被视为污染。对于肺浸润的病例，从血或支气管肺泡

框 4-1 初步诊断

1. 明确发热的中性粒细胞减少症的初步临床诊断程序

   a. 开始抗生素治疗前

      i. 只要持续发热，每天进行全面的临床检查：黏膜和皮肤的改变

         ■ 中央和外周静脉通道的出口部位，穿刺部位

         ■ 上、下呼吸道

         ■ 泌尿生殖道

         ■ 腹部及肛周部位

         ■ 监测血压、脉搏和呼吸频率

   b. 根据临床症状或风险情况，进一步影像学检查和其他诊断方法

      ■ 胸部 X 线（正侧位）或胸部高分辨 CT 扫描

      ■ 其他影像学检查明确存在的具体症状（如鼻窦的计算机断层扫描或磁共振成像）

      ■ 腹部超声、超声心动图、视网膜检查等

2. 最初的微生物学诊断：

   ■ 体温上升后（即开始抗生素治疗前）立即对至少两份单独的周围静脉血标本进行培养（需氧／厌氧）。如果静脉导管到位，应从导管中取两份血培养标本

3. 微生物学诊断（只有表明在感染症状的基础上）

   ■ 曲霉半乳甘露聚糖：血清中抗原

   ■ 尿培养

   ■ 粪便培养，包括对腹泻病例，疑似肠炎或小肠结肠炎，进行艰难梭菌肠毒素的检测；如果有条件，可针对病毒进行诊断检测：轮状病毒、诺如病毒

   ■ 如果有必要：

      ■ 伤口棉签拭子（鼻咽部，肛门部位）

      ■ 乳汁：细菌、真菌的培养，PCR 检测单纯疱疹病毒

      ■ 穿刺物（组织学和培养）

   ■ 胸部 X 线有阳性发现的病例，纤维支气管镜下取支气管肺泡灌洗液（BAL）：培养和显微镜检查；如果可疑：巨细胞病毒（CMV）、单纯疱疹病毒（HSV）、呼吸道合胞病毒（RSV）、分枝杆菌、军团菌、肺孢子菌、其他真菌

   ■ 如果可疑导管相关性感染：在拔除静脉导管后：使用标准的技术对导管尖端进行微生物检查

   ■ 专家检查诊断。

灌洗液标本中分离出病原体，则可明确为该病原体所致。如果咽拭子、痰、唾液或口腔冲洗液中检测出病原体，并与肺部浸润进展的时间有相关性，也可明确诊断。应及时发现有可能发展的病原体。如果存在腹腔感染的症状，从粪便培养中检测艰难梭菌毒素是可行的，而其他潜在的病原体，必须至少连续两次在粪便培养中被检测出。导管相关性感染中，血培养阳性，同时从导管材料采样或从感染部位入口取棉签拭子检测到相同的病原体，两者相结合是必需的诊断证据。对于尿路感染，重要病原体的计数是必要的；对于伤口感染，棉签拭子或穿刺物的检测是可行的（框 4-1）

如果在任何培养物中检测到微生物，即使治疗是成功的，也应该进一步采集标本，以便建立培养监测体系，以确保微生物学的有效性。所有培养的、潜在病原体必须对所使用的药物进行药敏试验。

临床 - 生化 - 诊断

要求这些最基本的诊断在治疗前和治疗期间，一周应该检测两次：白细胞和全血细胞计数、血红蛋白、血小板、血清谷草转氨酶（SGOT）、血清谷丙转氨酶（SGPT）、乳酸脱氢酶（LDH）、碱性磷酸酶、谷氨酰转肽酶（GT）、胆红素、尿酸、肌酐、钠、钾、魁克（Quick）试验（检测肝功能、前凝血酶时间、血友病及黄疸）、部分凝血活酶时间、D- 二聚体和 C - 反应蛋白（CRP）。如果有显著的全身性感染的迹象，应重复检测乳酸和降钙素原。

对于接受氨基糖苷类药物的患者，建议至少每周两次，或如果需要可推荐检测血药浓度水平。对于肾衰竭的患者，特别是那些同时接受其他潜在肾毒性药物的患者，如果不能避免使用氨基糖苷类药物，应该缩短检测血浆药物浓度水平的时间间隔。建议根据肌酐清除率决定初始的指导剂量，并评估潜在的肾毒性。

治疗 72 ~ 96 小时后无反应的诊断措施

重复以上描述的诊断程序，如果肺部 X 线仍然阴性，同时中性粒细胞持续减少，应该必须进行胸部高分辨 CT 扫描。

何时开始抗生素治疗

以下诊断的病例（见框 4-1）需要立即开始抗

生素治疗：

1. 发热和中性粒细胞 < 500/µl 或 < 1000/µl，预计会下降到 < 500/µl

发热类型：单次温度（口腔）≥ 38.3℃ 或 ≥ 38℃ 持续至少 1 小时或在 12 小时内两次测量体温 ≥ 38°，无明显病因。除外发热是由于非感染性的病因所致。

或除此之外（见单独的方案［表 4-8］）：

▪ 微生物学证实的感染。或除此之外
▪ 临床或 X 线提示感染。

或者

2. 无发热的中性粒细胞减少症患者有感染的迹象

▪ 症状或感染的证据。

或者

▪ 临床诊断脓毒症综合征或感染性休克

经验性或恰当的抗生素治疗；不用等待通过病原微生物学来证明感染。

治疗必须在 2 小时内开始；诊断不能延迟治疗的开始。

治疗理念

事实上，联合疗法或单药疗法都是可行的。对抗生素的选择应该有充分的研究，并且对肠杆菌科、铜绿假单胞菌、金黄色葡萄球菌、链球菌必须有效。单药疗法应该由经验丰富的团队进行。必须定期检查患者，同时密切监测，以便尽早发现治疗失败、其他感染、不良反应和病原体的耐药。

当选择抗生素治疗的方案时，必须考虑到医院内和特殊病房病原体的药物敏感性。近几年，在已明确的所有感染中，60% ~ 70% 都是由革兰阳性菌所致，主要是凝固酶阴性葡萄球菌和棒状杆菌 jeikeum。与金黄色葡萄球菌、草绿色链球菌和肺炎链球菌等革兰阴性菌所致的危及生命的感染相比较，这些革兰阳性菌导致的感染预后良好，即使最初的治疗方案未针对它们。

框 4-2　对肺部浸润和可能真菌感染患者的措施

抗生素治疗：哌拉西林 - 他唑巴坦或头孢他啶或头孢吡肟或亚胺培南 / 西司他丁或美罗培南联合抗真菌治疗：两性霉素 B 脂质体或卡泊芬净或伏立康唑

表 4-5　第一部分：抗感染药物（按英文字母排序）；抗生素（肾功能正常时的剂量）

药物	分类*	每日剂量	给药途径	说明
丁胺卡那霉素	氨基糖苷类*	15mg/kg（每天最大剂量 1.5g，最多应用 10 天）	IV	控制血药浓度水平，见以下
阿莫西林 / 克拉维酸	氨基青霉素 /β 内酰胺酶抑制剂	2×1g	PO	
头孢氨苄	一代头孢	2×1g	PO	
头孢吡肟	四代头孢	2 ~ 3×2g	IV	
头孢克肟	三代头孢	1×400mg 或 2×200mg	PO	
头孢噻肟	三代头孢	3×2g	IV	
头孢他啶	三代头孢	3×2g	IV	
头孢曲松	三代头孢	1×2g	IV	
头孢呋辛酯	二代头孢	2×250mg ~ 2×500mg	PO	
环丙沙星	喹诺酮类	2×0.4g	IV	
		2×0.75g	PO	低危患者

表 4-5　第一部分：抗感染药物（按英文字母排序）；抗生素（肾功能正常时的剂量）—续

药物	分类*	每日剂量	给药途径	说明
克林霉素	林可霉素类	严重的中度感染：1200～1800mg；严重感染：2400～2700mg，分2～4次	IV	
		3×600mg	PO	在IV疗法后
复方新诺明（磺胺甲基异恶唑/甲氧苄氨嘧啶，固定组合）	磺胺/二氨基嘧啶	磺胺甲基异恶唑100mg/kg；甲氧苄氨嘧啶20mg/kg；分3～4次，2～3周	IV	卡氏肺孢子菌肺炎患者（PCP）
		2×（磺胺甲基异恶唑800mg；甲氧苄氨嘧啶160mg）直到2×（磺胺甲基异恶唑1200mg；甲氧苄氨嘧啶240mg）	PO IV	正常剂量
氟氯西林	异恶唑青霉素	3~4×2g	IV	
庆大霉素	氨基糖苷类	3～6mg/kg	IV	控制血药浓度水平，见以下
亚胺培南/西司他丁	碳青霉烯类	3×1g或4×0.5g	IV	
左氧氟沙星	喹诺酮类	1×0.5g	IV PO	
利奈唑胺	恶唑烷酮类	2×0.6g	IV PO	
美罗培南	碳青霉烯类	3×1g	IV	
甲硝唑	硝基咪唑类	3×500mg	IV	
		3×400mg	PO	
美洛西林	酰氨基青霉素	3×4g～5g或2×10g	IV	
奈替米星	氨基糖苷类	4～7.5mg/kg	IV	控制血药浓度水平，见下文
哌拉西林	酰氨基青霉素	3～4×4g	IV	
哌拉西林/他唑巴坦	酰氨基青霉素/β内酰胺酶抑制剂	3～4×4.5g	IV	
替考拉宁	糖肽类	1×400mg，2×400mg	IV	
妥布霉素	氨基糖苷类	3～5mg/kg	IV	控制血药浓度水平，见下文
万古霉素	糖肽类	2×1000mg	IV	控制血药浓度水平，见下文
万古霉素	糖肽类	4×125mg	PO	艰难梭菌结肠炎的患者

请参阅药物特性的说明（SMPC）和不同国家的标注

* 药物分类：acylam，酰氨基青霉素；AG，氨基糖苷类；BLI，β内酰胺酶抑制剂，ceph，头孢菌素类

危险人群的分类

根据表 4-1 中描述的标准进行分类

- 低危
- 中危
- 高危

低危患者的治疗

对于低危患者（表 4-2 和表 4-3）采取口服抗生素治疗，推荐环丙沙星联合阿莫西林 / 克拉维酸。该联合方案也适用于序贯疗法（在初始静脉注射的预处理和病情稳定后）。应该考虑到药物引起的胃肠道不良反应的高发率。

目前没有对使用环丙沙星、氧氟沙星或左氧氟沙星的单药疗法进行充分的研究。青霉素过敏的患者，可用克林霉素或头孢氨苄（临床经验很少）或头孢呋辛酯取代阿莫西林 / 克拉维酸。治疗的依从性差或有口服治疗禁忌证的患者，推荐按照中危和高危的患者的治疗方案，使用注射给药的方式。剂量见表 4-5。

中危和高危患者的治疗

注：必须确保对铜绿假单胞菌和链球菌的疗效（见框 4-2，表 4-6 和表 4-7）[3-5]

治疗的评估和疗程

- 开始抗生素治疗后 72 ～ 96 小时的初始反应
- 抗生素治疗结束后的最终反应
- 适当一段时期的随访（如 7 天）

评价标准应根据国际免疫抑制宿主协会（ICHS）和美国传染病学会（IDSA）会议共识的推荐为基础[2]。

治疗有效：继续与随访

有效的标准是抗生素治疗 72 小时内，中性粒细胞计数稳定在 < 1000/μl，则应该继续该治疗方案，直至患者连续 7 天不发热。但若中性粒细胞粒细胞计数上升到 > 1000 /μl，连续两天不发热也是有效的。治疗时间不应小于 7 天。完成抗生素治疗后，随访 7 天是有必要的，以便于检测复发或继发感染。部分感染只有在中性粒细胞计数升高后才变得明显。中性粒细胞计数已充分升高的患者，若想改善临床状况，也需要随访（如在门诊的基础上随访）

其他治疗方案

在严重的或进展的感染、肺炎或真菌感染的病例中，对持续粒细胞减少的患者使用粒细胞集落刺激因子（G-CSF）刺激粒细胞已得到证实。

严重免疫球蛋白低下的情况下，静脉注射 7S-多价免疫球蛋白来替代。

见表 4-8。

表 4-5　第二部分：氨基糖苷类和万古霉素的目标血药浓度

1. 第一次检测：治疗 5 ～ 7 天，然后每周两次，同时检测血清肌酐的水平。如果肾功能有改变的，应该在初期就检测，同时必须调整剂量，特别是血药谷浓度和 8 小时血药浓度与肾毒性有相关性。支持中英、中日在线互译。
2. 时间点：血药谷浓度的测定必须在下一次给药前 8 小时血药浓度，开始输液后 8 小时。
3. 剂量调整：对于氨基糖苷类：如果治疗间隔是相同的，则剂量减少 1/3 或 1/2；或延长治疗时间到 36 小时或 48 小时。

药物	峰浓度 mg/L	8h 血药浓度 mg/L	血药谷浓度 mg/L
氟氯西林（一次剂量）	45 ～ 75	2 ～ 15	< 5
丁胺卡那 q8h	20 ～ 30	–	5 ～ 10
庆大霉素（一次剂量）	4 ～ 10	1.5 ～ 6	< 1
庆大霉素 q8h	4 ～ 10	–	< 2
奈替米星（一次剂量）	15 ～ 25	1 ～ 5	< 1
奈替米星 q8h	6 ～ 10	–	< 2
万古霉素	30 ～ 40	–	5 ～ 15
妥布霉素（一次剂量）	4 ～ 10	1.5 ～ 6	< 1
妥布霉素 q8h	4 ～ 10	–	< 2

表 4-5　第三部分：抗真菌药（按英文字母排序）；肾功能正常时的剂量

药物	分类	每日剂量	给药途径	说明
两性霉素 B 脂复合物	聚类、复合脂	5 mg/kg	IV	
两性霉素 B 脂质体	聚烯、脂质体	开始 3 mg/kg，然后根据疾病、临床阶段、患者年龄调整剂量；1 mg～3 mg/kg；肺部浸润者 3 mg/kg；毛霉菌感染者至少 5 mg/kg	IV	
卡泊芬净	棘白霉素类	70 mg；体重 80 kg 的患者 50 mg，第二天开始增加剂量	IV	
氟康唑	三唑类	400～800mg	IV	
伊曲康唑	三唑类	2×200mg 每日 1 或 2 次静脉注射，随后 1×200 mg 至少用药 5 天；缓解期 2×200m 口服治疗	IV PO	口服治疗：治疗 5 天，血药谷浓度目标值 > 500 ng
泊沙康唑	三唑类	2×400mg 或 4×200mg	PO	
伏立康唑	三唑类	静脉 2×6mg/kg/d，2×4 mg/kg；口服 2×400mg/d，然后 2×200mg	IV PO	
抗病毒药				
阿昔洛韦	核苷酸类	根据指征，5～14d	IV	
更昔洛韦	核苷酸类	2×5 mg/kg，疗程根据临床反应	IV	

请参阅药物特性的说明（SMPC）和不同国家的标注

表 4-6　治疗和管理中危患者的规范[*]

1. 单药疗法：哌拉西林 + 他唑巴坦或头孢他啶或头孢吡肟，或亚胺培南 / 西司他丁或美罗培南
2. 联合用药：酰氨基青霉素或三代、四代头孢霉素联合氨基糖苷类。

最初的临床症状恶化？	
否 ↓	是 ↓
72～96 小时后是否发热？是→诊断，排除已明确的感染 ↓	1. 加用氨基糖苷类 2. 改用亚胺培南 / 西司他丁或美罗培南 最初治疗方案为亚胺培南 / 西司他丁或美罗培南者，可用喹诺酮和万古霉素或替考拉宁 ↓

无发热 无明确的感染 ↓ ↓ ↓	发热 ≥ 38.0℃ 无明确的感染 ↓	
	临床病情稳定 ↓	临床病情不稳定 →

如果临床病情稳定，则不用调整治疗方案 总疗程：7 天无发热 中性粒细胞升高 > 1000 /μl，2 天无发热	72～96 小时后是否发热？→诊断	
	是，无明确的感染	否
	加用氟康唑：72 小时后发热 改用两性霉素 B 脂质体或卡泊芬净或伊曲康唑、伏立康唑	3 天无发热后结束治疗，总疗程不少于 10 天

已证实的感染病例，总是明确规定治疗（见表 4-8 和框 4-2）

[*]诊断中性粒细胞减少症期间，在无抗生素情况下，可随时调整治疗方案

注明：氟康唑仅在无唑类药物预防和无丝状真菌感染的风险下使用

表 4-7　治疗和管理高危患者的规范*

1．单药疗法：哌拉西林 + 他唑巴坦或头孢他啶或头孢吡肟，或亚胺培南 / 西司他丁或美罗培南
2．联合用药：酰氨基青霉素或三代、四代头孢霉素联合氨基糖苷类。

最初的临床症状恶化？	
否 ↓	是 ↓
72 ~ 96 小时后是否发热？是→诊断，排除已明确的感染 ↓	亚胺培南 / 西司他丁或美罗培南 最初治疗方案为亚胺培南 / 西司他丁或美罗培南者，可用喹诺酮和万古霉素或替考拉宁 在所有的治疗中，加用：氟康唑或两性霉素 B 脂质体或卡泊芬净或伊曲康唑、伏立康唑

无发热 无明确的感染 ↓ ↓ ↓	是，发热 ≥ 38.0℃ 无明确的感染 ↓	
	临床病情稳定 ↓	临床病情不稳定 → →

使用氟康唑 72 小时后发热
改用两性霉素 B 脂质体或卡泊芬净或伊曲康唑、伏立康唑

如果临床病情稳定，则不用调整治疗方案
总疗程：7 天无发热
中性粒细胞升高 > 1000 /μl，2 天无发热

已证实的感染病例，总是按照按照明确规定治疗（见表 4-8 和框 4-2）

*诊断中性粒细胞减少症期间，在无抗生素情况下，可随时调整治疗方案
氟康唑的注明：仅在无唑类药物预防和无丝状真菌感染的风险下使用（2-5）

表 4-8　诊断和治疗方案

症状	方案调整	症状	方案调整
中性粒细胞升高时仍有持续或再次发热或胆汁淤积增加	可疑肝脾念珠菌病：腹部超声检查阴性；行腹部 CT 或 MRI，再决定是否抗真菌治疗（见念珠菌血症）	念珠菌属	依据预防性用药 / 初始治疗 / 病原体 / 抗菌谱（不用等待 MHC 的测定结果）
血培养阳性 **Bevor 治疗**		1．氟康唑敏感 + 临床病情稳定 + 之前未用过唑类药物治疗 2．其他所有病例，尤其是克柔念珠菌或光滑念珠菌	氟康唑、卡泊芬净或两性霉素 B 脂质体或两性霉素 B 脂质复合物；如果初始治疗没有使用卡泊芬净或伏立康唑，而治疗有效或中性粒细胞升高，根据合理的抗菌谱可改为口服氟康唑或伏立康唑
革兰阳性菌 MSSA MRSA	根据敏感性选用氟氯西林；如有必要，选用万古霉素、替考拉宁、利奈唑胺（抗菌谱）		
凝固酶阴性葡萄球菌；（相关内容请参见诊断表 4-4）	万古霉素、替考拉宁		
革兰阴性菌	如果患者病情稳定、且病原体敏感则继续治疗；如果不敏感，根据抗菌谱进行抗菌治疗	**全身性感染，感染性休克**	
			见表 4-6 和 4-7；或根据抗菌谱治疗；根据全身性感染的治疗指南
念珠菌	见下文	呼吸道	见框 4-2
抗生素治疗期间分离病原体		中性粒细胞恢复期间出现肺浸润	密切监测，中性粒细胞恢复时可能出现炎症反应（注意 ARDS） 如果不能明确，可进行支气管肺泡灌洗
革兰阳性菌	根据抗菌谱		
革兰阴性菌	根据抗菌谱		

表 4-8　诊断和治疗方案—续

症状	方案调整
间质性肺炎	诊断：如果不能诱导痰或支气管肺泡灌洗：可疑肺孢子菌肺炎；可考虑大剂量甲氧苄啶磺胺甲基异噁唑或喷他脒治疗；考虑疱疹病毒感染（单纯疱疹病毒、巨细胞病毒）和军团菌
侵袭性曲菌病	
	根据之前的预防用药或治疗：初始治疗：伏立康唑（中枢神经系统感染的首选）也可选两性霉素 B 脂质体二线药物：卡泊芬净或两性霉素 B 脂质体或两性霉素 B 脂质复合物或泊沙康唑或伏立康唑
头部、眼睛、耳部、咽喉	
坏死性或边缘性牙龈炎、牙周炎、坏死性齿龈炎	加用对致病性厌氧菌有活性的药物（克林霉素、甲硝唑、亚胺培南/西司他丁或美罗培南）
疱疹或溃疡	疑似单纯疱疹病毒感染：病变部位的病毒培养；经验性加用阿昔洛韦抗病毒治疗
浸润性鼻旁窦炎或鼻溃疡	疑似曲霉菌或接合菌所致的真菌感染时需要进行活检，曲霉菌治疗（见上文）
胃肠道	
胸骨后疼痛	疑似念珠菌和（或）单纯疱疹病毒感染；可能为细菌性食管炎：至少在 48 小时考虑内镜检查
	针对念珠菌的初始治疗：加用抗真菌药：氟康唑、伊曲康唑或伏立康唑
	如果无疗效：疑似疱疹病毒感染，给予阿昔洛韦治疗
急性腹痛	疑似阑尾炎：加用对厌氧菌有效的药物：甲硝唑、克林霉素、亚胺培南/西司他丁或美罗培南；密切监测，急腹症外科手术可能的禁忌证
腹泻	疑似艰难梭菌结肠炎：粪便中毒素的分析，口服甲硝唑（需要静脉注射）；无效，口服万古霉素

症状	方案调整
肛周疼痛	加用对厌氧菌有效的药物（见上文），可能需要外科手术，尤其是中性粒细胞升高期间。因此，经常密切监测；也可能感染单纯疱疹病毒
中心静脉导管	
病原体培养阳性除外需氧菌 形成芽孢（芽孢杆菌属）或念珠菌属	尝试静脉注射抗生素；通过改变多腔导管的管腔
金黄色葡萄球菌（甲氧西林/苯唑西林敏感）	拔除导管，异噁唑青霉素（耐青霉素酶青霉素）（如氟氯西林），至少治疗 2 周
金黄色葡萄球菌（甲氧西林/苯唑西林耐药）	拔除导管，根据抗菌谱选择抗生素，至少静脉注射治疗 2 周
凝固酶阴性葡萄球菌	根据抗菌谱，对甲氧西林、苯唑西林耐药者选用万古霉素或替考拉宁；疗程 5~7 天
肠球菌	氨基青霉素联合氨基糖苷类；氨苄青霉素耐药，万古霉素或替考拉宁加氨基糖苷类；万古霉素耐药：利奈唑胺；疗程 5~7 天
棒状杆菌	根据抗菌谱；对其他抗生素耐药：万古霉素或替考拉宁
芽孢杆菌属培养阳性	拔除导管，直接治疗
大肠埃希菌 克雷伯菌属或其他肠杆菌科	依据抗菌谱选择有效抗生素：三代头孢霉素、酰氨基青霉素、亚胺培南/西司他丁或美罗培南、喹诺酮类抗生素
铜绿假单胞菌	对假单胞菌有效的 β- 内酰胺类抗生素加氨基糖苷类联合用药，至少 2 周
鲍曼不动杆菌	根据抗菌谱
嗜麦芽窄单胞菌	根据抗菌谱（磺胺甲基异噁唑）
念珠菌	拔除导管，治疗参见上述
导管出口部位的临床感染	万古霉素或替考拉宁
管道或囊腔的感染	取更换导管；万古霉素或替考拉宁

* 根据中性粒细胞减少症和发热患者临床症状或微生物检查结果调整或修改

参考文献

1. Klastersky J, Paesmans M, Rubenstein EB, et al. The Multinational Association for Supportive Care in Cancer risk index: a multinational scoring system for identifying low-risk febrile neutropenic cancer patients. *J Clin Oncol.* 2000;18:3038–3051.

2. Hughes WT, Armstrong D, Bodey GP, et al. 2002 guidelines for the use of antimicrobial agents in neutropenic patients with cancer. *Clin Infect Dis.* 2002;34:730–751.

3. Böhme A, Ruhnke M, Buchheidt D, et al. Treatment of invasive fungal infections in cancer patients "Recommendations of the Infectious Diseases Working Party (AGIHO) of the German Society of Hematology and Oncology (DGHO). *Ann Hematol.* 2009;88:97–110.

4. Link H, Bohme A, Cornely OA, et al. Antimicrobial therapy of unexplained fever in neutropenic patients—guidelines of the Infectious Diseases Working Party (AGIHO) of the German Society of Hematology and Oncology (DGHO), Study Group Interventional Therapy of Unexplained Fever, Arbeitsgemeinschaft Supportivmassnahmen in der Onkologie (ASO) of the Deutsche Krebsgesellschaft (DKG-German Cancer Society). *Ann Hematol.* 2003;82(suppl 2):S105–S117.

5. Maschmeyer G, Thomas B, Dieter B, et al. Diagnosis and antimicrobial therapy of lung infiltrates in febrile neutropenic patients: guidelines of the infectious diseases working party of the German Society of Haematology and Oncology. *Eur J Cancer.* 2009;14:2462.

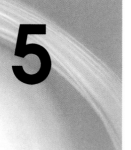

5 放射治疗相关的不良反应

Ulrike Hoeller

王文文 译 李 斌 校

不良反应的病理生理学及发病情况
急性不良反应
远期不良反应
发生不良反应的危险因素
放疗技术及剂量
药物
个体放射敏感性
预防
皮肤
病理生理学
症状及处理
放射记忆性皮炎
预防
脑
病理生理学
症状及处理
脑水肿
急性延迟反应 / 嗜睡综合征
神经识别功能
坏死
症状性癫痫
垂体功能减退
预防
肺
病理生理学
症状及处理
预防
食管

病理生理学
症状及处理
预防
胃
症状及处理
肠道
病理生理学
症状及处理
预防
直肠
症状及处理
预防
膀胱
病理生理学
症状及处理
预防
性功能
男性性功能
女性性功能
骨髓
白细胞减少
贫血
恶心及呕吐

放射治疗（放疗）在多种肿瘤的治疗中起着非常重要的作用。但放射治疗相关毒性不良反应具有剂量限制性的特点。同放疗不良反应一样，目前已经明确定义了放疗对肿瘤控制程度的剂量—反应关系。因此，自放疗施行起，任何放疗

技术均以提高肿瘤靶区的射线照射剂量，并减少周围正常组织的射线照射剂量为目的。随着现代放疗技术及影像诊断技术的进步，放疗在治疗肿瘤中的风险—利益比提高了。因此，有效的放疗通常只伴有轻度毒性，有时是中度的，严重的放疗毒性甚为罕见。

放疗不良反应的性质及症状主要取决于放疗范围内的器官或正常组织。常见症状如恶心、乏力可能发生于上腹部放疗和（或）大体积照射时。

通常情况下，放疗不良反应以发生的时间为限，分为急性不良反应和远期不良反应。时间界定于放疗后 < 90 天，或 ≥ 90 天。急性不良反应通常是可以逆转的；而远期不良反应发生于放疗后数月至数年，大部分是不能逆转的，而且终生都有发生远期不良反应的风险[1]。

本章着重于介绍常见的不良反应及其预防。口腔黏膜炎、放射性骨坏死、口腔干燥病将在其他章节中详细介绍。

放疗不良反应的病理生理学及发病率

急性不良反应

急性不良反应是对具有持续分裂能力的快速增殖组织（如骨髓、黏膜、小肠）中细胞的直接毒性作用引起的。放射线导致细胞耗竭，其毒性破坏了上皮屏障功能，且增加了感染的机会。通常病变组织伴随的炎症是非常明显的。炎症前因子及肿瘤坏死因子在病变组织中表达，并且可诱导的一氧化氮合成酶被激活[2]。病变部位原有或转移来的干细胞通过增殖修复这些损伤。如果与远期反应相关的一些组织（如脉管系统、软组织）受到影响，则随之会发生远期不良反应。

远期不良反应

远期不良反应通常有数月至数年的潜伏期。其机制非常复杂，有待进一步研究。放射线会导致脉管系统损伤、组织纤维化、肌肉萎缩、神经损伤、内分泌及生长相关效应，并影响非特异性免疫系统。目前认为有两个基本作用机制：①靶细胞、缓慢增殖干细胞或实质器官功能性亚单位的耗竭，导致功能性损伤；②内皮损伤导致纤维化和组织破坏。过去十几年里，放射生物学研究表明放射线激活细胞因子级联反应，且在潜伏期

内诱导其功能性改变[3,4]。越来越多的新机制正陆续阐述，如信号转导途径、细胞间信号传导及其他机制。目前已发现转化生长因子-β（TGF-β）在放疗诱导的纤维化过程中起着重要的作用。组织纤维化是病灶不能痊愈的原因[3]。

发生不良反应的危险因素

放疗技术及放射剂量

不良反应的严重程度与放射线剂量、组织的放射线耐受量及受照射组织的范围相关。

一般情况下，放射线总剂量是分次给予的，通常为每周 5 次，一次 1.8 ~ 2Gy，直至总剂量达到 30-50-80Gy。在缓解症状的治疗中，通常为每周 3 ~ 5Gy，总剂量达到 20 ~ 30Gy。在总剂量一样的前提下，放疗总时间越短，急性不良反应就越严重；分次给予的剂量越高，远期不良反应就越重。由于多数器官（肺、胃肠道和肾）对于局部小体积照射耐受良好，所以现代放疗技术致力于减少肿瘤周围正常组织的照射剂量。

放射线耐受剂量也是因人而异，往往受年龄、性别以及合并症的影响。儿童比成人耐受能力差，3 岁之前的儿童尽量避免放疗。老年人发生并发症的概率并不增加。性别方面的差别并不明确。女性患者接触放射线后发生恶性肿瘤及白内障的概率较高[5,6]。伴随疾病由于发生器官功能损伤[慢性阻塞性肺疾病（COPD），肾功能不全]导致放疗耐受量下降，或因合并病理改变（动脉粥样硬化，放射诱导的内皮损伤），最终引起器官功能障碍（心力衰竭）。

药物

高频度的化疗增加了放射线对肿瘤组织的细胞学毒性，同时也增加了放射毒性，尤其是同步放化疗时；例如厄洛替尼联合放疗引起了严重的皮肤毒性[2]。化疗药物与中药（通常认为是无不良反应的）联合应用可以增强光子敏感性，应在放疗期间尽量避免。

个体放疗敏感性

接受相似放疗方案的患者发生不良反应程度上往往大相径庭[7]。这往往归结于放疗敏感性的不同，而放疗敏感性是由遗传因素决定的[8]。如果

已知每个患者的放疗敏感性，则可制订个体化的放疗计划。在放疗不敏感的患者中，应提高放疗剂量。据估计，个体化的放疗可使总体成功率提高20%。针对放疗敏感性，多种预测性因素（皮肤成纤维母细胞的存活情况，淋巴细胞的染色体变异，某些基因的多核苷酸多态性）已有评估。结论目前有争议。因此，尚有待具有良好临床研究终点的大规模的前瞻性研究（见文献综述方法[9]）。

预防

预防放疗不良反应最好是通过减少正常组织的照射剂量。现代放疗技术运用影像融合技术[微光束放疗（MRT）和正电子反射断层造影术（PET）]以确定理想的靶区；运用计算机辅助的三维（3D）和四维（包括随时间变化的靶区移动）技术以便高度特异性地进行剂量分布；固定患者以缩小安全区边界；运用影像引导的放疗技术减小患者呼吸及运动的影响，以使放射剂量理想地覆盖靶区。

值得期待的是，随着对放射线反应机制的认识更新，可以对放射反应过程进行干预，使用特异性药物预防放射不良反应的发生。目前相关报道还为数甚少。如阿米福汀可减少口腔干燥及黏膜炎（结论具有争议），角化细胞生长因子可减少黏膜炎及膀胱炎，卡托普利可减轻肾功能不全。这些放疗保护药物会选择性作用于正常组织。目前，用以上药物去除对肿瘤组织放射保护的研究还需进行。

皮肤

病理生理学

急性不良反应是由炎症反应及快速增殖细胞的消耗引起的。远期不良反应包括纤维化、萎缩、细胞及血管密度降低。

症状及处理

皮肤的急性不良反应包括红斑、水肿、色素沉着、干性/湿性脱皮、脱发，严重者会发生溃疡。可能表现为这些症状的一种或几种。

红斑/干性脱皮的处理措施与对其预防措施相同（如下描述）。对湿性脱皮或溃疡的处理可采用创面处理的一般措施；尚未发现更为有效的特异性治疗措施。对湿性脱皮可用海藻湿敷和红茶外敷。银-煤敷料外用对反应部位的二重感染有益。

晚期皮肤不良反应包括光过敏反应、皮肤干燥、色素缺失、色素过度沉着、萎缩、纤维化、毛细血管扩张，皮肤坏死罕见。

皮肤干燥可以用护肤霜治疗。皮肤纤维化可理解为过度纤维化造成的复杂创伤，进展过程持续多年[3,4]。己酮可可碱和维生素E可以逆转皮下组织的纤维化。但临床研究的结果是有争议的[10,11]。

对于少见的放射线诱导的皮肤溃疡，目前尚有待于寻找有效的处理措施。治疗主张全身及局部使用抗生素后，做细致清创。手术前需进行MRI检查以明确皮肤坏死的范围。实验资料及病例研究表明高压氧能够促进血管增生，增加血管密度，从而促进溃疡愈合。

放射记忆性皮炎

放射记忆性皮炎是一种罕见的现象。表现为与之前放射野内出现的急性放疗反应在外观上相类似的皮肤反应重现。它于放疗后数月至数年后由药物引起。原因至今尚不明确，但可能是一种局部的药物过敏反应。停药后数天，皮肤反应可消失。可再次给药后引起的症状轻微；甾体类药物可能有效。引起这种皮肤炎症的药物往往是细胞毒性药物，但也可能包括一定量的其他药物（见文献综述[12]）。

预防

大多数机构已对放疗期间及放疗后皮肤护理建议达成共识。已提倡应用一系列护肤霜、洗剂及细胞因子药物预防急性不良反应，但针对性的研究甚少，能缓解急性不良反应的药物更是寥寥无几。与传统观念不同，双盲随机性研究结果表明应多鼓励患者清洗皮肤[13]。在一项前瞻性、非劣性研究中并无证据表明应限制使用不含铝的除味剂[14]。已经表明局部使用甾体类药物可减少、延迟皮肤炎症反应[15]，但大多数机构为避免发生皮肤萎缩，并不建议使用此类药物。

一般性建议包括：温水沐浴，避免使用刺激性肥皂，禁用除臭剂或香水，避免穿紧身及刺激性面料服装，避免阳光照射，使用亲水性护肤霜（如含3%尿素的护肤品、含水擦剂），避免在照射野内使用胶带或粘性绷带；放疗前，涂抹局部药剂的厚度不要大于2mm；使用类固醇护肤霜可减轻红斑及瘙痒。

脑

放疗导致的脑部损伤包括：脑水肿，表现为疲劳或嗜睡综合征的亚急性反应迟缓；神经认知功能障碍及脑白质坏死。

病理生理学

急性不良反应系血脑屏障破坏，导致脑白质细胞间隙内血管源性水肿。亚急性延迟反应与少突胶质细胞的短暂脱髓鞘有关。远期不良反应主要是与小血管异常、脱髓鞘及最终坏死有关。究竟是脑实质（少突胶质细胞）的克隆源性细胞减少，还是血管性结构（内皮细胞）减少为主要的病理生理学机制，目前一直存在争议。最近认为脑损伤是几种类型细胞复杂而又协调的相互作用。主要涉及星状细胞、小胶质细胞、神经干细胞[16]。海马是出生后神经发育的主要部位。已经表明对该区域的照射会减少细胞增殖及干细胞分化为神经元[17]。

脑损伤的危险因素包括：单次高剂量照射、照射体积大、同步使用或之前应用神经毒性药物（如甲氨蝶呤）、年轻患者、既往高血压及糖尿病引起的血管性疾病。

症状及处理

脑水肿

主要的急性不良反应是脑水肿。头痛、清晨无恶心的呕吐、呃逆、精神异常如意识丧失。应首先使用甾体类药物。早晨服用地塞米松 4～8mg，严重的病例，静脉注射地塞米松起始量 50～100mg，之后每天 24～32mg；每天 > 40mg 的剂量是无意义的。对于顽固性水肿，推荐使用甘露醇或甘油（每次 10% 的甘露醇 125ml 快速静脉注射，每日 4 次，或口服 50% 的甘油 50ml，每日 4 次）。但效果持续时间短暂。因此，需额外加用利尿剂。对脑瘤患者应该警惕血栓发生的风险。

急性延迟性反应 / 嗜睡综合征

放疗后 6～8 周，有可能会发生嗜睡、乏力、食欲下降。一段时间后，这些症状可以自行缓解。

甾体类药物可能有效。在一项双盲研究中，哌甲酯对预防和治疗此种不良反应无效[18,19]。

神经认知功能

少有前瞻性研究关注成年人放疗后诱导的神经认知功能障碍的严重性及发生率，但应注意肿瘤未控是神经认知功能恶化最重要的原因。而在无脑肿瘤或脑转移瘤的患者中发生率也较高[20,21]。

放疗期间及放疗后短期内，视觉及语言记忆方面及学习能力会受到影响[22,23]。高剂量放疗后数年，一部分患者注意力、记忆力及执行能力下降会影响日常功能及生活质量[24]。患者年龄越小，损伤就越严重[25]。

目前无标准的治疗方法。多种药物正在进行临床前及临床 I/II 期研究。用于阿尔茨海默病的多奈哌齐是很有前景的[26]。

坏死

坏死通常发生于脑肿瘤（剂量最高的部位）部位或其附近。相应症状取决于坏死的部位。放射线诱导的坏死在放疗后数月至数年变得明显。坏死可自行恢复，保持稳定或扩大。

放疗诱导的坏死与肿瘤复发的鉴别诊断非常关键，且极为困难。标准计算机断层扫描（CT）及磁共振（MRI）不能够鉴别坏死及肿瘤生长。肿瘤复发部位在 MRI 中的某一特殊参数比率扩大有助于与坏死鉴别[27]。动态易感性对比增强 MRI 及甲硫氨酸 -PET 作用目前正在评价之中[28]。O-2-^{18}F- 氟代乙酯 -L- 酪氨酸（FET)-PET 在提高 MRI 诊断方面具有前景[29]。接受放疗联合替莫唑胺治疗的成胶质细胞瘤患者在治疗后第一次检查 MRI，对比增强范围扩大[30]，称之为假性进展。

明显的反应性水肿一旦出现，应首先使用地塞米松。动物实验研究显示地塞米松可改善血管性及炎性改变，并减少随即发生的坏死。地塞米松能缓解早期坏死的症状，但是一旦形成囊性液化，地塞米松往往是无效的[31]。据报道高压氧治疗可减少坏死，尤其在儿童[32,33]。减体积手术可用于某些梗阻性患者。

症状性癫痫

水肿及坏死可能会诱导症状性癫痫（如鼻咽癌治疗后颞叶的坏死）。单纯性癫痫发作与伴有意识丧失的复杂性癫痫发作都有可能发生。癫痫大发作表现为强直性阵发性痉挛、意识丧失、频繁咬舌和尿失禁，有时候会出现骨折（如椎骨的压迫性骨折）。癫痫持续状态是指一系列的癫痫发作，两次发作之间意识并不恢复。如果在数小时之内不缓解，就会发生脑水肿。

单次癫痫发作是自限性的。癫痫发作期间难以静脉给药，且不应尝试。不推荐在癫痫发作结束后立即给予巴比妥类药物，因为会发生缺血性脑损伤的风险。症状性癫痫应该给予治疗，因为有复发及转变为持续性癫痫的高风险。更推荐卡马西平或苯妥英单药治疗。并推荐持续治疗直至最后一次癫痫发作后3年。但是卡马西平的不良反应很难与放疗的不良反应相鉴别，且有可能加重放疗的不良反应[34]。有癫痫病史的患者在放疗期间癫痫的发作频率可能会增加，小剂量或中等剂量的地塞米松可减少癫痫发作频率。持续性癫痫发作的患者应立即转入重症监护病房。

垂体功能减退

下丘脑 - 垂体轴前部在接受放射线照射后，垂体前叶激素分泌异常很常见。严重性及发生时间取决于放射线剂量、放疗间隔、患者年龄和性别。

促生长激素轴是最容易受影响的，生长激素减少最常发生。在成年人，部分受损的促生长激素轴通过代偿分泌，以维持生长激素的正常分泌。儿童及青春期对生长激素的高需求将不能得到满足，发育就会受到影响。高剂量放射线可导致促性腺激素、促肾上腺激素（ACTH）和促甲状腺激素（TSH）的缺乏，最终导致临床上相应的疾病。儿童有青春期早熟风险。必须终生进行常规检查及替代治疗，否则，可能发生生长障碍、体像障碍、性功能障碍及生活质量降低。

预防

目前建议应用减少照射体积的注射治疗计划。

脑及髓鞘损伤的药物预防方法目前尚未确定。多种药物正在进行临床前及临床Ⅰ/Ⅱ期研究。噻唑烷二酮类药物匹格列酮[35]，即一种胰岛素增敏剂及血管紧张素转换酶抑制剂、亚油酸（ω-6）[36]是很有意义的药物。神经干细胞可能存在于海马及侧脑室室下区的齿状脑回中，认为保留此区域可能促进损伤区域的再生[37]。

肺

肺对放疗很敏感。急性不良反应包括放射性肺炎或肺病；远期不良反应是肺纤维化。根据受累肺部的体积大小，两种情况均有可能有多种影像学表现，并可能出现多种症状或并发症。肺纤维化往往由肺炎发展而来，但也有可能之前不发生肺炎，或肺炎后不发生肺纤维化的情况。轻度肺炎可以得到完全治愈。

病理生理学

放射性肺炎类似于间质性肺炎。可观察到急性炎性反应、肺泡成分及血管性病变。血管内皮细胞及Ⅱ型肺泡上皮细胞是主要的靶细胞。肺泡壁的Ⅱ型肺泡上皮细胞能产生表面活性因子，且是Ⅰ型肺泡上皮细胞的干细胞。放射线使Ⅰ型肺泡上皮细胞的数量减少，且抑制Ⅱ型肺泡上皮细胞的增殖，导致细胞数量减少，表面活性物质减少，肺泡膜屏障功能丧失。血管内皮细胞变成空泡状，内皮间隙形成，毛细血管通透性增加，肺泡腔内的渗出物就增加。在肺泡及肺泡间质中发现炎性细胞，其中以巨噬细胞、淋巴细胞及单核细胞为主。

随着急性反应逐渐消失，血管周围纤维化变得明显，毛细血管密度降低。胶原沉积于肺泡壁及肺泡间隔中。肺纤维化的过程并未完全清楚，但TGF-β及其他细胞因子可能起着重要的作用。

症状及处理

放疗后4周到6个月，易发生肺炎。主要表现为干咳，严重病例会出现气短及低热。白细胞总数是正常的，一氧化碳（CO）扩散能力降低。高分辨率计算机断层扫描能明确诊断，且有助于与感染性肺炎、恶性肿瘤、肺栓塞相鉴别。严重的肺炎会导致成人呼吸窘迫综合征。

肺炎的处理只是对症治疗。甾体类药物能减轻肺炎及其症状，但不能阻碍其转变为肺纤维化[38]。轻至中度临床症状明显的肺炎应用泼尼松治疗，具体方法是：从起始剂量（50 ～ 60 mg/d）开始，1周后减至30 mg/d，2周后减至12 mg/d，根据临床过程，4 ～ 6周后逐渐减量。不能过早终止治疗，否则会出现反弹的可能。如有二重感染，应使用抗生素治疗。预防性使用抗生素是有争议的。对有可能出现二重感染的患者（如有阻塞性肺癌的患者或使用免疫抑制剂者）是可以考虑的。如果未进行支气管灌洗，要根据社区获得性肺炎治疗指南，选择使用抗生素（如氨基青霉素及β-内酰胺酶抑制剂［阿莫西林 + 克拉维酸或舒他西林］）或喹诺酮类对抗肺炎链球菌（莫西沙星）。因为肺癌往往与 COPD 有关，如果经过上述治疗，症状无缓解，就应该进行支气管灌洗。

严重肺炎的治疗包括吸氧、预防心力衰竭和辅助呼吸。

肺纤维化形成于放疗后半年至 1 年内。其形成过程是持续进行性的，不能逆转。根据受累肺纤维化容积大小及放疗前肺功能情况，会形成不同程度的呼吸困难、肺动脉高压、肺心病，并需要对其进行相应的治疗。

预防

一些研究表明：氨磷汀（一种自由基清除剂）能减轻联合放化疗后产生的肺炎[39-43]。氨磷汀因其药物毒性且缺乏其对肿瘤组织保护作用的研究，在临床中并未常规使用。关于卡托普利[44]或 TGF-β 表达调节剂[45]的基础研究提示这些药物今后改善放射性肺炎的可能性。

食管

病理生理学

食管放疗后早期反应，表现为黏膜炎，少数病例会形成溃疡及穿孔。慢性反应包括黏膜固有层的慢性炎症、黏膜下层及肌层的纤维化，会导致食管狭窄。少数病例，可能会形成慢性溃疡及瘘孔。

症状及处理

急性食管炎发生于传统分割放疗的第 3 ～ 4 周——在辅助化疗的病例要提前 2 周。主要表现为吞咽困难、吞咽痛及心前区烧灼感，类似于胃食管反流。如果不及时治疗，就会引起体重下降及脱水。

治疗的目的是减轻疼痛并保持良好的营养状况。相关文献很少，因此推荐使用各医学中心的

治疗方案。轻度食管炎使用氢氧化铝、氢氧化镁及含铝制酸剂的悬浮液可以得到有效的治疗。已推荐使用含氢氧化镁混合物（4 盎司）、苯海拉明（4 盎司）、黏性利多卡因（100ml）、制霉菌素口腔悬浮液（1 盎司）的漱口液，每 2 ～ 3 小时服用一次，一次使用 5 ～ 10ml[46]。更严重的症状需要使用镇痛剂，通常使用吗啡。质子泵抑制剂能够减轻心前区烧灼感。钙离子拮抗剂可解除痉挛。应及时发现念珠菌感染，并使用口服制霉菌素及氟康唑进行治疗。镇痛过程中如发生脱水，应及时纠正。可考虑经皮胃造瘘管置入营养或肠外营养，以提高生活质量、减轻放射不良反应并降低引起二重感染的风险，使中断治疗的可能性达到最小。对于需要接受 < 500K/d，持续 7 天或需要接受 < 60% ～ 80% 所需量 / 天，持续 14 天的患者推荐使用介入治疗，以免发生营养不良[47]。

预防

为减少黏膜刺激，建议放疗期间避免饮酒、吸烟及食用辛辣的食物。目前并无有效的预防食管炎的方法。氨磷汀对于同步放化疗患者的效果是有争议的，单药用于放疗尚未进行研究[39-42]。硫糖铝[48]或免疫球蛋白并不能预防食管炎。

胃

症状及处理

主要症状有恶心、呕吐、腹痛及消化不良。远期不良反应主要是慢性消化不良，少数有溃疡。主要是对症治疗，止酸药、硫糖铝、H_2 受体阻滞剂及质子泵抑制剂。

对于上腹部放疗的患者，强烈推荐预防性使用止吐药。

肠道

小肠对放疗高度敏感。因其处于上腹部、下腹部及盆腔肿瘤典型放疗野内，小肠毒性是剂量限制性的（如胃、胰、宫颈及直肠肿瘤）。

病理生理学

朗格罕斯隐窝是最敏感的结构。快速增殖细胞在放射线的作用下遭到破坏。因此，细胞不能

快速的更新。肠上皮屏障功能遭到破坏，就发生了黏膜炎。小肠绒毛缩短，吸收面积减少，易引起吸收不良。

晚期反应包括血管硬化及肠壁的纤维化，引起小肠运动异常、吸收不良、狭窄、瘘管或穿孔。它是多种病理生理学过程的结果，包括炎症、上皮再生、组织重构、胶原沉积及凝血系统的激活。反应之间相互协调并由多种细胞及其之间相互作用的分子信号、细胞因子、生长因子及内皮细胞表面分子来维持[4,49-51]。

症状及处理

症状发生于放疗期间及放疗后2～6周，主要包括：腹泻、腹部绞痛、腹胀及厌食。晚期反应主要表现为这些症状的反复，症状轻的患者主要因食用难以消化食物引起；症状重者表现为频发腹泻及吸收障碍、出血及短肠综合征。最终会导致营养不良、贫血及低蛋白血症。也可能会发生肠管狭窄、肠瘘及肠穿孔。

发生慢性腹泻的原因如下：小肠细菌过度增殖、胆盐吸收障碍、碳水化合物吸收障碍、肠道蠕动异常、肠道狭窄及非放射性的原发性炎症性肠道疾病。对患有慢性严重肠道疾病患者，建议对其进行胃肠道检查，并推荐低脂、低纤维、富含谷氨酰胺饮食。忌高乳糖饮食可能是有效的，应对其进行验证。可以对症使用止泻剂（洛哌丁胺和阿片酊）、解痉药及抗胆碱能药物。肠道蠕动往往不正常，应促进肠蠕动，奥曲肽在此方面有一定的效果。胆盐吸收障碍可用考来烯胺治疗；营养不良可采用肠外营养。肠外营养可减轻严重的肠道疾病[52]。

肠道狭窄、肠瘘及肠穿孔如有必要，需外科治疗。谨记放疗后发生肠道并发症的风险很高，因为这些患者营养差，通常多段小肠都会受到影响（见文献综述[53]）。

预防

曾尝试应用过几种药物预防肠道反应，然而结果令人失望。预防性使用对氨基水杨酸（美沙拉嗪及奥沙拉嗪）增加了腹泻的发生率及严重性，因此禁忌使用[54,55]。相反，与其结构不同的柳氮磺胺吡啶在一双盲对照安慰剂试验中降低了急性肠道症状的发生率[56]。口服硫糖铝[57,58]、奥曲肽[59]及蒙脱石[60]是无效的。在一项单一、开放性研究中氨磷汀作用不确定[61]。

直肠炎

症状及处理

急性直肠炎的症状有便急、里急后重、排气、肛门直肠痛、便血及稀便。

晚期放射性直肠炎的症状包括：因括约肌纤维化引起的便急、里急后重、大便失禁；因毛细血管扩张和（或）直肠黏膜脆弱引起的便血。症状在放疗后18～24个月达到高峰。详细询问病史非常重要。患者主诉"腹泻"可能意味着腹泻、排便习惯的轻度改变、排便次数增加或里急后重感。在所有胃肠道症状中，便急是最痛苦的，然而也是患者最难倾诉的[62]。在便血的患者应该进行阴道镜检查以排除其他来源（如肿瘤）。在25%～60%的患者便血并非放疗相关的。直肠炎导致的便血，一半以上的患者可以自行终止[63]。

急性直肠炎的治疗是局部用药。局部使用1%利多卡因、甾体类药物泡沫制剂、丁酸盐可缓解便急及肛门直肠刺激症状；洛哌丁胺可改善里急后重及稀便症状。丁酸盐作为一种抗炎药，在一项小规模研究中认为是有效的[64]。急性直肠炎很少引起严重的便血，通常不需要治疗。

与急性直肠炎不同，硫糖铝灌肠剂（规格2g∶30～50ml）可减轻放射性直肠炎，效果优于对氨基水杨酸及甾体类药物[65]。硫糖铝与黏膜蛋白形成一种复合物，与表皮生长因子相结合，刺激血管生成并保护黏膜。研究曾验证口服短链脂肪酸、丁酸盐灌肠剂及甲硝唑有效，然而研究规模很小且只有一部分是双盲对照研究[66]。依靠单一药物且至少使用3～6个月是很重要的。便血一般无需治疗，除非引起贫血或降低了生活质量。确定出血来源的，可使用激光法、氩等离子凝固技术或福尔马林治疗。然而所有方法都有一定的风险。最近的一个安慰剂对照交叉研究中，高压氧治疗提高了治愈率，减轻了难治性放射性直肠炎的症状[67]。大便失禁治疗困难。止泻药（洛哌丁胺）、大便润滑剂（如苹婆属）、排便练习、生理反馈、机械性措施（如肛门填塞）及苯肾上腺素凝胶是有效的。

预防

寻找治疗急性直肠炎的有效方法是必要的,因为急性反应预示着发生晚期放射性直肠炎的可能[68]。在一项双盲的预防性药物研究中,口服硫糖铝及局部使用美沙拉嗪增加了急性出血的风险[69,70]。直肠内使用硫糖铝及氢化可的松灌肠剂并不能减少症状的发生率及严重程度[70,71]。局部使用氨磷汀预防放射性直肠炎的研究刚刚开始[72]。

膀胱

病理生理学

膀胱表面被覆有多层移行上皮细胞组成的尿路上皮,由缓慢分化的基底细胞分化而来。表面覆盖有磺化多聚糖或糖胺聚糖的单分子薄膜,在维持膀胱的内部非渗透性方面起作用。膀胱的急性不良反应主要是功能障碍,少见有膀胱黏膜充血引起的血尿。

晚期放疗不良反应是由于上皮的非渗透性丧失及血管改变引起的。慢性炎症、出血引起的反应性肿瘤样上皮增殖,纤维蛋白沉积,血管纤维样改变及多核基底细胞的形成,移行上皮变薄,毛细血管扩张,肌肉纤维化引起的膀胱挛缩等随时间逐渐发生。

症状及处理

急性不良反应表现为尿频、尿急、排尿困难、尿抽搐及尿失禁。上述症状可通过解痉药(奥昔布宁)、盐酸非那吡啶(有缓解膀胱黏膜疼痛的作用)、止痛药来缓解。盐酸麻黄碱、假麻黄碱、去甲麻黄碱可增加膀胱出口阻力。

晚期反应主要有持续性排尿困难和(或)尿急,严重的病例有剧烈疼痛、膀胱挛缩及血尿。少见的病例会出现溃疡及膀胱阴道/膀胱直肠瘘。

如前所述,治疗主要是对症治疗。血尿患者需首先进行膀胱冲洗。膀胱内应用福尔马林是有效的,但增加了肾乳头坏死及膀胱破裂的风险。有些个例报道膀胱内缓慢注入硝酸银、前列腺素F-2α及静脉使用雌激素。选择性血管栓塞[73]及纤维蛋白凝胶[74]已被用来治疗严重的出血。放射性膀胱炎的治疗与其他原因所致的间质性膀胱炎类似:局部使用透明质酸,尿路上皮的保护剂(每周40mg,持续4~6周)[75]或多硫酸戊聚糖

脂(起初每次100mg,每日3次,维持剂量每日100mg)[76]。高压氧治疗在约80%的难治性出血性膀胱炎患者中是有效的[77]。然而上述任何治疗方法都未进行过对照研究,无法证明其有效性。如果症状严重且上述治疗无效,可考虑行膀胱切除术。

根据泌尿科学已制定的的建议治疗尿失禁。

预防

并无有效的预防方法。并不建议使用超氧化物歧化酶(一种自由基清除剂),因为其放疗保护效应受到质疑,且有较高的过敏反应率。

性功能

女性性功能

盆腔放疗对50%~80%女性患者的性生活有中至重度的影响[80,81]。阴道缩短狭窄、性交痛、干涩、出血或担心出血是终止性生活常见的原因,且带给患者极大的痛苦。然而性生活不满意与阴道变化之间无太大关系。性高潮的频率及程度并不受放疗影响[82]。其他一些造成性生活不满意或性兴趣低、无性兴趣的原因也很重要(如诊断为恶性肿瘤后引起的情绪紧张,担心复发、损伤、传染给对方等)。因为患者经常不愿意提及性生活问题,所以应该与患者及其性伙伴讨论这些话题并提供咨询服务。对年老患者同样也是如此。

对于阴道改变的治疗方法很少[83]。阴道狭窄可通过阴道扩张来缓解。将阴道扩张器的使用及性交困难的可能性、性生活代替法的详细情况告知患者,提高了阴道扩张器使用的依从性且可减少对性生活的恐惧[84]。局部使用雌激素可减少阴道的刺激症状、提高润滑效果,但是对患有激素敏感性肿瘤的患者是禁忌使用的。

男性性功能

60%以上的患者对性生活不满意且性欲降低。前列腺、尿道海绵体部及盆底在接受高剂量放疗后会导致勃起功能障碍。前列腺近距离放射治疗后,无法射精、血性精液、性交痛目前也有报道。性功能障碍发生的可能性与放疗前性能力、患者年龄及合并症尤其是糖尿病有关。2/3的患者使用柠檬酸西地那芬提高了性功能。真空泵及阴茎假

体也有一定功效。强烈推荐性医学专业的心理咨询师为患者及其性伙伴提供咨询。

骨髓

白细胞减少

放化疗后引起的白细胞减少是众所周知、具有潜在危险性的并发症。骨髓毒性是剂量限制性的，且可能危及生命。临床上常见的是细菌、病毒及真菌感染。头颈部肿瘤患者在同步放化疗过程中形成的黏膜炎及白细胞减少，有形成败血症的高风险。革兰阴性细菌败血症如果在发生后24小时内不使用抗生素的话，有很高的致死率。发热期后应立即开始治疗。抗生素种类的选择应遵循抗生素使用指南。

肿瘤放射治疗中使用生长因子以预防白细胞减少从未被研究过，目前并不建议使用。

贫血

因为红细胞再生周期是120天，所以贫血一般发生于放疗后约2～3个月。

有症状的贫血可通过输血或使用促红细胞生成素治疗[85]，治疗目标是使血红蛋白水平达到120g/L。促红细胞生成素持续时间更长且无发生感染的风险，然而起效时间长，且有可能作用于肿瘤组织表面的促红细胞生存素（EPO）受体从而诱导肿瘤生长。目前有建议称可提高局部控制水平，但是尚未证明[86-90]。因此，EPO并不推荐临床研究之外使用。也可以参考生长因子使用指南。

恶心及呕吐

放疗也会引起早期、晚期及发生于放疗前的恶心、呕吐。风险主要取决于放疗的部位及剂量（表5-1）。单次高剂量照射，同步行化疗及患者的特征——如女性、年轻、不胜酒量的人，既往任何原因导致的呕吐史等，都增加了呕吐的风险。具有中 - 高度风险的患者建议提前预防；轻度风险的患者可在出现症状后再进行治疗。NK-1受体拮抗剂增强了5-HT$_3$受体拮抗剂在治疗急性呕吐时的效应，且在延迟性呕吐时也是有效的（表5-1）。

表 5-1　放疗所致呕吐的治疗

致吐风险	放疗部位	药物治疗
高度	全身	5-HT$_3$受体拮抗剂预防加地塞米松
中度	上腹部	5-HT$_3$受体拮抗剂预防，必要时加地塞米松
低度	胸腔下部、盆腔、脑部、全脑全脊髓、头颈部	5-HT$_3$受体拮抗剂预防或治疗
极低	四肢及乳腺	多巴胺受体或5-HT$_3$受体拮抗剂治疗

参考文献

1. Jung H, Beck-Bornholdt HP, Svoboda V, et al. Quantification of late complications after radiation therapy. *Radiother Oncol*. 2001;61:233–246.
2. Bolke E, Gerber PA, Lammering G, et al. Development and management of severe cutaneous side effects in head-and-neck cancer patients during concurrent radiotherapy and cetuximab. *Strahlenther Onkol*. 2008;184:105–110.
3. Denham JW, Hauer-Jensen M. The radiotherapeutic injury—a complex 'wound. *Radiother Oncol*. 2002;63:129–145.
4. Bentzen SM. Preventing or reducing late side effects of radiation therapy: radiobiology meets molecular pathology. *Nat Rev Cancer*. 2006;6:702–713.
5. Constine LS, Tarbell N, Hudson MM, et al. Subsequent malignancies in children treated for Hodgkin's disease: associations with gender and radiation dose. *Int J Radiat Oncol Biol Phys*. 2008;72:24–33.
6. Ainsbury EA, Bouffler SD, Dorr W, et al. Radiation cataractogenesis: a review of recent studies. *Radiat Res*. 2009;172:1–9.
7. Safwat A, Bentzen SM, Turesson I, et al. Deterministic rather than stochastic factors explain most of the variation in the expression of skin telangiectasia after radiotherapy. *Int J Radiat Oncol Biol Phys*. 2002;52:198–204.
8. Borgmann K, Haeberle D, Doerk T, et al. Genetic determination of chromosomal radiosensitivities in G0- and G2-phase human lymphocytes. *Radiother Oncol*. 2007;83:196–202.
9. Andreassen CN, Alsner J, Overgaard J. Does variability in normal tissue reactions after radiotherapy have a genetic basis—where and how to look for it? *Radiother Oncol*. 2002;64:131–140.
10. Delanian S, Porcher R, Balla-Mekias S, et al. Randomized, placebo-controlled trial of combined

pentoxifylline and tocopherol for regression of superficial radiation-induced fibrosis. *J Clin Oncol.* 2003;21:2545–2550.

11. Gothard L, Cornes P, Earl J, et al. Double-blind placebo-controlled randomised trial of vitamin E and pentoxifylline in patients with chronic arm lymphoedema and fibrosis after surgery and radiotherapy for breast cancer. *Radiother Oncol.* 2004;73:133–139.

12. Camidge R, Price A. Characterizing the phenomenon of radiation recall dermatitis. *Radiother Oncol.* 2001;59:237–245.

13. Roy I, Fortin A, Larochelle M. The impact of skin washing with water and soap during breast irradiation: a randomized study. *Radiother Oncol.* 2001;58:333–339.

14. Theberge V, Harel F, Dagnault A. Use of axillary deodorant and effect on acute skin toxicity during radiotherapy for breast cancer: a prospective randomized noninferiority trial. *Int J Radiat Oncol Biol Phys.* 2009;75:1048–1052.

15. Shukla PN, Gairola M, Mohanti BK, et al. Prophylactic beclomethasone spray to the skin during postoperative radiotherapy of carcinoma breast: a prospective randomized study. *Indian J Cancer.* 2006;43:180–184.

16. Tofilon PJ, Fike JR. The radioresponse of the central nervous system: a dynamic process. *Radiat Res.* 2000;153:357–370.

17. Mizumatsu S, Monje ML, Morhardt DR, et al. Extreme sensitivity of adult neurogenesis to low doses of X-irradiation. *Cancer Res.* 2003;63:4021–4027.

18. Bruera E, Valero V, Driver L, et al. Patient-controlled methylphenidate for cancer fatigue: a double-blind, randomized, placebo-controlled trial. *J Clin Oncol.* 2006;24:2073–2078.

19. Butler Jr JM, Case LD, Atkins J, et al. A phase III, double-blind, placebo-controlled prospective randomized clinical trial of d-threo-methylphenidate HCl in brain tumor patients receiving radiation therapy. *Int J Radiat Oncol Biol Phys.* 2007;69:1496–1501.

20. Aoyama H, Tago M, Kato N, et al. Neurocognitive function of patients with brain metastasis who received either whole brain radiotherapy plus stereotactic radiosurgery or radiosurgery alone. *Int J Radiat Oncol Biol Phys.* 2007;68:1388–1395.

21. Komaki R, Meyers CA, Shin DM, et al. Evaluation of cognitive function in patients with limited small cell lung cancer prior to and shortly following prophylactic cranial irradiation. *Int J Radiat Oncol Biol Phys.* 1995;33:179–182.

22. Chang EL, Wefel JS, Hess KR, et al. Neurocognition in patients with brain metastases treated with radiosurgery or radiosurgery plus whole-brain irradiation: a randomised controlled trial. *Lancet Oncol.* 2009;10:1037–1044.

23. Welzel G, Fleckenstein K, Mai SK, et al. Acute neurocognitive impairment during cranial radiation therapy in patients with intracranial tumors. *Strahlenther Onkol.* 2008;184:647–654.

24. Klein M, Heimans JJ, Aaronson NK, et al. Effect of radiotherapy and other treatment-related factors on mid-term to long-term cognitive sequelae in low-grade gliomas: a comparative study. *Lancet.* 2002;360:1361–1368.

25. Merchant TE, Conklin HM, Wu S, et al. Late effects of conformal radiation therapy for pediatric patients with low-grade glioma: prospective evaluation of cognitive, endocrine, and hearing deficits. *J Clin Oncol.* 2009;27:3691–3697.

26. Shaw EG, Rosdhal R, D'Agostino Jr RB, et al. Phase II study of donepezil in irradiated brain tumor patients: effect on cognitive function, mood, and quality of life. *J Clin Oncol.* 2006;24:1415–1420.

27. Dequesada IM, Quisling RG, Yachnis A, et al. Can standard magnetic resonance imaging reliably distinguish recurrent tumor from radiation necrosis after radiosurgery for brain metastases? A radiographic-pathological study. *Neurosurgery.* 2008;63:898–903 discussion 904.

28. Alexiou GA, Tsiouris S, Kyritsis AP, et al. Glioma recurrence versus radiation necrosis: accuracy of current imaging modalities. *J Neurooncol.* 2009;95:1–11.

29. Rachinger W, Goetz C, Pöpperl G, et al. Positron emission tomography with O-(2-[18F] fluoroethyl-L-thyrosine versus magnetic resonance imaging in the diagnosis of recurrent gliomas. *Neurosurgery.* 2005;57:505–511.

30. Gerstner ER, McNamara MB, Norden AD, et al. Effect of adding temozolomide to radiation therapy on the incidence of pseudo-progression. *J Neurooncol.* 2009;94:97–101.

31. Lee AW, Ng SH, Ho JH, et al. Clinical diagnosis of late temporal lobe necrosis following radiation therapy for nasopharyngeal carcinoma. *Cancer.* 1988;61:1535–1542.

32. Wanebo JE, Kidd GA, King MC, et al. Hyperbaric oxygen therapy for treatment of adverse radiation effects after stereotactic radiosurgery of arteriovenous malformations: case report and review of literature. *Surg Neurol.* 2009;72:162–167; discussion 167–8.

33. Chuba PJ, Aronin P, Bhambhani K, et al. Hyperbaric oxygen therapy for radiation-induced brain injury in children. *Cancer.* 1997;80:2005–2012.

34. Nieder C, Leicht A, Motaref B, et al. Late radiation toxicity after whole brain radiotherapy: the influence of antiepileptic drugs. *Am J Clin Oncol.* 1999;22:573–579.

35. Zhao W, Payne V, Tommasi E, et al. Administration of the peroxisomal proliferator-activated receptor gamma agonist pioglitazone during fractionated brain irradiation prevents radiation-induced cognitive impairment. *Int J Radiat Oncol Biol Phys.* 2007;67:6–9.

36. Sims EC, Plowman PN. Stereotactic radiosurgery. XII. Large AVM and the failure of the radiation response modifier gamma linoleic acid to improve the therapeutic ratio. *Br J Neurosurg.* 2001;15:28–34.

37. Barani IJ, Cuttino LW, Benedict SH, et al. Neural stem cell-preserving external-beam radiotherapy of central nervous system malignancies. *Int J Radiat Oncol Biol Phys.* 2007;68:978–985.

38. Inoue A, Kunitoh H, Sekine I, et al. Radiation pneumonitis in lung cancer patients: a retrospective study of risk factors and the long-term prognosis. *Int J Radiat Oncol Biol Phys.* 2001;49:649–655.

39. Antonadou D, Coliarakis N, Synodinou M, et al. Randomized phase III trial of radiation treatment ± amifostine in patients with advanced-stage lung cancer. *Int J Radiat Oncol Biol Phys.* 2001;51:915–922.

40. Komaki R, Lee J, Kaplan B, et al. Randomized phase III study of chemoradiation with or without amifostine for patients with favorable performance status inoperable stage II-III non-small cell lung cancer: preliminary results. *Semin Radiat Oncol.* 2002;12:46–49.

41. Sasse AD, Clark LG, Sasse EC, et al. Amifostine reduces side effects and improves complete response rate during radiotherapy: results of a meta-analysis. *Int J Radiat Oncol Biol Phys.* 2006;64:784–791.

42. Leong S, Tan E, Fong K, et al. Randomized double-blind trial of combined modality treatment with or without amifostine in unresectable stage III non-small-cell lung cancer. *J Clin Oncol.* 2003;21:1767–1774.

43. Brizel DM, Wasserman TH, Henke M, et al. Phase III randomized trial of amifostine as a radioprotector in head and neck cancer. *J Clin Oncol.* 2000;18:3339–3345.

44. Ghosh SN, Zhang R, Fish BL, et al. Renin-angiotensin system suppression mitigates experimental radiation pneumonitis. *Int J Radiat Oncol Biol Phys.* 2009;75:1528–1536.

45. Haiping Z, Takayama K, Uchino J, et al. Prevention of radiation-induced pneumonitis by recombinant adenovirus-mediated transferring of soluble TGF-beta type II receptor gene. *Cancer Gene Ther.* 2006;13:864–872.

46. Bradley J, Movsas B. Radiation pneumonitis and esophagitis in thoracic irradiation. In: *Radiation toxicity: a practical guide*. New York: Springer Berlin; 2008.

47. Arends J, Bodoky G, Bozzetti F, et al. ESPEN guidelines on enteral nutrition: non-surgical oncology. *Clin Nutr.* 2006;25:245–259.

48. McGinnis WL, Loprinzi CL, Buskirk SJ, et al. Placebo-controlled trial of sucralfate for inhibiting radiation-induced esophagitis. *J Clin Oncol.* 1997;15:1239–1243.

49. Wang J, Boerma M, Fu Q, et al. Significance of endothelial dysfunction in the pathogenesis of early and delayed radiation enteropathy. *World J Gastroenterol.* 2007;13:3047–3055.

50. Haydont V, Vozenin-Brotons MC. Maintenance of radiation-induced intestinal fibrosis: cellular and molecular features. *World J Gastroenterol.* 2007;13:2675–2683.

51. Richter KK, Langberg CW, Sung CC, et al. Increased transforming growth factor beta (TGF-beta) immunoreactivity is independently associated with chronic injury in both consequential and primary radiation enteropathy. *Int J Radiat Oncol Biol Phys.* 1997;39:187–195.

52. Andreyev J. Gastrointestinal symptoms after pelvic radiotherapy: a new understanding to improve management of symptomatic patients. *Lancet Oncol.* 2007;8:1007–1017.

53. Hauer-Jensen M, Wang J, Denham JW. Bowel injury: current and evolving management strategies. *Semin Radiat Oncol.* 2003;13:357–371.

54. Martenson JA, Hyland G, Moertel CG, et al. Olsalazine is contraindicated during pelvic radiation therapy: results of a double-blind, randomized clinical trial. *Int J Radiat Oncol Biol Phys.* 1996;35:299–303.

55. Resbeut M, Marteau P, Cowen D, et al. A randomized double blind placebo controlled multicenter study of mesalazine for the prevention of acute radiation enteritis. *Radiother Oncol.* 1997;44:59–63.

56. Kilic D, Egehan I, Ozenirler S, et al. Double-blinded, randomized, placebo-controlled study to evaluate the effectiveness of sulphasalazine in preventing acute gastrointestinal complications due to radiotherapy. *Radiother Oncol.* 2000;57:125–129.

57. Martenson JA, Bollinger JW, Sloan JA, et al. Sucralfate in the prevention of treatment-induced diarrhea in patients receiving pelvic radiation therapy: a North Central Cancer Treatment Group phase III double-blind placebo-controlled trial. *J Clin Oncol.* 2000;18:1239–1245.

58. Stellamans K, Lievens Y, Lambin P, et al. Does sucralfate reduce early side effects of pelvic radiation? A double-blind randomized trial. *Radiother Oncol.* 2002;65:105–108.

59. Martenson JA, Halyard MY, Sloan JA, et al. Phase III, double-blind study of depot octreotide versus placebo in the prevention of acute diarrhea in patients receiving pelvic radiation therapy: results of North Central Cancer Treatment Group N00CA.

J Clin Oncol. 2008;26:5248–5253.

60. Hombrink J, Frohlich D, Glatzel M, et al. Prevention of radiation-induced diarrhea by smectite: results of a double-blind randomized, placebo-controlled multicenter study. *Strahlenther Onkol.* 2000;176:173–179.

61. Athanassiou H, Antonadou D, Coliarakis N, et al. Protective effect of amifostine during fractionated radiotherapy in patients with pelvic carcinomas: results of a randomized trial. *Int J Radiat Oncol Biol Phys.* 2003;56:1154–1160.

62. Andreyev J. Gastrointestinal complications of pelvic radiotherapy: are they of any importance? *Gut.* 2005;54:1051–1054.

63. O'Brien PC, Hamilton CS, Denham JW, et al. Spontaneous improvement in late rectal mucosal changes after radiotherapy for prostate cancer. *Int J Radiat Oncol Biol Phys.* 2004;58:75–80.

64. Vernia P, Fracasso PL, Casale V, et al. Topical butyrate for acute radiation proctitis: randomised, crossover trial. *Lancet.* 2000;356:1232–1235.

65. Denton A, Forbes A, Andreyev J, et al. Nonsurgical interventions for late radiation proctitis in patients who have received radical radiotherapy to the pelvis. *Cochrane Database Syst Rev.* 2002; CD003455.

66. Venkitaraman R, Price A, Coffey J, et al. Pentoxifylline to treat radiation proctitis: a small and inconclusive randomised trial. *Clin Oncol (R Coll Radiol).* 2008;20:288–292.

67. Clarke RE, Tenorio LM, Hussey JR, et al. Hyperbaric oxygen treatment of chronic refractory radiation proctitis: a randomized and controlled double-blind crossover trial with long-term follow-up. *Int J Radiat Oncol Biol Phys.* 2008;72:134.

68. O'Brien PC, Franklin CI, Poulsen MG, et al. Acute symptoms, not rectally administered sucralfate, predict for late radiation proctitis: longer term follow-up of a phase III trial—Trans-Tasman Radiation Oncology Group. *Int J Radiat Oncol Biol Phys.* 2002;54:442–449.

69. Kneebone A, Mameghan H, Bolin T, et al. The effect of oral sucralfate on the acute proctitis associated with prostate radiotherapy: a double-blind, randomized trial. *Int J Radiat Oncol Biol Phys.* 2001;51:628–635.

70. Sanguineti G, Franzone P, Marcenaro M, et al. Sucralfate versus mesalazine versus hydrocortisone in the prevention of acute radiation proctitis during conformal radiotherapy for prostate carcinoma: a randomized study. *Strahlenther Onkol.* 2003;179:464–470.

71. O'Brien PC, Franklin CI, Dear KB, et al. A phase III double-blind randomised study of rectal sucralfate suspension in the prevention of acute radiation proctitis. *Radiother Oncol.* 1997;45:117–123.

72. Ben-Josef E, Han S, Tobi M, et al. A pilot study of topical intrarectal application of amifostine for prevention of late radiation rectal injury. *Int J Radiat Oncol Biol Phys.* 2002;53:1160–1164.

73. De Berardinis E, Vicini P, Salvatori F, et al. Superselective embolization of bladder arteries in the treatment of intractable bladder haemorrhage. *Int J Urol.* 2005;12:503–505.

74. Ouwenga MK, Langston MD, Campbell SC. Use of fibrin sealant in recalcitrant hemorrhagic cystitis. *J Urol.* 2004;172:1348.

75. Iavazzo C, Athanasiou S, Pitsouni E, et al. Hyaluronic acid: an effective alternative treatment of interstitial cystitis, recurrent urinary tract infections, and hemorrhagic cystitis? *Eur Urol.* 2007;51:1534–1540 discussion 1540–51.

76. Sandhu SS, Goldstraw M, Woodhouse CR. The management of haemorrhagic cystitis with sodium pentosan polysulphate. *BJU Int.* 2004;94:845–847.

77. Corman JM, McClure D, Pritchett R, et al. Treatment of radiation induced hemorrhagic cystitis with hyperbaric oxygen. *J Urol.* 2003;169:2200–2202.

78. Sanchiz F, Milla A, Artola N, et al. Prevention of radioinduced cystitis by orgotein: a randomized study. *Anticancer Res.* 1996;16:2025–2028.

79. Nielsen OS, Overgaard J, Overgaard M, et al. Orgotein in radiation treatment of bladder cancer: a report on allergic reactions and lack of radioprotective effect. *Acta Oncol.* 1987;26:101–104.

80. Jensen PT, Groenvold M, Klee MC, et al. Longitudinal study of sexual function and vaginal changes after radiotherapy for cervical cancer. *Int J Radiat Oncol Biol Phys.* 2003;56:937–949.

81. Davidson SE, Burns MP, Routledge JA, et al. The impact of radiotherapy for carcinoma of the cervix on sexual function assessed using the LENT SOMA scales. *Radiother Oncol.* 2003;68:241–247.

82. Bergmark K, Avall-Lundqvist E, Dickman PW, et al. Vaginal changes and sexuality in women with a history of cervical cancer. *N Engl J Med.* 1999;340:1383–1389.

83. Denton AS, Maher EJ. Interventions for the physical aspects of sexual dysfunction in women following pelvic radiotherapy. *Cochrane Database Syst Rev.* 2003;CD00378.

84. Robinson JW, Faris PD, Scott CB. Psychoeducational group increases vaginal dilation for younger women and reduces sexual fears for women of all ages with gynecological carcinoma treated with radiotherapy. *Int J Radiat Oncol Biol Phys.* 1999;44:497–506.

85. Adepoju LJ, Symmans WF, Babiera GV, et al. Impact of concurrent proliferative high-risk lesions on the risk of ipsilateral breast carcinoma recurrence and contralateral breast carcinoma development in patients with ductal carcinoma in situ treated with breast-conserving therapy. *Cancer.* 2006;106:42–50.

86. Lambin P, Ramaekers BL, van Mastrigt GA, et al. Erythropoietin as an adjuvant treatment with (chemo) radiation therapy for head and neck cancer. *Cochrane Database Syst Rev.* 2009;CD001658.

87. Machtay M, Pajak TF, Suntharalingam M, et al. Radiotherapy with or without erythropoietin for anemic patients with head and neck cancer: a randomized trial of the Radiation Therapy Oncology Group (RTOG 99-03). *Int J Radiat Oncol Biol Phys.* 2007;69:1008–1017.

88. Strauss HG, Haensgen G, Dunst J, et al. Effects of anemia correction with epoetin beta in patients receiving radiochemotherapy for advanced cervical cancer. *Int J Gynecol Cancer.* 2008;18:515–524.

89. Henke M, Laszig R, Rube C, et al. Erythropoietin to treat head and neck cancer patients with anaemia undergoing radiotherapy: randomised, double-blind, placebo-controlled trial. *Lancet.* 2003;362:1255–1260.

90. Shasha D, George MJ, Harrison LB. Once-weekly dosing of epoetin-alpha increases hemoglobin and improves quality of life in anemic cancer patients receiving radiation therapy either concomitantly or sequentially with chemotherapy. *Cancer.* 2003;98:1072–1079.

化疗对肾的毒性作用

6

Surafel Gebreselassie

赵福杰 译校

恶性肿瘤患者可能会出现的急性肾损伤包括肾前性损伤、肾性损伤（肿瘤细胞溶解时的急性肾小管坏死），阻塞性肾病（管型肾病）及肿瘤肾的直接浸润（肾性淋巴瘤）等。该类患者可能会存在以下的特点：①肾小管损伤：多发性骨髓瘤导致的范可尼综合征（Fanconi's 综合征）。②肾小球损伤：表现为肾小球滤过率的下降、肌酐和蛋白尿的增加（足细胞病变如恶性淋巴组织增生的微小病变，腺癌患者的膜性肾病，多发性骨髓瘤患者出现的结节性肾小球硬化，如淀粉样变性或轻、重链沉积性肾病等）。③累及血管的病变，如肾静脉血栓形成及肾小球血栓性微血管病。此外，目前所使用的化疗药物也可引起肾小球和肾小管的损伤。具体表现为急、慢性肾功能损伤，高血压，血栓性微血管病，肾小管病或电解质异常，如低镁血症及低血钾症。这些均可导致肾病的发病率和死亡率的增加。本文将重点讨论目前常用的肿瘤化疗药物及新的肿瘤靶向治疗药物的肾毒性及其作用的分子机制。

顺铂肾毒性（图 6-1）

诊断特点

- 急性肾损伤（可导致慢性肾病）
- 肾性低镁血症
- 低钾血症
- 尿浓缩功能障碍

肾损伤的机制

顺铂 [顺二氯二氨合铂（Ⅱ）] 及其他铂类化合物常用于睾丸、卵巢、头颈部及其他部位实性肿瘤的治疗。顺铂的抗肿瘤作用在于其与 DNA 交联、加合物及超氧化物自由基所产生的结果。顺铂需要通过低浓度的细胞内氯，促进两个氯化物的交换及离去基团与水或羟基配体的水反应来被活化 [1-3]。在等渗盐水的富氯介质中是中性的。

顺铂具有较高的蛋白结合力，由肾排出。主要的滤过机制是通过近端肾小管分泌。多达 1/3 顺铂治疗的患者在治疗后的数天至数周内会出现剂量依赖方式的肾功能不全；电解质异常，如低钾血症、低镁血症及尿浓缩功能障碍，其可以在停止治疗后持续数周至数月。顺铂在近端小管的摄取至少存在 2 种不同的载体。一个是在近端小管上表达丰富的高亲和力铜转运蛋白（CTR 1），有证据表明 CTR 1 在酵母细胞中调节顺铂的吸收。此外，缺乏编码 CTR 1 蛋白的 CTR 1 基因的小鼠细胞表现出了对顺铂的耐药性。同样，与缺乏

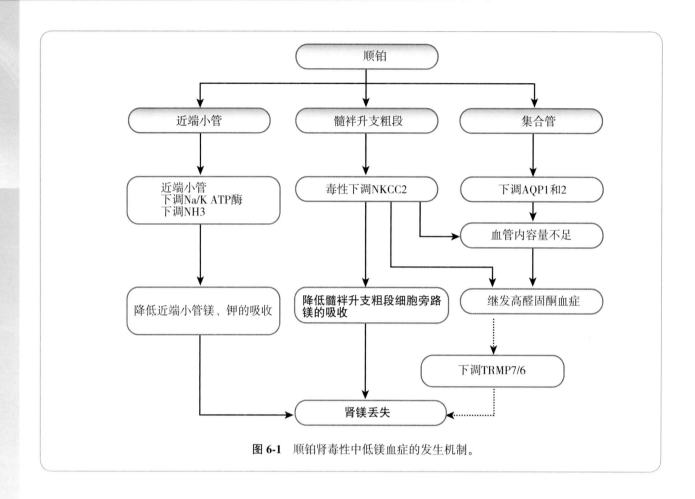

图 6-1   顺铂肾毒性中低镁血症的发生机制。

CTR 1 的突变体相比，在野生型酵母细胞中增加铜的浓度，会减少顺铂的摄取[4]。在人类胚胎肾皮质细胞（HEK293 细胞）中，有机阳离子载体，特别是人有机阳离子转运体 2（OCT 2）亚型，也已被证明可以调节顺铂的肾毒性[5,15]。当存在其他的、由同一蛋白（西咪替丁和皮质酮）转运的阳离子时，OCT 2 调节的顺铂摄取会被竞争性的抑制。此外，与野生型小鼠相比，有机阳离子 1、2 基因敲除的小鼠其顺铂的累积排泄量会有所减少[6,7]。α- 谷酰基转肽酶（GGT）基因敲除的小鼠及 GGT 的药理性受到抑制的小鼠也表现出对顺铂肾毒性的抑制。

一旦顺铂被近端肾小管上皮细胞吸收，特别是在对顺铂肾毒性损伤高度敏感的皮髓质 S3 段的近端小管被吸收时[8]，就会出现水溶性反应，取代氯与水或羟基配体在 DNA 的结合位点，特别是在高度亲核的 N–7 位点，形成 DNA 聚合物和交联，而抑制 DNA 的复制并诱导细胞的凋亡。上述机制已被证明可以依赖细胞凋亡蛋白酶的方式和独立的方式来诱导肾小管细胞的凋亡。此外，激活的炎症标志物如肿瘤坏死因子（TNF）-α，可导致炎症的发生进而出现急性肾小管损伤。在活化的细胞保护分子如 P21 及炎症激动剂如 CDK 2、MAPK、P53、ROS[8,9] 和肾小管丰富的自由基清除剂谷胱甘肽（GSH）之间的平衡决定了的剂量依赖性的顺铂肾毒性的进展方式。沿近端小管 GSH 合成的逐步减少解释了为什么 S3 部分对顺铂毒性的易感性[10,16]。

在停止治疗后的数周至数月间，存在顺铂中毒的患者常常出现低镁血症、低钾血症及远端尿浓缩功能障碍。镁是可以自由过滤的，但通过髓袢升支粗段的细胞旁路可被再吸收。仅有 5% 的被过滤的镁是在远端小管通过阳离子通道 TRPM 6 被主动调节。虽然顺铂导致的肾小管损伤主要是影响近端小管，顺铂也可以在远端肾小管部分影响肾小管的运输，如影响髓袢升支粗段和集合管对钠钾双氯的协同转运（NKCC2）。实验研究表明，暴露于顺铂的大鼠其 NKCC2 表达明显降低。此外，钠钾 ATP 酶、NH 3 和 AQP 1、2 的表达也显著降低。应注意的是，这些实验模型中即使无顺铂，单独出现低镁状态，仍可减少 NKCC2 和 AQP 1 和 2 的表达，但效果不如顺铂和低镁状态同时存在时显著[11,18]。低血钾的机制可能是多方面的，包括近曲小管的吸收减少，NKCC2 的受损和继发性醛固酮增多症导致的远端钠交换的增加。低镁血症通过其耐受的机制损害肾对钾的吸收，内流的钾通道负责基础钾离子的分泌；在远端小管和集合管主细胞的 ROMK[12] 以及对钠钾 ATP 酶的直接抑制导致了肾脏对钾离子的丢失。瞬时受体电位阳离子通道 7（TRPM7）和 TRPM 6[13] 在维持细胞内镁离子稳态方面起重要作用，醛固酮的镁尿效应可能是通过下调该离子通道来介导的。需要进一步澄清的是，顺铂所引发的肾镁丢失在引起导致多尿和肾小管转运抑制（Na/K-ATP 酶、氨、NKCC2、AQP 1 和 AQP 2，）的继发性醛固酮增多症中是否起着重要作用。

预防和治疗策略

在顺铂治疗期间，静脉补液和补充镁离子及避免镁离子丢失的药物（如氢氯噻嗪、氨基糖苷类和两性霉素）是常用的治疗和预防措施。阿米福汀（氨磷汀）是一种无机硫代磷酸盐，具有广谱的保护正常组织细胞作用，能对电离辐射和化疗药物提供细胞的保护，已获得美国食品药品管理局的批准，可用于预防以顺铂为基础的化疗患者的肾毒性的损伤[14,37]。该药通过与细胞膜上的碱性磷酸酶的连接，而代谢为可清除自由基的活化形式的 WR-1065。但是一些用药后的不良反应仍限制了其使用，如恶心、呕吐、腹泻、短暂性低血压及罕见的 Stevens-Johnson 综合征等。上述不良反应可通过使用如氮 - 乙酰半胱氨酸、维生素 C 及硫代硫酸钠等来进行解毒，但疗效尚未确定。参与实验的药物还包括罗格列酮、卡维地洛、顺铂代谢抑制剂（阿西维辛、氨基草酰乙酸）、氯贝特、促红细胞生成素、P53 抑制剂、MAPK 抑制剂和 α- 硫辛酸等[20]。

血管内皮细胞生长因子的抑制及其他的靶向治疗

诊断特点

- 蛋白尿
- 高血压（新发或已有的高血压加重）

■ 血栓性微血管病

血管内皮生长因子（VEGF）在促进血管的生成中发挥了核心的作用，因而 VEGF 抑制剂可以靶向地抑制肿瘤的血管生成。现已表明血管内皮生长因子在肾小球毛细血管网样的结构中表达最为丰富。血管内皮生长因子受体存在于血管内皮细胞、系膜细胞和足细胞。与其他分子，如血小板衍化生长因子（（PDGFs）一起调解血管的生成[21,22]。

贝伐单抗（阿瓦斯丁）

贝伐单抗是一种抗 VEGF 165 人单克隆抗体，已被美国食品和药物管理局批准用于治疗转移性肾细胞癌及联合治疗其他的恶性肿瘤。其血管生成抑制的作用很强，可导致血管内皮细胞的凋亡。但往往伴发蛋白尿、高血压及血栓性微血管病。Zhu 等[23] 报道的包括 7 个临床试验及 1850 例患者的 Meta 分析中，21% ～ 63% 的患者出现了不同程度的蛋白尿。在所有的病例中，虽然在随后的肾活检中，2 例出现了被认为与贝伐单抗无关的局灶节段性硬化和冷沉球蛋白尿性肾小球肾炎，但仍有 1.8% 的接受高剂量贝伐单抗治疗的患者出现了肾病程度的蛋白尿。因此，接受血管内皮生长因子抑制剂的患者中肾病程度的蛋白尿真正的发病率仍难以确定。Eremina 等[24] 报道了 6 例贝伐单抗治疗后出现蛋白尿患者的肾活检为血栓性微血管病。在血管内皮生长因子基因缺失的小鼠模型中也出现了血栓性微血管病。另一方面，在该药的治疗期间，高血压的发病率为 3% ～ 36%，呈剂量依赖性[23]，但很少有患者进展为高血压危象，如高血压脑病等。据报道，小分子酪氨酸激酶受体抑制剂舒尼替尼，可引起类似的肾损伤，如血栓性微血管病、高血压和蛋白尿等[25,26]。其发病机制与先兆子痫或子痫的机制相似，均系血管内皮生长因子的缺乏在起着重要的作用。也有报道在使用其他血管生成抑制剂时可能会导致电解质的异常，如低钙血症（索拉非尼）和低镁血症（西妥昔单抗）等。

治疗策略

出现高血压的患者如何选择降压药物还缺乏有力的证据。在治疗与血管内皮生长因子抑制剂相关的蛋白尿和高血压方面，血管紧张素受体阻滞剂和血管紧张素转换酶抑制剂的作用尚不明确。建议在出现高血压危象或肾病程度蛋白尿的患者中应永久停药。对于重症高血压和蛋白尿 > 2g/d 的患者，最好暂时停止药物治疗，并评估这些异常状况是否持续存在。

烷化剂（异环磷酰胺）

诊断特点

- 急性肾损伤
- 近端肾小管病如磷酸盐尿与低磷性佝偻病儿童、糖尿、蛋白尿和高尿 β_2 - 微球蛋白
- 肾小管酸中毒
- 出血性膀胱炎

异环磷酰胺广泛用于治疗儿童的恶性肿瘤如横纹肌肉瘤等。其代谢产物丙烯醛和氯乙醛可分别导致尿道的毒性效应和肾的毒性效应。由于 2-巯基乙酸钠（美司钠）能结合丙烯醛并防止其直接接触尿道上皮，因而同时给予美司钠可减轻丙烯醛对尿道的毒性效应。在离体灌注的大鼠肾模型中，zamlauski-tucker 等[27,28]研究表明，异环磷酰胺代谢产物氯乙醛可以导致肾的对氨基马尿酸盐（PAH）清除明显降低，与临床范可尼综合征相类似。异环磷酰胺可在儿童和成人中以剂量依赖的方式导致急性肾损伤。幸存者可出现长期性肾小管病，如肾小管性酸中毒、糖尿及高磷酸盐尿等。另一个常用的烷化剂环磷酰胺的使用可引起出血性膀胱炎，其代谢产生的氯乙醛要比异环磷酰胺少很多，因而由其导致的近端肾小管病较为罕见。但有报道表明环磷酰胺的使用也导致电解质的异常，如低钠血症。

治疗策略

治疗包括：限制异环磷酰胺的累积使用剂量，在发生肾毒性（肾小球滤过率低［GFR］或肾小管毒性）时应停止用药，避免其他具有潜在肾毒性药物的使用，并在治疗期间及治疗后密切监测肾功能[27-29]。研制产生更少氯乙醛的新的异环磷酰胺类似物[30]。

抗代谢药物：吉西他滨

诊断特点

- 急性肾损伤
- 高血压
- 血栓性微血管病

吉西他滨是一种用于各种晚期恶性肿瘤的抗代谢药物。已报道的血栓性微血管病与吉西他滨的使用相关。在一项 29 例研究中，吉西他滨的平均累积剂量为 $22g/m^2$，其中 19 例患者在停止治疗后部分或完全恢复了肾功能。但有 7 例患者进展到终末期肾病[31]；研究指出同时使用丝裂霉素则会导致更加严重的肾损伤。目前吉西他滨诱导的血栓性微血管病的机制尚不清楚。

治疗策略

- 警惕出现高度可疑的指标
- 有证据显示出现血栓性微血管病时应停止治疗

甲氨蝶呤的肾毒性

诊断特点

- 急性肾损伤
- 结晶尿

甲氨蝶呤（MTX）是一种叶酸拮抗剂，可阻断二氢叶酸还原酶并干扰蛋白质和 DNA 的合成。在良性和恶性肿瘤的患者中均可使用。主要由肾排泄。在酸性环境下甲氨蝶呤难于溶解并可出现沉淀，导致肾小管内阻塞。特别是在使用最大的用药剂量，并同时使用非甾体类抗炎药及其他肾毒性药物的高危患者中情况更加严重。大剂量使用甲氨蝶呤后出现急性肾衰竭的危险可高达 10%。尿液 pH 从 6.0 提高到 7.0，可使甲氨蝶呤及其代谢产物的溶解度提高 5 ~ 8 倍[32,33]。

治疗策略

- 亚叶酸解救
- 羧肽酶水解甲氨喋呤使其变为失去活性的代谢产物
- 静脉水化、碱化尿液，同时避免使用其他肾毒性的药物是主要的治疗方法

免疫调节剂（白细胞介素 - 2 和干扰素）

诊断特点

- 毛细血管渗漏和血管内容量不足
- 各种肾小球损伤

白细胞介素 - 2（IL - 2）在转移性肾癌治疗中的应用可导致毛细血管渗漏及明显的血容量不足。肾并发症的出现常常与使用的剂量相关，多发生在 24 ～ 48 小时。若患者同时合并冠心病，则风险更高，患者可能无法耐受，需要大量的液体输入。有报道显示停止治疗后的 30 天内 95% 的患者肾功能恢复到正常。

干扰素在 15% ～ 20% 的患者中可引起轻度可逆性的蛋白尿。此外，有相关报道表明使用干扰素可导致包括膜性、膜增生性、局灶节段性肾小球硬化、微小变化、急性肾小管坏死及血栓性微血管病等的肾组织病理改变[35, 36]。

治疗策略

- 安全使用高剂量的 IL-2[34]。
- 液体的输入及在适当的时候停止治疗。

亚硝基脲（链脲霉素和卡莫司汀）

诊断特点

- 急性肾损伤
- 近端肾小管功能障碍

在胰腺神经内分泌肿瘤的治疗中可使用以链脲霉素为基础的用药方案[38]。该方案具有高度的肾毒性，有些报道表明该药可导致近端肾小管功能障碍。在一些实验情况下它常用来诱发糖尿病的发生。

治疗策略

停止治疗通常可改善肾功能，但在某些情况下可进展为慢性肾疾病。

抗肿瘤抗生素（丝裂霉素）

诊断特点

- 血栓性微血管病
- 非心源性肺水肿

丝裂霉素在单独使用或联合抗代谢药物及铂化合物应用时，与血栓性微血管病的发病相关[39]。有些报道指出在应用丝裂霉素治疗的患者中，若同时出现血栓性微血管病、非心源性肺水肿及高血压，则患者的死亡率较高。

治疗策略

- 在适当的时候停止治疗
- 对症治疗

来那度胺

罕有报道在合并恶液质的患者中，使用来那度胺后，会出现需要肾替代治疗的急性肾衰竭，该药在治疗多发性骨髓瘤中易耐受，并非常有效，但在肾小球滤过率降低的患者中建议减少该药的剂量[40]。

参考文献

1. Barabas K, Milner R, Lurie D, et al. Cisplatin: a review of toxicity and therapeutic applications. *Vet Comp Oncol.* 2008;6:1–18.
2. Hanigan MH, Devarajan P. Cisplatin nephrotoxicity: molecular mechanisms. *Cancer Ther.* 2003;1:47–61.
3. Sahni V, Choudhury D, Ahmed Z. Chemotherapy-associated renal dysfunction. *Nature Rev Nephrol.* 2009;5:450–462.
4. Ishida S, Lee J, Thiele DJ, et al. Uptake of the anticancer drug cisplatin mediated by the copper transporter Ctr1 yeast and mammals. *Proc Natl Acad Sci U S A.* 2002;99:14298–14302.
5. Ciarimboli G, Ludwig T, Lang D, et al. Cisplatin nephrotoxicity is critically mediated via the human organic cation transporter 2. *Am J Pathol.* 2005;167:1477–1484.
6. Ciarimboli G. Organic cation transporters. *Xenobiotica.* 2008;38:936–971.
7. Choi M-K, Song I-S. Organic cation transporters and their pharmacokinetic and pharmacodynamic consequences. *Drug Metab Pharmacokinet.* 2008;23:243–253.
8. Pabla N, Dong Z. Cisplatin nephrotoxicity: mechanisms and renoprotective strategies. *Kidney Int.* 2008;73:994–1007.
9. Cristofori P, Zanetti E, Fregona D, et al. Renal proximal tubule segment-specific nephrotoxicity: an overview on biomarkers and histopathology. *Toxicol Pathol.* 2007;35:270–275.
10. Parks LD, Zalups R, Barfuss DW. Heterogeneity of glutathione synthesis and secretion in the proximal tubule of the rabbit. *Am J Physiol.* 1998;274:F924–F931.
11. Lajer H, Kristensen M, Hansen HH, et al. Magnesium depletion enhances cisplatin-induced nephrotoxicity. *Cancer Chemother Pharmacol.* 2005;56:535–542.
12. Huang CL, Kuo E. Mechanism of hypokalemia in magnesium deficiency. *J Am Soc Nephrol.* 2007;18:2649–2652.
13. Sontia B, Montezano AC, Paravicini T, et al. Downregulation of renal TRPM7 and increased inflammation and fibrosis in aldosterone-infused mice: effects of magnesium. *Hypertension.* 2008;51:915–921.
14. Koukourakis MI. Amifostine in clinical oncology: current use and future applications. *Anticancer Drugs.* 2002;13:181–209.
15. Yonezawa A, Masuda S, Nishihara K, et al.

Association between tubular toxicity of cisplatin and expression of organic cation transporter rOCT2 (Slc22a2) in the rat. *Biochem Pharmacol.* 2005;70:1823–1831.

16. Kuhlmann MK, Burkhardt G, Köhler H. Insights into potential cellular mechanisms of cisplatin nephrotoxicity and their clinical application. *Nephrol Dial Transplant.* 1997;12:2478–2480.

17. Kishore BK, Rane CM, Iulio DD, et al. Expression of renal aquaporins 1, 2 and 3 in a rat model of cisplatin-induced polyuria. *Kidney Int.* 2000;58:701–711.

18. Price PM, Safirstein RL, Megyesi J, et al. Protection of renal cells from cisplatin toxicity by cell cycle inhibitors. *Am J Physiol Renal Physiol.* 2004;286:F378–F384.

19. Portilla D, Li S, Nagothu KK, et al. Metabolomic study of cisplatin-induced nephrotoxicity. *Kidney Int.* 2006;69:2194–2204.

20. Bae EH, Lee J, Ma SK, et al. Alpha-lipoic acid prevents cisplatin-induced acute kidney injury in rats. *Nephrol Dial Transplant.* 2009;24:2692–2700.

21. Kelly RJ, Billemont B, Rixe O. Renal toxicity of targeted therapies. *Targeted Oncol.* 2009;4:121–133.

22. Ivy SP, Wick JY, Kaufman BM. An overview of small-molecule inhibitors of VEGFR signaling. *Nat Rev Clin Oncol.* 2009;6:569–579.

23. Zhu X, Wu S, Dahut WL, et al. Risks of proteinuria and hypertension with bevacizumab, an antibody against vascular endothelial growth factor: systemic review and meta-analysis. *Am J Kidney Dis.* 2007;49:186–193.

24. Eremina V, Jefferson JA, Kowalewska J, et al. VEGF inhibition and renal thrombotic microangiopathy. *N Engl J Med.* 2008;358:1129–1136.

25. Bollée G, Patey N, Cazajous G, et al. Thrombotic microangiopathy secondary to VEGF pathway inhibition by sunitinib. *Nephrol Dial Transplant.* 2009;24:682–685.

26. Launay-Vacher V, Deray G. Hypertension and proteinuria: a class-effect of antiangiogenic therapies. *Anticancer Drugs.* 2009;20:81–82.

27. Hanley L, Chen N, Rieder M, et al. Ifosfamide nephrotoxicity in children: a mechanistic base for pharmacological prevention. *Expert Opin Drug Saf.* 2009;8:155–168.

28. Zamlauski-Tucker MJ, Morris ME, Springate J. Ifosfamide metabolite chloracetaldehyde causes Fanconi syndrome in the perfused rat kidney. *Toxicol Appl Pharmacol.* 1994;129:170–175.

29. Oberlin O, Fawaz O, Rey A, et al. Long-term evaluation of ifosfamide-related nephrotoxicity in children. *J Clin Oncol.* 2009;27:5350–5355.

30. Storme T, Deroussent A, Mercier L. New ifosfamide analogs designed for lower associated neurotoxicity and nephrotoxicity with modified alkylating kinetics leading to enhanced in vitro anticancer activity. *J Pharmacol Exp Ther.* 2009;328:598–609.

31. Glezerman I, Kris MG, Miller V, et al. Gemcitabine nephrotoxicity and hemolytic uremic syndrome: report of 29 cases from a single institution. *Clin Nephrol.* 2009;71:130–139.

32. Widemann BC, Adamson P. Understanding and managing methotrexate nephrotoxicity. *Oncologist.* 2006;11:694–703.

33. Green MR, Chamberlain MC. Renal dysfunction during and after high-dose methotrexate. *Cancer Chemother Pharmacol.* 2009;63:599–604.

34. Schwartzentruber DJ. Guidelines for the safe administration of high-dose interleukin-2. *J Immunother.* 2001;24:287–293.

35. Shah M, Jenis EH, Mookerjee BK, et al. Interferon-alpha-associated focal segmental glomerulosclerosis with massive proteinuria in patients with chronic myeloid leukemia following high dose chemotherapy. *Cancer.* 1998;83:1938–1946.

36. Stokes MB, Foster K, Markowitz GS, et al. Development of glomerulonephritis during anti-TNF-alpha therapy for rheumatoid arthritis. *Nephrol Dial Transplant.* 2005;20:1400–1406.

37. Hensley ML, Hagerty KL, Kewalramani T, et al. American Society of Clinical Oncology 2008 clinical practice guideline update: use of chemotherapy and radiation therapy protectants. *J Clin Oncol.* 2009;27:127–145.

38. Chan JA, Kulke MH. Emerging therapies for the treatment of patients with advanced neuroendocrine tumors. *Expert Opin Emerg Drugs.* 2007;12:253–270.

39. Verweij J, van der Burg ME, Pinedo HM. Mitomycine C-induced hemolytic uremic syndrome: six case reports and review of the literature on renal, pulmonary and cardiac side effects of the drug. *Radiother Oncol.* 1987;8:33–41.

40. Batts ED, Sanchorawala V, Hegerfeld Y, et al. Azotemia associated with use of lenalidomide in plasma cell dyscrasias. *Leuk Lymphoma.* 2008;49:1108–1115.

结直肠癌肝转移化疗所致的肝毒性

7

A. E. van der Pool, H. A. Marsman,
T. M. van Gulik 和 Cornelis Verhoef

周　静　译校

化疗
化疗方案
化疗反应
完全缓解
氟尿嘧啶 / 甲酰四氢叶酸
奥沙利铂
伊立替康
贝伐单抗
西妥昔单抗

结直肠癌肝转移

结直肠癌是癌症死亡的主要病因之一。肝是其最常见的远处转移部位，25% 的患者在诊断时已有肝转移；另外 25% ～ 35% 的患者在随访中会出现肝转移。手术切除仍然是结直肠癌肝转移（CLMs）治愈的金标准，5 年生存率约 30% ～ 50% [1, 2]。不幸的是，因同时存在肝外转移或者切除后残肝不足，多数（80%）患者在发现时已失去手术机会。另外，在接受肝转移癌切除手术后，60% ～ 80% 的患者出现复发。

新的、有效的全身化疗药物的出现及手术和麻醉技术的改进，使得越来越多最初不可切除的肝转移病灶转化为可能接受治愈性的肝切除 [3]。在肝正常的患者中，至少应保留 20% 的肝组织 [4]。目前关键问题已经从"可以切除什么？"转变为"可以保留什么？"。

化疗

在过去的十年中，随着结直肠癌肝转移化疗方案的不断改进，在施行可能治愈性的肝切除前，越来越多的患者接受了全身化疗（CTx）。理论上讲，化疗作用于预计剩余的肝组织或肝外无法发现的微转移灶，从而降低了术后复发的危险。同时术前化疗可判断肿瘤对化疗的敏感性，从而确定最佳的辅助化疗方案，并对化疗时仍出现肝内或肝外疾病进展而不适合进行手术的患者进行鉴别。另外，术前化疗越来越多地用以缩小结直肠癌肝转移瘤的体积，从而使 10% ～ 20% 最初认为不可切除的肝转移灶转化为可切除 [5,6]。新辅助化疗的意义还在于可缩小切除范围（保留肝组织的潜力）、提高边缘阴性切除的可能性。需要注意的是，目前尚无随机对照试验证明新辅助化疗能延长结直肠癌肝转移患者生存时间。欧洲癌症研究和治疗组织（EORTC）40983 号试验结果表明，围手术期化疗与单纯手术相比，并不能延长总体生存时间，但可以延长患者无疾病生存期。欧洲的一次学术会议中，专家组建议无论肝转移癌能否切除，术前大部分应给予化疗 [7]。

化疗方案

在 20 世纪 50 年代末，对氟尿嘧啶（5-FU）的研究及应用逐步发展，以其为基础的多种化疗方案得到广泛应用。20 世纪 80 年代，多项研究表明，5-FU 联合亚叶酸钙（LV）化疗的反应率较单用 5-FU 显著提高，联合化疗使反应率提高至 20%。2000 年后，新的化疗方案如氟尿嘧啶联合伊立替康 [FOLFIRI (亚叶酸、氟尿嘧啶、伊立替康）] 或联合奥沙利铂 [FOLFOX（氟尿嘧啶、亚叶酸钙，奥沙利铂）]，显著改善了结直肠癌肝转移的预后。5-FU 和 LV 联合拓扑异构酶 I 抑制剂伊立替康或铂类衍生物奥沙利铂使 IV 期结直肠癌对化疗的反应率提高至 55%，中位生存期已达 22 个月[8,9]。除这些细胞毒性药物外，新型分子靶向治疗药物也取得进展，如血管内皮生长因子（VEGF）的单克隆抗体贝伐单抗和靶点为表皮生长因子受体（EGFR）的单克隆抗体西妥昔单抗，它们和细胞毒性药物联合使用可使肿瘤的临床反应率接近 70%[10]。不同化疗药物联合使用的优点可能在于在较短时间内即可获得相同或者更高的反应率。

化疗反应

若干研究显示结直肠癌肝转移术前对化疗的反应性是术后预后的重要预测因素[11-13]。如果化疗中病灶稳定，提示术后预后较好，如果化疗后病灶有缓解，则预后更佳。另外几项研究表明如果化疗过程中疾病进展则为肝手术的相对禁忌证。Adam 等[11]报道多发（≥ 4 个）结直肠癌肝转移的患者，术前化疗的反应性是生存期的预后指标，而且若化疗中病变进展则意味着禁忌手术。Allen 等[12]指出，化疗并不显著改善生存期，但是与化疗中疾病进展的患者相比，化疗过程中临床有缓解或病灶稳定的患者生存率显著提高（5 年生存率，87% vs. 38%；$P = 0.03$）。相反，Gallagher 等[14]在研究中发现行新辅助化疗的反应性与同时性肝转移患者肝切除术后的生存率无关。

完全缓解

新辅助化疗有效的标准是化疗后病灶完全消失，且术中探查时难以发现。问题在于在临床完全缓解的患者手术应该切除什么。若干研究表明，临床完全缓解与病理完全缓解之间的关系仍不明确。Adam 等[5]发现术前化疗后仅有 0.3%（2/767）的患者在影像学上达到完全缓解，4%（29/767）的患者达到病理完全缓解。其中影像学完全缓解的患者无一例达到病理完全缓解，反之亦然。Benoist 等[15]认为尽管结直肠癌肝转移化疗后 CT 检查未发现病灶，但仍有必要对原转移瘤病灶部位进行手术切除，消失的肿瘤中有 83% 会在随访中复发或者在肝切除后行病理检查发现有存活的

肿瘤细胞。Ten 等[16]研究指出氟脱氧葡萄糖 - 正电子发射断层扫描（FDG-PET）检查阴性的患者中，81% 的肿瘤未达到病理完全缓解。鉴于这些原因，该中心建议患者经过 2 ~ 3 疗程的化疗后行影像学评估，对达部分缓解的可切除的转移瘤则终止化疗行部分肝切除术。尽管术前化疗达到病理缓解提示术后预后良好[17,18]，完全病理缓解提示高生存率[13]，但术前化疗中出现疾病进展而错过手术切除时机的问题已受到关注。Nordlinger 等[19]研究发现，两组切除率相当，化疗组切除率为 83%，而随机到直接手术组则为 84%。其中化疗组只有 7% 的患者疾病进展。另外，这项前瞻性研究还发现，化疗组中非治疗性剖腹探查手术率较低（化疗组只有 5% 接受剖腹探查术而未切除，单纯手术组达 11%）。单纯手术组不必要的剖腹探查手术率之高，可能提示我们应在术前应用全身化疗。

随着结直肠癌肝转移联合化疗应用的增加，全身化疗药物潜在肝毒性和对围手术期及术后预后的影响正日益受到关注。在某些肝手术中发现肝实质的脆性增加，从而支持了术前全身化疗能够造成肝实质的破坏这一假说。但化疗所致肝损害具有方案特异性[20]，以下将就此进一步阐述。

5-FU/LV 方案

5-FU 和 LV 联合化疗已在临床应用几十年。5-FU 作用机制是在代谢上通过阻断胸苷酸合成酶，而干扰 DNA 和 RNA 的合成。与多数化疗药物一样，5-FU 可通过产生大量线粒体源活性氧自由基（ROS）诱导敏感细胞凋亡。矛盾的是，ROS 能够促进正常细胞增殖和癌变，同时也能诱导肿瘤细胞凋亡。但 5-FU 主要影响肿瘤本身，可引起肿瘤细胞的纤维变形和坏死。5-FU 的肝毒性是由于产生过多的 ROS 导致肝细胞内脂肪颗粒的堆积，也就是组织形态学上的脂肪变性。以下研究表明了 5-FU 和脂肪肝的关系：

- Zeiss 等[21]报道肝动脉灌注化疗时，过量氟尿嘧啶可导致部分肝实质的脂肪变性。
- Peppercorn 等[22]报道 CT 发现脂肪肝与 5-FU 和亚叶酸的使用有关。另外，高体重指数（BMI）者应用 5-FU 脂肪肝更明显[23]。

■ 最近有报道显示结直肠癌化疗使用的所用药物都会导致脂肪肝[24]。

若干病例系列研究发现，中 - 重度脂肪肝与术后并发症的高发生率相关[25,26]。重度脂肝的患者术后出现肝功能不全和感染性疾病并发症的风险更高，重症监护病房的停留时间更长，然而死亡率无差异[23,27]。尽管以 5-FU 为基础的化疗方案可能导致严重的肝实质改变，但也可安全应用。

奥沙利铂

奥沙利铂是二氨环己烷铂类化合物，是一种烷化细胞毒药物，通过在相邻的两个鸟嘌呤或鸟嘌呤与腺嘌呤之间形成交联，从而抑制 DNA 的复制。大多数癌细胞系都对奥沙利铂敏感，奥沙利铂与 5-FU 有协同作用。EORTC 40983[19] 试验结果表明，术前接受奥沙利铂为基础的化疗患者 3 年无疾病进展生存率提高 7%，但总生存率无差异。

多项研究指出奥沙利铂的肝毒性表现在对肝窦内皮细胞的直接损伤[20,24,28,29]。奥沙利铂造成谷胱甘肽的耗竭，抑制线粒体氧化，从而产生活性氧自由基导致内皮细胞的损伤[30]。由于纤维化和肝血流障碍对内皮细胞的损伤，将导致小叶中心的肝细胞循环受阻，即肝窦阻塞综合征。肝组织水肿和海绵样变性这些组织病理学变化将共同导致肝出现特征性的颜色改变称为"蓝肝综合征"（图 7-1 和图 7-2，彩图 7-1 和彩图 7-2）。在严重病例，肝窦阻塞能够导致门脉高压、腹水和黄疸。

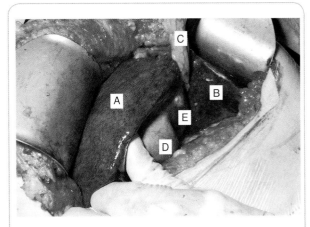

图 7-2 D，胆囊；**E**，应用奥沙利铂化疗后坏死的结直肠癌肝转移瘤。

肝窦阻塞综合征组织学上表现为肝窦的扩张（比较图 7-3A 和 7-3B，彩图 7-3）。奥沙利铂也与其他肝实质的损伤有关，如肝结节性再生性增生、紫癜和小叶中央静脉纤维化。Rubbia-Brandt 等[28] 指出使用奥沙利铂为基础的化疗后，51% 的肝切除标本发现肝窦扩张。其他研究同样证实了该结果，在术前接受奥沙利铂为基础的化疗患者中发生率约 10% ～ 52%[20,24,29]。

目前尚无研究证实接受术前奥沙利铂为基础的全身化疗增加肝切除患者的死亡率，但是若干研究表明，术后的并发症可能与术前奥沙利铂的使用有关[20,31,32]。NordlingeY 等指出，使用奥沙利铂为基础的化疗会增加可逆性并发症的发生率（25% vs. 16%；P = 0.04）。这可能与化疗终止和施行手术之间的间隔时间较短有关（最初制订的化疗结束后 3 周内进行手术的方案之后得以修改）。化疗结束与手术的间隔时间可能会对并发症有影响。Karoui 等[33] 发现，延长化疗时间（≥ 6 疗程奥沙利铂化疗）是肝大部切除术后并发症发生的危险因素。因此，如果患者术前进行的多疗程化疗（> 6 疗程），在进行肝扩大切除手术前，应该排除其他的危险因素如重度脂肪肝。Vauthey 等[24] 发现 2 ～ 3 级肝窦扩张与奥沙利铂为基础的化疗有关（19% vs. 2%；P < 0.001），但未发现术后并发症发生率及死亡率的增加。Aloia 等[32] 指出，由于接受奥沙利铂为基础的化疗而导致肝损伤，这类患者比接受 5-FU 化疗的患者，在围手

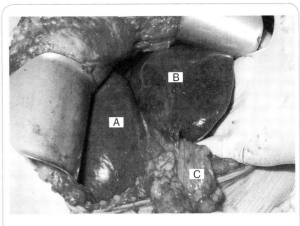

图 7-1 A，肝右叶；**B**，肝左叶；**C**，肝圆韧带。

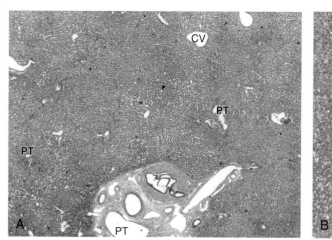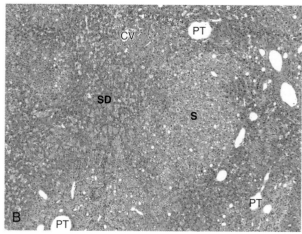

图7-3　**A**，正常肝组织，图中可见门静脉（PT）、中央静脉（CV）；未见明显的脂肪变性或纤维化的肝窦扩张。**B**，XELOX方案（卡培他滨联合奥沙利铂）化疗后的肝组织；肝窦扩张（SD）的区域可见共存的脂肪变性（S）病灶。

术期需要更多的输血。而围手术期输血是肝切除术后预后较差的一项危险因素[34]。另一项研究发现在进行肝大部切除的患者中，肝窦损伤与较高的并发症发生率以及较长的住院时间有关，并可导致肝切除前肝储备功能受损[35]。术后并发症发生率与肝窦损伤的相关性可能归因于这项研究中化疗强度较大，90例患者接受9疗程化疗，27%（24/90）接受了二线化疗。目前肝窦损伤和并发症发生率的关系仍存在争论。

伊立替康

　　伊立替康是天然喜树碱的半合成衍生物，通常与5-FU和LV联合使用。注射给药后，其水解产物SN-38为拓扑异构酶抑制剂，可以阻止DNA的复制和转录。伊立替康主要用于转移性结直肠癌的化疗，可增加化疗反应率（＞50%）和改善生存率。

　　但应用伊立替康可导致化疗相关性脂肪性肝炎（CASH）。CASH特征性表现为化疗后肝内脂肪的堆积及肝脏炎症反应。CASH与日渐流行的西方疾病非酒精性脂肪性肝病（NAFLD）密切相关，该病往往与肥胖密切相关。在NAFLD中，单纯脂肪变性逐渐进展为非酒精性脂肪性肝炎。尽管其确切的机制尚有争论，但有一种理论可以解

释NAFLD的病程进展，即"二次打击"学说。第一次打击是高热量摄入和胰岛素抵抗所导致的肝大量脂肪酸的堆积。第二次打击是由于脂肪酸在微粒体和过氧化物酶体中进行大量的ω和β氧化而致线粒体功能失调，从而造成氧化应激反应过度。最终激活肝Kuppfer细胞而引起一系列的炎症级联反应。正如上述段落中所提到的，5-FU（加或不加LV）是许多化疗方案的基础药物，而其单用也可损伤线粒体功能而导致脂肪变性。在FOLFIRI方案中，伊立替康与5-FU和LV联合使用。Fernandez等[36]所做的一项小样本研究发现，接受FOLFIRI的患者中有28%（4/14）发生脂肪性肝炎。而Pawlik等[20]报道其发生率较低，为4%（2/55）。在一项较大规模的研究中，Vauthey等[24]报道伊立替康治疗的患者脂肪性肝炎的发生率为20%（19/94）。另外，该研究还发现肥胖患者（BMI＞25kg/m²）更易发生脂肪性肝炎，发生率为25%（15/61），而正常BMI（＜25kg/m²）的患者为12%（4/33）。Pawlik等[20]和Fernandez等[36]也报道了伊立替康治疗后肥胖和脂肪性肝炎发生率增加之间的关系。而脂肪性肝炎发生率增加的机制尚不明确。假设5-FU作为"第一次打击"，导致肝脂肪酸的堆积（例如，单纯脂肪变性）。随后，伊立替康作为"第二次打击"引发炎

症级联反应，最终导致脂肪变性。另外，肥胖患者化疗前已存在脂肪变性，当接受伊立替康化疗时，更易患脂肪性肝炎。

Vauthey 等[24]进行了目前关于伊立替康化疗后行肝切除术预后的最大规模研究。该研究发现，在脂肪性肝炎的患者中，术后 90 天的死亡率明显高于无脂肪性肝炎患者（14.7% vs.1.6%；P = 0.001）。脂肪性肝炎患者肝衰竭的发病率比未行术前化疗的患者高 6 倍，也是该组患者死亡的原因之一。可以认为，由于肝再生能力受限，脂肪性肝炎的患者术后残肝易发生进行性肝衰竭。与之相反，随后 Pawlik 等[20]报道化疗组脂肪性肝炎发生率较低。因此，肝切除术后并发症发生率及死亡率在化疗组与非化疗组无差别。理想状态下，患者在术前接受伊立替康化疗前、中、后期都应对有无脂肪性肝炎进行评估。然而，肝组织活检作为一项有创操作可导致严重并发症。可采用某些无创检查取而代之，以评估发生脂肪性肝炎的可能性。例如，当转氨酶的升高以及影像学上肝脂肪含量的增加同时出现时，即有指征进行术前肝组织活检。超声、CT 和磁共振成像（MRI）都可作为评估肝脂肪含量的无创性检查，其中 MRI 最可靠。如果发现存在脂肪性肝炎，为防止术后残留肝衰竭的发生，就要限制术中肝切除范围。一般而言，对健康肝要求残肝体积至少保留 20%。然而，在脂肪肝或脂肪性肝炎的患者中，建议最少剩余 40% 更安全[37]。另一方面，这也可能影响肝转移瘤切除是否达到根治的要求。

贝伐单抗

VEGF 通过影响肝细胞和肝窦内皮细胞的增殖而调节肝生长，对伤口愈合至关重要[38,39]。VEGF-1 受体的激活可导致细胞因子（包括肝细胞生长因子和白介素 -6）的分泌，从而刺激肝细胞的分化；VEGF 与 VEGF-2 受体的结合可诱导肝窦内皮细胞的增殖。若干研究表明 VEGF 可抑制肝细胞损伤，降低急性肝损伤的严重程度，引发CCL4、D- 氨基半乳糖和脂多糖介导的肝损伤后肝的再生[40]。贝伐单抗是重组的人源化鼠单克隆抗体，能抑制血管生成。它与 VEGF 结合，抑制相应 VEGFR-1 和 VEGFR-2 受体激酶的激活。在体外，它可使游离的 VEGF 失活从而抑制 VEGF 介导的内皮细胞的增殖、生长和迁移。另外，贝伐

单抗可诱导低氧敏感肿瘤细胞系的凋亡。

多项前瞻随机对照研究表明，在奥沙利铂基础上加用贝伐单抗，可改善Ⅳ期结直肠患者总生存期、无疾病生存期和缓解率[41,42]。因此，它使得更多的最初不可切除的转移瘤转化为可切除。贝伐单抗也可能作用于隐匿的微转移灶、加速肿瘤收缩、抑制血管生成。由于贝伐单抗具有抗血管生成的作用且其半衰期较长，其影响伤口愈合和肝再生的问题已受到关注[43, 44]。联合贝伐单抗的 TREE-2（Three Regimens of Eloxatim in Advanced Colorectal Cancer），进展期结直肠癌应用的含奥沙利铂的三种方案）可导致 3 或 4 度高血压病、伤口愈合不良和胃肠道穿孔的发生率更高[45]。与之相反，Kesmodel 等[46]指出在不同的化疗中是否加入贝伐单抗，以及其使用时间与并发症的发生率无关。另外几项研究显示，如果贝伐单抗与肝切除手术间隔至少 8 周以上，术前应用贝伐单抗并不增加术后并发症的发生率[40,47]。Gruenberger 等[48]的研究结果显示，贝伐单抗使用与手术的间隔期可缩短至 5 周，未增加围术期并发症的发生。多项临床试验报道贝伐单抗与胃肠道穿孔及伤口愈合不良有关，但报道的发生率极少[49]。另外，贝伐单抗并不损害肝再生功能，即使应用于门静脉栓塞（PVE）[50]。

有证据表明贝伐单抗可能会降低肝窦损伤的发生率。Ribero 等[51]指出当化疗时间相对较短时，贝伐单抗可降低奥沙利铂相关的肝窦损伤的发生率。贝伐单抗联合奥沙利铂可降低任何程度肝窦扩张（27% vs. 54% 未用贝伐单抗），肝窦严重阻塞（2 ~ 3 级）也可明显减低（8% vs. 28%；P = 0.006）。Ribero 等[51]也发现了这种病理反应的改善。Klinger 等[29]发现，加入贝伐单抗后并未提高临床反应率，但当化疗 5 个疗程后，贝伐单抗可防止肝窦阻塞综合征的发生。其确切的机制尚不清楚，可能是因为 VEGF 的阻断可下调金属蛋白酶的水平，进而使内皮细胞的凋亡减少。

西妥昔单抗

西妥昔单抗是用于结直肠癌治疗的新型生物制剂之一。这种鼠 / 人嵌合的单抗具有抑制表皮生长因子受体（EGFR）的作用。若干研究显示，西妥昔单抗加入 FOLFIRI 方案后肿瘤缓解率增加[10,52,53,54]。特别指出，KRAS 野生型转移

性结直肠癌患者可从该方案中显著获益。最近的一项研究报道，应用西妥昔单抗可使肿瘤缓解率达 70%[10]。由 Van Cutsem 等[53]所进行的 CRYSTAL（西妥昔单抗联合伊立替康作为转移性结直肠癌的一线治疗）最大型研究报道，西妥昔单抗可提高传统化疗方案无效患者的手术切除率。该项研究中，1198 例不可切除患者被随机分入 FOLFIRI 组或 FOLFIRI 联合西妥昔单抗组。联合西妥昔单抗组患者手术切除率明显提高（7.0% *vs.* 3.7%），同时 R0 切除率也有提高（4.8% *vs.* 1.7%）。与之相似，在 OPUS 试验（奥沙利铂联合西妥昔单抗作为转移性结直肠癌的初始治疗）[52]中 FOLFOX 联合西妥昔单抗手术切除率也有提高（91% *vs.* 81%）。

西妥昔单抗不良反应包括皮肤反应，个别患者可出现输液反应和低镁血症[52]。遗憾的是，在上述研究中并没有分析肝组织学改变。Adam 等[54]的研究是目前唯一对西妥昔单抗治疗后肝组织学改变进行分析的研究。151 例传统化疗方案无效的患者中，27 例出现肿瘤体积缩小。37% 出现肝损害；但并不归因于西妥昔单抗，而是由传统化疗方案所致。目前尚无临床研究证实西妥昔单抗是否会损害肝再生能力。有关该方面的研究报道是相互矛盾的。Natarajan 等[55]指出 EGFR 是肝再生能力的关键调控因子。但 Van Buren 等[44]研究显示，与贝伐单抗不同，西妥昔单抗抑制 EGFR 在鼠模型中并不影响肝的再生能力。所以尚需要进一步临床研究来探讨肝切除前使用西妥昔单抗是否安全。

由于西妥昔单抗是目前最新的生物制剂之一，对其治疗后行肝切除围手术期的预后研究相对较少。Adam 等[54]在一项样本量为 27 例的研究中得出令人振奋的手术效果。其中 1 例（3.7%）在进行第二次部分肝切除术后发生肝衰竭而死亡。并发症总发生率为 50%。必须指出的是，在这项研究中，肝切除术前患者接受了几种不同的联合化疗方案。因此，很难判定西妥昔单抗单药对肝切除术的影响。关于术前应用西妥昔单抗的安全性，因几乎尚无完成的研究，故不能对此种化疗方案的使用提出安全性建议。

总之，在最初肝转移瘤可切除或者通过化疗转化为可切除的患者中，理论上术前化疗应用的增加可使患者获益，但化疗对肝实质的影响逐渐受到人们的关注。临床医生可能会因为化疗相关性肝损伤而不给患者提供可能治愈疾病的方案，而这种治疗可能会增加某些患者术后并发症的发生率。应该避免术前化疗的长期使用，而根据肝可切除状态、需切除的范围以及相关合并症而选择个体化治疗方案。

参考文献

1. Abdalla EK, Vauthey JN, Ellis LM, et al. Recurrence and outcomes following hepatic resection, radiofrequency ablation, and combined resection/ablation for colorectal liver metastases. *Ann Surg.* 2004;239:818–825; discussion 825-7.

2. Choti MA, Sitzmann JV, Tiburi MF, et al. Trends in long-term survival following liver resection for hepatic colorectal metastases. *Ann Surg.* 2002;235:759–766.

3. Jarnagin WR, Gonen M, Fong Y, et al. Improvement in perioperative outcome after hepatic resection: analysis of 1,803 consecutive cases over the past decade. *Ann Surg.* 2002;236:397–406; discussion 406-7.

4. Charnsangavej C, Clary B, Fong Y. Selection of patients for resection of hepatic colorectal metastases: expert consensus statement. *Ann Surg Oncol.* 2006;13:1261–1268.

5. Adam R, Delvart V, Pascal G, et al. Rescue surgery for unresectable colorectal liver metastases downstaged by chemotherapy: a model to predict long-term survival. *Ann Surg.* 2004;240:644–657; discussion 657-8.

6. Adam R, Wicherts DA, de Haas RJ, et al. Patients with initially unresectable colorectal liver metastases: is there a possibility of cure? *J Clin Oncol.* 2009;27:1829–1835.

7. Nordlinger B, Van Cutsem E, Gruenberger T, et al; European Colorectal Metastases Treatment Group. Sixth International Colorectal Liver Metastases Workshop. Combination of surgery and chemotherapy and the role of targeted agents in the treatment of patients with colorectal liver metastases: recommendations from an expert panel. *Ann Oncol.* 2009;20:985–992.

8. de Gramont A, Figer A, Seymour M, et al. Leucovorin and fluorouracil with or without oxaliplatin as first-line treatment in advanced colorectal cancer. *J Clin Oncol.* 2000;18:2938–2947.

9. Tournigand C, Andre T, Achille E, et al. FOLFIRI followed by FOLFOX6 or the reverse sequence in advanced colorectal cancer: a randomized GERCOR study. *J Clin Oncol.* 2004;22:229–237.

10. Folprecht G, Gruenberger T, Bechstein WO, et al. Tumour response and secondary resectability of colorectal liver metastases following neoadjuvant chemotherapy with cetuximab: the CELIM randomised phase 2 trial. *Lancet Oncol.* 2010;11:38–47.

11. Adam R, Pascal G, Castaing D, et al. Tumor progression while on chemotherapy: a contraindication to liver resection for multiple colorectal metastases? *Ann Surg.* 2004;240:1052–1061; discussion 1061-4.

12. Allen PJ, Kemeny N, Jarnagin W, et al. Importance of response to neoadjuvant chemotherapy in patients undergoing resection of synchronous colorectal liver metastases. *J Gastrointest Surg.* 2003;7:109–115; discussion 116-7.

13. Adam R, de Haas RJ, Wicherts DA, et al. Is hepatic resection justified after chemotherapy in patients with colorectal liver metastases and lymph node involvement? *J Clin Oncol.* 2008;26:3672–3680.

14. Gallagher DJ, Zheng J, Capanu M, et al. Response to neoadjuvant chemotherapy does not predict overall survival for patients with synchronous colorectal hepatic metastases. *Ann Surg Oncol.* 2009;16:1844–1851.

15. Benoist S, Brouquet A, Penna C, et al. Complete response of colorectal liver metastases after chemotherapy: does it mean cure? *J Clin Oncol.* 2006;24:3939–3945.

16. Tan MC, Linehan DC, Hawkins WG, et al. Chemotherapy-induced normalization of FDG uptake by colorectal liver metastases does not usually indicate complete pathologic response. *J Gastrointest Surg.* 2007;11:1112–1119.

17. Blazer DG, Kishi Y, Maru DM, et al. Pathologic response to preoperative chemotherapy: a new outcome end point after resection of hepatic colorectal metastases. *J Clin Oncol.* 2008;26:5344–5351.

18. Rubbia-Brandt L, Giostra E, Brezault C, et al. Importance of histological tumor response assessment in predicting the outcome in patients with colorectal liver metastases treated with neo-adjuvant chemotherapy followed by liver surgery. *Ann Oncol.* 2007;18:299–304.

19. Nordlinger B, Sorbye H, Glimelius B, et al. Perioperative chemotherapy with FOLFOX4 and surgery versus surgery alone for resectable liver metastases from colorectal cancer (EORTC Intergroup trial 40983): a randomised controlled trial. *Lancet.* 2008;371:1007–1016.

20. Pawlik TM, Olino K, Gleisner AL, et al. Preoperative chemotherapy for colorectal liver metastases: impact on hepatic histology and postoperative outcome. *J Gastrointest Surg.* 2007;11:860–868.

21. Zeiss J, Merrick HW, Savolaine ER, et al. Fatty liver change as a result of hepatic artery infusion chemotherapy. *Am J Clin Oncol.* 1990;13:156–160.

22. Peppercorn PD, Reznek RH, Wilson P, et al. Demonstration of hepatic steatosis by computerized tomography in patients receiving 5-fluorouracil-based therapy for advanced colorectal cancer. *Br J Cancer.* 1998;77:2008–2011.

23. Kooby DA, Fong Y, Suriawinata A, et al. Impact of steatosis on perioperative outcome following hepatic resection. *J Gastrointest Surg.* 2003;7:1034–1044.

24. Vauthey JN, Pawlik TM, Ribero D, et al. Chemotherapy regimen predicts steatohepatitis and an increase in 90-day mortality after surgery for hepatic colorectal metastases. *J Clin Oncol.* 2006;24:2065–2072.

25. Belghiti J, Hiramatsu K, Benoist S, et al. Seven hundred forty-seven hepatectomies in the 1990s: an update to evaluate the actual risk of liver resection. *J Am Coll Surg.* 2000;191:38–46.

26. McCormack L, Petrowsky H, Jochum W, et al. Hepatic steatosis is a risk factor for postoperative complications after major hepatectomy: a matched case-control study. *Ann Surg.* 2007;245:923–930.

27. Gomez D, Malik HZ, Bonney GK, et al. Steatosis predicts postoperative morbidity following hepatic resection for colorectal metastasis. *Br J Surg.* 2007;94:1395–1402.

28. Rubbia-Brandt L, Audard V, Sartoretti P, et al. Severe hepatic sinusoidal obstruction associated with oxaliplatin-based chemotherapy in patients with metastatic colorectal cancer. *Ann Oncol.* 2004;15:460–466.

29. Klinger M, Eipeldauer S, Hacker S, et al. Bevacizumab protects against sinusoidal obstruction syndrome and does not increase response rate in neoadjuvant XELOX/FOLFOX therapy of colorectal cancer liver metastases. *Eur J Surg Oncol.* 2009;35:515–520.

30. Chun YS, Laurent A, Maru D, et al. Management of chemotherapy-associated hepatotoxicity in colorectal liver metastases. *Lancet Oncol.* 2009;10:278–286.

31. Welsh FK, Tilney HS, Tekkis PP, et al. Safe liver resection following chemotherapy for colorectal metastases is a matter of timing. *Br J Cancer.* 2007;96:1037–1042.

32. Aloia T, Sebagh M, Plasse M, et al. Liver histology and surgical outcomes after preoperative chemotherapy with fluorouracil plus oxaliplatin in colorectal cancer liver metastases. *J Clin Oncol.* 2006;24:4983–4990.

33. Karoui M, Penna C, Amin-Hashem M, et al. Influence of preoperative chemotherapy on the risk of major hepatectomy for colorectal liver metastases. *Ann Surg.* 2006;243:1–7.

34. Kooby DA, Stockman J, Ben-Porat L, et al. Influence of transfusions on perioperative and long-term outcome in patients following hepatic resection for colorectal metastases. *Ann Surg.* 2003;237: 860–869; discussion 869-70.

35. Nakano H, Oussoultzoglou E, Rosso E, et al. Sinusoidal injury increases morbidity after major hepatectomy in patients with colorectal liver metastases receiving preoperative chemotherapy. *Ann Surg.* 2008;247:118–124.

36. Fernandez FG, Ritter J, Goodwin JW, et al. Effect of steatohepatitis associated with irinotecan or oxaliplatin pretreatment on resectability of hepatic colorectal metastases. *J Am Coll Surg.* 2005;200:845–853.

37. Vetelainen R, van Vliet A, Gouma DJ, et al. Steatosis as a risk factor in liver surgery. *Ann Surg.* 2007;245:20–30.

38. Donahower B, McCullough SS, Kurten R, et al. Vascular endothelial growth factor and hepatocyte regeneration in acetaminophen toxicity. *Am J Physiol Gastrointest Liver Physiol.* 2006;291:G102–G109.

39. Redaelli CA, Semela D, Carrick FE, et al. Effect of vascular endothelial growth factor on functional recovery after hepatectomy in lean and obese mice. *J Hepatol.* 2004;40:305–312.

40. Reddy SK, Morse MA, Hurwitz III, et al. Addition of bevacizumab to irinotecan- and oxaliplatin-based preoperative chemotherapy regimens does not increase morbidity after resection of colorectal liver metastases. *J Am Coll Surg.* 2008;206:96–106.

41. Hurwitz H, Fehrenbacher L, Novotny W, et al. Bevacizumab plus irinotecan, fluorouracil, and leucovorin for metastatic colorectal cancer. *N Engl J Med.* 2004;350:2335–2342.

42. Saltz LB, Clarke S, Diaz-Rubio E, et al. Bevacizumab in combination with oxaliplatin-based chemotherapy as first-line therapy in metastatic colorectal cancer: a randomized phase III study. *J Clin Oncol.* 2008;26:2013–2019.

43. Scappaticci FA, Fehrenbacher L, Cartwright T, et al. Surgical wound healing complications in metastatic colorectal cancer patients treated with bevacizumab. *J Surg Oncol.* 2005;91:173–180.

44. Van Buren G, Yang AD, Dallas NA, et al. Effect of molecular therapeutics on liver regeneration in a murine model. *J Clin Oncol.* 2008;26:1836–1842.

45. Hochster HS, Hart LL, Ramanathan RK, et al. Safety and efficacy of oxaliplatin and fluoropyrimidine regimens with or without bevacizumab as first-line treatment of metastatic colorectal cancer: results of the TREE study. *J Clin Oncol.* 2008;26:3523–3529.

46. Kesmodel SB, Ellis LM, Lin E, et al. Preoperative bevacizumab does not significantly increase postoperative complication rates in patients undergoing hepatic surgery for colorectal cancer liver metastases. *J Clin Oncol.* 2008;26:5254–5260.

47. D'Angelica M, Kornprat P, Gonen M, et al. Lack of evidence for increased operative morbidity after hepatectomy with perioperative use of bevacizumab: a matched case-control study. *Ann Surg Oncol.* 2007;14:759–765.

48. Gruenberger B, Tamandl D, Schueller J, et al. Bevacizumab, capecitabine, and oxaliplatin as neoadjuvant therapy for patients with potentially curable metastatic colorectal cancer. *J Clin Oncol.* 2008;26:1830–1835.

49. Saif MW, Elfiky A, Salem RR. Gastrointestinal perforation due to bevacizumab in colorectal cancer. *Ann Surg Oncol.* 2007;14:1860–1869.

50. Zorzi D, Chun YS, Madoff DC, et al. Chemotherapy with bevacizumab does not affect liver regeneration after portal vein embolization in the treatment of colorectal liver metastases. *Ann Surg Oncol.* 2008;15:2765–2772.

51. Ribero D, Wang H, Donadon M, et al. Bevacizumab improves pathologic response and protects against hepatic injury in patients treated with oxaliplatin-based chemotherapy for colorectal liver metastases. *Cancer.* 2007;110:2761–2767.

52. Bokemeyer C, Bondarenko I, Makhson A, et al. Fluorouracil, leucovorin, and oxaliplatin with and without cetuximab in the first-line treatment of metastatic colorectal cancer. *J Clin Oncol.* 2009;27:663–671.

53. Van Cutsem E, Kohne CH, Hitre E, et al. Cetuximab and chemotherapy as initial treatment for metastatic colorectal cancer. *N Engl J Med.* 2009;360:1408–1417.

54. Adam R, Aloia T, Levi F, et al. Hepatic resection after rescue cetuximab treatment for colorectal liver metastases previously refractory to conventional systemic therapy. *J Clin Oncol.* 2007;25:4593–4602.

55. Natarajan A, Wagner B, Sibilia M, et al. The EGF receptor is required for efficient liver regeneration. *Proc Natl Acad Sci U S A.* 2007;104:17081–17086.

8 常规化疗导致的急性神经毒性反应

Daniel J.Moskovic 和 David R.Fogelman

曹宇曦 译　冯力民 校

已知可引起毒性的化疗药物

概述

因癌症接受化疗的患者中，约 40% 会出现神经毒性反应，包括中枢神经毒性反应及周围神经毒性反应，均属于剂量限制性毒性反应，其对患者预后、生活质量或生存可造成负面影响[1]。值得注意的是，若早期对化疗引起的中枢神经毒性或周围神经毒性反应做出识别，并进行适当治疗，可预防、逆转其毒性反应[2]。因此，经验丰富的医师能够对早期神经毒性反应的临床表现做出诊断，并及时做出适当的治疗。本章节对常见化疗引起的神经毒性反应及其相关治疗进行概述。关键是许多化疗药物很少单独使用，因此本文介绍多为联合化疗。另外，因为发病率低，最严重神经毒性采用病例报道，而非大样本的临床试验，但这些肿瘤患者对化疗也有参考价值。

总的来说，神经毒性的诊断是基于综合病史和查体。有些病例影像学也有诊断价值。另外，预防和治疗策略是目前研究方向。因为化疗药物对神经毒性的发病机制尚知之甚少，治疗方法少，故本章节重点介绍预防策略。

铂类化合物

铂类化合物（如顺铂、卡铂和奥沙利铂）通过与 DNA 链内或链间外交联，破坏其完整性，引起细胞坏死。广泛应用于各种肿瘤的化疗药物，因其引起的急性或慢性神经毒性限制了其应用。近期关于此类药物的神经毒性（基于基因敏感性）

已有了研究与报道[3]。

顺铂

已广泛应用于头部、颈部、胃肠、泌尿系及妇产科恶性肿瘤的治疗，可引起中枢神经及周围神经毒性反应。尽管血脑屏障对顺铂渗透有一定的限制，但动脉介入治疗后将很快引起中枢神经毒性反应[4]。将近6%的患者在治疗过程中出现头痛、脑病、癫痫或局部神经缺损。脑部放射可增加神经毒性的发生。通过顺铂直接导致神经毒性或是因应用其治疗引起电解质紊乱，进而导致中枢神经毒性反应，目前尚未肯定，在所有病例中，停止治疗后症状可完全缓解。众所周知，顺铂可引起周围神经的毒性，主要在连续使用后发生，尤其是总剂量超过400mg/m^2[5]。此外，周围神经毒性反应也可在治疗结束数月后发生[6]。动脉介入治疗引起的可逆急性毒性反应依赖于用药部位的毒性水平[7]。病理研究揭示顺铂可导致严重的神经轴突变化（见图8-1），引起急性调节期的神经识别障碍[8]。最常见为在急性调节期出现短暂的痉挛，尚不知其是否为随后的神经毒性反应的预兆。在高剂量顺铂治疗期间或治疗后，有

些患者会出现 Lhermitte 征[9]。

卡铂

卡铂是铂类类似物，与顺铂相比较，很少引起全身神经类并发症，但可轻微增加对中枢神经系统的渗透。此发现并无较大的临床意义。周围性用药并不引起中枢神经毒性反应，但动脉介入治疗会引起急性的视网膜病变，然而极少引起局部神经缺损[10]。对周围神经的毒性类似顺铂，但需要更加深入的研究，尤其是卡铂的毒性常在治疗数个疗程后出现[11]。

奥沙利铂

奥沙利铂是新一代铂类化合物，常用于结肠癌的治疗，对中枢的不良反应并不常见，但对周围神经有剂量限制性毒性。对周围神经的毒性分为急性和慢性两种。急性毒性反应包括肌肉自发性收缩，寒冷引起的感觉异常及痉挛。这些并发症在多数患者治疗的数小时内发生[12-14]。约25%的患者在化疗期间有口周或喉部的感觉迟缓，少数患者出现因喉痉挛而发生呼吸困难[12]。连续用药可导致慢性毒性反应，如感觉异常及深层腱反

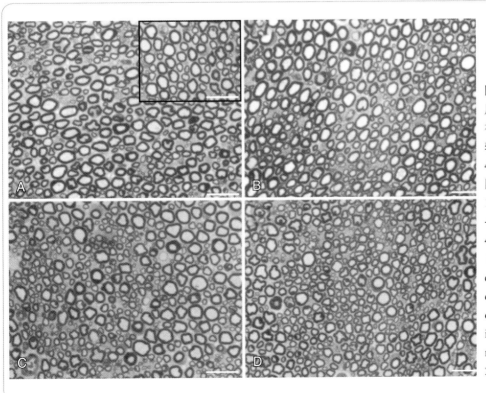

图8-1　方框 A：此为应用药物治疗后的小鼠坐骨神经显微镜下照片，提示轻度轴突病变：A= 顺铂 4mg/kg（右上角小插图为图像对照点）；B= 紫杉醇 10mg/kg；C= 紫杉醇 10mg/kg + 顺铂 4mg/kg；D= 顺铂 4mg/kg+ 紫杉醇 10mg/kg（Reprinted from Carozzi V, et al. Effect of the chronic combined administration of cisplatin and paclitaxel in a rat model of peripheral neurotoxicity. Eur J Cancer 2009；45：656-65.）

射的消失。故认真对待、研究后续治疗是非常必要的[13]。

长春花生物碱类

长春花生物碱类药物在有丝分裂期限制微管形成进而抑制细胞分裂，常用于血液类恶性肿瘤的治疗。因其可迅速地抑制细胞分裂，故偶用做免疫抑制剂。因其有上述作用，易在治疗时出现骨髓抑制等不良反应。值得注意的是，长春花碱常用于肺癌的治疗，但并没有引起明显的神经毒性。

长春新碱

长春新碱引起的中枢神经毒性很少见，但很严重。当鞘内用药，即使小剂量，数小时内可引起严重致命性的脑脊髓病[14]。虽然罕见，当长春新碱用量＞4mg时，可使可逆的潜在脑病进展[15]。

长春新碱引起的急性周围神经毒性反应主要因其可抑制微管的轴突基本结构（图8-2）。毒性症状包括周围末梢神经的感觉异常、麻木、踝关节腱反射消失。约70%的患者在治疗期间出现以上症状，取决于用药剂量[16]。一旦累计剂量超过毒性反应阈值，症状立刻出现。停药后多数患者可缓解。然而约25%患者在停药后症状恶化，较严重的可发展为类似吉兰-巴雷综合征。在积累剂量超过4mg后，类似吉兰-巴雷综合征可逐渐进展，且易在急性或亚急性毒性反应期被忽视[17]。声带麻痹是极其危重的并发症，需要紧急通气支持，虽然仅1%在儿童应用长春新碱的病历中报道[18]。更罕见的并发症是多发的脑神经及周围神经的毒性反应，可在治疗的数日内导致死亡[19]。

半合成的长春花生物碱

半合成的长春花生物碱包括长春地辛和长春瑞滨，主要用于血液恶性肿瘤、肺癌及乳腺癌的治疗。与长春新碱相比，长春瑞滨引起神经毒性反应的风险极低[20]。感觉异常在20%的患者发生，其中仅有不足1%的患者有明显的症状。此外自主神经的改变使便秘在用药患者中较常发生。周围神经及自主神经的病变在停药后可逆转[21]。同样的，长春地辛引起的周围神经及自主神经病变的发生率与长春瑞滨相似，但长春地辛可诱发

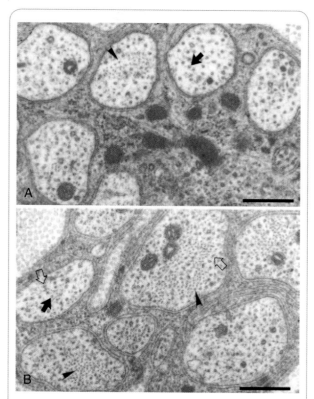

图8-2　对照组（**A**）及长春新碱治疗组（**B**）的小鼠神经微管横切片。对照组神经纤维细丝分布贯穿轴突，相比之下长春新碱治疗组中轴突有更多的神经纤维细丝。且长春新碱治疗组中轴浆中心部位的神经纤维细丝异常聚集。此外与对照组相比，长春新碱治疗组中无髓鞘的轴突更大且形状不规则。（From Tanner KD, Levine JD, Topp KS.Microtubule disorientation and axonal swelling in unmyelinated sensory axons during vincristine-induced painful neuropathy in rat. J Comp Neurol 1998；395：481-2. Permission from www. copyright.com，academic subscription.）

可逆的类似吉兰-巴雷综合征的症状[22]。

抗代谢药物

化疗相关的抗代谢药物可抑制细胞整个代谢过程，从而影响细胞分裂。此类药物从根本上干扰DNA的合成与复制。

甲氨蝶呤

甲氨蝶呤是二氢叶酸还原酶抑制剂，常应用于血液恶性肿瘤及乳腺癌的治疗，且大剂量应用

于中枢神经系统（CNS）淋巴瘤及急性淋巴细胞白血病的鞘内注射用药。对于甲氨蝶呤是否有神经毒性目前还存在争议。我们不知是否磁共振显像改变之前即存在不可逆损伤的症状。目前已知甲氨蝶呤的鞘内注射可加重无菌性脑膜炎，最新的病例报道显示肌内注射甲氨蝶呤可诱发脑膜炎[23]。在用药的数小时内出现症状，并在 72 小时内得到缓解。鞘内注射的并发症还包括后背痛、虚弱及感觉的改变，这些极少会发展为可逆的横贯脊髓炎[24]。大剂量甲氨蝶呤全身用药可引起亚急性、可逆的精神状态改变，且 15% 的患者可发展为局部神经缺损[25]。有些甲氨蝶呤造成的损伤是不可逆的，且有超过 25% 的患者在长疗程的治疗中出现感知及功能性的改变。因此，对其毒性的早发现可帮助患者维持生活质量[26]。很少数患者在服药后出现偶发的可逆的局部腰骶神经根病变，症状多在停药后立即消失。

氟尿嘧啶

氟尿嘧啶作为胸苷酸抑制剂，可阻止核苷酸合成及细胞的分裂。此类药物已广泛应用于胃肠、头部、颈部肿瘤的治疗。尽管氟尿嘧啶很少引起神经毒性反应，但仍可引起急性脑病、小脑综合征、痉挛或是孤立的脑部神经缺损[27]。小脑病变（小脑共济失调、口齿不清、眼球震颤）或脑病改变（认知、感知）可在化疗的数小时内发生，可在停药后几日内症状逆转和缓解。病变在用药患者中的发生不超过 10%，同时发生两种病变的概率更小。尽管神经毒性反应的机制尚不清，但考虑可能与氟尿嘧啶影响的代谢有关。据报道，在应用氟尿嘧啶治疗的几日内可发生多灶性的脑白质病变。

最新证据表明，氟尿嘧啶的神经毒性易感性可能与遗传基因有关，但此证据仍需要进一步研究[28]。缺少二氢嘧啶脱氢酶的患者应用氟尿嘧啶除了增加其导致的不良反应风险外，还会有神经毒性反应的风险。氟尿嘧啶的周围神经毒性反应很少发生，仅可表现为轻度的感觉运动丧失，停药后症状可逆[29]。

阿糖胞苷

阿糖胞苷作为嘧啶类似物可抑制 DNA 聚合酶，为血液恶性肿瘤治疗的首选用药。多项研究表明，应用阿糖胞苷鞘内治疗可引起无菌性脑炎，大部分患者在停药数周后恢复[30]。当累积剂量达 20mg 后，可使症状进展。近 20% 进行鞘内注射治疗的患者出现抽搐症状。使用大剂量阿糖胞苷的 10% 的患者，当累积剂量超过 $36mg/m^2$ 时可导致小脑功能性失调，大部分患者在停药后可恢复，极少数的患者（< 1%）症状可永久存在[31]。约 1.5% ～ 2% 大剂量阿糖胞的患者可出现周围神经病变[32]。在治疗 20 日后可出现症状，并发展为不可逆的感觉神经脱髓鞘。患者可能需要机械通气支持，甚至可能致命。多数可逆的感觉神经病变（伴或不伴神经痛）将会最终发展为不可逆，主要因周围神经的特异性辣椒素受体的反弹高表达[33]。

异环磷酰胺

异环磷酰胺作为氮芥类烷化剂应用于血液、妇科、泌尿系和骨科的恶性肿瘤的治疗。约 5% 的儿童发生短暂的中枢神经毒性反应，可表现为局部或全身的癫痫表现[34]。年长者可出现可逆的脑病，超过 65 岁的男性患者，脑病症状的发生率上升至 30%[35]。

紫杉醇类

紫杉醇类药物在 DNA 合成的 S 期稳定微管的合成，进而干扰有丝分裂。因此，由其导致的神经毒性反应，可使神经轴突及神经元组成物质轴向传导出现功能性异常（图 8-3）。此类神经毒性反应很常见，属于剂量限制性的不良反应。

紫杉醇

紫杉醇常用于卵巢、乳腺及肺部的恶性肿瘤的治疗，目前也逐渐应用于胰腺恶性肿瘤的治疗。应用此类药物导致的中枢神经病变是有限的，虽然大剂量（> $600 mg/m^2$）可引起可逆性的脑病（< 5%）及视觉神经中枢的改变[36]。周围神经毒性反应属于剂量依赖性，通常在累积剂量至少超过 $100 mg/m^2$ 时发生[37,38]。几乎所有患者首先出现的周围神经病变的症状及体征包括：麻痹、近端及远端肌无力、肌痛、关节痛及感觉异常。这些并发症可严重的影响患者日常活动，并且在紫杉醇与铂类化合物联合应用时可使上述症状明显

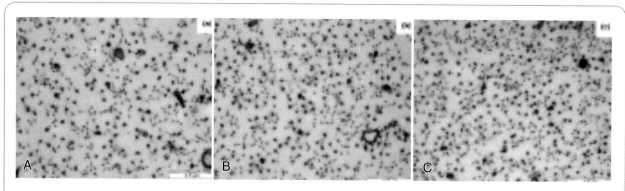

图 8-3　小髓轴突电镜照片：（**A**）对照组动物，（**B**）紫杉醇 10mg/kg，及（**C**）多烯紫杉醇 10mg/kg。多烯紫杉醇组的微管影像密度增强。（With permission from Persohn E，Canta A，Schopefer S，et al. Morphological and morphometric analysis of paclitaxel and docetaxel-induced peripheral neuropathy in rats. Eur J Cancer 2005；41：1460-6.）

加重[39]。当累积剂量较大时，有些患者可有反射的丧失及震动的感觉发生。应用紫杉醇晚期，可引起的神经毒性反应，病理上表现为轴突萎缩及轴索生长抑制[40]。

纳米制剂的紫杉醇是一种白蛋白结合紫杉醇，应用于乳腺癌的治疗，对于其他恶性肿瘤的治疗尚在研究中。关于纳米制剂的紫杉醇早期研究发现，治疗中常出现的不良反应是感觉神经毒性反应及疲劳（超过 65% 的患者），但严重的神经毒性反应不多见（5% ~ 10% 的患者）[41]。单独应用纳米制剂紫杉醇比普通紫杉醇更易引起神经毒性反应，多在停药后症状立即缓解。还需要更多研究评估此类新型化疗药物的潜在神经毒性。

多烯紫杉醇

与紫杉醇相似，多烯紫杉醇多用于妇科及肺部的恶性肿瘤。不良反应同样与紫杉醇相似，尽管仅有 10% 的患者出现轻度症状，但当累积剂量超过 400 mg/m² 时，会出现较严重的症状[41, 42]。除了周围神经毒性外，5% 的患者进行多烯紫杉醇治疗时，会出现莱尔米特征（Lhermitte's sign）[43]。应用多烯紫杉醇而导致周围神经病变的患者进行的神经活检证实，其在病理学上与紫杉醇导致的病变相似。

亚硝基脲

亚硝基脲是烷类化合物，但作用机制目前尚不清楚。因其容易通过血脑屏障，故常用于神经类恶性肿瘤。尽管应用此类药物化疗引起的全身系统神经毒性不常见，但卡莫司汀动脉介入（200 mg/m²）数小时内可引起脑病及局灶性神经缺损较常见（15%）。多数患者治疗数日内的 CT 虽未显示特异性病灶，但可提供病变证据[44]。约 15% 联合应用环己亚硝脲、甲氨蝶呤和长春新碱治疗恶性胶质瘤的患者，会出现认知下降、癫痫及局灶性神经缺损[45]。

神经毒性反应的诊断

认真询问病史及查体对诊断神经毒性反应极为重要。病史应询问近期化疗过程，前次治疗后的反应及既往神经毒性反应史。此外，用药治疗期间出现的临床表现和诱因，与既往存在神经性损伤都应进行识别。如虽然无预期的数据支持该假设，但神经传导速度与家族神经病史被认为可预示长春新碱导致的神经毒性。此外，遗传性运动感觉性神经病（腓骨肌萎缩症 Ⅰ 型）的患者，长春新碱治疗时，有更高患严重急性与慢性神经毒性的可能[46]。

为了更好地采集病史，多种经设计及验证的诊断表已用于化疗相关的神经毒性的评估。全面与简化后的神经病理量表[50]已提示与外周神经病临床症状的相关。此外一个全面用于描述奥沙利铂诱导的神经毒性的特征调查表对临床医师可能会很有帮助，因为这种调查包括了一套完整的中枢与外周神经毒性症状的列表[47]。

查体要全面，应测试运动、感觉、小脑的功

能。若考虑到中枢神经毒性，需同时进行相应检查。不同感觉功能（如震感、痛感、两点区分感）都应进行测试，因为不同化疗可影响不同周围神经的亚型变化。

诊断测试可能有用，但应在需要时进行。脊髓电图及神经传导速度在应用奥沙利铂数小时内出现异常，且引发神经的高度兴奋状态。患者所主诉症状及表现出来的症状与异常兴奋有关。应用甲氨蝶呤导致脑膜炎的患者，典型表现是脑脊液细胞增多但培养后无菌[26]。腓肠神经传导速度研究提示紫杉醇导致神经毒性可有缓慢的生理电位[43]。其他具有神经病变的倾向患者如合并糖尿病也应加以阐述。应用环己亚硝脲、甲氨蝶呤及长春新碱而引发认知缺乏及中枢神经毒性反应的患者，脑电图可典型地表现为较缓慢的放电[48]。

识别高风险的患者

最近资料表明单个或多个的基因多态性可能会提高识别神经病变的风险，尤其对应用奥沙利铂的患者，并且经过广泛的药物基因组研究证实是正确的。虽然目前未常规使用，随着对上述基因多态性研究，可能会在治疗前，进行患者基因预测。基因多态性列举于表8-1。

Gmaelin等[49]研究显示乙醛酸转氨酶（AGXT）的部分单体型可预测奥沙利铂引起的急性或慢性神经毒性反应。在此项研究中，谷胱甘肽-S-转移酶P1基因多态性并未灵敏地预测奥沙利铂的毒性，随后研究发现I105V基因多态性与神经毒性反应有关[50]。另外法国及意大利的两

表8-1　具有差异的基因多态性

神经病变的遗传易感性

化疗药物	与神经病变相关的基因
奥沙利铂	*AGXT*
	GSTP1-I105V
顺铂	*GSTM1*
多烯紫杉醇	*ABCB1*
	GSTP1
紫杉醇	*ABCB1*

项研究同样发现应用奥沙利铂的患者，I105V基因多态性与神经毒性反应有关，并且验证了此观点[51,52]。一项电压门控钠通道的研究并未发现SCN2A R19K基因多态性与奥沙利铂的应用有关[53]。

与奥沙利铂相似，基因多态性同样可能预测铂类化合物及紫杉醇类的毒性。例如，谷胱甘肽-S-转移酶P1基因多态性可能使患者在使用铂类化合物时易造成神经毒性反应[54]。同样P-糖蛋白（ABCB1）基因多态性的患者，在单独应用紫杉醇[55]、多烯紫杉醇或联合沙利度胺后可能需长时间才会出现神经毒性反应[56]。此外，GST I105V等位基因可能增加患者对多烯紫杉醇导致的周围神经毒性反应易感性[57]。

当我们了解更多与神经毒性反应及不良反应有关基因型及易感性的知识，测定方法将会增加，同时我们研发新的化疗药物，以预防神经毒性，最终把高风险患者的毒性反应降低。

神经毒性反应的预防与治疗

许多机构已经对神经毒性反应的预防及目前已知毒性的治疗进行测试，本章将回顾这些方法，一些较大型的研究已列举在表8-2。

钙与镁

奥沙利铂导致的神经病变可改变患者生活质量而成为停药的主要因素。静脉输入钙及镁可降低神经病变的发生率。有趣的是治疗的作用机制与奥沙利铂的机制有关。奥沙利铂进入细胞后分解为草酸，并同时生成螯合物钙。细胞内钙离子的缺乏加强了钙-钠离子通道，提高了神经的兴奋性，增加大量细胞外钙及镁可能会减少奥沙利铂引起的周围神经过度兴奋[58]。

补充失去的钙、镁离子已经作为预防周围神经过度兴奋的一种方法。法国Neuroxa研究直肠癌患者应用FOLFOX（氟尿嘧啶、亚叶酸、奥沙利铂）治疗，同时观察有或无电解质的替代[59]。此项回顾性研究中，95例患者在治疗前后静脉输入钙及镁离子，65例患者未输注。治疗组的毒性反应更少，3级感觉异常少（7% vs. 26%），感觉异常更少，神经病变更少（20% vs. 45%），治疗效果两组相似。

表 8-2　经测试可预防及治疗目前化疗药物引起的神经病变的有效介质

间歇性奥沙利铂策略	时间	病例数	研究结果	备注
Optimox-1	2006	620 例	持续治疗中，18% 出现 3 度感觉神经病变；而间歇性治疗中仅 13% 患者发生；$P = 0.12$	
Grothey (CONcePT)	2008	139 例	间歇性治疗组中神经病病例减少（24% *vs.* 10%），TTF 改善（5.6 *vs.* 4.2 个月）	
谷胱甘肽				
Cascinu	1995	50 例	与安慰剂比较，在化疗患者中，使用谷胱甘肽降低了神经病变。	小样本、前瞻性的随机研究，铂化物活性无改变
Smyth	1997	151 例	感觉神经毒性降低，但差异不显著（49% *vs.* 39%；$P = 0.22$）.	卵巢癌患者的谷胱甘肽或安慰剂前瞻性随机试验
Cascinu	2002	52 例	降低了谷胱甘肽组中的 2～4 级神经毒性（11 *vs.* 2；$P = 0.003$）	小样本前瞻性随机研究显示铂化物活性无改变
谷氨酸盐 / 谷氨酸酯				
Wang	2007	86 例	有效地降低了 3～4 级神经病在奥沙利铂化疗患者中的发病数量	小样本前瞻性的随机研究显示铂化物活性无改变
Stublefield	2005	46 例	减轻大剂量紫杉醇治疗的患者虚弱，震动消失	
维生素 E				
NCCTG	2009	189 例	2 级以上神经毒性无差异	患者接受了多次化疗疗程，数量过少，无法对每次化疗进行评估

此方法后经双盲随机化、安慰 - 对照Ⅲ期临床试验，应用奥沙利铂（或 FOLFOX）辅助化疗治疗结肠癌进行验证 [60,61]。神经毒性采用常规毒性标准（CTC）进行评价，同时采用奥沙利铂特异的病例报告评分对其进行评价。此项研究主要终点定义为 2 级或更高的慢性周围神经毒性反应。神经毒性出现时间、急性神经毒性发生百分率及终止治疗的百分率作为研究第二终点。虽然此研究预计纳入 300 例患者，但当 CPNcePT 研究提示两种盐离子会降低治疗效果后，此研究终止。此时，50 例患者在应用 FOLFOX 治疗时应用两种盐离子，52 例未使用。结果报道急、慢性神经毒性发生情况，尤其是肌肉抽痛下降。在钙镁合剂组与对照组分别为（23% *vs.* 6%，$P = 0.002$），但对冷的灵敏度和吞咽不适两组接近。慢性神经毒性钙镁合剂组与对照组比较，2 度或更严重神经毒性发生更低（22% *vs.* 41%，$P = 0.038$），手足麻木和刺痛更低，较少发生不能进行精细动作如扣钮扣等，出现神经毒性时间明显延长。非神经毒性两组无差异。

CONcePT 试验同时测试两种方法预防奥沙利铂导致的神经病变。转移性结肠癌的患者被随机加用钙及镁盐，同时随机应用连续或"间断疗法"，且奥沙利铂在 8 个周期后停止使用，之后化疗 8 个周期后将被再次使用。此项研究把治疗失败的时间作为主要研究终点。共有 270 例患者参加，在随机分配钙及镁被终止后，所有患者都同时接受盐类治疗。此研究较早被终止，因试验中期的意外分析地提示未使用钙及镁的组有更好的化疗反应率。但随后的影像学研究提示应用盐类对反应率并无差异。总共 140 例患者被随机分配到 2×2 组中，反应率及治疗失败时间两组相似，钙及镁治疗并未改善神经毒性反应的发生率。因其为小样本量试验，所以很难通过试验下结论。

所有的评估钙及镁预防奥沙利铂毒性的试验中并未明确地说明应用电解质有害或对降低神经毒性有帮助。但参与研究的患者仍为少数，所以很难对其有效性做出最终的结论。

间断用药策略

减少患者对药物的暴露是预防奥沙利铂导致的神经病变的一种方法。Optimox-1 是第一个评价此方法的研究[63]，在研究中奥沙利铂（或FOLFOX4）连续用药，或应用 FOLFOX7 6 个周期后停药并在 12 个周期后再次给药。共 623 例患者随机分配在各组。连续用药组 18% 的患者出现 3级感觉神经病变，而间断用药组为 13%，差异无统计学意义。两种方法的灵敏度、无疾病生存期和总生存期是相似的。

在 CONcePT 试验的患者被随机分配至两组，一组为应用奥沙利铂化疗 8 个周期后停药，另一组为连续用药至病情进展或出现不可接受的毒性。患者于早期终止组或在病情进展后，应用氟尿嘧啶及亚叶酸的附加的 8 个周期后，再次应用奥沙利铂治疗。间断治疗法的患者，其治疗失败的时间较连续法组患者延长，分别为 5.6 个月及 4.2 个月（$P=0.0025$）。间断治疗法的患者无疾病生存期亦较连续组延长（分别为 12 个月及 7.3 个月；风险率 =0.53；$P=0.048$）。间断组较连续组较少发生 3 ~ 4 级神经毒性（10% $vs.$ 24%）；剂量减少或延期（8% $vs.$ 22%）及终止治疗（10% $vs.$ 22%）。

谷胱甘肽

谷胱甘肽最初为保护顺铂肾毒性的三肽物，后发现具有神经保护作用。它的作用可能归于其铂类 - 谷胱甘肽复合物，并且有证据表明其可降低神经后根中的铂浓度[64]。外源性谷胱甘肽可清除铂类化合物形成的自由基，补充细胞内自由基，影响铂类化合物的肾清除率。

Cascinu 等评估了谷胱甘肽预防神经毒性反应的作用。在研究中共有 50 例胃癌患者进行顺铂治疗，并在治疗前随机分配至 1.5g/m² 谷胱甘肽组或安慰剂组，分别肌注 2 ~ 5 日。临床及电生理学研究用于评估毒性。9 周后，谷胱甘肽组无 1 例显示出现神经病变，25 例的安慰剂组中，16 例表现

出不同程度的神经病变；其中 2 ~ 3 例属于 2 ~ 3度神经病变。15 周后，4/24 例的谷胱甘肽组出现神经病变，且都属于 1 ~ 2 级神经病变。而 16/18例安慰剂组出现神经病变，其中 3 例为 3 ~ 4 级神经病变。安慰剂组中 1 例、谷胱甘肽组无 1 例因神经病变而终止治疗。两者在患者的疗效反应及生存上基本相似，谷胱甘肽组的疗效稍好些。对151 例使用顺铂治疗的卵巢癌患者研究显示，与安慰剂组相比，谷胱甘肽组的患者因神经毒性反应改善而得到更高的生活质量评分，且保持更高功能评分[65]。谷胱甘肽组的预后更好，但在统计学上不显著。同样地，谷胱甘肽组患者较安慰剂组可接受更高剂量顺铂（440mg /m² $vs.$ 401mg /m²），尽管在统计学上差异不显著。

谷胱甘肽在接受 FOLFOX 化疗方案中的奥沙利铂治疗的直肠癌患者中进行试验[66]，52 例患者被随机分配至谷胱甘肽组及安慰剂组。试验早期谷胱甘肽组中 2 ~ 4 级神经毒性反应的患者明显少于安慰剂组，两者的反应率及生存率相似，且其他毒性反应也相似。

总体来说，这些研究认为谷胱甘肽可在化疗中减少神经毒性，但是在被常规应用前尚需大样本研究验证上述观点。

谷氨酸盐

谷氨酸盐作为神经保护剂的机制尚未明确，可能与其促神经生长因子释放有关。Wang 等试验评价谷氨酸盐在接受奥沙利铂化疗的直肠癌患者中的作用[67]。应用谷氨酸盐组（15g，每日 2 次）较未对照组，4 疗程后，3 ~ 4 级神经病变更少（4.8% $vs.$ 18.2%，$P = 0.05$），6 疗程则更少（11.9% $vs.$ 31.8%）。谷氨酸盐同样可以减少因骨髓干细胞移植而应用紫杉醇导致的神经病变。在 46 例患者的研究中，治疗组中肌无力及失去震动感觉的患者更少[68]。

最近一项 43 例应用紫杉醇同时应用谷氨酸盐的试验并未显示其明显益处[69]。但此小样本量试验应用谷氨酸盐的剂量较少，尚需大样本试验验证。

N- 乙酰半胱氨酸

N- 乙酰半胱氨酸（NAC）作为抗氧化剂应用

于各类型的毒性反应，且可预防显影剂引起的肾毒性。实验研究显示，其可以阻止顺铂引起的细胞凋亡，因而可能应用于临床[70]。此外，N-乙酰半胱氨酸可提高半胱氨酸的循环。Lin等[71]研究发现5例因结肠癌接受FOLFOX方案化疗12个周期的患者，同时应用N-乙酰半胱氨酸中，1例出现神经毒性反应，相比较应用安慰剂的12例患者中有8例出现类似的毒性，但鉴于此研究的样本量太少而无说服力。

维生素 E

专家已将抗氧化剂如维生素E作为降低化疗生成自由基的一种方法。的确，由顺铂造成细胞损伤在病理学上与维生素E缺乏相似，两者都在神经背根发生。

这个有趣的发现，引起人们进行临床早期补充维生素E的小样本研究。Pace等[72]使47例患者参与研究，一部分患者在应用顺铂化疗前及治疗后3个月应用维生素E（300mg/d），另一部分患者单独使用铂类化合物。维生素E组较未应用维生素E组神经毒性反应的发生率较低（30.7% vs. 85.7%，$P < 0.01$），且神经毒性反应的严重程度较小。本研究的局限性包括样本量小，仅27例患者有可评估的神经毒性反应，且维生素E对治疗的有效性并未进行记录。

此开放性研究引发该研究组进行大样本量、双盲的研究[73]。根据发表于2007年的研究分析，81例使用顺铂化疗的患者被随机、双盲分配至维生素E组（400mg/d）及安慰剂组。患者在随后的治疗中进行神经病学及神经生理学的检查。研究中期分析显示25例患者维生素E组的神经毒性反应评分有明显的改善。

美国North Central Cancer Treatment Group进行了关于维生素E大样本的研究[74]。此研究为双盲、安慰剂对照的Ⅲ期临床研究，其中患者治疗使用维生素E，400mg/次，每日2次，或服用安慰剂。合格的患者进行辅助具有神经毒性反应化疗。头部及颈部癌症的患者被排除于此研究。主要的终点为2级或更高级的感觉神经病变。多数患者使用紫杉醇（109例），也包括使用顺铂（8例）、卡铂（2例）、奥沙利铂（50例）、或由以上药物联合治疗（20例），共189例患者参与此项

研究。遗憾的是，2度以上神经病变的发生率在维生素E组及安慰剂组中差异并无显著性（34% vs. 29%；$P = 0.043$），且两者神经病变的发生时间、剂量减少及总的症状报道方面也无明显差异。

因为此研究中仅有少数患者接受铂类药物治疗，我们不清楚是单纯的维生素E无作用，还是维生素E不能减少损伤，尤其像紫杉醇治疗的患者。值得注意的是，紫杉醇治疗的患者并没有表现出同样的背根神经节的改变，但在研究此问题上应用铂类治疗的样本量不足。

Argyriou等[75]早期通过小样本研究评价维生素E在紫杉醇及顺铂治疗中作用。此随机化且开放性的研究评估维生素E对神经毒性反应的影响。值得注意的是，40例患者中，21例使用紫杉醇治疗，以11/10的比例分配维生素E组及对照组。余下的患者接受顺铂治疗（15例）或接受联合治疗（4例）。维生素E组较对照组神经病变的发生率低（25% vs. 73%；$P = 0.023$）。但紫杉醇联合顺铂治疗的患者，其结果作者并未给出详细数据。因此遗留的问题包括维生素E是否有效，且其是否仅对紫杉醇有作用。

有关维生素E争论的焦点是，其是否会影响治疗的效果。动物实验提示在细胞系及老鼠模型中药物剂量并不影响抗癌疗效[76]。但是关于维生素E[77]及β-胡萝卜素作为保护剂的研究提示，应用这些维生素可能会影响局部复发率。使用此组合的患者复发的风险比为1.37，虽然在统计学上并不明显（0.93-2.02）。维生素补充后并未提高生活质量。另一个安慰剂对照研究[78]，是放疗期间进行中维生素E漱口水防止黏膜炎的作用研究，结果显示治疗组有稍低的生存率；统计学上不明显，并且较安慰剂组，治疗组有更多Ⅲ期或Ⅳ期患者。

一个关于化疗应用或不应用维生素补充（包括维生素E，维生素C及β-胡萝卜素）的实验提示，反应率并无明显差别[79]。根据上述小样本量研究及矛盾的结果，我们认为现在对维生素E辅助治疗下定论为时过早。

抗抑郁药物及抗癫痫药物

对三环抗抑郁药物的兴趣源于其应用治疗糖尿病有关的神经性疼痛。不幸的是，有关阿米替林[80]及去甲替林[81]的试验并未证明其明显的好

处。这些都是小样本量试验，样本量分别为 44 例及 51 例，且神经病变仅有微小改变。

加巴喷丁及普瑞巴林都属于抗癫痫药物，曾应用于治疗糖尿病性神经病变。因此，它们值得试验其对化疗药物导致的神经病变的作用。115 例患者参与并随机分配至加巴喷丁或安慰剂组的试验并未显示应用此药物可对化疗药物导致的神经病变有益[82]。一个由 23 例参与非随机化试验显示，8 例患者应用普瑞巴林可改善一级神经病变，但此结果仍需要更大样本量、随机化试验的验证[83]。

结论

很多化疗药物可引起周围神经病变，其作用机制不同，但临床上导致的神经病变是相似的。

因此，不同的化疗引起的神经毒性反应具有的不同作用机制可能会混淆临床试验，这些试验目的在于阻止病变进展或减少存在的神经病变。将来的试验，若针对特定的化疗进行设计将会成功。此外，若我们能很好地个体化地鉴别其神经病变的风险，治疗将会更准确、更好地选择符合试验条件的候选人，进而有助于研发预防及治疗新制剂。

到目前为止，临床试验中最引人注目的结果是尽可能地避免神经毒性反应（如结肠癌的 Optimox-1）及钙、镁在一些应用奥沙利铂病例中作用。不幸的是，其他试验未成功地显示如何避免神经病变。目前，抗癫痫药物在治疗神经病变上表现突出，但仍需更多的试验证明在此类药物与神经保护剂同时应用，且不损害抗癌疗效。

参考文献

1. Wolf S, Barton D, Kottschade L, et al. Chemotherapy-induced peripheral neuropathy: prevention and treatment strategies. *Eur J Cancer*. 2008;44:1507–1515.
2. Quasthoff S, Hartung HP. Chemotherapy-induced peripheral neuropathy. *J Neurol*. 2002;249:9–17.
3. McWhinney SR, Goldberg RM, McLeod HL. Platinum neurotoxicity pharmacogenetics. *Mol Cancer Ther*. 2009;8:10–16.
4. Tfayli A, Hentschel P, Madajewicz S, et al. Toxicities related to intraarterial infusion of cisplatin and etoposide in patients with brain tumors. *J Neurooncol*. 1999;42:73–77.
5. Boogerd W, ten Bokkel Huinink WW, Dalesio O, et al. Cisplatin induced neuropathy: central, peripheral and autonomic nerve involvement. *J Neurooncol*. 1990;9:255–263.
6. Siegal T, Haim N. Cisplatin-induced peripheral neuropathy: frequent off-therapy deterioration, demyelinating syndromes, and muscle cramps. *Cancer*. 1990;66:1117–1123.
7. Nishimura T, Sanada J, Furukawa M. Cervical radiculopathy due to intra-arterial infusion of cisplatin. *J Laryngol Otol*. 2005;119:649–650.
8. Gregg RW, Molepo JM, Monpetit VJ, et al. Cisplatin neurotoxicity: the relationship between dosage, time, and platinum concentration in neurologic tissues, and morphologic evidence of toxicity. *J Clin Oncol*. 1992;10:795–803.
9. Walther PJ, Rossitch Jr E, Bullard DE. The development of Lhermitte's sign during cisplatin chemotherapy: possible drug-induced toxicity causing spinal cord demyelination. *Cancer*. 1987;60:2170–2172.
10. Watanabe W, Kuwabara R, Nakahara T, et al. Severe ocular and orbital toxicity after intracarotid injection of carboplatin for recurrent glioblastomas. *Graefes Arch Clin Exp Ophthalmol*. 2002;240:1033–1035.
11. Markman M, Kennedy A, Webster K, et al. Neurotoxicity associated with a regimen of carboplatin (AUC 5-6) and paclitaxel (175 mg/

m2 over 3 h) employed in the treatment of gynecologic malignancies. *J Cancer Res Clin Oncol*. 2001;127:55–58.
12. de Gramont A, Figer A, Seymour M, et al. Leucovorin and fluorouracil with or without oxaliplatin as first-line treatment in advanced colorectal cancer. *J Clin Oncol*. 2000;18:2938–2947.
13. Cassidy J, Misset JL. Oxaliplatin-related side effects: characteristics and management. *Semin Oncol*. 2002;29:11–20.
14. Bain PG, Lantos PL, Djurovic V, et al. Intrathecal vincristine: a fatal chemotherapeutic error with devastating central nervous system effects. *J Neurol*. 1991;238:230–234.
15. Whittaker JA, Parry DH, Bunch C, et al. Coma associated with vincristine therapy. *Br Med J*. 1973;4:335–337.
16. Verstappen CC, Koeppen S, Heimans JJ, et al. Dose-related vincristine-induced peripheral neuropathy with unexpected off-therapy worsening. *Neurology*. 2005;64:1076–1077.
17. Gonzalez Perez P, Serrano-Pozo A, Franco-Macias E, et al. Vincristine-induced acute neurotoxicity versus Guillain-Barre syndrome: a diagnostic dilemma. *Eur J Neurol*. 2007;14:826–828.
18. Kuruvilla G, Perry S, Wilson B, et al. The natural history of vincristine-induced laryngeal paralysis in children. *Arch Otolaryngol Head Neck Surg*. 2009;135:101–105.
19. Tarlaci S. Vincristine-induced fatal neuropathy in non-Hodgkin's lymphoma. *Neurotoxicology*. 2008;29:748–749.
20. Hohneker JA. A summary of vinorelbine (Navelbine) safety data from North American clinical trials. *Semin Oncol*. 1994;21:42–46; discussion 46–7.
21. Vats T, Buchanan G, Mehta P, et al. A study of toxicity and comparative therapeutic efficacy of vindesine-prednisone vs. vincristine-prednisone in children with acute lymphoblastic leukemia in relapse. A Pediatric Oncology Group study.

Invest New Drugs. 1992;10:231–234.
22. Liu L, Shi B, Ye L, et al. Vindesine-induced neuropathy mimicking Guillain-Barre syndrome. *Leuk Res*. 2009;33:e232–e233.
23. Hawboldt J, Bader M. Intramuscular methotrexate-induced aseptic meningitis. *Ann Pharmacother*. 2007;41:1906–1911.
24. Teh HS, Fadilah SA, Leong CF. Transverse myelopathy following intrathecal administration of chemotherapy. *Singapore Med J*. 2007;48:e46–e49.
25. Jaffe N, Takaue Y, Anzai T, et al. Transient neurologic disturbances induced by high-dose methotrexate treatment. *Cancer*. 1985;56:1356–1360.
26. Koh S, Nelson Jr MD, Kovanlikaya A, et al. Anterior lumbosacral radiculopathy after intrathecal methotrexate treatment. *Pediatr Neurol*. 1999;21:576–578.
27. Pirzada NA, Ali II, Dafer RM. Fluorouracil-induced neurotoxicity. *Ann Pharmacother*. 2000;34:35–38.
28. Ruzzo A, Graziano F, Loupakis F, et al. Pharmacogenetic profiling in patients with advanced colorectal cancer treated with first-line FOLFOX-4 chemotherapy. *J Clin Oncol*. 2007;25:1247–1254.
29. van Laarhoven HW, Verstappen CC, Beex LV, et al. 5-FU-induced peripheral neuropathy: a rare complication of a well-known drug. *Anticancer Res*. 2003;23:647–648.
30. van den Berg H, van der Flier M, van de Wetering MD. Cytarabine-induced aseptic meningitis. *Leukemia*. 2001;15:697–699.
31. Herzig RH, Hines JD, Herzig GP, et al. Cerebellar toxicity with high-dose cytosine arabinoside. *J Clin Oncol*. 1987;5:927–932.
32. Openshaw H, Slatkin NE, Stein AS, et al. Acute polyneuropathy after high dose cytosine arabinoside in patients with leukemia. *Cancer*. 1996;78:1899–1905.
33. Anand U, Otto WR, Bountra C, et al. Cytosine

arabinoside affects the heat and capsaicin receptor TRPV1 localisation and sensitivity in human sensory neurons. *J Neurooncol.* 2008;89:1–7.

34. Di Cataldo A, Astuto M, Rizzo G, et al. Neurotoxicity during ifosfamide treatment in children. *Med Sci Monit.* 2009;15:CS22–CS25.

35. Brunello A, Basso U, Rossi E, et al. Ifosfamide-related encephalopathy in elderly patients : report of five cases and review of the literature. *Drugs Aging.* 2007;24:967–973.

36. Nieto Y, Cagnoni PJ, Bearman SI, et al. Acute encephalopathy: a new toxicity associated with high-dose paclitaxel. *Clin Cancer Res.* 1999;5:501–506.

37. Postma TJ, Vermorken JB, Liefting AJ, et al. Paclitaxel-induced neuropathy. *Ann Oncol.* 1995;6:489–494.

38. Freilich RJ, Balmaceda C, Seidman AD, et al. Motor neuropathy due to docetaxel and paclitaxel. *Neurology.* 1996;47:115–118.

39. Chaudhry V, Rowinsky EK, Sartorius SE, et al. Peripheral neuropathy from taxol and cisplatin combination chemotherapy: clinical and electrophysiological studies. *Ann Neurol.* 1994;35:304–311.

40. Sahenk Z, Barohn R, New P, et al. Taxol neuropathy: electrodiagnostic and sural nerve biopsy findings. *Arch Neurol.* 1994;51:726–729.

41. Green MR, Manikhas GM, Orlov S, et al. Abraxane, a novel Cremophor-free, albumin-bound particle form of paclitaxel for the treatment of advanced non-small-cell lung cancer. *Ann Oncol.* 2006;17:1263–1268.

42. New PZ, Jackson CE, Rinaldi D, et al. Peripheral neuropathy secondary to docetaxel (Taxotere). *Neurology.* 1996;46:108–111.

43. van den Bent MJ, Hilkens PH, Sillevis Smitt PA, et al. Lhermitte's sign following chemotherapy with docetaxel. *Neurology.* 1998;50:563–564.

44. Mahaley Jr MS, Whaley RA, Blue M, et al. Central neurotoxicity following intracarotid BCNU chemotherapy for malignant gliomas. *J Neurooncol.* 1986;3:297–314.

45. Postma TJ, van Groeningen CJ, Witjes RJ, et al. Neurotoxicity of combination chemotherapy with procarbazine, CCNU and vincristine (PCV) for recurrent glioma. *J Neurooncol.* 1998;38:69–75.

46. Naumann R, Mohm J, Reuner U, et al. Early recognition of hereditary motor and sensory neuropathy type 1 can avoid life-threatening vincristine neurotoxicity. *Br J Haematol.* 2001;115:323–325.

47. Leonard GD, Wright MA, Quinn MG, et al. Survey of oxaliplatin-associated neurotoxicity using an interview-based questionnaire in patients with metastatic colorectal cancer. *BMC Cancer.* 2005;5:116.

48. Chaudhry V, Chaudhry M, Crawford TO, et al. Toxic neuropathy in patients with pre-existing neuropathy. *Neurology.* 2003;60:337–340.

49. Gamelin L, Capitain O, Morel A, et al. Predictive factors of oxaliplatin neurotoxicity: the involvement of the oxalate outcome pathway. *Clin Cancer Res.* 2007;13:6359–6368.

50. Chen YC, Tzeng CH, Chen PM, et al. Influence of GSTP1 I105V polymorphism on cumulative neuropathy and outcome of FOLFOX-4 treatment in Asian patients with colorectal carcinoma. *Cancer Sci.* 2010;101:530–535.

51. Lecomte T, Landi B, Beaune P, et al. Glutathione S-transferase P1 polymorphism (Ile105Val) predicts cumulative neuropathy in patients receiving oxaliplatin-based chemotherapy. *Clin Cancer Res.* 2006;12:3050–3056.

52. Ruzzo A, Graziano F, Loupakis F, et al. Pharmacogenetic profiling in patients with advanced colorectal cancer treated with first-line FOLFOX-4 chemotherapy. *J Clin Oncol.* 2007;25:1247–1254.

53. Argyriou AA, Antonacopoulou AG, Scopa CD, et al. Liability of the voltage-gated sodium channel gene SCN2A R19K polymorphism to oxaliplatin-induced peripheral neuropathy. *Oncology.* 2009;77:254–256.

54. Khrunin AV, Moisseev A, Gorbunova V, et al. Genetic polymorphisms and the efficacy and toxicity of cisplatin-based chemotherapy in ovarian cancer patients. *Pharmacogenomics.* 2010;10:54–61.

55. Sissung TM, Mross K, Steinberg SM, et al. Association of ABCB1 genotypes with paclitaxel-mediated peripheral neuropathy and neutropenia. *Eur J Cancer.* 2006;42:2893–2896.

56. Sissung TM, Baum CE, Deeken J, et al. ABCB1 genetic variation influences the toxicity and clinical outcome of patients with androgen-independent prostate cancer treated with docetaxel. *Clin Cancer Res.* 2008;14:4543–4549.

57. Mir O, Alexandre J, Tran A, et al. Relationship between GSTP1 ILE(105)Val polymorphism and docetaxel-induced peripheral neuropathy: clinical evidence of a role of oxidative stress in taxane toxicity. *Ann Oncol.* 2009;20:736–740.

58. Armstrong CM, Cota G. Calcium block of Na+ channels and its effect on closing rate. *Proc Natl Acad Sci U S A.* 1999;96:4154–4157.

59. Gamelin L, Boisdron-Celle M, Delva R, et al. Prevention of oxaliplatin-related neurotoxicity by calcium and magnesium infusions: a retrospective study of 161 patients receiving oxaliplatin combined with 5-fluorouracil and leucovorin for advanced colorectal cancer. *Clin Cancer Res.* 2004;10:4055–4061.

60. Nikcevich DA, Grothey A, Sloan JA, et al. Intravenous calcium and magnesium prevents oxaliplatin-induced sensory neurotoxicity in adjuvant colon cancer: results of a phase III placebo-controlled, double-blind trial (N04C7). *J Clin Oncol.* 2008;26:Abstr 4009.

61. Grothey A, Nikcevich DA, Sloan JA, et al. Evaluation of the effect of intravenous calcium and magnesium (CaMg) on chronic and acute neurotoxicity associated with oxaliplatin: results from a placebo-controlled phase III trial. *J Clin Oncol.* 2009;27:Abstr 4025.

62. Grothey A, Hart L, Rowland K, et al. Intermittent oxaliplatin administration improves time-to-treatment failure in metastatic colorectal cancer: final results of the phase III CONcePT trial. *J Clin Oncol.* 2008;26:Abstr 4010.

63. Tournigand C, Cervantes A, Figer A, et al. Optimox1: a randomized study of FOLFOX4 or FOLFOX7 with oxaliplatin in a stop-and-go fashion in advanced colorectal cancer—a GERCOR study. *J Clin Oncol.* 2006;24:137–400.

64. Hamers FP, Brakkee JH, Cavalletti E, et al. Reduced glutathione protects against cisplatin-induced neurotoxicity in rats. *Cancer Res.* 1993;53:544–549.

65. Smyth JF, Bowman A, Perren T, et al. Glutathione reduces the toxicity and improves quality of life of women diagnosed with ovarian cancer treated with cisplatin: results of a double-blind, randomized trial. *Ann Oncol.* 2007;8:569–573.

66. Cascinu S, Catalano V, Cordella L, et al. Neuroprotective effect of reduced glutathione on oxaliplatin-based chemotherapy in advanced colorectal cancer: a randomized, double-blind, placebo-controlled trial. *J Clin Oncol.* 2002;20:3478–3483.

67. Wang WS, Lin JK, Lin TC, et al. Oral glutamine is effective for preventing oxaliplatin-induced neuropathy in colorectal cancer patients. *Oncologist.* 2007;12:312–319.

68. Stubblefield MD, Vahdat LT, Balmaceda CM, et al. Glutamine as a neuroprotective agent in high-dose paclitaxel-induced peripheral neuropathy: a clinical and electrophysiologic study. *Clin Oncol (R Coll Radiol).* 2005;17:271–276.

69. Loven D, Levavi H, Sabach G, et al. Long-term glutamate supplementation failed to protect against peripheral neuropathy of paclitaxel. *Eur J Cancer Care.* 2009;18:78–83.

70. Park SA, Choi KS, Bang JH, et al. Cisplatin-induced apoptotic cell death in mouse hybrid neurons is blocked by antioxidants through suppression of cisplatin-mediated accumulation of p53 but not of Fas/Fas ligand. *J Neurochem.* 2000;75:946–953.

71. Lin PC, Lee MY, Wang WS, et al. N-acetylcysteine has neuroprotective effects against oxaliplatin-based adjuvant chemotherapy in colon cancer patients: preliminary data. *Support Care Cancer.* 2006;14:484–487.

72. Pace A, Savarese A, Picardo M, et al. Neuroprotective effect of vitamin E supplementation in patients treated with cisplatin chemotherapy. *J Clin Oncol.* 2003;21:927–931.

73. Pace A, Carpano S, Galie E, et al. Vitamin E in the neuroprotection of cisplatin induced peripheral neurotoxicity and ototoxicity. *J Clin Oncol.* 2007;25:Abstr 9114.

74. Kottschade LA. Oral presentation, ASCO Annual Meeting 2009, Orlando, Florida. *J Clin Oncol.* 2009;27:Abstr 9532.

75. Argyriou AA, Chroni E, Koutras A, et al. Vitamin E for prophylaxis against chemotherapy-induced neuropathy. *Neurology.* 2005;64:26–31.

76. Leonetti C, Biroccio A, Gabellini C, et al. α-Tocopherol protects against cisplatin-induced toxicity without interfering with antitumor efficacy. *Int J Cancer.* 2003;104:243–250.

77. Bairati I, Meyer F, Gelinas M, et al. Randomized trial of antioxidant vitamins to prevent acute adverse effects of radiation therapy in head and neck cancer patients. *J Clin Oncol.* 2005;23:5805–5813.

78. Ferreira PR, Fleck JF, Diehl A, et al. Protective effect of alpha-tocopherol in head and neck cancer radiation-induced mucositis: a double-blind randomized trial. *Head Neck.* 2004;26:313–321.

79. Pathak AK, Bhutani M, Guleria R, et al. Chemotherapy alone vs. chemotherapy plus high dose multiple antioxidants in patients with advanced non small cell lung cancer. *J Am Coll Nutr.* 2005;24:16–21.

80. Kautio AL, Haanpaa M, Saarto T, et al. Amitriptyline in the treatment of chemotherapy-induced neuropathic symptoms. *J Pain Symptom Manage.* 2008;35:31–39.

81. Hammack JE, Michalak JC, Loprinzi CL, et al. Phase III evaluation of nortriptyline for alleviation of symptoms of cisplatinum-induced peripheral neuropathy. *Pain.* 2002;98:195–203.

82. Rao RD, Michalak JC, Sloan JA, et al. Efficacy of gabapentin in the management of chemotherapy-induced peripheral neuropathy. *Cancer.* 2007;110:2110–2118.

83. Isufi I, James E, Keley K, et al. Pregabalin (PGB) in treatment of oxaliplatin-induced neuropathy. *J Clin Oncol.* 2009;27:AbstrE15045.

肿瘤治疗相关心肺不良反应的处理

9

Joseph R. Carver

郝明蓉　赵倩颖　代　晶　译校

发病率
肿瘤支持治疗
化疗相关心脏毒性
心力衰竭
环磷酰胺
异环磷酰胺
伊马替尼
跨膜受体抑制剂：小分子表皮生长因子受体 / 酪氨酸激酶抑制剂
舒尼替尼
索拉菲尼
诊断
治疗
预防
肿瘤支持治疗
心肌缺血和胸痛
氟尿嘧啶（5-FU）
卡培他滨
长春花碱类
顺铂
首剂输液反应
细胞因子
干扰素
白细胞介素
单克隆抗体
诊断
治疗
肿瘤支持治疗

高血压
贝伐单抗
跨膜受体抑制剂：小分子表皮生长因子受体 / 酪氨酸激酶抑制剂
舒尼替尼
索拉菲尼
诊断
治疗
肿瘤支持治疗
动脉和静脉血栓
贝伐单抗
免疫调节剂
沙利度胺
来那度胺
沙利度胺衍生物
顺铂
血管内皮生长因子
诊断和治疗
静脉血栓的诊断
静脉血栓的预防
静脉血栓的治疗
动脉血栓
脂类
三苯氧胺和芳香酶抑制剂
维甲酸类
贝沙罗汀
心律失常
抗代谢药物

肿瘤治疗相关心肺不良反应的处理

过去的数十年，肿瘤放化疗水平都有很大的进展，改善了癌症患者的预后。心脏毒性（cardiotoxicity，CT）和肺毒性（pulmonary toxicity，PT）是化疗众所周知的，但也可能是很严重的并发症。

在本章中，概括阐述了肿瘤治疗常见的不良反应，并对每种不良反应提出了诊断和治疗建议。对于罕见和作用轻微（发病率 < 1% 和程度 Ⅰ / Ⅱ 级），或者是仅有个案报道的不良反应将不予描述。

发病率

大量已发表文献的数据显示，肿瘤治疗相关心脏毒性和肺毒性的发生率目前仍存在争议。多种因素混淆了我们对真实发病率的了解，相关因素见表 9-1。以往 WHO 曾提出分级系统，试图规范关于药物不良反应报道[1]；美国国家癌症研究所关于药物不良事件的通用术语则用于定义有症状的心脏毒性[2]。后者目前已进行更新，现通用的为 4.0 版。

表 9-1　文献报道影响肿瘤治疗相关心脏毒性和肺毒性发生率的因素

定义	多分级系统
报道阈值	分类等级与发病率 参数测定值绝对变化与相对变化
患者特点	人口学特征（年龄、性别） 排除由并发症引起
治疗方案	初次治疗与再次治疗 多药联合治疗、综合治疗

肿瘤支持治疗

　　21 世纪的肿瘤支持治疗需要多学科合作，其专业团队由肿瘤康复学、肿瘤营养学和心理咨询等方面的专业人员组成。化疗相关心肺毒性的肿瘤支持治疗，除使用经典药物治疗外，适当应用一些非药物性干预措施［如补充和替代医学（complementary and alternative medicine，CAM）或中西医结合］也被日渐重视。治疗方式及干预措施见表 9-2。

化疗相关心脏毒性

　　化疗可能影响心肌，并可引起心肌病，伴或不伴明显的心力衰竭（heart failure，HF）。化疗可能影响血管内皮，导致血管痉挛或直接损伤冠状动脉，进而引起心肌缺血；作用于其他血管床，可影响血压，导致低血压或高血压。化疗还可能导致心包炎症，如急性心包炎和（或）心包压塞，长期效应可发展为缩窄性心包炎。化疗可引起几乎所有已知类型的心电图异常和（或）全面的心律失常，从无症状，单一、孤立的心房/心室过早去极化，到持续性心动过速（折返性室上性心动过速、心房颤动/扑动，室性心动过速），心动过缓（窦性或交界性心动过缓、各种程度的传导阻滞，QT 间期延长），左心室和瓣膜功能不全，以及动脉粥样硬化危险因素的改变。表 9-3 列举各类化学药物相关心脏毒性（cardiac toxicity，CT）。

　　要点：化疗相关心脏毒性反应可能影响心脏从心包膜到心内膜的各个部分。

心力衰竭

　　蒽环类药物［多柔比星（阿霉素）、柔红霉素（道诺霉素）、伊达比星、表柔比星（表阿霉素）］和米托蒽醌（诺肖林）作为癌症化疗的核心药物已经有 60 余年，且将继续作为乳腺癌和淋巴瘤现代治疗的关键部分药物（表 9-4）。其应用导致的化疗相关心脏毒性已成为目前研究最广泛的非血液系统毒性，且成为临床医生广泛认可的肿瘤治疗相关心脏并发症。蒽环类药物毒性反应（CT）根据出现时间分为三类。

　　急性 CT 是指发生于治疗期或是治疗开始立即出现的综合征。其临床表现包括电生理学的短暂心电图（electrocardiogram，ECG）改变（如非特异性 ST 和 T 波改变、低电压、QT 间期延长），心律失常（窦性心动过速、心房/心室过早去极化或房性/室性心动过速、房室传导阻滞）以及明显的心肌心包炎[3-5]。还有可能因持续室性心律失常、过敏或低血压而引发猝死个案报道[6,7]。既往存在心电图异常并不影响 CT 的发生或提示 CT 发生的可能[8]。

　　CT 临床表现无剂量依赖性，并且通常在停药后可以恢复。急性 CT 的进展不会增加迟发性 CT 的发病风险或影响其发病率。急性 CT 的发病机制很可能是因为药物引起的心脏损伤和（或）相关的儿茶酚胺或组胺激增。

　　要点：大多数蒽环类药物导致的急性心脏毒性表现为轻微的心电图改变。

　　亚急性 CT 指出现于治疗开始的第一年内，约有 3% 的患者发生。**迟发性 CT** 指发生于治疗开始一年后，上述二者均以不同程度的心力衰竭（心衰）为特征，心衰以出现有症状性左心室射血分数（left ventricular ejection fraction，LVEF）降低界定。目前已逐步认识，心脏收缩功能的降低早于心脏舒张功能的降低[9]，且可伴或不伴有临床表现（如无症状潜伏期）。迟发性 CT 可发生于治疗结束后数十年。一些因素可增加其发病风险，包括极端年龄（幼儿和老人）、女性、蒽环类药物累积用量、纵隔放射和既往心血管病史及其危险因素等。迟发性 CT 的临床表现不易与其他非缺血性心肌病相鉴别。

　　经典的 CT 发病风险关系是由 Von Hoff 提出

表 9-2　补充及综合治疗

方式	干预措施
物理治疗和肿瘤康复	预防/恢复功能损伤、力量训练、耐力训练
营养咨询	治疗期间的体重保持和治疗后的体重减轻；特殊的饮食规定：限盐、低脂
心理咨询	认知行为治疗、药物干预
疼痛处理	针灸、神经传导阻滞、止痛药物
非药物干预	针灸、推拿按摩、锻炼、冥想

表 9-3　化疗相关心脏毒性小结

化疗药物分类	心脏毒性
蒽环类	
多柔比星 米托蒽醌 柔红霉素 伊达比星 表柔比星	急性心脏毒性：心律失常、心肌炎、心包炎、心源性猝死 亚急性和迟发性心脏毒性：无症状和有症状的 LVEF 下降
脂质体包裹的药物	
单克隆抗体	
利妥昔单抗	容量性低血压、房性/室性心律失常、传导阻滞、胸痛和急性心肌梗死
西妥昔单抗	可能由低镁血症诱发心律失常、心房颤动
阿伦珠单抗	首剂量输注相关低血压
曲妥珠单抗	无症状和有症状性 LVEF 下降
拉帕替尼	无症状性 LVEF 下降
贝伐单抗	高血压 静脉和动脉血栓栓塞
抗代谢药	
吉西他滨	放疗记忆效应少见
阿糖胞苷	心包炎、无症状性心动过缓
氟尿嘧啶	伴或不伴 ST 段升高的胸痛、心律失常、心力衰竭、心源性猝死
卡培他滨	冠状血管痉挛导致的胸痛，伴有 ST 段抬高 ± 心律失常 ± 心衰
组蛋白去乙酰化酶抑制剂	QT 期间延长、室上性和室性过早去极化、室上性和室性心动过速、LVEF 下降，猝死
烷化剂	
环磷酰胺（大剂量）	心肌心包炎
异环磷酰胺（大剂量）	无症状性 LVEF 下降、心肌心包炎
微管靶向药物	
长春花碱	心肌梗死或心肌缺血
长春氟宁	心绞痛
紫杉醇类	
紫杉醇	无症状窦性心动过缓、心室过早去极化、室性心动过速和房室传导阻滞
多西他赛	无
埃坡霉素（Epothilone）	

化疗药物分类	心脏毒性
伊沙匹隆	心悸、心房扑动、心肌梗死
免疫调节剂	
沙利度胺	静脉血栓栓塞、窦性心动过缓
来那度胺	静脉血栓栓塞
沙利度胺衍生物	静脉血栓栓塞
酪氨酸激酶抑制剂	
伊马替尼	有危险因素或既往患有心血管疾病的患者可发生心力衰竭
舒尼替尼	高血压、心肌梗死、心力衰竭、心源性死亡
索拉非尼	高血压
表皮生长因子抑制剂	
厄洛替尼	尚无报道
吉非替尼	尚无报道
维甲酸类	
贝沙罗汀	高甘油三酯血症、高胆固醇血症
蛋白酶抑制剂	
硼替佐米	心力衰竭、QT 间期延长、心绞痛、房室传导阻滞、心房颤动
铂类	
顺铂	急性期：大小血管痉挛 远期：高胆固醇血症、高血压、心血管事件发生率升高
奥沙利铂	胸痛
叶酸拮抗剂	
甲氨蝶呤	窦性心动过缓、室性心动过速、胸痛
培美曲塞	尚无报道
细胞因子	
干扰素	心律失常、扩张型心肌病、心肌缺血、心肌梗死
白细胞介素	输注相关性低血压、心肌缺血、心律失常
放射免疫治疗	
托西莫单抗	尚无报道
替伊莫单抗	高血压
吉妥单抗	非特异性心律失常、低血压、高血压
三氧化二砷	QT 间期延长、房室传导阻滞
三苯氧胺	脑卒中、静脉血栓栓塞

注：CT，心脏毒性；CV，心血管系统的；
HF，心力衰竭；LVEF，左室射血分数
TKI，酪氨酸激酶抑制剂

表 9-4　与心衰相关的非蒽环类化疗药物

药物	剂量相关	发病率	可逆性
环磷酰胺	是	7%～28%	是
曲妥珠单抗	否	<16% 无症状 <4% 有症状	是
帕拉替尼	否	<1%	是
TKIs			
伊马替尼 索拉非尼 舒尼替尼	否	1%～10%	是
贝伐单抗	？	1%～3%	是

的，他的研究显示 CT 的发生与蒽环类药物累积用量有关[10]。随后，我们了解到蒽环类药物相关心脏毒性实际发病风险，尽管大多与药物累积剂量成比例，但实际可以发生于更低的基线水平，并且更可能存在时间依赖[11]。随着非侵入性检查手段的应用，已日渐认识到无症状性异常实际发生率更高，并且可发生于较既往报道更低水平的蒽环类药物累积剂量[12]。一份关于迟发性 CT 存活患者持续监护及全身检查需要性的个案报道已经完成[13、14]。

要点：迟发性无症状心肌病的潜伏期可长达治疗结束后 30 余年，且可发生于任何剂量蒽环类药物的应用，所以无任何剂量的给药方案是百分百安全的。

尽管较阿霉素的研究少，相关报道显示柔红霉素、伊达比星、米托蒽醌和表柔比星（一种半合成衍生物）在相同剂量的给药方案下，CT 发生率是相近的[15]。

为了在维持或提高抗癌药物疗效的同时减少其心脏毒性，已成功研制出聚乙二醇化或脂质体包裹的蒽环类药物。相对于传统蒽环类药物，包裹的多柔比星／柔红霉素（盐酸多柔比星脂质体或楷莱、盐酸阿霉素脂质体、枸橼酸柔红霉素脂质体）呈现较低的心脏毒性发生率[16、17]。

要点：脂质体包裹的蒽环类药物 CT 发生率相对较低，但其应用仍因费用增加且循证依据有限而受限。

人表皮生长因子受体 2（the human epidermal growth factor receptor 2，HER2）是一类与多种细胞过程相关的跨膜酪氨酸激酶受体，其功能包括参与正常健康组织细胞生长和细胞生存的调节。20%～25% 的新发乳腺癌病例，存在 Her2 基因扩增或者 HER2 蛋白过表达，且这类患者预后相对较差[18]。

曲妥珠单抗（赫赛汀）是一种靶向作用于有 HER2 过表达的肿瘤细胞表面的人源化单克隆抗体。曲妥珠单抗已批准用于治疗 HER2 表达阳性的转移性乳腺癌和乳腺癌的辅助治疗。患者对曲妥珠单抗的耐受性普遍较好，无常见的细胞毒性化疗药物的不良反应，但是却与发生率日益增高的心脏毒性有关。可表现为无症状性 LVEF 下降（1%～28%）或发生频率较低的有症状性心力衰竭（0.9%～3.2%）。不同于蒽环类药物相关心脏毒性，多数患者无直接的心肌损伤，心脏功能在治疗后有恢复的可能，故其心功能不全是可逆的。

确定与心脏毒性进展的危险因素包括：患者年龄（老年）、蒽环类药物治疗前的处理、治疗前 LVEF 较低，还可能与高血压相关[19-35]。尽管深入研究较少，但可以显示拉帕替尼（一类双重激酶拮抗剂）相关 CT 发生较曲妥珠单抗少，发生率可能不足 1%[36,37]。

要点：曲妥珠单抗相关无症状性和有症状性心肌病发生率分别为 <16% 和 <4%，而拉帕替尼相关心肌病的发生率 <1%。

环磷酰胺

CT 与大剂量环磷酰胺化疗［120～180mg/（kg·d），用药超过标准方案的 7 天］有关，其发生率与致死率分别为 22% 和 11%。Gottdiener 等[38]对 32 例血液系统恶性肿瘤患者，采用环磷酰胺 180mg/（kg·d），连续用药 4 天的方案进行治疗，患者心力衰竭和心包积液的发生率分别为 28% 和 33%。在他们的系列治疗中，6 例（19%）患者死亡，6 例（19%）患者发生心包压塞。

随着多次分割给药方案的出现，显著性心力衰竭的发生率有所下降，亚临床型心肌功能不全也得到认识。Zver 及其团队对 23 例多发性骨髓瘤患者进行了研究，发现患者治疗后生物标记物升高水平与神经激素活化具有一致性，并且通过超声心动图检测发现患者心脏舒张功能障碍的证据[39]。

不同于蒽环类药物慢性 CT 与累积剂量相关，环磷酰胺相关 CT 与单次剂量有关，并且无永久性心肌结构损伤，心肌毒性反应更多为可逆的，无潜伏期，几乎所有病案都发生于治疗的第一周到 10 天以内。

要点：环磷酰胺相关的心脏毒性与累积剂量无关。

异环磷酰胺

异环磷酰胺是一类结构上与环磷酰胺相似的氧氮磷环类氮芥化合物，其适应证和不良反应都与环磷酰胺相似[40]。

伊马替尼

甲磺酸伊马替尼（格列卫）是一种靶向作用于 BCR-ABL、血小板生长因子受体和干细胞受体 c-Kit 的酪氨酸激酶抑制剂。伊马替尼用于治疗慢性粒细胞白血病、费城染色体阳性的急性淋巴细胞白血病、胃肠道间质瘤（gastrointestinal stromal tumor，GIST）及其他疾病。

患者体液潴留和水肿的发生率高达 66%（3～4 级为 4%～5%）；呼吸困难的发生率达 16%（3～4 级为 4%～5%）[41]。

伴有危险因素和（或）既往存在心血管系统疾病的患者使用伊马替尼，出现以心衰为表现的心脏毒性的概率为 1%～2%[41-46]。非心源性水肿较常见，无症状患者可检测到临床意义未知的生物标记物水平升高。据多数研究报道，在急性心衰治疗后低剂量再次使用伊马替尼是可以耐受的。

要点：伊马替尼的使用主要与水肿、体液潴留及发生率较低的心衰有关。

跨膜受体阻断剂：小分子表皮生长因子受体（epidermal growth factor receptor，EGFR）/酪氨酸激酶抑制剂（Tyrosine kinase inhibitor，TKI）

跨膜受体参与一系列复杂的基本生物学过程，其调节异常与改变肿瘤发展、生长、代谢和生存有关。肿瘤特异性受体的抑制，可发挥抑癌作用。

舒尼替尼

苹果酸舒尼替尼（索坦）是一类多靶点酪氨酸激酶抑制剂，具有抗血管内皮生长因子受体 1～3、血小板源性生长因子 α 和 β、c-KIT、FLT3 基因激酶、集落刺激因子 1 受体和 RET 激酶的活性[47]。舒尼替尼已批准用于治疗晚期肾细胞癌（renal cell carcinoma，RCC）和对伊马替尼耐药的胃肠道间质瘤，或者不能耐受伊马替尼的胃肠道间质瘤患者。

在比较舒尼替尼与干扰素治疗转移性 RCC 的研究中，第一次发现舒尼替尼可导致左室功能不全和心衰。舒尼替尼组发生 LVEF 下降的频率基本上是干扰素组的两倍[48]。

在舒尼替尼治疗伊马替尼耐药的 GIST 患者中观察发现，心肌梗死、心力衰竭或心血管源性死亡的发生率高达 11%[48,49]。

Telli 等最近对一组人口学特征更符合实际的患者进行的研究显示，15% 患者发展为有症状性 LVEF 下降[50]，而 Anderson 博士的一篇回顾性综述显示，在有潜在高血压并且平均年龄为 65 岁的人群中，3～4 级心脏毒性的发生率为 2.7%（6/224）[51]。

舒尼替尼引起心脏毒性的原因尚不清楚。一项动物模型实验提示线粒体功能障碍、心肌细胞凋亡和潜在高血压之前可能存在联系[52]。

索拉非尼

索拉非尼（多吉美）是另一种口服多激酶抑制剂（Raf-1 激酶，A-Raf 和 B-Raf），同时也是血管内皮生长因子受体 2/3、FLT3、c-Kit 和血小板衍生生长因子受体（Platelet-derived growth factor receptors，PDGFRs）抑制剂。索拉非尼已作为治疗转移性肾细胞癌的二线用药及肝癌治疗[53]。

概括而言，舒尼替尼和索拉非尼均可引起不同程度的左心室功能不全。因为对心脏毒性定义的不断变化，大多数研究中无症状性 LVEF 降低和心力衰竭间缺乏区分，以及患者心脏疾病危险因素和潜在心血管疾病发生率较高的基线水平，故所报道的心脏毒性发生率仍然较为模糊。与曲妥珠单抗相关心脏毒性类似，舒尼替尼和索拉非尼相关心脏毒性无永久性心肌损伤，并且在停药后很大程度上是可逆的。低剂量药物再次应用已在继续治疗中取得成功。

要点：舒尼替尼和索拉非尼可引起高血压和可逆性心肌病。

诊断

CT 的发现需要明确的监测计划，从治疗基线情况评估开始，贯穿于治疗全过程，并持续到治疗结束后一段时间。基于危险因素，应用多种检测方法，以早期发现化疗相关心肌病。

这些方法包括心内膜活检、运动试验、生物标志物连续测定 [B 型利钠肽(B-type natriuretic peptide，BNP)和肌钙蛋白] 和放射性核素扫描或超声心动图连续测量 LVEF [54]。目前，这些方法都未成为监测的指南。

超声心动图是评价心脏功能应用最广泛的无创手段。其常规检查包括测量腔体大小，心包的完整性和功能，以及相关的瓣膜病。超声心动图测量心脏舒张功能尤为敏感，组织多普勒技术的加入让心脏舒张功能的评价更加精确；在心脏整体功能明显改变前，局部心肌室壁运动速度的测量对于早期发现心脏局部异常十分重要 [55,56]。

随着心衰的发生，可不伴有 LVEF 下降（如舒张性心力衰竭），而伴有 LVEF 下降的心衰，则代表疾病的进展，且通常有不可逆性结构改变的认识和接受，人们重新对生物标记物指标产生了兴趣，发现化疗后肌钙蛋白水平升高对心脏毒性具有很强的预测性；在监测超过一个月的患者中，观察到发生风险最高 [57,58]。通过对 BNP 水平连续测量的报道，发现心衰发生风险也增加了 [89]。

要点：无论采取何种检测手段，都应在同一医疗机构进行连续相同检查，以避免由检查方法和检查设备不同而造成的非临床变异。

治疗

目前，尚无专门针对化疗相关心力衰竭治疗的指南。因为其临床表现和状态都与其他形式的扩张型心肌病相似，故针对扩张型心肌病所颁布的治疗指南应该也适用于处理因化疗引起心力衰竭的患者 [60]。与大多数类型的心肌病相似，其治疗基本为姑息性的、且极少有效。

治疗从停止使用化疗药物开始，随后是对患者及家属进行疾病本身和日常饮食（限盐、限水，达到目标体重，饮酒）和对自然病程影响的教育；包括对危险因素的改善（治疗高血压、降血脂水平、戒烟、戒酒或适量饮酒）。药物干预以一种血管紧张素转化酶（Angiotensin converting enzyme，ACE）抑制剂 [61] 或血管紧张素 II 受体拮抗剂（Angiotensin II receptor blocker，ARB）[62] 或者一种 β 受体阻滞剂（β blcker，BB）[63,64] 开始，随后由起始剂量逐渐加量至最大耐受剂量。排除缺血性心肌病，尤其是对有危险因素和（或）缺血性心脏疾病高发年龄的患者，应作为评估的一部分。袢利尿剂应被考虑，并仅在明显体液潴留时使用。

对化疗药物加量后发生有严重心脏毒性反应的患者，应考虑加用地高辛 [65] 或安体舒通，及使用植入式装置 [双心室起搏器、植入式心脏复律除颤（implantable cardioverter defibrillator，ICD）]。当患者因为肾功能受损而不能使用 ACEI/ARB 类药物时，根据对发生心衰的非洲裔美国人的研究结果显示，联合应用硝酸盐类 / 肼苯哒嗪是有效的 [66]。

因为曲妥珠单抗相关心力衰竭并不伴有心肌结构的改变，其功能障碍可能为可逆的，故对于这种情况的处理首先从停药开始。对于许多病例，在肿瘤治疗的需要的情况下，都可以再次使用曲妥珠单抗，无论是否进行标准的心衰治疗 [67]。当既往有蒽环类药物治疗史的患者出现曲妥珠单抗相关心力衰竭，可能表示该患者需要终生进行心衰药物治疗，因为撤药可能导致心衰相关的发病率和死亡率的增加 [68]。

要点：停药后化疗相关心力衰竭的治疗与扩张型心肌病的标准治疗相似。

预防

预防化疗药物相关心脏毒性的关键在于药物剂型和给药途径，及其抗癌药物。

半合成的蒽环类药物（如表柔比星）承诺在降低心脏毒性的同时保证疗效。但正如上文所讲，相同疗效的药物剂量，所引起 CT 与之前的药物实际是相同的。脂质体包裹、聚乙二醇化等手段可以降低药物导致的 CT，但需要以增加药物购买成本为代价 [69]。而企图通过由静脉推注改为持续静脉滴注以改变给药时间来降低药物相关 CT 的方式，并未被广泛接受，应用仍较有限 [70]。毒性更强的顺序治疗方案（如同时使用紫杉醇和蒽环霉素的患者心肌毒性发生率达 27%）被毒性更小的序贯疗法替代[71]。

化疗保护药物的应用也存在争议。右雷佐生，一类铁螯合剂，是报道的第一种可降低蒽环类药物相关 CT 的药物[72]。但随后关于其会降低化疗效果的报道，降低了大家对它的应用。目前，右雷佐生（右丙亚胺）仅被推荐用于使用阿霉素累积剂量超过 $300mg/m^2$ 的高危患者[73]。

近来，有关于在年轻成年患者化疗方案中加用心衰规范治疗的报道。推荐治疗包括：颉沙坦，ARB 类[74]；卡维地洛，BB 类[75]；以及依那普利，ACEI 类[76]。

综上，最小化化疗相关 CT 的常用推荐方案见表 9-5。

肿瘤支持治疗

抑郁对心衰的发生有很大的影响，而肿瘤患者心理障碍的发生率较高，需要采取措施为肿瘤患者提供心理支持。

表 9-5　最小化化疗相关心脏毒性

基线评估和个体化治疗

- 对高血压进行适当的治疗
- 诊断和治疗可纠正的疾病（如冠心病、贫血、心动过速等）
- 遵循颁布的以降低心脏疾病风险的治疗指南

基于心血管疾病风险，修改化疗方案

- 高危患者应采用非蒽环类抗肿瘤药物
- 应用保护心脏的药物：右雷佐生、ACEI/ARBs+BB

监护

- 对化疗药物累积剂量和放疗辐射总量的总体认识
- 心脏内科的加入与共同处理
- 测量每种药物剂量下的生物标记物水平
- 对 LVEF 进行更频繁的评估
- 对无症状性 LVEF 下降患者进行长期随访和治疗

ACEI，血管紧张素转化酶抑制剂；ARBs，血管紧张素Ⅱ受体拮抗剂；BB，β受体阻断剂；LVEF，左心室射血分数。

一例合并心力衰竭的肿瘤患者，平均每天服用 6.8 种药物；物物相互作用、患者经济状况及潜在的不良反应是影响决策的主要因素。在目前的经济环境下，在最初用药和维持治疗随访时考虑到费用问题十分重要。

对心衰疾病进行处理计划中，已成功地减少住院治疗和为患者提供了积极护理。

而通过家庭教育和支持，维持患者对饮食和药物的依从，是成功治疗心衰患者的必要条件。

要点：心衰患者的处理需要一组医疗团队的协作。

心肌缺血和胸痛

引起化疗患者出现胸痛的原因很多。包括肿瘤的局部作用、胃肠道或肌肉骨骼系统的牵涉痛、合并胸膜炎、以及合并心包炎或冠脉缺血，其中后者可能由心肌需氧量增加（如使用免疫调节剂、白介素、干扰素等）、过敏反应或冠脉痉挛造成。

氟尿嘧啶（5-FU）

氟尿嘧啶（5-FU）作为胃肠道肿瘤、头颈部肿瘤和乳腺癌治疗的一线药物，已超过 50 年。

5-FU 相关 CT 可表现为无心电图改变性胸痛、不伴胸痛的 ST 段改变和提示急性 ST 段抬高型心肌梗死（ST segment elevation myocardial infraction，STEMI）的 ST 段抬高改变、心律失常、心力衰竭及猝死等。心肌缺血患者进行病理生理学检查提示有冠状动脉痉挛。据文献报道，5-FU 治疗的患者胸痛发生率从 < 1% 到 1.8% 不等，胸痛相关死亡率为 2.2% ~ 13%[77,78]。

个案报道显示患者可表现为急性非缺血性心衰，其发生率 < 1%。1 例患者的心肌活检显示有伴显著空泡状改变的肌浆网增生[79,80]。

大量文献对可预测 5-FU 心脏毒性发生的指标进行了研究报道。包括患者特点 [如遗传性二氢吡啶脱氢酶（dihydropyrimidine dehydrogenase，DPD）缺乏、潜在心肌缺血、老年、女性及伴有肌酐升高]，给药途径（静脉输注、静脉推注与持续静脉滴注，用药周期 > 1 疗程）以及筛查 [单核苷酸多态性（single-nucleotide polymorphisms，SNPs）、DPD 缺乏及药物试验剂量的个体反应和血药浓度测量等][81]。目前，尚无确证据证明有可靠指标可作为预测 5-FU 毒性的监测标准。CT 的发生仍勉强地用年龄、性别、肝肾功能、给药途径、合并症或联合用药等进行解释[82]。

要点：氟尿嘧啶治疗的患者中，胸痛伴或不伴心电图改变的发生率为 1%～2%。

卡培他滨

卡培他滨（希罗达），口服氟尿嘧啶类药物，是一种用于治疗女性乳腺癌和结直肠癌（colorectal cancer，CRC）的 5-FU 前体药物。卡培他滨可经过一条复杂的代谢途径形成 5-FU。迄今为止，已有超过 50 例病案报道描述过卡培他滨可引起胸痛。其中最常见包括：以 ST 段抬高伴或不伴心律失常为表现冠脉痉挛[83]、左心室功能不全或明显的心力衰竭[84、85]。

一篇包含 53 例患者的 Meta 分析显示，38 例（71%）出现心绞痛，6 例（11.3%）出现心律失常，还有 6 例（11.3%）发生心肌梗死。再次给药的 16 例患者中，有 10 例出现了相关症状[86]。

典型的心电图改变和症状都是一过性的，是对停药、硝酸盐类药物和（或）钙通道阻滞剂应用的应答。冠状动脉造影[87]或 CT 血管造影[88]已证明患者并无冠状动脉阻塞性病变。

不伴心电图改变的胸痛较为少见，仅发生于治疗周的患者，是对停药或加用口服钙通道阻滞剂的反应[89]。

要点：卡培他滨相关无心电图改变性胸痛的发生谱和发生率都与氟尿嘧啶相似。

长春花生物碱类

长春花生物碱类提取自粉红色长春花植物，是作用于微管的靶向药物，是治疗血液及实体肿瘤药物的主要组成部分。长春花生物碱类的四种药物因为结构上的微小差异而具有不同的临床疗效谱：长春新碱（安可平）、长春花碱（长春碱）、长春地辛（Eldisine）和半合成的长春瑞滨（诺维本）。

据报道，长春花生物碱类最常见 CT 为心肌缺血和心肌梗死。推测其机制可能包括：引起血管收缩及血压升高，直接作用于微管影响心肌细胞代谢以及引起冠脉痉挛[90-92]。

要点：使用长春花生物碱类药物治疗的患者，

约 1.5% 出现胸痛。

顺铂

短期使用顺铂，可引起血管反应性增强和（或）动脉血栓形成。当冠状动脉成为药物"靶点"，可表现为心绞痛、急性冠脉综合征（acute coronary syndrome，ACS）或心肌梗死（myocardial infarction，MI）[93]。据对奥沙利铂的综述报道，胸痛的发生率约为 1%[94]。

假设发生机制包括：直接的血管内皮损伤引起血管痉挛，血小板聚集增加导致高促凝性，血管性血友病因子（von Willebrand factor，vWF）增加以及高镁血症[95]。在既往存在高水平 vWF 的患者中，观察到 CT 的发生率较高[96]。当顺铂联合长春花生物碱类或博莱霉素治疗时，动脉血栓形成的发生率约为 1%～3%，静脉血栓栓塞的发生率则高达 10%～15%[97]。

要点：铂类药物的短期心脏毒性为引起大小动脉痉挛，其中 1% 可伴有胸痛。

首剂输液反应

细胞因子

细胞因子是免疫应答反应中关键的信号肽。单独使用或用于联合化疗时，具有抗癌效应。

干扰素

干扰素（Interferon，INF）是一个糖蛋白家族，包括 α 干扰素（来自白细胞）、β 干扰素（来自成纤维细胞）和 γ 干扰素（来自 T 淋巴细胞）。干扰素是第一种在转移性 RCC 患者中显示具有抗癌活性的细胞因子。三种干扰素均可以引起流感样综合征，其血流动力学改变会增加心肌需氧量，对于有潜在心脏疾病的患者，可能超过其冠脉血流和（或）心室功能的极限。Sonnenblick 和 Rosin 对文献进行回顾分析，发现 15 篇报道共 44 例患者出现干扰素相关 CT。在他们的综述中描述到，CT 与干扰素类型，以及每日或累积剂量无关。CT 表现为心律失常、扩张型心肌病和心肌缺血，包括心肌梗死[98]。因为与发热性疾病的关系，其症状通常出现在治疗开始的 2～8 小时内。

随着目前对 CT 发生可能性的认知以及潜在心脏疾病是其主要危险因素的认识和筛查，尤其是对冠状动脉疾病的筛查，已成为干扰素使用前的规范。实际应用中，未行血管成形术的冠心病患者不予使用干扰素治疗，并且对未确诊心脏疾病的可疑患者进行预先处理。因此，目前文献报道中 CT 的发生率极低。

白细胞介素

自 20 世纪 80 年代以来，IL-2 已被用于癌症治疗，以提高 RCC 及转移性黑色素瘤患者的生存率。它是由诱导 T 细胞增殖的活化淋巴细胞产生的一种糖蛋白。其毒性继发于伴心动过速的毛细血管渗漏综合征、外周血管阻力（peripheral vascular resistance，PVR）降低、低血压和心输出量增加等症状的出现，与感染性休克的症状相似，原因可能与肿瘤坏死因子释放有关。早期研究显示，白介素相关 3～4 级 CT 包括发病率分别为 3% 的心肌缺血和 81% 的低血压。PVR 降低将伴随药物输注持续数天。推测其相关机制包括药物的直接心脏毒性和心肌缺血 [99、100]。

要点：细胞因子（干扰素和白细胞介素）引起的发热反应可增加心肌血供需求，并可能导致易感患者出现心肌缺血和（或）心室功能障碍。

单克隆抗体

利妥昔单抗、西妥昔单抗和阿伦珠单抗等单克隆抗体都与首剂输液反应有关，可引起有潜在冠脉疾病（coronary artery disease，CAD）的患者心肌需氧量增加，诱发胸痛。

利妥昔单抗输注后超过 80% 的患者可出现发热、寒战、恶心、呕吐、荨麻疹、低血压和支气管痉挛等不良反应。最常发生于首次治疗，是细胞因子释放的结果。上述症状可通过预备方案和调节输液速度减轻。约有 15% 的患者出现中到重度的不良反应 [101、102]。

首剂输液相关性低血压的发生率是真实的，并且具有潜在心血管疾病的患者可发生非致命性心律失常、心肌缺血和可逆的左室功能不全。

诊断

心肌缺血和胸痛的诊断基于临床怀疑，加上详细的病史和心电图检查，尤其是症状发作时连续监测记录下的生物标记物 [肌钙蛋白和肌酸磷酸激酶（creatine phosphokinase，CPK）] 结果。超声

心动图的作用在于确定心肌缺血和（或）心肌梗死程度以及对左心室和瓣膜功能的影响。

对病情稳定的患者采用无创检查，以排除潜在的冠状动脉疾病是适当的，再根据其检查结果决定是否需进一步进行冠状动脉造影。

治疗

治疗以正确的诊断为基础。患者可出现与血流动力学改变无关的急性或亚急性典型的胸痛症状。

对于出现不伴心电图改变或生物标记物升高的典型劳力型心绞痛的患者，应该停药，并根据目前美国心脏协会（American Heart Association，AHA/ American College of Cardiology，ACC）心绞痛治疗指南进行冠状动脉疾病治疗 [103]。而伴心电图改变和（或）生物标记物升高的患者，则应根据 AHA/ACC 对于急性冠脉综合征（ACS）/ 非 ST 段抬高型心梗（non-ST segment MI，NSTEMI）[104] 和 ST 段抬高型心梗（STEMI）或心肌梗死 [105] 的指南进行治疗。除积极控制血脂，药物治疗还包括可减少心脏疾病危险因素，维持血压正常的 BB 和 ACEI。病情稳定后，是否继续化疗取决于药物对肿瘤治疗的益处。对于可引起血管痉挛而导致心肌缺血的药物，其一可采用包括钙通道阻滞剂和硝酸盐类药物。当有肿瘤治疗指征时，可以重新开始治疗或继续 5-FU 持续静脉输注和口服卡培他滨治疗。且稳定后，可采用心脏负荷试验以排除梗阻性冠脉疾病的存在。如果心肌核素扫描结果正常，上述症状则归因于化疗药物，而如果结果有异常，则需进一步进行冠状动脉造影以确定冠脉解剖结构并尝试进行经皮冠脉血运重建。

急性冠脉综合征患者应该根据目前 AHA/ACC 治疗指南进行处理，包括立即减轻疼痛、稳定血流动力学、抗血小板药物和选择性冠状动脉造影。

口服卡培他滨或持续输注 5-FU 的患者出现胸痛，当无证据证明是心肌梗死时，应首先进行药物治疗稳定病情。再次给予同样剂量或低剂量化疗药物可能会成功，但再次给药后胸痛复发则是停药指征 [106]。

肿瘤支持治疗

对这些肿瘤患者进行积极治疗十分重要。当预估到药物可能会引起全身首剂输液反应和（或）冠脉痉挛时，应该让一个对这些药物熟悉的心脏

外科医生进行治疗前心脏毒性风险的评估，设计一份治疗前检查和治疗期间监测的计划，然后再开始治疗，这样有利于将心脏毒性的风险降至最低。

高血压

高血压是癌症患者最常见的一种合并症[107]，并且是一些新的抗肿瘤药物最主要的不良反应。

贝伐单抗

贝伐单抗（阿瓦斯汀/阿伐他汀）是一种具有抗血管内皮生长因子（VEGF）活性，抑制肿瘤血管生成的重组人源性单克隆抗体。多种恶性肿瘤，包括结直肠癌（CRC）、非小细胞肺癌（non-small cell lung carcinoma，NSCLC）、肾细胞癌（RCC）和乳腺癌，已对贝伐单抗单独应用或联合化疗进行了研究。

VEGF 具有调节动脉张力和促血管舒张的生理作用。因此，贝伐单抗最常见的不良反应是高血压也就不足为奇，从 I 期临床试验开始注意到此[108]。而药物相关高血压可能是初诊的，或者是现患的高血压病情加剧。

据贝伐单抗、氟尿嘧啶和亚叶酸钙治疗转移性结直肠癌的三期临床试验报道，贝伐单抗治疗组高血压的发生率约为 22.4%，其中 11% 的患者为 3 级高血压[109]。

贝伐单抗引起的高血压是可逆的，可以发生在治疗早期或晚期，并且可能与药物剂量相关。据一篇包括 10 个贝伐单抗药物试验 1850 例患者的 Meta 分析报道，贝伐单抗相关高血压发生率为 2.7% ～ 32%，低剂量到高剂量药物所致高血压发生率为 17.6% ～ 36%[110]。

总的来说，贝伐单抗相关高血压的发生率可能 > 60%，据报道初始剂量或维持剂量时，3 ～ 4 级高血压的发生率为 8% ～ 19%[111]。

要点：贝伐单抗可诱发剂量依赖性高血压。

跨膜受体抑制剂：小分子表皮生长因子受体/酪氨酸激酶抑制剂

舒尼替尼

高血压（血压 ≥ 150/100mmHg）是舒尼替尼相关 CT 最常见的临床表现，药物说明书所记载的发生率约为 30%[112]。

索拉非尼

与其他血管内皮生长因子抑制剂相似，高血压也是索拉非尼最常发生的治疗相关严重的不良反应。

一篇包括 9 项研究 4599 例不同实体瘤患者的 Meta 分析所报道的高血压总体发病率为 23.4% [95% 可信区间（95%CI），16% ～ 32.9%]，3 ～ 4 级高血压的发生率约为 5.7%（95%CI，2.5% ～ 12.6%）[113]。

一项关于索拉非尼和舒尼替尼的观察性研究所报道的心脏事件发生率较临床试验中报道得高。使用 TKIs 可引起 33.8% 患者出现轻微无症状的到严重有症状的心脏事件，并且舒尼替尼治疗的患者发生率高于索拉非尼（5% *vs.* 14%）[114]。

概括来说，舒尼替尼和索拉非尼都与表现为高血压的心脏毒性有关。

要点：舒尼替尼和索拉非尼都与高血压有关。

诊断

诊断基于三个因素。第一是治疗前评估和确诊既往存在的高血压。第二是对预期治疗方案相关潜在高血压的认识。第三是在治疗期间定期地测量血压。

治疗期间，高血压可能是新诊断的，或是既往存在的高血压加重。大多情况下，高血压的标准治疗和高血压处理能够是化疗得以继续。

治疗

高血压的治疗通常从排除继发性高血压的评估开始。高血压多为原发性。

初始治疗的策略基于生活方式的改变，包括通过饮食限制总热量和钠摄入以及减轻体重。避免酒精也可能会有帮助。停止使用有升高血压作用的非化疗药物（如非甾体类抗炎药）也是有益的。

降压药物的选择应基于美国联合委员会关于高血压预防、检测、评估和治疗第七次报告（JNC 7）[115] 提出的指南。若伴有左心室功能障碍，ACEI 和 β 受体阻滞剂应该作为治疗的选择。而伴有冠状动脉疾病，BB、ACEI 和钙阻断剂可以带来双重效益。

早期经验提示 TKIs 相关性高血压是由血管收缩引起。因此，作用机制为血管舒张的药物是高血压处理控制极好的第一选择。我们已经成功地将钙通道阻滞剂和 ACEI 应用于这类患者，并且避免了 β 受体阻滞剂成为一线降压药。

当添加通过 CYP4A 途径代谢的药物时应特别注意，因索拉非尼是通过这条途径代谢，通过药物相互作用，特别是与钙通道阻滞剂地尔硫草和维拉帕米作用，可升高索拉非尼的浓度。二氢吡啶类钙离子拮抗剂与该途径无相互作用，使用这类药物是安全的。同样，除了与卡维地洛，这类药物尚未指出与 ACEI 和 β 受体阻滞剂有相互作用[114]。

肿瘤支持治疗

化疗相关心脏毒性可增加患者非药物治疗的医疗咨询次数，而有力的长期随访提高了肿瘤支持治疗的价值。

治疗结束后，对患者进行积极的体重维持和（或）体重减轻的营养咨询，以及关于限制钠盐、热量和饱和脂肪摄入教育，比一般人群更有价值。

对伴有以心脏疾病危险因素（如高血压）增加为表现的自限性 CT 的癌症患者需要进行长期监护。铂类为基础的化疗（platinum-based chemotherapy，PBCT）对动脉粥样硬化危险因素和未来心脏疾病发生风险的晚期影响证实了这一观点。PBCT 的存活者结束 10 年或更长时间以后，大都有多种的心脏疾病危险因素 [高血压、高血脂、肥胖和胰岛素抵抗(代谢综合征)]，并且过早出现动脉粥样硬化的危险性明显增加[116,117]。

Meinardi 等[118] 对 87 例曾进行含顺铂化疗的患者进行了研究，这些患者处于缓解期至少 10 年，并且在分析时年龄 ≤ 50 岁，对这些患者心血管事件的发生进行了评估。此外，还对其中的 62 例患者进行心脏损害和心血管危险因素的评估。将这些患者的心血管风险因素分布与另外 40 例年龄匹配、后续进行睾丸切除术的一期患者进行比较：79% 患者有高胆固醇血症、39% 有高血压、而 25% 患者有过雷诺现象。结果发现 6.9%（6/87）的患者，年龄为 30 ～ 42 岁，化疗 9 ～ 16 年后发生心血管事件：2 例心肌梗死，3 例心绞痛和有心肌缺血证据，以及 1 例心血管意外。据报道，研究

结果与一般荷兰男性人口相比，冠状动脉疾病观察值与预期值的比率为 7.1（95% CI，1.9 ～ 18.3）[118]。

要点：由心脏病专家和营养师对化疗期间出现的心脏毒性和（或）接受 PBCT 的患者进行长期随访是有益的。

动脉和静脉血栓

除癌症和一些非药物治疗（留置导尿管、因疲劳制动、败血症、手术）会增加血栓形成的风险，一些化疗药物也与动脉和（或）静脉血栓栓塞有关。

贝伐单抗

贝伐单抗治疗转移性结直肠癌和非小细胞肺癌的早期研究表示，患者发生静脉血栓栓塞（venous thromboembolic，VTE）和（或）动脉血栓栓塞事件（aterial thromboembolic events，ATE）的发生风险增加。动脉血栓事件可发生于任何血管床，但据报道最常发生于冠状动脉和脑循环，表现为短暂性脑缺血发作（tansient ischemic attack，TIA）/脑血管意外（crebrovascular accident，CVA）和 ACS。

增加血栓形成风险的机制是多方面的，包括内皮型 NO 产生减少伴血管舒张功能降低、血小板凝聚集增加和凝血酶形成增强。据目前研究分析表明，贝伐单抗使 ATE 的发生风险加倍。

Scappiticci 等发表的一篇包括 5 项随机对照试验共计 1745 例转移性结直肠癌、乳腺癌或非小细胞肺癌患者的汇总分析，对贝伐单抗联合化疗治疗和单纯化疗发生动静脉血栓栓塞的风险进行了评估比较。贝伐单抗联合化疗的患者，ATE 的发生率为 3.8%，单纯化疗患者的发生率为 1.7%。而 ATE 患者死亡率两组分别为 0.62% 和 0.26%。二者 VTE 发生率的差异尚无统计学意义。动静脉血栓形成的危险因素均包括既往有血栓形成病史以及年龄大于 65 岁[119]。

在一个将 1401 例患者，按 2×2 析因设计，随机分配入奥沙利铂联合贝伐单抗治疗组和单用奥沙利铂对照组的研究中，发现两组患者 ATE 发生率相似。联合贝伐单抗治疗组，3 ～ 4 级动脉血栓栓塞的发生率分别为 1% 和 2%[120]。

ATE 的发生风险与贝伐单抗治疗剂量和

持续时间无关。对 1953 例患者进行调查的 BRTIE [贝伐单抗方案：治疗效果及安全性调查（Bevacizumab Regimens：Investigation of Treatment Effects and Safety）] 研究初步报告，在治疗第一年内和超过 12 个月后 ATE 的发生率分别为 2.1% 和 0.76%[121]。老年和既往发生过动脉血栓事件的患者中高血压和 ATE 发生率升高[122,123]。

尽管在 Scappiticci 等研究中报道的 VTE 发生率无统计学差异，除恶性肿瘤相关风险，贝伐单抗组静脉血栓形成的风险升高，在 II 期和 III 期试验中，报道的发生率分别为 3% ～ 19.4%。近期一项 Meta 分析，15 项 RT7956 不同实体瘤患者进行研究分析，与对照组相比，贝伐单抗治疗组，各级别和高级别 VTE 的总发生率分别为 11.9%（95%CI，6.8% ～ 19.9%）和 6.3%（95%CI，4.8% ～ 8.3%）。

肿瘤类型和贝伐单抗剂量可能会影响血栓栓塞的风险。转移性结直肠癌患者各级别 VTE 总发生率为 19.1%（95%CI，16.1% ～ 22.6%），非小细胞肺癌为 14.9%（95% CI，8.2% ～ 25.5%），乳腺癌为 7.3%（95% CI，4.6% ～ 11.5%），肾细胞癌 3.0%（95% CI，1.6% ～ 5.5%）[124]。

要点：贝伐单抗的应用与动脉和静脉血栓形成发病率增加相关。

免疫调节剂

免疫调节剂是口服的、新型小分子化合物，可通过多种作用机制影响免疫系统和其他具有重要生物学意义的目标。包括：抑制血管生成、调节关键的促炎和调节性细胞因子水平以及免疫细胞共刺激。

沙利度胺

在实验模型中已证明免疫调节药物沙利度胺可抑制血管生成，并诱导新生血管细胞凋亡。沙利度胺是一种已应用于多发性骨髓瘤和非霍奇金淋巴瘤（non-Hodgkin's lymphoma，NHL）治疗的口服抗癌药。沙利度胺已知的不良反应包括：周围神经病变、便秘、疲劳和嗜睡。骨髓瘤治疗中揭示了沙利度胺一个新的以前未被认识的毒性反应：单用沙利度胺治疗，深静脉血栓形成（deep venous thrombosis，DVT）的发生率为 2%[125]。

当沙利度胺联合其他细胞毒性药物使用时，DVT 发生率大幅升高。一项研究中，100 例患者随机分为地塞米松、长春新碱、阿霉素、环磷酰胺、依托泊苷和顺铂组合持续静脉滴注 4 个周期化疗组以及沙利度胺治疗组，前一组 50 例患者中有 14 例出现 DVT（28%），而沙利度胺组 50 例患者中仅有 2 例未出现 DVT（P = 0.002）。几乎所有 DVT 事件都发生于治疗的前三个周期。在接受抗凝治疗后 75% 的患者使用沙利度胺治疗是安全的[126]。已有研究发现沙利度胺联合阿霉素、氟尿嘧啶或吉西他滨化疗时，有类似的 VTE 发生率升高[127-130]。

来那度胺

来那度胺（雷利米得）与沙利度胺结构相似，但其在降低药物神经毒性的同时增强了疗效。主要用于治疗多发性骨髓瘤和慢性淋巴细胞性白血病（chronic lymphocytic leukemia，CLL）。来那度胺主要的 CT 与沙利度胺相似，都是发生 VTE。多发性骨髓瘤以及同时使用类固醇药物治疗的患者 VTE 总发生率相对升高。总地来说，来那度胺联合地塞米松治疗的骨髓瘤患者 3 ～ 4 级 VTE 发生率而单用地塞米松组发生率为 4%。

VTE 与类固醇的关系呈剂量依赖：低剂量类固醇治疗组 VTE 发生率为 6.3%，而高剂量组发生率则为 18%[131]。一项对复发性和难治性多发性骨髓瘤患者的研究指出，VTE 的发生率为 2%，并且仅发生于治疗方案加用地塞米松的患者[132]。

沙利度胺衍生物

沙利度胺衍生物（Pomalidomide）化学名称：3- 氨基 -N-（2,6- 二氧代 -3- 哌啶基）邻苯二甲酰亚胺。在结构上与沙利度胺相似，并具有相似的免疫调节作用，目前处于临床试验阶段。早期研究结果显示与沙利度胺 VTE 发生率相似[133]。

顺铂

在顺铂治疗的患者中，可发现动脉血栓形成的发生率增加。有报道显示中风的发生率为 1/2000[134,135]。

血管内皮生长因子

靶向作用于 VEGF 和 TK 的化疗药物，与发生动脉血栓事件风险的升高相关，并且常见于年龄超过 65 岁和（或）治疗前已有心脏疾病危险因素或既往有动脉疾病的患者。近期一个关于贝伐单抗治疗年轻女性（中位年龄：46 岁，年龄范围：29 ～ 62 岁）宫颈癌的研究显示血栓形成 / 血栓栓塞发生率为 2.2%，强调了其与年龄的关系[136]。

诊断和治疗

静脉血栓的诊断

静脉血栓常见于癌症患者，并且有报道称化疗期间发生率增加[137]。其诊断主要基于对症状的临床怀疑和警惕以及进行一次彻底的体格检查。

有症状提示可能为 VTE 的患者中，仅有 30% 最后实际确诊为 VTE。最常见与 VTE 有关的症状包括：下肢水肿（80%）、疼痛（75%）和红斑（26%）[138]。

为协助诊断，临床表现、影像学检查和 D- 二聚体检测相结合的临床预测方法已被提出[139]。高危人群的临床特征已列举于表 9-6 中。D- 二聚体是内源性纤维蛋白溶解的标记物，VTE 患者都应该进行测量。D- 二聚体具有较高的阴性预测值，是 VTE 一个敏感但非特异的标志物。

当怀疑为 VTE 时，静脉超声检查是主要的影像学诊断方法。对近端下肢静脉血栓的诊断，其

敏感性和特异性分别为 97% 和 94%。而对小腿静脉的诊断其敏感性下降为 73%，更远端静脉敏感性则下降至 53%。对于腹股沟韧带近端的可疑 VTE，应考虑运用增强 CT 或磁共振静脉造影术。对于上肢疾病，超声多普勒是一种有用的影像学检查，其敏感性和特异性均为 82%。

未经治疗的 DVT 可导致肺栓塞（pulmonary embolism，PE）或慢性静脉功能不全。早期诊断对开始治疗和避免这些并发症十分关键。肺栓塞最常见的症状有呼吸困难（85%）、胸痛（40%）、呼吸急促（30%）和心动过速（23%）。咯血是肺梗死情况下较为罕见的症状。临床表现、低氧血症、低碳酸血症，以及心电图和超声心动图对于诊断的敏感性和特异性都较低。CT 血管造影是诊断 PE 的主要影像学方法。

通气 / 输注扫描敏感性虽较低，但对于造影剂过敏或有肾功能受损的患者应保留。对这些患者，另一种可选方法是磁共振血管造影术。

近期对肺栓塞的致病因素、可疑肺栓塞的诊断以及推荐治疗进行了回顾分析[140,141]。

伴有 VTE 的癌症患者，复发性血栓形成的发生率较高，同时其抗凝治疗期间出血也较多[142]。

对于已确诊 VTE 的患者，由肝素或低分子肝素（low-molecular-weight heparin，LMWH）充分抗凝治疗后逐渐过渡到口服华法林治疗是其标准的治疗方式。

除与癌症有关，多发性骨髓瘤患者发生 VTE 的风险也增加了。在使用沙利度胺和来那度胺治疗的患者中，其发病风险的升高尤为突出。近期 Palumbo 和一个专家小组对 VTE 发病风险及预防进行了详细的回顾分析。他们所建的模型中，VTE 发生风险的判定是基于患者（年龄、既往 VTE 病史、感染、糖尿病、心血管疾病、制动、手术和遗传性血栓形成倾向），疾病（多发性骨髓瘤和高黏滞血症的诊断）和治疗（大剂量地塞米松、阿霉素、多药联合化疗）等因素。他们建议危险因素不超过一个的患者可应用阿司匹林预防 VTE，而有 2 个及以上危险因素的患者可应用低分子肝素，相当于依诺肝素 40mg/d 用量进行预防；并且低分子肝素还可用于同时使用大剂量地塞米松或阿霉素治疗的患者。足量的华法林（国际标准化比值 [International normalized ratio，INR]：2-3）是低分子肝素的替代药物[143]。

表 9-6　DVT/PE 的高危因素

因素	DVT	PE
肿瘤活跃	✓	✓
制动	✓	✓
近期手术	✓	✓
体征	下肢肿胀水肿、侧支静脉	DVT、心动过速、咯血
既往病史	DVT ✓	PE ✓
可供选择的可能性较小的诊断	✓	✓

Adopted from Wells PS, Owen C, Doucette S, et al. Does this patient have deep vein thrombosis? JAMA . 2006;259:199–207; van Belle A, Büller HR, Huisman MV, et al. Effectiveness of managing suspected pulmonary embolism using an algorithm combining clinical probability. D-dimer testing and computed tomography. JAMA . 2006;295:172–179.

注：DVT，深静脉血栓形成；PE，肺栓塞

静脉血栓的预防

目前已有几项研究是着重于口服华法林或使用低分子肝素预防 VTE。尽管结果显示 VTE 发生率呈现下降趋势，但全身抗凝治疗以预防 VTE 的概念仍未被广泛接受采纳[144,145]。

现行方法是根据美国临床肿瘤协会提出的指南制定，包括以下 5 点：①所有住院的肿瘤患者，在无出血或其他禁忌证的情况下，都应考虑给予抗凝药物预防 VTE；②不推荐对非卧床的肿瘤患者使用抗凝药物作为常规预防，接受沙利度胺或来那度胺治疗的患者除外；③经历恶性疾病大手术的患者应考虑药物预防血栓；④对已确诊 VTE 的癌症患者，低分子肝素是初始和继续治疗的首选药物；⑤对癌症患者生存影响需要进一步研究的抗凝药物，尚不能推荐使用[146]。

静脉血栓的治疗

多数证据支持低分子肝素在治疗中有效且安全，疗效与普通肝素和口服华法林具有可比性。低分子肝素是治疗已诊断静脉血栓患者的一线推荐药物。因根据患者恶性肿瘤期别、出血风险及化疗方案不同采取个体化治疗，决定疗程长短[147-150]。

关于下腔静脉过滤器（IVC）使用有效性的证据尚有限，对无法接受全身抗凝治疗的患者其为保守治疗手段[151]。

要点：癌症患者使用低分子肝素的安全性及有效性已被证实。针对肺栓塞和癌症患者，前 3～6 个月因考虑使用低分子肝素，其后口服华法林或无限期使用低分子肝素，或直至恶性肿瘤治愈为止。

动脉血栓

减少治疗前的合并症是预防动脉血栓的核心，其基本原则包括治疗高血压以及避免治疗相关的低血压，患者体重减轻、脱水以及败血症可导致低血压出现。临床医生必须高度警惕，密切监测患者血压，定期评估给药方案，全面权衡后增减药物用量，从而使治疗有益于患者。

当患者出现急性动脉栓塞时，应立即终止化疗，给予充分的抗凝治疗。

要点：动静脉血栓栓塞的治疗目标依次是降低血流动力学阻力，缓解症状及预防再发。

脂类

三苯氧胺和芳香酶抑制剂

三苯氧胺芬可降低低密度脂蛋白（low-densitylipoprotein，LDL）含量，增加高密度脂蛋白（high-density lipoprotein，HDL）含量[152,153]，有利于脂类调节。因此，被用于保护心血管系统以免动脉粥样硬化的发生。

芳香酶抑制剂（aromatase inhibitors，AIs）包括阿那曲唑（瑞宁得）、来曲唑（弗隆）以及依西美坦（阿诺新），对脂类含量无明显影响。早期试验结果提示 AIs 对脂类可能有负向调节作用；在序贯使用三苯氧胺和 AI 的女性中可以观察到脂类含量的改变。一项持续 16 周纳入 20 例晚期乳腺癌患者的小样本研究显示来曲唑可以增加总胆固醇和 LDL 的含量。意大利三苯氧胺瑞宁得（ITA）试验显示一组研究对象由三苯氧胺改用阿那曲唑后，血脂异常的发生率（9.3%）高于单用三苯氧胺组（4.0%，$P = 0.04$），研究者认为此差异是由中断三苯氧胺（有利效果）以及添加阿那曲唑（无影响）所致[154-156]。

要点：三苯氧胺降低 LDL 含量，提高 HDL 含量，芳香酶抑制剂对脂类含量无明显影响。

维甲酸类

维甲酸是一类结构与维生素 A 相关，且具有抗癌效果的化合物。

贝沙罗汀

贝沙罗汀（Targretin）是一种人工合成的维甲酸，可特异性地结合维甲酸 X 受体，现已被批准用于复发性或难治性皮肤 T 细胞淋巴瘤的治疗。

贝沙罗汀的使用因一些可逆的药物不良反应而受到限制，近 30% 的患者表现出甲状腺功能低下[157]。

该药的心脏毒性主要表现为混合性高脂血症，超过 80% 患者出现高甘油三酯血症，超过 30% 的患者血胆固醇过多。高脂血症与药物剂量相关，出现在首次治疗开始的 1～2 周内。如果高甘油三酯血症得不到控制，可导致急性胰腺炎。预防性和治疗性使用降脂药可以控制脂类含量的增高[158]。

要点：超过80%的患者使用贝沙罗汀后出现高甘油三脂血症。

心律失常

ECG改变和心律失常可能是化疗所致心脏毒性反应最常见的临床表现，可出现各种已知的电生理异常。但这些异常大多是偶然的，并无血流动力学或者临床意义。最近Guglin等对此进行了评价[159]，表9-7罗列了常用化疗药物引起的心脏电生理异常。一些特定药物所致的常见电生理效应将在下文中详细描述。

抗代谢药物

抗代谢药物的化学性质与正常生化通路所需物质相似，但作用时优先干扰恶性肿瘤细胞的功能，导致细胞分裂和复制的异常。

吉西他滨

吉西他滨（健择）是一种抗代谢药物，以单药方式用于多种实体肿瘤的治疗，也与其他药物联合使用。吉西他滨的心血管系统毒性反应很少见，自1997年起的临床前期和Ⅰ期临床试验数据显示患者室性心动过速的发生率为1.4%、0.7%、0.2%以及0%[160]。

3例个案报道显示患者在吉西他滨输注后18～24小时内发生心房颤动，并在随后的第二次和（或）第三次药物输注时再发房颤。一例患者在治疗前突发心房颤动，另两例为晚期肺癌患者[161-163]。

表 9-7　化疗所致心脏节律和传导异常

窦性心动过缓：甲氨蝶呤，紫杉醇，沙利度胺

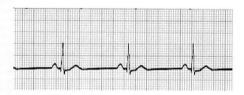

窦性心动过速：单克隆抗体类，免疫调节剂，美法仑

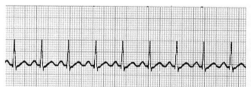

室性过早去极化：5-FU，甲氨蝶呤

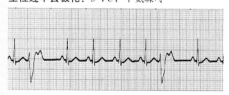

心房颤动：蒽环类抗生素，美法仑，免疫调节剂，铂类

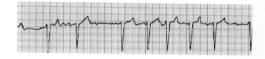

尖端扭转型室性心动过速：5-FU，组蛋白去乙酰化酶抑制剂（缩酚酸肽）

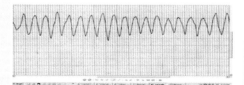

QT期延长：砷类，5-羟色胺，紫杉醇，组蛋白去乙酰化酶抑制剂，拉帕替尼，5-FU，氟尿嘧啶；HDAC，组蛋白去乙酰化酶

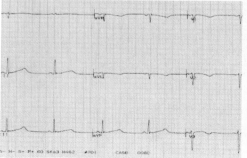

组蛋白去乙酰化酶抑制剂（histone deacetylase inhibitors，HDACS）

表观遗传修饰是肿瘤细胞一种重要的生物学机制，研究者正在研制基于表观遗传沉默机制的抗肿瘤药物，缩酚酸肽即为其一。

一项纳入 15 例转移性神经内分泌肿瘤患者的 Ⅰ期临床前试验，因为药物严重的心脏毒性而提前终止，包括 1 例猝死，2 例出现Ⅱ度室性心动过速，3 例出现Ⅱ度 QT 期延长[164]。缩酚酸肽的毒性可能因组蛋白去乙酰化酶受到抑制所致。

目前，已有超过 500 例患者使用了缩酚酸肽。一项设计周密、记录清楚的研究提示超过 50% 患者使用该药后心电图出现非特异性的 ST-T 段改变，65% 和 38% 的患者分别出现单独的室上性和室性过早去极化，38% 和 14% 的患者分别出现非持续性的室上性和室性心动过速。另有报道提示患者的左室射血分数的降低，或者心脏生物标记（肌酸磷酸激酶 - 同工酶 CPK-MB，或肌钙蛋白）的释放[165]。

此类药物可导致心律失常，其严重程度受潜在的 QT 期延长的调节。QT 期延长的实际发生率仍需进一步研究，但很可能小于临床前期试验的结果。但治疗中必须监测患者心电图，并测量 QT 期的长度。

紫杉醇类药物

紫杉醇类药物［紫杉醇（泰素）］，多西他赛（泰素帝）是从紫杉树树皮中提取的，自 20 世纪 90 年代早期起用于多种实体肿瘤的治疗并被证实具有良好的临床疗效。此类药物通过抑制微管功能达到抗肿瘤了效果。紫杉醇以聚氧乙烯蓖麻油作为媒介，可提高药物的溶解性，而多西他赛无此特征。

29% 使用紫杉醇的患者会出现无症状的窦性心动过缓，另有 5% 的患者出现其他类型的心律失常（室性过早去极化，室性心动过速和房室传导阻滞）[166]。据推测这些心律失常由聚氧乙烯蓖麻油诱导组胺释放所致。

其他药物

三氧化二砷

三氧化二砷可有效治疗急性早幼粒细胞白血病、胰腺癌和转移性黑色素瘤。

使用此药治疗的患者中 63% 可出现 QT 期延长，少于 1% 的患者出现扭转型室性心动过速，但有猝死病例的个案报道。砷导致的剂量依性钾离子通道抑制使 QT 期延长。口服给药患者 QT 期延长的发生率较之静脉给药者低[167-169]。

其他更少见的心脏电生理学不良反应包括高度房室传导阻滞，此类患者有时需要植入心脏起搏器[170]。

5-HT₃ 阻滞剂

美国现有三种 5-HT₃ 阻滞剂可用于预防和治疗化疗所致的和术后出现的恶心、呕吐，分别为多拉司琼（Anzemet）、格拉司琼（康泉）和昂丹司琼（枢复宁）。

患者对此类药物有很好的耐受性。健康受试者使用三种药物后心电图均有改变（PR 期、QRS 和 QT 间期延长）。少于 10% 的使用者心电图显示短暂的心室内传导延迟，但受试者并无临床症状，心电图还显示小幅度的 QT 间期延长（< 15ms）并且在药物输注后 6 ~ 8 小时恢复至基线水平。多拉司琼的使用者上述改变更加显著。此类药物极少导致心律失常，且这些心血管改变的临床后果在实践中尚无报道[171-174]。

要点：既往有心脏传导延迟病史、有基础心脏疾病和接受化疗的患者应慎用此类药物，因为大多文献的研究对象都是针对健康受试者的。

肿瘤溶解综合征

肿瘤溶解综合征是一种抗肿瘤治疗的并发症，是由肿瘤坏死产生的一群相互影响的代谢异常（高钾血症、高磷血症和低钙血症）。这些代谢异常可导致多种心律失常，患者心电图出现多种典型改变（如高钾血症可导致 T 波峰值增高、致死性心律失常和传导延迟，低钙血症可导致 QT 间期延长）。

肿瘤溶解综合征的诊治关键在于预防，包括高危患者识别、主动监测以及迅速纠正代谢异常。

诊断

心电图并非化疗患者用药期间的常规监测项目。常规测量生命体征（脉搏），根据患者症状重新评估，或者发现有或无症状的心率及节律的改变，可使心电图结果更有助于诊断。很少有患者在化疗后出现心悸，临床医生针对心悸的患者可能使用短期（24 ~ 48 小时 Holter，即动态心电图检测）或长期（门诊远程监测或心脏事件监测）动态心电监测以明确诊断，并且排除致死性的心律失常。

建议有心脏病史或者既往曾发生过心律失常的患者在化疗期间密切监测心电图。

肿瘤支持治疗

化疗中特别是用药期间，继续抗心律失常治疗对患者至关重要，医务人员有必要不断巩固此项原则。使用华法林抗凝的患者在治疗中加用或终止药物时，INR 会发生改变，建议较基线水平提高监测频率。

治疗

针对有临床意义和致死可能的心律失常，其主动治疗的首要原则是避免化疗导致的缺血、容量负荷过大以及心力衰竭，还需警惕血清电解质紊乱（特别是镁和钾的水平）的出现并密切监测。

建议既往有记录到心律失常的患者至心脏病学专科咨询并采取适当的抗心律失常治疗。

安置植入设备（如心脏起搏器和内置心脏除颤仪）的患者并无特殊决策或治疗。

小结

心脏毒性反应是实体瘤和血液系统恶性肿瘤治疗中常见的并发症，尽管其发生率变异大，但化疗相关心脏毒性确实存在。临床医生需要明确无论是心脏毒性反应的发生率，还是抗肿瘤方案的有效性均有较大的个体差异。因此，在化疗实施时需要保持警惕，同时兼顾患者本身存在的高危因素和治疗方案带给患者的高风险。

放疗诱导的心脏毒性

纵隔放射（mediastinal radiation，MR）治疗对多种癌症有效，特别是霍奇金淋巴瘤。另外，脑脊髓放射可产生心脏毒性。因此，归因于纵隔放射的一切都适用于脑脊髓放射导致的危险和心脏毒性。

现已确定纵隔放射可产生心脏毒性，只是呈亚临床表现，或无临床症状，或被其他疾病的外显症状所掩盖[175]。

心脏各部分均有可能遭到放疗的损害，从心包膜到心内膜，也包括冠状脉管系统。心脏毒性的临床表现包括急慢性心包炎，被充血性心力衰竭掩藏的无症状左室射血分数下降，以及冠心病进展所致的心绞痛、心肌梗死或猝死。放射可增加蒽环类药物导致的心脏毒性反应的发病率，最近许多综合性报道详细叙述了其发生率、病理生理学机制和测试建议[176-179]。

表 9-8 罗列了放疗所致的心脏结构性异常。

与蒽环类抗生素相似，多种因素可增加纵隔放射产生的心脏毒性，见表 9-9。针对放疗所致的心脏毒性，明确患者放疗时间是否在 1985 年以后很重要，因为之后的"现代放疗时代"出现了更多减少心脏毒性的构象技术，如影像引导下放疗、线性加速器、日照射量 < 2Gy、平等权衡前后放射野、隆突下阻滞以最小化心脏暴露以及缩小放射野。

放疗和蒽环类抗生素导致的的相似之处在于二者导致的心脏毒性既可以是急性的，也可以是迟发的，即在治疗结束后经过数十年的潜伏期才发生。

迟发性心脏毒性常常表现为心脏多结构的受

表 9-8　放疗所致心脏毒性

部位	临床表现
心包	迟发性心包炎、迟发性心包缩窄
心肌	舒张功能不全、收缩功能不全；均可无症状，或与心力衰竭相关
冠状血管	左冠状动脉心脏病（前支近端病变）（CAD-LM）
左冠状动脉前降支（LAD）	右侧冠状动脉（RCA）
左冠状动脉	前降支、右冠状动脉心脏瓣膜主动脉瓣反流 / 狭窄，二尖瓣反流（临床症状出现于放疗后 10 ~ 20 年）
传导系统	传导延迟（右束支传导阻滞常见）；各种房室传导阻滞（AV），包括完全性心脏传导阻滞

注：AV，房室；LAD，左冠状动脉前转；RCA，右冠状动脉；CAD，冠状动脉心脏病；LM，左冠状动脉主干

表 9-9　化疗所致肺毒性的危险因素

患者因素	治疗因素
基础肺疾病	化疗剂量
目前吸烟状况	（博来霉素）
异常基线影像检查	纵隔放疗史（MR）
慢性肾疾病	
肺切除术史	

累，如限制性心脏病常与慢性心包疾病并发，心脏传导阻滞常与主动脉瓣狭窄同时出现。

放疗结束 10 年后的心脏毒性总发病率估计约 10% ~ 30%，且超过 70% 的患者出现无症状的心脏多结构异常。这组数据可能过高估计了现行治疗的风险。

Heidenreich 等[175] 研究了 294 例因霍奇金淋巴瘤而接受纵隔放射治疗（平均放射量 43±0.3Gy）的无症状患者（平均年龄 42±9 岁），发现该群患者中瓣膜病变常见，且其发病率随着时间的延长而增高，评估时治疗结束超过 20 年的患者其瓣膜病发病率明显高于治疗结束仅 10 年的患者。这组患者中 36% 出现以缩短分数下降（fractional shortening）为标志的心脏收缩功能异常，且与配对的未接受纵隔放射的弗雷汉明人群对照，其数值降低具有统计学意义。

研究者同时观察了该组人群缺血性心脏病的发病情况。其中 63 例患者（21.4%）在应激时出现静息图像异常，42 例患者（14%）出现心脏输注下降或肌壁运动异常或二者同时出现。40 例患者接受了无创冠状动脉造影检查，其中 22 例（55%）冠脉狭窄 > 50%，9 例（22.5%）冠脉狭窄 < 50%，其余 9 例无冠脉狭窄[180,181]。

要点：尽管纵隔放疗可改善恶性肿瘤患者的结局，但治疗时需要权衡其导致的迟发性心脏毒性所带来的风险。

心力衰竭

放疗的心脏毒性可导致心包心肌炎，从无症状的左室射血分数降低到有或无心包炎的充血性心力衰竭。上文提及的 Heidereich 等从 2003 起开展的研究对霍奇金淋巴瘤存活者进行了长期随访，并观察了其心肌病的发病情况。研究纳入 294 例

的无症状患者（平均年龄 42±9 岁，平均放疗剂量 43.3Gy）预先接受了超声心动图检查，并在治疗结束后随访了 2 ~ 23 年（平均 15 年）。研究者发现患者常出现左心室质量和收缩功能异常，且发生率高于配对的普通人群，且差异高出预期。各种心脏病变的发生率均随时间延长而增加。

与化疗主要导致心脏收缩功能不全不同，放疗所致心肌疾病主要表现为迟发性心脏舒张功能不全和限制性的血流动力学状态。适度缓和的放射技术有助于减少心脏收缩功能不全的发生，但不能阻止限制性心脏病的进展。一项 1983 年前的研究纳入了 21 例放疗后的（放疗剂量 20 ~ 70cGy，平均 35.9Gy）无症状存活者，随访 20 年（平均 14.1 年）经放射性核素血管造影检查提示 57% 患者左室射血分数异常。与此相比，另一组采用现代放疗技术的 50 例霍奇金淋巴瘤存活者（平均 35.1 岁）随访 1 ~ 30 年后，4% 患者的放射性核素血管造影图提示左室射血分数异常。Heidenrich 研究的 294 例患者中分别有 26 例（9%）和 14 例（5%）出现轻度和中度的心脏舒张功能不全[182]。

现代放疗技术有效地降低了相关心脏毒性反应的发生率。

Glanzmann 等研究了 352 例使用现代放疗技术的患者，发现急性心包炎的发病率从 20% 降至 2.5%。Giordano 等评估了乳腺癌患者行辅助放疗后发生心源性死亡的风险，发现随着现代放疗技术的进步，该风险逐步降低[183-185]。

要点：当放射剂量 < 30Gy 时，相关心肌病很少发生，但使用蒽环类抗生素可使其发生率增加，且多表现为心脏舒张功能不全。

冠状动脉疾病

实验室研究和临床试验证据均证实纵隔放射可加速冠状动脉疾病（冠心病）的进展。患者在治疗结束 5 年之内很少有冠心病的临床表现。斯坦福大学的 Hancock 等复习了 635 例小于 21 岁，且在 1961—1991 年间接受治疗的霍奇金淋巴瘤患者的病例。在平均随访 10.3 年后，该群患者中有 12 例死于心脏疾病［相对危险度（RR）29.6，95% 可信区间（CI）16.0 ~ 49.3］，其中 7 例死于急性心肌梗死（RR 41.5，95%CI 18.1 ~ 82.1），3 例死于心脏瓣膜病，2 例死于放射性心包炎/全心炎，

死亡发生于患者接受 42～45Gy 纵隔放疗后的 3～22 年之间[186]。

放射性冠心病的发展与动脉粥样硬化性冠心病并不相同，因为接受纵隔放疗的患者缺乏常见动脉粥样硬化发生的高危因素。

放疗导致的冠心病的临床表现与普通人群的冠心病相似：可以无症状，亦可出现心绞痛、急性冠脉综合征、心肌梗死以及猝死。但是受累的冠状动脉分支部位却不同并有一定特征性：包括右冠状动脉开口或近端、左冠状动脉前降支以及左冠状动脉主干，左旋支系统则较少受累[187]。

女性乳腺癌患者左右侧胸部放疗风险差异仍有争议。早期文献数据提示乳腺切术后辅助放疗的患者中左侧乳腺癌患者发生致命性心血管疾病的概率高于右侧乳腺癌患者[188-190]。

1990 年以前发表的研究反映了传统和现代放射技术的差异。在现代放疗技术开展之后的研究显示乳腺癌患者缺血性心脏病发病率并无增高，且左右侧乳腺癌发病风险无差异[191-195]。此外，局部 I 期或 II 期的乳腺癌患者在行保守手术并给予辅助放疗后随访 15 年，其他心脏疾病的（心脏瓣膜疾病、传导障碍或心力衰竭）发生率也无差异[192]。

要点：放射性冠心病的致死风险是未放疗人群所患冠心病的 2 倍。

心包炎

心包疾病是放疗所致心脏毒性最常见的临床表现。

在进行放疗期间，患者心包可以表现为典型的急性心包炎。放疗期间或者治疗结束数周内的急性心包炎很少发生，其发病率 < 2%。定位于胸膜的胸痛是急性心包炎的标志表现，且常伴有呼吸困难，但发热及其他全身症状较少见。心脏听诊提示典型的三组分心包摩擦音。不同程度的心包积液量可使患者出现从无症状的心包积液到急性心脏压塞的各种临床表现。

急性心包炎患者的心电图可表现为伴有或无 PR 间期压低的弥漫性 ST 段抬高，或者为窦性心动过速，或者完全正常。超声心动图可判断患者是否有心包积液，并测量左心室的舒缩功能。

放射性心包疾病（治疗结束后一年以内）同样可无临床症状，仅偶然发现无症状的心包积液，

或出现继发于心室充盈和心排出量下降的血流动力学改变。后者可能是因为心包积液所致，并可出现心脏压塞，也可能为非心包积液所致的单纯性缩窄，也可能是二者的共同作用——渗出性缩窄性心包炎，患者出现典型的临床症状和体征。目前尚无证据表示有干预方法可改变不符合血流动力学且无临床表现的心包积液的进展。

文献提示纵隔放射使用现代技术之前约 20%～25% 的迟发性心包炎患者在治疗后 5～10 年进展至缩窄性心包炎或出现急性心包压塞。采用现代放疗技术治疗的患者慢性心包疾病的发生率降低，仅有 < 2% 的患者出现心包炎和 < 5% 的患者出现慢性心包炎。

要点：迟发性慢性心包炎是放疗所致的心包疾病最常见的临床表现。

心脏瓣膜病

心脏瓣膜增厚和纤维化的机制与心肌纤维化机制相同。Heidenreich 研究中患者的超声心动图结果显示最常见的瓣膜病变为主动脉瓣反流，二尖瓣和三尖瓣较少受累。60% 患者在随访 20 年或更久后至少出现轻度的主动脉瓣功能不全。但有趣的是即使是经验丰富的心脏专科医生，通过听诊也只发现其中 5% 患者出现主动脉瓣功能不全的心脏杂音。

多数患者出现心脏杂音但并无临床症状，也无任何血流动力学改变。

要点：放疗所致心脏瓣膜病在治疗结束 10 年以内不常发生。

心律失常

放疗期间及放疗结束数年后，患者均可出现各种类型的心律失常，从单纯性过早去极化到致死性心律不齐，也包括各种传导障碍。广泛的异常表现包括病态窦房结综合征、各种房室传导阻滞和束支传导阻滞。右束支因其例于心脏前壁而常常发生传导阻滞。

纵隔放疗后长期无症状存活者发生严重的传导异常的概率并不确切，一些文献可能过高估计了其发生率，导致放疗和传导异常间的因果关系假设难以明确。目前一些前瞻性试验仍在进行中。

要点：右束支传导阻滞是最常见的纵隔放疗导致的传导异常表现。

诊断

每例患者接受放疗后均有出现心脏毒性反应的可能。因此，询问每个患者是否有心脏病的相关症状，并评估患者心脏功能是诊断中必不可少的步骤。多数放射性心脏病在进展到晚期之前，临床体格检查都很难发现异常。尽管卡氏评分（Karnofsky score）或者性能状况评估不常被心脏专科医生使用，但其对患者心脏功能评估是有价值的。

放疗所致心力衰竭的临床体征并不典型，早期阶段也不常出现水肿。

针对部分有冠心病高危因素的患者，可使用负荷超声心动图或运动核灌注试验来排除缺血导致的心力衰竭。

尽管有纵隔放疗史的患者冠心病发病率增高，但并无证据显示治疗无症状的病变有益于改善存活率。对于无心脏功能受损或无运动后劳累等症状的患者常规不需要进行冠心病筛检。但是医生需要严格处理冠心病发生的高危因素，并对所有纵隔放疗患者的血脂水平进行二级预防性控制（如 LDL < 70，HDL > 45）。大多数患者都需要使用他汀类药物，因为单纯饮食控制很难到达上述要求。此外，医生还需对纵隔放疗后的长期存活者进行饮食、体重、运动、吸烟和药物滥用的指导和评估。

当患者出现呼吸困难、劳累和水肿时，需要警惕是否出现了纵隔放疗的迟发性并发症——缩窄性心包炎，查体时患者可出现 Kussmaul's 征（即吸气时颈静脉扩张）和舒张期特征性的心包叩诊音。心电图显示低电压和（或）交替电压（每次心脏搏动时总电压的变异）。明确诊断患者需行超声心动图（显示特征性的心包增厚和充盈受限，且呼气和吸气时存在显著差异）和标记心包的心脏 MRI。尤其在考虑行心包切除术时，两项检查的联合应用是外科医生明确患者心脏解剖结构最有价值的辅助检查。此类患者还需行双侧心脏置管术以明确诊断并排除冠心病，因为后者需要在开胸心脏手术时行血管再生术。

此外，纵隔放疗患者发生甲状腺功能减退的概率较高。因此，所有心包积液的患者均需进行甲状腺功能检测。

医生听诊时如考虑杂音是由瓣膜疾病所致，则该安排患者行基线超声心动图以定量描述瓣膜的狭窄或关闭不全，并测量其左心室的功能状态。

如果患者出现心悸和眩晕，则需行心电图进行评估并长期随访监测。

由于所有心脏毒性反应的发生率都随时间延长而增高。因此，患者需要每 5 年进行一次常规超声心动图检查。即使无症状患者也建议常规检查，尽管此项尚未纳入官方指南。

美国放射学学院（The American College of Radiology）[46] 已经针对纵隔放疗后的无症状患者制定了适当的常规随访检查标准[196]。

要点：放疗所致心脏毒性反应的主要表现包括心包炎、冠心病（开口或近端）、主动脉瓣狭窄及关闭不全和右束支传导阻滞。

治疗

放射性心脏病与非放射性心脏病治疗方法相似。不论病因，心包疾病、心力衰竭、心律失常和冠心病的药物治疗几乎相同。当需要侵入性操作或手术时，治疗方案需根据患者先前手术和（或）放疗所致的瘢痕以及肿瘤和（或）治疗相关的凝血状态的改变而做出调整。所有的治疗都需从控制危险因素和治疗非心血管系统的合并症开始。

下文以综合征形式描述了一些放疗所致心脏病的特征。

心包疾病

患者在治疗中出现心包疾病的症状，多是由肿瘤本身所致，而非治疗所致。无血流动力学改变的患者可针对症状使用阿司匹林和（或）非甾体类抗炎药，应尽量避免全身使用类固醇激素，因为后者最终将导致病情恶化。病因不明的急性心包炎患者可使用秋水仙碱 0.6mg，每日 2 次，用药 6 ~ 12 周以防止急性心包炎的复发和缩窄性心包炎的出现。患者更为常出现的是迟发性心包炎进展，临床表现为急性心包炎或无症状的心包积液。如果患者无心脏压塞，只需对症治疗，并且密切监测症状和体征，及时发现具有血流动力学意义的心脏压塞的出现。

当患者血流动力学改变时，如果可经前窗间隙安全完成经皮引流，首选在导管室内对患者实施心包穿刺术以缓解血流动力学负担。如果患者引流后再次出现心包积液，则需心包开窗术或心包切除术。

如果患者血流动力学改变但无窗间隙可行引

流时，则直接进行心包开窗术。

在无限制型心肌病时，缩窄性心包炎患者应行心包切除术。限制型心肌病不仅使手术死亡率上升超过50%，也降低长期生存率。

心力衰竭

无症状和有症状的心力衰竭患者均遵循现有的指南进行治疗。由于放疗所致的心肌病多表现为舒张功能不全（松弛受损）或限制性血流动力学状态，其治疗较之普通收缩性心力衰竭更加困难。根据患者主要临床表现的不同，我们采用血管紧张素转换酶抑制剂ACEI或血管紧张素受体拮抗剂ARB联合β受体阻滞剂的方案。液体容量及状态处理在治疗中至关重要：过度利尿可导致患者低血压和肾功能不全，利尿不足患者可出现循环充血的症状，二者之间的治疗窗常常十分狭窄。对许多患者而言，有效的液体处理、血压控制、冠心病和糖尿病的治疗就是很好的心力衰竭治疗。

当患者出现可逆性和部分心肌缺血时，需要进一步明确是否需要血管再生术。

一些个案报道显示纵隔放疗所致慢性心力衰竭的终末期患者采用心脏移植术的结局可比于非纵隔放射性心力衰竭的患者[197]。

心脏瓣膜病

当放疗引起的心脏瓣膜疾病进展到需要手术治疗时，其临床决策与普通瓣膜疾病相似。

纵隔疾病导致的胸部解剖结构改变，既往的手术以及放疗可增加手术的风险。因此，需要额外考虑。无缩窄性心包炎或者限制性心脏病的患者，手术风险和结局与无纵隔放疗史的患者相当，可采取机械瓣膜置换术。

有报道证实反流瓣膜修补术的在技术层面可行，但术后其维持时间较短，部分患者在术后3～5年就需要再次手术[198,199]。

冠状动脉疾病

放疗所致冠状动脉疾病（冠心病）患者的处理包括减少危险因素及多种药物的联合治疗，包括硝酸盐、β受体阻滞剂、血管紧张素转换酶抑制剂或血管紧张素受体拮抗剂、钙通道阻滞剂和雷诺嗪。出现急性冠脉综合征的患者往往需要血管再生治疗，采用经皮和手术方式均可安全有效

地进行血管再生。血管再生方法的选择取决于恶性肿瘤的状态、血栓形成的风险高低以及双重抗血小板治疗的应用和长期维持。血管再生的方法包括球囊成形术（单纯金属支架或药物释放支架）和心脏搭桥手术。尽管患者先前有放疗史，但其胸廓内动脉仍可用于血管移植[200,201]。

纵隔放射性冠心病患者接受心脏冠状动脉旁路移植术后早期效果较好，但远期存活率却因恶性肿瘤（复发或继发性）及心力衰竭的出现而受限。许多患者需要同时或后期行心脏瓣膜手术。因此，在初次行冠脉旁路移植术及随访时仔细评估瓣膜病变十分重要[202]。

要点： 放疗所致冠心病主要累及冠状动脉开口或近端血管，而左旋支系统较少受累。

由于纵隔结构的纤维化，多种心脏异常的共存，以及心室功能的受损，放疗所致冠心病的手术治疗很复杂。放疗患者的早期死亡率与普通配对人群相似，但术后因出血行再次行探查术、胸骨伤口感染和胸骨裂开的概率均较高。远期效果因更早出现新的瓣膜疾病和瓣膜修复术持久性较差而有差异。总之，在很大程度上放疗后患者需要比普通人群更精确周密、更个体化的治疗方案[203,204]。

心律失常

放疗所致心律失常与非放疗所致心律失常的标准治疗方案相同。

颈动脉疾病和卒中

颈动脉狭窄是一种公认的头颈部肿瘤放疗后的并发症，放疗患者颈动脉和（或）锁骨下动脉动脉粥样硬化发生率较非放疗人群增加，发生卒中的概率也增加。

短暂性脑缺血发作／脑血管意外的患者可无或很少有临床表现，查体时也可未闻及颈动脉杂音。建议放疗患者在治疗结束5年后行颈动脉双重成像检查以评估基线水平，后续随访间期及治疗由影像学检查结果决定。由于考虑纵隔放疗是动脉粥样硬化发生的危险因素之一。因此，所有患者都要求实行血脂水平的二级预防。

建议任何已诊断疾病的患者加用阿司匹林，并缩短随访监间期，加强监测[205,206]。

肿瘤支持治疗

纵隔放疗导致的心血管系统以外的病变可使诊断和治疗更加复杂。这些病变包括导致肺换气不足的骨骼病变和肌肉萎缩，缺乏治疗或主要针对心脏病治疗的甲状腺功能减退，导致劳累性气促的限制性肺疾病和肺纤维化。

总之，放疗所致的心脏毒性反应的特征在疾病自然史和剂量效应关系上与化疗所致心脏毒性反应相似，其不同点在于放疗更易导致心脏舒张功能不全、心脏瓣膜疾病、迟发性心包炎/纤维化、传导障碍和冠状动脉动脉粥样硬化。

放疗诱导的肺毒性

纵隔放疗所致的肺毒性反应临床主要表现为急性肺炎和慢性肺纤维化。放疗导致肺损伤是多因素作用引起的。放疗可以损害毛细血管内皮细胞和Ⅰ型细胞，触发转录因子（如核因子 NF-κB）、细胞因子和生长因子的释放，导致局部或全身炎症和凝固反应。

放疗所致毒性的发生率及严重程度与接受放射的肺组织体积（发生肺炎的最小放射体积为全肺体积的10%）、总放射剂量和所用放疗技术有关。当总放射剂量 < 20Gy 时，放射性肺炎很少发生，其发病率随放疗剂量增加而增高，当剂量 > 70Gy 时，肺炎发病率几乎是100%。相同放射总量分次照射可降低肺炎发生的风险。所治疗的恶性肿瘤本身也是影响肺炎发生的重要因素，在其他因素相同的情况下，控制下的霍奇金淋巴瘤和乳腺癌患者发生放射性肺炎的概率低于原发性肺癌患者。使用现代放疗技术的淋巴瘤、乳腺癌和肺癌患者亚急性肺炎的发病率分别为 < 3%，< 1% 和 5% ~ 20%。

更多的患者出现无症状的肺功能检测异常，且随着精密的影像技术和其他检查的应用，无症状肺病的发病率更高。因此，放射性肺毒性的真实发生率随诊断标准和定义的不同而存在差异：检测手段越敏感，其发病率越高[207-210]。

其他高危因素包括蒽环类抗生素化疗史、既往肺部放射史以及类固醇激素治疗的撤退。年龄的增加和（或）基础慢性阻塞性肺病并不增加肺毒性反应发生的风险，但是老年患者和有基础肺实质病变的患者一旦出现肺毒性反应

将更严重[211]。

纵隔放疗所致肺毒性反应的危险因素见表 9-10。

多数出现放射性肺炎的患者其病程都有自限性，并无远期后果。此外，肺炎的严重程度与起病时间成比例，早期发病者的病情更加凶险[212]。

要点：急性肺炎是放疗所致肺毒性最主要的临床表现。

呼吸困难是最常见的临床症状，可伴有咳嗽和（或）发热。这些症状可能比较隐匿，常在治疗结束数月内出现典型表现。除了过敏反应外，症状多出现在治疗后 1 个月内或者 8 个月后。

患者的体征并不明显，或仅有少量湿啰音、胸膜摩擦音或者胸腔积液的表现。

多数患者的急性肺炎可以治愈，症状消失并回到基线水平，一些患者会出现一定程度的肺纤维化。放射性肺纤维化可使一些患者出现迟发性进行性的呼吸困难，甚至可没有急性肺病史。肺纤维化多在几个月内发展演变，此后 2 年病变多处于稳定状态。肺纤维化患者与急性肺炎患者相同的是均可无临床症状，或表现不同程度的呼吸困难。最坏的情况下，患者可发展为肺心病并出现呼吸衰竭[213]。

其他高放射剂量所致的肺部并发症包括支气管狭窄、纵隔纤维化以及肺静脉、淋巴系统和喉返神经受损[214]。

放疗所致肺毒性的诊断主要基于病史，需通过放射影像学检查确诊。患者的胸部 X 线检查可

表 9-10　放疗所致肺毒性的危险因素

患者因素	治疗因素
蒽环类药物使用史	接受放射的肺体积
基础肺疾病	放射剂量 > 2Gy
目前吸烟状况	分次放疗（总量固定）
氧疗	放射质量
恶性肿瘤诊断	放射野内的肺门/纵隔
（肺癌 > 乳腺癌 >	结构
霍奇金淋巴瘤）	
类固醇激素撤退	

正常，或出现肺泡浸润的网状、结节状阴影，但这些征象并非特异性的，不能明确诊断。肺纤维化患者的胸部 X 线片可见条索影，常有患侧肺体积缩小，伴或不伴纵隔结构的移例。其特征性表现之一是肺纤维化的部例与放射野一致。健侧肺很少发生病变，但可出现放射性过敏反应。计算机断层扫描（CT）和正电子发射断层扫描（PET）图像较之普通胸部 X 线片的诊断敏感性更高。

要点：患者的胸部 X 线检查可正常或出现非特异性改变，使其在放疗所致肺损害的诊断应用上受限。

患者肺功能检查（PFTs）可显示肺体积及肺一氧化碳弥散量（DLCO）下降，并提示动脉低氧血症。通常，患者肺功能可在治疗结束后一年内部分恢复[215]。

最近，研究者正在评估血浆转化生长因子（transforming growth factor，TGF）-β_1 对放疗所致肺毒性的预测作用[216]。

要点：呼吸困难是放疗所致肺毒性的标志性症状。

有报道显示放疗可导致闭塞性细支气管炎伴机化性肺炎（bronchiolitis obliterans with organized pneumonia，BOOP）。与肺炎相同的是 BOOP 患者的主要症状也是呼吸困难，且常有体温上升。患者的放射影像学图像提示肺浸润范围常超出放射野，且近 40% 患者出现对侧肺受累。类固醇激素对几乎所有 BOOP 患者有效，但如果激素减量过快或突然中止用药都会导致复发，最近研究者对此进行了全面综述[217]。

针对间质性肺炎的诊断，需要与肿瘤复发、肿瘤淋巴结转移、肺泡出血以及感染相鉴别，一些病例需要行肺活检才能明确诊断。一些研究者认为包括细胞内黏附分子 -1 或者 TGF-β 在内的生物标记可提示出现肺毒性的风险。

皮质类固醇激素（如泼尼松 1mg/kg）是治疗的基础，尽管尚无临床对照试验证明其有效性。预防性使用类固醇激素并不能预防肺毒性反应的发生，也不建议使用类固醇激素治疗放射性肺纤维化。

目前对预防性使用氨磷汀可减少肺损害的观点仍有争议，因为放疗中使用该药的各大临床试验结果并不一致[218]。但美国已将氨磷汀纳入治疗指南，用于放疗期间[219]。

肿瘤支持治疗

临床医生还需警惕放疗所致的肺外并发症，包括食管炎和吸入性肺炎，应及早诊断并积极治疗。

放疗中的食管损害常伴随肺部并发症出现。因此，医生需要密切关注患者热量摄入的维持，并不断评估患者口服药物的能力，尤其是有其他合并症需要持续口服用药的患者。

曾接受头颈部放疗和易反复发生吸入性肺炎的患者，尤其是较虚弱的患者，应在鉴别诊断中评估吸气功能，以区分是否有肺浸润的临床表现。

化疗相关肺毒性

化疗相关肺毒性反应的首次报道出现在 20 世纪 60 年代，由白消安产生。随后发现大量化疗药物均可导致肺损害，其发生率近 10%。患者可在化疗期间或者化疗刚结束或化疗结束一段时间后出现急性或早期的肺损害。由于基础恶性肿瘤、免疫抑制的影响，多因素所致肺浸润的临床表现相似，多途径、多药联用化疗方案的多样化，特异性诊断标准的缺乏等原因，化疗所致肺毒性的诊断常很复杂、困难[220-224]。

要点：化疗相关肺毒性可表现为肺实质（肺泡或肺间质疾病）、呼吸道（支气管痉挛）、胸膜（渗出）和肺循环系统（出血或栓塞）的受累，而肺功能检查可无改变。

表 9-11 和表 9-12 罗列了可致肺毒性反应的化疗药物。

急性肺损害

化疗导致的急性肺毒性反应较迟发性肺损害更常见，最常见的临床表现是急性间质性肺炎。肺损害产生的普遍机制尚未知，可能与过敏反应、毒性代谢物蓄积、自由基作用和（或）遗传因素（吉非替尼在日本人群中的毒性）和（或）已治疗的肺部合并症有关[224-226]。

正如蒽环类抗生素及其所致的心脏毒性一样，博来霉素（硫酸博来霉素）是目前研究最透彻的导致肺毒性的化疗药物。博来霉素是一种抗肿瘤抗生素，对头颈部及食管肿瘤、淋巴瘤、肉瘤和癌和生殖细胞肿瘤均有效。但此药因其肺毒性而

表 9-11　导致肺毒性反应的化疗药物

类型	药物举例
肺实质	
间质性肺炎	阿糖胞苷 -C、博来霉素*、白消安、苯丁酸氮芥、环磷酰胺、阿霉素、厄洛替尼、依托泊苷、氟达拉滨、FOLFIRI 方案、FOLFOX 方案、吉非替尼、吉西他滨、异环磷酰胺、伊马替尼、伊立替康*、美法仑、甲氨蝶呤、丝裂霉素、奥沙利铂、甲基苄肼、利妥昔单抗、紫杉醇、长春新碱 / 长春花碱
肺炎伴肺纤维化	氯化亚硝脲（卡莫司汀）、环己亚硝脲（洛莫司汀）
呼吸道	
支气管痉挛	吉西他滨、甲氨蝶呤、单克隆抗体、紫杉醇、曲妥珠单抗、长春花碱
胸膜	
渗出	吉西他滨、多西他赛（多烯紫杉醇）、氟达拉滨、伊马替尼、丝裂霉素、沙利度胺
肺循环系统	
非心源性肺水肿	阿糖胞苷 -C、全反式维甲酸、环磷酰胺、吉西他滨、伊马替尼、免疫调节剂、单克隆抗体
肺泡出血	依托泊苷、吉非替尼、吉西他滨
静脉闭塞病	吉西他滨
咯血	贝伐单抗
血栓栓塞	沙利度胺

注：* 剂量依赖效应

表 9-12　不同化疗药物肺毒性反应的发病时间

时间	举例
早期或急性	
即刻或数日	依托泊苷、甲氨蝶呤、甲基苄肼、利妥昔单抗、紫杉醇、长春新碱 / 长春花碱
亚急性	
1 月至 8 年	阿糖胞苷 -C、博来霉素、clorambucil、吉西他滨、美法仑
迟发性	
10 年及以上	氯化亚硝脲、白消安、环磷酰胺

使用受限，2% ～ 3% 使用博来霉素的患者可出现致死性的肺损害[227-231]。

博来霉素性肺炎（bleomycin-induced pneumonitis，BIP）是一种公认的化疗肺毒性反应的特殊表现。但与化疗所致心脏毒性一样，癌症的药物治疗可导致多种肺毒性反应。

化疗所致肺毒性最重要的诊断标准是鉴别高风险患者，并排除癌症进展、肺部感染、弥漫性肺泡出血、肺栓塞以及非肺源性的间质水肿（可能由心力衰竭或肾衰竭所致）。

进行性呼吸困难是患者最常出现的症状，超过 90% 的患者可有此症状。临床表现同放疗所致肺损害相似。患者可同时出现咳嗽（50%）、呼吸困难、发热和不同程度的动脉低氧血症。患者可出现胸腔积液，并可能进展出现呼吸衰竭和急性呼吸窘迫综合征，此时患者需要机械通气治疗。

患者肺毒性反应发病的时间难以预测，可在首次给药或者化疗期间任何时候出现症状。与放疗所致肺毒性一样，预防性使用类固醇激素并不能防止化疗导致的肺毒性反应的产生。

要点：急性间质性肺炎是化疗所致肺毒性最主要的临床表现。

为了简便，化疗所致的肺损害可根据不同的临床表现分为以下 5 类综合征。

间质性肺病

肺实质的毒性反应临床表现为肺炎。但肺炎非化疗特异性导致的，其可由过敏反应或变态反应或肺泡出血引起，这一点可由最常见的博来霉素引起的弥漫性肺泡损伤证实。此外，放射影像学检查结果也与急性呼吸窘迫综合征患者相似，二者均可出现片状阴影或毛玻璃样改变。当支气管肺泡灌洗（bronchoalveolar lavage，BAL）检查以嗜酸性细胞为主，和（或）出现外周嗜酸性细胞增多，该间质性肺炎被称为嗜酸细胞性肺炎。

BIP 发生的危险因素包括博来霉素的累计剂量、年龄、吸烟史、肾功能不全病史。伴随的补充氧疗史，纵隔放疗史也增加发病的风险。根据研究对象和诊断标准的不同，报道 BIP 发病率从 0 到 46% 不等。BIP 一般在化疗期间隐匿起病，但也可在化疗结束近 2 年后才发展。多数患者在停用博来霉素和（或）使用类固醇激素治疗后恢复。少数患者病情进展并出现肺纤维化。

另一种肺炎可见于甲氨蝶呤、环磷酰胺、白消安和博来霉素的使用者中，既往被称作机化性肺炎（即BOOP），目前被认为该病是独立的药物所致的机化性肺炎。患者放射影像学检查典型表现为迁延性的阴影，常为结节状并位于小叶/肺门周围，在出现后数周到数月的连续检查中将发生改变，常穿插出现正常胸部X线片结果。

化疗前曾接受胸部放射的患者可出现放射记忆性肺炎，出现放射性肺炎的症状，影像学检查显示原放射野部位出现肺浸润影像。现已报道的可导致放射记忆性肺炎的化疗药物包括吉西他滨、阿霉素、卡莫司汀、依托泊苷、紫杉醇和曲妥珠单抗。

过敏性肺炎

如果患者在化疗药物输注期间或化疗结束后立即出现临床症状，和（或）出现皮疹、风团、血管性水肿、血压变化或支气管痉挛等伴随症状，则需考虑过敏反应。这常与弥漫性间质水肿或浸润有关。紫杉醇类药物是最常引起过敏反应的化疗药物，最近有报道显示替莫唑胺也会导致类似情况的发生[232]。

Muller及其同事对化疗所致的间质性肺疾病进行了综述[233]。

孤立性支气管痉挛

以哮喘和呼气延长为特点，有气道受阻证据的孤立性支气管痉挛较少见。报道显示吉西他滨、紫杉醇类药物、甲氨蝶呤、长春花碱、免疫调节剂（白介素和干扰素）以及多数单克隆抗体可导致此病变。

孤立性支气管痉挛的治疗包括停用相关化疗药和使用支气管扩张剂。

肺水肿

肺水肿包含了所有以肺间质水肿为基础的疾病，可分为心源性和非心源性（无左心输注压升高）两类。非心源性肺水肿出现的时间与给药时间密切相关，肺水肿发生前可有自限性的呼吸困难，这种症状可能在既往用药时（既往化疗疗程中）出现过。非心源性肺水肿是由毛细血管渗透

增加所致，常见于阿糖胞苷-C[234]和全反式维甲酸（特别是药物循环剂量大时）。

肺水肿患者的治疗处理关键在于及早发现并及时停用相关化疗药物。有效的治疗手段包括静脉使用肾上腺皮质激素、利尿和呼吸支持治疗（可使用机械通气）[235]。

胸腔积液

胸腔积液是转移性肿瘤最常见的临床表现。但是多种化疗药物（吉西他滨，多西他赛）也可引起原发性的胸膜毒性反应。

患者出现呼吸困难，可伴有胸膜炎性胸痛。患者胸部体格检查出现患侧叩诊呈浊音，呼吸音减弱，语音震颤消失。通常胸部X线检查即可明确诊断。治疗包括胸腔积液引流以缓解症状，预防远期复发的方法包括化学胸膜固定术和留置引流管安置术[236]。

无症状性肺功能减退

与放疗相似，化疗也可导致患者出现无症状的肺体积和一氧化碳弥散量（DLCO）下降。由于此肺功能检查异常结果并无临床意义，且目前缺乏对无症状患者进行标准严谨随访的结果，此病的发病率仍未知[237]。

诊断

化疗所致的肺毒性常常是一项排除诊断。患者体征常不明显，可有弥漫或局限的啰音，或有明显的胸腔积液。即使患者有严重的低氧血症，也很少出现杵状指。化疗所致的肺实质病变并无特异性的放射影像学改变。实际上，早期患者的胸部X线片可正常，高分辨计算机断层扫描可为早期诊断提供证据。计算机断层扫描较之肺活检的优势在于前者几乎没有风险。但是各种肺部疾病的临床表现和放射影像学检查结果多相似，无法帮助鉴别诊断。因此，支气管镜检查配合支气管肺泡灌洗，和（或）肺活检对最终明确诊断是必不可少的。

要点：临床表现及放射影像学检查常无法鉴别肺炎是由化疗药物导致的还是其他因素引起的。

超声心动图检查可帮助排除心源性肺损害，尤其在患者出现肺水肿时，血清BNP检查同样有用。

要点：BNP 检测和超声心动图检查结果均正常的患者基本可排除心源性的肺损害。

治疗

治疗取决于诊断。当可疑患者有药物性肺毒性反应时，首先应停用可能导致肺损害的化疗药。是否需要补充氧疗或机械通气取决于患者是否有低氧血症。

在最终诊断明确以前，且暂无病原体培养结果时，医生通常应根据经验使用广谱抗生素。

若患者无败血症，且抗生素使用适量时，大剂量类固醇激素可能有利于控制病情。

肿瘤支持治疗

医生必须高度警惕并避免患者出现医源性的液体容量负荷过大，特别是初始血压低的患者，此类患者从一开始液体容量控制就很困难。在化疗所致肺损害病变的急性期，患者肾功能可能暂时减弱，导致液体储留及药物浓度增高。除了密切监测患者的液体出入量，还建议严格记录患者每日体重的改变以辅助评估患者的液体容量状态。

慢性肺损害

化疗患者中肺纤维化较之急性肺炎少见，但将导致限制性肺疾病。后者定义为肺容量，特别全肺容量的减少，伴一氧化碳弥散量（DLCO）的下降。

症状包括不同程度的呼吸困难，出现隐匿并随时间进展，伴或不伴无痰性咳嗽。患者可无明显体征，或听诊出现干啰音。影像学检查显示肺部分纤维化和（或）肺体积减少及纵隔结构移位。PFTs 提示限制性疾病的典型表现。其发病机制最可能是：初始的肺损伤之后出现持续的炎症反应，表现为免疫系统激活和炎性细胞因子的释放，最终肺纤维化形成。

要点：慢性化疗性肺纤维化较之化疗导致的急性间质性肺炎少见。

由于肺纤维化最终导致机械性的肺损害（即肺体积的减少），当诊断明确时药物支持治疗和辅助氧疗都是很有限的治疗手段。长期使用激素类药物以抑制免疫功能的治疗价值尚未被证实。早期有效地控制炎症以避免患者出现肺功能失代偿[238-240]。

肿瘤支持治疗

肺功能康复治疗有利于维持和改善患者的肺功能，并可为患者提供社会心理学支持。

骨髓移植后的肺损伤

总体而言，骨髓移植后的肺损害与上述化疗所致的肺毒性相似。骨髓移植后的患者需额外考虑发生移植物抗宿主病（graft-versus-host disease，GVHD）的可能，已有研究者发表了关于此内容的深度研究结果[241,242]。

注意事项

- 化疗和放疗所致的肺损害可表现隐匿，亦可出现严重的甚至致死性的肺功能失代偿。
- 尽管多种毒性反应发生的病理生理本质各异，但是各种综合征可能出现的临床表现却大致相同。因此，诊断几乎都是排除诊断法。
- 绝大多数此类患者免疫功能都存在缺陷，因此常常在其他疾病背后存在着机会感染。

结论

目前，综合化疗、放疗的多途径抗肿瘤治疗方案不但治愈了多种癌症，还使另一些癌症转为了慢性疾病，从而产生了成百上千的长期带瘤存活者，并且该人群还在持续扩大中。但是在治愈者和存活者不断增加的同时，治疗所致的急、慢性心肺毒性也给患者带来了许多风险。随着治疗手段的不断进步，更多患者将会面对发生迟发性毒性反应的风险。因此，未来的医护人员必须掌握抗肿瘤治疗相关毒性反应的诊治和处理知识。此类患者的处理是一项团队工作，需要多学科临床专家、护理人员以及支持群体的共同努力才能实现。

参考文献

1. Miller AB, Hoogstraten B, Staquet M, et al. Reporting results of cancer treatment. *Cancer.* 1981;47:207–214.
2. National Cancer Institute. *Cancer treatment evaluation program: common terminology criteria for adverse events, v 3.0 (CTCAE).* Available at: http://ctep.cancer.gov/protocol Development/electronic_applications/docs/ctcaev3.pdf; August 9, 2006. Accessed 20.01.09.
3. Von Hoff DD, Rozencweig M, Picart M. The cardiotoxicity of anticancer drugs. *Semin Oncol.* 1982;9:23–33.
4. Shan K, Lincoff AM, Young JB. Anthracycline-induced cardiotoxicity. *Ann Intern Med.* 1996;125:47–58.
5. Killckap S, Akgul E, Aksoy S, et al. Doxorubicin-induced second degree and complete heart block. *Europace.* 2005;7:227–230.
6. Wortman JE, Lucas VS, Schuster E, et al. Sudden death during doxorubicin administration. *Cancer.* 1979;44:1588–1591.
7. O'Brian RM, Luce JK, Talley RW, et al. Phase II evaluation of adriamycin in human neoplasm. *Cancer.* 1973;32:1–8.
8. Steinberg J, Cohen AJ, Wasserman AG, et al. Acute arrhythmogenicity of doxorubicin administration. *Cancer.* 1987;60:1213–1218.
9. Lipshultz SE, Colan SD, Gelber RD, et al. Late cardiac effects of doxorubicin therapy for acute lymphoblastic leukemia in childhood. *N Engl J Med.* 1991;324:808–815.
10. Von Hoff DD, Layard MW, Basa P, et al. Risk factors for doxorubicin induced congestive heart failure. *Ann Intern Med.* 1979;91:710–717.
11. Steinherz LJ, Steinherz PG, Tan CTC, Heller G, Murphy ML. Cardiac toxicity 4 to 20 years after completing anthracycline therapy. *JAMA.* 1991;266:1672–1677.
12. Hequet O, Le QH, Moulliet I, et al. Subclinical late cardiomyopathy after doxorubicin therapy for lymphoma in adults. *J Clin Oncol.* 2004;22:1864–1871.
13. Carver JR, Shapiro CL, Ng A, et al. American Society of Clinical Oncology clinical evidence review on the ongoing care of adult cancer survivors: cardiac and pulmonary late effects. *J Clin Oncol.* 2007;25:3991–4008.
14. Carver JR, Ng A, Meadows AT, et al. Cardiovascular late effects and the ongoing care of adult cancer survivors. *Dis Manag.* 2008;11:1–6.
15. Von Dalen EC, Michiels EM, Caron HM, et al. Different anthracycline derivatives for reducing cardiotoxicity in cancer patients. *Cochrane Database Syst Rev.* 2006;(4) CD005006.
16. Batist G, Ramakrishan G, Rao CS, et al. Reduced cardiotoxicity and preserved antitumor efficacy of liposome-encapsulated doxorubicin and cyclophosphamide compared to conventional doxorubicin and cyclophosphamide in a randomized, multicenter trial of metastatic breast cancer. *J Clin Oncol.* 2001;19:1444–1454.
17. O'Brien MER, Wigler N, Inbar M, et al. Reduced cardiotoxicity and comparable efficacy in a phase III trial of pegylated liposomal doxorubicin-HCL for the first line treatment of metastatic breast cancer. *Ann Oncol.* 2004;15:440–449.
18. Slamon DJ, Clark GM, Wong SG, et al. Human breast cancer: correlation of relapse and survival with amplification of the HER-2/neu oncogene. *Science.* 1987;235:177–182.
19. Slamon DJ, Leyland-Jones B, Shak S, et al. Use of chemotherapy plus a monoclonal antibody against HER2 for metastatic breast cancer that overexpresses HER2. *N Engl J Med.* 2001;344:783–792.
20. Seidman A, Hudis C, Pierri MK, et al. Cardiac dysfunction in the trastuzumab clinical trials experience. *J Clin Oncol.* 2002;20:1215–1221.
21. Seidman AD, Berry D, Cirrincione C, et al. Randomized phase III trial of weekly compared with every-3-weeks paclitaxel for metastatic breast cancer, with trastuzumab for all HER-2 overexpressors and random assignment to trastuzumab or not in HER-2 nonoverexpressors: final results of Cancer and Leukemia Group B protocol 9840. *J Clin Oncol.* 2008;26:1642–1649.
22. Marty M, Cognetti F, Maraninchi D, et al. Efficacy and safety of trastuzumab combined with docetaxel in patients with human epidermal growth factor receptor 2-positive metastatic breast cancer administered as first-line treatment: results of a randomized phase II trial by the M77001 Study Group. *J Clin Oncol.* 2005;23:4265–4274.
23. Robert N, Leyland-Jones B, Asmar L, et al. Randomized phase III study of trastuzumab, paclitaxel, and carboplatin compared with trastuzumab and paclitaxel in women with HER-2-overexpressing metastatic breast cancer. *J Clin Oncol.* 2006;24:2786–2792.
24. Pegram M, Forbes J, Pienkowski T, et al. BCIRG 007: first overall survival analysis of randomized phase III trial of trastuzumab plus docetaxel with or without carboplatin as first line therapy in HER2 amplified metastatic breast cancer (MBC). *J Clin Oncol.* 2007;25:18S Abstract 1008.
25. Burstein H, Lyndsay N, Harris P, et al. Trastuzumab and vinorelbine as first-line therapy for HER2-overexpressing metastatic breast cancer: multicenter phase II trial with clinical outcomes, analysis of serum tumor markers as predictive factors, and cardiac surveillance algorithm. *J Clin Oncol.* 2003;21:2889–2895.
26. O'Shaughnessy J, Vukelja SJ, Marsland T, et al. Phase II trial of gemcitabine plus trastuzumab in metastatic breast cancer patients previously treated with chemotherapy: preliminary results. *Clin Breast Cancer.* 2002;3(suppl 1):17–20.
27. Wardley A, Anton-Torres A, Pivot X, et al. Evaluation of trastuzumab, docetaxel and capecitabine as first line therapy for HER2-positive locally advanced or metastatic breast cancer. *Breast Cancer Res Treat.* 2007;106(suppl 1):S33 Abstract 309.
28. Guarneri V, Lenihan DJ, Valese V, et al. Long-term cardiac tolerability of trastuzumab in metastatic breast cancer: the M.D. Anderson Cancer Center experience. *J Clin Oncol.* 2006;24:4107–4115.
29. Untch M, Eidtmann H, du Bois A, et al. Cardiac safety of trastuzumab in combination with epirubicin and cyclophosphamide in women with metastatic breast cancer: results of a phase I trial. *Eur J Cancer.* 2004;40:988–997.
30. Tan-Chiu E, Yothers G, Romond E, et al. Assessment of cardiac dysfunction in a randomized trial comparing doxorubicin and cyclophosphamide followed by paclitaxel, with or without trastuzumab as adjuvant therapy in node-positive, human epidermal growth factor receptor 2-overexpressing breast cancer: NSABP B-31. *J Clin Oncol.* 2005;23:7811–7819.
31. Perez E, Suman V, Davidson N, et al. Cardiac safety analysis of doxorubicin and cyclophosphamide followed by paclitaxel with or without trastuzumab in the North Central Cancer Treatment Group N9831 adjuvant breast cancer trial. *J Clin Oncol.* 2008;26:1231–1238.
32. Slamon D, Eiermann W, Robert N, et al. *BCIRG 006: 2nd interim analysis phase III randomized trial comparing doxorubicin and cyclophosphamide followed by docetaxel (ACT) with doxorubicin and cyclophosphamide followed by docetaxel and trastuzumab ACTH) with docetaxel, carboplatin and trastuzumab (TCH) in HER2neu positive early breast cancer patients.* Presented at: 29th Annual San Antonio Breast Cancer Symposium, San Antonio, TX: December 14–17; 2006. Abstract 52.
33. Joensuu H, Kellokumpu-Lehtinen PL, Bono P, et al. Adjuvant docetaxel or vinorelbine with or without trastuzumab for breast cancer. *N Engl J Med.* 2006;354:809–820.
34. Suter TM, Procter M, van Veldhuisen DJ, et al. Trastuzumab-associated cardiac adverse effects in the Herceptin adjuvant trial. *J Clin Oncol.* 2007;25:3859–3865.
35. Rayson D, Richel D, Chia S, et al. Anthracycline-trastuzumab regimens for HER2/neu-overexpressing breast cancer: current experience and future strategies. *Ann Oncol.* 2008;19:1530–1539.
36. Gomez HL, Doval DC, Chavez MA, et al. Efficacy and safety of lapatinib as first-line therapy for ERB2-amplified locally advanced or metastatic breast cancer. *J Clin Oncol.* 2008;26:2999–3005.
37. Perez EA, Koehler M, Byrne J, et al. Cardiac safety of lapatinib: pooled analysis of 3689 patients enrolled in clinical trials. *Mayo Clin Proc.* 2008;83:679–686.
38. Gottdiener JS, Appelbaum FR, Ferrnac VJ, et al. Cardiotoxicity associated with high dose cyclophosphamide therapy. *Arch Intern Med.* 1981;141:758–763.
39. Zver S, Zadnik V, Bunc M, et al. Cardiac toxicity of high dose cyclophosphamide in patients with multiple myeloma undergoing autologous hematopoietic stem cell transplantation. *Int J Hemat.* 2007;85:408–414.
40. Klastersky J. Side effects of ifosfamide. *Oncology.* 2003;65(suppl 2):7–10.
41. Cohen MH, Williams G, Johnson JR, et al. Approval summary for imatinib mesylate capsules in the treatment of chronic myelogenous leukemia. *Clin Cancer Res.* 2002;8:935–942.
42. Beccia M, Cannella L, Frustaci A, et al. Cardiac events in imatinib mesylate-treated chronic myeloid leukemia patients: a single institution experience. *Leuk Res.* 2008;32:835–836.
43. Park YH, Park HJ, Kim BS, et al. BNP as a marker of the heart failure in the treatment of imatinib mesylate. *Cancer Lett.* 2006;243:16–22.
44. Atallah E, Durand JB, Kantarjian H, et al. Congestive heart failure is a rare event in patients receiving imatinib therapy. *Blood.* 2007;110:1233–1237.
45. Lloyd-Jones DM, Larson MG, Leip EP, et al. Life-time risk for developing congestive heart failure: the Framingham heart study. *Circulation.* 2002;106:3068–3072.
46. Ribeiro AL, Soriano-Marcolino M, Bittencourt HNS, et al. An evaluation of the cardiotoxicity of imatinib mesylate. *Leuk Res.* 2008;32:1809–1814.
47. Motzer RJ, Rini BI, Bukowski RM, et al. Sunitinib in patients with metastatic renal cell carcinoma. *JAMA.* 2006;295:2516–2524.
48. Motzer RJ, Hutson TE, Tomczak P, et al. Sunitinib versus interferon alpha in metastatic renal cell carcinoma. *N Engl J Med.* 2007;356:115–124.

49. Chu TF, Rupnick MA, Kerkela R, et al. Cardiotoxicity associated with the tyrosine kinase inhibitor sunitinib. *Lancet*. 2007;370:2011–2019.

50. Telli ML, Witteles RM, Fisher GA, et al. Cardiotoxicity associated with the cancer therapeutic agent sunitinib malate. *Ann Oncol*. 2008;19:1613–1618.

51. Khakoo AY, Kassiotis CM, Tannir N, et al. Heart failure associated with sunitinib malate: a multitargeted receptor tyrosine kinase inhibitor. *Cancer*. 2008;112:2500–2508.

52. Chen MH, Kerkela R, Force T. Mechanisms of cardiac dysfunction associated with tyrosine kinase inhibitor cancer therapeutics. *Circulation*. 2008;117:84–95.

53. Escudier B, Eisen T, Stadler WM, et al. Sorafenib in advanced clear-cell renal-cell carcinoma. *N Engl J Med*. 2007;356:125–134.

54. Ganz WI, Sridhar KS, Ganz SS, et al. Review of tests for monitoring doxorubicin-induced cardiomyopathy. *Oncology*. 1996;53:461–470.

55. Kapusta L, Thijssen JM, Groot-Loonen J, et al. Discriminative ability of conventional echocardiography and tissue Doppler imaging techniques for the detection of subclinical cardiotoxic effects of treatment with anthracyclines. *Ultrasound Med Biol*. 2001;27:1605–1614.

56. Kapusta L, Thijssen JM, Groot-Loonen J, et al. Tissue Doppler imaging in detection of myocardial dysfunction in survivors of childhood cancer treated with anthracyclines. *Ultrasound Med Biol*. 2000;26:1099–1108.

57. Cardinale D, Sandri MT, Martinoni A, et al. Left ventricular dysfunction predicted by early troponin I release after high-dose chemotherapy. *J Am Coll Cardiol*. 2000;36:517–522.

58. Cardinale D, Sandri MT, Colombo A, et al. Prognostic value of troponin I in cardiac risk stratification of cancer patients undergoing high-dose chemotherapy. *Circulation*. 2004;109:2749–2754.

59. Lenihan DJ, Massey MR, Baysinger K, et al. Early detection of cardiotoxicity during chemotherapy using biomarkers. *J Clin Oncol*. 2007;25:19525.

60. Adams KF, Lindenfeld J, Arnold JMO, et al. Executive summary: HFSA 2006. Comprehensive heart failure practice guideline. *J Cardiac Failure*. 2006;12:10–38.

61. The SOLVD Investigators. Effect of enalapril on survival in patients with reduced left ventricular ejection fractions and congestive heart failure. *N Engl J Med*. 1991;325:293–302.

62. Pfeffer MA, Swedberg K, Granger CB, et al. Effects of candesartan on mortality and morbidity in patients with chronic heart failure: the CHARM-overall programme. *Lancet*. 2003;362:759–766.

63. Giesler G, Lenihan DJ, Durand JB. The update on the rationale, use and selection of [beta]-blockers in heart failure. *Curr Opin Cardiol*. 2004;19:250–253.

64. Bristow MR, Gilbert EM, Abraham WT, et al. Carvedilol produces dose-related improvements in left ventricular function and survival in subjects with chronic heart failure. *Circulation*. 1996;94:2807–2816.

65. Pitt B, Zannad F, Remme WJ, et al. The effect of spironolactone on morbidity and mortality in patients with severe heart failure. *N Engl J Med*. 1999;341:709–717.

66. Taylor AL, Ziesche S, Yancy C, et al. Combination of isosorbide dinitrate and hydralazine in blacks with heart failure. *N Engl J Med*. 2004;351:2049–2057.

67. Ewer MS, Vooltich MT, Durand JB, et al. Reversibility of trastuzumab-related cardiotoxicity: new insights based on clinical course and response to medical treatment. *J Clin Oncol*. 2005;23:7820–7826.

68. Lenihan DJ, Tong AT, Woods M, et al. Withdrawal of ACE-inhibitors and beta-blockers in chemotherapy induced heart failure leads to severe adverse cardiovascular events. *Circulation*. 2003;108(suppl IV):IV–665.

69. Gianni L, Munzone E, Capri G, et al. Paclitaxel by 3-hour infusion in combination with bolus doxorubicin in women with untreated metastatic breast cancer: high antitumor efficacy and cardiac effects in a dose-finding and sequence-finding study. *J Clin Oncol*. 1995;13:2688–2699.

70. Legha SS, Benjamin RS, Mackay B, et al. Reduction of doxorubicin cardiotoxicity by prolonged continuous intravenous infusion. *Ann Intern Med*. 1982;96:133–139.

71. Swain SS, Whaley FS, Gerber S, et al. Cardioprotection with dexrazoxane for doxorubicin-containing therapy in advanced breast cancer. *J Clin Oncol*. 1997;15:1315–1332.

72. Tebbi CK, London WB, Friedman D, et al. Dexrazoxane-associated risk for acute myeloid leukemia/myelodysplastic syndrome and other secondary malignancies in pediatric Hodgkin's disease. *J Clin Oncol*. 2007;25:493–500.

73. Hensley ML, Hagerty KL, Kewalramani T, et al. American Society of Clinical Oncology 2008 clinical practice guideline update: use of chemotherapy and radiation therapy protectants. *J Clin Oncol*. 2009;27:127–145.

74. Nakamae H, Tsumura K, Terada Y, et al. Notable effects of angiotensin II receptor blocker, valsartan, on acute cardiotoxic changes after standard chemotherapy with cyclophosphamide, doxorubicin, vincristine and prednisone. *Cancer*. 2005;104:2492–2498.

75. Kalay N, Basar E, Ozdogru I, et al. Protective effects of carvedilol against anthracycline-induced cardiomyopathy. *J Am Coll Cardiol*. 2006;48:2258–2262.

76. Cardinale D, Colombo A, Sandri MT, et al. Prevention of high-dose chemotherapy-induced cardiotoxicity in high-risk patients by angiotensin-converting enzyme inhibition. *Circulation*. 2006;114:2474–2481.

77. Labianca R, Beretta G, Glenici M, et al. Cardiac toxicity of 5-fluorouracil: a study of 1,083 patients. *Tumori*. 1982;68:505–510.

78. Keefe DL, Roistacher N, Pierri MK. Clinical cardiotoxicity of 5-fluorouracil. *J Clin Pharmacol*. 1993;33:1060–1070.

79. Kuropkat C, Griem K, Clark J, et al. Severe cardiotoxicity during 5-fluorouracil chemotherapy: a case and literature report. *Am J Clin Oncol*. 1999;22:466.

80. Sasson Z, Morgan CD, Wang B, et al. 5-fluorouracil related toxic myocarditis: case reports and pathological confirmation. *Can J Cardiol*. 1994;10:861–864.

81. Bertino J, Gameli E. Milano G. 5-Fluorouracil drug management: pharmacokinetics and pharmacogenomics meeting summary. *Clin Colorectal Cancer*. 2007;6:407–422.

82. Ezzeldin HH, Diasio RB. Predicting fluorouracil toxicity: can we finally do it? *J Clin Oncol*. 2008;26:2080–2082.

83. Papadopulos CA, Wilson H. Capecitabine-associated coronary vasospasm: a case report. *Emerg Med*. 2008;25:307–309.

84. To AC, Looi KL, Danmianovich D, et al. A case of cardiogenic shock caused by capecitabine treatment. *Nat Clin Pract Cardiovasc Med*. 2008;5:725–729.

85. Dalzell JR, Samuel LM. The spectrum of 5-fluorouracil cardiotoxicity. *Anticancer Drugs*. 2009;20:79–80.

86. Manojiovic N, Babic D, Stojanovic S, et al. Capecitabine cardiotoxicity—case reports and literature review. *Hepatogastroenterology*. 2006;55:1249–1256.

87. Scott PA, Ferchow L, Hobson A, et al. Coronary spasm induced by capecitabine mimics ST elevation myocardial infarction. *Emerg Med J*. 2008;25:699–700.

88. Goldsmith YB, Roistacher N, Baum MS. Capecitabine-induced coronary vasospasm. *J Clin Oncol*. 2008;26:3802–3804.

89. Personnel data on file

90. Mandel E, Lewinski U, Djaldetti M. Vincristine-induced myocardial infarction. *Cancer*. 1975;36:1979–1982.

91. Lejonc JL, Vernant JP, Macquin J, et al. Myocardial infarction following vinblastine treatment. *Lancet*. 1980;2:692.

92. Yancey RS, Talpaz M. Vindesine associated angina and ECG changes. *Cancer Treat Rep*. 1982;66:587–589.

93. Hansen SW, Olsen N, Rossing N, et al. Vascular toxicity and the mechanism underlying Raynaud's phenomenon in patients treated with cisplatin, vinblastine and bleomycin. *Ann Oncol*. 1990;1:289–292.

94. Ibrahim A, Hirschfeld S, Cohen MH, et al. FDA drug approval summaries: oxaliplatin. *Oncologist*. 2004;9:8–12.

95. Icli F, Karaoguz H, Dincol D, et al. Severe vascular toxicity associated with cisplatin-based chemotherapy. *Cancer*. 1993;72:587–593.

96. Vogelzang NH, Torkelson JL, Kennedy BJ. Hypomagnesemia, renal dysfunction, and Raynaud's phenomenon in patients treated with cisplatin, vinblastine, and bleomycin. *Cancer*. 1985;56:2765–2770.

97. Sonnenblick M, Rosin A. Cardiotoxicity of interferon: a review of 44 cases. *Chest*. 1991;99:667–671.

98. Vial T, Descotes J. Immune-mediated side-effects of cytokines in humans. *Toxicology*. 1995;105:2002–2008.

99. Nora R, Abrmas JS, Tait NS, et al. Myocardial effects during recombinant interleukin-2 therapy. *J Natl Cancer Inst*. 1989;81:59–63.

100. Chesson BD, Leonard JP. Monoclonal antibody therapy for B-cell non-Hodgkin's lymphoma. *N Engl J Med*. 2008;359:613–626.

101. Siano M, Lerch E, Negretti L, et al. A phase I-II study to determine the maximum tolerated infusion rate of rituximab with special emphasis on monitoring the effect of rituximab on cardiac function. *Clin Cancer Res*. 2008;14:7935–7939.

102. Fraker Jr TD, Fihn SD, writing on behalf of the 2002 Chronic Stable Angina Writing Committee. 2007 chronic angina focused update of the ACC/AHA 2002 guidelines for the management of patients with chronic stable angina: a report of the American College of Cardiology/American Heart Association task force on practice guidelines writing group to develop the focused update of the 2002 guidelines for the management of patients with chronic stable angina. *Circulation*. 2007;116:2762–2772.

103. Anderson JL, Adams CD, Antman EM, et al. ACC/AHA 2007 guidelines for the management of patients with unstable angina/non–ST-elevation myocardial infarction: executive summary: a report of the American College of Cardiology/American Heart Association task force on practice guidelines (Writing Committee to Revise the 2002 Guidelines for the Management of Patients With Unstable Angina/Non–ST-Elevation Myocardial Infarction). *Circulation*. 2007;116:803–877.

104. Kushner FG, Hand M, Smith Jr SC, et al. 2009 focused updates: ACC/AHA guidelines for the management of patients with ST-elevation myocardial infarction (updating the 2004 guideline and 2007 focused update) and

ACC/AHA/SCAI guidelines on percutaneous coronary intervention (updating the 2005 guideline and 2007 focused update): a report of the American College of Cardiology Foundation/American Heart Association task force on practice guidelines. *Circulation*. 2009;120:2271–2306.

105. Saif MW, Tomita M, Ledbetter L, et al. Capecitabine-related cardiotoxicity: recognition and management. *Support Oncol*. 2008;6:41–48.

106. Jain M, Townsend RR. Chemotherapy agents and hypertension: a focus on angiogenesis blockade. *Curr Hypertens Rep*. 2007;9:320–328.

107. Arriaga Y, Becerra CR. Adverse effects of bevacizumab and their management in solid tumors. *Support Cancer Ther*. 2006;3:247–250.

108. Genentech Inc. *Avastin (bevacizumab) prescribing information*. San Francisco, CA: Genentech Inc; 2008 Last Accessed 22.02.09.

109. Zhu X, Wu S, Dahut W, et al. Risks of proteinuria and hypertension with bevacizumab, an antibody against vascular endothelial growth factor: systematic review and meta-analysis. *Am J Kidney Dis*. 2007;49:186–193.

110. Kabbinavar F, Hurwitz H, Fehrenbacher L, et al. Phase II randomized trial comparing bevacizumab plus fluorouracil (FU)/leucovorin (LV) with FU/LV alone in patients with metastatic colorectal cancer. *J Clin Oncol*. 2003;21:60–65.

111. Hurwitz H, Fehrenbacher L, Novotny W, et al. Bevacizumab plus irinotecan, fluorouracil and leucovorin for metastatic colorectal cancer. *N Engl J Med*. 2004;350:2335–2342.

112. Pfizer. *Sutent (sunitinib malate) prescribing information*. New York, NY: Pfizer; 2008 Last Accessed 21.02.09.

113. Wu S, Chen JJ, Kudelka A, et al. Incidence and risk of hypertension with sorafenib in patients with cancer: a systematic review and meta-analysis. *Lancet Oncol*. 2008;9:117–123.

114. Schmidinger M, Zielinski CC, Vogl UM, et al. Cardiac toxicity of sunitinib and sorafenib in patients with metastatic renal cell carcinoma. *J Clin Oncol*. 2008;26:5204–5212.

115. Chobanian AV, Bakris GL, Black HR, et al. Seventh report of the Joint National Committee on Prevention, Detection, Evaluation, and Treatment of High Blood Pressure. *Hypertension*. 2003;42:1206–1252.

116. Huddart RA, Norman A, Shahidi M, et al. Cardiovascular disease as a long-term complication of treatment for testicular cancer. *J Clin Oncol*. 2003;21:1513–1523.

117. Raghavan D, Cox K, Childs A, et al. Hypercholesterolemia after chemotherapy for testis cancer. *J Clin Oncol*. 1992;10:1386–1389.

118. Meinardi MT, Gietema JA, van der Graaf WT, et al. Cardiovascular morbidity in long-term survivors of metastatic testicular cancer. *J Clin Oncol*. 2000;18:1725–1732.

119. Scappaticci FA, Skillings JR, Holden SN, et al. Arterial thromboembolic events in patients with metastatic carcinoma treated with chemotherapy and bevacizumab. *J Natl Cancer Inst*. 2007;99:1232–1239.

120. Saltz LB, Clarke S, Diaz-Rubio E, et al. Bevacizumab in combination with oxaliplatin-based chemotherapy as first-line therapy in metastatic colorectal cancer: a randomized phase III study. *J Clin Oncol*. 2008;26:2013–2019.

121. Purdie DM, Berlin JD, Flynn PJ, et al. The safety of long-term bevacizumab use: results from the BRITE observational cohort study. *J Clin Oncol*. 2008;26:4103 Abstract.

122. Richardson S, Dickler M, Dang C, et al. Tolerance of bevacizumab in an older patient population: the Memorial Sloan-Kettering Cancer Center experience. *J Clin Oncol*. 2008;26: Abstract 519.

123. Sereno M, Brunello A, Chiappori A, et al. Cardiac toxicity: old and new issues in anticancer drugs. *Clin Transl Oncol*. 2008;10:35–46.

124. Nalluri SR, Chu D, Kereszetes R, et al. Risk of venous thromboembolism with the angiogenesis inhibitor bevacizumab in cancer patients: a meta-analysis. *JAMA*. 2008;300:2277–2285.

125. Barlogie B, Desikan R, Eddlemon P, et al. Extended survival in advanced and refractory multiple myeloma after single agent thalidomide: identification of prognostic factors in a phase II study of 169 patients. *Blood*. 2001;98:492–494.

126. Zangari M, Analssie E, Barlogie B, et al. Increased risk of deep-vein thrombosis in patients with multiple myeloma receiving thalidomide and chemotherapy. *Blood*. 2001;98:1614–1615.

127. Zangari M, Siegel E, Barlogie B, et al. Thrombogenic activity of doxorubicin in myeloma patients receiving thalidomide: implications for therapy. *Blood*. 2002;100:1168–1171.

128. Osman K, Comenzo R, Rajkumar SV. Deep vein thrombosis and thalidomide therapy for multiple myeloma. *N Engl J Med*. 2001;344:1951–1952.

129. Urbauer E, Kaufmann H, Nosslinger T, et al. Thromboembolic events during treatment with thalidomide. *Blood*. 2002;99:4247–4248.

130. Desai AA, Vogelzang NJ, Rini B, et al. A phase II trial of weekly intravenous gemcitabine (G) with prolonged continuous infusion 5-fluorouracil (F) and oral thalidomide (T) in patients with metastatic renal cell cancer. *J Clin Oncol*. 2008;20:2448 Abstract.

131. Richardson RG, Blood E, Mitsiades CS, et al. A randomized phase 2 study of lenalidomide therapy for patients with relapsed and refractory multiple myeloma. *Blood*. 2006;108:3458–3464.

132. Chanan-Khan AA, Cheson BD. Lenalidomide for the treatment of B-cell malignancies. *J Clin Oncol*. 2008;26:1544–1552.

133. Schey SA, Fields P, Bartlett JB, et al. Phase I study of an immunomodulatory thalidomide analog, CC-4047, in relapsed or refractory multiple myeloma. *J Clin Oncol*. 2004;22:3269–3276.

134. Pretner-Oblak J, Zaletel M, Jagodic M, et al. Thrombosis of internal carotid artery after cisplatin-based chemotherapy. *Eur Neurol*. 2007;57:109–110.

135. King M, Fernando I. Vascular toxicity associated with cisplatin. *Clin Oncol*. 2003;13:36–37.

136. Monk BJ, Sill MW, Burger RA, et al. Phase II trial of bevacizumab in the treatment of persistent or recurrent squamous cell carcinoma of the cervix: a gynecologic oncology group study. *J Clin Oncol*. 2009;27:1069–1074.

137. Rivkin SE, Green S, Metch B, et al. Adjuvant CMFVP versus tamoxifen versus concurrent CMFVP and tamoxifen for postmenopausal, node-positive, and estrogen receptor-positive breast cancer patients: a Southwest Oncology Group study. *J Clin Oncol*. 1994;12:2078–2085.

138. Agnelli G, Verso M, Ageno W, et al. The MASTER registry of venous thromboembolism: description of the study cohort. *Thromb Res*. 2008;121:605–610.

139. Wells PS, Owen C, Doucette S, et al. Does this patient have deep vein thrombosis? *JAMA*. 2006;295:199–207.

140. Torbicki A, Perrier A, Konstantinides SV, et al. Guidelines on the diagnosis and management of acute pulmonary embolism: the Task Force for the Diagnosis and Management of Acute Pulmonary Embolism of the European Society of Cardiology (ESC). *Eur Heart J*. 2008;29:2276–2315.

141. Konstantinides S. Acute pulmonary embolism. *N Engl J Med*. 2008;359:2804–2813.

142. Hutten BA, Prins MH, Gent M, et al. Incidence of recurrent thromboembolic and bleeding complications among patients with venous thromboembolism in relation to both malignancy and achieved international normalized ratio: a retrospective analysis. *J Clin Oncol*. 2000;18:3078–3083.

143. Palumbo A, Rajkumar SV, Dimopoulos MA, et al. Prevention of thalidomide- and lenalidomide-associated thrombosis in myeloma. *Leukemia*. 2008;22:414–423.

144. Alikhan R, Cohen AT, Combe S, et al. Prevention of venous thromboembolism in medical patients with enoxaparin: a subgroup analysis of the MEDOXOX study. *Blood Coagul Fibrinolysis*. 2003;12:341–346.

145. Levine M, Hirsh J, Gent M, et al. Double-blind randomized trial of a very low-dose warfarin for prevention of venous thromboembolism in stage IV breast cancer. *Lancet*. 1994;343:886–889.

146. Lyman GH, Khormana AA, Falanga A, et al. American Society of Clinical Oncology guideline: recommendations for venous thromboembolism prophylaxis and treatment in patients with cancer. *J Clin Oncol*. 2007;25:5490–5505.

147. Lee AYY, Rickles FR, Julian JA, et al. Randomized comparison of low molecular-weight heparin and coumarin derivatives on the survival of patients with cancer and venous thromboembolism. *J Clin Oncol*. 2005;23:2123–2129.

148. Kakkar AK, Levine MN, Kadziola Z, et al. Low molecular weight heparin, therapy with dalteparin, and survival in advanced cancer: the Fragmin Advanced Malignancy Outcome Study (FAMOUS). *J Clin Oncol*. 2004;22:1944–1948.

149. Klerk CPW, Smorenburg SM, Otten J.M.M.B., et al. *Malignancy and low-molecular-weight heparin therapy: the MALT trial*. Presented at: International Society of Thrombosis and Haemostasis XIX International Congress; Birmingham, UK: July 12–18; 2003.

150. Lee AYY, Levine MN, Baker RI, et al. Low-molecular-weight heparin versus a coumarin for the prevention of recurrent venous thromboembolism in patients with cancer. *N Engl J Med*. 2003;349:146–153.

151. Carrier M, Lee AYY. Prophylactic and therapeutic anticoagulation for thrombosis—major issues in oncology. *Nat Clin Pract Oncol*. 2009;6:74–84.

152. Early Breast Cancer Trialists' Collaborative Group (EBCTCG). Effects of chemotherapy and hormonal therapy for early breast cancer on recurrence and 15-year survival: an overview of the randomized trials. *Lancet*. 2005;365:1687–1717.

153. Mouridsen H, Keshaviah A, Coates AS, et al. Cardiovascular adverse events during adjuvant endocrine therapy for early breast cancer using letrozole or tamoxifen safety analysis of BIG 1–98 trial. *J Clin Oncol*. 2007;25:5715–5722.

154. Boccardo F, Rubagotti A, Puntoni M, et al. Switching to anastrozole vs. continued tamoxifen treatment of early breast cancer: preliminary results of the Italian Tamoxifen Anastrozole Trial. *J Clin Oncol*. 2005;23:5138–5147.

155. Elisaf MS, Bairaktari ET, Nicolaides C, et al. Effect of letrozole on the lipid profile in postmenopausal women with breast cancer. *Eur J Cancer*. 2001;37:1510–1513.

156. Kataja V, Hietanen P, Joensuu H, et al. The effects of adjuvant anastrozole, exemestane, tamoxifen, and toremifene on serum lipid in postmenopausal breast cancer patientsa

preliminary study. *Eur J Cancer.* 2004; (suppl 2):143.

157. Duvic M, Martin AG, Kim Y, et al. Phase 2 and 3 clinical trial of oral bexarotene (Targretin capsules) for the treatment of refractory or persistent early-stage cutaneous t-cell lymphoma. *Arch Dermatol.* 2001;137:581–593.

158. Straus DJ, Duvic M, Kuzel T, et al. Results of a phase II trial of oral bexarotene (Targretin) combined with interferon alfa-2b (Intron-A) for patients with cutaneous T-cell lymphoma. *Cancer.* 2007;109:1799–1803.

159. Guglin M, Aljayah M, Salyad S, et al. Introducing a new entity: chemotherapy-induced arrhythmia. *Europace.* 2009;11:1579–1586.

160. Storniolo AM, Allerheiligen SR, Pearce HL. Preclinical, pharmacologic and phase I studies of gemcitabine. *Semin Oncol.* 1997;24(suppl 2): S72–S77.

161. Santini D, Tonini G, Abbate A, et al. Gemcitabine-induced atrial fibrillation: a hitherto unreported manifestation of drug toxicity. *Ann Oncol.* 2000;11:479–481.

162. Ferrari D, Carbone C, Codeca C, et al. Gemcitabine and atrial fibrillation: a rare manifestation of chemotherapy toxicity. *Anticancer Drugs.* 2006;17:359–361.

163. Tavil Y, Arslan K, Sen N, et al. Atrial fibrillation induced by gemcitabine treatment in a 65 year old man. *Onkologie.* 2007;30:253–255.

164. Shah M, Binkley P, Chan K, et al. Cardiotoxicity of histone deacetylase inhibitor depsipeptide in patients with metastatic neuroendocrine tumors. *Clin Cancer Res.* 2006;12:3997–4003.

165. Pierkarrz RL, Frye R, Wright JJ, et al. Cardiac studies in patients treated with depsipeptide, FK228, in a phase II trial for T-cell lymphoma. *Clin Cancer Res.* 2006;80:3762–3772.

166. Rowinsky EK, McGuire WP, Guaerlieri T, et al. Cardiac disturbances during the administration of paclitaxel. *J Clin Oncol.* 2000;22:1029–1033.

167. Ohnishi K, Yoshida H, Shigeno K, et al. Prolongation of the QT interval and ventricular tachycardia in patients treated with arsenic trioxide for acute promyelocytic leukemia. *Ann Intern Med.* 2000;133:881–886.

168. Wesrervelt P, Brown RA, Adkins DR, et al. Sudden death among patients with acute promyelocytic leukemia treated with arsenic trioxide. *Blood.* 2001;98:266–271.

169. Barbey J, Pezzulllo J, Soignet S. Effect of arsenic trioxide on QT interval in patients with advanced malignancies. *J Clin Oncol.* 2003;21:3609–3615.

170. Huang CH, Chen WJ, Wu CC, et al. Complete atrioventricular block after arsenic trioxide treatment in an acute promyelocytic leukemia patient. *Pacing Clin Electrophysiol.* 1999;22:965–967.

171. Keefe DL. The cardiotoxic potential of the 5-HT$_3$ receptor antagonist antiemetics: is there cause for concern? *Oncologist.* 2002;7:65–72.

172. Navari RM, Koeller JM. Electrocardiographic and cardiovascular effects of the 5-hydroxytryptamine$_3$ receptor antagonists. *Ann Pharmacother.* 2003;37:1276–1286.

173. De Ponti F, Poluzzi E, Cavalli A, et al. Safety of non-antiarrhythmic drugs that prolong the QT interval or induce torsade de pointes. *Drugs.* 2002;21:263–286.

174. Frothingham R. Rates of torsade de pointes associated with ciprofloxacin, ofloxacin, levofloxacin, gatifloxacin, and moxifloxacin. *Pharmacotherapy.* 2001;21:1468–1472.

175. Heidenreich PA, Hancock SL, Lee BK, et al. Asymptomatic cardiac disease following mediastinal irradiation. *J Am Coll Cardiol.* 2003;42:743–749.

176. Adams MJ, Hardenbergh PH, Constine LS, et al. Radiation-associated cardiovascular disease. *Crit Rev Oncol Hematol.* 2003;45:55–75.

177. Glanzmann C, Kaufmann P, Jenni R, et al. Cardiac risk after mediastinal irradiation for Hodgkin's disease. *Radiother Oncol.* 1998;46:51–62.

178. Prosnitz RG, Chen YH, Marks LB. Cardiac toxicity following thoracic radiation. *Semin Oncol.* 2005;32:S71–S80.

179. Hull MC, Morris CG, Pepine CJ, et al. Valvular dysfunction and carotid, subclavian, and coronary artery disease in survivors of Hodgkin lymphoma treated with radiation therapy. *JAMA.* 2003;290:2831–2837.

180. Heidenreich PA, Schnittger I, Strauss HW, et al. Screening for coronary artery disease after mediastinal irradiation for Hodgkin's disease. *J Clin Oncol.* 2007;25:43–49.

181. Hull MC, Morris CG, Pepine CJ, et al. Valvular dysfunction and carotid, subclavian, and coronary artery disease in survivors of Hodgkin's lymphoma treated with radiation therapy. *JAMA.* 2003;290:2831–2837.

182. Heidenreich PA, Hancock SL, Vagelos RH, et al. Diastolic dysfunction following mediastinal irradiation. *Am Heart J.* 2005;150:977–982.

183. Boivin J-F, Hutchison G, Lubin J, et al. Coronary artery disease mortality in patients treated for Hodgkin's disease. *Cancer.* 1992;69:1241–1247.

184. Glanzmann C, Kaufmann P, Jenni R, et al. Cardiac risk after mediastinal irradiation for Hodgkin's disease. *Radiother Oncol.* 1998;46:51–62.

185. Giordano SH, Kuo YF, Freeman JL, et al. Risk of cardiac death after adjuvant radiotherapy for breast cancer. *J Natl Cancer Inst.* 2005;97:419–424.

186. Hancock SL, Donaldson SS, Hoppe RT. Cardiac disease following treatment of Hodgkin's disease in children and adolescents. *J Clin Oncol.* 1993;11:1208–1215.

187. Heidenreich PA, Kapoor JR. Radiation induced heart disease. *Heart.* 2009;95:252–258.

188. Cuzick J, Stewart H, Rutqvist L, et al. Cause-specific mortality in long-term survivors of breast cancer who participated in trials of radiotherapy. *J Clin Oncol.* 1994;12:447–453.

189. Jones JM, Ribeiro GG. Mortality patterns over 34 years of breast cancer patients in a clinical trial of post-operative radiotherapy. *Clin Radiol.* 1989;40:204–208.

190. Paszat LF, Mackillop WJ, Groome PA, et al. Mortality from myocardial infarction after adjuvant radiotherapy for breast cancer in the surveillance, epidemiology, and end-results cancer registries. *J Clin Oncol.* 1998;16:2625–2631.

191. Nixon AJ, Manola J, Gelman R, et al. No long-term increase in cardiac-related mortality after breast-conserving surgery and radiation therapy using modern techniques. *J Clin Oncol.* 1998;16:1374–1379.

192. Patt DA, Goodwin JS, Kuo YF, et al. Cardiac morbidity of adjuvant radiotherapy for breast cancer. *J Clin Oncol.* 2005;23:7475–7482.

193. Vallis KA, Pintilie M, Chong N, et al. Assessment of coronary heart disease morbidity and mortality after radiation therapy for early breast cancer. *J Clin Oncol.* 2002;20:1036–1042.

194. Harris EE, Correa C, Hwang WT, et al. Late cardiac mortality and morbidity in early-stage breast cancer patients after breast-conservation treatment. *J Clin Oncol.* 2006;24:4100–4106.

195. Correa CR, Litt HI, Hwang WT, et al. Coronary artery findings after left-sided compared to right-sided radiation treatment for early stage breast cancer. *J Clin Oncol.* 2007;25:3031–3037.

196. Ng AK, Constine LS, Deming RL, et al. *American College of Radiology appropriateness criteria: follow-up of Hodgkin's disease.* Reston, VA: Department of Quality and Safety, ACH; 2005. Available at: http:www. acr.org/SecondaryMainMenuCategories/ quality_safety/app_criteria/pdf/ rtPanelonRadiationOncologyHodgkinsWorkGroup/ FollowUpofHodgkinsDiseaseDoc2.asp.

197. Handa N, McGregor CGA, Daly RC, et al. Heart transplantation for radiation-associated end stage heart failure. *Trans Int.* 2000;13:162–165.

198. Romano MA, Patel HJ, Pagoni FD, et al. Anterior leaflet repair with patch augmentation for mitral regurgitation. *Ann Thorac Surg.* 2005;79:1500–1504.

199. Crestanenello JA, McGregor CGA, Danielson GK, et al. Mitral and tricuspid valve repair in patients with previous mediastinal radiation therapy. *Ann Thorac Surg.* 2004;78:826–831.

200. Veeragandham RS, Goldin MD. Surgical management of radiation-induced heart disease. *Ann Thorac Surg.* 1998;65:1014–1019.

201. Gansera B, Schmidtler F, Angelis I, et al. Quality of the internal thoracic artery grafts after mediastinal radiation. *Ann Thorac Surg.* 2007;34:1479–1484.

202. Handa N, McGregor CGA, Danielson GK, et al. Coronary artery bypass grafting in patients with previous mediastinal radiation therapy. *J Thorac Cardiovasc Surg.* 1999;117:1136–1143.

203. Tamura A, Takahara Y, Mogi K, et al. Radiation-induced valvular disease is the logical consequence of irradiation. *Gen Thorac Cardiovasc Surg.* 2007;55:53–56.

204. Chang ASY, Smedira NG, Chang CL, et al. Cardiac surgery after mediastinal radiation: extent of exposure influences outcome. *J Thorac Cardiovasc Surg.* 2007;133:404–413.

205. De Bruin ML, Dorresteijn LD, van't Veer MB, et al. Increased risk of stroke and transient ischemic attack in 5-year survivors of Hodgkin lymphoma. *J Natl Cancer Inst.* 2009;101:928–937.

206. Morris B, Partap S, Yeom K, et al. Cerebrovascular disease in childhood cancer survivors. A Children's Oncology Group Report. *Neurology.* 2009;73:1906–1913.

207. Yorke ED, Jackson A, Rosenszweig KE, et al. Dose-volume factors contributing to the incidence of radiation pneumonitis in no small cell cancer patients treated with three-dimensional conformal radiation therapy. *Int J Radiat Oncol Phys.* 2002;54:329–339.

208. Abratt RP, Ong FT, Morgan GW, et al. Pulmonary complications of radiation therapy. *Clin Chest Med.* 2004;25:167–177.

209. Brady LW, Germon PA, Cander L. The effects of radiation therapy on pulmonary function in carcinoma of the lung. *Radiology.* 1965;85:130–134.

210. Marks LB. The pulmonary effects of thoracic irradiation. *Oncology.* 1994;8:89–100.

211. McDonald S, Rubin P, Phillips TL, et al. Injury to the lung from cancer therapy: clinical syndromes, measurable endpoints, and potential scoring systems. *Int J Radiat Oncol Biol Phys.* 1995;31:1187–1203.

212. Garipagalou M, Munley MT, Hollis D, et al. The effect of patient specific factors on radiation induced lung injury. *Int J Radiat Oncol Biol Phys.* 1999;45:3331–3338.

213. Roach M, Grandara DR, You HS, et al. Radiation pneumonitis following combined modality therapy for lung cancer: analysis of prognostic factors. *J Clin Oncol.* 1995;13:2606–2612.

214. Dechambre S, Dorzee J, Fastrez J, et al.

Bronchial stenosis and sclerosing mediastinitis: an uncommon complication of external thoracic radiotherapy. *Eur Respir J.* 1998;11:1188–1190.

215. Hirsch A, Vander els N, Strauss DJ, et al. Effect of ABVD chemotherapy with and without mantle or mediastinal radiation on pulmonary function in early stage Hodgkin's disease. *J Clin Oncol.* 1996;14:1297–1305.

216. Zhao L, Sheldon K, Chen M, et al. The predictive role of plasma TGF-β1 during radiation therapy for radiation-induced lung toxicity deserves further study in patients with non-small cell lung cancer. *Lung Cancer.* 2008;59:232–239.

217. Yahalon J, Portlock CS. Long-term cardiac and pulmonary complications of cancer therapy. *Hematol Oncol Clin North Am.* 2008;22:305–318.

218. Mao J, Oluwatoyosi A, Fatunase, et al. Cytoprotection for radiation-associated normal tissue injury. *Radiat Oncol Adv.* 2008;139:302–322.

219. Hensley ML, Hagerty KL, Kewalramani T, et al. American Society of Clinical Oncology 2008 clinical practice guideline update: use of chemotherapy and radiation therapy protectants. *J Clin Oncol.* 2009;27:127–145.

220. Limper AH. Chemotherapy-induced lung disease. *Clin Chest Med.* 2004;25:53–64.

221. Vahid B, Marik PE. Pulmonary complications of novel antineoplastic agents for solid tumors. *Chest.* 2008;133:528–538.

222. Dimopoulou I, Bamias A, Lyberpoulos P, et al. Pulmonary toxicity from novel antineoplastic agents. *Ann Oncol.* 2005;17:373–379.

223. Shimura T, Kuse N, Yoshinto T, et al. Clinical features of interstitial lung disease induced by standard chemotherapy (FOLFOX or FOLFARI) for colo-rectal cancer. *Ann Oncol.* 2010; March.

224. Liu V, White DA, Zakowski MF, et al. Pulmonary toxicity associated with erlotinib. *Chest.* 2009;132:1042–1044.

225. Camus P, Fanton A, Bonniaud P, et al. Interstitial lung disease induced by drugs and radiation. *Respiration.* 2004;71:301–326.

226. Takano T, Ohe Y, Kusumoto M, et al. Risk factors for interstitial lung disease and predictive factors for tumor response in patients with advanced non-small cell lung cancer treated with gefitinib. *Lung Cancer.* 2004;45:93–104.

227. Kudoh S, Kato H, Nishiwaki Y, et al. Interstitial ling disease in Japanese patients with lung cancer: a cohort and nested case-control study. *Am J Respir Crit Care Med.* 2008;177:1348–1357.

228. White DA, Stover DE. Severe bleomycin-induced pneumonitis: clinical features and response to corticosteroids. *Chest.* 1984;86:723–728.

229. Maher J, Daly PA. Severe bleomycin lung toxicity: reversal with high dose corticosteroids. *Thorax.* 1993;48:92–94.

230. Sleijfer S. Bleomycin-induced pneumonitis. *Chest.* 2001;120:617–624.

231. Simpson AB, Paul J, Graham J, et al. Fatal bleomycin pulmonary toxicity in the west of Scotland 1991–95: a review of patients with germ cell tumours. *Br J Cancer.* 1998;78:1061–1066.

232. Koschel D, Handzhiev S, Leucht V, et al. Hypersensitivity pneumonitis associated with the use of temzolomide. *Eur Respir J.* 2009;33:931–934.

233. Muller NL, White DA, Gemma A. Diagnosis and management of drug-associated interstitial lung disease. *Brit J Cancer.* 2004;91(suppl 2):524–530.

234. Hupt HM, Hutchins GM, Moore GW. Ara-C lung: noncardiogenic pulmonary edema complicating cytosine arabinoside therapy of leukemia. *Am J Med.* 1981;70:256–261.

235. Briasoulis E, Pavlidis N. Noncardiogenic pulmonary edema: an unusual and serious complication of anticancer therapy. *Oncologist.* 2001;6:153–161.

236. Antony VB, Loddenkemper R, Astoul P, et al. Management of malignant pleural effusions. *Eur Respir J.* 2001;18:402–419.

237. Dimopoulou I, Galani H, Dafni U, et al. A prospective study of pulmonary function in patients treated with paclitaxel and carboplatin. *Cancer.* 2002;94:452–458.

238. O'Driscoll BR, Hasleton PS, Taylor PM, et al. Active lung fibrosis up to 17 years after chemotherapy with carmustine (BCNU) in childhood. *N Engl J Med.* 1990;323:378–382.

239. Alvarado CS, Boat TF, Newman AJ. Late-onset pulmonary fibrosis and chest deformity in two children treated with cyclophosphamide. *J Pediatr.* 1978;92:443–446.

240. Codling BW, Chakera TM. Pulmonary fibrosis following therapy with melphalan for multiple myeloma. *J Clin Pathol.* 1972;25:668–673.

241. Chan CK, Hayland RH, Hutcheon MA. Pulmonary complications following bone marrow transplantation. *Clin Chest Med.* 1990;11:323–332.

242. Wah TM, Moss HA, Robertson RJ, et al. Pulmonary complications following bone marrow transplantation. *Br J Radiol.* 2003;76:373–379.

癌症治疗后性腺功能 **10**

Jan Oldenburg，Cecilie Kiserud，Henriette Magelssen，
Marianne Brydøy 和 Sophie D·Fosså

阮 洁 译 黄 薇 校

人类性腺（即睾丸与卵巢）是含有生殖细胞的内分泌器官。肿瘤及肿瘤治疗对内分泌功能、生育健康后代均有损害。总的来说，肿瘤更常见于老年患者，但这部分患者不存在保留生育问题，而年轻患者往往要充分咨询不孕风险，以选择最佳治疗方案[1]。

性腺毒性是肿瘤治疗的非计划并发症，但对于性激素依赖性肿瘤（如乳腺癌和前列腺癌），不可避免地需要阻断内分泌功能。原则上，性腺内分泌功能减低可归结于性腺功能减退（原发性性腺功能不全）及促性腺激素的不足（继发性性腺功能不全）。本章将从不同方面对肿瘤治疗的性腺毒性进行概述。

正常性腺功能

男性

产生精子及分泌睾酮是睾丸的两大功能（即内分泌和外分泌）。下丘脑生成的促性腺激素释放激素（gonadotropin-releasing hormone，GnRH）脉冲式分泌刺激垂体前叶生成黄体生成素（luteinizing hormone，LH）及卵泡刺激素（follicle-stimulating hormone，FSH）并释放入血。

睾丸生精上皮内持续产生精子细胞（精子），从精原细胞发育成为成熟精子这一过程约需 70 天。精子产生周期间隔，一般是 2 ～ 3 周。FSH 及睾酮刺激支持细胞为精子生成提供激素和营养支持[2,3]。受 FSH 及精子生成状态调节的支持细胞分泌抑制素 B，后者通过负反馈机制限制 FSH 生成[4]，成人的抑制素 B 水平与精子总数和睾丸容积相关。因此，FSH 及抑制素均被认为是精子生成能力的有用的标记物。通常采用精液分析评估精子生成，但在某些情况下需行睾丸活检。

睾丸的主要内分泌功能——即睾酮产生随年龄增加呈下降趋势。大部分睾酮结合于血中血浆蛋白：其中 40% ～ 50% 与白蛋白疏松结合，50% ～ 60% 与性激素结合蛋白（sexual hormone-binding globulin，SHBG）紧密结合，另外仅 1% ～ 2% 为游离睾酮，后者和与白蛋白结合部分形成决定睾

酮生物学活性的有效联合。由于 SHBG 含量随年龄增加而增高，因而游离睾酮水平的下降较总睾酮下降更为明显[5]。

女性

与男性不同，女性出生后的生殖细胞不再增殖。出生时，卵巢含有 100 万～200 万个始基卵泡，其中绝大部分退化，此为卵泡闭锁。从月经初潮至绝经，剩下的 40 万个卵泡中，仅有 400～500 个能发育为成熟卵泡排出，平均每月约有 1000 个卵泡因凋亡而丢失。至 50 岁时仅剩下 1000 个卵泡。因此，绝经前数年起自然受孕概率即已显著下降。

自出生后到排卵前，每个卵泡保留减数分裂。卵泡的两细胞系统相互作用调节甾体激素分泌及卵泡发育。LH 和 FSH 刺激卵泡膜细胞和颗粒细胞产生和分泌雌激素，而旁分泌生长因子促进卵泡成熟的启动。卵泡经历 3 个月的时间，直至退化或排卵。

卵泡数量的减少使卵巢早衰（premature ovarian failure，POF）的风险增加。POF 指 40 岁前发生的绝经合并低雌激素水平。即使有正常的月经周期，卵泡储备低下可造成受孕概率的下降[6]。剩余的卵细胞数目决定了卵巢对损害的耐受性，从持续正常的功能到立即丧失功能。

POF 发生之前，可能有暂时闭经与正常月经的交替出现。绝经（即最后一次月经来潮）意味着生殖能力的终止，其实女性的生育力自 30 岁起即开始下降。西方国家越来越多的人倾向于 30 岁之后妊娠，也造成了辅助生殖技术的需求增加。妇女 40 岁后的卵泡数目减少及卵细胞质量下降都将影响自然及人工受孕概率。因此，对许多患恶性肿瘤的妇女而言，其诊治及后续恢复所需时间都将降低妊娠率，同时后代非整倍体畸形及流产的风险也随之增加。

性腺功能与肿瘤

有时肿瘤本身及其易感性均可损伤性腺功能。隐匿的卵巢功能障碍可能与 BRCA 基因突变有关[7]。因此，BRCA 相关乳腺癌的妇女在肿瘤治疗前不孕风险高[7]。需要辅助生殖技术的男性相较正常非不孕男性睾丸癌的发病率约升高 20 倍

[8]。患睾丸癌及或霍奇金淋巴瘤的男性，在确诊前已出现精子生成低于正常人群[9,10]。

Skakkebaek 等假设认为睾丸癌患者合并睾丸发育不全综合征，包括精子数量低、尿道下裂及隐睾[11]。男性生育力降低与睾丸癌的关系已有详细的文献报道[12]，约半数的睾丸癌患者在睾丸切除术后辅助治疗前有精子生成减少[13]。睾丸活检显示 24% 的单侧睾丸癌患者的对侧睾丸有不可逆的生精能力受损[14]。

治疗后性腺功能

肿瘤治疗在不断进展，其性腺毒性尤其是对生育率的影响也需要充分、长期的随访。现发表的相关研究多基于以往的治疗手段，而未深入到现今尝试的治疗选择中，尤其是在年轻患者。

男性

化疗

细胞增殖抑制剂的性腺毒性作用取决于某些因素，包括化疗药物类型、累积剂量、化疗时间及患者治疗前的生育情况[6]。烷化剂（如环磷酰胺、异环磷酰胺、苯丁酸氮芥、亚硝基脲、马法兰、白消安和甲基苄肼）是性腺毒性最强的细胞增殖抑制剂（表 10-1）。

所谓"血睾屏障"指的是由支持细胞组成的管内营养生殖细胞作用的腔隙。但该部位的血管是可通透的，细胞增殖抑制剂可以到达管内细胞（即 Leydig 细胞与支持细胞），也可能影响精原细胞。因此，许多化疗药物可使精子生成减少。但增殖晚期的生殖细胞较增殖早期对细胞毒性药物的敏感性低。因此，可能需要数周的时间才能通过精子计数观察到对精子生成的影响。精子生成的恢复依赖于精原干细胞在药物毒性下的存活能力及保持向精母细胞的分化潜能。

原发性腺功能不全定义为 LH > 12 IU/L 或睾酮 < 8nmol/L。在睾丸癌行单侧睾丸切除术的长期生存者，其原发性腺功能不全的发生率随治疗强度增加而增加[15]。接受顺铂剂量 ≤ 850mg 和 > 850mg 的两组睾丸癌（TC）患者，性腺功能低下的患病率分别为 19% 和 27%，而仅接受手术治疗

表 10-1　化疗药物的预期性腺毒性

高	中	低	未知
甲基苄肼	顺铂	甲氨蝶呤	曲妥珠单抗
环磷酰胺	卡铂	阿霉素	（赫赛汀）
氮芥	奥沙利铂	泼尼松	多西他赛
苯丁酸氮芥	BEP	多柔比星	（taxaner）
异环磷酰胺	CHOP	长春新碱	单克隆抗体
白消安		长春花碱	
MOPP		氟尿嘧啶	
MVPP		博来霉素	
ChlVPP		ABVD	
MOPP/ABVD			
COPP/ABVD			
COPP			
HDT			

注：ABVD，多柔比星、博来霉素、长春花碱、达卡巴嗪
BEP，博来霉素、依托泊苷、顺铂
ChlVPP，苯丁酸氮芥、长春花碱、泼尼松、甲基苄肼
CHOP，环磷酰胺、多柔比星、长春新碱、泼尼松
CMF，环磷酰胺、甲氨蝶呤、氟脲嘧啶
COPP，环磷酰胺、长春新碱、甲基苄肼、泼尼松
FEC，环磷酰胺、表柔比星、氟脲嘧啶
5-FU，氟尿嘧啶
HDT，大剂量化疗联合自体干细胞支持
MOPP，氮芥、长春新碱、甲基苄肼、泼尼松
MVPP，氮芥、长春花碱、甲基苄肼、泼尼松

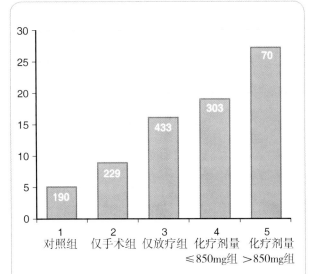

图 10-1　睾丸癌患者（TCSs）发生性腺功能不全百分比：性腺功能不全定义为睾酮 < 8nmol/L 或 LH > 12 IU/L。与正常人群的年龄配对为对照组；仅手术组：仅采取手术治疗的 TCSs；仅放疗组：仅行放疗的 TCSs；化疗剂量 ≤ 850mg 组 和 > 850mg 组：化疗累积顺铂剂量 ≤ 850 mg 和 > 850 mg 的 TCSs。(Data from Nord et al [2003], 15 with permission by the authors.)

者的患病率为 9%（图 10-1）。近 1/3 的男性淋巴瘤患者可发生性腺功能低下，尤其是年龄超过 50 岁、接受烷化剂化疗或接受大剂量化疗联合干细胞支持治疗者的风险更为增加[16]。

约 80% 的睾丸癌患者在含顺铂化疗后 2 年内恢复精子产生[17]。睾丸癌患者的生育成功可能性与治疗强度相关：需要化疗者的生育率低于治疗后随访者、腹膜后淋巴结清扫者或仅接受放疗者（图 10-2，彩图 10-2）[18]。

据报道早期霍奇金淋巴瘤（HL）的男性患者中，约 1/3 治疗后 FSH 升高[19]，使用烷化剂治疗、治疗时年龄超过 50 岁、Ⅱ期患者发生 FSH 升高的可能性增加。有报道称非霍奇金淋巴瘤患者经 CHOP（环磷酰胺、长春新碱、甲基苄肼、泼尼松/泼尼松龙）类似方案化疗后，2/3 的患者能恢复精子生成[20]，而近 80% 的睾丸癌患者经含顺铂化疗后 2 年内恢复精子生成[17]。

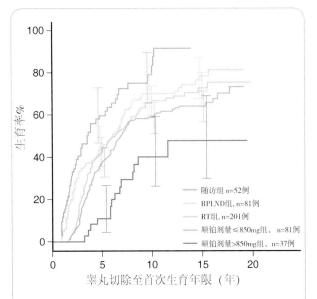

图 10-2　睾丸癌生存者不同治疗后的实际自然受孕率（P < 0.001，双侧 log-rank 检验）：RPLND，腹膜后淋巴结清扫；RT，放疗。竖线表示 95% 置信区间。(Redrawn from Brydoy M, Fossa SD, Klepp O, Bremnes RM, Wist EA, Wentzel-Larsen T, et al. Paternity following treatment for testicular cancer. J Natl Cancer Inst 2005;97:1580-1588.)

干细胞支持的大剂量化疗致使多数患者不孕[21]。

放疗

放疗的性腺毒性取决于放疗的剂量、剂量分割和部位。头部放疗在剂量 40～70Gy（如脑肿瘤）可造成 61% 的患者发生低促性腺激素性性腺功能不全（继发性性腺功能不全）[21a,21b]。精子细胞对放疗高度敏感，直接照射或分散照射睾丸均可能损伤精子细胞，后者作用见于对前列腺癌、膀胱癌及直肠癌放疗时，当睾丸的散射剂量达到肿瘤目标剂量的 0.4%～18.7% 时，即可观察到精子细胞的损伤[22-24]。

不同于其他器官，睾丸对单次放疗的耐受性优于多次放疗，放疗后 4～6 个月精子数量达最低。放疗剂量决定少精症的持续时间：非多次放疗中，如睾丸照射量 ≤ 1Gy，可在治疗后 9～18 个月后观察到精子生成恢复，剂量如为 2～3Gy 则需 30 个月，剂量 ≥ 4Gy 时需要 5 年或更长的时间方能恢复，甚至可能永久性无精[25,26]。但是也有报道称，接受单次 8Gy 的全身放疗后，有 15% 的患者在骨髓移植前可恢复精子生成[27]，甚至有长达 9 年恢复的报道[27]。

在一组平均年龄 65 岁的直肠癌男性患者中，盆腔放疗量达 46～50Gy 时，睾丸照射量可达 3.7～13.7Gy，造成 100% 的血 FSH 升高，70% 的 LH 水平升高，25% 的睾酮水平下降[28]。因此，前列腺放疗较根治性前列腺切除更易发生性腺功能不全[29]。不同于手术治疗，外照射剂量达 70Gy 时将导致 27.3% 的总睾酮下降，31.6% 的游离睾酮下降，50%LH 升高和 100%FSH 升高。在 70 岁以上的男性患者，促性腺激素受损最为显著。当前列腺癌的照射野包含腹股沟淋巴结时，睾丸的分散照射量将增加，所导致的睾酮水平下降实际上显现出治疗作用。

对前列腺癌、膀胱癌或直肠癌放疗时，睾丸的分散照射剂量为目标剂量的 0.4%～18.7%[22-24]，但对于大多数中年和 60 多岁的无生育要求的男性而言，通常不考虑精子生成受损问题。

放疗的一些性腺毒性无法通过精子计数及激素水平评估。精子的 DNA 完整性可能在放疗后受损。Stahl 等[31]的研究表明，接受腹主动脉旁及同侧的髂淋巴结（即所谓的曲棍球照射野）多次放疗后，38% 的精子数正常的睾丸癌患者可在 1～2 年后有 DNA 损伤，而对照组发生率仅 7%。如果将 25.2Gy 的放疗剂量分为 14 次进行，同时以铅隔离对侧睾丸使其散射剂量不超过 0.5Gy（不到目标剂量的 2%），放射后约 2 年伴有 DNA 损伤的精原细胞比例降低。

手术

有时针对转移性前列腺癌实施的双侧睾丸切除术，可能是最具损伤性腺功能的手术，术后的许多后果也说明了睾丸内分泌功能的重要性。

单侧睾丸切除术是治疗睾丸癌的第一步，通常不需要激素替代治疗或辅助生育技术，但在保留的睾丸功能不足的情况下也可进行。有 2%～5% 的患者会发生对侧睾丸癌，可通过保留器官手术及术后放疗治愈[32]。

肿瘤激素治疗

激素治疗的目的是去除或至少是减少睾酮对肿瘤的刺激作用，主要是通过下丘脑-垂体-性腺轴的相互作用或阻断外周睾酮受体完成。促性腺激素释放激素（GnRH）激动剂，也称为促黄体生成素释放激素（LHRH）激动剂（如醋酸亮丙瑞林、戈舍瑞林），通过阻止其天然类似物的交替结合，降低睾酮至去势水平。虽然如此，其起作用需要 1～2 周，最初 LH 及 FSH 的升高促使睾酮水平增加，而 GnRH 拮抗剂不释放促性腺激素。因此，前列腺癌患者对其更为耐受。药物去势降低了性需求和勃起功能、导致睾丸萎缩，长期使用将导致不可逆改变。

口服非甾体类抗雄激素药物（如氟他胺、比卡鲁胺、醋酸环丙孕酮、尼鲁米特）可阻断雄激素受体，造成 FSH、LH 和血睾酮水平升高[33]。此类药物可在前列腺癌患者单独应用或联合 LHRH 应用。单独应用时的性无能及性欲丧失明显低于联合 LHRH 激动剂，在 1/5 的患者可保留性活动及早晨勃起功能[34]。

女性

化疗

化疗可能通过诱导凋亡造成始基卵泡数目减少，不足以达到周期性月经所需的最小数目，导致生殖细胞减少。患者可出现永久性闭经，常被称为性腺毒性。但是，肿瘤患者因营养不良、体重下降或应激改变下丘脑活动和雌激素代谢，也可以出现类似性腺毒性相关的闭经。卵巢储备下降引起的卵巢早衰（POF）及生育力受损风险的详细数据较少。ABVD（多柔比星、博来霉素、长春花碱、达卡巴嗪）方案或 4 ～ 6 疗程 CHOP 方案化疗后，20% 的妇女可发生永久性闭经[6]。接受 6 个疗程的 FEC（环磷酰胺、表柔比星、氟尿嘧啶）方案作为辅助化疗的乳腺癌患者中，可观察到年龄对永久性闭经发生风险的影响：40 岁以上妇女为高风险（＞ 80%），30 岁妇女为中等风险，低于 30 岁妇女为低风险（＜ 20%）[6]。约 37% 的霍奇金淋巴瘤女性生存者在 10 年的随访中出现卵巢早衰，且卵巢早衰与烷化剂使用有明确关联[35]。干细胞支持的大剂量化疗导致患者不孕[21]。膈下放疗联合化疗会加重性腺毒性。

放疗

放疗的性腺毒性主要与患者年龄、放疗剂量、分割剂量和放疗部位有关。与睾丸不同，分割照射比单次非分割剂量对卵巢损伤小。

青春期前及青春期女性卵巢中存在大量卵泡，使卵巢对放疗损伤更为耐受。总的来说，卵细胞不如精细胞对放疗敏感，但也可因直接照射或散辐射而损伤。如果卵巢在照射野内，2Gy 的剂量就足以摧毁半数卵泡[36]。患者的年龄不同，对放疗的易感性也不同，造成卵巢不可逆损伤所需剂量也不同：40 岁以上女性仅需要 6Gy，儿童及青春期女性则需要 10 ～ 20Gy[37]。全身放疗常造成永久性闭经，但部分妇女，尤其是年轻女性可恢复卵巢功能[38]。

手术

生殖道肿瘤（如卵巢癌、宫颈癌）可在育龄期女性中发生，因为生殖器官被切除，其中大多数患者不可避免地发生不孕。在早期宫颈癌，激光锥切或宫颈切除术可保留生育能力[39]。卵巢交界性肿瘤患者也可行单侧附件切除。

肿瘤激素治疗

激素治疗的目的是去除或至少降低雌激素对肿瘤的刺激效应，主要通过下丘脑 - 垂体 - 性腺轴的相互作用或阻断外周雌激素受体、抑制绝经后妇女类固醇酶转化为雌激素来完成。

促性腺激素释放激素（GnRH）激动剂，也称为促黄体生成素释放激素（LHRH）激动剂（如醋酸亮丙瑞林、戈舍瑞林），通过阻止与天然配体的交替结合，使雌激素处于去势水平。GnRH 激动剂将导致许多不良反应（如性功能障碍的发生率增加），但这些症状通常在治疗终止后恢复[40]。

选择性雌激素受体调节剂如他莫昔芬通常被用于辅助治疗。他莫西芬在骨骼的雌激素样作用可预防骨质疏松，而在乳腺组织的抗雌激素作用则发挥抗肿瘤效果。

在绝经前妇女他莫西芬阻断下丘脑的雌激素受体使 LH 及 FSH 释放，导致高雌激素血症，但在绝经后妇女反而降低已经升高的 LH 及 FSH 促性腺激素水平。芳香化酶抑制剂降低卵巢外的雌激素合成，目前被认为是绝经后乳腺癌的标准激素治疗[41]。

性腺毒性对后代的影响

据作者所知，肿瘤治疗相关的性腺毒性与肿瘤患者子女健康受损间尚无明确联系。对这些潜在作用阐明的质疑无论对于肿瘤本身还是非性腺的器官损伤，均可视为观察的差异。对接收盆腔或脊柱放疗的妇女，发生早产及低出生体重可能由子宫及其他盆腔结构的功能减退所致[42]。

但是，在数篇评价父系肿瘤患者子代健康的研究中，有一篇报道患轻型先天畸形率的轻微升高[43]，这些结果仅基于 487 例男性肿瘤患者及 27 例患先天性畸形后代。因此，需要更多的合作研究。

性腺功能障碍的预防

即使许多肿瘤患者在治疗后恢复生育力，对每个个体患者是不可能预测恢复情况的。保留生育的咨询始于治疗前的治疗选择及生育力损害风险[44]，患者状况、配偶或父母均应包括在讨论中，有关治愈的可能性和不育的风险应该由有经验的咨询医师提供。

男性

睾丸癌患者如满足以下条件：肿瘤体积小

（<20mm）、冷缺血、肿瘤床多次活检、术后辅助局部放疗以防止局部复发、有严密随诊条件、预期治疗顺应性好，可行癌灶切除术代替睾丸切除术，以减少给后者带来的后果[32]。如保留睾丸存在原位癌，可考虑延期进行计划性睾丸放疗，以便重复冻存精子和（或）自然受孕。

迄今为止，还未发现可在放化疗期间保护精子生成的药物。啮齿动物实验提示应用 GnRH 激动剂可能有效，但缺乏临床效果验证[45]。睾丸屏蔽及对睾丸邻近器官更精确的放疗剂量计算，可在一定程度上防止放疗引起的性腺毒性。睾丸癌放疗已不常用，减少放疗剂量及缩小目标野范围可减少对对侧睾丸的损害[46]。在治疗前，对所有将来有生育计划的患者提供冷藏。

肿瘤治疗后的诊断计划包括病史收集——询问患者勃起功能障碍（ED）或"干性"射精症状和体格检查[44]。患者应长期规律随访，并检查血 FSH、LH、睾酮及抑制素 B 水平以提示原发或继发性腺功能减退征兆。对能够采集精液者，应提供精液标本。"干性"射精者，需检查手淫后尿液中有无精子细胞。

继发性腺功能减退的患者（如头颅放疗后）可在促性腺激素注射后恢复精子生成，但可能需要 2 年以上的时间[47]。如精子生成恢复或完成妊娠，可停止促性腺激素治疗，并开始睾酮替代治疗。

近年来手术方式的改进及药物干预的发展，防止及缓解了射精问题及勃起功能障碍的发生，也有助于生育保留。

女性

根据 2 个随机研究结果，化疗前使用 GnRH 类似物抑制卵巢活性以保留卵巢功能并不能带来任何益处。因此，没有使用指征[48]。但是，不同种类细胞周期抑制剂的性腺毒性差别很大。因此，年轻患者选择最适化疗前评估药物风险极为重要。将卵巢移位出计划照射野外并行卵巢固定术有助于保留生育功能[49]。目前儿科恶性肿瘤的 5 年生存率是 70%～90%，使不育的治疗越来越重要。为保证生育，可在肿瘤治疗前进行卵巢切除或低温保存卵巢皮质[50]。

在开始试管婴儿前应评估治疗后妊娠及活产的概率，经阴道超声评估卵泡群。此外可测定 FSH、抑制素 B、抗苗勒管激素水平评估卵巢储备。

受精卵或胚胎低温冷藏需要激素刺激，需要在月经周期开始时进行，这将延迟肿瘤治疗 2～6 周[6]。因此，不建议恶性程度高和（或）激素敏感型肿瘤的妇女选择。他莫昔芬或芳香化酶抑制剂与促性腺激素联用，可限制雌激素对肿瘤的刺激影响，达到满意的受精结果及生存率[51]。尽管胚胎对低温冻存的耐受好，但低温冷冻可损伤未受精的卵细胞及卵巢皮质，优点是抵消冻存卵巢组织（皮质索或活检）后无激素刺激的影响。曾有文献描述卵巢组织冻存后移植仍可恢复内分泌功能及获得活产[52]。

结论

肿瘤患者治疗后可能发生性腺功能不全，应在治疗前告知治疗相关毒性及治疗选择，以防止或减少相关毒性。应对有生育要求的患者提供适当的帮助，如低温冷冻其生殖细胞。

参考文献

1. Brydoy M, Fossa SD, Dahl O, et al. Gonadal dysfunction and fertility problems in cancer survivors. *Acta Oncol*. 2007;46:480–489.
2. Dohle GR, Smit M, Weber RF. Androgens and male fertility. *World J Urol*. 2003;21:341–345.
3. Islam, Trainer. The hormonal assessment of the infertile male. *BJU Int*. 1998;82:69–75. Available at: http://www.blackwell-synergy.com/doi/abs/10.1046/j.1464-410x.1998.00692.x.
4. Meachem SJ, Nieschlag E, Simoni M. Inhibin B in male reproduction: pathophysiology and clinical relevance. *Eur J Endocrinol*. 2001;145:561–571.
5. Perheentupa A, Huhtaniemi I. Aging of the human ovary and testis. *Mol Cell Endocrinol*. 2009;299:2–13.
6. Lee SJ, Schover LR, Partridge AH, et al. American Society of Clinical Oncology recommendations on fertility preservation in cancer patients. *J Clin Oncol*. 2006;24:2917–2931.
7. Oktay K, Kim JY, Barad D, et al. Association of BRCA1 mutations with occult primary ovarian insufficiency: a possible explanation for the link between infertility and breast/ovarian cancer risks. *J Clin Oncol*. 2010;28:240–244.
8. Raman JD, Nobert CF, Goldstein M. Increased incidence of testicular cancer in men presenting with infertility and abnormal semen analysis. *J Urol*. 2005;174:1819–1822.
9. Fitoussi EH, Tchen N, Berjon JP, et al. Semen analysis and cryoconservation before treatment in Hodgkin's disease. *Ann Oncol*. 2000;11:679–684.
10. Joensen UN, Jorgensen N, Rajpert-De ME, et al. Testicular dysgenesis syndrome and Leydig cell function. *Basic Clin Pharmacol.Toxicol*. 2008;102:155–161.
11. Skakkebaek NE, Rajpert-De Meyts E, Main KM. Testicular dysgenesis syndrome: an increasingly common developmental disorder with environmental aspects. *Human Reprod*. 2001;16:972–978.
12. Berthelsen JG. Testicular cancer and fertility. *Int J Androl*. 1987;10:371–380.
13. Fossa SD, Abyholm T, Aakvaag A.

Spermatogenesis and hormonal status after orchiectomy for cancer and before supplementary treatment. *Eur Urol.* 1984;10:173–177.

14. Berthelsen JG, Skakkebaek NE. Gonadal function in men with testis cancer. *Fertil Steril.* 1983;39:68–75.

15. Nord C, Bjoro T, Ellingsen D, et al. Gonadal hormones in long-term survivors 10 years after treatment for unilateral testicular cancer. *Eur Urol.* 2003;44:322–328. Available at: http://www.sciencedirect.com/science/article/B6X10-48V6XPD-1/2/d7bb0694cca7039dabc8fc3951d3e26e.

16. Kiserud CE, Fossa A, Holte H, et al. Post-treatment parenthood in Hodgkin's lymphoma survivors. *Br J Cancer.* 2007;96:1442–1449.

17. Huddart RA, Norman A, Moynihan C, et al. Fertility, gonadal and sexual function in survivors of testicular cancer. *Br J Cancer.* 2005;93:200–207.

18. Brydoy M, Fossa SD, Klepp O, et al. Paternity following treatment for testicular cancer. *J Natl Cancer Inst.* 2005;97:1580–1588.

19. van der Kaaij MAE, Heutte N, Le Stang N, et al. Gonadal function in males after chemotherapy for early-stage Hodgkin's lymphoma treated in four subsequent trials by the European Organisation for Research and Treatment of Cancer: EORTC Lymphoma Group and the Groupe d'Etude des Lymphomes de l'Adulte. *J Clin Oncol.* 2007;25:2825–2832. Available at: http://jco.ascopubs.org/cgi/content/abstract/25/19/2825.

20. Pryzant RM, Meistrich ML, Wilson G, et al. Long-term reduction in sperm count after chemotherapy with and without radiation therapy for non-Hodgkin's lymphomas. *J Clin Oncol.* 1993;11:239–247.

21. Hammond C, Abrams JR, Syrjala KL. Fertility and risk factors for elevated infertility concern in 10-year hematopoietic cell transplant survivors and case-matched controls. *J Clin Oncol.* 2007;25:3511–3517. Available at: http://jco.ascopubs.org/cgi/content/abstract/25/23/3511.

21a. Constine LS, Woolf PD, Cann D, et al. Hypothalamic-pituitary dysfunction after radiation for brain tumors. *N Engl J Med.* 1993;328:87–94.

21b. Yeung SCJ, Chiu AC, Vassilopoulou-Sellin R, et al. The endocrine effects of nonhormonal antineoplastic therapy. *Endocr Rev.* 1998;19:144–172.

22. Budgell GJ, Cowan RA, Hounsell AR. Prediction of scattered dose to the testes in ominopelvic radiotherapy. *Clin Oncol.* 2001;13:120–125. Available at: http://www.sciencedirect.com/science/article/B6WXW-45WYK3K-3Y/2/d9c9b14844f11a8097b23a0709d6008d.

23. Dueland S, Gronlie Guren M, Rune Olsen D, et al. Radiation therapy induced changes in male sex hormone levels in rectal cancer patients. *Radiother Oncol.* 2003;68:249–253. Available at: http://www.sciencedirect.com/science/article/B6TBY-49CRJ7P-1/2/8da6410f89d94d621311bf7bcb875c33.

24. Hermann RM, Henkel K, Christiansen H, et al. Testicular dose and hormonal changes after radiotherapy of rectal cancer. *Radiother Oncol.* 2005;75:83–88. Available at: http://www.sciencedirect.com/science/article/B6TBY-4FV9MC0-1/2/69100a574572f8aa1c7106c26452b624.

25. Howell SJ, Shalet SM. Effect of cancer therapy on pituitary-testicular axis. *Int J Androl.* 2002;25:269–276.

26. Rowley MJ, Leach DR, Warner GA, et al. Effect of graded doses of ionizing radiation on the human testis. *Radiat Res.* 1974;59:665–678.

27. Anserini P, Chiodi S, Spinelli S, et al. Semen analysis following allogeneic bone marrow transplantation: additional data for evidence-based counselling. *Bone Marrow Transplant.* 2002;30:447–451.

28. Dueland S, Guren MG, Olsen DR, et al. Radiation therapy induced changes in male sex hormone levels in rectal cancer patients. *Radiother Oncol.* 2003a;68:249–253.

29. Daniell HW, Clark JC, Pereira SE, et al. Hypogonadism following prostate-bed radiation therapy for prostate carcinoma. *Cancer.* 2001;91:1889–1895.

30. King CR, Kapp DS. To treat pelvic nodes or not: could the greater testicular scatter dose from whole pelvic fields confound results of prostate cancer trials? *J Clin Oncol.* 2009;27:6076–6078. Available at: http://jco.ascopubs.org.

31. Stahl O, Eberhard J, Jepson K, et al. Sperm DNA integrity in testicular cancer patients. *Hum Reprod.* 2006;21:3199–3205. Available at: http://humrep.oxfordjournals.org/cgi/content/abstract/21/12/3199.

32. Heidenreich A, Weissbach L, Holtl W, et al. Organ sparing surgery for malignant germ cell tumor of the testis. *J Urol.* 2001;166:2161–2165.

33. Vis AN, Schroder FH. Key targets of hormonal treatment of prostate cancer. Part 1: The androgen receptor and steroidogenic pathways. *BJU Int.* 2009;104:438–448.

34. Schroder FH, Collette L, de Reijke TM, et al. Prostate cancer treated by anti-androgens: is sexual function preserved? EORTC Genitourinary Group. *Br J Cancer.* 2000;82:283–290.

35. Haukvik UK, Dieset I, Bjoro T, et al. Treatment-related premature ovarian failure as a long-term complication after Hodgkin's lymphoma. *Ann Oncol.* 2006;17:1428–1433.

36. Wallace WH, Thomson AB, Kelsey TW. The radiosensitivity of the human oocyte. *Hum Reprod.* 2003;18:117–122.

37. Sklar C. Maintenance of ovarian function and risk of premature menopause related to cancer treatment. *J Natl Cancer Inst Monogr.* 2005;34:25–27.

38. Sanders JE, Buckner CD, Amos D, et al. Ovarian function following marrow transplantation for aplastic anemia or leukemia. *J Clin Oncol.* 1988;6:813–818.

39. Cibula D, Slama J, Svarovsky J, et al. Abdominal radical trachelectomy in fertility-sparing treatment of early-stage cervical cancer. *Int J Gynecol Cancer.* 2009;19:1407–1411.

40. Berglund G, Nystedt M, Bolund C, et al. Effect of endocrine treatment on sexuality in premenopausal breast cancer patients: a prospective randomized study. *J Clin Oncol.* 2001;19:2788–2796.

41. Gibson L, Lawrence D, Dawson C, et al. Aromatase inhibitors for treatment of advanced breast cancer in postmenopausal women. *Cochrane Database Syst Rev.* 2009;(4): CD003370.

42. Critchley HO, Wallace WH. Impact of cancer treatment on uterine function. *J Natl Cancer Inst Monogr.* 2005;(34):64–68.

43. Magelssen H, Melve KK, Skjaerven R, et al. Parenthood probability and pregnancy outcome in patients with a cancer diagnosis during adolescence and young adulthood. *Hum Reprod.* 2008;23:178–186.

44. Magelssen H, Brydoy M, Fossa SD. The effects of cancer and cancer treatments on male reproductive function. *Nat Clin Pract Urol.* 2006;3:312–322.

45. Shetty G, Meistrich ML. Hormonal approaches to preservation and restoration of male fertility after cancer treatment. *J Natl Cancer Inst Monogr.* 2005;(34):36–39.

46. Fossa SD, Horwich A, Russell JM, et al. Optimal planning target volume for stage I testicular seminoma: a Medical Research Council randomized trial. Medical Research Council Testicular Tumor Working Group. *J Clin Oncol.* 1999;17:1146.

47. Oldereid NB, Tanbo T. [Induction of spermatogenesis in hypogonadotrophic hypogonadism]. *Tidsskr Nor Laegeforen.* 2008;128:327–329.

48. Oktay K, Oktem O. Fertility preservation medicine: a new field in the care of young cancer survivors. *Pediatr Blood Cancer.* 2009;53:267–273.

49. Terenziani M, Piva L, Meazza C, et al. Oophoropexy: a relevant role in preservation of ovarian function after pelvic irradiation. *Fertil Steril.* 2009;91:935–936.

50. Nisker J, Baylis F, McLeod C. Choice in fertility preservation in girls and adolescent women with cancer. *Cancer.* 2006;107:1686–1689.

51. Azim AA, Costantini-Ferrando M, Oktay K. Safety of fertility preservation by ovarian stimulation with letrozole and gonadotropins in patients with breast cancer: a prospective controlled study. *J Clin Oncol.* 2008;26:2630–2635.

52. von Wolff M, Donnez J, Hovatta O, et al. Cryopreservation and autotransplantation of human ovarian tissue prior to cytotoxic therapy—a technique in its infancy but already successful in fertility preservation. *Eur J Cancer.* 2009;45:1547–1553.

11 口腔和胃肠道黏膜的不良反应

Douglas E. Peterson

李 健 李 建 译 李红霞 校

癌症治疗引起的消化道黏膜损伤长期以来一直是肿瘤治疗中的不良事件[1-3]。自从消化道黏膜损伤被视为癌症治疗的必然结果，其病理学和临床模式在过去的十年中发生了重大的转变，现在已经提出了预防和治疗的新见解。在肿瘤治疗中，黏膜炎研究的进展与止吐治疗的发展是同步的。搭建此平台旨在一些领域取得新的进展：以明确黏膜炎病因、患者病情与病程的风险预测及筛选分子靶向治疗的药物。

本章针对指导治疗患有口腔和胃肠道黏膜炎及存在发病风险的癌症患者的临床医生。将更为重视循证指南，同时重点介绍关于化疗毒性的预防和治疗研究方面新进展。

临床和经济影响

口腔黏膜炎（图 11-1，彩图 11-1）和胃肠黏膜炎（图 11-2 和 11-3，彩图 11-2 和 11-3）显著影响癌症患者的临床病程和经济负担[4-6]。如图 11-4 所示的口腔黏膜炎。尤其同时伴有其他化疗毒性反应时，患者可能出现严重的临床不良结局[3,5]（图 11-5）。

例如，口腔黏膜炎患者常可发生剧烈疼痛和体重下降 ≥ 5%[5]。严重的口腔黏膜炎可伴有吞咽困难，要给予鼻饲[7,8]，甚至严重到需要住院治疗，包括阿片类镇痛药物和（或）全肠外营养的支持治疗。住院和用药将导致医疗成本的增加。如一项对实体肿瘤或淋巴瘤患者化疗的研究表明，

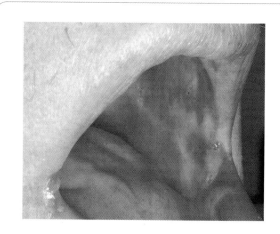

图 11-1 正在接受治疗的鳞状细胞癌患者舌外侧的口腔黏膜炎。该患者接受高剂量的头颈部放射治疗并联合化疗。（Photo courtesy of Ms. Linda Choquette，RDH，MSHS，CCRP)

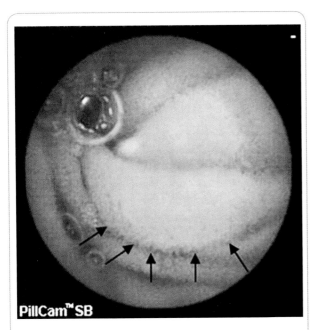

图 11-2　胶囊内镜检查：正常空肠黏膜。黑色的箭头标识正常绒毛。(From Triantafyllou K，Dervenoulas J，Tsirigotis P，LadasSD. The nature of smallintestinal mucositis: a video-capsule endoscopy study. SupportCare Cancer 2008；16:1173–1178)

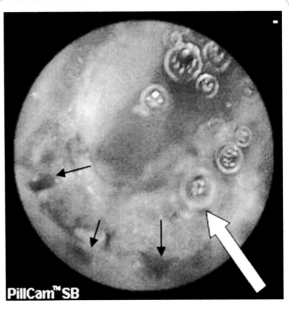

图 11-3　胶囊内镜检查：溃疡和出血。黑色箭头标识出血部位。白色箭头标识融合溃疡。(From Triantafyllou K，Dervenoulas J，Tsirigotis P，LadasSD. The nature of smallintestinal mucositis: a video-capsule endoscopy study. SupportCare Cancer 2008；16:1173–1178)

无口腔黏膜炎患者每个化疗周期的住院费用为 3893 美元，患有口腔黏膜炎的患者每个疗程费用为 6277 美元，而同时患有口腔和胃肠（GI）黏膜炎的患者每个疗程费用为 9132 美元[5]。治疗接受造血干细胞移植患者口腔黏膜炎的费用更是巨大的，每例患者估计高达 42 000 美元[4]。口腔黏膜炎与癌症治疗期间感染率的增加显著相关[5]。

　　黏膜炎亦能导致癌症治疗的中断或药物剂量减量，对治疗的反应性和患者的生存有潜在影响。如多达 11% 的头颈部癌症患者放疗因严重的黏膜炎而中断治疗[7]。多疗程化疗的患者，由于疼痛可能会在随后的化疗中而减少药物剂量[5,7]。已证实多疗程化疗剂量的改变与癌症的复发率增加和生存率下降有关[10]。

　　除了这些临床和经济问题，患者的主观感受也很重要。如患者在造血干细胞移植前的强化处理方案中，继发口腔黏膜炎是移植过程中最令患者沮丧的并发症[11,12]。

　　尽管存在这些严重的不良后果，由于药品和医疗设备的限制，口腔和胃肠道黏膜炎的临床处理仍然主要是姑息治疗和经验用药。如目前美国食品和药物管理局只批准了一种分子靶向药物用于口腔黏膜炎的预防；它针对那些在造血干细胞治疗前接受高剂量化疗联合 / 不联合全身放疗的恶性血液病患者[13]。目前，用于治疗口腔黏膜炎的新药已处于临床研究阶段，同时上述被批准的药物也已经上市。治疗手段的增多将促进医师通过个体化应用分子靶向药物预防和治疗毒性反应来提高疗效。

定义、发病率和病情进展的风险

定义

　　黏膜炎是指继发于癌症治疗的口腔和胃肠道黏膜的炎症。消化道黏膜炎包括口腔黏膜和胃肠道黏膜的损伤，即从口腔黏膜到肛门黏膜的损伤。

　　红斑、溃疡和疼痛是口腔黏膜炎的典型炎性改变特征[14]。疼痛是导致需要增加支持治疗的主要症状，详述见后（"黏膜炎的治疗"）。相比之

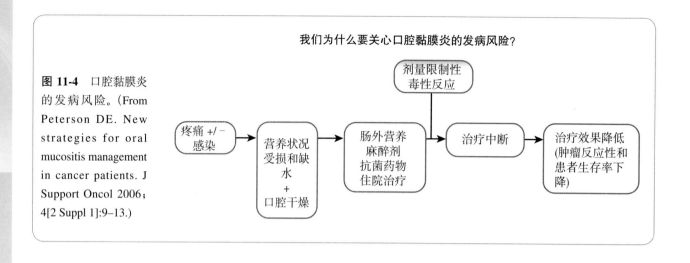

图 11-4 口腔黏膜炎的发病风险。(From Peterson DE. New strategies for oral mucositis management in cancer patients. J Support Oncol 2006；4[2 Suppl 1]:9–13.)

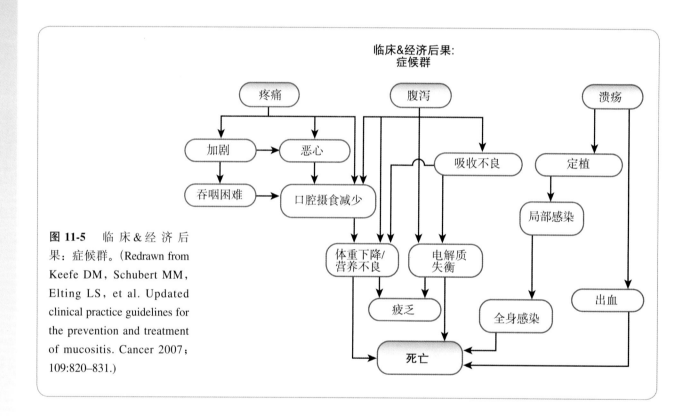

图 11-5 临床＆经济后果：症候群。(Redrawn from Keefe DM, Schubert MM, Elting LS, et al. Updated clinical practice guidelines for the prevention and treatment of mucositis. Cancer 2007；109:820–831.)

下，胃肠黏膜炎的特点是溃疡和（或）绒毛结构和功能的丧失，表现为痉挛和（或）腹泻症状[15]。

中性粒细胞减少的癌患者，其口腔和（或）胃肠道黏膜的溃疡可成为全身感染的侵入门户，会导致一部分患者发生败血症和死亡[16]。

黏膜炎的发病率

癌症治疗方案的强度是发生口腔和胃肠黏膜炎首要的但不是唯一危险因素（图 11-6）。黏膜炎的发病风险通常与癌症治疗的方案、强度和给药途径直接相关。然而，正如后文所介绍（见"病理学"），病变沿连续的消化道发生的主要机制代表了一种基于不同患者和治疗方案的多因素的复杂的相互作用。

经典的黏膜炎病例人群包括：①接受放射治疗患者，包括接受高剂量头颈部放疗的头颈部肿

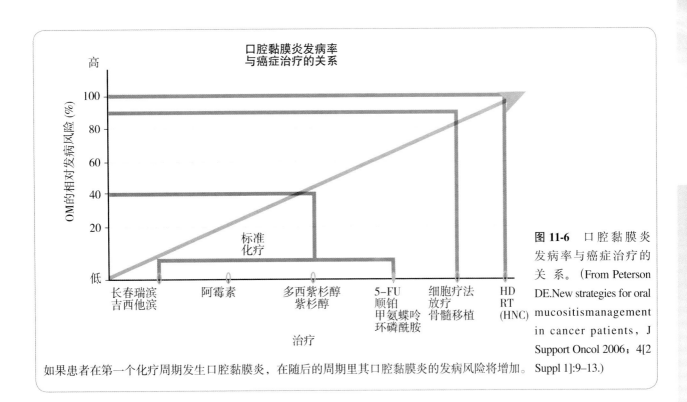

图 11-6 口腔黏膜炎发病率与癌症治疗的关系。(From Peterson DE.New strategies for oral mucositismanagement in cancer patients，J Support Oncol 2006；4[2 Suppl 1]:9–13.)

如果患者在第一个化疗周期发生口腔黏膜炎，在随后的周期里其口腔黏膜炎的发病风险将增加。

瘤患者；②造血干细胞移植的患者；③接受单个或多疗程化疗的实体肿瘤患者[2,3,17]（表 11-1）。尽管如下文所述前两组患者多数会在临床上发生严重黏膜炎，但是由化疗引起的 WHO 分级 3 ～ 4 级口腔黏膜炎和（或）腹泻的发病率却相对较低，见表 11-2 所列举[18]。

接受头颈部放疗联合或不联合同步化疗患者的口腔及口咽部黏膜炎的发病率

WHO 分级为 3 或 4 级的口腔和（或）口咽部黏膜炎约 85% 发生在因口腔、口咽或鼻咽部原发肿瘤而接受头颈部放疗的患者[14]。病变的严重程度主要取决于黏膜组织接受的放射剂量，大于 2500 cGy 是发生显著临床损害的一个风险因素。最严重的病变是发生在接受至少 5000 cGy 照射量的患者；超分割治疗进一步增加了该病的发病风险[6,19]。接受同步放化疗的患者其病变程度会更为严重。

接受造血干细胞移植（HCT）患者的口腔和胃肠道黏膜炎的发病率

75% 接受 HCT 的患者将发生 WTO 分级 3 或 4 级的口腔和（或）胃肠黏膜炎[14]。预处理的强

度是主要的但不是唯一的危险因素。此外，预防性使用甲氨蝶呤预防移植物抗宿主反应可以增加此病的发病风险。

标准的多疗程化疗联合／不联合放疗患者黏膜炎的发病率

据报道，在所选病例包括非霍奇金淋巴瘤、乳腺癌、肺癌和大肠癌患者中，WHO 分级 3 或 4 级黏膜炎的发病率为 1%~14%[18]。一般导致

表 11-1　口腔黏膜炎的发病率

每年接受细胞毒药物治疗的 130 万患者*中至少有 40 万患者将发生不同程度的口腔黏膜炎

癌症治疗	发生率（%）	分级为 3-4 级者（%）
实体肿瘤伴发骨髓抑制	5 ～ 40	5 ～ 15
干细胞移植	75 ～ 100	25 ～ 60
头颈部肿瘤放射治疗	85 ～ 100	25 ～ 45

*U.S. 统计数据．

Adapfed from Trotti A et al. Radiother Oncol. 2003；66:253–262.

表 11-2　化疗方案*导致 3～4 级口腔黏膜炎和腹泻的发病风险

方案	研究数量	患者数量	3～4 级口腔黏膜炎的发病风险		3～4 级腹泻的发病风险	
			%	95% CI	%	95% CI
非霍奇金淋巴瘤	19	1444	6.55	5.54, 8.00	1.23	1.15, 2.12
NHL-15: 非霍奇金淋巴瘤治疗方案 -15	1	100	3.00	0.50, 7.00	0.50	0.50, 2.00
CHOP-14: 环磷酰胺 + 阿霉素 + 长春新碱 + 泼尼松	9	623	4.82	3.53, 6.78	1.04	0.95, 2.15
CHOP-DI-14: 环磷酰胺 + 阿霉素 + 长春新碱 + 泼尼松, 强化剂量	4	231	7.85	5.28, 11.32	2.36	1.32, 4.65
CHOEP-14: 环磷酰胺 + 阿霉素 + 长春新碱 + 依托泊苷 + 泼尼松	2	346	10.40	7.23, 13.44	0.29	0.29, 1.01
CEOP/IMVP-Dexa: 环磷酰胺 + 依托泊苷 + 长春新碱 + 泼尼松 / 异环磷酰胺 + 甲氨蝶呤 + 地塞米松	3	144	4.17	1.74, 7.99	2.78	1.39, 5.90
乳腺癌	21	2766	4.08	3.44, 4.85	3.41	2.86, 4.224
A → T → C 阿霉素, 紫杉烷, 环磷酰胺序贯给药	4	594	2.29	1.30, 3.46	2.53	1.36, 3.92
AC → T 阿霉素 + 环磷酰胺, 紫杉烷序贯给药	2	515	2.80	1.40, 4.20	1.07	0.27, 2.07
A → CT 阿霉素 + 环磷酰胺 + 紫杉烷序贯给药	1	19	5.26	2.63, 15.79	5.26	2.63, 15.79
A → T 阿霉素, 紫杉烷序贯给药	2	60	4.17	1.67, 10.00	9.17	4.17, 15.83
AT 阿霉素 + 紫杉烷	1	36	8.33	1.39, 19.44	1.39	1.39, 5.56
FAC（周疗）: 5-FU + 阿霉素 + 环磷酰胺	1	30	3.33	1.67, 10.00	1.67	1.67, 6.67
AC（周疗）: 阿霉素 + 环磷酰胺	1	22	13.64	2.27, 27.27	2.27	2.27, 9.09
紫杉醇（paclitaxel）（周疗）	2	87	2.87	1.15, 6.90	1.15	1.15, 4.02
TAC 多西他赛 + 阿霉素 + 环磷酰胺	7	1403	4.92	3.83, 6.07	4.38	3.27, 5.54
肺癌 (未行放射治疗)	49	4750	0.79	0.88, 1.33	1.38	1.30, 1.99
铂 + 紫杉醇	16	2009	0.49	0.52, 1.06	1.59	1.08, 2.44
铂 + 紫杉醇（低剂量）	1	49	1.02	1.02, 4.08	1.02	1.02, 4.08
铂 + 多西他赛	1	38	1.32	1.32, 5.26	1.32	1.32, 5.26
铂 + 紫杉醇 + 其他	7	451	1.47	1.20, 3.07	2.80	2.17, 4.54
铂 + 多西他赛 + 其他	1	83	0.60	0.60, 2.41	0.60	0.60, 2.41
吉西他滨 + 铂	18	1476	1.08	0.09, 1.91	1.08	0.99, 1.89
吉西他滨 + 紫杉醇	2	109	1.84	1.02, 5.33	3.69	2.05, 6.97
吉西他滨 + 长春瑞滨	1	67	0.75	0.75, 2.99	2.99	0.75, 7.46
长春瑞滨 + 紫杉醇	1	175	0.29	0.29, 1.14	0.29	0.29, 1.14
长春瑞滨 + 铂	1	203	0.25	0.25, 0.99	0.25	0.25, 0.99
结肠癌	10	898	1.67	1.17, 2.67	15.42	13.14, 17.82
FOLFOX: 5-FU + 甲酰四氢叶酸 + 奥沙利铂	5	482	1.35	0.73, 2.59	10.06	7.52, 12.97
FOLFIRI: 5-FU + 甲酰四氢叶酸 + 伊立替康	2	79	4.43	1.90, 9.49	10.13	4.43, 16.46
IROX: 伊立替康 + 奥沙利铂	3	337	1.48	0.59, 2.97	24.33	19.59, 29.08

From Keefe DM, Schubert MM, Elting LS, et al. Updated clinical practice guidelines for the prevention and treatment of mucositis. Cancer. 2007；109:820-831.

* 紫杉烷包括紫杉醇或多西他赛

与口腔黏膜炎发生有关的单剂化疗药物，包括甲氨蝶呤、阿霉素、氟尿嘧啶（5-FU）、白消安和博来霉素[17]。联合治疗增加了临床上黏膜损伤的发病风险。如接受蒽环类为基础的方案治疗的患者发生临床口腔黏膜炎的风险率10%。但5-FU与多西紫杉醇联合应用使临床上口腔黏膜炎的发病风险显著增加（如58% ~ 74%）[16]。有报道显示：新的分子靶向药物如哺乳动物靶向药物雷帕霉素（mTORs）[20]可导致黏膜炎的发生[21]。其发病机制、临床表现及可能的预防或治疗干预措施需要进一步研究。

病理学

　　一直以来，对口腔上皮基底细胞层具有直接细胞毒性的肿瘤治疗方案被认为是口腔黏膜炎发病的首要但不是唯一的原因。然而，这种理论模型已经发展了近10年，现在认为其病理学改变是癌症治疗相关的变量[3,24]之间，以及上皮细胞和结缔组织成分之间复杂的相互作用形成的（见框11-1）。当前的病理学模型主要分为5个阶段。与这些阶段相关的损伤，随着时间而顺序发生，也可以同时发生。融合效应是一种炎症生物学的级联瀑布反应，在癌症治疗停止后的几周内达到峰值并最终消退。此外，促炎性细胞因子可影响口腔黏膜炎患者的疼痛程度。例如，口腔上皮细胞标本中肿瘤坏死因子-α（TNF-α）的RNA含量水平，与接受造血干细胞移植患者吞咽时最严重的口腔疼痛程度显著相关[22]。

　　胃肠黏膜炎的病理学模型与口腔黏膜炎的病理学模型相关，并且两者间可能存在共同途径。如在大鼠模型中已证明，随伊立替康给药水平的

增加，TNF-α、NF-κB、IL-1β和IL-6在口腔黏膜、空肠和结肠黏膜中的免疫组化水平升高[23]。这些研究结果表明，整个消化道的黏膜损伤可能存在一个共同的机制（图11-7，彩图11-7）。

　　除了炎症物质，其他变量也可能消化道黏膜损伤有关。一些团队研究了黏膜炎的发病率与非遗传因素，如年龄、性别和种族的关系[2,24]（框11-2和11-3）。一项在2003年发表的研究结果表明这些变量变化趋势存在差异[25]。据报道，接受相同的特定治疗方案治疗后，女性的黏膜炎发病率显著高于男性[26,27]。

　　给药方式也可能与之相关。一些研究报告表明5-FU（冲击疗法 vs. 连续注射）的给药方式与黏膜炎的发病不相关[27,28]；其他研究则发现冲击疗法的毒性更大[26]。

　　此外，黏膜防御系统可能增加黏膜损伤的发病风险，并加重其临床表现。口腔黏膜炎的发生可能与唾液中的表皮生长因子（EGF）的水平以及有无口干症状和（或）中性粒细胞计数水平有关。如患者唾液中含有较高水平的表皮生长因子可减少黏膜炎的发生[29]。唾液也具有保护口腔组织预防黏膜炎的作用。在5-FU给药前或给药过程中出现口干的患者比唾液水平正常的患者更易发生口腔黏膜炎[28]。中性粒细胞计数减少的患者，其口腔黏膜炎的发病率增加[28]；中性粒细胞计数减少是否是一个致病原因目前尚不清楚。定植菌群与黏膜炎的发生和发展的关系尚未研究清楚。尽管一直以来微生物没有被作为一个关键因素来看，最近的一项研究已经发现新的口腔微生物，为进一步研究提供了重要依据[30]。

　　此外，患者遗传多态性的变异可能导致临床表现的差异性。如超过29个基因参与了5-FU的代谢过程；任何这些基因的遗传变异都可能影响与5-FU相关的毒性的表达[31]。药物代谢系统的个体差异可影响血浆的药物浓度。例如，有针对性地调整给药剂量可延长生存时间并减少毒性反应[32]；而对黏膜炎的严重程度和持续时间的影响需进一步的研究。

　　在实体肿瘤治疗中[21]，这些因素对于口腔和（或）胃肠黏膜炎各种特定的临床表现的影响程度，是一个重要的课题，需要进一步的研究。造成口腔和胃肠道黏膜炎不同发病风险的机制包括促炎性细胞因子[33,34]、组织学遗传风险和耐药机

框11-1　口腔黏膜炎的危险因素：患者相关变量（举例）

- 口腔微生物与口腔卫生
- 炎症
- 唾液腺功能
- 遗传多态性
- 年龄和性别（可能危险因素；需要进一步研究）
- 营养状况（可能危险因素；需要进一步研究）

数据来源于 Peterson D, et al[24]；Barasch A, Peterson D.[25]

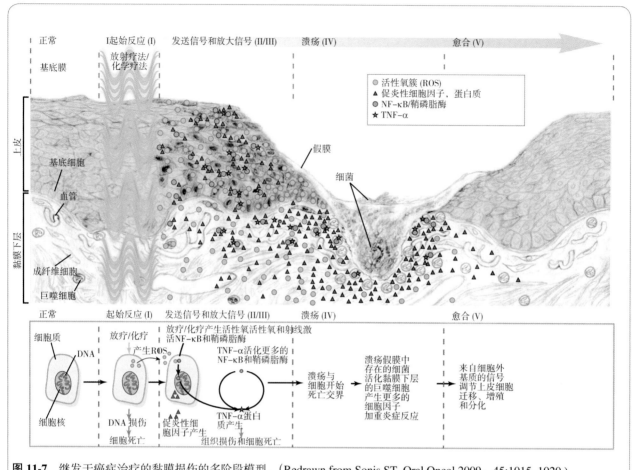

图 11-7 继发于癌症治疗的黏膜损伤的多阶段模型。（Redrawn from Sonis ST. Oral Oncol 2009；45:1015–1020.）

框 11-2 口腔黏膜炎的发病风险：治疗相关变量（举例）

1. 给药模式、强度和途径
2. 联合治疗，包括：
   - 放化疗
   - 奥沙利铂和 5-FU
   - 冲击疗法 *vs.* 输注

Data from Peterson D, et al. [24]；Barasch A, Peterson D. [25]

框 11-3 口腔黏膜炎评估表（OMAS）

溃疡 / 假膜

0= 无病变

1= < 1 cm²

2= 1 ~ 3 cm²

3= > 3 cm²

红斑

0= 没有

1= 不严重

2= 严重

制[35-37]。此外，临床口腔黏膜炎患者黏膜上皮细胞的损伤可能继发于细胞凋亡或增殖减少的机制[38]。

尽管取得这些进展，但战略性推进该多维模型发展的关键是了解分子、组织和临床之间的关系。随着了解的增多，有助于发现特异性靶点，即使药物或医疗设备的治疗有限时，也可以发现有效的治疗严重和持续病变的方法。虽然核心途径的概念尚不明确，但是对下游表达会产生非常重要的影响，这已在文献中详细阐述[39]（图 11-8，彩图 11-8）。将这种模型应用于那些由于癌症治疗而导致的黏膜损伤的患者，使联合干预表现出了令人惊喜的发展前景，此法将能有效的避免对黏膜的损伤。此外，黏膜损伤将使整体的症状加重[40,41]。因此，在这些患者中通过减轻黏膜损伤的严重程度而减轻患者的整体症状的潜在有益作用也受到高度重视。

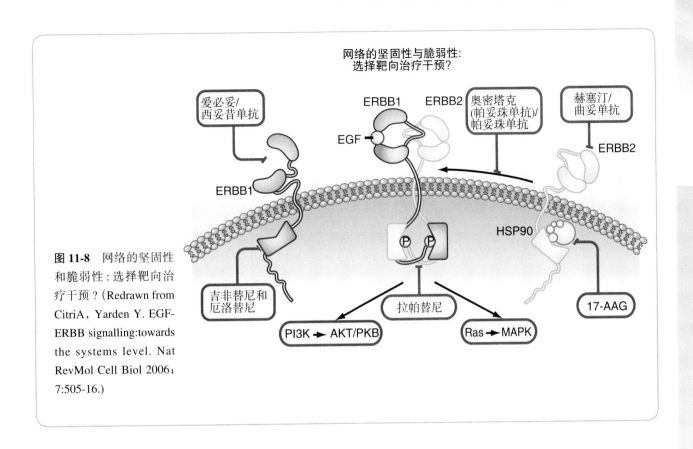

网络的坚固性与脆弱性：
选择靶向治疗干预？

图11-8 网络的坚固性和脆弱性：选择靶向治疗干预？（Redrawn from CitriA，Yarden Y. EGF-ERBB signalling:towards the systems level. Nat RevMol Cell Biol 2006；7:505-16.）

　　了解口腔黏膜炎的发病原因是开发靶向药物用来预防或治疗此病的第一步。直到2004年，口腔黏膜炎的治疗仍主要是对症治疗，而不是预防疾病的发生。2004年美国食品和药物管理局（FDA）批准帕利夫明用于接受造血干细胞移植患者的口腔黏膜炎的预防和治疗。帕利夫明的使用显著减少了口腔黏膜炎的发病率、口腔溃疡的疼痛和阿片类镇痛药物的使用[13]。帕利夫明的使用估计为每例患者节省约3595美元的治疗费用[42]。氨磷汀，特异的上皮细胞生长因子和造血生长因子，也作为一种潜在的能够治疗口腔黏膜炎的药物而被研究，得到很多不同的研究结果[10,43]。因此，明确癌症患者黏膜损伤的病因，找到合适的预防和（或）治疗该毒性反应的分子靶点，是非常必要的。

　　进一步明确癌症患者口腔黏膜炎的发病机制，将可预见性的提高癌症患者的生活质量并降低治疗成本。如果能够预测患者口腔黏膜炎的发病风险或严重程度，医生将能够选择和调整癌症的治疗方案以获得最佳疗效。

黏膜炎的评估

　　口腔黏膜炎评估表具有直观的检查口腔黏膜的优点。多阶段分级已应用于临床研究和临床护理的制定。除了症状和功能评估，典型的基于研究的评估方法还包括组织损伤［如红斑和（或）溃疡］的客观测量。基于研究的评估量表的一个例子是口腔黏膜炎评估量表（OMAS）[14]（见框11-3）。该量表由多中心研究开发，具有高度的可重复性，与国际通用标准如国家癌症研究所（NCI）常见毒性标准（CTC）有较强的相关性。

　　多数临床护理方法是国际性的，并将症状

框11-4　世界卫生组织（WHO）分级

0级＝未发生口腔黏膜炎

1级＝红斑和疼痛

2级＝溃疡，能够吃固体食物

3级＝溃疡，需要流质饮食（由于黏膜炎）

4级＝溃疡，不能进食（由于黏膜炎）

（如疼痛）、体征［如红斑和（或）溃疡］和功能紊乱（如不能吃固体食物）纳入总体评估。如WHO分级[14]（框11-4）是一个经过验证的量表，可随时应用于患者的临床护理。因此，适合在临床实践中持续使用。

黏膜炎的治疗

在很大程度上，黏膜炎的处理以支持治疗为基础：①根据标准化的疼痛处理梯度，减少口腔疼痛；②减少胃肠症状，如腹泻；③加强黏膜感染的预防和治疗。根据临床指征采取更多的干预措施，包括提供营养支持治疗。如前所述，帕利夫明是唯一的由美国FDA批准用于治疗口腔黏膜炎的分子靶向药物。此产品主要用于接受高剂量化疗联合／不联合放疗的恶性血液病患者，其次是造血干细胞移植的患者。除了针对该特殊人群外，目前无明确的口腔黏膜炎的预防措施。

当前，黏膜炎的处理方法主要是支持治疗，这对于临床医生和患者来说都是一种挑战。尽管有些不足，但是采取综合疗法，以减少口腔和（或）胃肠黏膜炎对患者整体临床经过的影响，是非常必要的。如果成功，这些方法可以对患者产生直接的、积极的影响，包括改善患者的生活质量，降低中性粒细胞减少症患者菌血症／败血症的发病风险，以及允许癌症治疗期间选择最佳治疗剂量。

癌症支持治疗国际协会和口腔肿瘤国际协会（MASCC／ISOO）的黏膜炎研究小组为满足需要，通过对文献循证回顾制定出了黏膜炎处理指南（表11-3）。最初的指南于2002年出版[44]，并在2007年进行了修订[18]。回顾其过程是根据美国临床肿瘤学会的报道以及在2004年和2007年出版刊物上总结的标准来鉴定文献的价值。然而，该临床指南系统性回顾的效用，其建议和意见受文献质量和范围的限制。指南标准越严格，可用

表11-3　口腔和胃肠黏膜炎患者护理的循证临床实践指南概要（2005年修正）

Ⅰ．口腔黏膜炎

基本的口腔护理和恰当的临床处理

1. 该专家组推荐，多学科改进和评估的口腔护理方案，并教育和培训患者和护理工作人员使用这些方案，以减轻化疗和（或）放射治疗所导致的口腔黏膜炎的严重程度。作为方案的一部分，推荐使用软毛牙刷并定期更换。良好的临床实践的内容应包括使用有效的方法，定期评估口腔的疼痛程度和口腔健康度。专业牙科医生的参与对于整个治疗阶段和随访阶段都是至关重要的。

2. 对于接受造血干细胞移植（HSCT）的患者，该推荐选择自控的吗啡镇痛，用于口腔黏膜炎疼痛的治疗。使用有效的自我评估工具来规范口腔疼痛的治疗是十分必要的。

放射疗法：预防

3. 该专家组推荐，使用中线放射块和三维放射治疗以减轻黏膜损伤。

4. 该专家组推荐，使用苄达明，用于接受中等剂量放射治疗的头颈部癌症患者，来预防放疗诱发的黏膜炎。

5. 该专家组建议，洗必泰不能用于接受放射治疗的头颈部实体肿瘤患者口腔黏膜炎的预防。

6. 该专家组推荐，硫糖铝不能用于辐射诱发的口腔黏膜炎的预防。

7. 该专家组推荐，抗菌含片不能用于辐射诱发的口腔黏膜炎的预防。

标准剂量的化疗：预防

8. 该专家组推荐，接受5-FU冲击化疗的患者，进行30分钟的口腔冷冻疗法，以防止口腔黏膜炎。

9. 该专家组推荐，接受依达曲沙冲击治疗的患者，进行20～30分钟的口腔冷冻疗法，以减少口腔黏膜炎的发生。

10. 该专家组推荐，不常规使用阿昔洛韦及其类似物用于黏膜炎的预防。

标准剂量的化疗：治疗

11. 该专家组推荐，洗必泰不用于已发生的口腔黏膜炎的治疗。

表 11-3　口腔和胃肠黏膜炎患者护理的循证临床实践指南概要（2005 年修正）—续

高剂量化疗联合 / 不联合全身照射加造血干细胞移植：预防

12. 该专家组推荐，接受高剂量化疗联合全身放疗的自体造血干细胞移植的恶性血液病患者，在调理治疗前 3 天和移植后 3 天，使用角化细胞生长因子 -1（帕利夫明），剂量为 60μg/（kg·d），用于口腔黏膜炎的预防。

13. 该专家组推荐，使用冷冻疗法，用于接受高剂量美法仑化疗患者的口腔黏膜炎的预防。

14. 该专家组不推荐，使用己酮可可碱，用于接受 HSCT 患者的口腔黏膜炎的预防。

15. 该专家组建议，粒细胞 - 巨噬细胞集落刺激因子（GM-CSF）的漱口剂不能用于接受 HSCT 患者的口腔黏膜炎的预防。

16. 该专家组建议，如果治疗中心能够进行必要的技术和培训，可以对 HSCT 前接受高剂量化疗或放化疗的患者，使用低水平激光疗法（LLLT）来降低口腔黏膜炎的发病率及减轻疼痛。LLLT 的治疗需要昂贵的设备和专业的培训，由于操纵的复杂性，临床治疗难以管理，并且其结果难以对比；尽管如此，LLLT 的支持证据的增加给这组的治疗带来希望。

Ⅱ . 胃肠道黏膜炎

基本胃肠护理和恰当的临床处理

17. 该专家组建议，基本肠道保健应包括维持足够的水化，并应考虑到潜在暂时性的乳糖不耐受症和细菌病原体的存在。

放射疗法：预防

18. 该专家组建议，使用 500mg 柳氮磺胺吡啶口服，每日 2 次，帮助接受骨盆外照射放疗患者，减少辐射诱发肠病的发病率并减轻其严重性。

19. 该专家组建议，至少使用 340mg/kg 的氨磷汀，用于接受标准剂量放疗的直肠癌患者，放射性直肠炎的预防。

20. 该专家组建议，口服硫糖铝不能用于减少放射治疗相关的不良反应；它不能预防接受外照射治疗的盆腔恶性肿瘤患者急性腹泻的发生，与安慰剂相比，它有较更多的胃肠道不良反应，包括直肠出血。

21. 该专家组建议，5- 氨基水杨酸及其相关化合物美沙拉嗪和奥沙拉嗪不能用于胃肠道黏膜炎的预防。

放射疗法：治疗

22. 该专家组建议，使用硫糖铝灌肠剂，治疗辐射诱发的慢性直肠炎患者的直肠出血。

标准剂量和高剂量化疗：预防

23. 该专家组建议，使用雷尼替丁或奥美拉唑，预防接受环磷酰胺、甲氨蝶呤和 5-FU 治疗或接受 5-FU 联合 / 不联合叶酸化疗患者的上腹部痛。

24. 该专家组建议，系统性谷氨酰胺的使用不用于胃肠道黏膜炎的预防。

标准剂量和高剂量化疗：治疗

25. 该专家组建议，对于造血干细胞移植前接受标准剂量或高剂量化疗的患者，若洛哌丁胺不能控制化疗引起的腹泻，建议使用奥曲肽，至少 100μg 皮下注射，每日 2 次。

化疗联合放疗：预防

26. 该专家组建议，使用氨磷汀，减少非小细胞肺癌患者放化疗诱发的食管炎的发生。

From Keefe DM, Schubert MM, Elting LS, et al. Updated clinical practice guidelines for the prevention and treatment of mucositis. Cancer. 2007；109:820–831.

5-FU，氟尿嘧啶；HSCT，造血干细胞移植；LLLT，低剂量激光治疗 .

的明确陈述越少。因此，临床医生需要衡量指南和经验治疗两者的安全性和有效性。表 11-4 中列出了许多医生已使用多年的经验性的干预措施 [45]。

与口腔黏膜炎相关的主要临床表现有：①疼痛；②在骨髓抑制期间口腔黏膜的感染。除了给予特定的药物干预措施，MASCC / ISOO 黏膜炎指南强调基本口腔护理的重要性，包括使用不含药物的漱口剂，在整个癌症治疗阶段，最大限度地发挥保持口腔黏膜卫生的作用。有效地保持口腔卫生，在口腔黏膜炎的治疗中发挥重要的作用。这些措施在临床上比较容易管理，可减少口腔微生物，并有润滑和清洁口腔黏膜的重要作用。因此，在有口腔黏膜炎发病风险和已发生口腔黏膜炎的患者的治疗方案中应当包括基本的口腔护理。MASCC / ISOO 指南推荐使用标准化的口腔护理方案，包括用软毛牙刷刷牙，使用牙线，使用不含药物的漱口剂（如盐水、碳酸氢钠）漱口。

除了清洗口腔黏膜，可以考虑使用局部的镇痛剂 / 麻醉剂（表 11-4）。如果使用局部药物减轻疼痛（如应用局麻药），应告诫患者，在说话或咀嚼时要多注意避免损伤口腔黏膜[17]。患者在病变部位直接应用局麻剂通常是最安全的做法，用局麻药漱口可能会导致食物的误吸。

许多机构都采取这些局部口腔冲洗的综合治疗措施，包括黏膜吸附的局部麻醉、舒缓疼痛及抗组织胺作用。建议患者在使用这些措施之前[17]，应必要考虑以下的问题：

1. 联合该药剂，患者是否能受益？
2. 患者是否能够忍受这种冲洗，包括冲洗剂的味道和质感？
3. 联合冲洗治疗，是否比单药治疗更能够增加临床收益？
4. 冲洗治疗是否经济合算，即考虑效益 / 风险，联合治疗是否比单剂治疗（例如，局部使用黏性利多卡因）更具有优势？

根据口腔黏膜炎的严重程度和持续时间，局部口腔用药的方法可能或可能不足以控制口腔疼痛。如前所述，良好地控制口腔疼痛对患者来说是非常重要的，可使患者能够完成其最佳的癌症治疗方案，无剂量减少或治疗中断。

吗啡为基础的药物治疗，包括患者自控镇痛[17]，在这些方案中经常使用。氢吗啡酮、哌替啶和定时释放的口服或静脉注射的吗啡和芬太尼（静脉注射、贴剂和经口腔黏膜用药）都是阿片类药物，也可以考虑使用。

MASCC/ISOO 指南列举了用于胃肠道黏膜炎患者经验性的和循证性的治疗方法（表 11-3）。与口腔黏膜炎的治疗指南一样，循证性的一般肠道保健措施和具体的药物治疗相结合。

表 11-4　口腔黏膜炎的支持治疗

当对口腔黏膜炎采用支持疗法时，疗效、患者的耐受性和用药剂量都是重要的因素。可以考虑采用分步进行的方法，基于下列顺序，从一个阶段发展到另一个阶段：

温和冲洗
- 0.9% 盐溶液
- 碳酸氢钠溶液
- 0.9% 盐水 / 碳酸氢钠溶液

局部麻醉剂
- 利多卡因：黏液、软膏、喷雾
- 苯佐卡因：喷雾、凝胶剂
- 0.5% 或 1.0% 盐酸达克罗宁
- 苯海拉明溶液

黏膜保护剂（如抗酸溶液等）
- 氢氧化铝凝胶
- 白陶土和果胶制剂
- 羟丙基甲基纤维素成膜剂（如 Zilactin）
氰基丙烯酸酯黏膜黏着膜
- Gelclair（FDA 批准的一种医疗设备）这种凝胶通过形成保护膜保护暴露的和被过度刺激的神经末梢，舒缓口腔黏膜炎的疼痛。

镇痛剂
- 盐酸苄达明局部冲洗（在美国不被允许）
- 阿片类药物：口服，静脉注射（例如，冲击疗法，连续输注，患者自控镇痛 [PCA]），贴剂，经黏膜剂

Adapted from NCI Supportive Care（PDQ website）. Oral complications of chemotherapy and head/neck radiation. Available at: http://www. cancer.gov/cancertopics/pdq/ supportivecare/oralcomplications/ healthprofessional.

营养支持

口腔黏膜炎及黏膜炎相关的胃肠功能紊乱将影响到肠内营养的疗效。这种并发症进一步发生发展继发于舌背黏膜损伤和味蕾损伤的味觉障碍。保持体重在整个癌症治疗阶段是至关重要的，其可以最大限度地提高门诊检查的依从性并改善肿瘤细胞对头颈部放疗的反应性。

因此，营养师加强对患者营养摄入量和体重状况的评估和管理，在整个癌症治疗阶段也是非

常重要的，而对这些关键因素置之不理的风险是显而易见的。采用个体化肠内营养持续给予患者软质或流质饮食。如果有临床指征，为了保证营养和保持体重，可以对门诊患者施行胃造口术或给予住院患者全肠外营养治疗。

治疗措施如下[17]：

1. 清淡饮食，软食，避免辛辣、酸性或腌制的食物。
2. 避免过热或过冷的食物。
3. 服用液体的营养添加剂。
4. 如果患者在接受头颈部放疗后继发唾液腺功能减退，可以嚼无糖口香糖或含无蔗糖硬糖以刺激唾液腺的分泌。
5. 使用鼻胃管或鼻十二指肠管喂养，如果有需要，使用全肠外营养。
6. 如果患者提示有胃肠黏膜炎，使用止吐药以减少与摄食有关的不适。

黏膜炎研究和临床转化的发展方向

目前正在进行研究与癌症治疗引起的黏膜炎有关新领域与癌症治疗引起的黏膜炎有关的令人兴奋的新领域正在进行，包括病理学、临床干预、消化道黏膜炎对整体症状的影响和风险预测。生物成像计算机技术和综合了生物、临床、数学和物理科学的多学科研究合作促进了这一领域的发展。

新的研究方向举例如下：

- 未来的黏膜炎指南将做到全面协调各个学科，并超越现有的治疗指南。如前所述，MASCC/ISOO 黏膜炎研究小组在 2002 年制定了一套初步指南，并在 2007 年出版了修正版本。自从第一套指南出版后，其他组织，包括国际综合癌症协作网和肿瘤护理学会，也出版了有关黏膜炎的治疗指南。为确保给临床医生提供明确、实用的建议，各个指南的协调管理也是非常重要的。

- 如果新药开发成功，分子靶向为基础的治疗将成为黏膜炎预防和（或）治疗的新方法。

- 相对于继发癌症治疗的全身毒性反应，人们越来越多地关注口腔和胃肠黏膜炎的发生。在这种模式下，即使是 2 级的黏膜炎，若与其他 ≥ 2 级的毒性症状同时出现，就可导致临床上显著的不良结果。

- 依据患者对癌症治疗的反应来进一步了解遗传和后天因素（包括不良反应）的作用。在癌症治疗前，预测可能出现的口腔和胃肠道黏膜炎的严重程度和持续时间，可以帮助临床医生制订个体化的单药或多剂治疗措施。

- 使用新的生化和影像学技术评估胃肠道黏膜炎的严重程度。

- 相对于目前被批准用于治疗黏膜损伤的药物而言，越来越多的学者开始意识到开展高质量临床试验的重要性，这些研究能更好的验证当前药物的商业价值，并可以明确这些药物对哪些患者有最好的疗效。

随着这些研究的进展，新的分子靶向癌症治疗法将越来越多地在各临床中心试验并应用。这些新型药剂在某些病例中的使用，将会重新定义癌症患者所出现的不良反应（包括口腔和胃肠道黏膜炎）。这些新药导致黏膜炎发病的综合研究报道，对于了解试验组患者黏膜炎的发病风险、严重程度和持续时间是十分重要的。

参考文献

1. Peterson DE, et al. Oral mucositis: the new paradigms. *Curr Opin Oncol*. 2010;22:318–322.
2. Raber-Durlacher JE, Elad S, Barasch A. Oral mucositis. *Oral Oncol*. 2010;.
3. Sonis ST. Regimen-related gastrointestinal toxicities in cancer patients. *Curr Opin Support Palliat Care*. 2009;4:26–30.
4. Sonis ST, et al. Oral mucositis and the clinical and economic outcomes of hematopoietic stem-cell transplantation. *J Clin Oncol*. 2001;19:2201–2205.
5. Elting LS, et al. The burdens of cancer therapy: clinical and economic outcomes of chemotherapy-induced mucositis. *Cancer*. 2003;98:1531–1539.
6. Elting LS, et al. Risk, outcomes, and costs of radiation-induced oral mucositis among patients with head-and-neck malignancies. *Int J Radiat Oncol Biol Phys*. 2007;68:1110–1120.
7. Trotti A, et al. Mucositis incidence, severity and associated outcomes in patients with head and neck cancer receiving radiotherapy with or without chemotherapy: a systematic literature review. *Radiother Oncol*. 2003;66:253–262.
8. Murphy BA. Clinical and economic consequences of mucositis induced by chemotherapy and/or radiation therapy. *J Support Oncol*. 2007;5(9 suppl 4):13–21.
9. Jones JA, et al. In-hospital complications of autologous hematopoietic stem cell transplantation for lymphoid malignancies: clinical and economic outcomes from the Nationwide Inpatient Sample. *Cancer*. 2008;112:1096–1105.
10. Rosenthal DI. Consequences of mucositis-induced treatment breaks and dose reductions on head and neck cancer treatment outcomes. *J Support Oncol*. 2007;5(9 suppl 4):23–31.
11. Bellm LA, et al. Patient reports of complications of

bone marrow transplantation. *Support Care Cancer.* 2000;8:33–39.

12. Stiff P. Mucositis associated with stem cell transplantation: current status and innovative approaches to management. *Bone Marrow Transplant.* 2001;27(suppl 2):S3–S11.

13. Spielberger R, et al. Palifermin for oral mucositis after intensive therapy for hematologic cancers. *N Engl J Med.* 2004;351:2590–2598.

14. Lalla RV, Sonis ST, Peterson DE. Management of oral mucositis in patients who have cancer. *Dent Clin North Am.* 2008;52:61–77.

15. Keefe DM. Gastrointestinal mucositis: a new biological model. *Support Care Cancer.* 2004;12:6–9.

16. Sonis ST, et al. Perspectives on cancer therapy-induced mucosal injury: pathogenesis, measurement, epidemiology, and consequences for patients. *Cancer.* 2004;100(suppl 9): 1995–2025.

17. Peterson DE, et al. Mucositis in patients receiving high-dose cancer therapy. In: Lyman C, ed. *Cancer supportive care.* London/New York: Elsevier; 2008:187–205.

18. Keefe DM, et al. Updated clinical practice guidelines for the prevention and treatment of mucositis. *Cancer.* 2007;109:820–831.

19. Elting LS, et al. Patient-reported measurements of oral mucositis in head and neck cancer patients treated with radiotherapy with or without chemotherapy: demonstration of increased frequency, severity, resistance to palliation, and impact on quality of life. *Cancer.* 2008;113:2704–2713.

20. Easton JB, Houghton PJ. mTOR and cancer therapy. *Oncogene.* 2006;25:6436–6446.

21. Sonis S, et al. Preliminary characterization of oral lesions associated with inhibitors of mammalian target of rapamycin in cancer patients. *Cancer.* 2009;116:210–215.

22. Fall-Dickson JM, et al. Oral mucositis-related oropharyngeal pain and correlative tumor necrosis factor-alpha expression in adult oncology patients undergoing hematopoietic stem cell transplantation. *Clin Ther.* 2007;29(suppl):2547–2561.

23. Logan RM, et al. Characterisation of mucosal changes in the alimentary tract following administration of irinotecan: implications for the pathobiology of mucositis. *Cancer Chemother Pharmacol.* 2008;62:33–41.

24. Peterson DE, Bensadoun R-J, Roila F, on behalf of the ESMO Guidelines Working Group. Management of oral and gastrointestinal mucositis: ESMO Clinical Recommendations. *Ann Oncol.* 2010;21(suppl 5):v257–v261.

25. Barasch A, Peterson DE. Risk factors for ulcerative oral mucositis in cancer patients: unanswered questions. *Oral Oncol.* 2003;39:91–100.

26. Schwab M, et al. Role of genetic and nongenetic factors for fluorouracil treatment-related severe toxicity: a prospective clinical trial by the German 5-FU toxicity study group. *J Clin Oncol.* 2008;26:2131–2138.

27. Chansky K, Benedetti J, Macdonald JS. Differences in toxicity between men and women treated with 5-fluorouracil therapy for colorectal carcinoma. *Cancer.* 2005;103:1165–1171.

28. McCarthy GM, et al. Risk factors associated with mucositis in cancer patients receiving 5-fluorouracil. *Oral Oncol.* 1998;34:484–490.

29. Epstein JB, et al. The correlation between epidermal growth factor levels in saliva and the severity of oral mucositis during oropharyngeal radiation therapy. *Cancer.* 2000;89:2258–2265.

30. Napenas JJ, et al. Molecular methodology to assess the impact of cancer chemotherapy on the oral bacterial flora: a pilot study. *Oral Surg Oral Med Oral Pathol Oral Radiol Endod.* 2010;109:554–560.

31. Marsh S, McLeod HL. Cancer pharmacogenetics. *Br J Cancer.* 2004;90:8–11.

32. Gamelin E, et al. Individual fluorouracil dose adjustment based on pharmacokinetic follow-up compared with conventional dosage: results of a multicenter randomized trial of patients with metastatic colorectal cancer. *J Clin Oncol.* 2008;26:2099–2105.

33. Lalla RV, et al. Anti-inflammatory agents in the management of alimentary mucositis. *Support Care Cancer.* 2006;14:558–565.

34. Sonis S, et al. Gene expression changes in peripheral blood cells provide insight into the biological mechanisms associated with regimen-related toxicities in patients being treated for head and neck cancers. *Oral Oncol.* 2007;43:289–300.

35. Duan S, et al. Mapping genes that contribute to daunorubicin-induced cytotoxicity. *Cancer Res.* 2007;67:5425–5433.

36. Boerma M, et al. Local administration of interleukin-11 ameliorates intestinal radiation injury in rats. *Cancer Res.* 2007;67:9501–9506.

37. Belinsky MG, et al. Multidrug resistance protein 4 protects bone marrow, thymus, spleen, and intestine from nucleotide analogue-induced damage. *Cancer Res.* 2007;67:262–268.

38. Anthony L, et al. New thoughts on the pathobiology of regimen-related mucosal injury. *Support Care Cancer.* 2006;14:516–518.

39. Citri A, Yarden Y. EGF-ERBB signalling: towards the systems level. *Nat Rev Mol Cell Biol.* 2006;7:505–516.

40. Aprile G, et al. Application of distance matrices to define associations between acute toxicities in colorectal cancer patients receiving chemotherapy. *Cancer.* 2008;112:284–292.

41. Campagnaro E, et al. Symptom burden after autologous stem cell transplantation for multiple myeloma. *Cancer.* 2008;112: 1617–1624.

42. Elting LS, et al. Economic impact of palifermin on the costs of hospitalization for autologous hematopoietic stem-cell transplant: analysis of phase 3 trial results. *Biol Blood Marrow Transplant.* 2007;13:806–813.

43. Posner MR, Haddad RI. Novel agents for the treatment of mucositis. *J Support Oncol.* 2007; 5(9 suppl 4):33–39.

44. Rubenstein EB, et al. Clinical practice guidelines for the prevention and treatment of cancer therapy-induced oral and gastrointestinal mucositis. *Cancer.* 2004;100(9 suppl):2026–2046.

45. *Oral complications of chemotherapy and head/ neck radiation.* 2010. Available at: http://www .cancer.gov/cancertopics/pdq/supportivecare/ oralcomplications/healthprofessional.

与治疗相关皮肤不良反应的处理 **12**

Marissa Newman，Eugene Balagula 和 Mario E. Lacouture

徐启英 译 李小平 校

皮肤不良反应分级
病理生理学
丘疹脓疱性（痤疮样）皮疹
手足综合征
麻疹（斑丘疹）：
史蒂文斯—约翰逊综合征和中毒性表皮坏死溶解症
干燥病和瘙痒
指甲不良反应
甲沟炎
甲松离
结论

在过去的十几年中，靶向化疗药物的发展已经引起了癌症治疗的变革，但同时也带来了新的挑战，特别是对皮肤不良反应的相关研究。由于化疗对迅速分裂的细胞和组织最具破坏力，而皮肤、黏膜、头发和指甲增殖快、周期短，所以它们最易受到损伤。通过本章节将使临床医师熟悉皮肤相关不良反应的病理生理学、分级标准、发病率、临床特征以及这些特征的临床治疗。

皮肤不良反应分级

皮肤不良反应的统一分级对于初期治疗的选择、治疗反应的评估以及对临床医师研究标准规范化是非常有必要的[1]。2009 年，美国卫生与公共服务部出版了第四版的《不良事件常见标准术语》（CTCAE，version 4.0），该标准在临床实践及科研中常用于不良反应的分类。新的标准考虑了皮疹的体表面积、各种指甲常见不良反应以及皮肤不良反应对生活质量和日常生活活动（ADLs）的影响程度。

病理生理学

各种皮疹特征是与特定化疗靶分子或受体密切相关的，如：表皮生长因子受体（EGFRs）在皮肤的结构和功能中是必须的，它们对角质形成、细胞增殖、分化及细胞生存起调节作用[2]。表皮生长因子受体抑制因子（EGFRIs）包括许多小分子：如埃罗替尼和吉非替尼及单克隆抗体；西妥昔单抗和帕尼单抗。表皮生长因子受体的抑制导致角质形成细胞调节异常，进而导致皮疹和脱发。当表皮生长因子受体抑制剂作用于上皮细胞时，趋化（细胞）因子表达增加，而其能够恢复炎症细胞，如白细胞和中性粒细胞[2]。这种炎症反应和继发性组织学紊乱可在流行性红斑和脓包型皮疹的临床中观察到。

丘疹脓疱性（痤疮样）皮疹

传统的丘疹脓疱性皮疹是最常见的表皮生长因子受体抑制时皮肤的表现，75% ~ 90% 接受表皮生长因子受体抑制剂治疗的患者都会出现该特征（图 12-1，彩图 12-1）。EGFRI 和 HER-2 的双重抑制剂拉帕替尼引起痤疮样皮疹的发生率较低。此外，索拉非尼和苏尼替尼类抑制剂会引起丘疹脓疱性皮疹，尽管其发病率比较低，但 40% 使用索拉非尼和 20% 使用苏尼替尼的患者均出现了此类皮疹。这种丘疹脓疱性或痤疮性皮疹的主要特征通常是在面部和头部的脂溢性皮炎中出现丘疹

表 12-1 不良事件常见标准术语（CTCAE），4.0 版

皮肤及皮下组织异常

不良事件	分级				
	1	2	3	4	5
干性皮肤	覆盖＜10% 的 BSA，无红疹或瘙痒	覆盖的 BSA 在 10%～30%，伴有无红疹或瘙痒，限制器械性日常活动	覆盖的 BSA ＞30%，伴有瘙痒，日常生活自理受限	–	–
定义：一种具有表皮鳞片状，肤质暗沉；毛孔一般正常，质地像纸一样薄的特征疾病。					
指甲变色	无症状，仅临床观察，无干预治疗适应证	–	–	–	–
定义：这种疾病的特点是指甲板颜色发生改变					
脱甲	无症状的指甲床与指甲板分离，或脱甲	有症状的指甲床与指甲板分离或脱甲，限制器械性日常活动	–	–	–
定义：该疾病的特征是指甲整体或部分性缺损。					
指甲条纹	无症状，仅临床观察，无干预治疗适应证	–	–	–	–
定义：该疾病的特征是在指甲上出现水平或垂直的条纹。					
手掌 - 足底综合征	轻微的皮肤改变或炎症（如红斑、水肿、皮肤角化），但不疼痛	疼痛性皮肤改变（如脱皮、水疱、渗水、水肿、皮肤角化）限制器械性日常活动	疼痛，严重的皮肤变化（如脱皮、水疱、渗水、水肿、皮肤角化），日常活动自理能力受限	–	–
定义：该疾病的特征是在手掌或脚底出现红色的皮损，明显不适，肿胀和刺痛。					
光敏度	无痛的红疹，且红疹的覆盖率＜10% 体表面积	轻微的红疹，且体表面积覆盖率 10%～30%	红疹体表面积覆盖率＞30%，红疹起疱，光敏感，口服皮质类固醇治疗，止痛治疗适应证（如麻醉剂，非甾体抗炎药）	有生命危险，需紧急干预治疗	死亡
定义：该疾病的特点是对光的敏感性增加。					
瘙痒	轻度或局部瘙痒，有局部干预治疗适应证	强烈或大面积瘙痒，皮肤磨损性改变（如水肿、形成丘疹、表皮脱落、苔藓样硬化、渗液或外皮变硬），口服干预治疗，限制器械性日常活动	持续强烈的或全身瘙痒，限制器械性日常活动或失眠，曾口服过皮质类固醇或免疫抑制剂治疗	–	–

表 12-1　不良事件常见标准术语（CTCAE），4.0 版—续

			皮肤及皮下组织异常		
			分级		
不良事件	1	2	3	4	5
定义：该疾病的特征是有强烈的瘙痒感。					
痤疮样皮疹	丘疹或脓包覆盖＜10%体表面积，可能与瘙痒或压痛相关	丘疹或脓包覆盖10%~30%体表面积，可能与瘙痒或压痛相关，与心理影响相关，限制器械性日常活动	丘疹或脓包覆盖＞30%体表面积，可能与瘙痒或压痛相关，限制日常自理活动能力，与口服抗生素控制局部的双重感染相关	丘疹或脓包覆盖全身，可能与瘙痒或压痛相关，有生命危险，与使用第四代抗生素控制全面的重复感染相关	死亡
定义：该疾病的特征是丘疹和脓包的爆发，典型的部位是面部、头皮、胸部和背部。					
皮疹、斑丘疹	皮疹或丘疹覆盖＜10%的体表面积，有/无瘙痒、灼烧和紧迫等症状	皮疹或丘疹覆盖10%~30%的体表面积，有/无瘙痒、灼烧和紧迫等症状，限制器械性日常活动	皮疹或丘疹覆盖＞30%的体表面积，有/无症状，限制日常自理活动能力	—	—
定义：该病的特点是皮肤出现斑点（表皮平整）和丘疹（凸于皮面）。众所周知的麻疹样皮疹，是一种较常见的皮肤不良事件，通常影响躯干上部，并四处扩散，与瘙痒相关					

注：ADLs：日常活动；BSA：体表面积；NSAID：非甾体抗炎药物

和脓疱。一般在皮疹中看不到黑头粉刺，与真正的痤疮组织病理学不同。该皮疹与皮肤疼痛瘙痒相关，多数频发于治疗开始后的两周[2]。典型的皮疹症状出现在治疗的第 4 ~ 6 周，随后逐步病情进展，尽管采用 EGFRI 进一步治疗[2]。最重要的是，皮疹的存在及其严重程度与肿瘤对化疗的反应及是否生存有明确的相关性[1]。因此，能否治疗这种皮疹，对临床医生而言，是非常重要的；而对于患者，治疗这种皮疹能够减少他们在化疗过程中被中断的次数及化疗剂量减量。

在这类病例中，多数由轻度发展到中度，约 32% 的患者并未持续治疗，而 76% 的患者临时停止治疗。这种化疗剂量的中断可能影响肿瘤的复发和死亡率[4]。因此，对于肿瘤科医生来说，告诉患者这种潜在的不良反应以及预先采取措施是非常必要的。

应该劝告患者尽可能减少洗澡的频率和时间，一天最多洗一次澡，且在温水中的时间应少于 10 分钟[2]。洗澡后应立即多涂抹一些非酒精类的润肤剂。患者需涂抹防晒霜以避免阳光直射，并穿防护服如帽子、太阳镜和长袖衣服。在帕尼单抗皮肤毒性评估方案（STEPP）的随机对照试验中，试验组患者使用润肤膏、防晒霜、1% 的氢化可的松软膏和强力霉素，100mg，每日 2 次；以皮肤毒性进展之后采取治疗的患者为对照组，由内科医生负责检查[5]。预先治疗能降低 2 级皮疹 50% 的进展风险，同时能延迟 2 ~ 3 级皮肤毒性的发病。痤疮样皮疹的治疗方式主要包括局部使用类固醇、抗菌药物清洗，而更严重则需要使用抗生素，单独或同时口服类固醇。虽然 EGFR 皮疹不一定是细菌感染，但抗生素的消炎作用确实毋庸置疑。有研究表明，与对照组（西妥昔单抗治疗前转移性结肠癌）患者相比，预防性口服米诺环素在降低面部损伤和瘙痒上是有效的[4]。约 38% 病例会

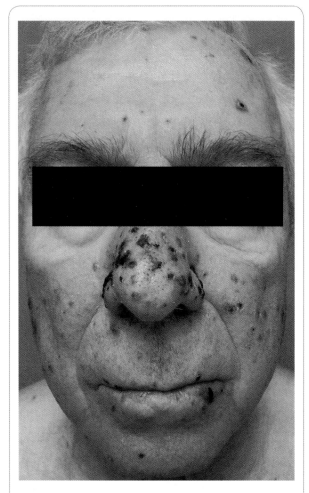

图 12-1　EGFR 抑制剂引起的丘疹脓包或痤疮样皮疹。

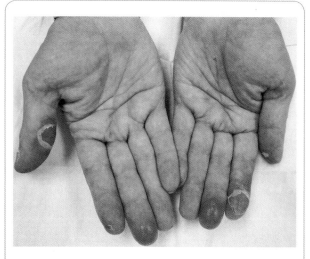

图 12-2　多种激酶抑制剂（索拉非尼和舒尼替尼）导致的手足皮肤反应。

坏死。虽然变化多样，但是病变会在第一剂量化疗开始后第 3 天到 10 个月中出现[7]。这种药物反应是剂量依赖性的，同时也与给药途径相关。如一个 Meta 分析显示 34% 的患者持续给予氟尿嘧啶注射会出现手足综合征（HFS），然而只有 13% 接受相同片剂的患者出现皮疹[7]。

　　生活方式的改变会降低 HFS 的发病率及其疾病进程。对于这类患者，需用较温和的洗澡水减少血管舒张和药物扩散至外层皮肤；宽松的衣服能够减少与表皮的摩擦；尽可能不要把四肢抬高，同时避免剧烈运动，如跑步[7]（表 12-2）。有趣的是，局部润肤剂、芦荟和凡士林软膏，均已被证实能够有效对抗丘疹脓疱性皮疹，而在随机对照研究中并没有显示其作用[6]。

发生双重细菌感染，而多数最常见金黄色葡萄球菌感染，它们可能具有甲氧西林抗性。任何一点皮疹的外观变化，皮肤渗出或结硬皮，都需留取渗液进行培养，识别何种微生物感染，以调整治疗方案。

手足综合征

　　手足综合征（HFS）或手掌 - 足底综合征常见于细胞毒性药物使用的患者，如氟尿嘧啶、卡培他滨、阿糖孢苷、甲氨蝶呤、多烯紫杉醇和阿霉素（图 12-2，彩图 12-2）。它们通过外分泌汗腺转运至角质层，并在角质层外渗，积累，从而引起其对皮肤的毒性[6,7]。而皮肤最初的反应是感觉异常，接着是弥漫性红斑和手脚掌水肿，如果不治疗，皮损将会出现脓疱、脱皮，进而进展为表皮

麻疹（斑丘疹）

　　麻疹的症状是均匀一致的红斑和丘疹，用力挤压后会变白。这是化疗药物引起最常见的一种皮肤反应，如阿糖胞苷、多西紫杉醇、克拉屈滨、吉西他滨、培美曲塞、拓扑替康、伊马替尼和达沙替尼等[10]，但肿瘤患者通常使用多种药物联合方案，其中可能包含抗生素、地西泮和抗痉挛剂。皮疹最常发身于躯干部位，可能会传播至四肢。其治疗包括局部或口服类固醇和抗组胺药。在使

表 12-2　手足综合征的预处理策略[8]

- 全身检查，查看手掌和足底表皮角化的地方，并去除胼胝
- 洗澡或清洗盘子时避免热水洗涤
- 在化疗开始的 2～4 周避免外伤和摩擦
- 避免剧烈运动，特别是治疗后的第一个月内
- 不要穿太紧的鞋子，有必要请专人评估
- 不要用太大的力气涂抹润肤剂
- 在治疗前和治疗期间使用能保湿性且含角质软化成分的润肤膏，如乳酸铵或尿素
- 穿戴粗棉的手套、袜子和拖鞋

来源：Source: Lacouture M, Wu S, Robert C, et al. Evolving strategies for the management of hand-foot skin reaction associated with the multitargeted kinase inhibitors sorafenib and sunitinib. Oncologist. 2008;13:1001-1011.

用化疗药物之前，患者需先使用类固醇和抗组胺药以尽可能减少出疹[11]。从更严重的史蒂文斯—约翰逊症候群（多形性红斑）中可以诊断出这种皮疹是非常重要的。

史蒂文斯—约翰逊综合征和中毒性表皮坏死溶解症

史蒂文斯—约翰逊综合征（SJS）和中毒性表皮坏死溶解症（TEN），两者具有部分相同的发病机制，是严重甚至致命的皮肤黏膜病变[12]。这两种病的本质是基于病变的体表面积（BSA）来鉴别区分[13]。病变体表面积 < 10% 的被称为"SJS"；病变大于体表面积（BSA）30% 的称之为"TEN"。因此，病变体表面积（BSA）在 11%～29% 是 SJS 和 TEN 同时发生的重叠区域。通常引起 SJS 的是药物，其次是传染病、疫苗接种和移植物抗宿主病。据推测，大部分的 TEN 病例与药物相关。最常见的引起 SJS 和 TEN 的常见药物包括：别嘌呤醇、磺胺类抗生素、非甾体类抗炎药和抗痉挛药等。目前使用的化疗药物包括单克隆抗体、抗代谢物和烷化剂等[14]。

SJS 与 TEN 的发病率分别为 1.2～6/100 万和 0.4～1.2/100 万，而其死亡率依赖于表皮剥离程度。在 SJS 中，其范围是从 1%～5%，而在 TEN 中，则上升至 35%[15]。这个反应基于病理生理中的一种免疫介导反应，包括细胞毒性 T 细胞和巨噬细胞。角质形成、细胞坏死被认为是 Fas 配体、穿孔素和颗粒酶 B 途径活性增强的直接结果[12]。

SJS 或 TEN 的典型特征是损害部位的紫色斑点有一个坏死中心。当表皮与真皮分离时，就产生水泡，而表皮可能会脱落，导致溃疡。眼睛、咽喉、肺和胃肠道的黏膜，以及外生殖器都有可能会涉及到。临床上可通过活检来诊断，活检结果为弥漫性角质形成、细胞坏死和全层表皮细胞坏死[12]。

SJS 和 TEN 的治疗依赖于对病因的认识及消除致病因素[16]。提供良好的创伤护理是非常有必要的。静脉注射 3～5 天总剂量 > 2g/kg 免疫球蛋白静脉注射剂（IVIG），显示能够降低患者的死亡率[15,17]。目前，皮质类固醇的使用还存在争议，且与感染风险的增高相关。

干燥病和瘙痒

一些化疗药物会导致皮肤干燥和瘙痒（图 12-3，彩图 12-3）。多达 35% 的患者在经过 EGFRIs 化疗后，逐渐出现干燥、瘙痒和鳞屑。值得注意的是，有湿疹病史的患者，其干燥和瘙痒程度会更加明显[18]。在该病患者中，进展为慢性干燥性皮炎的风险是与继发性金黄色葡萄球菌或者单纯性疱疹感染相关。干燥病多发于手掌和脚底，可能会在手指和脚趾的顶端产生既深又疼

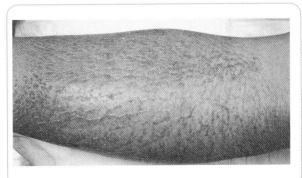

图 12-3　EGFR 抑制剂在手臂引起的干燥病。

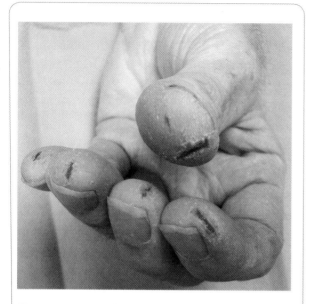

图 12-4　EGFR 抑制剂在手臂引起的干燥病，在指尖的裂纹。

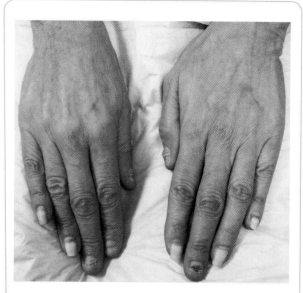

图 12-5　紫杉醇引起的继发性甲脱离（紫杉醇和多西紫杉醇）。

的裂纹（图 12-4，彩图 12-4），而同样会有感染风险[19]。为了尽量预防皮肤病变，应该要求患者用适宜的温水洗澡、保持短时间且每日一次，使用温和的清洁剂。口服抗组胺药物和氨基丁酸类似物如加巴喷丁和普瑞巴林，对治疗强烈的瘙痒是有效的。

指甲不良反应

越来越多的化疗药物与指甲不良反应相关，尤其是紫杉醇[20]。这类药物主要是影响指甲的生长，其次是损伤甲床，导致指甲脱离或者甲下出血，还会造成指甲板的损伤，导致指甲凹痕、易脆和色素改变。甲皱襞损伤被认为是一种甲沟炎。

甲沟炎

多达 15% 的患者在经 EGFRIs 治疗后 1 ~ 2 个月后会发现有甲沟炎或甲周炎[18]。最初，甲沟炎表现为红疹和侧甲褶浮肿进而可能进展为轻微的化脓性病变，类似使用卡培他滨或紫杉醇的脓肿即嵌甲。嵌甲可能会有继发性金黄色葡萄球菌感染的风险，需要口服头孢菌素来治疗，但需等待细菌培养和药敏的结果。

甲松离

甲松离或指甲板从甲床分离的疼痛，是化疗对甲床上皮毒性的直接后果（图 12-5，彩图 12-5）。最常见导致甲松离的药物有紫杉醇和多西紫杉醇，其次是卡培他滨、多柔比星和氟尿嘧啶[20]。其预防和治疗包括剪短指甲、局部使用抗菌药物及尽量减少化学物质的刺激。有研究结果显示：在注射多西紫杉醇之前、用药期间和用药后期，穿戴 15 分钟冷冻的手套和拖鞋能够降低指甲的不良反应。

小结

许多皮肤病变的临床表现是由抗癌药物造成的，从皮肤不良反应到毛发和指甲的改变。这些不良反应可能会导致患者明显的不适，且降低生活质量，从而使肿瘤科医生去中断化疗或者降低化疗药物的剂量。化疗方案的改变对治疗的效果会产生不利影响。本章节中提供的指导旨在阻止或减轻这些皮肤不良反应的发生，以给患者尽可能合理的化疗。在治疗开始前，应该先让患者了解一些最常见的化疗后不良反应事件及相关的预防方法及何时去寻求专业帮助。在每次访视中，必须对患者进行细致检查，以及时发现这些化疗中常见的皮肤病学毒性反应，将有利于早期干预，尽可能减少治疗的中断，为患者在化疗过程中提供较高的生活质量。

参考文献

1. Lynch Jr TJ, Kim ES, Eaby B, et al. Epidermal growth factor receptor inhibitor-associated cutaneous toxicities: an evolving paradigm in clinical management. *Oncologist.* 2007;12:610–621.

2. Li T, Perez-Soler R. Skin toxicities associated with epidermal growth factor receptor inhibitors. *Target Oncol.* 2009;4:107–119.

3. Perez-Soler R, Delord JP, Halpern A, et al. HER1/EGFR inhibitor-associated rash: future directions for management and investigation outcomes from the HER1/EGFR inhibitor rash management forum. *Oncologist.* 2005;10:345–356.

4. Melosky B, Burkes R, Rayson D, et al. Management of skin rash during EGFR-targeted monoclonal antibody treatment for gastrointestinal malignancies: Canadian recommendations. *Curr Oncol.* 2009;16:16–26.

5. Mitchell EP, Lacouture ME, Shearer H, et al. A phase II, open-label trial of skin toxicity (ST) evaluation (STEPP) in metastatic colorectal cancer (mCRC) patients (pts) receiving panitumumab (pmab) + FOLFIRI or irinotecan-only chemotherapy (CT as 2nd-line treatment (tx): interim analysis. *J Clin Oncol.* 2008;644s: Abstract 15007.

6. Lorusso D, Di Stefano A, Carone V, et al. Pegylated liposomal doxorubicin-related palmar-plantar erythrodysesthesia ('hand-foot' syndrome). *Ann Oncol.* 2007;18:1159–1164.

7. von Moos R, Thuerlimann BJ, Aapro M, et al. Pegylated liposomal doxorubicin-associated hand-foot syndrome: recommendations of an international panel of experts. *Eur J Cancer.* 2008;44:781–790.

8. Lacouture ME, Wu S, Robert C, et al. Evolving strategies for the management of hand-foot skin reaction associated with the multitargeted kinase inhibitors sorafenib and sunitinib. *Oncologist.* 2008;13:1001–1011.

9. Lacouture ME, Reilly LM, Gerami P, et al. Hand foot skin reaction in cancer patients treated with the multikinase inhibitors sorafenib and sunitinib. *Ann Oncol.* 2008;19:1955–1961.

10. Heidary N, Naik H, Burgin S. Chemotherapeutic agents and the skin: an update. *J Am Acad Dermatol.* 2008;58:545–570.

11. Agha R, Kinahan K, Bennett CL, et al. Dermatologic challenges in cancer patients and survivors. *Oncology (Williston Park).* 2007;21:1462–1472 discussion 1473, 1476, 1481 passim.

12. Borchers AT, Lee JL, Naguwa SM, et al. Stevens-Johnson syndrome and toxic epidermal necrolysis. *Autoimmun Rev.* 2008;7:598–605.

13. Bastuji-Garin S, Rzany B, Stern RS, et al. Clinical classification of cases of toxic epidermal necrolysis, Stevens-Johnson syndrome, and erythema multiforme. *Arch Dermatol.* 1993;129:92–96.

14. Sorrell J, West DP, Bennett CL, et al. Life-threatening dermatologic toxicities to cancer drug therapy: an assessment of the published peer-reviewed literature. *J Clin Oncol.* 2009;27(suppl): Abstract 20592.

15. French LE. Toxic epidermal necrolysis and Stevens Johnson syndrome: our current understanding. *Allergol Int.* 2006;55:9–16.

16. Hazin R, Ibrahimi OA, Hazin MI, et al. Stevens-Johnson syndrome: pathogenesis, diagnosis, and management. *Ann Med.* 2008;40:129–138.

17. Enk A. Guidelines on the use of high-dose intravenous immunoglobulin in dermatology. *Eur J Dermatol.* 2009;19:90–98.

18. Lacouture ME, Boerner SA, Lorusso PM. Non-rash skin toxicities associated with novel targeted therapies. *Clin Lung Cancer.* 2006;8(suppl 1): S36–S42.

19. Segaert S, Van Cutsem E. Clinical signs, pathophysiology and management of skin toxicity during therapy with epidermal growth factor receptor inhibitors. *Ann Oncol.* 2005;16:1425–1433.

20. Gilbar P, Hain A, Peereboom VM. Nail toxicity induced by cancer chemotherapy. *J Oncol Pharm Pract.* 2009;15:143–155.

21. Scotte F, Tourani JM, Banu E, et al. Multicenter study of a frozen glove to prevent docetaxel-induced onycholysis and cutaneous toxicity of the hand. *J Clin Oncol.* 2005;23:4424–4429.

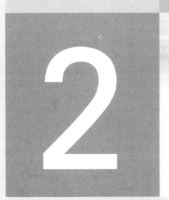

肿瘤相关的症状处理

13 癌性疼痛

Mellar P. Davis

刘益鸣 周 一 张 明 郑 璐 译 李 君 冯 艺 校

疼痛是癌症最常见，最令人恐惧和沮丧的症状之一[1-3]。少数患者以疼痛为主要症状；多数患者（60% ~ 80%）的疼痛明显且伴有癌症进展[2]。绝大多数患者为中至重度疼痛，且超过 60% 的患者经历过短暂的疼痛加剧。

一项关于癌性疼痛和疼痛综合征的国际性调查，超过 1000 例患者被纳入研究：70% 患者伴有转移灶，75% 患者的卡诺斯基评分 ≤ 70 分，其中 1/4 患者伴有不止一种类型的疼痛，20% 患者伴有治疗相关性疼痛[4]。66% 患者为重度疼痛（数字分级法 ≥ 7 分），相同比例的患者在慢性疼痛的基础上伴有短暂的疼痛加剧。影像学检查有助于 82% 患者病因的诊断。癌性疼痛综合征中，41% 来自骨和关节损伤；28% 来自内脏损伤；28% 来自软组织转移；28% 来自周围神经损伤。频繁经历疼痛的患者常伴有不止一种类型的疼痛综合征。癌症相关症状集群中已鉴别出 22 种常见疼痛综合征[4]。疼痛机制中，72% 的疼痛为伤害感受性（58% 为内脏伤害感受性），40% 为神经病理性（常为神经病理性和伤害感受性的混合）。最高疼痛强度的相关因素包括：①短暂的疼痛加剧，②躯体痛和神经病理性疼痛，③年龄 < 60 岁，④体能状态降低[4]。

神经病理性疼痛在感觉支配区域有多种阳性症状（烧灼感、电击样痛、阵发性、感觉减退和痛觉超敏）或运动障碍[5]。带状疱疹后遗神经痛（癌症常见并发症）常表现为烧灼痛和痛觉超敏，但截肢相关的神经病理性疼痛和神经丛病变常表现为阵发性的电击样疼痛[5]。除此之外，尚无神经病理性症状与疼痛的起源、类型或引起疼痛的损伤部位之间的关联。神经病理性疼痛的主要治疗药物（三环类抗抑郁药、加巴喷丁、普瑞巴林和阿片类药物）在治疗疼痛时并无特殊的作用机制。因此，药物的选择取决于疼痛严重程度，而非疼痛特征[5]。

癌性疼痛解剖学

两种主要感觉纤维（C：无髓；A_δ：薄髓）经背根神经节入脊髓，突触联系于背角板层的浅部（Ⅰ~Ⅱ）和深部（Ⅳ~Ⅴ）。这两种纤维通常处于静息状态，仅对伤害性刺激有反应[6,7]（图13-1，彩图13-1）。这些感觉神经元含有神经激肽受体（NK-1）、P物质和谷氨酸。

初级传入神经元中有多种受体和离子通道。

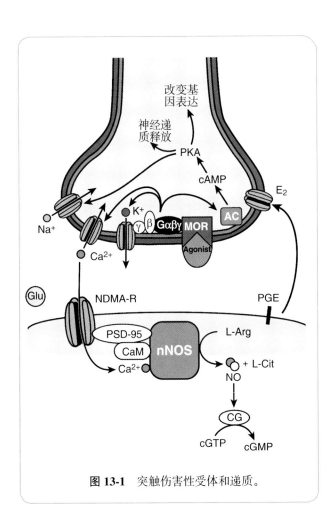

图13-1 突触伤害性受体和递质。

酸感应离子通道（ASICs）是门控伤害性感受器，炎症时表达上调。这些受体在酸性环境中被激活，如缺氧的肿瘤组织和破骨细胞激活时的溶骨病灶[7-10]。钠离子通道（主要为 Na 1.3，Na 1.7，Na 1.8，Na 1.9）在神经病理性疼痛时发生改变。这些通道位于神经末梢和郎飞结内部。钠离子通道也在神经瘤的脱髓鞘区域或神经芽中表达。神经激活便可引起离子通道的去极化。在神经病理性疼痛中，磷酸化使这些离子通道更加活跃[8]。某些药物（利多卡因、美西律、苯妥英、卡马西平、奥卡西平、拉莫三嗪和三环类抗抑郁药）可阻滞钠离子通道，减少机械痛觉超敏和温度痛觉过敏[8]。

电压门控钙离子通道可分为三种。L-型通道分布于突触后膜，可被维拉帕米和地尔硫䓬阻滞。N-型通道分布于突触前膜，可被加巴喷丁类药物和齐考诺肽阻滞。N-型通道包含 α-2/δ-1 两种亚型，可被加巴喷丁和普瑞巴林阻滞，同时抑制感觉传入神经元释放P物质和谷氨酸[8]。

瞬时感受器电位香草酸受体1（TRPV-1）通道阳离子对热损伤和辣椒素有反应。炎症将激酶激活，活化的激酶可磷酸化和激活这些离子通道[7]。

前列腺素

前列腺素是由细胞膜的花生四烯酸在前列腺素合成酶和环氧化酶的作用下合成，且不在囊泡中储存（与P物质、单胺类和谷氨酸不同）（图13-2，彩图13-2）。细胞膜在磷脂酶的作用下释放出花生四烯酸。环氧化酶使花生四烯酸环化，并在两个不同的位点使其氧化。两种环氧化酶（COX-1和COX-2）在神经元和胶质中呈结构性表达[11]。外周炎症可使脊髓的环氧化酶表达上调，导致中枢敏化和损伤部位的超敏。脑干（导水管周围灰质）也存在环氧化酶，可易化躯体感觉过程[11,12]。前列腺素（PG）E_2降低钠离子通道阈值，增加TRPV-1阳离子通道阈值，抑制电压门控钾离子通道（使神经元复极化）。PGE_2与突触前和突触后前列腺素受体（EP_1、EP_2、EP_3、EP_4）结合，放大疼痛信号（激活突触前神经元）和易化神经传导（激活突触后神经元）[11,12]。炎症、炎症因子和神经元活化（P物质和谷氨酸）使环氧化酶的表达上调。环氧化酶被水杨酸盐类不可逆

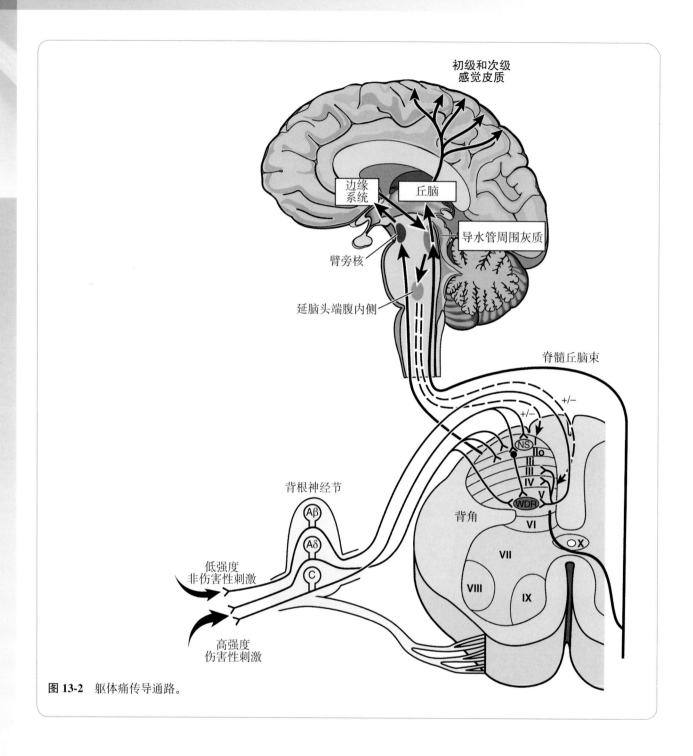

初级和次级
感觉皮质

边缘
系统

丘脑

导水管周围灰质

臂旁核

延脑头端腹内侧

脊髓丘脑束

背根神经节

+/−

+/−

NS

IIo

IIi

III

IV

V

WDR

背角

VI

X

VII

VIII

IX

Aβ

Aδ

C

低强度
非伤害性刺激

高强度
伤害性刺激

图13-2 躯体痛传导通路。

性抑制，但为非甾体类抗炎药（NSAIDs）可逆性抑制。NSAIDs 在抗炎和镇痛方面的差异已被关注，且这两种性能间无相关性。疼痛的中枢性机制对 NSAIDs 的反应优于外周机制[11]。NSAIDs 通过被动扩散进入中枢神经系统（CNS）。某些 NSAIDs（酮洛芬、布洛芬和吲哚美辛）于用药后 15～30 分钟，可在中枢神经系统检测到；中枢神经系统的浓度超过血浆浓度[11]。NSAIDs 也可干扰与炎

症和疼痛相关的转录因子（核因子 [NF] -kB,AP₁ 和过氧化物酶体增殖物激活受体 [PPAR]），且完全独立于环氧化酶的抑制[11]。这也许可部分解释环氧化酶抑制物活性和镇痛间的不相关。

N- 甲基 -D- 天门冬氨酸受体

　　背角的初级传入神经元释放谷氨酸，结合并激活次级传入神经元和广动力范围（WDR）神经

元。谷氨酸可激活三种受体：N-甲基-D-天门冬氨酸受体、α-氨基-3-羟基-5-甲基异恶唑-4-丙酸（AMPA）受体和G蛋白偶联促代谢型受体[7]。C纤维重复和高频的刺激，活化WDR神经元的NMDA受体，放大和延长伤害性信号的传导。突触前释放的谷氨酸和P物质以及甘氨酸，使NMDA通道中心的镁离子结合部分开，从而允许钙离子进入神经元。活化的NMDA受体不只增加钙流量，同时也增加一氧化氮合酶和细胞内激酶的活性，引起其他通道和阿片受体的磷酸化。这些都将导致传入冲动的长时程增强和痛觉超敏。氯胺酮，一种非竞争性的NMDA受体拮抗剂，其亚麻醉剂量即可抑制疼痛。右美沙芬、左啡诺和美沙酮三种阿片类药物可抑制NMDA受体。在P物质和降钙素基因相关肽（第二种神经递质）的共活化作用下，WDR神经元可对氯胺酮抑制剂产生抵抗[7]。

阿片类物质

1973年首次报道吗啡受体，两年后内源性阿片类物质才被确定[13]。三种主要受体（μ、κ和δ）来源于各自的基因表达。mRNA的剪接产生各种亚型[13]。在C和Aδ纤维的突触前，脑干、丘脑、扣带回、脑岛和前额皮质，腹侧被盖杏仁核和孤束核的次级传入神经元的突触后均有阿片受体分布[14]。阿片受体激活后，抑制钙离子通道，腺苷酸环化酶和内生整流钾离子（K^+）通道[14]，从而抑制去极化。这种抑制可释放P物质和谷氨酸。中脑边缘皮质的阿片受体激活，可增加多巴胺释放和阿片类物质的回馈效应。肠神经元的阿片受体激活引起分节运动增加和蠕动减少，最终导致便秘[14]。阿片类物质降低垂体促性腺激素的释放，引起性功能障碍。孤束核内的阿片受体激活可引起恶心和呕吐[14]。

临床使用的阿片类药物有三种类型：菲类（吗啡衍生物），苯基哌啶类（芬太尼和其他亲脂性阿片类药物）和二苯基庚烷类（美沙酮）。曲马多的结构与文拉法辛相似，被细胞色素CYP2D6代谢为O-去甲曲马多后，结合并激活阿片受体。部分激动剂（吗啡）需结合更多的受体才能产生相同的镇痛作用[15]。某些部分激动剂如丁丙诺啡与新受体有高亲和力，但却很少激活受体[15]，这将导致大剂量镇痛药的"封顶"和改变大剂量阿片类药物之间的等止痛比率（如吗啡与美沙酮之间，一种全激动剂）[14]。

阿片受体不同剪接体的遗传学，二聚体的形成，G蛋白相互作用和亚细胞蛋白（如RGS蛋白和β抑制蛋白）决定镇痛效应的程度，远大于阿片类药物代谢与清除之间的差异[14,15]。因此，尚无通用或标准的阿片类药物剂量或血浆浓度与疼痛反应相对应。每个个体都有"阿片类药物的最低有效浓度"。镇痛效应与剂量之间呈对数线性关系，因此在疼痛控制的滴定阶段，采用百分比剂量调整。与大多数辅助镇痛药和非阿片类镇痛药不同，阿片类药物不推荐"封顶剂量"。其使用剂量仅受不良反应（认知障碍、镇静、肌阵挛、幻觉、恶心和呕吐[15]）的限制。

骨痛

骨痛在脊髓里有特殊的"信号"，浅部的WDR神经元趋于更加活跃，同时对机械和温度刺激的反应增强[16]。在临床上，这可导致骨转移区域痛觉的超敏。癌症可破坏小梁状感觉传入神经，余下的传入神经在骨溶解和破骨细胞激活产生的酸性环境中被激活[16]。细胞因子促进前列腺素生成，进而加剧疼痛和促进肿瘤生长[16]。在脊髓内，胶质细胞被激活且数量增加。加巴喷丁类药物减少骨痛中的神经病理性成分并抑制骨痛[17]，在爆发性疼痛的治疗中起重要作用。当NSAIDs和皮质类固醇抑制骨转移灶中前列腺素生成时，双膦酸盐类可抑制破骨细胞的活性；急性放射治疗可下调疼痛介质，逐渐缩小肿瘤组织。降钙素抑制甲状旁腺激素（PTH）相关蛋白引起的骨吸收[16]。

内脏痛

外侧皮质（S1）内的代表性不足（underrepresentation），导致内脏痛定位差[18-20]。内脏初级传入神经在背角的躯体感觉通路会聚，导致躯体部位的牵涉（胰腺癌牵涉至背部、肩部或腹部；肺癌牵涉至耳部）。只有内脏损害的类型可被感知。内脏组织的切割、挤压或烧灼不产生疼痛，但缺血、炎症和梗阻可产生疼痛[18]。初级传入神经在胸腹部与内脏交感神经伴行，在盆腔与副交感神经伴行。传入神经在腹腔神经丛和胸部的椎旁交感神经节处会聚。腹腔或下腹部的阻滞可缓解内脏痛，胸部交感神经的破坏性阻滞可缓解食管来源的疼痛[18]。

内脏传入神经在前角板层Ⅰ和Ⅴ形成突触。次级神经元通过同侧背索向脑干和皮质投射（躯体传入神经通过对侧脊髓前外侧进行投射）。在颈部行脊髓后正中切开术可缓解内脏痛，因为背索的内脏传入神经在此水平交叉至对侧。脊髓前外侧束切断术可缓解躯体痛（无运动障碍）[7,18]（图13-1，图13-2和图13-3，彩图13-1，彩图13-2和彩图13-3）。

神经病理性疼痛

产生神经病理性疼痛的机制主要有两个：（1）初级传入神经敏化，（2）外周传入增加或减少或中枢神经系统损伤导致的中枢敏化。通常情况下，不同的突触传递点存在抑制和易化之间的

平衡，神经损伤将丧失平衡[18-20]。在感觉或运动神经障碍的部位（通常是皮节范围）最终出现包括自发疼痛、持续烧灼痛（C-纤维）、非伤害性刺激导致的疼痛，或伤害性刺激引起过分的疼痛（痛觉超敏）。

神经性病理性损伤引起疼痛介质（缓激肽、组胺、羟色胺、谷氨酸、神经生长因子、前列腺素）和细胞因子［肿瘤坏死因子-α（TNF-α）、白细胞介素-1］释放，使存活的神经元去极化和（或）刺激免疫细胞浸润和胶质细胞增殖（中枢）。某些钠离子通道（Na 1.8）在存活神经元中上调，而其他钠离子通道在损伤神经元中上调（Na 1.3）。二者都逐渐失活[18-20]。阿片受体下调[19]，钙离子通道α-2δ亚型上调[18]。神经受损区域内通过神经生长因子TRPV1通道，SP和降钙素基因相关蛋白保持稳定[19]。

外周神经长期放电改变神经表型和功能（神经元可塑性）。脊髓抑制性中间神经发生变性，NMDA受体下调，以及整流钾离子通道（使神经元复极化）丢失[19]。从脑干结构（导水管周围灰质和延髓头端腹内侧）到背角的下行抑制变得增强。细胞因子释放使PGE$_2$产生增加并下调谷氨酸转运体（突触裂隙谷氨酸含量增加），从而激活脊髓神经胶质细胞[18]。由于背角α-2肾上腺素受体下调出现下行抑制缺失。5-羟色胺（5-HT$_3$）受体上调使脊髓羟色胺增强脊髓兴奋性[7]。

临床上，神经病理性疼痛对阿片类药物的反应较差。需要佐剂减轻疼痛，如钙通道阻滞剂（加巴喷丁、普瑞巴林），钠通道阻滞剂（利多卡因、美西律、卡马西平、拉莫三嗪、苯妥英），NMDA受体阻滞剂（氯胺酮），单胺再摄取抑制剂（三环抗抑郁药、选择性去甲肾上腺素羟色胺再摄取抑制剂），α-2肾上腺素受体激动剂（可乐定）[19]。联合使用阿片类药物和不同作用机制的佐剂可以改善单一药物治疗疼痛的效果[20]。

二级神经元和大脑疼痛网络

来源于背角板层Ⅰ的二级神经元包含NK-1受体并结合SP。这些投射通路经对侧脊髓丘脑到脑干臂旁区域和导水管周围灰质（periaqueductal gray, PAG）。除了延髓头端腹内侧区（rostral ventromedial medulla, RVM），PAG通过脊髓脑干脊髓环（spinobulbospinal loop）调节背角传入的

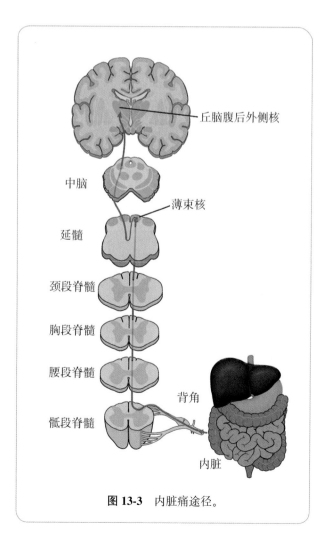

丘脑腹后外侧核

中脑

薄束核

延髓

颈段脊髓

胸段脊髓

腰段脊髓

背角

骶段脊髓

内脏

图13-3 内脏痛途径。

疼痛刺激。脑干投射到背角抑制或增强疼痛。羟色胺结合 5-HT$_3$ 受体促进疼痛，而与 5-HT$_{1A}$ 受体结合抑制疼痛[7]。蓝斑（脑干）的去甲肾上腺素结合背角 α-2 肾上腺素受体抑制痛觉活动。羟色胺和去甲肾上腺素脑干投射通路通过背束到达脊髓，去甲肾上腺素主要抑制疼痛，羟色胺抑制或促进疼痛。与仅抑制羟色胺转运的抗抑郁药相比，抑制去甲肾上腺素转运的抗抑郁药是更好的止痛药[7,8,19,20]。μ 受体激动剂通过预防脑干疼痛易化减轻疼痛。

到达丘脑腹外侧和外侧感觉皮质（S1）的脊髓丘脑投射涉及感觉辨别和定位。通过内侧丘脑的投射与前额叶，扣带和岛叶皮质突触，并且负责动机和情感的疼痛体验[18]。相反，前额叶、扣带和岛叶皮质投射返回到 PAG 和 RVM，并会影响背角痛觉调制（图 13-2，彩图 13-2）。

疼痛评估

疼痛有以下几个特点：严重性、性质、部位、令人厌恶程度、意义、频率，对活动、社会生活及家庭中角色的干扰。世界卫生组织（World Health Organization，WHO）三阶梯镇痛概述了根据疼痛强度选择镇痛方法。通过疼痛分级（无、轻度、中度和重度），数字分级法（0= 无疼痛，10= 严重疼痛），及视觉模拟评分（10cm 线的刻度从"无疼痛"到"严重疼痛"）可靠地评估疼痛[21]。与疼痛分级比，视觉模拟评分（visual analogue scales，VAS）更不依赖语言，因而更能适应不同的语言，但他们更难理解并且更多地依赖指示完成。与 VAS 比，患者更易完成数字分级法（numeric rating scales，NRS），而认知受损的患者应该使用疼痛分级法[21]。

多维量表评估疼痛的强度和疼痛对功能、情感、社会生活、意义和精神的影响，以及疼痛的缓解、性质、部位、变化和强度，爆发痛和发生模式（temporal pattern）[21-23]。多维评估方法最经常用于评估疼痛强度、缓解和部位，但很少提示发生模式[22]。多维评估方法大多不用于制定镇痛剂量策略，因为治疗策略主要依赖于发生模式。对晚期癌症，因有大量条目的疼痛评估方法，VAS 完成率低[22,23]。相对某些多维评估方法很简短（简明疼痛调查表），无认知障碍的患者很容易

完成[20]。如果评估方法用于测量预后和反应，必须对时间的变化敏感。许多方法并未对疼痛强度与时间变化的敏感度进行测量。相反，VAS、NRS 和疼痛分级对疼痛的变化敏感[21-23]。表 13-1 总结了专家关于评估方法的意见。

镇痛试验用总疼痛强度差异（summed pain intensity differences，SPID）和随时间全部疼痛缓解评价（total pain relief over time，TOTPAR）作为主要的结果。次要结果是患者自评整体疗效和镇痛药毒性[24]。对患者来说疼痛强度减轻 33% ～ 50% 在临床上有意义，则用来定义为有反应[25-27]。NNT 是指有反应者的数量与需要治疗的患者数量（numbers needed treate，NNT）比较。在一般情况下，对于神经病理性疼痛 NNT 是 3，意味着需要治疗三个人，才能减轻一个人 50% 的疼痛[24-26]。对镇痛试验的结局采用两种不同的方法：（1）群体之间的平均差异的变化，（2）锚方法（anchor methods），比较有反应者的百分比。采用平均强度变化的试验难以解释临床意义。镇痛效果之间的疼痛强度差异可能只反映少数人显著减轻疼痛，而多数没有反应或疼痛减轻不明显[28]。锚方法采用群体之间的反应；这些值有较大的临床意义[26,28]。如果对日常活动和情绪的干扰是治疗过程中测量的次要结果，量表就必须建立一个独立的有意义的临床差异。不能假设定义干扰减少或情绪或功能改善 33% ～ 50% 为有反应，因为这用于定义疼痛强度[28]。

表 13-1　疼痛评估的专家意见[21,22]

- 疼痛强度是最重要的特征。
- 最严重的疼痛和超过 24 小时的平均疼痛强度与功能障碍相关。
- 认知完整的人优先选择 NRS，而不是 VAS 和疼痛分级。
- 最佳治疗需要额外评估发生模式、干扰和生理功能。
- 评估时应获悉缓解因素（部位、活动能力、自行服药疗法）。
- 白天爆发痛在疼痛评估中至关重要，因为多数人遇到偶发的疼痛。
- 治疗相关的减轻量表是镇痛试验重要的配套量表。
- 将身体疼痛加重部位示意图计算机化很重要（如果可行）。

影像学

骨转移

在心输出和灌注的基础上，骨转移比预期更多。最常见扩散到骨骼的癌症是前列腺癌、乳腺癌、肺癌，也见于多发性骨髓瘤。转移几乎完全限于红骨髓。因此，脊椎和中轴骨最常见，肢体骨骼少见，远端长骨罕见[29]。通过骨间血管血行转移到小梁网。基质细胞和肿瘤细胞相互作用，刺激破骨细胞和成骨细胞，从而导致骨破坏硬化和肿瘤生长。

大于 50% 的皮层破坏时，普通 X 线片才能显示溶骨。若大于 75% 的皮质破坏，预计出现病理性骨折[29]。鉴于此，考虑手术修复的外科医生多用普通 X 线片筛查骨骼病变。

骨扫描对骨转移的灵敏度高，但特异性低。阳性依赖于转移灶周围骨反应。骨扫描不能显示单纯的溶骨性病变（如发生于多发性骨髓瘤）[29]。骨扫描反映的骨转移只有 1/3 患者伴有疼痛。使用 ^{99m}锝扫描分布如下：椎体骨 39%，肋骨和胸骨 38%，骨盆 12%，颅骨和长骨 10%。溶骨性病变表现为"冷点"[29]。转移癌患者中 23% ~ 30% 由于非恶性原因扫描呈阳性。超级扫描显示红骨髓向关节旁区扩展。除非缺少肾阴影以及注意到弥漫性关节旁吸收，超级扫描显示"正常"[29]。在前列腺癌和乳腺癌中，化疗后骨扫描可能表现得更严重，这种情况可持续 6 个月。在此期间，骨扫描可能误导肿瘤治疗。骨扫描筛查早期癌症的无症状个体受益率低（< 10%）。即使是晚期癌症，单一区域阳性也可能将良性当做恶性[29]。有持续肌肉骨骼主诉、> 50 岁、且无癌症病史这一受益是 9%[30]。在这种情况下，在普通 X 线片后进行计算机体层扫描（CT）或磁共振成像（MRI）可能更好。骨扫描可以转普通 X 线提前 3 ~ 18 个月发现骨转移是阳性的[31]。

CT 扫描

症状和普通 X 线片可指导进行计算机断层扫描成像[31]。CT 扫描比较繁琐，不便于携带，并且对骨骼的意义有限。对不能接受 MRI 或因为幽闭恐惧症无法忍受 MRI 过程的患者，骨扫描阳性病灶可用 CT 扫描明确。CT 扫描结合脊髓造影反映脊髓压迫[31,32]。CT 扫描将鉴别椎体血管瘤和转移灶，且不依赖骨破坏检测骨髓转移瘤（与正常脂肪、骨髓比，差异 > 20HU）[31,32]。

MRI

磁共振成像比骨扫描检测骨转移具有更高的灵敏度和特异性，但提供的参考价值有限。骨扫描仅检测 1/3 ~ 2/3 MRI 阳性发现的病灶[31,32]。转移灶中的含水量造成骨转移在 T_1 加权图像（在 T_1 图像上骨髓具有高信号）是低信号，在 T_2 加权图像是高信号[31,32]。转移灶周围可能出现明亮的 T_2 信号边缘（晕征）[31,32]。脂肪抑制 T_1 加权图像鉴别骨和骨髓局部的脂肪沉积和转移灶[31,32]。MRI 可将骨水肿、变性、炎症与骨转移和可见的骨髓转移鉴别[31,32]。钆增强 MRI 在脊髓软组织、硬膜外腔、椎管成像中很重要，但是骨成像不需要[31,32]。短时间反转恢复（short-tau inversion recovery，STIR）序列和冠状面和横切面有助于明确转移的部位和范围。脊柱转移瘤的模态图像可选择 MRI[29]。MRI 像骨扫描一样，易出现来源于弥漫骨髓和骨转移的超级扫描假影[31]。恶性骨折相比骨质疏松性骨折 T_1 序列降低，与累及椎弓根后路及硬膜外或椎旁肿块有关[29]。

肝转移

任何一种显像方式都存在因病灶大小带来的局限性：直径 < 1cm 的病灶很难发现。扫描肝转移瘤的关键是判断病灶的边界。由于病灶过小或者边界判断不清的关系，每次肝转移扫描都会有 1 ~ 4 个肝转移瘤被漏诊[33]。因为声窗、肥胖和肠道间积气，超声检查有一定的局限性。使用高频探头以及由经验丰富的超声医师操作可提高检出率[33]。因为肝转移病灶的动脉血流增多，所以应该使用多普勒超声进行检查。

CT 扫描判断转移病灶时需要应用碘造影剂进行增强扫描。在动脉期（早期）和门静脉期（晚期）分别注入造影剂，同时扫描图像[33]。肾癌、乳腺癌、黑色素瘤和肉瘤患者的转移病灶属于血运丰富型肿瘤，故在动脉期显影；而血运稀少型肿瘤则在门静脉期显影[33]。CT 门静脉造影术的造影方法是绕开肝动脉，直接在脾动脉或者肠系膜上动脉系统注入造影剂。因为肝血供多来自于门静脉，而肝转移瘤血供多来自于肝动脉，所以造影结果为肝被强化，而肝转移瘤未被强化[33]。

在 MRI 检查的 T2 相下，肝转移瘤被强化。应用钆（Gd）元素不会提高 MRI 对肝转移瘤的检出率。但肝细胞和（或）网状内皮细胞中蓄积的特异性物质（泰乃影 MnDPDP，钆贝葡胺 Gd-BOPTA）有助于提高检出率[33]。

肺部显像

初步评估方法包括胸部 X 线前后位及正侧位的检查。CT 扫描可以发现更多的肺转移瘤并且更好地确定 X 线上发现的病灶的性质。如果行增强 CT 扫描，则应该扩展扫描到肝和肾上腺这些常见的胸外转移区域[34]。胸部 CT 扫描通常也能够发现骨转移和腋窝淋巴结转移。在检测是否存在纵隔淋巴结受累时，CT 扫描的敏感性是 61%，特异性是 79%[34]。PET 扫描应用氟脱氧葡萄糖来显示转移瘤。其机制为：转移瘤的葡萄糖转运蛋白增多，而后者可以吸收氟脱氧葡萄糖。PET 扫描结合 CT 扫描可以更好地发现并定性微小病灶[35]。转移瘤和肺癌的特点是增强扫描敏感性。全身 PET 扫描可以发现远端转移，并且对某些特定的癌症，其可以替代骨扫描。PET 扫描不适用于大脑组织，通常进行大脑的扫描需要增强 CT 或者 MRI 检查。PET 扫描中的标准化摄取值（SUVs）的定量表达不仅能判断特殊病灶的良、恶性，同时还能协助判断预后[36]。

癌性疼痛治疗

多数癌症患者在经过抗肿瘤治疗、全身镇痛治疗和手术、放疗、心理和介入治疗等非药物治疗的联合治疗后，疼痛可得到明显的缓解[37]。世界卫生组织的癌性疼痛三阶梯治疗方案是指根据不同的疼痛强度，选择不同阶梯的镇痛药物[38]。轻度疼痛选择 NSAIDs 类药物或对乙酰氨基酚加辅助药；中度疼痛选择弱阿片类药物（可待因、曲马多和二氢可待因）加辅助药；重度疼痛选择强阿片类药物（吗啡、美沙酮、氢吗啡酮、羟考酮和芬太尼）加辅助药。在应用世界卫生组织癌性疼痛三阶梯治疗方案时，需要遵循以下 5 条原则：①首选口服用药；②慢性疼痛患者应该按时给药；③根据疼痛强度选择镇痛药物；④个体化治疗，因为不同个体对镇痛药物的反应不同；⑤持续关注治疗过程的具体细节[37-39]。阿片

类药物的应用剂量取决于疼痛强度及疼痛时间模式的变化。辅助镇痛药最早应用于对阿片类药物反应不好的疼痛患者，其应用依赖于疼痛的分类。

对初次使用阿片类药物的患者，建议每隔 4 小时口服一次普通吗啡 5mg，或者羟考酮 5mg，或者羟吗啡酮 1mg，并注意按时持续给药[40]。对于中重度疼痛并正在使用弱阿片类药物的患者，建议每隔 4 小时口服 10mg 即释吗啡[40]。或者对初次使用阿片类药物的患者，可每隔 12 小时口服 15mg 缓释吗啡来替代即释吗啡[38,39]。在应用即释吗啡 24 小时后、缓释吗啡 48 小时后，药物在体内达到稳态[38]。在达到稳态之前，不建议调整所服用药物的持续给药剂量。最终的按时持续给药剂量可达到每 4 小时 5mg，直至剂量＞250mg[41]。

在持续服用基础剂量的阿片类药物时，如果发生瞬间爆发痛，可常用的阿片类药物作为"解救"药物。关于"解救"剂量有一些建议如下：①如果需要的话，每 4 小时服用的剂量可以作为"解救"剂量，每 1～2 小时重复服用一次[38]；②服用每天总吗啡剂量的 10%～20%，或者其等价剂量[39]；③每隔 2 小时给予每 4 小时服用剂量的 50%[42]。爆发痛可能有如下原因：可预见的诱发因素、不可预见的诱发因素、自发性或者药物失效时发生。给药间期末发生的疼痛可通过增加持续应用的阿片药剂量的方法来解决[43]。一些学者认为给药间期末发生疼痛，提示持续应用的基础阿片类药物剂量不足，而不能单纯地认定其为爆发痛。

经皮芬太尼贴剂目前越来越多的应用于癌性疼痛的治疗。初始剂量是每小时 12μg，等价于每天 30mg 的口服吗啡[44]。目前市售的经皮芬太尼的常用贴剂包括骨架型贴剂和储池型贴剂。目前还缺乏关于这两种不同贴剂的生物等效性的系统试验和临床证据。一些病例报告描述了同样剂量的骨架型贴剂转化成储池型贴剂时，患者发生呼吸抑制的情况[44]。通常在使用经皮贴剂后的 12～40 小时之间达到药物峰浓度。所以在药物吸收过程中，最好不要过于频繁地更换贴剂，建议至少使用 48 小时。经口吗啡、经口腔黏膜吸收芬太尼或者经颊部吸收芬太尼都可以用于"解救"爆发痛[45]。或者，我们

也可以选择静脉或者皮下给予芬太尼的方式控制疼痛，进行剂量滴定时，其与经皮芬太尼的有效等价剂量按照 1:1 来换算。不同个体之间经皮吸收的芬太尼量差异很大，所以在换算后通常需要调整剂量[45]。

爆发痛通常在发作 2 ~ 5 分钟时达到高峰，在 30 ~ 60 分钟内缓解。50% 的爆发痛是自发的[46,47]。可预见的诱发疼痛和操作性疼痛是可以预先处理。多数爆发痛的开始和结束时间与口服阿片类镇痛药 的起效时间（≥ 30 分钟）不一致。缓解爆发痛所需的阿片药物剂量通常和持续应用的基础阿片药剂量无明确的关系，尤其是当应用经口腔黏膜吸收芬太尼或者经颊部吸收芬太尼的时候[48-50]。现在已经开发出了特殊的阿片类药物剂型，其可以绕过肝首过效应，快速起效和失效，使用简易，患者接受率很高（表 13-2 和表 13-3）[43]。

阿片药物滴定

如果在联合了持续应用的阿片药剂量和"解救"剂量之后，疼痛得到了控制，则应该将过去 24 小时内持续应用的剂量与"解救"剂量相加，并增加 30% ~ 50%，作为新的每日持续应用的阿片类药物剂量。如：一例患者每隔 12 小时服用缓

表 13-3　控制癌症爆发痛的相关推荐[47,49,50]

评估爆发痛的发生、发展和严重程度。

从疼痛发生机制的层面给予镇痛治疗：

- 使用单次放射治疗，双膦酸盐和放射性同位素治疗来治疗骨痛
- 若发生椎体骨折，行椎体成形术

采取措施来避免可能引起疼痛的诱发因素。

对于可预见的诱发疼痛和操作性疼痛给予预处理。

使用非阿片类镇痛药：

- 非甾体类抗炎药用于治疗骨痛
- 加巴喷丁、普加巴林用于治疗神经病理性自发性疼痛
- 氯胺酮用于"解救"脊髓镇痛
- 抗胆碱药用于治疗肠梗阻导致的腹痛

尽可能给予最大剂量的持续用阿片类药物，尤其是存在给药间期末疼痛的时候。

应用介入治疗手段：

- 神经破坏性阻滞
- 区域麻醉

应用行为方式、意向干预和精神 / 身体措施来协助镇痛。

在更换镇痛药物时注意评估爆发痛的发生与变化。

表 13-2*　治疗爆发痛的阿片药剂型[48]

经口腔黏膜吸收芬太尼

ACTIQ 枸橼酸芬太尼口服透黏膜剂（Cephalon Inc., Frazer, PA, USA）

经颊部吸收芬太尼

Fentora 枸橼酸芬太尼口含片（Cephalon Inc., Frazer, PA, USA）

Abstral 枸橼酸芬太尼口腔黏膜贴片（Prostakan, Galashiels, UK）

鼻内芬太尼

Instranyl（Nycomed, Zurich, Switzerland）

Nasalfent 枸橼酸芬太尼鼻喷剂（Archimedes Pharma, Reading UK）

* 在慢性疼痛控制后，通过滴定方法计算出"解救"剂量。

释吗啡 60mg，并在爆发痛时每隔 4 小时服用即释吗啡 20mg 作为"解救"剂量，在 24 小时内，其应用的吗啡总剂量为 120mg+80mg，即 200mg，其基础疼痛评分 > 7（NRS），那么应该把这个剂量增加 30%，即 260mg。所以，在接下来的 24 小时，新调整的阿片药剂量就应该是每 12 小时服用缓释吗啡 130mg，"解救"剂量调整为 30 ~ 45mg 吗啡，时间间隔根据需要调整为 1 ~ 2 小时[43]。

如果患者每天需要使用 4 次以上的"解救"剂量才能够控制疼痛，就应该将"解救"剂量加入到每日持续应用剂量里，除非其爆发痛具有可预见的诱发因素，可以通过提前处理来避免。

如果慢性疼痛已经可以很好地控制，但是爆发痛依然很剧烈，可以逐渐增加"解救"剂量（增加 30% ~ 50%）。或者也可以应用经口腔黏膜吸收芬太尼、经颊部吸收芬太尼或者经鼻芬太尼

来控制疼痛，使用时需要注意进行剂量滴定[48]。

控制急性疼痛的剂量方案

严重的急性疼痛的处理方法与慢性疼痛的处理方法不同。通常采用的办法是，每隔 1 ～ 2 分钟静脉推注 1 ～ 2mg 吗啡，直到疼痛明显缓解为止[51]。一般在 30 ～ 60 分钟内就能显示明显的效果。另外，也可以每隔 10 分钟给予 1.5mg 吗啡，或每隔 15 分钟给予 10 ～ 15mg 吗啡。这种给药方法要求临床医生在床边给药，并且准备好纳洛酮以免发生吗啡过量[51]。在给药过程中要不断地评估患者的疼痛强度，治疗目的是很好地控制疼痛，而不是完全无痛。除吗啡外，还可选择羟吗啡酮 0.2mg 或者芬太尼 20μg，每隔 1 ～ 2 分钟给药一次[51]。在剂量滴定后，可以将处理急性疼痛所需有效剂量的 1/3 ～ 1/4，以每小时持续输注的方法来控制疼痛。或者也可以将有效剂量换算成等效剂量的口服吗啡（有效剂量乘以 3），然后每隔 4 小时按时给药。对于既往有慢性疼痛，且存在阿片类药物耐受的患者，需要将有效剂量与持续服用的基础阿片药剂量联合，以免发生疼痛复发。

小剂量（40 ～ 100μg）的盐酸纳洛酮可以逆转阿片类药物引起的呼吸抑制，通常经静脉给药，直到患者意识恢复并且自主呼吸频率 > 10 次 / 分[52-55]。皮下或者经鼻给予纳洛酮可以逆转阿片类药物毒性反应。对于应用缓释吗啡、经皮芬太尼贴剂或者美沙酮的患者，可以考虑静脉持续输注纳洛酮[52-55]。

对阿片类药物不敏感的疼痛

通过以下三种方法来解决一些难以控制的慢性疼痛或者与剂量相关的不良反应（精神错乱、幻觉、肌阵挛、恶心、呕吐）：①更换阿片类药物；②更换给药途径；③减少阿片类用药（减少 30% ～ 50%），增加辅助用药[56-59]。一些因素可能提示患者对阿片药物的反应情况。神经病理性疼痛、爆发痛、阿片药物耐受和年轻患者可能提示对阿片药物的反应不好[59]。

阿片类药物替换

更换或者替换阿片药物可以减轻疼痛和不良

反应，一部分原因可能是减少了阿片药物之间的交叉耐受[56]。阿片药物替换的缺点或者说缺陷包括：目前的阿片药物转化剂量换算表大多数是根据单一剂量得到的结果，一些阿片药剂型的研究还很有限，对于第二种阿片药物可能发生潜在的药物交叉反应，且治疗费用也会增加[58]。由于不同个体之间的药物等效剂量的差异很大。因此，比值的置信区间很大[56]（表 13-4 和表 13-5）。

阿片类药物给药途径改变

为了控制疼痛及减少不良反应，可以改变阿片药给药途径，采用硬膜外或鞘内注射[60-64]。从口服改为胃肠外给予吗啡通常可以改善疼痛控制的情况，并减少不良反应。但在临床上，经常是因为大量口服片剂或者快速阿片类药物滴定导致黏膜炎、吞咽困难、恶心、呕吐、小肠瘘或肠梗阻等情况而改变给药方式[65]。通常当阿片类药替换和辅助用药都不能缓解疼痛或者因为不良反应而应用受到限制时，可开始使用硬膜外阿片类药物[65]。不能单纯因为全身阿片类药物控制疼痛效果不好而选择硬膜外给药。对于全身应用阿片类药而发生严重的阿片类药不良反应的患者，通过硬膜外途径给予低剂量的阿片类药可以起到好的效果[65]。对硬膜外镇痛治疗反应较好的疼痛排序如下：躯

表 13-4　药物等效镇痛剂量表[60,61]

阿片类药物	口服	胃肠道外给药
吗啡	30	10
羟吗啡酮	6	2 ～ 3
芬太尼	1:70 ～ 100	
羟考酮	20 ～ 30	
美沙酮	4 : 1（吗啡 < 90mg/d）	
	8 : 1（90mg/d < 吗啡 < 300mg/d）	
	12 : 1（300mg/d < 吗啡 < 1000mg/d）	
	15 ～ 20 : 1（吗啡 > 1000mg/d）	

等效剂量是建立在一定的临床环境基础上的，如器官功能、给药方式和个体遗传因素，后者会导致阿片类药物代谢及阿片受体活性不同[56,62,63]。等效镇痛比不是双向的等效参数，阿片类药物替换通常是前一种阿片药物结束应用的时候，第二种阿片药物开始应用。

表 13-5　阿片药物替换应用指南[56,62,63]

- 确定患者对于按时给药剂量与"解救"剂量的依从性良好。
- 排除其他可能导致类似阿片类药物毒性反应的病因（高钙血症、脑转移）。
- 考虑改变阿片药给药途径或者增加辅助镇痛药物来替代阿片药替换。
- 评估患者的临床状态（器官功能、性别、联合用药、需要替换阿片药的原因、既往对阿片药物反应、伴随疾病）。
- 如果是因为阿片类药毒性而需要替换药物，初始剂量应该选择比等效剂量少 30% ~ 50% 的剂量。
- 如果主要是因为疼痛而需要替换药物，初始剂量即为等效剂量。
- 高龄、体弱或者目前已经大量应用阿片类药物但存在阿片类药毒性反应的患者，替换的阿片药应从等效剂量的 50% 开始应用。
- 如果替换成美沙酮，需要谨慎小心。最好使用已经使用过的处方，并且参照其线性等效比（见表 14-4）。或者使用每天口服吗啡总剂量的 10%，单次最大剂量不超过 30mg，于需要时每隔 3 小时口服一次。

体持续性疼痛、内脏持续性疼痛、躯体间歇性疼痛、神经病理性间歇性或持续性疼痛和皮肤疼痛（癌症或者瘘管）[65]。硬膜外镇痛适用于仅有不到一个月的生存期限的患者[65]。硬膜外镇痛的适应证和禁忌证见表 13-6 和表 13-7。

表 13-6　硬膜外镇痛的适应证[65]

- 预期生存期短（通常≤1个月）
- 在应用了阿片药滴定、阿片药替换和全身辅助用药之后，患者出现不良反应并且阿片药耐受，而疼痛视觉模拟评分始终 > 6 分
- 神经病理性和躯体性疼痛
- 持续性兼有间歇性疼痛或者间歇性疼痛
- 患者接受此种镇痛方法
- 合适的社区医疗资源和支持系统，可以让患者在家使用硬膜外镇痛

表 13-7　硬膜外镇痛的禁忌证[65]

- 患者拒绝使用
- 缺乏合适的社区医疗系统支持或者非专业的护理支持
- 血小板计数 < 20 000
- 全身性凝血障碍或者遗传性出血性疾病
- 口服抗凝药物
- 可能导致骨髓抑制的化疗
- 硬膜外置管部位的放疗
- 硬膜外置管部位的肿瘤
- 未控制的感染
- 谵妄和认知障碍，导致不同意使用或者无法安全留置硬膜外导管
- 精神病、自杀风险

采用椎管内镇痛的患者通常是阿片类药耐受的患者，因而需要联合应用阿片类药物和局部麻醉药来提高镇痛效果[65-68]。肿瘤转移到椎体所导致的疼痛是最严重的疼痛之一。椎体的肿瘤转移通常转移到后方的棘突和椎板，不会影响常规的置管路径（依据疼痛部位对应的脊髓神经节段决定置管部位）[66]。在置管前要行 MRI 或者 CT 扫描检查来明确硬膜外腔有无肿瘤侵犯。患者自控硬膜外镇痛让患者在活动或者剧烈疼痛发作前自行给予单次追加剂量。暂时留置的硬膜外管可以安全地在床旁进行而不用担心感染，还可以做皮下隧道以提高硬膜外管的稳固性[65]。布比卡因的浓度控制在 0.1% ~ 0.25%，可乐定的用量从 10 ~ 15μg/ml 开始。可乐定和布比卡因都对神经病理性疼痛有治疗效果[65-68]。阿片类药物可以选择吗啡，对于吗啡反应不好的患者，也可以采用无防腐剂的羟吗啡酮或者芬太尼作为替换药物[68]。

鞘内用的阿片类药剂量通常比全身应用的阿片类药剂量至少低 100 倍。40% 的应用鞘内阿片类药的患者需要合用鞘内辅助用药（表 13-8）[66]。鞘内镇痛的适应证和禁忌证与硬膜外镇痛类似；但从远期并发症上看，鞘内置管和放置硬膜内泵比硬膜外置管和放置硬膜外泵的并发症要少。预期生存期 > 3 ~ 6 个月的患者，可考虑植入一个微

量泵来进行鞘内镇痛。大多数患者的疼痛强度能得到明显的减轻，疼痛明显缓解（视觉模拟评分降低 60% ~ 80%，疼痛缓解分级提高 60%)[66]。阿片类药物不良反应减少但没有完全消失（表 13-9）。全身应用和鞘内应用阿片类药物都可能发生一种罕见的不良反应：低促性腺功能型性腺功能减退症[69,70]。

表 13-8　鞘内镇痛辅助镇痛药[66-68]

局麻药

• 布比卡因	10mg ~ 30mg/d
• 罗哌卡因	10mg ~ 30mg/d

α-2 肾上腺能药物

• 可乐定	50 ~ 200µ/d

钙通道阻滞剂

• 齐考诺肽	0.01 ~ 0.05（mg/h 上至 19.4mg/d）

γ- 氨基丁酸受体激动剂

• 巴氯芬	最多 2mg/d
• 咪达唑仑	1 ~ 2.5mg/d

表 13-9　阿片类药物不良反应

- 便秘
- 尿潴留
- 恶心
- 呕吐
- 阳痿
- 瘙痒
- 镇静
- 梦魇
- 幻视
- 疲劳
- 口干
- 肌阵挛
- 外周水肿
- 痛觉过敏
- 呼吸抑制

鞘内应用阿片类药物最常见的不良反应是瘙痒。与系统性用药相比，排尿反射抑制更常见于鞘内使用阿片类药物。鞘内和系统性使用阿片类药物均可导致低促性腺激素型性腺功能减退症，导致面色潮红、出汗、性欲消失，以及可逆的停经症状[69,70]。

非甾体类抗炎药（NSAIDs）

NSAIDs 是镇痛药而不是辅助用药；然而 NSAIDs 像其他辅助用药一样联合阿片类药物使用。在一项针对使用 NSAIDs 和阿片类药物联合用药治疗术后疼痛的 Meta 分析中，联合用药时恶心、呕吐及镇静均有所减少，且镇痛效果比单独使用阿片类药物更好。NSAIDs 可以使阿片类药物用量减少 30%[71]。对于癌性疼痛，能证明联合使用 NSAIDs 和阿片类药物益处的证据较少。不同的试验其试验设计和研究对象均为异质性的，排除了 Meta 分析的可能[72]。NSAIDs 是优于安慰剂的，且在多项单独使用 NSAIDs 的试验中观察到了剂量反应效果。不存在某一特定的 NSAIDs 比其他同类更有效。14 项试验中有 9 项研究表明联合使用 NSAIDs 和阿片类药物治疗癌性疼痛有微小的益处，但是差异具有统计学意义[72]。疗效可能取决于联合用药中特定的 NSAIDs 和阿片类药物的种类。理论上，联合用药且替换使用 NSAIDs 和阿片类药物可以促进疼痛缓解[73]。

皮质类固醇

皮质类固醇具有阿片类药物镇痛效应[74]。皮质类固醇可减少脑转移所致的头痛和脊髓压迫所致的背痛。在骨转移内或其周围（肋骨及骶髂关节）以及硬膜外间隙注射可显著减少对阿片类药物滴定无效的局部疼痛[74-76]。半数接受姑息性治疗和临终项目的个体会在疾病的某一阶段接受皮质类固醇，不仅可用于治疗疼痛，还可减缓食欲下降和疲劳，并改善自我感觉[75,76]。治疗的益处是有限的[74,77,78]。为避免长期应用并发症，应在起效后逐渐减量至最低有效剂量。如果使用一周后未见效，应停止继续使用皮质类固醇。

辅助镇痛药

辅助镇痛药可平衡阿片类药物/镇痛不良反应间的比例，治疗指数更宽。辅助用药促使疼痛缓解，减少阿片类药物用量，由此减少阿片类药物的不良反应[79]。辅助用药的首选适应证不是疼痛，但对于某些疼痛可发挥镇痛作用并且可以在使用阿片类药物之前使用（在此情况下，"辅助镇痛药"是一个误称）[79]。药物种类的选择取决于疼痛的类型。某些辅助镇痛药对数种疼痛都会有效。例如，加巴喷丁对缓解神经病理性疼痛和骨痛有效[17]。辅助用药列于表 13-8、表 13-10 和表 13-11。

皮质类固醇减少骨痛并且改善患者的食欲下降。抗惊厥药物可治疗神经病理性疼痛并减少与脑转移相关的癫痫发作。[79] 同步综合征情况可能会有助于辅助用药的选择。根据需治疗人数（number need to treat, NNT），为治疗神经病理性疼痛加用单一辅助药物时，每三个个体中仅有一个会出现显著改善[80]。针对癌症的研究几乎没有，多数药物选择是基于治疗非恶性疼痛的经验。加巴喷丁和吗啡组合以及普瑞巴林和羟考酮组合，可在更大程度上改善神经病理性疼痛，且比单药治疗时降低各自的剂量[81-83]。理论上，在加巴喷丁类与阿片类组合基础上，加用一种抗抑郁药可以促进疼痛缓解；但已发表的联合应用两种辅

表 13-11　其他辅助药物[80,84,86]

药物	机制	每日剂量
安非他酮	多巴胺再摄取抑制剂	100～300mg
地塞米松	皮质类固醇	1～60mg
拉莫三嗪	钠通道阻滞剂，阻止谷氨酸释放	200～400mg
奥卡西平	钠通道阻滞剂	300～1600mg
左乙拉西坦	钙通道阻滞剂，拮抗抑制性 GABA/甘氨酸调质	1000～3000mg
巴氯芬	GABA 受体 β 阻滞剂	20～200mg
氯胺酮	NMDA 受体阻滞剂	100～500mg 口服 或 0.8mg/kg 静脉
氯硝西泮	GABA	2～4mg
美西律	局麻药，钠通道阻滞剂	100～300mg

表 13-10　辅助用药[80,84,86]

药物	作用机制	需治疗人数	每日剂量
卡马西平	钠通道阻滞剂	2.5	400～800mg
苯妥英	突触前谷氨酰胺，抑制突触前释放，钠通道	2.1	300～450mg
加巴喷丁	电压门控钙通道阻滞剂	2.9～4.3	900～3600mg
普瑞巴林	电压门控钙通道阻滞剂	4.2	150～600mg
阿米替林	单胺再摄取抑制剂	3.6	50～150mg
文拉法辛	选择性去甲肾上腺素/5羟色胺再摄取抑制剂	3.1	75～225mg
度洛西汀	选择性去甲肾上腺素/5羟色胺再摄取抑制剂	—	60～120mg
经皮利多卡因	钠通道阻滞剂	3.6～4.4	1%～3%，5% 贴片

助药物的经验非常有限[80]。

三环类抗抑郁药虽然有效，但存在许多不良反应，包括心脏毒性、体位性低血压、尿潴留、困倦及意识模糊。仲胺类三环抗抑郁药的抗胆碱能不良反应较少。文拉法辛、度洛西汀、米氮平以及安非他酮的耐受性更好[80,84,85]。

奥卡西平可替代卡马西平，以避免药物相互作用和脊髓抑制[86]。出于潜在的药物相互作用的可能，应避免使用苯妥英。普瑞巴林和加巴喷丁不仅减少疼痛强度，亦可改善疼痛相关的情绪状态并改善睡眠质量。两者均可在少数患者中产生眩晕、嗜睡、无力以及头痛。有报道普瑞巴林可致外周水肿[86]。这些抗惊厥药物与其他药物的相互作用几乎未曾报道。普瑞巴林是一种更强效的钙通道阻滞剂，具有剂量线性的药代动力学参数，因此具有优势。加巴喷丁的吸收取决于左旋氨基酸转运子，在大剂量时会发生饱和。由于较短的半衰期，加巴喷丁必须每日至少用药 3 次；普瑞巴林需每日用药两次[86]。疼痛的类型（如痛觉超敏、自发性刺痛或烧灼痛）并不能预测对任一种药物的反应。但个体的遗传特性很可能会决定疼痛反应[87]。

有报道系统性应用局麻药可减少疼痛[88]。最多报道的是静脉应用利多卡因或口服美西律。二者和卡马西平、金刚烷胺、加巴喷丁以及吗啡一样有效[86,88]。鉴于其心脏毒性风险，局麻药通常是三线辅助用药。

NMDA 受体拮抗剂减少中枢致敏和发条拧紧现象。NMDA 受体拮抗剂（氯胺酮）是一种受体状态依赖的非竞争性拮抗剂。氯胺酮亦可抑制单胺再摄取[89]。口服生物利用度为 20%；然而其代谢产物去甲氯胺酮为一活性 NMDA 受体阻滞剂。氯胺酮可引起高血压和快速型心律失常。少数患者在小剂量时发生认知功能并发症。应用劳拉西泮和氟哌利多可减少不良反应[89]。认知功能并发症更常见于有精神病史和人格障碍的患者。氯胺酮禁止用于谵妄患者[89]。

其他辅助药物和干预

双膦酸盐

已有 30 项用双膦酸盐缓解骨痛的随机试验被报道。在 4 周时需治疗人数为 11，在 12 周时为 7。损害需要人数（number need to harm, NNH）为 16[90]。双膦酸盐通常不会迅速起效。通常每月给予帕米膦酸二钠 60 ～ 90mg 或唑仑二膦酸盐 4mg。不良反应包括发热和治疗后疼痛。需依据肾功能调整剂量。与双膦酸盐相关的下颌骨坏死为其长期不良反应，尤其是那些在接受双膦酸盐治疗过程中拔牙的患者。在骨转移发生时，推荐早期使用双膦酸盐以预防骨折和其他骨骼并发症；它们可作为镇痛药或放疗不充分时的附加治疗[90]。另一种双膦酸盐，伊班膦酸盐，应用其负荷剂量可快速缓解骨痛。4 ～ 6 天的静脉负荷剂量（4 ～ 6mg/d）并不产生肾毒性并可在 7 天内减缓疼痛[91]。

小规模、前瞻性、非随机及随机试验已表明可用鲑鱼降钙素缓解骨痛[92-96]。每日皮下给予 100 ～ 400μ。其不良反应非常小。降钙素可被用于肾衰竭的患者，以替代 NSAIDs。一项研究发现降钙素可引起血液中 β 内啡肽水平的增加，且与疼痛逐渐缓解相关[94]。

放射性同位素

三种同位素——磷 -31、锶以 -89 及钐 -153——对骨有亲和性[97,98]。它们聚集在骨转移灶周围的骨骼重塑区域。这些同位素发射 β 射线，不会使患者亲属暴露于放射危险[97]。放射性同位素可在 1 ～ 6 个月的时间内缓解疼痛。其不良反应为白细胞减少症和血小板减少症[97]。

影像介导的治疗

介入治疗措施

经皮乙醇注射可导致肿瘤脱水和凝固性坏死，在 24 ～ 48 小时内产生骨转移疼痛的缓解。在小的转移灶（3 ～ 6cm）中可观察到最佳结果[98]。74% 的患者在 4 ～ 10 周内疼痛缓解。23% 的患者在肿瘤进展时会再次出现疼痛。在治疗后 2 ～ 4 个月可能发生这种情况。乙醇注射不改变骨骼的机械稳定性；对由于机械不稳定性造成的疼痛较少起效。乙醇可扩散至重要结构或进入关节，导致疼痛、残疾或神经损伤[98]。

射频消融利用电极针和交流电使肿瘤凝固性坏死。通过交流电产生的摩擦热造成肿瘤坏死。使用这种方法时肿瘤应 < 4cm。通常需要进行多次消融。近 60% 的患者在 4 周内疼痛缓解，95% 的患者在 12 周内缓解[95]。并发症发生率较低。不良反应包括接地板引起的烧伤以及迟发骨折。禁忌证为肿瘤邻近重要结构，病变较大（≥ 10cm）及增生病变。射频消融不增加骨骼稳定性，所以治疗后仍可能发生骨折[98]。

经皮椎体成形术和后凸成形术多用来治疗疼痛且机械不稳定的椎体转移。一项最近的在骨质疏松性骨折中椎体成形术对假手术的随机试验未能证明椎体成形术的益处[99]。后凸成形术通过球囊填塞来重建椎体高度，之后用骨水泥（聚甲基丙烯酸甲酯）填充椎体，由此区别于椎体成形术。后凸成形术可缓解疼痛并改善功能预后[100]。无症状性水泥外渗发生率 < 10%。90% 的患者后凸得到纠正，平均纠正 7.6°[100]。

使用聚乙烯醇颗粒动脉栓塞可减少疼痛和血运丰富肿瘤（如甲状腺、神经内分泌肿瘤、肾黑素瘤、血管肉瘤）的出血。一般肿瘤，如乳腺癌、结肠癌、肺癌为低血供，因此栓塞治疗疗效较差[98]。栓塞可用于治疗不适宜手术或放疗的转移灶，也可用于减少术中出血。疼痛可在 24 小时内缓解。术后可有一过性的局部疼痛，发热等不适。严重并发症（截瘫、四肢瘫、主动脉撕裂）的发生率为 1% ～ 2%[98]。

腹腔神经丛阻滞通常在上腹部内脏痛的患者中实施[101]。靶点为膈脚前间隙和膈脚后间隙。对腹腔神经丛阻滞无反应的患者可考虑内脏神经丛阻滞。治疗后可能发生局部疼痛、低血压和腹泻。多数不良反应是暂时的。

对于单侧疼痛局限于数个脊髓节段的患者，破坏性中枢神经系统阻滞可能使其获益[102]。背根神经切断术切断了特定节段的痛觉传入途径而不产生运动功能缺损。在由肺上沟癌引起的臂丛病变中可使患者获益[102]。联合脊髓切开术切断了在白质前连合处越过中线的痛温觉纤维。此手术可以缓解顽固性双侧和中线的盆腔和会阴痛[102]。前部脊髓切断术可切断含有痛温觉纤维而不含运动纤维的脊髓丘脑前束，可以缓解对侧躯体的疼痛而不影响运动功能。最后，丘脑切开术在80%的患者中可缓解中线和双侧疼痛。疼痛复发约

30%。不良反应包括意识模糊、认知功能缺损及定向力障碍[102]。

结论

大多数进展期癌症患者及相当一部分早期癌症患者会经历癌性疼痛。疼痛可能与治疗有关或由合并症引起。慢性疼痛通常伴有疼痛的一过性发作。疼痛评估是疼痛管理中至关重要的部分。疼痛的强度和时间特点指导剂量选择策略。药物选择应基于WHO的镇痛原则三阶梯。疼痛未能缓解或发生不良反应的患者可选择阿片类药物转换或改变用药途径，或者加用辅助镇痛药物。对那些阿片类药抵抗的疼痛患者，非药物手段包括放疗、手术、神经破坏性阻滞，以及消融等方法可能改善疼痛。

参考文献

1. Rustøen T, Fosssi SD, Skarstein J, et al. The impact of demographics and disease-specific variables on pain in cancer patients. *J Pain Symptom Manage.* 2003;26:696–704.
2. Beck SL, Falkson G. Prevalence and management of cancer pain in South Africa. *J Pain Syst Manage.* 2001;94:75–84.
3. Strohbuecker B, Mayer H, Evers GC. Pain prevalence in hospitalized patients in a German university teaching hospital. *J Pain Symptom Manage.* 2005;29:498–506.
4. van den Beuken MHJ, de Rijke JM, Kessels AG, et al. Prevalence of pain in patients with cancer: a systematic review of the past 40 years. *Ann Oncol.* 2007;18:1437–1449.
5. Caraceni A, Portenoy RKa working group of the IASP Task Force on Cancer Pain. An international survey of cancer pain characteristics and syndromes. *Pain.* 1999;82:263–274.
6. Attal N, Fermanian C, Fermanian J, et al. Neuropathic pain: are there distinct subtypes depending on the aetiology or anatomical lesion? *Pain.* 2008;138:343–353.
7. D'Mello R, Dickenson AH. Spinal cord mechanisms of pain. *Br J Anaesth.* 2008;101:8–16.
8. Harvey VL, Dickenson AH. Mechanisms of pain in nonmalignant disease. *Curr Opin Support Palliat Care.* 2008;2:133–139.
9. Aurilio C, Pota V, Pace AC, et al. Ionic channels and neuropathic pain: physiopathology and applications. *J Cell Physiol.* 2007;215:8–14.
10. Rogers M, Tang L, Madge DJ, et al. The role of sodium channels in neuropathic pain. *Semin Develop Biol.* 2006;17:571–581.
11. Burian M, Geisslinger G. COX-dependent mechanisms involved in the antinociceptive action of NSAIDs at center and peripheral sites. *Pharmacol Ther.* 2005;107:139–154.
12. Murakami M, Kudo I. Prostaglandin E synthase: a novel drug target for inflammation and cancer. *Curr Pharmacol Design.* 2006;12:943–954.

13. Snyder SH. Opiate receptor revisited. *Anesthesiology.* 2007;107:659–661.
14. Pasternak GW. Molecular biology of opioid analgesia. *J Pain Symptom Manage.* 2005;29(5S):S2–S9.
15. Trescot AM, Datta S, Lee M, et al. Opioid pharmacology. *Pain Physician.* 2008;11:S133–S153.
16. Urch CE, Donovan-Rodriguez T, Dickenson AH. Alterations in dorsal horn neurons in a rat model of cancer-induced bone pain. *Pain.* 2003;106:347–356.
17. Carceni A, Zecca E, Martini C, et al. Gabapentin for breakthrough pain due to bone metastases. *Palliat Med.* 2008;22:392–393.
18. Regan JM, Peng P, Chan VWS. Neurophysiology of cancer pain: from the laboratory to the clinic. *Curr Rev Pain.* 1999;3:214–225.
19. Ji RR, Strichartz G. Cell signaling and the genesis of neuropathic pain. *Science.* 2004;252:14.
20. Finnerup NB, Sindrup S, Jensen T. Chronic neuropathic pain: mechanisms, drug targets and measurement. *Fundam Clin Pharmacol.* 2007;(21):129–136.
21. Caraceni A, Cherny N, Fainsinger R, et al. Pain measurement tools and methods in clinical research in palliative care: recommendations of an expert working group of the European Association of Palliative Care. *J Pain Symptom Manage.* 2002;(3):239–255.
22. Hjermstad MJ, Gibbins J, Haugen DF, et al. Pain assessment tools in palliative care: an urgent need for consensus. *J Palliat Med.* 2008;22:895–903.
23. Klepstad P, Hilton P, Moen J, et al. Self-reports are not related to objective assessments of cognitive function and sedation in patients with cancer pain admitted to a palliative care unit. *Palliat Med.* 2002;(6):513–519.
24. Turk DC, Dworkin RH, McDermott MP, et al. Analyzing multiple endpoints in clinical trials of pain treatments: IMMPACT recommendations.

Initiative on methods, measurement, and pain assessment in clinical trials. *Pain.* 2008;(3):485–493.
25. Jenson MP, Karoly P, Braver S. The measurement of clinical pain intensity: a comparison of six methods. *Pain.* 1986;27:117–126.
26. Dworkin RH, Turk DC, McDermott MP, et al. Interpreting the clinical importance of group differences in chronic pain clinical trials: IMMPACT recommendations. *Pain.* 2009;146:238–244.
27. Farrar JT, Berlin JA, Strom BL. Clinically important changes in acute pain outcome measures: a validation study. *J Pain Symptom Manage.* 2003;25:406–411.
28. Dworkin RH, Turk DC, Wyrwich KW, et al. Interpreting the clinical importance of treatment outcomes in chronic pain clinical trials: IMMPACT recommendations. *J Pain.* 2008;(2):105–121.
29. Soderlund V. Radiological diagnosis of skeletal metastases. *Eur Radiol.* 1996;6:587–595.
30. Jacobson AF. Musculoskeletal pain as an indicator of occult malignancy: yield of bone scintigraphy. *Arch Intern Med.* 1997;157:105–109.
31. White AP, Kwon BK, Linskog DM, et al. Metastatic disease of the spine. *J Am Acad Orthop Surg.* 2006;14:587–588.
32. Rosenthal DI. Radiological diagnosis of bone metastases. *Cancer.* 1997;80:1595–1607.
33. Mahfouz AE, Hamm B, Mathieu D. Imaging of metastases to the liver. *Eur Radiol.* 1996;6:607–614.
34. Gould MK, Kuschner WG, Rydzak CE, et al. Test performance of positron emission tomography and computer tomography for mediastinal staging in patients with non-small-cell lung cancer: a methanalysis. *Ann Intern Med.* 2003;(22):879–892.
35. Pfister DG, Johnson DH, Azzoli C, et al. American Society of Clinical Oncology treatment of nonresectable non-small-cell lung cancer guidelines: update 2003. *J Clin Oncol.*

2004;22:330–353.

36. Pastorino V, Landoni C, Marchiano A, et al. Fluorodeoxyglucose uptake measured by positron emission tomography and standardized uptake value predicts long-term survival of CT screening detected lung cancer in heavy smokers. *J Thorac Oncol.* 2009;4:1352–1356.

37. Jost L. Management of cancer pain: ESMO clinical recommendations. *Ann Oncol.* 2007;18:92–94.

38. Hanks GW, de Conno F, Cherny N, et al. Morphine and alternative opioids in cancer pain: the EAPC recommendations. *Br J Cancer.* 2001;84:587–593.

39. Krakowski I, Theobald S, Balp L, et al. Summary version of the standards, options and recommendations for the use of analgesia for the treatment of nociceptive pain in adults with cancer (update 2002). *Br J Cancer.* 2003;89(suppl 1): S67–S72.

40. Ripamonti C, Tiziana C, Fagnoni E, et al. Normal-release oral morphine starting dose in cancer patients with pain. *Clin J Pain.* 2009;25:386–390.

41. Fallon M, Hanks G, Cherny N. Principles of control of cancer pain. *Brit Med J.* 2006;(7458):1022–1024.

42. Sawe J, Dahlstrom B, Rane A. Steady-state kinetics and analgesic effect of oral morphine in cancer patients. *Eur J Clin Pharmacol.* 1983;24:537–542.

43. Walsh D, Rivera NI, Davis MP, et al. Strategies for pain management: Cleveland Clinic Foundation guidelines for opioid dosing for cancer pain. *Support Cancer Ther.* 2004;1:157–164.

44. Walter C, Felden L, Lotsch J. Bioequivalence criteria for transdermal fentanyl generics. *Clin Pharmacokinet.* 2009;48:625–633.

45. Grond S, Radbruch L, Lehmann K. Clinical pharmacokinetics of transdermal opioids. *Clin Pharmacokinet.* 2000;38:59–89.

46. Foster D, Upton R, Christrup L, Popper L. Pharmacokinetics and pharmacodynamics of intranasal versus intravenous fentanyl in patients with pain after oral surgery. *Ann Pharmacother* 2008;42:1380–1387.

47. Portenoy RK, Hagen NA. Breakthrough pain: definition, prevalence and characteristics. *Pain.* 1990;41:273–281.

48. Zeppetella G, Ribeiro MDC. Opioids for the management of breakthrough (episodic) pain in cancer patients. Review. *The Cochrane Collaboration.* 2009;1–19.

49. Casuccio A, Mercadante S, Fulfaro F. Treatment strategies for cancer patients with breakthrough pain. *Expert Opin Pharmacol.* 2006;10:947–953.

50. Hagen NA, Biondo P, Stiles C. Assessment and management of breakthrough pain in cancer patients: current approaches and emerging research. *Curr Pain Headache.* 2008;12:241–248.

51. Davis MP, Weissman DE, Arnold RM. Opioid dose titration for severe cancer pain: a systematic evidence-based review. *J Palliat Med.* 2004;7:462–468.

52. Goodrich PA. Naloxone hydrochloride: a review. *AANA.* 1990;58:14–16.

53. Kerr D, Kelly AM, Dietze P, et al. Randomized controlled trial comparing the effectiveness and safety of intranasal and intramuscular naloxone for the treatment of suspected heroin overdose. *Addiction.* 2009;104:2067–2074.

54. Bradberry JC, Raebel MA. Continuous infusion of naloxone in the treatment of narcotic overdose. *Drug Intell Clin Pharmacol.* 1981;15:945–950.

55. Wanger K, Brough L, Macmillan I, et al. Intravenous vs. subcutaneous naloxone for out-of-hospital management of presumed opioids overdose. *Acad Emerg Med.* 1998;5:293–299.

56. Knotkova H, Fine PG, Portenoy RK. Opioid rotation: the science and the limitations of the equianalgesic dose table. *J Pain Symptom Manage.* 2009;(3Z):426–439.

57. Mercadante S. Recent progress in the pharmacotherapy of pain. *Expert Rev Anticancer Ther.* 2001;1:487–494.

58. Estfan B, LeGrand SB, Walsh D, et al. Opioid rotation in cancer patients: pros and cons. *Oncology.* 2005;19:511–516; 516-518; 521-523; 527-528.

59. Ahmedzai SH, Boland J. Opioids for chronic pain: molecular and genomic basis of actions and adverse effects. *Curr Opin Support Palliat Care.* 2007;1:117–125.

60. Anderson R, Saiers JH, Abram S, et al. Accuracy in equianalgesic dosing conversion dilemmas. *J Pain Symptom Manage.* 2001;(5):397–406.

61. Pereira J, Lawlor P, Vigano A, et al. Equianalgesic dose ratio for opioids, a critical review and proposals for long-term dosing. *J Pain Symptom Manage.* 2001;(2):672–687.

62. Shaheen P. Opioid equianalgesic tables: are they equally dangerous. *J Pain Symptom Manage.* 2009;38:409–417.

63. Fine P, Portenoy RK. Establishing "best practices" for opioid rotation: conclusions of an expert panel. *J Pain Symptom Manage.* 2009;38:418–425.

64. Mercadante S. Opioid poorly-responsive cancer pain. Part 3. Clinical strategies to improve opioid responsiveness. *J Pain Symptom Manage.* 2001;21:338–354.

65. DuPen SL. Epidural techniques for cancer pain management: when, why and how? *Curr Rev Pain.* 1999;3:183–189.

66. Buchheit T, Rauck R. Subarachnoid techniques for cancer pain therapy: when, why and how? *Curr Rev Pain.* 1999;3:198–205.

67. Eisenach JC, DuPen S, Dubois M, et al. Epidural clonidine analgesia for intractable cancer pain. *Pain.* 1995;61:391–399.

68. Newsome S, Frawley BK, Argoff CE. Intrathecal analgesia for refractory cancer pain. *Curr Pain Headache Rep.* 2008;12:249–256.

69. Finch PM, Roberts LJ, Price L, et al. Hypogonadism in patients treated with intrathecal morphine. *Clin J Pain.* 2000;16:251–254.

70. Rajagopal A, Vassilopoulou-Sellin R, Palmer JL, et al. Symptomatic hypogonadism in male survivors of cancer with chronic exposure to opioids. *Cancer.* 2004;100:851–858.

71. Marret E, Kurdi O, Zufferey P, et al. Effects of nonsteroidal anti-inflammatory drugs on patient-controlled analgesia morphine side effects. *Anesthesiology.* 2005;102:1249–1260.

72. McNicol E, Strassels SA, Goudas L, et al. NSAIDs or paracetamol, alone or combined with opioids, for cancer pain. *Cochrane Database Syst Rev.* 2005;(1):1–2.

73. Zelcer S, Kolesnikov Y, Kovalyshyn I, et al. Selective potentiation of opioid analgesia by nonsteroidal anti-inflammatory drugs. *Brain Res.* 2005;151:156.

74. Twycross R. The risks and benefits of corticosteroids in advanced cancer. *Drug Saf.* 1994;11:163–178.

75. Rousseau P. The palliative use of high-dose corticosteroids in three terminally ill patients with pain. *Am J Hospice Palliat Care.* 2001;18:343–346.

76. Woolridge JE, Anderson CM, Perry MC. Corticosteroids in advanced cancer. *Oncology.* 2001;15:225–234.

77. Lundstrom SH, Furst CJ. The use of corticosteroids in Swedish palliative care. *Acta Oncol.* 2006;45:430–437.

78. Gannon C, McNamara P. A retrospective observation of corticosteroid use at the end of life in a hospice. *J Pain Symptom Manage.* 2002;24:328–334.

79. Lussier D. Adjuvant analgesics in cancer pain management. *Oncologist.* 2004;9:571–591.

80. Kong VK, Irwin MG. Adjuvant analgesics in neuropathic pain. *Eur J Anaesthesiol.* 2009;26:96–100.

81. Gilron I, Mitchell M. Combination pharmacotherapy for neuropathic pain: current evidence and future directions. *N Engl J Med.* 2005;5:823–830.

82. Gatti A. Controlled-released oxycodone and pregabalin in the treatment of neuropathic pain: results of a multi-center Italian study. *Eur Neurol.* 2009;61:129–137.

83. Doggrell SA. Pregabalin or morphine and gabapentin for neuropathic pain. *Expert Opin Pharmacol.* 2005;6:2535–2539.

84. Knotkova H, Pappagallo M. Adjuvant analgesics. *Anesthesiol Clin.* 2007;25:775–786.

85. Semenchuk MR, Sherman S, Davis B. Double-blind, randomized trial of bupropion SR for the treatment of neuropathic pain. *Neurology.* 2001;57:1583–1588.

86. Guay D. Oxcarbazepine, topiramate, zonisamide and levetiracetam: potential. *Am J Geriatr Pharmacol.* 2003;1:18–37.

87. Chesler E, Ritchie J, Kokayeff A, et al. Genotype-dependence of gabapentin and pregabalin sensitivity: the pharmacogenetic medication of analgesia is specific to the type of pain being inhibited. *Pain.* 2003;106:325–335.

88. Challapali V, Tremont-Lukats IW. Systematic administration of local anesthetic agents to relieve neuropathic pain. *Cochrane Database Syst Rev.* 2005;(4): CCD003345.

89. Okon T. Ketamine: an introduction for the pain and palliative medicine physician. *Pain Physician.* 2007;10:493–500.

90. Wong R, Wiffin PJ. Bisphosphonates for the relief of pain secondary to bone metastases. *Cochrane Database Syst Rev.* 2006;(3):1–124.

91. Mancini I, Dumon JC, Body JJ. Efficacy and safety of ibandronate in the treatment of opioid-resistant bone pain associated with metastatic bone disease: a pilot study. *J Clin Oncol.* 2004;22:3587–3592.

92. Tsavaris N, Kopterides P, Kosmas C, et al. Analgesic activity of high-dose intravenous calcitonin in cancer patients with bone metastases. *Oncol Rep.* 2006;16:871–875.

93. Schiraldi GF, Soresi E, Locicero S, et al. Salmon calcitonin in cancer pain: comparison between two different treatment schedules. *Int J Clin Pharmacol Ther Toxicol.* 1987;25:229–232.

94. Mystakidou K, Befon S, Hondros K, et al. Continuous subcutaneous administration of high-dose salmon calcitonin in bone metastasis: pain control and beta-endorphin plasma levels. *J Pain Symptom Manage.* 1999;18:323–330.

95. Roth A, Kolaric K. Analgetic activity of calcitonin in patients with painful osteolytic metastases of breast cancer: results of a controlled randomized study. *Oncology.* 1986;43:283–287.

96. Martinez-Zapata R, Roque M, Alonso-Coello P, et al. Calcitonin for metastatic bone pain. *Cochrane Database Syst Rev.* 2006;(3) CD003233.

97. Callstrom MR, Charboneau JW, Goetz MP, et al. Image-guided ablation of painful metastatic bone tumors: a new and effective approach to a difficult problemv. *Skeletal Radiol.* 2006;35:1–15.

98. Sabharwal T, Salter R, Adam A, et al. Image-guided therapies in orthopedic oncology. *Orthop*

Clin North Am. 2006;(1):105–112.

99. Buchbinder R, Osborne RH, Ebeling PR, et al. A randomized trial of vertebroplasty for painful osteoporotic vertebral fractures. *N Engl J Med.* 2009;361:557–568.

100. Bouza C, Lopez-Cuadrado T, Cediel P, et al. Balloon kyphoplasty in malignant spinal fractures: a systematic review and meta-analysis. *BMC Palliat Care.* 2009;8:12.

101. Yamamuro M, Kusaka K, Kato M, et al. Celiac

plexus block in cancer pain management. *Exp Med.* 2000;192:1–18.

102. Lordon SP. Interventional approach to cancer pain. *Curr Pain Headache Rep.* 2002;6:202–206.

癌症相关性疲劳 **14**

Barbara F.Piper

李秀琴 译校

癌症相关性疲劳 cancer-related fatigue（CRF），与正常健康人群感受到的疲劳是完全不同的[1-3]。与通常的疲劳相比，CRF 是指不能通过好好的睡觉或充分休息而缓解的异常疲劳；疲劳程度与体力消耗不成比例[4]，还会影响机体的一些功能[5]。这种异常的疲劳通常发生在重大疾病发生前或伴随于疾病的发生和治疗过程中。CRF 可以在任何年龄组的患者中发生，在癌症患者和癌症幸存者中经常与其他症状，如疼痛、抑郁、失眠等同时发生或形成症候群很少单独出现[6]。

CRF 的意义

CRF 是癌症患者最常见的、导致患者痛苦的症状之一[7]，甚至有些患者认为其较疼痛、恶心、呕吐等症状更令人痛苦[8]。它可以从各个方面降低癌症患者的生活质量（Quality of Life, QOL）[7]。CRF 限制化疗剂量、延长化疗间隔时间、进而影响治疗频率[9]。对于一些新的靶向药物来说，如酪氨酸激酶抑制剂——索拉非尼（sofafenib）、舒尼替尼（sunitinib）和 mTOR 抑制剂 temsirolimus，疲劳是其剂量限制性不良反应之一[10,11]。CRF 还会影响患者对治疗的依从性，甚至影响生存期[12]。

CRF 的流行病学

调查发现，约 70% ~ 100% 的癌症患者在诊断和治疗期间经历过 CRF[7]。虽然所有抗癌治疗的方法都可能导致 CRF，但关于 CRF 的发病率和表现形式，绝大多数信息是来自于对化疗和（或）放疗患者的研究[5]。

CRF 与化疗

据报道，80% ~ 90% 接受化疗（CT）的癌症患者会感到 CRF，其患病率和表现形式随着化疗药物、给药途径（静脉 vs. 口服）、给药频率（每日、每周或每月）及治疗周期强度（每周或每 2 周 vs. 每月一次）的不同而存在差异[13]。在口服化疗药物或新的靶向治疗药物的早期临床试验中，关于 CRF 发生率报道很少[5]。最近一项针对早期乳腺癌患者的研究发现，在治疗期间患者的疲劳程度随时间明显增加，而与化疗方案无关（剂量

密集型紫杉醇方案、标准剂量紫杉醇方案、无紫杉醇标准剂量方案）。患者在化疗开始时，感到轻度疲劳，治疗第 4 和第 8 疗程时感到中等程度疲劳，在末次化疗结束后 30 天可恢复到轻度疲劳[14]。但是该研究关于乳腺癌患者是否在身体状态最差时，其疲劳感最重的结果是自相矛盾的[14]。

CRF 与放疗

在体外放射治疗（external beam radiation therapy, RT）期间，CRF 是一个普遍存在的症状，70% ~ 100% 的患者经历了 CRF 程度逐渐增加的过程，通常在放疗进行到 4 ~ 6 周时疲劳感达到高峰并进入平台期，随后逐渐下降。因此，医生应提前告诉患者，在治疗过程中可能出现 CRF。否则，患者会误以为疾病在治疗期间没有好转反而加重，并担心治疗对他们没有发挥作用[5,7]。尽管放疗患者常常存在 CRF，但是并不是所有的患者都会提出相关主诉。因此，应该针对放疗过程中的患者发生 CRF 情况个体差异性和预测指标进行研究[15]。关于 CRF 与放疗关系的数据多数来源于体外放疗 4 ~ 6 周的患者。然而，在其他形式放疗如腔内放疗（如插植和近距离放射治疗），或短期姑息放疗（为了控制局部疾病或骨痛这样的症状），患者的 CRF 变化形式几乎没有报道[5]。有研究报道，联合应用不同的治疗方法时，如放化疗联合使用[16]，CRF 的发生率增加。但是这些横向研究的结果需要纵向研究进一步证实。

CRF 与其他形式的治疗

有关手术治疗或住院治疗的癌症患者 CRF 的研究很少。一项研究报道显示长期住院的癌症患者疲劳感会增加[17]。在接受生物治疗或免疫治疗如白细胞介素 -2 和干扰素 -α 的患者中，CRF 是一种剂量限制性毒性反应[5]。据报道，接受干扰素治疗的患者，70% 发生 CRF[18]。在接受激素治疗的癌症患者中，疲劳的发生情况尚未见此较好的报道[18,19]。在男性前列腺癌的抗激素治疗中发现，在研究的开始阶段 14% 的患者存在有严重疲劳，在治疗开始和随后的三个月里疲劳的发生率和程度明显增加，约 2/3 的患者出现严重的 CRF[5,20]。

CRF 与癌症种类、期别的关系

很少有在不同类型和不同期别癌症患者中比

较 CRF 严重程度的报道。有报道称晚期恶性肿瘤[21] 伴发其他疾病或合并症的患者 CRF 的严重程度增加[22]，如发生转移的患者，疲劳的发生率超过 75%[5,7]。

CRF 的定义

CRF 的主观感受和对机体功能的影响

文献中可以找到许多关于 CRF 的定义[5]。其中最常用的是美国国家综合癌症网络（National Comprehensive Cancer Network, NCCN）定义，即：CRF 是一种痛苦的、持续存在的与癌症或癌症治疗相关的身体、情绪和（或）认知疲劳或精疲力尽的主观感受，这种疲劳感与近期的体力消耗不成正比，并且影响机体的功能[7]。因此，CRF 的主观感受和对机体功能的影响是其重要的特性，可用其与健康人的疲劳相鉴别[5]。

患者用来形容 CRF 感受的词语会因语言、文化差异而有所不同，也会因疾病程度和治疗的阶段而有所不同，如在治疗期间、无瘤生存期（无肿瘤证据，终止治疗期间）和临终前姑息治疗时[5]。如虚弱该症状在晚期或无法治愈的恶性肿瘤患者中[21] 多与 CRF 伴随发生，这些患者也可能同时伴有食欲不振（厌食）、体重减轻和肌肉萎缩；而早期的、肿瘤限于局部的患者描述 CRF 感受时，则很少使用虚弱这个词[5]。此外，患者用来形容自己疲劳的感受和对他们行为（即睡眠质量、认知能力、精力、情绪反应、对身体的控制能力、社会交往能力）的影响时使用的词汇通常可以分为疲倦、乏力和精疲力尽[23,24]。

CRF 严重程度的评价标准

为了对 CRF 患者更好的分类和在横向研究人群中能更好的进行比较，临床医生和研究人员开始开发和使用关于"CRF 严重程度的评价标准"，并达成共识[25]。如使用从 0 ~ 10 的数值评分量表（NRS）评价过去的一周内 CRF 的严重程度，0 为无疲劳和 10 为最严重的疲劳，程度级别分类为：0= 无症状，1 ~ 3= 轻度，4 ~ 6= 中度，7 ~ 10= 严重，≥4 分被一些研究者推荐为给予临床干预和研究的界限[26-28]。应用 CRF 评价标准对患者进行分类，可以鉴别出需临床治疗的 CRF，进而指导治疗策略的制定；并且使研究者能够获取疲劳患病率有意义的评价[29]。应该制定更多的标准来评价 CRF，从而更好地获取及描述不同患者群体中有临床意义的疲劳，如正在进行积极治疗的、没有肿瘤和不再接受治疗的（无瘤生存者）以及晚期肿瘤或正在接受临终前姑息治疗的患者[24]。

CRF 综合征的诊断标准

1998 年，第一个 CRF 严重程度评价标准被推荐为 CRF 综合征的系列诊断标准[30]。这些标准被纳入世界卫生组织（WHO）国际分类疾病 -10 的临床修订（WHO ICD-10-CM）美国版本。但从未被提交给疾病控制和预防中心（CDC）（D. Pickett, personal communication, December 8, 2008）。在最近的国际 CRF 研讨会议上[31]，与会者普遍认为此诊断标准缺乏足够的临床证据。它仅依据每 2 周接受一次化疗的患者而制定的。因此，认为此诊断标准过高，使许多存在 CRF 的患者不符合诊断标准，导致 CRF 的患病率远低于预期。还有些研究评价了此标准在不同癌症人群中的应用情况。

CRF 发生机制

尽管 CRF 的患病率很高，但其发生机制尚不清楚。此领域目前是研究和讨论的热点。最近的一些综述[18,38-40] 提出了 CRF 的几个可能的发生机制，包括细胞因子基因多态性[41-44]、昼夜节律改变、免疫功能失调、5- 羟色胺和神经递质失调[18,19]、前炎性细胞因子[18]、下丘脑—垂体—肾上腺轴功能失调[18,39,46]、血管内皮生长因子[18]、迷走神经传入激活[18] 和三磷酸腺苷代谢链断裂[18]。

最近，来自于多个独立的工作研究小组将这些看似不同的机制整合起来，形成了一个建立在各种应激因素基础上的概念模型，这些应激因素包括：疼痛、癌症、癌症相关的治疗和其它合并疾病，合并疾病包括能激活炎症反应的心理压力[38,44,47,48]。作为应激因素所产生的固有炎症免疫反应的一部分，细胞因子的释放改变了睡眠—觉醒周期，从而导致神经内分泌系统的调节紊乱，尤其下丘脑—垂体—肾上腺轴（HPA）和其相关的糖皮质激素紊乱[38]，这样的相互作用导致炎症反应的无法控制和免疫炎性细胞因子的释放增加，从而与调节行为的中枢神经系统相互作用，这就构成疲劳、抑郁、睡眠障碍和认知功能障碍等行为表现的病理生理学基础[38]。

奥尔森等[47] 提出的模型还包括肌肉疲劳的中枢和外周围神经系统的机制。以往由于研究者们仅仅关注了神经系统对肌肉疲劳的影响，并未包括疲劳的患者自我报告（患者报告转归，PROs），也未包括癌症患者与健康人群的对照研究，所以这也就限制了中枢和外周神经系统机制的研究。最近出现了一些临床前研究[49]和综述性文章[50-52]以及对健康人[53]和癌症患者[54,55]比较的研究，初步发现了 CRF 中枢性机制的重要性和中枢、外周神经系统与免疫系统三者间相互作用的机制的重要性[52]。很显然，该领域尚需要更多的研究。

一些分子—基因学研究进行了基因组表达分析[56]和单核苷酸多态性（SNPs）检测[53]，并分析了它们与 CRF[57]、疼痛、抑郁和失眠的表型的相关性[42,43]。这些研究发现：一种炎症过程可能参与了 CRF 表型。如果进一步的研究能够验证这些假设的模型和它们相关的潜在推论，并能够重复上述相关基因的研究结果，那么，我们可能会在将来能够最终找到产生 CRF 表型的特异性基因变异和传导通路，进而进行相对应的靶向治疗[5]。

影响 CRF 评价和处理的因素

虽然 CRF 的发病率高、对患者有很多不利的影响，但其在临床上仍未被医护人员充分诊断和治疗，相关报道甚少[7]。很多医院和癌症诊疗机构的医护人员可能并不常规进行疲劳的评价[26,58-60]。很多因素如来自患者的、医护人员的和体制的，妨碍着这些指导原则在临床的实际应用[26,58]。

一项由美国国家癌症研究所（NCI）赞助的研究，将 NCCN 的 CRF 指南和疼痛指南应用于临床（R01-CA-115323），并将此研究命名为"障碍"，这项研究证实了以前在文献中被报道的 CRF 指南和疼痛指南在临床应用中各种障碍的实际存在。发生频率最高的患者相关的障碍是：患者认为如果 CRF 很重要，医生就会主动询问，除非医生们主动询问，否则并不愿意对医生主动诉说这些症状并进行讨论。患者们往往更渴望扮演一个"好患者"的形象。而医护人员相关的因素和体制

相关的阻碍因素：包括在病志中缺乏根据指南进行的 CRF 相关的记录和缺乏支持治疗的相关推荐[5]（表 14-1）。

在"障碍"研究的干预阶段，发给患者和他们的医护人员相关教育材料，并对他们进行宣教，结果发现与正常护理组（对照组）相比，许多患者相关的障碍因素（包括 CRF 的严重性）降低了。这表明很多针对 CRF 评价和治疗的患者相关的阻碍因素，包括其 CRF 的严重程度，能由患者和医护人员的相关教育而得到降低[26]。

医护人员对 CRF 的评价

NCCN 的 CRF 指南规定在所有的患者第一次就诊和之后的每一次随诊时都必须对患者是否存在 CRF 进行评价。如果患者存在 CRF，即应用简单的 0 ~ 10 分的 NRS 评价标准，评价 CRF 的强度（0 分 = 没有疲劳，10 分 = 你能想象的最严重的疲劳）。可以直接询问患者："在过去的 7 天里你能为你的疲劳评几分？" 1 ~ 3 分表明轻度疲劳，4 ~ 6 分中度疲劳，7 ~ 10 分严重疲劳。对自己的疲劳程度不能进行评分的患者，可以推荐使用"无、轻度、中度和重度"等描述。

除了这种单项的、单方面的 CRF 评价方法外，现在还有一些其他的评价方法可供来筛选、评价和测量患者对疲劳的主观感受以及 CRF 对机体功能的影响。这些评价方法包括单项的、多项的 CRF 严重程度评价标准，也包括多方面、多项的标准。一项美国国家癌症研究所毒性副反应事件报告的常用术语标准（NCI-CTCAE）[61-63]的研究正在进行，其内容是制订患者自评手册；此研究还进一步评价了由患者报告的结果测量体系（PROMIS）[64]中关于疲劳部分的量表。迄今为止，所有关于 CRF 和心理特征测定的综述[5,60]，其中包括一项最新的系统性综述[65]在内，尚无一个"理想的"量表出现。

基线评价

因为患者的基础 CRF（治疗的开始或刚确诊的时间）状态，对其在整个治疗过程中 CRF 发生的严重程度有预警作用[66]。所以对患者治疗之前的 CRF 进行评价并记录，并在治疗过程中对 CRF 定期评价并进行比较是非常重要的。因为有

21% ～ 35% 的癌症生存者会在治疗后的数月，甚至数年内还会持续感到 CRF。因此，建议随访中对其反复评价。

工作重点

对于那些经历了中度至重度 CRF 的患者来说（根据 0 ～ 10 分的 NRS 的评价标准中 4 ～ 10 分），医护人员应对 CRF 及其可能的潜在病因进行进一步评价。NCCN 指南推荐的工作重点包括：对患者 CRF 症状更加深入的询问，如第一次出现症状的时间、它的周期、持续的时间和表现形式、什么情况下加重、什么情况下好转及是否影响了机体的功能。询问患者自己认为导致他的疲劳的诱因是什么，是否还有疼痛、抑郁、失眠等症状或其他机体功能的改变。工作重点还应包括对患者疾病状态、癌症的种类、整体治疗计划所需时间以及能引起 CRF 的潜在原因进行评价。为了解除患者对疾病复发和进展的担忧，也为了避免延误治疗，判断 CRF 是否由疾病进展或复发所致是非常重要的。另外，系统的回顾病史也非常重要，以指导进一步的体格检查和相关的辅助检查。

鉴别诊断

因为疾病不同，治疗方法也不同，医务人员在诊断 CRF 时，一定要与抑郁[4] 等其他疾病相鉴别。分析 CRF 的可治疗因素，有针对性的进行治疗非常重要，导致 CRF 的常见因素包括贫血、合并疾病和治疗的副反应、活动量和体能下降、情绪困扰[抑郁和(或)焦虑]、营养、疼痛和睡眠紊乱[7]。

CRF 的治疗

医护人员的教育

为了有效的评价和更好的治疗 CRF 患者，对医生进行 CRF 的相关教育是非常必要的。在一次 CRF 的全国研讨会上，约 50% 的健康保健人员（多数是护士）对 NCCN CRF 的指南仅有一点点

表 14-1 影响 NCCN CRF 指南应用于临床的不良因素

患者相关的因素	医护人员相关的因素	体制相关的因素
• 不想"打扰"医护人员 • 把疲劳看成"自己必须承受的" • 认为如果报告疲劳，可能被当作"爱抱怨的患者" • 担心治疗对他们的疾病治疗产生不利影响 • 没有意识到 CRF 对他们产生个体化影响 • 没意识到向医护人员报告疲劳的重要性 • 害怕疲劳可能意味着癌症正在"恶化" • 只有当疲劳变成主要症状并影响机体机能时患者才会诉说 • 相信如果疲劳非常重要，医护人员会主动与他们进行讨论 • 相信与医护人员讨论疲劳没有讨论癌症本身和（或）正在进行的治疗重要 • 想成为"好的"患者，除非医护人员提出，否则不会提出疲劳相关问题进行讨论	• 除非患者提出讨论，他们没有意识到疲劳在患者中存在的普遍性和严重性 • 在许多医疗机构中疲劳不是常规评估项目。因此，疲劳不会被报告、诊断和治疗 • 认为 CRF 与普通的疲劳没有什么不同 • 认为治疗其他的症状，例如疼痛、恶心或呕吐更重要 • 如果他们不知道有效治疗疲劳的方法或者不知道其发生机制，他们不愿意讨论疲劳 • 认为指南太复杂，不容易在繁忙的医疗机构实施。因此，在指南的执行上缺乏依从性。	• CRF 症状评价方法和以证据为基础的临床实践指南相对都比较新，尚没有被充分的学习 • 疼痛是联合委员会要求医疗机构进行评估、处理及记录的唯一症状 • 在医疗记录中不要求常规记录疲劳 • 由于缺少相关文件，疲劳的评价和记录不被优先考虑 • 由于上述原因，医护人员会忽略记录疲劳的存在、严重性或对疲劳进行治疗和监测，特别是当患者在各种医疗机构中转诊时（如住院、门诊及诊所） • 从医生那里获得疲劳相关治疗的医嘱需要时间（如物理治疗、营养、心理支持、职业治疗） • 现有医疗制度，无疲劳相关支持性治疗项目可供使用或供及时使用 • 治疗安排可能受患者的医保范围和报销情况的影响

Adapted fromPiper BF. Fatigue CCO Oncology in Practice，见于 http://inpractice.com

的了解，其中 41% 的人一点也不了解[67]。类似的是，在最近一次由 NCCN 发起的全国范围调查发现，1000 多个肿瘤临床医生约 1/3 不知道 CRF 指南，34% 的肿瘤科医生（n = 293/863）没有意识到有 CRF 指南，相比之下仅有 17% 的专家和护士（n = 27/157）了解这个指南。另有 32% 的肿瘤学专家虽然知道指南，但在过去几个月内从未应用过[68]。这些结果表明医护人员可以从知道这些循证医学的 CRF 指南上获益，同时也使他们在实际工作中应用指南方面获益。

患者 / 家属教育

同样，患者和家属也需要接受 CRF 的教育，为更好地应对他们将要出现的症状，患者及其他们的家属甚至在治疗开始前就应该接受 CRF 的相关教育。一些研究评价了治疗过程中护士对患者进行 CRF 的相关教育[26,69-74]。除一项研究是阴性结果[72]，其他研究都提示接受教育的患者疲劳感降低；而阴性结果的临床试验被认为是样本量过小所致[72,75]。每一项研究均为 3 ~ 4 例患者一组、进行 10 ~ 60 分钟的短程教育干预[75]。在很大程度上，这些研究都包含相同培训内容，即：CRF 的相关知识、自我调节或应对技巧、活动管理，如学习如何劳逸结合的生活[75]。对这些患者教育的内容有必要作进一步评价，特别是其对癌症生存者的作用。关于针对导致 CRF 的常见病因的教育，则在 CRF 治疗过程中讨论。

应把疲劳视为第六大生命体征

从这些关于患者教育的研究中发现，对癌症患者进行有关 CRF 教育，不但增强了他们自我疗护的意识；教会他们 CRF 的自我保健和应对的方法，以便积极主动地报告和及时治疗 CRF，同时也降低了 CRF 的发生。告诉患者把 CRF 视为继五大生命体征（体温、脉搏、呼吸、血压、疼痛）的第六大生命体征来看待[38,60]，即使医务人员没有主动问及，他们也要主动与医生讨论他们的 CRF 感受。

常用的教育策略

在患者教育中应包括处理 CRF 的常用策略，如保持体能[76]和分散注意力技巧[7]。保持体能

技巧是患者应掌握的常识，可以帮助患者优先考虑和安排一些活动，尽量减少不必要的活动[7,76]。每日或每周的日记能告知患者体能峰值，以便患者以此规律安排他们的日常活动[7]。减少疲劳的另外一个常用策略就是分散注意力的方法（如游戏、听音乐、读书和社交）[7]。

医务人员的常用治疗原则

一旦完成疲劳的初步评价及指南推荐的工作重点，除对患者进行教育外，医护人员根据 CRF 的治疗原则全面指导其治疗是非常重要的。治疗应该个体化。因此，治疗计划应考虑到患者的疾病及治疗现状。患者是处在疾病早期或疾病复发、还是疾病的晚期？身体的哪些器官受累？是否有任何预先存在的合并症、器官功能的异常或体能下降？是在接受可治愈性的积极治疗或接受维持治疗（如长期无瘤生存者的激素治疗）？还是姑息治疗（临终前的）？

治疗计划应考虑到最有可能导致疲劳的因素是什么？是否需要多学科协同或支持治疗的帮助[7]。最初的治疗通常是针对一个或多个常见的、可治疗的导致 CRF 因素进行［贫血、合并症及其治疗相关的药物、活动量、情绪困扰（焦虑、抑郁）、营养问题、疼痛及其他症状、如：认知受损、症侯群和心理负担和睡眠障碍］。当患者明显地意识到疲劳是异常感受的时候，最大可能 CRF 是由多种因素引起的，此时往往需要多种方式和多学科的联合治疗。如果没有常见的和可治疗的因素存在，或者正在进行 CRF 治疗期间，患者仍有中度至重度疲劳的话，应该进行其他的相关检查，以查找原因和相应的调整治疗计划[7]。下面将对常见的导致 CRF 的原因进行更加深入讨论。

贫血

医护人员对贫血的评估

红细胞减少[2]和血红蛋白水平降低与 CRF 相关[77]。在一项研究中，贫血程度（轻度、中度、重度）能预测疲劳严重程度（$P < 0.001$）[77]。NCCN 的 CRF 指南[7]明确指出贫血是 CRF 的一个常见的和可治疗的原因。然而在许多情况下，

贫血可能只是导致 CRF 诸多因素之一，因为大样本调查发现，癌症患者即使没有贫血其疲劳程度远比普通人群重[77]。由于 CRF 和贫血都可能是多因素的，NCCN 关于癌症相关的和化疗相关的贫血指南推荐[78]，要对两者相关的主观和客观症状都进行评价，以便更好地发现主要原因，进而进行有针对性的个体化治疗。

贫血的患者 / 家属教育

让患者知道 CRF 和贫血之间的关系，贫血是导致 CRF 常见的和可治疗的病因之一。他们应该知道导致贫血的可能的病因和如何根据这些病因进行治疗，包括导致贫血的主要病因、各种类型贫血治疗的适应证及治疗的基本原则，如铁剂补充及补铁的风险、益处及相关的副反应[7,78]。

贫血的治疗

贫血治疗的指南建议[78]仅凭患者自我报告 CRF，在无贫血的客观症状和体征的情况下，就针对贫血进行治疗是不应该的。然而，如果患者有典型的疲劳自觉症状和客观证据，且同时伴有贫血的其他的症状和体征（如血红蛋白水平 < 11 g/dl），是需要接受纠正贫血治疗的。在 CRF 的治疗中是否纠正贫血将根据贫血是否与癌症相关（癌症本身而非治疗相关的）、是否为化疗导致的骨髓抑制反应或其他原因而定[78]。贫血的治疗还将取决于化疗治疗的目的（治愈性的与非治愈性的），贫血是否需迅速纠正及是否存在有其他合并症。

合并症

实际上，在癌症患者中，各种合并症是导致 CRF 的常见的并可以治疗的原因[7]。但是，关于特殊类型的合并症及其治疗的药物与 CRF 的关系方面研究甚少。目前为止，一些研究结果一致发现，癌症患者合并有像"关节炎"[79]这样特殊的合并症，或者同时有多种合并症存在时，会导致 CRF 的严重程度增加[80]。显然在这方面尚需要更多的研究。

医护人员对合并症的评估

CRF 指南推荐，医护人员在评价时，应该收集患者每一个合并症的信息，以便确定患者在接受 CRF 治疗中，是否需要对合并症进行处理或者

药物进行调整[7]，包括心脏、肺、肾、肝、神经、内分泌系统的合并症。亚临床性的甲状腺功能紊乱可能是由多种因素导致的[81]，并且可能存在于癌症患者中。甲状腺功能低下也可能是导致 CRF 的因素，并且在癌症患者中容易被忽视[82,83]，其也有可能是由于一种特殊抗癌治疗手段导致的常见的合并症，如直接对头部和颈部区域的肿瘤[84]进行放疗和造血干细胞移植前的全身照射[7]。另外，一些口服的靶向药物也能导致该病[85]。同样，性腺功能减退[86]和肾上腺功能不全与 CRF 的关系也需要进行评价[7]。

目前使用的所有药物，包括非处方药、中草药、维生素、矿物质和其他补充性制剂，都需要明确是否为导致 CRF 的因素及系这些药物间、药物与癌症治疗之间的相互作用所致。特殊药物，如多数毒麻醉药、止吐药、抗抑郁药、抗癫痫药、抗组织胺药，都能产生嗜睡和镇静效应，进而可能导致 CRF；β 受体阻滞剂导致疲劳是其明确的副反应[7]。抗癌治疗和疾病的演变过程中，患者近期正在服用的药物的任何变化都需要动态重新评价。因为 CRF 的表现形式可能随着时间而改变，同时也受上述这些变化的影响[5]。

有合并症的患者 / 家属的教育

应让患者知道，合并症和其药物治疗是导致 CRF 的常见的和可治疗的因素。告诉他们向医护人员报告他们的合并症、症状或治疗的任何改变，包括更换治疗药物，因为这些可能会影响 CRF[5]。

合并症相关的治疗

如果认为合并症及其治疗和治疗时使用的药物导致了 CRF，则应该考虑改变治疗合并症的方案[7]。改变治疗合并症的方案包括针对合并症的新的检查、参考内科医生或专业医生的治疗意见、调整或改变患者的用药，以便明确这些变化对患者 CRF 的影响。通常，咨询临床药剂师是有帮助的[5]。

活动量

癌症患者中，癌症本身和治疗的不良反应如 CRF，往往导致患者的活动减少和机体功能的减退。因此，体能下降是常见的、也是导致 CRF 的可治疗因素之一。

医护人员对患者活动量的评价

在初次诊断时和开始治疗前，都需要对患者的活动量进行评价，将其作为基线标准。随后需要定期对他们的活动量或活动方式重新进行评价，以确定他们的体能是否进一步恶化。可导致体能恶化的因素包括：恶性肿瘤进展、CRF、其他的合并症、肿瘤相关的治疗或诸如疼痛等其他症状。医护人员应询问患者日常生活活动的能力。在他们被诊断或开始治疗后或他们产生了 CRF 后，询问他们活动方式和活动量是否随时间而改变了？他们的正常活动方式或活动都有什么样的形式、强度、持续时间和频率？而这些都如何随时间的变化而变化的[5]？

活动相关的患者／家属的教育

应让患者知道，进行性体能下降可导致严重后果，导致体能下降的因素是多方面的，体能下降会继发严重的 CRF。告诉患者，体能下降是导致 CRF 的常见的和可治疗的因素；有证据表明，在治疗期间和治疗后，患者进行适度的身体活动和锻炼是有益的。

阻碍患者锻炼的因素

在前面提及的"障碍"研究中[26]，尽管干预组中的患者已被告知锻炼不会增加 CRF，而且有助于减少 CRF，但阻碍患者进行锻炼的患者方面的因素是长此以往的顽固观念——疲劳时应该多休息。因此，患者一经诊断就应该接受这方面的教育[87]。患者教育不仅要包括阻碍锻炼的因素（患者相关的、医护人员相关的和体制相关的）（表 14 - 2），还包括锻炼的益处，如可以预防疾病复发；可以预防和治疗糖尿病、高血压、肥胖等合并症；可改善睡眠、抑郁和认知能力；有力的证据表明它可以减少癌症患者和癌症幸存者的 CRF[5,7]。

对于目前没有锻炼的患者，我们需要考虑他们开始进行锻炼时的活动量，应该在低强度水平，较短的持续时间和频率进行。随着时间的推移，改善将缓慢出现，在此期间，应教会患者如何自我监测和由训练有素的专业人员密切监测。并告知患者，他们的锻炼方式会根据他们的身体状况、CRF 和其他症状进行调整。

表 14-2　阻碍患者锻炼的因素

患者相关的因素	医护人员相关的因素	体制相关的因素
• 认为在疲劳时应该避免锻炼 • 没有时间 • 认为锻炼会导致疲劳 • 在锻炼的研究中随时间延长依从性降低 • 担心锻炼的不良反应或不良影响 • 不知道他们的疾病、症状、治疗或机体状态应该进行什么样个体化的锻炼或活动方式 • 可能认为他们太累了而不能进行锻炼 • 可能不知道他们可以根据其目前的活动或健身的水平来进行各种类型的锻炼 • 可能没有意识到锻炼有益于改善疾病相关的不良反应、降低复发、缓解症状或合并症 • 可能不知道包含康复治疗在内的支持治疗或专业治疗等有益处	• 缺乏循证医学指南。因此，不清楚是否让他们患者进行锻炼 • 少于 20% 的肿瘤学专家向他们的患者建议锻炼 • 可能不知道有强有力的证据证明锻炼是一种缓解疲劳的方法 • 可能不知道锻炼对患者的生活质量、疾病复发、合并症和缓解症状等诸多方面有益处。 • 可能不知道，为患者精心设计的锻炼计划的结果远优于无锻炼的患者 • 可能不知道他们提出锻炼的处方对患者有多么大的作用	• 目前，没有针对癌症患者的循证医学锻炼指南。 • 美国临床肿瘤学会（ASCO），肿瘤护理学会（ONS）或美国运动医学学院（ACSM）尚未提出关于锻炼的提议或政策声明。 • 患者的保险可能不涵盖物理治疗和（或）专业治疗 • 在临床医疗机构，物理治疗和（或）专业疗法可能尚无法实行。

Adapted from Piper BF. Fatigue CCO Oncology in Practice. 见于 http://inpractice.com.

活动相关治疗

因为活动相关治疗尚无循证医学指南，医护人员可能不确定是否该为癌症患者开据锻炼治疗的医嘱[88]。不足 20% 的肿瘤学家建议他们的患者进行锻炼[87,89]。医护人员可能并没有意识到他们向患者提出锻炼的建议是多么重要[88,90]。如同心理社会干预治疗一样，有高级别的研究证据显示坚持或加强活动和锻炼可以降低癌症患者的 CRF[7]。

最近的一项包含了 57 个非药物性的随机临床试验（RCTs）[25]的系统综述提示锻炼（体育活动、散步、瑜伽）和心理干预（咨询、压力处理和应对策略）对减少 CRF 有同等效用。这项综述表明，将上述 2 种干预整合在一起，形成一种多因素联合治疗可有效的降低 CRF 和改善患者的精力与活力[25]。虽然在此领域需要更多的研究，散步和多种模式的锻炼项目似乎具有最大的潜力来降低 CRF 和增强患者的精力和活力[25]。基于这些研究结果，在治疗期间和治疗结束后，鼓励所有患者进行适度的体力活动似乎更合理[7,25]。

对于那些体力严重下降且目前未进行锻炼的患者或有合并症（如关节炎、慢性阻塞性肺疾病）或最近因功能或解剖问题而进行了手术的患者，应考虑让他们到可以提供物理治疗和康复锻炼专业或医疗服务单位就诊[7]。有证据表明，锻炼可以使临终前的晚期患者维护目前活动能力和使 CRF 减少或至少稳定[7]。

可根据患者的条件来决定锻炼的类型，包括有氧锻炼、对抗或力量锻炼、拉伸或弹性[25]、平衡锻炼和在床或椅子上锻炼[91]。运动处方应针对患者的年龄、性别、疾病的类型和临床期别、治疗状况和身体健康水平来制定。对那些发生骨转移、发热或感染、贫血、血小板减少、白细胞减少或免疫抑制的患者，锻炼处方的开具是应该谨慎和个体化处理[7]。

情绪困扰

NCCN 治疗指南对术语"情绪困扰（distress）"的定义是，被认为比其他描述心理问题的词如焦虑和抑郁给患者留下更少的不良烙印[92]。在癌症患者中，抑郁的患病率可达 25% ～ 33%[92]，而焦虑症可发生在全部癌症患者的所有时期[93]。情绪困扰（如焦虑和抑郁）是导致 CRF 的一种常见的原因[7,17]。虽然在癌症患者中，CRF 和抑郁症是常见的同时存在的症状[7]，但一项对接受放疗患者的研究认为，CRF 和抑郁症在治疗不同的时间以不同的模式相互独立存在[94]。

医护人员对情绪困扰的评价

"情绪困扰"指南推荐要询问癌症患者在过去的一周内，包括随诊当天，他有多么的痛苦，可以用 0 ～ 10 分痛苦测量方法来评价，当患者的评分 ≥ 4 时，则具有临床意义[92]，需要进一步的检查或治疗。此外，可以为癌症患者提供一份自行完成的、都能经历的、共性问题的调查表，如实践能力、家庭、情感、精神／宗教、躯体（症状）和记忆／注意力等。我们建议在基线治疗之前，就这种筛选进行评价，而且在治疗期间和治疗后也定期重新评价。

情绪困扰相关的患者／家属教育

需要告知患者 CRF 是可能与情绪困扰相关的，而且情绪困扰也是 CRF 常见的可治疗的原因。还应告诉患者处理应激反应的技巧、减少焦虑和抑郁的方法和相关资料、以及 CRF 也与他们在癌症的诊治、随访及生命末期中所感到的情绪困扰相关。

情绪困扰相关的治疗

一些非药物的随机临床试验一致显示心理社会干预可以降低情绪困扰，并且与抑郁或焦虑相关的 CRF 也能被减少，这些心理社会干预包括心理治疗小组、个体化咨询和认知行为训练（使用放松、增强问题解决技能来确认和纠正与抑郁相关的不正确的感觉；使用一个全面的应对技巧和个体化行为干预的应激处理训练）[7,25,92]。可以考虑寻求其他学科如护理、社会服务、心理和牧师／宗教服务的支持治疗，这些对患者是非常有益的。可以使用多种药物来治疗；如抗焦虑和抗抑郁药。在一个抗抑郁药的研究中，抗抑郁药物治疗对控制抑郁有效，但它对 CRF 无影响[95]。更多的信息，请参阅 NCCN 的有关治疗指南[92]和 NCI 的 PDQ 临床焦虑[96]和抑郁[97]的网站。

营养

在癌症患者中，营养问题是常见的，包括机

体处理营养物质能力的改变（糖、脂类和蛋白质代谢障碍）、能量消耗增加（肿瘤消耗并争夺营养、由于肿瘤生长的高代谢状态、感染/发热和呼吸困难）、能量摄入的减少（黏膜炎、恶心、呕吐、厌食、过早的饱腹感、腹泻、便秘、肠梗阻和恶病质）[98]、由于化疗药物（异环磷酰胺和顺铂）损伤肾功能而导致微营养素流失增加[7]。据估计，20%～80%的癌症患者在治疗过程中产生了营养不良[99]，尽管营养问题是癌症患者CRF的一个常见且可治疗的因素[7]，但关于营养与CRF关系的研究却并不多[5]。只有两项试验在癌症患者中评价了它们之间的关系，研究结果均未发现营养状况和CRF有关[100,101]。

医护人员对营养的评价

针对CRF的营养评价应包括任何非主观控制的体重改变和患者存在的诸如体液和电解质失衡的营养问题[7]。CRF限制患者购物和日常家务劳动能力的程度也需要被评价。通常，患者会因在癌症诊断、疾病复发或在治疗停止后的生存期的不同时期[87]，而改变了他们的饮食模式。他们会摄取许多非处方支持药物、维生素和其他草药，这不仅会影响他们的营养状况和治疗方法，也影响着他们的CRF。CRF和这些OTC补充剂、维生素和草药之间的关系尚无研究报道[5]。

营养相关的患者/家属教育

所有的癌症患者需要被告知，在癌症的诊断和治疗期间，营养问题是非常常见的，尽管这一问题尚未进行很好的研究，但营养问题是CRF的常见可治疗的因素。由于缺乏营养状况、营养问题与CRF之间关系的研究，应该根据患者的身体状况和治疗目标给他们较为合理均衡饮食的推荐，即吃低脂肪饮食、多吃水果和蔬菜[102]。也应该让他们知道，一旦发生营养问题，应该向医护人员报告，尤其是当他们开始因CRF而导致购物和日常家务劳动能力受到影响时，或他们经济情况发生改变的时候[5]。

营养相关的治疗

应结合患者的状态及治疗的目标，给予药物和非药物疗法改善其营养状况。治疗可能包括纠正水电解质失衡、营养补充、营养支持疗法、促

进食欲以及营养咨询等[7]。

疼痛

疼痛是一种导致CRF的常见的和可治疗的因素[7]，通常与CRF共同发生，在特定时期的患者中可能更常见。一项研究发现，女性与男性对比，晚期癌症患者与早期患者对比，肺癌患者与其他实体肿瘤对比，和那些有三个或以上合并症的患者更可能同时发生疼痛和疲劳[22]。如在前述的关于"障碍"研究中，对常规治疗组（1期n=83）和干预治疗组（2期n=104）总计187例患者进行分析，发现10.7%（n=20）者仅有疼痛，56.2%（n=105）只有疲劳，而33.2%（n=62）的患者同时存在两个症状[26]。在这项研究中，研究开始的3个月内，女性乳腺癌患者疼痛明显少于前列腺癌患者，而且重要的是，基线评价时，疼痛强度较高的患者，3个月后疼痛强度也较高。该发现再次强调在治疗开始前对患者的疼痛等症状进行评价作为基线标准是非常重要的，这也许可通过提早干预、来防止这些症状的发生或减轻其程度。

疼痛的评价

癌症患者疼痛的评价，请参见NCCN疼痛治疗指南[103]。

疼痛相关的患者/家属教育

除了告知患者有关疼痛的知识、导致疼痛的原因、疼痛的治疗和治疗导致的相关不良反应及其处理，还应该告知患者疼痛是CRF的一种常见的和可治疗的因素[7]。他们需要学习有关影响疼痛有效评估和处理的影响因素（表14-3）。

在最近的一篇综述中，对患者进行教育干预，增加了患者疼痛相关知识、改善了患者关于疼痛的观念、降低了疼痛的总平均评分和最严重程度疼痛的评分[104]。在前述的"障碍"研究中，与对照组相比，干预组的患者有关疼痛相关知识明显增加，在治疗1个月和3个月后患者方面影响疼痛有效评估和处理的影响因素减少[26]。该结果表明，上述的这些变化会维持一段时间。在干预组中，有关疼痛相关知识，患者存在2个顽固的错误观念，其中包括癌症疼痛只能通过药物治疗及如果疼痛不再需要治疗，止痛药物可以突然停止

表 14-3　影响 NCCN 成人癌痛指南应用于临床的常见因素

患者相关的因素	医护人员相关的因素	体制相关的因素
• 不愿意报告疼痛 • 接受疼痛控制的任何结果——认命 • 担心医护人员因为治疗疼痛而忽略了对癌症的治疗 • 认为疼痛是疾病进展的临床表现 • 担心止痛药物会导致成瘾 • 担心药物引起的嗜睡和大脑不清楚等不良反应很难控制 • 担心长时间使用会使止痛药物变得无效 • 担心长期使用止痛药物会掩盖新发的疼痛或身体的变化 • 想成为一个好的患者，担心被医护人员看成"爱抱怨"的人 • 担心药物导致的副反应 / 不良反应 • 不知道慢性疼痛的治疗需要维持一个恒定的血药浓度、当有爆发痛时需要追加药物剂量	• 没有对患者的疼痛进行充分的评价 • 忽略了疼痛和缓解疼痛方面的患者影响因素 • 医护人员缺乏对缓解疼痛的重要性的理解、控制药物不良反应的经验，以及对止痛药物成瘾、耐受、剂量这些重要概念的理解，也缺乏和患者的相互沟通。 • 担心违反毒麻药品处理规定 • 过度关注了止痛药物的不良反应	• 缺乏支持治疗的服务指导 • 管理机构影响了疼痛的最佳治疗 • 对疼痛治疗的报销不足 • 缺乏可用的疼痛咨询服务机构

Adapted from Piper BF. Fatigue CCO Oncology in Practice，见于 http://inpractice.com

（而不是通过滴定逐渐停止）。

疼痛相关的治疗

疼痛处置的相关信息请参见 NCCN 疼痛治疗指南[105]。

症候群

疲劳被认为极少单独发生，多与其他症状如疼痛、抑郁症（如情绪抑制）[106]和失眠等症状形成症候群或同时发生。目前，新的共识表明，症候群是指一组至少两种相关的、稳定（可重复性）的、同时出现的症状，并且有别于其他症候群独立存在[109]。这是一个引起强烈研究兴趣的领域[110]。因为共同出现的症状之间的关系是复杂的，基于经验数据，应用多元统计程序将患者和（或）其症状分组[24]。很少有例外的[112-114]，大部分症候群的研究都是使用横断面设计[111]来验证各种症状[24]。现在有人提出了这些症候群可能是有一个共同的基本途径或机制所导致[2,39,106,115]。因此，

治疗这些症候群的一个或多个症状可能对其他症状产生有利影响[116]，包括 CRF[7]。这些症状的累积被认为是造成或者加重 CRF 的原因[116]。关于症候群[117,118]的研究设计、各种多因素分析及其适应证的深入讨论请参阅已经发表文献[117-120]。

认知受损

癌症患者尤其是在治疗过程中经常遇到的另一个问题，就是认知受损[121]。认知受损的症状和体征包括：健忘、头脑不清晰、注意力不集中。虽然关于 CRF 和认知受损之间关系尚无充分的研究，但目前仍认为注意力疲劳，即集中或关注事物的能力减退是 CRF 的一个表现[7]。对乳腺癌患者进行的注意力恢复干预试验，再通过神经—认知测试的方法评价，发现这些患者在集中注意力、解决问题能力、注意力定向方面获得改善[7]。因此，认为在自然环境中如坐在公园中和观赏鸟类活动有助于恢复注意力[122]。

睡眠障碍

睡眠—觉醒节律紊乱是指感知的或实际发生的在夜晚的睡眠异常,同时伴有白天精力不足的情况[123]。这个词语一般用于睡眠障碍确诊之前[124]。尽管各种各样的睡眠障碍在健康成人和癌症患者中经常发生,但失眠仍是癌症患者中最常见的症状[125]。关于失眠的常见主诉包括:入睡困难、嗜睡、早醒、再次入睡困难、早晨醒来仍有乏力、精力不足感,同时伴有白天的身体不适[123,125]。失眠对于癌症患者来说是个严重的问题,因为它还与治疗期间和治疗后其他症状相关联,如 CRF 和疼痛。一项研究表明,在确诊一年内,存在疼痛、乏力和失眠症候群的老年肿瘤患者死亡风险升高[126]。关于 CRF 和睡眠障碍的关系研究多数是在接受化疗的乳腺癌患者中进行,而有关放疗和手术患者的研究,甚至在其他恶性肿瘤患者中的研究也有报道[127]。据报道30% ~ 75%的癌症患者存在睡眠障碍问题。因此,认为睡眠障碍是导致 CRF 的一个常见、可治疗的因素[7]。通过认知—行为治疗改善睡眠障碍可以减少 CRF 的发病率和患病率[127,128]。

医护人员对睡眠障碍的评价

应在疾病诊断时及随访期间定期询问患者是否有以下情况:入睡困难、嗜睡、早醒、再次入睡困难、醒后仍觉乏力或白天困倦[123]。

睡眠相关的患者和家属教育

应该让患者知道睡眠障碍在癌症患者中是普遍存在的,是导致 CRF 的一个常见的、可以治疗的因素[7]。告诉患者,他们应主动向医护人员报告他们的睡眠障碍情况,同时教会他们使用一些认知—行为疗法(CBTs)来治疗失眠,包括睡眠相关的行为控制,如困倦的时候立刻就去睡觉,非睡眠时间不要躺到床上,控制一天在床上的时间[129];放松训练,包括辅助疗法;像下午不要喝咖啡这样的睡眠卫生知识[7]。一些 CBTs(认知—行为治疗)详见表14-4。同样需要告诉患者其他可以改善睡眠的方法,比如锻炼、促进睡眠的药物治疗、控制类似疼痛这样的其他症状,睡前使用辅助疗法使其放松等[7]。

睡眠障碍相关的治疗

睡眠障碍的非药物治疗包括上面提到 CBTs、辅助疗法和身体锻炼。有证据表明同样的方法也可以改善 CRF[7,130],但仍需更多的研究进一步证实。镇静催眠的药物很多,但是关于这些药物在癌症患者的治疗及缓解 CRF 方面的报道甚少[123]。这些药物不是没有任何不良反应,当它们和他莫昔芬或选择性 5- 羟色胺再摄取抑制剂合用时,药物之间可能会产生相互作用[7,123,125]。关于这些促睡眠药物的详细信息,请参见美国国家癌症研究所的 PDQ 网站中睡眠障碍的部分[131]。一些严重的患者应该转诊给睡眠专家进行咨询和治疗。

如同使用阿片类药物治疗疼痛会因镇静效应导致药物性乏力一样,治疗抑郁症及认知受损时导致的乏力,均可以考虑使用精神兴奋药物[132]。NCCN 的 CRF 指南中表明对 CRF 的药物治疗仍需进一步研究,目前使用哌利他林[133](利他能、哌醋甲酯、治疗成人注意力不集中及儿童多动症)的报道要比莫达非尼(加强夜间睡眠质量)得多。但这些药物的治疗剂量和疗程尚未明确,故需谨慎使用[7]。据调查45%(n = 388/863)的肿瘤医生在患者治疗中及治疗后的随访期间没有使用过兴奋剂治疗患者的 CRF。很多内科医生在患者临终前使用这些药物[68]。

小结和未来的发展方向

CRF 是一种复杂的、多因素的、多方面的感受[60]。CRF 的程度和对机体功能的影响都应该在实验研究中和临床治疗中进行评价和量化。CRF 有多种多样的表现,它会随疾病发展的不同阶段、不同的治疗策略而变化[如积极的抗肿瘤治疗期间、无瘤生存期(未接受治疗、且无疾病存在)和癌症晚期的姑息性治疗期间][31]。另外,我们也要注意不同语言、文化背景的患者对 CRF 感受描述的差异[134]。当患者感觉到他的疲劳感和以往健康时有差异时,这种疲劳基本已经是一个由多种因素导致的慢性疲劳性疾病。因此,这种情况下应该有针对性地进行缓解疲劳的联合治疗[75]。为了有效的评价和治疗 CRF,对医生的培训、对患者家属的教育指导和 NCCN 的 CRF 指南里所涉及的相关学科的支持治疗的执行是非常重要的。怎样更好地实施这些教育计划、更好地将指南应用到

表 14-4　提高成人睡眠质量、减少失眠和可能降低 CRF 的方法

睡眠卫生知识	控制影响睡眠的不良刺激	放松的方法	睡眠限制方法	其他相关方法
• 睡前不要喝咖啡、茶和含咖啡因的软饮料，不要吃巧克力 • 睡前 2～4 小时不要锻炼身体 • 在黑暗、凉爽、安静和放松的环境里睡觉 • 建立一个固定的睡前习惯，比如睡前喝一杯热牛奶 • 睡前不要饮食过量 • 睡前不要喝酒，虽然它可以帮你入睡，却会打乱以后的睡眠节奏 • 如果晚上醒来，请保持灯光昏暗 • 抵制上述影响睡眠的行为，就是认知—行为治疗策略（CBTs）	• 除性生活外，卧室仅用来睡觉 • 不要在床上吃东西或看电视 • 只在困了的时候才躺下或上床 • 白天小睡不得多于 2 次，每次少于 1 小时 • 如果上床 20 分钟还没睡着，那就起来读书或进行其他安静的活动，或离床活动 • 如果觉得困了，就再次上床躺下 • 必要时重复 • 养成规律睡眠的习惯（CBT）	• 睡前洗个热水澡 • 听柔和的音乐 • 冥想，想象着自己正在放松，按摩，逐渐地让肌肉放松，或意念减轻压力等相关方法 • 通过将注意力集中在呼吸或肢端感觉如温暖或沉重的方法避免注意力分散 • 放松和缓解紧张	• 如果夜间睡眠紊乱，白天不要小睡 • 定时起床，无论晚上睡得好不好 • 限制在床上的总时间 • 每晚在固定的时间上床睡觉 • "固定的"或最佳的睡眠觉醒方式（CBT）	• 白天尽量多进行日常活动， • 这样会改善夜间睡眠，减少像抑郁和焦虑这样的情绪困扰 • 疼痛、乏力等其他症状也会干扰到睡眠 • 告诉你的医生你自己是如何控制这些症状的 • 如果你有担心、焦虑或抑郁的症状，告诉你的医生引起这些症状的原因，以便帮助您解决这些问题 • 很多睡眠药物（非处方的或处方的）可以帮助你入睡，询问你的医护人员那类药物最适合于你

Adapted from Piper BF. Fatigue CCO Oncology in Practice，见于 http://inpractice.com

临床实践，评价其在患者和医生间的作用及治疗效果尚需更多的研究[58]。医护人员也需要知道他们的处方和患者改变生活方式后的效果，如患者改变饮食和锻炼习惯[135]。最后，我们还需要在 CRF 的发病机制方面做更多的研究，以便有针对性的为患者进行治疗，甚至个体化的治疗。

相关网络资源

一些网络资源可以提高医护人员和患者的知识水平，包括美国临床肿瘤学会：American Society of Clinical Oncology（ASCO）：www.cancer.org; Lance Armstrong Foundation：www.livestrong.org；美国国家癌症研究所（National Cancer Institute，NCI）：http://www.nci.nih.gov/cancertopics/pdq/supportivecare（patients and healthcare professionals）；美国国家癌症网络协作组（National Comprehensive Cancer Network，NCCN）：www.nccn.org（healthcare professionals）and www.nccn.com（patients）；肿瘤护理学会（Oncology Nursing Society，ONS）：www.cancersymptoms.org。

参考文献

1. Gielissen MF, Knoop H, Servaes P, et al. Differences in the experience of fatigue in patients and healthy controls: patients' descriptions. *Health Qual Life Outcomes*. 2007;5:36.

2. Payne J, Piper BF, Rabinowitz I, et al. Biomarkers, fatigue, sleep, and depressive symptoms in women with breast cancer: a pilot study. *Oncol Nurs Forum*. 2006;33:775–783.

3. Wu HS, McSweeney M. Cancer-related fatigue: "it's so much more than just being tired". *Eur J Oncol Nurs*. 2007;11:117–125.

4. Jean-Pierre P, Figueroa-Moseley CD, Kohli S, et al. Assessment of cancer-related fatigue: implications for clinical diagnosis and treatment. *Oncologist*. 2007;12(suppl 1):11–21.

5. Piper BF. Cancer-related fatigue. 2009. Available from: http://www.clinicaloptions.com/inPractice/Oncology/Supportive_Care/ch48_SuppCare-Fatigue.aspx.

6. Barsevick AM. The concept of symptom cluster. *Semin Oncol Nurs*. 2007;23:89–98.

7. Berger AM, Abernethy AP, Atkinson A, et al. National Comprehensive Cancer Network (NCCN) clinical practice guidelines in oncology: cancer-related fatigue, v.1. 2010. Available from: http://www.nccn.org/professionals/physician_gls/PDF/fatigue.pdf.

8. Vogelzang NJ, Breitbart W, Cella D. Patient, caregiver, and oncologist perceptions of cancer-related fatigue: results of a tripart assessment survey. The Fatigue Coalition. *Semin Hematol*. 1997;34(suppl 2):4–12.

9. Hofman M, Ryan JL, Figueroa-Moseley CD, et al. Cancer-related fatigue: the scale of the problem. *Oncologist*. 2007;12(suppl 1):4–10.

10. Guevremont C, Alsaker A, Karakiewicz PI. Management of sorafenib, sunitinib, and temsirolimus toxicity in metastatic renal cell carcinoma. *Curr Opin Support Palliat Care*. 2009;3:170–179.

11. van der Veldt AAM, Boven E, Helgason HH, et al. Predictive factors for severe toxicity of sunitinib in unselected patients with advanced renal cell cancer. *Br J Cancer*. 2008;99:259–265.

12. Mormont MC, Waterhouse J, Bleuzen P, et al. Marked 24-h rest/activity rhythms are associated with better quality of life, better response, and longer survival in patients with metastatic colorectal cancer and good performance status. *Clin Cancer Res*. 2000;6:3038–3045.

13. Richardson A, Ream E, Wilson-Barnett J. Fatigue in patients receiving chemotherapy: patterns of change. *Cancer Nurs*. 1998;21:17–30.

14. Berger AM, Lockhart K, Agrawal S. Variability of patterns of fatigue and quality of life over time based on different breast cancer adjuvant chemotherapy regimens. *Oncol Nurs Forum*. 2009;36:563–570.

15. Dimsdale JE, Ancoli-Israel S, Ayalon L, et al. Taking fatigue seriously, II: variability in fatigue levels in cancer patients. *Psychosomatics*. 2007;48:247–252.

16. Woo B, Dibble SL, Piper BF, et al. Differences in fatigue by treatment methods in women with breast cancer. *Oncol Nurs Forum*. 1998;25:915–920.

17. Prue G, Rankin J, Allen J, et al. Cancer-related fatigue: a critical appraisal. *Eur J Cancer*. 2006;42:846–863.

18. Wang XS. Pathophysiology of cancer-related fatigue. *Clin J Oncol Nurs*. 2008;12(suppl 5):11–20.

19. Payne JK, Held J, Thorpe J, et al. Effect of exercise on biomarkers, fatigue, sleep disturbances, and depressive symptoms in older women with breast cancer receiving hormonal therapy. *Oncol Nurs Forum*. 2008;35:635–642.

20. Stone P, Hardy J, Huddart R, et al. Fatigue in patients with prostate cancer receiving hormone therapy. *Eur J Cancer*. 2000;36:1134–1141.

21. Teunissen SC, Wesker W, Kruitwagen C, et al. Symptom prevalence in patients with incurable cancer: a systematic review. *J Pain Symptom Manage*. 2007;34:94–104.

22. Given CW, Given B, Azzouz F, et al. Predictors of pain and fatigue in the year following diagnosis among elderly cancer patients. *J Pain Symptom Manage*. 2001;21:456–466.

23. Olson K. A new way of thinking about fatigue: a reconceptualization. *Oncol Nurs Forum*. 2007;34:93–98.

24. Piper BF, Cella D. Cancer-related fatigue: definitions and clinical subtypes. *J Natl Compr Cancer Netw*. 2010;8:958–966.

25. Kangas M, Bovbjerg DH, Montgomery GH. Cancer-related fatigue: a systematic and meta-analytic review of non-pharmacological therapies for cancer patients. *Psychol Bull*. 2008;134:700–741.

26. Borneman T, Koczywas M, Sun V, et al. Reducing patient barriers to pain and fatigue management. *J Pain Symptom Manage*. 2010;39:486–500.

27. Meeske K, Smith AW, Alfano CM, et al. Fatigue in breast cancer survivors two to five years post diagnosis: a HEAL study report. *Qual Life Res*. 2007;16:947–960.

28. Piper BF, Dodd MJ, Ream E, et al. Improving the clinical measurement of cancer treatment-related fatigue. In: Better health through nursing research: State of the science congress proceedings. Washington, DC: American Nurses' Association; 1999:99.

29. Lynch J, Mead G, Greig C, et al. Fatigue after stroke: the development and evaluation of a case definition. *J Psychosom Res*. 2007;63:539–544.

30. Cella D, Peterman A, Passik S, et al. Progress toward guidelines for the management of fatigue. *Oncology (Williston Park)*. 1998;12:369–377.

31. Jacobsen P. Cancer-related fatigue (CRF): Where is the evidence and where are the gaps? Can we achieve a case definition in our lifetime? Rome, Italy: Multinational Association of Supportive Care in Cancer (MASCC); 2009.

32. Bennett B, Goldstein D, Friedlander M, et al. The experience of cancer-related fatigue and chronic fatigue syndrome: a qualitative and comparative study. *J Pain Symptom Manage*. 2007;34:126–135.

33. Cella D, Davis K, Breitbart W, et al. Fatigue Coalition. Cancer-related fatigue: prevalence of proposed diagnostic criteria in a United States sample of cancer survivors. *J Clin Oncol*. 2001;19:3385–3391.

34. Fernandes R, Stone P, Andrews P, et al. Comparison between fatigue, sleep disturbance, and circadian rhythm in cancer inpatients and healthy volunteers: evaluation of diagnostic criteria for cancer-related fatigue. *J Pain Symptom Manage*. 2006;32:245–254.

35. Murphy H, Alexander S, Stone P. Investigation of diagnostic criteria for cancer-related fatigue syndrome in patients with advanced cancer: a feasibility study. *Palliat Med*. 2006;20:413–418.

36. Sadler IJ, Jacobsen P, Booth-Jones M, et al. Preliminary evaluation of a clinical syndrome approach to assessing cancer-related fatigue. *J Pain Symptom Manage*. 2002;23:406–416.

37. Van Belle S, Paridaens R, Evers G, et al. Comparison of proposed diagnostic criteria with FACT-F and VAS for cancer-related fatigue: proposal for use as a screening tool. *Support Care Cancer*. 2005;13:246–254.

38. Miller AH, Ancoli-Israel S, Bower JE, et al. Neuroendocrine-immune mechanisms of behavioral comorbidities in patients with cancer. *J Clin Oncol*. 2008;26:971–982.

39. Payne JK. A neuroendocrine-based regulatory fatigue model. *Biol Res Nurs*. 2004;6:141–150.

40. Ryan JL, Carroll JK, Ryan EP, et al. Mechanisms of cancer-related fatigue. *Oncologist*. 2007;12(suppl 1):22–34.

41. Aouizerat BE, Miaskowski C, Dodd M, et al. Evidence of genetic association of a cytokine gene variation with sleep disturbance and fatigue in oncology patients and their family caregivers (FCs). *Oncol Nurs Forum*. 2007;34:171.

42. Aouizerat BE, Dodd M, Lee K, et al. Preliminary evidence of a genetic association between tumor necrosis factor alpha and the severity of sleep disturbance and morning fatigue. *Biol Res Nurs*. 2009;1:27–41.

43. Collado-Hidalgo A, Bower JE, Ganz PA, et al. Cytokine gene polymorphisms and fatigue in breast cancer survivors: early findings. *Brain Behav Immun*. 2008;22:1197–2000.

44. Reyes-Gibby CC, Wu X, Spitz M, et al. Molecular epidemiology, cancer-related symptoms, and cytokines pathway. *Lancet Oncol*. 2008;9:777–785.

45. Innominato PF, Focan C, Gorlia T, et al. Circadian rhythm in rest and activity: a biological correlate of quality of life and a predictor of survival in patients with metastatic colorectal cancer. *Cancer Res*. 2009;69:4700–4707.

46. Rich T, Innominato PF, Boerner J, et al. Elevated serum cytokines correlated with altered behavior, serum cortisol rhythm, and dampened 24-hour rest-activity patterns in patients with metastatic colorectal cancer. *Clin Cancer Res*. 2005;11:1757–1764.

47. Olson K, Turner AR, Courneya KS, et al. Possible links between behavioral and physiological indices of tiredness, fatigue, and exhaustion in advanced cancer. *Support Care Cancer*. 2008;16:241–249.

48. Schubert C, Hong S, Natarajan L, et al. The association between fatigue and inflammatory marker levels in cancer patients: a quantitative review. *Brain Behav Immun*. 2007;21:413–427.

49. Capuruto EC, dos Santos RVT, Mello MT, et al. Effect of endurance training on hypothalamic serotonin concentration and performance. *Clin Exp Pharmacol Physiol*. 2009;36:189–191.

50. Chaudhuri A, Behan PO. Fatigue and basal ganglia. *J Neurol Sci*. 2000;179:34–42.

51. Chaudhuri A, Behan PO. Fatigue in neurological disorders. *Lancet*. 2004;363:978–988.

52. Laviano A, Meguid MM, Cascino A, et al. Tryptophan in wasting diseases: at the crossing between immune function and behavior. *Curr Opin Clin Nutr Metab Care*. 2009;12:392–397.

53. Maluchenko NV, Schegolkova JV, Kulikova MA, et al. Gender differences on association of serotonin transporter gene polymorphism with symptoms of central fatigue. *Bull Exp Biol Med*. 2009;147:462–465.

54. Weber MA, Krakowski-Roosen H, Schroder L, et al. Morphology, metabolism, microcirculation, and strength of skeletal muscles in cancer-related cachexia. *Acta Oncol*. 2009;48:116–124.

55. Yavuzsen T, Davis MP, Ranganathan VK, et al. Cancer-related fatigue: central or peripheral? *J Pain Symptom Manage*. 2009;38:587–596.

56. Landmark-Hoyvik H, Reinertsen KV, Loge JH, et al. Alterations of gene expression in blood cells

associated with chronic fatigue in breast cancer survivors. *Pharmacogenom J.* 2009;9:333–340.

57. Sloan JA, Zhao CX. Genetics and quality of life. *Curr Probl Cancer.* 2006;30:255–260.

58. Borneman T, Piper BF, Sun VC, et al. Implementing the fatigue guidelines at one NCCN member institution: process and outcomes. *J Natl Compr Cancer Netw.* 2007;5:1092–1101.

59. Knowles G, Borthwick D, McNamara S, et al. Survey of nurses' assessment of cancer-related fatigue. *Eur J Cancer Care (Engl).* 2000;9:105–113.

60. Piper BF, Borneman T, Sun VC, et al. Cancer-related fatigue: role of oncology nurses in translating National Comprehensive Cancer Network assessment guidelines into practice. *Clin J Oncol Nurs.* 2008;12(suppl 5):37–47.

61. Basch E, Iasonos A, McDonough T, et al. Patient versus clinician symptom reporting using the National Cancer Institute Common Terminology for Adverse Events: results of a questionnaire-based study. *Lancet Oncol.* 2006;7:903–909.

62. Trotti A, Colevas D, Setser A, et al. Patient-reported outcomes and the evolution of adverse event reporting in oncology. *J Clin Oncol.* 2007;25:5121–5127.

63. Basch E, Jia X, Heller G, et al. Adverse symptom event reporting by patients vs clinicians: relationships with clinical outcomes. *J Natl Cancer Inst.* 2009;101:1624–1632.

64. Garcia SF, Cella D, Clauser SB, et al. Standardizing patient-reported outcomes assessment in cancer clinical trials: a patient-reported outcomes measurement information system initiative. *J Clin Oncol.* 2007;25:5106–5118.

65. Minton O, Stone P. A systematic review of the scales used for the measurement of cancer-related fatigue (CRF). *Ann Oncol.* 2009;20:17–25.

66. Wielgus KK, Berger AM, Hertzog M. Predictors of fatigue 30 days after completing anthracyclines plus taxane adjuvant chemotherapy for breast cancer. *Oncol Nurs Forum.* 2009;36:38–48.

67. Given B. Cancer-related fatigue: a brief overview of current nursing perspectives and experiences. *Clin J Oncol Nurs.* 2008;12(suppl 5):7–9.

68. NCCN survey identifies cancer-related fatigue as an area of need for education. July 6 2009. Available from: http://www.nccn.org/about/news/ebulletin/2009–07–06/survey.asp.

69. Barsevick AM, Whitmer K, Sweeney C, et al. A pilot study examining energy conservation for cancer treatment-related fatigue. *Cancer Nurs.* 2002;25:333–341.

70. Given B, Given CW, McCorkle R, et al. Pain and fatigue management: results of a nursing randomized clinical trial. *Oncol Nurs Forum.* 2002;29:949–956.

71. Ream E, Richardson A, Alexander-Dann C. Facilitating patients' coping with fatigue during chemotherapy-pilot outcomes. *Cancer Nurs.* 2002;25:300–308.

72. Godino C, Jodar L, Duran A, et al. Nursing education as an intervention to decrease fatigue perception in oncology patients. *Eur J Oncol Nurs.* 2006;10:150–155.

73. Armes J, Chalder T, Addington-Hall J, et al. A randomized controlled trial to evaluate the effectiveness of a brief, behaviorally oriented intervention for cancer-related fatigue. *Cancer.* 2007;110:1385–1395.

74. Yates P, Aranda S, Hargraves M, et al. Randomized controlled trial of an educational intervention for managing fatigue in women receiving adjuvant chemotherapy for early-stage breast cancer. *J Clin Oncol.* 2005;23:6027–6036.

75. Goedendorp MM, Gielissen MF, Verhagen CA, et al. Psychosocial interventions for reducing fatigue during cancer treatment in adults. *Cochrane Database Syst Rev.* 2009;(1) CD006953.

76. Barsevick AM, Dudley W, Beck S, et al. A randomized clinical trial of energy conservation for patients with cancer-related fatigue. *Cancer.* 2004;100:1302–1310.

77. Cella D, Lai JS, Chang CH, et al. Fatigue in cancer patients compared with fatigue in the general United States population. *Cancer.* 2002;94:528–538.

78. Rodgers GM, Becker PS, Bennett CL, et al. NCCN clinical practice guidelines in oncology: cancer and chemotherapy-induced anemia. Available from: http://www.nccn.org/professionals/physician_gls/PDF.

79. Belza BL. Comparison of self-reported fatigue in rheumatoid arthritis and controls. *J Rheumatol.* 1995;22:639–643.

80. Given B, Given C, Sikorskii A, et al. When compared with information interventions, are cognitive behavioral models more effective in assisting patients to manage symptoms? *Oncol Nurs Forum.* 2009;36:IV.

81. Biondi B, Cooper DS. The clinical significance of subclinical thyroid dysfunction. *Endocr Rev.* 2008;29:76–131.

82. Canaris GJ, Manowitz NR, Mayor G, et al. The Colorado thyroid disease prevalence study. *Arch Intern Med.* 2000;160:526–534.

83. Reddy A, Dash C, Leerapun A, et al. Hypothyroidism: a possible risk factor for liver cancer in patients with no known underlying cause of liver disease. *Clin Gastroenterol Hepatol.* 2007;5:118–123.

84. Smith GL, Smith BD, Giordano SH, et al. Risk of hypothyroidism in older breast cancer patients treated with radiation. *Cancer.* 2008;112:1371–1379.

85. Wolter P, Stefan D, Decallonne B, et al. The clinical implications of sunitinib-induced hypothyroidism: a prospective evaluation. *Br J Cancer.* 2008;99:448–454.

86. Strasser F, Palmer JL, Schover LR, et al. The impact of hypogonadism and autonomic dysfunction on fatigue, emotional function, and sexual desire in male patients with advanced cancer: a pilot study. *Cancer.* 2006;107:2949–2957.

87. Demark-Wahnefried W, Aziz NM, Rowland JH, et al. Riding the crest of the teachable moment: promoting long-term health after the diagnosis of cancer. *J Clin Oncol.* 2005;23:5814–5830.

88. Schwartz AL. Physical activity. *Semin Oncol Nurs.* 2008;24:164–170.

89. Blanchard CM, Stein KD, Baker F, et al. Association between current lifestyle behaviors and health-related quality of life in breast, colorectal, and prostate cancer survivors. *Psychol Health.* 2004;19:1–13.

90. Jones LW, Courneya KS, Fairey AS, et al. Effects of an oncologist's recommendation to exercise on self-reported exercise behavior in newly diagnosed breast cancer survivors: a single-blind, randomized controlled trial. *Ann Behav Med.* 2004;28:105–113.

91. Headley JA, Ownby KK, John LD. The effect of seated exercise on fatigue and quality of life in women with advanced breast cancer. *Oncol Nurs Forum.* 2004;31:977–983.

92. Holland JC, Andersen B, Breitbart WS, et al. National Comprehensive Cancer Network (NCCN) clinical practice guidelines in oncology: distress management. 2010. Available from: http://www.nccn.org/professionals/physician_gls/PDF/distress.pdf.

93. Stark D, Kiely M, Smith A, et al. Anxiety disorders in cancer patients: their nature, associations, and relation to quality of life. *J Clin Oncol.* 2002;20:3137–3148.

94. Smets EM, Visser MR, Willems-Groot AF, et al. Fatigue and radiotherapy: experience in patients 9 months following treatment. *Br J Cancer.* 1998;78:907–912.

95. Roscoe JA, Morrow GR, Hickok JT, et al. Effect of paroxetine hydrochloride (Paxil) on fatigue and depression in breast cancer patients receiving chemotherapy. *Breast Cancer Res Treat.* 2005;89:243–249.

96. Adjustment to cancer: anxiety and distress (PDQ). 2010. Available from: http://www.cancer.gov/cancertopics/pdq/supportivecare/adjustment/HealthProfessional.

97. Depression (PDQ). Available from: http://www.cancer.gov/cancertopics/pdq/supportivecare/depression/healthprofessional; 2010.

98. Fatigue (PDQ). Available from: http://www.cancer.gov/cancertopics/pdq/supportivecare/fatigue/HealthProfessional; 2010.

99. Kubrak C, Jensen L. Critical evaluation of nutrition screening tools recommended for oncology patients. *Cancer Nurs.* 2007;30:E1–E6.

100. Beach P, Siebeneck B, Buderer NF, et al. Relationship between fatigue and nutritional status in patients receiving radiation therapy to treat lung cancer. *Oncol Nurs Forum.* 2001;28:1027–1031.

101. Porock D, Beshears B, Hinton P, et al. Nutritional, functional, and emotional characteristics related to fatigue in patients during and after biochemotherapy. *Oncol Nurs Forum.* 2005;32:661–667.

102. Brown JK, Byers T, Doyle C, et al. Nutrition and physical activity during and after cancer treatment: an American Cancer Society guide for informed choices. *CA Cancer J Clin.* 2003;53:268–291.

103. Swarm R, Abernethy AP, Anghelescu DL, et al. National Comprehensive Cancer Network (NCCN) clinical practice guidelines in oncology adult cancer pain. 2009. Available from: http://www.nccn.org/professionals/physician_gls/PDF/pain.pdf.

104. Bennett MI, Bagnall AM, Jose Closs S. How effective are patient-based educational interventions in the management of cancer pain? Systematic review and meta-analysis. *Pain.* 2009;143:192–199.

105. NIH-state-of-the-science statement on symptom management in cancer: pain, depression, and fatigue. 2002. Available from: http://consensus.nih.gov/2002CancerPainDepressionFatigueSOSO22PDF.pdf.

106. Cleeland CS, Bennett GJ, Dantzer R, et al. Are the symptoms of cancer and cancer treatment due to a shared biologic mechanism? A cytokine-immunologic model of cancer symptoms. *Cancer.* 2003;97:2919–2925.

107. Dodd MJ, Miaskowski C, Lee KA. Occurrence of symptom clusters. *J Natl Cancer Inst Monogr.* 2004;32:76–78.

108. Dodd MJ, Cho MH, Cooper B, et al. Advancing our knowledge of symptom clusters. *J Support Oncol.* 2005;3(6 suppl 4):30–31.

109. Fan G, Filipczak L, Chow E. Symptom clusters in cancer patients: a review of the literature. *Curr Oncol.* 2007;14:173–179.

110. Barsevick AM. The elusive concept of the symptom cluster. *Oncol Nurs Forum.* 2007;34:971–980.

111. Walsh D, Rybicki L. Symptom clustering in advanced cancer. *Support Care Cancer.* 2006;14:831–836.

112. Gift AG, Strommel M, Jablonski A, et al. A cluster of symptoms over time in patients with lung cancer. *Nurs Res.* 2003;52:393–400.

113. Hayduk L, Olson K, Quan H, et al. Temporal changes in the causal foundations of palliative care symptoms. *Qual Life Res.* 2010;19:299–306.

114. Olson K, Hayduk L, Cree M, et al. The changing causal foundations of cancer-related symptom clustering during the final month of palliative care: a longitudinal study. *BMC Med Res Methodol.* 2008;8:1–11.

115. Musselman DL, Miller AH, Porter MR, et al. Higher than normal plasma interleukin-6 concentrations in cancer patients with depression: preliminary findings. *Am J Psychiatry.* 2001;158:1252–1257.

116. Cleeland CS, Reyes-Gibby CC. When is it justified to treat symptoms? Measuring symptom burden. *Oncology (Williston).* 2002;16(9 suppl 10):64–70.

117. Barsevick AM, Whitmer K, Nail LM, et al. Symptom cluster research: conceptual, design, measurement, and analysis. *J Pain Symptom Manage.* 2006;31:85–95.

118. Aktas A, Walsh D, Rybicki L. Symptom clusters: myth or reality? *Palliat Med.* 2010;24:373–385.

119. Kim HJ, Abraham IL. Statistical approaches to modeling symptom clusters in cancer patients. *Cancer Nurs.* 2008;31:E1–E10.

120. Skerman HM, Yates PM, Battistutta D. Multivariate methods to identify cancer-related symptom clusters. *Res Nurs Health.* 2009;32:345–360.

121. Hess LM, Insel KC. Chemotherapy-related change in cognitive function: a conceptual model. *Oncol Nurs Forum.* 2007;34:981–994.

122. Cimprich B, Ronis DL. An environmental intervention to restore attention in women with newly diagnosed breast cancer. *Cancer Nurs.* 2003;26:284 92; quiz 293–4.

123. Berger AM. Update on the state of the science: sleep-wake disturbances in adult patients with cancer. *Oncol Nurs Forum.* 2009;36:E165–E177.

124. Savard J, Simard S, Giguere I, et al. Randomized clinical trial on cognitive therapy for depression in women with metastatic breast cancer: psychological and immunological effects. *Palliat Support Care.* 2006;4:219–237.

125. Sateia MJ, Lang BJ. Sleep and cancer: recent developments. *Curr Oncol Rep.* 2008;10:309–318.

126. Kozachik SL, Bandeen-Roche K. Predictors of patterns of pain, fatigue, and insomnia during the first year after a cancer diagnosis in the elderly. *Cancer Nurs.* 2008;31:334–344.

127. Roscoe JA, Kaufman ME, Matteson-Rusby SE, et al. Cancer-related fatigue and sleep disorders. *Oncologist.* 2007;12(suppl 1):35–42.

128. Mitchell SA, Berger AM. Fatigue. In: Pine JWJ, ed. *Cancer: principles and practice of oncology.* 8th ed. Philadelphia, PA: Lippincott Williams and Wilkins; 2008:2710–2718.

129. Morin CM, Bootzin RR, Buysse DJ, et al. Psychological and behavioral treatment of insomnia: update of the recent evidence (1998–2004). *Sleep.* 2006;29:1398–1414.

130. Mustian KM, Morrow GR, Carroll JK, et al. Integrative nonpharmacologic behavioral interventions for the management of cancer-related fatigue. *Oncologist.* 2007;12(suppl 1):52–67.

131. Sleep disorders (PDQ). Available from: http://www.nci.nih.gov/cancertopics/pdq/supportivecare/sleepdisorders/HealthProfessional/; 2010.

132. Breitbart W, Alici Y. Pharmacologic treatment options for cancer-related fatigue: current state of clinical research. *Clin J Oncol Nurs.* 2008;12(suppl 5):27–36.

133. Minton O, Richardson A, Sharpe M, et al. A systematic review and meta-analysis of the pharmacological treatment of cancer-related fatigue. *J Natl Cancer Inst.* 2008;100:1155–1166.

134. Centeno CT, Carvajal A, San Miguel MT, et al. What is the best term in Spanish to express the concept of cancer-related fatigue? *J Palliat Med.* 2009;12:441–445.

135. Thomas R, Davies N. Lifestyle during and after cancer treatment. *Clin Oncol (R Coll Radiol).* 2007;19:616–627.

癌症厌食症和恶病质综合征

15

Shalini Dalal 和 Eduardo Bruera

胡　婷 译　张国楠 校

复杂且具有多面性的代谢综合征是晚期癌症最常见的临床表现之一，称之为恶病质。因为厌食症（或食欲缺乏）是其最常见的表现，所以又常称之为癌性厌食—恶病质综合征（CACS）。CACS系列临床表现，包括无意识的体重减轻、厌食、早饱、疲乏以及其他症状，例如恶心、吞咽困难和各种持续且严重的情绪低落。体重减轻是指肌肉和脂肪组织的同时损耗，在此过程中可有热量摄取的减少或者不减少。CACS对癌症患者具有重要的意义，这是因为其发生率高（诊断癌症时发生率约为50%，而在死亡前的发生率超过80%），而一直以来缺乏此方面的研究报道[1-2]。研究表明CACS患者机体状态评分下降，免疫力低下，发病率增加，对癌症治疗的耐受性降低，这些表现预示着会出现治疗失败，生存质量（QoL）降低，疾病预后差等情况[2-4]。恶病质同时也被认为是与患者及其家属的心理压力相关。

厌食—恶病质综合征（ACS）不仅仅是针对癌症，也包括许多其他疾病情况，例如自身免疫紊乱、慢性阻塞性肺疾病、慢性心力衰竭、感染如人免疫缺陷病毒和结核感染，以及长期危重的疾病。各种不同疾病所致的ACS有着相似的生理和心理症状、不良预后和类似的病理生理机制，表明在这些疾病的终末期机体能量平衡恶化有着一条"共同通路"。虽然ACS的发病机制是复杂的且尚未完全明确，但是许多关于这些方面的研究中常常涉及炎症这个主题[3,5,6]。炎症已被证实是与内分泌功能异常、体重减低以及生存状态差有关。所以将这种情况下的恶病质称作"炎症性恶病质"也并不惊讶，这个词可帮助我们鉴别因饥饿而不是炎症引起的体重减轻。在饥饿状态，体重的减轻主要是因为体内储存脂肪的消耗，同时相应机体具有保护作用的肌肉蛋白质在协调调控过程中很快发挥作用。相反，恶病质的出现常是体内内环境机制缺陷所致的，而此过程很可能是由炎症介质所诱导，例如肌肉蛋白早期的耗竭多伴随着脂肪组织的消耗，而此过程与热量的摄入是无关的。进一步说，这是由于炎症过程影响了机体的中枢食欲条件机制所造成的。饥饿和恶病质的区别见表 15-1，表中讨论了在癌症患者能量平衡中，免疫机制的改变如何导致正常调节机制的破坏。其中一些机制可能适用于与消耗相关的慢性疾病，这些机制可提供切实可行的方法用来分析和处理癌症患者的厌食症和恶病质。

表 15-1　饥饿和恶病质的区别

	饥饿	恶病质
机制	能量不足 [摄入 ↓ 和（或）丢失 ↑ 如吸收障碍]	较复杂的机制，细胞因子的调控
体重	↓	↓
宿主代谢反应	适当的	不适当的
急性期蛋白质反应	无	有
体重减轻	稳定	↓
• 蛋白质合成	↓↓↓	
• 蛋白质分解	↓↓↓	↑↑↑
肥胖 / 脂肪组织	↓↓↓	↓↓
静息能量代谢	↓↓↓	↑↑↑
血清胰岛素	↓↓↓	↑↑↑
血清皮质醇	不变	↑↑
进食后的影响	合适的营养摄入可以逆转这些改变	进食不能逆转主要营养元素的改变

Adapted fromKotler DP. Cachexia. Ann Intern Med 2000;133:622
↓ 表示减少；↑ 增加

癌症厌食—恶病质综合征的发病机制

晚期癌症的一个共同特点是免疫反应对肿瘤清除作用的失效，这是因为复杂的免疫逃逸机制限制了机体保护性的免疫反应。这种特异的肿瘤—宿主关系导致了慢性系统性炎症反应的建立，这其中使很大范围内正常且适当的调节机制变得异常。在这种炎症状态下，伴随着异常调节机制产生各种炎症介质（包括细胞因子），其介导中枢调节系统和外周调节系统产生不同的异常机制。在动物模型中，强有力的研究数据证实促炎症细胞因子，包括白介素（IL）-1β、IL-6、肿瘤坏死因子（TNF）-α 和干扰素 -γ，参与 CACS 的发生机制[7]。这些细胞因子广泛参与机体反应调节机制，包括肝急性蛋白合成反应（APPR）、高代谢、脂肪组织和骨骼肌蛋白分解以及食欲减退[8-13]。此外，虽然这其中的机制并不是完全明确，但是一些循环参与的肿瘤相关因子，例如蛋白分解诱导因子（PIF）和脂肪动员因子（LMF）被证实分别参与了肌肉和脂肪组织的消耗过程[14-15]。这些机制导致的恶病质也被称作原发性恶病质。图 15-1（彩图 15-1）显示了介导 CACS 细胞因子的组成。

除此之外，癌症患者体重减轻可能出现一个或者多个（常见）共同症状，这些症状都是由营养摄入减少所引起的。这些症状常被称作"营养影响症状"，包括早饱、恶心、厌食、口味改变、口干、吞咽困难、吞咽痛以及便秘[16]，其中的一些症状是原发性恶病质发生过程中的一部分，也可能是癌症治疗的不良反应。另外，心理因素如情绪低落、紧张以及应激状态在这些人群中是常见的，都会影响食欲和进食。值得注意的是，很多患者的伴随并发症都可能加重症状的表现。因这些因素引起体重减轻的情况称作为继发性恶病质。关于继发性恶病质引起一系列临床症状的研究报道很少。其中有一项研究报道，口干、嗝逆、恶心、口腔异味以及便秘是最常见且令患者最痛苦的症状。而这些症状均与较低的生存质量和生活状态有关[17]。另一项研究报道，厌食、早饱和疼痛在胃肠道癌症以及肺癌中是最常见的症状[18]。最近一项关于 50 例临床诊断为癌症恶病质患者的回顾性研究发现，那些潜在高频致病因素常常引起恶病质，而绝大多数患者具有两种或

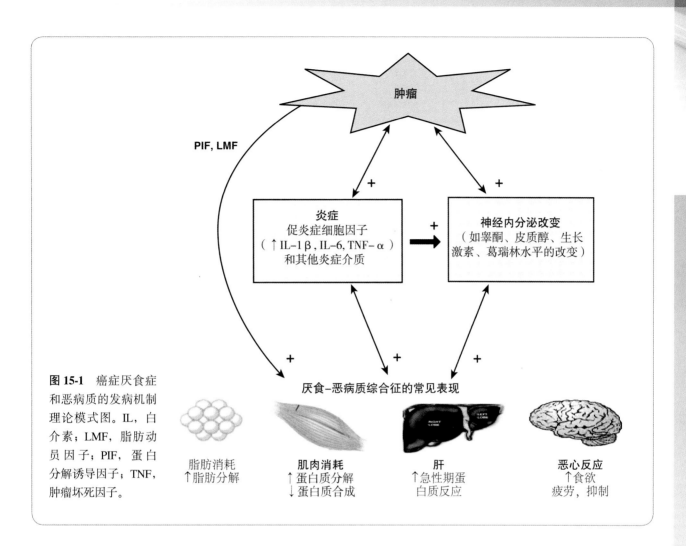

图 15-1 癌症厌食症和恶病质的发病机制理论模式图。IL，白介素；LMF，脂肪动员因子；PIF，蛋白分解诱导因子；TNF，肿瘤坏死因子。

（图中文字）

肿瘤

PIF, LMF

炎症
促炎症细胞因子
（↑IL-1β，IL-6，TNF-α）
和其他炎症介质

+

神经内分泌改变
（如睾酮、皮质醇、生长激素、葛瑞林水平的改变）

+

+

+

厌食-恶病质综合征的常见表现

+   +   +

脂肪消耗
↑脂肪分解

肌肉消耗
↑蛋白质分解
↓蛋白质合成

肝
↑急性期蛋
白质反应

恶心反应
↑食欲
疲劳，抑制

者更多致病因素[19]。这些最常见的因素包括早饱、便秘、疼痛和情绪低落。不同研究得出的不同结果可能与患者的人群、疾病分期、肿瘤类型以及治疗周期和频率相关。

因此，值得我们重视的是，在任何特定条件下的患者，恶病质更可能是由原发及继发的两种作用机制共同作用的结果，用系统的方法识别可能转换的原因还需要进一步探讨（在评估 CACS 的章节讨论）。

急性期蛋白反应（APPR）

约 50% 的患者在诊断癌症时会经历急性期蛋白反应。促炎症反应因子，尤其是 IL-6 参与肝 APPR 的发生机制，导致了急性期蛋白质如 C 反应蛋白（CRP）和纤维蛋白原增加，非急性期蛋白质如白蛋白和转铁蛋白的减少。CRP 是机体炎症反应敏感且特异的标志物，其已被证实与 CACS 的多个方面密切相关，包括体重减轻、高代谢、能量摄入减少以及食欲减退、生存率降低。

免疫应激对食欲调节的作用

晚期癌症的并发症

应激产生的神经内分泌和内分泌反应在维持内环境稳定中发挥着统筹全局的作用。一般来说，这些反应对于一些非必要的功能起抑制作用，如维系生存的生长和繁殖功能。应激诱导内分泌优先重组激活下丘脑—垂体—肾上腺轴以及交感神经系统，导致分解代谢类激素，皮质醇、儿茶酚胺分别增加。虽然这些适当的反应是机体应激和生存所必需的，但是长期或者慢性的应激原持续存在引起的内分泌反应将会变得不适宜，最终通过多个生理系统，如免疫及心血管系统造成调节异常及能量平衡的代谢调节失衡。

体重不可避免地是通过食物摄入以及能量消耗的平衡来维持的，这是由中枢神经系统（CNS）所调节的。下丘脑在食欲调节和能量消耗上起着大为重要的作用，它是由若干细胞核组成的复杂的一系列代谢信号所组成的。表 15-2 列出了一些最公认的参与调节能量平衡的肽类。最具特征性的通路位于弓状核（ARC）处，其包含了两组不同种类的神经元，二者具有相反的作用。一类神经元产生促进食欲的肽类，刺鼠类肽（AgRP）和神经肽 Y（NPY）促进食欲。而另一类神经元产生抑制食欲的肽类，人阿黑皮素原（POMC）以及可待因和苯丙胺相关转录物（CART）抑制食欲[29]。来自 ARC 的神经投射弧与下丘脑其他重要区域相交通参与进食行为的调控，例如室旁核（PVN）、背内侧核（DMN）以及下丘脑外侧核。往返脑干和皮质区间的神经投射弧以及反馈路径也可能影响食物的摄入。

弓状核缺乏血脑屏障的有效保护，主要整合大量次要信号从而调控食物摄取。因此 NPY/AgRP 和 POMC/CART 神经系统是通过代谢信号定向作用，如按机体脂肪比例分泌的激素（如胰岛素和瘦素）以及进食后分泌的激素葛瑞林（ghrelin），胆囊收缩素 CCK 以及 YY 肽。如图 15-2（彩图 15-2）所示，瘦素、胰岛素、CCK 和 YY 肽通过激活 POMC 以及抑制 NPY/AgRP 抑制食欲增加能量消耗，而葛瑞林起着相反的作用。POMC 包含神经元的激活导致 POMC 分裂成为 α-黑色素细胞刺激素（α-MSH），其交替活化黑皮质素（MC）受体（主要是 MC-4R），导致下丘脑室旁核（PVN）附近的促肾上腺皮质素释放因子（CRF）。目前除了清楚认识到 CRF 具有刺激应激相关内分泌以及自主行为反应的作用外，同时还发现它是很强大的内源性厌食和致热介质[31]。后者的作用是通过受体 CRF-1 和 CRF-2 起作用的[32]。相反的，NPY/AgRP 系统的激活通过直接抑制 MC-4 受体活性（通过 NPY）或者封闭 POMC 神经信号通路（通过 AgRP）来刺激食欲。NPY/AgRP 和 POMC 神经元的单向相互作用有可能具有重要的意义，它使得 POMC 神经元强被有力的抑制同时 NPY/AgRP 细胞正处于激活状态[33,34]。

目前已经清楚地认识到应激作用对食欲的影

表 15-2 食欲调节相关神经肽

	促进食欲	抑制食欲
中枢神经系统	神经肽 Y	可待因和苯丙胺相关转录物
	黑色素聚集素（MCH）	黑皮质素（人阿黑皮素原 [POMC]）
	食欲素 / 降食欲肽	类高血糖素肽
	刺鼠类肽（AgRP）	促肾上腺皮质激素释放因子（CRF）
	甘丙肽	胰岛素
	内源性阿片肽	5- 羟色胺
	内生大麻素类似物	神经降压肽
外周神经系统	葛瑞林	YY 肽
		胆囊收缩素（CCK）
		瘦素
		淀粉素
		胰岛素
		类高血糖素肽
		铃蟾肽

响。虽然对免疫—内分泌之间复杂的相互作用尚未完全了解，但是我们相信这种相互作用起着影响食欲的作用。当机体因疾病出现感染和炎症时，促炎症反应因子（如 IL-1、TNF-α 和 IL-6）通过中枢神经系统（CNS）和胃肠道（GI）在食物摄取以及体内能量平衡中起着主要的作用[35]。在动物实验模型中，这些细胞因子通过多种机制抑制食欲使机体产生饱胀感[36-38]（图 15-3，彩图 15-3）。细胞因子通过直接激活 POMC 神经元或者干扰促食欲神经介质的释放或功能来作用于食欲 - 调节路径。如 IL-1β 对抗促食欲 NPY 的作用，而 NPY 可通过封闭 α–MSH 受体（MC-4）终止其作用[35]。5- 羟色胺是具有强的厌食作用的单胺，被认为是细胞因子与食欲调节通路的关键连接点，由大脑分泌产生，通过 IL-1β 可以调节其分泌增加[37]。在胃肠道，细胞因子通过迷走神经传入冲动介导机体饱胀感机制激活机体产生饱胀感，如胃顺应性受损产生饱胀感，或者是使得胃窦及幽门排空延迟[39]。细胞因子也诱导 CCK、胰高血糖素、胰岛素及瘦素的释放，这些激素在中枢

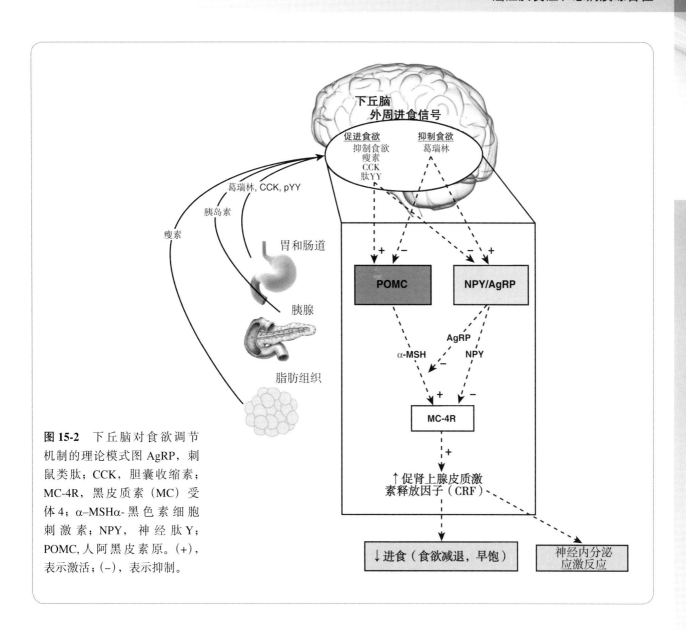

图 15-2 下丘脑对食欲调节机制的理论模式图 AgRP，刺鼠类肽；CCK，胆囊收缩素；MC-4R，黑皮质素（MC）受体 4；α–MSHα- 黑色素细胞刺激素；NPY，神经肽 Y；POMC，人阿黑皮素原。(+)，表示激活；(–)，表示抑制。

神经系统中是传递厌食和饱胀信号[35,39,40]。此外，这是因为细胞因子介导 HPA 轴和 SNS 的改变，导致机体出现疾病表现（如抑郁或者疲乏）、自主神经失调以及静息能量消耗（REE）水平提高，而增加的皮质醇和儿茶酚胺与肌肉和脂肪组织的其他机制相结合持续增加分解代谢。

骨骼肌消耗

骨骼肌的维持是机体合成代谢（肥大）和分解代谢（萎缩）共同作用的一个动态平衡过程。肌肉的消耗是在分解代谢的状态下发生的，例如癌症造成肌纤维蛋白（肌动蛋白和肌球蛋白）的

大量丢失，而肌纤维蛋白占肌蛋白组成的 60% ～ 70%[41]。恶病质介质如促炎症反应细胞因子和 PIF 与激素信号（糖皮质激素、胰岛素、类胰岛素样生长因子 [IGF]）的变化是一致的，他们通过在蛋白质转录水平（RNA 含量）和蛋白质分解水平调节降低蛋白质合成率来消耗肌肉[41-43]。在肌纤维蛋白中，肌球蛋白重链是最优先分解的底物[42]。钙依赖蛋白水解酶或者钙激活酶（肌纤维蛋白最初分解成为肌动蛋白和肌球蛋白所必须的酶）分解路径以及泛素蛋白酶体途径（UPP）是肌纤维蛋白分解最重要的两个作用机制[41-44]。我们对 UPP 途径进行了细致的观察研究，发现 UPP 途

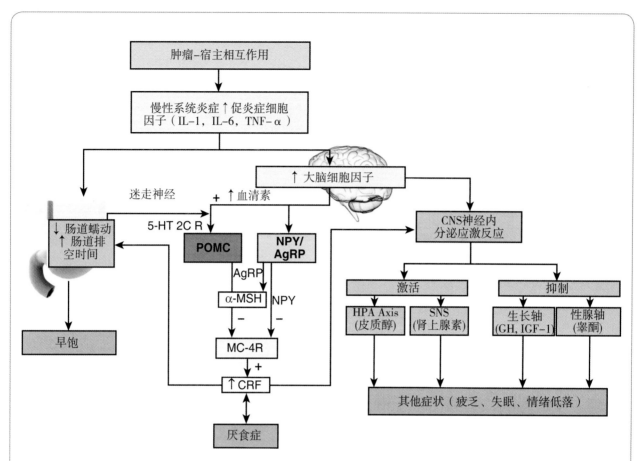

图 15-3 晚期癌症患者中免疫、神经、内分泌系统相互作用对食欲和常见症状调控的假说模式图。AgRP，刺鼠类肽；CRF，促肾上腺皮质激素释放因子；GH，生长激素；HPA，下丘脑 - 垂体 - 肾上腺轴；IGF-1 类胰岛素样生长因子；IL，白介素；MC-4R，黑皮质素受体 4；MSH，黑色素细胞刺激素；NPY，神经肽 Y；POMC，人阿黑皮素原；SNS，交感神经症状；TNF，肿瘤坏死因子。

径是逐步将靶蛋白连接到活化的泛素上，随后再通过 26S 蛋白酶体分解[41]。研究表明，泛素 E3 连接酶、肌肉环指蛋白 -1（MuRF1）、肌肉萎缩 F-Box（MAFBx）或者肌肉萎缩相关基因 -1 可以激活 UPP 途径[45]。另外大量的信号通路逆行激活 UPP 途径，研究表明这些过程是恰当的消耗性过程。其中包括细胞核因子（NF）- κ B、筒箭毒碱、肌营养不良糖蛋白复合物（DGC）；如图 15-4（彩图 15-4）所示，这些信号因子通过各自作用激活 UPP 途径[46]。筒箭毒碱是骨骼肌抑制因子，属于转化生长因子 -β 超家族成员之一，和细胞因子以及 PIF 一样，它促进 UPP 途径中的组成部分表达增加。促炎症信号激活 NF- κ B 途径诱导肌肉消耗在某种程度上讲是通过增加泛素连接酶

MURF-1 的表达来实现的[47-48]。

随着蛋白质的分解，一些细胞内信号传导机制参与进入蛋白质的合成，其中 AKV1 信号传导通路起到了重要的作用[49]。AKT 的激活（通过合成代谢信号胰岛素和 IGF-1）导致关键转录因子（Foxo）的失活，其中包括肌肉萎缩基因转录因子（如 MURF-1、Atrogin 肌肉萎缩相关的基因）。恶病质患者中，通过下调胰岛素和 IGF 的表达导致 Akt 失活，解除 Foxo 转录因子的抑制作用[50]。

脂肪组织的消耗

癌症患者体重减轻最明显的表现是脂肪的消耗[51-54]。虽然这个机制尚未完全明确[55-56]，但是其主要是因为脂肪分解增加（脂解作用）和能量

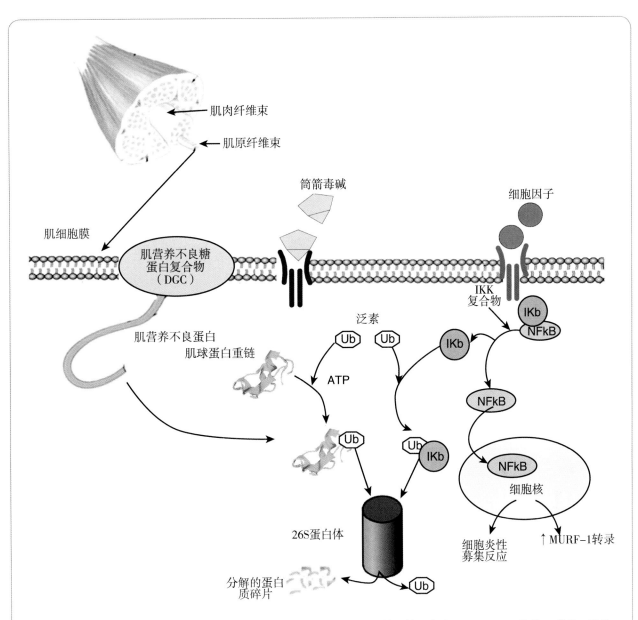

图 15-4 肌肉萎缩的信号传导机制。推荐的癌症 - 厌食症 - 恶病质的评估和管理方法。ATP，5′- 腺苷三磷酸二钠盐；IKK，IκB 激酶；MURF-1，肌肉环指蛋白 -1；NF-κB，细胞核因子（NF）-κB。

储备的降低（脂肪合成），而脂肪降解作用更为重要，其与食物摄入的减少并不相关[52-59]。在癌症患者中，脂肪分解作用的增强与血清甘油的高水平及激素敏感性脂肪酶（HSL）mRNA 在脂肪细胞中的表达相关[51-54]。如图 15-5 所示，许多因子促进 HSL 的激活，而 HSL 是脂肪分解的关键限速酶。这些因子包括：促炎症反应细胞因子、儿茶酚胺、LMF、尿钠排泄肽类和肿瘤衍生脂肪分解因子。这些因子的作用与胰岛素相反，而胰岛素是作为脂肪合成类激素抑制脂肪分解。

癌症厌食 - 恶病质综合征（CACS）的评估

正如前面提到的，CACS 是复杂多样的综合征，在其临床表现、病因学上（导致疾病的原因）以及对患者的影响上是多种多样的。虽然不同患者的表现是不一样的，但是标准化的评价方法仍然是值得临床医师采用的，因为它可以系统地评价该综合征的不同方面。相信这样的评价方案应该是通过决策制订的，来帮助临床医师制定个体化的治疗方案以拟定营养计划和管理恶病质患者。

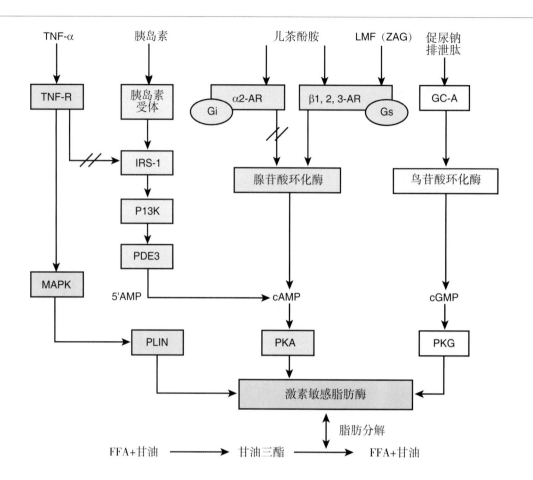

图 15-5 恶病质相关的脂肪细胞细胞内分解机制示意图。α2-AR，α2- 肾上腺受体；β1,2,3-AR，β1，β2，β3 肾上腺受体；cAMP，环磷酸腺苷；cGMP，环磷酸鸟苷；FFA，自由脂肪酸；5′-AMP，5′- 单磷酸腺苷激活蛋白激酶；GC-A，鸟苷酰环化酶；Gi，异源三聚体 G- 蛋白其中一个亚基具有抑制作用；Gs，异源三聚体 G- 蛋白；HSL，激素敏感脂肪酶；MAPK，丝裂原激活蛋白（MAP）激酶；PDE3，磷酸二酯酶；PI3K，磷酸肌醇 -3- 激酶；PKA，蛋白激酶 A；PKG，蛋白激酶 G；PLIN，围脂滴蛋白；IRS-1，胰岛素受体磷酸化；TNF-α，肿瘤坏死因子 α；TNFR，肿瘤坏死因子受体。

通过各学科间共同合作制定的评价方法是值得鼓励使用的方法，同时它也是一种有用的有效的评价工具。表 15-1 描述了得克萨斯州大学（Texas 大学）M.D.Anderson 癌症恶病质中心使用的评价和管理方法，此方法在后面的章节中还将进一步讨论。

营养评估

管理厌食症和恶病质癌症患者的最好方法是早期开始干预。因此，推荐理想状态下所有癌症患者都应该在疾病诊断初期进行营养筛选，从而鉴别出合并高风险营养不良或者恶病质的患者。可以运用的一些已被验证有效的营养筛选评估工具（如营养不良筛选工具），也可以早期整合入常规表格中，对于门诊和住院患者进行临床设定及使用。

营养不良筛选工具（MST）是快速简单的营养筛选工具，在以前的研究中用于住院患者已经验证其有效性[61]，在门诊患者中主要是应用于接受放疗[62]和化疗的患者[63]。它基于最近患者的食欲和体重减轻情况进行评估，相比主观全面评估（Subjective Global Assessment，SGA）工具以及 Patient-Generated（PG）-SGA 评价工具，MST 是强有力的营养状况预测工具。MST 可以由医生、护士、营养学人员、管理人员或者是患者、陪护人员来完成，从而鉴别以及评价患者是否存在营养不良的风险，并给予适当的营养支持。对于那些存在明显营养不良或恶病质风险的患者，营养学家全面的营养评估和咨询是必要的。

全面的营养评估

全面的营养状态评估包含多个方面，最重要是需要了解患者医疗和营养方面的既往史、症状、体格检查、机体状态、测量结果和实验室数据。所有这些方面的分析评估关键在于能决定机体整体的营养状态以及对患者的影响，发现可能导致营养水平下降的症状，制订当前的治疗方案和营养干预措施，以及明确将来治疗的需要。

症状评估

癌症患者可能存在一个或者多个伴随症状，可能会影响进食。一个多方面的工具（如埃德蒙顿症状评估表 ESAS）可用于评价常见出现的严重症状，如厌食、恶心、抑郁、疲乏。对既往史的细致求证和评估应该表现在注意了解患者口腔和胃肠道系统，包括对口味改变、牙科检查、早饱和便秘出现的评估。

实验室评估

经常可以在癌症患者中观察到一些实验室检查的异常表现，但是这些表现对于恶病质不具有特异性，所有这些表现都会因癌症的不同情况、相关器官功能的异常、治疗的毒性作用的影响而改变。如贫血、缺铁、低蛋白血症在恶病质或者非恶病质的患者中都可出现。此外，对营养摄入差的患者，血清白蛋白可表现为低下，这是因为可能伴随着有肝功能的异常，可能提示有引起肝功能异常的病变存在，而此时急性期蛋白可能表现为"阴性"，可能是系慢性炎症反应使其降低的原因。尽管有这些潜在的影响因素，血清白蛋白水平仍然是癌症患者存活的独立预后因素[64]。血清 CRP 水平升高是炎症反应的标志物，与恶病质及不良预后密切相关。血清 CRP 水平升高的患者比正常水平的患者能量摄入更低[65]，同时有证据显示静息能量消耗在这些患者中可能增加[66]。正常的 CRP 水平在恶病质患者中是第二重要的影响因素。综合所有的影响因素，若可疑癌症患者存在恶病质，实验室检查应该包括全血细胞计数、新陈代谢和肝功能检查，白蛋白、前白蛋、CRP、维生素和激素水平测定。

机体测量和机体成分评估

一般来说，癌症恶病质进展期脂肪组织和去脂机体组织（LBM）是同时丢失的；尽管如此，在早期阶段，恶病质导致机体丢失的主要成分是LBM（多是骨骼肌）。相比较单纯的饥饿状态，早期 LBM 相对稳定不易丢失[67]。在癌症恶病质患者中机体成分测量被认为是营养评估的金标准。机体成分测量有以下几种途径：机体钾含量测定、光密度测定法、人体测量法（如三头肌皮褶厚度[TSF]、手臂肌肉面积）、生物电阻抗、相位角矢量、核磁共振成像和光谱学分析、计算机断层扫描（CT）[68-72]。因为成本或者可行性的原因，这些测量方法多数并不实用。其中的一些测量方法（生物电阻抗、机体钾含量）不能从其他非脂肪组织中区分出骨骼肌[22,73-75]。另外，一些人体测量法操作繁琐，需要专门的测量人员进行，这使得测量的结果相对不够精确，所以需要重复测量以减少误差。CT 检查被认为是机体成分分析的金标准[76]，常规用于癌症患者的评估，但是不能作为连续的评估方法。影像学的方法用于评估局部区域肌肉和脂肪组织储备情况，同时可区分皮下脂肪组织和内脏脂肪组织[77-80]。在癌症患者的治疗管理中，将 CT 影像检查加入其标准中，用这种方式进行机体成分分析，无论是从实用性还是数据的精确性来看，都是最适合的。尽管这些检查方法被广泛应用且文献已经证实其在癌症恶病质患者中对于去脂组织丢失评价的重要性，但临床中这些检查却并不用于此目的。现在有一些试验这些测量方法在恶病质患者管理上的潜在作用。在美国，肥胖成为一个重大的健康问题，在过去的二十年随着体重指数（BMI）的增加，使得仅通过简单的测定体重或者 BMI 来诊断恶病质显得尤其不合理且存在着偏差。据报道，在6 个月内体重减轻 ≥ 5% 的患者或者被诊断为癌症患者实际上就应该被认定为恶病质，即使患者此时可能表现为正常的营养状态或者是肥胖，因为此时机体消耗可能在这些患者中已经明显开始出现了。

验证营养评估的方法

目前使用得比较好的几种营养评估方法多是以问卷调查的方式进行的，其中包括各种与营养不良相关的问题。主观全面评估表（SGA）是验证营养评估的工具之一，它主要以患者的治疗史和体格检查结果作为评定的基础[81]。这种方法被成功地应用在营养状态的评估上，并可用于许多不同人群的复杂因素分析，也包括癌症患者[61,82]。Patient-Generated（PG-SGA）评估方法是根据 SGA 衍生的，专门用于癌症患者的评估[82,83]。该评估方法包括的额外问题主要是与现在的营养状态和短期体重减轻相关的。一些评估的部分如疾病治疗史，可通过患者自己填写检查格式对话框的形式完成。体格检查部分可通过健康专家，如内科医生、护士或者营养医师完成。PG-SGA 评分体现的是 PG-SGA 的进一步发展并且加入数字评分，根据患者的总体评分，可将患者分为三组：营养良好组、中等营养组或可疑营养不良组，或者严重营养不良组。PG-SGA 评分，不同于 SGA，它是可分组且可进行连续评分的工具。评分越高，营养不良的风险越高。评分 ≥ 9 表示需要紧急营养干预。PG-SGA 评分已经被用于癌症患者营养状态评估的验证中[85,86]。同时已经被美国营养协会癌症营养饮食实践组认可其成为癌症患者营养评估标准。PG-SGA 评分可作为营养筛查工具或者营养评估工具或者测量结果工具。尽管如此，由于它必须由培训过的健康专家指导完成，在制订健康饮食来源方面受到一些限制，所以除了一些癌症中心以外，PG-SGA 评分并未具有代表性的广泛用于实践。

决策制定过程

在进行了上述多方面的评估后，非常有必要与患者及护理人员就干预的目标和确定符合实际的结果进行公开的讨论（图 15-6）。干预目标和结果由患者肿瘤的分期、合并症及总体预后决定。肿瘤和宿主之间存在复杂的相互作用，可影响机体多个器官和系统，其最突出的结果就是随之而来的体重减轻和消瘦（原发性恶病质），目前未显示一种单一治疗有益。因此对以上这些进行讨论是非常重要的。除了引起恶病质的原发性因素外，

宿主因素可能直接在营养状况恶化中起作用或使营养状况恶化（继发性恶病质）。因此，治疗性干预的一个重要目标是仔细搜寻和治疗这些潜在的可逆因素。此外，增加体重是一个期望达到的结果，但它不应是治疗的主要终点。研究建议体重稳定与生活质量和生存率的改善相关，也是仅有数月预期寿命的晚期肿瘤患者的一个合理的目标。对于那些预计生存期仅有数周或数月的患者，治疗的目标应集中于减轻使患者产生痛苦的症状。

个体化、多样化的治疗计划

目前，还没有一个管理 CACS 的标准路径 / 流程。可能是由于 CACS 多因素和多维度的本质，至今无一种单一的治疗药物被证实能持续成功的治疗了这种综合征的各个方面。由于 CACS 的临床表现多样，对患者的影响也各不相同，应为患者制订个体化和多样化的治疗方法，如营养、体育锻炼和心理支持应与药物治疗整合在一起。（图 15-7），以上各方面应与患者 / 家庭的偏好及

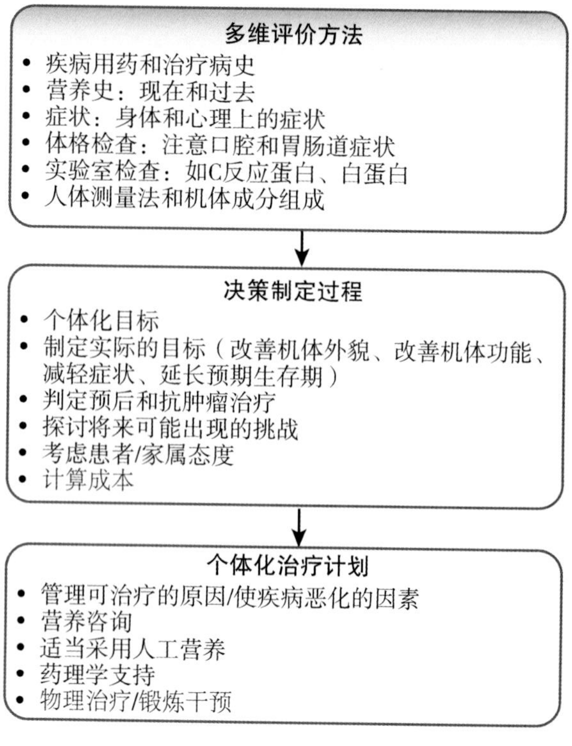

多维评价方法
- 疾病用药和治疗病史
- 营养史：现在和过去
- 症状：身体和心理上的症状
- 体格检查：注意口腔和胃肠道症状
- 实验室检查：如C反应蛋白、白蛋白
- 人体测量法和机体成分组成

决策制定过程
- 个体化目标
- 制定实际的目标（改善机体外貌、改善机体功能、减轻症状、延长预期生存期）
- 判定预后和抗肿瘤治疗
- 探讨将来可能出现的挑战
- 考虑患者/家属态度
- 计算成本

个体化治疗计划
- 管理可治疗的原因/使疾病恶化的因素
- 营养咨询
- 适当采用人工营养
- 药理学支持
- 物理治疗/锻炼干预

图 15-6 癌症厌食症 – 恶病质推荐评估和管理方法。

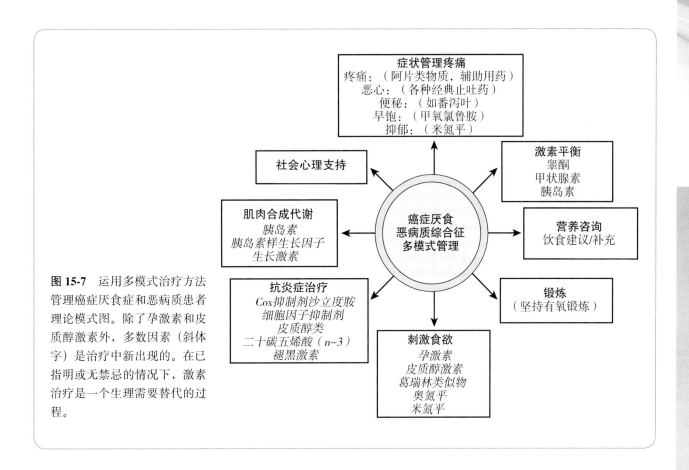

图 15-7 运用多模式治疗方法管理癌症厌食症和恶病质患者理论模式图。除了孕激素和皮质醇激素外，多数因素（斜体字）是治疗中新出现的。在已指明或无禁忌的情况下，激素治疗是一个生理需要替代的过程。

目标一致。

营养干预

以咨询或给予 / 不给予高蛋白能量补充的形式对肿瘤患者进行营养干预已证实可改善生活质量和减轻症状，提高经口摄入量，避免体重减轻[88-91]。但最近一项系统评价却未发现其对生存率有任何益处[92]。一些国家的营养实践指南支持对肿瘤患者进行营养咨询[93,94]。以下几个小节简要讨论了营养咨询的关键步骤（ABCD）。

评估目前的摄入量

在晚期肿瘤患者的饮食记录方面，连续 3 天（其中有 1 天是周末）详细记录其营养摄入和膳食模式已证明能够充分反映目前的饮食摄入[95]。然而，根据具体情况，这可能并不符合实际。另外，可以要求患者在咨询营养学家前 24 小时到 48 小时记录他们的食物和液体摄入（食物日记）。营养学家可查看该患者的记录并对膳食、点心和饮料

的摄入频率和量、患者的膳食偏好和食物过敏进行评估。同样可记录下近期膳食模式的改变。可通过对摄入的食物进行计算，从而估计从食物中摄取的能量和蛋白质，并作为基线。通过为期 3 天的卡路里计数，以获得 24 小时摄入的平均值。

营养摄入的障碍

营养学家应设法查明现有影响充足营养摄入的问题，包括食物的供应和准备、用餐时是否陪伴、家庭成员间的关系及生理和心理症状等限制食物摄入的问题。味觉改变、出现黏膜炎、吞咽困难、口干、易饱、胃胀、恶心、便秘、抑郁情绪和焦虑是引起营养摄入差的常见原因。

计算能量和蛋白质的需求

目前尚不清楚体重降低的癌症患者确切的能量和蛋白质的需求。在癌症患者，能量摄入超过 120kJ（kg·d），蛋白摄入超过 1.2 ~ 1.4g/（kg·d）已研究显示用于维持体重[96,97]。由于基础能量的

需求具有高度的变异性，测量个体能量消耗的精确方法是间接热量测定法。若无法行间接热量测定，可为患者计算超过 120kJ/（kg·d）的能量摄入量。

膳食建议

基于上述的评估、患者的偏好和护理目标，应为患者制订一个个体化的营养计划。应首先治疗现有问题从而保证在摄入充足营养的同时促进能量和蛋白质的摄入。制订膳食建议时应考虑到患者对普通食物的偏好和营养品的使用两方面。一项加拿大关于晚期恶病质患者的膳食模式研究报道了患者对普通食物的偏好，多数（70%）的患者不使用能够购买到的营养品[98]。这项研究同样发现进食频率是总能量摄入的一个重要变量，更多的总能量摄入大多来源于三餐外的食物。支持吃点心的行为及使用高营养价值的点心显得很重要[98]。营养学家和患者不应该是强迫关系，患者及其家庭所做的任何努力都应该得到肯定。在总体医疗目标和耐受程度的基础上，可能需要对护理计划进行经常的强化和修改。

症状管理

应首先治疗引起或使营养摄入差的恶化症状。如上所述，晚期癌症患者可能有一个或者多个共存的影响经口摄入的症状。下面小节讨论了其中的一些问题。

恶心、早饱和便秘

这些都是恶病质的癌症患者非常常见的症状。多种因素，如阿片类药物、其他药物、化疗、放疗、代谢紊乱及肿瘤的部位都可能引起恶心。恶心可能继发于放疗与化疗，应用 5-HT3 受体拮抗剂治疗可能有效。临床医生需要复习他们机构或者国家关于管理癌症引起的恶心或呕吐的指南。具有抗多巴胺能和（或）抗组胺作用的药物常用作止吐药。出现早饱症状时，胃复安对胃有促动力效应，应作为首选口服药。癌症患者多出现便秘，特别是服用阿片类或抗胆碱能的药物，亦可能造成早饱和（或）恶心，可给番泻叶、比沙可啶、枸橼酸镁及聚乙二醇 3350 等通便剂，必要时逐渐加量以保持规律的肠道蠕动。

厌食

目前已针对癌症患者研究了许多具有增加食欲的多种药物。不幸的是，只有两种药物——黄体酮类（如醋酸甲地孕酮）及皮质激素显示对改善食欲有益，但他们并不能阻止恶病质的发展，且还有明显不良反应，我们将在后面谈到这个问题。

醋酸甲地孕酮

醋酸甲地孕酮已证实对多达 60% 的患者的食欲、疲乏及总体健康状况的改善具有剂量效应（从 160mg/d 开始）[99]。食欲改善在 1 周内出现，仅不足 1/4 患者在几周内体重增加。遗憾的是，这种体重增加主要是由于脂肪及体液的增加而不是去脂肪体重的增加。醋酸甲地孕酮常见的不良反应包括高血压、高血糖症、液体潴留及血栓形成。使用醋酸甲地孕酮治疗的患者若发现未获得益处，其剂量应缓慢减量，因为继续使用可能出现肾上腺功能减退。对于入院的急性病患者，应给予应激剂量的皮质激素。同时应考虑监测睾酮水平，因为性腺功能减退症是常见的可治疗的不良反应。若有深静脉血栓、肺栓塞或严重的心血管疾病的患者应避免使用醋酸甲地孕酮。

皮质激素

皮质激素已证实可以改善食欲和食物摄入[100]。其作用时间通常限于数周，随使用时间的增加，皮质激素类药物的不良反应显著增加。因此，皮质激素通常应仅限于预期生存期有限的患者（< 6 周）。目前无确定皮质激素的剂量。研究中应用的强的松的剂量从 20mg 到 40mg 或同等剂量的地塞米松。

大麻类

屈大麻酚是一种合成的大麻素，FDA 批准其用于 AIDS 相关的食欲缺乏和化疗引起的恶心和呕吐。对于食欲缺乏的癌症患者，有些研究显示该类药物有益，但患者体重并未增加[101,102]。屈大麻酚对食欲下降的作用似乎有限。一个大样本试验显示单用屈大麻酚或与醋酸甲地孕酮合用治疗食欲下降并无临床益处[103]。此外，由于会出现中枢神经系统（CNS）不良反应，如镇静、意识错乱和知觉障碍[104]，使屈大麻酚的使用受限。这些不良反应在晚期癌症患者受到特别的关注，因为他们可能在使用阿片类药物。

抑郁

抑郁情绪可以导致经口摄入减少，应通过咨询进行管理。若有指征，应给予抗抑郁药物治疗。非对照研究提示抗抑郁药米氮平可改善食欲和增加体重，目前正在癌症患者中进行研究。

黏膜炎、口腔干燥和吞咽痛

是接受联合放化疗治疗的患者常见的症状，常严重到需要中断或延迟治疗。这些症状可能继发于真菌或病毒感染，应予适当的治疗。症状治疗包括保持口腔卫生及使用阿片类药物止痛及局部镇痛，如 xyloxylin 制剂。症状严重、营养缺乏的患者可能从肠外或肠内营养受益，下面将讨论这个问题。

针对 CACS 潜在机制的治疗

已证实几种针对免疫和（或）内分泌通路的药物参与了 CACS 的病理生理过程，这些药物正在用于治疗 CACS 的研究。已完成了几种上市药物对癌症患者的初步研究，等待进一步研究。包括抗炎治疗如环氧合酶 -2 抑制剂[105,106]、沙利度胺[107] 及二十碳五烯酸 n-3（EPA）[108]；同化激素类药如氧雄龙[109] 和胰岛素[110]、褪黑素[111]、生长素类似物[112] 和非典型抗精神病药物奥氮平[113,114]。使用针对 TNF-α 的药物英夫利昔单抗[115] 或依那西普[116] 的抗细胞因子治疗并未被证实能使食欲缺乏、体重、生活质量或生存率得到改善。这些阴性结果部分原因可能是由于这些细胞因子的冗余作用。针对其他炎性细胞因子（IL-1β 和 IL-6）的临床试验尚需进一步研究[117]。

在 CACS 的联合治疗方面，目前极少前期研究的结果令人鼓舞[118]。其他正在进行的临床试验值得期待[119,120]。这些临床试验[119] 中的一项中期分析（125 例患者）发现联合治疗组的效果最好。在这项研究中，患者被随机分配到 5 个试验组：黄体酮组、EPA 组（2g/d）、L- 卡尼丁组、沙利度胺组及这几种药的联合治疗组。由于这是初步研究，应谨慎对待其结果。

目前正在研究的其他治疗方法结果包括筒箭毒碱抑制剂、选择性雄激素受体调节剂（SARMs）和 MC-4 受体拮抗剂[121]。

锻炼

癌症患者通过锻炼能够改善躯体功能、减轻疲乏和改善体型[122]。在这些研究中[122]，患者主要是在大自然中进行需氧运动。对荷瘤大鼠的研究表明[123]，抗阻运动能阻断癌症引起的肌肉萎缩和蛋白消耗。在一项对癌症患者进行的临床研究中，癌症患者参与高强度的需氧抗阻训练[124]，发现每周 9 小时锻炼的患者肌肉力量增加，身体素质改善。更晚期的或体力状况差的患者可能无法完成耗时长又复杂的锻炼方案。对此类患者，使用价廉的设施（健身带）在家实施低强度的锻炼方案更易鼓励患者坚持锻炼。可考虑咨询物理治疗师，以帮助制定个体化方案。

肠内营养或者肠外营养是否有作用？

虽然对体重减轻的晚期癌症患者通过人工方式（肠内或肠外营养途径）摄取能量可以帮助改善患者的营养状态，但大量的机体反馈证据共同提示对多数患者，人工营养并不能改善患者的生存率、生存状态、生活质量、治疗的毒性作用和心理上的幸福感等[125-127]。这些研究进一步表明，对晚期无法治愈的癌症患者，这种常规的营养支持方式与治疗相关并发症发生的高风险性是相关的。尽管如此，通过胃造口术置管进行肠内营养对患者来说可能是更合适的方式，这些患者因为肿瘤原发病灶的侵犯（如食管癌、头颈部肿瘤）或者治疗的并发症（放疗导致的严重黏膜炎或者食管炎）导致吞咽困难或者梗阻而主要是表现为饥饿，而对他们进行生活期望评估，他们是应该获得更好的生活质量。吸入性肺炎、恶心和腹泻是肠内营养常见的并发症。如果肠道功能正常，相对肠外营养肠内营养会使患者获得更多的益处。在一些罕见的病例中，美国国内报道全肠外营养（TPN）的患者可获得长生存期。一项关于家庭 TPN 的回顾性研究[128] 经过 20 年观察16 例癌症患者，发现全肠外营养可使患者存活一年或者更长。这些肿瘤患者的病理类型绝大多数是类癌，同时也无患者生存质量相关数据的评价报道。最近的一项随机前瞻性研究[129]发现原发胃肠道肿瘤的患者通过 TPN 可延长其生存期。使用人工营养患者需要注意相关并发症发生的风险。

治疗反应的监测

持续性关注患者症状最佳治疗方法仍然是监测过程中最关键的部分。就像先前提到的一样，虽然体重增加是希望的结果，但并不是管理干预中的唯一关注点。晚期癌症患者和多数原发恶病质患者，体重稳定与生存质量和生存期改善是密切相关的。这对于仅有几个月生存时限的晚期癌症患者是很恰当的努力目标，因为患者的生存期仅有几周或几个月，所以治疗的目标应该集中在减轻患者的痛苦症状。在此情况下，其他营养测定评估方法对比于生存质量如患者的活动量、精力、情绪及幸福感就显得没有那么重要。因为晚期患者的内脏蛋白质水平不可能有太大改善，另

因为患者腹水和水肿的出现，故体重对评价患者的营养状态就显得不是很准确了。

小结

营养水平改变在大多数癌症患者中都是存在的。由于肿瘤 - 宿主复杂的相互作用，导致宿主代谢反应和症状异常，这与肿瘤负荷和治疗作用相关，并导致了体重减轻和消耗。关注患者营养水平应该从早期开始，从癌症诊断时开始，并且持续至整个癌症的治疗过程中。患者每个时期的表现是不断变化的。努力维持充分的营养需要，可有效控制因摄入不足引起的症状。标准化的评估方法应该按照决策制订中的程序来完成，这才能帮助医生对恶病质患者制订个体化的治疗计划。当患者进食困难时，可考虑采用肠内或者肠外营养的方法，但是必须要充分考虑预后、治疗目标和患者自己的意愿。最后，所有的治疗干预方法都应该根据患者的意愿以改善生存质量作为目标。

参考文献

1. Ma GAH. Prevalence and pathophysiology of cancer cachexia. In: Portenoy RK, ed. *Topics in palliative care*. New York: Oxford University Press; 1998:91–129.
2. Dewys WD, Begg C, Lavin PT, et al. Prognostic effect of weight loss prior to chemotherapy in cancer patients. Eastern Cooperative Oncology Group. *Am J Med*. 1980;69:491–497.
3. Kotler DP. Cachexia. *Ann Intern Med*. 2000;133:622–634.
4. Morley JE, Thomas DR, Wilson MM. Cachexia: pathophysiology and clinical relevance. *Am J Clin Nutr*. 2006;83:735–743.
5. Anker SD, Coats AJ. Cardiac cachexia: a syndrome with impaired survival and immune and neuroendocrine activation. *Chest*. 1999;115:836–847.
6. MacDonald N, Easson AM, Mazurak VC, et al. Understanding and managing cancer cachexia. *J Am Coll Surg*. 2003;197:143–161.
7. Barton BE. IL-6-like cytokines and cancer cachexia: consequences of chronic inflammation. *Immunol Res*. 2001;23:41–58.
8. O'Riordain MG, Falconer JS, Maingay J, et al. Peripheral blood cells from weight-losing cancer patients control the hepatic acute phase response by a primarily interleukin-6 dependent mechanism. *Int J Oncol*. 1999;15:823–827.
9. Zhou W, Jiang ZW, Tian J, et al. Role of NF-kappaB and cytokine in experimental cancer cachexia. *World J Gastroenterol*. 2003;9:1567–1570.
10. Wigmore SJ, Fearon KC, Maingay JP, et al. Effect of interleukin-2 on peripheral blood mononuclear cell cytokine production and the hepatic acute phase protein response. *Clin Immunol*. 2002;104:174–182.
11. Costelli P, Bossola M, Muscaritoli M, et al. Anticytokine treatment prevents the increase in the activity of ATP-ubiquitin- and Ca(2+)-dependent proteolytic systems in the muscle of tumour-bearing rats. *Cytokine*. 2002;19:1–5.
12. Llovera M, Garcia-Martinez C, Agell N, et al. TNF can directly induce the expression of ubiquitin-dependent proteolytic system in rat soleus muscles. *Biochem Biophys Res Commun*. 1997;230:238–241.
13. Baracos V, Rodemann HP, Dinarello CA, et al. Stimulation of muscle protein degradation and prostaglandin E2 release by leukocytic pyrogen (interleukin-1): a mechanism for the increased degradation of muscle proteins during fever. *N Engl J Med*. 1983;308:553–558.
14. Todorov P, Cariuk P, McDevitt T, et al. Characterization of a cancer cachectic factor. *Nature*. 1996;379:739–742.
15. Todorov PT, McDevitt TM, Meyer DJ, et al. Purification and characterization of a tumor lipid-mobilizing factor. *Cancer Res*. 1998;58:2353–2358.
16. Baracos VE. Cancer-associated cachexia and underlying biological mechanisms. *Annu Rev Nutr*. 2006;26:435–461.
17. Tong H, Isenring E, Yates P. The prevalence of nutrition impact symptoms and their relationship to quality of life and clinical outcomes in medical oncology patients. *Support Care Cancer*. 2009;17:83–90.
18. Khalid U, Spiro A, Baldwin C, et al. Symptoms and weight loss in patients with gastrointestinal and lung cancer at presentation. *Support Care Cancer*. 2007;15:39–46.
19. Del Fabbro E, Dalal S, Delgado M, et al. Secondary vs. primary cachexia in patients with advanced cancer. *J Clin Oncol (Meeting Abstracts)*. 2007;25:9128.
20. Falconer JS, Fearon KC, Ross JA, et al. Acute-phase protein response and survival duration of patients with pancreatic cancer. *Cancer*. 1995;75:2077–2082.
21. Marsik C, Kazemi-Shirazi L, Schic kbauer T, et al. C-reactive protein and all-cause mortality in a large hospital-based cohort. *Clin Chem*. 2008;54:343–349.
22. McMillan DC, Watson WS, Preston T, et al. Lean body mass changes in cancer patients with weight loss. *Clin Nutr*. 2000;19:403–406.
23. Maltoni M, Caraceni A, Brunelli C, et al. Prognostic factors in advanced cancer patients: evidence-based clinical recommendations—a study by the Steering Committee of the European Association for Palliative Care. *J Clin Oncol*. 2005;23:6240–6248.
24. Scott HR, McMillan DC, Forrest LM, et al. The systemic inflammatory response, weight loss, performance status and survival in patients with inoperable non-small cell lung cancer. *Br J Cancer*. 2002;87:264–267.
25. Karakiewicz PI, Hutterer GC, Trinh QD, et al.

C-reactive protein is an informative predictor of renal cell carcinoma-specific mortality: a European study of 313 patients. *Cancer.* 2007;110:1241–1247.

26. Glaser R, Kiecolt-Glaser JK. Stress-induced immune dysfunction: implications for health. *Nat Rev Immunol.* 2005;5:243–251.

27. Antoni MH, Lutgendorf SK, Cole SW, et al. The influence of bio-behavioural factors on tumour biology: pathways and mechanisms. *Nat Rev Cancer.* 2006;6:240–248.

28. McEwen BS. Sex, stress and the hippocampus: allostasis, allostatic load and the aging process. *Neurobiol Aging.* 2002;23:921–939.

29. Levin BE. Metabolic sensing neurons and the control of energy homeostasis. *Physiol Behav.* 2006;89:486–489.

30. Korner J, Aronne LJ. The emerging science of body weight regulation and its impact on obesity treatment. *J Clin Invest.* 2003;111:565–570.

31. Richard D, Huang Q, Timofeeva E. The corticotropin-releasing hormone system in the regulation of energy balance in obesity. *Int J Obes Relat Metab Disord.* 2000;24(suppl 2):S36–S39.

32. Smagin GN, Howell LA, Ryan DH, et al. The role of CRF2 receptors in corticotropin-releasing factor- and urocortin-induced anorexia. *Neuroreport.* 1998;9:1601–1606.

33. Horvath TL. The hardship of obesity: a soft-wired hypothalamus. *Nat Neurosci.* 2005;8:561–565.

34. Cone RD. Anatomy and regulation of the central melanocortin system. *Nat Neurosci.* 2005;8:571–578.

35. Wong S, Pinkney J. Role of cytokines in regulating feeding behaviour. *Curr Drug Targets.* 2004;5:251–263.

36. Davis MP, Dreicer R, Walsh D, et al. Appetite and cancer-associated anorexia: a review. *J Clin Oncol.* 2004;22:1510–1517.

37. Laviano A, Russo M, Freda F, et al. Neurochemical mechanisms for cancer anorexia. *Nutrition.* 2002;18:100–105.

38. Inui A. Cancer anorexia-cachexia syndrome: are neuropeptides the key? *Cancer Res.* 1999;59:4493–4501.

39. Plata-Salaman CR. Central nervous system mechanisms contributing to the cachexia-anorexia syndrome. *Nutrition.* 2000;16:1009–1012.

40. Turrin NP, Plata-Salaman CR. Cytokine-cytokine interactions and the brain. *Brain Res Bull.* 2000;51:3–9.

41. Mitch WE, Goldberg AL. Mechanisms of muscle wasting: the role of the ubiquitin-proteasome pathway. *N Engl J Med.* 1996;335:1897–1905.

42. Acharyya S, Ladner KJ, Nelsen LL, et al. Cancer cachexia is regulated by selective targeting of skeletal muscle gene products. *J Clin Invest.* 2004;114:370–378.

43. Baracos VE. Regulation of skeletal-muscle-protein turnover in cancer-associated cachexia. *Nutrition.* 2000;16:1015–1018.

44. Argiles JM, Busquets S, Lopez-Soriano FJ. The pivotal role of cytokines in muscle wasting during cancer. *Int J Biochem Cell Biol.* 2005;37:2036–2046.

45. Bodine SC, Latres E, Baumhueter S, et al. Identification of ubiquitin ligases required for skeletal muscle atrophy. *Science.* 2001;294:1704–1708.

46. Acharyya S, Guttridge DC. Cancer cachexia signaling pathways continue to emerge yet much still points to the proteasome. *Clin Cancer Res.* 2007;13:1356–1361.

47. Langen RC, Schols AM, Kelders MC, et al. Inflammatory cytokines inhibit myogenic differentiation through activation of nuclear factor-kappaB. *FASEB J.* 2001;15:1169–1180.

48. Cai D, Frantz JD, Tawa Jr NE, et al. IKKbeta/NF-kappaB activation causes severe muscle wasting in mice. *Cell.* 2004;119:285–298.

49. Glass DJ. Signalling pathways that mediate skeletal muscle hypertrophy and atrophy. *Nat Cell Biol.* 2003;5:87–90.

50. Brunet A, Bonni A, Zigmond MJ, et al. Akt promotes cell survival by phosphorylating and inhibiting a Forkhead transcription factor. *Cell.* 1999;96:857–868.

51. Drott C, Persson H, Lundholm K. Cardiovascular and metabolic response to adrenaline infusion in weight-losing patients with and without cancer. *Clin Physiol.* 1989;9:427–439.

52. Zuijdgeest-van Leeuwen SD, van den Berg JW, Wattimena JL, et al. Lipolysis and lipid oxidation in weight-losing cancer patients and healthy subjects. *Metabolism.* 2000;49:931–936.

53. Legaspi A, Jeevanandam M, Starnes Jr HF, et al. Whole body lipid and energy metabolism in the cancer patient. *Metabolism.* 1987;36:958–963.

54. Shaw JH, Wolfe RR. Fatty acid and glycerol kinetics in septic patients and in patients with gastrointestinal cancer: the response to glucose infusion and parenteral feeding. *Ann Surg.* 1987;205:368–376.

55. Esper DH, Harb WA. The cancer cachexia syndrome: a review of metabolic and clinical manifestations. *Nutr Clin Pract.* 2005;20:369–376.

56. Tijerina AJ. The biochemical basis of metabolism in cancer cachexia. *Dimens Crit Care Nurs.* 2004;23:237–243.

57. Kalra PR, Tigas S. Regulation of lipolysis: natriuretic peptides and the development of cachexia. *Int J Cardiol.* 2002;85:125–132.

58. Hyltander A, Daneryd P, Sandstrom R, et al. Beta-adrenoceptor activity and resting energy metabolism in weight losing cancer patients. *Eur J Cancer.* 2000;36:330–334.

59. Klein S, Wolfe RR. Whole-body lipolysis and triglyceride-fatty acid cycling in cachectic patients with esophageal cancer. *J Clin Invest.* 1990;86:1403–1408.

60. Zhang HH, Halbleib M, Ahmad F, et al. Tumor necrosis factor-alpha stimulates lipolysis in differentiated human adipocytes through activation of extracellular signal-related kinase and elevation of intracellular cAMP. *Diabetes.* 2002;51:2929–2935.

61. Ferguson M, Capra S, Bauer J, et al. Development of a valid and reliable malnutrition screening tool for adult acute hospital patients. *Nutrition.* 1999;15:458–464.

62. Ferguson ML, Bauer J, Gallagher B, et al. Validation of a malnutrition screening tool for patients receiving radiotherapy. *Australas Radiol.* 1999;43:325–327.

63. Isenring E, Cross G, Daniels L, et al. Validity of the malnutrition screening tool as an effective predictor of nutritional risk in oncology outpatients receiving chemotherapy. *Support Care Cancer.* 2006;14:1152–1156.

64. Evans WK, Nixon DW, Daly JM, et al. A randomized study of oral nutritional support versus ad lib nutritional intake during chemotherapy for advanced colorectal and non-small-cell lung cancer. *J Clin Oncol.* 1987;5:113–124.

65. Wigmore SJ, Plester CE, Ross JA, et al. Contribution of anorexia and hypermetabolism to weight loss in anicteric patients with pancreatic cancer. *Br J Surg.* 1997;84:196–197.

66. Falconer JS, Fearon KC, Plester CE, et al. Cytokines, the acute-phase response, and resting energy expenditure in cachectic patients with pancreatic cancer. *Ann Surg.* 1994;219:325–331.

67. Minnesota University Laboratory of Physiological Hygiene, Keys AB. *The biology of human starvation.* Minneapolis, MN: University of Minnesota Press; 1950.

68. Lukaski HC. Methods for the assessment of human body composition: traditional and new. *Am J Clin Nutr.* 1987;46:537–556.

69. Jensen MD. Research techniques for body composition assessment. *J Am Diet Assoc.* 1992;92:454–460.

70. van der Kooy K, Seidell JC. Techniques for the measurement of visceral fat: a practical guide. *Int J Obes Relat Metab Disord.* 1993;17:187–196.

71. Ohsuzu F, Kosuda S, Takayama E, et al. Imaging techniques for measuring adipose-tissue distribution in the abdomen: a comparison between computed tomography and 1.5-tesla magnetic resonance spin-echo imaging. *Radiat Med.* 1998;16:99–107.

72. Pontiroli AE, Pizzocri P, Giacomelli M, et al. Ultrasound measurement of visceral and subcutaneous fat in morbidly obese patients before and after laparoscopic adjustable gastric banding: comparison with computerized tomography and with anthropometric measurements. *Obes Surg.* 2002;12:648–651.

73. Jatoi A, Daly BD, Hughes VA, et al. Do patients with nonmetastatic non-small cell lung cancer demonstrate altered resting energy expenditure? *Ann Thorac Surg.* 2001;72:348–351.

74. Moley JF, Aamodt R, Rumble W, et al. Body cell mass in cancer-bearing and anorexic patients. *JPEN J Parenter Enteral Nutr.* 1987;11:219–222.

75. Pichard C, Kyle UG. Body composition measurements during wasting diseases. *Curr Opin Clin Nutr Metab Care.* 1998;1:357–361.

76. Pietrobelli A, Wang Z, Heymsfield SB. Techniques used in measuring human body composition. *Curr Opin Clin Nutr Metab Care.* 1998;1:439–448.

77. Heymsfield SB, Wang Z, Baumgartner RN, et al. Human body composition: advances in models and methods. *Annu Rev Nutr.* 1997;17:527–558.

78. Mitsiopoulos N, Baumgartner RN, Heymsfield SB, et al. Cadaver validation of skeletal muscle measurement by magnetic resonance imaging and computerized tomography. *J Appl Physiol.* 1998;85:115–122.

79. Janssen I, Heymsfield SB, Wang ZM, et al. Skeletal muscle mass and distribution in 468 men and women aged 18–88 yr. *J Appl Physiol.* 2000;89:81–88.

80. Janssen I, Ross R. Effects of sex on the change in visceral, subcutaneous adipose tissue and skeletal muscle in response to weight loss. *Int J Obes Relat Metab Disord.* 1999;23:1035–1046.

81. Detsky AS, McLaughlin JR, Baker JP, et al. What is subjective global assessment of nutritional status? *JPEN J Parenter Enteral Nutr.* 1987;11:8–13.

82. Ottery FD. Rethinking nutritional support of the cancer patient: the new field of nutritional oncology. *Semin Oncol.* 1994;21:770–778.

83. Ottery FD. Definition of standardized nutritional assessment and interventional pathways in oncology. *Nutrition.* 1996;12:S15–19.

84. Ottery FD. *Patient generated subjective global assessment.* Chicago, IL: The American Diabetic Association; 2000.

85. Bauer J, Capra S, Ferguson M. Use of the scored Patient-Generated Subjective Global Assessment (PG-SGA) as a nutrition assessment tool in patients with cancer. *Eur J Clin Nutr.* 2002;56:779–785.

86. Persson C, Sjoden PO, Glimelius B. The Swedish version of the patient-generated subjective global assessment of nutritional status: gastrointestinal vs urological cancers. *Clin Nutr.* 1999;18:71–77.

87. Vigano A, Trutschnigg B, Morais JA, et al. Use of the scored Patient-Generated Subjective Global Assessment (PG-SGA) to characterize cachexia in newly diagnosed advanced cancer patients. *J Clin Oncol (Meeting Abstracts)*. 2009;27:9574.

88. Ollenschlager G, Thomas W, Konkol K, et al. Nutritional behaviour and quality of life during oncological polychemotherapy: results of a prospective study on the efficacy of oral nutrition therapy in patients with acute leukaemia. *Eur J Clin Invest*. 1992;22:546–553.

89. Ovesen L, Allingstrup L, Hannibal J, et al. Effect of dietary counseling on food intake, body weight, response rate, survival, and quality of life in cancer patients undergoing chemotherapy: a prospective, randomized study. *J Clin Oncol*. 1993;11:2043–2049.

90. Ravasco P, Monteiro-Grillo I, Vidal PM, et al. Dietary counseling improves patient outcomes: a prospective, randomized, controlled trial in colorectal cancer patients undergoing radiotherapy. *J Clin Oncol*. 2005;23:1431–1438.

91. Isenring EA, Capra S, Bauer JD. Nutrition intervention is beneficial in oncology outpatients receiving radiotherapy to the gastrointestinal or head and neck area. *Br J Cancer*. 2004;91:447–452.

92. Davies AA, Davey Smith G, Harbord R, et al. Nutritional interventions and outcome in patients with cancer or preinvasive lesions: systematic review. *J Natl Cancer Inst*. 2006;98:961–973.

93. Ladas EJ, Sacks N, Meacham L, et al. A multidisciplinary review of nutrition considerations in the pediatric oncology population: a perspective from children's oncology group. *Nutr Clin Pract*. 2005;20:377–393.

94. Bauer JDAS, Davidson WL, Hill JM, Brown T, Isenring EA, et al. Evidence based practice guidelines for the nutritional management of cancer cachexia. *Nutri Diet*. 2006;63:S3–132.

95. Posner BM, Martin-Munley SS, Smigelski C, et al. Comparison of techniques for estimating nutrient intake: the Framingham Study. *Epidemiology*. 1992;3:171–177.

96. Bauer JD, Capra S. Nutrition intervention improves outcomes in patients with cancer cachexia receiving chemotherapy—a pilot study. *Support Care Cancer*. 2005;13:270–274.

97. Davidson W, Ash S, Capra S, et al. Weight stabilisation is associated with improved survival duration and quality of life in unresectable pancreatic cancer. *Clin Nutr*. 2004;23:239–247.

98. Hutton JL, Martin L, Field CJ, et al. Dietary patterns in patients with advanced cancer: implications for anorexia-cachexia therapy. *Am J Clin Nutr*. 2006;84:1163–1170.

99. Pascual Lopez A, Roque i Figuls M, Urrutia Cuchi G, et al. Systematic review of megestrol acetate in the treatment of anorexia-cachexia syndrome. *J Pain Symptom Manage*. 2004;27:360–369.

100. Yavuzsen T, Davis MP, Walsh D, et al. Systematic review of the treatment of cancer-associated anorexia and weight loss. *J Clin Oncol*. 2005;23:8500–8511.

101. Walsh D, Nelson KA, Mahmoud FA. Established and potential therapeutic applications of cannabinoids in oncology. *Support Care Cancer*. 2003;11:137–143.

102. Lane M, Vogel CL, Ferguson J, et al. Dronabinol and prochlorperazine in combination for treatment of cancer chemotherapy-induced nausea and vomiting. *J Pain Symptom Manage*. 1991;6:352–359.

103. Jatoi A, Windschitl HE, Loprinzi CL, et al. Dronabinol versus megestrol acetate versus combination therapy for cancer-associated anorexia: a North Central Cancer Treatment Group study. *J Clin Oncol*. 2002;20:567–573.

104. Beal JE, Olson R, Lefkowitz L, et al. Long-term efficacy and safety of dronabinol for acquired immunodeficiency syndrome-associated anorexia. *J Pain Symptom Manage*. 1997;14:7–14.

105. Lundholm K, Daneryd P, Korner U, et al. Evidence that long-term COX-treatment improves energy homeostasis and body composition in cancer patients with progressive cachexia. *Int J Oncol*. 2004;24:505–512.

106. Lai V, George J, Richey L, et al. Results of a pilot study of the effects of celecoxib on cancer cachexia in patients with cancer of the head, neck, and gastrointestinal tract. *Head Neck*. 2008;30:67–74.

107. Gordon JN, Trebble TM, Ellis RD, et al. Thalidomide in the treatment of cancer cachexia: a randomised placebo controlled trial. *Gut*. 2005;54:540–545.

108. Fearon KC, Von Meyenfeldt MF, Moses AG, et al. Effect of a protein and energy dense N-3 fatty acid enriched oral supplement on loss of weight and lean tissue in cancer cachexia: a randomised double blind trial. *Gut*. 2003;52:1479–1486.

109. Lesser DC, Sharp S, Choksi J, et al. A phase III randomized study comparing the effects of oxandrolone (Ox) and megestrol acetate (Meg) on lean body mass (LBM), weight (wt) and quality of life (QOL) in patients with solid tumors and weight loss receiving chemotherapy. *J Clin Oncol*. 2008;26(suppl) Abstract 9513.

110. Lundholm K, Korner U, Gunnebo L, et al. Insulin treatment in cancer cachexia: effects on survival, metabolism, and physical functioning. *Clin Cancer Res*. 2007;13:2699–2706.

111. Lissoni P, Paolorossi F, Tancini G, et al. Is there a role for melatonin in the treatment of neoplastic cachexia? *Eur J Cancer*. 1996;32A:1340–1343.

112. Neary NM, Small CJ, Wren AM, et al. Ghrelin increases energy intake in cancer patients with impaired appetite: acute, randomized, placebo-controlled trial. *J Clin Endocrinol Metab*. 2004;89:2832–2836.

113. Braiteh FDS, Dalal S, Khuwaja H, et al. Phase I pilot study of the safety and tolerability of olanzapine (OZA) for the treatment of cachexia in patients with advanced cancer. *J Clin Oncol*. 2008;26(suppl): Abstract 20529.

114. Navari RM. Treatment of cancer-related anorexia with olanzapine and megestrol acetate. *J Clin Oncol*. 2008;26(suppl) Abstract 9576.

115. Jatoi A, Ritter HL, Dueck A, et al. A placebo-controlled, double-blind trial of infliximab for cancer-associated weight loss in elderly and/or poor performance non-small cell lung cancer patients (N01C9). *Lung Cancer*. 2010;68:234–239.

116. Jatoi A, Dakhil SR, Nguyen PL, et al. A placebo-controlled double blind trial of etanercept for the cancer anorexia/weight loss syndrome: results from N00C1 from the North Central Cancer Treatment Group. *Cancer*. 2007;110:1396–1403.

117. Alder Biopharmaceuticals I. A phase II study to determine the safety, efficacy and pharmacokinetics of multiple intravenous doses of ALD518 80 mg, 160 mg, and 320 mg versus placebo administered to patients with non-small cell lung cancer-related fatigue and cachexia. In: ClinicalTrials.gov. Bethesda, MD: National Library of Medicine; 2000. Available from: http://clinicaltrials. gov/ct2/results?term=ClinicalTrials. gov+Identifier%3A++NCT00866970.

118. Mantovani G, Madeddu C, Maccio A, et al. Cancer-related anorexia/cachexia syndrome and oxidative stress: an innovative approach beyond current treatment. *Cancer Epidemiol Biomarkers Prev*. 2004;13:1651–1659.

119. Mantovani G, Maccio A, Madeddu C, et al. Randomized phase III clinical trial of five different arms of treatment for patients with cancer cachexia: interim results. *Nutrition*. 2008;24:305–313.

120. M. D. Anderson Cancer Center. An exploratory trial of a multimodal treatment strategy for cancer cachexia. In: ClinicalTrials.gov. Bethesda, MD: National Library of Medicine; 2000. Available from: http://clinicaltrials.gov/ct2/show/NCT00625742?term=nct00625742&rank=1.

121. Mantovani G, Madeddu C. Cancer cachexia: medical management. *Support Care Cancer*. 2009; August 18, [Epub ahead of print].

122. Conn VS, Hafdahl AR, Porock DC, et al. A meta-analysis of exercise interventions among people treated for cancer. *Support Care Cancer*. 2006;14:699–712.

123. al-Majid S, McCarthy DO. Resistance exercise training attenuates wasting of the extensor digitorum longus muscle in mice bearing the colon-26 adenocarcinoma. *Biol Res Nurs*. 2001;2:155–166.

124. Adamsen L, Quist M, Midtgaard J, et al. The effect of a multidimensional exercise intervention on physical capacity, well-being and quality of life in cancer patients undergoing chemotherapy. *Support Care Cancer*. 2006;14:116–127.

125. Klein S, Koretz RL. Nutrition support in patients with cancer: what do the data really show? *Nutr Clin Pract*. 1994;9:91–100.

126. Koretz RL, Avenell A, Lipman TO, et al. Does enteral nutrition affect clinical outcome? A systematic review of the randomized trials. *Am J Gastroenterol*. 2007;102:412–429 quiz 468.

127. McGeer AJ, Detsky AS, O'Rourke K. Parenteral nutrition in cancer patients undergoing chemotherapy: a meta-analysis. *Nutrition*. 1990;6:233–240.

128. Hoda D, Jatoi A, Burnes J, et al. Should patients with advanced, incurable cancers ever be sent home with total parenteral nutrition? A single institution's 20-year experience. *Cancer*. 2005;103:863–868.

129. Lundholm K, Daneryd P, Bosaeus I, et al. Palliative nutritional intervention in addition to cyclooxygenase and erythropoietin treatment for patients with malignant disease: effects on survival, metabolism, and function. *Cancer*. 2004;100:1967–1977.

肿瘤患者呼吸困难的支持治疗 **16**

David C. Currow *和* Amy P. Abernethy

沈晓燕 译 向 阳 校

呼吸困难是最令人感到恐惧的症状之一，它描述了呼吸困难在生理和心理上的主观感觉，该感觉如同在与每一次呼吸作斗争，甚至每一次呼吸都是他们最后一次呼吸。一个人外在表现会受到各种感觉的影响，包括人际关系、活动、睡眠、社交。当其生存绝对受到威胁时，感觉也会影响其表现。呼吸困难在晚期癌症患者中也是不良预后的独立预测因素。伴有呼吸困难的患者采用姑息治疗方案，其死亡风险高 2 倍（风险值，2.04；95% 可信区间 [CI]，1.26-3.31；$P < 0.01$）[1]。痛苦症状分级高是不良生存的预测因素，反映了潜在致病因子的严重程度和痛苦症状对个人人格的总体影响[2]。

呼吸困难的强度和严重程度

呼吸困难是临床较常见和棘手的问题，特别对于肿瘤患者。以社区作为总体，以其基础发病率为初始，其与健康服务组织无关，发病率为 9%；300 人中有 1 人因呼吸困难而长期在家不能外出[3,4]。在最近的一个前瞻性、连续、队列研究中，呼吸困难是多数晚期癌症患者的主要症状。尽管给予了姑息治疗，在生命的最后一周，呼吸困难的发生率显著增加[5]。来自国家晚期患者护理所的原始数据显示普遍的发病率超过 50%，尤其在生命的最后阶段；随后的研究证实了此观点[6,7]。发病率各异，很可能与评估时处于疾病的不同阶段有关[8-10]。晚期癌症患者由呼吸困难引起的总负担，由合并症导致的最低程度呼吸困难、呼吸系统癌症的直接作用和癌症引起的全身效应如恶液质等综合作用之和[5]。尽管健康照料服务已在社区和医院开展[12,13]，对于癌症患者来说，呼吸困难是最糟糕的症状，仿佛感觉死亡即将来临[5,11]。

在晚期癌症患者中，呼吸困难预测的发生率仅为 1/2，且与疾病的原发部位无关。因此，迫切需要制订出以循证医学为基础的处理策略。假若引起呼吸困难的原因多样，潜在的处理措施需要涵盖广泛的发病机制。没有哪一个处理措施能应对各个方面，因此在对患者进行细心全面的评价之后，多重治疗模式是必须的。

值得注意的是，呼吸困难可引起呼吸急促—焦虑—呼吸急促—焦虑循环，此种循环很难被打断。其他情绪也参与此循环，包括愤怒和恐惧。来自对晚期癌症患者的研究报道认为呼吸困难的强度与焦虑及恐慌有关[14]。呼吸困难患者和照料他的人均有精神压力，这种现象在临床上非常常见[7,13]。许多晚期癌症患有严重呼吸困难的患者，感觉他们在同自己的最后一次呼吸作斗争，威胁着患者的生命。因此，可认为许多患者发生呼吸困难与其存在明显的不良应激有关[15]。

呼吸困难发生的机制

处理呼吸困难的根本挑战是其为一种主观感受，每个患者临床表现出的。可以解释的症状差异很大，且其对干预的反应差异也很大。尽管临床上很容易就知道呼吸困难的程度和恶性低氧之间的关系，然而当血氧饱和度下降时，每个人的感知率却不尽相同。精神因素同呼吸急促的感知之间的关联一直不明显。

每例患者发生呼吸困难的原因多样，但最终通路相同。此解释不是一个外行人对呼吸困难的错误解释，但却是真实反映，因为许多途径可以产生和解释此感觉。潜在的病理生理因素（患者出现呼吸困难很少为单一机制引起），一个人的心理状态，以及在特定文化背景下，他对疾病反应表达的方式均可影响呼吸困难的感知和表达。最后，损伤、传达、解释和症状的表达的综合即感知，家庭和临床工作人员可以听到对症状的多种解释，临床表现也各异。因此，感知涉及一个人的心理、感情、情感、精神和社会的各个方面[16]。

从根本上讲，呼吸困难可以认为是输入途径（由损伤导致的低氧、高碳酸血症、伸缩感受器或酸碱平衡的紊乱形成的刺激）和输出反应不协调[16]。尽管此概念被定义为几种名称，包括"神经通气分离"、"呼出和再吸入分离"，刺激/反应不协调的基本概念——许多人表现为感知和反应的分离[17]。不协调的反应可以出现于以下情况：通气阻力和通气需求同时增加，不正常的呼吸神经或肌肉反应，或中枢性因素如焦虑。这些产生系上述共存因素和最终被感知为呼吸困难感觉间的系列潜在交互作用。

在许多复杂慢性疾病中，年龄是一个常见的高危因素。许多癌症患者，同时并发有心肺或神经肌肉疾病，他们均可导致呼吸困难。理解导致呼吸困难所有潜在因素，可让我们关注于许多可

逆转的或可更改的因素，可根据需要增加以疾病为中心的调查研究。

同明显有潜在导致呼吸困难因素存在的个体相反，相当一部分癌症患者在肺部无原发和继发肿瘤，也无其他明显的并发症或晚期恶液质。事实上，癌症晚期时，当死亡即将来临时，呼吸困难逐渐增加是很常见的[5]。临床上，呼吸困难的发生同记录的心肺疾病的比例不一致。鉴于此症状的严重性和发病普遍性。因此，迫切需要临床医生重视呼吸困难程度的报告。由于所有努力用于处理可逆因素，这种主观感知和客观测量之间的明显的不一致，提醒应不仅仅局限于症状的控制。

尽管呼吸困难的可逆因素已引起了重视，但该症状需得到控制。所有可逆的因素曾被强调，其余的呼吸困难被定义为难以控制的或难治性呼吸困难[18]。

呼吸困难的评估

呼吸困难的处理要求使症状得到缓解同时，应系统地寻找可逆性因素。对于许多患者来说，这涉及评价许多导致呼吸困难的因素，因为其很少由单一简单的因素引起。

详细询问病史对理解呼吸困难的发展至关重要，包括短暂的人际关系，以及它对个人的影响。起病越急，越可能由单一因素导致，越有逆转的可能。

对于一些癌症和呼吸困难恶化患者的体格检查，要求既关注癌症的局部因素（如有无支气管的梗阻，胸膜的渗出），也要关注全身系统因素（如恶液质、血栓栓塞性疾病），还有其他并发症［如有无慢性阻塞性肺疾病的症状（chronic obstructive pulmonary disease, COPD），心力衰竭］。强调重点关注以下因素：潜在的可逆因素，对疾病严重程度的评估和全面预测影响疾病进展的因素。必要的调查主要关注于病史和体格检查，详细评估休息时的血氧饱和度，并尽量给人们提供有用的信息，而侵入性和多方面的检查不是必须的。

呼吸困难症状的评估包括使用正式的工具，如图像模拟、数字评估、分类刻度尺（Likert 刻度尺）或混合刻度尺（如 Brog 刻度尺）[19]。刻度尺

的相关问题包括涵盖一段时期呼吸困难情况，包括现在情况、恶化或好转。呼吸困难的程度包括强度和由其引起的不愉快的情绪，或两者兼而有之[20]。这些刻度尺是主观的，但是可信赖，有效的，能对整个期间的变化有反应。主观刻度尺是有意义的，因其带有强烈的主观经验的色彩，但同临床医生能客观检测到的生理参数的关联不大。

那些用于在呼吸困难发病之前应用的刻度尺，包括改良的医学研究委员会呼吸困难刻度尺或呼吸困难运用刻度尺。这些比例尺尽管更客观，更复杂，但仍不能取代主观评价。最近，癌症呼吸困难刻度尺（cancer dyspnea scale，CDS）提供了用于评价癌症患者呼吸困难影响的一些特殊方法；评价主要包括呼吸费力程度、焦虑及不适感[21]。该刻度尺有好的一面，有稳定的效度，英文版本在各种临床应用中有效。呼吸困难的功能性影响为导致社区支持的需求的增加，包括烹饪、清洁和购物服务。其他表现为呼吸困难的症状要同样认真地评估，包括疲倦、失眠、焦虑和抑郁。

临床医生用 Lawton（日常活动能力评估评分）正式评估日常活动的能力[22]，量化呼吸困难对患者日常活动功能的影响，可评估总体功能（澳大利亚改良 Karnofsky 活动能力评分）[23]，或伴随呼吸困难发生之前评估其活动耐受能力（3 或 6 分钟行走实验）。在病情加重的患者，功能评价包括肌肉等长收缩锻炼，或对那些病情最重的患者，进行大声朗读。尽管对预测呼吸困难不一定有用，此评估为未来进行比较提供了基线值。

呼吸困难客观和主观测量基线的变化在追踪这段时期的症状方面非常重要。此变化的比例对症状的洞察方面很重要，它最终会影响个体的功能及其处理神经衰弱导致情感后遗症等方式。

呼吸困难以循证医学为基础的处理措施

氧疗

氧气有助于缓解呼吸困难患者严重的低氧状态（动脉血氧分压 [PaO_2] < 55mmHg），无第二个引起缺氧的证据（如肺心病，其 PaO_2 < 60mmHg），对这些个体需采取个体化的处理措施。最近的科学技术进步使更多液态氧传输系统的使用成为可能。尽管价格昂贵，但为许多依赖氧气生存的患者提供了便利。

概括地说，常规给呼吸困难的患者以低流量氧气吸入，而不考虑其 PaO_2 高低。在一个加拿大的研究中，超过 40% 接受家庭氧疗（n=237）的患者不符合家庭氧疗的指南[24]。加拿大和澳大利亚的临床研究已发现即使有些患者不缺氧，通常也给予氧气吸入[25,26]。基于此，每天行氧气吸入的临床实际益处值得怀疑[4]。另外有证据表明，在社区的姑息氧疗往往是由照顾者给予的，而不是由患者，这给临床医生提出了一个有意思的进退两难的难题[27]。希望通过一些措施来缓解呼吸困难是可以理解的，但氧气往往来自于浓缩容器或氧气筒，并不是像患者所期待的那样值得信赖，除非是完全需要。姑息性氧疗往往用于那些希望缓解呼吸困难的症状，而与患者个人的氧分压无关。

两个系统综述研究对此模式的临床益处提出了质疑。Booth 等在 2003 年的综述文章中阐述了姑息性氧疗的指征，包括癌症和 COPD。许多研究规模相对于较小，氧气吸入的时间短，盲法应用各异，交叉研究无清除期或清除期短，调查结果未指出对这些人群的系统益处。

2008 年一项 Meta 分析报道，涵盖 5 个研究组的所有资料。入组癌症患者进行了随机对照分析，研究方法相同，对来自患者的数据进行综合研究。结果显示如果患者不是极度缺氧，从补充氧疗中获得的症状性益处相对有限[28]。没有一个研究关注证明需要长期家庭氧疗的患者，也没有研究关注于使用稀释氧气的患者。在此 Meta 分析中，包括提供在休息或 6 分钟行走实验中短期氧疗的患者。所有这些均为交叉研究。当测试时，呼吸急促或练习时耐受程度方面无区别（测试时），当将几种研究综合起来分析，使用始终如一的盲法也未显示出更偏爱于氧气吸入[29,31]。将这些原始数据进行单因素分析，症状的或临床的益处均未被证实（标准化平均差异 [SMD]，–0.09；95% 可信区间，–0.22 ～ 0.04；P=0.16）[28]。

一个新研究关注于氦氧混合剂（Heliox28）的应用，其由 28% 的氧和 72% 的氦混合而成，用于中 - 重度 COPD 的患者[32]。氦是一个非常小的分子，同氮相比。其有差异分层流动的性质，是空气中的主要气体。一个由三种人群组成的交叉研究包括 6 分钟步行实验,将补充 28% 的氧气、Heliox28 和医学氧气进行比较。休息时,患者的部分氧分压显著升高。在 6 分钟步行实验中,使用氦氧混合剂 28 的参与者在增加步行距离时更少发生呼吸困难(氦氧混合剂 28,214m [标准差 SD,9.6]),在同 28% 氧气(175m, [标准差 SD,11.3])和医疗氧气(129m, [标准差 SD,10.3])相比较时,且有更高的血氧饱和度。这种稀有的气体既难得到也昂贵,当前要广泛使用似乎不可能,但在解决呼吸困难方面的确是一个创新方法。

Abernethy 等[32a] 进行了一个适度效力、随机、对照平行组别、双盲的国际研究,将姑息性氧疗和应用鼻导管吸氧(2L/min,理想的持续时间应 > 15h/d)的医疗氧气进行了比较,结果符合条件的参与者都无资格参与家庭氧疗。"正处于呼吸困难中","在过去 24h 呼吸困难恶化"和"过去 24h 呼吸困难好转"在平均分值方面,不管从临床角度还是从统计学角度来比较组间均无明显差异,且两组间的寿命也无明显差异。当研究时间超过一个星期,两种氧气均有助于改善呼吸困难的症状,在更早的研究报道中也发现任何盖住面部的移动的气体均有益,鉴于此理由,在此研究中,医学氧疗不再当作安慰剂。值得注意的是,参与研究者中,呼吸困难恶化的患者似乎从氧气和医学氧疗中获得的益处最多(数字评级标尺为 7 ~ 10/10)。那些随机给予氧气吸入的患者,如选择夜间大部分时间接受氧疗者,呼吸困难的评分在早晨时更好。

在临床上,从已知的循证医学依据中提出怎样有益的推荐? 首先,Abernethy[32a] 等的研究结果显示假若患者和家属意识到干预的负担后,即使有证据表明氧疗的临床益处,患者仍为他们持续吸氧而担忧。照顾者也影响此项措施的应用。假若患者有能力去细心体会此益处,这时也会争论,对于呼吸急促的患者是否给予氧气吸入治疗性试验,尤其是对于那些严重的呼吸困难患者。实际上,可以做个单人试验的正式试验表格,但在运筹学上难以去证实[33]。

非药物干预

许多癌症患者呼吸急促的原因是复杂的,临床处理也需要多重模式。尽管有些患者既接受药物治疗也接受氧疗,统计学上和临床研究中均证

实有改善,但许多接受此干预的患者认为两种作用是互补的。非药物干预可单独应用或同其他药物治疗联合应用。一个系统综述分析了非药物治疗技术的性质和范围[19]。此研究关注恶性肿瘤,也关注非恶性疾病。将非恶性病因外推至癌症,一些干预措施(如活动)和其他措施(噘唇呼吸,此多与肺部疾病的阻塞模式相关)显示出确切的效果。所有系统综述的局限之处是所有的工作已形成了问题,一些大型 Meta 分析的亚组同癌症相关联,其局限于一小部分研究[34]。

在肺癌患者中,Sola 等系统分析总结了 9 个非药物干预的研究[35]。护士主导的干预在降低压力方面显示了益处,更好地维持了肺癌患者的功能。咨询将有助于减少压力,但仍需更多研究证实。

呼吸支持

在癌症晚期时,患者可通过一定的体位来改善呼吸,恶病质使各系统的肌肉功能恶化,有的患者通过坐位或学习部分减轻用力呼吸的力度。通过手背来支撑他们上半身的体重,患者可改善吸气时呼吸肌的效率,因为此体位可获得最大的力学益处[16]。此时可有助于增加横膈的利用率,同时减少其他辅助肌的使用[36]。

对于一些合并小气道阻塞的患者,噘唇式呼吸将有益,尤其对既往有吸烟史和肺癌的患者有益。呼气时,给唇间留一个小小的缝隙,缓慢呼气,产生反压力,保持小气道开放更久,防止有活力的气道塌陷[37]。此方法要求患者的认知是完整的,能及时进行实施,而不是等到呼吸困难很严重的时候进行。

情感和社会支持

诊断为癌症的患者,大多数认识到癌症是不可治愈,很有可能导致死亡,对许多人来说,此挑战是前所未有的。除了诊断,每天都要面对控制呼吸困难的挑战,让人感觉到每一次呼吸不是最后一次,或感觉有什么东西一定程度控制着生命,同健康时相比,此感觉更重要。另外,呼吸困难的患者往往表现为在朋友和家庭中"社会死亡",由于无能为力,生命此时,由于无法自我控制而更加恐惧,更担心未来呼吸困难恶化,由此将会产生不可理解的焦虑。有报道认为呼吸困难

的患者生命质量很差[38]。

已有的以循证医学为基础、针对癌症患者的心理学支持指南，给从业者提供了更好的指导[39]。在给呼吸困难的患者提供支持时，由临床心理专家和有处理焦虑经验的医生进行细心认真的评估是重要的第一步。卫生工作者应评估焦虑产生的原因，或其他呼吸困难感受所产生的情感，来自心理学文献中靶向干预也提供给患者。

照料者和呼吸困难

有些难治性呼吸困难患者的临床表现比较独特，不能予以帮助，但患者的感受方面并无实质不同。对于患者来说，有临床症状比无症状好，最终此症状可减轻，但不会解除。无助的可怜状态使照顾者认为需要给予帮助。在此情况下，家人和朋友都会给予照顾。

照料者角色反应的范围比较广。将COPD的数据资料外推得到证据。由两个独立的研究小组进行分析得出了定性资料，在难治性呼吸困难时有相同的看护者需求：照料者是一个令人焦虑的角色，它限制了其他活动，接触的人仅仅为家人和患者；如果角色长期不变则成为负担；在患者和看护者之间，在以前已有的关系中角色转变是动态的[40,41]。此影响需临床医生认识到，当有可能时，对照料者给予支持和指导。

服务模式的改进

在随机对照的临床研究中，有两种模式可以改进呼吸困难的预案。Bredin[42] 等进行了一个多中心的研究，由3～8个临床基地提供资料，评价了以护士为主导的、以门诊为基础的为缓解呼吸困难而进行的干预。多种模式的干预，将咨询、呼吸再培训、放松等方法结合起来，针对呼吸困难提出应对和适应措施。此干预组对改善被控制的感觉和减少呼吸困难有益[42]。此将引起服务模式的转变，但此策略的长期效果还未见报道。最近，已经有人提出了呼吸困难干预服务（BIS）模式，它改变了肺修复缓解章节的一些关键部分。在试验性数据中，减轻由呼吸困难导致的抑郁的临床意义已经被认识[43]。

药物治疗

尽管缓解呼吸困难的潜在因素，主要靠药物干预，此章节主要专注于难治型呼吸困难的症状治疗，与呼吸困难产生的病理无关。此系统方法涉及大量循证医学证据，有助于增强信心，不仅仅注重呼吸困难的症状临床治疗效果，同时也关注长期的效果和安全。作为临床实践的领域，可将其他非癌症领域有益方法，应用于癌症治疗领域[44]。

全身应用阿片类药物

当患者出现一系列潜在的病理改变时，低剂量、规律系统应用阿片类药物已显示可减轻难治型呼吸困难的症状，这些患者主要为COPD和癌症患者。在这些研究中，主要应用的阿片类药物为吗啡。一个系统综述的研究结果显示将吗啡和安慰剂做比较，吗啡显示了有临床益处[45]。值得注意的是，最近美国大学的胸科医师小组发表观点，对于晚期肺心病患者，明确赞同第一次给予个体化的滴定阿片类物质，因其在控制呼吸困难方面有效[46]。

概述阿片类药物缓解呼吸困难的机制工作不断在增加。已有的数据支持其通过减慢呼吸，减轻负担和呼吸运动次数和降低氧耗来减少通气，从而提高二氧化碳分压，降低氧合水平[47-51]。一个志愿者组织的研究结果肯定了阿片类物质在缓解严重COPD患者的症状中的核心作用，认为未引起呼吸肌工作效率的下降。在一个交叉研究中，未使用过阿片类物质的患者，随机分为正常生理盐水对照组和纳络酮（一个中枢激动鸦片样受体拮抗剂）组。两组间的呼吸肌工作效率和个人最大呼吸肌工作效率的75%之间无明显差异，但在纳络酮组呼吸困难的严重程度明显加重[17]。

尽管呼吸抑郁病例一直在增加，但至今无个案报道。相反，担心来自未给阿片类药物的患者，由于急诊就诊，给予了阿片类药物，其给药剂量远高于用于减轻难治型呼吸困难中所用的剂量[52,53]。虽然此推论无循证医学的证据，但它的确强调需要谨慎进行药物警戒性研究。

一个采用对照研究的 Meta 分析，用阿片类药物缓解呼吸急促，结果显示的确有临床益处。不幸的是，此类研究多为单剂量研究，且参与者较少，其益处可能被低估[45]。同对照组相比，总体集合作用大小为（-0.31；95%CI,-0.50 ～ -0.13；P=0.0008），转化为降低了约16%的呼吸困难强度。这些数据包括两个小型低效度的研究，包括癌症和呼吸急促两种患者[33]。

此时还有一个由48例患者参与的随机、双盲、适度效力的交叉性研究正在进行。在此研究中，主要的研究终点为参与者达到了稳定状态。结局表现为有同样的益处。20mg吗啡每日一次缓释给予可达到同样益处。最大益处同峰值血浆浓度一致。无研究报道发生了呼吸作用减弱的事件[18]，但尽管常规给予了通便措施，当使用阿片类物质时仍有便秘发生。

在四种安慰剂—对照试验中，给予不同剂量和作用时间，除了吗啡，双氢可待因也显示可减轻呼吸困难[44]。同样值得注意的是，在Meta分析中，从目前可得到的数据显示，吗啡喷雾剂未得到支持[45]。

治疗精神异常的药物

鉴于呼吸困难感觉发生的原因复杂，给予治疗精神异常的药物是合理的，也显示出一些临床益处。这类药已有系统观察研究所报道，主要包括苯二氮䓬类、吩噻嗪类、选择性5-羟色胺再摄取抑制剂。最令人信服的数据支持使用口服异丙嗪，在全身阿片类药物不能使用时其可作为二线药[44]，对于选择性5-羟色胺再摄取抑制剂，其可能的机制是在脑干被识别[54]，在此背景下，为支持临床观察，进行了一个支持帕罗西汀的小型、盲法、随机试验[55]，其他一系列研究支持在改善症状上的益处，即使有的患者呼吸困难并不主要是由焦虑所致[56]。

对于苯二氮䓬类，其作用机制可理解，尽管现在已被广泛应用，但在此领域最近的一个小数量研究的系统综述指出：虽然研究的人群广泛地使用了苯二氮䓬类药物，但未显示其有任何益处[57]。在特殊的时候，使用个性化定制的单人多次重复随机对照试验（或简称单人试验）的研究方法是合理的，但远不止这些，这些药物此时并不推荐给予。有些患者患有严重的焦虑症。在短效和长效制剂选择方面，可分别选择阿普唑仑或氯硝西泮。

其他抗焦虑药如丁螺环酮，也是一种5-羟色胺能制剂，只有一小部分数据资料支持进一步研究。两个研究正在进行中，主要用于患有或不患焦虑症的患者，它们均为小型研究，建议行进一步研究也许更可信[58,59]。

口服利尿剂

利尿剂的药理作用众所周知。速尿建议作为处理呼吸困难的备用措施。因为在易患人群中，它可潜在预防发生支气管狭窄[60-62]，且可限制迷走神经的传入信号。在呼吸负担增加时，口服利尿剂似乎可延长呼吸屏气期，以延缓不适的进展[63]。在控制症状或缓解病程方面是否有初始益处仍未知。最近一个系统综述研究结果表明，数据不够充分，不足以得出任何总结性的结论：即口服利尿剂在缓解呼吸困难方面是否有作用[64]。

目前基于循证医学的治疗意见

呼吸困难仍是癌症患者感到痛苦的症状[65]。当前用非药物方法干预呼吸急促，已得到了证据支持，其措施主要包括以护士为主导临床实践和其他特殊干预如活动调整等。低剂量、规律使用阿片类药物也获得了I级证据支持。几个急诊时候补药的作用，需经过随机对照临床试验研究来进行评估。

参考文献

1. Hardy JR, Turner R, Saunders M, et al. Prediction of survival in a hospital-based continuing care unit. *Eur J Cancer*. 1994;30A:284–288.
2. Chang VT, Thaler HT, Polyak TA, et al. Quality of life and survival: the role of multidimensional symptom assessment. *Cancer*. 1998;83:173–179.
3. Hammond EC. Some preliminary findings on physical complaints from a prospective study of 1,064,004 men and women. *Am J Publ Health*. 1964;54:11–23.
4. Currow DC, Plummer JL, Crockett A, et al. A community population survey of prevalence and severity of dyspnea in adults. *J Pain Symptom Manage*. 2009;38:533–545.
5. Currow DC, Smith J, Davidson PM, et al. Do the trajectories of dyspnea differ in prevalence and intensity by diagnosis at the end of life? A consecutive cohort study. *J Pain Symptom Manage*. 2010;39:680–690.
6. Reuben DB, Mor V. Dyspnea in terminally ill cancer patients. *Chest*. 1986;89:234–236.
7. Dudgeon DJ, Kristjanson L, Sloan JA, et al. Dyspnea in cancer patients: prevalence and associated factors. *J Pain Symptom Manage*. 2001;21:95–102.
8. Vainio A, Auvinen A. Prevalence of symptoms among patients with advanced cancer: an international collaborative study. Symptom Prevalence Group. *Journal Pain Symptom Manage*. 1996;12:3–10.
9. Coyle N, Adelhardt J, Foley KM, et al. Character of terminal illness in the advanced cancer patient: pain and other symptoms during the last four weeks of life. *J Pain Symptom Manage*. 1990;5:83–93.
10. Reuben DB, Mor V, Hiris J. Clinical symptoms and length of survival in patients with terminal cancer. *Arch Intern Med*. 1988;148:1586–1591.
11. Mercadante S, Casuccio A, Fulfaro F. The course of symptom frequency and intensity in advanced

cancer patients followed at home. *J Pain Symptom Manage*. 2000;20:104–112.

12. Tsai J-S, Wu C-H, Chiu T-Y, et al. Symptom patterns of advanced cancer patients in a palliative care unit. *Palliat Med*. 2006;20:617–622.

13. Chiu T-Y, Hu W-Y, Lue B-H, et al. Dyspnea and its correlates in Taiwanese patients with terminal cancer. *J Pain Symptom Manage*. 2004;28:123–132.

14. Dudgeon DJ, Lertzman M, Dudgeon DJ, et al. Dyspnea in the advanced cancer patient. *J Pain Symptom Manage*. 1998;16:212–219.

15. Edmonds P, Higginson I, Altmann D, et al. Is the presence of dyspnea a risk factor for morbidity in cancer patients? *J Pain Symptom Manage*. 2000;19:15–22.

16. Anon. Dyspnea: mechanisms, assessment, and management: a consensus statement. American Thoracic Society. *Am J Respir Crit Care Med*. 1999;159:321–340.

17. Mahler DA, Murray JA, Waterman LA, et al. Endogenous opioids modify dyspnea during treadmill exercise in patients with COPD. *Eur Respir J*. 2009;33:771–777.

18. Abernethy AP, Currow DC, Frith P, et al. Randomised, double blind, placebo controlled crossover trial of sustained release morphine for the management of refractory dyspnea. *Br Med J*. 2003;327:523–528.

19. Bausewein C, Booth S, Gysels M, et al. Non-pharmacological interventions for breathlessness in advanced stages of malignant and non-malignant diseases. *Cochrane Database Syst Rev*. 2008;(2): CD005623.

20. O'Donnell De, Banzett RB, Carrieri-Kohlman V, et al. Pathophysiology of dyspnea in chronic obstructive pulmonary disease: a roundtable. *Proc Am Thorac Soc*. 2007;4:145–168.

21. Tanaka K, Akechi T, Okuyama T, et al. Development and validation of the Cancer Dyspnea Scale: a multidimensional, brief, self-rating scale. *Br J Cancer*. 2000;82:800–805.

22. Abrams WB, Beers MH, Berkow R. The Merck manual of geriatrics. 2nd ed. Whitehouse Station, NJ: Merck Research Laboratories; 1995.

23. Abernethy AP, Shelby-James TM, Fazekas BS, et al. The Australian-modified Karnofsky Performance Status (AKPS) scale: a revised scale for contemporary palliative care clinical practice. *BMC Pall Care*. 2005;4:7.

24. Guyatt GH, McKim DA, Austin P, et al. Appropriateness of domiciliary oxygen delivery. *Chest*. 2000;118:1303–1308.

25. Stringer E, McParland C, Hernandez P. Physician practices for prescribing supplemental oxygen in the palliative care setting. *J Palliat Care*. 2004;20:303–307.

26. Abernethy AP, Currow DC, Frith PA, et al. Prescribing palliative oxygen: a clinician survey of expected benefit and patterns of use. *Palliat Med*. 2005;19:165–172.

27. Currow DC, Christou T, Smith J, et al. Do terminally ill people who live alone miss out on home oxygen treatment? An hypothesis generating study? *J Palliat Med*. 2008;11:1015–1022.

28. Uronis HE, Currow DC, McCrory DC, et al. Oxygen for relief of dyspnea in mildly- or non-hypoxaemic patients with cancer: a systematic review and meta-analysis. *Br J Cancer*. 2008;98:294–299.

29. Philip J, Gold M, Milner A, et al. A randomized, double-blind, crossover trial of the effect of oxygen on dyspnea in patients with advanced cancer. *J Pain Symptom Manage*. 2006;32:541–550.

30. Bruera E, Sweeney C, Willey J, et al. A randomized controlled trial of supplemental oxygen versus air in cancer patients with dyspnea. *Palliat Med*. 2003;17:659–663.

31. Booth S, Kelly MJ, Cox NP, et al. Does oxygen help dyspnea in patients with cancer? *Am J Respir Crit Care Med*. 1996;153:1515–1518.

32. Ahmedzai SH, Laude E, Robertson A, et al. A double-blind, randomised, controlled Phase II trial of Heliox28 gas mixture in lung cancer patients with dyspnea on exertion. *Br J Cancer*. 2004;90:366–371.

32a. Abernethy AP, McDonald CF, Frith PA, et al. Effect of palliative oxygen versus medical (room) air in relieving breathlessness in patients with refractory dyspnea: a double-blind randomised controlled trial (NCT00327873). *Lancet*. 2010;376:784–793.

33. Bruera E, Schoeller T, MacEachern T. Symptomatic benefit of supplemental oxygen in hypoxemic patients with terminal cancer: the use of the N of 1 randomized controlled trial. *J Pain Symptom Manage*. 1992;7:365–368.

34. Zhao I, Yates P. Non-pharmacological interventions for breathlessness management in patients with lung cancer: a systematic review. *Palliat Med*. 2008;22:693–701.

35. Solà I, Thompson E, Subirana M, et al. Non-invasive interventions for improving well-being and quality of life in patients with lung cancer. *Cochrane Database Syst Rev*. 2004;(4): CD004282.

36. Sharp JT, Drutz WS, Moisan T, et al. Postural relief of dyspnea in severe chronic obstructive pulmonary disease. *Am J Rev Respir Dis*. 1980;122:201–211.

37. Tiep BL, Burns M, Kao D, et al. Pursed lips breathing training using ear oximetry. *Chest*. 1986;90:218–221.

38. Smith EL, Hann DM, Ahles TA, et al. Dyspnea, anxiety, body consciousness, and quality of life in patients with lung cancer. *J Pain Symptom Manage*. 2001;21:323–329.

39. Anon. *Clinical practice guidelines for the psychosocial care of adults with cancer*. Sydney, Australia: National Breast Cancer Centre; 2003.

40. Booth S, Anderson H, Swannick M, et al. The use of oxygen in the palliation of breathlessness: a report of the expert working group of the Scientific Committee of the Association of Palliative Medicine. *Respir Med*. 2004;98:66–77.

41. Seamark DA, Blake SD, Seamark CJ, et al. Living with severe chronic obstructive pulmonary disease (COPD): perceptions of patients and their carers. An interpretative phenomenological analysis. *Palliat Med*. 2004;18:619–625.

42. Bredin M, Corner J, Krishnasamy M, et al. Multicentre randomised controlled trial of nursing intervention for breathlessness in patients with lung cancer. *BMJ*. 1999;318:901–904.

43. Farquhar M, Higginson IJ, Fagan P, et al. Results of a pilot investigation into a complex intervention for breathlessness in advanced chronic obstructive pulmonary disease (COPD): brief report. *Palliat Support Care*. 2010;1–7. [Epub ahead of print].

44. Viola R, Kiteley C, Lloyd NS, et al. The management of dyspnea in cancer patients: a systematic review. *Support Care Cancer*. 2008;16:329–337.

45. Jennings AL, Davies AN, Higgins JP, et al. A systematic review of the use of opioids in the management of dyspnea. *Thorax*. 2002;57:939–944.

46. Mahler DA, Selecky PA, Harrod CG, et al. American College of Chest Physicians consensus statement on the management of dyspnea in patients with advanced lung or heart disease. *Chest*. 2010;137:674–691.

47. Eckenhoff JE, Oech SR. The effects of narcotics and antagonists upon respiration and circulation in man: a review. *Clin Pharmacol Ther*. 1960;1:483–524.

48. Santiago TV, Pugliese AC, Edelman NH. Control of breathing during methadone addiction. *Am J Med*. 1977;62:347–354.

49. Weil JV, McCullough RE, Kline JS, et al. Diminished ventilatory response to hypoxia and hypercapnia after morphine in normal man. *N Engl J Med*. 1975;292:1103–1106.

50. Kryger MH, Yacoub O, Dosman J, et al. Effect of meperidine on occlusion pressure responses to hypercapnia and hypoxia with and without external inspiratory resistance. *Am Rev Respir Dis*. 1976;114:333–340.

51. Santiago TV, Johnson J, Riley DJ, et al. Effects of morphine on ventilatory response to exercise. *J Appl Physiol Respir Environ Exerc Physiol*. 1979;47:112–118.

52. Currow DC, Abernethy AP, Frith P. Morphine for management of refractory dyspnea. *Br Med J*. 2003;327:1288–1289.

53. Pauwels RA, Buist AS, Calverley PM, et al. Global strategy for the diagnosis, management, and prevention of chronic obstructive pulmonary disease. NHLBI/WHO Global Initiative for Chronic Obstructive Lung Disease (GOLD) Workshop summary. *Am J Respir Crit Care Med*. 2001;163:1256–1276.

54. Mueller RA, Lundberg DB, Breese GR, et al. The neuropharmacology of respiratory control. *Pharmacol Rev*. 1982;34:255–285.

55. Lacasse Y, Beaudoin L, Rousseau L, et al. Randomized trial of paroxetine in end-stage COPD. *Monaldi Arch Chest Dis*. 2004;61:140–147.

56. Smoller JW, Pollack MH, Systrom D, et al. Sertraline effects on dyspnea in patients with obstructive airways disease. *Psychosomatics*. 1998;39:24–29.

57. Simon ST, Higginson IJ, Booth S, et al. Benzodiazepines for the relief of breathlessness in advanced malignant and non-malignant diseases in adults. *Cochrane Database Syst Rev*. 2010;(1): CD007354.

58. Singh NP, Despars JA, Stansbury DW, et al. Effects of buspirone on anxiety levels and exercise tolerance in patients with chronic airflow obstruction and mild anxiety. *Chest*. 1993;103:800–804.

59. Argyropoulou P, Patakas D, Koukou A, et al. Buspirone effect on breathlessness and exercise performance in patients with chronic obstructive pulmonary disease. *Respiration*. 1993;60:216–220.

60. Bianco S, Vaghi A, Robuschi M, et al. Prevention of exercise-induced bronchoconstriction by inhaled frusemide. *Lancet*. 1988;2:252–255.

61. Bianco S, Pieroni MG, Refini RM, et al. Protective effect of inhaled furosemide on allergen-induced early and late asthmatic reactions. *N Engl J Med*. 1989;321:1069–1073.

62. Robuschi M, Gambaro G, Spagnotto S, et al. Inhaled frusemide is highly effective in preventing ultrasonically nebulised water bronchoconstriction. *Pulm Pharmacol*. 1989;1:187–191.

63. Nishino T, Ide T, Sudo T, et al. Inhaled furosemide greatly alleviates the sensation of experimentally induced dyspnea. *Am J Respir Crit Care Med*. 2000;161:1963–1967.

64. Newton PJ, Davidson PM, Macdonald P, et al. Nebulized furosemide for the management of dyspnea: does the evidence support its use? *J Pain Symptom Manage*. 2008;36:424–441.

65. Booth S, Silvester S, Todd C, et al. Breathlessness in cancer and chronic obstructive pulmonary disease: using a qualitative approach to describe the experience of patients and carers. *Palliat Support Care*. 2003;1:337–344.

17 恶性吞咽困难：评价和内镜治疗

Nikhil Banerjee 和 Douglas G.Adler

王 刚 译校

恶性食管性吞咽困难
诊断
营养
饲管
恶性吞咽困难患者的内镜治疗方法
消融技术
食管支架
结论

吞咽是一项由口腔、咽、喉、食管的协调运动组成的复杂动作。吞咽动作包括 4 个时相：口腔准备期、口腔推进期、咽喉相和食管相[1]。吞咽困难是指吞咽固体、液体或两者时均存在困难。

恶性吞咽困难是由于食管内或食管外的恶性机械性梗阻导致固体和（或）液体食物在从食管到胃的输送过程中受阻[1-2]。恶性吞咽困难的典型症状包括胸骨后不适和进行性吞咽困难，即开始是固体食物吞咽困难，逐渐发展为液体食物吞咽困难[3]；其并发症包括误吸、营养不良、体重减轻、分泌物失控和流涎，以及因不能进食所产生的家庭和社会心理问题。

本章主要介绍恶性食管性吞咽困难目前的诊断和治疗方法，重点介绍能够改善晚期恶性肿瘤患者吞咽困难状况的介入治疗方法。所有治疗方法均可与传统的化疗和（或）放疗相结合。本章将对肠内饲管、氩离子束凝固术（APC）、激光治疗、光动力学疗法、食管支架等经胃肠道介入治疗措施进行阐述。

恶性食管性吞咽困难

与吞咽困难相关的解剖结构包括食管、食管括约肌和胃幽门部。发生在这些部位的机械性梗阻和（或）运动功能障碍是损害吞咽功能的常见原因[4]。恶性食管性吞咽困难（下面简称为恶性吞咽困难）就是恶性肿瘤侵犯这些结构引起的吞咽困难。

恶性吞咽困难患者绝大多数合并有晚期不可治愈的癌症，其中多数患者肿瘤无法切除而只能接受姑息性的治疗[5]。吞咽困难评分系统（DSS）是为评估恶性吞咽困难患者接受姑息性治疗后其吞咽困难症状的改善情况而设计的[6]。DSS 包括一组反映吞咽困难程度的等级数值，即从无吞咽困难到不能吞咽唾液。为了能够及时评估治疗效果，应该在采取介入治疗后的多个时间点重复进行 DSS 评分（表 17-1）。

恶性吞咽困难通常是食管或胃幽门部鳞癌或腺癌的最终结局[7]（图 17-1，彩图 17-1）。肺癌、脂肪肉瘤、淋巴瘤等是引起外在性压迫或食管侵犯的最常见的胃肠道外肿瘤[8-10]。实际上，导致恶性吞咽困难的外在性病因中，肺癌占 1/3 ～ 1/2，这类肿瘤也可以直接侵犯食管（图 17-2，彩图 17-2）。肺癌也是恶性气管食管瘘的常见病因之一，这给处理带来了特别的问题[11,12]。

诊断

吞咽困难的患者特别强调食管结构和功能的评估。通过钡剂食管造影可以在 X 线照射下观察和拍摄到钡剂填充和覆盖的食管、胃、十二指肠黏膜表面的情形。食管双重对比钡剂造影

表 17-1　吞咽困难评分系统

0	能进正常饮食 / 没有吞咽困难
1	能吞咽一些固体食物
2	只能吞咽半固体食物
3	只能吞咽液体食物
4	不能吞咽任何食物 / 完全性吞咽困难

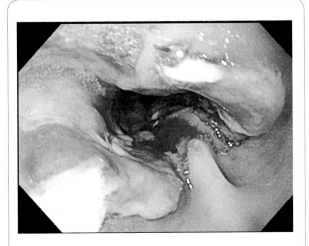

图 17-1　发生于食管末端的典型腺癌。

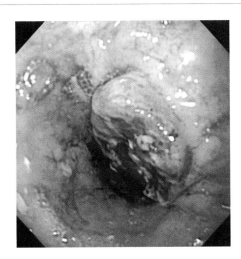

图 17-2　肺癌直接侵犯食管的内镜图像。

（DCBEs）在检测肿瘤和其他结构损害如癌性贲门失弛缓症等方面特别有效 [13]。DCBEs 诊断食管癌的敏感性超过 95% [14]。食管癌在内镜及 DCBEs下典型的表现有助于其诊断 [15-19]。在双重对比造影中，恶性病变常表现为类似苹果核样的圆形或者部分圆形的充盈缺损。钡餐造影诊断早期食管腺癌和鳞癌并不可靠。癌灶所在部位可以为判断食管癌的病理类型提供一些依据 [20]。虽然有一些特例，但通常情况下鳞癌好发于食管近段及中段，而腺癌好发于食管末段。

钡餐造影也可以诊断食管 - 气管瘘并判断食管狭窄的长度和程度 [21,22]。胸部 CT 扫描时口服稀释的钡剂可以显示出肺癌引起的食管梗阻和（或）移位 [23]。所有吞咽困难的患者均应行食管胃十二指肠内镜检查（EGD）以判断梗阻的类型（肿瘤相关或治疗相关性狭窄），这也是评价吞咽困难的金标准。EGD 可观察食管、胃、十二指肠的内部结构，并可鉴别肿瘤、狭窄、息肉、食管憩室、溃疡、念珠菌病、病毒性食管炎和炎性病损。EGD 可获得高质量的彩色图片并可对任何病理性改变进行活检。EGD 也常用于介入治疗，如食管扩张术、肿瘤消融治疗、支架放置 [24]。恶性肿瘤在内镜下常常表现为部分或完全阻塞管腔的霉菌样生长的、易脆的、溃疡型病灶。

营养

体重减轻和营养不良是恶性吞咽困难患者面临的严重问题 [23,25]。超过 75% 的恶性吞咽困难患者在诊断时出现营养不良，并预示着食管癌患者的早期死亡 [26,27]。根据胃肠道功能状况和介入治疗的成功与否，可采用肠内（EN）和肠外（TPN）两种营养方式。与 TPN 相比，EN 价廉并便于患者在家中实施与管理；EN 通过刺激正常的肠道生理过程而维持了肠道的完整性，同时保持了肠道的免疫反应而降低了感染的风险 [28-31]。

饲管

当梗阻导致经口腔摄入不足时，放置饲管（经口胃、鼻胃或经皮胃造口术）可以为营养物质、水电解质、药物的摄入提供入肠通道。鼻内管（NETs）适合于需要短期（特别是 < 30 天）营养支持的患者，通常可在床边放置或通过内镜放置（使用或不使用 X 线透视检查）[32]。

需要长期（数月）肠内营养支持的患者，应考虑经皮内镜胃造口术（PEG）或经皮内镜空肠造口术（PEJ）放置饲管。PEG 饲管应用广泛且为大多数需要持续营养支持的患者所耐受。PEG 饲管可以为小肠梗阻患者进行胃减压，并可通过内镜、手术、放射影像引导等方法放置。由于内镜操作更加容易，所以多数 PEG 饲管是在内镜下放置的。

对有误吸高风险的胃食管反流疾病（GERD）患者，或合并有胃蠕动功能障碍的患者应考虑经皮空肠造口术（PEJ）放置饲管[33]。空肠饲管包括两种方式：一种是胃空肠造口饲管（PEG 饲管延伸到空肠，PEGJ），另一种是直接经皮内镜空肠造口饲管（DPEJ）。胃空肠造口饲管在 X 线透视引导下放置，直接空肠饲管则通过外科手术放置。DPEJ 饲管对于正在脱离 TPN 的患者是非常重要的能量输入通道，能缩短食管切除术后患者住院时间[34]。特别需要指出的是，即使存在术后并发症，如吻合口渗漏、瘘管形成、败血症、呼吸功能不全、误吸等，患者不能经口腔摄食以致必须依赖 TPN，此时 DPEJ 饲管仍然可以为患者提供肠内营养支持[35]。关于胃饲管发生吸入性肺炎的风险，相关证据并不一致，与幽门后置管相比，胃饲管并不增加吸入性肺炎的风险。Meta 分析已经提示幽门后置管可降低吸入性肺炎和胃食管反流的发生率；尽管治疗获得成功，经胃和经空肠途径进食的患者仍然可能会持续误吸口腔分泌物[36-40]。

恶性吞咽困难患者的内镜治疗方法

消融技术

激光技术、氩离子束凝固术（argon plasma coagulation，APC）、光动力学疗法（photodynamic therapy，PDT）等都属于恶性梗阻的内镜治疗方法，通过扩大管腔直径，从而改善恶性吞咽困难患者的经口腔摄食状况。

掺钕钇铝石榴石（Neodymium：yttrium-aluminum-garnet，Nd：YAG）激光技术和氩离子束凝固术可以缩小肿瘤体积、复通管腔和改善吞咽状况[41]。通过特殊的内镜导管，可将 Nd：YAG 激光直接引入并作用于肿瘤组织。APC 则通过一束高能量离子化氩气将热能传递到肿瘤组织，产生破坏性凝固作用从而引起肿瘤坏死脱落。与 Nd：YAG 激光技术类似，APC 也是在 EGD 直视下进行的[42]。

多年来，激光技术和 APC 已成功用于缓解恶性吞咽困难。激光技术在欧洲比在美国更常用，主要是因为其价廉和易获得。激光消融在多数情况下都是有效的，但几乎所有的患者需要经过多次治疗才能获得吞咽困难症状的明显缓解[43]。为了预防再次梗阻，每隔 1～2 个月需重复激光治疗[44]。虽然激光治疗比 APC 更容易发生穿孔，但两种方法引起出血、狭窄、瘘管形成等并发症率相似[45-47]。两种方法都可与放疗相结合，以便获得更高的通畅率并延长两次治疗的间隔时间[48]。

一篇报道中，46 例恶性食管或胃幽门狭窄的患者接受 APC 治疗，中位随访 21 个月，16 例早期局限性食管胃癌患者存活，4 例无瘤生存。平均每例患者需要接受 2 次 APC 治疗；4 例局部晚期癌患者在首次多时段治疗后无瘤生存。13/14 例患者中，APC 成功缓解了支架内或周边与吞咽困难相关的肿瘤浸润；所有患者在首次治疗后即能保持支架通畅，仅 3 例患者需要重复治疗[49]。一项研究发现，APC 几乎能有效保持所有患者的内腔畅通，平均每例需要 3.3 次治疗[50]。最近研究报道，使用一种新型的高能量 APC 装置缓解恶性梗阻效果显著，平均每例需要 2 次治疗，最多 5 次[51,52]。

光动力疗法（PDT）是另一种可以引起局部组织破坏从而恢复管腔通畅、改善吞咽困难的技术。PDT 是利用一种特殊光导管产生相应波长的光来激活（在氧分子存在的情况下）特定的、被称之为光敏感剂的染料。光敏感剂全身给药而在肿瘤组织异常集聚，其主要原因可能是肿瘤组织淋巴引流较差。目前，美国 FDA 批准卟吩姆钠（Porfimer sodium）可用于此目的，而在除美国的其他国家，氨基乙酰丙酸（aminolevulonic acid，ALA）也用作一种光敏剂[53]。

PDT 的抗肿瘤作用源于肿瘤细胞直接的光损伤、肿瘤脉管系统损伤、宿主免疫反应激活等方面的联合效应。这种效应不同于热疗方法的传导性、均一性和即刻性（PDT 治疗后数小时才发生组织破坏，而激光或 APC 治疗后即刻发生组织破坏）。

PDT 与 Nd：YAG 激光治疗在效果方面相当，但 PDT 治疗次数更少，发生穿孔等严重并发症的概率更低[54]。食管蠕动和胸部呼吸运动是正确放置光源以保证光量均匀分布所面临的难题[55]。食管/肿瘤表面不规则将造成曝光过度或曝光不足，过度曝光区域存在 PDT 治疗后狭窄形成的风险，而曝光不足区域存在肿瘤复发的风险[56]。现代 PDT 光输送系统利用弹性球囊导管作为光纤集束装置来保证既定的光剂量被传递到靶区[57,58]。PDT 最常见的并发症是愈合过程中发生食管狭窄[59,60]。

PDT 常见的毒性是皮肤光敏反应[61,62]，原因是光敏剂容易聚集于皮肤组织。接受 PDT 治疗的患者必须严格避免阳光照射，因为皮肤光敏反应会有疼痛感，在某些情况下甚至很严重，产生类似于大面积晒伤的症状和体征。皮肤光敏反应的危险一般持续到治疗后 1 个月，但也有报道光敏反应可迟发至治疗后 72 天[63]。

食管支架

一般来说，只要有可能，经口腔摄取营养无论何时都应作为优先的选择，因为它可为患者提供一种更加接近正常的生活方式，增加营养摄入并改善生活质量。食管支架可以用来复通梗阻的食管从而维持经口腔进食的功能。支架置入能够使患者迅速恢复食物、水和药物的摄取。食管支架常被用于关闭因肿瘤侵犯、放化疗或手术并发症引起的恶性气管食管瘘[64,65]。

目前常用的自膨式支架有两种：自膨式金属支架（SEMSs）和自膨式可塑性支架（SEPSs）。

SEMS 支架由各种不同的金属和合金制成，包括镍钛诺合金、不锈钢和镍洛合金，表面可能覆有硅膜或聚氨酯膜。目前所有可用的 SEMS 支架至少会在部分表面覆一层膜来防止肿瘤穿过支架缝隙向内生长。利用内镜和 X 线透视技术，支架通常由胃肠外科医生放置，而较少由放射介入科或外科医生放置[66,67]。支架通常在内镜和 X 线透视双引导下展开，但一些支架也可以在内镜的单一引导下展开[68]（图 17-3，彩图 17-3）。

SEMS 支架是永久性的置入物，最常用于不可切除肿瘤患者的姑息性治疗。有研究比较恶性吞咽困难患者支架置入前和支架置入后情况，发现 SEMS 支架既能降低吞咽困难评分又能明显提高生活质量[69,70]。SEMS 支架的外露部分（通常为支架始端和末端的一小段）扩展入肿瘤组织，同时嵌入食管壁表面的黏膜下层，通常仅发生在术后 18 天内[71]。目前的部分覆膜支架通过肿瘤向内生长而降低了阻碍风险，但同时也增加了支架移位的风险。最新研究显示，覆膜 SEMS 支架的移位风险相对较低，约为 8%，但当支架放置在吻合部位时，移位的风险可高达 50%[72,73]。

SEMS 支架置入的早期并发症包括穿孔（2%～6%）、出血（2%～14%）、胸痛（15%～27%）、支架移位（3%～13%），以及吞咽困难复发或治疗

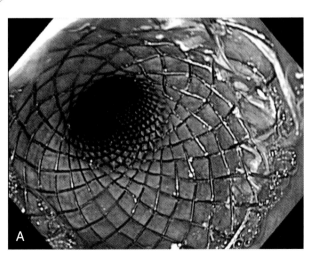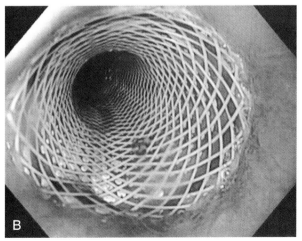

图 17-3　**A**，一个完全展开的食管自膨式金属支架（SEMS）的内镜下图像。**B**，一个完全展开的食管自膨式可塑性支架（SEPS；Polyflex 支架）的内镜下图像。

无效（4%～34%）的可能[74-76]。远期并发症包括肿瘤侵入、肿瘤过度生长、迟发支架移位和食物嵌顿。许多患者在支架置入后会发生一定程度的一过性胸部不适，这种情况一般在术后7～10天消失。所有置入食管支架的患者都应预防性使用质子泵抑制剂来减少令人痛苦的反流性食管炎的发生[77,78]。

大直径支架可以减少因支架移位、组织过度生长或食物嵌顿所致的吞咽困难复发风险，但与小直径支架相比，大直径支架却可能增加出血、穿孔、发热、食管瘘的风险。两者在改善吞咽困难初始评分方面效果相似，18mm 的 SEMS 支架与24mm 的 SEMS 支架效果相当，但前者疼痛的发生率更低[79,80]。

SEPSs 可作为 SEMSs 之外的缓解恶性吞咽困难的另一种选择。这种新一代支架的潜在优势包括低组织长入率和低新狭窄形成率，以及扩展半径增加。这一点有可能减少支架置入时食管扩张的需要，以及因故去除支架的可能[81-87]。SEPSs 比 SEMSs 价格便宜，但确实有效[88]。SEPS 支架还有更加吸引人的性能，那就是允许在诊断的同时置入，治疗结束后可取出，从而最小化支架相关并发症。

美国市场上只有一种 SEPS 支架：即 Polyflex 支架（Boston Scientific，Natick，MA）。Polyflex 支架由硅膜完整覆盖的聚酯网组成。作为一种代表性的 SEPSs，Polyflex 支架在缓解吞咽困难方面与 SEMSs 相当[89,90]。大样本研究显示 Polyflex 支架在改善吞咽困难和支架移位发生率方面与 SEMS 与相似；Polyflex 支架移位发生率比报道的 SEMS 支架移位率稍高[88,91,92]。

6 例恶性梗阻性吞咽困难患者在放化疗和手术前放置了 Polyflex 支架，其中 5 例得以继续经口腔进食。这些支架均可在内镜下取出而不会产生并发症[93]。一项最新的前瞻性研究中，13 例局部晚期食管癌患者在内镜超声（EUS）检查的同时放置了 Polyflex 支架，患者可以继续经口腔进食，同时进行新辅助化疗，在支架放置后的第1、第2、第3、第4周，吞咽困难评分均明显降低。在 EUS 同时置入 Polyflex 支架是可行的，它可以将肿瘤分期和姑息性支架置入术合并为一个过程完成[94]。

SEPSs 非常适合于封闭因良性或恶性疾病而行食管手术后的吻合口渗漏，也常用于食管癌患者食管切除术后的吻合口狭窄[95]。关于吻合口狭窄患者是否使用 SEPS 及其时机问题尚无定论。一些患者可采用食管扩张的方法，另一些患者需要置入一个暂时性的 SEPSs，还有一部分患者最终需要置入一个永久性的 SEMSs[95,96]。

SEPSs 的缺点是有一个宽大而笨重的置入系统，它可能比 SEMS 需要更频繁的置入前食管扩张[97]。SEPSs 整个装置表面覆膜的特点可以防止支架嵌入食管周围组织（此现象在 SEMSs 较常见），但此特点也使得 SEPSs 支架移位发生率比 SEMSs 更高。

结论

肠内营养是接受手术、放疗、化疗或联合治疗的恶性吞咽困难患者的重要选择。PEG、PEJ 和食管支架仍然是目前缓解恶性吞咽困难的标准方法。SEMSs 和 SEPSs 对于缓解吞咽困难效果相似。Nd:YAG 激光技术、APC、PDT 为患者提供了以消融为基础的、减少肿瘤体积的方法。消融治疗可以与食管支架联合使用。PEG 和 PEJ 饲管是输送营养的可供选择的方法，但毕竟不能恢复经口腔进食，总地说来并不令人满意。

参考文献

1. Dodds WJ, Logemann JA, Stewart ET. Radiologic assessment of abnormal oral and pharyngeal phases of swallowing. *AJR Am J Roentgenol.* 1990;154:965–974.

2. Dhir V, Vege SS, Mohandas KM, et al. Dilation of proximal esophageal strictures following therapy for head and neck cancer: Experience with Savary Gilliard dilators. *J Surg Oncol.* 1996;63:187.

3. Castell DO, Donner MW. Evaluation of dysphagia: A careful history is crucial. *Dysphagia.* 1987;2:65.

4. Palmer JB, Drennan JC, Baba M. Evaluation and treatment of swallowing impairments. *Am Fam Physician.* 2000;15;61:2453–2462.

5. Mougey A, Adler DG. Esophageal stenting for the palliation of malignant dysphagia. *J Support Oncol.* 2008;6:267–273.

6. Mellow MH, Pinkas H. Endoscopic laser therapy for malignancies affecting the esophagus and gastroesophageal junction. Analysis of technical and functional efficacy. *Arch Intern Med.* 1985;145:1443–1446.

7. DiBaise JK, Quigley EM. Tumor-related dysmotility. Gastrointestinal dysmotility syndromes associated with tumors. *Dig Dis Sci.* 1998;43:1369.

8. Kamby C, Vejborg I, Kristensen B, et al. Metastatic pattern in recurrent breast cancer. Special reference to intrathoracic recurrences. *Cancer.* 1988;62:2226–2233.

9. Sobel JM, Lai R, Mallery S, et al. The utility of EUS-guided FNA in the diagnosis of metastatic breast cancer to the esophagus and the mediastinum. *Gastrointest Endosc.* 2005;61:416–420.

10. Kassis ES, Belani CP, Ferson PF, et al. Hodgkin's disease presenting with a bronchoesophageal fistula. *Ann Thorac Surg.* 1998;66:1409–1410.

11. Spechler SJ. AGA technical review on treatment of patients with dysphagia caused by benign disorders of the distal esophagus. *Gastroenterology.* 1999;117:233.

12. Baltayiannis N, Magoulas D, Bolanos N, et al. Expandable wallstents for treatment of tracheoesophageal fistulas of malignant origin. *J BUON.* 2006;11:457–462.

13. Levine MS, Rubesin SE. Diseases of the esophagus: diagnosis with esophagography. *Radiology.* 2005;237:414–427.

14. Levine MS, Chu P, Furth EE, et al. Carcinoma of the esophagus and esophagogastric junction: sensitivity of radiographic diagnosis. *AJR Am J Roentgenol.* 1997;168:1423–1426.

15. Levine MS, Dillon EC, Saul SH, et al. Early esophageal cancer. *AJR Am J Roentgenol.* 1986;146:507–512.

16. Gloyna RE, Zornoza J, Goldstein HM. Primary ulcerative carcinoma of the esophagus. *AJR Am J Roentgenol.* 1977;129:599–600.

17. Yates CW, LeVine MA, Jensen KM. Varicoid carcinoma of the esophagus. *Radiology.* 1977;122:605–608.

18. Levine MS, Halvorsen RA. Carcinoma of the esophagus. In: Gore RM, Levine MS, eds. *Textbook of gastrointestinal radiology.* 2nd ed. Philadelphia: Saunders; 2000:403–433.

19. Itai Y, Kogure T, Okuyama Y, et al. Superficial esophageal carcinoma: radiological findings in double-contrast studies. *Radiology.* 1978;126:597–601.

20. Keen SJ, Dodd GD, Smith JL. Adenocarcinoma arising in Barrett esophagus: pathologic and radiologic features. *Mt Sinai J Med.* 1984;51:442–450.

21. Deb S, Ali MB, Fonseca P. Congenital bronchoesophageal fistula in an adult. *Chest.* 1998;114:1784–1786.

22. Pregun I, Hritz I, Tulassay Z, et al. Peptic esophageal stricture: medical treatment. *Dig Dis.* 2009;27:31–37.

23. Gale ME, Birnbaum SB, Gale DR, et al. Esophageal invasion by lung cancer: CT diagnosis. *J Comput Assist Tomogr.* 1984;8:694–698.

24. Varadarajulu S, Eloubeidi MA, Patel RS, et al. The yield and the predictors of esophageal pathology when upper endoscopy is used for the initial evaluation of dysphagia. *Gastrointest Endosc.* 2005;61:804.

25. Bower MR, Martin 2nd RC. Nutritional management during neoadjuvant therapy for esophageal cancer. *J Surg Oncol.* 2009;100:82–87.

26. Riccardi D, Allen K. Nutritional management of patients with esophageal and esophagogastric junction cancer. *Cancer Control.* 1999;6:64–72.

27. Lecleire S, Di Fiore F, Antonietti M, et al. Undernutrition is predictive of early mortality after palliative self-expanding metal stent insertion in patients with inoperable or recurrent esophageal cancer. *Gastrointest Endosc.* 2006;64:479–484.

28. Braga M, Gianotti L, Nespoli L, et al. Nutritional approach in malnourished surgical patients: a prospective randomized study. *Arch Surg.* 2002;137:174–180.

29. Braga M, Gianotti L, Vignali A, et al. Artificial nutrition after major abdominal surgery: impact of route of administration and composition of the diet. *Crit Care Med.* 1998;26:24–30.

30. Bozzetti F. Nutrition and gastrointestinal cancer. *Curr Opin Clin Nutr Metab Care.* 2001;4:541–546.

31. Braunschweig CL, Levy P, Sheean PM, et al. Enteral compared with parenteral nutrition: a meta-analysis. *Am J Clin Nutr.* 2001;74:534–542.

32. Kirby D, Delegge M, Flemming C. American gastroenterological association technical review on tube feeding for enteral nutrition. *Gastroenterology.* 1995;108:1282–1301.

33. Shike M, Latkany L. Direct percutaneous endoscopic jejunostomy. *Gastrointest Endosc Clin N Am.* 1998;8:569–580.

34. Schattner M. Enteral nutritional support of the patient with cancer: route and role. *J Clin Gastroenterol.* 2003;36:297–302.

35. Bueno JT, Schattner MA, Barrera R, et al. Endoscopic placement of direct percutaneous jejunostomy tubes in patients with complications after esophagectomy. *Gastrointest Endosc.* 2003;57:536–540.

36. Marik PE, Zaloga GP. Gastric versus postpyloric feeding: a systematic review. *Crit Care.* 2003;7:46–50.

37. Montecalvo M, Steger K, Farber H. Nutritional outcome and pneumonia in critical care patients randomized to gastric versus jejunal tube feedings. *Crit Care Med.* 1992;20:1377–1387.

38. Heyland D, Drover J, MacDonald S, et al. Effect of postpyloric feeding on gastroesophageal regurgitation and pulmonary microaspiration: results of a randomized controlled trial. *Crit Care Med.* 2001;29:1495–1501.

39. Lien H, Chang C, Chen G. Can percutaneous endoscopic jejunostomy prevent gastroesophageal reflux in patients with preexisting esophagitis? *Am J Gastroenterol.* 2000;95:3439–3443.

40. Kadakia S, Sullivan H, Starnes E. Percutaneous endoscopic gastrostomy or jejunostomy and the incidence of aspiration in 79 patients. *Am J Surg.* 1993;164:114–118.

41. Fleischer D, Kessler F, Haye O, et al. YAG laser therapy for carcinoma of the esophagus: a new palliative approach. *Am J Surg.* 1982;143:280–283.

42. Dumot JA, Greenwald BD. Argon plasma coagulation, bipolar cautery, and cryotherapy: ABC's of ablative techniques. *Endoscopy.* 2008;40:1026–1032.

43. Ponec RJ, Kimmey MB. Endoscopic therapy of esophageal cancer. *Surg Clin North Am.* 1997;77:1197–1217.

44. Lightdale C, Heier SK, Marcon NE, et al. Photodynamic therapy with porfimer sodium versus thermal ablation therapy with Nd:YAG laser for palliation of esophageal cancer: a multicenter randomized trial. *Gastrointest Endosc.* 1995;42:507–512.

45. Krasner N, Beard J. Laser irradiation of tumours of the oesophagus and gastric cardia. *Br Med J (Clin Res Ed).* 1984;288:829.

46. Gossner L, Ell C. Malignant strictures: thermal treatment. *Gastrointest Endosc Clin N Am.* 1998;8:493–501.

47. Pereira-Lima JC, Busnello JV, Saul C, et al. High power setting argon plasma coagulation for the eradication of Barrett's esophagus. *Am J Gastroenterol.* 2000;95:1661–1668.

48. Alexander P, Mayoral W, Reilly 3rd HF, et al. Endoscopic Nd:YAG laser with aggressive multimodality therapy for locally advanced esophageal cancer. *Gastrointest Endosc.* 2002;55:674–679.

49. Akhtar K, Byrne JP, Bancewicz J, et al. Argon beam plasma coagulation in the management of cancers of the esophagus and stomach. *Surg Endosc.* 2000;14:1127–1130.

50. Wahab PJ, Mulder CJ, den Hartog G, et al. Argon plasma coagulation in flexible gastrointestinal endoscopy: pilot experiences. *Endoscopy.* 1997;29:176–181.

51. Manner H, May A, Rabenstein T, et al. Prospective evaluation of a new high-power argon plasma coagulation system (hp-APC) in therapeutic gastrointestinal endoscopy. *Scand J Gastroenterol.* 2007;42:397–405.

52. Manner H, May A, Faerber M, et al. Safety and efficacy of a new high power argon plasma coagulation system (hp-APC) in lesions of the upper gastrointestinal tract. *Dig Liver Dis.* 2006;38:471–478.

53. Filip AG, Clichici S, Daicoviciu D, et al. Photodynamic therapy–indications and limits in malignant tumors treatment. *Rom J Intern Med.* 2008;46:285–293.

54. Monga SP, Wadleigh R, Sharma A, et al. Intratumoral injection of ciplatin/epinephrine injectable gel for palliation patients with obstructive esophageal cancer. *Am J Clin Oncol.* 2000;23:386–392.

55. Gossner L, May A, Sroka R, et al. A new long-range through-the-scope balloon applicator for photodynamic therapy in the esophagus and cardia. *Endoscopy.* 1999;31:370–376.

56. Wang KK. Current status of photodynamic therapy of Barrett's esophagus. *Gastrointest Endosc.* 1999;49(suppl):20–23.

57. van den Bergh H. On the evolution of some endoscopic light delivery systems for photodynamic therapy. *Endoscopy.* 1998;30:392–407.

58. Panjehpour M, Overholt BF, Haydek JM. Light sources and delivery devices for photodynamic therapy in the gastrointestinal tract. *Gastrointest Endosc Clin North Am.* 2000;10:513–532.

59. Luketich JD, Christie NA, Buenaventura PO, et al. Endoscopic photodynamic therapy for obstructing esophageal cancer: 77 cases over a 2-year period. *Surg Endosc.* 2000;14:653–657.

60. Overholt BF, Panjehpour M. Photodynamic therapy for Barrett's esophagus. *Gastrointest Endosc Clin North Am.* 1997;7:207–220.

61. Likier HM, Levine JG, Lightdale CJ. Photodynamic therapy for completely obstructing esophageal carcinoma. *Gastrointest Endosc.* 1991;37:75–78.

62. Lightdale CJ, Heier SK, Marcon NE, et al. Photodynamic therapy with porfimer sodium versus thermal ablation therapy with Nd:YAG laser for palliation of esophageal cancer: a multicenter randomized trial. *Gastrointest Endosc.* 1995;42:507–512.

63. Heier SK, Rothman KA, Heier LM, et al. Photodynamic therapy for obstructing esophageal cancer: light dosimetry and randomized comparison with Nd:YAG laser therapy. *Gastroenterology.* 1995;109:63–72.

64. Sarper A, Oz N, Cihangir C, et al. The efficacy of self-expanding metal stents for palliation of malignant esophageal strictures and fistulas. *Eur J Cardiothorac Surg.* 2003;23:794–798.

65. Agustsson T, Nilsson M, Henriksson G, et al. Treatment of postoperative esophagorespiratory fistulas with dual self-expanding metal stents. *World J Surg.* 2009;33:1224–1228.

66. Winkelbauer FW, Schöfl R, Niederle B, et al. Palliative treatment of obstructing esophageal cancer with nitinol stents: value, safety, and long-term results. *AJR Am J Roentgenol.* 1996;166:79–84.

67. Neyaz Z, Srivastava DN, Thulkar S, et al. Radiological evaluation of covered self-expandable metallic stents used for palliation in patients with malignant esophageal strictures. *Acta Radiol.* 2007;48:156–164.

68. Rathore OI, Coss A, Patchett SE, et al. Direct-vision stenting: the way forward for malignant oesophageal obstruction. *Endoscopy.* 2006;38:382–384.

69. Ross WA, Alkassab F, Lynch PM, et al. Evolving role of self-expanding metal stents in the treatment of malignant dysphagia and fistulas. *Gastrointest*

Endosc. 2007;65:70–76.

70. Maroju NK, Anbalagan P, Kate V, et al. Improvement in dysphagia and quality of life with self-expanding metallic stents in malignant esophageal strictures. *Indian J Gastroenterol.* 2006;25:62–65.

71. Bethge N, Sommer A, Gross U, et al. Human tissue responses to metal stents implanted in vivo for the palliation of malignant stenoses. *Gastrointest Endosc.* 1996;43:596–602.

72. Binmoeller KF, Maeda M, Lieberman D, et al. Silicone-covered expandable metallic stents in the esophagus: an experimental study. *Endoscopy.* 1992;24:416–420.

73. Ko HK, Song HY, Shin JH, et al. Fate of migrated esophageal and gastroduodenal stents: experience in 70 patients. *J Vasc Interv Radiol.* 2007;18:725–732.

74. Bethge N, Knyrim K, Wagner HJ, et al. Self-expanding metal stents for palliation of malignant esophageal obstruction—a pilot study of eight patients. *Endoscopy.* 1992;24:411–415.

75. Ko HK, Song HY, Shin JH, et al. Fate of migrated esophageal and gastroduodenal stents: experience in 70 patients. *J Vasc Interv Radiol.* 2007;18:725–732.

76. Tomaselli F, Maier A, Sankin O, et al. Ultrafl ex stent—benefits and risks in ultimate palliation of advanced, malignant stenosis in the esophagus. *Hepatogastroenterology.* 2004;51:1021–1026.

77. Homann N, Noftz MR, Klingenberg-Noftz RD, et al. Delayed complications after placement of self-expanding stents in malignant esophageal obstruction: treatment strategies and survival rate. *Dig Dis Sci.* 2008;53:334–340.

78. Wang MQ, Sze DY, Wang ZP, et al. Delayed complications after esophageal stent placement for treatment of malignant esophageal obstructions and esophagorespiratory fistulas. *J Vasc Interv Radiol.* 2001;12:465–474.

79. Verschuur EM, Steyerberg EW, Kuipers EJ, et al. Effect of stent size on complications and recurrent dysphagia in patients with esophageal

or gastric cardia cancer. *Gastrointest Endosc.* 2007;65:592–601.

80. Shenfine J, McNamee P, Steen N, et al. A pragmatic randomised controlled trial of the cost-effectiveness of palliative therapies for patients with inoperable oesophageal cancer. *Health Technol Assess.* 2005;iii,1–121.

81. Repici A, Conio M, De Angelis C, et al. Temporary placement of an expandable polyester silicone-covered stent for treatment of refractory benign esophageal strictures. *Gastrointest Endosc.* 2004;60:513–519.

82. Evrard S, Le Moine O, Lazaraki G, et al. Self-expanding plastic stents for benign esophageal lesions. *Gastrointest Endosc.* 2004;60:894–900.

83. Schubert D, Scheidbach H, Kuhn R, et al. Endoscopic treatment of thoracic esophage anastomotic leaks by using silicone-covered, self expanding polyester stents. *Gastrointest Endos.* 2005;61:891–896.

84. Müldner A, Reinshagen K, Wüstner M, et al. Modified self-expanding plastic stent for the treatment of refractory benign esophageal strictures. *Endoscopy.* 2005;37:925.

85. Costamagna G, Shah A, Tringali A, et al. Prospective evaluation of a new self-expanding plastic stent for inoperable esophageal strictures. *Surg Endosc.* 2003;17:891–895.

86. Petruzziello L, Costamagna G. Stenting in esophageal strictures. *Dig Dis.* 2002;20:154–166.

87. Gelbmann CM, Ratiu NL, Rath HC, et al. Use of self-expandable plastic stents for the treatment of esophageal perforations and symptomatic anastomotic leaks. *Endoscopy.* 2004;36:695–699.

88. Conigliaro R, Battaglia G, Repici A, et al. Polyflex stents for malignant oesophageal and oesophagogastric stricture: a prospective, multicentric study. *Eur J Gastroenterol Hepatol.* 2007;19:195–203.

89. Ott C, Ratiu N, Endlicher E, et al. Self-expanding Polyflex plastic stents in esophageal disease: various indications, complications, and outcomes. *Surg Endosc.* 2007;21:889–896.

90. Radecke K, Gerken G, Treichel U. Impact of a self-expanding, plastic esophageal stent on various esophageal stenoses, fistulas, and leakages: a single-center experience in 39 patients. *Gastrointest Endosc.* 2005;61:812–818.

91. Szegedi L, Gál I, Kósa I, et al. Palliative treatment of esophageal carcinoma with self-expanding plastic stents: a report on 69 cases. *Eur J Gastroenterol Hepatol.* 2006;18:1197–1201.

92. Johnson E, Enden T, Noreng HJ, et al. Survival and complications after insertion of self-expandable metal stents for malignant oesophageal stenosis. *Scand J Gastroenterol.* 2006;41:252–256.

93. Siddiqui AA, Loren D, Dudnick R, et al. Expandable polyester silicon-covered stent for malignant esophageal strictures before neoadjuvant chemoradiation: a pilot study. *Dig Dis Sci.* 2007;52:823–829.

94. Adler DG, Fang J, Wong R, et al. Placement of Polyflex stents in patients with locally advanced esophageal cancer is safe and improves dysphagia during neoadjuvant therapy. *Gastrointest Endosc.* 2009t;70:614–619.

95. Langer FB, Wenzl E, Prager G, et al. Management of postoperative esophageal leaks with the Polyflex self-expanding covered plastic stent. *Ann Thorac Surg.* 2005;79:398–403; discussion 404.

96. Gelbmann CM, Ratiu NL, Rath HC, et al. Use of self-expandable plastic stents for the treatment of esophageal perforations and symptomatic anastomotic leaks. *Endoscopy.* 2004;36:695–699.

97. Szegedi L, Gál I, Kósa I, et al. Palliative treatment of esophageal carcinoma with self-expanding plastic stents: a report on 69 cases. *Eur J Gastroenterol Hepatol.* 2006;18:1197–1201.

肿瘤治疗中便秘的诊断和处理

18

Nigel P. Sykes

王晶桐 译校

定义
诊断
流行病学和病理生理学
正常肠道生理
肠道活动的神经支配
肠道运动模式
肠液处理
便秘的病因
肿瘤本身导致便秘的直接因素
与疾病相关但并非肿瘤直接引起的便秘因素
治疗
刺激性通便药物
软化性通便药物
直肠通便药物
阿片类药物诱发便秘的特殊治疗方法
结论

肿瘤治疗往往是一个痛苦的过程，根据治疗方案和支持治疗措施的不同，会出现不同程度的疲劳、恶心、呕吐和脱发等一系列症状。除上述症状外，肿瘤治疗过程中还有腹泻或便秘的症状，本章将以便秘为主题加以介绍。

定义

便秘的定义中包含多个可衡量的生理指标。对于特发性便秘研究，罗马标准Ⅲ[1]已就便秘的构成因素达成共识。为了满足便秘定义的主要标准，患者应在过去三个月内至少出现下列两种情况：至少 25% 的排便感到费力；至少 25% 的排便感到肛门直肠阻塞；至少 25% 的排便为干球状便或硬便；每周排便少于 3 次。

但是由于患者对这些症状群的关注角度和就诊前症状持续时间不同，自认为便秘的患者可能并不符合便秘的罗马标准[2]。肿瘤患者的便秘应被视为一种症状而非疾病，医师应倾听患者的主诉、了解其困扰而不应用诊断标准轻易加以判断。

另一方面，并非所有患者都能意识到自己符合便秘的诊断标准。Noguera 等[3]发现 13% 的患者存在便秘的症状和体征，但无关于排便功能障碍的主诉。因此他们提出，肿瘤治疗过程中应将便秘视为一种综合征而非单一症状。以上两种观点均有价值。

诊断

肿瘤治疗过程中便秘诊断的建立主要依据患者的主诉，尤其是关于排便频率、排便不尽感、排便费力、腹部或直肠不适感等反映肠道功能方面的描述。少数患者自身未察觉便秘，但存在恶心、呕吐、腹痛等症状，或因粪便梗阻导致腹泻、大便失禁或尿失禁。当出现上述任何一种症状时，尤其是年幼或年老患者，医生应警惕便秘的可能性。

患者对于便秘的认知可通过视觉模拟（Visual analog，VAS）、形容量表或问卷调查进行评估。已经证实对 VAS 和形容量表单独进行应答调整具有有效性，且便于在姑息治疗中使用[4]。因为积极的抗癌治疗通常会导致腹泻而非便秘，因此在治疗便秘时，排便功能的主观评估不仅应包括便秘，也包括腹泻。这一点在 VAS 和形容量表中容易做到，但在问卷调查中仅含有便秘评估而缺乏腹泻相关内容。

通过 McMillan 和 Williams 的便秘评估量表（Constipation Assessment Scale，CAS）能够区分吗啡和长春新碱化疗造成的便秘，以阿片类药物引起的便秘更严重。因此，在各种问卷调查中，CAS 与抗癌治疗的人群尤其具有相关性。CAS 共有 8 项，完成量表的平均用时为 2 分钟[5]，但仅用于便秘的评估。

便秘患者状况症状评估量表（Patient Assessment of Constipation-Symptoms，PAC-SYM）和便秘患者生活质量评估量表（Patient Assessment of Constipation-Quality of Life，PAC-QOL）是直接从患者角度出发的便秘调查问卷[6]。PAC-SYM 量表有三个分量表，分别包括大便情况、直肠症状和腹部症状，该量表已在大样本慢性便秘患者（n=216）中进行了验证，但其中不包括肿瘤或姑息治疗的人群。PAC-QOL 量表是针对便秘的生活质量量表。PAC-SYM 量表无腹泻评估，而 PAC-QOL 含有排便频率评分。PAC-QOL 评分系统表明，对症治疗的目的主要是让患者感觉舒适，否则治疗结果就可能失去其临床意义。McCrea 等[7]在其最近关于便秘自我评估的综述中也强调了上述观点。但如果各种量表都无法评估腹泻，那么即使无便秘症状也并不一定意味着排便功能正常。

直接评估排便功能的客观方法为评估大便的频率和形状。简单地计算排便次数可能会误导便秘的诊断，因为长期稀便可能并非腹泻而是直肠嵌塞造成严重便秘后稀水便经嵌塞粪块排出。因此，应计算有直肠排空感的成形大便次数。由于正常的排便频率范围很宽，从每周 3 次到每周 21 次不等。因此，要对比患病前排便习惯，并以此作为评判标准[8]。

大便形状反映了粪便的黏稠度，在特发性便秘和肿瘤姑息治疗人群中都与肠道传送时间相关[9,10]。患者在记录排便频率时，借助图表（图 18-1，彩图 18-1）可以较准确地确定粪便形状。

有创的便秘评估方法在肿瘤学中的临床价值尚不确定。但有一种情况例外：当腹部检查结合直肠检查尚不能确诊粪便团块嵌塞时；腹部平片可显示肠道粪便负荷程度，帮助鉴别严重便秘与恶性肿瘤梗阻。目前的影像学便秘评分系统[11]可

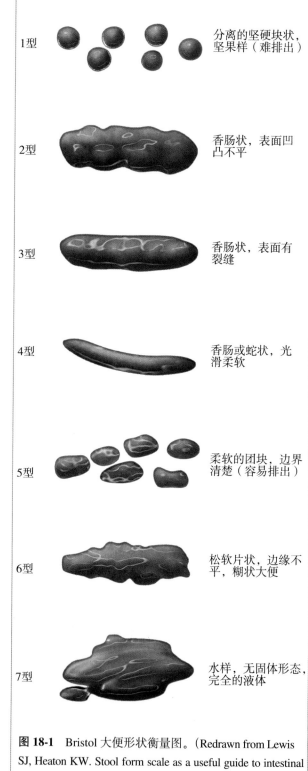

1型	分离的坚硬块状，坚果样（难排出）
2型	香肠状，表面凹凸不平
3型	香肠状，表面有裂缝
4型	香肠或蛇状，光滑柔软
5型	柔软的团块，边界清楚（容易排出）
6型	松软片状，边缘不平，糊状大便
7型	水样，无固体形态，完全的液体

图 18-1 Bristol 大便形状衡量图。（Redrawn from Lewis SJ, Heaton KW. Stool form scale as a useful guide to intestinal transit time. Scand J Gastroenterol 1997；32：920-924.）

应用于肿瘤治疗，但因其不可靠性受到了严重批判[12]。

流行病学和病理生理学

一般人群的 10% 存在便秘情况。在一项对 93 例肿瘤姑息治疗患者的调查中，显示患者发现肿瘤时其肠道功能与一般人群大致相同，仅 16% 有明显便秘，6% 症状持续。发病后，54% 患者有一半以上时间便秘。约 50% 住院患者存在便秘，但这一数字低于便秘的实际发病率，因为部分患者已服用有效剂量的通便药物。即使是非终末期的癌症患者，其便秘发生率与正常对照组相比也有所增加[13]。

因此，癌症明显增加便秘的可能性。了解正常的肠道生理功能有助于明确这一现象的原因。

正常肠道生理学

肠内容物通过小肠需 2 ~ 4 小时，通过结肠需 24 ~ 48 小时或更长时间。约一半住院患者肠道传送时间为 4 ~ 12 天[10]。

肠道每天分泌 7L 肠液，另有至少 1.5L 水从饮食中获得。大部分液体在小肠中重吸收，尤其是在空肠，约 1L 未被吸收的液体进入大肠。每天大便中的水分约为 200ml，腹泻的液体分泌量仅比便秘多 100ml/d。因此，大肠液体吸收量的微细调节在维持正常排便习惯中起重要作用。

肠道活动的神经支配

肠道的生理比较复杂，受神经、内分泌和肠腔内容物调节。神经调节分为外源性和内源性。内源性神经调节系统的细胞体位于黏膜下神经丛（麦氏神经丛）和肌间神经丛（欧氏神经丛）。一般来说，黏膜下神经丛参与水分、电解质的运输，肌间神经丛参与肠道运动调控以及血管张力和免疫反应调节。当肠壁扩张及肠黏膜受胆盐或短链脂肪酸化学刺激时肠道蠕动，而且即使长期去神经的肠道也能维持蠕动，说明肠道神经肌肉系统具有内源性功能。

肠内源性神经系统的主要神经递质通常跨物种。乙酰胆碱（Acetylcholine，ACH）是运动性神经元最主要的神经递质，含有乙酰胆碱的运动神经元也含有速激肽，只有两种受体同时阻滞，才能完全抑制兴奋传导。抑制性神经元同样有神经递质，但这些神经递质共同的作用机制尚不清楚。一氧化氮（Nitricoxide，NO）可能是最重要的抑制性神经递质，三磷酸腺苷（adenosine triphosphate，ATP）和血管活性肠肽（vasoactive intestinal peptide，VIP）同样是传输的关键递质。

兴奋性或抑制性运动神经元通过 Cajal 间质细胞对肌肉产生作用，Cajal 间质细胞与肌肉电偶联。同时，作为肠道肌肉神经传导通路的中介，Cajal 间质细胞还具有起搏功能，产生肠道肌肉特有的周期性运动。

另一种重要的肠道神经递质是 5- 羟色胺（5-HT），由肠嗜铬细胞释放。当肠道受刺激时，5-HT 作为感觉传感器触发蠕动或感觉反射。在众多 5-HT 受体类型中，5-HT$_{(1p)}$ 是运动必需的受体，通过 5-HT$_{(1p)}$，黏膜下内源性初级传入神经元被激活；另一种是 5-HT$_4$ 受体，起到加强蠕动反射通路活性[14]的作用。

肠神经系统受外源性神经系统的交感和副交感神经影响，交感神经通过去甲肾上腺素加强抑制作用，副交感神经纤维活动可促进肠蠕动，增加局部血流量和肠液分泌。

肠道运动模式

根据肠上皮细胞对 pH、渗透压和肠内容物化学成分的敏感性，小肠通过两种运动模式来调节胃排空的速度。消化间期模式包括移行性运动复合波，环形肌强烈节律性收缩，周期性清理远端肠道并减少细菌生长。消化间期模式在餐后迅速被持续性收缩的进食模式取代。大约一半的收缩运动将肠内容物混合，并向远端或长或短地传输。

大肠也有两种运动形式，但没有小肠的移行性运动复合波。大多数结肠的收缩性活动表现为节段性收缩[15]，这种活动由单一或阵发的不规则蠕动波组成。大肠节段性蠕动的作用是向直肠运送的过程中混合肠腔内容物以及促进水和营养物质的吸收。

高幅传输收缩约每天发生 6 次，与"团块运动"现象一致，大量肠腔内容物被推送至远端。高幅收缩与排便有关，发生在排便之前。因此，被认为是排便过程的启动因素之一。

肠液处理

肠道功能反映了肠道运动和肠液的处理，是肠壁动态吸收和分泌的结果。大多数分泌发生在黏膜隐窝细胞，而吸收则在肠绒毛细胞进行。机械性刺激作用于黏膜感觉神经元，通过肠神经系统可激活肠分泌并促进血液流动和平滑肌收缩。5-HT、P物质、神经激肽 1 和 2 参与感觉反射，VIP 是促分泌神经递质[16]。推测这些生理过程相互关联的重要性在于通过有效混合稀释肠腔内容物来加强肠道的消化、吸收和运动功能。氯离子和碳酸氢根离子通过顶端的氯离子通道主动转运完成分泌[17]。

便秘的病因

大多数便秘研究的对象是有功能性肠病的健康人群，多数癌症患者的便秘与原发病相关。排便习惯改变的潜在病因可能为以下三点：

- 疾病治疗相关因素
- 肿瘤直接作用因素
- 与疾病相关但非直接引起便秘的因素

有些肿瘤化疗方案有便秘的不良反应，是药物的神经毒性反应。与便秘相关的最常用的细胞毒性药物是铂类药物，70% 的患者使用后发生便秘，使用长春碱类的患者 35% 出现便秘[18]。这两种药物均可引起频繁的感觉神经病变。因此，研究集中于神经损害机制。铂类药物损害神经细胞胞体，导致顺行性轴突变性。神经病变可能延迟发作，大多数发生在治疗停止后 3 ~ 6 个月，可持续较长时间，55% 的患者 15 年后神经病变仍可存在[19]。目前尚不清楚铂剂相关性便秘引起的自主神经和肌间神经病变机制是否相同。然而在去甲替林用于顺铂诱导的周围神经病变的一项试验中发现，三环类药物与安慰剂相比可增加便秘，但极少引起神经症状，说明两种神经毒性在强度、时间进程或者机制上有所不同[20]。

长春碱类药物的细胞毒作用缘于抑制微管形成从而破坏纺锤体。与其他细胞毒性药物相比，长春碱类引起的神经病变更易引起运动神经、自主神经和感觉症状，神经病变与微管破坏和继发轴突转运阻滞有关，后者由轴突细胞骨架结构改变引起。神经轴突直接毒性作用可出现在治疗终止症状改善时。

紫杉醇类药物尤其是紫杉醇因微管损害表现为末端感觉神经病变，是重要的剂量限制因素。因为紫杉醇类药物常与铂剂同时使用。因此，很

难分清这两类药物的相关神经毒性作用，但紫杉醇单独使用时只表现为轻度便秘[21,22]，紫杉醇或多烯紫杉醇与氟尿嘧啶联用均不能逆转氟尿嘧啶引起的腹泻[23]。

在最新的肿瘤化疗方案中，沙利度胺（免疫调节剂）和硼替佐米（细胞周期抑制剂）用于治疗多发性骨髓瘤，分别引起 75% 和 30% 的患者出现以疼痛为表现的神经病变[19]。同时还发现，治疗相关便秘有所增加，沙利度胺为 55%（8% 为重度，即 3 级），硼替佐米为 42%（2% 为重度）。来那度胺是沙利度胺类似物，其诱发的便秘与硼替佐米所引起的程度相似[24]。沙利度胺和来那度胺均可引起神经节损害导致轴突变性，而硼替佐米的神经毒性机制可能涉及脱髓鞘、微管损害，细胞因子和转录因子抑制。

有报道发现细胞凋亡诱导剂[25]和重组人单克隆抗体等其他化疗药物使用时也导致一定程度的便秘[26]。多数药物引起的便秘程度较轻，有的治疗方案还能引起腹泻。由于腹泻便秘均有发生，且腹泻、便秘发生机制完全不同，因此无法确定用药和这些症状之间是否存在因果关系。即使是已确定有神经病变不良反应的药物，由于不良反应发生机制未明，故未找到有效途径阻止神经毒性发生。

肠道羟色胺能受体具有复杂性，尽管 5-HT₃ 拮抗剂能引起腹泻，但便秘仍是其常见的不良反应。5-HT₃ 拮抗剂的引入改变了对化疗引起呕吐的治疗。它的原形为昂丹司琼，在 23% 的患者中引起便秘[27]。昂丹司琼的止泻作用是其抗呕吐的辅助作用，用于腹部放疗的患者[28]。格拉司琼引起的便秘与剂量相关[29]，服用托烷司琼也出现便秘症状[30]。

肿瘤治疗的同时应进行疼痛及其他症状的治疗。阿片类药物是治疗肿瘤疼痛的有效药物，但和便秘明显相关。在肿瘤晚期，吗啡和其他阿片类药物可能是引起便秘的重要因素，但很多患者的便秘是源于身体虚弱。63% 未服用吗啡的肿瘤晚期患者需要通便治疗，便秘患病率与老年人相似。但 87% 服用吗啡的患者需要服用高于平均剂量的通便药物[31]。

肠道存在阿片受体并受外源性神经支配，缺乏外源性阿片类物质时，阿片受体拮抗剂可以加快肠道传送速度。这些说明内源性阿片类物质对肠道功能有调节作用[32]。内源性和外源性阿片类物质均抑制神经元兴奋，通过抑制肠道中间神经

元阻止收缩产生推动力所需的整合作用。

除了对肠蠕动的影响，阿片类药物通过改变肠液的分泌与吸收引起便秘。这些改变部分是由于管腔内容物通过减慢，使水分吸收时间延长所致。此外，阿片类药物引起促分泌神经元受抑制，较少水分进入肠腔，最终产生干硬、较小的粪便，难以排出[33]。另一个因素是阿片类药物降低包括直肠扩张在内的肠道扩张感，易于导致肠道粪便嵌塞，尤其是直肠敏感度已受损的老年患者。

多数阿片类药物有相似的致便秘作用。然而资料显示，经皮给药的芬太尼比吗啡[34]或羟考酮[35]引起的便秘少见；其他脂溶性阿片类药物如丁丙诺啡和阿芬太尼只需要相对小的剂量就能渗透入中枢神经系统，同样较少引起便秘。有报道显示，将吗啡改为美沙酮可减少通便药物的使用[36]，与吗啡和氢吗啡酮相比，美沙酮所需的通便药药量较小[37]，原因是美沙酮的 N- 甲基 -D- 天冬氨酸（N–methyl–d–aspartate，NMDA）受体活性只有部分通过阿片受体介导。曲马多是另一种 NMDA 受体拮抗剂的阿片类药物，与吗啡相比其便秘不良反应明显减少，但镇痛作用也明显降低。

第二类常用于肿瘤支持和姑息治疗并容易诱发便秘的药物是抗胆碱药物，如三环类、抗组胺药和抗精神病药。由于乙酰胆碱是主要的兴奋性神经递质，因此不难理解这类药物对便秘的影响。

由肿瘤本身直接导致便秘的因素

由肿瘤直接导致的便秘常见于肿瘤肠壁浸润导致管腔狭窄或阻塞，或肿瘤浸润损害肠道神经和肌肉引起功能性梗阻。肠道蠕动受损也可能由肠道传出神经受损引起，通过肿瘤压迫或转移癌破坏椎体引起脊髓受压导致神经受损。另外作为肿瘤伴随症候群，肠道神经网可能受影响，尤其是在肺小细胞癌和类癌[38]中。这涉及一种自身免疫机制，对小细胞肺癌患者的调查已证实多克隆免疫球蛋白（lgG）抗体和胃肠副肿瘤综合征之间的联系，lgG 可与位于中枢神经系统的核蛋白起反应，提示损伤源于针对神经细胞内肿瘤抗原的免疫反应。小细胞肺癌患者在疾病的有限阶段内对化疗敏感，肿瘤根除可有效缓解症状。如不能缓解症状，一些患者需进行结肠切除。

副肿瘤综合征相关的便秘常伴随其他神经症状，如植物神经紊乱就是易被忽视的一种肿瘤非转移性表现，并有可能加剧便秘[39]。

有病例报道显示，恶性肿瘤通过分泌抑制肠道蠕动的化学介质引起便秘。例如，类肿瘤肽 YY 免疫组织化学阳性相关的重症便秘在肿瘤切除后可缓解[40]。小细胞肺癌引起的便秘可通过使用生长抑素抑制剂类似物——奥曲肽来纠正，说明过量的内在蠕动介质是肠转运受损的病因[41]。

恶性疾病引起的血钙升高也和便秘恶化有关。在许多外分泌和内分泌腺体中，钙是肌肉兴奋收缩偶联及刺激分泌的重要组成部分。尽管机制还不是很明确，但细胞外钙离子水平紊乱会广泛影响包括肠道收缩和肠液处理在内的组织兴奋性。

与疾病相关但非疾病直接引起的便秘因素

约 75% 的癌症患者年龄超过 60 岁，而高龄可以降低肠功能，也可表现为便秘。在一些研究中，高龄与便秘或通便药物使用量增加有相关性[42]，但在另一些研究中则无此相关性[8]。但与年龄 < 35 岁的人群相比，年龄 > 65 岁的人结肠肠道神经元 37% 丧失活性[43]，导致结肠传送时间延长。因此，更易受其他因素影响引起便秘。年龄相关的直肠敏感性降低，可能通过降低全直肠反应性而加剧便秘，而后发展为粪便嵌塞[44]。并非全部肠道都受年龄影响，小肠主要起吸收和分泌功能，受肠道传送影响较小。

肿瘤本身和化疗都可能引起患者虚弱，降低运动量并减少水分摄入。大肠推进收缩的主要形式和身体活动相关[45]。因此，运动减少将导致肠道收缩受损从而诱发便秘。资料显示，运动后肠道传输加快[46]，肠道活动增加。然而在健康成年人中，进行一定水平的锻炼后便秘仅略微好转，增加运动量更可能是改善健康状态而不是缓解便秘[47]。肿瘤患者身体康复的主要目的是提高生活质量，便秘的改善是附带受益。

许多姑息性治疗的患者存在一定程度的神经性厌食[48]，导致食物摄入减少，而首先减少的是高纤维食物。结肠运动受活动影响，和食物摄入有关，表现为胃结肠反射，即进食后胃扩张刺激结肠蠕动。此外，当食物纤维含量降低时肠道活动减少。

在正常和便秘的成年人中，膳食纤维的供

应增加粪便重量并缩短传送时间[49]。然而能够产生这种影响需要较多纤维量，对癌症患者不适用[50]。纤维对肠道功能的影响依赖于充足的水分摄入[51]和纤维量。健康成年人保证每天至少1.5 ~ 2L的水分摄入并增加膳食纤维可增加排便频率，减少通便药物的使用[52]。如果水分摄入减少，纤维的作用也将降低，这时会在肠道内形成胶状粪块，诱发或导致肠梗阻[53]。但由于疗效和安全等原因，依靠膳食纤维来缓解癌症引起的便秘并不合适，对于晚期癌症患者尤为如此。

治疗

目前针对癌症患者便秘治疗的研究较少，其中多与晚期肿瘤姑息性治疗相关，尤其是阿片类药物诱导的便秘。对积极治疗癌症的患者，评估 - 信息 - 管理（Assessment, Information,and Management, AIM）护理可改善包括便秘在内的化疗不良反应[24,25]。目前已制定了癌症姑息治疗的多地区的指南[55-57]。针对相同的人群，最近还通过了一项全欧洲共识[58]（图 18-2）。尽管并非针对接受肿瘤治疗的患者，但与涵盖了所有便秘或慢性特发性便秘的指南相比，这些指南和共识更能满足患者需求[59]。然而即使遵循本国或本地区的便秘治疗指南，治疗效果也并不理想[60]，指南能否作为改善便秘的一种有效方法目前还值得探讨。

大多数指南由不同地区的研究者从研究或临床实践中总结得出。首先是常规评估患者的排便功能。便秘的主诉不仅包括患者目前的症状，如大便频率减少、排便紧张或疼痛、排便不尽、自主排便障碍，还应包括与以前排便习惯的对比，因为正常排便的范围是很宽泛的。另一方面，腹泻、粪便减少或大小便失禁在便秘诊断中也应引起注意，要通过腹部和直肠检查排除重度便秘所引起的粪便嵌塞，此时稀水便经嵌塞粪块排出。

对症治疗是缓解便秘的好方法。通过药物和理疗缓解疼痛和呼吸急促后，可最大限度地增加肠道动力。控制恶心、给予最大量的纤维饮食方案、鼓励水分的摄入等干预的综合效应，将维持肠道的功能。

除上述方法外，许多患者尤其是大多数癌症晚期患者需要药物帮助避免便秘发生。一些患者希望在疾病早期使用非药物治疗方法。尽管中草

药缺少标准化而导致疗效难以预测，但其中可能含有与通便药物相同的化学成分，因此具有相似的通便功效。其他可替代的治疗方法寥寥无几，且主要功效可能并不在于特异性缓解便秘，而是给患者以心理暗示。腹部按摩的效果很好，相当于常规使用通便药物，但过于耗费人工成本[61]。

通便药物的主要作用分为软化粪便和刺激蠕动两类，尽管在便秘初期，单纯使用软化粪便的泻药就可以缓解便秘，但更严重的便秘往往需要两类药物合用。这一结论源于临床经验，在单独服用刺激性泻药或软化性泻药治疗阿片类药物引起的便秘模型中已得到证实。在这项研究中，联合用药时腹痛等不良反应最少，用药负担也小[62]。但这并不能说明刺激性和软化泻药联用比任何一种药物都有效，任何通便药物如果用量足够且不良反应可以耐受，都可以恢复肠道功能。一项老年人使用通便药物的系统性回顾发现，任何通便药物与安慰剂相比均可通过增加肠道蠕动频率增加1.4 次排便[63]。目前尚缺乏不同通便药物确切疗效的资料，通便药物的选择很大程度受患者喜好和费用的影响。

刺激性通便药

刺激性泻药包括番泻叶、比沙可啶、丹蒽醌和皮克硫酸钠。这些药物主要区别于所需结肠细菌激活和肝再循环的程度不同，但都作用于肠道肌层并刺激肠道收缩。尚无数据表明持续使用这些药物的致癌性[64]。丹蒽醌在一些国家使用受限，同时可能造成大小便失禁患者出现肛周皮疹。

$5-HT_4$ 受体激动剂通过加强肠道神经刺激而增加蠕动，是一种刺激性泻药[65]，替加色罗已在一些国家获得许可。$5-HT_4$ 受体激动剂是否在癌症相关便秘等肠神经系统受损的情况下有效，尚未得到证实。

软化性通便药

所有软化性通便药都通过软化粪便使其易于通过肠道，但作用机制有所不同：

- 渗透性药物保留肠道内的水分。糖类，如乳果糖，在被结肠菌群分解成有机酸前在小肠中以原型存在，可降低 pH 并增强肠道活动性和肠液分泌。实际上，乳果糖是一种相对较弱的

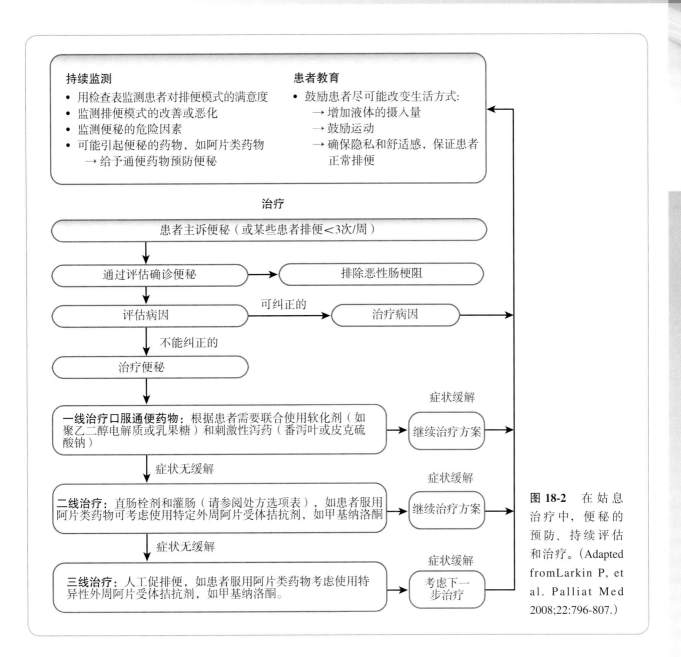

图 18-2 在姑息治疗中，便秘的预防、持续评估和治疗。(Adapted fromLarkin P, et al. Palliat Med 2008;22:796-807.)

通便药物，可使 20% 的患者胃肠胀气。反之，无机渗透性物质如氢氧化镁或硫酸镁不被肠道吸收，通过肠道时可保持渗透效能，从而刺激肠道蠕动，高剂量可引起显著的通便效应。

- 表面活化剂，如多库酯或泊洛沙姆，增加粪便中水的穿透。多库酯同时还能促进空肠和结肠分泌水、钠和氯。临床中发现，多库酯在较高剂量时可能会刺激肠蠕动。

- 聚乙二醇使水分不被肠道吸收，因此需依赖于水的体积。此外，肠道扩张可反应性引起肠道收缩。表面活性剂已证实是治疗粪便嵌塞的有效口服药，但需要每天饮用 1L 溶液，

并非所有患者都可以忍受[66]。

- 氯离子通道激活剂包括鲁比前列酮（Lubiprostone），是目前为止这类药物的唯一剂型。通过作用于肠道上皮细胞表面的 2 型氯离子通道去除电解质干扰，可增加肠液分泌及影响肠道动力并加速小肠和大肠传送[67]。

- 容积形成剂增加粪便的体积，一部分通过提供原料抵抗细菌的分解，一部分提供底物用于细菌生长和产气。此类药物对于轻度便秘有效，对癌症患者效果不明显。由于需服用至少 200 ～ 300ml 的液体与药物相混合，许多患者因此感到不适而难以接受。如果水分

不足会形成黏稠的团块，造成早期恶性梗阻。对重度便秘的疗效需持怀疑态度。

使用上述常见通便药物的关键是根据反应逐渐增加剂量。对于患者肠道功能规律性随访应到位，最好记录排便频率和规律。最初，单一的软化性通便药可能就有效。但尽管大剂量的聚乙二醇可能有效，难治性便秘通常需要联用另一种刺激性通便药。

直肠通便药物

如果口服通便药效果不佳，可借助直肠干预措施，如栓剂、灌肠或在不得已的情况下使用适当的镇痛和镇静进行人工直肠排泄。任何物质放入直肠都可通过肛门结肠反射诱发排便，但栓剂可能有渗透性软化作用（如甘油或磷酸盐类）或刺激肠道蠕动作用（比沙可啶）。橄榄油或花生油通过灌肠可润滑肠道或山梨醇、磷酸钠、柠檬酸钠通过渗透作用软化粪便或多库酯钠、十二烷基酸钠或烷基 sulphoacetate 可通过表面活性反应促进排便。注意在使用灌肠剂和栓剂时通便药物剂量应减半[68]。由于影响工作，相对于口服药物，仅 17% 的患者倾向于栓剂或灌肠。但据报道，在晚期癌症患者中，72% 的患者用过栓剂，65% 用过灌肠，不少于 40% 的患者愿意继续使用栓剂和灌肠进行治疗[69]。

阿片类药物诱发的便秘的特殊治疗方法

由于现有通便药物的局限性，研究人员开始寻找治疗阿片类药物诱发便秘的特殊药物。阿片类药物引起的便秘由外周神经引起，通过肠道本身的阿片类受体介导。因此，只要尚未作用于中枢神经系统的镇痛阿片类受体，阿片受体拮抗剂都可防止或减轻这种便秘。目前有两种药物正接受此适应证的审核。甲基纳洛酮是 μ- 阿片受体拮抗剂纳洛酮的一种季铵盐衍生物，甲基修饰使其具有极性，阻止其穿过血脑屏障。在一项研究中，134 例规律服用阿片类药物的晚期疾病患者有超过半数患肿瘤，皮下注射甲基纳洛酮与安慰剂相比显著（$P < 0.0001$）诱发排便动作，平均的反应时间为 0.5 小时[70]。患者对甲基纳洛酮的初始剂量起反应，对后续剂量反应率为 57% ～ 100%。据报道，对初始剂量无反应的患者对二次剂量反应

的概率是 35%，对于前两次剂量均无反应者对第三次剂量反应率是 26%[71]。如第三次甲基纳洛酮剂量仍无反应，应寻求其他治疗方案。在这些病例中整体反应率约为 50%，可能说明除阿片类药物外还有其他导致便秘的重要因素。报道未发现甲基纳洛酮有对抗中枢阿片类受体的不良反应。

当出现阿片类药物相关的便秘且口服一般通便药物和使用灌肠剂或栓剂均不能缓解症状时，可适当使用甲基纳洛酮（见图 18-2）。对少数患者而言，甲基纳洛酮可能成为常规便秘治疗，但需要考虑费用问题；对多数患者，甲基纳洛酮的作用是消除粪便的堆积，从而使其他通便药物治疗起效。

纳洛酮是 μ- 阿片受体拮抗剂，但早期口服此药治疗阿片类药物引起便秘的研究发现，纳洛酮可诱发阿片类药物的戒断症状或疼痛复发[72]，这是患者无法接受的，尽管此种给药途径仅有 1% ～ 3% 的生物利用度。然而，一种以 2：1 比例混合的羟考酮和纳洛酮口服缓释剂已作为镇痛药通过认证，美国宣称能减少阿片类药物滥用的风险，欧洲则认为能减少阿片类药物引起便秘的风险。有证据表明，该药减轻便秘症状并增加排便频率[73]。在较窄的试验和准许剂量范围内，未发生明显的阿片戒断症状，这或许和纳洛酮吸收峰值较低的缓释机制有关。由于肝迅速代谢，口服纳洛酮生物利用度较低，但肝功能受损时血药浓度明显增加。在肝功正常的慢性疼痛健康人群，而不是肝功能可能受损的癌症人群中进行了羟考酮 / 纳洛酮的研究。癌症患者使用羟考酮 / 纳洛酮合剂目前是明智的选择。

结论

大多数癌症患者起初并无便秘，但许多患者最终会出现疾病相关或治疗引起的便秘。据报道，便秘已和疼痛一起被列为癌症患者痛苦的原因[74]，并和癌症患者抑郁症相关联[75]，与较高的医疗费用也有关[76]。无论处于疾病的何种阶段，正确评估和管理便秘是癌症患者充分支持治疗不可缺少的部分。目前有多种治疗可供选择，但证据表明，这些治疗方法常常被不恰当地使用。对于阿片类药物引起的便秘，特异性的治疗可大幅增加舒适感。但同样，只有在适应证范围内制订出治疗方案，同时考虑患者的个性化治疗并持续监测，其疗效才能显现出来。

参考文献

1. Longstreth GF, Thompson WG, Chey WD, et al. Functional bowel disorders. *Gastroenterology*. 2006;130:1480–1491.

2. Probert CSJ, Emmett PM, Cripps HA, et al. Evidence for the ambiguity of the word constipation: the role of irritable bowel syndrome. *Gut*. 1994;35:1455–1458.

3. Noguera A, Centeno C, Librada S, et al. Screening for constipation in palliative care patients. *J Palliat Med*. 2009;12:915–920.

4. Sykes NP. Methods for clinical research in constipation. In: Max M, Lynn J, eds. Interactive textbook on clinical symptom research. Bethesda, MD: National Institutes of Dental and Craniofacial Research; 2001. Available at: http://painconsortium. nih.gov/symptomresearch/chapter_3/sec5/cnss5popadjectivals.htm.

5. McMillan SC, Williams FA. Validity and reliability of the Constipation Assessment Scale. *Cancer Nurs*. 1989;12:183–188.

6. Frank L, Kleinman L, Farup C, et al. Psychometric validation of a constipation assessment questionnaire. *Scand J Gastroenterol*. 1999;34:870–877.

7. McCrea GL, Miaskowski C, Stotts NA, et al. Review article: self-report measures to evaluate constipation. *Aliment Pharmacol Ther*. 2008;27:638–648.

8. Connell AM, Hilton C, Irvine G, et al. Variation in bowel habit in two population samples. *Br Med J*. 1965;ii:1095–1099.

9. O'Donnell LJD, Virjee J, Heaton KW. Detection of pseudodiarrhoea by simple clinical assessment of intestinal transit rate. *Br Med J*. 1990;300:439–440.

10. Sykes NP. Methods of assessment of bowel function in patients with advanced cancer. *Palliat Med*. 1990;4:287–292.

11. Bruera E, Suarez-Almazor M, Velasco A, et al. The assessment of constipation in terminal cancer patients admitted to a Palliative Care Unit. *J Pain Symptom Manage*. 1994;9:515–519.

12. Jackson CR, Lee RE, Wylie AB, et al. Diagnostic accuracy of the Barr and Blethyn radiological scoring systems for childhood constipation assessed using colonic transit time as the gold standard. *Pediatr Radiol*. 2009;39:664–667.

13. Trabal J, Leyes P, Forga MT, et al. Quality of life, dietary intake and nutritional status assessment in hospital admitted cancer patients. *Nutr Hosp*. 2006;21:505–510.

14. Gershon MD. Review article: serotonin receptors and transporters—roles in normal and abnormal gastrointestinal motility. *Aliment Pharmacol Ther*. 2004;20(suppl 7):3–14.

15. Bassotti G, de Roberto G, Castellani D, et al. Normal aspects of colorectal motility and abnormalities in slow transit constipation. *World J Gastroenterol*. 2005;11:2691–2696.

16. Cooke HJ, Sidhu M, Wang YZ. Activation of 5-HT1P receptors on submucosal afferents subsequently triggers VIP neurons and chloride secretion in the guinea-pig colon. *J Autonom Nerv Syst*. 1997;66:105–110.

17. Banks MR, Farthing MJ. Fluid and electrolyte transport in the small intestine. *Curr Opin Gastroenterol*. 2002;18:176–181.

18. Smith S. Evidence-based management of constipation in the oncology patient. *Eur J Oncol Nurs*. 2001;5:18–25.

19. Park SB, Krishnan AV, Lin C, et al. Mechanisms underlying chemotherapy-induced neurotoxicity and the potential for neuroprotective strategies. *Curr Med Chem*. 2008;15:3081–3094.

20. Hammack JE, Michalak JC, Loprinzi CL, et al. Phase III evaluation of nortriptyline for alleviation of symptoms of cis-platinum-induced peripheral neuropathy. *Pain*. 2002;98:195–203.

21. Hirai Y, Hasumi K, Onose R, et al. Phase II trial of 3-h infusion of paclitaxel in patients with adenocarcinoma of endometrium: Japanese Multicenter Study Group. *Gynecol Oncol*. 2004;94:471–476.

22. Byrd L, Thistlethwaite FC, Clamp A, et al. Weekly paclitaxel in the treatment of recurrent ovarian carcinoma. *Eur J Gynaecol Oncol*. 2007;28:174–178.

23. Park SH, Lee WK, Chung M, et al. Paclitaxel versus docetaxel for advanced gastric cancer: a randomized phase II trial in combination with infusional 5-fluorouracil. *Anticancer Drugs*. 2006;17:225–229.

24. Smith LC, Bertolotti P, Curran K, et al. Gastrointestinal side effects associated with novel therapies in patients with multiple myeloma: consensus statement of the IMF Nurse Leadership Board. *Clin J Oncol Nurs*. 2008;12(suppl 37–52):1092–1095.

25. Kitzen JJ, de Jonge MJA, Lamers CH, et al. Phase I dose-escalation study of F60008, a novel apoptosis inducer, in patients with advanced solid tumours. *Eur J Cancer*. 2009;45:1764–1772.

26. Motl S. Bevacizumab in combination chemotherapy for colorectal and other cancers. *Am J Health-Syst Pharm*. 2005;62:1021–1032.

27. Chiou T-J, Tzeng W-F, Wang W-S, et al. Comparison of the efficacy and safety of oral granisetron plus dexamethasone with intravenous ondansetron plus dexamethasone to control nausea and vomiting induced by moderate/severe emetogenic chemotherapy. *Chinese Med J (Taipei)*. 2000;63:729–736.

28. Henriksson R, Lomberg H, Israelsson G, et al. The effect of ondansetron on radiation-induced emesis and diarrhoea. *Acta Oncol*. 1992;31:767–769.

29. Martoni A, Piana E, Strocchi E, et al. Comparative crossover trial of two intravenous doses of Granisetron (1 mg vs 3 mg) + Dexamethasone in the prevention of acute Cis-platinum-induced emesis. *Anticancer Res*. 1998;18(4 B):2799–2803.

30. Otten J, Hachimi-Idrissi S, Balduck N, et al. Prevention of emesis by tropisetron (Navoban) in children receiving cytotoxic therapy for solid malignancies. *Semin Oncol*. 1994;21(suppl 9):17–19.

31. Sykes NP. The relationship between opioid use and laxative use in terminally ill cancer patients. *Palliat Med*. 1998;12:375–382.

32. Yuan CS, Doshan H, Charney MR, et al. Tolerability, gut effects and pharmacokinetics of methylnaltrexone following repeated intravenous administration in humans. *J Clin Pharmacol*. 2005;45:538–546.

33. Bannister JJ, Davison P, Timms JM, et al. Effect of stool size and consistency on defecation. *Gut*. 1987;28:1246–1250.

34. Radbruch L, Sabatowski R, Loick G, et al. Constipation and the use of laxatives: a comparison between transdermal fentanyl and oral morphine. *Palliat Med*. 2000;14:111–119.

35. Ackerman SJ, Knight T, Schein J, et al. Risk of constipation in patients prescribed fentanyl transdermal system or oxycodone hydrochloride controlled-release in a California Medicaid population. *Consult Pharm*. 2004;19:118–132.

36. Daeninck PJ, Bruera E. Reduction in constipation and laxative requirements following opioid rotation to methadone. *J Pain Symptom Manage*. 1999;18:303–309.

37. Mancini IL, Hanson J, Neumann CM, et al. Opioid type and other predictors of laxative dose in advanced cancer patients: a retrospective study. *J Palliat Med*. 2000;3:49–56.

38. Jun S, Dimyan M, Jones KD, et al. Obstipation as a paraneoplastic presentation of small cell lung cancer: case report and literature review. *Neurogasterenterol Motil*. 2005;17:16–22.

39. Walsh D, Nelson KA. Autonomic nervous system dysfunction in advanced cancer. *Support Care Cancer*. 2002;10:523–528.

40. Utsumi N, Havasaka T, et al. Ovarian carcinoid exhibiting double function. *Pathol Int*. 2003;53:191–194.

41. Sorhaug S, Steinshamn SL, Waldum HL. Octreotide treatment for paraneoplastic intestinal pseudo-obstruction complicating SCLC. *Lung Cancer*. 2005;48:137–140.

42. Richmond JP, Wright ME. Review of the literature on constipation to enable development of a constipation risk assessment scale. *Clin Effect Nurs*. 2004;8:11–25.

43. Gomes OA, de Souza RR, Liberti EA. A preliminary investigation of ageing on the nerve cell number in the myenteric ganglia of the human colon. *Gerontology*. 1997;43:210–217.

44. Read NW, Abouzekry I, Read MG, et al. Anorectal function in elderly patients with faecal impaction. *Gastroenterology*. 1985;89:959–966.

45. Holdstock DJ, Misiewicz JJ, Smithy T, et al. Propulsion (mass movements) in the human colon and its relationship to meals and somatic activity. *Gut*. 1970;11:91–99.

46. Cordain L, Latin RW, Behnke JJ. The effects of an aerobic running program on bowel transit time. *J Sport Med*. 1986;26:101–104.

47. Tuteja AK, Talley NJ, Joos SK, et al. Is constipation associated with decreased physical activity in normally active subjects? *Am J Gastroenterol*. 2005;100:124–129.

48. Addington-Hall J, McCarthy M. Dying from cancer: results of a national population based investigation. *Palliat Med*. 1995;9:295–305.

49. Muller-Lissner SA. Effect of wheat bran on weight of stool and gastrointestinal transit time. *Br Med J*. 1988;296:615–617.

50. Mumford SP. Can high fibre diets improve the bowel function in patients on radiotherapy ward? In: Twycross RG, Lack SA, eds. *Control of alimentary symptoms in far advanced cancer*. London: Churchill Livingstone; 1986:183.

51. Ouellet LL, Turner TR, Pond S, et al. Dietary fiber and laxation in postop orthopaedic patients. *Clin Nurs Res*. 1996;5:428–440.

52. Anti M, Pignataro G, Armuzzi A, et al. Water supplementation enhances the effect of high-fiber diet on stool frequency and laxative consumption in adult patients with functional constipation. *Hepatogastroenterology*. 1998;45:727–732.

53. Waud SP. Fecal impaction due to a hygroscopic gum laxative. *Am J Digest Dis*. 1940;7:297–298.

54. Moore K, Johnson G, Fortner BV, et al. New procedures implemented for assessment, information and management of chemotherapy toxicities in community oncology clinics. *Clin J Oncol Nursing*. 2008;12:229–238.

55. Cambridge and Huntingdon Palliative Care Group. Factsheet 12 on palliative care: constipation. 2008. February, Available at: www.arthurrankhouse.nhs. uk/documents/Factsheets/Factsheet_12.pdf.

56. Pan-Glasgow Palliative Care Algorithm Group. Constipation in palliative care. 2007. June, Available at: http://www.palliativecareggc.org.uk/uploads/file/guidelines/algorithms/Constipation.pdf.

57. Scragg SFife Palliative Care Guidelines Group. Guidelines for the control of constipation in patients with cancer. 2008. December, Available at: www.fifeadtc.scot.nhs.uk/.../Control_of_Constipation_in_Patients_with_Cancer.pdf.

58. Larkin P, Sykes N, Centeno C, et al. The management of constipation in palliative care: clinical practice recommendations. *Palliat Med.* 2008;22:796–807.

59. Constipation World Gastroenterology Organisation. World Gastroenterology Organisation practice guidelines. 2007. Available at: http://www.worldgastroenterology.org/assets/downloads/en/pdf/guidelines/05_constipation.pdf.

60. Lanza P, Carey M. The impact of opioid and laxative prescribing habits on constipation in the primary care setting before and after the introduction of SIGN 44: control of pain in patients with cancer. *Primary Health Care Research and Development.* 2006;7:3–9.

61. Emly M, Cooper S, Vail A. Colonic motility in profoundly disabled people: a comparison of massage and laxative therapy in the management of constipation. *Physiotherapy.* 1998;84:178–183.

62. Sykes NP. A volunteer model for the comparison of laxatives in opioid-induced constipation. *J Pain Symptom Manage.* 1997;11:363–369.

63. Petticrew M, Watt I, Sheldon T. Systematic review of the effectiveness of laxatives in the elderly. *Health Technol Assess.* 1997;1:1–52.

64. Nusko G, Schneider B, Schneider I, et al. Anthranoid laxative use is not a risk factor for colorectal neoplasia: results of a prospective case control study. *Gut.* 2000;46:651–655.

65. Kamm MA, Muller-Lissner S, Talley NJ, et al. Tegaserod for the treatment of chronic constipation: a randomised, double-blind, placebo-controlled trial. *Am J Gastroenterol.* 2005;100:362–372.

66. Culbert P, Gillett H, Ferguson A. Highly effective new oral therapy for faecal impaction. *Br J Gen Pract.* 1998;48:1599–1600.

67. Camilleri M, Bharucha AE, Ueno R, et al. Effect of a selective chloride channel activator, lubiprostone, on gastrointestinal transit, gastric sensory, and motor functions in healthy volunteers. *Am J Physiol Gastrointest Liver Physiol.* 2006;290:G942–G947.

68. Sykes NP. A clinical comparison of laxatives in a hospice. *Palliat Med.* 1991;5:307–314.

69. Droney J, Ross J, Gretton S, et al. Constipation in cancer patients on morphine. *Support Care Cancer.* 2008;16:453–459.

70. Thomas J, Karver S, Cooney GA, et al. A randomised, placebo-controlled trial of subcutaneous methylnaltrexone for the treatment of opioid-induced constipation in patients with advanced illness. *N Engl J Med.* 2008;358:2332–2334.

71. Chamberlain BH, Cross K, Winston JL, et al. Methylnaltrexone treatment of opioid-induced constipation in patients with advanced illness. *J Pain Symptom Manage.* 2009;38:683–690.

72. Sykes NP. Using oral naloxone in the management of opioid bowel dysfunction. In: Yuan CS, ed. *Handbook of opioid bowel syndrome.* New York: Haworth; 2005:175–195.

73. Vondrackova D, Leyendecker P, Meissner W, et al. Analgesic efficacy and safety of oxycodone in combination with naloxone as prolonged release tablets in patients with moderate to severe chronic pain. *J Pain.* 2008;9:1144–1154.

74. Dunlop GM. A study of the relative frequency and importance of gastrointestinal symptoms and weakness in patients with far advanced cancer: student paper. *Palliat Med.* 1989;4:37–44.

75. Mystakidou K, Tsilika E, Parpa E, et al. Assessment of anxiety and depression in advanced cancer patients and their relationship with quality of life. *Qual Life Res.* 2005;14:1825–1833.

76. Candrilli SD, Davis KL, Iyer S. Impact of constipation on opioid use patterns, health care resource utilization, and costs in cancer patients on opioid therapy. *J Pain Palliat Care Pharmacother.* 2009;23:231–241.

失眠症 19

Josée Savard

史惠蓉 译校

流行病学

睡眠障碍是癌症患者最常见的症状之一，早期的横向研究显示约30% ～ 50%的癌症患者在接受治疗后存在睡眠障碍。目前越来越多的来自大范围纵向研究的流行病学证据显示，在接受治疗的癌症患者中（至少在某些亚组患者中）睡眠障碍的发病率有可能更高。总体来讲，癌症患者睡眠障碍的发病率比普通人群至少高2 ～ 3倍。只有少数研究应用多频道睡眠描计仪（polysomnography，PSG）和活动记录检查仪（腕表式睡眠监测分析仪）来客观地分析癌症患者的睡眠障碍，这些研究认为与癌症相关的某些睡眠障碍符合失眠症的症状。

主观评价方法

横向研究

数十项横向研究已经分析了癌症患者中存在的睡眠障碍，一些综述文章已经概括总结了上述研究结果[1,2]。总体来讲，上述结果提示30% ～ 50%的癌症患者存在睡眠障碍，虽然其中将近20%的患者其症状已经达到诊断失眠综合征的诊断标准，但是却没有引起足够的重视。上述研究也存在若干局限之处，包括使用易收集的小样本量研究对象、评价睡眠的方法仅有一种或少数几种、通常在治疗后才评价睡眠状况（多数情况下甚至是治疗之后多年）。由于横向研究的性质，上述研究未能提供癌症治疗期间及治疗后关于睡眠障碍的自然病程信息（如发生、缓解和迁延）。

纵向研究

近年来，虽然越来越多的关于癌症治疗社会心理方面的纵向研究归纳分析了睡眠障碍的发病率，但是仍难得出概括性的结论。究其原因，是由于其中部分研究显示，随着时间的推移睡眠障碍的发病率普遍降低 [3,4]，而其他研究则显示睡眠障碍的发病率相对稳定 [5,6]。除此之外，其中多数研究的对象是患有特定部位癌症的小样本量癌症患者。由于上述研究分析的是癌症不同阶段的睡眠状况和接受不同治疗方案的癌症患者的睡眠状况。因此，导致上述研究之间事实上无法进行交叉对比。此外，多数研究采用来自总体生活质量的睡眠质量评价标准（如欧洲癌症研究治疗组织生活质量调查表）或者身体症状调查表（如症状困扰量表），上述调查表均不能区分临床上明显的睡眠障碍。

因此，显然需要针对不同部位癌症患者的大范围纵向研究，以更好地评估不同部位癌症引起失眠的流行病学差异及其随时间推移的进展情况。我们的科研团队刚刚完成一项相关的研究课题，研究对象是 991 例未发生转移的、不同发病部位（其中乳腺 47%，前列腺 27.1%，妇科 11.9%，头颈 2.3%，泌尿和胃肠 8.2%，其他 3.4%）的预手术癌症患者。在该研究中，分别在基线期（T1，即围手术期）、术后 2 个月（T2）、6 个月（T3）、10 个月（T4）、14 个月（T5）、18 个月（T6）研究患者的睡眠情况，最初两个时间点的研究结果已经发表 [7]。当患者符合表 19-1 列举的标准，或者在每周内有 3 个或更多晚上应用催眠药物至少持续一个月，即认为该患者患有失眠综合征。在 T1 期，59.5% 的患者出现失眠症状，通过电话随

表 19-1　失眠综合征的诊断标准

1. 入睡潜伏期（即入睡所需时间）或入睡后觉醒（即夜间觉醒）每周至少 3 个晚上大于 30 分钟

2. 睡眠效率（总睡眠时间 / 卧床总时间 ×100）< 85%

3. 持续时间 ≥ 1 个月

4. 失眠引起的白天生理功能障碍或痛苦症状

Adapted from Morin CM，1993 [16]。

访确定其中 28.5% 的患者符合失眠综合征的诊断标准。虽然在 T2 期，上述比例分别下降至 48.4% 和 22.2%，但仍远远高于一般人群。该研究结果还显示，在 T1 期和 T2 期间失眠的总体发病率为 18.6%，迁延率为 68%，缓解率为 32%。综上所述，上述数据表明癌症患者在围手术期出现失眠特别常见。然而，在手术期间失眠发生率升高的原因是由于手术本身（如住院、术后疼痛）引起，还是由术后心理反应引起，或是由于患者不久前被诊断为癌症而引起仍有待研究。

本研究还显示，失眠的发病率因癌症发生部位不同而存在显著差异，其中乳腺癌患者（T1 期 69.6%；T2 期 59.6%）和妇科（T1 期 68.2%；T2 期 49.4%）癌症患者的失眠发病率最高，前列腺癌患者最低（T1 期 37.8%；T2 期 27.8%）。进行互补分析后显示，性别差异并不能完全解释上述差别，其原因仍需进一步研究。T1 ~ T2 期，失眠的发病率在 11.1%（前列腺）~ 28.6%（头颈部）之间，而缓解率在 25.6%（乳腺）~ 44.8%（前列腺）间。头颈部癌症患者较高的失眠发病率可以用较差的预后、患者对可能的手术并发症（如失声、面部损毁）的心理反应或者强烈的尼古丁撤离反应来解释。

在另一项大型前瞻性研究中，Palesh 等 [8] 分析了 823 例计划接受至少 4 个疗程化疗的不同类型癌症患者（所有期别）失眠的发病率。在第 1 和第 2 个化疗疗程的第 7 天，参与者分别完成一份包含了 6 个评估睡眠障碍问题的抑郁调查表（汉密尔顿抑郁量表）。在该研究中，失眠综合征被定义为入睡困难，难以保持睡眠状态，和（或）每周至少 3 个晚上出现清晨早醒（每次至少 30 分钟）并持续 2 周。由于其定义比较宽泛（并不包括失眠相关的功能障碍），而且其数据源自于调查问卷而不是诊断性访谈，所以该研究结果显示失眠的发病率更高。在第 1 个化疗疗程中，79.6% 的患者表现有失眠症状，其中 43% 的患者其症状符合失眠综合征的标准，在第 2 个化疗疗程中上述数据分别下降到 68.3% 和 35.2%。在第 1 个化疗疗程中，约 34.6% 的睡眠较好的患者在第 2 个化疗疗程中出现失眠症状，其中 10% 的患者符合失眠综合征。

将不同部位（即乳腺、妇科、血液、肺、消化道）癌症患者进行比较研究时发现，乳腺癌患

者出现失眠症状的概率最高，其次是妇科癌症患者。失眠综合征发病率最高的是肺癌患者，最低的是胃肠道癌症患者。男性和女性出现失眠症状的概率并无明显差异，但是年龄 < 58 岁的患者出现失眠症状的概率明显高于其相应的高年龄组患者，而且高加索人失眠的发病率明显较高。

少数研究分析了晚期癌症患者睡眠障碍的发生率，日本一项针对 209 例终末期癌症患者的纵向研究结果表明，在登记进入临终关怀病房时，其中 15.3% 的患者存在睡眠障碍，29.2% 的患者存在亚睡眠障碍状态[9]。该研究采用《精神障碍诊断和统计手册》第三版修订版的结构性临床访谈中的失眠 / 嗜睡标准来判定患者是否出现睡眠障碍症状。通过平均 58 天（7 ~ 622 天）的随访后发现，在进入临终关怀病房后，存在睡眠障碍和亚睡眠障碍的患者分别上升至 25.9% 和 36.5%。从登记到进入临终关怀病房后，67.1% 的患者的睡眠状况发生了改变，睡眠恶化者（45.9%）明显高于睡眠改善者（21.2%）。围手术期睡眠障碍与年纪较轻、存在腹泻和独居等相关。在随访过程中，心理压力随时间推移而增加是出现睡眠障碍的前期表现。

客观评价方法

一些研究采用客观评价方法，如多频道睡眠描计仪和活动记录检查仪来分析癌症患者睡眠障碍的特征。一项早期研究比较分析了 PSG 检查的乳腺或者肺癌患者、失眠患者和无睡眠障碍的志愿者，结果显示失眠患者总睡眠时间最短，但是肺癌患者的入睡潜伏期最长、睡眠效率最低、夜间觉醒时间最多[10]。活动记录检查仪是一种佩戴在手腕上的、无创、连续、动态监测休息—活动节律的仪器。多项研究一致表明，比较癌症患者和健康对照者的活动记录检查仪监测结果后发现，癌症患者白天和夜间的活动差异较小（一种提示昼夜节律紊乱的情况）[11]。Ancoli-israel 等[12] 研究了 85 例乳腺癌患者后发现，上述患者化疗开始前 72 小时活动记录检查仪监测的平均总睡眠时间为 6 小时，其中只有 76% 的夜晚时间用于睡眠。此外，女性每天平均午睡时间为 1 小时。另外一项研究显示类似的结果[13]，研究 130 例接受化疗的乳腺癌患者的睡眠情况及睡眠—觉醒节律后发现，上述患者的平均睡眠时间约 6.6 个小时，夜间觉醒

62 分钟，睡眠效率为 86%，白天午睡时间为 64 分钟。

综上所述，上述数据表明即使之前接受过辅助治疗，癌症患者的休息—活动模式也会发生改变。最近的证据表明，化疗可以进一步加剧治疗前存在的睡眠障碍。在上述的同一研究中[12]，乳腺癌患者佩戴活动记录检查仪后，分别在基线期和第 1 个及第 4 个化疗疗程的第 1、第 2、第 3 周连续监测 72h，除 1 例患者之外，其他所有患者每个化疗疗程第 1 周的昼夜节律检测与基线期相比均明显受损[14]。虽然其昼夜节律变化在第 1 个化疗疗程的第 2 和第 3 周接近基线期的数值，但大多数患者的昼夜节律变化在第 4 个化疗疗程的第 2 和第 3 周仍然明显受损，这表明重复化疗用药会导致睡眠—觉醒活动节律的逐步恶化和持久损伤。

病理生理学

根据斯皮尔曼（Spielman's）模型[15]，目前有三类致病因素与失眠的发生与发展相关：①诱发因素，或者持续的刺激使个体总体易损性增加进而发展为失眠；②促发因素，或者触发失眠产生的情境条件；③维持因素，或者随着时间推移持续造成失眠的因素。如图 19-1（彩图 19-1）所示，诱发因素不足以导致睡眠障碍（未超过失眠阈值）。诱发因素为将来失眠的发生奠定了基础，而应激情境（促发因素）的出现则触发了失眠的发生。多数情况下失眠是环境相关的，促发因素逐渐减弱后，或者是患者适应了促发因素的持续存在后，睡眠会恢复正常。另一方面，失眠可能迁延为慢性病程，这种情况很可能是由于患者养成了不良的睡眠习惯和形成了错误的睡眠认知（维持因素）。部分有关癌症相关失眠特殊诱发因素的研究已经发表，但是这些因素与原发性失眠的诱发因素非常相似，下文将简单列举此类因素，但是将着重分析癌症特异性因素（详见表 19-2）。

诱发因素

已知的能增加原发性失眠易损性的因素包括如下几点：易唤醒体质（即个体对认知唤醒的易感性）、女性（2 倍的发病率）、年龄（即失眠随年龄增加而增加）、婚姻状况、个人或者家族失眠病史、精神异常的前期表现和内科合并症[16]。

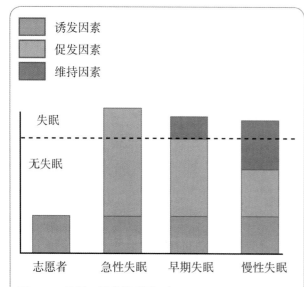

图 19-1　失眠三因素模型图。（Adapted and reproduced with the kind permission of Springer Science and Business Media）

恰恰相反，在患有癌症的特殊情况下，研究表明失眠在年轻患者中更为普遍[8,17]，可能是由于患者心理压力过大所致。关于失眠合并抑郁症和焦虑症的研究表明，虽然抑郁和焦虑经常协同出现，但在无上述情绪异常时失眠更易发生。一项有关前列腺癌生存患者的研究显示，54.4% 存在睡眠障碍的患者（45.8% 存在失眠综合征）并不合并抑郁和焦虑症状（按照医院焦虑抑郁量表分量表划定为 8 分或更高）[18]。最近，Savard 等[7] 研究了一组来源各异、计划接受癌症手术的患者在基线期（T1）和 2 个月评估期（T2）之间失眠发病的若干潜在危险因素，结果显示在 T1 期睡眠较好的患者中，女性患者和易唤醒体质的患者在 T2 期出现失眠症状的风险增加。然而，分析患有泌尿系和胃肠道癌症（非性别特异性癌症）的女性和男性患者后发现，两者的失眠发病率差异并无

表 19-2　癌症伴发失眠的潜在危险因素

诱发因素	促发因素	维持因素
易唤醒特性	心理反应（如抑郁或焦虑症状）	不良睡眠行为
女性患者	初始诊断	卧床时间过多
	复发诊断	睡眠—觉醒计划节律紊乱
	进展	
	辅助疗法	午睡
年轻	手术	在卧室进行影响睡眠的活动
个人或家族失眠史	心理反应（如毁损手术）	关于睡眠的错误思想和态度
精神异常的前期表现（如抑郁或焦虑症）	住院（如环境、睡眠习惯改变）	不切实际的睡眠需求期望
	不良反应（如疼痛）	错误的因果归因
	放射治疗	错误归因或放大失眠认知后果
	昼夜节律改变	知觉控制或睡眠可预测性降低
	化学治疗	关于睡眠促进训练的错误认识
	不良反应（如恶心或呕吐）和用药（如止吐药）	
	更年期综合征（如潮热）	
	昼夜节律改变	
	激素治疗	
	更年期综合征（如潮热）	
	疼痛	
	谵妄	

Adapted from Savard J, Morin CM.2001[1]。

显著性，上述结果提示这种显著的性别效应可能是由（至少部分）其他因素引起的。

促发因素

失眠通常是由应激性生活事件导致的，如失业或者工作压力、分居或者离婚、亲人去世和医疗条件[16]。疾病，如癌症是失眠的一种潜在促发因素。事实上，癌症不是单发事件，相反癌症是由一系列严重应激源组成，每种均可成为失眠的促发因素。癌症进展过程中的任何时间点都可发生失眠：初诊时、手术时、治疗期间、确诊病情复发时、复发治疗期间及疾病的姑息和终末阶段[1]。

肿瘤治疗可能通过影响情绪、直接的生理效应、或者不良反应均增加失眠发生的风险。如某些类型的手术，尤其是涉及不利于审美效果的手术（如全乳切除术）或者丧失功能的手术（如结肠造瘘术），都能对患者造成巨大的心理压力[19]，进而可能增加失眠发生的风险。但上述假设仍需试验研究验证，因为有研究显示因乳腺癌接受全乳切除术的女性与仅接受乳房病灶切除术的女性相比，两者出现睡眠障碍的概率差异无显著性[20]。值得注意的是，住院治疗本身也会引起睡眠障碍[21]，因为环境因素（如噪音、病床不适、睡眠期间需用药治疗），心理因素和行为因素（如焦虑、睡眠习惯改变）同样也能引起睡眠障碍。

目前缺乏将失眠作为各种癌症辅助治疗并发症的对比研究，且很少有纵向研究关注失眠贯穿于癌症治疗始末的发展情况。一项研究表明，接受放射治疗的乳腺癌患者在外科手术后4个月发生睡眠障碍的概率高于未接受放射治疗的患者，但在术后13个月这种差异性消失了[20]。前面提及的一项研究显示，经活动记录检查仪监测，乳腺癌患者反复接受化学药物治疗与睡眠—觉醒节律紊乱加重相关[14]。化学治疗产生这种不良影响的原因尚未阐明，但很可能涉及行为和生理学方面的机制。在行为学方面，接受化疗的患者可能在白天花费更多的时间用于午睡以恢复精神，并且在室外花费的时间较少。因此，限制了其暴露于自然日光的时间，这会导致其昼夜节律的改变。化疗的不良反应（恶心和呕吐）和减轻化疗不良反应的用药都可能引起睡眠障碍的发生。如地塞米松是常用的减轻化疗不良反应的类固醇激素，

而失眠是地塞米松最常见的不良反应[22,23]。

化疗和激素治疗（如三苯氧胺、阿那曲唑）引起的女性雌激素缺乏可造成绝经前和围绝经期妇女过早绝经，或使绝经后妇女更年期症状（尤其是潮热）加重，进而影响睡眠。由于乳腺癌复发的风险较高，因此激素替代治疗（hormone replacement therapy，HRT）是常规推荐给乳癌患者的治疗方案。但是突然中断激素替代治疗，可能加剧更年期症状[24]。据报道，潮热在接受雄激素去势治疗（即双侧睾丸切除术、促性腺激素释放激素类似物、抗雄激素）的前列腺癌患者中也经常出现[25]。

很多证据显示，在普通人群中更年期症状与睡眠障碍相关。如研究表明围绝经期出现的潮热与失眠症状的出现相关[26,27]，激素替代治疗可以减轻潮热和出汗，与睡眠改善相关[28-30]。

虽然一些使用客观方法分析睡眠（即PSG）和潮热（即胸骨皮肤电传导检测）的研究显示了一些相互矛盾的结果[28,31-35]，但是最近有关乳腺癌的研究支持客观方法检测的夜间潮热与睡眠障碍的关系。Savard等[36]研究发现，在24例乳腺癌生存患者中，夜间潮热前后的10分钟之内比其他时间段的10分钟之内的觉醒时间更长、浅睡眠阶段变化更多。此外，与夜间无潮热的患者相比，夜间潮热的患者觉醒的概率明显较高、再次入睡的概率明显降低、快速眼动潜伏期明显延长。最近一项针对56例因乳腺癌正在接受治疗的女性患者的研究显示，较慢的和较持久的潮热（而不是潮热频率增加）与一些类型的睡眠障碍（如总觉醒时间较长、睡眠效率较低、觉醒次数较多）相关[36a]。

癌性疼痛也可导致失眠。据统计约30%～50%的门诊癌症患者或正在接受抗癌治疗的患者和60%～80%的晚期癌症患者曾被疼痛困扰[37-39]。此外，约10%～25%的癌症患者遭受着与其疾病无关的疼痛[37]。一项关于门诊肺癌与结肠癌患者疼痛困扰的研究显示，56%的患者其睡眠受到疼痛的显著影响。此外，疼痛门诊的癌症患者中分别有59%[40]和67%[41]的患者存在睡眠障碍，且疼痛越严重的患者，其睡眠障碍越明显[40]。疼痛不仅影响入睡，也影响睡眠的维持[42,43]。

最后，在癌症终末阶段常常出现的谵妄是另

一种可以导致睡眠障碍的情况。一项针对重症临终关怀病房收治的晚期癌症患者的研究显示，入院时约42%的患者存在谵妄症状，其余患者中约45%在随后住院治疗期间出现谵妄症状[44]。睡眠障碍是谵妄的一种典型临床表现，大多数情况下表现为日间嗜睡、夜间兴奋、入睡困难，甚至在某些情况下表现为睡眠—觉醒节律的完全紊乱。

当评估若干潜在危险因素对癌症相关失眠的作用时，Savard等[7]发现下列睡眠良好的围手术期患者，如焦虑症状逐渐加重的患者、曾接受过癌症外科手术治疗的患者和因头颈癌症即将接受治疗的患者，在2个月后出现失眠的风险显著增加。

维持因素

尽管本质上某些失眠维持因素可能是慢性的，如癌症相关疼痛，但是个人对睡眠问题的反应性在很大程度上决定了睡眠障碍将会结束或者慢性化。根据失眠的认知—行为概念化理论[16]，造成持续失眠的最突出原因是不良睡眠习惯和睡眠认知功能障碍。这两种因素都被认为是通过增加觉醒（即生理的、认知的和情感的）和行为焦虑（即睡眠压力）来发挥其负面影响，这与睡眠所需要的放松状态恰恰相反（图19-2）。

患有慢性失眠的患者倾向于花费过多的时间

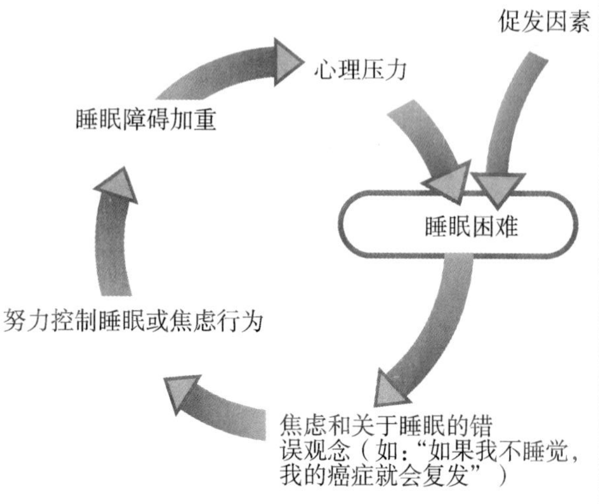

卧床、白天午睡，用无规律的睡眠—觉醒节律以补偿睡眠不足。尽管这种睡眠习惯在短期内可有效解决急性睡眠不足和疲乏，但从长远来看这样会同时扰乱睡眠—觉醒节律。

这些不良睡眠行为在癌症患者中尤其常见，这些患者往往被鼓励休息和睡觉以尽快从癌症治疗中恢复过来[47-49]，这可以部分解释癌症患者为何更易发展为慢性失眠。此外，持续性失眠患者，可能包括那些患有癌症的患者，倾向于在卧室进行影响睡眠的活动，这些活动更容易导致觉醒而不是诱导睡眠（如看电视、听音乐、吃东西、工作、在床上或者卧室看书），这些行为易导致某些正常的睡眠诱导刺激（如床、就寝时间、卧室）与睡眠的关联减弱（即失调）[16]。

失眠患者对睡眠和失眠拥有大量错误的认识和观点，这些认识和观点可能会造成他们的睡眠障碍持续存在[16]。这些错误认知可以分为如下类别：①不切实际的睡眠需求期望（如：我需要8小时的睡眠时间来恢复精神以便白天高效率地工作）；②错误的因果归因（如我认为失眠主要是由于年龄增大）；③错误归因或夸大对失眠后果的理解（如慢性失眠可能会对我的身体健康造成严重的后果）；④睡眠控制感与预测感减弱（如我已经无法控制我的睡眠了）；⑤对睡眠促进训练的错误认识（如当我无法入睡时，我应该继续卧床努力尝试）。癌症患者也会将某些关于睡眠的特殊错误想法作为临睡观点，包括"假如我没有好好休息，我的癌症就会复发"，如此就会引起较多的觉醒与焦虑行为（如我今晚真的需要好好睡觉）（图19-2）。

据我们所知，只有Savard等[7]进行的纵向研究调查了癌症合并失眠的持续过程中行为与认知因素的作用。在这项研究中，癌症患者围手术期的行为与认知异常水平较高，从T1期到T2期睡眠相关认识异常、睡眠相关风险认知监测（例如，计算一个人希望得到的睡眠时间）和不良睡眠习惯增加，上述几点可以有效预测自围手术期到2个月评估期之间失眠持续情况。虽然仍需其他研究证实，但上述结果支持应用斯皮尔曼模型（Spielman's model）解释癌症患者失眠发展过程的观点。

图19-2 行为焦虑的恶性循环。（Adapted and reproduced with the author's permission [C.M. Morin]）

诊断

失眠的诊断

目前失眠尚无统一的定义，在《美国精神障碍诊断和统计手册》第4版修订版[45]中，将原发性失眠定义为：①主诉为入睡困难或睡眠维持困难或睡眠后不能恢复精力，持续至少1月以上；②睡眠异常（或相关的白天疲劳）能导致显著的临床痛苦或损伤，或影响社交、工作或其他重要活动。此外，确诊为原发性失眠，需除外发病过程中的其他睡眠异常（如呼吸相关性睡眠障碍）或者精神异常（如重型抑郁），也不能是某种物质或者全身性疾病（如癌症）直接引起的生理作用。

直到最近，在2005年美国国家卫生研究院关于成人慢性失眠的国家科学会议上[50]，将继发于其他内科疾病或心理疾病的失眠命名为继发性失眠。由于难以明确其他内科疾病或心理疾病在失眠发展中的因果作用，所以现在一致采用伴发性失眠这个术语。

临床研究人员通常添加一些特异性标准用于睡眠障碍的诊断。根据Morin等建议的定义[16]，在我们的研究中将入睡困难和（或）睡眠维持障碍定义为入睡潜伏期、入睡后觉醒时间或者早醒时间最少超过30分钟和睡眠效率（即总睡眠时间与卧床总时间的比值）低于85%，并且上述问题每周至少出现三个晚上（见表19-1）。

鉴别诊断

由于其他几种睡眠障碍也常常以失眠为主诉，因此在确诊失眠时首先要进行鉴别诊断。在最新版的《国际睡眠障碍分类》[51]中有至少88种关于睡眠—觉醒紊乱的鉴别诊断。睡眠呼吸暂停综合征、睡眠相关运动障碍、昼夜节律紊乱、深睡眠状态以及发作性睡病都是以失眠为主诉的睡眠障碍。当临床问诊发现可能存在这些睡眠障碍时，进行PSG评估是确立诊断的必要条件（不宁腿综合征除外）。

少量证据显示其他类型的睡眠障碍如阻塞性睡眠呼吸暂停综合征（obstructive sleep apnea，OSA）和周期性肢体运动障碍（periodic limb movements disorder，PLMS）在癌症患者中的发病率高于普通人群。Silberfarb等[10]研究显示，PLMS在肺癌和乳腺癌患者中的发病率比失眠患者和健康志愿者高，而OSA的发病率则无明显差别。最近两项小样本（17～33例患者）研究显示，在头颈肿瘤患者中的OSA的发病率为12%～91.7%[52,53]。睡眠呼吸紊乱在脑肿瘤患者中较为普遍，肿瘤组织切除后会导致呼吸暂停低通气指数明显下降[54]。目前仍需大型的前瞻性研究，以更好地评价睡眠障碍在不同癌症患者中的发病情况和研究癌症本身或者癌症治疗导致睡眠障碍的程度。

尽管心理因素可能在其他睡眠障碍（如睡眠呼吸紊乱和周期性肢体运动障碍）的病情恶化中发挥一定作用，但上述疾病的病因本质上是生理性的。全面探讨所有睡眠障碍的病因超出了本章讨论范围，每种睡眠障碍都有其自身的病理生理特征，其致病因素是否和癌症相同尚不清楚。睡眠呼吸紊乱（如阻塞性呼吸暂停睡眠障碍）的高危因素包括肥胖、男性（及绝经后女性）、家族遗传、年龄、颅面部解剖、使用酒精和镇静药[55]。在有家族遗传史、女性以及合并其他内科疾病（如贫血、周围神经病变、类风湿性关节炎、纤维肌痛、肾衰竭等）的患者中出现睡眠相关运动障碍（如周围肢体运动障碍）的风险升高[56]。

睡眠呼吸暂停综合征

睡眠呼吸暂停是以睡眠时发作性的呼吸暂停为特征的，呼吸暂停可由上呼吸道阻塞（阻塞性睡眠呼吸暂停）或暂时性通气能力丧失（中枢性睡眠呼吸暂停）引起。睡眠呼吸暂停最常见的症状包括严重打鼾、睡眠时呼吸暂停、睡眠不安和片段睡眠（夜间觉醒）和白天睡眠过多，其中大多数症状是患者自己不知道的。持续气道正压通气（continuous positive airway pressure，CPAP）设备是治疗睡眠呼吸暂停最有效的方法。

睡眠相关运动障碍

不宁腿综合征的特征是下肢酸痛不适，伴有强烈的下肢运动欲望，散步或者伸腿可以使这些症状缓解。这种不适感可以在一天中任何时间段休息时出现，但是通常在睡前加重，导致入睡潜伏期延长。周期性肢体运动障碍常与不宁腿综合征并存，其表现为睡眠期间出现反复发作的、高度刻板的肢体（四肢）运动，常常导致片段睡眠和白天睡眠过多。这两种疾病的治疗常以药物治疗为主（如罗匹尼罗、左旋多巴）。

昼夜节律性睡眠障碍

这类睡眠障碍的共同点是个人的睡眠—觉醒节律与社会标准的睡眠—觉醒节律的错位。其中睡眠相对延迟型患者常见于青年人，主要表现为入睡延迟至深夜（如凌晨3点钟）、次日清晨觉醒困难。相反的，睡眠相对前移型患者常见于老年人，表现为早睡（如晚上8点钟）、早醒（早晨甚至是午夜）。这两种情况下，睡眠通常不会在睡眠进行时被打断。由于治疗方法（时间疗法、光照疗法、褪黑素）不同，所以有必要将这些睡眠障碍与失眠区分开来。

发作性睡病

发作性睡病是一种罕见的遗传疾病，其特征是：白天睡眠过多、白天无法控制的反复入睡、睡眠麻痹、临睡幻觉以及猝倒。典型的发作性睡病常发生于青春期或成年早期，白天睡眠过多是最早出现的症状。药物治疗可选择兴奋剂（莫达非尼）和羟丁酸钠。午睡规划和睡眠卫生也可能起到一定作用。

深睡眠状态

最后，失眠要与深睡眠状态相鉴别。深睡眠状态的特征是睡眠期间出现一些容易察觉的异常行为：包括梦游、梦呓、夜惊、梦魇及快速动眼睡眠行为异常。尽管在深睡眠状态最严重时可能会出现失眠，但深睡眠状态不一定必然引起失眠。

药物治疗

使用频率

迄今为止，治疗原发性和伴发性失眠最常用的治疗方法就是使用催眠药物。最近的一次流行病学研究显示，在普通人群中随机选择的2001例受访者中，11.0%的受访者表示在过去的一年里使用过催眠药物治疗，在患有失眠综合征的患者中该比例高达33.2%[57]。

早期对癌症患者的研究主要是针对晚期癌症的住院患者。在一组1500多例住院癌症患者中，催眠药物是精神药物处方中使用最频繁的药物，占总处方量的48%[58]，85%的癌症患者使用催眠

药物的原因主要是睡眠质量较差。另一项研究显示，在200多例住院癌症患者中，催眠药物占总用药量的44%[59]。

最近，Paltiel等[60]调查了909例受访患者（53.8%为门诊患者，31%患有晚期癌症），其中25.7%的患者表示在过去的一周内使过镇静剂或安眠药，肺癌患者的使用率最高，为42.5%。Davidson等[17]研究显示，982例患者中有21.5%的患者使用镇静剂或安眠药，但并未报道使用上述药物的原因。最后，一项针对1984例癌症患者的研究中显示，22.6%的患者正在应用催眠药物[61]，平均持续应用时间为58.1个月，而且大多数患者使用的都是具有催眠性质的苯二氮䓬类药物。

可用药物

用来治疗失眠的药物有很多种，其中包括明确作为催眠药物推向市场的苯二氮䓬类（如氟西泮、替马西泮、三唑仑），作为抗焦虑剂推向市场的其他几种苯二氮䓬类（如劳拉西泮、氯硝西泮、奥沙西泮）和新研制的非苯二氮䓬类催眠药物（如唑吡坦、左旋佐匹克隆、扎来普隆）。这些新药具有更高的选择性或明确的催眠效果和较少的次日残留效应。目前，褪黑激素受体激动剂（雷美尔通）也用于治疗失眠。虽然一些抗抑郁药（含有镇静成分，如曲唑酮、阿米替林、米氮平）可能引起较明显的白天镇静残留效应，但这些药物也应用于治疗抑郁患者的失眠。其他能用于治疗失眠的药物还包括一些抗精神病药（喹硫平、奥氮平）。

疗效

目前尚无研究评估催眠药物的疗效，尤其是在肿瘤患者中的疗效。但少数证据显示左旋佐匹克隆和唑吡坦都可以有效治疗与某些心理疾病（如抑郁、广泛性焦虑症）和内科疾病伴发的失眠（如绝经前和绝经后失眠）[62]。

在原发性失眠患者中，大量安慰剂对照研究表明苯二氮䓬类和非苯二氮䓬类催眠药对失眠的短期治疗都是有效的。更确切地讲，上述研究的Meta分析显示这些药物能显著改善觉醒时间（$ds = 0.65$-1.00）、总睡眠时间（$ds = 0.71$-0.76）以及睡眠质量评分（$ds = 0.62$-1.30），但是对入睡潜伏期（$ds = 0.28$-0.56）以及入睡后觉醒时间（$d =$

0.29）治疗作用较小[63,64]。即与安慰剂对照组相比上述药物平均增加 61.8 分钟睡眠持续时间，减少 4.2 分钟入睡潜伏期时间[65]。

但能证实持续使用催眠药物长期疗效的证据较少，因为大多数试验的持续时间都小于 35 天。在美国，左旋佐匹克隆是美国食品和药品管理局批准的唯一可用于长期治疗失眠的药物（加拿大禁用）。安慰剂对照研究发现，持续 6 个月每晚服用左旋佐匹克隆、对于治疗原发性失眠非常有效[66,67]。尽管这种药物看似有良好的耐受性，且长时间服用不产生耐药性，但还需要进行更多的对比研究来评估其相对有效性和安全性[68]。

局限性

使用催眠药物有一定的风险和局限性。长效药物（如氟西泮和夸西泮）在用药后第二天仍存在残余效应，包括白天嗜睡、头晕或轻度头疼及心理和认知损害[69,70]。催眠药物治疗其他重要的局限性与长期用药相关，包括耐药风险（即长期使用后疗效下降，需要增加剂量以维持治疗效果）和药物依赖（尤其是心理依赖）[16,69,71]。睡眠结构的改变与苯二氮䓬类药物长期使用相关[72]，包括睡眠第二阶段和快速动眼期睡眠潜伏期延长，以及慢波睡眠时间减少。

上述局限性使一些睡眠专家建议主要应用催眠药物治疗情境性和暂时性失眠，并使用最低有效剂量和最短治疗时间。治疗时应该以小剂量开始，随后必需时逐渐增加。一般来说，建议治疗持续时间不超过 4 周，以避免产生耐药性和最小化产生依赖性的风险。如果病情持续或复发，主要的干预手段应该是非药物治疗[73,74]。

非药物治疗

认知行为疗法的疗效

原发性失眠

认知行为疗法（cognitive-behavioral therapy，CBT）是目前治疗原发性失眠，尤其是慢性失眠的首选方法[70]。大量的随机临床试验已经证实了认知行为疗法治疗原发性失眠的疗效。现有相关文献 Meta 分析显示，CBT 效应的强弱通常在中度到高度范围内，如睡眠起始潜伏期（0.76 ～

0.88）、睡眠质量评分（0.94 ～ 1.20）、觉醒持续时间（0.19 ～ 0.65）、总睡眠时间（0.42 ～ 0.62）、觉醒次数（0.53 ～ 1.30）。值得注意的是其中一项研究比较了 CBT 和药物治疗效果的量值，结果显示睡眠起始潜伏期在 CBT 后显著缩短，其余方面则差异无显著性[64]。

部分研究直接比较了原发性失眠药物治疗与心理治疗的疗效。Morin 等[77]在患有原发性失眠的老年人群中进行安慰剂对照研究，对比分析了单独和联合应用 CBT 与替马西泮的急性期治疗疗效。结果显示，与安慰剂组相比 3 种治疗手段组患者的睡眠质量明显改善。虽然差异性并不明显，但是联合应用药物及 CBT 治疗有改善睡眠质量的趋势。随访过程中发现，接受 CBT 的患者其治疗效果的维持优于单用药物治疗患者，而接受联合治疗的患者其治疗效果差异较大。最近，Morin 等[78]评估了仅接受 CBT 的持续性原发性失眠患者进行急性期药物（唑吡坦）治疗的疗效，结果显示疗效并不明显。此研究的另一个目的是为了评估在随访 6 个月后不同维持疗法的疗效，结果显示其中长期疗效最好的是初始应用联合疗法、之后单独应用 CBT 的患者，且提示中断药物治疗后的维持治疗效果更佳。总之，虽然关于联合应用心理治疗和药物治疗的研究结果有某些明显不一致之处，但现有的研究支持 CBT 至少和药物治疗具有相同效果的观点，且认为随着时间的推移 CBT 改善睡眠的效果更加持久。

在各种已试验过的方法中，松弛、刺激控制、睡眠限制和综合治疗（即几种方法联合）等通常都是有效的心理干预方法，然而仅进行睡眠卫生教育则收效甚微[64,75,79,80]。虽然认知疗法独立治疗失眠的疗效尚未得到证实，但一项研究初步显示，持续随访 12 个月后，接受认知治疗的患者睡眠得到显著改善[81]。此外，包含认知调整的多元治疗在应用过程中已经显现出一定的治疗效果[82]。

癌症合并失眠

虽然 CBT 的疗效已经明确，但大多数相关研究都除外了合并心理或内科疾病的失眠患者。直到最近，才开始有学者着手调查研究 CBT 治疗伴发失眠的疗效。现有数据显示，CBT 治疗伴发失眠的疗效与原发性失眠相同。在患有慢性疼痛[83]、纤维肌痛症[84]、复杂的内科和精神疾病[85]以及复杂内科疾病的老年患者[86]等合并失眠的患者中，CBT的疗效已得到证实。最先对癌症患者进行非对照的、非随机性的、小样本研究发现，采用CBT治疗失眠可改善大多数主观性的睡眠指标和某些方面的生活质量，并能减轻心理压力[87-89]。最先进行的随机对照研究证实了上述结果[90]，这项研究针对57例乳腺癌存活者，在少部分患者中应用CBT治疗失眠6周后，一些主观性的睡眠指标（睡眠效率、入睡潜伏期、入睡后觉醒次数、失眠严重程度）得到明显改善、心理压力明显减轻、安眠药应用明显减少、整体生活质量明显提高。此外，上述治疗效果可有效持续随访12个月（图19-3）。

认知行为疗法的构成

近年来，关于原发性及伴发性失眠的研究主要评估了行为（刺激控制、睡眠限制、松弛）、认知（认知调整）、教育（睡眠卫生）等方法综合治疗的疗效。上述疗法的共同目标是改变在维持患者长期睡眠困难中发挥重要作用的行为及认知因素，包括认知和生理觉醒、不良睡眠习惯及睡眠认知（信念、自主思维）功能失调（见表19-3）[16]。上述疗法用于治疗癌症患者的失眠尚未发现禁忌。但迄今为止发表的研究都针对已完成癌症治疗数月甚至数年的的患者。因此，在癌症治疗期间应用上述疗法（尤其是睡眠限制）尚需探讨。值得注意的是，极少数学者调整了CBT的部分内容，并用于治疗癌症患者的失眠，其效果至今尚未得到确认（如添加疲劳治疗内容）。因此，尚不清楚上述调整是否能增加上述干预手段在癌症患者中的疗效或适用范围。

刺激控制疗法

刺激控制疗法的目的在于重新建立床和卧室环境与睡眠的联系（而不是和失眠的联系），建立一个规律的睡眠—觉醒节律。其基本的要求包括：①只有当有睡意的时候再去睡；②当无法入睡或在15～20分钟内无法再次入睡的时候，起床离开卧室，当有睡意的时候再去睡觉；③床或卧室只用来睡觉或性生活（如不要看电视、听收音机、吃东西或在床上看书）；④每天早上定时起床；⑤白天不要午睡[91]。除此之外，建议患者：①睡

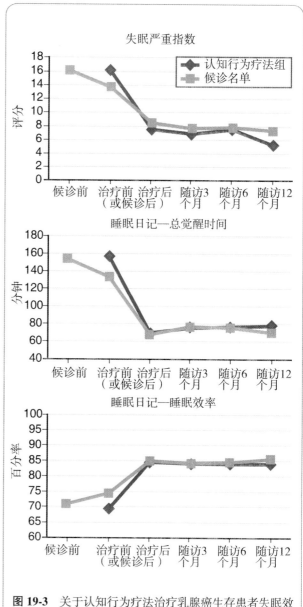

图19-3　关于认知行为疗法治疗乳腺癌生存患者失眠效率的研究结果。（Savard et al，2005）

觉之前抽出一个小时的时间放松（减弱兴奋、产生睡意）；②养成一个每晚睡前习惯（最终会变成一种诱导睡眠的刺激）。

完全避免在白天睡觉对很多患者来说可能是很困难的，尤其是正在接受药物治疗的患者体能会受到影响，需要通过睡眠来恢复体力。在我们的研究中，针对癌症患者放宽了限制，允许需要休息的患者在下列情况下进行午睡：午睡要在下午3点以前进行，且卧床最长时间不能超过一个

表 19-3 认知行为疗法总结

方法	目标	具体内容
刺激控制疗法	• 重建时间性的（就寝时间）和环境性的（床和卧室）刺激与快速入睡的联系 • 建立规律的昼夜睡眠—觉醒节律	睡觉之前抽出一个小时的时间放松。养成一个每晚睡前习惯。只有当有睡意的时候再去睡。当无法入睡或在 15 ~ 20 分钟内无法再次入睡的时候，起床离开卧室，当有睡意的时候再去睡觉。床或卧室只用来睡觉或性生活（不要看电视、听收音机、吃东西或在床上看书）。白天不要午睡。
睡眠限制	• 将卧床时间缩减为实际睡眠时间，造成轻度的睡眠剥夺，从而达到更稳固和有效的睡眠	将卧床时间限制为实际睡眠时间；根据睡眠效率的改变逐渐增加卧床时间。
松弛训练	• 减少躯体和认知觉醒干扰睡眠	渐进式肌肉放松法、自体训练、生物反馈、幻想训练、催眠、冥想。
认知疗法	• 改变引起觉醒和焦虑加重的、关于睡眠和失眠的错误认识和态度	识别睡眠认知错误（主要是自我监测）；检验睡眠认知的有效性（提出一些探索性的问题，例如：有什么证据支持这个观点？有没有其他解释？）；应用认知调整技术（如去中心化、再归因、重新评估、注意力转移）将功能异常的认知塑造为更加合理的认知
睡眠卫生教育	• 改变影响睡眠的卫生习惯和环境因素	临睡时避免兴奋剂（如咖啡、吸烟）和饮酒。睡前不吃油腻或辛辣的食物；晚上规律锻炼，但不要太晚；保持睡眠环境昏暗、安静、舒适。

改编自 Savard J, Morin CM. 2001 [1]。

小时。遵循上述要求可降低午睡对即将到来的夜间睡眠质量产生影响的可能性，并且有助于增强卧室环境和睡眠的联系。

睡眠限制

　　睡眠限制的目的在于将卧床时间缩减为实际睡眠时间，造成轻度的睡眠剥夺（促进入睡），从而实现更稳固和有效的睡眠 [92]。在该治疗方法的第一阶段，根据基线期完成的睡眠记录将卧床时间限制为实际睡眠时间，但是通常禁止限定 < 5 个小时的睡眠时间，以避免白天睡眠过多。在治疗过程中，每周根据睡眠效率的改变逐渐调整卧床时间，直到达到患者最佳的睡眠时间。如果睡眠效率超过 85%，卧床时间可能会增加 20 ~ 30 分钟；如果睡眠效率低于 80%，卧床时间会减少 20 ~ 30 分钟；如果睡眠效率在 80% ~ 85%，则卧床时间保持不变。

认知调整

　　借助认知调整，患者可以掌握如何辨别和调整与睡眠困难有关的错误观点和认知，这些观点和认知主要通过行为焦虑导致持续失眠。认知调整是通过指导患者辨别不良睡眠认知、质疑其有效性，并将其重塑为更合适的（现实的）的认知 [16,93]。癌症患者怀有的错误认知包括：在来自普通人群的失眠患者中观察到的具有代表性的认知，因患者病情而比较特殊的认知（如，如果我休息不好，我的癌症就会复发，表 19-4）。应当鼓励参加者普及使用认知调整，以改变可能引起觉醒和干扰睡眠的焦虑 – 困扰观点。

睡眠卫生

　　睡眠卫生包括提供关于睡眠环境因素和卫生行为效果的有关知识，具体情况可能有所不同，但主要包括以下几个方面：①睡前至少 4 ~ 6 小时避免咖啡因的摄入、睡前和夜间觉醒期间避免吸烟（二者均为兴奋剂）；②限制夜间饮酒（饮酒可能帮助入睡但可导致夜间片段睡眠）；③避免重口味和辛辣食物，避免进食激活胃肠功能的食物（例如生果蔬），临睡时限制液体摄入；

表 19-4　患有失眠的癌症患者中常见错误思想的认知调整的例子

情形	自主思维	情感 %	替代（现实）思维	情绪 %
在半夜醒来，考虑我的睡眠障碍	"如果我的睡眠障碍持续，我的癌症将会复发。"	焦虑 100%	"我认为仅仅失眠就能导致癌症复发是没有证据的。癌症是一种受到多因素影响的多因素疾病。我知道一些睡眠质量好的人也出现了癌症复发，而一些人尽管睡眠质量差但也病情缓解多年。" "这种想法会使我更焦虑，这会加重我的失眠。""失眠最坏的一种结果就是犯困，这有助于我明天入睡。" "我需要关注的是如何改善我的睡眠质量，而不是睡眠质量差可能引起的后果：例如当我醒的时候不能一直躺在床上烦恼。"	焦虑 20%

④规律锻炼，但避免在临睡时锻炼，因为这样有兴奋作用；⑤保持卧室黑暗、安静、舒适、避免过高或者过低的室温。

松弛疗法

在失眠治疗中我们使用了多种形式的松弛疗法。一些旨在减少生理上的觉醒（例如：渐进性肌肉放松）；一些旨在减少认知上的觉醒（例如：幻想训练和药物）。尽管经验证据支持这些方法的治疗效果，但是目前关于松弛疗法是否可以作为 CBT 治疗失眠的一个必要成分仍有分歧，因为从来没有研究直接研究过这个问题。另外，松弛疗法需要规律练习才能有效，最好是每天进行。有时候松弛疗法也可能会产生相反的结果：使焦虑和失眠恶化，尤其是那些认知行为觉醒高度敏感的患者。

疲劳治疗

由于癌症可以引起较高的疲劳患病率及其可能合并睡眠障[94]，我们在研究 CBT 治疗合并失眠的乳腺癌患者的随机对照试验中添加了一个短暂的疲劳治疗组分[90]。首先，提出一种多因素疲劳模型用于解释疲劳中生理、情感、认知和行为等因素的作用。其次，探讨了嗜睡和疲劳的区别。更重要的是，我们鼓励患者增加他们的体力活动以终止疲劳的恶性循环→降低活动强度→身体失调→疲劳加重[95]。根据我们的试验数据，不能确定增加上述疗法是否能产生较好的治疗效果。实际上，与候诊患者相比，在接受 CBT 治疗的患者中，疲劳是少有的没有显著改善的症状之一。对疲劳缺乏明显的疗效可能是由于我们的研究中该治疗组分持续的时间过短，可能提示对此类看似顽固的症状有必要进行更彻底的治疗（如增加对疲劳灾难化的认知调整）。也可能是失眠和疲劳并不像通常认为的那样紧密相关。研究者需进一步研究，以更好了解癌症患者中睡眠障碍和疲劳的关系，进而决定就治疗效果而言，对接受 CBT 治疗的失眠患者添加疲劳治疗是否有益。

对合并癌症的失眠患者进行 CBT 的可行性

尽管有充分的证据支持 CBT 治疗失眠合并癌症患者的疗效，但其可行性是非常有限的。只有少部分癌症中心配备有接受失眠心理治疗正规培训的心理卫生专业人员。此外，通常失眠行为认知治疗（cognitive behavioral therapy for insomnia，CBT-I）的治疗次数非常多，相关成本影响了其作为癌症常规治疗的一部分。

为了推动该治疗方法的普及，Espie 等[96] 评价了事先受过训练和学习过程中曾接受过正规监督的肿瘤科护理人员实施 CBT 的治疗效果。在治疗后期，与接受常规护理（未接受 CBT）的患者相比，接受 CBT 治疗的患者入睡潜伏期和入睡后觉醒明显减少，当进行主观评价时，其睡眠效率显著增加。

虽然上述结果很振奋人心，但是让该研究中的护理人员从部分日常工作中解放出来，专门从事 CBT 治疗是不现实的，这在大多数临床机构中都是完全不可能的。因此，寻求其他需要较少的临床医生介入的治疗方法十分重要，以保证在癌症患者中更广泛地普及 CBT 治疗失眠。在原发性失眠患者中，自助 CBT 治疗失眠的疗效已经得到很好的证实。这种治疗试验采用伴有或不伴临床医生指导的书面材料治疗（即读书疗法）[97-99]、录像[100]、电视[101]和网络训练程序[102]等治疗形式。研究显示，与未治疗患者相比，自助治疗失眠更加有效[98-100]，且和专业治疗一样有效[97]。

有了这样的目标，我们的研究团队最近提出了一种癌症相关失眠的自助 CBT 疗法，该疗法包括一个 60 分钟的录像和 6 个小册子。一项针对 11 例乳腺癌患者的试验性研究显示，女性患者能很好地接受这种治疗方法[103]。此外，在其治疗后期，失眠也有显著改善，而且能有效维持 3 个月。一项针对 300 例乳腺癌患者的大型随机对照临床研究正在进行中，用于证实上述早期试验的结果，同时评估失眠患者自助 CBT 和专业 CBT 的成本效益比值。

结论

失眠在癌症患者中普遍存在，尽管一系列顽固的癌症相关因素（如夜间潮热）可能会引起失眠，但导致失眠长期持续存在的最重要原因是异常的行为和认知因素，如不良睡眠行为和睡眠认知异常。催眠药物（苯二氮䓬类和非苯二氮䓬类）是治疗癌症相关失眠最常用的方法，通常进行持续用药。虽然极少数研究表明，长期应用左旋佐匹克隆治疗原发性失眠具有一定效果，但是仍然缺乏证据支持长期应用其他催眠药物治疗原发性失眠。此外，应用此类药物会出现许多不良反应和危害，尤其是长期用药和老年患者用药时。CBT 直接针对使失眠持续存在的病因，并且危害最小。越来越多的证据支持 CBT 治疗癌症合并失眠的有效性，可改善患者睡眠质量、缓解精神压力和提高整体生活质量，且停止 CBT 以后其效果依然维持很好。

参考文献

1. Savard J, Morin CM. Insomnia in the context of cancer: a review of a neglected problem. *J Clin Oncol.* 2001;19:895–908.
2. Fiorentino L, Ancoli-Israel S. Sleep dysfunction in patients with cancer. *Curr Treat Options Neurol.* 2007;9:337–346.
3. Cooley ME, Short TH, Moriarty HJ. Symptom prevalence, distress, and change over time in adults receiving treatment for lung cancer. *Psychooncology.* 2003;12:694–708.
4. Kenefick AL. Patterns of symptom distress in older women after surgical treatment for breast cancer. *Oncol Nurs Forum.* 2006;33:327–335.
5. Ahlberg K, Ekman T, Gaston-Johansson F. The experience of fatigue, other symptoms and global quality of life during radiotherapy for uterine cancer. *Int J Nurs Stud.* 2005;42:377–386.
6. Hickok JT, Morrow GR, Roscoe JA, et al. Occurrence, severity, and longitudinal course of twelve common symptoms in 1129 consecutive patients during radiotherapy for cancer. *J Pain Symptom Manage.* 2005;30:433–442.
7. Savard J, Villa J, Ivers H, et al. Prevalence, natural course, and risk factors of insomnia comorbid with cancer over a 2-month period. *J Clin Oncol.* 2009;27:5233–5239.
8. Palesh OG, Roscoe JA, Mustian KM, et al. Prevalence, demographics, and psychological associations of sleep disruption in cancer patients: University of Rochester Cancer Center Community Clinical Oncology Program. *J Clin Oncol.* 2010;28:292–298.
9. Akechi T, Okuyama T, Akizuki N, et al. Associated and predictive factors of sleep disturbance in advanced cancer patients. *Psychooncology.* 2007;16:888–894.
10. Silberfarb PM, Hauri PJ, Oxman TE, et al. Assessment of sleep in patients with lung cancer and breast cancer. *J Clin Oncol.* 1993;11:997–1004.
11. Pati AK, Parganiha A, Kar A, et al. Alterations of the characteristics of the circadian rest-activity rhythm of cancer in-patients. *Chronobiol Int.* 2007;24:1179–1197.
12. Ancoli-Israel S, Liu L, Marler MR, et al. Fatigue, sleep, and circadian rhythms prior to chemotherapy for breast cancer. *Supportive Care Cancer.* 2006;14:201–209.
13. Berger AM, Farr LA, Kuhn BR, et al. Values of sleep/wake, activity/rest, circadian rhythms, and fatigue prior to adjuvant breast cancer chemotherapy. *J Pain Symptom Manage.* 2007;33:398–409.
14. Savard J, Liu L, Natarajan L, et al. Breast cancer patients have progressively impaired sleep-wake activity rhythms during chemotherapy. *Sleep.* 2009;32:1155–1160.
15. Spielman AJ, Glovinsky P. Case studies in insomnia. In: Hauri PJ, ed. *The varied nature of insomnia.* New York: Plenum Press; 1991:1–15.
16. Morin CM. *Insomnia: psychological assessment and management.* New York, NY: The Guilford Press; 1993.
17. Davidson JR, MacLean AW, Brundage MD, et al. Sleep disturbance in cancer patients. *Soc Sci Med.* 2002;54:1309–1321.
18. Savard J, Simard S, Hervouet S, et al. Insomnia in men treated with radical prostatectomy for prostate cancer. *Psychooncology.* 2005;14:147–156.
19. Jacobsen PB, Roth AJ, Holland JC. Surgery. In: Holland JC, ed. *Psycho-oncology.* New York, NY: Oxford University Press; 1998:257–268.
20. Omne-Pontén M, Holmberg L, Burns T, et al. Determinants of the psycho-social outcome after operation for breast cancer: results of a prospective comparative interview study following mastectomy and breast conservation. *Eur J Cancer.* 1992;28A:1062–1067.
21. Sheely LC. Sleep disturbances in hospitalized patients with cancer. *Oncol Nurs Forum.* 1996;23:109–111.
22. Cassileth PA, Lusk EJ, Torri S, et al. Antiemetic efficacy of dexamethasone therapy in patients receiving cancer chemotherapy. *Arch Intern Med.* 1983;143:1347–1349.
23. Ling MHM, Perry PJ, Tsuang MT. Side effects of corticosteroid therapy: psychiatric aspects. *Arch Gen Psychiatry.* 1981;38:471–477.
24. Carpenter JS. State of the science: hot flashes and cancer. Part 2: Management and future directions. *Oncol Nurs Forum.* 2005;32:969–978.
25. Engstrom CA. Hot flashes in prostate cancer: state of the science. *Am J Men's Health.* 2008;2:122–132.
26. Nelson HD. Menopause. *Lancet.* 2008;371:760–770.
27. National Institute of Health. NIH State-of-the-Science Conference statement on management of menopause-related symptoms. *NIH Consens State*

Sci Statements. 2005;22:1–38.

28. Erlik Y, Tataryn IV, Meldrum DR, et al. Association of waking episodes with menopausal hot flushes. *JAMA.* 1981;245:1741–1744.

29. Hachul H, Bittencourt LR, Andersen ML, et al. Effects of hormone therapy with estrogen and/or progesterone on sleep pattern in postmenopausal women. *Int J Gynaecol Obstet.* 2008;103:207–212.

30. Polo-Kantola P, Erkkola R, Helenius H, et al. When does estrogen replacement therapy improve sleep quality? *Am J Obstet Gynecol.* 1998;178:1002–1009.

31. Freedman RR, Roehrs TA. Lack of sleep disturbance from menopausal hot flashes. *Fertil Steril.* 2004;82:138–144.

32. Freedman RR, Roehrs TA. Effects of REM sleep and ambient temperature on hot flash-induced sleep disturbance. *Menopause.* 2006;13:576–583.

33. Gonen R, Sharf M, Lavie P. The association between mid-sleep waking episodes and hot flushes in post-menopausal women. *J Psychosom Obstet Gynaecol.* 1986;5:113–117.

34. Woodward S, Freedman RR. The thermoregulatory effects of menopausal hot flashes on sleep. *Sleep.* 1994;17:497–501.

35. Carpenter JS, Elam J, Ridner S, et al. Sleep, fatigue, and depressive symptoms in breast cancer survivors and matched healthy women experiencing hot flashes. *Oncol Nurs Forum.* 2004;31:591–598.

36. Savard J, Davidson JR, Ivers H, et al. The association between nocturnal hot flashes and sleep in breast cancer survivors. *J Pain Symptom Manage.* 2004;27:513–522.

36a. Savard MH, Savard J, Caplette-Gingras A, et al. The association between hot flash characteristics and polysomnographic and spectral measures of sleep among breast cancer patients. *Sleep* Submitted for publication.

37. Belgrade MJ. Control of pain in cancer patients. *Postgrad Med.* 1989;85:319–329.

38. Portenoy RK, Miransky J, Thaler HT, et al. Pain in ambulatory patients with lung or colon cancer. *Cancer.* 1992;70:1616–1624.

39. Taddeini L, Rotschafer JC. Pain syndromes associated with cancer. *Postgrad Med.* 1984;75:101–108.

40. Grond S, Zech D, Diefenbach C, et al. Prevalence and pattern of symptoms in patients with cancer pain: a prospective evaluation of 1635 cancer patients referred to a pain clinic. *J Pain Symptom Manage.* 1994;9:372–382.

41. Tsui SL, Tong WN, Lam CS, et al. Cancer pain management: a recent experience by anaesthesiologists in a teaching hospital in Hong Kong. *Acta Anaesthesiol Scand.* 1994;32:193–201.

42. Dorrepaal KL, Aaronson NK, Van Dam FSAM. Pain experience and pain management among hospitalized cancer patients. *Cancer.* 1989;63:593–598.

43. Strang P. Emotional and social aspects of cancer pain. *Acta Oncol.* 1992;31:323–326.

44. Lawlor PG, Gagnon B, Mancini IL, et al. Occurrence, causes, and outcome of delirium in patients with advanced cancer: a prospective study. *Arch Intern Med.* 2000;160:786–794.

45. American Psychiatric Association. *Diagnostic and statistical manual of mental disorders, text revision.* 4th ed. Washington, DC: American Psychiatric Association; 2000.

46. Breitbart W, Cohen KR. Delirium. In: Holland JC, ed. *Psycho-oncology.* New York NY: Oxford University Press; 1998:564–575.

47. Graydon JE, Bubela N, Irvine D, et al. Fatigue-reducing strategies used by patients receiving treatment for cancer. *Cancer Nurs.* 1995;18:23–28.

48. Irvine DM, Vincent L, Graydon JE, et al. Fatigue in women with breast cancer receiving radiation therapy. *Cancer Nurs.* 1998;21:127–135.

49. Richardson A, Ream EK. Self-care behaviours initiated by chemotherapy patients in response to fatigue. *Int J Nurs Stud.* 1997;34:35–43.

50. National Institutes of Health. *Manifestations and management of chronic insomnia in adults.* Bethesda, MD: National Institutes of Health State-of-the-Science Conference; 2005:1–22.

51. American Academy of Sleep Medicine. *International classification of sleep disorders, revised: diagnostic and coding manual.* Chicago, IL: American Academy of Sleep Medicine; 2001.

52. Nesse W, Hoekema A, Stegenga B, et al. Prevalence of obstructive sleep apnoea following head and neck cancer treatment: a cross-sectional study. *Oral Oncol.* 2006;42:108–114.

53. Payne RJ, Hier MP, Kost KM, et al. High prevalence of obstructive sleep apnea among patients with head and neck cancer. *J Otolaryngol.* 2005;34:304–311.

54. Pollak L, Shpirer I, Rabey JM, et al. Polysomnography in patients with intracranial tumors before and after operation. *Acta Neurol Scand.* 2004;109.

55. Guilleminault C, Bassiri A. Clinical features and evaluation of obstructive sleep apnea-hypopnea syndrome and upper airway resistance syndrome. In: Kryger MH, Roth T, Dement WC, eds. *Principles and practice of sleep medicine.* Philadelphia: Elsevier Saunders; 2005:1043–1052.

56. Montplaisir J, Allen RP, Walters AS, et al. Restless legs syndrome and periodic limb movements during sleep. In: Kryger MH, Roth T, Dement WC, eds. *Principles and practice of sleep medicine.* Philadelphia: Elsevier Saunders; 2005:839–851.

57. Morin CM, LeBlanc M, Daley M, et al. Epidemiology of insomnia: prevalence, self-help treatments, consultations, and determinants of help-seeking behaviors. *Sleep Med.* 2006;7:123–130.

58. Derogatis LR, Feldstein M, Morrow G, et al. A survey of psychotropic drug prescriptions in an oncology population. *Cancer.* 1979;44:1919–1929.

59. Stiefel FC, Kornblith AB, Holland JC. Changes in the prescription patterns of psychotropic drugs for cancer patients during a 10-year period. *Cancer.* 1990;65:1048–1053.

60. Paltiel O, Marzec-Bogulawska A, Soskolne V, et al. Use of tranquilizers and sleeping pills among cancer patients is associated with a poorer quality of life. *Qual Life Res.* 2004;13:1699–1706.

61. Casault L, Savard J, Ivers H, et al. Utilization of hypnotic medication in the context of cancer: Predictors and frequency of use. *Supportive Care in Cancer.* Submitted for publication.

62. Neubauer DN. Current and new thinking in the management of comorbid insomnia. *Am J Manag Care.* 2009;15(suppl):S24–S32.

63. Nowell PD, Mazumdar S, Buysse DJ, et al. Benzodiazepines and zolpidem for chronic insomnia: a meta-analysis of treatment efficacy. *JAMA.* 1997;278:2170–2177.

64. Smith MT, Perlis ML, Park A, et al. Comparative meta-analysis of pharmacotherapy and behavior therapy for persistent insomnia. *Am J Psychiatry.* 2002;159:5–11.

65. Holbrook AM, Crowther R, Lotter A, et al. Meta-analysis of benzodiazepine use in the treatment of insomnia. *Can Med Assoc J.* 2000;162:225–233.

66. Krystal AD, Walsh JK, Laska E, et al. Sustained efficacy of eszopiclone over 6 months of nightly treatment: results of a randomized, double-blind, placebo-controlled study in adults with chronic insomnia. *Sleep.* 2003;26:793–799.

67. Walsh JK, Krystal AD, Amato DA, et al. Nightly treatment of primary insomnia with eszopiclone for six months: effect on sleep, quality of life, and work limitations. *Sleep.* 2007;30:959–968.

68. Hair PI, McCormack PL, Curran MP. Eszopiclone: a review of its use in the treatment of insomnia. *Drugs.* 2008;68:1415–1434.

69. Hall N. Taking policy action to reduce benzodiazepine use and promote self-care among seniors. *J Appl Gerontol.* 1998;17:318–351.

70. National Institutes of Health. National Institutes of Health State of the Science Conference statement on manifestations and management of chronic insomnia in adults, June 13-15, 2005. *Sleep.* 2005;28:1049–1057.

71. Morin CM. Psychological and pharmacological treatments for insomnia. In: Sammons M, Schmidt NB, eds. *Combining psychological and pharmacological treatments for mental disorders: a guide for psychologists.* Washington, DC: American Psychological Association; 2001.

72. Poyares D, Guilleminault C, Ohayon MM, et al. Chronic benzodiazepine usage and withdrawal in insomnia patients. *J Psychiatric Res.* 2004;38:327–334.

73. Morin CM. Combined therapeutics for insomnia: should our first approach be behavioral or pharmacological? *Sleep Med.* 2006;7(suppl 1):S15–S19.

74. National Institutes of Health. NIH releases statement on behavioral and relaxation approaches for chronic pain and insomnia. *Am Fam Physician.* 1996;53:1877–1880.

75. Morin CM, Culbert JP, Schwartz SM. Nonpharmacological interventions for insomnia: a meta-analysis of treatment efficacy. *Am J Psychiatry.* 1994;151:1172–1180.

76. Murtagh DR, Greenwood KM. Identifying effective psychological treatments for insomnia: a meta-analysis. *J Consult Clin Psychol.* 1995;63:79–89.

77. Morin CM, Colecchi C, Stone J, et al. Behavioral and pharmacological therapies for late-life insomnia: a randomized controlled trial. *JAMA.* 1999;281:991–999.

78. Morin CM, Vallières A, Guay B, et al. Cognitive behavioral therapy, singly and combined with medication, for persistent insomnia: a randomized controlled trial. *JAMA.* 2009;301:2005–2015.

79. Irwin MR, Cole JC, Nicassio PM. Comparative meta-analysis of behavioral interventions for insomnia and their efficacy in middle-aged adults and in older adults 55+ years of age. *Health Psychol.* 2006;25:3–14.

80. Morin CM, Bootzin RR, Buysse DJ, et al. Psychological and behavioral treatment of insomnia: update of the recent evidence (1998–2004). *Sleep.* 2006;29:1398–1414.

81. Harvey AG, Sharpley AL, Ree MJ, et al. An open trial of cognitive therapy for chronic insomnia. *Behav Res Ther.* 2007;45:2491–2501.

82. Morin CM, Savard J, Blais FC. Cognitive therapy for late-life insomnia. In: Lichstein KL, Morin CM, eds. *Treatment of late-life insomnia.* Thousand Oaks, CA: Sage Publications; 2000:207–230.

83. Currie SR, Wilson KG, Pontefract AJ, et al. Cognitive-behavioral treatment of insomnia secondary to chronic pain. *J Consult Clin Psychol.* 2000;68:407–416.

84. Edinger JD, Wohlgemuth WK, Krystal AD, et al. Behavioral insomnia therapy for fibromyalgia patients: a randomized clinical trial. *Arch Int Med.* 2005;165:2527–2535.

85. Lichstein KL, Wilson NM, Johnson CT. Psychological treatment of secondary insomnia. *Psychol Aging.* 2000;15:232–240.

86. Rybarczyk B, Lopez M, Benson R, et al. Efficacy of two behavioral treatment programs

for comorbid geriatric insomnia. *Psychol Aging.* 2002;17:288–298.

87. Davidson JR, Waisberg JL, Brundage MD, et al. Nonpharmacologic group treatment of insomnia: a preliminary study with cancer survivors. *Psychooncology.* 2001;10:389–397.

88. Quesnel C, Savard J, Simard S, et al. Efficacy of cognitive-behavioral therapy for insomnia in women treated for nonmetastatic breast cancer. *J Consult Clin Psychol.* 2003;71:189–200.

89. Simeit R, Deck R, Conta-Marx B. Sleep management training for cancer patients with insomnia. *Support Care Cancer.* 2004;12:176–183.

90. Savard J, Simard S, Ivers H, et al. Randomized study on the efficacy of cognitive-behavioral therapy for insomnia secondary to breast cancer: I, Sleep and psychological effects. *J Clin Oncol.* 2005;23:6083–6095.

91. Bootzin RR, Epstein D, Wood JM. Stimulus control instructions. In: Hauri IP, ed. *Case studies in insomnia.* Vols 19–28. New York: Plenum Press; 1991.

92. Spielman AJ, Saskin P, Thorpy MJ. Treatment of chronic insomnia by restriction of time in bed. *Sleep.* 1987;10:45–56.

93. Belanger L, Savard J, Morin CM. Clinical management of insomnia using cognitive therapy. *Behav Sleep Med.* 2006;4:179–198.

94. Savard J, Ancoli-Israel S. Sleep and fatigue in cancer patients. In: Kryger MH, Roth T, Dement W, eds. *Principles and practice of sleep medicine.* 5th ed. St. Louis: Elsevier Saunders; 2011, pp 1416–1421.

95. Sharpe MC. Cognitive-behavioral therapy for patients with chronic fatigue syndrome: How? In: Demitrack MA, Abbey SE, eds. *Chronic fatigue syndrome: an integrative approach to evaluation and treatment.* New York: The Guilford Press; 1996:240–262.

96. Espie CA, Fleming L, Cassidy J, et al. Randomized controlled clinical effectiveness trial of cognitive behavior therapy compared with treatment as usual for persistent insomnia in patients with cancer. *J Clin Oncol.* 2008;26:4651–4658.

97. Bastien CH, Morin CM, Ouellet MC, et al. Cognitive-behavioral therapy for insomnia: comparison of individual therapy, group therapy, and telephone consultations. *J Consult Clin Psychol.* 2004;72:653–659.

98. Mimeault V, Morin CM. Self-help treatment

for insomnia: bibliotherapy with and without professional guidance. *J Consult Clin Psychol.* 1999;67:511–519.

99. Morin CM, Beaulieu-Bonneau S, LeBlanc M, et al. Self-help treatment for insomnia: a randomized controlled trial. *Sleep.* 2005;28:1319–1327.

100. Riedel BW, Lichstein KL, Dwyer WO. *Sleep compression and sleep education for older insomniacs: self-help versus therapist guidance. Psychol Aging.* 1995;10:54–63.

101. Oosterhuis A, Klip EC. The treatment of insomnia through mass media, the results of a televised behavioral training programme. *Soc Sci Med.* 1997;45:1223–1229.

102. Ström L, Pettersson R, Andersson G. Internet-based treatment for insomnia: a controlled evaluation. *J Consult Clin Psychol.* 2004;72:113–120.

103. Savard J, Villa J, Simard S, et al. Feasibility of a self-help treatment for insomnia comorbid with cancer. *Psychooncology.* In press.

20 恶性肿瘤伴发的瘙痒

Zbigniew Zylicz 和 Matgorzata Krajnik

郭瑞霞 译校

瘙痒是一种皮肤受刺激需要抓挠的不适感。该概念从 17 世纪沿袭至今仍然使用，目前临床上瘙痒的概念与之有点细微的差别，如不仅发生在皮肤，黏膜（如结膜、口腔黏膜、阴道黏膜）部位也可感知到瘙痒，且瘙痒也并不一定总是引起抓挠。有些患者瘙痒剧烈但从不抓挠，可能是由于抓挠并不能缓解瘙痒感的缘故，而有些患者则可在轻轻的抓挠中得到明显缓解。瘙痒是一种进化早期的返祖现象，抓挠可以有效去除和清洁长有毛发的表皮上的昆虫及其排泄物、毒素和污垢。在几乎无毛的人类，瘙痒不再有什么具体的功能，在脊髓中表达瘙痒的神经元细胞要比传递痛觉的少得多[1]。

健康或疾病都可能出现轻微瘙痒表现，但中到重度瘙痒是许多病理状态时伴随的少见且严重的症状[1,2]。多数饱受剧烈瘙痒折磨的患者，宁肯选择用疼痛来代替瘙痒，"至少疼痛还有方法去缓解"，剧烈的瘙痒非常罕见，因其病理生理过程多种多样，以至于人们研发出来的特异性治疗瘙痒症状的药物极少。针对瘙痒进行的对照试验不多，且多数因疗效有限难以证明其意义。目前对瘙痒的治疗多为经验疗法，然而，这些疗法已经得到了大量证据的支持。

瘙痒的分类

迄今为止，关于重度慢性瘙痒有两种分类方法。第一种分类法是由 Twycross 等[1-3]基于瘙痒症状发生的机制提出的，此分类基本同疼痛分类法，作者认为瘙痒的发生机制主要有三种，第一种疼痛性瘙痒（与疼痛类似），是由于专门类型神经的外周神经末梢受刺激而产生的（见下文）；第二种神经源性机制，神经系统是完整的整体，但神经递质间的平衡失调引起瘙痒或导致瘙痒显现，如果失调的递质能恢复平衡，则这种瘙痒状况可自行改善或对药物治疗有效，第三种是神经病理性瘙痒，系外周神经（如外科手术引起的外周神经损伤）或中枢神经（如脑转移瘤、卒中、脑脓肿）系统的完整性和功能性破坏所引起的。最初，外周神经障碍会因为疾病向中枢扩张而加重，称为敏感化[4]，这种类型的瘙痒大部分是不可逆的，一旦停药，瘙痒就会继续出现。此外，另一种心因性瘙痒可认为神经源性瘙痒的亚型，而混合性瘙痒的最佳代表是慢性肾病和透析患者伴随的复杂的多因素性瘙痒。

　　此种基于发病机制的分类方法是存在争议的，这是由于在很多情况下瘙痒原因不明，并且很难做到精确分类，尤其是神经源性瘙痒的亚分类是令人费解的，且难以与神经病理性瘙痒进行鉴别。国际瘙痒症研究论坛（IFSI）最近采用了一个更临床化和有实际意义的分类方法[3]，将瘙痒归类于原发皮肤病基础上的瘙痒，皮肤炎症为早期和主要的特征。例如：银屑病、过敏性皮炎、干皮病、荨麻疹等，组胺在许多上述疾病瘙痒症状的发生中起重要作用。另一类瘙痒是在系统性疾病的病程中出现的瘙痒，皮肤基本上是完好无损的，往往见于肝肾损伤和血液系统及各种实体恶性肿瘤。在此类瘙痒中，皮肤表现通常是继发于长期搔抓和皮肤苔藓样硬化的结果。一些皮肤问题是恶性肿瘤的伴随症状，尽管少见，但具有疾病早期诊断价值。无皮肤受累的瘙痒中，组胺发挥的作用远不如其在皮肤病性瘙痒中的作用大。还有一类神经病理性的，它既包括中枢性的，也包括外周神经性的。还有心因性瘙痒，心理问题如躯体形式障碍、妄想、抑郁等是导致瘙痒的主要因素。与以前的分类法类似，还包括混合性瘙痒和未明确瘙痒两类瘙痒。

　　该分类的另一方面在于能辨别瘙痒是全身性的（如常见于全身疾病），还是局限性的（如见于神经性疾病），局限性的常表现为瘙痒局限在单个神经纤维支配的区域。更多的时候，瘙痒初期在表皮的一些典型部位出现，皮肤问题的特征常是诊断疾病的基础，并且瘙痒症状在不断地演变，开始可能是局部现象（如带状疱疹），但因脊髓敏感化的作用可延伸至其他部位[5]。

恶性肿瘤伴发瘙痒的流行病学

　　关于瘙痒的流行病学研究得很少[6]。据报道，在所有因瘙痒而寻求治疗的患者中，其在全身性疾病中的发生率为10%～50%[7,8]。无原发皮肤病变的瘙痒是一个有趣的现象，常出现在某些恶性肿瘤诊断之前。但对不明原因瘙痒患者进行长期随访，结果极少数患者会患恶性肿瘤。Paul和Jansen[9]5年时间随访了125例患有难以解释的不明原因的全身瘙痒患者，其中2/3患者仍遭受瘙痒的困扰，4例患者（3.2%）在初次的检查中即查出恶性肿瘤，4例患者（3.2%）在随访期间被诊断出患有恶性肿瘤。在最近一项研究中，Afifi等[10]对95例无基础皮肤病变的瘙痒患者进行了5年的随访，40%在随访过程中诊断患有系统性疾病，其中最常见的是血液系统恶性肿瘤（7%），包括骨髓瘤、霍奇金病和骨髓增生综合征，仅有1例患者（1%）被诊断患有癌症。在上述两项研究中，恶性肿瘤的发病率校正性别和年龄后，与正常人群发病率差别虽然不大，但此两项研究均显示出瘙痒对于血液系统恶性肿瘤的诊断有重要意义[11]。30%的霍奇金病患者以瘙痒为主要症状，且瘙痒在霍奇金病的评估中也是一个预后不良的征兆[12,13]；在真性红细胞增多症患者中，瘙痒的发病率可高达50%[14]。

　　从另一个角度看，Kilic等[15]调查了700例新近被诊断患有癌症的患者是否有皮肤病表现，结果316例（45%）患者伴发皮肤方面的临床表现：其中59例（8.4%）患者不伴有瘙痒的干燥病，41例（5.9%）患者有非皮肤病性的全身瘙痒。再次证实瘙痒是血液系统恶性肿瘤（6/87）、胃肠道恶性肿瘤（10/107）、肺癌（5/130）、乳腺癌（7/80）、泌尿系统恶性肿瘤（4/84）、脑瘤（2/17）和肉瘤（2/77）的常见症状[16]。Sommer等[17]的一项研究中，263例到专家门诊诊断和治疗瘙痒的患者中，4例被诊断为非霍奇金淋巴瘤，1例被诊断为前列腺癌，这些患者都有瘙痒症状。如果这些研究的结论都是正确的，提示伴有瘙痒症状的患者中，只有少部分去寻求医疗帮助，还有多数患者未进入调查。另外该研究还提示恶性肿瘤伴瘙痒的患者对化疗及放疗反应好，而不必要进行对症治疗。然而作者认为这些结果显示出恶性肿瘤患者的瘙痒问题并未得到有效解决。

这些数据引发的另一问题是，那些不明原因的慢性瘙痒患者，特别是无原发皮肤病变的患者，尤其应定期检测是否患有血液系统恶性肿瘤[17-19]。伴随恶性肿瘤的皮肤病瘙痒已有较多阐述[20-23]，就不再赘述。而皮肤病的诊断有助于恶性肿瘤的诊断。但必须指出的是尽管无皮肤病性瘙痒在恶性肿瘤诊断前数月到数年（血液系统恶性肿瘤），数周到数月（实体肿瘤）即可出现，但与肿瘤相关的皮肤病（无论瘙痒与否）往往与疾病同时被诊断或在疾病进程中出现（表20-1）。

当疾病的病情不可逆时，瘙痒症状的程度会严重，但姑息疗法肿瘤患者严重瘙痒的总体发生率很低，低于1%（尚未发表的数据）。

慢性瘙痒的神经生理学

数十年来，肥大细胞释放的组胺被认为是瘙痒最重要的且唯一的机制[24]。皮下注射组胺可以诱发轴突反射反应（发红）和严重的瘙痒。肥大细胞释放组胺并作用于C类神经纤维的非机械敏感性神经纤维末梢的特异受体（H_1、H_3和H_4）[25]。这类瘙痒对抗组胺药有反应。目前已经明确一种热带植物（豆植物属）能通过它的针状体诱发组胺依赖性瘙痒[26]，引起瘙痒的物质被称作黎豆属蛋白酶，可以激活宿主机械敏感性C类神经纤维

上的PAR-2和PAR-4受体[27-29]。这种豆植物属发痒豆的针状体，虽可引起皮肤剧烈瘙痒，但是皮肤不会发红。这就可以解释多种瘙痒，尤其是对组胺作用无明显反应的瘙痒治疗中采用抗组胺药为何无效。与疼痛传递类似，脊髓中的瘙痒神经元位于脊髓背角的椎板-Ⅰ区并传递纤维至二级神经元。瘙痒和疼痛神经元都可以被疼痛激活且可以抑制瘙痒中间神经元连接[26]，这是通过搔抓（一种伤害性刺激）来抑制瘙痒的主要机制。这些中间神经元的活动受到内源性和外源性（受脊髓调控）阿片样物质的调控[30]。值得注意的是，μ-阿片受体（μ-opioid receptors，MORs）的激活不单可以止痛，而且会引起瘙痒；κ-阿片受体（κ-opioid receptors，KORs）的激活剂可以止痛又可以抑制瘙痒[31,32]。这是新研发的用于治疗多种类型瘙痒的κ受体激动剂纳呋拉啡的作用机制[33]。MORs与KORs之间的相互作用可解释通过脊髓而非全身应用吗啡后阿片介导的瘙痒的机制[34-35]。在神经节水平上，瘙痒神经传输活动受血清素（5-HT_3）、多巴胺（D_2）受体、前列腺素、γ氨基丁酸（gamma-aminobutyricacid，GABA）、甘氨酸受体影响，提示这些受体是未来治疗的基础。与搔抓所刺激的感受器相同，刺激脊髓中的外周感受器可以抑制瘙痒。此原理已用于皮肤领域（图20-1）[36-38]。

恶性肿瘤病程中出现的瘙痒综合征

皮肤干燥（干燥病）

长期以来，干燥症被认为是皮肤瘙痒的一个原因。干燥皮肤的原因包括炎症、脱水、缺乏脂肪保护或风吹和日晒。许多疾病可表现这种特异症状，健康老年人也可出现该症状[39,40]。干燥症可伴发于许多疾病，包括恶性肿瘤[15]。但Kilic等[15]研究显示，干燥症患者有别于那些全身瘙痒患者，未发现二者有交叉部分。老年人干燥症是由于与年龄相关的变化，改变了皮肤的生物特性，瘙痒可能是由于后天的角化异常[41]。皮肤改变、炎症，特别是皮肤的损伤，使C-无髓鞘的神经（传导瘙痒的神经元）末梢敏感化。因此，人们把皮肤保湿作为各种类型皮肤瘙痒的重要治疗措施[42]。假如皮肤有一薄且滑的油脂层，不仅能保护皮肤不干燥，且可减少搔抓对皮肤深层的损伤。皮肤保湿剂打破了瘙痒抓挠-更敏感-更瘙痒

表20-1　瘙痒可能伴随的恶性肿瘤（按发生率由高到低排列）

皮肤T细胞淋巴瘤
- 蕈样霉菌病
- Sézary综合征

真性红细胞增多症

霍奇金淋巴瘤（无论是否有胆汁淤积）

骨髓增殖性疾病
- 多发性骨髓瘤
- Waldenström巨球蛋白血症
- 慢性粒细胞白血病
- 良性球蛋白疾病

实体肿瘤（极少）
- 乳腺、胃、肺、前列腺、鼻咽、咽、其他

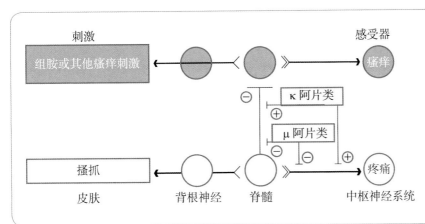

图 20-1 （用搔抓来）刺激皮肤上的机械刺激敏感性感受器可抑制脊髓的瘙痒神经元。这种疼痛介导的抑制作用可被 μ- 阿片受体激动剂削弱；相反 κ- 阿片受体激动剂则可以增强这种作用，从而达到止痒目的。（Modified from Andrew D, Schmelz M, Ballantyne JC. Itch mechanisms and mediators. In Dostrovsky JO, Carr DB, Koltzenburg M, editors. Progress in pain research and management. Seattle: IASP Press：2003，p. 213.）

的恶性循环[43]。

对皮肤进行保湿不能仅限于沐浴以后，要做到每天数次，为防止干燥，患者在沐浴时应避免用过热的水，也不能使用粗糙的毛巾以免破坏剩下的保护性油脂层并加重皮肤炎症。

胆汁淤积性瘙痒

在疾病进展中最常见的严重瘙痒是胆汁淤积性瘙痒[1]。胆汁淤积的原因常见于肝转移癌、肝肿瘤的浸润、胰腺癌压迫胆总管和肝门继发性肿瘤等。数十年来，人们认为胆汁淤积性瘙痒是由于胆汁酸积聚于皮肤造成的[44-46]。然而，血浆中胆汁酸的浓度与瘙痒的程度并无明显相关性[47,48]，目前人们一致认为胆汁酸在这个综合征中仅起次要作用[49]。胆汁淤积性肝病患者合成瘙痒原或它们的组分或激活剂，并将这些物质随胆汁分泌出去[49]。肝内潴留或通过肠肝循环吸收的此类物质与瘙痒密切相关，瘙痒原在肝内通过细胞色素酶代谢。

胆汁排泄

内镜引导胆总管支架放置引流胆汁可解除黄疸，许多病例中也可以缓解瘙痒[50,51]。但支架术后瘙痒缓解的证据不足且有争议。内镜下胆汁引流的 Meta 分析仅显示"引流可以减轻瘙痒，提高患者生活质量"[52]。但是假定瘙痒原在支架术后还可以通过十二指肠重新吸收则可导致瘙痒重现。在一些支架术后病例中，人们发现瘙痒只有短暂的缓解。现在很少进行的经皮胆汁引流[53]，而逐渐增多的鼻胆管引流[54-56]，可能是更好的选择。胆道系统中的胆汁排出体外后，离子交换树脂将

不起任何作用，因为它在肠道中没有可结合的物质。离子交换树脂甚至采用专用导管的树脂的另一个缺点是口感差，尤其是消胆胺。

利福平

利福平是治疗胆汁淤积的一种方法[57-60]。利福平可以通过诱发微粒体酶（CYP3A4）[49] 促进对有毒胆盐的 6-α- 羟化作用和随后的 6-α- 葡萄糖醛酸反应来干扰包括胆汁酸在内的瘙痒原的代谢[61,62]。尽管胆汁酸和瘙痒的关系还有疑问，但增加代谢反应可以减少未知瘙痒原。另一方面可以诱导细胞色素还原酶，但是如卡马西平的其他药物能否减轻瘙痒仍是未知数。因利福平在虚弱和恶病质患者中因其肝中毒的人数在增加，所以其极少用于姑息治疗[63-65]。

阿片样激动剂和拮抗剂

胆道阻塞导致肝内生性阿片样物质产生[66]。这些阿片肽可以影响远隔器官的激素和神经递质水平。阿片肽拮抗剂治疗瘙痒的基础是阿片肽失衡和阿片肽水平的增加[67-70]。中枢神经系统释放肽增多，不仅可引起瘙痒症，且可止痛[71,72]，纳洛酮阻断后者会缓解瘙痒也会引起疼痛[73,74]。低剂量的 [3μg/（kg·d）] 纳洛酮持续灌注已证明效果显著[75,76]。口服纳洛酮片剂（50 mg）由于剂量太大，会不可避免地逆转镇痛效果。未经证实的报道指出，口服甲基纳曲酮阻断皮肤水平的内生性阿片肽，可以减轻瘙痒，因为这种药物可以在外周限制 C 神经纤维末梢的阿片肽受体[77]。

在治疗早期的胆汁淤积性瘙痒症时可以使用阿片肽受体阻断剂的替代剂如丁丙诺啡。丁丙诺

啡与μ型阿片肽受体关系密切,可使受体不能与内源性的致痒阿片肽结合。丁丙诺啡发挥该作用仅在 Juby 等[78] 报道的少数实验中报道。舌下含服丁丙诺啡对胆汁淤积型瘙痒的患者有毒性作用,因而使用其皮肤贴片还是有很大的可行性。一些病例报道过使用这种药物对治疗瘙痒有效[79-81],但经对这些病例批判性的分析发现,产生这种效果不仅是丁丙诺啡,还有丁丙诺啡和极少量的纳洛酮共同作用。

最近,已有研究证明阿片κ受体激动剂纳呋拉啡在动物实验有效[82,83]。到目前为止,这种药物只在有尿毒症性瘙痒患者试验过,但是我们对其在晚期肿瘤胆汁淤积性瘙痒患者的疗效抱有很大期望。

5-羟色胺再摄取抑制剂

人们对于 5-羟色胺再摄取抑制剂,抗抑郁药物在治疗胆汁淤积性瘙痒疗效进行了广泛的研究。Zylicz 等[84] 和 Stder 等[85] 进行的两个试验中,只有为数不多的胆汁淤积性瘙痒症患者。大多数信息只能来自 Mayo 等[86] 的试验。在该试验中,舍曲林被证实对于早期胆汁性肝硬化患者的胆汁淤积性瘙痒有效,且可以作为一线药物使用。在 Zylicz 等[84] 的试验中,缓慢滴注法可以防止患者恶心和呕吐,瘙痒可以在几天内缓解,但是最理想的效果要在几周后才会出现。如果胆道排泄系统没有缓解胆汁淤积,那么对 5-羟色胺再摄取抑制剂的耐受就会很快出现。这在原发性胆汁性肝硬化不是个问题,此时尚没有引起瘙痒的急性淤积发生[87]。这种机制尚不明确。另一方面 5-羟色胺再摄取抑制剂会影响脊髓水平的疼痛和瘙痒[88]。5-羟色胺再摄取抑制剂可能作用于皮肤的外周 5-羟色胺受体[89]。5-羟色胺再摄取抑制剂是一种很好的药物,但是它们在恶性肿瘤相关的胆汁淤积的使用很有限。

5-羟色胺受体拮抗剂

有报道 5-羟色胺受体拮抗剂例如昂丹司琼、欧必亭和格拉司琼,可缓解各种情况下的瘙痒[90-94]。瘙痒伴恶心时,这些药物最有效[90]。虽然多为个案报道,但仍然缺乏对照试验证实这些药物在胆汁淤积性[93] 和尿毒症性瘙痒的效果[95]。只在脊髓诱导性的瘙痒症中有效[90,94,96,97]。

当患者不能吞咽时

癌症晚期,生命的最后几天患者常发生吞咽困难,此时瘙痒往往也最为严重。经皮使用丙丁诺菲,可以同时或者不同时使用纳洛酮和 5-羟色胺拮抗剂,虽然它们的效果还未被证实。还可以用胃肠外静脉注射利多卡因作为替代[98,99]。利多卡因缓释剂在连续皮下注射时和利多卡因皮下注射具有相同的效果,剂量需要用滴定法测量,每天 100mg 以上。另一种方法是用 5% 的利多卡因贴在皮肤瘙痒的地方。使用局部麻药物的混合物可能也有效[100]。

其他因素

以往认为胆汁淤积性瘙痒应用雄激素有效[101]。雄激素提高了机体对疼痛和瘙痒的阈值,而雌激素会降低阈值,但是还未有报道证实该观点。疾病终末期难治性胆汁淤积性瘙痒,常应用异丙酚来抑制脊髓对疼痛和瘙痒的传递[102,103],这种治疗是迫不得已的选择,此时镇静是很好的选择。

什么因素发挥作用

组胺的致痒作用很强,是组氨酸脱羧基在肥大细胞中合成的。多种因素可以导致组胺从肥大细胞释放。吗啡可以释放组胺,但是这种作用不能被纳洛酮逆转[104,105]。皮下注射吗啡,与组胺有关的皮肤反应是风团和瘙痒,静脉注射吗啡会出现沿着静脉分布的瘙痒和发红。高浓度胆汁酸也能促使肥大细胞释放组胺[106,107]。抗组胺药物对胆汁淤积性瘙痒治疗作用很差,在胆汁淤积性瘙痒的发生机制中发挥很小的作用[49,69]。加巴喷丁在尿毒症瘙痒和复杂血液透析的治疗中有效[108,109],但对于胆汁淤积性的瘙痒是无效的[110]。

尿毒症性瘙痒症

癌症罕见有尿毒症性瘙痒症。这种类型的瘙痒常见于血液透析的患者,慢性肾功能不全的患者相对少见[111]。事实上急性肾功能不全时不会出现瘙痒。偶尔,多发性骨髓瘤患者因为慢性肾衰竭而接受血液透析时可能会出现严重瘙痒[112,113],尿毒性瘙痒症是多因素造成的,过去已对其复杂性及其治疗进行过详细综述[114,115]。小剂量的加巴喷丁治疗有效[109,116-119]。纳呋拉菲，一种阿片k受体激动剂被认为很有前景[32,33]。

局限的尿毒性瘙痒症可用他克莫司药膏或者辣椒素乳膏治疗[120-122]。

副肿瘤性瘙痒症

Kilic等[15]的一项研究中，所有的患者都患有副肿瘤性瘙痒症。该项研究很难阐明，因为多数副肿瘤性瘙痒症患者同时有皮肤病，瘙痒但是无皮肤病的患者很少。与恶性肿瘤有关的瘙痒性皮肤病在其他地方多次进行过综述[123-125]，在这些案例中止痒剂的治疗目的在于减轻皮肤炎症。

无皮肤改变的副肿瘤性瘙痒症在血液系统的恶性肿瘤中很常见，癌症和肉瘤中并不常见[1]。1965年Cormia和Domonkos等[126]描述了系列实体瘤副肿瘤性瘙痒症患者，并提出了副肿瘤性瘙痒症的诊断标准，其独特的观点毫不疑问地被发表了。瘙痒的出现可能早于癌症的诊断。造血系统的恶性肿瘤在诊断前瘙痒会持续很长时间（数月到数年）而实体瘤时间就相对较短（数周到数月）。治疗基础癌症的方法即是对副肿瘤性瘙痒症的最为有效的治疗，瘙痒重现意味着肿瘤复发。当癌症进展时，瘙痒随之加重。一些肿瘤晚期患者不仅要承受来自癌症本身引起的瘙痒，而且还要承受复杂的止痒治疗。因此，患者会遭受多种类型的瘙痒。

迄今为止，副肿瘤性瘙痒症尚无特效治疗方法。Zylicz等[84]的对照试验中，应用帕罗西丁来缓解不同组别患者难治性的瘙痒症。在这些志愿者中，17/26（65%）例患有恶性肿瘤，约30%的患者对帕罗西丁有效，而且有副肿瘤性瘙痒症的患者同无恶性肿瘤的患者相比，对药物的反应更好。该结果再次被Stander等[85]的试验证实。Zylicz等[84]和Stander等[85]的报道都说明淋巴瘤性的副肿瘤性瘙痒症对5-羟色胺再摄取抑制剂的治疗反应没有实体瘤性的副肿瘤性瘙痒症反应好。但帕罗西丁治疗真性红细胞增多症性瘙痒的效果较好[127,128]。对实体瘤只有在肿瘤细胞减灭持续进行长期效果才能显示，有时很少或不可能在晚期实体瘤显示（Tefferi个人通讯）。

抗组胺药物治疗副肿瘤性瘙痒症是无效的。但随着大剂量的西替利嗪抗组胺药的引进，对这些药物的兴趣大大增加[129,130]。对于难治性的瘙痒，抗组胺药物可尝试着单独使用或者和其他药物联合使用。

神经病理性瘙痒

神经病理性瘙痒指由中枢或者外周传入神经原发性损害或者功能异常造成的瘙痒[131]。这种瘙痒是慢性的持续的，痒觉纤维多数是组胺不敏感性而是机械敏感性C纤维，这就是为什么这类瘙痒对抗组胺药物不敏感而常与感觉改变有关的原因，且同一区域痒觉可能与痛觉共存。受累区域可能会出现感觉异常、触摸痛和痛觉过敏。除了瘙痒，受累区域还会出现运动机能亢进，意味着通常无害的刺激便会引起痒觉。瘙痒区域可能还会出现运动和自发运动的障碍。如果瘙痒持续很长时间，皮肤会出现继发性改变，如结节性痒疹和苔藓样硬化斑，长期炎症刺激还会使瘙痒区域出现色素沉着[132]。

皮肤神经纤维丧失与瘙痒关系不大。但神经病理性瘙痒总是与上皮层和真皮层乳突的大量神经纤维丧失有关[133,134]。乳房切除术后的痒感类似于幻觉痛，是由中枢神经近端对损伤信号传达损伤部位产生的[131]。更为常见的是，受累区域是局部神经损伤或者外周神经受压的结果。因此，损伤常由疱疹性感染[135]、脊髓转移压迫神经根、肿瘤侵犯脊髓[136,137]、外科创伤[138]引起。通常该过程开始于一个神经或神经根控制的区域，以后由于脊髓致敏化逐渐扩展。痛觉刺激可以同样的方式引起痒觉[5]。但是脑部区域破坏引起的痒觉分布很少有这样的特征，如果是由脓肿[139]、中风[140,141]、脑部转移或原发性脑瘤[142]引起的瘙痒会呈现半身分布的特征。

疱疹后瘙痒症

Liddell[143]和Oaklander等[135,144]已对疱疹后瘙痒症（PHI）进行了详细描述。过去认为这种病不常见，然而在报道的158例带状疱疹患者中，48%有瘙痒症，还有一些严重瘙痒的报道，该结果在同一作者的其他研究中得到证实[145]。头颈部带状疱疹有皮节的患者更容易患PHI。许多伴有PHI的患者多存在疱疹病毒的亚临床感染，无典型的皮肤损害。PHN和PHI神经病变的共同特点是皮肤神经纤维的丧失伴随冷温觉的丧失[146]。对PHI性瘙痒的药物治疗并无特别的尝试，最有效的药物可能是加巴喷丁和普加巴林[147-149]。其他值得尝试的治疗是局部麻醉药，如局麻药可溶性混合物（丙胺卡因乳液）、5％利多卡因贴片等，辣椒素乳膏（0.025％）也可应用[150]。

肱桡性瘙痒症

肱桡性（BP性）瘙痒症发生在肩外侧、上臂、肩部和颈部[151-153]。有这种病的患者，在磁共振上常可以看到C5～C8水平受压[154,155]。脊柱的原发或继发肿瘤，尤其是伴有多种感觉改变的常引起瘙痒。去神经的皮肤对光更加敏感，BP的发生机制认为与增强的光敏性有关[156]。皮肤神经纤维减少会导致对冷热的不敏感，这可以解释"冰袋征"。对该病的治疗与其他神经病理性骚痒相似，加巴喷丁和普加巴林的效果最好[158,159]。对于良性压迫，稍加处理往往有效[160]。

感觉异常性背痛

感觉异常性背痛（NP）是一种BP类似综合征，只是发生在脊柱不同水平的节段，通常发生在T2～T6[161]，引起肩胛下瘙痒，通常受侵犯的不是神经根而是肋间神经初级后支，因而瘙痒和痛觉过敏常局限于脊柱旁的皮肤[161]。侵犯发生在脊柱旁会引起肌营养不良性痉挛。虽然先前有报道说长期病变患者的皮肤神经纤维的密度有增加，但是神经纤维减少更易观察到[132]。与其他神经病性瘙痒的治疗相似，在良性病变，脊柱的手术对减少脊柱旁肌肉痉挛往往有效。

感觉异常性手痛

感觉异常性手痛是一种由桡神经炎引起的，局限在下臂的瘙痒综合征[163]，是由糖尿病和腕管引起的外周神经病变。

三叉神经营养综合征

三叉神经营养综合征（TTS）是一种罕见病，是三叉神经核和神经受损所致，表现为麻木、烧灼样疼痛和爬行感。体征包括脸部脱皮和鼻翼损伤。TTS最常见于用来控制疼痛的半月神经节消融术后，肿瘤浸润半月神经节同样可引起TTS。TTS治疗与其他的神经病变一样，如卡马西平和加巴喷丁[167]。

中枢神经病理性瘙痒综合征

几乎所有的局限性脑病都会引起瘙痒[168]，包括脑部的脓肿、肿瘤、中风、瘢痕和克-雅病（Creufzfeldt-Jakob disease）。多发性硬化斑块也会引起瘙痒，受累区域与脑部受伤的部位相关，如中风后瘙痒常表现为半身性。与外周神经病变的疼痛治疗无差异，最常用的药物是加巴喷丁、卡马西平和5％利多卡因贴片，严重患者可静脉应用利多卡因。

药物诱发的瘙痒

很多药物会引起瘙痒[169]，可分为与组胺释放有关的组胺性皮肤反应（荨麻疹）和与组胺无关的反应两种。与组胺有关的皮肤反应常发生在服药后的数小时或数天内，当然有的病例也延迟发生在停药后的一周，最常见的药物是阿莫西林。一些化疗药会引起其他的反应，如瘙痒性神经病变，但很少见，这些神经病变发展缓慢，要经过数周才会出现临床表现。记录与发生时间的关系很重要。另一个重要的步骤是鉴别出引起瘙痒的可疑药物（表20-2），可采用停药或者是采用其他同类药物代替的措施。

药物引起的瘙痒常有其一般规律可循。快速静脉注射地塞米松可引起会阴附近的瘙痒[170]，静脉注射完成后瘙痒会很快消失；肝素引起的瘙痒分布在静脉注射区域附近[171]，可能是局部药物溢出或者是随后发生的硬化和炎症引起。瘙痒可能是由于载体而不是药物本身引起的，更换其他的产品可能瘙痒不再出现。由阿片类药物引起的瘙痒将单独讨论。

阿片类药物引起的瘙痒

阿片类药物引起的瘙痒可以分为两种不同的类型[34]：与脊髓应用（硬脑膜和鞘内的）阿片类药物相关的瘙痒以及与全身应用阿片类药物相关的瘙痒。

脊髓应用阿片类药物

60％未使用止痒剂而应用脊髓阿片类药物的患者中会出现瘙痒[172]。雌激素（特别是妊娠期间）会增加患者对瘙痒的敏感性[173,174]。鞘内给予阿片类药物芬太尼在数分钟内引发瘙痒，而吗啡

表 20-2 引起非组胺释放性瘙痒的药物和治疗方案
（排序无先后）

别嘌呤醇	胰岛素
胺碘酮	异维甲酸
阿米替林	酮康唑
氨苄青霉素	甲硝唑
阿司匹林	咪康唑
阿替洛尔	吗啡
博来霉素	尼克酸
布托啡诺	非甾体类抗炎药
甲巯丙脯酸	雌激素
头孢菌素	口服避孕药
可乐定	酚酞
秋水仙碱	多黏菌素 B
黏菌素	补骨脂素和紫外线 A 治疗
香豆素	丙磺舒
地塞米松	孕激素
二氮嗪丙	硫氧嘧啶
多巴酚丁胺	奎尼丁
依那普利	羟乙基淀粉
芬太尼	磺胺类
呋塞米	磺脲类
金盐	苏拉明
肝素	复合维生素 B
氢氯噻嗪	华法林
丙咪嗪	

From Zylicz Z, Twycross R, Jones EA. Pruritus in advanced disease.

Oxford: Oxford University Press; 2004.

则需要数小时，因吗啡需要向头部转运才产生瘙痒[175]。但以后使用该药物很少再发生瘙痒，这正是疼痛患者长期通过脊髓给于阿片药物后不会遭受瘙痒所苦的原因[176,177]。鞘内应用吗啡产生的瘙痒通常局限于头面部、颈部和（或）上胸部特别是集中于面部由三叉神经支配的区域，而极少引起全身性瘙痒[178]。阿片类药物引起的瘙痒可能是神经源性的，它是由于脊髓反射传导通过了邻近三叉神经髓核的脊髓瘙痒中枢[179,180]，可以通过在脊髓阿片中加入少量的麻醉剂阻断该传导[175]。三叉神经髓核和脊髓背角富含 μ- 阿片类受体，刺激这种受体可以引起节段性瘙痒[180]。阿片类药物对中枢上行传导通路有兴奋作用，从而激活 5- 羟色胺通路。另一种假说是阿片类药物阻断了抑制性递质甘氨酸和 GABA 的释放[181]。前列腺素可增强阿片类药物在脊髓内的局部效应[182]。

已有随机对照试验证实最有效的治疗方法是给予足够低剂量，即低于对抗镇痛剂量的纳洛酮（静脉或硬膜外给药）[183,184]，也可选择 κ- 阿片受体激动剂。一些临床试验已经证实纳布啡（μ- 阿片受体部分激动剂和 κ- 阿片受体激动剂）的有效性[185]。已观察到布托啡诺（强 κ- 阿片受体激动剂和弱 μ- 阿片受体拮抗剂）鼻腔内给药的益处[186]。昂丹司琼是一种 5-HT$_3$ 受体拮抗剂，它可减轻与鞘内和鞘外应用吗啡相关的瘙痒[97,187]，但昂丹司琼对于由鞘内注射芬太尼引起的瘙痒的治疗效果仍存在争议[188,189]。另外，局麻可以抑制阿片类物质引起的神经兴奋，这一现象在多年以前即被麻醉师观察到且在最近的对照试验 Meta 分析中得以证实[190]，普鲁泊福也有类似效应[191]。而静脉注射氟哌利多来缓解硬膜外注射吗啡所引起的瘙痒是否有益还存在争议[192,193]，另外的治疗建议是应用双氯高灭酸和替诺西康，目前尚未经对照试验验证[182,194]。

脊髓腔内阿片类药物用药极少与局部麻醉联合使用，意味着在日常实践中，脊髓腔内阿片类药物用药引起的瘙痒是很少见的。围手术期和术后何时应用阿片类药物镇痛和治疗则是一个更实际的问题。

全身应用阿片类药物引起的瘙痒

经全身给药成人瘙痒的发病率约 1%，较脊髓给药引起的瘙痒发病率要低得多[181]。在吗啡治疗患有癌症的儿童过程中，瘙痒发病率明显增加（28%）[195]。与鞘内和鞘外给予阿片类药物不同，全身应用阿片类药物会引起全身瘙痒，且全身应用阿片类药物引起瘙痒的机制与脊髓阿片类药物引起的瘙痒是完全不同的，该机制既包含外周性的也包含中枢性的。在某些情况下，全身应用阿片类药物诱发皮肤瘙痒是由阿片受体介导的，可被纳洛酮逆转；而在其他非阿片受体介导的情况下，纳洛酮是无效的。某些阿片类药物引起肥大细胞释放组胺，产生组胺相关性瘙痒[196]，纳洛酮不能阻止（由吗啡引起的）肥大细胞释放组胺，证明了它并不是由阿片受体介导的。静脉注射吗啡会可使血浆组胺浓度增加，但静脉注射芬太尼联合鞘内注射吗啡并不影响组胺的浓度[197]。在组胺相关性瘙痒中，交替应用阿片类物质和 H_1 受体抗组胺药是有意义的。

多数全身应用阿片类药物所致的瘙痒，组胺并未参与其中，且此类瘙痒可被纳洛酮对抗，最常见的药物是芬太尼。可通过阿片转化减轻阿片受体激活所致的瘙痒，即应用 μ 型阿片受体拮抗剂、κ 阿片受体激动剂或 μ 阿片受体部分激动剂。若上述治疗无效，应用昂丹司琼或普鲁泊福可调节血清素传递以恢复中枢对瘙痒的抑制[198]。当阿片替换或 H_1- 抗组胺药无效的话，帕罗西汀是一个好的实用的选择[199]。

结论

瘙痒是癌症患者常见的症状且其病因多种多样，瘙痒的治疗方法具有多样性和复杂性。来自对照研究的数据相对较少。因此，很难制订较合理的疗法。随着对瘙痒认识的逐渐深入，相信会找到新的瘙痒治疗方案。

参考文献

1. Twycross R, Greaves MW, Handwerker H, et al. Itch: scratching more than the surface. *QJM*. 2003;96:7–26.
2. Krajnik M, Zylicz Z. Understanding pruritus in systemic disease. *J Pain Symptom Manage*. 2001;21:151–168.
3. Ständer S, Weisshaar E, Mettang T, et al. Clinical classification of itch: a position paper of the International Forum for the Study of Itch. *Acta Derm Venereol*. 2007;87:291–294.
4. D'Mello R, Dickenson AH. Spinal cord mechanisms of pain. *Br J Anaesth*. 2008;101:8–16.
5. Ikoma A, Fartasch M, Heyer G, et al. Painful stimuli evoke itch in patients with chronic pruritus: central sensitization for itch. *Neurology*. 2004;62:212–217.
6. Weisshaar E, Dalgard F. Epidemiology of itch: adding to the burden of skin morbidity. *Acta Derm Venereol*. 2009;89:339–350.
7. Kantor GR. Evaluation and treatment of generalized pruritus. *Cleve Clin J Med*. 1990;57:521–526.
8. Kantor GR, Lookingbill DP. Generalized pruritus and systemic disease. *J Am Acad Dermatol*. 1983;9:375–382.
9. Paul R, Jansen CT. Itch and malignancy prognosis in generalized pruritus: a 6-year follow-up of 125 patients. *J Am Acad Dermatol*. 1987;16:1179–1182.
10. Afifi Y, Aubin F, Puzenat E, et al. [Pruritus sine materia: a prospective study of 95 patients]. *Rev Med Interne*. 2004;25:490–493.
11. Alexander LL. Pruritus and Hodgkin's disease. *JAMA*. 1979;241:2598–2599.
12. Feiner AS, Mahmood T, Wallner SF. Prognostic importance of pruritus in Hodgkin's disease. *JAMA*. 1978;240:2738–2740.
13. Gobbi PG, Attardo-Parrinello G, Lattanzio G, et al. Severe pruritus should be a B-symptom in Hodgkin's disease. *Cancer*. 1983;51:1934–1936.
14. Diehn F, Tefferi A. Pruritus in polycythaemia vera: prevalence, laboratory correlates and management. *Br J Haematol*. 2001;115:619–621.
15. Kilic A, Gul U, Soylu S. Skin findings in internal malignant diseases. *Int J Dermatol*. 2007;46:1055–1060.
16. Sommer F, Hensen P, Bockenholt B, et al. Underlying diseases and co-factors in patients with severe chronic pruritus: a 3-year retrospective study. *Acta Derm Venereol*. 2007;87:510–516.
17. Lober CW. Should the patient with generalized pruritus be evaluated for malignancy? *J Am Acad Dermatol*. 1988;19:350–352.
18. Hiramanek N. Itch: a symptom of occult disease. *Aust Fam Physician*. 2004;33:495–499.

19. Moses S. Pruritus. *Am Fam Physician*. 2003;68:1135–1142.
20. Sneddon IB. Cutaneous manifestations of visceral malignancy. *Postgrad Med J*. 1970;46:678–685.
21. Costache M, Simionescu O, Sajin M, et al. Cutaneous metastasis carcinoma: case report and pathological considerations. *Rom J Morphol Embryol*. 2007;48:177–180.
22. Cahill J, Sinclair R. Cutaneous manifestations of systemic disease. *Aust Fam Physician*. 2005;34:335–340.
23. Lee A. Skin manifestations of systemic disease. *Aust Fam Physician*. 2009;38:498–505.
24. Kosteletzky F, Namer B, Forster C, et al. Impact of scratching on itch and sympathetic reflexes induced by cowhage (*Mucuna pruriens*) and histamine. *Acta Derm Venereol*. 2009;89:271–277.
25. Ständer S, Weisshaar E, Luger TA. Neurophysiological and neurochemical basis of modern pruritus treatment. *Exp Dermatol*. 2008;17:161–169.
26. Namer B, Carr R, Johanek LM, et al. Separate peripheral pathways for pruritus in man. *J Neurophysiol*. 2008;100:2062–2069.
27. Lamotte RH, Shimada SG, Green BG, et al. Pruritic and nociceptive sensations and dysesthesias from a spicule of cowhage. *J Neurophysiol*. 2009;101:1430–1443.
28. Reddy VB, Iuga AO, Shimada SG, et al. Cowhage-evoked itch is mediated by a novel cysteine protease: a ligand of protease-activated receptors. *J Neurosci*. 2008;28:4331–4335.
29. Johanek LM, Meyer RA, Friedman RM, et al. A role for polymodal C-fiber afferents in nonhistaminergic itch. *J Neurosci*. 2008;28:7659–7669.
30. Schmelz M, Schmidt R, Bickel A, et al. Specific C-receptors for itch in human skin. *J Neurosci*. 1997;17:8003–8008.
31. Ko MC, Lee H, Song MS, et al. Activation of kappa-opioid receptors inhibits pruritus evoked by subcutaneous or intrathecal administration of morphine in monkeys. *J Pharmacol Exp Ther*. 2003;305:173–179.
32. Ko MC, Husbands SM. Effects of atypical kappa-opioid receptor agonists on intrathecal morphine-induced itch and analgesia in primates. *J Pharmacol Exp Ther*. 2009;328:193–200.
33. Nakao K, Mochizuki H. Nalfurafine hydrochloride: a new drug for the treatment of uremic pruritus in hemodialysis patients. *Drugs Today (Barc)*. 2009;45:323–329.
34. Reich A, Szepietowski JC. Opioid-induced pruritus: an update. *Clin Exp Dermatol*. 2009;35:2–6.

35. Ganesh A, Maxwell LG. Pathophysiology and management of opioid-induced pruritus. *Drugs*. 2007;67:2323–2333.
36. Nilsson HJ, Psouni E, Carstam R, et al. Profound inhibition of chronic itch induced by stimulation of thin cutaneous nerve fibres. *J Eur Acad Dermatol Venereol*. 2004;18:37–43.
37. Wallengren J. Cutaneous field stimulation of sensory nerve fibers reduces itch without affecting contact dermatitis. *Allergy*. 2002;57:1195–1199.
38. Yosipovitch G, Fleischer A. Itch associated with skin disease: advances in pathophysiology and emerging therapies. *Am J Clin Dermatol*. 2003;4:617–622.
39. Thaipisuttikul Y. Pruritic skin diseases in the elderly. *J Dermatol*. 1998;25:153–157.
40. Fleischer Jr AB. Pruritus in the elderly: management by senior dermatologists. *J Am Acad Dermatol*. 1993;28:603–609.
41. Long CC, Marks R. Stratum corneum changes in patients with senile pruritus. *J Am Acad Dermatol*. 1992;27:560–564.
42. Kobayashi H, Kikuchi K, Tsubono Y, et al. Measurement of electrical current perception threshold of sensory nerves for pruritus in atopic dermatitis patients and normal individuals with various degrees of mild damage to the stratum corneum. *Dermatology*. 2003;206:204–211.
43. Yosipovitch G, Hundley JL. Practical guidelines for relief of itch. *Dermatol Nurs*. 2004;16:325–328; quiz 9.
44. Bergasa NV. Update on the treatment of the pruritus of cholestasis. *Clin Liver Dis*. 2008;12:219–234.
45. Rosenthal E, Diamond E, Benderly A, et al. Cholestatic pruritus: effect of phototherapy on pruritus and excretion of bile acids in urine. *Acta Paediatr*. 1994;83:888–891.
46. Jones EA, Bergasa NV. The pruritus of cholestasis: from bile acids to opiate agonists. *Hepatology*. 1990;11:884–887.
47. Ghent CN, Bloomer JR, Klatskin G. Elevations in skin tissue levels of bile acids in human cholestasis: relation to serum levels and topruritus. *Gastroenterology*. 1977;73:1125–1130.
48. Freedman MR, Holzbach RT, Ferguson DR. Pruritus in cholestasis: no direct causative role for bile acid retention. *Am J Med*. 1981;70:1011–1016.
49. Kremer AE, Beuers U, Oude-Elferink RP, et al. Pathogenesis and treatment of pruritus in cholestasis. *Drugs*. 2008;68:2163–2182.
50. Luman W, Cull A, Palmer KR. Quality of life in patients stented for malignant biliary obstructions. *Eur J Gastroenterol Hepatol*. 1997;9:481–484.

51. Ballinger AB, McHugh M, Catnach SM, et al. Symptom relief and quality of life after stenting for malignant bile duct obstruction. *Gut.* 1994;35:467–470.

52. Hammarstrom LE. Role of palliative endoscopic drainage in patients with malignant biliary obstruction. *Dig Surg.* 2005;22:295–304.

53. Pollock TW, Ring ER, Oleaga JA, et al. Percutaneous decompression of benign and malignant biliary obstruction. *Arch Surg.* 1979;114:148–151.

54. Singh V, Bhalla A, Sharma N, et al. Nasobiliary drainage in acute cholestatic hepatitis with pruritus. *Dig Liver Dis.* 2009;41:442–445.

55. Stapelbroek JM, van Erpecum KJ, Klomp LW, et al. Nasobiliary drainage induces long-lasting remission in benign recurrent intrahepatic cholestasis. *Hepatology.* 2006;43:51–53.

56. Hofmann AF, Huet PM. Nasobiliary drainage for cholestatic pruritus. *Hepatology.* 2006;43:1170–1171.

57. Price TJ, Patterson WK, Olver IN. Rifampicin as treatment for pruritus in malignant cholestasis. *Support Care Cancer.* 1998;6:533–535.

58. Karas JA, Pillay DG, Sturm AW. Rifampicin and pruritus. *S Afr Med J.* 1998;88:807.

59. Airede AK, Weerasinghe HD. Rifampicin and the relief of pruritus of hepatic cholestatic origin. *Acta Paediatr.* 1996;85:887–888.

60. Gregorio GV, Ball CS, Mowat AP, et al. Effect of rifampicin in the treatment of pruritus in hepatic cholestasis. *Arch Dis Child.* 1993;69:141–143.

61. Galeazzi R, Lorenzini I, Orlandi F. Rifampicin-induced elevation of serum bile acids in man. *Dig Dis Sci.* 1980;25:108–112.

62. Miguet JP, Mavier P, Soussy CJ, et al. Induction of hepatic microsomal enzymes after brief administration of rifampicin in man. *Gastroenterology.* 1977;72:924–926.

63. Tandon P, Rowe BH, Vandermeer B, et al. The efficacy and safety of bile Acid binding agents, opioid antagonists, or rifampin in the treatment of cholestasis-associated pruritus. *Am J Gastroenterol.* 2007;102:1528–1536.

64. Bachs L, Pares A, Elena M, et al. Effects of long-term rifampicin administration in primary biliary cirrhosis. *Gastroenterology.* 1992;102:2077–2080.

65. Prince MI, Burt AD, Jones DE. Hepatitis and liver dysfunction with rifampicin therapy for pruritus in primary biliary cirrhosis. *Gut.* 2002;50:436–439.

66. Jones EA, Weissenborn K. Neurology and the liver. *J Neurol Neurosurg Psychiatry.* 1997;63:279–293.

67. Bergasa NV. The pruritus of cholestasis. *J Hepatol.* 2005;43:1078–1088.

68. Jones EA, Neuberger J, Bergasa NV. Opiate antagonist therapy for the pruritus of cholestasis: the avoidance of opioid withdrawal-like reactions. *QJM.* 2002;95:547–552.

69. Jones EA, Bergasa NV. Evolving concepts of the pathogenesis and treatment of the pruritus of cholestasis. *Can J Gastroenterol.* 2000;14:33–40.

70. Jones EA, Zylicz Z. Treatment of pruritus caused by cholestasis with opioid antagonists. *J Palliat Med.* 2005;8:1290–1294.

71. Nelson L, Vergnolle N, D'Mello C, et al. Endogenous opioid-mediated antinociception in cholestatic mice is peripherally, not centrally, mediated. *J Hepatol.* 2006;44:1141–1149.

72. Zylicz Z, Krajnik M. What has dry cough in common with pruritus? Treatment of dry cough with paroxetine. *J Pain Symptom Manage.* 2004;27:180–184.

73. Bergasa NV, Alling DW, Vergalla J, et al. Cholestasis in the male rat is associated with naloxone-reversible antinociception. *J Hepatol.* 1994;20:85–90.

74. Lonsdale-Eccles AA, Carmichael AJ. Opioid antagonist for pruritus of cholestasis unmasking bony metastases. *Acta Derm Venereol.* 2009;89:90.

75. Zylicz Z, Krajnik M. Managing severe pruritus in cancer patients. *Eur J Pall Care.* 2007;14:93–95.

76. Zylicz Z, Stork N, Krajnik M. Severe pruritus of cholestasis in disseminated cancer: developing a rational treatment strategy: a case report. *J Pain Symptom Manage.* 2005;29:100–103.

77. Yuan CS, Foss JF, O'Connor M, et al. Efficacy of orally administered methylnaltrexone in decreasing subjective effects after intravenous morphine. *Drug Alcohol Depend.* 1998;52:161–165.

78. Juby LD, Wong VS, Losowsky MS. Buprenorphine and hepatic pruritus. *Br J Clin Pract.* 1994;48:331.

79. Krajnik M, Adamczyk A, Zylicz Z. Transdermal buprenorphine ameliorated pruritus complicating advanced hepatocellular cancer. *Adv Palliat Med.* 2007;6:83–86.

80. Reddy L, Krajnik M, Zylicz Z. Transdermal buprenorphine may be effective in the treatment of pruritus in primary biliary cirrhosis. *J Pain Symptom Manage.* 2007;34:455–456.

81. Marinangeli F, Guetti C, Angeletti C, et al. Intravenous naloxone plus transdermal buprenorphine in cancer pain associated with intractable cholestatic pruritus. *J Pain Symptom Manage.* 2009;38:e5–e8.

82. Inan S, Cowan A. Nalfurafine, a kappa opioid receptor agonist, inhibits scratching behavior secondary to cholestasis induced by chronic ethynylestradiol injections in rats. *Pharmacol Biochem Behav.* 2006;85:39–43.

83. Umeuchi H, Kawashima Y, Aoki CA, et al. Spontaneous scratching behavior in MRL/lpr mice, a possible model for pruritus in autoimmune diseases, and antipruritic activity of a novel kappa-opioid receptor agonist nalfurafine hydrochloride. *Eur J Pharmacol.* 2005;518:133–139.

84. Zylicz Z, Krajnik M, Sorge AA, et al. Paroxetine in the treatment of severe non-dermatological pruritus: a randomized, controlled trial. *J Pain Symptom Manage.* 2003;26:1105–1112.

85. Ständer S, Bockenholt B, Schurmeyer-Horst F, et al. Treatment of chronic pruritus with the selective serotonin re-uptake inhibitors paroxetine and fluvoxamine: results of an open-labelled, two-arm proof-of-concept study. *Acta Derm Venereol.* 2009;89:45–51.

86. Mayo MJ, Handem I, Saldana S, et al. Sertraline as a first-line treatment for cholestatic pruritus. *Hepatology.* 2007;45:666–674.

87. Browning J, Combes B, Mayo MJ. Long-term efficacy of sertraline as a treatment for cholestatic pruritus in patients with primary biliary cirrhosis. *Am J Gastroenterol.* 2003;98:2736–2741.

88. Cross SA. Pathophysiology of pain. *Mayo Clin Proc.* 1994;69:375–383.

89. Berendsen HH, Broekkamp CL. A peripheral 5-HT1D-like receptor involved in serotonergic induced hindlimb scratching in rats. *Eur J Pharmacol.* 1991;194:201–208.

90. George RB, Allen TK, Habib AS. Serotonin receptor antagonists for the prevention and treatment of pruritus, nausea, and vomiting in women undergoing cesarean delivery with intrathecal morphine: a systematic review and meta-analysis. *Anesth Analg.* 2009;109:174–182.

91. Bonnet MP, Marret E, Josserand J, et al. Effect of prophylactic 5-HT3 receptor antagonists on pruritus induced by neuraxial opioids: a quantitative systematic review. *Br J Anaesth.* 2008;101:311–319.

92. Layegh P, Mojahedi MJ, Malekshah PE, et al. Effect of oral granisetron in uremic pruritus. *Indian J Dermatol Venereol Leprol.* 2007;73:231–234.

93. Jones EA, Molenaar HA, Oosting J. Ondansetron and pruritus in chronic liver disease: a controlled study. *Hepatogastroenterology.* 2007;54:1196–1199.

94. Kyriakides K, Hussain SK, Hobbs GJ. Management of opioid-induced pruritus: a role for 5-HT3 antagonists? *Br J Anaesth.* 1999;82:439–441.

95. Weisshaar E, Dunker N, Rohl FW, et al. Antipruritic effects of two different 5-HT3 receptor antagonists and an antihistamine in haemodialysis patients. *Exp Dermatol.* 2004;13:298–304.

96. Charuluxananan S, Somboonviboon W, Kyokong O, et al. Ondansetron for treatment of intrathecal morphine-induced pruritus after cesarean delivery. *Reg Anesth Pain Med.* 2000;25:535–539.

97. Iatrou CA, Dragoumanis CK, Vogiatzaki TD, et al. Prophylactic intravenous ondansetron and dolasetron in intrathecal morphine-induced pruritus: a randomized, double-blinded, placebo-controlled study. *Anesth Analg.* 2005;101:1516–1520.

98. Watson WC. Intravenous lignocaine for relief of intractable itch. *Lancet.* 1973;1:211.

99. Villamil AG, Bandi JC, Galdame OA, et al. Efficacy of lidocaine in the treatment of pruritus in patients with chronic cholestatic liver diseases. *Am J Med.* 2005;118:1160–1163.

100. Shuttleworth D, Hill S, Marks R, et al. Relief of experimentally induced pruritus with a novel eutectic mixture of local anaesthetic agents. *Br J Dermatol.* 1988;119:535–540.

101. Lloyd-Thomas HG, Sherlock S. Testosterone therapy for the pruritus of obstructive jaundice. *Br Med J.* 1952;2:1289–1291.

102. Borgeat A, Wilder-Smith O, Mentha G, et al. Propofol and cholestatic pruritus. *Am J Gastroenterol.* 1992;87:672–674.

103. Borgeat A, Wilder-Smith OH, Mentha G. Subhypnotic doses of propofol relieve pruritus associated with liver disease. *Gastroenterology.* 1993;104:244–247.

104. Risdahl JM, Huether MJ, Gustafson KV, et al. Morphine alteration of histamine release in vivo. *Adv Exp Med Biol.* 1995;373:161–168.

105. Veien M, Szlam F, Holden JT, et al. Mechanisms of nonimmunological histamine and tryptase release from human cutaneous mast cells. *Anesthesiology.* 2000;92:1074–1081.

106. Quist RG, Ton-Nu HT, Lillienau J, et al. Activation of mast cells by bile acids. *Gastroenterology.* 1991;101:446–456.

107. Clements WD, O'Rourke DM, Rowlands BJ, et al. The role of mast cell activation in cholestatic pruritus. *Agents Actions.* 1994;41: Spec No:C30–1.

108. Manenti L, Vaglio A. Gabapentin use in chronic uraemic itch is in line with emerging pathogenetic hypothesis. *Nephrol Dial Transplant.* 2007;22:3669–3670.

109. Naini AE, Harandi AA, Khanbabapour S, et al. Gabapentin: a promising drug for the treatment of uremic pruritus. *Saudi J Kidney Dis Transpl.* 2007;18:378–381.

110. Bergasa NV, McGee M, Ginsburg IH, et al. Gabapentin in patients with the pruritus of cholestasis: a double-blind, randomized, placebo-controlled trial. *Hepatology.* 2006;44:1317–1323.

111. Szepietowski JC, Salomon J. Uremic pruritus: still an important clinical problem. *J Am Acad Dermatol.* 2004;51:842–843.

112. Chang SL, Lai PC, Cheng CJ, et al. Bullous amyloidosis in a hemodialysis patient is myeloma-associated rather than hemodialysis-associated amyloidosis. *Amyloid.* 2007;14:153–156.

113. Innes A, Cuthbert RJ, Russell NH, et al. Intensive treatment of renal failure in patients with myeloma. *Clin Lab Haematol.* 1994;16:149–156.

114. Mettang T, Pauli-Magnus C. The pathophysiological puzzle of uremic pruritus—insights and speculations from therapeutic and epidemiological studies. *Perit Dial Int.* 2000;20:493–494.

115. Mettang T, Pauli-Magnus C, Alscher DM. Uraemic pruritus—new perspectives and insights from recent trials. *Nephrol Dial Transplant.* 2002;17:1558–1563.

116. Gunal AI, Ozalp G, Yoldas TK, et al. Gabapentin therapy for pruritus in haemodialysis patients: a randomized, placebo-controlled, double-blind trial. *Nephrol Dial Transplant.* 2004;19:3137–3139.

117. Manenti L, Vaglio A, Costantino E, et al. Gabapentin in the treatment of uremic itch: an index case and a pilot evaluation. *J Nephrol.* 2005;18:86–91.

118. Razeghi E, Eskandari D, Ganji MR, et al. Gabapentin and uremic pruritus in hemodialysis patients. *Ren Fail.* 2009;31:85–90.

119. Vila T, Gommer J, Scates AC. Role of gabapentin in the treatment of uremic pruritus. *Ann Pharmacother.* 2008;42:1080–1084.

120. Kuypers DR, Claes K, Evenepoel P, et al. A prospective proof of concept study of the efficacy of tacrolimus ointment on uraemic pruritus (UP) in patients on chronic dialysis therapy. *Nephrol Dial Transplant.* 2004;19:1895–1901.

121. Tarng DC, Cho YL, Liu HN, et al. Hemodialysis-related pruritus: a double-blind, placebo-controlled, crossover study of capsaicin 0.025% cream. *Nephron.* 1996;72:617–622.

122. Weisshaar E, Dunker N, Gollnick H. Topical capsaicin therapy in humans with hemodialysis-related pruritus. *Neurosci Lett.* 2003;345:192–194.

123. Braverman IM. Skin manifestations of internal malignancy. *Clin Geriatr Med.* 2002;18:1–19.

124. Rajagopal R, Arora PN, Ramasastry CV, et al. Skin changes in internal malignancy. *Indian J Dermatol Venereol Leprol.* 2004;70:221–225.

125. Ridgway HB. Skin signs of internal malignancy. *Am Fam Physician.* 1978;17:123–129.

126. Cormia FE, Domonkos AN. Cutaneous reactions to internal malignancy. *Med Clin North Am.* 1965;49:655–680.

127. Tefferi A. Polycythemia vera: a comprehensive review and clinical recommendations. *Mayo Clin Proc.* 2003;78:174–194.

128. Tefferi A, Fonseca R. Selective serotonin reuptake inhibitors are effective in the treatment of polycythemia vera-associated pruritus. *Blood.* 2002;99:26–27.

129. Schulz S, Metz M, Siepmann D, et al. Antipruritic efficacy of a high-dosage antihistamine therapy: results of a retrospectively analysed case series. *Hautarzt.* 2009;60:564–568.

130. Stander S. Rational symptomatic therapy for chronic pruritus. *Hautarzt.* 2006;57:403–410.

131. Yosipovitch G, Samuel LS. Neuropathic and psychogenic itch. *Dermatol Ther.* 2008;21:32–41.

132. Savk E, Dikicioglu E, Culhaci N, et al. Immunohistochemical findings in notalgia paresthetica. *Dermatology.* 2002;204:88–93.

133. Wallengren J, Sundler F. Brachioradial pruritus is associated with a reduction in cutaneous innervation that normalizes during the symptom-free remissions. *J Am Acad Dermatol.* 2005;52:142–145.

134. Wallengren J, Tegner E, Sundler F. Cutaneous sensory nerve fibers are decreased in number after

135. Oaklander AL. Mechanisms of pain and itch caused by herpes zoster (shingles). *J Pain.* 2008;9:S10–18.

136. Dey DD, Landrum O, Oaklander AL. Central neuropathic itch from spinal-cord cavernous hemangioma: a human case, a possible animal model, and hypotheses about pathogenesis. *Pain.* 2005;113:233–237.

137. Magilner D. Localized cervical pruritus as the presenting symptom of a spinal cord tumor. *Pediatr Emerg Care.* 2006;22:746–747.

138. Crane DA, Jaffee KM, Kundu A. Intractable pruritus after traumatic spinal cord injury. *J Spinal Cord Med.* 2009;32:436–439.

139. Sullivan MJ, Drake Jr ME. Unilateral pruritus and Nocardia brain abscess. *Neurology.* 1984;34:828–829.

140. Kimyai-Asadi A, Nousari HC, Kimyai-Asadi T, et al. Poststroke pruritus. *Stroke.* 1999;30:692–693.

141. Shapiro PE, Braun CW. Unilateral pruritus after a stroke. *Arch Dermatol.* 1987;123:1527–1530.

142. Adreev VC, Petkov I. Skin manifestations associated with tumours of the brain. *Br J Dermatol.* 1975;92:675–678.

143. Liddell K. Letter: Post-herpetic pruritus. *Br Med J.* 1974;4:165.

144. Oaklander AL, Cohen SP, Raju SV. Intractable postherpetic itch and cutaneous deafferentation after facial shingles. *Pain.* 2002;96:9–12.

145. Oaklander AL, Bowsher D, Galer B, et al. Herpes zoster itch: preliminary epidemiologic data. *J Pain.* 2003;4:338–343.

146. Rowbotham MC, Yosipovitch G, Connolly MK, et al. Cutaneous innervation density in the allodynic form of postherpetic neuralgia. *Neurobiol Dis.* 1996;3:205–214.

147. Sonnett TE, Setter SM, Campbell RK. Pregabalin for the treatment of painful neuropathy. *Expert Rev Neurother.* 2006;6:1629–1635.

148. Tassone DM, Boyce E, Guyer J, et al. Pregabalin: a novel gamma-aminobutyric acid analogue in the treatment of neuropathic pain, partial-onset seizures, and anxiety disorders. *Clin Ther.* 2007;29:26–48.

149. Yesudian PD, Wilson NJ. Efficacy of gabapentin in the management of pruritus of unknown origin. *Arch Dermatol.* 2005;141:1507–1509.

150. Summey Jr BT, Yosipovitch G. Pharmacologic advances in the systemic treatment of itch. *Dermatol Ther.* 2005;18:328–332.

151. Lane JE, McKenzie JT, Spiegel J. Brachioradial pruritus: a case report and review of the literature. *Cutis.* 2008;81:37–40.

152. Crevits L. Brachioradial pruritus—a peculiar neuropathic disorder. *Clin Neurol Neurosurg.* 2006;108:803–805.

153. Barry R, Rogers S. Brachioradial pruritus—an enigmatic entity. *Clin Exp Dermatol.* 2004;29:637–638.

154. Cohen AD, Masalha R, Medvedovsky E, et al. Brachioradial pruritus: a symptom of neuropathy. *J Am Acad Dermatol.* 2003;48:825–828.

155. Goodkin R, Wingard E, Bernhard JD. Brachioradial pruritus: cervical spine disease and neurogenic/neuropathic pruritus. *J Am Acad Dermatol.* 2003;48:521–524.

156. Fisher DA. Brachioradial pruritus: a recurrent solar dermopathy. *J Am Acad Dermatol.* 1999;41:656–658.

157. Bernhard JD, Bordeaux JS. Medical pearl: the ice-pack sign in brachioradial pruritus. *J Am Acad Dermatol.* 2005;52:1073.

peripheral and central nerve damage. *J Am Acad Dermatol.* 2002;46:215–217.

158. Winhoven SM, Coulson IH, Bottomley WW. Brachioradial pruritus: response to treatment with gabapentin. *Br J Dermatol.* 2004;150:786–787.

159. Scheinfeld N. The role of gabapentin in treating diseases with cutaneous manifestations and pain. *Int J Dermatol.* 2003;42:491–495.

160. Tait CP, Grigg E, Quirk CJ. Brachioradial pruritus and cervical spine manipulation. *Australas J Dermatol.* 1998;39:168–170.

161. Massey EW, Pleet AB. Localized pruritus-notalgia paresthetica. *Arch Dermatol.* 1979;115:982–983.

162. Springall DR, Karanth SS, Kirkham N, et al. Symptoms of notalgia paresthetica may be explained by increased dermal innervation. *J Invest Dermatol.* 1991;97:555–561.

163. Ehrlich W, Dellon AL, Mackinnon SE. Classical article: cheiralgia paresthetica (entrapment of the radial nerve). [A translation in condensed form of Robert Wartenberg's original article published in 1932]. *J Hand Surg Am.* 1986;11:196–199.

164. Lazzarino LG, Nicolai A, Toppani D. A case of cheiralgia paresthetica secondary to diabetes mellitus. *Ital J Neurol Sci.* 1983;4:103–106.

165. Massey EW, O'Brian JT. Cheiralgia paresthetica in diabetes mellitus. *Diabetes Care.* 1978;1:365–366.

166. Massey EW, Pleet AB. Handcuffs and cheiralgia paresthetica. *Neurology.* 1978;28:1312–1313.

167. Hancox JG, Wittenberg GF, Yosipovitch G. A patient with nasal ulceration after brain surgery. *Arch Dermatol.* 2005;141:796–798.

168. Canavero S, Bonicalzi V, Massa-Micon B. Central neurogenic pruritus: a literature review. *Acta Neurol Belg.* 1997;97:244–247.

169. Zylicz Z. Clinical assessment of patients with pruritus. In: Zylicz Z, Twycross R, Jones EA, eds. *Pruritus in advanced disease.* Oxford: Oxford University Press; 2004:33.

170. Perron G, Dolbec P, Germain J, et al. Perineal pruritus after i.v. dexamethasone administration. *Can J Anaesth.* 2003;50:749–750.

171. Tuneu A, Moreno A, de Moragas JM. Cutaneous reactions secondary to heparin injections. *J Am Acad Dermatol.* 1985;12:1072–1077.

172. Kjellberg F, Tramer MR. Pharmacological control of opioid-induced pruritus: a quantitative systematic review of randomized trials. *Eur J Anaesthesiol.* 2001;18:346–357.

173. Kelly MC, Carabine UA, Mirakhur RK. Intrathecal diamorphine for analgesia after caesarean section: a dose finding study and assessment of side-effects. *Anaesthesia.* 1998;53:231–237.

174. Fuller JG, McMorland GH, Douglas MJ, et al. Epidural morphine for analgesia after caesarean section: a report of 4880 patients. *Can J Anaesth.* 1990;37:636–640.

175. Asokumar B, Newman LM, McCarthy RJ, et al. Intrathecal bupivacaine reduces pruritus and prolongs duration of fentanyl analgesia during labor: a prospective, randomized controlled trial. *Anesth Analg.* 1998;87:1309–1315.

176. Arner S, Rawal N, Gustafsson LL. Clinical experience with long-term treatment with epidural and intrathecal opioids—a nationwide survey. *Acta Anaesthesiol Scand.* 1988;32:253–259.

177. Cousins MJ, Mather LE. Intrathecal and epidural administration of opioids. *Anesthesiology.* 1984;61:276–310.

178. White MJ, Berghausen EJ, Dumont SW, et al. Side effects during continuous epidural infusion of morphine and fentanyl. *Can J Anaesth.* 1992;39:576–582.

179. Scott PV, Fischer HB. Intraspinal opiates and itching: a new reflex? *Br Med J (Clin Res Ed)*. 1982;284:1015–1016.

180. Thomas DA, Williams GM, Iwata K, et al. The medullary dorsal horn: a site of action of morphine in producing facial scratching in monkeys. *Anesthesiology*. 1993;79:548–554.

181. Ballantyne JC, Loach AB, Carr DB. Itching after epidural and spinal opiates. *Pain*. 1988;33:149–160.

182. Colbert S, O'Hanlon DM, Galvin S, et al. The effect of rectal diclofenac on pruritus in patients receiving intrathecal morphine. *Anaesthesia*. 1999;54:948–952.

183. Choi JH, Lee J, Bishop MJ. Epidural naloxone reduces pruritus and nausea without affecting analgesia by epidural morphine in bupivacaine. *Can J Anaesth*. 2000;47:33–37.

184. Jeon Y, Hwang J, Kang J, et al. Effects of epidural naloxone on pruritus induced by epidural morphine: a randomized controlled trial. *Int J Obstet Anesth*. 2005;14:22–25.

185. Somrat C, Oranuch K, Ketchada U, et al. Optimal dose of nalbuphine for treatment of intrathecal-morphine induced pruritus after caesarean section. *J Obstet Gynaecol Res*. 1999;25:209–213.

186. Dunteman E, Karanikolas M, Filos KS. Transnasal butorphanol for the treatment of opioid-induced pruritus unresponsive to antihistamines. *J Pain Symptom Manage*. 1996;12:255–260.

187. Pirat A, Tuncay SF, Torgay A, et al. Ondansetron, orally disintegrating tablets versus intravenous injection for prevention of intrathecal morphine-induced nausea, vomiting, and pruritus in young males. *Anesth Analg*. 2005;101:1330–1336.

188. Wells J, Paech MJ, Evans SF. Intrathecal fentanyl-induced pruritus during labour: the effect of prophylactic ondansetron. *Int J Obstet Anesth*. 2004;13:35–39.

189. Korhonen AM, Valanne JV, Jokela RM, et al. Ondansetron does not prevent pruritus induced by low-dose intrathecal fentanyl. *Acta Anaesthesiol Scand*. 2003;47:1292–1297.

190. Meylan N, Elia N, Lysakowski C, et al. Benefit and risk of intrathecal morphine without local anaesthetic in patients undergoing major surgery: meta-analysis of randomized trials. *Br J Anaesth*. 2009;102:156–167.

191. Charuluxananan S, Kyokong O, Somboonviboon W, et al. Nalbuphine versus propofol for treatment of intrathecal morphine-induced pruritus after cesarean delivery. *Anesth Analg*. 2001;93:162–165.

192. Horta ML, Ramos L, Goncalves ZR. The inhibition of epidural morphine-induced pruritus by epidural droperidol. *Anesth Analg*. 2000;90:638–641.

193. Carvalho JC, Mathias RS, Senra WG, et al. Systemic droperidol and epidural morphine in the management of postoperative pain. *Anesth Analg*. 1991;72:416.

194. Colbert S, O'Hanlon DM, Chambers F, et al. The effect of intravenous tenoxicam on pruritus in patients receiving epidural fentanyl. *Anaesthesia*. 1999;54:76–80.

195. Mashayekhi SO, Ghandforoush-Sattari M, Routledge PA, et al. Pharmacokinetic and pharmacodynamic study of morphine and morphine 6-glucuronide after oral and intravenous administration of morphine in children with cancer. *Biopharm Drug Dispos*. 2009;30:99–106.

196. Hermens JM, Ebertz JM, Hanifin JM, et al. Comparison of histamine release in human skin mast cells induced by morphine, fentanyl, and oxymorphone. *Anesthesiology*. 1985;62:124–129.

197. McLelland J. The mechanism of morphine-induced urticaria. *Arch Dermatol*. 1986;122:138–139.

198. Krajnik M. Opioid-induced pruritus. In: Zylicz Z, Twycross R, Jones EA, eds. *Pruritus in advanced disease*. Oxford: Oxford University Press; 2004:84.

199. Zylicz Z, Smits C, Krajnik M. Paroxetine for pruritus in advanced cancer. *J Pain Symptom Manage*. 1998;16:121–124.

21 淋巴水肿的处理

Sumner A. Slavin , Carolyn C. Schook 和 Arin K. Greene

黄守国 译校

流行病学与病理生理学

淋巴水肿是一个慢性、循序渐进的过程，由损伤或淋巴管系统发育异常引起。组织液在淋巴管系统表面及间质中积累，造成皮下组织肿大；随着时间的推移，脂肪和纤维组织的肿大进一步增加肢体的体积。四肢最容易发生，其次是生殖器。并发症包括功能障碍、心理疾病、感染、皮肤的改变及罕见的恶变。原发性淋巴水肿患者中 10% 受到淋巴水肿的影响，且每 100 000 例患者中，1.2 例患者发病年龄小于 20 岁（表 21-1）[1]。继发性淋巴水肿常继发于恶性肿瘤切除淋巴结、放疗、严重创伤或感染后。到目前为止，在肿瘤相关护理方面，淋巴水肿仍得不到基本的认识及处理。尽管淋巴水肿是一个逐渐发展、无法治愈的疾病，但是应用先进的非手术和手术方式进行处理后，能够延缓淋巴水肿的发展，预防并发症，并且改善症状。

流行病学

世界范围内多达 1.4 ～ 2.5 亿患者受到淋巴水肿的影响 [2]。多数患者居住在第三世界国家，并且饱受寄生虫感染的影响（如班氏吴策线虫）[2]。在英国和欧洲，每 1000 人则有 1.4 人患淋巴水肿，通常继发于恶性肿瘤 [3,4]。通常 90% 的淋巴水肿累下肢，10% 累及上肢、< 1% 累及生殖器，并且几乎全身的任何部分均可累及，如面部、躯干、乳房。在英国，上肢淋巴水肿最常见的原因是继发于乳腺癌治疗后。乳腺癌的治疗 2 年后其发病率约为 30%，但报道其发病率为 2% ～ 89% [5-10]。

表 21-1　淋巴水肿分型

原发型（特发型）		继发于淋巴系统损伤（腋下、腹股沟）	
类型	特征	原因	举例
先天型	幼年发病先天性淋巴水肿（遗传性）	感染	寄生虫（班氏线虫）
早发型	儿童发病梅格病（Meige disease）（遗传性）	医源性	淋巴结切除、放疗
迟发型	成人发病	创伤	贯穿伤
		恶性肿瘤	压迫、转移

然而，由于对淋巴水肿定义、随访时间及是否治疗方面的不同，肿瘤相关的淋巴水肿其治疗的费用亦不确切（疾病严重的患者，需接受更多积极治疗和随访）（图 21-1，彩图 21-1）。

　　淋巴水肿与肿瘤分期有关，分期越晚发生淋巴水肿的风险越大[11]。乳房切除的范围包括腋窝淋巴结转移同时也是发生淋巴水肿的潜在风险。例如，乳房根治术后发生淋巴水肿的概率是乳房部分切除术的 7.5 倍[12]，同样，术中清扫 15 个淋巴结后淋巴水肿的发生率是清扫 5 个淋巴结的 10 倍[13、14]。与腋窝淋巴结活检（淋巴水肿发生率16%）相比，前哨淋巴结活检（淋巴水肿发生率0.5%）能降低淋巴水肿的发生率[15]。

　　放疗是乳腺癌相关淋巴水肿发病另外的一个危险因素[12、16]。放疗范围仅有乳房及锁骨上淋巴结的患者与同时包含腋窝淋巴结的患者相比，放疗后淋巴水肿的发生率降低一倍[17]。与乳房切除术（49.2%）后相比，乳房保留手术后放疗能降低

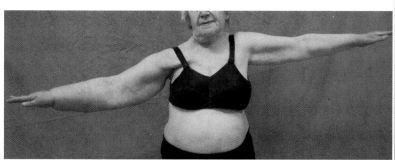
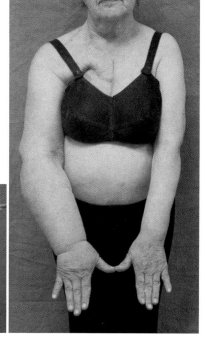

图 21-1　继发性上肢末端淋巴水肿。一例 82 岁患乳腺癌妇女，乳房切除术 + 淋巴结切除术并行放疗，2 年后出现右上肢淋巴水肿，右肩完全不能活动。

淋巴水肿发生的风险（32.0%）[11]。

在对盆腔恶性肿瘤治疗的患者中，10% ~ 69% 的患者发生下肢或生殖器淋巴水肿[18-20]。在伴有盆腔淋巴结转移的卵巢癌、宫颈癌、子宫内膜癌患者的治疗中，下肢淋巴结转移发生率 20% ~ 30%[21, 22]。

采用腹股沟前哨淋巴结活检代替淋巴结清扫术能够降低下肢和生殖器淋巴水肿的发生率（分别为 1.9% 和 25.5%）[23]。宫颈癌和子宫内膜癌术后对腹股沟淋巴结进行放疗淋巴水肿的风险增加 13%[21]（图 21-2，彩图 21-2）。

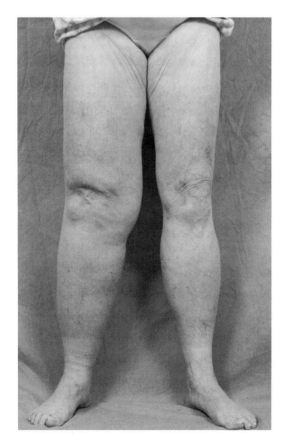

图 21-2 继发性下肢末端淋巴水肿。一例 56 岁患卵巢癌患者，行子宫切除术 + 双侧卵巢切除术 + 淋巴结切除术后 14 年后出现下肢淋巴水肿。该患者因感染住院大约 50 次，并且一直预防性使用青霉素。

病理生理学

淋巴管是由仅有单层内皮细胞构成的毛细淋巴管汇合而成，无明显的基底膜，因此能够促进蛋白质和脂质的扩散[24]。淋巴管根据其位置分为浅、深二种。浅淋巴管位于皮下，常与浅静脉伴行，收集皮肤和皮下组织的淋巴液。深层淋巴管与深部血管伴行，收集肌肉和内脏的淋巴液[25]。浅、深淋巴管之间由淋巴结连接。胸导管收集下肢、左主干的淋巴液与左上肢淋巴液一起汇入左锁骨下静脉[26]。右侧淋巴管收集头部和颈部、右上肢和右胸的淋巴液汇入右锁骨下静脉[24]。此外，在胃肠道、扁桃体、脾和胸腺也存在淋巴组织，而在脑、骨髓、软骨、角膜、中枢神经系统、肺叶、肝、肌肉、肌腱中未发现淋巴管[24,27]。

淋巴管有三个功能：①运输蛋白质；②减少脂肪的吸收；③免疫防御[24]。淋巴管将周围液体和蛋白质从细胞间质运送回血管系统。肌肉收缩、静脉搏动和改变腹腔内压力均可以引起淋巴液流动[24]。每天有 2 ~ 8L 血液和 10% ~ 50% 大分子蛋白质通过淋巴系统回流到静脉[28,29]。消化脂肪经肠道淋巴管传送到胸导管进入静脉循环[24]。淋巴系统在淋巴结内通过产生免疫反应清除和递呈外援物质，并且产生抗体[24]。

由于损伤及发育畸形造成的淋巴管及淋巴结功能障碍导致淋巴液聚集在细胞间质内，内部淋巴管压力升高导致瓣膜功能丧失，同时近端的回流减少、远端的集聚增加[28]。血管外蛋白质的溢出增加了细胞外胶体渗透压并且引起间质水肿。直到淋巴流动降低 80% 后，才通过提高巨噬细胞的活动和自发淋巴静脉分流等附加的机制防止肿胀[26]。一旦蛋白质集聚在淋巴结的间质里，随之而来的炎症会诱发纤维化和进一步的淋巴结损伤。在受到轻微的感染或创伤后淋巴液的停滞最终导致免疫监视作用的障碍，减少了氧传输到皮肤，并且丰富的蛋白质环境有利于细菌的生长。随着液体的慢性聚集，皮下脂肪组织的逐渐肿大，末端脂肪量增加 73%，这些都进一步增加淋巴水肿[30]。

发病率

30% 淋巴水肿患者中，平均每年会有一例引起感染的，且 1/4 到医院住院治疗[3]。炎症和纤维化导致皮肤硬化和过度角化。活动范围的减少引起工作能力降低和心理疾病发病率的增加[3,31]。患乳腺癌相关淋巴水肿的女性生活质量低于乳腺癌但无淋巴水肿的女性[32,33]。肉瘤是一种罕见的、与慢性淋巴水肿有关的并发症（发病率0.5%），其病程长，病情严重[34,35]。在对数百例 Stewart-Treves 综合征研究中（淋巴管肉瘤继发于乳腺癌的乳房切除后）报道，平均生存时间是19 个月[35-38]。因为这种恶性肿瘤对化疗和放疗抵抗，首选手术治疗[39]。

诊断

病史及体格检查

诊断为淋巴水肿的患者中，90% 患者病史和体格检查见图 21-3。既往史资料包括前期手术、淋巴结切除术、放疗、穿透性创伤及并发症（心脏、肝肾疾病）。开始和持续肿胀的时间也需标注，患者通常会描述反复发生的感染史。淋巴水肿的患者通常发生在乳腺癌治疗后的 6 ～ 9 个月内，80% 的患者的 24 个月内[6,40,41]。丝虫病发病的地区应除外其感染，因为技术上存在困难，在物理水平很少研究，并且其准确性低于前哨淋巴结。检查确定肿胀的位置和肤质（见图 21-1）。肿胀涉及远端的肢体（包括手和脚）和随着时间的推移迁移至近端。水肿在早期阶段，是无痛的、凹陷的，很少有色素变化。随着病情慢性变化，脂肪沉积和纤维化是非凹陷性水肿和 Stemmer 征的原因（即不能抓住第二足趾或手指）[42,43]。

影像学检查

当询问病史及体格检查诊断淋巴不明确时，淋巴造影可以确定诊断。用 Tc[99]m 标记的锑、硫或白蛋白注射到受影响的身体部位的远端皮下组织，淋巴造影则能够评估淋巴功能，该方法对淋巴水肿诊断敏感性达 92%，特异性达 100%[44]。正常情况下可观察到近端迁移的放射性蛋白质在区域淋巴结的走向[20,36,44]。若存在淋巴水肿则会延迟注射部位皮肤回流和运输。

淋巴管造影术是用不透射线的照影剂直接注射到淋巴管的通道。淋巴管造影术很少被使用，因为其技术上的困难且准确率低于淋巴闪烁照相术，且患者对造影剂可发生过敏反应、淋巴管炎

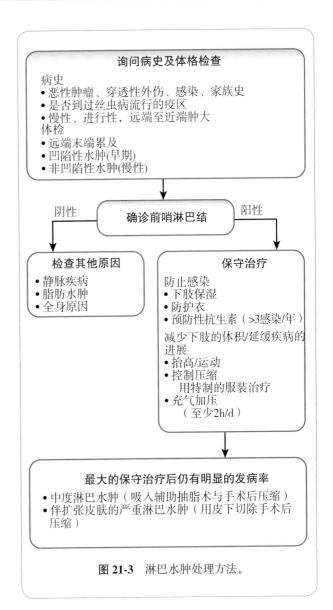

图 21-3 淋巴水肿处理方法。

（19%）或发生恶化性淋巴水肿（32%）。淋巴管造影术很少用来诊断一个局部梗阻。

磁共振成像（MRI）和计算机断层扫描（CT）检查对淋巴水肿既不敏感，也没有特异性。淋巴水肿会出现皮肤增厚和皮下组织"蜂巢"样改变。MRI 能说明有手术计划的患者的脂肪肥厚的程度，特别是对吸入辅助抽脂术（表 21-2），CT 则很少运用，因为它与 MRI 相比，对软组织分辨率差，且会增加患者的辐射。超声对淋巴水肿的组织显示非特异性增厚，但可用于评估静脉血栓形成[36]。活检对诊断淋巴水肿基本没用，因为病理变化为非特异性炎症。

表 21-2　肢体肿胀的鉴别

	淋巴水肿	静脉淤滞	脂肪性水肿	全身水肿
受影响的手/脚	+	±	−	+
双侧	±	±	+	+
疼痛	±	+	+	−
色素变化	±	+		
凹陷性水肿	±	+		+
对利尿剂的反应	−	±	−	+
溃疡		+		
延缓淋巴				
流动（淋巴闪烁图）	+	−		−
增加皮肤的厚度（CT/MRI）	+			
增加的脂肪组织（CT/MRI）	+		+	

注：CT，计算机断层扫描，MRI 磁共振成像

鉴别诊断

　　淋巴水肿是不同于其他原因引起的水肿，因为它涉及最严重远端肢体或生殖器局部肿胀。此外，淋巴水肿呈渐进性、慢性为感染的高风险。相比之下，充血性心力衰竭、肝病、蛋白质丢失性肠病，肾功能不全引起的是对称性、双侧下肢水肿（图 21-3）。继发肥胖也会发生双侧肢体扩大，慢性静脉功能不全和脂肪水肿。静脉疾病引起色素沉着、溃疡、凹陷性水肿和静脉曲张，一般出现在手或脚。脂肪水肿主要涉及青春期女性的大腿而不是脚，患者有压痛和 Stemmer 征阴性[47]。深静脉血栓（DVT）和恶性肿瘤引起的是局部、单侧下肢肿胀。与淋巴水肿相比，深静脉血栓形成呈急性发作，与红斑和疼痛有关。如果水肿发生与皮肤的变化，出现肿块或有全身症状（如消瘦和乏力）有关时，应考虑发生恶性肿瘤的可能性大。

治疗

　　从发展上看，淋巴水肿尚未完全了解，内科医生进行的专业治疗通常较差；在淋巴诊所治疗的 60% 淋巴水肿患者都是自我对照[20]。当经历一个大风险术后发生淋巴水肿，患者很少提供相关信息或被指导该如何去治疗淋巴性水肿，由于其是个长期和渐进的过程，故要求长期、跨学科对淋巴水肿患者进行护理[48-50]。一些专门的淋巴水肿诊所，可提供医疗和手术治疗。在本治疗淋巴水肿的方案中，整形外科、核医学、放射医学、康复专家均可提供咨询及诊断服务，并制订不同年龄段患者的治疗方案。目前，对疑为淋巴水肿的患者，应交由专门的综合治疗中心。

临床监测

　　临床医生应观察患者的疾病进展和治疗反应，每年使用环状和水位移测量肿胀的肢体。水位移环状记录更准确地确定水肿的肢体体积，软尺测量能对下肢淋巴水肿具体的解剖网提供数据。根据和对侧下肢之间体积差异的影响，将疾病的严重程度分级为：< 10%，轻度；10% ~ 30%，中度；≥ 30%，重度[27]。蜂窝组织炎发病治疗应口服抗生素；可能需要静脉注射治疗和住院治疗。每年发作 3 次或更多的蜂窝组织炎的患者，应给予每日预防性抗生素。

　　如果另一侧正常的肢体不能进行临床检查，

那么患淋巴水肿的肢体进行血压监测和静脉穿刺是安全的[51]。血压袖带监测可正常进行，因为用于治疗淋巴水肿气压超过100mmHg（血压袖带可改善淋巴引流），静脉穿刺不会增加蜂窝织炎的风险，因为是无菌的皮肤穿透。静脉穿刺通常是通过淋巴闪烁照相术呈现，这并不会增加感染的风险[51]。

非手术治疗

日常生活

患者应定期清洗和保湿肢体以防止皮肤干燥和继发的皮肤破裂和蜂窝组织炎。为了避免意外创伤应穿鞋和长袖衫，应该避免赤脚走路。在条件允许的时候，患者应抬高患肢高度，以暂时地、轻微减少肿胀[52,53]。运动，包括举重、不会加重淋巴水肿，反而能改善症状[54]。

静态压缩

压缩是淋巴水肿的一线治疗（表21-3）。紧身服装只提供短暂的体积减少；如果治疗停止，肿胀则会复发。因此，需要终身使用[55]。压力可改善下肢容量：①增加淋巴运输，②降低毛细血管滤过，③开放倒塌的血管，④减少间隙的压力，⑤通过直接损伤，加宽血管壁（图21-4，彩图21-4）。

各种各样的服装，无论是单层还是多层，均提供沿下肢近端的压力梯度。单丝袜（30～80mmHg），肢体容量减少4%～8%，多层包裹（美国职棒大联盟MLB）效果则能加倍[36,52,56]。逐步收紧的分层服装（控制压缩治疗，CCT）超过1年可减少肢体体积47%[57]。

量身定制的优于商业化生产的丝袜。我们为上肢定制一个3级袖套（30mmHg），下肢使用2级长筒丝袜（20mmHg）。服装需要长期穿着，但进行社会功能活动或洗澡时可以脱下。每个人应该有几双丝袜，以保证换洗的需要。洗涤会使衣服更加紧缩，从而增加压缩力度。随着时间的推移，丝袜会出现弹性松弛。

另外，随着腿部体积减小，丝袜设计了一条可进行调整的区域，可以作出更严格的测量，并且制订规模较小的服装（CCT）。通常每6个月需要订制新的丝袜。在社交场合中由于服装和绷带

表21-3　非手术治疗

治疗方法	优点	缺点
抬高和锻炼	最小的疗效，家庭治疗无成本	
静止压缩	中度 / 良好疗效家庭治疗	顺从性低
气动压缩	良好疗效家庭治疗顺从性高	
人工淋巴引流	最小的疗效	限轻 - 中度疾病集中的时间患者不方便患者依赖于医生治疗
联合治疗、去淋巴水肿治疗（DLT）、复杂的物理疗师法（CPT）、复杂的去水肿理疗（CDP）	疗效好家庭治疗（维持阶段）	密集时间 / 患者不方便患者依赖治疗

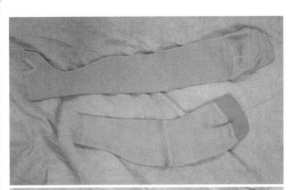
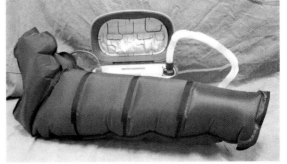

图 21-4　淋巴水肿的一线治疗。顶部是特制的静态压缩服装。底部是气动加压装置。

表 21-4 气动加压装置

设备类别	腔室设计	压力梯度	举例
不连续，无梯度差	单腔	无	亨特莱气动压缩器 3
连续，无梯度差	多腔	无	淋巴压缩小系统
连续，有梯度	多腔	远端>近端	生物压缩 连续循环 3008 正常压缩设备

序贯：多腔袖套先膨胀远端室，然后再到近端。
梯度：多腔袖套远端比近端会有更多的压力。

不舒服，患者的顺从性往往比较差。

按摩疗法

手动淋巴引流（MLD），由专业训练的治疗师进行，采用轻柔的按摩，刺激近端淋巴回流。MLD 可提高生活质量，但不能最低限度减少下肢体积（≈ 10%），这相当于没有 CCT 的静态服装[52,58,59]。当与静态压缩联合使用时，MLD 对患肢体积的改善无明显作用[59]。MLD 可能有助于治疗早期或轻微的疾病，但对慢性淋巴水肿可能疗效有限[33]。按摩疗法的缺点包括：①患者需花费大量时间；②对提供按摩的人有依赖性；③费用相对较高。

充气加压

通过一个带充气套的气动加压装置，提供间歇性的压力，通过大幅度的胀 / 缩交替变化模型（表 21-4）发挥作用。多腔的袖子首先通过膨胀远端的腔，依次近端的腔，使其连续不断地产生压力。连续 8 个空腔的压力比单腔、非连续的压力更有效（应用 2 小时以上，32.6% 的体积减少，而对照为 0.4% 的体积增加）[60]。这种设备连续提供了一个适用于较大力量在远端室和较小的力量在近端腔的压力梯度。额外的设计变量包括像膨胀般的脉动蠕动，防反流的阀门，所有泵允许施加压力的调整，一些设备可以用来定制腔压力和膨胀的周期时间。气动压缩治疗范围可以从简单的（不可编程的、不连续的、非梯度压力）到复杂的（可编程、连续的、渐变的、蠕动的压力）。

多数研究表明，气动压缩肢体可使肢体体积减少 1/4 到 2/3，其他研究提示肢体体积可得到中度改善（体积减小 3% ~ 7%）[60-64]。治疗结果取决于设备的技术、测量措施、治疗方案。虽然气动压缩有效且长期，但是尚未进行随机对照试验。气动压缩的优势包括：①有效性；②简单；③疗法方便，可在家中进行；④是不依赖于治疗师的治疗方法，建议每天至少气动压缩 2 小时。此外，当不使用气动泵时，患者应接受静态服装的可控压缩疗法（CCT）。

非手术联合治疗方法

联合的压缩方案，比单一干预更有效。已经制定规范化方案，结合护肤、手动淋巴引流（MLD）、加压包扎、运动及减肿胀淋巴疗法（DLT）、复杂的物理疗法（CPT）和复杂的减肿胀物理治疗（CDP）法。

这些方案主要分为两个阶段：①治疗阶段（第一阶段）；②巩固阶段（第二阶段）。第一阶段要持续 4 周的门诊治疗。第二阶段的自我治疗要巩固第一阶段治疗并进一步减少患肢体积，患者多数在门诊治疗。文献报道综合治疗肢体体积量从 19% 减少到 68%，但是这些都是小样本和纳入标准不清的研究[52,66,67]。有报道 DLT 加气压缩比单独的 DLT 能更大程度上减少肢体的体积（45% vs. 26%）[68]。这些方案的主要缺点是患者需消耗大量时间、精力和费用。

药物治疗

淋巴水肿尚无药物治疗。虽然苯并吡喃酮和香豆素是一种免疫调节剂，会引起轻微的体积减少，但其具有肝毒性[36,52,69]。香豆素不被推荐使用，因为其最小的疗效和潜在的发病率。利尿剂对淋巴水肿是无效的，在引起全身液体超负荷（如充血性心力衰竭）的条件下是可使用的，但其可通过增加淋巴间质蛋白浓度，使淋巴水肿病情更重。

手术治疗

当保守治疗方法不能改善淋巴水肿时（表21-5），应考虑外科方法治疗淋巴水肿。但手术不能治愈，术后仍需要终身采用压缩方法，以防止肢体复胀。淋巴水肿的严重程度是取决于患者的的淋巴液产生量（负荷）和运输淋巴液静脉循环（引流）的能力。生理程序创建新的淋巴连接，以提高淋巴液静脉循环。切除受影响的组织，以减

表 21-5　手术治疗方法

生理技术	优点	缺点
淋巴静脉吻合	中度疗效 最小发病率 一期完成	限轻度/中度疾病 要求有功能的静脉 和淋巴管，不能去除 多余的脂肪组织
皮瓣移植		目前疗效尚不清； 不能去除多余的脂肪 组织；有较高的复发 率
切除技术	**优点**	**缺点**
辅助吸引切除术	疗效好，患肢体积减少，最小的发病率，一期完成	未标明晚期疾病
分期切除下皮组织	疗效好，患肢体积减少，对重度疾病有效	分两期进行，有一定的复发率
查尔斯程序	疗效好，患肢体积减少。对晚期疾病有效一期完成	美容效果差，伤口愈合慢，疗效不稳定，有较高的复发率

少负荷。虽然生理方法试图纠正淋巴管潜在缺陷，但从长远来说疗效一般。我们一般首选吸辅助抽脂术和皮下组织切除术，因为从长远疗效来看，其比手术治疗具有优越性。

生理过程

显微手术

显微淋巴管静脉连接的建立一直用于改善近端淋巴回流。在一份淋巴管静脉吻合（LVA）与继发性淋巴水肿治疗的患者的回顾报道中显示该手术能达到目标改善的有42%，平均体积减少44%[70]。12周后，吻合口通畅率为66%。与显微切除术结合，在疾病早期和远端吻合（手腕/脚踝水平）的患者中疗效最好。[70]

近年，在腹股沟和上臂近端LVA区域易出现原发性和继发性淋巴水肿[71-73]。83%的患者得到长期改善，超过30年的时间里，水肿肢体体积平均减少75%[73]，87%的患者感染率下降[73]。成功地治疗了原发性和继发性淋巴水肿。但有报道指出17%患者体积减少不足50%[73]。

因为担心近端淋巴管的质量和皮肤的静脉压力过高，因此不允许通过淋巴静脉连接正向流动，"超级"显微淋巴管静脉连接过程是通过创建小、远程、皮下淋巴静脉吻合[74]。3年后，无吻合口故障观察，2/3的显微淋巴管静脉连接患者比术后压缩周径减少超过4cm[75,76]。1年后原发性和继发性淋巴水肿的患者中，重度淋巴水肿过剩量减少情况不及轻度/中度疾病（55.6% vs. 41%）。[75-77]

显微外科手术方法，但不能预测长期体积量减少。相反早期研究中，LVA已经证明可成功治疗原发性淋巴水肿[73,76]。对于显微外科来说，术后静态压缩的作用目前尚不清楚。LVA显示对轻度至中度淋巴水肿有利，但不适用于对慢性脂肪肥大疾病。因此，无法实现下肢体积的完全正常化。淋巴静脉压力存在梯度差，因此LVA要求有功能的静脉及专门的淋巴管[36,64,72]。淋巴水肿是晚期疾病，若上述要求都满足，应在患肢发生明显纤维化之前行LVA[71,73]。

皮瓣移植

皮瓣移植术是试图将浅层的淋巴管连接到深层的淋巴系统，Thompson方法是将隐藏真皮瓣于肌

肉之间，引流表面组织直达深层结构[78-80]。改良的淋巴系统引流在技术上难以证明，临床症状的改善可能是继发于切除步骤，但肌皮、网膜皮瓣有可变性[81-83]。尚无证据说明网膜皮瓣与连接组织可长期降低发病率[84]。

早期的蒂状瓣移植不能维持最初体积下降，反而加重手术发病率，包含供者淋巴水肿，都曾有报道[85-91]。最初患肢消肿可能是由于切除的缘故，而不是由于淋巴系统引流功能[89-91]。近来，动物和小样本的人体研究显示了带蒂腹直肌腹肌皮瓣的优势[92,93]。回流淋巴管功能已经在人类自由皮瓣得以验证，但自由组织转移尚未被用于临床诊治淋巴水肿[92]。目前，因为疗效不确定，皮瓣移植研究很少，皮瓣移植比 LVA 或切除法有更高的复发率。

其他生理过程

切除筋膜状组织将浅表性引流到深部的方法疗效尚未得到证实[94-97]。早期的淋巴结和淋巴经脉分流术不成功[73]。腹股沟淋巴结自由皮瓣移植到腋窝的手术方式在术后 5 年的患者中疗效肯定，62.5% 的患者不再需要进行保守治疗[98]。在一例进行淋巴结移植的羊标本中显示，原位种植地方恢复淋巴引流功能，即血管化淋巴结能够恢复淋巴腺功能[99]。尽管该方法尚未被用于人体实验，但其可能防止淋巴水肿患者经历高风险手术，如伴随着乳房切除的乳房重建术，包括腹股沟的淋巴结移植，然而，患者供体位置也存在一定的风险，如继发性淋巴水肿，切除任何位置都能引起淋巴水肿（如标记淋巴结切片检查法）[15]。

其他切除方法

在慢性疾病中，尽管通过提高近端淋巴流动生理程序减少体积，但并没有去除脂肪组织的肥大细胞或是纤维组织[30,57]。切除多余的部分比生理方法更受患者青睐，因为①肿大的肢体尺寸减少；②疗效相当；③适用于所有患者（轻型、中型、重型淋巴水肿）。由于潜在的疾病不能治愈，患者需终身压缩减少肢体肿胀、炎症与复发性脂肪再生。

辅助吸脂治疗

辅助抽吸脂肪（SAL）由于其优越功效、疗效一致和低发病率，成为目前淋巴水肿的一线治疗方法[30,57,100-106]。该技术去除慢性淋巴水肿疾病中肥厚的、增生的皮下脂肪。吸脂不但可以增加皮肤血流量，而且降低蜂窝组织炎年发病率 30%，从而使生活质量大为提高[107,108]。辅助抽吸脂肪不损伤淋巴细胞，从而使淋巴液引流不受影响[102,107]。

虽然最初使用辅助抽吸脂肪疗效一般，但若使用当代吸脂术之类的技术（圆周抽吸、肿大部位抽吸和套管抽吸）可能会达到更好效果[101,103,105,109,110]。前瞻性研究显示辅助抽吸脂肪结合 CCT 治疗上肢淋巴水肿，1 年内使总体积减少 106%，且经过 15 年无复发[57,100,101,111]。在 18 个月的随访中显示，辅助抽吸脂肪术使下肢的体积缩小达 75%[104]。

因为患肢的广泛纤维化，在严重的疾病中完全消除脂肪难以实现[55]。然而，辅助抽吸脂肪在现代疾病中确实能达到缩小体积，同时降低发病率和缩短患者的恢复时间的目的。理想的辅助抽吸脂肪术适用于中等程度疾病患者：也就是说疾病程度轻微不需要手术干预，那些严重的皮肤淋巴水肿的患者则通常需要手术切除皮肤。术前通过磁共振可了解过剩脂肪组织，若辅助抽吸脂肪术后皮肤多余，患者可能通过分期切除皮下组织，可能会更好。

分期皮下切除

分期皮下切除是治疗严重的淋巴水肿、皮肤广泛的纤维化和皮肤增生优先选择的手术治疗方法。带血供的皮瓣是用来修复和覆盖手部内侧皮下组织和肌肉筋膜[95,112-115]。3 个月后皮下组织形成[113]。随访 14 年结果显示 79% 的患者肢体尺寸显著改善，且感染风险降低[113]。通过术后患者的前哨淋巴结显像显示淋巴结引流得到改善，取得一些生理疗效[113]。此方法与辅助抽吸脂肪法相比，缺点为住院时间长、切口大，因而手术并发症率高。

查尔斯程序

查尔斯程序是去除皮肤、皮下组织和周围包裹的肌筋膜，然后将皮肤移植覆盖于潜在的肌肉[116]。尽管淋巴水肿很少见，但是如果使用厚皮瓣移植，淋巴渗漏、皮肤角化病及低级美容术则多见[117]。这种厚皮瓣移植的方法很少成功，因为伤口愈合差，肥厚性瘢痕，感觉减退及美学效果差[113,117-119]。一种改良的查尔斯程序是利用负压敷料和延迟切除组织进行厚皮移植的时间，得到更理想的结果的同时减少发病率[120]。然而，这种方法只能用于其他方法疗效差的晚期疾病。

参考文献

1. Smeltzer DM. Primary lymphedema in children and adolescents: a follow-up study and review. *Pediatrics*. 1985;76:206–218.
2. WHO, ECR. Lymphatic filariasis. Fourth report of the WHO Expert Committee on Filariasis. *World Health Organ Tech Rep Ser*. 1984;702:3–112.
3. Moffatt CJ. Lymphoedema: an underestimated health problem. *QJM*. 2003;96:731–738.
4. Rockson SG. Estimating the population burden of lymphedema. *Ann N Y Acad Sci*. 2008;1131:147–154.
5. Hayes SC. Lymphedema after breast cancer: incidence, risk factors, and effect on upper body function. *J Clin Oncol*. 2008;26:3536–3542.
6. Stout Gergich NL. Preoperative assessment enables the early diagnosis and successful treatment of lymphedema. *Cancer*. 2008;112:2809–2819.
7. Langbecker D. Treatment for upper-limb and lower-limb lymphedema by professionals specializing in lymphedema care. *Eur J Cancer Care (Engl)*. 2008;17:557–564.
8. Segerstrom K. Factors that influence the incidence of brachial oedema after treatment of breast cancer. *Scand J Plast Reconstr Surg Hand Surg*. 1992;26:223–227.
9. Erickson VS. Arm edema in breast cancer patients. *J Natl Cancer Inst*. 2001;93:96–111.
10. Petrek JA. Incidence of breast carcinoma-related lymphedema. *Cancer*. 1998;83:2776–2781.
11. Dayangac M. Precipitating factors for lymphedema following surgical treatment of breast cancer: implications for patients undergoing axillary lymph node dissection. *Breast J*. 2009;15:210–211.
12. Park JH. Incidence and risk factors of breast cancer lymphoedema. *J Clin Nurs*. 2008;17:1450–1459.
13. Abu-Rustum NR. The incidence of symptomatic lower-extremity lymphedema following treatment of uterine corpus malignancies: a 12-year experience at Memorial Sloan-Kettering Cancer Center. *Gynecol Oncol*. 2006;103:714–718.
14. Yen TW. A contemporary, population-based study of lymphedema risk factors in older women with breast cancer. *Ann Surg Oncol*. 2009;16:979–988.
15. McLaughlin SA. Prevalence of lymphedema in women with breast cancer 5 years after sentinel lymph node biopsy or axillary dissection: patient perceptions and precautionary behaviors. *J Clin Oncol*. 2008;26:5220–5226.
16. Kissin MW. Risk of lymphoedema following the treatment of breast cancer. *Br J Surg*. 1986;73:580–584.
17. Hayes SB. Does axillary boost increase lymphedema compared with supraclavicular radiation alone after breast conservation? *Int J Radiat Oncol Biol Phys*. 2008;72:1449–1455.
18. Podratz KC. Carcinoma of the vulva: analysis of treatment and survival. *Obstet Gynecol*. 1983;61:63–74.
19. de Hullu JA. What doctors and patients think about false-negative sentinel lymph nodes in vulvar cancer. *J Psychosom Obstet Gynaecol*. 2001;22:199–203.
20. Szuba A. The third circulation: radionuclide lymphoscintigraphy in the evaluation of lymphedema. *J Nucl Med*. 2003;44:43–57.
21. Tada H. Risk factors for lower limb lymphedema after lymph node dissection in patients with ovarian and uterine carcinoma. *BMC Cancer*. 2009;9:47.
22. Gould N. Predictors of complications after inguinal lymphadenectomy. *Gynecol Oncol*. 2001;82:329–332.
23. Van der Zee AG. Sentinel node dissection is safe in the treatment of early-stage vulvar cancer. *J Clin Oncol*. 2008;26:884–889.
24. Seifter J, Ratner A, Sloane D. *Concepts in medical physiology*. Philadelphia: Lippincott; 2005.
25. Crockett D. Lymphatic anatomy and lymphedema. *J Plast Surg*. 1965;18:12.
26. McCarthy JG. *Plastic surgery*. Philadelphia: WB Saunders; 1990.
27. Weinzweig J. *Plastic surgery secrets plus*. St Louis: Mosby; 2009.
28. Mathes SJ. *Plastic surgery*. St Louis: Elsevier; 2006.
29. Stanton AW. Recent advances in breast cancer-related lymphedema of the arm: lymphatic pump failure and predisposing factors. *Lymphat Res Biol*. 2009;7:29–45.
30. Brorson H. Breast cancer-related chronic arm lymphedema is associated with excess adipose and muscle tissue. *Lymphat Res Biol*. 2009;7:3–10.
31. Ahmed RL. Lymphedema and quality of life in breast cancer survivors: the Iowa Women's Health Study. *J Clin Oncol*. 2008;26:5689–5696.
32. Swenson KK. Case-control study to evaluate predictors of lymphedema after breast cancer surgery. *Oncol Nurs Forum*. 2009;36:185–193.
33. McNeely ML. The addition of manual lymph drainage to compression therapy for breast cancer related lymphedema: a randomized controlled trial. *Breast Cancer Res Treat*. 2004;86:95–106.
34. Schirger A. Postoperative lymphedema: etiologic and diagnostic factors. *Med Clin North Am*. 1962;46:1045–1050.
35. Brady MS. Post-treatment sarcoma in breast cancer patients. *Ann Surg Oncol*. 1994;1:66–72.
36. Szuba A. Lymphedema: classification, diagnosis and therapy. *Vasc Med*. 1998;3:145–156.
37. Aygit AC. Lymphangiosarcoma in chronic lymphoedema: Stewart-Treves syndrome. *J Hand Surg [Br]*. 1999;24:135–137.
38. Woodward AH. Lymphangiosarcoma arising in chronic lymphedematous extremities. *Cancer*. 1972;30:562–572.
39. Stewart NJ. Lymphangiosarcoma following mastectomy. *Clin Orthop Relat Res*. 1995;135–141.
40. Norman SA. Lymphedema in breast cancer survivors: incidence, degree, time course, treatment, and symptoms. *J Clin Oncol*. 2009;27:390–397.
41. Hayes SC. Lymphedema following breast cancer. *J Clin Oncol*. 2009;27:2890; author reply 2890.
42. Stemmer R. Stemmer's sign—possibilities and limits of clinical diagnosis of lymphedema. *Wien Med Wochenschr*. 1999;149:85–86.
43. Stemmer R. A clinical symptom for the early and differential diagnosis of lymphedema. *Vasa*. 1976;5:261–262.
44. Gloviczki P. Noninvasive evaluation of the swollen extremity: experiences with 190 lymphoscintigraphic examinations. *J Vasc Surg*. 1989;9:683–689; discussion 690.
45. O'Brien BM. Effect of lymphangiography on lymphedema. *Plast Reconstr Surg*. 1981;68:922–926.
46. Duewell S. Swollen lower extremity: role of MR imaging. *Radiology*. 1992;184:227–231.
47. Rudkin GH. Lipedema: a clinical entity distinct from lymphedema. *Plast Reconstr Surg*. 1994;94:841–847; discussion 848–9.
48. Ridner SH. Pretreatment lymphedema education and identified educational resources in breast cancer patients. *Patient Educ Couns*. 2006;61:72–79.
49. Towers A. The psychosocial effects of cancer-related lymphedema. *J Palliat Care*. 2008;24:134–143.
50. Paskett ED. Breast cancer-related lymphedema: attention to a significant problem resulting from cancer diagnosis. *J Clin Oncol*. 2008;26:5666–5667.
51. Greene AK. Blood pressure monitoring and venipuncture in the lymphedematous extremity. *Plast Reconstr Surg*. 2005;116:2058–2059.
52. Moseley AL. A systematic review of common conservative therapies for arm lymphoedema secondary to breast cancer treatment. *Ann Oncol*. 2007;18:639–646.
53. Swedborg I. Lymphedema post-mastectomy: is elevation alone an effective treatment? *Scand J Rehabil Med*. 1993;25:79–82.
54. Schmitz KH. Weight lifting in women with breast-cancer-related lymphedema. *N Engl J Med*. 2009;361:664–673.
55. Brorson H. Complete reduction of lymphoedema of the arm by liposuction after breast cancer. *Scand J Plast Reconstr Surg Hand Surg*. 1997;31:137–143.
56. Badger CM. A randomized, controlled, parallel-group clinical trial comparing multilayer bandaging followed by hosiery versus hosiery alone in the treatment of patients with lymphedema of the limb. *Cancer*. 2000;88:2832–2837.
57. Brorson H. Liposuction combined with controlled compression therapy reduces arm lymphedema more effectively than controlled compression therapy alone. *Plast Reconstr Surg*. 1998;102:1058–1067; discussion 1068.
58. Williams AF. A randomized controlled crossover study of manual lymphatic drainage therapy in women with breast cancer-related lymphoedema. *Eur J Cancer Care (English Language Edition)*. 2002;11:254–261.
59. Andersen L. Treatment of breast-cancer-related lymphedema with or without manual lymphatic drainage—a randomized study. *Acta Oncol*. 2000;39:399–405.
60. Bergan J. A comparison of compression pumps in the treatment of lymphedema. *Vasc Surg*. 1998;32.

61. Richmand DM. Sequential pneumatic compression for lymphedema: a controlled trial. *Arch Surg.* 1985;120:1116–1119.

62. Zelikovski A. The mobile pneumatic arm sleeve: a new device for treatment of arm lymphedema. *Lymphology.* 1985;18:68–71.

63. Kim-Sing C. Postmastectomy lymphedema treated with the Wright linear pump. *Can J Surg.* 1987;30:368–370.

64. Tiwari A. Differential diagnosis, investigation, and current treatment of lower limb lymphedema. *Arch Surg.* 2003;138:152–161.

65. Didem K. The comparison of two different physiotherapy methods in treatment of lymphedema after breast surgery. *Breast Cancer Res Treat.* 2005;93:49–54.

66. Koul R. Efficacy of complete decongestive therapy and manual lymphatic drainage on treatment-related lymphedema in breast cancer. *Int J Radiat Oncol Biol Phys.* 2007;67:841–846.

67. Ko DS. Effective treatment of lymphedema of the extremities. *Arch Surg.* 1998;133:452–458.

68. Szuba A. Decongestive lymphatic therapy for patients with breast carcinoma-associated lymphedema: a randomized, prospective study of a role for adjunctive intermittent pneumatic compression. *Cancer.* 2002;95:2260–2267.

69. Kligman L. The treatment of lymphedema related to breast cancer: a systematic review and evidence summary. *Support Care Cancer.* 2004;12:421–431.

70. O'Brien BM. Long-term results after microlymphaticovenous anastomoses for the treatment of obstructive lymphedema. *Plast Reconstr Surg.* 1990;85:562–572.

71. Campisi C. Long-term results after lymphatic-venous anastomoses for the treatment of obstructive lymphedema. *Microsurgery.* 2001;21:135–139.

72. Campisi C. Lymphatic microsurgery for the treatment of lymphedema. *Microsurgery.* 2006;26:65–69.

73. Campisi C. Microsurgery for treatment of peripheral lymphedema: long-term outcome and future perspectives. *Microsurgery.* 2007;27:333–338.

74. Nagase T. Treatment of lymphedema with lymphaticovenular anastomoses. *Int J Clin Oncol.* 2005;10:304–310.

75. Koshima I. Supermicrosurgical lymphaticovenular anastomosis for the treatment of lymphedema in the upper extremities. *J Reconstr Microsurg.* 2000;16:437–442.

76. Koshima I. Long-term follow-up after lymphaticovenular anastomosis for lymphedema in the leg. *J Reconstr Microsurg.* 2003;19:209–215.

77. Koshima I. Minimal invasive lymphaticovenular anastomosis under local anesthesia for leg lymphedema: is it effective for stage III and IV? *Ann Plast Surg.* 2004;53:261–266.

78. Thompson N. Buried dermal flap operation for chronic lymphedema of the extremities: ten-year survey of results in 79 cases. *Plast Reconstr Surg.* 1970;45:541–548.

79. Thompson N. Surgical treatment of chronic lymphoedema of the lower limb with preliminary report of new operation. *Br Med J.* 1962;2:1567–1573.

80. Thompson N. The surgical treatment of chronic lymphoedema of the extremities. *Surg Clin North Am.* 1967;47:445–503.

81. Goldsmith HS. Relief of chronic lymphedema by omental transposition. *Ann Surg.* 1967;166:573–585.

82. Goldsmith HS. Omental transposition in primary lymphedema. *Surg Gynecol Obstet.* 1967;125:607–610.

83. Classen DA. Free muscle flap transfer as a lymphatic bridge for upper extremity lymphedema. *J Reconstr Microsurg.* 2005;21:93–99.

84. Goldsmith HS. Long term evaluation of omental transposition for chronic lymphedema. *Ann Surg.* 1974;180:847–849.

85. Gillies H. The treatment of lymphoedema by plastic operation. *Br Med J.* 1935;1:96.

86. Gillies H. The lymphatic wick. *Proc R Soc Med.* 1950;43:1054.

87. Smith JW. Selection of appropriate surgical procedures in lymphedema: introduction of the hinged pedicle. *Plast Reconstr Surg Transplant Bull.* 1962;30:10–31.

88. Kinmonth JB. Primary lymphoedema; clinical and lymphangiographic studies of a series of 107 patients in which the lower limbs were affected. *Br J Surg.* 1957;45:1–9.

89. Kinmonth JB. Comments on operations for lower limb lymphoedema. *Lymphology.* 1975;8:56–61.

90. Clodius L. Problems of microsurgery in lymphedema. *Handchir Mikrochir Plast Chir.* 1982;14:79–82.

91. Mowlem R. The treatment of lymphoedema. *Br J Plast Surg.* 1948;1:48–55.

92. Slavin SA. Return of lymphatic function after flap transfer for acute lymphedema. *Ann Surg.* 1999;229:421–427.

93. Parrett BM. The contralateral rectus abdominis musculocutaneous flap for treatment of lower extremity lymphedema. *Ann Plast Surg.* 2009;62:75–79.

94. Kondoleon. *Zentralbl Chir.* 1912;39:1022.

95. Sistrunk WE. Further experiences with the Kondoleon operation for elephantiasis. *JAMA.* 1918;71:800.

96. Weinstein M. Elephantiasis and the Kondoleon operation: a 20-year postoperative follow-up. *Am J Surg.* 1950;79:327–331, illust.

97. Green TM. Elephantiasis and the Kondoleon operation. *Ann Surg.* 1920;71:28–31.

98. Becker C. Postmastectomy lymphedema: long-term results following microsurgical lymph node transplantation. *Ann Surg.* 2006;243:313–315.

99. Tobbia D. Experimental assessment of autologous lymph node transplantation as treatment of postsurgical lymphedema. *Plast Reconstr Surg.* 2009;124:777–786.

100. Brorson H. Liposuction in arm lymphedema treatment. *Scand J Surg.* 2003;92:287–295.

101. Brorson H. Controlled compression and liposuction treatment for lower extremity lymphedema. *Lymphology.* 2008;41:52–63.

102. Brorson H. Liposuction reduces arm lymphedema without significantly altering the already impaired lymph transport. *Lymphology.* 1998;31:156–172.

103. Eryilmaz T. Suction-assisted lipectomy for treatment of lower-extremity lymphedema. *Aesthetic Plast Surg.* 2009;33:671–673.

104. Greene AK. Treatment of lower extremity lymphedema with suction-assisted lipectomy. *Plast Reconstr Surg.* 2006;118:118e–121e.

105. Sando WC. Suction lipectomy in the management of limb lymphedema. *Clin Plast Surg.* 1989;16:369–373.

106. Brorson H. Adipose tissue in lymphedema: the ignorance of adipose tissue in lymphedema. *Lymphology.* 2004;37:175–177.

107. Brorson H. Liposuction gives complete reduction of chronic large arm lymphedema after breast cancer. *Acta Oncol.* 2000;39:407–420.

108. Brorson H. Quality of life following liposuction and conservative treatment of arm lymphedema. *Lymphology.* 2006;39:8–25.

109. Louton RB. The use of suction curettage as adjunct to the management of lymphedema. *Ann Plast Surg.* 1989;22:354–357.

110. O'Brien BM. Liposuction in the treatment of lymphoedema: a preliminary report. *Br J Plast Surg.* 1989;42:530–533.

111. Brorson H. Adipose tissue dominates chronic arm lymphedema following breast cancer: an analysis using volume rendered CT images. *Lymphat Res Biol.* 2006;4:199–210.

112. Homans J. The treatment of elephantiasis of the legs: a preliminary report. *N Engl J Med.* 1936;215:1099.

113. Miller TA. Staged skin and subcutaneous excision for lymphedema: a favorable report of long-term results. *Plast Reconstr Surg.* 1998;102:1486–1498; discussion 1499–501.

114. Miller TA. Surgical management of lymphedema of the extremity. *Plast Reconstr Surg.* 1975;56:633–641.

115. Miller TA. The management of lymphedema by staged subcutaneous excision. *Surg Gynecol Obstet.* 1973;136:586–592.

116. *A system of treatment.* London: J & A Churchill Ltd; 1912.

117. Miller TA. Charles procedure for lymphedema: a warning. *Am J Surg.* 1980;139:290–292.

118. Mavili ME. Modified Charles operation for primary fibrosclerotic lymphedema. *Lymphology.* 1994;27:14–20.

119. Dellon AL. The Charles procedure for primary lymphedema: long-term clinical results. *Plast Reconstr Surg.* 1977;60:589–595.

120. van der Walt JC. Modified Charles procedure using negative pressure dressings for primary lymphedema: a functional assessment. *Ann Plast Surg.* 2009;62:669–675.

潮热的非雌激素治疗 **22**

Jason M. Jones, Deirdre R. Pachman 和 Charles L. Loprinzi

王彦洁 译 杨 欣 校

流行病学与病理生理学

流行病学

潮热是突然发作的暖热感，遍布上胸部、颈面部，常伴有发红、皮肤变干起皮、大汗。发作时常伴有焦虑和心悸。每阵潮热持续 2 ～ 4 分钟，一天之内可多次发作。潮热发作可以严重影响生活质量，给工作、娱乐和睡眠带来影响[1]。几乎75% 的围绝经期女性饱受潮热的困扰[2]。

癌症患者更容易发生潮热。化疗可以导致卵巢早衰，称为化疗诱导的卵巢早衰（chemotherapy induced premature menopause）。这是因为化疗导致卵泡减少，使雌激素产生减低。雌激素对腺垂体的反馈抑制减弱，因此卵泡刺激素（FSH）和黄体生成素（LH）水平升高，导致绝经综合征。在所有化疗药物中，烷化剂与卵巢早衰关系最为密切。此外，盆腔放疗也是癌症患者继发卵巢早衰的另一原因[3]。

许多乳腺癌女性患者，发生潮热的概率更高。因患者服用他莫昔芬或芳香化酶抑制剂治疗，这两种药物都与潮热有关[4]。他莫昔芬导致的潮热在平均 2 ～ 3 个月里发生及加重，而后逐渐消退[5]。药物不良反应对生活质量的影响，使部分乳腺癌患者的服药依从性降低[6,7]。绝经前乳腺癌患者出现潮热的另一原因是卵巢手术切除后或使用黄体生成素释放因子激动剂 / 拮抗剂所致的治疗性卵巢抑制。

虽然潮热传统意义上发生于女性，但在前列腺癌患者中也不少见。有报道 60% ～ 80% 接受雄激素剥夺治疗的前列腺癌患者也发生潮热[8-10]。

病理生理学

潮热发生的病生理机制复杂，至今仍未完全了解。人体核心体温受下丘脑的内侧视前区的体温调节核调控[11]，维持在一个稳态范围里，称为体温调节区（thermoregulatory zone）[12]。当人体体温超过体温调节区正常上限，血管就会扩张并伴出汗，从而代偿性降低体温。频繁发作潮热的女性，体温调节区比无潮热发作的女性窄。对于这些女性，即使非常小的体温变化（0.01℃），都可以引起潮热发作[13,14]。

体温调节区受复杂的神经内分泌通路调控，受到体内去甲肾上腺素、5-羟色胺、雌激素、睾酮和内啡肽水平的影响。图 22-1 为上述相互作用的通路图[12]。此通路里的许多途径已经成为治疗的靶点。

在正常绝经前女性，垂体前叶释放 FSH 和 LH，引起每月一次的卵泡成熟。绝经后、卵巢切除术后及卵巢功能减退时，没有卵泡可以继续产生雌激素，对垂体的负反馈、体温调节区的调节消失；促性腺激素水平持续增高，产生围绝经期症状。

区分血清雌激素水平的突然下降和慢性低雌激素水平很重要。行卵巢切除术后的绝经前女性和自然绝经的妇女，体内雌激素水平突然下降，就可能发生潮热[11]。相比之下，性腺发育不全的患者雌激素长期处于低水平状态，则没有潮热发生；然而一旦开始激素替代治疗而后又停止，潮热则会发生[11]。

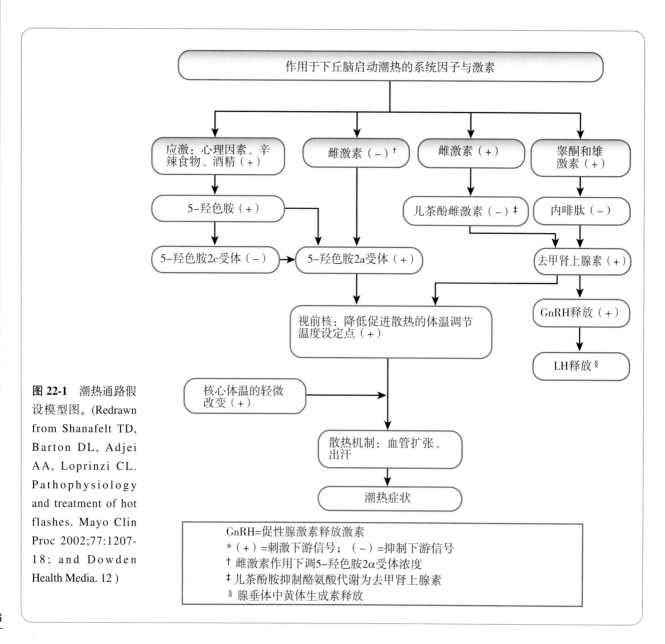

图 22-1 潮热通路假设模型图。(Redrawn from Shanafelt TD, Barton DL, Adjei AA, Loprinzi CL. Pathophysiology and treatment of hot flashes. Mayo Clin Proc 2002;77:1207-18; and Dowden Health Media. 12)

作用于下丘脑启动潮热的系统因子与激素

应激：心理因素、辛辣食物、酒精（+）

雌激素（-）†

雌激素（+）

睾酮和雄激素（+）

5-羟色胺（+）

儿茶酚雌激素（-）‡

内啡肽（-）

5-羟色胺2c受体（-）

5-羟色胺2a受体（+）

去甲肾上腺素（+）

视前核：降低促进散热的体温调节温度设定点（+）

GnRH释放（+）

LH释放§

核心体温的轻微改变（+）

散热机制：血管扩张、出汗

潮热症状

GnRH=促性腺激素释放激素
*（+）=刺激下游信号；（-）=抑制下游信号
† 雌激素作用下调5-羟色胺2α受体浓度
‡ 儿茶酚胺抑制酪氨酸代谢为去甲肾上腺素
§ 腺垂体中黄体生成素释放

药物治疗及基本用药原则

潮热的评估

在许多临床试验里，收集潮热资料的方法为记录潮热日记。患者将每次潮热发作记录下来，并且将严重程度分为"轻度"、"中度"、"重度"和"极重度"。试验结束后，通过潮热发作频率降低的绝对值或与基线相比减轻的百分比来评估疗效。有些研究采用潮热评分，计算方法为每次轻度潮热为 1 分、中度 2 分、重度 3 分、极重度 4 分，其优点在于考虑了潮热发作的严重程度[15]。但是潮热频率与潮热评分相比所得研究结果相似[15-17]。综合分析不良反应资料、生活质量报告、交叉试验里患者对药物的偏好、试验的可重复性等，可以支持用此法收集和分析数据的有效性和可靠性[15]。

多种工具和设备可以在生理方面评估潮热。典型者为评估与潮热相关的出汗和体温改变。实验室状态下此类设备测得的出汗与患者报道的潮热发作有高度相关性[18]。但这些设备可能会过度评价潮热对真实生活的影响，主要原因可能是这类设备无法区分出汗及体温变化究竟是由运动或者潮热引起的[19,20]。最近一篇评论认为潮热日记可以反映患者明显的临床症状，因此仍应作为评估的金标准[21]。生理学方面的评估若要应用于临床试验，还需要更进一步的研究。

激素治疗

雌激素治疗是潮热的首选治疗，也是最有效的治疗，它可以减轻高达 80% ~ 90% 潮热症状[22]。但冠心病、乳腺癌、静脉血栓、子宫内膜癌是雌激素使用的禁忌证。妇女健康始创研究（The Women's Health Initiative）证明接受激素治疗的女性发生冠心病、脑卒中、肺栓塞、浸润性乳腺癌的风险增高[23]。但是，使用雌激素也有好处：结肠癌的发病率降低了 37%，骨折的发病率降低 24%。子宫内膜癌的发病风险没有明显改变。这一系列结果使得乳腺癌患者是否能使用激素治疗产生了争议。一项乳腺癌患者使用激素治疗的随机对照临床试验被叫停，因为激素治疗增加了乳腺癌的风险[24]。但是，最近另一项随机临床试验却发现激素治疗不增加乳腺癌的复发率[25]。除非激素治疗在乳腺癌治疗中的目的和作用被明确，

许多患者和医生都会避免选择雌激素。这些都促进了其他潮热治疗方法的发展。

20 世纪七八十年代的前瞻性研究首先尝试将孕激素类似物运用于潮热治疗。基于有积极的数据资料，随机对照试验采用了数种药物。给予乳腺癌患者和接受雄激素去除治疗的前列腺癌患者每日口服 40mg 醋酸甲地孕酮，潮热症状减轻了 75% ~ 80%，而安慰剂组仅减轻 20% ~ 25%[17]。3 年后随访显示，1/3 患者选择继续使用醋酸甲地孕酮治疗，与停止服用该药物的患者相比，他们的潮热症状更轻[26]。每日 20mg 醋酸甲地孕酮与每日 40mg 有同等疗效[27]。

长效醋酸甲孕酮（DMPA）为肌内注射的长效孕激素制剂，与口服醋酸甲地孕酮的疗效相近，优点为每次注射药效能维持数周至数月[28]。第一次注射以后数月，一部分患者要求再次使用 DMPA。

孕激素乳膏也进行了研究，但它的疗效却有很大争议。健康的绝经后妇女使用孕激素乳膏，潮热减轻 83%，而安慰剂组则减轻 19%[29]。但最近一项双盲随机对照临床试验却证明绝经后妇女使用孕激素乳膏或安慰剂，潮热症状的控制差异无显著性[30]。

虽然孕激素类似物治疗潮热有显著疗效，但是许多医生关心其药物安全问题。最大的顾虑在于体外研究显示对刺激上皮细胞有增殖表现，这一点对于癌症患者来说可能是潜在威胁[31]。另有报道甲地孕酮会使接受治疗的前列腺癌患者体内前列腺特异抗原（PSA）水平增高[32]。另一方面，孕激素类似物例如醋酸甲地孕酮和醋酸甲羟孕酮，已用于乳腺癌治疗。总体说来，孕激素是否会增加乳腺癌的发病率仍不明确。在给患者使用孕激素前，应该告诉他们上述的争论以及孕激素的潜在风险。

非激素类药物

激素治疗潜在的严重不良反应和合并症促进了非激素类药物的研究。过去 20 年，这方面的研究不断进展，包括了多种非激素治疗、各种的辅助药物和非药物疗法。本章将详细讨论。

新型抗抑郁药

20 世纪 90 年代报道服用抗抑郁药物的患

者，潮热发病减轻。随后许多随机安慰剂对照试验明确了抗抑郁药可作为激素以外的治疗选择。2007 年一项针对所有已发表随机试验的汇总分析（pooled analysis）为抗抑郁药物的益处提供了支持证据[33]。

文拉法辛

文拉法辛为 5- 羟色胺 - 去甲肾上腺素重摄取抑制剂（SNRI），可抑制 5- 羟色胺、去甲肾上腺素和多巴胺的重摄取。一项包括 28 例乳腺癌的患者和正在接受雄激素去除治疗的前列腺癌患者的前瞻性研究，结果显示他们服用文拉法辛后潮热减轻了 55%[34]，疲乏、出汗、睡眠障碍也有改善。在研究结束时，64% 的患者选择继续使用文拉法辛治疗。

针对文拉法辛的疗效也进行了一些随机对照试验。一项大型安慰剂对照双盲随机试验曾在乳腺癌患者中进行[16]。试验采用潮热日记来评估潮热发作频率和伴随症状。191 例患者服用安慰剂或文拉法辛 37.5mg/d、75mg/d、150mg/d。4 周后，4 组患者的潮热分别减轻了 27%、37%、61% 和 61%。结果显示 75mg/d 组疗效优于 37.5mg/d 组，是与 150mg/d 组疗效相似，但 150mg/d 组产生了更严重的药物毒性。

不良反应包括口干、恶心、便秘、食欲减退等，总体上很轻。约 2% 服用文拉法辛的受试者出现了性功能障碍[35]。但与服用安慰剂者相比，服用文拉法辛的患者性欲有所提高。研究者推测此提高可能源自疲乏的减轻和睡眠质量的改善，这些都是夜间潮热发作减轻的结果。

随后一项安慰剂对照试验评估了文拉法辛在绝经后女性中的疗效，并且确定了它在潮热治疗中的积极效果[36]。但是由于此试验没有测定用药前潮热发生的基线，因此结果难以明确判定[37]。

一项随机临床试验比较了 DMPA 和文拉法辛的疗效。94 例患者第一周每天服用缓释型文拉法辛 37.5mg，第二周增量为每天 75mg。另外 94 例患者随机分配使用 DMPA 400mg 单次肌注[38]。6 周后，使用 DMPA 的患者报道潮热频率降低了 79%，而服用文拉法辛的患者则降低了 55%。服药开始，文拉法辛组的患者恶心、食欲减退、头晕、口干、便秘、嗜睡等症状更严重，但是，6 周后两组不良反应就无明显区别。

若使用文拉法辛治疗潮热，患者应在第一周服用缓释型文拉法辛 37.5mg/d，然后逐渐加大剂量至 75mg/d。应该告诉患者可能暂时出现的胃肠道不良反应，这些不良反应在 1 ～ 2 周以后会改善。如果每天服用文拉法辛 75mg 潮热无改善，加量至 150mg/d 也不会有更好的疗效。

去甲文拉法辛

去甲文拉法辛是文拉法辛活性代谢物的琥珀酸盐形式，在动物模型中能改善体温调节[39,40]。动物研究显示去甲文拉法辛对于血管舒缩症状有益。

一项随机对照试验中，77 例患者服用安慰剂，141、145、137、120 例患者分别服用去甲文拉法辛剂量为 50mg/d、100mg/d、150mg/d、200mg/d。安慰剂组潮热症状改善了 51%，50mg/d 组改善了 54%，两者差异无显著性。但是 100mg/d、150mg/d、200mg/d 组潮热分别改善了 64%、60%、60%。此药的不良反应有口干、无力、恶心、失眠和嗜睡，但都在服药 1 周以后消失。

另一项最近的随机对照试验让 150 例患者服用去甲文拉法辛 100mg/d，151 例患者 150mg/d，151 例患者服用安慰剂[42]。12 周后，100mg/d 组中 65% 的患者潮热发生频率降低，150mg/d 组为 67%，安慰剂组则为 51%，用药疗效差异有显著性。

去甲文拉法辛的推荐起始剂量为前 3 天每天服用 50mg，第 4 天加量至 100mg/d。每天服用超过 100mg 没有显示出更好的疗效。去甲文拉法辛的不良反应与文拉法辛相似，包括口干、无力、恶心和嗜睡，服药 1 周后均可消失。

帕罗西汀

帕罗西汀主要抑制 5- 羟色胺的重摄取，对于去甲肾上腺素和多巴胺的重摄取则几乎没有效果。针对此药的第一项前瞻性研究纳入了 30 例乳腺癌患者，结果潮热减轻 67%[43]。另一项前瞻性研究纳入了 13 例患者，用药前潮热症状为"重度"或"极重度"，用药后症状减轻 38%[44]。

一项双盲随机对照试验主要包括乳腺癌患者，151 例患者随机分配到安慰剂组、帕罗西汀 10mg/d 组和帕罗西汀 20mg/d 组[45]。潮热频率分别减轻 14%、41%、52%。10mg/d 组和 20mg/d 组的患者间疗效差异无显著性。帕罗西汀组出现的唯一不良反应为恶心。

另一项帕罗西汀的随机对照试验是对已绝经女性进行的一项横断面研究。56 例患者服用安慰剂，51 例服用帕罗西汀 12.5mg/d，58 例服用帕罗西汀 25mg/d[46]。12.5mg/d 组的潮热发病频率从 7.1 次 /d 降至 3.8 次 /d。25mg/d 组的患者潮热发生频率从 6.4 次 /d 降低至 3.2 次 /d，而安慰剂组患者则从 6.6 次 /d 降至 4.8 次 /d。服用帕罗西汀的两组疗效都显著优于安慰剂组，但是不同药量两组间差异无显著性。

一项针对接受雄激素剥夺治疗的前列腺癌患者的前瞻性研究显示，帕罗西汀治疗后减轻潮热发作频率达 50%[47]。患者先从帕罗西汀 12.5mg/d 开始服用，逐渐加量至 37.5mg/d。4 周后，潮热发作频率降低了 50%，潮热评分降低 56%。至今为止没有针对男性患者使用帕罗西汀的随机试验。

帕罗西汀是同型细胞色素 P450 2D6（CYP2D6）的强效抑制剂。CYP2D6 这种酶在他莫昔芬代谢为 4- 羟基 -N- 去甲基他莫昔芬（endoxifen）里起到了重要作用。帕罗西汀似乎能降低他莫昔芬的药效[48]。

若使用帕罗西汀治疗潮热，应使用控释片帕罗西汀 10mg/d，逐渐加量至 20mg/d。不良反应包括胃肠道不适，最明显的为恶心。

氟西汀

氟西汀为选择性 5- 羟色胺重摄取抑制剂（SSRI），在 20 世纪 90 年代偶被提及可用于治疗潮热。针对氟西汀治疗潮热进行了一项三期交叉试验[49]，81 例女性患者分配到安慰剂组或氟西汀 20mg/d 组。在交叉前的第一期，服用氟西汀的患者的潮热发生频率和评分分别减轻 42% 和 50%；安慰剂组的患者则减轻了 31% 和 36%。不良反应有恶心、食欲减退、失眠、疲乏、神经过敏和便秘。

随后一项随机试验把患者分为安慰剂组、氟西汀组和西酞普兰组[50]。这项试验有很大不足，因为用药前潮热的基线水平未记录，因此无法进行比较和分层[37]；比较的基准为开始积极治疗后第一天的潮热状况。多中心试验显示抗抑郁药物治疗潮热起效迅速，实际上，在文拉法辛治疗的第一天后，潮热就改善了 31%[37]。

氟西汀在治疗潮热上，似乎疗效轻微，而不良反应也很轻。但是一般不用氟西汀来治疗潮热，因为其他的抗抑郁药物效果更好。再者，已经使用他莫昔芬治疗的患者，不能再使用氟西汀，因为它抑制 CYP2D6。

西酞普兰

本世纪早期就已发现新型抗抑郁药物可作为潮热的非激素类治疗药物。但是，一些患者无法耐受 SSRI，另外一些患者相比似乎更能忍受 SSRI/SNRI。由于他莫昔芬和 SSRI 类药物的拮抗，人们开始研究西酞普兰，因为它不抑制 CYP2D6。若患者不耐受文拉法辛和帕罗西汀，西酞普兰是一个可替代的选择[51]。

针对 26 例患乳腺癌患者进行了一项前瞻性研究。服用西酞普兰 4 周后，患者潮热减轻了 58%[52]。一项随机试验将 254 例患者分成 4 组：安慰剂组、西酞普兰 10mg/d 组、20mg/d 组和 30mg/d 组[53]。试验结束时，潮热症状分别改善了 20%、46%、43%、50%。未发现严重的不良反应。

一项随机试验把患者分为安慰剂组、氟西汀组和西酞普兰组。该试验存在很大缺陷，因为未取得潮热发作的基线水平，因此无法评估。

西酞普兰应该作为潮热患者对其他抗抑郁药不耐受的备选药物。一项前瞻性研究针对不耐受文拉法辛的患者进行了试验[54]。能有效评估的患者 22 例，4 周治疗结束后潮热评分减低 53%。此项研究结果支持西酞普兰作为不能耐受其他标准 SSRI 药物患者的备选。要明确该结论仍需更多随机试验。

西酞普兰治疗潮热的量应为 10mg/d。没有证据表明它的疗效与剂量有关。

SSRI 和 CYP2D6

近些年，他莫昔芬代谢物的角色越发明确。4- 羟基 -N- 去甲基他莫昔芬，即 endoxifen，是他莫昔芬抗肿瘤作用的活性代谢物。N- 去甲他莫昔芬被细胞色素 P450 酶 CYP2D6 氧化为 endoxifen[55]。早期 SSRI 药物为 CYP2D6 的抑制剂，降低体内 endoxifen 的水平[48]。帕罗西汀和氟西汀为 CYP2D6 的强抑制剂，而文拉法辛为弱抑制剂，后者不明显降低 endoxifen 的水平[48]。关于西酞普兰对此酶的效果，相关资料非常少，但临床上看不像是 CYP2D6 的抑制剂。若患者正在接受他莫昔芬治疗，文拉法辛是治疗潮热的最佳抗抑郁药，西酞普兰是文拉法辛无效或不耐受的备选药物。

抗惊厥药物

加巴喷丁

加巴喷丁是传统的抗惊厥药物，也是治疗神经痛的麻醉类药。结构上它与神经递质 γ-氨基丁酸（GABA）相关。虽然最近的研究支持 GABA 为钙离子通道阻滞剂，但加巴喷丁的药理机制仍未研究明确。已知加巴喷丁不与 GABA 受体结合，不是 GABA 的受体激动剂，也不抑制 GABA 的摄取。

在 6 例患者的系列研究中，加巴喷丁减轻潮热达 89%[58]。相比起 SSRI，加巴喷丁不会被代谢掉，不干扰 CYP2D6 的活性，也几乎没有药物相互作用。它针对的许多靶点恰是潮热加重的环节，因此可以用于治疗复发型潮热。

一项前瞻性研究测试了 20 例女性患者，测定潮热基线后，第一周服用加巴喷丁 300mg/d，第二周开始每日 2 次、每次 300mg，第三周开始每日 3 次、每次 300mg[59]，患者潮热频率减轻 66%。

两项随机安慰剂对照试验也研究了加巴喷丁。第一期试验随机安排 59 例绝经后女性口服加巴喷丁 900mg/d 或安慰剂[60]。治疗 12 周后，潮热频率降低 45%、潮热评分降低 54%，安慰剂组患者则分别降低 29% 和 31%。12 周后，开放性治疗的第二期试验开始，加巴喷丁剂量增至 2700mg/d，此剂量治疗 5 周后，潮热发作频率与评分与基线相比分别降低了 54% 和 67%。不良反应包括嗜睡、头晕和皮疹。

另一项试验纳入了 420 例乳腺癌患者，分为 3 组：安慰剂组、300mg/d 组，900mg/d 组（每天分 3 次服用，每次 300mg）[61]。8 周后，900mg/d 组潮热频率降低 44%，而安慰剂组和 300mg/d 组则分别减低了 15% 和 30%。900mg/d 组的潮热改善有统计学意义。

一项小型随机对照试验比较了高剂量加巴喷丁、结合雌激素和安慰剂间的疗效[62]。加巴喷丁和雌激素组分别降低了 71% 和 72%，而安慰剂组降低了 54%。虽然这项试验的结果提示高剂量加

巴喷丁 2400mg/d，疗效与雌激素相当，但是这项试验每一组只有 20 例受试者，因此易出现统计学上的 II 型误差（type II error）。而安慰剂仅 20% 改善，与其他随机试验所观察结果一致。因此，加巴喷丁治疗潮热的剂量对应性问题仍未被足够重视。

随后一项试验评估了抗抑郁药无效的患者使用加巴喷丁的情况。91 例入选的患者被分配到两组，一组继续服用抗抑郁药的同时开始加服加巴喷丁，另一组患者则停服抗抑郁药后开始改服加巴喷丁。5 周后，两组的潮热均改善了约 50%[59]。

关于男性潮热治疗的资料太少。对于不愿接受激素治疗的男性患者，加巴喷丁是可备选的药物。一项随机安慰剂对照试验纳入了 214 例男性前列腺癌患者，他们均正在接受雄激素剥夺治疗，分为 4 组：安慰剂组、加巴喷丁 300mg/d 组、600mg/d 组、900mg/d 组[63]。4 周后，各组患者潮热改善分别为 22%、23%、32% 和 46%。接受加巴喷丁 900mg/d 治疗的患者相比安慰剂组潮热有明显的改善。这些结果与加巴喷丁用于女性的研究一致，不良反应都比较轻微。

加巴喷丁在有癌症病史的男性和女性中都能有效改善潮热，适用于激素治疗禁忌的患者和不愿意使用激素的患者。一项随机试验的汇总分析（pooled analysis）同样支持该结论[33]。加巴喷丁治疗起始剂量为 300mg/d，治疗 1 周后增加至每天 2 次、每次 300mg，治疗 1 周。再下一周开始加量至每天 3 次、每次 300mg。更高的剂量可能会更有效，但是此结论未被大型前瞻性随机对照试验证实。

普瑞巴林

普瑞巴林相对于加巴喷丁来说是一种新型抗惊厥药。普瑞巴林治疗潮热可达到与加巴喷丁相似的疗效，它的半衰期更长，故所需服用的胶囊粒数更少。一项包含 6 例患者的前瞻性研究显示，普瑞巴林治疗潮热改善的中位数为 65%[64]。

一项研究普瑞巴林的双盲随机对照试验纳入了 163 例患者，分为 3 组：安慰剂组，普瑞巴林每天 2 次、每次 75mg 组和普瑞巴林每天 2 次、每次 150mg 组[65]。患者治疗的起始剂量为第 1 周 50mg/d，第 2 周每天 2 次、每次 50mg，第 3 周每天 2 次、每次 75mg，第 4 周开始高剂量组患者加

服至每天 2 次、每次 150mg。治疗 6 周后，相对于基线水平，3 组的潮热分别减轻了 36%、60%、61%。用普瑞巴林治疗患者的均发生头晕的不良反应，使用更高剂量治疗的患者还出现了认知障碍。其他不良反应包括体重增加、失眠、视物模糊。更高剂量组不良反应明显更大。

普瑞巴林是治疗潮热的有效药物，低剂量和高剂量治疗的疗效无显著差别。治疗起始剂量为每天 50mg，一周后增加至每天 2 次，每次 50mg，再过一周增加至每天 2 次，每次 75mg，此为最大推荐剂量。

其他中枢作用药物

可乐定

可乐定是作用于中枢的 α2 肾上腺素能受体激动剂，20 世纪 70 年代首次被研究用于治疗潮热[66-68]。可乐定通过减少去甲肾上腺素的释放而提高潮热的阈值[69]。一项针对可乐定透皮贴的大型随机对照试验纳入了曾患有乳腺癌的 110 例患者，分为 2 组：安慰剂组和 0.1mg 可乐定透皮贴组[70]。治疗 5 周后，潮热分别减轻了 27% 和 44%。不良反应包括口干、便秘、瘙痒、嗜睡，治疗的不良反应大于获益。

另一项随机对照试验比较了安慰剂和口服可乐定的效果[71]。试验纳入了 194 例正在接受他莫昔芬治疗的乳腺癌患者，分为 2 组：安慰剂组、可乐定 0.1mg/d 组。治疗 8 周后，相对于基线水平，潮热分别减轻了 24% 和 38%。不良反应均轻微，唯一具有统计学差异的是可乐定组患者有更严重的睡眠问题。

可乐定透皮贴也曾试用于睾丸切除术后的前列腺癌患者[72]。一项双盲随机对照试验纳入了 70 例患者，可乐定与安慰剂相比并无显著减轻潮热。

对于正接受他莫昔芬治疗的乳腺癌患者，可乐定治疗潮热有轻度疗效，但在治疗男性潮热上没有明显效果。在给患者使用可乐定前必须考虑其不良反应，潮热治疗剂量为 0.1mg/d。

Bellergal

Bellergal 是苯巴比妥、酒石酸麦角胺、颠茄生物碱（alkaloids of belladonna）的混合物。它具有抗胆碱能效果，初始为散瞳的滴眼液。20 世纪 60 年代一项随机对照试验让患者描述 Bellergal 对潮热的疗效为"成功"或"失败"，并且将潮热程度分为无、轻度和重度[73]。与安慰剂相比，Bellergal 能减轻潮热。另一项 20 世纪 80 年代的随机对照试验显示用 Bellergal 治疗两周后潮热有显著减轻[74]。但是，在治疗 8 周后，Bellergal 及安慰剂对潮热的减轻分别为 68% 和 75%，疗效差异无显著性。两项研究里 Bellergal 的毒性都很显著，超过 30% 患者由于不良反应而停药。不良反应包括口干、头晕、皮疹以及嗜睡。Bellergal 在美国已经不使用。

辅助药物

维生素 E

维生素 E 为一种抗氧化剂，最初在 20 世纪 40 年代报道可用于潮热治疗[75,76]，流行的妇女杂志也建议每天服用维生素 E 400 ～ 800 单位以控制围绝经期症状。

一项交叉随机安慰剂对照试验纳入了女性乳腺癌患者，分为两个剂量组，每天服用维生素 E，每次 800 单位[77]。4 周后，维生素 E 组及安慰剂组潮热改善程度相当，但是本研究交叉后的次级终点数据显示维生素 E 组的疗效显著。总体的改善为每天潮热发作减少一次，这可能无临床意义。因为当患者们被问及他们更喜欢哪个药物，32% 选择维生素 E，29% 选择了安慰剂。在试验中未观察到明显的维生素 E 不良反应。

因为维生素 E 可能减轻潮热，我们可以认为它廉价、无不良反应也无药物相互作用。近年有报道维生素 E 具有潜在害处，但最近一项荟萃分析否定了这些报道：未发现维生素 E 使癌症风险增加[78]。维生素 E 治疗潮热的起始剂量为每天两次，每次 400 单位。

黑升麻

黑升麻，学名为 *Cimicifuga racemosa*，是毛茛属植物的一种，被美洲印第安人用于治疗女性的各种小痛[79]。在欧洲进行的小型随机试验报道黑升麻可以缓解血管舒缩症状[80-82]。美国进行了几项前瞻性研究，其中一项纳入了 21 例患者，报道使用黑升麻治疗后，潮热频率对比基线降低了 50%[83]。一项随机对照试验纳入了 132 例患者，黑升麻组的患者治疗 4 周后，潮热频率降低 17%，安慰剂组减轻 26%。其他随机试验也报道了类似的结果 [84,85]。最近有报道黑升麻导致的严重不良反应，包括肝衰竭 [86]。现有的证据不足以支持黑升麻用以治疗潮热。

植物雌激素

东南亚女性中潮热的发生率比高加索女性低 [87]。一种假设认为东南亚女性的饮食中富含植物雌激素 [88]。大豆异黄酮（isoflavone）和木质素（lignan）这两种植物雌激素都显示了与雌激素受体的竞争结合作用，而与雌激素受体结合则被认为是治疗潮热的潜在机制 [89]。到目前为止，有许多试验使用大豆或红车轴草提取物（red clover extract）里的大豆异黄酮。许多研究显示，这些植物雌激素与安慰剂相比无显著疗效。现在很多研究使用的是木酚素里的亚麻仁，它们可以明确大豆、红车轴草和亚麻仁是否有益处。

大豆

许多研究曾试图探索大豆异黄酮对于血管舒缩症状的疗效，所用的剂量和药用形式里都不同。几项试验在乳腺癌患者中进行 [90-93]。一项双盲安慰剂对照随机试验纳入了 177 例乳腺癌患者，每天服用大豆异黄酮 150mg，结果显示在潮热频率和评分上无任何改善 [92]。随后几项研究也针对曾患乳腺癌的女性进行了试验，结果支持上述结论 [90,91,93]。数项 Meta 分析考量了大豆的使用，其中一项显示与安慰剂相比，大豆异黄酮能改善潮热 5% [94]。但这项结果应小心解读，因为存在潜在的发表偏倚，也因为此分析没有将一项大型试验涵盖在内，这项大型试验中乳腺癌患者服用大豆后潮热反而加重。这项 Meta 分析得出的改善 5% 的结论值得质疑。最近一项 Meta 分析纳入了癌症患者和围绝经期患者的研究，认为现有证据不支持大豆用于治疗潮热 [95]。因此不推荐使用大豆产品治疗潮热。

红车轴草异黄酮提取物

红车轴草提取物是另一种植物雌激素，曾经认为其治疗潮热可有很大疗效。但多中心的随机对照试验报道了负面的结果，其中最大的一项研究纳入了 252 例患者，用红车轴草提取物治疗后潮热改善了 41%，而安慰剂组患者改善了 36%，未观察到明显的不良反应 [96]。绝大多数试验报道的结果与上述类似 [97,98]。一项包含 6 项试验的 Meta 分析显示红车轴草提取物无益 [95]。因此不推荐使用红车轴草异黄酮提取物治疗潮热。

亚麻仁

亚麻仁，也被称为亚麻籽，富含木质素，具有亲雌激素效应，它可能对潮热治疗有效 [88]。它结构上与雌二醇和与莫昔芬相似，曾有报道它可能抑制雌激素受体阳性的乳腺癌患者的肿瘤活性 [99]。亚麻仁和他莫昔芬间的药物相互作用并不十分清楚。

亚麻仁具有潜在的抑癌、治疗潮热作用引起了人们对它的兴趣。一项前瞻性研究显示了其前景，31 例女性每天服用 40g 亚麻仁粉，潮热频率减轻了 50% [100]。至今唯一一项报道的随机对照试验使用亚麻籽松饼和大豆松饼，配合安慰剂对照治疗 [88]。结果显示亚麻仁松饼在治疗潮热上有显著的效果。但此实验使用绝经期生存质量量表（MENQOL）作为初步结果，而非潮热频率或严重程度。因此，目前亚麻仁对于潮热的作用很难诠释。一项安慰剂对照双盲随机试验在 2009 年完成了其研究亚麻仁治疗潮热效果的目标，结果应很快公布。

非药物治疗

针灸

针灸已经在亚洲使用超过 2500 年。在治疗慢性疼痛和化疗引发的恶心、呕吐上，它一直被认为是安全而有效的 [101]。数个前瞻性研究提示针灸治疗潮热可能有效，且无明显不良反应 [102-104]。多中心随机对照试验也评估了可能的收益。一项随机安慰剂对照试验将 103 例患者分为针灸组和假针灸组 [56,105]。治疗 6 周后，两组患者的残余潮热分别为 60% 和 62%。治疗 12 周后，针灸组还有 72% 患者仍有残余潮热，而假针灸组为 55%。另一项针对乳腺癌患者的试验也报道了类似结果 [106]。在此项研究中，患者接受针灸后，潮热发作频率从 8.6 次 / 天减轻到 6.2 次 / 天。而假针灸组的患者从

10.0 次 / 天减轻至 7.6 次 / 天。最近一项系统性回顾包括了 11 项随机对照试验，认为现有证据不支持针灸能有效治疗潮热[107]。

有几项原因使得研究针灸变得困难。首先，针灸应由有经验的医师执行，经验不足的医师可能会因操作不当导致假针灸，若将这些患者归为积极治疗组，则针灸就可能被错误的认为"无效"。其次，假针灸常被用以当做安慰剂组，也可能产生一些生理反应，因为假针灸一般采用错位的针灸位点或使用无侵袭性的针作用于正确的位点。不推荐针灸作为潮热的治疗手段。

星状神经节阻滞

星状神经节阻滞是治疗疼痛和血管功能障碍的常用方法。操作为从第 6 颈椎外侧后向进针，当到达椎体旁前部时注射局部麻醉药，从而引起交感神经药物性切除，此操作常导致霍纳综合征（Horner's syndnome）。2005 年一系列病例报提示星状神经节阻滞可以显著改善潮热[108]。该组研究人员随后进行了一项前瞻性研究，在 13 例乳腺癌患者中实施了星状神经节阻滞，结果她们的潮热得到了明显的改善[109]。最近又有一项前瞻性研究纳入了 8 例女性乳腺癌患者[110]。在测定患者一周的潮热基线后，给予每例患者一次星状神经节阻滞。6 周后，她们的潮热频率降低了近 55%。在所有试验里，未观察到与阻滞相关的明显不良反应。

星状神经节阻滞减轻潮热的机制不明。有研究者推测是由于引发了大脑内体温调节区域的中枢神经系统效应[111]。

这项全新治疗方法的初步研究结果鼓舞人心，接下来的试验将会明确其他在潮热治疗中的作用和效应。如果随机临床试验能证明星状神经节阻滞治疗潮热有效，对于不能耐受药物治疗或药物治疗无效的患者来说，它将会成为另一替代选择。

行为调节

呼吸调节

行为疗法越来越受欢迎，因为其无不良反应，而又有着潜在益处。虽然行为疗法治疗潮热的相关资料太少，但是现有的试验结果都非常鼓舞人心，在潮热治疗上最高能取得 50% 的改善[112]。

另一项试验显示呼吸调节对于潮热频率改善无效，但是能减轻潮热发作的程度[113]。前瞻性研究证实瑜伽对于治疗血管舒缩症状有效[114]。针对呼吸调节的试验正在进行，我们希望它对潮热的益处能被证实。

催眠

催眠是另一项行为疗法，也被挖掘用以治疗潮热。催眠使患者进入深度放松的状态，使用暗示和心理意象来改变他们的认知、记忆和心情。使用催眠来帮助乳腺癌患者放松、减轻焦虑、缓解压抑等已获得成功[115,116]。催眠还被证实能改善睡眠[117]。焦虑和心理社会方面的症状也与潮热有关。有学者认为催眠能减少潮热症状，改善生活质量。一项关于自我催眠的前瞻性研究显示潮热评分降低 68%[118]。关于催眠有其他试验正在进行，也许能证实催眠是拒绝药物治疗患者的一项替代选择。

物理措施

最后，证据表明，一些容易做到的事情能帮助减轻潮热，包括使用扇子、穿宽松合体的衣服、小口喝冷饮、降低室内温度等[11]。另外一些建议包括饮食调节，如不喝酒、不吃辣的食物。虽然证据有限，但是行为疗法对于轻度潮热患者仍然是合理的一线治疗选择[119]。

结论与建议

对于不愿接受雌激素替代治疗的患者，许多治疗方案可供选择。多数试验都在女性群体中进行，但越来越多的试验在男性群体中开始。

图 22-2 提供了女性潮热的治疗流程图。应该教育患者采用可能有效的行为疗法，包括穿着宽松合身的衣服、少量喝冷饮、降低室内温度、避免酒精和辛辣食物等。若潮热症状很轻，可尝试口服维生素 E，400 单位 / 次，每天 2 次。对于中重度潮热，患者可以口服缓释型文拉法辛，开始剂量为 37.5mg/d，一周后加量至 75mg/d。如果患者仍有潮热，可以尝试另一种抗抑郁药物，不接受他莫昔芬治疗可选择帕罗西汀 10mg/d（最大剂量 20mg/d）或者西酞普兰 10mg/d，正在服用他莫昔芬的患者只能选择西酞普兰。若仍有反复发作

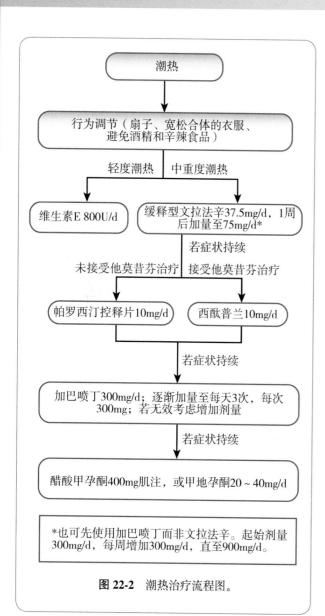

图 22-2 潮热治疗流程图。

图中内容：

潮热

行为调节（扇子、宽松合体的衣服、避免酒精和辛辣食品）

轻度潮热 | 中重度潮热

维生素E 800U/d

缓释型文拉法辛37.5mg/d，1周后加量至75mg/d*

若症状持续

未接受他莫昔芬治疗 | 接受他莫昔芬治疗

帕罗西汀控释片10mg/d

西酞普兰10mg/d

若症状持续

加巴喷丁300mg/d；逐渐加量至每天3次，每次300mg；若无效考虑增加剂量

若症状持续

醋酸甲孕酮400mg肌注，或甲地孕酮20～40mg/d

*也可先使用加巴喷丁而非文拉法辛。起始剂量300mg/d，每周增加300mg/d，直至900mg/d。

的难治潮热，可使用加巴喷丁，起始剂量300mg/d，每周调整剂量1次，直至每天2次、每天3次。反之先用加巴喷丁再尝试抗抑郁药物也是合理的。加巴喷丁同类的另一项选择是普瑞巴林，起始剂量为50mg/d，每周调整剂量1次，到每天2次，每次50mg，最后到每天2次，每次75mg，其主要缺点为较加巴喷丁贵。若潮热仍然持续，可以考虑使用孕激素。醋酸甲地孕酮起始剂量为20～40mg/d，使用1月后减量至20mg/d，可成功治疗潮热。另外，单次肌内注射400mg长效醋酸甲孕酮DMPA可以缓解潮热症状长达数周至数月。若使用孕激素，应告诉患者潜在的风险。

图 22-2 也可以作为男性潮热治疗的流程图，但需要明白证据并不如女性那么充足。最近一篇评论提示男性和女性潮热之间共同点多于差异[120]。若这个概念能被接受，我们可以认为在男女两性中治疗潮热采用相同策略是合理的，除非有确凿证据证实某一项只适用于某个群体。

综上所述，除了雌激素治疗以外，针对潮热有许多替代治疗可供选择。这些治疗方法不断发展，新的治疗方案也不断完善。

参考文献

1. Hoda D, Perez DG, Loprinzi CL. Hot flashes in breast cancer survivors. *Breast J.* 2003;9:431–438.
2. McKinlay SM, Jefferys M. The menopausal syndrome. *Br J Prev Soc Med.* 1974;28:108–115.
3. Ataya K, Moghissi K. Chemotherapy-induced premature ovarian failure: mechanisms and prevention. *Steroids.* 1989;54:607–626.
4. Nabholtz JM. Long-term safety of aromatase inhibitors in the treatment of breast cancer. *Ther Clin Risk Manag.* 2008;4:189–204.
5. Loprinzi CL, Zahasky KM, Sloan JA, et al. Tamoxifen-induced hot flashes. *Clin Breast Cancer.* 2000;1:52–56.
6. Powles T, Eeles R, Ashley S, et al. Interim analysis of the incidence of breast cancer in the Royal Marsden Hospital tamoxifen randomised chemoprevention trial. *Lancet.* 1998;352:98–101.
7. Veronesi U, Maisonneuve P, Costa A, et al. Prevention of breast cancer with tamoxifen: preliminary findings from the Italian randomised trial among hysterectomised women. Italian Tamoxifen Prevention Study. *Lancet.* 1998;352:93–97.
8. Charig CR, Rundle JS. Flushing: long-term side effect of orchiectomy in treatment of prostatic carcinoma. *Urology.* 1989;33:175–178.
9. Lanfrey P, Mottet N, Dagues F, et al. [Hot flashes and hormonal treatment of prostate cancer]. *Prog Urol.* 1996;6:17–22.
10. Schow DA, Renfer LG, Rozanski TA, et al. Prevalence of hot flushes during and after neoadjuvant hormonal therapy for localized prostate cancer. *South Med J.* 1998;91:855–857.
11. Casper RF, Yen SS. Neuroendocrinology of menopausal flushes: an hypothesis of flush mechanism. *Clin Endocrinol (Oxf).* 1985;22:293–312.
12. Shanafelt TD, Barton DL, Adjei AA, et al. Pathophysiology and treatment of hot flashes. *Mayo Clin Proc.* 2002;77:1207–1218.
13. Freedman RR, Krell W. Reduced thermoregulatory null zone in postmenopausal women with hot flashes. *Am J Obstet Gynecol.* 1999;181:66–70.
14. Freedman RR, Norton D, Woodward S, et al. Core body temperature and circadian rhythm of hot flashes in menopausal women. *J Clin Endocrinol Metab.* 1995;80:2354–2358.
15. Sloan JA, Loprinzi CL, Novotny PJ, et al. Methodologic lessons learned from hot flash studies. *J Clin Oncol.* 2001;19:4280–4290.
16. Loprinzi CL, Kugler JW, Sloan JA, et al. Venlafaxine in management of hot flashes in survivors of breast cancer: a randomised controlled trial. *Lancet.* 2000;356:2059–2063.

17. Loprinzi CL, Michalak JC, Quella SK, et al. Megestrol acetate for the prevention of hot flashes. *N Engl J Med*. 1994;331:347–352.

18. Freedman RR. Laboratory and ambulatory monitoring of menopausal hot flashes. *Psychophysiology*. 1989;26:573–579.

19. Carpenter JS, Andrykowski MA, Freedman RR, et al. Feasibility and psychometrics of an ambulatory hot flash monitoring device. *Menopause*. 1999;6:209–215.

20. Carpenter JS, Monahan PO, Azzouz F. Accuracy of subjective hot flush reports compared with continuous sternal skin conductance monitoring. *Obstet Gynecol*. 2004;104:1322–1326.

21. Loprinzi CL, Barton DL. Gadgets for measuring hot flashes: have they become the gold standard? *J Support Oncol*. 2009;7:136–137.

22. Notelovitz M, Lenihan JP, McDermott M, et al. Initial 17beta-estradiol dose for treating vasomotor symptoms. *Obstet Gynecol*. 2000;95:726–731.

23. Rossouw JE, Anderson GL, Prentice RL, et al. Risks and benefits of estrogen plus progestin in healthy postmenopausal women: principal results From the Women's Health Initiative randomized controlled trial. *JAMA*. 2002;288:321–333.

24. Holmberg L, Anderson H. HABITS (hormonal replacement therapy after breast cancer—is it safe?), a randomised comparison: trial stopped. *Lancet*. 2004;363:453–455.

25. von Schoultz E, Rutqvist LE. Menopausal hormone therapy after breast cancer: the Stockholm randomized trial. *J Natl Cancer Inst*. 2005;97:533–535.

26. Quella SK, Loprinzi CL, Sloan JA, et al. Long term use of megestrol acetate by cancer survivors for the treatment of hot flashes. *Cancer*. 1998;82:1784–1788.

27. Goodwin JW, Green SJ, Moinpour CM, et al. Phase III randomized placebo-controlled trial of two doses of megestrol acetate as treatment for menopausal symptoms in women with breast cancer: Southwest Oncology Group Study 9626. *J Clin Oncol*. 2008;26:1650–1656.

28. Bertelli G, Venturini M, Del Mastro L, et al. Intramuscular depot medroxyprogesterone versus oral megestrol for the control of postmenopausal hot flashes in breast cancer patients: a randomized study. *Ann Oncol*. 2002;13:883–888.

29. Leonetti HB, Longo S, Anasti JN. Transdermal progesterone cream for vasomotor symptoms and postmenopausal bone loss. *Obstet Gynecol*. 1999;94:225–228.

30. Benster B, Carey A, Wadsworth F, et al. A double-blind placebo-controlled study to evaluate the effect of progestelle progesterone cream on postmenopausal women. *Menopause Int*. 2009;15:63–69.

31. Hofseth LJ, Raafat AM, Osuch JR, et al. Hormone replacement therapy with estrogen or estrogen plus medroxyprogesterone acetate is associated with increased epithelial proliferation in the normal postmenopausal breast. *J Clin Endocrinol Metab*. 1999;84:4559–4565.

32. Sartor O, Eastham JA. Progressive prostate cancer associated with use of megestrol acetate administered for control of hot flashes. *South Med J*. 1999;92:415–416.

33. Loprinzi CL, Sloan J, Stearns V, et al. Newer antidepressants and gabapentin for hot flashes: an individual patient pooled analysis. *J Clin Oncol*. 2009;27:2831–2837.

34. Loprinzi CL, Pisansky TM, Fonseca R, et al. Pilot evaluation of venlafaxine hydrochloride for the therapy of hot flashes in cancer survivors. *J Clin Oncol*. 1998;16:2377–2381.

35. *Physician's desk reference*. Editor Ed Series Montvale, NJ: Medical Economic Data; 1995.

36. Evans ML, Pritts E, Vittinghoff E, et al. Management of postmenopausal hot flushes with venlafaxine hydrochloride: a randomized, controlled trial. *Obstet Gynecol*. 2005;105:161–166.

37. Loprinzi CL, Barton DL, Sloan JA, et al. Newer antidepressants for hot flashes—should their efficacy still be up for debate? *Menopause*. 2009;16:184–187.

38. Loprinzi CL, Levitt R, Barton D, et al. Phase III comparison of depomedroxyprogesterone acetate to venlafaxine for managing hot flashes: North Central Cancer Treatment Group Trial N99C7. *J Clin Oncol*. 2006;24:1409–1414.

39. Deecher DC, Alfinito PD, Leventhal L, et al. Alleviation of thermoregulatory dysfunction with the new serotonin and norepinephrine reuptake inhibitor desvenlafaxine succinate in ovariectomized rodent models. *Endocrinology*. 2007;148:1376–1383.

40. Deecher DC, Beyer CE, Johnston G, et al. Desvenlafaxine succinate: a new serotonin and norepinephrine reuptake inhibitor. *J Pharmacol Exp Ther*. 2006;318:657–665.

41. Speroff L, Gass M, Constantine G, et al. Efficacy and tolerability of desvenlafaxine succinate treatment for menopausal vasomotor symptoms: a randomized controlled trial. *Obstet Gynecol*. 2008;111:77–87.

42. Archer DF, Seidman L, Constantine GD, et al. A double-blind, randomly assigned, placebo-controlled study of desvenlafaxine efficacy and safety for the treatment of vasomotor symptoms associated with menopause. *Am J Obstet Gynecol*. 2009;200:172 e1–17310.

43. Stearns V, Isaacs C, Rowland J, et al. A pilot trial assessing the efficacy of paroxetine hydrochloride (Paxil) in controlling hot flashes in breast cancer survivors. *Ann Oncol*. 2000;11:17–22.

44. Weitzner MA, Moncello J, Jacobsen PB, et al. A pilot trial of paroxetine for the treatment of hot flashes and associated symptoms in women with breast cancer. *J Pain Symptom Manage*. 2002;23:337–345.

45. Stearns V, Slack R, Greep N, et al. Paroxetine is an effective treatment for hot flashes: results from a prospective randomized clinical trial. *J Clin Oncol*. 2005;23:6919–6930.

46. Stearns V, Beebe KL, Iyengar M, et al. Paroxetine controlled release in the treatment of menopausal hot flashes: a randomized controlled trial. *JAMA*. 2003;289:2827–2834.

47. Loprinzi CL, Barton DL, Carpenter LA, et al. Pilot evaluation of paroxetine for treating hot flashes in men. *Mayo Clin Proc*. 2004;79:1247–1251.

48. Stearns V, Johnson MD, Rae JM, et al. Active tamoxifen metabolite plasma concentrations after coadministration of tamoxifen and the selective serotonin reuptake inhibitor paroxetine. *J Natl Cancer Inst*. 2003;95:1758–1764.

49. Loprinzi CL, Sloan JA, Perez EA, et al. Phase III evaluation of fluoxetine for treatment of hot flashes. *J Clin Oncol*. 2002;20:1578–1583.

50. Suvanto-Luukkonen E, Koivunen R, Sundstrom H, et al. Citalopram and fluoxetine in the treatment of postmenopausal symptoms: a prospective, randomized, 9-month, placebo-controlled, double-blind study. *Menopause*. 2005;12:18–26.

51. Lash TL, Pedersen L, Cronin-Fenton D, et al. Tamoxifen's protection against breast cancer recurrence is not reduced by concurrent use of the SSRI citalopram. *Br J Cancer*. 2008;99:616–621.

52. Barton DL, Loprinzi CL, Novotny P, et al. Pilot evaluation of citalopram for the relief of hot flashes. *J Support Oncol*. 2003;1:47–51.

53. Barton DL, Sloan JA, Stella PJ, et al. A phase III trial evaluating three doses of citalopram for hot flashes: NCCTG trial N05C9. *J Clin Oncol*. 2009;(suppl). Abstract 9538.

54. Caxrpenter LA, Loprinzi C, Flynn PJ, et al. *Pilot evaluation of citalopram for alleviation of hot flashes in women with inadequate hot flash control with venlafaxine*. Presented at: 2005 Annual Meeting of the American Society of Clinical Oncology. Abstract 8061.

55. Dehal SS, Kupfer D. CYP2D6 catalyzes tamoxifen 4-hydroxylation in human liver. *Cancer Res*. 1997;57:3402–3406.

56. Jin Y, Desta Z, Stearns V, et al. CYP2D6 genotype, antidepressant use, and tamoxifen metabolism during adjuvant breast cancer treatment. *J Natl Cancer Inst*. 2005;97:30–39.

57. Loprinzi C, Barton D, Sloan J, et al. Pilot evaluation of gabapentin for treating hot flashes. *Mayo Clin Proc*. 2002;77:1155–1163.

58. Guttuso Jr TJ. Gabapentin's effects on hot flashes and hypothermia. *Neurology*. 2000;54:2161–2163.

59. Loprinzi CL, Kugler JW, Barton DL, et al. Phase III trial of gabapentin alone or in conjunction with an antidepressant in the management of hot flashes in women who have inadequate control with an antidepressant alone: NCCTG N03C5. *J Clin Oncol*. 2007;25:308–312.

60. Guttuso Jr T, Kurlan R, McDermott MP, et al. Gabapentin's effects on hot flashes in postmenopausal women: a randomized controlled trial. *Obstet Gynecol*. 2003;101:337–345.

61. Pandya KJ, Morrow GR, Roscoe JA, et al. Gabapentin for hot flashes in 420 women with breast cancer: a randomised double-blind placebo-controlled trial. *Lancet*. 2005;366:818–824.

62. Reddy SY, Warner H, Guttuso Jr T, et al. Gabapentin, estrogen, and placebo for treating hot flushes: a randomized controlled trial. *Obstet Gynecol*. 2006;108:41–48.

63. Loprinzi CL, Dueck AC, Khoyratty BS, et al. A phase III randomized, double-blind, placebo-controlled trial of gabapentin in the management of hot flashes in men (N00CB). *Ann Oncol*. 2009;20:542–549.

64. Presant CA. Palliation of vasomotor instability (hot flashes) using pregabalin. *Community Oncol*. 2007;4:83–84.

65. Loprinzi CL, Qin R, Baclueva EP, et al. Phase III, randomized, double-blind, placebo-controlled evaluation of pregabalin for alleviating hot flashes, N07C1. *J Clin Oncol*. 2010;28:641–647.

66. Clayden JR, Bell JW, Pollard P. Menopausal flushing: double-blind trial of a non-hormonal medication. *Br Med J*. 1974;1:409–412.

67. Laufer LR, Erlik Y, Meldrum DR, et al. Effect of clonidine on hot flashes in postmenopausal women. *Obstet Gynecol*. 1982;60:583–586.

68. Schindler AE, Muller D, Keller E, et al. Studies with clonidine (Dixarit) in menopausal women. *Arch Gynecol*. 1979;227:341–347.

69. Freedman RR, Dinsay R. Clonidine raises the sweating threshold in symptomatic but not in asymptomatic postmenopausal women. *Fertil Steril*. 2000;74:20–23.

70. Goldberg RM, Loprinzi CL, O'Fallon JR, et al. Transdermal clonidine for ameliorating tamoxifen-induced hot flashes. *J Clin Oncol*. 1994;12:155–158.

71. Pandya KJ, Raubertas RF, Flynn PJ, et al. Oral clonidine in postmenopausal patients with breast cancer experiencing tamoxifen-induced hot flashes: a University of Rochester Cancer Center Community Clinical Oncology Program study. *Ann Intern Med*. 2000;132:788–793.

72. Loprinzi CL, Goldberg RM, O'Fallon JR, et al. Transdermal clonidine for ameliorating post-

orchiectomy hot flashes. *J Urol.* 1994;151:634–636.

73. Lebherz TB, French L. Nonhormonal treatment of the menopausal syndrome. A double-blind evaluation of an autonomic system stabilizer. *Obstet Gynecol.* 1969;33:795–799.

74. Bergmans MG, Merkus JM, Corbey RS, et al. Effect of Bellergal Retard on climacteric complaints: a double-blind, placebo-controlled study. *Maturitas.* 1987;9:227–234.

75. Christy C. Vitamin E in menopause. *Am J Obstet Gynecol.* 1945;50:84–87.

76. Finkler R. The effect of vitamin E in the menopause. *J Clin Endocrinol Metab.* 1949;9:89–94.

77. Barton DL, Loprinzi CL, Quella SK, et al. Prospective evaluation of vitamin E for hot flashes in breast cancer survivors. *J Clin Oncol.* 1998;16:495–500.

78. Bardia A, Tleyjeh IM, Cerhan JR, et al. Efficacy of antioxidant supplementation in reducing primary cancer incidence and mortality: systematic review and meta-analysis. *Mayo Clin Proc.* 2008;83:23–34.

79. Wade C, Kronenberg F, Kelly A, et al. Hormone-modulating herbs: implications for women's health. *J Am Med Womens Assoc.* 1999;54:181–183.

80. Lieberman S. A review of the effectiveness of Cimicifuga racemosa (black cohosh) for the symptoms of menopause. *J Womens Health.* 1998;7:525–529.

81. Liske E, Wustenberg P. Therapy of climacteric complaints with cimicguga racemosa: herbal medicine with clinically proven evidence. *Menopause.* 1998;5:250.

82. Pepping J. Black cohosh: Cimicifuga racemosa. *Am J Health Syst Pharm.* 1999;56:1400–1402.

83. Pockaj BA, Loprinzi CL, Sloan JA, et al. Pilot evaluation of black cohosh for the treatment of hot flashes in women. *Cancer Invest.* 2004;22:515–521.

84. Newton KM, Reed SD, LaCroix AZ, et al. Treatment of vasomotor symptoms of menopause with black cohosh, multibotanicals, soy, hormone therapy, or placebo: a randomized trial. *Ann Intern Med.* 2006;145:869–879.

85. Reed SD, Newton KM, LaCroix AZ, et al. Vaginal, endometrial, and reproductive hormone findings: randomized, placebo-controlled trial of black cohosh, multibotanical herbs, and dietary soy for vasomotor symptoms: the Herbal Alternatives for Menopause (HALT) Study. *Menopause.* 2008;15:51–58.

86. Joy D, Joy J, Duane P. Black cohosh: a cause of abnormal postmenopausal liver function tests. *Climacteric.* 2008;11:84–88.

87. Haines CJ, Chung TK, Leung DH. A prospective study of the frequency of acute menopausal symptoms in Hong Kong Chinese women. *Maturitas.* 1994;18:175–181.

88. Lewis JE, Nickell LA, Thompson LU, et al. A randomized controlled trial of the effect of dietary soy and flaxseed muffins on quality of life and hot flashes during menopause. *Menopause.* 2006;13:631–642.

89. Adlercreutz H, Mousavi Y, Clark J, et al. Dietary phytoestrogens and cancer: in vitro and in vivo studies. *J Steroid Biochem Mol Biol.* 1992;41:331–337.

90. MacGregor CA, Canney PA, Patterson G, et al. A randomised double-blind controlled trial of oral soy supplements versus placebo for treatment of menopausal symptoms in patients with early breast cancer. *Eur J Cancer.* 2005;41:708–714.

91. Nikander E, Kilkkinen A, Metsa-Heikkila M, et al. A randomized placebo-controlled crossover trial with phytoestrogens in treatment of menopause in breast cancer patients. *Obstet Gynecol.* 2003;101:1213–1220.

92. Quella SK, Loprinzi CL, Barton DL, et al. Evaluation of soy phytoestrogens for the treatment of hot flashes in breast cancer survivors: a North Central Cancer Treatment Group Trial. [see comment]. *J Clin Oncol.* 2000;18:1068–1074.

93. Secreto G, Chiechi LM, Amadori A, et al. Soy isoflavones and melatonin for the relief of climacteric symptoms: a multicenter, double-blind, randomized study. *Maturitas.* 2004;47:11–20.

94. Messina MJ, Loprinzi CL. Soy for breast cancer survivors: a critical review of the literature. *J Nutr.* 2001;131(11 suppl):3095S–3101008S.

95. Nelson HD, Vesco KK, Haney E, et al. Nonhormonal therapies for menopausal hot flashes: systematic review and meta-analysis. *JAMA.* 2006;295:2057–2071.

96. Tice JA, Ettinger B, Ensrud K, et al. Phytoestrogen supplements for the treatment of hot flashes: the Isoflavone Clover Extract (ICE) Study: a randomized controlled trial. *JAMA.* 2003;290:207–214.

97. Atkinson C, Warren RM, Sala E, et al. Red-clover-derived isoflavones and mammographic breast density: a double-blind, randomized, placebo-controlled trial [ISRCTN42940165]. *Breast Cancer Res.* 2004;6:R170–179.

98. Baber RJ, Templeman C, Morton T, et al. Randomized placebo-controlled trial of an isoflavone supplement and menopausal symptoms in women. *Climacteric.* 1999;2:85–92.

99. Chen J, Hui E, Ip T, et al. Dietary flaxseed enhances the inhibitory effect of tamoxifen on the growth of estrogen-dependent human breast cancer (mcf-7) in nude mice. *Clin Cancer Res.* 2004;10:7703–7711.

100. Pruthi S, Thompson SL, Novotny PJ, et al. Pilot evaluation of flaxseed for the management of hot flashes. *J Soc Integr Oncol.* 2007;5:106–112.

101. Conference NC. Acupuncture. *JAMA.* 1998;280:1518–1524.

102. Dong H, Ludicke F, Comte I, et al. An exploratory pilot study of acupuncture on the quality of life and reproductive hormone secretion in menopausal women. *J Altern Complement Med.* 2001;7:651–658.

103. Porzio G, Trapasso T, Martelli S, et al. Acupuncture in the treatment of menopause-related symptoms in women taking tamoxifen. *Tumori.* 2002;88:128–130.

104. Wyon Y, Lindgren R, Lundeberg T, et al. Effects of acupuncture on climacteric vasomotor symptoms, quality of life, and urinary excretion of neuropeptides among postmenopausal women. *Menopause.* 1995;2:3–12.

105. Vincent A, Barton DL, Mandrekar JN, et al. Acupuncture for hot flashes: a randomized, sham-controlled clinical study. *Menopause.* 2007;14:45–52.

106. Deng G, Vickers A, Yeung S, et al. Randomized, controlled trial of acupuncture for the treatment of hot flashes in breast cancer patients. *J Clin Oncol.* 2007;25:5584–5590.

107. Cho SH, Whang WW. Acupuncture for vasomotor menopausal symptoms: a systematic review. *Menopause.* 2009;16:1065–1073.

108. Lipov E, Lipov S, Stark JT. Stellate ganglion blockade provides relief from menopausal hot flashes: a case report series. *J Womens Health (Larchmt).* 2005;14:737–741.

109. Lipov EG, Joshi JR, Sanders S, et al. Effects of stellate-ganglion block on hot flushes and night awakenings in survivors of breast cancer: a pilot study. *Lancet Oncol.* 2008;9:523–532.

110. Pachman D, Barton D, Carns PE, et al. Pilot evaluation of a stellate ganglion block for the treatment of hot flashes. *Support Care Cancer.* 2010 May 23 [Epub ahead of print].

111. Lipov EG, Lipov S, Joshi JR, et al. Stellate ganglion block may relieve hot flashes by interrupting the sympathetic nervous system. *Med Hypotheses.* 2007;69:758–763.

112. Freedman RR, Woodward S. Behavioral treatment of menopausal hot flashes: evaluation by ambulatory monitoring. *Am J Obstet Gynecol.* 1992;167:436–439.

113. Irvin JH, Domar AD, Clark C, et al. The effects of relaxation response training on menopausal symptoms. *J Psychosom Obstet Gynaecol.* 1996;17:202–207.

114. Carson JW, Carson KM, Porter LS, et al. Yoga of Awareness program for menopausal symptoms in breast cancer survivors: results from a randomized trial. *Support Care Cancer.* 2009;17:1301–1309.

115. Bridge LR, Benson P, Pietroni PC, et al. Relaxation and imagery in the treatment of breast cancer. *BMJ.* 1988;297:1169–1172.

116. Gruber BL, Hersh SP, Hall NR, et al. Immunological responses of breast cancer patients to behavioral interventions. *Biofeedback Self Regul.* 1993;18:1–22.

117. Elkins G. Consulting about insomnia: hypnotherapy, sleep hygiene, and stimulus-control instructions. In: Matthews WJ, ed. *Current thinking and research in brief therapy.* New York: Brunner/Mazel; 1997.

118. Elkins G, Marcus J, Stearns V, et al. Randomized trial of a hypnosis intervention for treatment of hot flashes among breast cancer survivors. *J Clin Oncol.* 2008;26:5022–5026.

119. North American Menopause Society. Treatment of menopause-associated vasomotor symptoms: position statement of The North American Menopause Society. *Menopause.* 2004;11:11–33.

120. Loprinzi CL, Wolf SL. Hot flushes: mostly sex neutral? *Lancet Oncol.* 2010;11:107–108.

口腔干燥症 23

Arjan Vissink, Fred K.L. Spijkervet, Siri Beier Jensen 和 Michael T.Brennan

冯艳茹 译 金 晶 校

在世界范围内,头颈部肿瘤每年困扰着很多患者。放射治疗在头颈部肿瘤的根治性治疗中起关键作用,为多数患者所需要,它可作为单纯治疗或联合手术/化疗[1]。早期口腔鳞癌的5年总生存率可达80%,晚期局灶约为35%。

尽管放射治疗对局部肿瘤控制有效,但可引起肿瘤周围正常组织的损伤,可能会导致严重的并发症。唾液腺作为危及器官,在头颈部肿瘤的治疗中同时被照射。头颈部放疗中,唾液减少及口腔干燥是最常见及严重的长期副反应。本文重点讨论其临床症状和体征以及放射性唾液腺损伤的临床处理方法。除此以外,唾液腺功能低下和

口腔干燥可以是其他放射治疗的后遗症,如甲状腺癌的碘治疗,恶性血液病行造血干细胞移植前全身放射治疗的预处理,但程度较轻[2,3]。

唾液腺功能低下的症状

口腔干燥(简称口干)很少作为单一症状出现。通常,它与口腔或其他全身性症状一起出现。口腔症状主要是由慢性唾液腺功能减退累积导致。随着时间的推移,唾液的分泌量、清洗和保护口腔,并帮助咀嚼和消化的唾液成分均减少。患者出现全口腔干燥或局部口腔(如唇、颊、舌、上腭、口腔底部和喉)干燥,亦可能出现咀嚼困难、吞咽困难和讲话困难。然而,主诉口干的严重程度并不与唾液量的减少相关[4]。约1/4中~重度口干的患者,临床检查时甚至可表现为口腔湿润。

口干的患者经常会出现胃食管反流。多数患者会随身备有水或其他饮品,以保证说话和吞咽时口腔舒适,床边亦经常放一杯水。口干患者的口腔黏膜可能对辛辣或粗糙食物更敏感。因此,限制了患者用餐的愉悦感,并可能使营养摄入不足[5-7]。轻~中度的口腔疼痛亦很常见。

总之,放射治疗引起的唾液腺功能低下和口干对患者生活质量有巨大的负面影响,在放疗后6个月尤为显著,放疗后2年内可部分改善[8-10]。

临床检查

多数唾液腺功能严重减低的患者表现出明显的口腔黏膜干燥[11,12]。通常表现为口唇皲裂、脱

皮和萎缩（图23-1，彩图23-1），甚至表现为裂沟或分叶状，好似气候干旱时的干燥土壤。颊黏膜表现为苍白或起皱（图23-2和图23-3，彩图23-2和彩图23-3）；因乳头的减少舌可表现为光滑或变红（图23-4，彩图23-4）。患者还可诉口唇与牙齿粘连，或"舌头与口底粘连"。口腔黏膜糜烂和龋齿的发生率显著增加，尤其是可以反复发生并累及牙根表面，甚至累及牙尖（图23-5，彩图23-5）。即使在注意口腔卫生的情况下，牙齿的腐蚀也是进行性的（图23-6，彩图23-6）。随着唾液分泌的减少，食物残渣更易在齿缝间蓄积，尤其在牙齿被破坏的地方。

　　口咽念珠菌病经常发生。因为唾液分泌量的

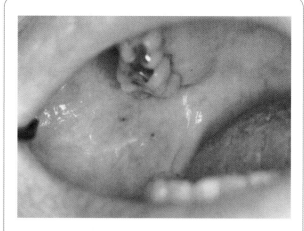

图23-3　说话和进食时，由干燥引起的机械性刺激及创伤所致的颊黏膜高度角化和瘀斑。

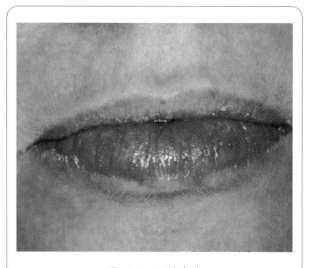

图23-1　口唇皲裂。

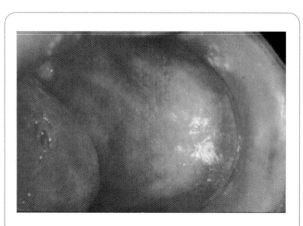

图23-2　干燥苍白的口腔颊黏膜。

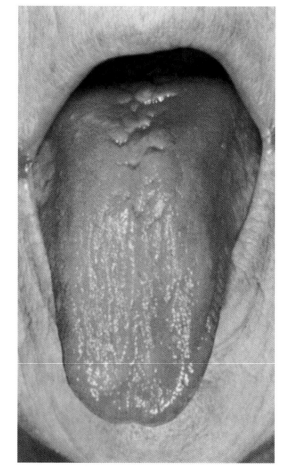

图23-4　干燥的舌背及口角炎。

减少及成分改变，口腔内常驻菌群发生改变。这种改变常伴有念珠菌生长繁殖增加。所以，口腔干燥症患者易伴有口腔黏膜真菌感染。口腔念珠

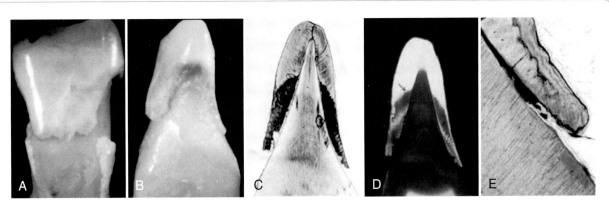

图 23-5 头颈部癌放疗后 1 年，内下颌切牙。**A** 和 **B**，牙前庭面及远端面的大体观 。**C**，未染色部分显示了牙本质和残存牙釉质之间的缝隙。**D**，X 线显微摄影显示牙本质核的去矿化和残存牙釉质。箭头所示的牙釉质病变最明显处表明去矿化始于缝隙处。**E**，革兰氏染色显示牙本质和牙釉质缝隙之间的聚集细菌。（Modified after Jensen SB, Dynesen AW.Histopathologic studies on teeth from irradiated patients[in Danish]Danish Dent J1998，102:408-414）

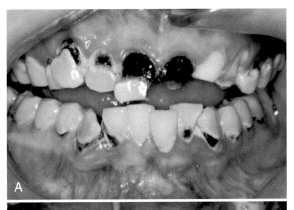

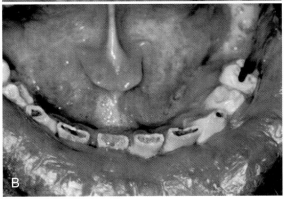

图 23-6 唾液过少相关性龋齿。**A**，牙颈严重破坏可引起牙冠离断。**B**，累及牙切缘。

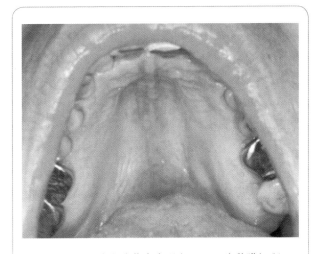

图 23-7 口腔念珠菌病表现之一：口腔黏膜红斑。

23-9），并在后期出现咀嚼困难[13]。

　　通过挤压腺体或双合诊触诊腺体，使导管内分泌液经导管乳头开口排出，用来评估唾液能否从总导管中排出。同时应检测唾液分泌的连续性。正常唾液应是丰富、清亮、浆液性的。唾液黏稠或分泌不足提示慢性唾液腺功能减低。另外，可通过味觉或触觉刺激物来评估唾液腺的潜在分泌能力。如果通过上述刺激可观察到唾液分泌量增加，催涎剂或味觉及触觉刺激物就有应用价值。若未观察到唾液量增加，则只能选择经常润口的方法（如唾液替代物）[13]。

菌病可表现为口腔黏膜红斑（如义齿下），或为白色、凝乳状黏膜损伤（鹅口疮）（图 23-7 和图 23-8，彩图 23-7 和彩图 23-8）。携带义齿的口干患者更易患口角真菌感染（口角炎，图 23-9，彩图

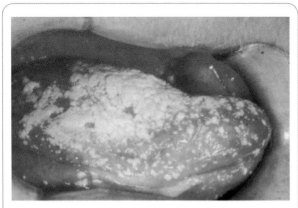

图 23-8　口腔念珠菌病表现之一：舌面白色凝乳状黏膜病变。

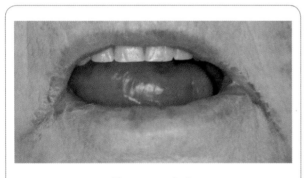

图 23-9　口角炎。

预防和治疗

能否减少唾液腺放射性损伤？

根据放疗部位，放射治疗第一周唾液分泌量很快下降，随后唾液量以小于初始流量的 10% 继续减少[1][14-16]（图 23-10）。最近研究表明使腮腺功能的减低，不存在放疗最低阈剂量，中位毒性剂量（TD50）约为 40Gy，与颌下腺的 TD50（39Gy）相似[18]。一些研究中腮腺的 TD50 较低，可能因为在临界剂量范围（30 ~ 40Gy）的数据较少。

减少唾液腺放射性损伤的策略

目前，预防放射性唾液腺损伤的最好方法是通过适宜的布野和仔细设计治疗计划，以尽可能保护腮腺及颌下腺，即通过三维适形放疗技术，尤其是调强放疗技术（intensity-modulated radiotherapy，简称 IMRT），保护腮腺或颌下腺。

IMRT 能提供更精确的放射剂量及肿瘤区剂量分布，更好地保护周围正常组织（如大唾液腺）。根据随机对照研究、队列研究、病例对照研究以及横断面研究结论的共识，认为保护腮腺的调强放疗技术减少了唾液腺功能低下和口腔干燥症的发生，降低了其严重程度[19]。放疗后随着时间推移，残存唾液腺分泌的唾液量可能增加，这不同于常规放疗时的唾液分泌情况[8,10,20--28]。因此，IMRT 所带来的潜在益处是随着治疗结束后时间延长，显著推迟了唾液腺功能下降、口腔干燥症及口干相关生活质量情况发生（≥ 6 个月），口干相关生活质量在治疗后 2 年内持续地改善[8-10,14,20,21-23-25,27-35]。当然，尽管调强放疗技术与二维放疗相比可以显著减少口腔干燥症的发生，但约 40% 患者 IMRT 放疗后，仍然诉口干[36]。

手术转移下颌下腺

对部分患者，可通过手术将一侧颌下腺转移至颏下，使其不在放疗野内，从而减少放射性唾液腺功能低下和口腔干燥症的发生[37-39]。对口咽癌、下咽癌及喉癌患者，如果全部大唾液腺均位于放射野内，病灶对侧颌下腺或中线原发灶而临床上颈淋巴结阴性一侧的颌下腺可以通过手术转移至颏下间隙。当然，要保证颏下间隙在放疗野外。采用该方法的患者，放射性口腔干燥症的缓解效果优于口服毛果芸香碱[40]。

放射保护剂

在放疗过程中，进行放射直接保护，可选用氨磷汀——一种氧自由基清除剂[41-43]。氨磷汀最易蓄积在一些特定组织，使这些组织对放射性损伤不敏感，如唾液腺。目前为止，不同的队列研究及随机对照试验表明氨磷汀有减少放疗期间及放疗后口干的潜能。然而，不同研究的结果并不一致。一些研究显示，使用氨磷汀对患者的急性及晚期口腔干燥症可显著获益[44]，而在其他研究中则显示，疗效刚达到统计学差异[41,42,45-47]。另外，一些研究显示使用氨磷汀仅对急性反应和一段时间内的晚期反应有获益。尽管许多研究表明氨磷汀对口腔干燥症患者有益，多数研究不能显示其能降低放疗引起唾液量减少的发生[41,42,49-51]。尽管氨磷汀在放疗期间及放疗后可能减少口腔干燥症的发生，相当一部分患者仍有持续性口干。氨磷汀静脉给药有多种不良反应，但是皮下注射氨磷汀所表现出的良好耐受性，可作为一个备选

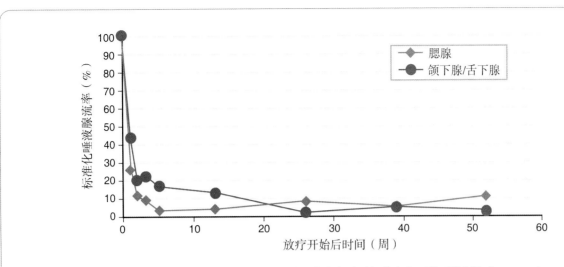

图 23-10 放射治疗开始后人类腮腺、颌下腺、舌下腺唾液流率随时间的变化函数（常规放疗：2Gy/次，5次/周，总剂量 60 ～ 70Gy）。腮腺、颌下腺、舌下腺均在照射野内，初始流率设为100%。

的用药方案。

　　Tempol（一种抗氧化剂）可以作为氨磷汀的替代物，是一种稳定的氧化亚氮，已经在体内外证明为放射保护剂[54]。Tempol 认为通过几个机制提供放射保护作用，包括氧化过渡金属、模仿超氧化物歧化酶活性和清除自由基。实验模型显示Tempol 可保护唾液腺抵抗放射线损伤，减少放射线唾液腺功能低下的发生，同时不保护肿瘤组织[55-57]，氨磷汀不能与之相媲美[58]。目前正在进行Tempol 在人体临床试验的进一步研究。

毛果芸香碱在放疗过程中的应用

　　毛果芸香碱是一种作用于副交感神经的拟胆碱药，主要为非选择性毒蕈样作用，但是有轻度β - 肾上腺素能活性。已经证实毛果芸香碱可通过刺激唾液腺表面的毒蕈碱受体，增加唾液分泌量；对残存部分唾液腺功能的患者，可减轻口干的感觉[59]。

　　可用毛果芸香碱或纯胆碱能催涎剂刺激放疗后残存部分功能的唾液腺分泌（见放射性唾液腺功能低下的处理部分）。如果一旦停止使用催涎剂，已获得的分泌功能就即刻停止[60-62]。虽然并非所有研究都证明其对唾液腺的分泌功能有促进效应，但有证据表明放疗前口服盐酸毛果芸香碱并在放疗中持续使用，可观察到持久刺激的效果。

　　在一些针对口干的研究中，使用安慰剂与口服盐酸毛果芸香碱进行比较，结果并未得到统计学差异[63-69]。这些众多研究中存在问题是唾液腺接受累计放疗剂量的范围很大，从而使毛果芸香碱的可能效果受混杂因素干扰（即接受低剂量的患者 [放射反应可逆] 和接受非常高剂量的患者 [放射性损伤很重以致不能期望毛果芸香碱起作用]）。在一项大样本研究中，接受盐酸毛果芸香碱治疗的患者中，整体唾液流量在 3 ～ 6 个月显著增加，而口干发生差异无显著性[68]。另一方面，其他一些研究发现放疗期间使用盐酸毛果芸香碱并未改善唾液腺功能（未刺激 / 刺激全唾液腺流速和显像）[63,67]。且在口服毛果芸香碱及安慰剂的患者中颌下腺 / 舌下腺唾液流量率差异并无显著性[69]。需要注意的是，该研究中部分头颈部手术包括颌下腺切除或颌下腺在高剂量放疗区（＞ 60Gy）。但后一项放疗研究的结果表明口服盐酸毛果芸香碱的效果取决于腮腺所受剂量（即当腮腺平均剂量超过 40Gy 时，盐酸毛果芸香碱可显著保护腮腺功能，并减少口干的发生，尤其是放疗 12 个月以后）[69]。不同研究表明口服盐酸毛果芸香碱的不良反应一般为轻～中度。因此，其作为减少放射性唾液腺损伤的药物而受到喜爱。

　　然而，盐酸毛果芸香碱对唾液腺功能的保护作用并未完全了解。一种理论认为盐酸毛果芸香碱通过排空浆细胞中的分泌颗粒起作用，从而减少放射性唾液腺损伤的程度[70]。其他研究则认为毛果芸香碱通过刺激放射野外的小涎腺而发挥作用[71,72]。

其他预防药物

其他预防药物包括预先或与放疗同时使用的胰岛素样生长因子（IGF-1）和角质化细胞生长因子（KGF）。两种药物都已用于小鼠的研究。鉴于已经提出了 p53 依赖的凋亡可促成放射引起的唾液腺功能障碍[73]，使用 IGF-1 的机制是抑制凋亡。给予治疗剂量放疗后，p53 基因缺失的小鼠不发生诱导凋亡，可保留唾液腺功能。该研究表明，p53 小分子抑制剂 -pifithrin-α 可短暂地用于保护唾液腺避免放射性凋亡[73]。放疗前或放疗后立即皮下注射 KGF，亦可以减少放疗所致唾液过少的发生[75]。若放疗前使用，KGF 可以诱导唾液腺干细胞 / 祖细胞增殖，增加干细胞和祖细胞数。虽然这并不改变细胞的的放射敏感性，但可使照射后干 / 祖细胞及腺泡细胞的存活数量增加。

放射性唾液腺功能低下的治疗

残存唾液腺功能的刺激

当放射性损伤已经发生和患者诉口干时，下一步是应用唾液分泌刺激物，促使唾液分泌——一种味觉或触觉的刺激物（表 23-1）或药物催涎剂（表 23-2）。受照射的唾液腺经刺激，仍能产生少许唾液，未受照射区也是这些催涎剂的作用靶点。

关于味觉及触觉刺激物的作用，文献研究中并未达成共识，因为不同研究在治疗后唾液腺功能减退及口干领域内的讨论很分散。一些小样本研究提示口含酸性糖果或刺激唾液分泌的含片均可增加唾液分泌量和改善口干[76,77]。但放疗期间口服抗生素以减少急性放疗反应（即黏膜炎）并不能改善口干。

随机分组研究以及分组前和随后的研究数据显示，在头颈部恶性肿瘤患者中口服盐酸毛果芸香碱（多数剂量为 5mg，每日 3 ~ 4 次）治疗放射性口腔干燥症有效[61,62,72,78-80]。约 50% 的患者在放疗后口服毛果芸香碱可以获益[61,62,79]。在每次剂量大于 2.5mg，每日 3 次，持续治疗长于 8 周时可得到最佳疗效[61,62,79]。且以类似糖果的锭剂[81]或片剂[82]形式局部应用的毛果芸香碱，对缓解

表 23-1　味觉和触觉催涎剂*

酸味物质
　酸性糖果（无糖型）
　酸性或泡腾饮料（柠檬饮料、柠檬酸、脱脂乳饮料）
　柠檬酸晶体
　浸泡于柠檬酸和甘油液中的药棉
　柠檬片
　维生素 C 片剂
混合物质
　芦苇根干片（菖蒲）
　无糖型口香糖
　无糖型糖果
　蔬菜或水果

* 不是所有物质都推荐用于牙齿疾病患者，如酸性物质可诱发牙固体组织脱盐

放疗后口干比安慰剂更有效。然而在一些研究中，口干改善与整体和（或）腮腺唾液流率的改善并无关联，这可能是因为盐酸毛果芸香碱对小涎腺（主要是黏膜）有显著的刺激作用和（或）能更好保护这些腺体的功能。

使用毛果芸香碱的不良反应虽常见，但多数报道为轻 ~ 中度[61,62,79]。但 6% ~ 15% 患者因为不良反应不得不退出试验，因为不良反应是呈剂量相关的，而治疗疗效却不是[61,62,]。在每次 5mg，每日 3 次的标准剂量时，最常见的不良反应包括出

表 23-2　药物催涎剂

茴三硫
Benzapyrone
氯化氨甲酰甲胆碱
卡巴可
西维美林*
毛果芸香和毛果芸香叶酊
新斯的明、溴化新斯的明、吡啶斯的明、溴化 3-二甲氨基甲酰氧基 -1- 甲基吡啶
烟酰胺和烟酸
盐酸毛果芸香碱*和硝酸毛果芸香碱
碘化钾
Trithioparamethoxyphenylpropene

* 这些试剂经过临床试验已证明可减轻口腔干燥。

汗（15%～55%）、头痛（15%）、尿频（14%）、血管舒张（12%）、眩晕（10%）、消化不良（10%）、流泪（10%）和恶心（6%～20%）[61,62,79,80]。

当停用毛果芸香碱后，放射性口腔干燥及唾液腺功能的改善也将下降[61,62,]。因此，毛果芸香碱需终身使用，但这会因为不良反应而成为问题。所以，口服毛果芸香碱需慎重，对有心血管疾病如高血压和心律失常以及肺部疾病如哮喘、慢性支气管炎、慢性阻塞性肺疾病的患者使用该药，应给予临床密切监测。盐酸毛果芸香碱的禁忌证包括窄角型青光眼、哮喘未控和胃溃疡[83,84]。盐酸毛果芸香碱与其他药物相互作用，尤其是与有副交感样及β-肾上腺素能效应的药物作用限制了其在临床上的应用。

盐酸西维美林可作为毛果芸香碱的替代物，是一种相对新的胆碱能激动剂，对M₃受体有高度亲和力。该受体主要位于唾液腺细胞。此药对心脏和肺等器官的不良反应很小。已经证实盐酸西维美林耐受性良好，每次口服30～45mg，每日3次，持续52周可以改善口干（最后一次随访时反应率达59%），并显著增加唾液腺全唾液流率[85]。约70%患者产生不良反应，多数为轻～中度[86]，最常见不良反应为出汗，其次为消化不良。

针灸

在头颈部肿瘤放疗患者中利用针灸刺激残存唾液的分泌能力取得可喜结果[87,88]。针灸对整体唾液分泌的治疗效果及相关症状改善可以持续至少6个月[88-90]，持续针灸治疗可维持这种改善作用达3年[89]。邓等研究显示针灸与神经元的激活有关，而这种激活在无针灸时不存在[91]。

电刺激疗法

对口腔黏膜应用电刺激以增加唾液分泌反射，已经证明可显著增加唾液的流量，并缓解口干相关症状[92]。在一项非随机对照、双盲、多中心临床研究中，将刺激设备包埋在口腔内可移除的装置中，可以显著减少口干（用内置湿度传感器测量），并对患者的主观感受有益[93]。

高压氧治疗

研究表明接受高压氧治疗或预防放射性骨坏死的头颈部肿瘤放疗患者，在高压氧治疗后，口干的发生减少[94-96]。因为这些研究在方法逻辑学方面的局限性，需更多的研究证实是否口干程度减轻可以（完全）归因于高压氧治疗或与其他因素有关。

刺激效果欠佳

当对残存（唾液腺）的刺激不足以缓解患者的症状，临床上还可进行单纯的对症治疗方法。最常用的是频繁喝水，但是最主要的缺点是需要频繁使用，因为缓解持续时间较短[97]。因此，出现了复合唾液替代物，其中包含增加黏度及保持软组织湿润的成分。这些替代物可能源于羧甲基纤维素（CMC）[98]、黏蛋白[99]或黄原胶[100]。

对干燥综合征和放疗后口腔干燥的患者，含黏蛋白和含黄原胶的唾液替代物通常优于含CMC的替代物[100-103]。与含CMC的替代物比较，含黏蛋白和黄原胶的替代物有优越的流动性及湿润特性[100,104,105]。除液体样唾液替代物，凝胶样唾液替代物也已进行研究，其中最有希望的是含多异丁烯酸甘油酯的替代物[106-107]，尤其是用于晚上或日间唾液分泌较低的时候。

尽管多个研究证明了唾液替代物的有效性，患者经常对其味道或使用不便表示不满[100]，并回到喝水解决口干的状态。人工唾液能否成功使用取决于是否充分指导，已经引起注意的是不同患者对人工唾液的耐受能力有很大差异[100]。因此，对每个个体，可尝试不同类型的唾液替代物，从而选择出对该患者最有效的其中一种[100,108,109]。根据文献，对唾液减少提出以下处理意见[106,110]：

- **严重唾液减少**：在夜间及每天活动量少时，应该使用凝胶状唾液替代物。白天应该使用类似天然唾液，如含黄原胶和黏蛋白（尤其是牛颌下腺黏蛋白）的唾液替代物作为基础治疗。

- **中度唾液减少**：如果味觉、触觉或药物刺激剂对残存唾液腺分泌的刺激不能足够改善症状，应使用更低黏度，如含羧甲基纤维素、羟丙基甲基纤维素、黏蛋白（猪胃黏蛋白）或低浓度黄原胶的唾液替代物作为基础治疗。在夜间或严重口干时，可使用凝胶。

- **轻度唾液减少**：味觉、触觉或药物对残存

（唾液腺）分泌功能的刺激是治疗的选择。使用唾液替代物几乎无缓解作用。

治疗放射性唾液腺损伤的新方法

放疗新技术是否可减少口干？

放疗新技术如 IMRT 预防口干的先决条件是相关危及器官与口干之间存在剂量 – 体积效应关系。大量研究表明腮腺平均剂量与腮腺（唾液）流量减少的概率之间有显著关系[17,18,29,111-114]。关于颌下腺剂量与颌下腺（唾液）流量关系的临床数据有限[18,33]。尽管多数研究集中于讨论唾液流量，但是与唾液分泌功能相关的其他终点指标，如患者评定的口干与医生依照 RTOG（Radiation Therapy Oncology Group，肿瘤放射治疗协作组）评定的口干，可能更有临床意义。这些临床终点的一个问题是口干的发生率，不仅与腮腺剂量分布有关，也与其他大小涎腺的剂量分布有关。

基因治疗是否可行？

没有任何一种基因治疗可缓解放射性唾液腺功能低下，也不能使放疗中失去的功能恢复。然而，在一些患者中，基因治疗可能对这种神秘的口腔问题提供一种治疗选择。Baum 等[115]采用转基因策略包括四个关键要素：①假设：转基因如何能使照射过的唾液腺残存（主要导管）上皮细胞分泌液体；②转移适当基因，可促进假设的液体分泌机制；③安全可靠的载体携带选择基因到达唾液腺；④方便检测到达唾液腺的载体[116]。由于受照射腺泡细胞很少存活，所以主要分泌液体几乎不存在。且因为细胞膜上缺乏水通道，导管细胞被认为相对不透水。

理论上，跨过导管细胞发生液体运动，细胞必须产生渗透压（管腔＞间质），以利于水随渗透压通过细胞膜上的水通道流动。Delporte 等[116]认为在无显著主要分泌液时，导管细胞可以产生这样的渗透压，但是在管腔细胞膜上并没有水通道。然而，如果将水通道插入导管细胞膜，残存导管细胞就可以作为水分泌细胞了。

第一个被克隆的特征性水通道蛋白是人水通道蛋白 1（hAQP1）[117]。基于其优越的特性，构建出了重组血清 5 型腺病毒编码 hAQP1 即 Ad hAQP1[116]。尽管这种载体可以转移基因到靶细胞，但是不能自身复制。通过总分泌导管上的小孔，经导管内插植，将载体导入腺体内，这经口就可以做到。目前，在人类唾液腺功能低下的人群中观察 hAQP1 基因转移是否安全有效的 I 期临床研究正在进行中（http://www.clinicaltrials.gov/ct/show/NCT00372320）。

干细胞疗法是否合理？

一般情况下，放射性器官功能衰竭主要由于干/祖细胞的杀灭导致已分化的功能细胞更新受损。因此，放射治疗引起的组织损伤部分是由于细胞更新速率下降。更新速度快的细胞对放射损伤的反应早于更新速率慢者。而高放射敏感性的唾液腺是个例外，其分泌细胞的更新速率较慢，约为 60 天。残存有增殖能力的干细胞决定了腺体的再生能力和放射性晚期损伤的程度[118]。

需注意的是唾液腺表现出强大的再生能力。腺泡细胞的再增殖很可能来源于未损伤的干/祖细胞。腺泡细胞受照射后亦可"消失"。此时，放疗后的细胞修复能力取决于放射剂量及有增殖能力残存干/祖细胞的数量[119]。例如，在预防性使用毛果芸香碱治疗后[69,120,121]，观察到残存干/祖细胞的增殖提高，帮助功能修复和减少放射性唾液过少的发生。这些发现表明如果放射治疗后有足够干细胞存活，唾液腺就可以更新。如果无足够的干细胞存活，移植未受损（供体）干细胞可以使唾液腺再生。通常，放射治疗后导管细胞增殖，管腔仍然相对完整，它们可以作为移植细胞的自然植入地方。这使唾液腺成为实验干细胞疗法的理想器官。

结论

头颈部肿瘤患者在接受治疗时，口干和唾液腺功能低下是常见的主诉。主观上觉口干对个人生活质量有显著影响，可发生因唾液腺功能降低引起许多口腔问题。早期识别这些口腔表现（如龋齿、真菌感染），可最大限度减少其影响。本文已经对各种预防和处理方法进行了评价。虽然很多药物和方法对治疗口腔干燥症表现出阳性结果，但获益多是暂时性的；若长期不用则口干复现。总之，综合治疗手段对长期治疗是必要的。未来的治疗手段可能包括基因治疗或干细胞疗法。

参考文献

1. Hunter KD, Parkinson EK, Harrison PR. Profiling early head and neck cancer. *Nat Rev Cancer.* 2005;5:127–135.

2. Dahllöf G, Bågesund M, Ringdén O. Impact of conditioning regimens on salivary function, caries-associated microorganisms and dental caries in children after bone marrow transplantation: a 4-year longitudinal study. *Bone Marrow Transplant.* 1997;20:479–483.

3. Hyer S, Kong A, Pratt B, et al. Salivary gland toxicity after radioiodine therapy for thyroid cancer. *Clin Oncol (R Coll Radiol).* 2007;19:83–86.

4. Fox PC, Busch KA, Baum BJ. Subjective reports of xerostomia and objective measures of salivary gland performance. *J Am Dent Assoc.* 1987;115:581–584.

5. Dormenval V, Budtz-Jørgensen E, Mojon P, et al. Associations between malnutrition, poor general health and oral dryness in hospitalized elderly patients. *Age Ageing.* 1998;27:123–128.

6. Hay KD, Morton RP, Wall CR. Quality of life and nutritional studies in Sjogren's syndrome patients with xerostomia. *N Z Dent J.* 2001;97:128–131.

7. Walls AW, Steele JG. The relationship between oral health and nutrition in older people. *Mech Ageing Dev.* 2004;125:853–857.

8. Eisbruch A, Kim HM, Terrell JE, et al. Xerostomia and its predictors following parotid-sparing irradiation of head-and-neck cancer. *Int J Radiat Oncol Biol Phys.* 2001;50:695–704.

9. Jabbari S, Kim HM, Feng M, et al. Matched case-control study of quality of life and xerostomia after intensity-modulated radiotherapy or standard radiotherapy for head-and-neck cancer: initial report. *Int J Radiat Oncol Biol Phys.* 2005;63:725–731.

10. Pow EH, Kwong DL, McMillan AS, et al. Xerostomia and quality of life after intensity-modulated radiotherapy vs. conventional radiotherapy for early-stage nasopharyngeal carcinoma: initial report on a randomized controlled clinical trial. *Int J Radiat Oncol Biol Phys.* 2006;66:981–991.

11. Fox PC, van der Ven PF, Sonies BC, et al. Xerostomia: evaluation of a symptom with increasing significance. *J Am Dent Assoc.* 1985;110:519–525.

12. Guggenheimer J, Moore PA. Xerostomia: etiology, recognition and treatment. *J Am Dent Assoc.* 2003;134:61–69.

13. Sreebny LM, Vissink A. *Dry mouth. The malevolent symptom: a clinical guide.* Ames, Iowa: Wiley-Blackwell; 2010.

14. Liu RP, Fleming TJ, Toth BB, et al. Salivary flow rates in patients with head and neck cancer 0.5 to 25 years after radiotherapy. *Oral Surg Oral Med Oral Pathol.* 1990;70:724–729.

15. Valdez IH, Wolff A, Atkinson JC, et al. Use of pilocarpine during head and neck radiation therapy to reduce xerostomia and salivary dysfunction. *Cancer.* 1993;71:1848–1851.

16. Burlage FR, Coppes RP, Meertens H, et al. Parotid and submandibular/sublingual flow during high dose radiotherapy. *Radiother Oncol.* 2001;61:271–274.

17. Dijkema T, Raaijmakers CPJ, Ten Haken RK, et al. Parotid gland function after radiotherapy: the combined Michigan and Utrecht experience. *Int J Radiat Oncol Biol Phys.* 2010;78:449–453.

18. Murdoch-Kinch CA, Kim HM, Vineberg KA, et al. Dose-effect relationship for the submandibular salivary glands and implications for their sparing by intensity modulated radiotherapy. *Int J Radiat Oncol Biol Phys.* 2008;72:373–382.

19. Jensen SB, Pedersen AML, Vissink A, et al. A systematic review of salivary gland hypofunction and xerostomia induced by cancer therapies: prevalence, severity and impact on quality of life. *Support Care Cancer.* 2010;18:1039–1060.

20. Lin A, Kim HM, Terrell JE, et al. Quality of life after parotid-sparing IMRT for head-and-neck cancer: a prospective longitudinal study. *Int J Radiat Oncol Biol Phys.* 2003;57:61–70.

21. Blanco AI, Chao KS, El Naqa I, et al. Dose-volume modeling of salivary function in patients with head-and-neck cancer receiving radiotherapy. *Int J Radiat Oncol Biol Phys.* 2005;62:1055–1069.

22. Saarilahti K, Kouri M, Collan J, et al. Intensity modulated radiotherapy for head and neck cancer: evidence for preserved salivary gland function. *Radiother Oncol.* 2005;74:251–258.

23. de Arruda FF, Puri DR, Zhung J, et al. Intensity-modulated radiation therapy for the treatment of oropharyngeal carcinoma: the Memorial Sloan-Kettering Cancer Center experience. *Int J Radiat Oncol Biol Phys.* 2006;64:363–373.

24. Hsiung CY, Ting HM, Huang HY, et al. Parotid-sparing intensity-modulated radiotherapy (IMRT) for nasopharyngeal carcinoma: preserved parotid function after IMRT on quantitative salivary scintigraphy, and comparison with historical data after conventional radiotherapy. *Int J Radiat Oncol Biol Phys.* 2006;66:454–461.

25. Liu WS, Kuo HC, Lin JC, et al. Assessment of salivary function change in nasopharyngeal carcinoma treated by parotid-sparing radiotherapy. *Cancer J.* 2006;12:494–500.

26. Liu WS, Lee SP, Lee JK, et al. Factors influencing the parotid function in nasopharyngeal carcinoma treated with parotid-sparing radiotherapy. *Jpn J Clin Oncol.* 2006;36:626–631.

27. Li Y, Taylor JM, Ten Haken RK, et al. The impact of dose on parotid salivary recovery in head and neck cancer patients treated with radiation therapy. *Int J Radiat Oncol Biol Phys.* 2007;67:660–669.

28. Kam MK, Leung SF, Zee B, et al. Prospective randomized study of intensity-modulated radiotherapy on salivary gland function in early-stage nasopharyngeal carcinoma patients. *J Clin Oncol.* 2007;25:4873–4879.

29. Eisbruch A, Ten Haken RK, Kim HM, et al. Dose, volume and function relationships in parotid salivary glands following conformal and intensity-modulated irradiation of head and neck cancer. *Int J Radiat Oncol Biol Phys.* 1999;45:577–587.

30. Sultanem K, Shu HK, Xia P, et al. Three-dimensional intensity-modulated radiotherapy in the treatment of nasopharyngeal carcinoma: the University of California-San Francisco experience. *Int J Radiat Oncol Biol Phys.* 2000;48:711–722.

31. Chao KS, Deasy JO, Markman J, et al. A prospective study of salivary function sparing in patients with head-and-neck cancers receiving intensity-modulated or three-dimensional radiation therapy: initial results. *Int J Radiat Oncol Biol Phys.* 2001;49:907–916.

32. Chao KS, Majhail N, Huang CJ, et al. Intensity-modulated radiation therapy reduces late salivary toxicity without compromising tumor control in patients with oropharyngeal carcinoma: a comparison with conventional techniques. *Radiother Oncol.* 2001;61:275–280.

33. Kam MK, Teo PM, Chau RM, et al. Treatment of nasopharyngeal carcinoma with intensity-modulated radiotherapy: the Hong Kong experience. *Int J Radiat Oncol Biol Phys.* 2004;60:1440–1450.

34. Anand AK, Chaudhoory AR, Shukla A, et al. Favourable impact of intensity-modulated radiation therapy on chronic dysphagia in patients with head and neck cancer. *Br J Radiol.* 2008;81:865–871.

35. Seung S, Bae J, Solhjem M, et al. Intensity-modulated radiotherapy for head-and-neck cancer in the community setting. *Int J Radiat Oncol Biol Phys.* 2008;72:1075–1081.

36. Vergeer MR, Doornaert PA, Rietveld DH, et al. Intensity-modulated radiotherapy reduces radiation-induced morbidity and improves health-related quality of life: results of a nonrandomized prospective study using a standardized follow-up program. *Int J Radiat Oncol Biol Phys.* 2009;74:1–8.

37. Jha N, Seikaly H, Harris J, et al. Prevention of radiation induced xerostomia by surgical transfer of submandibular salivary gland into the submental space. *Radiother Oncol.* 2003;66:283–289.

38. Seikaly H, Jha N, Harris JR, et al. Long-term outcomes of submandibular gland transfer for prevention of postradiation xerostomia. *Arch Otolaryngol Head Neck Surg.* 2004;130:956–961.

39. Al-Qahtani K, Hier MP, Sultanum K, et al. The role of submandibular salivary gland transfer in preventing xerostomia in the chemoradiotherapy patient. *Oral Surg Oral Med Oral Pathol Oral Radiol Endod.* 2006;101:753–756.

40. Jha N, Seikaly H, Harris J, et al. *Head Neck.* 2009;31:234–243.

41. Brizel DM, Wasserman TH, Henke M, et al. Phase III randomized trial of amifostine as a radioprotector in head and neck cancer. *J Clin Oncol.* 2000;18:3339–3345.

42. Wasserman TH, Brizel DM, Henke M, et al. Influence of intravenous amifostine on xerostomia, tumor control, and survival after radiotherapy for head-and-neck cancer: 2-year follow-up of a prospective, randomized, phase III trial. *Int J Radiat Oncol Biol Phys.* 2005;63:985–990.

43. Hensley ML, Hagerty KL, Kewalramani T, et al. American Society of Clinical Oncology 2008 clinical practice guideline update: use of chemotherapy and radiation therapy protectants. *J Clin Oncol.* 2009;27:127–145.

44. Vacha P, Fehlauer F, Mahlmann B, et al. Randomized phase III trial of postoperative radiochemotherapy ± amifostine in head and neck cancer. Is there evidence for radioprotection? *Strahlenther Onkol.* 2003;179:385–389.

45. Antonadou D, Pepelassi M, Synodinou M, et al. Prophylactic use of amifostine to prevent radiochemotherapy-induced mucositis and xerostomia in head-and-neck cancer. *Int J Radiat Oncol Biol Phys.* 2002;52:739–747.

46. Karacetin D, Yucel B, Leblebicioglu B, et al. A randomized trial of amifostine as radioprotector in the radiotherapy of head and neck cancer. *J BUON.* 2004;9:23–26.

47. Buntzel J, Glatzel M, Mucke R, et al. Influence of amifostine on late radiation- toxicity in head and neck cancer—a follow-up study. *Anticancer Res.* 2007;27:1953–1956.

48. Kouloulias VE, Kouvaris JR, Kokakis JD, et al. Impact on cytoprotective efficacy of intermediate interval between amifostine administration and

radiotherapy: a retrospective analysis. *Int J Radiat Oncol Biol Phys*. 2004;59:1148–1156.

49. Buentzel J, Micke O, Adamietz IA, et al. Intravenous amifostine during chemoradiotherapy for head-and-neck cancer: a randomized placebo-controlled phase III study. *Int J Radiat Oncol Biol Phys*. 2006;64:684–691.

50. Rudat V, Meyer J, Momm F, et al. Protective effect of amifostine on dental health after radiotherapy of the head and neck. *Int J Radiat Oncol Biol Phys*. 2000;48:1339–1343.

51. Veerasarn V, Phromratanapongse P, Suntornpong N, et al. Effect of amifostine to prevent radiotherapy-induced acute and late toxicity in head and neck cancer patients who had normal or mild impaired salivary gland function. *J Med Assoc Thai*. 2006;89:2056–2067.

52. Ozsahin M, Betz M, Matzinger O, et al. Feasibility and efficacy of subcutaneous amifostine therapy in patients with head and neck cancer treated with curative accelerated concomitant-boost radiation therapy. *Arch Otolaryngol Head Neck Surg*. 2006;132:141–145.

53. Law A, Kennedy T, Pellitteri P, et al. Efficacy and safety of subcutaneous amifostine in minimizing radiation-induced toxicities in patients receiving combined-modality treatment for squamous cell carcinoma of the head and neck. *Int J Radiat Oncol Biol Phys*. 2007;69:1361–1368.

54. Soule BP, Hyodo F, Matsumoto K, et al. The chemistry and biology of nitroxide compounds. *Free Radic Biol Med*. 2007;42:1632–1650.

55. Vitolo JM, Cotrim AP, Sowers AL, et al. The stable nitroxide tempol facilitates salivary gland protection during head and neck irradiation in a mouse model. *Clin Cancer Res*. 2004;10:1807–1812.

56. Cotrim AP, Sowers AL, Lodde BM, et al. Kinetics of tempol for prevention of xerostomia following head and neck irradiation in a mouse model. *Clin Cancer Res*. 2005;11:7564–7568.

57. Cotrim AP, Hyodo F, Matsumoto K, et al. Differential radiation protection of salivary glands versus tumor by Tempol with accompanying tissue assessment of Tempol by magnetic resonance imaging. *Clin Cancer Res*. 2007;13:4928–4933.

58. Brizel DM, Overgaard J. Does amifostine have a role in chemoradiation treatment? Lancet Oncol. 2003;4:378–381.

59. Fox PC, Atkinson JC, Macynski AA, et al. Pilocarpine treatment of salivary gland hypofunction and dry mouth (xerostomia). Arch Intern Med. 1991;151:1149–1152.

60. Greenspan D, Daniels TE. Effectiveness of pilocarpine in postradiation xerostomia. Cancer. 1987;59:1123–1125.

61. Johnson JT, Ferretti GA, Nethery WJ, et al. Oral pilocarpine for post-irradiation xerostomia in patients with head and neck cancer. N Engl J Med. 1993;329:390–395.

62. LeVeque FG, Montgomery M, Potter D, et al. A multicenter, randomized, double-blind, placebo-controlled, dose-titration study of oral pilocarpine for treatment of radiation-induced xerostomia in head and neck cancer patients. J Clin Oncol. 1993;11:1124–1131.

63. Mateos JJ, Setoain X, Ferre J, et al. Salivary scintigraphy for assessing the protective effect of pilocarpine in head and neck irradiated tumours. Nucl Med Commun. 2001;22:651–656.

64. Sangthawan D, Watthanaarpornchai S, Phungrassami T. Randomized double blind, placebo-controlled study of pilocarpine administered during head and neck irradiation to reduce xerostomia. J Med Assoc Thai. 2001;84:195–203.

65. Warde P, O'Sullivan B, Aslanidis J, et al. A Phase III placebo-controlled trial of oral pilocarpine in patients undergoing radiotherapy for head-and-neck cancer. Int J Radiat Oncol Biol Phys. 2002;54:9–13.

66. Fisher J, Scott C, Scarantino CW, et al. Phase III quality-of-life study results: impact on patients' quality of life to reducing xerostomia after radiotherapy for head-and-neck cancer—RTOG 97-09. Int J Radiat Oncol Biol Phys. 2003;56:832–836.

67. Gornitsky M, Shenouda G, Sultanem K, et al. Double-blind randomized, placebo-controlled study of pilocarpine to salvage salivary gland function during radiotherapy of patients with head and neck cancer. Oral Surg Oral Med Oral Pathol Oral Radiol Endod. 2004;98:45–52.

68. Scarantino C, LeVeque F, Swann RS, et al. Effect of pilocarpine during radiation therapy: results of RTOG 97-09, a phase III randomized study in head and neck cancer patients. J Support Oncol. 2006;4:252–258.

69. Burlage FR, Roesink JM, Faber H, et al. Optimum dose range for the amelioration of long term radiation-induced hyposalivation using prophylactic pilocarpine treatment. Radiother Oncol. 2008;86:347–353.

70. Zimmerman RP, Mark RJ, Tran LM, et al. Concomitant pilocarpine during head and neck irradiation is associated with decreased posttreatment xerostomia. Int J Radiat Oncol Biol Phys. 1997;37:571–575.

71. Valdez JH, Atkinson JC, Ship JA, et al. Major salivary gland function in patients with radiation-induced xerostomia: flow rates and sialochemistry. Int J Radiat Oncol Biol Phys. 1993;25:41–47.

72. Horiot JC, Lipinski F, Schraub S, et al. Post-radiation severe xerostomia relieved by pilocarpine: a prospective French cooperative study. Radiother Oncol. 2000;55:233–239.

73. Avila JL, Grundmann O, Burd R, et al. Radiation-induced salivary gland dysfunction results from p53-dependent apoptosis. Int J Radiat Oncol Biol Phys. 2009;73:523–529.

74. Reference deleted in proofs.

75. Lombaert IM, Brunsting JF, Wierenga PK, et al. Keratinocyte growth factor prevents radiation damage to salivary glands by expansion of the stem/progenitor pool. Stem Cells. 2008;31:2007–2034.

76. Senahayake F, Piggott K, Hamilton-Miller JM. A pilot study of Salix SST (saliva-stimulating lozenges) in post-irradiation xerostomia. Curr Med Res Opin. 1998;14:155–159.

77. Jensdottir T, Nauntofte B, Buchwald C, et al. Effects of sucking acidic candies on saliva in unilaterally irradiated pharyngeal cancer patients. Oral Oncol. 2006;42:317–322.

78. Davies AN, Singer J. A comparison of artificial saliva and pilocarpine in radiation-induced xerostomia. J Laryngol Otol. 1994;108:663–665.

79. Rieke JW, Hafermann MD, Johnson JT, et al. Oral pilocarpine for radiation-induced xerostomia: integrated efficacy and safety results from two prospective randomized clinical trials. Int J Radiat Oncol Biol Phys. 1995;31:661–669.

80. Chitapanarux I, Kamnerdsupaphon P, Tharavichitkul E, et al. Effect of oral pilocarpine on post-irradiation xerostomia in head and neck cancer patients: a single-center, single-blind clinical trial. J Med Assoc Thai. 2008;91:1410–1415.

81. Hamlar DD, Schuller DE, Gahbauer RA, et al. Determination of the efficacy of topical oral pilocarpine for postirradiation xerostomia in patients with head and neck carcinoma. Laryngoscope. 1996;106:972–976.

82. Nyarady Z, Nemeth A, Ban A, et al. A randomized study to assess the effectiveness of orally administered pilocarpine during and after radiotherapy of head and neck cancer. Anticancer Res. 2006;26:1557–1562.

83. Daniels TE, Wu AJ. Xerostomia—clinical evaluation and treatment in general practice. J Calif Dent Assoc. 2000;28:933–941.

84. Bernardi R, Perin C, Becker FL, et al. Effect of pilocarpine mouthwash on salivary flow. Braz J Med Biol Res. 2002;35:105–110.

85. Chambers MS, Jones CU, Biel MA, et al. Open-label, long-term safety study of cevimeline in the treatment of postirradiation xerostomia. Int J Radiat Oncol Biol Phys. 2007;69:1369–1376.

86. Chambers MS, Posner M, Jones CU, et al. Cevimeline for the treatment of postirradiation xerostomia in patients with head and neck cancer. Int J Radiat Oncol Biol Phys. 2007;68:1102–1109.

87. Blom M, Dawidson I, Fernberg JO, et al. Acupuncture treatment of patients with radiation-induced xerostomia. Oral Oncol Eur J Cancer. 1996;32B:182–190.

88. Wong RKW, Jones GW, Sagar SM, et al. study in the use of acupuncture-like transcutaneous nerve stimulation in the treatment of radiation-induced xerostomia in head-and-neck cancer patients treated with radical radiotherapy. Int J Radiat Oncol Biol Phys. 2003;57:472–480.

89. Blom M, Lundeberg T. Long-term follow-up of patients treated with acupuncture for xerostomia and the influence of additional treatment. Oral Dis. 2000;6:15–24.

90. Braga FP, Sugaya NN, Hirota SK, et al. The effect of acupuncture on salivary flow rates in patients with radiation-induced xerostomia. Minerva Stomatol. 2008;57:343–348.

91. Deng G, Hou BL, Holodny AI, et al. Functional magnetic resonance imaging (fMRI) changes and saliva production associated with acupuncture at L1–2 acupuncture point: a randomized controlled study. BMC Complementary Alternative Med. 2008;8:137.

92. Weiss WW, Brenman HS, Katz P, et al. Use of an electric stimulator for the treatment of dry mouth. J Oral Maxillofac Surg. 1986;44:845–850.

93. Strietzel FP, Martín-Granizo R, Fedele S, et al. Electrostimulating device in the management of xerostomia. Oral Dis. 2007;13:206–213.

94. Gerlach NL, Barkhuysen R, Kaanders JH, et al. The effect of hyperbaric oxygen therapy on quality of life in oral and oropharyngeal cancer patients treated with radiotherapy. Int J Oral Maxillofac Surg. 2008;37:255–259.

95. Harding SA, Hodder SC, Courtney DJ, et al. Impact of perioperative hyperbaric oxygen therapy on the quality of life of maxillofacial patients who undergo surgery in irradiated fields. Int J Oral Maxillofac Surg. 2008;37:617–624.

96. Teguh DN, Levendag PC, Noever I, et al. Early hyperbaric oxygen therapy for reducing radiotherapy side effects: early results of a randomized trial in oropharyngeal and asopharyngeal cancer. Int J Radiat Oncol Biol Phys. 2009;75:711–716.

97. Levine MJ. Development of artificial salivas. Crit Rev Oral Biol Med. 1993;4:279–286.

98. Matzker J, Schreiber J. [Synthetic saliva in the treatment of hyposialies, especially in radiation sialadenitis]. Z Laryngol Rhinol Otol. 1972;51:422–428.

99. Gravenmade EJ, Roukema PA, Panders AK. The effect of mucin-containing artificial saliva on severe xerostomia. Int J Oral Surg. 1974;3:435–439.

100. Van der Reijden WA, Van der Kwaak H, Vissink A, et al. Treatment of xerostomia with polymer-based

saliva substitutes in patients with Sjögren's syndrome. *Arthritis Rheum.* 1996;39:57–69.

101. Vissink A, Gravenmade EJ, Panders AK, et al. A clinical comparison between commercially available mucin- and CMC-containing saliva substitutes. *Int J Oral Surg.* 1983;12:232–238.

102. Visch LL, Gravenmade EJ, Schaub RM, et al. A double-blind crossover trial of CMC- and mucin-containing saliva substitutes. *Int J Oral Maxillofac Surg.* 1986;15:395–400.

103. Jellema AP, Langendijk H, Bergenhenegouwen L, et al. The efficacy of Xialine in patients with xerostomia resulting from radiotherapy for head and neck cancer: a pilot-study. *Radiother Oncol.* 2001;59:157–160.

104. Vissink A, Waterman HA, Gravenmade EJ, et al. Rheological properties of saliva substitutes containing mucin, carboxymethylcellulose or polyethylenoxide. *J Oral Pathol.* 1984;13:22–28.

105. Vissink A, De Jong HP, Busscher HJ, et al. Wetting properties of human saliva and saliva substitutes. *J Dent Res.* 1986;65:1121–1124.

106. Regelink G, Vissink A, Reintsema H, et al. Efficacy of a synthetic polymer saliva substitute in reducing oral complaints of patients suffering from irradiation-induced xerostomia. *Quintessence Int.* 1998;29:383–388.

107. Epstein JB, Emerton S, Le ND, et al. A double-blind crossover trial of Oral Balance gel and Biotene toothpaste versus placebo in patients with xerostomia following radiation therapy. *Oral Oncol.* 1999;35:132–137.

108. Samarawickrama DYD. Saliva substitutes: how effective and safe are they? *Oral Dis.* 2002;8:177–179.

109. Momm F, Guttenberger R. Treatment of xerostomia following radiotherapy: does age matter? *Support Care Cancer.* 2002;10:505–508.

110. Oh DJ, Lee JY, Kim YK, et al. Effects of carboxymethylcellulose (CMC)-based artificial saliva in patients with xerostomia. *Int J Oral Maxillofac Surg.* 2008;37:1027–1031.

111. Kaneko M, Shirato H, Nishioka T, et al. Scintigraphic evaluation of long-term salivary function after bilateral whole parotid gland irradiation in radiotherapy for head and neck tumour. *Oral Oncol.* 1998;34:140–146.

112. Roesink JM, Moerland MA, Battermann JJ, et al. Quantitative dose-volume response analysis of changes in parotid gland function after radiotherapy in the head-and-neck region. *Int J Radiat Oncol Biol Phys.* 2001;51:938–946.

113. Semenenko VA, Li XA, Lyman-Kutcher-Burman NTCP. model parameters for radiation pneumonitis and xerostomia based on combined analysis of published clinical data. *Phys Med Biol.* 2008;53:737–755.

114. Ortholan C, Chamorey E, Benezcry K, et al. Modeling of salivary production recovery after radiotherapy using mixed models: determination of optimal dose constraint for IMRT planning and construction of convenient tools to predict salivary function. *Int J Radiat Oncol Biol Phys.* 2009;73:178–186.

114a. Jellema AP, Doornaert P, Slotman BJ, et al. Does radiation dose to the salivary glands and oral cavity predict patient-rated xerostomia and sticky saliva in head and neck cancer patients treated with curative radiotherapy? *Radiother Oncol.* 2005;77:164–171.

115. Baum BJ, Zheng C, Cotrim AP, et al. Aquaporin-1 gene transfer to correct radiation-induced salivary hypofunction. In: Beitz E, ed. *Aquaporins: Handbook of experimental pharmacology.* Berlin Heidelberg: Springer-Verlag; 2009:403.

116. Delporte C, O'Connell BC, He X, et al. Increased fluid secretion after adenovira-mediated transfer of the aquaporin-1 cDNA to irradiated rat salivary glands. *Proc Natl Acad Sci U S A.* 1997;94:3268–3273.

117. Preston GM, Agre P. Isolation of the cDNA for erythrocyte integral membrane protein of 28 kilodaltons: member of an ancient channel family. *Proc Natl Acad Sci U S A.* 1991;88:1110–1114.

118. Konings AWT, Coppes RP, Vissink A. On the mechanism of salivary gland radiosensitivity. *Int J Radiat Oncol Biol Phys.* 2005;62:1187–1194.

119. Lombaert IM, Brunsting JF, Wierenga PK, et al. Rescue of salivary gland function after stem cell transplantation in irradiated glands. *PLoS ONE.* 2008;3:e2063.

120. Burlage FR, Faber H, Kampinga HH, et al. Enhanced proliferation of acinar and progenitor cells by prophylactic pilocarpine treatment underlies the observed amelioration of radiation injury to parotid glands. *Radiother Oncol.* 2009;90:253–256.

121. Burlage FR, Roesink JM, Kampinga HH, et al. Protection of salivary function by concomitant pilocarpine during radiotherapy: a double-blind, randomized, placebo-controlled study. *Int J Radiat Oncol Biol Phys.* 2008;70:14–22.

24 双膦酸盐和 RANKL 抗体在乳腺癌骨转移治疗中应用

Ingo J.Diel

谢　菲　王　殊　译校

据估计仅 2010 年一年德国有 6 万名女性被诊断为新发乳腺癌患者（美国约为 220 500 例），同期乳腺癌引起死亡的人数为 18 000 例（美国约为 42 000 例）。由于资料保存不当，德国的数据仅为估计数值，但其中 20% ～ 25% 的死亡率与其他西方国家的数据基本一致。

引起乳腺癌死亡的最主要原因为远处转移和继发性器官功能衰竭，其中最常见转移部位为骨、肺和肝。75% ～ 80% 乳腺癌死亡的患者伴有骨转移病灶，其中一半患者骨为唯一转移靶器官。在德国，每年约有 11 000 ～ 12 000 乳腺癌患者遭受到骨转移的困扰。

骨转移

理论上任何恶性肿瘤都可形成骨转移灶，而有趣的是，90% 的骨转移仅由少数几种肿瘤引起，其中包括乳腺癌、前列腺癌、肺癌、甲状腺癌和肾细胞癌。通过放射线检查可发现两种类型的骨转移：即骨质破坏引起的溶骨性转移和骨质堆积引起的成骨性转移。这两种类型的骨转移可能同时存在于同一病灶中。乳腺癌引起的骨转移中，约 70% 为溶骨性病灶，约 30% 为成骨性病变。

几乎所有乳腺癌骨转移患者（90% 以上）都经历过需要治疗的骨痛症状，另一常见的并发症为病理性骨折，即自发骨折或微小创伤后骨折（约 25%）。尽管如此，真正的毫无征兆的突然骨折还是很少见的，多数存在病变骨的骨痛症状被忽略或误诊。由于转移性乳腺癌常被认为是不可治疗的疾病，即使早期发现转移也未能明显延长生存时间，且一年 1 ～ 2 次的脊柱叩诊对发现骨转移的作用有限，所以多年来乳腺癌患者常对随访不重视，而这种不重视的态度已产生了不良影响。病理性骨折被忽视对患者来说是最坏的情况，脊髓压缩综合征是病理性骨折的特异并发症之一（< 5%），椎体骨折后常发生脊髓或脊神经压迫，这种并发症应视为急症并需要紧急手术减压固定，后续行放射治疗。

高血钙症是以往肿瘤患者的常见并发症，但现在在乳腺癌患者中已很少见。高血钙症可引起一系列并发症，其中以电解质失调和中枢神经系统并发症最为重要，若不及时治疗，可能致命。早期广泛应用双膦酸盐已在全球范围内显著降低了高血钙的发病率，乳腺癌骨转移的患者生存期也明显延长。虽然从诊断骨转移开始，患者的平均生存时间仅为 3 年，但每个护理人员都至少能接触到一名生存时间长达 8 年或更长的患者。患者的生存时间取决于许多因素：如年龄、原发肿瘤生物学特性、转移灶的类型及护理人员的精心程度和经验等。

骨转移的发生机制

　　骨转移的发展与其他器官转移类似，但其具有一些不同于其他器官转移的特点。首先，原发肿瘤中的一些细胞脱落进入滋养血管。在乳腺癌等一些肿瘤中，此过程发生在临床不易察觉的极早期。关于肿瘤细胞的增殖过程目前研究尚不深入，但有一点可以肯定，此过程效率并不高，因为只有极少数的细胞具有转移潜能，多数细胞都被人体自身的免疫系统破坏掉[1,2]。

　　目前已知骨髓中的肿瘤细胞可以作为"休眠细胞"存在数年之久，就像沉睡的恐怖分子一样，某一天可能发起致命的破坏活动。这些肿瘤细胞是如何被唤醒发起恶性攻击的，目前尚不清楚，一些研究者推测肿瘤细胞可能系 T 细胞的抑制作用，使其一直处于低增殖的状态，而当各种原因引起 T 细胞免疫保护作用消失的时候，肿瘤细胞便开始急剧增殖。这些细胞有可能与目前研究较热的乳腺癌肿瘤干细胞有关。

转移引起的骨质破坏

　　一旦肿瘤细胞穿过阻碍其转移的屏障，宿主器官和肿瘤细胞就会作用，形成恶性循环（图24-1，彩图 24-1)[3,4]。简而言之：增殖不再受限的肿瘤细胞分泌破骨细胞活性物质，这种分泌能力可能是由某些遗传因素决定的，最常见的旁分泌物质是甲状旁腺激素相关蛋白（PTHrP)，其可以和破骨细胞上的甲状旁腺激素（PTH）受体结合。另一方面其可产生 RANK 配体（RANKL)，后者与破骨细胞上的核因子 κ-B 受体激活因子结合并增加骨质再吸收细胞的溶解和活动能力。同时，骨保护素（OPG）的调节作用被减弱（见前"骨健康"章节)。激活的破骨细胞破坏骨质（肿瘤细胞自身很难做到此)。当骨基质被降解，转移细胞中储存的、能促进增殖的生长因子 [如转化生长因子（TGF-β)，胰岛素样生长因子（IGF)，血小板来源生长因子（PDGF）等] 被释放。这样转移灶逐渐形成了。

　　解密转移机制可以开启一种新型缓解骨质破坏的治疗方式。不仅是双膦酸盐属于破骨细胞抑制剂，近期 RANKL 抗体（与骨保护素相似)、组

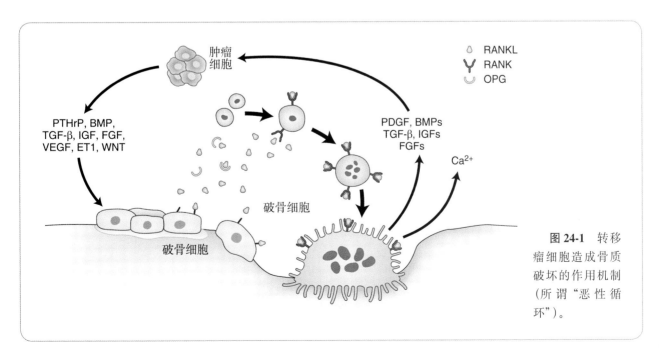

图 24-1　转移瘤细胞造成骨质破坏的作用机制（所谓"恶性循环")。

蛋白酶 K 抑制因子和 src- 激酶抑制因子等也引起人们关注。

双膦酸盐治疗

骨转移可行手术或局部放射治疗，也可行化疗或内分泌治疗等全身治疗。传统的止痛治疗和放射性核素治疗亦可用来对抗骨转移，双膦酸盐则可对抗骨质破坏[5,6]。

双膦酸盐在化学结构上与焦磷酸盐和多膦酸盐家族类似。多膦酸盐除用作软化剂外，在 19 世纪即被洗衣业开发成为管道清洗剂，至今仍在应用的第一个双膦酸盐（膦酸二钠）也是在此时期出现的。直至 20 世纪 60 年代末，改善高钙血症的治疗才取得疗效，从此以后，双膦酸盐在临床中发展应用。目前双膦酸盐已用于治疗骨转移、骨质疏松症、骨 Paget 病及由于骨质代谢增强引起的病症。

与焦磷酸盐 P-O-P 结构不同的是，双膦酸盐的结构中两个磷原子中间为碳原子，使其结构更加稳定。碳自由基结合不同的侧链可形成具有不同特性的双膦酸盐，氯膦酸盐的侧链结构相对简单，由两个氯原子与一个碳原子相结合组成。有些双膦酸盐的的侧链结构比较复杂，比膦酸二钠和氯膦酸盐对骨基质的结合能力更强，但也有相应的不良反应。新型双膦酸盐的优点还在于其静脉内停留时间短。

几年前双膦酸盐分子水平的作用机制尚不清楚，以往认为其作用主要在于降低溶骨作用。目前已经了解其作用在于参与到肿瘤细胞的凋亡过程中[7,8]。亚甲基氨基二膦酸（如帕米膦酸二钠、伊班膦酸钠、利塞膦酸钠、阿仑膦酸钠和唑来膦酸钠等）可有效抑制甲羟戊酸代谢中的香叶基化和法尼基化，后者是胆固醇合成过程中的关键步骤（对他汀类也有类似的作用，但其合成旁路和在肝中的累积略有不同）。这样，GTP 结合蛋白的作用被抑制，并被细胞内信号转导通路所终止（图 24-2，彩图 24-2）[9]。非亚甲基氨基二膦酸（如氯膦酸盐、替鲁膦酸盐、膦酸二钠）凋亡（或坏死）是通过细胞内三磷酸腺苷毒性物质积累达到的[10]。遗憾的是，这种凋亡作用在肠黏膜细胞和肾小管细胞内也可见到。

双膦酸盐可通过口服和非肠道途径给药，经肠黏膜的吸收效率不高且和食物结构有关。因此，口服双膦酸盐需空腹，且 30 ～ 60 分钟内避免高

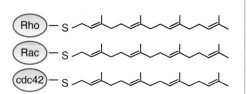

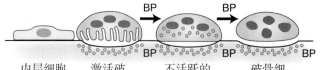

图 24-2　激活过程特有的分子机制：抑制破骨细胞。（Adapted from Rogers MJ, Gordon S, Benford HL et al. Cellular and molecular mechanisms of action of bisphosphonates. Cancer. 2000;88[12 Suppl]:2961–2978.）

钙饮食，否则会形成螯合物。尽管如此，其吸收率仅为 0.5%～5%。最初，这并未被重视，只是口服双膦酸盐较其他给药方式的剂量大（与抗生素的给药原理相似）。

无论哪种给药途径，双膦酸盐储存于钙盐丰富的骨基质中（30%～70%），另一部分未经代谢直接从肾排出。在骨含量高的区域其吸收率尤其高（用锝标记的双膦酸盐行骨显像发现）。破骨细胞从骨基质中吸收双膦酸盐，从而参与破骨细胞的凋亡过程。

双膦酸盐对骨转移的抗溶骨作用

乳腺癌是应用双膦酸盐最多的肿瘤。氯膦酸盐、帕米膦酸钠、伊班膦酸钠和唑来膦酸钠都已在德国被批准用于乳腺癌的治疗。

氯膦酸盐是第一代双膦酸盐，可静脉应用（1500mg 静脉静注时间超过 4 小时，每 3～4 周一次），或者口服（1600mg/d）。静脉应用是高血钙症的标准治疗方式，可以降低骨事件的发生，但由于其注射时间长，并且为大分子物质，因此应用较少。

口服氯膦酸盐一样可以降低骨事件的发生，但是对骨痛和高钙血症的有效率不高（图 24-3，彩图 24-3）[11]。应用范围取决于降低并发症（无症状转移），还是为继发性骨转移提供辅助治疗。因为口服双膦酸盐吸收效率低（氯膦酸盐约为 3%，亚甲基氨基二膦酸盐 < 1%），但认为其效果很差的观点显然是错误的。口服和静脉应用双膦酸盐对骨事件的降低都一样有效。

帕米膦酸钠被用作骨转移癌的标准治疗已有很多年。因为口服给药毒性太大，包括德国在内的多数国家仅批准静脉使用帕米膦酸钠（90mg 静脉静注时间超过 2 小时，每 3～4 周一次）。帕米膦酸钠可降低除脊柱骨折外的所有骨并发症的概率。

帕米膦酸钠是获批的第一个用于治疗肿瘤溶骨的亚甲基氨基二膦酸盐。其比氯膦酸盐更有效，这与其和骨表面的羟基膦灰石的结合能力强有关。帕米膦酸钠最常用的方法为 90mg 每 4 周一次。静脉应用其生物利用度可达 100%，且与肠道吸收率无关，而肠道吸收与进食时间和食物中钙含量有关。

静脉应用帕米膦酸钠由 Hortobagyi 等在 1996 年 12 月报道（图 24-4）[12]。在此多中心、双盲对照研究中，帕米膦酸钠和化疗均用于对抗溶骨性破坏（n=382），帕米膦酸钠 90mg 静脉静注每 4 周一次，或给予安慰剂（持续 1 年）。在帕米膦酸钠组，脊柱以外的骨折率明显降低，骨痛和放疗率也降低。在随后更长时间的随访中发现帕米膦酸钠的作用十分肯定[13,14]。

进一步亚组分析发现，绝经前患者应用帕米膦酸钠较安慰机组可明显延长生存期（分别为 24.6 个月和 15.7 个月），相似的结果在多发性骨髓瘤的研究中也观察到[15]。

静脉内应用伊班膦酸钠是 2003 年获批用于乳

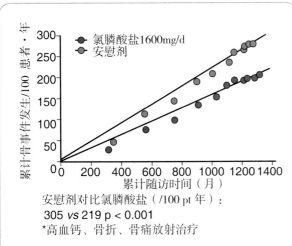

图 24-3　氯膦酸盐可长期降低骨相关事件发生率。（Data from Paterson AHG, Powles TJ, Kanis JA, et al.[11]）

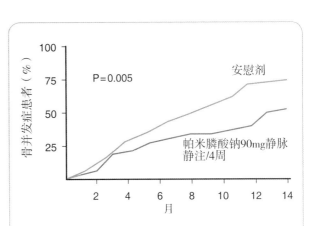

图 24-4　帕米膦酸钠降低骨并发症。（Data fraom Hortobagyi GN, Theriault RL, Porter L, et al.[12]）

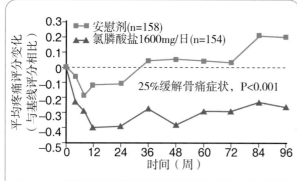

图 24-5 静脉用伊班膦酸盐可长期改善骨痛症状（随访 2 年）。（Data from Diel IJ, Body JJ, Lichinitser MR, et al.[18]）

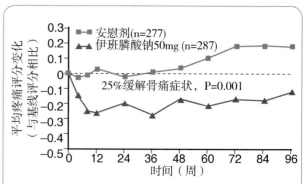

图 24-7 口服伊班膦酸钠可长期改善骨痛症状（随访 2 年）。（Data from Body JJ, Diel IJ, Bell R, et al. Oral ibandronate improves bone pain and preserves quality of life in patients with skeletal metastases due to breast cancer. Pain. 2004:111:306–312.）

腺癌骨转移治疗的第三代高效双膦酸盐[16]。2004 年 4 月被批准口服途径用于骨转移的治疗。在 462 例病程超过 2 年的乳腺癌骨转移患者静脉应用伊班膦酸钠 2mg 或 6mg 的研究结果显示[17]，6mg 组较安慰剂组可明显降低骨并发症的概率，但此作用在 2mg 组并不明显。6mg 组可显著降低脊柱骨折的概率，但不能降低脊柱外的骨折发生率。另一方面，避免放疗是证实其疗效的方式。另外，6mg 组可明显延缓首次骨并发症的发生时间，且可以减轻骨痛症状长达 24 个月（图 24-5）。该研究显示了伊班膦酸钠可改善患者生存质量且可减轻需要药物治疗的疼痛（基于 EORTC-QLQ-C30-问卷）（图 24-6，彩图 24-6）[18]。另外三个大型对照试验研究了口服伊班膦酸钠的疗效，分别对比

了 50mg 和 20mg 与安慰剂组的疗效，共有 999 例乳腺癌骨转移患者加入该研究[19-21]。结果显示 50mg 组可显著降低骨转移患者的骨痛症状和其他骨事件发生率（图 24-7）。

唑来膦酸钠是目前肿瘤领域里最有效的双膦酸盐。鉴于伦理原因，乳腺癌和多发性骨髓瘤的 Ⅲ 期临床试验中不再进行唑来膦酸钠和安慰剂组的对照，而是比较其与 90mg 帕米膦酸钠的 Ⅳ 期临床试验。在高血钙的治疗中，唑来膦酸的反应率较帕米膦酸钠高出 10%，并且高血钙复发的时间也明显推迟[22]。该研究的入组患者病例数相当多

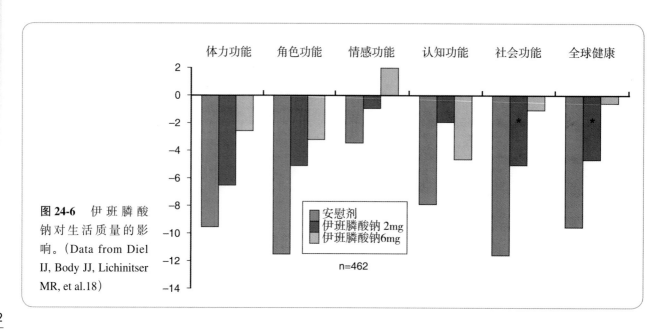

图 24-6 伊班膦酸钠对生活质量的影响。（Data from Diel IJ, Body JJ, Lichinitser MR, et al.18）

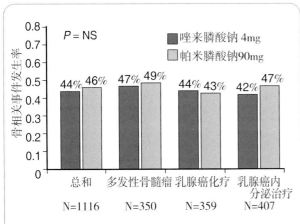

图 24-8　唑来膦酸钠可降低骨相关事件发生。(Data from Rosen LS, Gordon D, Kaminski M, et al.[23])

的事件（如骨痛和高血钙）越有效，但对于病理性骨折却不如此。

以上结果被 2005 年 5 月日本报道的一项唑来磷酸钠与安慰剂对照的试验所印证。该试验共入组 228 例乳腺癌骨转移患者，其中 114 例患者每 4 周注射唑来膦酸钠 4mg，持续 1 年，另外 114 例患者接受安慰剂治疗。结果唑来膦酸钠组显示出对所有骨并发症的显著降低作用（图 24-9，图 24-10）。4mg 唑来膦酸钠可长效明显地减轻骨痛症状，而安慰剂组的疼痛程度则显著增高（$P < 0.05$）（图 24-10）。

（n=1130）。在一项骨转移患者等效性对照研究中[23]，唑来膦酸钠 4mg 或 8mg 应用 12 个月与帕米膦酸钠 90mg 相比较，短期并未显示出两者之间的疗效区别（图 24-8）。两种药物都可明显减低疼痛症状。8mg 唑来膦酸钠组在某些患者中可能引起血肌酐升高。因此，在其他研究中，8mg 唑来膦酸钠均减低为 4mg，注射时间增加至 15 分钟。在最后分析中发现，唑来膦酸钠 4mg 持续 15 分钟的毒性范围与 90mg 帕米膦酸钠相似。

在一项对乳腺癌患者超过 25 个月的长期随访中发现，与 90mg 帕米膦酸钠相比，4mg 唑来膦酸钠降低骨并发症的概率增加 20%[24,25]。其他双膦酸盐的类似作用主要体现在减少放疗上。这表明越有效的药物（相对帕米膦酸钠来说），对越紧急

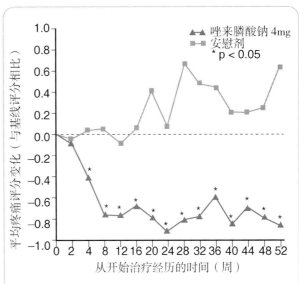

图 24-10　乳腺癌：唑来膦酸钠较安慰剂可显著改善骨痛。(Data from Kohno N, Aogi K, nami H, et al.[26])

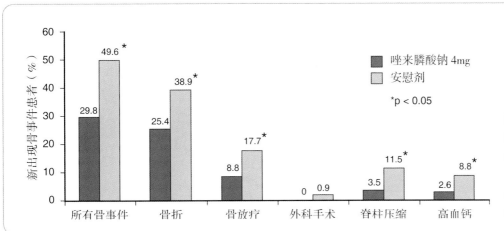

图 24-9　乳腺癌：唑来膦酸钠降低各种骨事件发生。(Data from Kohno N, Aogi K, Minami H, et al.[26])

双膦酸盐的不良反应

了解双膦酸盐的不良反应之前先要熟悉此类药物的作用机制[8]，这是了解大部分药物不良反应的正确方法。前面提到，双膦酸盐介导了破骨细胞的凋亡过程。实际上该作用不仅在破骨细胞和巨噬细胞中可见，在肠黏膜和肾小管细胞中也可见到。

双膦酸盐的不良反应可分为常见和少见两种（表 24-1）。好的临床肿瘤学家应对最常见的不良反应有所熟悉，包括药物的急性期反应，胃肠功能失调、肾并发症及最近发现的下颌骨坏死（表 24-2）。

急性期反应和胃肠道不良反应

一系列流感样症状被归为急性期反应（故也称为"流感样综合征"），包括低热、白细胞增高、乏力和肌肉骨骼疼痛[27]。这些症状多在第一次静脉注射亚甲基氨基二膦酸盐（唑来膦酸钠、伊班膦酸钠和帕米膦酸钠）后出现，发生率可高达30%。这些不良反应并无严重影响，但是经常被患者感觉到并有压力，但很少有患者因此中断治疗的。这些症状一般在48小时内出现，并且非甾体类抗炎镇痛药物效果良好。

双膦酸盐引起的胃肠道不良反应仅见于口服给药者，从下段食管至结肠都有可能受累。胃、

表 24-1　双膦酸盐不良反应

A．常见不良反应
- 输液相关事件（急性期反应）
- 肾毒性
- 胃肠道不良反应（胃炎、腹泻）
- 下颌骨坏死

B．少见不良反应
- 高血钙（有症状的）
- 眼并发症（视网膜炎、葡萄膜炎、巩膜炎）
- 关节痛（阿司匹林有效）
- 皮肤红疹
- 静脉炎
- 味觉改变

食管或十二指肠溃疡曾有报道。但最常见的是腹痛、胃胀和腹泻[28,29]。如果出现上述症状，应考虑改变给药方式。

肾毒性

双膦酸盐的所有不良反应中，近些年讨论最多的是肾毒性。可以肯定的是，所有双膦酸盐对肾小管系统都有损害，但不同药物的肾损害具有不同的特点。双膦酸盐进入体内后30%~60%储存于骨中，其余部分被肾排出。其进入肾小管细胞

表 24-2　双膦酸盐常见不良反应概要

药物	急性期	肾毒性	上消化道	腹泻	下颌骨坏死
氯膦酸盐静点	0	+	0	0	?
氯膦酸盐 800（×2）	0	0	+	++	0
氯膦酸盐 520（×2）	0	0	+	++	0
伊班膦酸钠 6mg 静脉滴注	++	0	0	0	+
伊班膦酸钠 50mg	0	0	+	0	(+)
唑来膦酸钠 4mg 静脉滴注	++	++	0	0	++
帕米膦酸钠 90mg 静脉滴注	++	++	0	0	++
阿仑膦酸钠	0	0	++	+	+
利塞膦酸钠	0	0	+	+	(+)
膦酸钠	0	0	(+)	(+)	0

的双膦酸盐量是被动摄取过程，摄取量取决于血清浓度和与蛋白的结合程度，再将其主动分泌至管腔内。如果肾小管细胞的负荷过重，则会引起双膦酸盐在肾小管细胞内的堆积，并介导细胞凋亡[30-32]。目前尚无证据证实口服治疗剂量的双膦酸盐可引起肾并发症。

用药过程中应遵循以下几点以避免肾损害：①严格按照说明书用药；②持续水化尿液；③如果肌酐水平升高，则用药减量。

下颌骨坏死

双膦酸盐治疗期间出现下颌骨和上颌骨的坏死最早报道于 2003 年，尽管有些回顾性研究中曾提到[33,34]。在德国，直至 2010 年才开始在柏林 Charité 医院登记下颌骨骨折，目前已有超过1000 例患者在此登记，平均每周有 3 ~ 5 例新发患者登记[35]（www.charite.de/zmk）。其中 932 例恶性肿瘤患者中，37% 为乳腺癌，14% 为前列腺癌，12% 为多发性骨髓瘤，其余 37% 为其他肿瘤。多数下颌骨坏死（85%）出现在治疗的最初 4 年。超过 68% 的登记患者既往有唑来膦酸钠治疗史，17% 使用帕米膦酸钠治疗，8.5% 使用伊班膦酸钠治疗史。提示大部分患者用过双膦酸盐。口服治疗患者此类并发症较少，目前还没有氯膦酸盐引起下颌骨骨折的资料。

有观点认为下颌骨骨折可能是既往骨髓炎的末梢表现。巨噬细胞和破骨细胞来自于同一类型的干细胞，被双膦酸盐介导凋亡后可能引起炎症的扩散。是否双膦酸盐有抗血管生成作用目前还不清楚。

在下颌骨坏死发生前应该先进行口腔检查。研究提示若近期做过牙齿手术或下颌骨操作，双膦酸盐的应用应暂停 2 个月。原因是引起下颌骨骨折是很复杂的，洗牙和其他可能引起炎症的操作都应在长期双膦酸盐治疗之前进行。用药期间进行口腔检查也是必要的。

预防骨转移的研究

动物实验发现双膦酸盐可用来预防骨转移，但转移性乳腺癌患者的临床试验结果却令人失望[37-40]。尽管一个小型的临床试验发现，氯膦酸盐可降低新发骨转移灶的发生[41]。另一实验显示

无骨转移的远处或局部进展期乳腺癌预防性应用氯膦酸盐很少发生骨转移[42]。

关于氯膦酸盐的辅助治疗有两个小型临床试验和一个大型试验。第一个此类报道的是 Heidelberg 等发表的。该研究入组 302 例原发性乳腺癌骨髓转移患者，每日口服氯膦酸盐 1600mg 或仅观察[43,44]。中位随访时间 3 年，发现治疗组骨和脊柱转移患者明显少于对照组，总生存时间明显延长（图 24-11）[45]。尽管如此，在此之后，没有研究进一步揭示其降低骨和脊柱转移。这可能意味着在一些患者中，早期应用双膦酸盐可能可以延长治疗时间，而在另外一些患者中，相对短期治疗（2 年）可以延缓转移。

Saarto 等的一项研究显示了截然相反的结果[46]，该研究发现两组患者的骨转移发生率无明显区别，并且脊柱转移的发生率有所上升。2004 年发布的一项十年研究的结果也显示两组间无明显区别[47]。有专家认为阴性结果可能是由于两组患者受体状态不平衡。首先，受体阴性的患者更多应用了氯膦酸盐，这类患者更多应用内分泌治疗，更少应用化疗。另一个问题是因为不符合协议而被剔除出组的患者至少有 15 例，这些患者均是入组后发现有转移的，这使实际参与研究的患

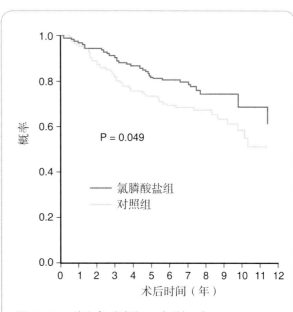

图 24-11　总生存（随访 97 个月）。（Data from Diel IJ, Schuetz F, Jaschke A, et al.[45]）

者人数降至 282 例。另外，双膦酸盐治疗组转移率增加的原因可能是巧合或与前述的剔除患者有关。没有其他对照试验，再得出双膦酸盐组可增加骨转移风险的结论，即使治疗时间延长，迄今为止也没有一个合理的病理生理学解释。

第三个临床试验是 Powles 等报道的，该试验为多中心双盲对照试验[48]。1076 例原发性乳腺癌患者（无明显高危因素）入组，患者分为每天 1600mg 氯膦酸盐组和安慰剂组，治疗时间超过 2 年。研究显示 2 年的氯膦酸盐治疗可显著降低骨转移的发生率。在后期随访中也发现转移率显著降低（氯膦酸盐组 n=98，安慰剂组 n=129，P=0.047）（图 24-12）。Powles 等近期又报道复发转移高危因素的患者辅助应用氯膦酸盐的数据[49]。预后很好的患者（如 I 期）被剔除出组，仅纳入 II、III 期患者，氯膦酸盐组患者的无转移生存率和总生存率均显著提高（图 24-13，24-14）。II 期患者中，20 例患者应用抗骨转移治疗，在 III 期患者中仅有 6 例，I 期患者则未见氯膦酸盐的作用。该研究特别之处在于纳入了骨髓转移的患者，其结果可看做是对 Heidelberg 研究的支持。

2001 年，NSABP B-31 公布了一项关于氯膦

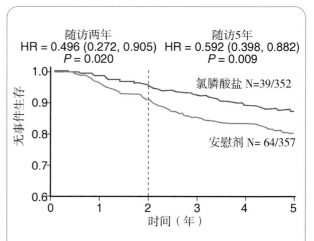

图 24-13　口服氯膦酸盐显著降低骨转移的发生率（II / III 期 疾 病）。（Data from Powles T, Paterson A, McCloskey E, et al. [49]）

酸盐的研究（www.nsabp.pitt.edu），该研究将原发性乳腺癌患者（约 75% 为 I 期）随机分为两组，一组在辅助治疗的同时每天口服氯膦酸盐 1600mg 持续 3 年，另一组口服安慰剂，目前入组已基本完成（n=3200）。首次结果有望于 2011 年公布。

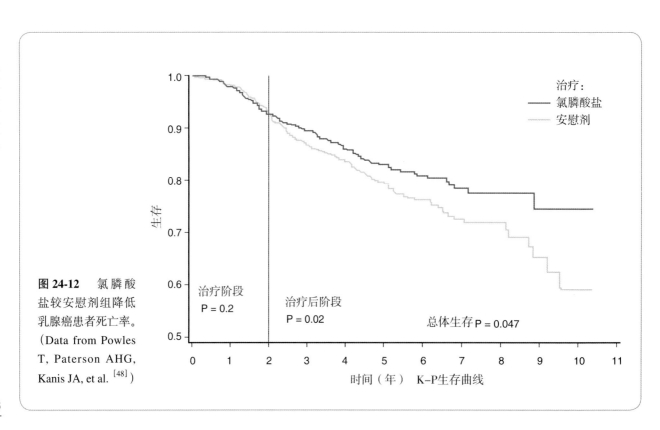

图 24-12　氯 膦 酸盐较安慰剂组降低乳腺癌患者死亡率。（Data from Powles T, Paterson AHG, Kanis JA, et al. [48]）

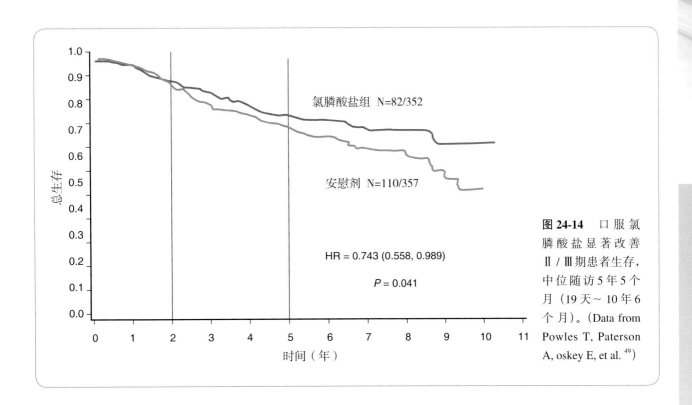

图 24-14　口服氯膦酸盐显著改善 Ⅱ / Ⅲ 期患者生存，中位随访 5 年 5 个月 (19 天 ~ 10 年 6 个月)。(Data from Powles T, Paterson A, oskey E, et al. [49])

另一项研究（西南肿瘤组织 SWOG SO307）比较了辅助应用氯膦酸盐、伊班膦酸钠和唑来膦酸钠的作用。一项关于唑来膦酸钠用于减少复发的辅助治疗研究（AZURE）研究了长间期应用唑来磷酸钠作用。以上这些研究结果将有望揭示是否维持正常骨质代谢有助于减少骨转移的发生，间歇性静脉使用双膦酸盐是否可达到与持续口服双膦酸盐一样的效果。

RANKL 抗体的研究进展

RANK/RANKL/OPG 系统是 20 世纪 90 年代中期发现的，第一个阻断其信号转导通路的蛋白也相继问世。第一个关于 OPG 在绝经后女性骨质疏松中作用的研究显示，皮下注射 OPG 后，骨质吸收指标可显著降低。

临床研究发现，狄诺单抗（AMG162）小剂量即可更有效地降低骨吸收指标。AMG162 是人 RANKL 配体的单克隆抗体，是通过免疫组化方法，从转染了人 RANKL 蛋白的转基因鼠中分离出来的，其属于 IgG$_2$ 单克隆抗体，对于人 RANKL 配体的结合力很高，而不与 TNF 和 TRAIL（肿瘤坏死因子相关凋亡介导配体）相结合。

人源性狄诺单抗的作用与骨保护素相似（图 24-15），这意味着其可阻断破骨细胞和单核前体细胞的 RANK 信号通路，这样，破骨细胞融合被抑制，成熟多核巨细胞的活性也被抑制 [50,51]，通过此作用机制，不仅转移介导的骨质破坏恶性循环被打断，原发性骨质吸收和继发性骨质疏松也被促进。目前，约有 20 000 例患者正在接受狄诺单抗治疗的临床研究，大部分患者患有良性疾病（如骨质疏松、风湿性关节炎等）。Ⅰ 期和 Ⅱ 期临床试验已完成，肿瘤治疗介导的骨质疏松的结果已发表或在会议中报道，Ⅲ 期临床试验也已获批。骨转移治疗临床试验的数据也相继在杂志或会议中发表。RANKL 抗体，如狄诺单抗对代谢性骨病和骨转移均有作用。

肿瘤领域中狄诺单抗的剂量研究

第一个狄诺单抗的剂量相关研究由 Body 等在 2006 年公布 [52]，该试验入组 20 例乳腺癌骨转移的患者和 25 例多发性骨髓瘤患者，随机分为两组，一组接受狄诺单抗 0.1mg/Kg、0.3mg/Kg、1.0mg/Kg 或 3.0mg/Kg（剂量逐步上升或维持不变），另一组接受静脉帕米膦酸钠 90mg 治疗，血清或尿中 N- 端肽浓度降低被认为治疗有效。结

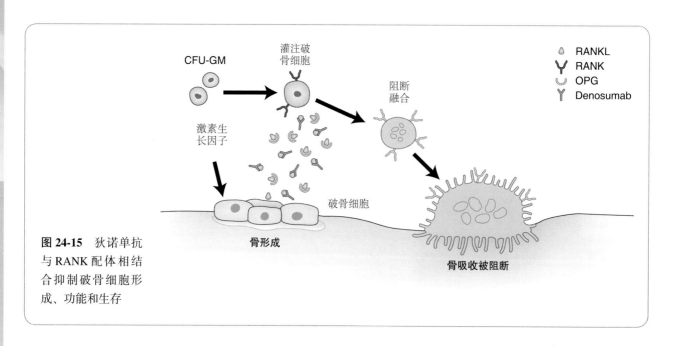

图 24-15 狄诺单抗与 RANK 配体相结合抑制破骨细胞形成、功能和生存

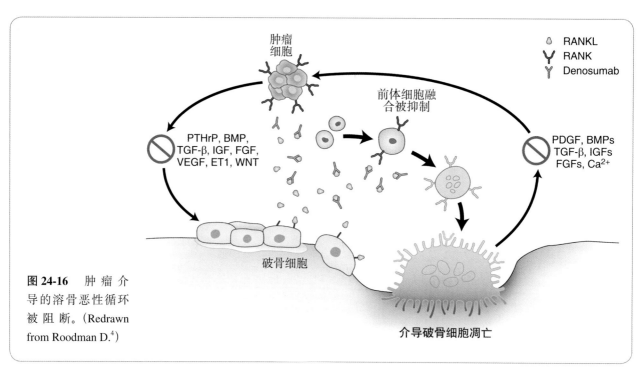

图 24-16 肿瘤介导的溶骨恶性循环被阻断。(Redrawn from Roodman D.[4])

果显示其骨吸收指标降低程度与帕米膦酸钠相似，但更持久（高剂量治疗可维持 84 天），其不良反应小于帕米膦酸钠。

另一个研究由 Lipton 等报道[53]，以（uNTx/Cr）作为骨质吸收和破骨细胞抑制的替代指标，并且观察骨并发症的发生（如骨折、需外科干预的并发症和放射治疗等）。255 例乳腺癌骨转移的患者被纳入试验，随机分为 3 组，一组每 4 周给予 30mg、120mg、180mg 狄诺单抗，第二组每 12 周给予 60mg、80mg 狄诺单抗，第三组给予标准抗骨质疏松治疗（唑来膦酸钠或帕米膦酸钠）。治疗持续 25 周，后续随访 32 周。

狄诺单抗组尿端肽降低与双膦酸盐组相似：狄诺单抗组 9% 患者出现骨并发症，双膦酸盐组 16% 出现骨并发症。基于这一试验结果，骨转移患者狄诺单抗的治疗剂量被定为 120mg 皮下注射。

第三个公布的临床试验由 Fizazi 等报道 [53]，其试验设计中特别提到了治疗间期。一部分患者接受常规双膦酸盐治疗（n=37），另一部分患者接受每 4 周 1 次的狄诺单抗 180mg（n=38）治疗或每 12 周一次的狄诺单抗治疗（n=36）。尿中胶原代谢产生的降解碎片（NTx/Cr）作为是骨质破坏的替代标记物。结果显示每月一次的狄诺单抗治疗较 3 个月一次的治疗能更明显地抑制骨代谢。两组患者都较双膦酸盐组明显获益。如此快地显现出优势是因为 RANKL 抗体不与破骨细胞结合而阻断信号传导通路（双膦酸盐需与破骨细胞结合）。上述 Ⅱ 期临床试验结果为后续的每 4 周一次 120mg 狄诺单抗的Ⅲ期临床试验提供了依据。

狄诺单抗用于乳腺癌骨转移

一项关于乳腺癌骨转移的 Ⅲ 期临床研究中，1026 例患者接受 4 周一次的狄诺单抗 120mg 皮下注射，1020 例患者接受 4 周一次唑来膦酸 4mg 静脉滴注。评价标准为骨并发症的减少（主要研究终点：至首次出现骨相关事件的时间；次要研究终点：至首次出现优势骨相关事件的时间以及首次至第二次出现骨事件的时间）。中位随访时间 17

个月，首次结果分析已开始进行 [55]，与双膦酸盐患者组相比，狄诺单抗组骨并发症的发生频率明显减少（HR=0.77；P=0.001）（图 24-17）。多因素分析显示，狄诺单抗的优势不仅体现在首次出现并发症的时间，也表现在后续的每一个并发症中。在狄诺单抗治疗组中，仅发生 474 个事件，而在唑来膦酸组，事件数为 608 个（图 24-18）。尽管如此，两组间的总生存并无显著差异（HR=0.95；P=0.49）。不良反应分析显示，狄诺单抗组的急性期反应发生率（10.4%）低于唑来膦酸组（27.3%）。同样，肾并发症在狄诺单抗组（4.9%）也少于双膦酸盐组（8.5%）。令人惊讶的是，两组的下颌骨发生率则差异无显著性（狄诺单抗组 2%，双膦酸盐组 1.4%）（表 24-3）。该结果使关于骨坏死发展的理论聚焦于双膦酸盐作用机制的研究。该研究可能首次显示了上述时期下颌骨坏死发生率为 1% ～ 2%。

狄诺单抗在实体肿瘤（不含乳腺癌和前列腺癌）骨转移和多发性骨髓瘤中的应用

该研究的设计目标与乳腺癌骨转移的研究类似，其中 886 例患者接受狄诺单抗治疗，890 例

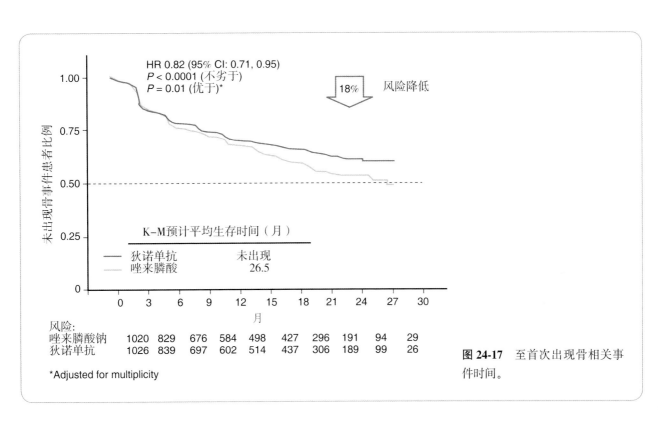

图 24-17　至首次出现骨相关事件时间。

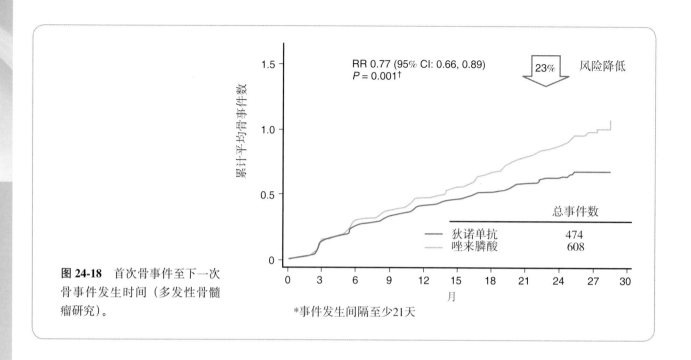

图 24-18 首次骨事件至下一次骨事件发生时间（多发性骨髓瘤研究）。

患者接受每 4 周一次的唑来膦酸治疗。约 700 例患者患有非小细胞肺癌（NSCLC），180 例患者患有多发性骨髓瘤，其余 900 例患者患有其他类型肿瘤。其主要研究终点的结果与在乳腺癌中的研究相类似[56]，即狄诺单抗组首次出现骨事件的时间明显延长（HR=0.84；P=0.0007），但其次要研究终点的结果并未显现出优势（P=0.06）。其研究结果与乳腺癌不完全一致可能与患者所患肿瘤类型不一、肺癌患者生存时间段有关（NSCLC=688 例，小细胞肺癌 109 例）。同样，该研究未发现两组患者的总生存期和无疾病进展生存期有显著性差异。该研究中不良反应的发生率与乳腺癌骨转移患者的发生率基本一致，双膦酸盐组 11 例患者出现下颌骨坏死（1.3%），狄诺单抗组 10 例出现下颌骨坏死（1.1%）。

狄诺单抗在前列腺癌骨转移治疗中应用

2010 年芝加哥 ASCO 会议上公布了狄诺单抗用于前列腺癌骨转移的试验。1901 例男性前列腺癌骨转移去势治疗无效的患者入组，其中 950 例接受狄诺单抗治疗，951 例患者接受唑来膦酸钠治疗。两组患者的临床特点（年龄、ECOG 评分、之前骨事件发生等）较为平衡。主要和次要研究终点结果与乳腺癌相似。狄诺单抗的优势不仅体现在首次出现骨并发症的时间（HR=0.82；95% CI 0.71；0.95，相对风险降低 19%），也体现在首次和第二次骨事件出现间隔（HR=0.82；95%CI 0.71；0.94，相对风险降低 18%）。多因素分析显示，狄诺单抗治疗组事件发生率为 494 例，唑来膦酸钠治疗组事件发生率为 585 例。患者的生存时间与乳腺癌和其他实体肿瘤及多发性骨髓瘤的研究类似，两组的下颌骨骨折的发生率也无明显区别。

表 24-3 不良反应

事件数，n（%）	唑来膦酸钠	狄诺单抗
总不良反应事件	985（97）	977（96）
严重不良反应事件	471（46）	453（44）
急性期反应 *	277（27.3）	106（10.4）
发热	116（11.5）	9（0.9）
骨痛	36（3.6）	13（1.3）
寒战	36（3.6）	3（0.3）
关节痛	32（3.2）	15（1.5）
流感样症状	23（2.3）	5（0.5）
肌肉痛	22（2.2）	7（0.7）
红疹	3（0.3）	0（0.0）
不良反应相关肾毒性	86（8.5）	50（4.9）
严重不良反应相关肾毒性	15（1.5）	2（0.2）
下颌骨坏死	14（1.4）	20（2.0）

* 3 天内随访观察

†P=0.39

在狄诺单抗治疗组，22 例患者出现下颌骨骨折，而唑来膦酸钠组仅 12 例出现下颌骨骨折[56]。

结论

三个大型随机对照试验研究均显示狄诺单抗较唑来膦酸钠可更显著降低乳腺癌及其他实体肿瘤骨转移以及多发性骨髓瘤患者的骨事件发生率（前列腺癌的数据近期将有报道）。狄诺单抗治疗不良反应更小。两组患者下颌骨骨折的发生率差异无显著性。狄诺单抗与双膦酸盐不同之处在于其起效快，不良反应消除也快。另外，每月皮下注射的给药方式也较双膦酸盐静脉给药更易被患者接受。也许以后狄诺单抗可能会成为骨转移患者更明智的选择，甚或替代双膦酸盐使用。

参考文献

1. Mundy GR. Metastasis to bone: causes, consequences and therapeutic opportunities. *Nat Rev.* 2002;2:584–593.
2. Chambers AF, Groom AC, MacDonald IC. Dissemination and growth of cancer cells in metastatic sites. *Nat Rev.* 2002;2:563–572.
3. Roodman GD. Biology of osteoclast activation in cancer. *J Clin Oncol.* 2001;19:3562–3571.
4. Roodman GD. Mechanisms of bone metastasis. *N Engl J Med.* 2004;350:1655–1664.
5. Diel IJ, Seegenschmiedt H. Therapie von Skelettmetastasen. In: Schmoll H, Höffken K, Possinger K, HRSG. *Kompendium internistische Onkologie.* New York: Springer Verlag; 2005:994.
6. Diel IJ, Solomayer EF, Bastert G. Treatment of metastatic bone disease in breast cancer: bisphosphonates. *Clin Breast Cancer.* 2000;1:43–51.
7. Rodan GA, Fleisch H. Bisphosphonates: mechanisms of action. *J Clin Invest.* 1996;97:2692–2696.
8. Rogers MJ, Frith JC, Luckman SP, et al. Molecular mechanism of action of bisphosphonates. *Bone.* 1999;24:73S–79S.
9. Luckman SP, Hughes DE, Coxon FP, et al. Nitrogen-containing bisphosphonates inhibit the mevalonate pathway and prevent post-translational prenylation of GTP-binding proteins, including RAS. *J Bone Miner Res.* 1998;13:581–589.
10. Selander KS, Mönkkönen J, Karhukorpi EK, et al. Characteristics of clodronate-induced apoptosis in osteoclasts and macrophages. *Mol Pharmacol.* 1996;50:1127–1138.
11. Paterson AHG, Powles TJ, Kanis JA, et al. Double-blind controlled trial of oral clodronate in patients with bone metastases from breast cancer. *J Clin Oncol.* 1993;11:59–65.
12. Hortobagyi GN, Theriault RL, Porter L, et al. Efficacy of pamidronate in reducing skeletal complications in patients with breast cancer and lytic bone metastases. *N Engl J Med.* 1996;335:1785–1791.
13. Hortobagyi GN, Theriault RL, Lipton A, et al. Long-term prevention of skeletal complications of metastatic breast cancer with pamidronate. *J Clin Oncol.* 1998;16:2038–2044.
14. Theriault RL, Lipton A, Hortobagyi GN, et al. Pamidronate reduces skeletal morbidity in woman with advanced breast cancer and lytic bone lesions: a randomized, placebo-controlled trial. *J Clin Oncol.* 1999;17:846–854.
15. Lipton A, Theriault RL, Hortobagyi GN. Pamidronate prevents skeletal complications and is effective palliative treatment in woman with breast carcinoma and osteolytic bone metastases: long-term follow-up of two randomized, placebo-controlled trials. *Cancer.* 2000;34:2021–2026.
16. Ralston SH, Thiébaud D, Herrmann Z, et al. Dose-response study of ibandronate in the treatment of cancer-associated hypercalcaemia. *Br J Cancer.* 1997;75:295–300.
17. Body JJ, Diel IJ, Lichinitser MR, et al. Intravenous ibandronate reduces the incidence of skeletal complications in patients with breast cancer and bone metastases. *Ann Oncol.* 2003;14:1399–1405.
18. Diel IJ, Body JJ, Lichinitser MR, et al. Improved quality of life for long-term treatment with the bisphosphonate ibandronate in patients with metastatic bone disease due to breast cancer. *Eur J Cancer.* 2004;40:1704–1712.
19. Body JJ, Diel IJ, Lichinitser M, et al. Oral ibandronate reduces the risk of skeletal complications in breast cancer patients with metastatic bone disease: results from two randomized, placebo-controlled phase III studies. *Br J Cancer.* 2004;90:1133–1137.
20. Tripathy D, Lichinitser M, Lazarev A, et al. Oral ibandronate for the treatment of metastatic bone disease in breast cancer: efficacy and safety results from a randomized, double-blind, placebo-controlled trial. *Ann Oncol.* 2004;15:743–750.
21. Body JJ, Diel IJ, Bell R, et al. Oral ibandronate improves bone pain and preserves quality of life in patients with skeletal metastases due to breast cancer. *Pain.* 2004;111:306–312.
22. Major P, Lortholary A, Hon J, et al. Zoledronic acid is superior to pamidronate in the treatment of hypercalcemia of malignancy: a pooled analysis of two randomized, controlled clinical trials. *J Clin Oncol.* 2001;19:558–567.
23. Rosen LS, Gordon D, Kaminski M, et al. Zoledronic acid versus pamidronate in the treatment of skeletal metastases in patients with breast cancer or osteolytic lesions of multiple myeloma: a phase III, double-blind comparative trial. *Cancer J.* 2001;7:377–387.
24. Rosen LS, Gordon D, Kaminski M, et al. Long-term efficacy and safety of zoledronic acid compared with pamidronate disodium in the treatment of skeletal complications in patients with advanced multiple myeloma or breast cancer. *Cancer.* 2003;98:1735–1744.
25. Rosen LS, Gordon DH, Dugan W, et al. Zoledronic acid is superior to pamidronate for the treatment of bone metastases in breast carcinoma patients with at least one osteolytic lesion. *Cancer.* 2004;100:36–43.
26. Kohno N, Aogi K, Minami H, et al. Zoledronic acid significantly reduces skeletal complications compared with placebo in Japanese women with bone metastases from breast cancer: a randomized, placebo-controlled trial. *J Clin Oncol.* 2005;23:3314–3321.
27. Thiebaud D, Sauty A, Burckhardt P, et al. An in vitro and in vivo study of cytokines in the acute-phase response associated with bisphosphonates. *Calcif Tissue Int.* 1997;61:386–392.
28. De Groen PC, Lubbe DF, Hirsch LJ, et al. Esophagitis associated with the use of alendronate. *N Engl J Med.* 1996;335:1016–1021.
29. Marshall JK. The gastrointestinal tolerability and safety of oral bisphosphonates. *Expert Opin Drug Saf.* 2002;1:71–78.
30. Markowitz GS, Appel GB, Fine PL, et al. Collapsing focal segmental glomerulosclerosis following treatment with high-dose pamidronate. *J Am Soc Nephrol.* 2001;12:1164–1172.
31. Markowitz GS, Fine PL, Stack JI, et al. Toxic acute tubular necrosis following treatment with zoledronate (Zometa). *Kidney Int.* 2003;64:281–289.
32. Pfister T, Atzpodien E, Bauss F. The renal effects of minimally nephrotoxic doses of ibandronate and zoledronate following single and intermittent intravenous administration in rats. *Toxicology.* 2003;191:159–167.
33. Marx RE. Pamidronate (Aredia) and Zoledronate (Zometa) induced avascular necrosis of the jaws: a growing epidemic. *J Oral Maxillofac Surg.* 2003;61:1115–1117.
34. Ruggiero SL, Mehrota B, Rosenberg TJ, et al. Osteonecrosis of the jaws associated with the use of bisphosphonates: a review of 63 cases. *J Oral Maxillofac Surg.* 2004;62:527–534.
35. Felsenberg D, Hoffmeister B, Amling M, et al. Kiefernekrosen nach hoch dosierter Bisphosphonattherapie. *Dtsch Ärzteblatt.* 2006;103:A3078–3080.
36. Diel IJ, Fogelman I, Hoffmeister B, et al. Pathophysiology, risk factors and management of bisphosphonate-associated osteonecrosis of the jaw: is there a diverse relationship of amino- and non-amino-bisphosphonates? *Crit Rev Oncol.* 2007;64:198–207.
37. Diel IJ, Mundy GR. Bisphosphonates in the adjuvant treatment of cancer: experimental evidence and first clinical results. *Br J Cancer.* 2000;82:1381–1386.
38. Paterson AHG. The role of adjuvant therapy with bisphosphonates in cancer. *Am J Cancer.* 2004;3:25–39.

39. Yoneda T, Michigami T, Yi B, et al. Actions of bisphosphonate on bone metastasis in animal models of breast carcinoma. *Cancer.* 2000;88:2979–2988.

40. Mundy G. Bisphosphonates as anticancer drugs. *Exp Opin Invest Drugs.* 1999;8:2009–2015.

41. Elomaa I, Blomqvist C, Porkka L, et al. Clodronate for osteolytic metastases due to breast cancer. *Biomed Pharmacother.* 1988;42:111–116.

42. Kanis JA, Powles TJ, Paterson AHG, et al. Clodronate decreases the frequency of skeletal metastases in women with breast cancer. *Bone.* 1996;19:663–667.

43. Diel IJ, Solomayer EF, Costa SD, et al. Reduction in new metastases in breast cancer with adjuvant clodronate treatment. *N Engl J Med.* 1998;339:357–363.

44. Diel IJ. Bisphosphonates in the prevention of bone metastases: current evidence. *Semin Oncol.* 2001;28:75–80.

45. Diel IJ, Schuetz F, Jaschke A, et al. Adjuvant oral clodronate improves the overall survival of primary breast cancer patients with micrometastases to the bone marrow—a long term follow-up. *Ann Oncol.* 2008;19:2007–2011.

46. Saarto T, Blomqvist C, Virkkunen P, et al. Adjuvant clodronate treatment does not reduce the frequency of skeletal metastases in node-positive breast cancer patients: 5-year results of a randomized controlled trial. *J Clin Oncol.* 2001;19:10–17.

47. Saarto T, Vehmanen L, Virkkunen P, et al. Ten-year follow-up of a randomized controlled trial of adjuvant clodronate treatment in node-positive breast cancer patients. *Acta Oncol.* 2004;43:650–656.

48. Powles TJ, Paterson AHG, Kanis JA, et al. Randomized, placebo-controlled trial of clodronate in patients with primary operable breast cancer. *J Clin Oncol.* 2002;20:3219–3224.

49. Powles T, Paterson A, McCloskey E, et al. Reduction in bone relapse and improved survival with oral clodronate for adjuvant treatment of operable breast cancer. *Breast Cancer Res.* 2006;8:1–7.

50. Lacey DL, Timms E, Tan HL, et al. Osteoprotegerin ligand is a cytokine that regulates osteoclast differentiation and activation. *Cell.* 1998;93:165–176.

51. Hofbauer LC, Heufelder AE. Role of receptor activator of nuclear factor-kappa B ligand and osteoprotegerin in bone cell biology. *J Mol Med.* 2001;79:243–253.

52. Body JJ, Facon T, Coleman RE, et al. A study of the biological receptor activator of nuclear factor-kappa B ligand inhibitor, denusomab, in patients with multiple myeloma or bone metastases from breast cancer. *Clin Cancer Res.* 2006;12:1221–1228.

53. Lipton A, Steger GG, Figueroa J, et al. Randomized active-controlled Phase II study of denusomab efficacy and safety in patients with breast cancer-related bone metastases. *J Clin Oncol.* 2007;25:4431–4437.

54. Fizazi K, Lipton A, Mariette X, et al. Randomized Phase II trial of denosumab in patients with bone metastases from prostate cancer, breast cancer, or other neoplasms after intravenous bisphophonates. *J Clin Oncol.* 2009;27:1564–1571.

55. Stopeck AT, Lipton A, Body JJ, et al. Denosumab compared with zoledronic acid for the treatment of bone metastases in patients with advanced breast cancer: a randomized double-blind study. *J Clin Oncol.* 2010;10;28:5132–5139.

56. Henry D, von Moos R, Vadhan-Raj S, et al. A double-blind, randomized study of denosumab versus zoledronic acid for the treatment of bone metastases in patients with advanced cancer (excluding breast and prostate cancer) or multiple myeloma. *Eur J Cancer.* 2009;(suppl 7):20.

57. Fizazi K, Carducci M, Smith M, et al. Denosumab compared with zoledronic acid for the treatment of bone metastases in patients with castrate-resistant prostate cancer. *J Clin Oncol.* 2010;(suppl 18):LBA 4507.

姑息治疗并发症

25 晚期癌症患者恶心与呕吐的治疗

Paul A，Glare 和 Tanya Nikolova

刘冰洁 谢 敏 郭延秀 译 苏 光 校

恶心、呕吐不仅是由化疗和放疗引起的不良反应，也是晚期癌症患者多重复杂原因引起，与高度悲痛相关，严重影响患者生活质量[1,2]。主要治疗方法是药物治疗。目前推荐止吐用药指南基于如下三个因素：①设定引起呕吐的原因；②有关止吐药通路的神经药理学知识；③与之匹配的、可封闭引起呕吐刺激的药物[3]。但引起呕吐的通路是复杂的，引起的原因经常不能判定或由多种原因引起，由于许多止吐药作用于不同受体，这种方法可能被喜欢采用广谱止吐的医师贬低。本章旨在综述两种正在改变的治疗方法和对不能手术和梗阻的、伴有恶心和呕吐的癌症患者采用的非手术干预措施。

晚期癌症患者恶心与呕吐的定义

恶心和呕吐评估和治疗的前提是清楚地对这些术语进行定义，因为对这些术语了解甚少和多理解错误[4]。

恶心完全是主观经历，简单地定义为"一种感觉或呕吐的即刻前驱感觉"。患者陈述好像他们将要呕吐，或他们常用术语"令人作呕"或"胃部不适"。相反，呕吐具有高度特异的体征，定义为"指胃内容物快速、强有力地逆向从胃至口腔排出"。呕吐常常伴有恶心，但不总有。恶心常常在干呕后发生——即重复性、主动性腹部肌肉收缩，从而引起梯度压力，导致胃内容物排出，即最清晰识别的要素——呕吐。干呕也可以独立发生，即无胃内容物从口腔排出，称之为"干吐"。需要强调的是，呕吐是复杂的生理过程，包括自主和不自主的两种因素。

不同于干呕和呕吐，反胃是被动性过程，指食管内容物逆向流进口腔。如酸性反胃是胃食管反流的主要症状，反胃也常发生在食管梗阻和吞咽困难患者。

反刍是一种易于呕吐混淆现象，是指很容易的干呕，即指刚刚摄入的食物进入口腔，随后再次咀嚼和咽下或吐出。这个被动过程既不是恶心，也不是包括呕吐相关的各种事件。是一种饮食紊乱，典型的发生在进食肉食几分钟内，多重复发生，很少与干呕相关。

消化不良是模糊的术语。最常用的定义是指慢性或反复发作的上腹部不适 [5,6]。两种类型消化不良可以鉴别：解剖性（酸性）和功能性（运动性）。恶心和呕吐可能与消化不良相关，但不是其定义的中心，但恶心是功能性消化不良患者最常见的症状。功能性消化不良可能与癌症相关（癌症相关性消化不良综合征）[7]。早期饱腹感和餐后腹胀是消化不良的其他表现。

晚期癌症患者恶心与呕吐的发生率、流行病学和临床特征

恶心与呕吐是晚期癌症患者常见症状，发生率为 33%；对严重患者不同研究显示，发生率为 16% ～ 60% [8-10]，其中 50% 患者恶心，伴有或不伴有呕吐，62% 两者共存，34% 单独存在恶心，4% 单独存在呕吐 [11]。

类似疼痛，恶心在晚期癌症患者中呈进展性，36% 患者在姑息治疗中心 [12-14]，62% 在死亡前 1 ～ 2 个月 [15,16]，71% 在临终前的一周 [17,18]。虽然恶心和呕吐已报道在临终前最后几天的发生率仅为 14%，但这些报道可能低估其发生率 [19-21]，因为临近死亡患者消化功能和身体状态恶化，可能不能准确描述和报告这些症状 [22]。事实上，在姑息治疗病房，32% 经历了恶心与呕吐的患者，98% 产生恶心，并在住院期间某阶段需要治疗（平均住院时间 25 天）[23]。研究还显示恶心与身体功能状态曲线相关，即当 Karnofsky 评分（范围 0 ～ 100 分）低于 40 分时，Karnofsky 评分越低，恶心发生高 [24]。晚期癌症患者恶心发生与生存期短相关 [25]。

引起晚期癌症患者恶心与呕吐严重性、频率和压力的报道存在差异。

按照 0（无）到 100（极度恶心）对恶心分级。一项研究报道显示 25% 的姑息病房住院患者的恶心三级评分均 >50 分。一项关于接受疼痛治疗的、晚期癌症患者的队列研究报道显示：在接受评估期间，平均 1/4 的时间内存在恶心 [27]；而在一个姑息治疗病房内 45% 的病例，患者一直或大部分时间存在恶心。澳大利亚对近 3000 例多次前来就诊 5 家住院和社区姑息治疗服务患者的一项研究发现，20% 患者在过去一周内，间断出现恶心 [28]；

其中 600 例（21% 的病例）不能提供自我报告，只能由医疗人员报道其发生恶心。进一步对这些经历恶心的患者亚组，运用数值评分量表（0= 无恶心，到 10= 极度恶心）进行分析显示：在 24h 内平均恶心分值为 3.03（标准差 [SD] =2.67），极度恶心平均分值为 4.12（SD=3.38）。超过 40% 患者认为恶心在过去的一周里以一个类似规模影响一般活动和良好的情绪。大多数情况下，恶心的经历是慢性的，患者恶心平均经历 7 周（1-468 周）[28]。

类似疼痛 [29]，恶心、呕吐常被低估。美国一项较早期的研究显示只有 1/3 的呕吐患者采用了处方止吐药 [30]。最近，对澳大利亚教学医院的 82 例癌症住院患者症状描述的审计发现此状况有了改进，受访者中 26 例（32%）存在恶心，采用处方止吐药者 52 例（68%），采用止吐药者 32 例（39%）。自相矛盾的报道显示：中至重度恶心的患者经常忽视治疗，而应强调关注医院工作人员对其恶心评价和治疗教育的必要性。

晚期癌症患者恶心与呕吐的病因

许多原因可引起晚期癌症患者的恶心，且这

表 25-1　晚期癌症患者恶心的评价

病史
　分类：恶心、呕吐、作呕、反酸
　持续时间
　持续或间歇
　强度
　呕吐相关、呕吐物性质、呕吐相关性疼痛的减轻、大便习惯的改变
　加重因素：看 / 闻到食物、进食或运动后加重
　减轻因素：如呕吐后
　药物服用史：阿片类、非甾体类抗炎药、抗生素、抗肿瘤治疗
体格检查
　腹部检查：脏器肿大、其他包块、肠鸣音（肠闭塞或机械性肠梗阻）、直肠检查
　其他检查：败血症症状、异常代谢（肝衰竭、肾衰竭、高钙血症）和神经系统症状
辅助检查：
　影像学：腹部 X 线片、CT 扫描 /MRI
　实验室检查：败血症、肾衰竭、高钙血症

些因素可共存。有经验医生可判断约 2/3 ～ 3/4 患者的病因[11,32,33]。用于进行癌症患者疼痛病因分类标准——包括肿瘤、治疗不良反应、衰弱变化和（或）不相关因素，同样用于恶心和呕吐的分类。简单的分类见表 25-1。无论人口统计学和临床因素，其中一些因素可预测晚期支持治疗患者恶心的发生。这些因素包括女性[34]，年龄<65 岁[34]，一些特殊类型肿瘤，如妇科肿瘤、胃部肿瘤、食管肿瘤和乳腺癌[14]；肺、胸膜和腹膜转移[35]；胃肠道症状如局部病理性或肠道梗阻[36]；阿片类药物[27]。

晚期癌症患者恶心的评估

晚期癌症患者恶心和呕吐评估时，需要同步追求四个目标：①了解是否恶心、呕吐或反刍；②判定病因：治疗相关还是可逆的；③记录强度、频率和相关压力因素；④直接选择止吐治疗。虽然临床医生可进行综合分析评估恶心和呕吐，但患者如果充分了解和配合，应是引起呕吐和相关压力的主要分析判断者。像疼痛评估一样，恶心患者的护理人员可能低估其严重程度，而家庭成员则高估其严重程度[37-39]。如果可能的话，基于患者自我报告，如采用症状记忆评定量表、Edmonton 症状评定量表或 McGill 恶心评定量表评估方法，可能对恶心进行客观测定[40-42]。

值得注意的是晚期癌症患者中恶心不仅是唯一的症状，心理的、社会的和精神的影响也应考虑。认知力、情感、社会文化和身体因素可改变疼痛耐受性，它可能同样适用恶心。也许有些因素对一个人耐受，而对另外一人则不能耐受。因此，重要的是鉴别恶心的程度和多大程度压力引起恶心。已注意到主诉恶心程度或频度的患者的比例趋于较主诉症状压力的患者比例增多[41]。因此，社会心理评价成为患者评价的关键部分[43]。

当阐述恶心与呕吐的病因时，病史是关键。可通过重要的查体和回顾相关的资料，如血液检测和影像学检查及一些公认的机制理论支持鉴别，社会心理分析后完成评估（见表 25-2）。

病史收集旨在明确：①恶心、呕吐或反刍是同时或单独发生；②排除反流、胃疼痛不适、便秘等；③回顾相关既往治疗史。病史应包括标志性细节，有助于判定引起原因的机制。一般包括

表 25-2　终末期癌症患者恶心与呕吐的原因

综合征	举例
胃部缺血	恶性肿瘤相关 • 胃癌 • 肝大或腹水（"皮革胃"） • 癌旁神经病 治疗相关 • 药物诱导的（如阿片类药物） 并发症 • 消化不良 • 胃炎（包括药物相关的如 NSAIDs 类药物等） • 糖尿病性胃轻瘫
生物化学相关	恶性肿瘤相关 • 高钙血症 • 肝转移 • 泌尿道病理性梗阻 • 肠梗阻 • "中毒"如厌食恶病质综合征 治疗相关 • 药物诱导（如阿片类药物，化学治疗） 并发症 • 器官功能衰竭 • 感染 • 药物：抗生素、SSRIs
颅内压增加	恶性肿瘤相关 • 脑部肿瘤 • 脑转移肿瘤 • 脑膜疾病
内耳前庭	恶性肿瘤相关 • 脑转移肿瘤 治疗相关 • 药物诱导（如阿片类药物） 并发症 • 晕动病、前庭异常
大肠梗阻/动力障碍机制	恶性肿瘤相关 • 原发大肠 • 腹部继发性（如腹膜疾病） • 腹水 治疗相关 • 粘连 功能衰弱 • 便秘
其他	• 焦虑

NSAIDs，非甾体类药物；SSRIs，选择性 5- 羟色胺吸收抑制剂

如下几个方面：

- 间歇性恶心与早期饱腹感或餐后腹部膨胀有关，通过呕吐缓解，但通常是少量，偶尔是剧烈的，可能含食物，提示胃轻瘫。
- 间歇性恶心与腹部绞痛、大肠习惯改变，呕吐大量、含胆汁的或臭的内容物后缓解，提示肠梗阻。
- 持续恶心，并在闻或看到食物后加重，但不能在呕吐后缓解。提示是化学原因激活化学受体触发。
- 清晨早期恶心与呕吐与头痛相关，提示颅内压增高。
- 恶心在运动后加重，包括晕动病甚至转动头部时，提示前庭部分存在问题。
- 焦虑相关的恶心与呕吐，提示皮质部分存在问题。

定期地再评价恶心重要性和止吐和其他治疗措施效果不能过分重视。再次评价的时间取决于个体情况，但对那些使用止吐治疗的患者，至少在每 24 小时后，直至症状控制，然后频率减少并维持。症状再发或加重需要对恶心进行充分地再次评价及更早地讨论。就像癌症疼痛一样，突发的、严重的恶心，特别与呕吐相关的，患者应由急诊科专业人员进行识别判定，不应延误。

恶心评估的困难

要想准确地评估恶心并且随后对其给予适当地治疗，护理者应该意识到恶心的复杂性及有效评估的困难。这些包括恶心主观的特性和其相关的压力，护理者对恶心与呕吐重要性估计不足，缺乏对恶心准确而清晰的定义，护理者和患者间沟通障碍等，但这些还未像对疼痛那样进行研究[44]。

恶心综合评估结果

如前所述，在多数患者中，存在一个可以判定的病因，而在 15% ~ 25% 患者中有一个以上的病因可判定[11,33]。最常见的原因是趋向于胃排空功能障碍（约占 35% ~ 45%），其次为化学原因（30% ~ 40%）和肠梗阻（10% ~ 30%）[11,33]。其他原因见表 25-1，如 15% 的患者中有颅内压增加、前庭异常。

恶心症候群

因为晚期癌症患者常有许多症状，恶心与呕吐很少单独发生。症候群定义为可能相关或无关相同病因的、两个或两个以上、同时发生的症状。恶心是患者常见多种症状之一。如：恶心发生在腹膜疾病致内脏急腹痛患者，多伴有腹部不适、食欲缺乏、早期饱腹感或餐后腹胀和（或）便秘。临床的重要性在于，若患者恶心，则有必要同时处理或排除其他症状如便秘，对食欲缺乏的患者，应对恶心进行评价，处理的目的旨在改善吸收。

已观察到一些癌症患者症状发生常无明显原因，这些症状可独立预测患者功能的变化、治疗的失败和治疗后结局。回顾性分析早期住院患者症候群研究或单一类型肿瘤或转移部位研究发现胃肠症候群包括恶心、呕吐，且其中两个研究显示为唯一常见症候群[45]。这些症候群严重性随化疗使用而增加，与所采用评估方法及统计和人群研究分析的差异不相关。一项对 2005 年 1 月 ~ 2007 年 10 月 Princess Margaret 医院 1336 例晚期癌症姑息医学科门诊患者进行症候群研究显示，三个最常见压力症状包括疲劳、食欲下降和一般状况差[46]。两个主要症候群进行判定，其中一个包括恶心，伴有疲劳、倦睡、食欲下降和呼吸困难。在不同部位原发恶性肿瘤，症候群模式有所差异。肿瘤症候群研究仍在初期，但许多症候可显著地影响预后、生活质量和功能状态。对症候群进行治疗而不是单一症状的治疗可能获益。

晚期癌症患者恶心的药物治疗

如前言中介绍，两种不同方法用于选择治疗晚期癌症患者恶心和呕吐的药物：机械型设计法和经验论。在姑息和支持治疗的许多专家认为机械型设计法，其旨在判定症状的原因，尽可能给予解决。即使晚期、不可治愈癌症患者，可疑的恶心和呕吐的病因也许可能识别判定，如由于药物毒性、肠梗阻、便秘或高钙血症。当病因为不可逆时或需进行病因特异治疗产生疗效，采用各种药物性与非药物性方法以减轻恶心的感觉，抑制呕吐的冲动。选择药物治疗是基于目前神经药理所谓"催吐途径"的理解[47]。在此通路中，对此结构和受体的主要刺激研究是采用高致吐的化疗药物顺铂进行，虽然化疗诱导的呕吐（CTIE）是

表 25-3　常用止吐药受体位点亲和力

药物	多巴胺拮抗剂	组织胺拮抗剂	乙酰胆碱拮抗剂	5-HT$_2$拮抗剂	5-HT$_3$拮抗剂	5-HT$_4$拮抗剂
氯丙嗪	中	中	中			
西沙必利						高
赛克利嗪		中	中			
多潘立酮	中					中
氟哌啶醇	高	低				
东莨菪碱			中			
左美丙嗪		高	中			
甲氧氯普胺	中				低	中
昂丹司琼					高	
丙氯拉嗪	中					
异丙嗪		高	中			

Adapted from references 53 , 85 , and 169 .

关键词：黑色，受体高亲和力；灰暗色，中等亲和力；轻灰色，低亲和力；白色，亲和力不详。

完全不同于慢性呕吐的，但基于基础科学研究结果，可进行晚期癌症恶心的治疗。

涉及通路结构包括胃、肠、迷走神经和中枢神经系统（CNS）的多种结构。其中 CNS 的多种结构包括：①化学感受器触发区（CTZ），定位于第四脑室外血脑屏障；②前庭神经核；③呕吐中心，定位于延脑；④大脑皮质。这些 CNS 结构包括许多受体，供一种或多种呕吐信息的特异神经递质，从外周沿着传递途径再返回外周，传递呕吐信息。这些神经递质包括（但不限于）：多巴胺、组织胺、乙酰胆碱和内源性阿片肽。

控制恶心和呕吐的药物选择是基于阻滞引起恶心和呕吐结构上的受体。这些不同药物作用的受体见表 25-3。这些基于机械型设计法的止吐药物选择是复杂的过程，需各种基础学科知识（包括止吐通路和神经药理）和临床证据（初步判断原因、症状和体征、实验室和影像学结果）。

机械型设计法的止吐方法虽理论深奥，但是可理解的，呕吐病因常不能判定或者是多因素的，如表 25-3 所示，但许多可以使用的药物作用多个受体。因此，由一些姑息医学专家倡导的经验论是免于止吐通路的复杂，使药物选择更加自由，紧密适应当前的肿瘤实践。5- 羟色胺拮抗剂和氯羟去甲安定多用于慢性止吐。机械型设计法和经验论止吐方法已进行评价，具有相似效果。无直接研究结果探讨是否哪一方法更优。在晚期病例中，止吐不良反应报道很少。

有关机械型设计法的 3 个无对照研究（包括 200 个病例）发现症状控制达 60% ～ 90%，其他症状控制多为轻度 [11,33,48]。许多其他研究（包括有对照和无对照研究）着眼于特异综合征，如 CADS 和阿片类药物诱导的呕吐（OIN）多支持采用机械型设计法的止吐方法。另外一方面，三个随机试验和一个在北美和欧洲进行的无对照试验已评价经验论止吐方法 [7,23,49,50]。这些研究研究很难概括，且无一个是安慰剂对照试验。标准低剂量的甲氧氯普胺在 30% ～ 40% 的病例是有效的。其他药物包括多巴胺拮抗剂（两个研究中一项研究）和 5- 羟色胺拮抗剂（一项研究）均显示其优良效果。

总之，来自观察研究的证据表明：虽然机械型设计法易存偏倚，但其仍是最有效的方法 [33,48]。这些研究多是医学专家在姑息医学病房（PCUs）进行的，其中约 20% 病例所使用的药物在美国不能使用，如赛克利嗪和甲氧氯普胺。而这些药物在基于机械型设计法进行处方时，均可以使用。

药物不良反应常常是晚期癌症患者恶心、呕吐的原因，在 1/3 OIN 病例中，OIN 是治疗期间剂量限制性不良反应。可以采用不同方法处理 OIN。

采用止吐直至耐受是传统处理方法。阿片类药物可以引起由不同机制引起的呕吐，包括胃潴留，然后激活 CTZ。随后多采用胃肠蠕动促进剂或抗多巴胺药。呕吐患者目前也许因呕吐影响口服治疗药物的充分吸收，应采用其他非口服途径用药。近几年，使用不同剂型和剂量的强效阿片类作为吗啡的替代品，提示对 OIN 的止吐的另一种方法也可采用其替代品 [51]。

治疗恶心呕吐的药物

胃肠动力药

在化疗患者中，恶心、消化不良、胃潴留和（或）胃排空延迟经常发生，胃肠动力剂是首选治疗药物。采用这些药物促进上消化道蠕动的方式有以下几种：通过激活肠壁的胆碱能系统，肠道神经元通过激活 5-HT$_4$ 受体释放乙酰胆碱，通过阻滞 5-HT$_3$ 受体 [52,53]，通过激活胃素受体 [54]，或通过释放胃排空的"刹车"多巴胺 [55]。这些药物的促胃动力作用会被抗胆碱能药阻滞（如抗组胺药），所以这些药物不应该合用。当肌肉收缩可能会对肠道造成不利影响时，不应该使用胃肠动力药，如完全性肠梗阻、消化道出血和穿孔、急诊手术。

胃肠动力药的药理学特性

胃复安激活 5-HT$_4$ 受体，拮抗 5-HT$_3$ 受体，拮抗中枢和外周 D$_2$ 受体释放"多巴胺制动"。它作用于胃和近端小肠，但对结肠的蠕动作用很小。表 25-4 总结了本章讨论的胃复安和其他止吐剂的药理作用。

胃复安治疗胃轻瘫，在饭前半小时或睡前给药，给药方式为口服或静脉，剂量为 10mg/ 次，每日 3～4 次，（每日最大剂量为 100mg）。儿童用药是每 6～8 小时口服或静脉或皮下给药 0.1mg/kg [56]。高剂量时（每 6 小时口服或静脉给药 10mg，儿童剂量 0.5～1mg/kg），胃复安和氟哌啶醇（见下一章）一样为中枢 D$_2$ 的拮抗剂。老年人或中度至重度肾功能损害时，建议减少剂量（肌酐清除率为 10～40 时，剂量减少 50%；肌酐清除率＜10 时，剂量减少 75%）[57,58]。最常见的不良反应包括烦躁不安、嗜睡、乏力和锥体外系综合征（EPSs），包括急性肌张力障碍和迟发性运动障碍，都可能发生。急性反应是剂量依赖性的，

最常发生在儿童和青少年。建议在这些人群采用高剂量胃复安用药之前先服用苯海拉明 [56]。胃复安携带美国食品和药物管理局（FDA）关于迟发性运动障碍的黑盒警告，这与治疗的持续时间和积累量有关。使用时间建议不超过 12 个月。胃复安不能与雷帕霉素和他克莫司同时服用，因为胃复安会增加它们的吸收，导致药物中毒。它没有标准的治疗方案。

不幸的是，替代胃复安的促动力剂现在被禁用了。西沙必利比胃复安更有效，其可以增加整个胃肠系统的蠕动性 [59-61]，是纯的 5-HT$_4$ 受体激动剂，无任何 D$_2$ 拮抗剂的功能 [53]。十年前它就已经被美国市场撤销了，因为其可校正 QT 间期延长（QTc）和其他心律不齐等不良反应，还通过 CYP3A4 增加其他药物的血药浓度，从而增加了很多药物的相互作用。

多潘立酮是一种多巴胺受体拮抗剂，它不能通过血脑屏障（BBB）[64]，所以其作用于外周多巴胺受体而释放"多巴胺刹车"。因为其作用不集中，所以应用多潘立酮发生 EPSs 的可能性没有胃复安大。多潘立酮的剂量和胃复安相似，口服 10～20mg/ 次，每天 3～4 次。儿童的剂量为每 6 小时口服 0.2～0.4mg/kg，但其在儿童中并不常用。肠溶性多潘立酮因为其心脏毒性，在 1980 年被取消了。舒必利是一种多巴胺阻滞剂，用于一些精神病和其他精神异常。胃复安和多潘立酮虽然都可用于精神性疾病，但是它们的药理活性有所不同，都可以应用于晚期癌症和消化不良症状 [66]。伊托必利是一种新型的 D$_2$ 拮抗剂，具有抗乙酰胆碱酯酶的作用。以上药物在美国都未用于临床。

最近上市了一种潜在的促胃肠动力剂——红霉素。研究表明，红霉素的胃肠道不良反应的机制是通过刺激胃肠肽胃动素受体而增加胃肠道蠕动 [54]。5-HT$_3$ 受体可能也参与到此过程 [67]。剂量为 250mg/ 次，每日 3 次，口服（口服液比片剂的效果好），或者静注 250～500mg。红霉素除了对胃肠道的影响外，其不良反应还有影响肝功能和使 QT 间期延长。由于此原因，应该避免给患者用特异性的酪氨酸激酶抑制剂（如达沙替尼、伊马替尼、拉帕替尼和舒尼替尼）和免疫抑制剂如他克莫司和西罗莫司。无需肾剂量限制性调整。此外，米氮平可能也有胃肠促动力作用 [68]。

表 25-4 一些止吐药物的药代动力学

药物	BA（%）	起效时间（小时）	T_{max}（小时）	$t_{1/2}$（小时）	持续时间（小时）
氯丙嗪[170]	10 ~ 69	–	PO：2 ~ 4 IM：0.5 ~ 1	8 ~ 35	> 24
西沙必利[61]	40 ~ 50	0.5 ~ 1	1 ~ 2	7 ~ 10	12 ~ 16
赛克力嗪[171]	< 2	2.0	7，24	4 ~ 6	
地塞米松[109]	61 ~ 86	8 ~ 24	1 ~ 2	4	36 ~ 54
多潘立酮[55,64,172,173]	13 ~ 17	0.5	0.5	7.5 ~ 16	8 ~ 16
氟哌啶醇[87]	60 ~ 65	PO：> 1 SC：0.25 ~ 0.5	PO：1.7 ~ 6 IM：0.3 ~ 0.5	14 ~ 36	–
溴丁东莨菪碱[173]	8 ~ 10	PO：1 ~ 2 SC：0.25 ~ 0.5	–	5 ~ 6	
东莨菪碱氢溴酸盐[174]	N/A	SL：0.15 ~ 0.25	0.15 ~ 0.5	5 ~ 6	
左美丙嗪[96]	50	0.5	PO：1 ~ 3 IM：0.5 ~ 1.5	15 ~ 30	12 ~ 24
胃复安[175]	32 ~ 100	IV：0.01 ~ 0.05 IM：0.15 ~ 0.25 PO：0.5 ~ 1	< 1	4 ~ 6	1 ~ 2
奥曲肽[176,177]	N/A	< 0.5	1.5	8 ~ 12	
奥氮平[178]	60 ~ 80		PO：5 ~ 8 IM：0.25 ~ 0.75	21 ~ 54	
丙氯拉嗪[179,180]	12.5		1.5 ~ 5	6.8 ~ 9	
异丙嗪[181,182]	25		PO：2 ~ 3	10 ~ 14	4 ~ 12
5- 羟色胺拮抗剂					
• 多拉司琼[183,184]	76		IV：0.6 PO：1.4	6.6 ~ 8.8	
• 格拉司琼[185]	60		PO：2	10 ~ 12	
• 昂丹司琼[186-188]	60 ~ 70		IV：0.1 PO：0.5 ~ 2	2.5 ~ 5.4	
• 帕洛诺[189,190]	N/A			40	
• 托烷司琼[75,76]	60 ~ 100	PO：1 ~ 1.3		8 ~ 40	

$t_{1/2}$，半衰期；T_{max}，血药浓度最大的时间；BA，口服生物利用度

促胃肠道蠕动药物治疗晚期癌症慢性恶心的证据

两个小规模的安慰剂对照试验研究胃复安的疗效[7,69]。结果相反，其中一个试验结果表明其对 CADS 有效[7]，而另一个试验结果表明其对 OIN 无效[69]。一个经验性应用左旋舒必利和胃复安的随机试验表明，在 80% 的病例中左旋舒必利的效果较好[66]。红霉素对非恶性疾病有效，如糖尿病性胃轻瘫[70]，但是其应用于晚期癌症的证据很有限。红霉素对于次全胃轻瘫有效，能显著改

善胃半排空时间和类似移行性运动复合的聚集波（MMC）[71]。但对于完全性胃轻瘫的患者，红霉素不能改善胃半排空时间和 MMCs。红霉素也不能改变肠梗阻相关的重要临床预后，包括结直肠癌切除术的患者[73]。

5-HT₃ 受体拮抗剂（5-HT₃-RAS）

5-HT₃-RAs 通过拮抗中枢孤束核和 CTZ 及外周肠神经系统的嗜铬细胞上的 5-HT₃ 受体发挥止吐作用[74]。5-HT₃-RAs 阻止 5-HT₃ 对迷走神经的

放大效应，迷走神经作用于催吐中心。肿瘤专家很熟悉这些药物，因为这些药物作用于中枢和外周，很少有临床药物与化疗药物相互作用和影响。在美国肿瘤支持治疗中，这些药物做为一线止吐药已广泛应用。另一方面，在英国姑息疗法中，把 5-HT$_3$-RAs 作为顽固病例的三线药物，主要因为其是非处方药。5-HT$_3$-RAs 对肠道梗阻和肾功能衰竭也有效，因这两种疾病也与 5-HT$_3$ 的释放有关。

药理

在美国有 4 种 5-HT$_3$-RAs 用于临床：昂丹司琼、格拉司琼、多拉司琼和帕罗诺。昂丹司琼治疗慢性恶心的剂量为：成人每日 1 ~ 2 次，每次 4 ~ 8mg；儿童每 8 小时口服或静注 0.5mg/kg（最大剂量为 8mg）[56,75,76]。这些药物的不良反应较轻，且为一过性的，对姑息治疗的患者最主要的问题是便秘 [77]。所有的 5-HT$_3$-RAs 都是通过细胞色素 P450 代谢，但每种药物的代谢程度和所需的同工酶不同。这对临床接受多药物治疗的患者有潜在的重要影响。5-HT$_3$-RAs 可能会降低曲马多的功效。用 5-HT$_3$-RAs 时需要警惕其可延长 QT 间期。严重的肝功能不全患者最大的剂量为 8mg/d [78]。

值得注意的是很多止吐药具有 5- 羟色胺受体的活性。胃复安是一个弱的 5-HT$_3$-RAs 和 5-HT$_4$ 激动剂（促动力作用）。与胃复安相比，西沙必利是更有力的 5-HT$_4$ 激动剂，而无 5-HT$_3$ 拮抗剂的活性。奥氮平作用于 5-HT$_{2A}$、5-HT$_{2C}$ 和 5-HT$_3$。抗抑郁药米氮平是一种 5-HT$_3$-RAs [68]。左美丙嗪是一个有力的 5-HT$_2$ 拮抗剂，但是其不与 5-HT$_3$（或 5-HT$_4$）受体作用。根据英国的经验表明 5-HT$_2$ 拮抗剂在控制恶心方面很重要。

晚期癌症患者应用 5-HT$_3$-RAs 的证据

虽然有很多证据表明 5-HT$_3$-RAs 对化疗引起的呕吐有效 [79]，但是它对姑息治疗和支持治疗患者的顽固性恶心有效的证据并不足够多 [50,69,80]。两项随机试验调查了 5-HT$_3$-RAs 用于晚期癌症患者的效果 [50,69]。一项是全球多中心临床研究，90 例 OIN 的晚期癌症患者分别应用昂丹司琼 24mg/d，胃复安剂量 10mg/d，每日 3 次；安慰剂，比较三组疗效 [69]。三组间无明显差异，胃复安组和昂丹司琼组并未表现出较安慰剂组有更好的效果，昂丹司琼控制恶心率 48%，胃复安为 52%，安慰剂为

33%。昂丹司琼比安慰剂有效（48% *vs.* 33%），但是差异并不显著。另一项随机试验比较托烷司琼（在美国未用于临床）和传统止吐药（胃复安和氯丙嗪）的效果，发现托烷司琼比传统止吐药有更强的效果。无临床试验研究这些药物对晚期癌症患者的慢性恶心的作用，但是一个证据表明昂丹司琼类作为二线药物的作用经过了严格的疗效评估 [81]。

多巴胺受体阻滞剂

控制化学或中毒性疾病如高钙血症、肾衰竭、药物不良反应刺激 CTZ 引起的恶心、呕吐，可能通过阻滞多巴胺（D$_2$）受体实现。吩噻嗪和其他抗精神药物（氟哌啶醇、奥氮平）的止吐效果和他们抗多巴胺的效果相平行 [82]。这些药物通过阻滞外周多巴胺受体释放胃排空的"刹车"多巴胺来发挥促动力作用，它们也用于恶性肠梗阻（MBO）。

D$_2$ 拮抗剂的药理

丙氯拉嗪是吩噻嗪的一种衍生物，具有广谱活性，因此其有镇静、降压和抗胆碱能的作用，虽然没有氯丙嗪的效果明显 [83]。丙氯拉嗪能封闭胃肠道的迷走神经。丙氯拉嗪的止吐剂量为每次 10mg，每日 3 ~ 4 次口服；直肠给药每日 2 ~ 3 次，每次 25mg；静注或肌注每 3 ~ 4 小时一次，每次 5 ~ 10mg（每日最大剂量为 40mg）。儿童为每 8 ~ 12 小时一次，口服或慢速静注每次 0.2mg/kg（最大剂量 15mg/d）[84]，但不常用于儿童的姑息治疗，尤其是 2 岁以下的儿童。

在肿瘤支持治疗中，应避免将丙氯拉嗪和其他 D$_2$ 拮抗剂与酪氨酸激酶抑制剂合用，因为其能增强延长 QT 间期的作用。丙氯拉嗪应避免用于中性粒细胞绝对计数（ANC）< 1000 的患者，因为其能导致中性粒细胞减少。老年人应减少用量，警惕痴呆症患者的潜在精神病。肝功能不全的患者也应减少用量。锥体外系症状（EPSs）患者不常规用丙氯拉嗪。其他的危险包括抗精神病药物、恶性症候群和呼吸抑制。其他的注意事项包括癫痫、青光眼和前列腺增生。

氟哌啶醇是一种较丙氯拉嗪更有力的 D$_2$ 受体阻滞剂 [85]，已广泛用于姑息患者的止吐治疗，但仅有很少的证据显示其在这方面的效果 [86]，也缺乏 FDA 的支持。氟哌啶醇的止吐剂量小于丙氯拉嗪：口服给药每日 2 ~ 3 次，每次 1.5 ~

2mg；皮下或静注每 8 ～ 12 小时一次，每次 1 ～ 2mg；连续皮下输注（CSCI）2 ～ 10mg/d。儿童恶心的剂量为口服或皮下或静注或 CSCI 0.01 ～ 0.05mg/（kg·d）（最大剂量为 0.15mg/（kg·d）[84]。与丙氯拉嗪一样，氟哌啶醇也有延长 QT 间期和中性粒细胞减少的危险。其镇静和降血压的作用弱于丙氯拉嗪，但是其引起 EPSs 作用更强。其他不良反应包括抗精神病药物恶性症候群。肝功能不全的患者应减少用量。氟哌啶醇是 CYP3A4 的底物，也是 CYP2D6 的抑制剂和激动剂，但是这些临床意义不大[87]。与卡马西平、苯妥英钠、苯巴比妥、利福平或奎尼丁联用，会影响氟哌啶醇的药代动力学。

氯丙嗪是一种广谱受体拮抗剂性质的吩噻嗪[85]。其止吐剂量为口服每 4 ～ 6 小时一次，每次 10 ～ 25mg 或静注每 4 ～ 6 小时 25 ～ 50mg。儿童的剂量是口服或静脉每 4 ～ 6 小时给药 0.5 ～ 1mg/kg（< 5 岁的儿童每天最大剂量为 40mg，5 ～ 12 岁每天不超过 75mg，但它不常用于儿童[84]）。肝功能障碍和老年人应减量。剂量限制性镇静是一个问题，但可能对濒死的患者有用。其他的不良反应包括思维混乱、血压下降、EPSs 和抗胆碱能作用。和所有的吩噻嗪药物一样，它可能会影响 QT 间期和白细胞数量，还可能降低癫痫阈值。

奥氮平是一种非典型抗精神病药物，对多种多巴胺（D_1、D_2、D_4）、血清素（5-HT_{2A}、5-HT_{2C} 和 5-HT_3）、α- 肾上腺素、H_1、M_{1-5} 受体有较高的亲和力[88,89]。它曾经作为姑息治疗的止吐药物[90]。奥氮平在常规剂量不会引起 QT 间期延长，但在高剂量时可能会引起[91]。另外还可以影响白细胞数量。与其他吩噻嗪类比，较少引起 EPSs[92,93]；主要不良反应包括嗜睡和体重增加、口干、便秘、食欲增加、情绪激动、高血糖，水肿也偶有报道[93]。奥氮平的止吐剂量是成人口服 2.5 ～ 10mg/d。虽然青少年也有服用奥氮平的，但儿童用量并无规定。

左美丙嗪在英国和澳大利亚用于临床，但在美国仍然未应用。左美丙嗪是一种广谱的吩噻嗪（作用于 D_2、α- 肾上腺素、H_1、M_{1-5}、5-HT_2，但不作用于 5-HT_3 受体），在英国的姑息治疗中，其被作为治疗恶心、呕吐的二线或三线药物[94]。与氯丙嗪相比，其有更强的镇痛作用[95]，但也有更强的镇静和引起体位性高血压的作用[94]。左美丙嗪的剂量为每次 6.25 ～ 25mg，每日 2 次，或通

过 CSCI 25 ～ 50mg/d。左美丙嗪在儿科被限制使用量，口服，静脉或肌注给药每日 2 次，每次 0.25 ～ 1mg/kg（最大剂量 25mg/d）或通过 CSCI 给药 0.1 ～ 0.4mg/（kg·d）（根据年龄最大剂量 12.5 ～ 25mg/d）。应该注意其抗胆碱能作用、精神错乱、幻觉、肌张力障碍反应的副作用。此外它还能引起 QT 间期延长。肝肾功能不全者应慎用[96]。

晚期癌症患者应用抗多巴胺药物治疗慢性恶心的证据

虽然氟哌啶醇常被姑息治疗的医生用于治疗恶心、呕吐，但是系统性的回顾 2001—2009 年间并无任何关于氟哌啶醇治疗晚期癌症患者的恶心呕吐的随机对照试验，仅找到单个的病例报道[86,97]。随机对照试验研究氟哌啶醇用于术后的恶心、呕吐和胃肠道疾病及预防放化疗相关的恶心、呕吐。最近的 Meta 分析研究显示氟哌啶醇 2mg 用于预防治疗术后的恶心、呕吐是应用安慰剂的需要治疗数量的人数（NNT）为 4 倍[98]，但仍不清楚将这些数据应用于支持肿瘤学的人群。在随机对照试验中用类固醇治疗 MBO，采用氟哌啶醇是其中部分内容[99]。包括氟哌啶醇在内各种药物的非对照组数据及机械型设计法试验的数据均是可用的[33,48]。这些数据显示氟哌啶醇的有效率为 80%[33,48]。

其他如多巴胺拮抗剂用于支持治疗的数据更加有限。一个多种药物联合使用的大型随机对照试验显示，包括氯丙嗪在内的联合用药有效率只有 20% ～ 30%。无丙氯拉嗪用于晚期癌症的可用资料，但资料显示它治疗 CTIE 的效果显著低于高剂量胃复安[100]。两个小样本的病例报道结果一致显示奥氮平似乎对难治性病例有效[101]。在一个非对照试验中，12% 用左美丙嗪作为一线药物的患者效果显著，另外两个患者在对其他药物无反应时换成左美丙嗪[33]。在病例报道中，其对 60% ～ 80% 的病例有效[37,102]。

抗组胺药物（异丙嗪、赛克利嗪）

只有第一代哌嗪 H_1 拮抗剂表现出了止吐作用，它们通过阻滞髓质、前庭神经核和 CTZ 的呕吐中枢的 H_1 受体发挥作用[104]。这些药物还有多种抗胆碱能活性，阻滞肠道肌肉纤维的胆碱能受体[55]。它能够减少肠道平滑肌的张力和蠕动，抵消胃肠道动力药如胃复安的作用[105]。抗胆碱活性

能减少黏膜分泌，对肠梗阻有效。

抗组胺止吐药

异丙嗪广泛用于运动病和前庭障碍，也可以协助增加颅内压，但其几乎无抗胆碱能作用。异丙嗪的止吐用法为每次 12.5 ～ 25mg，每 4 ～ 6 小时一次，口服或静注（最大剂量 100mg/d）。儿童的剂量为每次 0.15 ～ 0.5mg/kg，口服或静脉，每 6 小时一次（最大剂量为每次 25mg）[84]。主要的不良反应是镇静，其他头晕、EPSs、头痛和抗胆碱能作用也可能发生，还可以降低癫痫发作的阈值。心血管疾病、糖尿病、呼吸窘迫、肝功能不全和癫痫的患者应禁用。有证据表明异丙嗪比马来酸更容易耐受，且较少引起嗜睡。其他 H₁ 拮抗剂（如苯海拉明、氯苯甲嗪、荼苯海明、羟苯甲）在姑息治疗指导上也被提到，它们的不良反应和异丙嗪一样，在毒蕈碱活性和抗毒蕈碱活性间的改变可能对肠梗阻有效[106]。虽然丙氯拉嗪是主要的多巴胺拮抗剂，也有一些抗组胺作用，对前庭机制引起的恶心有效。

晚期癌症患者应用抗组胺药治疗恶心的证据

几乎无资料可用。无随机对照试验研究抗组胺药对晚期癌症患者止吐的作用[107]。一个非对照试验显示，5% ～ 10% 的发作性恶心患者将苯甲嗪作为初始治疗药物，几乎全部有效[33]。没有其他的资料报道其应用，也无对异丙嗪、苯海拉明和荼苯海明作为止吐药物用于晚期癌症的报道。

其他药物

糖皮质激素

类固醇被作为二线药物来治疗化疗引起的呕吐，MBO 引起的恶心、呕吐[79,108] 和有症状的颅内压增高。它们也作为治疗晚期癌症患者恶心、呕吐的二线药物[23]。类固醇止吐的机制尚不清楚，但是进行许多假设，包括消耗髓质的 γ- 氨基丁酸，降低 BBB 对呕吐毒素的通透性，抑制脑干释放脑啡肽[103]。

类固醇的药理学

糖皮质激素的作用和影响广泛且明确，包括皮肤、软组织、肌肉骨骼系统、肾、心血管系统、内分泌系统、神经系统系统、胃肠道系统和

血液系统[109]。糖尿病、精神病史的患者、围手术期患者应谨慎使用。糖皮质激素应禁用于化疗患者，因为它可引起脓血症，并可以掩盖发热。如果需要长期应用，可考虑预防性口服复方新诺明。常规止吐剂量：慢性呕吐 4 ～ 8mg/d，MBO 或颅内压增高患者 16mg/d。儿童的剂量为口服或静注 10mg/（m²·d）（最大剂量 20mg），颅内压增加时增加剂量 2 ～ 4 倍（每天不超过 40mg）。因为治疗可能是长期的，应该在最短周期内用最低的剂量，当达到最大效果时应该考虑撤销或减量，一个试验（约 7 ～ 10 天）显示在达到期望的效果之前已经出现了不良反应。

类固醇治疗恶心的证据

一项 Meta 分析显示在肠梗阻患者中，每天应用地塞米松 6 ～ 16mg，控制 MBO 结局的效果并不明显，在 1 个月时未观察对生存率的影响[8]。仅有不确切的证据表明类固醇对于晚期癌症患者无特定原因的恶心、呕吐有效[103]。在前面提到的多种药物联合的随机对照试验中[50]，类固醇联合胃复安、氯丙嗪在 < 20% 的病例中有效。然而，一个非对照试验显示当类固醇作为二线药物应用时，75% 的患者反应被控制[23]。

苯二氮䓬类药物

虽然短效苯二氮䓬类如劳拉西泮、阿普唑仑，被广泛用于恶心的患者[72]，虽然它们止吐的作用很小，但其对恶心呕吐相关的焦虑有特殊的疗效。它们的效果在于镇静、抗焦虑和失忆，这些可加强止吐药物的效果，并可预防预期性呕吐。

神经激肽 -1（NK-1）拮抗剂

P 物质及其受体 NK-1 与催吐途径相关[47]，它们储存在 CTZ 和脑干。NK-1 拮抗剂是一种新的止吐剂，阿瑞吡坦是第一个研发的药物[110]。治疗 CTIE 的呕吐方案中加入阿瑞吡坦能显著增加止吐效果，尤其是在延迟期[47]。它只有经口服给药时才有效（125mg/d 或每次 80mg，每天 2 ～ 3 次，）[111]，虽然它的药物前体福沙吡坦现在是注射给药。它很容易耐受，但是因为它影响 CYP3A4 和 CYP2C9 代谢而使很多药物的相互作用出现[111]。其他的 NK-1 拮抗剂还有卡索匹坦[112]。应用阿瑞吡坦治疗晚期癌症患者的慢性呕吐还无报道，但是神经激肽受体拮抗剂将来有可能应用于姑息治疗，P 物

质和其他速激肽还与疼痛和抑郁症有关[113,114]。

莨菪碱

抗胆碱能药物如莨菪碱用于严重的肠梗阻。它们通过阻滞胆碱能受体，减少胃肠道分泌，因此减少恶心、呕吐。因为其具有解痉作用，因此也缓解痉挛痛。莨菪碱的用量为每天80～120mg，通过CSCI给药（儿童用药每6～8小时给药，每次0.5mg/kg，PO/SC/IV。最大剂量每次20mg。）东莨菪碱氢溴酸盐剂量为CSCI给药，2.4mg/d，SC/IV给药，每6小时0.25～0.4mg。不良反应同其他抗胆碱能药物。

奥曲肽

生长抑素类似物被用于肠梗阻，可通过一些机制抑制恶心呕吐，但主要用来减少肠梗阻引起的呕吐[115]。剂量为100～600mcg，通过CSCI给药；儿童是每8～12小时静脉或肌注1mcg/kg，最大量为50mcg/次。长效药物也在应用。最常见的不良反应是局部皮肤反应（疼痛、刺痛、灼痛）和胃肠道反应。糖尿病、肾衰竭、肝功能不全的患者应谨慎使用。

大麻

当药用大麻在美国合法化时，事实是几乎没有证据表明大麻对恶心、呕吐有效。有资料显示它们用于CTIE和食欲不振——恶病质综合征，但是没有实验研究大麻作为晚期癌症患者慢性恶心的止吐药的效果，只有很少的病例报道描述了它的应用[117]。短期反应和不良反应是主要的问题，尤其是老年人，他们是支持治疗和姑息治疗的主要对象。

新型促动力剂

这些药物，包括生长素受体抑制剂，可能是通过作用于上消化道而控制恶心、呕吐[118]。CLC-2氯离子通道活化剂如鲁比前列酮鸟苷酸受体活化剂（在美国用于特发性便秘，但是经常引起恶心的不良反应）可能只作用于下消化道[118]。

缓解恶心的其他方式

常规治疗措施及特殊的非药物干预仍然是控制癌性疼痛的主要手段，是药物治疗所不能替代的。同样，对于恶心症状的控制和缓解也是需要借助多种治疗手段的。本章中推荐的用药并不建议单独使用，应联合其他治疗方式，方能最大限度地缓解症状。对于肿瘤晚期患者中，环境和精神因素可能在一定程度上是引起其恶心的诱因。尽管非药物治疗对控制恶心的有效性尚需更多证据的支持，但是仍然建议尽可能避免诱发恶心的视觉、听觉或味觉等环境刺激[119]，虽然关于饮食调整对缓解恶心症状的有效性并无太多文献报道，但仍然建议避免进食油腻、辛辣或者高盐的食物。一项研究对晚期肿瘤患者予以鱼油替代治疗，但研究结果并未证实该疗法对缓解患者恶心症状、改善食欲及疲劳状态有显著效果[120]。

综合多项证据，如精神放松、分散注意等行为疗法对晚期肿瘤患者的恶心症状有缓解作用。理论上说，这类行为治疗可以转移患者注意力，从而减少患者的精神心理压力或改善精神状态，以达到缓解症状的作用[121]。放松疗法通常包括渐进式肌肉放松训练和引导想象训练，部分研究证实借助放松疗法可较好地缓解化疗诱发的恶心、呕吐症状及情绪焦虑[122,123]，但该结论在某些研究中并不支持[124]。另外，对于一些骨髓移植后的患者，按摩理疗可以缓解其恶心及疼痛症状[125]。也有少量研究提示这些治疗方式对缓解晚期恶性肿瘤患者非抗肿瘤治疗相关的恶心症状有疗效，如足部按摩可能明显缓解院内肿瘤患者的恶心症状[126]。

与行为疗法类似，补充和替代医学（CAM）也可作为对终末期肿瘤患者的一种治疗手段。一项系统性回顾研究提示在一些小样本研究中，对于终末期肿瘤患者予以补充和替代医学的治疗手段，可以缓解其非化疗相关的恶心、呕吐症状[127]。已有研究证实针灸和生姜可有效缓解化疗诱发的呕吐及预期性恶心，但是对于肿瘤晚期引起的恶心的疗效尚无考证[128,129]。

肿瘤相关性恶心与呕吐的姑息性非手术治疗

许多晚期恶性肿瘤患者，尤其是消化道肿瘤患者，可能存在由于消化道梗阻所致的恶心、呕吐，但无外科手术条件，或者对药物治疗反应不佳。尽管一些终末期患者并不愿意接受临终时留置导管[130]，但对于这些患者使用经皮内镜下胃造口引流术、胃肠道支架和其他肠道内镜治疗、胃电刺激治疗，可以快速且高效地缓解恶心和呕吐。目前，随着消化道介入治疗技术的发展，增加了这些治疗手段的安全性及接受度。

经皮内镜下胃造口引流术（PEG）

1987 年首次报道了 PEG 管用于胃肠减压[131]，PEG 管的应用在最初仅作为一种肠内营养的方式或外科胃造口术的一种替代治疗手段。对于恶性肠梗阻（MBO）患者放置 PEG 管是一种治疗恶心、呕吐、腹痛及腹胀的安全的治疗手段[132]。约有 1/3 的晚期肿瘤患者可能并发 MBO，卵巢癌为最常见病因（约占 MBO 病因的 5% ~ 42%），其次为结肠癌（10% ~ 28%）[133,134]，其他可能并发 MBO 的典型恶性肿瘤包括子宫内膜癌、宫颈癌、原发性腹膜癌。约 25% ~ 50% 的卵巢癌患者在病程中可能经历至少一次 MBO。

鼻饲管（NGTs）已经成为一种替代 PEG 管的胃肠减压方式，其主要的缺点为频繁更换的风险、耐受性差和活动及日常行动的不便。NGTs 也会导致多种并发症，如误吸、出血、消化道溃疡、鼻翼坏死、窦道或耳炎。尽管放置 NGTs 的创伤较小，但这种治疗方式并不适合长期使用。

选择合适的患者进行外科手术治疗或 PEGs 姑息性胃肠减压治疗是较为困难的。对于部分患者（如部分妇科恶性肿瘤患者）手术治疗可以延长生存期，接受手术患者的中位生存期可达 12 个月，而非手术治疗者则不足 4 个月[135]。但对于既往开腹手术史的患者，包括既往 MBO 手术治疗史、腹腔广泛转移所致的多处梗阻，以及肿瘤晚期预计生存期极短的患者，常用治疗则不倾向于手术治疗，而更建议使用 PEG 放置等姑息治疗手段[136]。

经内镜胃造口管放置术是最常用的方式，也常称为 PEG 管放置术。另据文献报道，约有 18% ~ 35% 的 PEG 管放置是在超声、胸部透视或 CT 引导下进行的[137]，此即为影像学引导下的经皮胃造口管（PRG）放置术。文献中关于该法方法治疗的成功率和并发症发生率的报道尚不统一，内镜下胃造口管放置的平均操作时间很短，约为 PRG 管放置术耗时的 1/2（24min vs. 53min）[138]。

PEG 置管术的成功率较高，文献报道在 89% ~ 100%[139-142]。一项纳入了 94 例合并 MBO 的卵巢癌患者的研究[139]，入组患者平均年龄 56 岁，结果所有患者均成功放置了 PEG 管，从肿瘤诊断至放置 PEG 管的平均年限约为 3 年。约 91% 患者在其恶心、呕吐症状缓解前 1.7 天均获得整体情况的改善，所有患者在 PEG 放置后 7 天内整体情况得到明显改善。该项研究中数据提示 PEG 置管术平均术后住院时间为 6 天，平均总生存期为 8 周，绝大部分患者（88%）于家中死亡或医院内临终关怀收容所。仅有 3 例患者在术后仍然难以进食，绝大部分患者在术后可进食水、流食或在 PEG 夹闭 / 开放状态下进食软食。该作者认为仅有肝转移及年龄 > 55 岁为影响生存期的不良预后因素。

PEG 管的护理相对简单，但需要对患者本人或其日常生活护理者进行相应的护理培训。PEG 管放置的初始，患者是依靠重力进食，但在短期内根据患者的耐受程度可开始尝试经口进食，主要为流食或软食。在患者出院前指导其规律进行冲管、夹闭 / 开放引流管、更换引流袋及常见损伤的护理。对于伴有恶心或呕吐的患者，应指导其将引流管开放直至症状缓解。若 PEG 管脱落，患者应返院就诊。

一项综述总结了 7 项研究的结果，对近 300 例放置 PEG 管后的并发症发生率进行了总结分析。主要并发症发生率为 0.33%，包括腹膜炎（严重胃瘘或胃固定术失败）及腹腔内出血[143]。在该综述纳入的最大的一项研究中，PEG 置管术中主要及次要并发症发生率为 18%，其中瘘占 1/2（9%）[139]，在伴有腹水患者中发生率较高（63%）。为预防 PEG 管瘘的发生，近 1/4 的腹水患者在术前进行腹腔穿刺术引流约 2.8L 的腹水，该项研究中还报道了造瘘口感染、引流管堵塞、引流管移位及创面出血。

综上所述，对合并 MBO 的患者放置 PEG 引流管可有效缓解恶心、呕吐症状，并使患者再次经口进食，同时是一种安全有效的方式，缓解出院或院内收容所患者的抑郁情绪。在一项小样本研究中，受试患者在进行 PEG 置管术后 7 天接受症状抑郁量表评估，结果显示 64% 的患者其恶心、呕吐、胃肠道动力、失眠、乏力、易怒及注意力集中等方面都有明显改善[144]。这项研究仅包含 25 例受试患者，因而进行更大规模、良好设计的试验来评估 PEG 置管术对患者生活质量的改善程度是有很大必要的。

胃肠道支架及其他内镜治疗术

食管、胃十二指肠及结肠的部分或完全恶性梗阻时常伴发恶心及呕吐。肠管的阻塞或外部压迫时常直接导致肠梗阻的发生。

约不足10%的食管癌患者生存期可超过5年，因而对吞咽困难及呕吐的姑息治疗应该是患者治疗计划中的重点部分。对梗阻性食管癌患者的内镜治疗主要包括乙醇注射、激光治疗、氩离子凝固术、光动力治疗及食管支架等治疗。

肿瘤组织内的乙醇注射是一项非常简便、成本效益比高的解除食管管腔梗阻的治疗方式[145,146]，激光治疗的成功率则高达75%～91%[147,148]。一项随机对照试验对局部乙醇注射和激光治疗的有效性进行了比较，结果提示乙醇注射和激光两种治疗对吞咽困难症状的缓解时间接近（30d *vs.* 37d）[149]，但由于激光治疗仪器价格昂贵，几乎与食管支架的价格相同，使得该治疗手段的使用并不普及[150]。

自扩张性金属支架（SMEMSs）可放置于消化道内以解除梗阻，用于不适于外科手术治疗的患者（如伴有周围脏器受累、远处转移或多种合并症的患者）。多项研究提示SEMAs相对于硬塑料支架有明显优势[151-155]。

自扩张性塑料支架（SEPSs）也可用于缓解食管梗阻，其材料包括聚酯单丝、硅等多种成分，这些材料益于食物通过，并防止支架的移位，已有多项研究报道该治疗的有效性。支架的移位率为6%～25%，再次放置率接近25%，支架放置治疗的失败主要系肿瘤的生长或支架本身的移位[156-158]。

胃出口梗阻（GOO）主要常见于胰腺癌、壶腹癌或胃癌，同时也可见于胆管细胞癌。GOO主要与进食后数小时呕吐、消化功能异常等症状相关。内镜下乙醇注射和激光治疗都可用于治疗恶性肿瘤引起的胃出口梗阻。目前最常用的非手术治疗手段是肠腔内支架放置术，肠腔内支架类似于食管金属支架，是一种永久性金属网支架。肠腔内支架的常见并发症包括由于肿瘤生长所致的功能失调，发生率约17%；其他5%左右出现支架移位；＜1%的患者中发生出血或穿孔[159]。值得指出的是，GOO常与胆道梗阻相关。本文中推荐胆道支架和肠腔内支架应同时放置，在这些病例中单纯放置肠腔内支架可能限制了通向十二指肠乳头的操作，从而影响此后可能进行的胆道支架的放置。

大肠的恶性梗阻是常见的危及生命的并发症，主要发生在结直肠晚期恶性肿瘤患者，患者常有严重的腹痛腹胀、恶心、呕吐，甚至呕吐粪性呕吐物。对其非手术姑息治疗方式包括结肠减压管、激光治疗、氩离子凝固术及自扩张性金属支架。

结肠减压管常用于术前需清洁灌肠的患者，以排空肠腔内气体及粪便[160]。SEMSs支架亦可用于大肠梗阻的治疗，有研究对SEMSs与外科手术治疗大肠梗阻的疗效进行比较，结果提示SEMS具有住院时间短、花费低等优点[161,162]。

胃肠道电刺激

胃轻瘫主要表现为胃排空延迟，而无机械性梗阻的表现[163]。胃轻瘫是肿瘤患者容易漏诊的一种常见表现，主要表现为慢性的恶心、呕吐，与固态食物尤其是含纤维素食物的排空延迟相关。同时在这种病理情况下可能产生胃石，进而引起机械性胃出口梗阻[164]。恶性肿瘤相关的胃轻瘫的发生率目前尚无准确数据，但在上消化道肿瘤患者中却是常见的，约有60%的胰腺癌患者中有胃轻瘫的表现[165]。上消化道恶性肿瘤并发胃轻瘫往往是多种因素共同作用的结果，最常见的潜在因素包括副癌综合征所致的自主神经功能紊乱、肿瘤浸润腹腔神经丛或迷走神经、既往消化道手术史、放化疗毒性作用以及其他药物不良反应（如阿片类药物）[166]。胃轻瘫的药物治疗包括胃肠动力药物及止吐药。

胃肠道电刺激（GES）是一种对药物治疗难治性胃轻瘫的新兴治疗手段，采用恒定电压或恒定电流下的一组电脉冲进行治疗。目前有两种GES治疗方式：胃肠道同步（高能量/低频刺激）和神经刺激（低能量/高频刺激）。两种方式均可缓解患者胃轻瘫症状[167]。一项包括13项高频GES（神经刺激）研究的Meta分析提示，该治疗可使患者有显著获益[168]，研究纳入265例患者（包括糖尿病及术后患者），GES治疗后患者的恶心和呕吐严重程度评分均有明显好转。由于GES治疗的并发症，装置移除或更换的发生率为8.3%，其中并发症主要包括感染、皮肤侵蚀、放植处疼痛、电极所致的胃穿孔、装置移位、装置电线周围肠痉挛所致的小肠梗死。目前关于胃肠道神经电刺激治疗的数量在增加。在美国已批准该项治疗用于糖尿病性或先天性胃轻瘫患者的治疗，然而 FDA 并未批准引起胃轻瘫的其他疾病采用 GES 进行治疗（其中包括恶性肿瘤相关性胃轻瘫）。因此，尚需进行更多研究证实电刺激疗法对继发肿瘤的胃轻瘫的疗效。

结论

恶心和呕吐是常见晚期癌症患者接受支持治疗的进展性症状。伴随其他症状，基于判定恶心和呕吐可能的病因和处理方法、靶向药理作用机制的药物选择的传统方法仍被多数专家倡导，以提高治疗效果。

已完成的系统回顾的证据显示，在目前治疗晚期癌症恶心的方法仍不足甚至有点矛盾，仍需对多种不同药物和两种用药方法进行更多研究。

就像 Perkins 等 2009 年在氟哌啶醇治疗恶心和呕吐的姑息治疗的 Meta 分析结论所认为的"目前仍缺乏发表的证据支持在姑息治疗中采用氟哌啶醇治疗恶心和呕吐，也无有关氟哌啶醇随机对照试验设计的文章发表。多数发表文章是有关姑息医学研究方法改变方面的。因此，研究者应该判定是否准确和是否为高质量的研究。另外就是在其他医学领域继续探索所进行的工作"[97]。

由于大量的临床变化和国际遵循的实践指南不同，今后在此领域工作更加复杂。随着安全理念的提高，这些领域也在不断变化，如传统用药甲氧氯普胺（锥体束外系综合证）、普鲁氯嗪（中性粒细胞减少症）和氟哌啶醇（QTc 间期延长），肿瘤患者靶向治疗的药物相互作用和那些不能与催吐途径匹配新药，这些包括米氮平、大麻素类、NK-1 拮抗剂、红霉素类似物和 ghrelin 类似物。胃肠介入治疗的进展对肠道梗阻症状患者治疗提供了新方法。经过多少年的努力，对恶心和呕吐的姑息治疗已显示曙光。

参考文献

1. Pereira J, Bruera E. Chronic nausea. In: Bruera E, Higginson I, eds. *Cachexia-anorexia in cancer patients*. New York: Oxford University Press; 1996:23–27.
2. Baines M. Nausea, vomiting and intestinal obstruction. In: Fallon M, O'Neill WM, eds. *ABC of palliative care*. London: BMJ Books; 1998:16–18.
3. Glare P, Pereira G, Kristjanson LJ, et al. Systematic review of the efficacy of antiemetics in the treatment of nausea in patients with far-advanced cancer. *Support Care Cancer*. 2004;12:432–440.
4. Quigley EM, Hasler WL, Parkman HP. AGA technical review on nausea and vomiting. *Gastroenterology*. 2001;120:263–286.
5. Meineche-Schmidt V, Christensen E. Classification of dyspepsia: identification of independent symptom components in 7270 consecutive, unselected dyspepsia patients from general practice. *Scand J Gastroenterol*. 1998;33:1262–1272.
6. Talley NJ, Phillips SF. Non-ulcer dyspepsia: potential causes and pathophysiology. *Ann Intern Med*. 1988;108:865–879.
7. Bruera E, Belzile M, Neumann C, et al. A double-blind, crossover study of controlled-release metoclopramide and placebo for the chronic nausea and dyspepsia of advanced cancer. *J Pain Symptom Manage*. 2000;19:427–435.
8. Nelson JE, Meier DE, Litke A, et al. The symptom burden of chronic critical illness. *Crit Care Med*. 2004;32:1527–1534.
9. Wolfe J, Grier HE, Klar N, et al. Symptoms and suffering at the end of life in children with cancer. *N Engl J Med*. 2000;342:326–333.
10. Tranmer JE, Heyland D, Dudgeon D, et al. Measuring the symptom experience of seriously ill cancer and noncancer hospitalized patients near the end of life with the memorial symptom assessment scale. *J Pain Symptom Manage*. 2003;25:420–429.
11. Stephenson J, Davies A. An assessment of aetiology-based guidelines for the management of nausea and vomiting in patients with advanced cancer. *Support Care Cancer*. 2006;14:348–353.
12. Ventafridda V, De Conno F, Ripamonti C, et al. Quality-of-life assessment during a palliative care programme. *Ann Oncol*. 1990;1:415–420.
13. Donnelly S, Walsh D, Rybicki L. The symptoms of advanced cancer: identification of clinical and research priorities by assessment of prevalence and severity. *J Palliat Care*. 1995;11:27–32.
14. Vainio A, Auvinen A. Prevalence of symptoms among patients with advanced cancer: an international collaborative study. Symptom Prevalence Group. *J Pain Symptom Manage*. 1996;12:3–10.
15. Reuben DB, Mor V. Nausea and vomiting in terminal cancer patients. *Arch Intern Med*. 1986;146:2021–2023.
16. Coyle N, Adelhardt J, Foley KM, et al. Character of terminal illness in the advanced cancer patient: pain and other symptoms during the last four weeks of life. *J Pain Symptom Manage*. 1990;5:83–93.
17. Fainsinger R, Miller MJ, Bruera E, et al. Symptom control during the last week of life on a palliative care unit. *J Palliat Care*. 1991;7:5–11.
18. Conill C, Verger E, Henriquez I, et al. Symptom prevalence in the last week of life. *J Pain Symptom Manage*. 1997;14:328–331.
19. Power D, Kearney M. Management of the final 24 hours. *Ir Med J*. 1992;85:93–95.
20. Ellershaw JE, Sutcliffe JM, Saunders CM. Dehydration and the dying patient. *J Pain Symptom Manage*. 1995;10:192–197.
21. Lichter I, Hunt E. The last 48 hours of life. *J Palliat Care*. 1990;6:7–15.
22. Radbruch L, Sabatowski R, Loick G, et al. Cognitive impairment and its influence on pain and symptom assessment in a palliative care unit: development of a Minimal Documentation System. *Palliat Med*. 2000;14:266–276.
23. Bruera E, Seifert L, Watanabe S, et al. Chronic nausea in advanced cancer patients: a retrospective assessment of a metoclopramide-based antiemetic regimen. *J Pain Symptom Manage*. 1996;11:147–153.
24. Mercadante S, Casuccio A, Fulfaro F. The course of symptom frequency and intensity in advanced cancer patients followed at home. *J Pain Symptom Manage*. 2000;20:104–112.
25. Chang VT, Hwang SS, Kasimis B, et al. Shorter symptom assessment instruments: the Condensed Memorial Symptom Assessment Scale (CMSAS). *Cancer Invest*. 2004;22:526–536.
26. Bruera E, Neumann C, Brenneis C, et al. Frequency of symptom distress and poor prognostic indicators in palliative cancer patients admitted to a tertiary palliative care unit, hospices, and acute care hospitals. *J Palliat Care*. 2000;16:16–21.

27. Meuser T, Pietruck C, Radbruch L, et al. Symptoms during cancer pain treatment following WHO-guidelines: a longitudinal follow-up study of symptom prevalence, severity and etiology. *Pain*. 2001;93:247–257.

28. Yates P. Clinical and patient perspectives on factors contributing to nausea in advanced cancer. *Oncol Nurs Forum*. 2006;33:468–469.

29. Grossman SA. Undertreatment of cancer pain: barriers and remedies. *Support Care Cancer*. 1993;1:74–78.

30. Reuben D. Nausea and vomiting in terminal cancer patients. *Arch Intern Med*. 1986;146:2021–2023.

31. Greaves J, Glare P, Kristjanson LJ, et al. Undertreatment of nausea and other symptoms in hospitalized cancer patients. *Support Care Cancer*. 2009;17:461–464.

32. Lichter I. Nausea and vomiting in patients with cancer. *Hematol Oncol Clin North Am*. 1996;10:207–220.

33. Bentley A, Boyd K. Use of clinical pictures in the management of nausea and vomiting: a prospective audit. *Palliat Med*. 2001;15:247–253.

34. Walsh D, Donnelly S, Rybicki L. The symptoms of advanced cancer: relationship to age, gender, and performance status in 1,000 patients. *Support Care Cancer*. 2000;8:175–179.

35. Morita T, Tsunoda J, Inoue S, et al. Contributing factors to physical symptoms in terminally-ill cancer patients. *J Pain Symptom Manage*. 1999;18:338–346.

36. Mercadante S, Fulfaro F, Casuccio A. The impact of home palliative care on symptoms in advanced cancer patients. *Support Care Cancer*. 2000;8:307–310.

37. Grossman SA, Sheidler VR, Swedeen K, et al. Correlation of patient and caregiver ratings of cancer pain. *J Pain Symptom Manage*. 1991;6:53–57.

38. Elliott BA, Elliott TE, Murray DM, et al. Patients and family members: the role of knowledge and attitudes in cancer pain. *J Pain Symptom Manage*. 1996;12:209–220.

39. Field L. Are nurses still underestimating patients' pain postoperatively? *Br J Nurs*. 1996;5:778–784.

40. Bruera E, Kuehn N, Miller MJ, et al. The Edmonton Symptom Assessment System (ESAS): a simple method for the assessment of palliative care patients. *J Palliat Care*. 1991;7:6–9.

41. Portenoy RK, Thaler HT, Kornblith AB, et al. The Memorial Symptom Assessment Scale: an instrument for the evaluation of symptom prevalence, characteristics and distress. *Eur J Cancer*. 1994;30A:1326–1336.

42. Melzack R, Rosberger Z, Hollingsworth ML, et al. New approaches to measuring nausea. *CMAJ*. 1985;133:755–758 61.

43. Turner J, Zapart S, Pedersen K, et al. Clinical practice guidelines for the psychosocial care of adults with cancer. *Psychooncology*. 2005;14:159–173.

44. Ward SE, Goldberg N, Miller-McCauley V, et al. Patient-related barriers to management of cancer pain. *Pain*. 1993;52:319–324.

45. Fan G, Filipczak L, Chow E. Symptom clusters in cancer patients: a review of the literature. *Curr Oncol*. 2007;14:173–179.

46. Cheung WY, Le LW, Zimmermann C. Symptom clusters in patients with advanced cancers. *Support Care Cancer*. 2009;17:1223–1230.

47. Hesketh PJ. Chemotherapy-induced nausea and vomiting. *N Engl J Med*. 2008;358:2482–2494.

48. Lichter I. Results of antiemetic management in terminal illness. *J Palliat Care*. 1993;9:19–21.

49. Bruera ED, MacEachern TJ, Spachynski KA, et al. Comparison of the efficacy, safety, and pharmacokinetics of controlled release and immediate release metoclopramide for the management of chronic nausea in patients with advanced cancer. *Cancer*. 1994;74:3204–3211.

50. Mystakidou K, Befon S, Liossi C, et al. Comparison of the efficacy and safety of tropisetron, metoclopramide, and chlorpromazine in the treatment of emesis associated with far advanced cancer. *Cancer*. 1998;83:1214–1223.

51. Cherny N, Ripamonti C, Pereira J, et al. Strategies to manage the adverse effects of oral morphine: an evidence-based report. *J Clin Oncol*. 2001;19:2542–2554.

52. Walkembach J, Bruss M, Urban BW, et al. Interactions of metoclopramide and ergotamine with human 5-HT(3A) receptors and human 5-HT reuptake carriers. *Br J Pharmacol*. 2005;146:543–552.

53. De Maeyer JH, Lefebvre RA. Schuurkes JA. 5-HT4 receptor agonists: similar but not the same. *Neurogastroenterol Motil*. 2008;20:99–112.

54. Cuomo R, Vandaele P, Coulie B, et al. Influence of motilin on gastric fundus tone and on meal-induced satiety in man: role of cholinergic pathways. *Am J Gastroenterol*. 2006;101:804–811.

55. Schuurkes JAJ, Helsen LFM, Ghoos ECR, et al. Stimulation of gastroduodenal motor activity: dopaminergic and cholinergic modulation. *Drug Dev Res*. 1986;8:233–241.

56. Santucci G, Mack JW. Common gastrointestinal symptoms in pediatric palliative care: nausea, vomiting, constipation, anorexia, cachexia. *Pediatr Clin North Am*. 2007;54:673–689.

57. Magueur E, Hagege H, Attali P, et al. Pharmacokinetics of metoclopramide in patients with liver cirrhosis. *Br J Clin Pharmacol*. 1991;31:185–187.

58. Bateman DN, Gokal R, Dodd TR, et al. The pharmacokinetics of single doses of metoclopramide in renal failure. *Eur J Clin Pharmacol*. 1981;19:437–441.

59. Stacher G, Gaupmann G, Steinringer H, et al. Effects of cisapride on postcibal jejunal motor activity. *Dig Dis Sci*. 1989;34:1405–1410.

60. Twycross R, Wilcock A, Charlesworth S, et al. *Palliative care formulary*. 2nd ed. Oxford: Radcliffe Medical Press; 2002.

61. McCallum RW, Prakash C, Campoli-Richards DM, et al. Cisapride: a preliminary review of its pharmacodynamic and pharmacokinetic properties, and therapeutic use as a prokinetic agent in gastrointestinal motility disorders. *Drugs*. 1988;36:652–681.

62. Puisieux FL, Adamantidis MM, Dumotier BM, et al. Cisapride-induced prolongation of cardiac action potential and early afterdepolarizations in rabbit Purkinje fibres. *Br J Pharmacol*. 1996;117:1377–1379.

63. Enger C, Cali C, Walker AM. Serious ventricular arrhythmias among users of cisapride and other QT-prolonging agents in the United States. *Pharmacoepidemiol Drug Saf*. 2002;11:477–486.

64. Barone JA. Domperidone: a peripherally acting dopamine2-receptor antagonist. *Ann Pharmacother*. 1999;33:429–440.

65. Osborne RJ, Slevin ML, Hunter RW, et al. Cardiotoxicity of intravenous domperidone. *Lancet*. 1985;2:385.

66. Corli O, Cozzolino A, Battaiotto L. Effectiveness of levosulpiride versus metoclopramide for nausea and vomiting in advanced cancer patients: a double-blind, randomized, crossover study. *J Pain Symptom Manage*. 1995;10:521–526.

67. Koutsoumbi P, Epanomeritakis E, Tsiaoussis J, et al. The effect of erythromycin on human esophageal motility is mediated by serotonin receptors. *Am J Gastroenterol*. 2000;95:3388–3392.

68. Kim SW, Shin IS, Kim JM, et al. Mirtazapine for severe gastroparesis unresponsive to conventional prokinetic treatment. *Psychosomatics*. 2006;47:440–442.

69. Hardy J, Daly S, McQuade B, et al. A double-blind, randomised, parallel group, multinational, multicentre study comparing a single dose of ondansetron 24 mg p.o. with placebo and metoclopramide 10 mg t.d.s. p.o. in the treatment of opioid-induced nausea and emesis in cancer patients. *Support Care Cancer*. 2002;10:231–236.

70. Abrahamsson H. Treatment options for patients with severe gastroparesis. *Gut*. 2007;56:877–883.

71. Burt M, Scott A, Williard WC, et al. Erythromycin stimulates gastric emptying after esophagectomy with gastric replacement: a randomized clinical trial. *J Thorac Cardiovasc Surg*. 1996;111:649–654.

72. Bonacini M, Quiason S, Reynolds M, et al. Effect of intravenous erythromycin on postoperative ileus. *Am J Gastroenterol*. 1993;88:208–211.

73. Smith AJ, Nissan A, Lanouette NM, et al. Prokinetic effect of erythromycin after colorectal surgery: randomized, placebo-controlled, double-blind study. *Dis Colon Rectum*. 2000;43:333–337.

74. Gregory RE. Ettinger DS. 5-HT3 receptor antagonists for the prevention of chemotherapy-induced nausea and vomiting: a comparison of their pharmacology and clinical efficacy. *Drugs*. 1998;55:173–189.

75. de Bruijn KM. Tropisetron: a review of the clinical experience. *Drugs*. 1992;43(suppl 3):11–22.

76. Lee CR, Plosker GL, McTavish D. Tropisetron: a review of its pharmacodynamic and pharmacokinetic properties, and therapeutic potential as an antiemetic. *Drugs*. 1993;46:925–943.

77. Aapro M. 5-HT(3)-receptor antagonists in the management of nausea and vomiting in cancer and cancer treatment. *Oncology*. 2005;69:97–109.

78. Figg WD, Dukes GE, Pritchard JF, et al. Pharmacokinetics of ondansetron in patients with hepatic insufficiency. *J Clin Pharmacol*. 1996;36:206–215.

79. Gralla RJ, Osoba D, Kris MG, et al. Recommendations for the use of antiemetics: evidence-based, clinical practice guidelines. American Society of Clinical Oncology. *J Clin Oncol*. 1999;17:2971–2994.

80. Currow DC, Coughlan M, Fardell B, et al. Use of ondansetron in palliatve medicine. *J Pain Symptom Manage*. 1997;13:302–307.

81. Currow DC, Coughlan M, Fardell B, et al. Use of ondansetron in palliative medicine. *J Pain Symptom Manage*. 1997;13:302–307.

82. Grunberg SM, Hesketh PJ. Control of chemotherapy-induced emesis. *N Engl J Med*. 1993;329:1790–1796.

83. Richelson E. Pharmacology of neuroleptics in use in the United States. *J Clin Psychiatry*. 1985;46:8–14.

84. Glare PA, Dunwoodie D, Clark K, et al. Treatment of nausea and vomiting in terminally ill cancer patients. *Drugs*. 2008;68:2575–2590.

85. Peroutka SJ, Snyder SH. Antiemetics: neurotransmitter receptor binding predicts therapeutic actions. *Lancet*. 1982;1:658–659.

86. Critchley P, Plach N, Grantham M, et al. Efficacy of haloperidol in the treatment of nausea and vomiting in the palliative patient: a systematic review. *J Pain Symptom Manage*. 2001;22:631–634.

87. Kudo S, Ishizaki T. Pharmacokinetics of haloperidol: an update. *Clin Pharmacokinet*. 1999;37:435–456.

88. Bymaster FP, Calligaro DO, Falcone JF, et al. Radioreceptor binding profile of

the atypical antipsychotic olanzapine. *Neuropsychopharmacology*. 1996;14:87–96.

89. Callaghan JT, Bergstrom RF, Ptak LR, et al. Olanzapine: pharmacokinetic and pharmacodynamic profile. *Clin Pharmacokinet*. 1999;37:177–193.

90. Passik SD, Lundberg J, Kirsch KL, et al. A pilot exploration of the antiemetic activity of olanzapine for the relief of nausea in patients with advanced cancer and pain. *J Pain Symp Manage*. 2002;23:526–532.

91. Dineen S, Withrow K, Voronovitch L, et al. QTc prolongation and high-dose olanzapine. *Psychosomatics*. 2003;44:174–175.

92. Meltzer HY, Fibiger C. Olanzapine: a new atypical antipsychotic drug. *Neuropsychopharmacology*. 1996;14:83–85.

93. Bhana N, Foster RH, Olney R, et al. Olanzapine: an updated review of its use in the management of schizophrenia. *Drugs*. 2001;61:111–161.

94. Skinner J, Skinner A. Levomepromazine for nausea and vomiting in advanced cancer. *Hosp Med*. 1999;60:568–570.

95. Patt RB, Proper G, Reddy S. The neuroleptics as adjuvant analgesics. *J Pain Symptom Manage*. 1994;9:446–453.

96. Dahl SG. Pharmacokinetics of methotrimeprazine after single and multiple doses. *Clin Pharmacol Ther*. 1976;19:435–442.

97. Perkins P, Dorman S. Haloperidol for the treatment of nausea and vomiting in palliative care patients. *Cochrane Database Syst Rev*. 2009; CD006271.

98. Buttner M, Walder B, von Elm E, et al. Is low-dose haloperidol a useful antiemetic? A meta-analysis of published and unpublished randomized trials. *Anesthesiology*. 2004;101:1454–1463.

99. Hardy J, Ling J, Mansi J, et al. Pitfalls in placebo-controlled trials in palliative care: dexamethasone for the palliation of malignant bowel obstruction. *Palliat Med*. 1998;12:437–442.

100. Gralla RJ, Itri LM, Pisko SE, et al. Antiemetic efficacy of high-dose metoclopramide: randomized trials with placebo and prochlorperazine in patients with chemotherapy-induced nausea and vomiting. *N Engl J Med*. 1981;305:905–909.

101. Passik SD, Lundberg J, Kirsh KL, et al. A pilot exploration of the antiemetic activity of olanzapine for the relief of nausea in patients with advanced cancer and pain. *J Pain Symptom Manage*. 2002;23:526–532.

102. Twycross R, Bankby G, Hallowood J. The use of low-dose methotrimeprazine (levomepromazine) in the management of nausea and vomiting. *Prog Palliat Care*. 1997;5:49–53.

103. Mannix KA. Palliation of nausea and vomiting. In: Doyle D, Hanks G, Cherny NI, Calman K, eds. *Oxford textbook of palliative medicine*. 3rd ed. Oxford, UK: Oxford University Press; 2004:459–468.

104. Wood CD, Cramer DB, Graybiel A. Antimotion sickness drug efficacy. *Otolaryngol Head Neck Surg*. 1981;89:1041–1044.

105. Twycross R, Wilcock A, Thorp S. PCF1: *palliative care formulary*. Oxon: Radcliffe Medical Press; 1998.

106. Tan LB, Bryant S, Murray RG. Detrimental haemodynamic effects of cyclizine in heart failure. *Lancet*. 1988;1:560–561.

107. Keeley PW. Nausea and vomiting in people with cancer and other chronic diseases. In: *BMJ clinical evidence*. London: BMJ Publishing Group; April 2008.

108. Feuer DJ, Broadley KE. Corticosteroids for the resolution of malignant bowel obstruction in advanced gynaecological and gastrointestinal cancer. *Cochrane Database Syst Rev*. 2000; CD001219.

109. Czock D, Keller F, Rasche FM, et al. Pharmacokinetics and pharmacodynamics of systemically administered glucocorticoids. *Clin Pharmacokinet*. 2005;44:61–98.

110. Jordan K. Neurokinin-1-receptor antagonists: a new approach in antiemetic therapy. *Onkologie*. 2006;29:39–43.

111. Dando TM, Perry CM. Aprepitant: a review of its use in the prevention of chemotherapy-induced nausea and vomiting. *Drugs*. 2004;64:777–794.

112. Arondekar B, Haiderali A, Bandekar R, et al. Single dose oral and 3-day IV/oral regimens of a novel neurokinin-1 (Nk-1) receptor antagonist, casopitant, are effective in reducing the severity of nausea in patients receiving highly emetogenic chemotherapy (HEC). *Support Care Cancer*. 2008;16:629–630.

113. Chahl LA. Tachykinins and neuropsychiatric disorders. *Curr Drug Targets*. 2006;7:993–1003.

114. Chizh BA, Gohring M, Troster A, et al. Effects of oral pregabalin and aprepitant on pain and central sensitization in the electrical hyperalgesia model in human volunteers. *Br J Anaesth*. 2007;98:246–254.

115. Ripamonti C, Twycross R, Baines M, et al. Clinical-practice recommendations for the management of bowel obstruction in patients with end-stage cancer. *Support Care Cancer*. 2001;9:223–233.

116. Bagshaw SM, Hagen NA. Medical efficacy of cannabinoids and marijuana: a comprehensive review of the literature. *J Palliat Care*. 2002;18:111–122.

117. Gonzalez-Rosales F, Walsh D. Intractable nausea and vomiting due to gastrointestinal mucosal metastases relieved by tetrahydrocannabinol (dronabinol). *J Pain Symptom Manage*. 1997;14:311–314.

118. Borman RA, Sanger GJ. Novel approaches and clinical opportunity for gastrointestinal prokinetic drugs. *Drug Discov Today*. 2007;4:165–170.

119. Rhodes VA, McDaniel RW. Nausea, vomiting, and retching: complex problems in palliative care. *CA Cancer J Clin*. 2001;51:232–248 quiz 49–52.

120. Bruera E, Strasser F, Palmer JL, et al. Effect of fish oil on appetite and other symptoms in patients with advanced cancer and anorexia/cachexia: a double-blind, placebo-controlled study. *J Clin Oncol*. 2003;21:129–134.

121. Van Fleet S. Relaxation and imagery for symptom management: improving patient assessment and individualizing treatment. *Oncol Nurs Forum*. 2000;27:501–510.

122. Arakawa S. Relaxation to reduce nausea, vomiting, and anxiety induced by chemotherapy in Japanese patients. *Cancer Nurs*. 1997;20:342–349.

123. Molassiotis A. A pilot study of the use of progressive muscle relaxation training in the management of post-chemotherapy nausea and vomiting. *Eur J Cancer Care (Engl)*. 2000;9:230–234.

124. Mundy EA, DuHamel KN, Montgomery GH. The efficacy of behavioral interventions for cancer treatment-related side effects. *Semin Clin Neuropsychiatry*. 2003;8:253–275.

125. Ahles TA, Tope DM, Pinkson B, et al. Massage therapy for patients undergoing autologous bone marrow transplantation. *J Pain Symptom Manage*. 1999;18:157–163.

126. Grealish L, Lomasney A, Whiteman B. Foot massage: a nursing intervention to modify the distressing symptoms of pain and nausea in patients hospitalized with cancer. *Cancer Nurs*. 2000;23:237–243.

127. Pan CX, Morrison RS, Ness J, et al. Complementary and alternative medicine in the management of pain, dyspnea, and nausea and vomiting near the end of life: a systematic review. *J Pain Symptom Manage*. 2000;20:374–387.

128. Ezzo JM, Richardson MA, Vickers A, et al. Acupuncture-point stimulation for chemotherapy-induced nausea or vomiting. *Cochrane Database Syst Rev*. 2006; CD002285.

129. Hickok JT, Roscoe JA, Morrow GR, et al. A phase II/III randomized, placebo-controlled, double-blind clinical trial of ginger (Zingiber officinale) for nausea caused by chemotherapy for cancer: a currently accruing URCC CCOP cancer control study. *Support Cancer Ther*. 2007;4:247–250.

130. Steadman K, Franks A. A woman with malignant bowel obstruction who did not want to die with tubes. *Lancet*. 1996;347:944.

131. Stellato TA, Gauderer MW. Percutaneous endoscopic gastrostomy for gastrointestinal decompression. *Ann Surg*. 1987;205:119–122.

132. Ponsky JL, Gauderer MW. Percutaneous endoscopic gastrostomy: a nonoperative technique for feeding gastrostomy. *Gastrointest Endosc*. 1981;27:9–11.

133. Baines MJ. ABC of palliative care: nausea, vomiting, and intestinal obstruction. *BMJ*. 1997;315:1148–1150.

134. Storey PS. Obstruction of the GI tract. *Am J Hosp Palliat Care*. 1991;8:5.

135. Pothuri B, Vaidya A, Aghajanian C, et al. Palliative surgery for bowel obstruction in recurrent ovarian cancer: an updated series. *Gynecol Oncol*. 2003;89:306–313.

136. Pothuri B, Meyer L, Gerardi M, et al. Reoperation for palliation of recurrent malignant bowel obstruction in ovarian carcinoma. *Gynecol Oncol*. 2004;95:193–195.

137. Levin DC, Matteucci T. "Turf battles" over imaging and interventional procedures in community hospitals: survey results. *Radiology*. 1990;176:321–324.

138. Hoffer EK, Cosgrove JM, Levin DQ, et al. Radiologic gastrojejunostomy and percutaneous endoscopic gastrostomy: a prospective, randomized comparison. *J Vasc Interv Radiol*. 1999;10:413–420.

139. Pothuri B, Montemarano M, Gerardi M, et al. Percutaneous endoscopic gastrostomy tube placement in patients with malignant bowel obstruction due to ovarian carcinoma. *Gynecol Oncol*. 2005;96:330–334.

140. Cunningham MJ, Bromberg C, Kredentser DC, et al. Percutaneous gastrostomy for decompression in patients with advanced gynecologic malignancies. *Gynecol Oncol*. 1995;59:273–276.

141. Campagnutta E, Cannizzaro R, Gallo A, et al. Palliative treatment of upper intestinal obstruction by gynecological malignancy: the usefulness of percutaneous endoscopic gastrostomy. *Gynecol Oncol*. 1996;62:103–105.

142. Herman LL, Hoskins WJ, Shike M. Percutaneous endoscopic gastrostomy for decompression of the stomach and small bowel. *Gastrointest Endosc*. 1992;38:314–318.

143. Meyer L, Pothuri B. Decompressive percutaneous gastrostomy tube use in gynecologic malignancies. *Curr Treat Options Oncol*. 2006;7:111–120.

144. Campagnutta E, Cannizzaro R. Percutaneous endoscopic gastrostomy (PEG) in palliative treatment of non-operable intestinal obstruction due to gynecologic cancer: a review. *Eur J Gynaecol Oncol*. 2000;21:397–402.

145. Guitron A, Adalid R, Huerta F, et al. [Palliative treatment of esophageal cancer with transendoscopic injection of alcohol]. *Rev*

Gastroenterol Mex. 1996;61:208–211.

146. Nwokolo CU, Payne-James JJ, Silk DB, et al. Palliation of malignant dysphagia by ethanol induced tumour necrosis. *Gut.* 1994;35:299–303.

147. Ahlquist DA, Gostout CJ, Viggiano TR, et al. Endoscopic laser palliation of malignant dysphagia: a prospective study. *Mayo Clin Proc.* 1987;62:867–874.

148. Brennan FN, McCarthy JH, Laurence BH. Endoscopic Nd-YAG laser therapy for palliation of upper gastrointestinal malignancy. *Med J Aust.* 1990;153:27–31.

149. Carazzone A, Bonavina L, Segalin A, et al. Endoscopic palliation of oesophageal cancer: results of a prospective comparison of Nd:YAG laser and ethanol injection. *Eur J Surg.* 1999;165:351–356.

150. Dallal HJ, Smith GD, Grieve DC, et al. A randomized trial of thermal ablative therapy versus expandable metal stents in the palliative treatment of patients with esophageal carcinoma. *Gastrointest Endosc.* 2001;54:549–557.

151. De Palma GD, di Matteo E, Romano G, et al. Plastic prosthesis versus expandable metal stents for palliation of inoperable esophageal thoracic carcinoma: a controlled prospective study. *Gastrointest Endosc.* 1996;43:478–482.

152. Mosca F, Consoli A, Stracqualursi A, et al. Portale TR. [Our experience with the use of a plastic prosthesis and self-expanding stents in the palliative treatment of malignant neoplastic stenoses of the esophagus and cardia: comparative analysis of results]. *Chir Ital.* 2002;54:341–350.

153. Knyrim K, Wagner HJ, Bethge N, et al. A controlled trial of an expansile metal stent for palliation of esophageal obstruction due to inoperable cancer. *N Engl J Med.* 1993;329:1302–1307.

154. Mosca F, Consoli A, Stracqualursi A, et al. Comparative retrospective study on the use of plastic prostheses and self-expanding metal stents in the palliative treatment of malignant strictures of the esophagus and cardia. *Dis Esophagus.* 2003;16:119–125.

155. Shimi SM. Self-expanding metallic stents in the management of advanced esophageal cancer: a review. *Semin Laparosc Surg.* 2000;7:9–21.

156. Costamagna G, Shah SK, Tringali A, et al. Prospective evaluation of a new self-expanding plastic stent for inoperable esophageal strictures. *Surg Endosc.* 2003;17:891–895.

157. Dormann AJ, Eisendrath P, Wigginghaus B, et al. Palliation of esophageal carcinoma with a new self-expanding plastic stent. *Endoscopy.* 2003;35:207–211.

158. Decker P, Lippler J, Decker D, et al. Use of the Polyflex stent in the palliative therapy of esophageal carcinoma: results in 14 cases and review of the literature. *Surg Endosc.* 2001;15:1444–1447.

159. Dormann A, Meisner S, Verin N, et al. Self-expanding metal stents for gastroduodenal malignancies: systematic review of their clinical effectiveness. *Endoscopy.* 2004;36:543–550.

160. Lelcuk S, Merhav A, Klausner JM, et al. Rectoscopic decompression of acute recto-sigmoid obstruction. *Endoscopy.* 1987;19:209–210.

161. Xinopoulos D, Dimitroulopoulos D, Theodosopoulos T, et al. Stenting or stoma creation for patients with inoperable malignant colonic obstructions? Results of a study and cost-effectiveness analysis. *Surg Endosc.* 2004;18:421–426.

162. Carne PW, Frye JN, Robertson GM, et al. Stents or open operation for palliation of colorectal cancer: a retrospective, cohort study of perioperative outcome and long-term survival. *Dis Colon Rectum.* 2004;47:1455–1461.

163. Parkman HP, Hasler WL, Fisher RS. American Gastroenterological Association medical position statement: diagnosis and treatment of gastroparesis. *Gastroenterology.* 2004;127:1589–1591.

164. Emerson AP. Foods high in fiber and phytobezoar formation. *J Am Diet Assoc.* 1987;87:1675–1677.

165. Barkin JS, Goldberg RI, Sfakianakis GN, et al. Pancreatic carcinoma is associated with delayed gastric emptying. *Dig Dis Sci.* 1986;31:265–267.

166. Donthireddy KR, Ailawadhi S, Nasser E, et al. Malignant gastroparesis: pathogenesis and management of an underrecognized disorder. *J Support Oncol.* 2007;5:355–363.

167. Cutts TF, Luo J, Starkebaum W, et al. Is gastric electrical stimulation superior to standard pharmacologic therapy in improving GI symptoms, healthcare resources, and long-term health care benefits? *Neurogastroenterol Motil.* 2005;17:35–43.

168. O'Grady G, Egbuji JU, Du P, et al. High-frequency gastric electrical stimulation for the treatment of gastroparesis: a meta-analysis. *World J Surg.* 2009;33:1693–1701.

169. Woodruff R. *Palliative medicine: evidence based symptomatic and supportive care for patients with advanced cancer.* 4th ed. Melbourne: Oxford University Press; 2004.

170. Dahl SG, Strandjord RE. Pharmacokinetics of chlorpromazine after single and chronic dosage. *Clin Pharmacol Ther.* 1977;21:437–448.

171. Griffin DS, Baselt RC. Blood and urine concentrations of cyclizine by nitrogen-phosphorus gas-liquid chromatography. *J Anal Toxicol.* 1984;8:97–99.

172. Heykants J, Hendriks R, Meuldermans W, et al. On the pharmacokinetics of domperidone in animals and man. IV. The pharmacokinetics of intravenous domperidone and its bioavailability in man following intramuscular, oral and rectal administration. *Eur J Drug Metab Pharmacokinet.* 1981;6:61–70.

173. Huang YC, Colaizzi JL, Bierman RH, et al. Pharmacokinetics and dose proportionality of domperidone in healthy volunteers. *J Clin Pharmacol.* 1986;26:628–632.

174. Ebert U, Siepmann M, Oertel R, et al. Pharmacokinetics and pharmacodynamics of scopolamine after subcutaneous administration. *J Clin Pharmacol.* 1998;38:720–726.

175. Bateman DN. Clinical pharmacokinetics of metoclopramide. *Clin Pharmacokinet.* 1983;8:523–529.

176. Kutz K, Nuesch E, Rosenthaler J. Pharmacokinetics of SMS 201–995 in healthy subjects. *Scand J Gastroenterol Suppl.*

1986;119:65–72.

177. Chanson P, Timsit J, Harris AG. Clinical pharmacokinetics of octreotide: therapeutic applications in patients with pituitary tumours. *Clin Pharmacokinet.* 1993;25:375–391.

178. Callaghan JT, Bergstrom RF, Ptak LR, et al. Olanzapine: pharmacokinetic and pharmacodynamic profile. *Clin Pharmacokinet.* 1999;37:177–193.

179. Isah AO, Rawlins MD, Bateman DN. Clinical pharmacology of prochlorperazine in healthy young males. *Br J Clin Pharmacol.* 1991;32:677–684.

180. Taylor WB, Bateman DN. Preliminary studies of the pharmacokinetics and pharmacodynamics of prochlorperazine in healthy volunteers. *Br J Clin Pharmacol.* 1987;23:137–142.

181. Taylor G, Houston JB, Shaffer J, et al. Pharmacokinetics of promethazine and its sulphoxide metabolite after intravenous and oral administration to man. *Br J Clin Pharmacol.* 1983;15:287–293.

182. Paton DM, Webster DR. Clinical pharmacokinetics of H1-receptor antagonists (the antihistamines). *Clin Pharmacokinet.* 1985;10:477–497.

183. Dimmit DC, Choo YS, Martin LA, et al. Intravenous pharmacokinetics and absolute oral bioavailability of dolasetron in healthy volunteers: part 1. *Biopharm Drug Dispos.* 1999;20:29–39.

184. Lerman J, Sims C, Sikich N, et al. Pharmacokinetics of the active metabolite (MDL 74,156) of dolasetron mesylate after oral or intravenous administration to anesthetized children. *Clin Pharmacol Ther.* 1996;60:485–492.

185. Plosker GL, Goa KL. Granisetron: a review of its pharmacological properties and therapeutic use as an antiemetic. *Drugs.* 1991;42:805–824.

186. Roila F, Del Favero A. Ondansetron clinical pharmacokinetics. *Clin Pharmacokinet.* 1995;29:95–109.

187. Simpson KH, Hicks FM. Clinical pharmacokinetics of ondansetron: a review. *J Pharm Pharmacol.* 1996;48:774–781.

188. Wilde MI, Markham A. Ondansetron: a review of its pharmacology and preliminary clinical findings in novel applications. *Drugs.* 1996;52:773–794.

189. Stoltz R, Cyong JC, Shah A, et al. Pharmacokinetic and safety evaluation of palonosetron, a 5-hydroxytryptamine-3 receptor antagonist, in U.S. and Japanese healthy subjects. *J Clin Pharmacol.* 2004;44:520–531.

190. Hunt TL, Gallagher SC, Cullen Jr MT, et al. Evaluation of safety and pharmacokinetics of consecutive multiple-day dosing of palonosetron in healthy subjects. *J Clin Pharmacol.* 2005;45:589–596.

癌症与血栓 **26**

Laurent Plawny 和 Mario Dicato

赵 娜 高 洁 译 张震宇 校

血液学——肿瘤学关系

19 世纪 Trousseau 通过对一例癌症患者复发性浅表性血栓性静脉炎的观察，首次提出了血栓与恶性肿瘤的相关性学说。之后，该患者经历了他所观察的现象，并死于胃癌[1]。静脉血栓栓塞症（VTE）主要包括下肢深静脉血栓（DVT）及肺栓塞（PE），是癌症患者的常见并发症。在癌症患者中静脉血栓栓塞症的发生率已达 31%，成为癌症患者第二大死因[2]。

本章阐述了癌症患者中静脉血栓栓塞症的病理生理机制、诊断以及对预后的影响。侧重讲述癌症患者下肢深静脉血栓及肺栓塞的患病率。以及静脉血栓栓塞症不同高危因素的评估。

最后，讨论癌症患者的血栓预防以及血栓治疗相关问题。

病理生理学

Virchow 的经典三要素理论在癌症患者的病理生理机制中发挥着重要的作用。患病卧床或术后患者长时间卧床、制动时间延长，使得血液淤滞。肿瘤浸润或长时间的中心静脉导管插入，可能会导致血管损伤[3,4]。癌症患者普遍存在高凝状态或低级别的弥散性血管内凝血。实验室结果显示恶性疾病时纤维蛋白形成与分解过程会加速。纤维蛋白原与纤溶系统的分子标志物可通过直接测量（F Ⅶ a、凝血酶-抗凝血酶Ⅲ复合物、凝血酶原片段 1+2、组织因子、纤溶酶原）或通过测量它们的降解产物（FDP、D-二聚体、纤维蛋白）得到[2-6]。许多癌症患者低级别的弥散性血管内凝血可以由抗癌治疗、先前存在的血栓、肿瘤组织的挤压等因素所触发[3,4]。

肿瘤细胞的促凝活性

肿瘤细胞通过血管生成和（或）炎性细胞因子的产生，或直接与血小板、白细胞和血管内皮细胞的相互作用，从而具有抗凝、纤溶和促炎潜能[2-4,7]。

组织因子与肿瘤细胞结合，可激活因子Ⅶ，从而启动纤维蛋白的形成（图26-1，彩图26-1）。纤维蛋白在肿瘤的形成过程中发挥着中心作用。血凝块的纤维蛋白基质为新血管的增生提供了支架并保护了肿瘤细胞免受免疫系统攻击。纤维蛋白附着于肿瘤细胞使得这些细胞更容易附着于内皮细胞上，并有利于血循环中的肿瘤细胞和内皮细胞之间的相互作用。纤维蛋白具有炎症的属性，可刺激血管内皮细胞产生组织因子，这使得肿瘤细胞可持续激活Ⅶ因子。纤维蛋白诱导血管内皮细胞生成促血管生成细胞因子白介素（IL-8）[8]。

1988年进行体外实验研究表明原始白血病细

胞的促凝活性部分是FⅦa单独作用的。由肿瘤细胞或肿瘤细胞刺激下的内皮细胞产生的纤溶酶原激活物抑制剂（PAI）、组织型纤溶酶原激活剂（tPA）和尿激酶（uPA）所诱导的纤溶抑制作用可能构成另一种促凝血机制[3]。

宿主细胞的相互作用

肿瘤细胞产生的细胞因子（如白介素-1、肿瘤坏死因子），刺激宿主细胞的中性粒细胞。过氧化物酶和蛋白酶的表达使促凝活性增加，CD11b的表达增加了他们之间的黏附性能。活化的单核细胞分泌组织因子，反过来活化凝血[6]。

肿瘤细胞分泌的P选择素，活化的内皮细胞和血小板，在肿瘤相关细胞的黏附机制中发挥了重大作用。血小板表达的P选择素和内皮细胞使肿瘤细胞更易于和这些细胞结合[2,3,10]。

微粒的作用

组织因子（JF）相关微粒不仅在乳腺癌和原

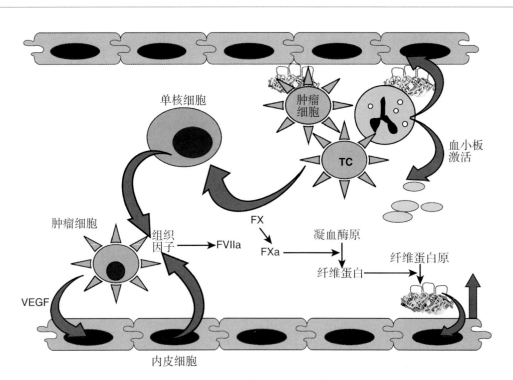

图 26-1 肿瘤患者发生静脉血栓栓塞（VTE）的分子机制。表达在肿瘤细胞表面的组织因子激活因子Ⅶ，从而启动凝血系统。纤维蛋白的形成，通过内皮细胞增强血管生成因子白介素（IL-8）的表达。内皮细胞进一步表达组织因子，有助于保持激活的凝血系统。由肿瘤细胞分泌的血管内皮细胞生长因子（VEGF）利于血管形成。由肿瘤细胞激活的中性粒细胞将激活血小板和内皮细胞的促凝血和黏附特性。由肿瘤细胞激活的单核细胞通过表达组织因子诱导凝血系统。

发性血小板增多症，而且在进展期肿瘤患者中显示出促凝活性[1,11,12]。肿瘤细胞中微粒体的聚集破坏了细胞膜的稳定性。正如前面所解释的这些微粒体产生的组织因子导致凝血及血管生成。有些微粒体还表达一些膜蛋白，如黏蛋白-1（MUC-1），使得它们可与白细胞及内皮细胞相互作用[1,13]。单核细胞衍生的微粒体含有 P 选择素的反受体，它能增强血小板的聚集和血块凝结[14]。

2005 年，提出了一个能够解释肿瘤细胞促凝血活性的模型。位于内皮上的肿瘤细胞刺激血小板、内皮细胞和白细胞激发局部的血管内凝血。单核细胞的活化作用将有助于维持血管内凝血，并连续分泌组织因子，稳定血栓[6]。

骨髓瘤的特殊途径

除了上面提到的途径，骨髓瘤患者的浆细胞通过分泌白介素-6 导致血栓形成。少数情况，肿瘤表达抗蛋白 S 及抗蛋白 C 活性的 M 蛋白可导致易栓症。在其他情况下，M 蛋白可作为红斑狼疮抗凝剂[15]。

在一小部分初诊多发性骨髓瘤的患者中已经证实获得性的蛋白 C 抵抗是存在的，他们中 50 % 会患静脉血栓栓塞症[16]。

在骨髓瘤合并静脉血栓栓塞症的患者中，升高的因子Ⅷ及血友病的水平（FvW）也有所描述[15]。

流行病学和风险评估

文献报道静脉血栓栓塞症的发生率为 4% ～ 31%。癌症患者血栓形成的相对风险增加至 4 倍，而化疗患者则增加至 6.5 倍。静脉血栓栓塞性疾病已成为癌症患者死亡的第二个主要原因，并使癌症相关死亡率增加了 2 ～ 8 倍[7,17-19]。在过去 6 年里，静脉血栓栓塞症在癌症患者中呈逐渐上升趋势，这也许与新的促凝血药物的广泛使用有关[20]。

癌症患者中静脉血栓栓塞症的发生与不同的危险因素有关，有些与疾病相关，有些与患者自身有关（见表 26-1）。

患者相关危险因素

人口统计学资料显示女性或非洲种族人群更易患静脉血栓栓塞症。非洲及美国患者罹患静脉血栓栓塞症及肺栓塞的相对危险性为 1.1，而亚洲及西班牙患者则相对低风险[20,21]。女性癌症患

表 26-1　癌症相关血栓的危险因素

患者相关因素	老年人	
	性别	女性
	种族	非洲＞亚洲
	易栓症	
	静脉血栓既往史	
肿瘤相关因素	原发肿瘤位置	胰腺癌＞脑肿瘤＞内膜肿瘤＞胃肠肿瘤＞卵巢肿瘤＞肺＞乳腺肿瘤
	期别	
	诊断至发病时间	
治疗相关因素	住院	
	手术	
	化疗	
	激素治疗	
	促红细胞生成素类药物（ESAs）	
	输血	

者在血栓形成方面具有 1.1 倍的高风险，但原因不详[20]。先前存在的血栓增加了癌症患者形成深静脉血栓及肺栓塞的风险性。易栓症如因子 V 突变或凝血酶原基因突变，提高了癌症患者静脉血栓栓塞症的发病率，但其作用并不是很大[2,21-23]。癌症患者中抗磷脂抗体的作用尚不清[2]。

癌症相关危险因素

Khorana 在 2007 年的一项研究中报道原发肿瘤位置与静脉血栓栓塞症的关系。胰腺癌患者易患静脉血栓栓塞症，约 12% 的胰腺癌患者出现此并发症。恶性血液性疾病中，骨髓瘤患者具有最严重的静脉血栓栓塞症高危因素，其发生率为 6%[20]。有趣的是除了血小板减少症，4% 急性白血病患者合并静脉血栓栓塞症。先前的一项体外实验显示骨髓白血病原始细胞的促凝活性增加。这种活性更多出现在急性早幼粒白血病（AML）（FAB M3）患者中，提示这种白血病与 DIC 有关[9]。尽管原发性血小板增多症 ET 患者静脉血栓栓塞症发生率为 7% ～ 17%，2007 的研究并未调查骨髓增殖性疾病[24,25]。

疾病的期别似乎也在血栓形成的发生中发挥

重大作用。最明显的表现在乳腺癌，Ⅰ期患者中血栓发生率为0.1%～45%，Ⅲ～Ⅳ期患者则为15%～17%[26]。

治疗相关的危险因素

手术治疗与静脉血栓栓塞症之间有明显的关系。因癌症行手术治疗患者深静脉血栓及肺栓塞的发生率为22%～52%，约为非癌症手术患者的3～5倍[27-29]。如果患者除了癌症外，还具有其他高危因素，静脉血栓栓塞症发生率更高：40%～80%表现为远端深静脉血栓发生率，10%～20%表现为近端深静脉血栓，4%～10%表现为症状性肺栓塞，1%～5%表现为致命性肺栓塞[30]。任何类型的外科手术都会增加静脉血栓栓塞症发生的风险性，而神经外科肿瘤手术的风险性最高（表26-2）。

化疗增加了静脉血栓栓塞症的相对风险。癌症患者行化疗者相对危险度增加了6～8倍[2]。经环磷酰胺药物化疗的淋巴瘤患者血液样本显示凝血酶原片段F1+2及凝血酶-抗凝血酶Ⅲ（ATⅢ）复合物水平升高[31]。顺铂在肺癌患者中已被证实会明显增加静脉血栓栓塞症发生的风险[32]。左旋天冬酰胺会导致静脉血栓栓塞症是由于它导致抗凝血酶Ⅲ及其他纤溶及凝血因子的耗竭[7]。在使用这种化疗药物时必须严密检测抗凝血酶Ⅲ的水平，若抗凝血酶Ⅲ降低，必须及时补充。

沙利度胺可以使骨髓瘤患者的总生存率以及无进展生存率增加。不幸的是，它会引起静脉血

栓栓塞症风险明显增加，尤其是与地塞米松合用时[33]。抗激素药物治疗乳腺癌明显增加了静脉血栓栓塞症的风险。对于抗雌激素受体三苯氧胺来说尤其明显。虽然如此，但芳香化酶抑制剂很少会增加静脉血栓栓塞症发生的风险[34]。抗血管增生的药物贝伐单抗也证实能增加DVT和PE的发生率。最近的一项Meta分析显示，除了一项研究外，在接受贝伐单抗治疗的患者VTE的发生都有所增加。应用贝伐单抗发生血栓的总体率估计为1.33，累计发生率为11%[35]。

红细胞生成素使用也显示能增加VTE发生风险。BRAVE研究和BEST研究都显示DVT和PE的发生都有所升高（见表26-3）[36-37]。但在这些研究中，目标血红蛋白水平远远超出了正常12g/dl的水平，这也许能解释在这些患者中VTE的发生。但目标血红蛋白<12g/dl的其他研究也显示了无症状VTE的发生有小幅度的增加。发展为VTE的相对危险度从1.42至1.67不等。因此，这表明ESAs的一类效果，和血细胞比容增加相同[38]。

输血的应用也与VTE有关，尽管与ESAs相比程度较轻[2]。

生物标志物

研究显示化疗前血小板计数与发展为VTE的趋势明显相关[39]。一项前瞻性的队列研究显示血小板升高的患者中有44%发生VTE[10]。不但高血小板计数致其发生率升高，由血小板分泌的血清P选择素水平也可致其发生率升高。另一项研究表明血小板计数高的患者中，可通过TAT复合物是否存在，将其亚群人区分。因TAT复合物的存在，可使VTE的危险性提高7.5倍[40]。

2009年一项前瞻性的研究评估了肿瘤患者中F1+2和D-二聚体的价值。在F1+2和D-二聚体均提高的患者中，危险比（HR）最显著。两种标志物中仅有一种升高的患者，HR为中度升高。该研究表明D-二聚体和F1+2可成为预测VTE发生的生物标志物[41]。

C反应蛋白水平及免疫组织化学的组织因子产物也都被认为具有预测价值[2]。

风险评估

近来，基于临床特征和生物标志物的风险评估模型，已经发展到可评估肿瘤患者发生VTE的

表26-2 根据手术类型在91天内癌症患者症状性VTE发生率

手术种类	VTE发生率（%）
神经外科	2.0～3.6
头颈外科	0.2～1.4
胃肠外科	0.9～2.6
泌尿外科	0.4～3.7
妇科	1.2～2.3
骨科	0.9～3.1

Adapted from White 2003[39]，VTE，静脉血栓栓塞症

表 26-3　癌症相关性贫血患者 VTE 发生风险的主要非标记研究

研究	类型患者（使用 EPO/ 输血）	目标 Hb	肿瘤类型	结果
BEST [36] （Leyland-Jones）	448/456	无限制	乳腺癌	HR:1.37
ENHANCE [83] （Henke）	121/121	无限制	头颈癌	RR:1.39
EPO-CAN-15 [84] （Wright）	52/52	无限制	小细胞肺癌	HR:1.84
BRAVE [37] （Aapro）	231/232	无限制	乳腺癌	HR:1.07

风险（表 26-4）。在这些被引用的风险因素中，白细胞计数似乎可以反映患者的炎症状态，这可以解释白细胞增多症和 VTE 相关。贫血与 VTE 相关有以下几个原因：最明显的原因是在贫血的肿瘤患者中使用促红细胞生成素类药物（ESAs）和输血。同时贫血也与肿瘤介导的炎症相关。分层的每个条目的分值使其成三个亚群。低风险患者 VTE 的发生率在接下来的 2.5 个月中 < 1%，中等风险和高风险的患者在相同的时间段内发生率分别为 2% 和 7% [42]。

诊断

目前用于诊断 VTE 的主要方法是多普勒超声和 CT 血管造影。多普勒超声对症状性近端肢体 DVT 的加权平均灵敏度为 97%（95% 的置信区间为 96% ~ 98%），尽管此结果远没有小腿静脉 DVT（灵敏度 73%）或是无症状的远端肢体 DVT（灵敏度 62%）的那么好 [43]。上肢的 DVT 诊断的灵敏度也很好。但多普勒超声对于腹部血栓及存在于腹股沟韧带上血管的血栓的诊断局限。在这些病例中，应选择 MRI 或是 CT [44]。

血管 CT 比肺通气 / 灌注显像更能明显地辨别肺栓塞。正因如此，它可以专门用于已知造影剂过敏或是肾衰竭的患者 [44]。

妊娠妇女应该首先选择多普勒超声。肺通气 / 灌注造影与血管 CT 相比对于胎儿辐射小 [44]。

鉴于多数肿瘤患者 D- 二聚体阳性，D- 二聚体对诊断的影响相对较低。D- 二聚体阴性仍有阴

表 26-4　预测化疗相关血栓的模型

患者的特征	危险评分
胰腺或胃癌	2
肺、淋巴瘤、膀胱、妇科及睾丸癌	1
血小板计数 > 350 000/μl	1
血红蛋白 < 10g/dl 或促红细胞生成素（ESAS）	1
白细胞计数 > 10 000/μl	1
体重指数 > 35	1
	低危评分　　0 中危评分　　1 ~ 2 高危评分　　> 3

Adapted from Khorana 2008 [42]
EASs: 促红细胞生成素类药物

性预测价值。近来，诊断应主要依靠临床和影像学方法，正如图 26-2 和 26-3 所示 [45]。

VTE 的预防

普通肝素

自 1975 年，大型手术后 VTE 预防的有效性已经确立 [46]。一项 4121 例患者的大规模多中心试验中，应用普通肝素进行血栓预防大大降低了致命性肺栓塞的发生率，而未引起显著的失血。但这种预防轻度增加了伤口血肿的发生。在

这 4121 例患者中，953 例是因癌症施行大型手术。这些患者也得益于应用普通肝素的预防（UFH），总体手术死亡率下降了 21%，致命性肺栓塞下降了 68%，无症状性 DVT 下降了 67%[46]。

大失血问题的关注已被其他一些研究阐明。一项手术患者的 Meta 分析显示，致命性 PE 的发生显著降低（风险降低，68%），而出血和其他引起死亡的原因的发生无升高[47]。但普通肝素也不乏并发症；两个发生频率最高的并发症是肝素介导的血栓性血小板减少症和骨质疏松。

低分子肝素

人们已经分析了在施行大型手术的肿瘤患者中低分子肝素（LMWHs）的应用。1995 年，达肝素的一项前瞻性随机双盲试验显示，在所有分析的患者中，DVT 明显降低[48]。此降低与给予的达肝素的剂量成正比，但随之而来的代价是大出血增多。最近，ENOXACAN Ⅱ 和 FAME 研究分析

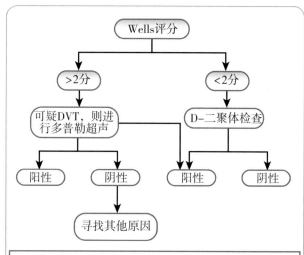

肿瘤进展 1
瘫痪、不全性麻痹或最近12周内下肢石膏固定 1
卧床三天或更长；12周内大手术需要全麻或区域麻醉 1
沿深静脉血栓分布局部有触痛 1
整个肢体肿胀 1
小腿较对侧无症状患者大3cm(测量胫骨粗隆下10cm) 1
患肢有可凹水肿 1
附着侧支浅静脉（无静脉曲张） 1
既往深静脉血栓病史 1
尽可能深静脉血栓诊断 −2

图 26-3 DVT 诊断策略。若 DVT 可疑，基于临床和患者相关栓塞评分进行 PE 预测。若评分高，则应即刻进行影像学检查。若低评分，D-dimers 有助于排除诊断。

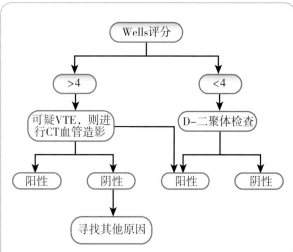

图 26-2 肺栓塞（PE）诊断策略。若 PE 可疑，基于临床和患者相关栓塞评分进行 PE 预测。若评分高，则应即刻进行影像学检查。若低评分，D-二聚体有助于排除诊断。

了依诺肝素 40mg、达肝素 5000U 皮下注射对比安慰剂各自的效果。这两项研究肯定了施行手术肿瘤患者中，无症状 DVT 和临床相关 VTE 的都有所减少，而无明显的出血[49,50]。腹部或是盆腔手术后血栓药物预防延长至 21 ～ 35 天，降低了致命性 PE 和 DVT 的发生，但却未增加出血的风险[2,49-51]。

MEDENOX 和 PREVENT 研究证实了住院临床恶性肿瘤患者使用低分子肝素（LMWH）的有效性和安全性[52,53]。

可自由活动的患者中，低分子肝素预防已在 PROTECHT 试验中进行了研究[54]。PROTECHT 试验显示在癌症中 VTE 发生有显著的降低，而代价是大出血的发生也明显升高。在最近的 Meta 分析中显示，低分子肝素有效地降低了癌症患者 VTE 的发生，但是风险效益比似乎很小[55]。有数据显示预防在成胶质细胞瘤中可能更有效[2]。

骨质疏松在使用低分子肝素时不常发生。肝素介导的血栓性血小板减少症比应用普通肝素发生少，但也仍是主要问题。另一个应用低分子肝素的不良反应是在肾功能不全患者中的剂量累积。最新的一项研究，评估有肾功能损伤的患者应用不同剂量的亭扎肝素，并发了大出血，发生率让人难以接受[56]。

磺达肝素

磺达肝素优于低分子肝素，是因为其很少发生 HIT。ARTEMIS 研究，是分析磺达肝素在肿瘤患者的预防应用，与安慰剂比较，磺达肝素其显示出一种风险降低的趋势，其中风险降低 47%。但该趋势显示无统计学意义[57]。

维生素 K 拮抗剂（VKAs）

VKA 的预防在乳腺癌患者中已有成功的尝试。在这项试验中 INR 的目标值为 1.3 ~ 1.9。尽管 VKA 有效降低了可活动癌症患者的 VTE 的发生风险，但是使用时，需要监测 INR 值显得很繁琐，况且有其他的药物以及食物等干扰。因此，接受治疗的患者维持目标 INR 值很困难[58]。

新的分子

直接凝血酶制剂及 X a 因子抑制剂如达比加群（dabigatran）和利伐沙班（rivaroxaban），已成功应用于整形外科手术术后 VTE 的预防[59,60]。达比加群在预防房颤患者中风的发生中优于华法林，在治疗 VTE 中不比 VKA 逊色[61,62]。关于利伐沙班的研究也在进行。尽管这些结果似乎很有希望，但是它们在癌症患者中还尚未证明有效。

预防机制

预防机制（间歇性压力装置、足泵、梯度压力袜 GCS）适度地减低了 VTE 的风险[63]。但它们的使用出现很多弊端。与这些观点相一致的是，尤其是 GCS，并无人们平常认为的那么好。时间和金钱的花费与低分子肝素相比有时过高。尽管与 LMWH 相比，人们一直认为间歇性压力装置是无不良反应的，但最近一项关于中风患者的研究报道，应用间歇性压力装置发生感染和皮肤坏死的风险更高[64]。近来，只有当患者具有发生血栓的高危风险时，才推荐使用机械性预防方法，并且需加用药物预防[2]。

推荐用法

依据 2009 年 ACCP、2009 年 NCCN、2007 年 ASCO 及 2009 年 ESMO 指南，表明对行手术的癌症患者或是需要住院药物治疗癌症患者需要行血栓预防。

通过 ESMO2009，在一般情况下，除非有禁忌证，癌症住院患者 VTE 的预防应该考虑将抗凝剂作为候选。门诊化疗期间的常规预防在多数情况下并无适应证。对于可活动的癌症患者的 VTE 预防的安全性，现今的证据尚不充分[65-67]。预防药物仍然由处方医生酌情选择。但需要提醒的是 VKA 的预防繁琐，需要多次的实验数据评估。另外，VKAs 与肿瘤患者的化疗药物或是癌症支持治疗的药物之间与其他有相互作用。

在最近的一项 Meta 分析中，在降低 VTE、大出血、致命性肺栓塞、死亡、伤口感染、血肿和是否需要输血等方面，低分子肝素优于普通肝素，因此，低分子肝素仍是预防 VTE 的首选药物[68]。

2009 年，美国血液学协会（ASH）特别解决了骨髓瘤患者的问题。因为骨髓瘤好发 VTE，特别是应用沙利度胺的患者，并为这些患者提出具体的指南。任何没有或只有一种危险因素的骨髓瘤患者建议应用阿司匹林预防。有两个或多个危险因素的患者，建议应用低分子肝素预防，而不用考虑这些危险因素是否与患者相关（年龄、肥胖、既往下肢静脉血栓史），或者骨髓瘤相关（血液黏稠、分期晚），或者治疗相关（沙利度胺联合地塞米松，多种药物化疗）[69]。

VTE 的治疗

初始治疗

在肿瘤患者中，VTE 的初始治疗，低分子肝素比普通肝素或是磺达肝素更好[66,67]。表 26-5 显示评估低分子肝素与普通肝素在 VTE 的复发、大出血方面不同的 Meta 分析。尽管这两种药物实际对于血栓治疗都有效，使用低分子肝素较普通肝素的患者的复发风险降低了 32%，而出血风险降低了 43%。此外，使用低分子肝素的患者短期总体生存率比普通肝素好[70]。

　　MATISSE 试验在分析了磺达肝素对比低分子肝素、普通肝素安全性及有效性后，结果显示在三种治疗方法人群中，在 VTE 复发和大出血方面磺达肝素无明显的优势。但 MATISSE 肿瘤患者中研究显示，应用低分子肝素在 VTE 复发及大出血方面显出了明显的优势[71]。

长期治疗

　　复发是肿瘤患者最主要的问题，因此需强调长期 VTE 治疗的必要性。维生素 K 拮抗剂，它提供了非肿瘤患者一线长期治疗方案，却有着不可预测的反应，且合并有 21% 的复发率，12 个月大出血的发生率 12%[72]。维生素 K 拮抗剂也被认为降低肿瘤患者的生活质量。大多数研究进行 VKA 和 LMWH 的安全性和有效性对比研究，显示 LMWH 更胜一筹。一项关于肿瘤症状性血栓患者开放式、前瞻性、随机对照研究（即 CLOT 研究）表明，用华法林长期治疗和 200IU/kg 达肝素应用 1 月，然后每天 100mg/kg，症状性 VTE 患者的复发率在达肝素的人群中明显的降低（9% *vs.* 17%，相对危险 0.48，$P=0.002$）[73]。

下腔静脉滤器

　　下腔静脉滤器的长期治疗有效性局限，因为

表 26-5　低分子肝素与普通肝素在 VTE 治疗结局比较的 Meta 分析 *

	试验数目	VTE 复发，OR（95%，CI）	大出血 OR（95%，CI）
Hettiarachi 1998[77]	13	0.77（0.56-1.04）	0.60（0.38-0.95）
Gould 1999[85]	11	0.85（0.63-1.14）	0.57（0.33-0.99）
Dolovich 2000[86]	13	0.85（0.65-0.84）	0.63（0.37-0.83）
Van Dongen 2004[70]	23	0.68（0.55-0.84）	0.57（0.39-0.83）

*结果显示使用低分子肝素优于普通肝素，患者 VTE 的复发和大出血风险降低。

CI，可信区间；LMWH，低分子肝素；OR，风险比；UFH，普通肝素；VTE，静脉血栓栓塞症。

它们不能解决肿瘤患者的高凝状态。在它们的使用和潜在不良反应的随访方面，可用的随机对照数据相关数据很少。在小型的试验中，下腔静脉滤器有效地降低了 PE 的发生风险，但是在 4%～32% 的病例中并发了 DVT。对于合并短暂出血风险患者的预防，应限于可回收型腔静脉滤器的插入使用[2,23]。

推荐使用

　　ASCO 指南建议对于 VTE 的初始治疗应使用低分子肝素。使用低分子肝素长期治疗至少 6 个月更佳。维生素 K 拮抗剂在低分子肝素不能应用时，是个可接受的选择[65]。

　　ACCP 指南推荐低分子肝素的治疗至少持续 3 个月，之后只要肿瘤活跃可用低分子肝素或是维生素 K 拮抗剂[74]。

　　NCCN 推荐在近端肢体 DVT/PE 的患者或是转移性疾病的患者中，应用低分子肝素优于维生素 K 拮抗剂[66]。

中心静脉导管相关血栓

　　中心静脉导管性（CVC）血栓的合并症很多，因为它可以合并致命性肺栓塞、导管相关性感染、感染性休克[2]。最近一项大型的多中心 CVC 患者使用华法林的研究中显示，接受华法林治疗的患者 VTE 的发生率并未下降。此外，人们认为华法林的剂量调整不方便，因为需要常常监测 INR 的值[75]。

　　低分子肝素在 CVC 相关血栓的预防中无效果[76]。ACCP 指南中推荐在可活动患者防止 CVC 血栓时不用抗凝药[67]。

低分子肝素和肿瘤进展

　　研究显示使用 LMWH 的患者生存率比使用普通肝素患者有所提高，这引起了对这个生存率提高原因的争议，因为（它们的）差异不能单独通过致命性肺栓塞或是大出血发生的降低来解释[76,77]。

　　在动物模型中，纤维蛋白原的形成受到抑制是一种潜在机制，它能解释低分子肝素的抗肿瘤活性机制。另一种可能的通路是被低分子肝素或其衍生物抑制的 P 选择素。肝素酶在肿瘤组织中表达丰富，可能是预后不良的标志物。普通肝素和低分子肝素已被发现能降低肝素酶的活性[78]。

最近，Lebeau 等一项随机试验发现在应用普通肝素治疗非小细胞癌患者后对化疗的反应率提高[79]。两项其他的队列研究也表明在前列腺或是转移性黑色素瘤中应用低分子肝素中报道了同样的结果[80,81]。尽管这些发现令人鼓舞，但前面提到的研究存在某些主要的偏倚，因为它包括了非同源人群且有相对广泛的置信区间。目前除了肿瘤患者推荐普通肝素或低分子肝素，可用的数据太少[78]。

血小板减少患者的抗凝

白血病和淋巴瘤患者存在血栓形成风险。但它并发于治疗诱导或是疾病相关的血小板减少症。抗凝治疗在这些患者中提出了止血的挑战。因为它明显增加了出血风险。血小板减少患者的血栓性预防方案现并无指南[82]。

这些患者 VTE 的治疗问题在随机对照试验中尚无答案。美国血液学协会提出了对于血小板计数小于 $50000/mm^3$ 降低 50% 剂量，如果血小板降至 $20000/mm^3$ 以下时可临时中止[2,82]。

参考文献

1. Davizon P, Lopez J. Microparticles and thrombotic disease. *Curr Opin Hematol.* 2009;16:334–341.
2. Sood SL. Cancer-associated thrombosis. *Curr Opin Hematol.* 2009;16:378–385.
3. Rickles FR. *Hemostasis and cancer: hematology education.* Education program for the Annual Congress of the European Hematology Association, Copenhagen, Denmark, June 12-15, 2008:115–119.
4. Falanga A, Rickles FR. The pathogenesis of thrombosis in cancer. *N Oncol Thromb.* 2005;1:9–16.
5. Sud R, Khorana AA. Cancer-associated thrombosis: risk factors, candidate biomarkers and a risk model. *Thromb Res.* 2009;123(suppl 4): S18–S21.
6. Prandoni P, Falanga A, Piccioli A. Cancer and venous thromboembolism. *Lancet Oncol.* 2005;6:401–410.
7. Kwaan HC. *Double hazard of thrombosis and bleeding in malignant hematologic disorders.* Atlanta, GA: American Society of Hematology Program Book; December 8-11, 2007:151–157.
8. Rickles FR, Falanga A. Molecular basis for the relationship between thrombosis and cancer. *Thromb Res.* 2001;102:215–224.
9. Falanga A, Alessio MG, Donati MB, et al. A new procoagulant in acute leukemia. *Blood.* 1998;71:870–875.
10. Ay C, Simanek R, Vormittag R, et al. High plasma levels of soluble P-selectin are predictive of venous thromboembolism in patients with cancer: results from the Vienna Cancer and Thrombosis Study. *Blood.* 2008;112:2703–2708.
11. Toth B, Liebhadt S, Steimig K, et al. Platelet-derived microparticles and coagulation activation in breast cancer patients. *Thromb Haemost.* 2008;100:663–669.
12. Trappenburg MC, van Schilfgaarde M, Narchetti M, et al. Elevated procoagulant microparticles expressing endothelial and platelet markers in essential thrombocythemia. *Haematologica.* 2009;94:911–918.
13. Singhal AK, Orntoft TF, Nudelman E, et al. Profiles of Lewis containing glycoproteins and glycolipids in sera of patients with adenocarcinoma. *Cancer Res.* 1990;50:1375–1380.
14. Pendurthi UR, Rao LV. Role of tissue factor disulfide and lipid rafts in signalling. *Thromb Res.* 2008;122(suppl 1):S14–S18.
15. Eby CS. *Bleeding and thrombosis in plasma cell dyscrasias.* Atlanta, GA: American Society of Hematology Program Book; December 8-11, 2007:158–164.
16. Zangari M, Shaghafifar F, Anaissie E, et al. Activated protein C resistance in the absence of factor V Leiden mutation is a common finding in multiple myeloma and is associated with increased risk of thrombotic complications. *Blood Coagul Fibrinolysis.* 2002;13:187–192.
17. Lee A, Levine M. The thrombophilic state induced by therapeutic agents in cancer patients. *Semin Thromb Hemost.* 1999;25:137–145.
18. Deitcher SR. Cancer and thrombosis: mechanisms and treatment. *J Thromb Thrombolysis.* 2003;16:12–31.
19. Heit JA, Silverstein MD, Mohr DN, et al. Risk factors for deep vein thrombosis and pulmonary embolism: a population based case-control study. *Arch Intern Med.* 2000;160:809–815.
20. Khorana AA, Francis CW, Culakowa E, et al. Frequency, risk factors and trends for venous thromboembolism among hospitalized cancer patients. *Cancer.* 2007;110:2339–2346.
21. Khorana AA, Connolly GC. Assessing risk of venous thromboembolism in the patient with cancer. *J Clin Oncol.* 2009;27:4839–4847.
22. Blom JW, Doggen CJ, Osanto S, et al. Malignancies, prothrombotic mutations and the risk of venous thrombosis. *JAMA.* 2008;293:725–732.
23. Imberti D, Agnelli G, Ageno W, et al. Clinical characteristics and management of cancer-associated acute venous thromboembolism: findings from the MASTER registry. *Haematologica.* 2008;93:273–278.
24. Harrisson CN, Campbell PJ, Buck G, et al. Hydroxyurea compared with anagrelide in high risk essential thrombocythemia. *N Engl J Med.* 2005;353:33–45.
25. Gisslinger H, Gotic M, Holowiecki J, et al. Final results of the ANAHYDRET study: non-inferiority of anagrelide compared to hydroxyurea in newly diagnosed WHO-essential thrombocythemia patients. *Blood.* 2008;112:661.
26. Rickles FR, Levine MN. Epidemiology of thrombosis in cancer. *Acta Haematol.* 2001;106:6–12.
27. Agnelli G, Verso M. *Prophylaxis and treatment of venous thromboembolism in cancer patients: hematology education.* Education program for the Annual Congress of the European Hematology Association, Copenhagen, Denmark, June 12-15. 2008:123–125.
28. Huber O, Bounameaux H, Borst F, et al. Postoperative pulmonary embolism after hospital discharge: an underestimated risk. *Arch Surg.* 1992;127:310–313.
29. White RH, Zhou H, Romano PS. Incidence of symptomatic venous thromboembolism after different elective or urgent surgical procedures. *Thromb Haemost.* 2003;90:446–455.
30. Geerts WH, Bergqvist D, Pineo GF, et al. Prevention of venous thromboembolism: the Seventh ACCP Conference on Antithrombotic and Thrombolytic Therapy. *Chest.* 2004;126(suppl 3): 338S–400S.
31. Falanga A, Rickles FR. The pathogenesis of thrombosis in cancer. *N Oncol Thromb.* 2005;1:9–16.
32. Moore RA, Adel NG, Bhutani M, et al. Cisplatin-based chemotherapy is associated with an unacceptably high incidence of thromboembolic events: a large retrospective analysis. *Blood.* 2009;114:456.
33. El Accaoui RN, Shamsheddeen WA, Taher AT. Thalidomide and thrombosis: a meta analysis. *Thromb Haemost.* 2007;97:1031–1036.
34. Fisher B, Constantino JP, Wickerman DL, et al. Tamoxifen for prevention of breast cancer: report of the National Surgical Adjuvant Breast and Bowel Project P-1 study. *J Natl Cancer Inst.* 1998;90:1371–1388.
35. Nalluri SR, Chu D, Keresztes R, et al. Risk of thromboembolism with the angiogenesis inhibitor bevacizumab in cancer patients: a meta-analysis. *JAMA.* 2008;300:2277–2285.
36. Leyland-Jones B, Semiglazov V, Pawlicki M, et al. Maintaining normal haemoglobin levels with epoetin alfa in mainly non-anemic patients with metastatic breast cancer receiving first-line chemotherapy: a survival study. *J Clin Oncol.* 2005;23:5960–5972.
37. Aapro M, Leonard RC, Barnadas A, et al. Effect of once-weekly epotin beta on survival in patients with metastatic breast cancer receiving anthracycline- and/or taxane-based chemotherapy: results of the Breast Cancer-Anemia and the Value of Erythropoietin (BRAVE) study. *J Clin Oncol.* 2008;26:592–598.
38. Bohlius J, Wilson J, Seidenfeld J, et al.

Recombinant human erythropoietins and cancer patients: updated meta-analysis of 57 studies including 9353 patients. *J Natl Cancer Inst.* 2006;98:708–714.

39. Khorana AA, Francis CW, Colakova E, et al. Risk factors for chemotherapy-associated venous thromboembolism in a prospective observational study. *Cancer.* 2005;104:2822–2829.

40. Falanga A, Ofozu FA, Cortelazzo S, et al. Preliminary study to identify cancer patients at high risk of venous thrombosis following major surgery. *Br J Haematol.* 1993;85:745–750.

41. Ay C, Vormittag R, Dunkler D, et al. D-dimer and prothrombin fragment 1+2 predict venous thromboembolism in patients with cancer: results from the Vienna Cancer and Thrombosis Study. *J Clin Oncol.* 2009;27:4124–4129.

42. Khorana AA, Kuderer NM, Culakowa E, et al. Development and validation of a predictive model for chemotherapy-associated thrombosis. *Blood.* 2008;111:4902–4907.

43. Kearon C, Julian JA, Newman TE, et al. Noninvasive diagnosis of deep venous thrombosis: McMaster diagnostic imaging practice guidelines initiative. *Ann Intern Med.* 1998;128:663–677.

44. Streiff MB. Diagnosis and initial treatment of venous thromboembolism in patients with cancer. *J Clin Oncol.* 2009;27:4889–4894.

45. Carrier M, Lee AY, Bates SM, et al. Accuracy and usefulness of a clinical prediction rule and D-dimer testing in excluding deep vein thrombosis in cancer patients. *Thromb Res.* 2008;123:177–183.

46. Kakkar VV, Corrigan TP, Fossard DP, et al. Prevention of fatal postoperative pulmonary embolism by low doses of heparin: an international multicentre trial. *Lancet.* 1975;2:45–51.

47. Collins R, Scrimgeour A, Yusuf S, et al. Reduction in fatal pulmonary embolism and venous thrombosis by perioperative administration of subcutaneous heparin: overview of results of randomized trials in general, orthopaedic and urologic surgery. *N Engl J Med.* 1988;318:1162–1173.

48. Bergqvist D, Burmark US, Flordal PA, et al. Low molecular weight heparin started before surgery as prophylaxis against deep vein thrombosis: 2500 vs 5000 XaI units in 2070 patients. *Br J Surg.* 1995;82:496–501.

49. Bergqvist D, Agnelli G, Cohen AT, et al. Duration of prophylaxis against venous thromboembolism with enoxaparin after surgery for cancer. *N Engl J Med.* 2002;346:975–980.

50. Rasmussen MS, Jorgensen LN, Wille Jorgensen P, et al. Prolonged prophylaxis with dalteparin to prevent late thromboembolic complications in patients undergoing major abdominal surgery: a multicenter, randomized open-label study. *J Thromb Haemost.* 2006;4:2384–2390.

51. Bottaro FJ, Elizondo MC, Doti C, et al. Efficacy of extended thromboprophylaxis in major abdominal surgery: what does the evidence show? A meta-analysis. *Thromb Haemost.* 2008;99:1104–1111.

52. Samama MM, Cohen QT, Darmon JY, et al. A comparison of enoxaparin with placebo for the prevention of venous thromboembolism in acutely ill medical patients: prophylaxis in medical patients with enoxaparin study group. *N Engl J Med.* 1999;341:793–800.

53. Leizorovicz A, Cohen AT, Turpie AG, et al. Randomized, placebo controlled trial of dalteparin for the prevention of venous thromboembolism in acutely medically ill patients. *Circulation.* 2004;110:874–879.

54. Agnelli G, Gussoni G, Bianchini C, et al. PROTECHT Investigators. Nadroparin for the prevention of thromboembolic events in ambulatory patients with metastatic or locally advanced solid cancer receiving chemotherapy: a randomised, placebo-controlled double-blind study. *Lancet Oncol.* 2009;10:943–949.

55. Kuderer NM, Ortel TL, Khorana AA, et al. Low molecular weight heparin thromboprophylaxis in ambulatory cancer patients: a systematic review and meta analysis of randomised controlled trials. *Blood.* 2009;114:203.

56. Siguret V, Leizorovicz A, Pautas A, et al. No accumulation of peak anti-Xa activity with tinzaparin in elderly patients with moderate to severe renal impairment: a substudy of IRIS clinical trial. *Blood.* 2009;114:77.

57. Cohen AT, Davison BL, Gallus AS, et al. ARTEMIS Investigators. Efficacy and safety of fondaparinux for the prevention of venous thromboembolism in older acute medical patients: randomised placebo-controlled trial. *BMJ.* 2006;332:325–329.

58. Levine MN, Hirsh J, Gent M, et al. Double-blind randomised trial of very-low-dose warfarin for prevention of thromboembolism in stage IV breast cancer. *Lancet.* 1994;343:886–889.

59. Abrams PJ, Emerson CR. Rivaroxaban, a novel, oral, direct factor Xa inhibitor. *Pharmacotherapy.* 2009;7:552–558.

60. Lassen MR, Ageno W, Borris LC, et al. Rivaroxaban versus enoxaparin for thromboprophylaxis after total knee arthroplasty. *N Engl J Med.* 2008;358:2765–2775.

61. Connolly SJ, Ezekowitz MD, Yusuf S, et al. Dabigatran versus warfarin in atrial fibrillation. *N Engl J Med.* 2009;361:139–151.

62. Schulman S, Eriksson H, Goldhaber S, et al. Dabigatran etexilate versus warfarin in the treatment of venous thromboembolism. *Blood.* 2009;114:3.

63. Roderick P, Ferris G, Wilson K, et al. Towards evidence-based guidelines for the prevention of venous thromboembolism: systematic reviews of mechanical methods, oral anticoagulation, dextran and regional anesthesia as thromboprophylaxis. *Health Technol Assess.* 2005;9:1–78.

64. Blaivas AJ, Dennis M, ACP Journal Club. Graduated compression stockings did not prevent deep venous thrombosis after stroke and increased skin complications. *Lancet.* 2009;373:1958–1965.

65. Lyman GH, Khorana AA, Falanga A, et al. American Society of Clinical Oncology Guideline: recommendations for venous thromboembolism prophylaxis and treatment in patients with cancer. *J Clin Oncol.* 2007;25:5490–5505.

66. National Comprehensive Cancer Network. *Clinical practice guidelines in oncology, version 1.* Available at: http://www.nccn.org. 2009.

67. Geerts WH, Bergqvist D, Pineo GF, et al. Prevention of venous thromboembolism: American College of Chest Physicians evidence-based clinical practice guidelines, ed 8. *Chest.* 2008;133(suppl 6):381S–453S.

68. Mismetti P, Laporte S, Darmon JY, et al. Meta-analysis of low-molecular-weight heparin in the prevention of venous thromboembolism in general surgery. *Br J Surg.* 2001;88:913–930.

69. Palumbo A, Gay F. *How to treat elderly patients with multiple myeloma: combination of therapy or sequencing.* New Orleans, LA: American Society of Hematology Program Book; December 5-8, 2009:566–577.

70. Van Dongen CJ, van den Belt AG, Prins MH, et al. Fixed dose subcutaneous low molecular weight heparins versus adjusted dose unfractionated heparin for venous thromboembolism. *Cochrane Database Syst Rev.* 2004;4: CD001100.

71. Van Dormaal FF, Raskob GE, Davidson BL, et al. Treatment of venous thromboembolism in patients with cancer: subgroup analysis of the Matisse clinical trials. *Thromb Haemost.* 2009;101:762–769.

72. Prandoni P, Lensing AW, Piccioli A, et al. Recurrent venous thromboembolism and bleeding complications during anticoagulant treatment in patients with cancer and venous thrombosis. *Blood.* 2002;100:3484–3488.

73. Lee A, Levine MN, Baker RI, et al. Low-molecular-weight heparin versus a coumarin for the prevention of recurrent venous thromboembolism in patients with cancer. *N Engl J Med.* 2003;349:146–153.

74. Kearon C, Kahn SR, Agnelli G, et al. Antithrombotic therapy for venous thromboembolic disease: American College of Chest Physicians evidence based guidelines, ed 8. *Chest.* 2008;133(suppl 6):454S–545S.

75. Young AM, Billingham LJ, Begum G, et al. Warfarin thromboprophylaxis in cancer patients with central venous catheters (WARP): an open-label randomised trial. *Lancet.* 2009;373:567–574.

76. Niers TM, Di Nisio M, Klerk CP, et al. Prevention of catheter-related venous thrombosis with nadroparin in patients receiving chemotherapy for hematologic malignancies. *J Thromb Haemost.* 2007;5:1578–1582.

77. Hettiarachi RJ, Smorenburg SM, Ginsberg J, et al. Do heparins do more than just treat thrombosis? *Thromb Haemost.* 1999;82:947–952.

78. Prins MH, Beckers NM. *Low molecular weight heparin and cancer progression: hematology education.* Education program for the Annual Congress of the European Hematology Association, Copenhagen, Denmark, June 12-15. 2008:120–122

79. Lebeau B, Chastang C, Brechot JM, et al. Subcutaneous heparin treatment increases survival in small cell lung cancer. *Cancer.* 1994;7:38–45.

80. Gonzalez-Martin A, Fernandez E, Vaz MA, et al. Long-term outcome of a phase II study of weekly docetaxel with a short course of estramustine and enoxaparin in hormone resistant prostate cancer patients. *Clin Transl Oncol.* 2007;9:323–328.

81. Wojtukiewick MZ, Kozlowski L, Ostrowska K, et al. Low molecular weight heparin treatment for malignant melanoma: a pilot trial. *Thromb Haemost.* 2007;5:729–737.

82. Falanga A, Rickles R. *Management of thrombohemorrhagic syndrome in hematologic malignancies.* Atlanta, GA: American Society of Hematology Program Book; December 8-11, 2007:165–171.

83. Henke M, Laszig R, Rube C, et al. Erythropoietin to treat head and neck cancer patients with anemia undergoing radiotherapy: randomised double-blind, placebo-controlled trial. *Lancet.* 2003;362:1255–1260.

84. Wright JR, Ung YC, Julian JA, et al. Randomized, double-blind, placebo-controlled trial of erythropoietin in non-small-cell lung cancer with disease related anemia. *J Clin Oncol.* 2007;25:1027–1032.

85. Gould MK, Dembitzer AD, Sanders GD, et al. Low-molecular-weight heparins compared with unfractionated heparin for treatment of acute deep venous thrombosis: a cost-effectiveness analysis. *Ann Intern Med.* 1999;130:789–799.

86. Dolovich LR, Ginsberg JS, Douketis JD, et al. A meta-analysis comparing low-molecular-weight heparins with unfractionated heparin in the treatment of venous thromboembolism: examining some unanswered questions regarding location of treatment, product type, and dosing frequency. *Arch Intern Med.* 2000;160:181–188.

神经肌肉系统并发症 **27**

Glen H.J，Stevens 和 Lizbeth Robles

赵飞飞 译　孔为民 校

肿瘤对神经肌肉的直接影响
神经丛病变
臂丛神经病变
腰骶丛神经病变
多发性神经根病和脑膜转移癌
外周神经丛病变
肿瘤治疗对神经肌肉的影响
放疗导致的臂丛神经病变
腰骶神经丛病变
放疗导致的肌病
放疗导致的神经肿瘤
手术相关的神经病变
激素引起的肌病
造血干细胞移植
化疗导致的神经病变
长春碱类
顺铂和卡铂
紫杉烷类
苏拉明
依托泊苷
阿糖胞苷
异环磷酰胺
沙利度胺
硼替佐米
埃博霉素
肿瘤的副癌效应
副癌疾病对神经肌肉接头的影响

Lambert-Eaton（兰伯特 - 伊顿）肌无力综合征
重症肌无力
神经肌肉亢进性失调
神经性肌强直（艾萨克综合征）
僵人综合征
肌病
影响周围神经系统的副癌疾病
感觉神经病变
感觉运动神经病变
血管炎性神经病变
自主神经病变
炎症性脱髓鞘性多神经病变
运动神经元疾病
体育锻炼
结论

　　所有确诊肿瘤的 5 年生存率，从 1975—1977 年的 50%，上升到 1996—2004 年的 66%。生存率的提高，反映的不仅是在肿瘤早期诊断率的提高，还反映在治疗上的改进[1]。由于这些进展，疾病晚期并发症的发生和治疗的重要性日益增长。神经系统并发症，可分为中枢系统和外周系统并发症。神经肌肉功能障碍可按发病原因或解剖部位分类。发病原因包括：直接影响，如恶性肿瘤直接压迫或浸润、血行转移、淋巴转移、脑膜转移或神经周围扩散、副癌综合征；或由肿瘤治疗所致的并发症[2]。

肿瘤对神经肌肉的直接影响

神经丛病变

肿瘤神经丛病变通常被认为是肿瘤的晚期并发症。臂丛和腰骶丛神经病变最为常见。在 100 例肿瘤患者中，约有 1 例患者发生神经丛病变。在肿瘤患者中，臂丛神经病变的发生率为 0.43%，腰骶丛神经病变发生率为 0.71% [3,4]。

臂丛神经病变

肺癌和乳腺癌是最常见的相关肿瘤（图 27-1）。肿瘤经由淋巴管转移到臂丛且好发于其下干。这是由于腋窝外侧组淋巴结与臂丛神经下干紧密相连。较少见的相关肿瘤包括淋巴瘤和肉瘤 [5]。臂丛上干神经丛与硬膜外疾病有关 [3]。症状包括感觉异常和疼痛。尽管区分是由放疗引起，还是由肿瘤导致的疼痛有些困难，但肩部疼痛并放射到内侧臂和前臂并涉及无名指、小指的症状是转移性神经丛病变的特点之一。可以看出，在 50% 以上的患者中，Horner 综合征继发于病灶，侵犯星状神经节和交感神经 [3]。肌电图（EMG）可帮助区分引起的神经丛病变的这两种原因。60% ~ 70% 由放疗引起的神经丛病变患者显示出肌颤，它是在一段静息后以连续动作电位的

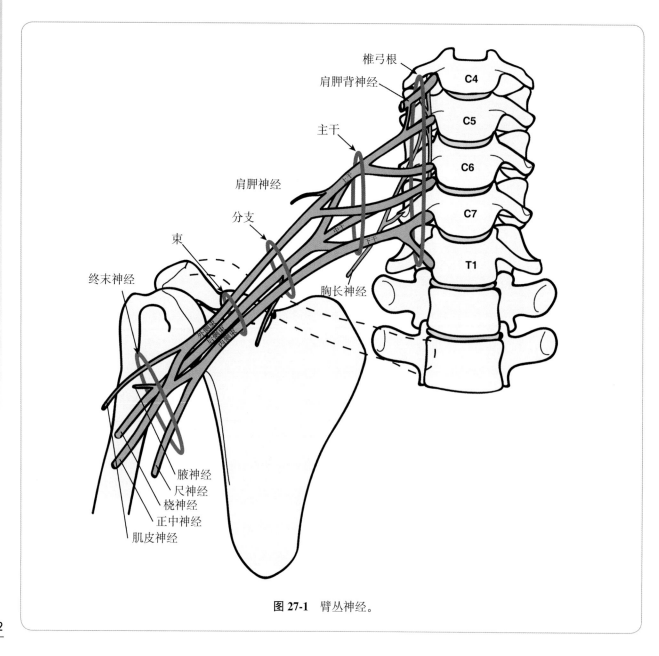

图 27-1 臂丛神经。

形式自发地产生，并以非完全节律性的方式重复出现[6,7]。

诊断方式包括磁共振（MRI）和正电子断层发射扫描（PET）；有时可能需要手术探查和活检[7,8]。放疗和化疗可作为治疗方法，有46%的病例在放疗后疼痛缓解[3]。区域性动脉灌注化疗仅适用于顽固性疼痛的患者[9]。

腰骶丛神经病变

腹腔内肿瘤的直接压迫最常引起腰骶丛神经病变（73%）[4,10]，转移浸润比较少见，且通常发生在乳腺癌、结肠直肠癌和宫颈癌。症状包括腰痛，甚至发展为麻木、乏力、感觉异常及腿部水肿。在骶骨较低部位发生转移时，可能出现大小便失禁、阴茎勃起功能障碍、会阴部疼痛。双侧神经丛病变发生在约25%的患者中，这些通常都与乳腺癌有关[7]。诊断方式包括MRI和计算机断层扫描（CT），如臂丛神经丛病变的治疗一样，放疗可以作为治疗手段。

多发性神经根病和脑膜转移癌

肿瘤多发性神经根病的临床特点包括神经根性疼痛、乏力、感觉丧失和反射减弱。相关的恶性肿瘤包括乳腺癌、淋巴瘤、肺癌、胃癌和黑色素瘤[11,12]。腰骶部多发神经根病常以马尾综合征的形式出现，表现为腰痛、膀胱及肠道功能紊乱、乏力及反射减弱。在所有肿瘤患者中，脑膜转移的发生率为3%～8%[13]。当可疑为肿瘤脑膜转移时，MRI选择钆成像，表现为脑膜增强或压迫神经根和颅神经。脑脊液（CSF）分析通常都是异常的，包括脑脊液压力升高、蛋白升高和细胞增多[12]。在初次腰穿时，只有不到50%的病例CSF细胞学检查找到恶性细胞，在获得三次标本后，发现率提高到90%[14]。在肌电图上可看到F波的延长或缺失[11]。治疗通常在症状部位行放射治疗，其次为鞘内化疗。乳腺癌、白血病和淋巴瘤的患者预后较好[13]。脑膜转移的患者预后较差，治疗后的中位生存期为3～6月，未治疗的为4～6周[15]。

外周神经丛病变

肿瘤直接浸润神经可导致慢性神经痛，复合慢性神经痛和对称性神经病。淋巴瘤和白血病，特别是慢性淋巴细胞白血病（CLL），会导致周围神经病变（PN）[16]。神经淋巴瘤经常用于描述淋巴瘤侵犯周围神经系统（PNS）的患者。神经淋巴瘤可类似于炎性神经病变，如急性和慢性炎症性脱髓鞘性多神经病（AIDP、CIDP）和多神经炎[17,18]。

外周神经丛病变同样可由肿瘤转移压迫和浸润引起。恶性肿瘤如乳腺癌、前列腺癌、肺癌、肾癌、甲状腺癌，可压迫在骨性管道中的神经干[17]。脑神经病变是常见的继发转移，通常影响第Ⅲ、Ⅴ、Ⅵ和第Ⅶ对脑神经[5]。"麻木下颌综合征"是由下颌骨的转移瘤压迫下颌牙槽神经引起的，并且可能是恶性肿瘤的最初表现。在女性中，最常见的是乳腺癌，其次是肾上腺癌、结肠癌、妇科肿瘤和甲状腺癌。在男性中，最常见的是肺癌，其次是前列腺癌、肾癌、骨肿瘤和肾上腺癌[19]。这些患者的预后都很差，从诊断到发生颚转移平均生存时间是7.3个月[20]。

肿瘤治疗对神经肌肉的影响

放疗导致的臂丛神经病变

放疗导致的臂丛神经病变通常发生在剂量超过6000cGy时，常在治疗后的3个月到26年发生，发生的中位数为6年。与肿瘤引起的神经丛病变相鉴别，其临床特征是累及上干或全干[21]和淋巴水肿[9]；疼痛并不严重，并只发生于15%的患者[16]。正如上文曾提到肌电图可以发现肌纤维颤触放电。

腰骶丛神经病变

放疗引起的腰骶丛神经病变可能发生在治疗后1个月到31年，常见于12月到5年之间。与肿瘤引起的神经丛病变相鉴别，其临床特征是疼痛缺失，仅在10%的患者中出现[22]。

放疗导致的肌病

累及咀嚼肌的牙关紧闭症可能是由放射治疗头颈部肿瘤导致的。复发患者治疗时，患此病的风险更高。

放疗导致的神经肿瘤

恶性周围神经鞘膜瘤（MPNSTs）可能在放疗后 16 年内出现[24]。丛状纤维神经瘤恶变为 MPNSTs，与 *p53* 基因和 *INK4a* 基因变化及 Notch 信号传导通路的异常信号有关[17]。

手术相关的神经病变

开胸术或乳房切除术中可能损伤臂丛神经。头颈部肿瘤根除术或修复颈部结构时，脊柱附属肌肉经常被切除。乳癌根治术或改良根治术中经常破坏肋间神经[2]。

激素引起的肌病

激素用于治疗儿童急性白血病和淋巴瘤，也用于减轻肿瘤或放疗引起的脑、脊髓和纵隔水肿。肌病是激素治疗的常见并发症，通常在停药或减量后是可以逆转的[24]。

造血干细胞移植

造血干细胞移植是治疗如白血病、淋巴瘤、多发性骨髓瘤等血液系统恶性肿瘤的治疗方法中的一部分。骨髓移植（BMT）导致的神经系统并发症包括药物相关性脑病和癫痫、感染性脑栓塞和出血（最常见的是硬膜下血肿）、病毒如带状疱疹、弓形体、曲霉菌等机会性致病微生物感染、移植物抗宿主疾病（GVHD）[25]。移植物抗宿主疾病 GVHD 并发症包括炎性肌病（多发性肌炎）[26]、重症肌无力[27] 和中枢神经系统脱髓鞘多发神经病变（吉兰 - 巴雷综合征）[28]。

化疗导致的神经病变

化疗导致的神经病变以轴突缺失为特点。通常表现为亚急性、长度依赖性的多发神经病变，以感觉症状比运动症状明显（表 27-1）。

长春碱类

长春花碱、长春瑞滨、长春地辛和长春新碱等长春碱类药物用于治疗淋巴瘤、急性淋巴细胞白血病和实体肿瘤。长春碱类的作用机制是通过与微管蛋白结合抑制微管聚合，从而使细胞有丝分裂停止于中期。同时这也是引起神经病变的作用机制，抑制顺式转运和逆行轴突转运，从而引起轴突变性[29]。其毒性呈剂量依赖性，并与感觉运动神经病变有关。随着剂量的增加，25% ~ 35% 的患者出现手和足远端无力。长春碱类神经病变的危险因素包括既往存在糖尿病神经病变和

表 27-1　化疗引起的神经病变

药物	机制	临床特点	电生理学
长春碱类	抑制微管组成，抑制轴突运输	对称感觉神经病变，自主神经病变，很少发生脑神经病变	轴索感觉神经病变、SNAP 和 CMAP 振幅降低
铂类	背根神经节细胞凋亡	感觉神经病变，Lhermitte 征（前核间性眼肌麻痹综合征）、共济失调、耳毒性、可逆性神经病变	轴索神经病变、SNAP 振幅降低
紫杉烷类	促进微管组成和轴突运输	对称性感觉神经病变、植物神经病变	轴索感觉神经病变、SNAP 和 CMAP 降低
苏拉明	DRG 夹杂糖脂溶酶体，抑制 NGF（神经生长因子）	感觉神经病变、脱髓鞘性神经病变	轴索感觉神经病变、有传导阻滞症状的脱髓鞘神经病变
沙利度胺	抑制 NGF（神经生长因子），血管生成抑制	感觉神经病变、自主神经病变	轴索感觉神经病变、SNAP 和 CMAP 降低
硼替佐米	蛋白酶抑制	长度依赖性神经病变	包括细小纤维的轴索感觉神经病变

CMAP，复合肌肉动作电位；DGR，背神经根节；NGF，神经生长因子；SNAP，感觉神经动作电位

1A 型 Charcot Marie Tooth 病 [31]。脑神经受影响很罕见。肌病很少见，多发生于长期应用后 [32]。自主神经病变可导致便秘和麻痹性肠梗阻 [33]。

顺铂和卡铂

含铂抗肿瘤药用于睾丸癌、卵巢癌、小细胞肺癌、膀胱癌、头颈部肿瘤。其作用机制是形成链内交联和与 DNA 链接。顺铂在体内及体外引起背根神经节凋亡，导致感觉神经病变 [34]。症状包括触物疼痛和感觉性共济失调。所有感觉模式是相关的，但大纤维功能缺失症状更显著 [35]。耳毒性表现为耳鸣和高频听力缺失。其发生作用机制可能是由氧自由基引起毛细胞凋亡而产生的。Lhermitte 征（前核间性眼肌麻痹综合征）继发于脊髓后索脱髓鞘 [32]。即使停止治疗，但还是可观察到神经系统症状恶化的持续性作用 [37]。除此之外，60% ~ 80% 的患者可以发展为寒冷诱发的感觉异常，这是一种可逆的神经病变，在输液后 30 ~ 60 分钟内发生，并可以自行缓解 [35]。

奥沙利铂可以引起急性和慢性神经病变。慢性神经病变发生在治疗后的 6 个月。急性神经病变更常见。虽然近期研究支持使用钙镁盐 [38]，补充维生素 E 可减少神经病变的发生率和严重性 [39]，但 2007 年一篇循证医学综述显示，对于防止铂化合物引起神经病变的任何建议性治疗都证据不足。

紫杉烷类

紫杉醇用于治疗卵巢癌、乳腺癌、肺癌、膀胱癌、头颈部肿瘤和淋巴瘤。多西紫杉醇是合成类似物。紫杉醇和多西紫杉醇两者都会产生明显的感觉轴突神经病变。高稳定性微管组成机制可能是降低细胞识别细胞支架的能力和降低晶体阵列的形成，这两者会干扰轴突转运 [35,41]。近期研究表明紫杉醇诱导的痛觉神经病变与线粒体的直接效应有关。体外研究证据表明暴露于紫杉醇会产生非典型性线粒体和线粒体肿胀 [42]。这些效应与增加通过膜通透性转换孔（mPTP）的电导量和细胞色素 C 释放有关 [42,43]。基于此机制，酯酰肉碱 [44] 和最近的 olexosime [43] 表现出在体外阻止紫杉醇引起的痛性神经病变是有效的。

苏拉明

苏拉明是聚硫砜萘基脲，用于治疗难治的恶性肿瘤，包括肾上腺原位癌。它引起远端轴突感觉运动多发神经病变和类似于吉兰 - 巴雷综合征（GBS）的亚急性脱髓鞘性多发性神经病 [16,41]。

依托泊苷

依托泊苷用于治疗淋巴瘤、白血病、小细胞肺癌（SCLC）和睾丸癌，与轴突远端对称性感觉运动多发神经病变相关。自主功能障碍可导致低血压和胃轻瘫 [16,41]。

阿糖胞苷

阿糖胞苷主要用于治疗血液系统恶性肿瘤。尽管治疗剂量通常不引起神经病变，但是高剂量的阿糖胞苷可引起和类似于 GBS 的重度感觉运动神经病变相关 [45]。大剂量阿糖胞苷与急性不可逆小脑综合征相关 [46]。

异环磷酰胺

异环磷酰胺是一种烷基前体药剂，用于治疗生殖细胞瘤、肉瘤和淋巴瘤。10% ~ 16% 的患者出现脑病 [47]。8% 出现神经病变的患者与异环磷酰胺有关 [35]。

沙利度胺

沙利度胺是一种谷氨酰胺衍生物，诱导干扰素 -γ 和白介素 -2，抑制肿瘤坏死因子 -α 的产生和血管再生。用于多发性骨髓瘤的患者。神经病变多是感觉神经的。症状主要为手、脚的麻木和感觉异常。56% 的患者存在自主神经病变表现 [48]。20% ~ 40% 的患者神经病变会进展 [35]。

硼替佐米

硼替佐米是一种用于治疗复发的多发性骨髓瘤和套细胞淋巴瘤的蛋白酶体抑制剂，与包括小纤维的周围神经长度依赖神经病相关 [49]。这种神经病继发于活性氧的产生和线粒体功能障碍，导致细胞色素 C 的释放和凋亡 [50]。临床特点包括神经性疼痛。

埃博霉素

埃博霉素是由一组微管稳定剂组成，用于治

疗转移性乳腺癌。远端感觉和运动神经病与使用该药相关[51]。甲基苄肼与轻微的周围神经病有关[52]。

尽管许多药物被研究用于阻止化疗药物引起的周围神经病变（阿米福汀、维生素 E、谷氨酰胺、谷胱甘肽、N- 乙酰半胱氨酸和乙酰左旋肉碱），但是对于推荐使用的药剂证据仍不足[53]。

肿瘤的副癌效应

副癌综合征是由于自身免疫对于存在于肿瘤和神经肌肉系统中一种共同抗原的反应而引起的疾病。与 CNS（中枢神经系统）副癌疾病相关的肿瘤包括小细胞肺癌（SCLC）、神经母细胞瘤、胸腺瘤和畸胎瘤。产生免疫球蛋白的肿瘤（浆细胞病、B 细胞淋巴瘤）通常与周围神经系统副癌疾病相关。约 3% ～ 5% 的小细胞肺癌患者，15% ～ 20% 的胸腺瘤患者和 3% ～ 10%B 细胞淋巴瘤或浆细胞病患者可出现副癌疾病（表 27-2）[54]。

副癌疾病对神经肌肉接头的影响

Lambert-Eaton 肌无力综合征

Lambert-Eaton 肌无力综合征（LMES）是一种副癌疾病，超过 85% 的 LMES 患者都与抗突触前 P/Q 电压门控钙通道抗体有关的。与抗体结合后进入突触前膜终端的钙减少。因此，阻止囊泡和突触前膜的结合，从而减少乙酰胆碱释放。虽然特发性的表现只占 45% 的病例，但最常见的与 LEMS 相关的仍是小细胞肺癌。症状包括近端肌无力、反射消失和自主功能障碍。肌电图表现为小的复合肌肉动作电位（CMAPs），在锻炼或 20Hz 反复刺激会增长至少 100%（图 27-2）。单纤维肌电图表现为振动增加[55]（图 27-3）。特发性 LEMS 患者应当每 6 个月行胸部影像学检查来扫描肿瘤[55]。对症治疗的药物包括 3,4- 二氨基吡啶（DAP）和吡啶斯的明。治疗剂量时发生癫痫，会减低 DAP 的临床效果[56]。

重症肌无力

与 LEMS 相比，重症肌无力（MG）是神经肌肉接头处突触后的失调。MG 的特征是波动性易疲劳肌无力，表现为球后（延髓）无力和腿无力。约 10% 的重症肌无力患者有胸腺瘤，30% 的胸腺瘤患者后来发生肌无力[57]。80% 的重症肌无力患者发现存在 Anti-striational 肌肉抗体（也称为抗肌联蛋白抗体），这是与胸腺瘤相关的[58]。肌电图表现为在 2 ～ 3Hz 重复刺激下 CMAPs 运动减少。所有可疑 MG 的患者都应该行胸部 CT 检查以发现胸腺瘤。由于好发局部，胸腺切除术可用于所有胸腺瘤的患者。约 75% 的重症肌无力患者可获益于胸腺切除术[59]。术后可通过胸部 CT 和抗肌联蛋白抗体浓度测定来对患者进行随访。

其他与胸腺瘤相关的副癌表现，包括甲状腺炎、假性肠梗阻、天疱疮、僵人综合征和视网膜病变[59]。

神经肌肉亢进性失调

神经性肌强直（艾萨克综合征）

艾萨克（Isaac）综合征，又称获得性神经性肌强直，是抗体介导的离子通道病，导致运动神经的过度兴奋。据报道与胸腺瘤、霍奇金淋巴瘤和浆细胞瘤有关[59-62]。电压门控钾通道抗体与该综合征有关，并在 45% 的患者中表现。患者表现为在睡眠中持续的肌肉抽搐（肌束震颤和肌纤维颤搐），且发展为肌肉僵直、痛性痉挛和多汗。EMG 表现为自发运动单位活跃，包括肌纤维自发性收缩、肌纤维颤触放电和神经性肌强直放电，还有自主运动单位放电，表现为双峰和三峰[33]。据报道对症治疗的药物为苯妥英钠、卡马西平和加巴喷丁[63-65]。

僵人综合征

僵人综合征（SPS）的特点是痛性肌痉挛，通常由突发的噪音或运动触发，且睡眠中僵硬消失。60% 的僵人综合征患者中，发现谷氨酸脱羟酶抗体[49]。在 SPS 和乳腺癌患者中发现了神经元突触前膜蛋白抗体[66]。霍奇金淋巴瘤、小细胞肺癌（SCLC）和胸腺瘤也报道与僵人综合征相关[5]。肌电图（EMG）表现为连续运动单位活动（CMUA）和感受刺激或皮肌反应的异常[67,68]。

表 27-2　副癌神经肌肉综合征

症状	临床特点	抗体	肿瘤	EMG/ QSART	受影响组织
感觉神经病变	疼痛、感觉异常、麻木、非对称性	抗 -Hu 抗 -CRMP-5	SCLC 不常见：乳腺癌、卵巢癌、肾上腺癌、前列腺癌、神经母细胞瘤、霍奇金病	感觉反应缺失（非对称性手臂＞腿）	根神经节
感觉运动神经病变	乏力、麻木、反射消失	抗 -CRMP-5 抗 -Hu	SCLC、霍奇金病、骨硬化的多发性骨髓瘤、白血病、Waldenström 巨球蛋白血症	轴突感觉变化	周围神经
自主神经病	体位性低血压，胃肠蠕动（减弱）	抗 -Hu 抗 -CRMP-5 抗乙酰胆碱神经节受体，抗 -PCA-2	SCLC、胸腺瘤	异常 QSART	自主神经节
血管神经炎	多发神经炎	抗 -Hu	SCLC、淋巴瘤、肾细胞癌、子宫内膜癌、乳腺癌	轴索缺失	周围神经
LEMS	近端肌无力、反射消失、自主神经功能障碍	P/Q 亚型电压门控钙通道	SCLC	运动后易化的 CMAP 减少	轴突膜
重症肌无力	眼球无力、易疲劳	乙酰胆碱受体、抗肌联蛋白	胸腺瘤、霍奇金病、浆细胞瘤	肌纤维颤触	周围神经
Isaac 综合征	肌肉僵硬、睡眠中持续的肌肉痉挛	电压门控钾通道	霍奇金病、SCL、胸腺瘤、乳腺癌	异常外感受性反射、CMUA	脊髓抑制神经元
僵人综合征	痛性肌痉挛	抗 -GAD 两性蛋白	卵巢癌、肺癌、胰腺癌、胃癌、结肠直肠癌	肌病性改变、异常自主运动增加	肌肉
炎性肌病	近端无力、皮肤改变	无	胸腺瘤、霍奇金病、浆细胞瘤	肌纤维颤触	周围神经

CMAP，复合肌肉动作电位；CMUA，连续活动的运动单位；CRMP-5，脑衰蛋白应答介导蛋白 -5；EMG，肌电图；GAD，谷氨酸脱羧酶；LEMS，Lambert-Eaton 肌无力综合征；PCA-2，浦肯野细胞包浆抗体；QSART，定量促汗轴突反射试验；SCLC，小细胞肺癌。

肌病

皮肌炎和多发肌炎均与恶性肿瘤有关。30% 伴有皮肌炎的患者中可疑有多种来源恶性肿瘤。相关的恶性肿瘤包括卵巢癌、肺癌、胰腺癌、胃癌、结肠直肠癌和非霍奇金淋巴瘤[69]。

影响周围神经系统的副癌疾病

感觉神经病变

可以急性或隐性起病，女性多发。以双上肢对称性疼痛、感觉异常和麻木起病的患者占 60%，不对称的占 40%。这种特征有助于区别这种疾病和长度依赖性感觉神经病。小细胞肺癌（SCLC）是最常见的相关恶性肿瘤，抗 -Hu 是最常见的相关抗体。其他不常见的肿瘤包括乳腺癌、卵巢癌、肾上腺癌、前列腺癌、神经母细胞瘤和霍奇金淋巴瘤[5,71]。神经病变可比肿瘤的诊断提前 2 年。肌电图（EMG）提示小感觉神经元动作电位的限制性改变（SNAPs）[72]。

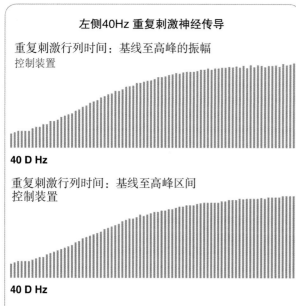

左侧40Hz 重复刺激神经传导

重复刺激行列时间：基线至高峰的振幅
控制装置

40 D Hz

重复刺激行列时间：基线至高峰区间
控制装置

40 D Hz

图 27-2　Lambert-Eaton 肌无力综合征（LEMS）：40Hz 重复刺激时的易化。

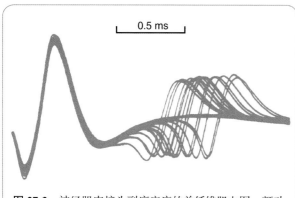

0.5 ms

图 27-3　神经肌肉接头副癌疾病的单纤维肌电图：颤动。

感觉运动神经病变

肿瘤患者使用化疗、体重下降、营养失调和器官功能衰竭可导致和加重周围神经病。抗 - 脑衰蛋白应答介导蛋白 -5（CRMP-5）抗体与感觉运动多神经病变和小细胞肺癌有关[16]。肌电图提示轴突过程。

骨髓瘤中也可发现周围神经病。13% 的多发性骨髓瘤患者有周围神经病变的临床证据，淀粉样沉积是最多见的病因[73]。与神经病相关的最多见的单克隆疾病是 smoldering 骨髓瘤、多发性骨髓瘤、Waldenström 巨球蛋白血症、孤立性浆细胞

瘤、系统性免疫球蛋白轻链淀粉样变病（AL）、多神经病、脏器肿大、内分泌病、单克隆丙种球蛋白病和皮肤改变（POEMS）、冷球蛋白血症[74]。约半数的骨硬化性淋巴瘤患者都存在有症状的多发神经病变[75]，最初的症状表现为疼痛和感觉异常。同时还可以表现为直立性低血压、便秘或腹泻，这些都提示自主神经功能不全。神经生理学研究提示轴突过程。腹部脂肪垫、直肠黏膜或腓肠神经活检可以发现淀粉样沉淀[74]。

血管炎性神经病变

血管炎性神经病变是肿瘤的远期效应，与小细胞肺癌、淋巴瘤、肾细胞癌、肺腺癌、子宫内膜癌、乳腺癌和前列腺癌相关[76,77]。通常的表现是对称性感觉运动多神经病，但也可能表现为多发性单神经炎。肌电图表现依靠于疾病阶段，在疾病早期是轴突缺失[72]。

自主神经疾病

患者可具有家族性自主神经异常，包括直立性低血压、胃肠（GI）功能异常、无汗和阳痿。相关的恶性肿瘤包括胸腺瘤和小细胞肺癌，占全部患者的 15%。少见的相关恶性肿瘤包括非小细胞癌、胃肠（GI）道肿瘤、前列腺癌、乳腺癌、膀胱癌、肾癌和胰腺癌、睾丸癌和卵巢癌[71]。50% 的亚急性自身免疫性自主神经病变（AAN）患者可以检测到抗 -Hu 和抗神经节乙酰胆碱受体（α3 型）绑定抗体[78]。其他相关抗体包括 Purkinje（浦肯野）细胞胞浆抗体（PAC-2）[79] 和抗 -CRMP-5[80]。评估家族性自主神经异常的自主神经功能检查包括催汗轴反射定量试验。乙酰胆碱酯酶抑制剂吡啶斯的明是一种新型的治疗自主神经功能不全的药物，它是通过提高神经节突触的传递发挥作用[81]。

炎症性脱髓鞘性多神经病

霍奇金淋巴瘤是最常见的与吉兰 - 巴雷综合征有关的肿瘤。其他相关的恶性肿瘤，包括舌癌、卵巢无性细胞瘤、乳腺癌和非霍奇金淋巴瘤，相关性不太清楚[82]。慢性炎症性脱髓鞘性神经病与胰腺癌、结肠癌和肝癌相关[83]。

运动神经元疾病

　　许多报道中都有描述运动神经元疾病和血液系统恶性肿瘤存在一定的相关性。不过，是否真的存在关系尚不清楚。真正的副运动神经元疾病甚为罕见。

体育锻炼

　　多数肿瘤患者的功能下降都可以通过体育锻炼得到改善[84]。基于患者接受的诊断和治疗模式的不同，肿瘤生存者的体力也具有差异性。如骑固定自行车可使具有显著周围神经病变的患者受益，以改善他们乏力、平衡缺失和感觉缺失等症状[85]。生活质量低下的肿瘤生存者，可参加具有干预措施研究，通过体力活动来获益[86]。

结论

　　肿瘤的神经肌肉并发症可以由多种因素引起，包括直接压迫或浸润、血行转移、淋巴转移、脑膜转移和神经束膜转移。它们也可以副癌综合征或肿瘤治疗所致并发症的形式发生。明确潜在病因对疾病治疗和症状缓解有极大帮助。

参考文献

1. American Cancer Society. *Cancer facts & figures*. Atlanta, GA: The Society; 2009, p. v.
2. Custodio CM. Neuromuscular complications of cancer and cancer treatments. *Phys Med Rehabil Clin N Am*. 2008;19:27–45.
3. Kori SH, Foley KM, Posner JB. Brachial plexus lesions in patients with cancer: 100 cases. *Neurology*. 1981;31:45–50.
4. Jaeckle KA, Young DF, Foley KM. The natural history of lumbosacral plexopathy in cancer. *Neurology*. 1985;35:8–15.
5. Falah M, Schiff D, Burns TM. Neuromuscular complications of cancer diagnosis and treatment. *J Support Oncol*. 2005;3:271–282.
6. Lederman RJ, Wilbourn AJ. Brachial plexopathy: recurrent cancer or radiation? *Neurology*. 1984;34:1331–1335.
7. Chad DA, Recht LD. Neuromuscular complications of systemic cancer. *Neurol Clin*. 1991;9:901–918.
8. Taylor BV, Kimmel DW, Krecke KN, et al. Magnetic resonance imaging in cancer-related lumbosacral plexopathy. *Mayo Clin Proc*. 1997;72:823–829.
9. Jaeckle KA. Neurological manifestations of neoplastic and radiation-induced plexopathies. *Semin Neurol*. 2004;24:385–393.
10. Evans BA, Stevens JC, Dyck PJ. Lumbosacral plexus neuropathy. *Neurology*. 1981;31:1327–1330.
11. Argov Z, Siegal T. Leptomeningeal metastases: peripheral nerve and root involvement—clinical and electrophysiological study. *Ann Neurol*. 1985;17:593–596.
12. Olson ME, Chernik NL, Posner JB. Infiltration of the leptomeninges by systemic cancer: a clinical and pathologic study. *Arch Neurol*. 1974;30:122–137.
13. DeAngelis LM. Current diagnosis and treatment of leptomeningeal metastasis. *J Neurooncol*. 1998;38:245–252.
14. Wasserstrom WR, Glass JP, Posner JB. Diagnosis and treatment of leptomeningeal metastases from solid tumors: experience with 90 patients. *Cancer*. 1982;49:759–772.
15. Grossman SA, Krabak MJ. Leptomeningeal carcinomatosis. *Cancer Treat Rev*. 1999;25:103–119.
16. Briemberg HR, Amato AA. Neuromuscular complications of cancer. *Neurol Clin*. 2003;21:141–165.
17. Antoine JC, Camdessanche JP. Peripheral nervous system involvement in patients with cancer. *Lancet Neurol*. 2007;6:75–86.
18. Lisak RP, Mitchell M, Zweiman B, et al. Guillain-Barré syndrome and Hodgkin's disease: three cases with immunological studies. *Ann Neurol*. 1977;1:72–78.
19. Evans RW, Kirby S, Purdy RA. Numb chin syndrome. *Headache*. 2008;48:1520–1524.
20. Hirshberg A, Leibovich P, Buchner A. Metastatic tumors to the jawbones: analysis of 390 cases. *J Oral Pathol Med*. 1994;23:337–341.
21. Olsen NK, Pfeiffer P, Mondrup K, et al. Radiation-induced brachial plexus neuropathy in breast cancer patients. *Acta Oncol*. 1990;29:885–890.
22. Thomas JE, Cascino TL, Earle JD. Differential diagnosis between radiation and tumor plexopathy of the pelvis. *Neurology*. 1985;35:1–7.
23. Sciubba JJ, Goldenberg D. Oral complications of radiotherapy. *Lancet Oncol*. 2006;7:175–183.
24. Stubgen JP. Neuromuscular disorders in systemic malignancy and its treatment. *Muscle Nerve*. 1995;18:636–648.
25. Saiz A, Graus F. Neurological complications of hematopoietic cell transplantation. *Semin Neurol*. 2004;24:427–434.
26. Leber B, Walker IR, Rodriguez A, et al. Reinduction of remission of chronic myeloid leukemia by donor leukocyte transfusion following relapse after bone marrow transplantation: recovery complicated by initial pancytopenia and late dermatomyositis. *Bone Marrow Transplant*. 1993;12:405–407.
27. Grau JM, Casademont J, Monforte R, et al. Myasthenia gravis after allogeneic bone marrow transplantation: report of a new case and pathogenetic considerations. *Bone Marrow Transplant*. 1990;5:435–437.
28. Myers SE, Williams SF. Guillain-Barre syndrome after autologous bone marrow transplantation for breast cancer: report of two cases. *Bone Marrow Transplant*. 1994;13:341–344.
29. Paulson JC, McClure WO. Inhibition of axoplasmic transport by colchicine, podophyllotoxin, and vinblastine: an effect on microtubules. *Ann N Y Acad Sci*. 1975;253:517–527.
30. Macdonald DR. Neurologic complications of chemotherapy. *Neurol Clin*. 1991;9:955–967.
31. Graf WD, Chance PF, Lensch MW, et al. Severe vincristine neuropathy in Charcot-Marie-Tooth disease type 1A. *Cancer*. 1996;77:1356–1362.
32. Iniguez C, Larrodé P, Mayordomo JI, et al. Peripheral nervous system neurotoxicity secondary to chemotherapy treatment. *Neurologia*. 2000;15:343–351.
33. Low PA, Vernino S, Suarez G. Autonomic dysfunction in peripheral nerve disease. *Muscle Nerve*. 2003;27:646–661.
34. Gill JS, Windebank AJ. Cisplatin-induced apoptosis in rat dorsal root ganglion neurons is associated with attempted entry into the cell cycle. *J Clin Invest*. 1998;101:2842–2850.
35. Windebank AJ, Grisold W. Chemotherapy-induced neuropathy. *J Peripher Nerv Syst*. 2008;13:27–46.
36. Rybak LP, Whitworth CA, Mukherjea D, et al. Mechanisms of cisplatin-induced ototoxicity and prevention. *Hear Res*. 2007;226:157–167.
37. Behin A, Psimaras D, Hoang-Xuan K, et al. Neuropathies in the context of malignancies. *Curr Opin Neurol*. 2008;21:534–539.
38. Gamelin L, Boisdron-Celle M, Delva R, et al. Prevention of oxaliplatin-related neurotoxicity by calcium and magnesium infusions: a retrospective study of 161 patients receiving oxaliplatin combined with 5-fluorouracil and leucovorin for advanced colorectal cancer. *Clin Cancer Res*. 2004;10:4055–4061.
39. Pace A, Savarese A, Picardo M, et al. Neuroprotective effect of vitamin E supplementation in patients treated with cisplatin chemotherapy. *J Clin Oncol*. 2003;21:927–931.
40. Albers J, Chaudhry C, Cavaletti G, et al. Interventions for preventing neuropathy caused by cisplatin and related compounds. *Cochrane Database Syst Rev*. 2007;(1) CD005228.
41. Peltier AC, Russell JW. Recent advances in drug-induced neuropathies. *Curr Opin Neurol*. 2002;15:633–638.
42. Flatters SJ, Bennett GJ. Studies of peripheral sensory nerves in paclitaxel-induced painful peripheral neuropathy: evidence for mitochondrial dysfunction. *Pain*. 2006;122:245–257.
43. Xiao WH, Zheng FY, Bennett GJ, et al. Olesoxime (cholest-4-en-3-one, oxime): analgesic and neuroprotective effects in a rat model of painful peripheral neuropathy produced by the chemotherapeutic agent, paclitaxel. *Pain*. 2009;147:202–209.
44. Jin HW, Flatters SJ, Xiao WH, et al. Prevention of paclitaxel-evoked painful peripheral neuropathy by

acetyl-L-carnitine: effects on axonal mitochondria, sensory nerve fiber terminal arbors, and cutaneous Langerhans cells. *Exp Neurol.* 2008;210:229–237.

45. Openshaw H, Slatkin NE, Stein AS, et al. Acute polyneuropathy after high dose cytosine arabinoside in patients with leukemia. *Cancer.* 1996;78:1899–1905.

46. Gottlieb D, Bradstock K, Koutts J, et al. The neurotoxicity of high-dose cytosine arabinoside is age-related. *Cancer.* 1987;60:1439–1441.

47. Sioka C, Kyritsis AP. Central and peripheral nervous system toxicity of common chemotherapeutic agents. *Cancer Chemother Pharmacol.* 2009;63:761–767.

48. Glasmacher A, Hahn C, Hoffmann F, et al. A systematic review of phase-II trials of thalidomide monotherapy in patients with relapsed or refractory multiple myeloma. *Br J Haematol.* 2006;132:584–593.

49. Richardson PG, Briemberg H, Jagannath H, et al. Frequency, characteristics, and reversibility of peripheral neuropathy during treatment of advanced multiple myeloma with bortezomib. *J Clin Oncol.* 2006;24:3113–3120.

50. Ling YH, Liebes L, Zou Y, et al. Reactive oxygen species generation and mitochondrial dysfunction in the apoptotic response to bortezomib, a novel proteasome inhibitor, in human H460 non-small cell lung cancer cells. *J Biol Chem.* 2003;278:33714–33723.

51. Lee JJ, Swain SM. Peripheral neuropathy induced by microtubule-stabilizing agents. *J Clin Oncol.* 2006;24:1633–1642.

52. Spivack SD. Drugs 5 years later: procarbazine. *Ann Intern Med.* 1974;81:795–800.

53. Kaley TJ, Deangelis LM. Therapy of chemotherapy-induced peripheral neuropathy. *Br J Haematol.* 2009;145:3–14.

54. Dalmau J, Rosenfeld MR. Paraneoplastic syndromes of the CNS. *Lancet Neurol.* 2008;7:327–340.

55. Mareska M, Gutmann L. Lambert-Eaton myasthenic syndrome. *Semin Neurol.* 2004;24:149–153.

56. Kim YI, Goldner MM, Sanders DB. Facilitatory effects of 4-aminopyridine on neuromuscular transmission in disease states. *Muscle Nerve.* 1980;3:112–119.

57. Namba T, Brunner NG, Grob D. Myasthenia gravis in patients with thymoma, with particular reference to onset after thymectomy. *Medicine (Baltimore).* 1978;57:411–433.

58. Yamamoto AM, Gajdos P, Eymard B, et al. Anti-titin antibodies in myasthenia gravis: tight association with thymoma and heterogeneity of nonthymoma patients. *Arch Neurol.* 2001;58:885–890.

59. Tormoehlen LM, Pascuzzi RM. Thymoma, myasthenia gravis, and other paraneoplastic syndromes. *Hematol Oncol Clin North Am.* 2008;22:509–526.

60. Lahrmann H, Albrecht G, Drlicek M, et al. Acquired neuromyotonia and peripheral neuropathy in a patient with Hodgkin's disease. *Muscle Nerve.* 2001;24:834–838.

61. Caress JB, Abend WK, Preston DC, et al. A case of Hodgkin's lymphoma producing neuromyotonia. *Neurology.* 1997;49:258–259.

62. Zifko U, Drlicek M, Michacek E, et al. Syndrome of continuous muscle fiber activity and plasmacytoma with IgM paraproteinemia. *Neurology.* 1994;44:560–561.

63. Dhand UK. Isaacs' syndrome: clinical and electrophysiological response to gabapentin. *Muscle Nerve.* 2006;34:646–650.

64. Serratrice G, Pouget J, Pellissier JF, et al. Carbamazepine-sensitive neuromyotonia and Charcot-Marie-Tooth disease of the neuronal type. *Rev Neurol (Paris).* 1989;145:867–868.

65. Vernino S. Autoimmune and paraneoplastic channelopathies. *Neurotherapeutics.* 2007;4:305–314.

66. Rosin L, DeCamilli P, Butler M, et al. Stiff-man syndrome in a woman with breast cancer: an uncommon central nervous system paraneoplastic syndrome. *Neurology.* 1998;50:94–98.

67. Bartsch T, Herzog J, Baron R, et al. The stiff limb syndrome—a new case and a literature review. *J Neurol.* 2003;250:488–490.

68. Meinck HM, Thompson PD. Stiff man syndrome and related conditions. *Mov Disord.* 2002;17:853–866.

69. Honnorat J, Antoine JC. Paraneoplastic neurological syndromes. *Orphanet J Rare Dis.* 2007;2:22.

70. Chalk CH, Windebank AJ, Kimmel DW, et al. The distinctive clinical features of paraneoplastic sensory neuronopathy. *Can J Neurol Sci.* 1992;19:346–351.

71. Freeman R. Autonomic peripheral neuropathy. *Lancet.* 2005;365:1259–1270.

72. Krarup C, Crone C. Neurophysiological studies in malignant disease with particular reference to involvement of peripheral nerves. *J Neurol.* 2002;249:651–661.

73. Kelly Jr JJ, Kyle RA, Miles JM, et al. The spectrum of peripheral neuropathy in myeloma. *Neurology.* 1981;31:24–31.

74. Hoffman-Snyder C, Smith BE. Neuromuscular disorders associated with paraproteinemia. *Phys Med Rehabil Clin N Am.* 2008;19:61–79, vi.

75. Kelly Jr JJ, Kyle RA, Miles JM, et al. Osteosclerotic myeloma and peripheral neuropathy. *Neurology.* 1983;33:202–210.

76. Oh SJ. Paraneoplastic vasculitis of the peripheral nervous system. *Neurol Clin.* 1997;15:849–863.

77. Kurzrock R, Cohen PR, Markowitz A. Clinical manifestations of vasculitis in patients with solid tumors: a case report and review of the literature. *Arch Intern Med.* 1994;154:334–340.

78. Vernino S, Low PA, Fealey RD, et al. Autoantibodies to ganglionic acetylcholine receptors in autoimmune autonomic neuropathies. *N Engl J Med.* 2000;343:847–855.

79. Vernino S, Lennon VA. New Purkinje cell antibody (PCA-2): marker of lung cancer-related neurological autoimmunity. *Ann Neurol.* 2000;47:297–305.

80. Yu Z, Kryzer TJ, Griesmann GE, et al. CRMP-5 neuronal autoantibody: marker of lung cancer and thymoma-related autoimmunity. *Ann Neurol.* 2001;49:146–154.

81. Singer W, Opfer-Gehrking TL, McPhee BR, et al. Acetylcholinesterase inhibition: a novel approach in the treatment of neurogenic orthostatic hypotension. *J Neurol Neurosurg Psychiatry.* 2003;74:1294–1298.

82. Rudnicki SA, Dalmau J. Paraneoplastic syndromes of the peripheral nerves. *Curr Opin Neurol.* 2005;18:598–603.

83. Antoine JC, Mosnier JF, Absi L, et al. Carcinoma associated paraneoplastic peripheral neuropathies in patients with and without anti-onconeural antibodies. *J Neurol Neurosurg Psychiatry.* 1999;67:7–14.

84. Schwartz AL. Physical activity. *Semin Oncol Nurs.* 2008;24:164–170.

85. Doyle C, Kushi LH, Byers T, et al. Nutrition and physical activity during and after cancer treatment: an American Cancer Society guide for informed choices. *CA Cancer J Clin.* 2006;56:323–353.

86. Irwin ML. Physical activity interventions for cancer survivors. *Br J Sports Med.* 2009;43:32–38.

骨转移瘤的并发症——长骨骨折、脊髓压迫和脊椎的稳定

Kathy Pope, Rebecca K.S. Wong 和 Isador Lieberman

汤小东 译校

近年来，许多癌症疾病的诊断和治疗有较大的进展，癌症患者的生存质量获得了提高。对于晚期肿瘤患者说，骨转移仍是较常见的并发症。在常发生骨转移的乳腺癌和前列腺癌中，约2/3～3/4的进展期患者会发生骨转移[1]。骨转移可以无症状，但通常可导致疼痛。疾病发展可累及软组织、破坏骨性结构导致骨折、脊柱畸形及脊髓压

迫。负重骨骨折可以导致急性疼痛，影响活动及其他并发症发生。其他骨转移还可引起骨髓浸润、高钙血症等，与患者的死亡显著相关。

本章将重点介绍有关长骨骨折、脊髓压迫及其前体事件的内容。通过成功的治疗，有望明显降低骨转移并发症相关的病死率。本章首先重点介绍流行病学、病理生理学、临床特点、危险因素的章节，随后介绍其处理策略、选择适应证、预后等内容。本章还要特别对微创技术（包括后凸成形术、椎体成形术）和立体定向放疗进行讨论，还包括标准放疗和手术。二膦酸盐对于某些来源的骨转移瘤治疗有重要作用，但其并不属于本章范围。

流行病学

来源不同的骨转移瘤具有不同的骨折和脊髓压迫可能。最好在人群水平对其进行调查。关于二膦酸盐治疗多发性骨髓瘤、乳腺癌或前列腺癌的、以人群为基础的癌症研究提供了骨折和脊髓压迫等骨骼相关并发症的发生率。某些作者还对具有不同临床特点、来自各医院患者的具体内容进行了总结。

长骨和脊椎骨折

Vestergaard等利用丹麦国家医院出院注册系统，在人群水平对癌症患者的长骨骨折危险进行了研究[2]。这项以人群为基础的病例对照研究包括了2000年发生骨折的124 600例患者，涵盖髋关节、脊柱、前臂等骨折，同时以未发生骨折但

具有相同匹配年龄和性别的患者作为对照。研究仅能对骨折是否为病理性进行推断。该组患者中20%至少诊断有一项癌症，其发生骨折的危险性高于正常人群，肺癌、前列腺癌、多发性骨髓瘤患者的病理骨折危险度（ORs）分别为1.3（95%可信区间 [CI]，1.15～1.47）、1.35（95%CI，1.18～1.55）、1.96（95%CI，1.5～2.57）。对于未知来源的骨转移瘤，其 OR 值为3.01（95%CI，2.34～3.86）。诊断后第一年内，脊椎和髋部骨折的危险度相同。

其他研究者对不同类型患者的病理骨折危险度评估进行了更为详细的研究。如 Plunkett 等对800例以上的乳腺癌骨转移患者进行了回顾性研究，病理骨折的发生率为34%，脊椎骨折最为常见，发生率为20%；长骨骨折发生率为12%[3]。其他研究者也有类似报道[4]。一项来自日本的研究显示，151例对激素耐受的前列腺癌患者的骨折危险为14%（15/106）[5]。肺癌骨折的危险评估结果有所不同。在一项非小细胞肺癌骨转移的病例中，7%的患者发生了病理骨折（5/70）[6]。在另一组接受化疗的肺癌转移患者中，骨折发生率为2%（5/244）[7]。Delea 等利用私人健康保险理赔数据库，对534例肺癌骨转移患者的骨骼相关并发症进行统计，报道最高病理骨折发生率约为34%（100/295）[8]。

尽管难以对高风险骨转移患者进行预防骨折治疗的概率进行评估，但这样做对评估该并发症的负担有益。Ristevski 等开展的一项人群基础研究中，624例接受手术固定的股骨转移瘤患者中，37% 进行的是预防性固定[9]。在一项独立的回顾性研究中，116例患者中发生了152次骨折，其中44%为即将发生的骨折（67/152）[10]。

脊髓压迫

关于恶性脊髓压迫（MSCC）的危险，Loblaw 等对来自加拿大安大略省的3400例癌症患者进行了以人群为基础的研究，结果显示癌症死亡前5年的 MSCC 累计发生率为2.5%[11]。不同原发肿瘤的发生率有所不同，从0.2%（胰腺癌）到8%（多发性骨髓瘤）。考虑到不同肿瘤发生率差异，肺癌的 MSCC 发生率最高，占所有 MSCC 病例的23%。其次是乳腺癌（20%）和前列腺癌

（18%）。

亚临床脊髓压迫（也被描述为隐匿性或影像性）可以被定义为可见放射影像上的脊髓压迫但缺乏神经损伤证据[12,13]。这对于临床实践变得越来越重要，因为其可能代表了具有潜在良好临床预后的治疗干预窗口期。由于受诊断工具和扫描层面敏感性的影响，很难对亚临床脊髓压迫的发生率进行评估。Bayley 等进行的一项前瞻性研究，评估68例已知脊柱转移但无脊髓压迫症状的前列腺癌患者，发现32%的患者在 MRI 上发生了蛛网膜下腔或脊髓受压[12]。Venkitaraman 等报道了相同的观察结果，在150例前列腺癌转移患者中，MRI 检查发现27%的患者存在影像学上的脊髓受压而无明显神经受损症状[14]。其他肿瘤的脊髓压迫情况缺乏相关报道。

病理生理学

骨转移瘤导致正常骨再塑形异常，其作用在广义上可以分为溶骨性（破坏性）和成骨性（骨形成性）两类，代表了骨代谢异常的两个极端[15]。这些过程由许多生长因子和细胞因子介导，并可被一些骨代谢转化标志物所反映。越来越多的证据支持采用这些标志物来预测即将发生的骨相关事件，包括骨折的风险。他们也可被用来监测相关的治疗效果。如 Coleman 等证明当 I 型胶原 N 端肽（NTX）> 100nmol/mmol 肌酐时，其与骨相关事件和（或）死亡之间有显著联系。在骨碱性磷酸酶与骨质疏松之间也发现有相似关系[16]。

转移性脊髓压迫（MSCC）是由转移瘤硬膜外侵犯所形成的临床综合征。其通常是由于椎体机械性破坏，伴有或不伴有骨片移位的压缩骨折，或肿瘤组织侵犯硬膜外腔引起。少见情况下，硬膜内、软脊膜或髓内转移也可以导致 MSCC。无论是何种病理原因，脊髓损伤通常与硬膜外动静脉血液循环受阻有关，这导致脊髓内缺血及水肿[17]。缺氧引起的如前列腺素 E2（PGE2）和血管内皮生长因子（VEGF）等细胞和炎症因子导致血管通透性增加和血管源性的水肿[18]。最终发生脊髓梗死，产生永久性的神经损伤。

临床特征

　　骨转移瘤患者通常在骨破坏区或附近部位有严重的疼痛。疼痛常持续数周或数月，夜间或活动后明显加重，常需应用麻醉性止痛药。在累及坐骨或骶骨的骨盆转移瘤，坐位时疼痛加重，而耻骨支、髋臼、股骨上段转移瘤在负重位疼痛明显，且可以有膝部的牵扯痛。随着机械性或偶然性疼痛程度的加重，骨折的风险也逐步提高。疼痛可导致下肢近端部位力量的减弱，这有时与MSCC的表现类似，导致鉴别困难。

　　背痛是脊髓压迫最常见的症状，可以是尖锐的、电击的、深在的、烧灼样的疼痛。疼痛可以是局部背痛，当肿瘤在椎间孔处压迫神经根时，疼痛可呈条带状放射至皮区。机械性的背痛常提示预后不良，因为其与脊柱不稳定有关。在慢性疼痛基础上出现急性的严重疼痛提示近期发生了压缩骨折。除了疼痛以外，其他MSCC常见的症状包括运动无力、感觉改变（麻木、感觉缺失）、括约肌障碍、自律性功能障碍（排尿障碍、尿潴留）。就诊时，患者常表现为半身轻瘫而不是完全瘫痪，多是患者就诊的主要原因。患者对运动无力较感觉改变更为敏感。马尾综合征的患者表现不同于脊髓压迫，可见累及臀部、大腿后侧、会阴的鞍区感觉改变或缺失，常有直肠压力降低、排尿延迟导致充盈性尿失禁。

骨折风险评估

　　骨折风险评估对于患者早期鉴别避免并发症和指导治疗来说至关重要，但其常难以确定。骨折危险涉及了骨破坏范围、部位、负重情况之间的复杂关系。通过生物力学模型可以初步较好地观察负重骨活动和骨折危险之间的关系[19,20]。但是临床和放射影像上的特征仍是临床及研究中主要采用的评估骨折危险的因素。根据解剖部位不同，已经提出了相关的骨折危险因素和计算公式。这些将分长骨（髋臼）和脊柱两部分讨论。

长骨和髋臼骨折

　　多种骨折危险评估方法已经用于长骨和髋臼部位转移瘤。它们具有共同特征，包括疼痛程度、转移部位、病灶骨质情况（溶骨性、混合或成骨性）及其他影像特征[21-23]。Mirels评分系统[24]包括评估累及部位、疼痛、骨质特征、病灶大小。根据各因素的特点，总分为12分，7分以上提示病理骨折风险较高。该评分系统特别适用于长骨骨折[19,25]，已广泛用于研究领域，并在某种程度上成为评估骨折危险的临床工具（表28-1）。van der Linden等基于102例股骨转移瘤患者（14例发生了继发性的骨折）接受剂量分割放疗试验，提出了一个简单的评估方法[22]，不管放疗与否，轴位骨皮质受累 > 30mm 强烈提示继发骨折可能（97%）。依据髋臼壁受累程度，Harrington提出了髋臼转移瘤分类[26]（表28-2）。通过该分类可以指导外科治疗方式。广义上，髋臼周围缺损范围越大，越需要广泛重建以加强骨缺损、将重力分布自下肢传导致剩余的骨盆和脊柱[27]。有一些报道对该分类进行了改良[27,28]。

表 28-1　Mirels 评分[24]

因素	1	2	3
部位	上肢	下肢	转子周围
疼痛（0～10）	轻度（1～4）	中度（5～6）	重度（7～10）
病变	损害结晶（骨化）	混合性	溶骨性
病灶大小	< 1/3	1/3～2/3	> 2/3

总分 =12 分，> 7 分典型为有意义病理性骨折危险。

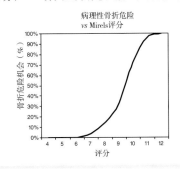

病理性骨折危险 vs Mirels评分

表 28-2　Harrington 髋臼转移瘤分类系统[28]

分类	
I	足够骨，允许行传统关节成形术
II	髋臼内骨壁缺陷
III	髋臼周边缺陷
IV	孤立病灶可试图通过切除治愈

脊椎骨折危险

研究者提出将脊椎分为邻近的立方体或间室分区，以便对脊椎骨折危险进行评估 [29,30]。根据来自 67 例患者的 113 个骨折椎体样本，Shah 等提出 MRI 上显示范围 > 80% 的椎体破坏将增加 4 倍（危险度 [HR]，4.6；95%CI，1.7 ～ 12.7）的骨折风险（图 28-1）。上部腰椎比颈椎和胸椎的骨折风险更高。对称性骨折形成的碎片产生硬膜外压迫的风险最高。临床上，有根据累及不同"分区"来预测骨折风险的评价系统 [30,31]。在脊椎转移瘤的并发症——外科治疗脊髓压迫部分，将对此进行进一步讨论。

治疗

如何对具有骨折倾向、已经发生骨折或脊髓压迫的个体患者进行适当的治疗，涉及一些复杂的过程。这需要考虑许多因素，例如患者的全身情况、自然病程及肿瘤的预后、各种不同治疗方法的效果及治疗目标。

在肿瘤支持治疗领域，预后指标通常是多元化的，且可采用多种方法进行评估量化。如对于骨转移瘤疼痛进行剂量分割放疗主要专注于疼痛的缓解，对脊髓压迫的治疗专注于治疗后一个月的反应率，而比较手术联合放疗与单独放疗治疗脊髓压迫是以治疗后行走能力作为观察终点（表 28-3）。下面的章节中，在可能出现长骨骨折、脊椎压缩性骨折及脊髓压迫方面，将对治疗方式及其选择进行讨论，以比较不同治疗方法的预后。

可能出现的长骨骨折

可能出现长骨骨折的患者可表现为渐进性疼痛，但也可以无任何症状，仅仅通过常规肿瘤转移性检查，如 X 线、骨扫描、CT 等检查发现。积极治疗包括最好的支持护理、放疗、预防性手术以及综合治疗。需要综合评估骨折风险、症状严重程度、手术类型、手术风险、预期生存以及患者的意愿 [27]。

放射治疗

放疗用于骨转移瘤止痛治疗的作用已经非常明确，单次分割放疗与多次分割放疗具有相同的止痛效果 [32-35]。相反的，其对预防或减少高危骨折患者发生骨折的作用尚不明确。已知放疗后会增加骨的矿化程度，但是这一过程常需要数月时间，而且增加矿化的骨的强度并不确定 [36,37]。尽管对比低剂量与高剂量的随机剂量分割试验证明，在骨折风险上两者之间差异无显著性 [34]，但是进入这些试验的患者并非具有高骨折风险。因此，这些研究结果的可信度受到了严重影响。总体上，可能发生长骨骨折的患者经常接受预防性手术及术后放疗，而单独放疗多用于有手术禁忌证的患者。尽管缺乏有力的证据，但临床上经常采用大剂量放疗 [36]，如 20Gy 剂量采用 5 次分割，30Gy

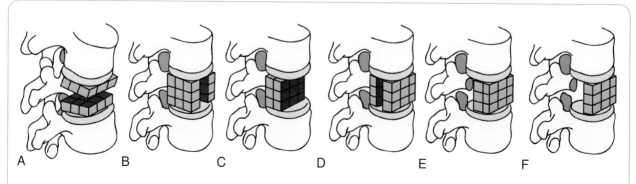

A，位于椎体轴位的中间 1/3 部分的破坏可引起脊柱不稳定。

B，位于椎体矢状位的中间 1/3 部分的破坏可能不会引起明显的脊柱不稳定。

C，位于椎体冠状位腹侧部的病变较位于中间部（**D**）或背侧部（**E 和 F**）的病变可在更大程度上影响脊柱稳定性。

图 28-1　脊椎骨累计程度和压缩性骨折的危险 [31]。肿瘤对椎体不同部分的浸润或破坏。

表 28-3　文献报道不同随机试验结果

	关于剂量分割用于骨转移瘤疼痛控制的 RCT[35]	放疗剂量分割用于脊髓压迫的 RCT[72,76]	放疗与手术＋单独放疗用于脊髓压迫的 RCT[74]
镇痛—概率	✓（主要终点）	✓	
镇痛—期限	✓		
使用麻醉			✓
反应率—运动			✓（主要终点）
保留下地运动期限			✓
反应率—疼痛、运动功能、括约肌无功能		✓（主要终点）	
脊髓压迫危险	✓		
骨折危险	✓		
复发位置		✓	
再次治疗可能性	✓		
急性毒性	✓	✓	
晚期毒性			
生存期		✓	✓

RCT：随机对照试验。

剂量采用 10 次分割。

对进行预防性手术患者，术后常需要进行放疗。回顾性研究结果支持术后放疗的作用。Townsend 等总结 60 例接受放疗或手术联合放疗的股骨转移瘤患者，仅接受手术治疗的患者中仅有 12% 能够恢复正常肢体功能，这一比例在接受手术联合放疗的患者中可达 53%；而需要再次手术的患者比例，未进行放疗时为 15%，联合放疗时降低为 3%[38]。

进行术后放疗的目的是达到长期控制，包括降低肿瘤进展的危险、减少内固定失败等导致的二次手术。虽然预防性内固定可以减轻机械性不稳定造成的疼痛，但术后放疗通过抑制残余肿瘤可以进一步加强疼痛的缓解，从而为其合理提供了依据。对于接受较大手术的患者来说，通常建议延长术后放疗的开始时间（如术后 3 周），以便于软组织的愈合。当手术较小（如预防性固定）时，可以安全地进行早期放疗（如术后几天即可）。通常建议，应避免对手术皮肤区域进行大剂量放疗。在预防性髓内钉固定术后，应将整个髓腔区域包括在放疗野内，以防止肿瘤在其中的播散。通常建议采用分割疗程治疗（如 20Gy 分为 5 次），也可以采用单次放疗。

预防性手术

对于高骨折风险的患者，通常需要进行预防性内固定以避免出现骨折延迟愈合或不愈合、恢复期延长、骨折固定困难等问题[39,40]。这也避免了急性骨折导致患者受痛苦及死亡的发生。现有的内固定、人工关节假体系统可以为患者根据自身情况提供多种选择。当肿瘤累及关节或周围区域时，或者当无法采用其他简单处理方式时，可以进行人工关节假体置换。当选择进行修复和加固手术时，特别是对于长骨，可以采用髓内钉、钢板、螺丝钉等技术[41]（图 28-2 和图 28-3）。联合采用钢板及骨水泥固定具有良好的生物力学特性，可以用于预后较好的患者[42]。

仅有两项关于骨盆和下肢具有骨折倾向或已骨折患者手术后功能预后的前瞻性研究[43,44]，其在术后 6 周[43,44] 和术后 3 个月[44] 时可见功能改善。采用常见的肢体功能评价系统，包括 MSTS-87（Musculoskeletal Tumor Society Score）[45]，

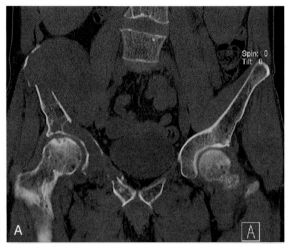

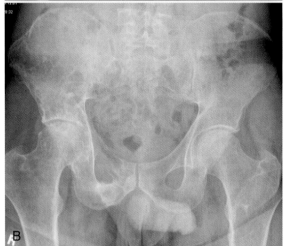

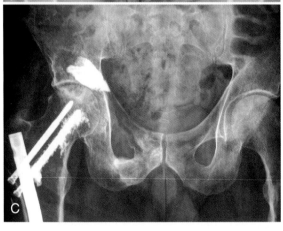

图 28-2 右髋臼转移合并右股骨颈转移，手术前后图像。**A**，某患者术前 CT 显示右侧髋臼（伴有周围软组织肿物形成）及股骨颈溶骨性转移灶。**B** 和 **C**，同一患者术前与术后 X 线片。

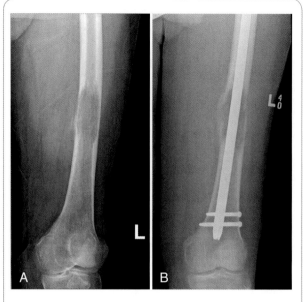

图 28-3 股骨转移瘤骨折风险高，行预防性髓内针内固定手术前后图像。**A**，某多发性骨髓瘤患者，左股骨干中段长达 8cm 的溶骨性病变，伴骨皮质破坏。Mirels 评分 11 分。**B**，同一患者行预防性髓内针内固定术后 X 线片。

MSTS-93 [46] 及 TESS（Toronto Extremity Salvage Score）[47] 的比较，显示功能上的改善，分别为：MSTS 1987:14.1±7.4 *vs.* 19.1±6.4；MSTS 1993：7.9±7.5 *vs.* 14.4±5.8；TESS：39.7±22.1 *vs.* 53.8±23.7。术后 3 个月时仍可见功能改善 [44]。由于恶性肿瘤患者的生存期较短，导致难以获得长期预后结果。

脊椎转移并发症—压缩性骨折

脊柱转移瘤发生压缩性骨折可导致疼痛和后凸畸形。压缩骨折的软组织包块和骨质碎片可压迫神经根、硬膜、脊髓。对于具有高危因素（图 28-4）或已经发生压缩骨折的患者，特别是具有明显疼痛的患者，可以采用包括放疗和微创治疗（脊椎加固）在内的治疗方式。特殊病例可以进行手术治疗。某些适合的病例还可以接受立体定向放射治疗。

脊椎加固

许多研究者报道了采用椎体成形及后凸成形

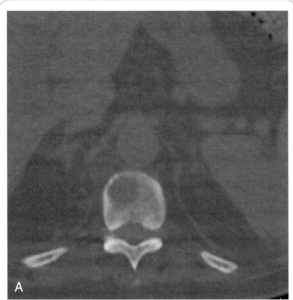

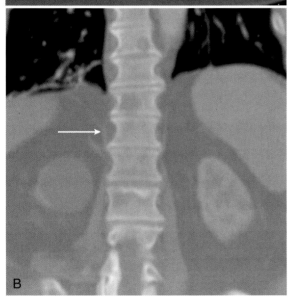

图 28-4　椎体内溶骨性转移存在压缩塌陷的风险。A，某非小细胞肺癌椎体转移的患者，轴平面 CT 显示 T12 椎体内存在较大的溶骨性转移灶。B，胸腰椎冠状面 CT 显示该溶骨性转移灶在纵向几乎达到 T12 椎体等高。

经症状和体征、非溶骨性转移瘤、椎体压缩超过 60%、爆裂性骨折以及椎体后壁骨质不完整。对于肿瘤局部进展和潜在播散的考虑，潜在地限制了这些脊椎加固技术的应用。

脊椎加固手术的并发症较少，通常与骨水泥渗漏有关。最严重的并发症为骨水泥导致的肺栓塞，其发生率为 1.7% ~ 3.4%[48,51]。局部临床并发症包括：短暂的神经根病、永久性神经根病、马尾综合征、血胸和血肿。

脊椎加固手术对于溶骨性转移瘤骨折患者的作用已经明确。在一项研究中显示，多发性骨髓瘤与骨质疏松压缩骨折具有相同的功能改善情况[50]。在多发性骨髓瘤导致的压缩骨折患者应用后凸成形进行脊椎加固，在术后 1 年的随访中，保持了脊椎椎体高度和稳定性[55,56]。脊椎加固手术显著改善了许多患者的全面的生活质量评分及功能，其背部疼痛减轻、服用止痛药量明显减少[52]。Anselmetti 等报道，年龄、病理类型、随访时间长短对于预后无影响[57]。Hentschel 等研究显示，尽管存在相对禁忌证，对其他治疗不敏感的椎体骨折导致的患者严重背痛，可以安全有效地采用脊椎加固手术[58]。

Masala 等对接受经皮椎体成形术的 64 例多发性骨髓瘤患者进行安全性和有效性评估，结果显示术后疼痛明显减轻，术后 1 个月和 6 个月的疼痛评级没有改变，未发现相关并发症发生[59]。Lee 等总结了 19 例来源于实体器官的脊柱转移瘤进行经皮椎体成术的经验，结果显示该治疗方法有效，可以与放化疗等其他治疗联合进行[60]。Tseng 采用经皮椎体成形术治疗 57 例（78 个椎体）脊柱转移瘤，获得明显的疼痛缓解及止痛药用量减少[61]。McDonald 对 67 例多发性骨髓瘤患者进行经皮椎体成形术治疗的临床预后进行评估，标准包括 Roland Morris 功能丢失问卷、视觉疼痛评分（VAS），静息和活动 VAS 评分，改善结果分别为 11.0 分（48%；$P < 0.0001$），2.7 分（25%；$P < 0.001$），5.3 分（48%；$P < 0.0001$）；术后 1 年仍持续获得改善（$P < 0.01$；$P < 0.03$；$P < 0.001$）。分别有 82% 和 89% 的患者静息痛和活动后疼痛获得显著改善。65% 的患者止痛药服用量减少，70% 的患者活动能力增加[62]。

Pflugmacher 等前瞻性地评估 65 例脊柱转移瘤骨折导致疼痛和不稳的患者接受球囊扩张后凸

技术（图 28-5）治疗脊柱转移瘤进行脊椎加固，具有较高安全性[48-52]。进行脊椎加固的指征包括：椎体负重部分的溶骨性大范围病变、溶骨性压缩骨折、疼痛，以及对以前的重建椎弓根螺钉进行椎体内加固固定。常见的禁忌证包括：全身性病变如脓毒血症、出血时间延长，以及心肺病变等影响手术安全性的情况。其他禁忌证包括：有神

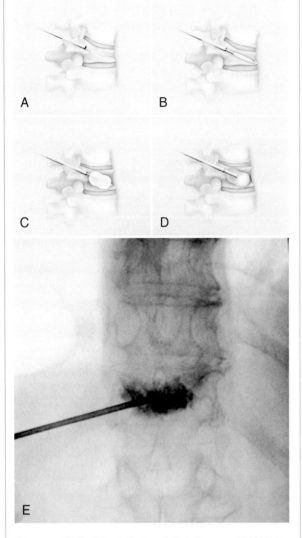

图 28-5 椎体后凸成形术。手术步骤：**A**，椎体穿刺插管；**B**，置入可扩张球囊（IBT）；**C**，撑开球囊恢复椎体高度；**D**，椎体内形成空腔并注入骨水泥；**E**，术中后前位透视图像（T12 椎体）。

成形术的长期效果及安全性。作者发现术前、术后疼痛 VAS 评分和 Oswestry 功能丢失指数获得显著提高（$P < 0.0001$），并保持至术后 24 个月。术后及术后 3 个月可见椎体高度恢复及后凸角度复位，尽管术后 12 个月这些指标又回复至术前水平。球囊扩张后凸成形术的骨水泥渗漏和激发椎体骨折的比率分别为 12% 和 8%。24 个月的随访期内未见水泥渗漏导致明显症状或严重并发症发生[63]。

椎体加固可以与开放性手术联合用于需要进

行神经减压和脊柱固定的患者。Fuentes 等证明在其患者获得了疼痛缓解和神经功能改善[64]。 在选择性病例中，脊椎加固可以与其他微创治疗联合应用（例如，经皮椎弓根螺钉固定、限制性的开放肿瘤吸除），以获得症状缓解和脊柱稳定，而避免了开放手术围手术期死亡的发生（图 28-6）。

手术

对于无脊髓压迫，而且可以通过脊椎加固联合放化疗解决问题的高骨折风险或畸形椎体压缩骨折的患者，开放手术的作用有限。开放的活检切除手术可以用于经皮穿刺活检失败的病例，或用于孤立性转移瘤希望获得治愈可能的患者。这种情况较为少见并且在每个病例均有所不同。

放疗

在预期生存期较长，而椎体压缩骨折可能性较大的患者，治疗的目的是预防肿瘤进展和避免骨折疼痛。 如同治疗长骨高骨折风险患者的剂量分割放疗一样，无证据显示哪种是最佳的治疗方案。其他需考虑的因素是脊椎转移和脊髓之间的关系。为了避免对脊髓经常进行再次治疗，使得肿瘤放疗医生建议进行分割放疗。分割放疗可以采用较大放疗剂量（如 20Gy 分 5 次放疗）。因此，认为其可能是正确的治疗方式[65]。 但仍需要进一步的研究。

立体定向放射治疗

对于以前曾经接受过脊柱放疗的患者，脊髓的耐受剂量限制了安全放疗的应用。总体上，脊髓耐受的生物等效剂量（BED）为 BED 100 Gy_{10}。这意味着，以前接受过单次 8Gy 或 20Gy 5 次分割放疗的患者，还可以安全接受最大剂量 20Gy 的 8 次分割放疗。超出剂量以外，将增加放射性脊髓炎的危险，导致通常发生在放疗后 6 个月的瘫痪。

立体定向放疗允许仅对椎体照射，而避开脊髓，在某些情况下，可以治疗那些受脊髓耐受剂量限制的病例。尽管立体定向放疗的技术已经成熟，允许安全进行 8 ～ 24Gy 的单次放疗，4 ～ 6Gy×5 次分割放疗，8 ～ 9Gy×3 次分割放疗（生物等效剂量 43 ～ 82Gy_{10}），但指导最佳治疗方式的证据仍不完善[66]。

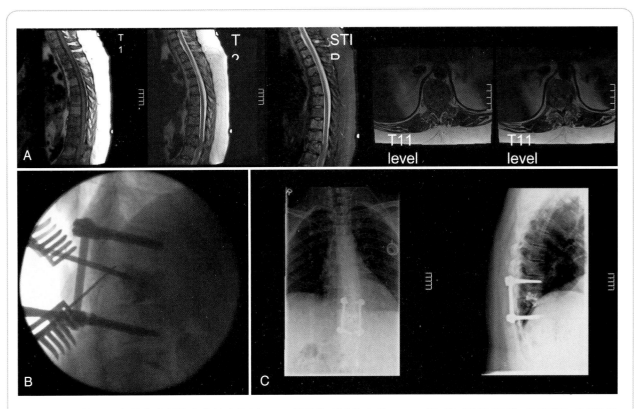

图 28-6　椎体强化与其他微创技术的结合使用。**A**，某乳腺癌转移患者，MRI（矢状面及轴平面）显示脊柱多节段转移以及 T11 节段椎管内硬膜外病变引起早期脊髓受压。**B**，术中透视图像展示联合微创手段的使用，包括经皮椎弓根螺钉固定、小切口减瘤手术和经皮椎体骨水泥强化。**C**，术后 6 个月的平片（正侧位像）显示良好的脊柱曲线。

　　在临床治疗中，既往曾经接受放疗是进行立体定向放疗的最常见原因[67]，或者用于严格挑选的孤立性骨转移患者，以期达到最大肿瘤根治剂量获得局部控制。另外，以前被认为放疗不敏感的肿瘤（如肾癌转移）现在可以进行更大剂量的放疗。与普通放疗相比，立体定向放疗需要进行放疗前计划，不适用于疼痛无法缓解的患者或急性的脊髓压迫。立体定向放疗的优势在于在肿瘤和邻近的、只有数毫米距离的脊髓之间产生剂量陡变的台阶（图 28-7，彩图 28-7）。需要高质量的影像，包括诊断和计划用的 MRI 和 CT 扫描，来进行放疗计划设计。为了保证治疗计划的可重复性，需要严格的制动。且由于需要高质量的图像引导以保证射线进入计划放疗的区域，放疗计划过程会持续数天。每次放疗时间持续近 1 小时，需要患者在治疗床上保持制动。由于这些要求，有部分患者无法接受这种放疗。尽管如此，该方法仍然是治疗脊柱转移瘤及并发脊髓压迫患者的有力工具，特别是其他治疗无效时。在少数孤立性转移瘤患者，立体定向放疗的大剂量射线可以提供肿瘤根治的效果。

脊椎转移癌的并发症——脊髓受压

　　对有症状和体征提示脊髓受压的患者，迅速的诊治对于功能的恢复至关重要。下文着重陈述有临床脊髓压迫表现的患者（如进行性疼痛或影像学证实有神经症状的患者）。总地来说，脊髓受压的诊断提示患者预期生存时间约 3 个月[11]。但也有小部分患者因接受了更为积极的治疗有望改善预后。有部分患者虽然有脊髓压迫但无临床症状（如影像学证实有脊髓压迫而无神经症状）。脊髓压迫的治疗方法包括手术、放疗或手术 + 放疗综合治疗。针对不同个体是否采用综合治疗（结

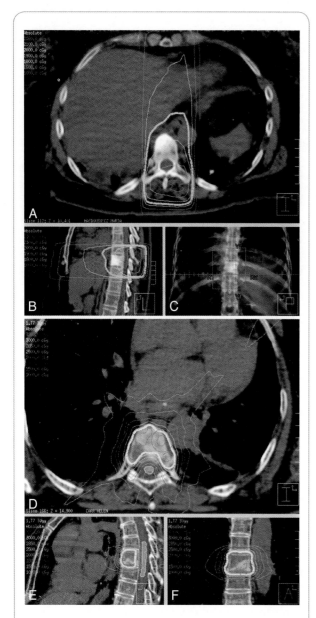

图 28-7 三维适形外照射放疗与脊柱立体定位放疗用于治疗存在疼痛的脊柱转移瘤的比较。A-C，三维适形放疗用于治疗某结直肠癌 T9 椎体硬化性转移瘤的患者，放疗剂量分布为 20Gy 分割为 5 个放射靶区，95% 的等剂量曲线（19Gy= 亮绿色线）在加权平行像覆盖 T8-T10 椎体。A，轴状面。B，矢状面。C，包含 T8-T10 的放射野。D-F，非小细胞肺癌患者骨转移的脊柱立体定位放疗方案。已经超过 5 个放射靶区总剂量为 20Gy。此次放疗剂量分布为 30Gy 分割为 4 个放射靶区。D，轴状面放射剂量测定（9 个共平面光束）显示，与三维适形放疗相比，改进的立体定位放疗能使脊髓免于照射（30Gy= 亮黄色线，T7 椎体；计划靶区 = 红色区域；脊髓 = 绿色区域）。E，矢状面。F，冠状面。

合手术与放疗）还有待商榷。非侵袭性治疗手段，如传统的放疗或立体定向放射治疗，以后可能会有更多的发展空间，目前这方面缺乏随机对照试验。

手术

手术是仅有的，可以立刻缓解脊髓压迫及进行病椎机械固定的治疗方法[18]。手术干预的指征包括骨性碎片压迫脊髓、脊椎不稳，尤其是单椎体病变且上、下椎体结构完好（图 28-8A 和 B），以及患者一般状况良好的病例（如有望生存期长约 3 个月的患者）。手术干预的相对适应证包括：需组织学材料方便病理诊断、放疗期间或放疗后症状加重、先前的放疗使其他治疗不能继续进行[68-70]。如果肿瘤血运丰富（如肾细胞癌），可以考虑术前 24 小时内血管栓塞。组织学类型对放化疗高度敏感的原发肿瘤，如淋巴瘤、小细胞肺癌、生殖细胞肿瘤，可不行手术治疗。

根据肿瘤浸润的范围决定手术类型。Weinstein 将椎体划分为 4 个区域以便指导手术（图 28-9，彩图 28-9）。对于 I 区及 II 区的肿瘤建议行后路或后侧路进行固定；对于 III 区肿瘤，建议前路并利用钢板或聚甲基丙烯酸甲酯植入物进行内固定；对于 IV 区肿瘤，建议联合前后路进行重建[31]。最好避免给前方病变的患者行后路椎板切开减压手术，因为这样手术可能导致脊柱不稳、脊柱后凸和疼痛。

放疗

放疗是脊髓压迫最常用的治疗手段之一，可单用或联合手术来缓解脊髓压迫。从放疗用于治疗恶性肿瘤脊髓压迫的前瞻性非随机试验可见，治疗前可以行走的患者 94% 治疗后行走功能还能保留。治疗前需辅助行走的患者，行走功能可保留 63%；治疗前下身轻瘫的患者，38% 可保留行走功能；治疗前截瘫的患者 13% 可恢复行走功能[71]。背部疼痛完全缓解率据报道在 54% ～ 59%[72,73]。

当患者有多个椎体病变、身体一般情况差、有限生存期或存在手术治疗的禁忌以及肿瘤对放疗敏感时，往往建议单用放疗治疗（见图 28-8C）。放疗用于照射肉眼病灶（见磁共振图像）2cm 大小的范围，或者在病椎上下 1 ～ 2 个椎体的范围。大剂量地塞米松（如每天 4 次，每次 4mg）

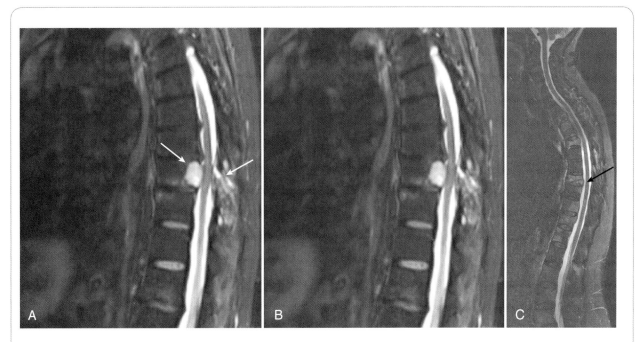

图 28-8　脊髓受压（**A** 与 **B**，单一平面；**C**，多个平面）。**A**，矢状面 MRI（T2 加权，强化后）显示非小细胞肺癌患者 T9 椎体平面单发转移病灶导致脊髓受压。箭头指示前方及后方均有肿物导致恶性脊髓压迫（MSCC）。**B**，同一患者，轴状面 MRI（T1 加权，液体衰减反转恢复序列）显示 T9 椎体脊髓受压平面。**C**，伴有乳腺癌骨转移的不同患者。矢状面 MRI（短时反转恢复序列）显示整个脊柱多个平面椎体受累。箭头显示 T5 椎体平面明显的恶性脊髓压迫。

经常用来减少水肿。对完全截瘫 > 72 小时的患者，放疗几乎不能改善任何神经功能。治疗的速率对保留功能至关重要。

联合放疗和手术

　　单纯放疗有许多局限性。对有脊柱不稳的患者，虽然放疗可使肿瘤明显缩小、疼痛缓解以及神经功能改善，病椎仍无任何结构支持。放疗的疗效不能立刻显现出来。相比于手术，放疗对减小肿瘤体积、缓解脊髓压迫效果不佳。对脊髓快速受压，这可能至关重要。对开始放疗无效、疾病进展的患者，可行挽救手术，给予几周放疗治疗可能增加伤口合并症，最好避免。

　　一个随机试验比较了单纯减压手术（最大面积地减压）+ 固定联合术后放疗（3Gy 分 10 次）与单纯放疗的治疗效果[74]。患者入组的指征为单一区域硬膜外脊髓压迫、小于 48 小时的截瘫、预期生存期 > 3 个月、可耐受手术和放疗。有脊柱不稳或出现骨性成分压迫的病例也可入组。而需

排除对放疗敏感的肿瘤、多发不连续的压缩病灶、先前有放疗病史，及事先存在神经功能障碍的病例。试验组及对照组均被给予大剂量地塞米松（96mg/d）。两组患者均在磁共振发现脊髓压迫 24 小时内开始治疗。

　　最后入组的患者共有 101 例（原计划样本量为 200 例）。试验因早期制定的基于效益的暂停规则而被提前终止。显然手术组的患者（S；84%）比单纯放疗组的患者（RT；57%）在治疗后可以更早地行走（P=0.001）。采用手术治疗的患者保持行走及控制括约肌的能力比单纯放疗的患者明显增强。同时手术治疗的患者的镇痛需求明显减低及出现生存期的延长（手术 + 放疗组为 126 天 vs. 单纯放疗组的 100 天）。这项研究结果支持联合手术与放疗为脊髓压迫的适宜人群进行治疗（表 28-4）。

　　建议在术后 2 ～ 3 周内基于手术范围及伤口愈合情况进行规范放疗（图 28-10）。虽然在临床实践中，经常采用的放疗剂量为 20Gy 分 5 次，但

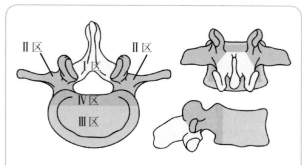

图 28-9 椎体的四个分区及推荐的手术入路。推荐的手术入路：Ⅰ、Ⅱ区：后路或后外侧入路内固定。Ⅲ区：前入路人工椎体重建或骨水泥填充。Ⅳ区：前后入路联合手术。

是在 Patchell 研究中放疗剂量为 30Gy 分 10 次进行放疗。

脊髓压迫的放疗剂量及分配

虽然放疗为脊髓压迫最常用的治疗手段，但是最佳剂量及治疗策略目前仍未达到共识[75]。例

如 30Gy 分 10 次或 20Gy 分 5 次是临床常用的放疗剂量分配。对预期生存期不长的患者倾向于短期放疗。

两个随机对照试验对不同剂量分配的放疗方案进行了比较[72,76]。先于这些试验仅有回顾性研究[71]。两组试验中，患者随机分为两组，一组为 16Gy，分 2 次（2 次间隔 6 天），另一组为 30Gy 分 8 次（其中 5Gy 放疗 3 天，中间休息一天，再行 3Gy 放疗 5 天）。两个随机试验设计类似。多发不连续病灶以及预期生存期短（定义为 ≤ 6 个月）的患者被排除。同样的，存在脊柱不稳、脊髓骨性压缩或者先前对靶区域进行过放疗病例也被排除。结束治疗的指标称为"反应率"，包括疼痛缓解、运动功能及括约肌功能的恢复。两个试验设计为等价试验，两个试验的样本量也类似，分别为 276 和 303 例。

这两项研究中患者治疗前的神经功能状况与其他联合试验类似，研究初始可以自由行走的患者比例分别为 67%[72] 和 65%[76]，有正常括约肌功能的患者比例分别为 89%[72] 和 86%[76]。但是患者年龄偏大，平均年龄分别为 68 岁[72] 和 67

表 28-4 比较手术和手术 + 放疗随机对照试验（RCT）结果总结

结果	脊髓压迫患者放疗和手术 RCT 结果		
	放疗	手术 + 放疗	P
疼痛反应：中位每日吗啡等价量	4.8mg	0.4mg	0.002
运动反应：			
治疗后下地活动比例	29/51（57%）	42/50（84%）	0.001
保持 ASIA 评分	72 天	566 天	0.001
保持 Frankel 评分	72 天	566 天	0.0006
能够下地活动期（中位）	13 天	122 天	0.0017
维持括约肌功能	17 天	156 天	0.016
生存期（中位）	100 天	126 天	0.033

Adapted from Patchell[74]

ASIA：美国脊髓损伤协会。

RCT：随机对照试验。

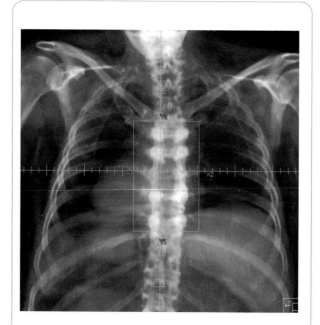

图 28-10 术后放疗区域包含手术内固定物。多发性骨髓瘤引起脊髓压迫的患者经过减压和内固定。此图为 CT 模拟成像的数字化重建图片，显示的后侧放疗靶区覆盖了手术内固定范围（包含 T5-T9 椎体节段）。

岁[76]。已排除有手术指征的患者，例如脊柱不稳等。该研究主要应用于预期生存期较短的患者，平均预期生存期约 4 个月，也与 Patchell 研究结果类似[74]。

这两个试验的患者无明显的疗效反应（背部疼痛、行走及膀胱功能）、反应时间、生存期及不良反应等差异。在开始放疗后 1 个月开始进行疗效评估[72,76]（表 28-5）。两项试验研究没有发现不同放疗剂量对脊髓压迫部位的肿瘤复发率有影响，但是高剂量组复发率有减小的趋势。总结说，这些临床试验支持单次 8Gy 与 16Gy 分 2 次等价[76]；这也相继证明对预期生存期短、无手术指征的脊髓压迫的患者单次 8Gy 等价于 30Gy 分 8 次的放疗剂量[72]。

8Gy 分 1 次、16Gy 分 2 次及 30Gy 分 8 次的生

物学等效剂量（biological equivalent doses，BEDs）分别约为 $19Gy_{10}$、$28Gy_{10}$、$44Gy_{10}$。高剂量的 BEDs（例如：30Gy 分 10 次，BEDs 约 $60Gy_{10}$）是否提供更好的疗效目前仍不明确。对晚展期癌症的患者进行生存期预测后发现单纯临床评估并不合适[77]。不准确的预后以及脊髓压迫进展的灾难性后果刺激肿瘤放疗科专家利用更高的 BEDs 的放疗获得更好的疗效。

既往回顾性研究[78,79]以及一项最近前瞻性非随机试验（脊髓压迫复发率评估，Spinal Cord Compression Recurrence Evaluation，SCORE-1）比较了不同放疗方案的疗效，证实高剂量放疗（如 30Gy 分 10 次，37Gy 分 15 次，40Gy 分 20 次）相比低剂量放疗（单次 8Gy，20Gy 分 5 次）对局部控制有潜在的优越性[80]。

对预后差的患者，单次 8Gy 的放疗提供了与其他放疗方案等效的保留行走能力的疗效。对预后好的患者，应推荐联合多种治疗方式的联合治疗，才能为患者挽救更多神经功能，并改善长期生存。对介于两者之间的患者，最佳的剂量分配方案仍不明确。

联合手术和放疗，还是单纯放疗？

推荐综合治疗还是单纯放疗的决定是基于临床及放射学表现等多种因素综合得出的。临床如何做出判断呢？

在一项前瞻性研究的病例库中，包括影像学证实有脊髓压迫伴有或不伴神经症状，在可以实施综合治疗的临床环境中，仅有 35% 的患者推荐联合手术和放疗的综合治疗[81]。入组 Patchell 研究[74]的患者特征可以被归纳。在这项研究中，初治时 69% 的患者可以行走，62% 的患者有括约肌功能，38% 的患者出现了骨性碎片或脊柱不稳[82]。同时研究发现年龄与治疗结果有显著关联。手术已不优先于放疗进行治疗，年龄估计在 60 ～ 70 岁[83]。

直到最近，才有充分证据重新定义哪种影像学类型及哪些患者特征最适于综合治疗，即临床证实有脊髓压迫（至少有一个脊髓压迫的临床症状和体征）、单节段脊髓压迫、预后较好（如 > 3 个月）、年轻（如 < 70 岁）。另外，先前对靶区域进行过放疗及有脊柱不稳或者骨性碎片导致脊髓压迫的患者往往对单纯放疗效果不佳，应该考虑

表 28-5　关于脊髓压迫的两个 RCT 试验结果的总结

	2005 年	
结果 #	16Gy 分 2 次	30G 分 8 次[72]
疼痛减轻	56%	59%
对移动的反应 +	68%	71%
中位改善期	3.5 个月	3.5 个月
括约肌功能控制反应 +	90%	89%
中位生存期	4 个月	4 个月
	2009 年	
结果 #	8Gy 分 1 次	16G 分 2 次
疼痛减轻	52%	53%
对移动的反应 +	62%	69%
中位改善期	5 个月	5 个月
括约肌功能控制反应 +	85%	87%
中位生存期	4 个月	4 个月

引自 Marazano 2005[72]

引自 Marazano 2009[76]

\# 停止放疗后 1 个月。

+ "Responder" 包括患者保持或恢复行走能力伴有和（或）不伴有括约肌功能控制；患者治疗后对止痛药具有疼痛和（或）疼痛反应。

RCT：随机对照试验。

放疗。对预后处于两个极端的患者，仅有影像学检查证实有脊髓压迫和有多发神经功能缺损和生存期短或者手术风险的患者，放疗似乎是理想的治疗手段。

脊髓压迫预后的预测

脊髓压迫治疗后有许多因素可预测其长期生存[78]和行走功能[79,84]。Rades 等[78]评估了 1852 例采用放疗的脊髓压迫患者情况，它是其中最大的临床试验之一。对 13 项影响疾病因素、脊髓压迫的影像学特征、邻近骨性结构和治疗因素等均进行评估。基于多因素分析，发现 6 项疾病因素与预后显著相关：包括不同的肿瘤类型（骨髓瘤、淋巴瘤和乳腺癌）、肿瘤诊断与发生脊髓压迫的间隔时间 > 15 个月、发生运动缺失时间 > 7 天、放疗前的行动情况、无内脏转移和出现其他部位的骨转移。脊髓压迫节段的骨破坏和邻近区域无详细研究。但是，一到两个椎体受累的病例预后较好。从治疗的角度，接受长疗程放疗（如：30Gy 分 10 次，37.5Gy 分 15 次和 40Gy 分 20 次），并且放疗后反应较好的患者往往预后较好。

笔者提供一个整合这些参数来综合评估预后的方法，叫做"第一分"[85]（表 28-6 和图 28-11，彩图 28-11）。六个关键的预后因素，包括肿瘤类型、肿瘤诊断到转移性脊髓压迫的时间、骨或内脏转移、行走情况和运动能损伤的时限都被纳入。不同的亚组被授予不同加权分数，总分为 40 分。对评分为 20 ~ 25 的患者 6 月生存率达 4%，评分为 26 ~ 30 的患者达 11%，评分为 31 ~ 35 的患者达 48%，评分为 36 ~ 40 的患者达 87%，而评分为 41 ~ 45 的患者 6 月生存率达 99%。如肺癌患者，有其他部位骨转移、内脏转移，从疾病诊断到出现脊髓压迫历时 ≤ 15 个月，不能自主行走，放疗前发展到行动困难的时间 < 7 天，该患者的预后评分为 20 分。虽然该系统可能过于复杂而不利于临床使用，但是这些临床因素的重要性是显而易见的，值得进一步探索和验证。类似的模式也可运用于手术的患者[86-90]。

Leithner 等[91]比较了 7 例术前脊柱转移癌患者（n=69）预后系统，发现 Bauer 评分[89]与生存相关度最高。三个因素，包括有或没有内脏转

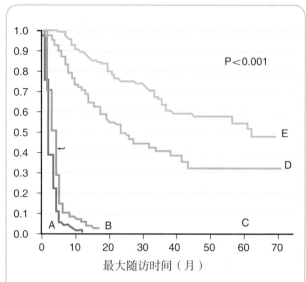

图 28-11　五组患者 Kaplan-Meier 的生存曲线。A 组 21 ~ 25 分；B 组　26 ~ 30 分；C 组 31 ~ 35 分；D 组：36 ~ 40 分；E 组 41 ~ 45 分。

移、原发灶的位置（肺或者其他）和骨转移的数目（单发或者多发）都包含在该系统内。

治疗后功能恢复的预测可以让临床医生给予患者及其护理人员以恢复功能的可能，因而可以让患者对未来护理需要做出规划，并且医生可以根据潜在可能的收益及风险进行评估，进而给予指导康复治疗。大量的临床试验探索预后因素并不常见。Hessler 等[92]认为手术患者（194 例有神经功能缺陷的患者）手术减压前出现神经症状 < 1 天相比 > 15 天有 16 倍的希望更可能恢复。Furstenberg 等[93]报道 35 例出现神经功能障碍的患者，48 小时内手术恢复率为 71%；而 48 小时以后手术的患者恢复率仅有 29%。Chaichana 等[94]（n=78 例）认为术前能行走、就诊时出现病理骨折、出现症状小于 48 小时、术后放疗都是恢复神经功能的积极预后因素。

其他支持治疗措施

一旦诊断明确，无论选择哪种治疗，地塞米松都是一个有力的支持治疗措施。地塞米松的作用介于抗炎和抗水肿之间。在 2008 年 Meta 分析中[98]的 3 个小型随机试验[95-97]，显示激素在脊髓压迫患者治疗中的作用，无任何一个试验提示

表 28-6　Rades 预后"第一分"评分：六个因素（最高 45 分）[85]

	生存 6 个月（%）	评分
原发肿瘤类型		
乳腺癌	78	8
前列腺癌	66	7
骨髓瘤 / 淋巴瘤	85	9
肺癌	25	3
其他肿瘤	40	4
放疗时其他部位骨转移		
是	48	5
否	65	7
放疗时内脏转移		
是	17	2
否	80	8
自肿瘤诊断到发生脊髓压迫间隔		
＜ 15 个月	41	4
＞ 15 个月	71	7
放疗前自主行走状态		
自主行走	71	7
不能自主行走	31	3
放疗前发展到行动困难时间		
1 ～ 7 天	26	3
8 ～ 14 天	55	6
＞ 14 天	78	8

高剂量皮质激素治疗（96 ～ 100mg/d）相比于中等剂量皮质激素（10 ～ 16mg/d）治疗有显著的获益。鉴于大剂量地塞米松的潜在显著不良反应，包括胃肠道出血及代谢障碍，经常使用 24 小时总剂量约 16mg，分为 2 ～ 4 次给药。放疗期间地塞米松经常持续给药，并逐渐减少使用直到治疗结束。

脊髓压迫的多学科治疗措施

对总生存率和行动能力影响最大的预后因素是治疗前的神经功能，尤其是运动功能[99]。在已知或可疑转移癌患者出现新的症状（如神经压迫症状、渐重的神经疼痛），尽快行磁共振检查来评估全脊柱病变是治疗前减少神经功能缺失最紧迫的工作[100]。一旦诊断明确，需通知肿瘤科手术医生及放疗医生的快速评估来确定最佳的治疗方案。

电话快速转诊患者或者"热线"已经被称为一种简单的、可接受的、可行的帮助筛选患者行急诊磁共振检查的办法[101]。对不同地理区域的多学科专家进行实质上的会诊来进行诊疗意见的综合已经在试验中。此程序依赖于肿瘤学放射科和手术医生先前对临床信息的一致意见。这些临床信息对临床决定起到关键的作用，并且该程序可使两个学科医生能通过共同途径来观看电子版的影像学资料，并可迅速做出决策（通常根据临床急诊的需要在几分钟或几小时之间）。该程序让精确的多发学科意见迅速呈递的同时，限制经过讨论拟定行手术治疗的患者转院[102]。最终，需强调继续健康教育的重要性，脊髓压迫的高危人群不能在早期诊断时过度治疗，临床决定的迅速确定，恶性肿瘤导致脊髓压迫的快速转诊都至关重要。

小结

进展型骨转移癌可能导致骨性结构的破坏、脊柱机械不稳、骨折和脊髓压迫。治疗目标有缓解疼痛、重建脊柱的稳定和功能的恢复。放疗、微创治疗手段，如椎体成形术、立体定位放疗、手术和联合治疗被认为组成了基于临床情况的最佳治疗策略。治疗决策的制定需要综合治疗效率、生存期和治疗相关病死率和患者主观愿望和倾向的综合考虑。迅速的诊断、多学科讨论和紧急处理是医疗质量的保证，无论在哪里，这些治疗原则都是脊髓压迫患者诊治的关键。

参考文献

1. Coleman RE. Clinical features of metastatic bone disease and risk of skeletal morbidity. *Clin Cancer Res.* 2006;12:6243s–6249s.

2. Vestergaard P, Rejnmark L, Mosekilde L, et al. Fracture risk in patients with different types of cancer. *Acta Oncol.* 2009;48:105–115.

3. Plunkett TA, Smith P, Rubens RD. Risk of complications from bone metastases in breast cancer: implications for management. *Eur J Cancer.* 2000;36:476–482.

4. Domchek SM, Younger J, Finkelstein DM, et al. Predictors of skeletal complications in patients with metastatic breast carcinoma. *Cancer.* 2000;89:363–368.

5. Inoue T, Segawa T, Kamba T, et al. Prevalence of skeletal complications and their impact on survival of hormone refractory prostate cancer patients in Japan. *Urology.* 2009;73:1104–1109.

6. Tsuya A, Kurata T, Tamura K, et al. Skeletal metastases in non-small cell lung cancer: a retrospective study. [see comment]. *Lung Cancer.* 2007;57:229–232.

7. Sekine I, Nokihara H, Yamamoto N, et al. Risk factors for skeletal-related events in patients with non-small cell lung cancer treated by chemotherapy. *Lung Cancer.* 2009;65: 219–222.

8. Delea T, Langer C, McKiernan J, et al. The cost of treatment of skeletal-related events in patients with bone metastases from lung cancer. *Oncology.* 2004;67:390–396.

9. Rietevski B, Finkelstein JA, Stephen DJ, et al. Mortality and complications following stabilization of femoral metastatic lesions: a population-based study of regional variation and outcome. *J Can Chir.* 2009;52:302–308.

10. Van Geffen E, Wobbes T, Veth RP, et al. Operative management of impending pathological fractures: a critical analysis of therapy. *J Surg Oncol.* 1997;64:190–194.

11. Loblaw DA, Laperriere NJ, Mackillop WJ. A population-based study of malignant spinal cord compression in Ontario. *Clin Oncol (R Coll Radiol).* 2003;15:211–217.

12. Bayley A, Milosevic M, Blend R, et al. A prospective study of factors predicting clinically occult spinal cord compression in patients with metastatic prostate carcinoma. *Cancer.* 2001;92:303–310.

13. Venkitaraman R, Barbachano Y, Dearnaley DP, et al. Outcome of early detection and radiotherapy for occult spinal cord compression. *Radiother Oncol.* 2007;85:469–472.

14. Venkitaraman R, Sohaib SA, Barbachano Y, et al. Detection of occult spinal cord compression with magnetic resonance imaging of the spine. *Clin Oncol (R Coll Radiol).* 2007;19:528–531.

15. Roodman GD. Mechanisms of bone metastasis. *N Engl J Med.* 2004;350:1655–1664.

16. Bergmann P, Body JJ, Boonen S, et al. Evidence-based guidelines for the use of biochemical markers of bone turnover in the selection and monitoring of bisphosphonate treatment in osteoporosis: a consensus document of the Belgian Bone Club. *Int J Clin Pract.* 2009;63:19–26.

17. Abrahm JL. Assessment and treatment of patients with malignant spinal cord compression. *J Support Oncol.* 2004;2:377.

18. Prasad D, Schiff D. Malignant spinal-cord compression. [see comment]. *Lancet Oncol.* 2005;6:15–24.

19. Damron TA, Ward WG, Damron TA, et al. Risk of pathologic fracture: assessment. *Clin Orthop Relat Res.* 2003;(suppl 415):S208–S211.

20. Tschirhart CE, Finkelstein JA, Whyne CM, et al. Biomechanics of vertebral level, geometry, and transcortical tumors in the metastatic spine. *J Biomech.* 2007;40:46–54.

21. Harrington KD. Impending pathologic fractures from metastatic malignancy: evaluation and management. *Instr Course Lect.* 1986;35:357–381.

22. van der Linden YM, Kroon HM, Dijkstra SP, et al. Simple radiographic parameter predicts fracturing in metastatic femoral bone lesions: results from a randomised trial. *Radiother Oncol.* 2003;69:21–31.

23. Keyak JH, Kaneko TS, Rossi SA, et al. Predicting the strength of femoral shafts with and without metastatic lesions. *Clin Orthop Relat Res.* 2005;439:161–170.

24. Mirels H. Metastatic disease in long bones: a proposed scoring system for diagnosing impending pathologic fractures. *Clin Orthop Relat Res.* 1989;249:256–264.

25. Evans AR, Bottros J, Grant W, et al. Mirels' rating for humerus lesions is both reproducible and valid. *Clin Orthop Relat Res.* 2008;466:1279–1284.

26. Harrington KD. The management of acetabular insufficiency secondary to metastatic malignant disease. *J Bone Joint Surg Am.* 1981;63:653–664.

27. Biermann JS, Holt GE, Lewis VO, et al. Metastatic bone disease: diagnosis, evaluation, and treatment. *J Bone Joint Surg Am.* 2009;91:1518–1530.

28. Ghert M, Alsaleh K, Farrokhyar F, et al. Outcomes of an anatomically based approach to metastatic disease of the acetabulum. *Clin Orthop Relat Res.* 2007;459:122–127.

29. Krishnaney AA, Steinmetz MP, Benzel EC. Biomechanics of metastatic spine cancer. *Neurosurg Clin N Am.* 2004;15:375–380.

30. Shah AN, Pietrobon R, Richardson WJ, et al. Patterns of tumor spread and risk of fracture and epidural impingement in metastatic vertebrae. *J Spinal Disord Tech.* 2003;16:83–89.

31. Georgy BA. Metastatic spinal lesions: state-of-the-art treatment options and future trends. *Am J Neuroradiol.* 2008;29:1605–1611.

32. Wu JS, Wong R, Johnston M, et al. Meta-analysis of dose-fractionation radiotherapy trials for the palliation of painful bone metastases. [see comment]. *Int J Radiat Oncol Biol Phys.* 2003;55:594–605.

33. Falkmer U, Jarhult J, Wersall P, et al. A systematic overview of radiation therapy effects in skeletal metastases. *Acta Oncol.* 2003;42:620–633.

34. Chow E, Harris K, Fan G, et al. Palliative radiotherapy trials for bone metastases: a systematic review. *J Clin Oncol.* 2007;25:1423–1436.

35. Sze WM, Shelley M, Held I, et al. Palliation of metastatic bone pain: single fraction versus multifraction radiotherapya systematic review of the randomised trials. *Cochrane Database Syst Rev.* 2004; CD004721.

36. Koswig S, Budach V. Remineralization and pain relief in bone metastases after after different radiotherapy fractions (10 times 3 Gy vs. 1 time 8 Gy): a prospective study. *Strahlenther Onkol.* 1999;175:500–508.

37. Ural AU, Avcu F, Baran Y, et al. Bisphosphonate treatment and radiotherapy in metastatic breast cancer. *Med Oncol.* 2008;25:350–355.

38. Townsend PW, Rosenthal HG, Smalley SR, et al. Impact of postoperative radiation therapy and other perioperative factors on outcome after orthopedic stabilization of impending or pathologic fractures due to metastatic disease. [see comment]. *J Clin Oncol.* 1994;12:2345–2350.

39. Coleman RE. Metastatic bone disease: clinical features, pathophysiology and treatment strategies. *Cancer Treat Rev.* 2001;27:165–176.

40. Jacofsky DJ, Haidukewych GJ, Jacofsky DJ, et al. Management of pathologic fractures of the proximal femur: state of the art. *J Orthop Trauma.* 2004;18:459–469.

41. Ogilvie CM, Fox EJ, Lackman RD, et al. Current surgical management of bone metastases in the extremities and pelvis. *Semin Oncol.* 2008;35:118–128.

42. Sarahrudi K, Wolf H, Funovics P, et al. Surgical treatment of pathological fractures of the shaft of the humerus. *J Trauma.* 2009;66:789–794.

43. Clohisy DR, Le CT, Cheng EY, et al. Evaluation of the feasibility of and results of measuring health-status changes in patients undergoing surgical treatment for skeletal metastases. *J Orthop Res.* 2000;18:1–9.

44. Talbot M, Turcotte RE, Isler M, et al. Function and health status in surgically treated bone metastases. *Clin Orthop Relat Res.* 2005;438:215–220.

45. Enneking WF. Modification of the system for functional evaluation of surgical management of musculoskeletal tumors. In: Enneking WF, ed. *Limb salvage in musculoskeletal oncology.* New York: Churchill-Livinstone; 1987:626.

46. Enneking WF, Dunham W, Gebhardt MC, et al. A system for the functional evaluation of reconstructive procedures after surgical treatment of tumors of the musculoskeletal system. *Clin Orthop Relat Res.* 1993;286:241–246.

47. Davis AM, Wright JG, Williams JI, et al. Development of a measure of physical function for patients with bone and soft tissue sarcoma. *Qual Life Res.* 1996;5:508–516.

48. Khanna AJ, Togawa D. *Functional outcomes of kyphoplasty for the treatment of spinal metastases.* Presented at: 72th Annual Meeting of American Academy Orthopaedic Surgeons, Washington DC; 2005.

49. Barragan-Campos HM, Vallee JN, Lo D, et al. Percutaneous vertebroplasty for spinal metastases: complications. *Radiology.* 2006;238:354–362.

50. Khanna AJ, Reinhardt MK, Togawa D, et al. Functional outcomes of kyphoplasty for the treatment of osteoporotic and osteolytic vertebral compression fractures. *Osteoporos Int.* 2006;17:817–826.

51. Calmels V, Vallee JN, Rose M, et al. Osteoblastic and mixed spinal metastases: evaluation of the analgesic efficacy of percutaneous vertebroplasty. *Am J Neuroradiol.* 2007;28:570–574.

52. Cheung G, Chow E, Holden L, et al. Percutaneous vertebroplasty in patients with intractable pain from osteoporotic or metastatic fractures: a prospective study using quality-of-life assessment. *Can Assoc Radiol J.* 2006;57:13–21.

53. Bai B, Jazrawi LM, Kummer FJ, et al. The use of an injectable, biodegradable calcium phosphate bone substitute for the prophylactic augmentation of osteoporotic vertebrae and the management of vertebral compression fractures. *Spine.* 1999;24:1521–1526.

54. Cotten A, Boutry N, Cortet B, et al. Percutaneous vertebroplasty: state of the art. *Radiographics.* 1998;18:311–320 discussion 313–20.

55. Pflugmacher R, Kandziora F, Schroeder RJ, et al. Percutaneous balloon kyphoplasty in the treatment of pathological vertebral body fracture and deformity in multiple myeloma: a one-year follow-up. [see comment]. *Acta Radiol.*

2006;47:369–376.

56. Pflugmacher R, Beth P, Schroeder RJ, et al. Balloon kyphoplasty for the treatment of pathological fractures in the thoracic and lumbar spine caused by metastasis: one-year follow-up. *Acta Radiol.* 2007;48:89–95.

57. Anselmetti GC, Corrao G, Monica PD, et al. Pain relief following percutaneous vertebroplasty: results of a series of 283 consecutive patients treated in a single institution. *Cardiovasc Intervent Radiol.* 2007;30:441–447.

58. Hentschel SJ, Burton AW, Fourney DR, et al. Percutaneous vertebroplasty and kyphoplasty performed at a cancer center: refuting proposed contraindications. *J Neurosurg Spine.* 2005;2:436–440.

59. Masala S, Anselmetti GC, Marcia S, et al. Percutaneous vertebroplasty in multiple myeloma vertebral involvement. *J Spinal Disord Tech.* 2008;21:344–348.

60. Lee B, Franklin I, Lewis JS, et al. The efficacy of percutaneous vertebroplasty for vertebral metastases associated with solid malignancies. *Eur J Cancer.* 2009;45:1597–1602.

61. Tseng YY, Lo YL, Chen LH, et al. Percutaneous polymethylmethacrylate vertebroplasty in the treatment of pain induced by metastatic spine tumor. *Surg Neurol.* 2008;70(suppl 1):S178–S183 discussion S183–4.

62. McDonald RJ, Trout AT, Gray LA, et al. Vertebroplasty in multiple myeloma: outcomes in a large patient series. *Am J Neuroradiol.* 2008;29:642–648.

63. Pflugmacher R, Taylor R, Agarwal A, et al. Balloon kyphoplasty in the treatment of metastatic disease of the spine: a 2-year prospective evaluation. *Eur Spine J.* 2008;17:1042–1048.

64. Fuentes S, Metellus P, Pech-Gourg G, et al. Open kyphoplasty for management of metastatic and severe osteoporotic spinal fracture: technical note. *J Neurosurg Spine.* 2007;6:284–288.

65. Janjan N, Lutz ST, Bedwinek JM, et al. Therapeutic guidelines for the treatment of bone metastasis: a report from the American College of Radiology Appropriateness Criteria Expert Panel on Radiation Oncology. *J Palliat Med.* 2009;12:417–426.

66. Sahgal A, Larson DA, Chang EL, et al. Stereotactic body radiosurgery for spinal metastases: a critical review. *Int J Radiat Oncol Biol Phys.* 2008;71:652–665.

67. Sahgal A, Ames C, Chou D, et al. Stereotactic body radiotherapy is effective salvage therapy for patients with prior radiation of spinal metastases. *Int J Radiat Oncol Biol Phys.* 2009;74:723–731.

68. Quinn JA, DeAngelis LM. Neurologic emergencies in the cancer patient. *Semin Oncol.* 2000;27:311–321.

69. Loblaw DA, Laperriere NJ. Emergency treatment of malignant extradural spinal cord compression: an evidence-based guideline. *J Clin Oncol.* 1998;16:1613–1624.

70. Sundaresan N, Sachdev VP, Holland JF, et al. Surgical treatment of spinal cord compression from epidural metastasis. *J Clin Oncol.* 1995;13:2330–2335.

71. Loblaw DA, Perry J, Chambers A, et al. Systematic review of the diagnosis and management of malignant extradural spinal cord compression: the Cancer Care Ontario Practice Guidelines Initiative's Neuro-Oncology Disease Site Group. [see comment]. *J Clin Oncol.* 2005;23:2028–2037.

72. Maranzano E, Bellavita R, Rossi R, et al. Short-course versus split-course radiotherapy in metastatic spinal cord compression: results of a phase III, randomized, multicenter trial. *J Clin Oncol.* 2005;23:3358–3365.

73. Maranzano E, Latini P. Effectiveness of radiation therapy without surgery in metastatic spinal cord compression: final results from a prospective trial. *Int J Radiat Oncol Biol Phys.* 1995;32:959–967.

74. Patchell RA, Tibbs PA, Regine WF, et al. Direct decompressive surgical resection in the treatment of spinal cord compression caused by metastatic cancer: a randomised trial. *Lancet.* 2005;366:643–648.

75. Cole JS, Patchell RA. Metastatic epidural spinal cord compression. *Lancet Neurol.* 2008;7:459–466.

76. Maranzano E, Trippa F, Casale M, et al. 8 Gy single-dose radiotherapy is effective in metastatic spinal cord compression: results of a phase III randomized multicentre Italian trial. *Radiother Oncol.* 2009;93:174–179.

77. Christakis NA, Lamont EB. Extent and determinants of error in doctors' prognoses in terminally ill patients: prospective cohort study. [see comment]. *BMJ.* 2000;320:469–472.

78. Rades D, Fehlauer F, Schulte R, et al. Prognostic factors for local control and survival after radiotherapy of metastatic spinal cord compression. *J Clin Oncol.* 2006;24:3388–3393.

79. Rades D, Stalpers LJ, Veninga T, et al. Evaluation of five radiation schedules and prognostic factors for metastatic spinal cord compression. *J Clin Oncol.* 2005;23:3366–3375.

80. Rades D, Lange M, Veninga T, et al. Preliminary results of spinal cord compression recurrence evaluation (score-1) study comparing short-course versus long-course radiotherapy for local control of malignant epidural spinal cord compression. *Int J Radiat Oncol Biol Phys.* 2009;73:228–234.

81. Grabarz D, Rampersaud R, Fehlings M, et al. *The virtual consultation project—enhancing multidisciplinary care for patients with malignant spinal cord compression (SCC).* Presented at: 11th World Congress on Internet in Medicine, Toronto. Available at: http://www.mednetcongress.org/fullpapers/MEDNET-54_GrabarzDanielA_e.pdf; 2006.

82. Loblaw D. Does surgery provide better outcomes in malignant spinal cord compression? Commentary. *Support Oncol.* 2004;2:391–393.

83. Chi JH, Gokaslan Z, McCormick P, et al. Selecting treatment for patients with malignant epidural spinal cord compression—does age matter? Results from a randomized clinical trial. *Spine.* 2009;34:431–435.

84. Helweg-Larsen S, Sorensen PS, Kreiner S. Prognostic factors in metastatic spinal cord compression: a prospective study using multivariate analysis of variables influencing survival and gait function in 153 patients. *Int J Radiat Oncol Biol Phys.* 2000;46:1163–1169.

85. Rades D, Dunst J, Schild SE. The first score predicting overall survival in patients with metastatic spinal cord compression. *Cancer.* 2008;112:157–161.

86. Tokuhashi Y, Matsuzaki H, Toriyama S, et al. Scoring system for the preoperative evaluation of metastatic spine tumor prognosis. *Spine.* 1990;15:1110–1113.

87. Tokuhashi Y, Ajiro Y, Umezawa N, et al. Outcome of treatment for spinal metastases using scoring system for preoperative evaluation of prognosis. *Spine.* 2009;34:69–73.

88. Tomita K, Kawahara N, Kobayashi T, et al. Surgical strategy for spinal metastases. *Spine.* 2001;26:298–306.

89. Bauer HC, Wedin R. Survival after surgery for spinal and extremity metastases: prognostication in 241 patients. *Acta Orthop Scand.* 1995;66:143–146.

90. Sioutos PJ, Arbit E, Meshulam CF, et al. Spinal metastases from solid tumors: analysis of factors affecting survival. *Cancer.* 1995;76:1453–1459.

91. Leithner A, Radl R, Gruber G, et al. Predictive value of seven preoperative prognostic scoring systems for spinal metastases. [see comment]. *Eur Spine J.* 2008;17:1488–1495.

92. Hessler C, Burkhardt T, Raimund F, et al. Dynamics of neurological deficit after surgical decompression of symptomatic vertebral metastases. *Spine.* 2009;34:566–571.

93. Furstenberg CH, Wiedenhofer B, Gerner HJ, et al. The effect of early surgical treatment on recovery in patients with metastatic compression of the spinal cord. *J Bone Joint Surg Br.* 2009;91:240–244.

94. Chaichana KL, Woodworth GF, Sciubba DM, et al. Predictors of ambulatory function after decompressive surgery for metastatic epidural spinal cord compression. *Neurosurgery.* 2008;62:683–692.

95. Graham PH, Capp A, Delaney G, et al. A pilot randomised comparison of dexamethasone 96 mg vs 16 mg per day for malignant spinal-cord compression treated by radiotherapy: TROG 01.05 Superdex study. *Clin Oncol (R Coll Radiol).* 2006;18:70–76.

96. Sorensen S, Helweg-Larsen S, Mouridsen H, et al. Effect of high-dose dexamethasone in carcinomatous metastatic spinal cord compression treated with radiotherapy: a randomised trial. *Eur J Cancer.* 1994;30A:22–27.

97. Vecht CJ, Haaxma-Reiche H, van Putten WL, et al. Initial bolus of conventional versus high-dose dexamethasone in metastatic spinal cord compression. *Neurology.* 1989;39:1255–1257.

98. George R, Jeba J, Ramkumar G, et al. Interventions for the treatment of metastatic extradural spinal cord compression in adults. *Cochrane Database Syst Rev.* 2008;(4) CD006716.

99. Talcott JA, Stomper PC, Drislane FW, et al. Assessing suspected spinal cord compression: a multidisciplinary outcomes analysis of 342 episodes. *Support Care Cancer.* 1999;7:31–38.

100. Husband DJ. Malignant spinal cord compression: prospective study of delays in referral and treatment. *BMJ.* 1998;317:18–21.

101. Allan L, Baker L, Dewar J, et al. Suspected malignant cord compression—improving time to diagnosis via a 'hotline': a prospective audit. *Br J Cancer.* 2009;100:1867–1872.

102. Hashimoto S, Shirato H, Kaneko K, et al. Clinical efficacy of telemedicine in emergency radiotherapy for malignant spinal cord compression. *J Digit Imaging.* 2001;14:124–130.

29 肿瘤治疗相关的肺部并发症与恶性肿瘤中央气道阻塞

Ai-Ping Chua，Jose Fernando Santacruz 和 Thomas R. Gildea

高宝荣　姜冠潮　译　姜冠潮　校

博来霉素

抗代谢类

亚硝基脲类和烷化剂

蒽环类药物

紫杉醇类

生物调节剂和靶向制剂

恶性中央气道阻塞

流行病学

病因学

诊断

症状

体格检查

影像学检查

胸部 X 线

胸部 CT 扫描

气管镜检查

肺功能检查

鉴别诊断

治疗

热疗法：激光、电灼、氩离子凝固疗法、冷冻疗法*

非热疗法：硬支气管镜减瘤术、球囊扩张、吸切钻、气管支架

放射治疗：近距离放疗

放射性肺损伤

本章将讨论几个常见、与癌症治疗相关的肺部并发症。肿瘤治疗引起的肺部损伤与恶性中央气道阻塞系胸部肿瘤单纯的症候群，并不引起广泛治疗相关的症状如呼吸困难、咳嗽、疼痛或死

化疗相关性肺毒性

化疗可引起肺毒性及肺损伤，出现新的呼吸道症状和影像学异常。如果癌症患者已经同时伴发心肺疾病，则该症状可能会进一步加重。抗癌治疗引起的肺损伤较放疗引起的肺损伤发病率低，各地的发病率从 < 1% 到 30% 不等。非特异性间质性肺炎 / 肺纤维化、过敏性肺炎综合征、非心源性肺水肿为最常见的临床表现。随着引起肺实质疾病新抗肿瘤药物的数量增加，肺毒性发病率将逐步升高。肺损伤可能较放射性肺炎具有更高的死亡风险。

一些肺毒性的机制已经得到了公认，其中一个发病过程即肺泡上皮及内皮细胞的直接损伤，引起炎症级联反应的激活及各种活化免疫介质的释放，包括细胞因子（如前列腺素和白三烯）造成毛细血管的渗漏。生长因子也作为刺激成纤维细胞及其增殖的副产物释放，由此导致细胞外基质增加及纤维化。另一个常见的机制为活化中性粒细胞的活性氧产物（如过氧化氢、超氧阴离子自由基和羟自由基），可以通过氧化还原反应和脂肪酸氧化引起直接的肺毒性，或者反过来可以触发其他炎症代谢活化[1-3]。

细胞毒性药物可以通过造成胶原合成的内稳态失衡引起肺损伤及细胞免疫从而引起组织损伤。由于缺乏临床和影像学上特异性和显著性的特点，药物相关肺损伤的诊断通常是具有挑战性的。但当应用这些药物时，应当注意。全面的病史及体格检查和影像学上的改变资料在诊断化疗相关肺

毒性上是必要的。呼吸困难和缺氧是气体交换受损引起的最常见的临床表现。其他症状可能包括干咳、发热、乏力和不适等症状。体检多是正常的。当存在显著的肺纤维化时，听诊时可听到双肺底吸气末的爆破音。在无特征性的发现时，临床调查应针对其他伴随的和选择性的诊断，如感染、血栓栓塞的疾病和肿瘤复发。影像学上的改变为非特异性的。肺部 X 线片多是正常的，即使是在活化组织改变存在的情况下[4]。

高分辨率计算机断层扫描一般呈现的影像是间质的和网状增厚、非特异性弥漫性毛玻璃样浸润、纤维化和结节。胸膜积液不常见。肝门区腺病和空泡结节非常罕见[4]。

支气管镜检与支气管肺泡灌洗主要用于评价机会性感染，虽然炎症细胞优势类型可能有助于区别某种药物与其他类型药物的毒性作用。支气管肺泡灌洗的细胞学检查显示博来霉素肺损伤患者中存在大量的中性粒细胞浸润，而甲氨蝶呤诱导的毒性反应中淋巴细胞浸润占优势。由于急性感染的最初发现的也是中性粒细胞，单纯这一点是不够的，也需要其他检查[5-7]。

手术活检和支气管或手术肺活检对形成一个固定的诊断是必要的，用于瘢痕、有活力的残留组织或者进展期肿瘤与药物诱导的肺损伤间的鉴别。药物诱导肺毒性的组织学改变为非特异性的，且每一种细胞毒性药物都不是独一无二的。组织病理上以 I 型肺上皮细胞的损伤与脱落，II 型肺上皮细胞的增生，单核细胞的浸润，大量成纤维细胞产生较多的纤维。内皮细胞的肿胀和损伤，间质和肺泡的水肿。丙卡巴肼、甲氨蝶呤和博来霉素引起的过敏性反应中常见嗜酸性炎症和肉芽肿的形成[4,6,8]。

呼吸量测量法和一氧化碳的弥散肺活量（diffusion lung capacity for carbon monoxide，DLCO）在检测和评估药物毒性中非常有用。由于病理上主要是间质改变，可引起气体交换的损伤，限制性通气障碍和减少的 DLCO 是最常见的呼吸功能量测量发现。建议在在接受细胞毒性药物的患者中，化疗初始，及化疗期间定期地进行肺功能的检查，可预测肺毒性形成的危险性，并在进行临床症状和体征严密监测的情况下早期发现，但一般并未很好地进行[9]。

一旦可疑该诊断，相关的药物应当停用。对

在疾病早期应用的一些系统性药物引起的肺间质和肺实质疾病，高剂量甾体类药物是有效的主要治疗药物。一旦反应形成，将会非常缓慢地逐渐减少。当甾体类药物治疗需要延长时，消化性溃疡、感染和骨质疏松等应当预防处理。氧气对缓解低氧症状是必要的。支气管扩张剂、抗生素、利尿剂和抗凝剂建议同时用于心肺并发症者。在罕见的情况下，肺移植应用于永久性肺损伤的长期幸存者。肺损伤的消退是可变的，并且基于药物和肺的基本情况而定。

博来霉素

在许多可引起肺损伤的化疗药物当中，博来霉素是迄今为止最严重，需要特别提出来。其他包括甲氨蝶呤、丝裂霉素、亚硝基脲，特别是卡莫司汀和阿糖胞苷。博来霉素在相关的肺损伤中最常见，报道其发病率为 3% ～ 40%[10,11]。

由于博来霉素的研究最为深入，肺损伤的发病机制最透彻，且何种肺损伤的机制已经得到确认。与 Fe^{3+} 的结合，博来霉素释放氧自由基，造成肺毛细血管内皮细胞以及 I 型肺泡上皮细胞的损伤；并进一步激活了炎症级联反应和促进细胞损伤和瘢痕形成[12,13]。

体外研究中显示经铁螯合剂治疗后，小鼠肺组织中的肺纤维化减少[13]。

博来霉素促进胶原的合成与沉积，并通过增加基因的转录来促进前纤维化细胞因子的释放（如转化生长因子 β（TGF-β）、巨细胞炎症蛋白-1、白介素-1 和单细胞化学趋化蛋白-1)[1,4,14-16]。

此外，博来霉素促进肺蛋白水解酶的活性和纤维蛋白的沉积[4]。胸部放射和吸氧对博来霉素肺毒性的协同效应对该发病机制提供了进一步的支持。

肺毒性的风险为剂量依赖性的，肺部疾病发生率在总的累积量为 300 ～ 400 单位时增加[10,17]。但据报道，毒性作用在少于 50mg 较低累积剂量时，发生率低于 5%[5]。

虽然干咳、发热和双肺底的爆破音并非罕见，但呼吸困难仍是最常见的临床表现。计算机断层扫描上显示的间质和网状结节的浸润可定位于肺底或胸膜下区域，但可以进展为弥漫性的[18]。罕见情况下，肺毒性可以产生独特的急性胸痛综合征[8,19]，且可模仿转移性损伤形成空泡结节[4]。

DLCO 的减少很常见，是不良反应最早的提示信号。这将促使临床医师考虑停药，虽然立即停药依赖于 DLCO 减少的记录，很可能预防肺功能的进一步下降。建议 DLCO 读取应当在博来霉素治疗前及根据治疗时间的长短，建议每隔一定时期进行记录。目前，虽然多数肿瘤医师在建议他们的患者停用药物前会先减少 20% 的用量，但对于何种原因显著降低 DLCO 并未达成一致性[20]。

总肺活量的减少较弥散性肺活量与影像学上的改变具有更好的相关性[21,22]。

除了剂量，年龄和合并肾疾病是博来霉素诱导肺毒性的其他危险因素[10,17]。

研究发现，高龄是博来霉素相关肺损伤所致死亡的预测因子[23]。

合并的氧气管理、放射及其他细胞毒性介质（如顺铂和吉西他滨）和粒细胞集落刺激因子（G-CSF）显示它们为博来霉素诱导肺损伤形成的预测因子[4,24]。

博来霉素主要由肾代谢。顺铂可以造成肾的损伤，引起博来霉素清除的减少。肺毒性的风险随着体内博来霉素聚集而增加[24]。

死亡可能由于严重的博来霉素诱导的肺损伤、粒细胞集落刺激因子的使用和含博来霉素治疗方案所致。认为内在的发病机制包括肺泡中性粒细胞募集的增加和炎症反应，进而引起内皮细胞的损伤[25,26]。

博来霉素经过博来霉素水解酶转换为失活的代谢因子，该酶在皮肤及肺中的含量最低——因而两个器官最常出现博来霉素的毒性反应[8]。假定基因方面决定博来霉素水解酶的水平，可解释博来霉素诱导肺毒性的内在倾向[7,27]。

博来霉素依赖的电子转移依赖于 O_2。在手术麻醉过程中给予大鼠高浓度的氧气后显示，博来霉素肺损伤的恶化，包括严重的急性呼吸窘迫综合征[4,28-30]。

氧补充的剂量或持续时间在博来霉素肺毒性中发生并不清楚。因此，减少氧补充的使用对保持足够的组织氧化作用是明智的[31]。

多数患者最终从损伤中恢复，肺功能对药物撤退和（或）甾体类药物的应用产生完全的或近完全的反应。死亡率很低，约为 3%；严重的生命

危险的和致死毒性在较低的累计剂量中很少报道[23]。

图 29-1 显示了一例具有劳力性呼吸困难、干咳、低热、限制性换气缺陷及博来霉素治疗 6 个月（总剂量为 276U）后 DLCO 下降 50% 的 57 岁ⅢB 期典型霍奇金淋巴瘤患者的胸部 CT。支气管灌洗微生物阴性，经支气管肺活检的组织病理检查显示组织急性肺损伤。给予患者 60mg 泼尼松治疗 3 个月后起效，但由于其浸润症状和影像学上发生了适度改善，其消退率并不完全。他不再需要吸氧，但却存在永久性的锻炼限制。

抗代谢类

与博来霉素类似，甲氨蝶呤可以造成间质性肺炎[32-35]。

肺超敏反应类似于该机制；影像学上通常典型表现为左右对称的结节影或肺泡浸润影，且迅速消散[4]。

在某些情况下，可能会出现胸腔积液，纵隔淋巴结病也有报道[4]。对甾体类的有利反应很常见。支气管液中 CD4/CD8 比值的增加在甲氨蝶呤肺炎中均一出现，支持免疫介导的损伤。肺恢复时，该反应消退并且比值恢复正常[6]。

吉西他滨不断地用于实体瘤的治疗。其作为抗肿瘤药单独应用时，与显著的肺毒性无关。但毛细血管渗露，会引起罕见的严重的成人呼吸窘迫综合征[36]。另一方面，吉西他滨会增加其他细

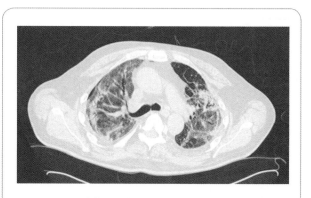

图 29-1　胸部 CT 扫描显示博来霉素诱导肺炎。

胞毒性介质引起的肺损伤的风险，其中部分为紫杉醇[37,38]。

氟达拉滨为另一耐受性较好的抗代谢药，常用于血液系统恶性肿瘤的治疗。据报道，在其所引起的间质性肺炎中约8%的病例伴发热，可能与甾体类的反应有关[39,40]。

亚硝基脲类和烷化剂

亚硝基脲类和烷化剂，常以高剂量用于骨髓移植（BMT），并易于产生肺损伤作用，且与BMT直接毒性作用无关。

卡莫司汀在乳腺癌与淋巴瘤的辅助治疗中常引起肺损伤。接受前期放疗的患者可能在$600mg/m^2$的较低剂量时出现毒性反应，并对甾体类药物呈现出一个较弱的治疗反应[41]。

慢性肺纤维化的风险与剂量和年龄相关，并且对甾体类的反应较弱[42-45]。

在累积总量超过$1400mg/m^2$时，肺纤维化风险增加[46]。据报道，卡莫司汀治疗20年后，局部上肺叶纤维化对甾体类的反应较差[43]。

当应用于非BMT患者时，烷化剂如环磷酰胺、美法仑和异环磷酰胺，可造成间质性肺炎，在与甾体类联合后可以逆转。同样，治疗停止后数十年，进展性的肺纤维化可得到改善[47,48]。

环磷酰胺与其他细胞毒性药物联合时可引起肺毒性，但是其单独应用很少造成肺损伤。它可以通过改善抗蛋白酶系统的作用及增强蛋白酶的作用来促进肺内的蛋白水解[4]。

乳腺恶性肿瘤患者在接受自体骨髓移植后，当应用高剂量的环磷酰胺/顺铂及卡莫司汀等化疗药物时，会出现较高的伴发延迟性肺毒性综合征的间质性肺炎发病率[32]。

蒽环类药物

丝裂霉素可引起肺损伤，尤其是当联合应用顺铂及长春新碱类作为进展性非小细胞肺癌的新辅助治疗时。支气管痉挛、胸腔积液和非心源性肺水肿、伴弥漫性间质浸润和低氧血症，引起的急性呼吸困难在应用丝裂霉素的非小细胞肺癌患者给予长春新碱治疗后短期内即出现[49,50]。

损伤机制认为是继发于初始血管损伤，引起

毛细血管渗漏。肺损伤的风险与剂量无明显的相关性；发生于>5%的接受药物治疗的患者中[51]。在接受甾体类治疗的多数患者中，显示出临床上症状的改善[52,53]。

蒽环类药物如多柔比星，常引起心脏毒性，但很少与肺损伤有关。但当这些药物联合一定强度的胸部放射治疗时，反应性肺病可能为高致死性，尤其是在肺癌易感性患者中[54,55]。

紫杉醇类

与采用每3周多西紫杉醇治疗方案比较，使用多西紫杉醇周疗方案增加肺部毒性危险[56]。对肺癌患者，采用多西紫杉醇联合吉西他滨治疗方案，可增加放疗相关性肺炎发病[57]，以及具有潜在肺部疾病患者的肺损伤的风险[58]。

由于肺炎的高发病率，对早期乳腺癌患者，在辅助蒽环类为基础的化疗后，不建议使用紫杉醇周疗化疗联合胸部放射治疗方案[59]。

生物调节剂和靶向制剂

生物制剂如白介素和干扰素，通过免疫调节发挥抗肿瘤机制，可引起间质性肺炎和非心源性肺水肿，一般为甾体类反应。重组β干扰素，与传统化疗药物治疗联合应用时，会增加肺毒性的风险[60,61]。

新靶向治疗的间质性肺炎和肺出血的报道较少。包括口服酪氨酸激酶抑制剂，在特殊的信号转导通路中发挥作用（如吉非替尼、埃罗替尼和伊马替尼），抗CD20抗体利妥昔单抗和抗血管生成制剂贝伐单抗（抗血管内皮生长因子[VEGF]）。关于确切的肺毒性资料和机制的数据尚无报道[62-66]。

化疗引起的肺毒性代表了一类疾病，因而常成为诊断的挑战。早期诊断、间断使用化疗药物和（或）使用非甾体类药物，可取得较好结局。进一步的数据对预测这种并发症的风险、采取预防性策略和扩大这些药物的治疗潜能来说，是有必要的。

恶性中央气道阻塞

恶性疾病进展过程中导致主要气道（气管和

主支气管）的机械性阻塞被称为恶性中央气道阻塞。恶性中央气道阻塞在临床实践中常常可以遇到，尤其是中晚期或转移性恶性肿瘤。它会导致严重的并发症和死亡，进而对生活质量产生重大的负面影响[67,68]。

恶性肿瘤所致的主要气道阻塞通常是一个晚期并发症，不幸的是，多数患者生存期有限。恶性中央气道阻塞可造成巨大的心理和生理的痛苦[69]。此外，在那些严重的恶性中央气道阻塞和几乎窒息的患者，化疗或外照射的方式对于急症患者的氧合和通气管理和恢复是无效的。

目前已有的多项介入技术，其实也在恶性中央气道阻塞的姑息治疗中非常有效。

流行病学

恶性中央气道阻塞的确切发病率和患病率目前尚不清楚，据估计约 1/3 的肺癌患者存在大气道梗阻的相关并发症，如哮喘、梗阻性肺炎、肺不张、低氧血症、出血或呼吸窘迫[67,70]。同样，约 40% 的肺癌患者最终死于局部疾病进展的并发症（如咯血、呼吸道感染、窒息）[67,71]。

中央气道梗阻的原因包括：从呼吸道入侵的相邻肿瘤的直接延伸；主支气管原发恶性肿瘤的生长；转移性的支气管疾病；肿瘤或癌症相关的淋巴结肿大压迫所致。

恶性气道阻塞的原因分为内源性（单纯管腔内阻塞）、外源性（单纯官腔外阻塞）和混合性三种（图 29-2 ~ 29-4，彩图 29-2 ~ 29-4）。

病因学

在美国，肺癌是第二位常见的恶性肿瘤，同时也是最常见的癌症相关死亡的原因[72,73]。它也

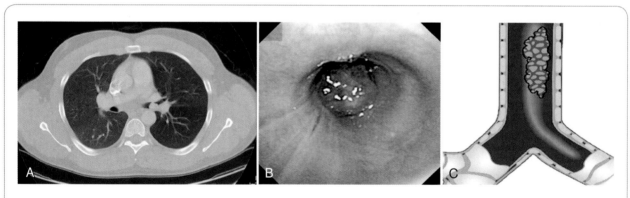

图 29-2 内源性梗阻。**A**，胸部 CT 显示左主支气管肿物阻塞气道。**B**，气管镜图像显示左主支气管肿物导致气道内几乎完全阻塞。**C**，图像显示单纯管腔内阻塞。

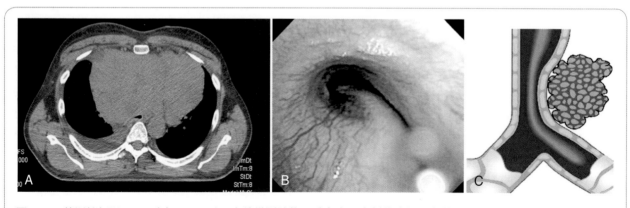

图 29-3 外源性梗阻。**A**，胸部 CT 显示巨大前纵隔肿物几乎完全阻塞低位中间段气管。**B**，气管镜图像显示严重的外部压迫致使下 1/3 气管几乎完全阻塞，尤其是右主支气管开口处。**C**，图像显示单纯管腔外压迫。

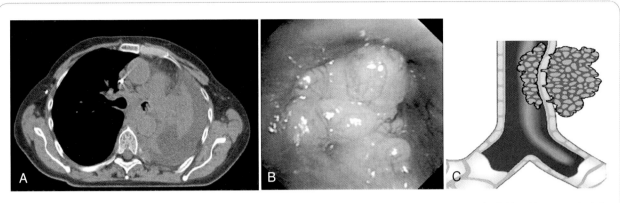

图 29-4 混合性梗阻。**A**，胸部 CT 显示左侧胸腔巨大肿物侵及左主支气管及支气管内。**B**，气管镜图像显示左主支气管肿物引起气管壁的受累和严重的气道内阻塞。**C**，图像显示混合性气道阻塞。

是最常报道的恶性中央气道阻塞的原因[74]。非小细胞肺癌（NSCLC）是最常见的恶性中央气道阻塞的原因[75,76]。

在组织细胞类型中，鳞状细胞癌占中央气道阻塞的一半以上，其次是腺癌[70]。肺癌阻塞气道的原因常为肿瘤直接侵犯呼吸道，伴或不伴外在的压迫。其他恶性肿瘤，如食管癌、喉癌、甲状腺肿瘤，一般阻塞气道的方式主要是肿瘤直接侵犯呼吸道[67,76]。

原发性大气管恶性肿瘤罕见。在气管肿瘤中，鳞状细胞癌和腺样囊性癌是最常见的两种细胞类型[67,77]。最常见的支气管原发性肿瘤为类癌，其位于远端主隆突[67,78]。其他较常见的原发性支气管内肿瘤包括黏液上皮和唾液腺型肿瘤[77]。

支气管转移性胸外疾病导致的恶性中央气道阻塞是罕见的。胸外恶性肿瘤存在支气管转移的发病率为 2% ~ 50%[79,80]。这种差异的出现可能与定义不同有关。一些研究只报道支气管转移；其他研究则报道胸腔内转移性疾病，伴或不伴支气管转移。经常转移到呼吸道的肿瘤包括：乳腺癌、肾癌、大肠癌和甲状腺癌[67]。

纵隔恶性肿瘤如淋巴瘤、胸腺瘤、胸腺癌或生殖细胞瘤和癌症相关的淋巴结肿大，导致主要由外部压缩或混合性气道阻塞。

诊断

中央气道阻塞的临床表现并非是一成不变的。症状可能是一种慢性持续性咳嗽、亚急性呼吸急促或窒息和呼吸道塌陷。

恶性中央气道阻塞的诊断是具有挑战性的。它基于结合患者的病史、症状和体征，影像学检查和内镜结果作出。最终，确定诊断是由经纤维气管镜对支气管树的直视下完成。因此，详细病史对及时诊断是非常重要。应评估风险因素，如吸烟史和恶性肿瘤的个人或家族病史。

症状

常见症状包括咳嗽、呼吸急促、咯血、声音嘶哑、胸部不适、端坐呼吸、吞咽困难[75,81-83]。咳嗽通常是慢性的干咳；但如果合并有感染（如阻塞性肺炎）的出现，此时可能有分泌物，并伴有全身症状，如身体不适和发烧。在病程后期可出现呼吸困难。一旦气管直径 < 8mm，会出劳力性呼吸困难。当气道管腔直径 < 5mm，则将发生静息性呼吸困难[67,69,83]。既往有肺部疾病的患者（如慢性阻塞性肺病）在气道阻塞的程度较轻时，就会出现呼吸困难。此外，由于水肿和分泌物积累，少量腔内障碍物可能成为呼吸道感染发作时的症状，因其进一步缩小已经受损的气道。肿瘤较大的患者主诉端坐呼吸，是由于卧位时气道的压缩。咯血常见于支气管病变，可表现为少量的血痰或大量的血痰。吞咽困难常见于食管肿瘤压缩气道，或大支气管或纵隔肿瘤压迫食管。如出现饮食或食物颗粒引发的咳嗽，应该考虑上呼吸消化道瘘的存在。

阻塞的类型及严重程度，对治疗的反应，症

状持续时间都非常关键，不仅用于诊断，而且用于制订治疗方案。例如，若一个恶性肿瘤导致肺塌陷，制订治疗方案时，知道确切的肺塌陷时间是很重要的，因为呼吸道清除彻底，但是若肺塌陷的时间越长，肺恢复的可能性则就越小。

体格检查

体格检查中，胸部听诊可能是正常的，尽管中央气道塌陷，也可合并喘鸣、喘息、局部湿啰音、肺实变或完全没有空气流动。

出现严重声门下或气管闭塞导致的喘鸣，暗示气道管腔直径 < 5mm[84,85]。喘鸣可能是吸气相、呼气相或双相的，且在颈部最易于听见。喘息可能是吸气相或呼气相，可在气管或肺野上部听见，但通常与阻塞的位置不一致[85]。有时，喘息可能只限于一侧的胸廓，暗示着梗阻的位置远离主隆突。事实上，发现单侧单音喘息，多提示需进一步调查以排除中央气道阻塞。在较为严重的气道阻塞中，患者可能会出现即将发生呼吸骤停的症状和体征，如焦虑、情绪激动、心动过速、呼吸急促低氧血症，需动用辅助呼吸肌。

影像学检查

胸部 X 线

在可疑患者存在有恶性中央气道阻塞时，应首先完善胸部 X 线检查[67]，尽管它在发现主气道，尤其是气管内异常的检测的灵敏度很低。它极

少是用来诊断的；但恶性中央气道阻塞的结果可能会很易被识别，并用于适当的研究[86]。例如，可以发现复发性或阻塞性肺炎、肺不张、肺叶或完整的肺塌陷。"白肺"是显而易见的，与大量的胸腔积液的结果不同。恶性中央气道阻塞与单侧膈肌升高，同侧纵隔移位和损耗量相关（图 29-5）。同时，削减吸入和呼出的胸部 X 线片显示由肿瘤所致的止回阀阻塞导致的单侧空气滞留[87]。此外，文献中报道的经典的"金 S 征"的出现常常提示阻塞物的存在[87]（图 29-6，彩图 29-6）。

胸部 CT 扫描

传统的计算机断层扫描（CT）或高分辨率的计算机断层扫描（HRCT）是诊断恶性中央气道阻塞的主要成像方式。HRCT 在检测气管、主支气管异常中的敏感性高达 97%。近年来，随着科技的不断进步，气道成像技术也得到了显著的改善[87]。随着多层计算机断层扫描（多排螺旋CT）引入，高质量的重建技术得以实现，包括：多平面重建（MPRS）、三维外部特征表面阴影显示与内部的渲染，即所谓的虚拟支气管镜（VB）的体积表示[88,89]。

在临床实践中，胸部 CT 不仅有利于恶性中央气道阻塞的诊断，对其治疗也非常重要，可以帮助最终确定支气管镜介入程序。胸部 HRCT 表现可以明确肿瘤的大小、长度，并且分辨阻塞物为内源性、外源性或混合性。此外，仔细检查 CT 扫描有助于验证一个可见的呼吸道是否存在远端

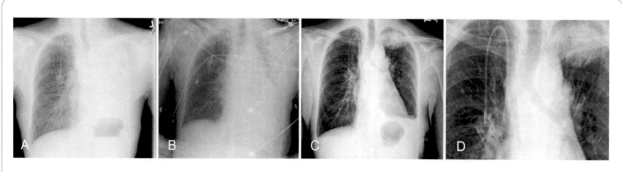

图 29-5 胸部 X 线提示左肺上叶肿物。**A**，胸部 X 线提示左侧的"白肺"，完全的肺塌陷及轻度同侧纵隔及膈肌的移位。**B**，气道支撑后，左肺上叶迅速恢复通气。**C**，2 周后，复查 X 线片提示左侧胸腔进气良好，肺塌陷恢复顺利。**D**，主气道的特写提示左主支气管金属气管支架位置良好。

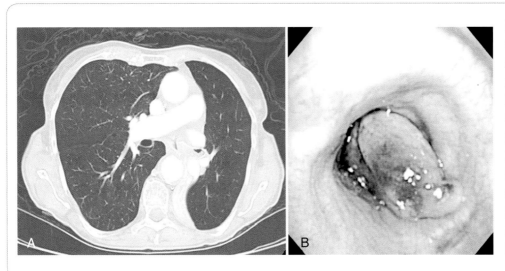

图 29-6　"金 S 征或反 S 征"，**A**，从本质上来讲，当肺叶塌陷围绕大气道肿物时会引起周边肺组织塌陷，由于肿物的存在，中央部分的肺组织并未塌陷，所涉及的肺裂出现凹向周边肺组织，凸向中央肺组织，组成类似"反 S"形。**B**，转移性大肠癌患者的左主支气管内镜图像。

梗阻。进行静脉增强后的 CT，则可以评估阻塞物与附近结构，如大血管的关系。

胸部磁共振成像（MRI）则是一种评估纵隔及血管结构的有效手段。

气管镜检查

支气管镜检查（无论硬质气管镜或纤维支气管镜），是恶性中央气道阻塞诊断的金标准[67,75,77]，必要时还可采集病理标本进行活检。此外，内镜直视下，医生将准确地评价病变部位、大小、长度、形态、腔内和腔外累及的程度以及远端气道情况。但内镜检查也具有一定的局限性，如外在压迫程度，在无胸部高分辨 CT 的帮助下，就很难评估；同样，要评估远端气道也需要借助其他接入性支气管镜检查程序（如激光），去寻找阻塞远端存在的腔隙。

通常情况下，纤维支气管镜（FB）检查是一项安全的操作，但对于出现呼吸衰竭的严重恶性中央气道梗阻的患者，则可能出现潜在的危险。支气管镜本身、分泌物积聚或出血，均可以使原来就狭窄的管腔梗阻进一步加重[90]。此外，适度镇静，可能损害通气及肌肉功能，导致出现不稳定急症气管。因此，对此类患者进行纤维支气管镜检查时一定要有处理复杂气道问题的专家在场。鉴于以上这些因素，内镜检查通常分两步进行：第一、诊断性的纤维支气管镜检查；第二、治疗性的支气管镜检查，可以是硬质或纤维气管镜。此过程通常是患者在全身麻醉下，由胸科介入专家在介入室完成。

肺功能检查

临床表现允许的前提下，只要有可能，患者均应接受肺功能检查。

肺活量对于慢性气道阻塞性疾病（CAO）的检测并不敏感，通常在一秒用力呼气量（FEV1）显著变化前气道口径就已经发生了明显降低（直径 ≤ 6mm）。但其他很多参数都是有益的。举例来讲，如果呼气峰流速（PEFR）与 FEV1 不成比例地减少，应该怀疑上呼吸道梗阻[91]。同样，如果 FEV1 正常而最大通气量（MMV）减少，则应该考虑上呼吸道梗阻[91]。

应用肺功能（PFTS）评估主气道阻塞时，最重要的环节在于追踪肺功能的变化。流量 - 容积环肺量图（FVL）的"经典模式"已被描述为气管障碍物。虽然不敏感，但其会在 FEV 1 发生改变之前出现。当气管直径介于 8 ～ 10mm 时，显示 FVL 存在异常[84]。

经典理论中，依据上呼吸道阻塞（UAO）模式的不同，这些变化被分为三大类[84]：

1. 动态（可变的）胸腔外呼吸道阻塞：由于用力吸气期间较为缓慢的气流导致气道重叠，

胸腔外部分气管（胸骨上切迹以上）出现平缓的吸气相。这种模式可能会出现在颈部恶性肿瘤导致外部上 1/3 气管的压迫，或声门下腔内肿瘤。

2. 动态（可变的）胸腔内呼吸道阻塞：由于用力呼气期间较为缓慢的气流导致气道重叠，胸腔内部分气管（2/3 低于胸骨上切迹）出现平缓的呼气相。这种模式可能会出现在腔内气管肿瘤或气管支气管由于恶性肿物进展压迫所致。

3. 固定的上呼吸道阻塞：由于上呼吸道固定的病变在呼吸周期中不改变气道压的病变，可出现平缓的吸气和呼气相。这种模式可能出现在恶性肿瘤侵犯上呼吸道时。

当评估流量 - 容积环肺量图（FVL）时需牢记，循环结构是不敏感的，也不是特异的，原有疾病（如慢性阻塞性肺病）可能会改变其结构，就像其在用力呼气动作时会出现一个次优的结果。

鉴别诊断

恶性气道阻塞诊断的延误并不少见，它可能被误诊为进展期的慢性阻塞性肺病、慢性阻塞性肺病急性加重或"难治性哮喘"。由于恶性中央气道阻塞常见的症状和体征（即进行性呼吸困难、慢性咳嗽、喘息）往往是非特异的、与许多其他常见疾病所共有，临床医生在出诊此类疾病的高危患者时要保持高度的警觉性。显而易见的是，恶性中央气道阻塞对于抗生素、皮质类固醇或支气管扩张剂等药物治疗均无效。另外，恶性中央气道阻塞症状是持久的而非偶发，最终发展为渐进性疾病。"哮鸣音而非哮喘"适用于恶性中央气道阻塞，且与中央气道阻塞的喘息通常为单侧。最后要注意，久治不愈或反复发作的肺炎提示存在支气管阻塞的可能性。

治疗

对于恶性中央气道阻塞的治疗是充满挑战的，它需要多团队的合作，包括呼吸内科、放射科、肿瘤科、胸外科、麻醉科及介入性支气管镜室。

一般情况下，治疗很大程度上取决于患者的临床表现。对于病情稳定无呼吸衰竭的患者，可以采用常规有序的治疗手段。首先，完善相关检查（如 HRCT、纤维支气管镜诊断），随后进行有计划的介入治疗（如精密的减容手术、激光切除术）。另一方面，对于存在严重恶性中央气道阻塞的患者（即完全性肺塌陷伴呼吸窘迫），首先确保气道通畅，随后紧急再通阻塞的支气管，保持通气及氧合，避免窒息死亡提高存活率。

手术是治疗恶性中央气道阻塞的首选方式。不幸的是，多数情况下，晚期恶性肿瘤患者并不能通过手术切除的方式得到治愈。在极少数情况下，恶性中央气道阻塞存在于可操作部位，我们应该尽一切努力提供一个激进的手术方法，以提高治愈的机会。除此以外，重要的是要注意，对于那些局限性、非转移性、伴有进行性呼吸衰竭的恶性中央气道阻塞患者，介入性支气管镜检查不仅能够改善患者的一般状况，而且可以作为一座"桥梁"以明确手术切除的范围[92]。

但如前所述，大多数患者表现为局部晚期或转移性疾病，以前治疗失败（如化疗），或存在多种并发症。因此，常进行姑息性处理。从历史上看，外照射（EBR），合并或不合并化疗，已无选择的方式。但目前支气管镜介入程序应提供，作为初始治疗的首选，用于恶性中央气道阻塞姑息处理。

文献中将对于恶性中央气道阻塞的治疗经典地分为两种主要方式：气管插管或稳定气道配合内镜治疗[86]。

如何使恶性中央气道阻塞的患者达到气道稳定已超出了本章的目的，但已经有类似的综述发表[83,93]。简单来讲，对于恶性中央气道阻塞患者的处理最主要的是保证气道安全。大多数情况下，需要依靠气管插管或硬质气管镜方能达到此目的；但某些情况气管切开也是必需的。此外，具有丰富的处理严重气道梗阻经验的麻醉师对于患者的处理也是大有裨益的。

一旦气道稳定，即可通过纤维气管镜或硬质气管镜进行内镜治疗。在过去的几十年里，肺介入学及处理恶性中央气道阻塞的医疗设备都得到了极大的改进，且可使用几种不同的模式实现。这些模式可以大体分为三类：①热疗法；②非热疗法；③放射疗法。很多情况下，这些方式其实是互补的，可以根据患者的实际需要配合使用（图 29-7，彩图 29-7）。这些手段大多数既可以通过纤维气管镜，也可以通过硬质气管镜实现。但有一部分人认为，只要有可能，任何情况下都应尽量采用纤维气管镜实现，因为它不需要全身麻醉或在手术室中进行。然而在已确诊严重中央气道梗阻或气道稳定性还未得到证实的情况下，硬质气管镜是必选的[67]。

硬质支气管镜检查是维持气道通畅的一种安全、有效的方法[94]。它能够确保通气及氧合，因为硬质支气管镜本身即可以掏空损伤部位并扩张狭窄部位[95]。借由硬质气管镜，一些较大型器械可以通过气道（如激光、抽吸导管），甚至纤维气管镜。但硬质气管镜通常要求全身麻醉且必须在手术室中进行。硬质气管镜的禁忌证主要包括麻醉相关的或者由于患者颈部及下颌解剖异常。常见的并发症包括牙龈及牙齿受伤，气管或支气管的撕裂及出血。若由经验丰富的大夫操作，硬质气管镜本身所导致的整体并发症发生率 < 0.1%[96]。

通常，医生在确定减轻恶性中央气道梗阻的最理想方案前，需要确定以下几点：

- 梗阻是内在的、外在的、还是混合的？
- 梗阻的部位是否在介入治疗可干预的范围内？

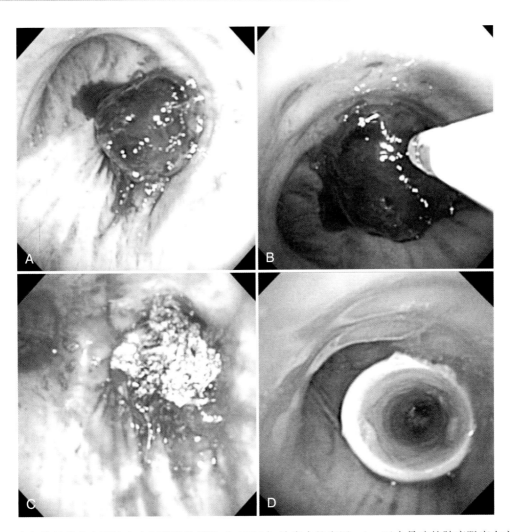

图 29-7　支气管镜技术在恶性中央气道肿物梗阻（MCAO）治疗中的应用。**A**，巨大易碎的肿瘤阻塞右主支气管的气管镜图像。**B**，不同的技术在切除肿瘤和恢复堵塞气道中的应用，在此图像中可看到电灼的探头。**C**，此图可见在电灼右主支气管肿物后产生的大量坏死物。**D**，在肿瘤被破坏和减瘤后需放置硅胶支架以保持呼吸道的通畅。

■ 患者的一般状况是否允许进行介入治疗?

■ 介入治疗是否能够改善患者当前一般状况或提高患者生活质量?

■ 梗阻远端是否存在正常呼吸道?

在这里,我们对各种针对恶性中央气道梗阻的介入治疗进行一个简要的说明。

热疗法:激光、电灼、氩离子凝固疗法、冷冻疗法

激光 *[67,69,74,75,90,94,95]

激光电切是指利用激光束产生的能量引起活体组织温度、光动力学及电磁学等方面的变化。

激光消融支气管恶性肿瘤的报道最早可以追溯到 20 世纪 70 年代中期,从那时起,其安全性及有效性已得到多次证实。

很多类型的激光都可以用来进行激光消融。其中钕:钇铝石榴石(Nd:YAG 激光)激光,是目前肺部介入治疗中最常用的激光。

Nd:YAG 激光可通过纤维气管镜或硬质气管镜使用。其波长为 1064 nm,接触和非接触式探头。组织穿透深度为 3 ~ 5mm,具体深度与相关参数的设定相关。但组织破坏的程度并不会立即显现,所以需格外小心,务必使激光平行于呼吸道,避免并发症的发生。

激光电切适用于恶性肿瘤造成的重要气道梗阻。因其立竿见影的效果,适用于急性恶性中央气道阻塞累及呼吸需紧急气道再通的患者。多项研究已经证实,利用激光电切进行的支气管内肿瘤减容术及管腔重建术,其成功率可高达 83% ~ 93%。且以前研究已经证实其症状缓解率高达 94%。此外,利用历史数据对照进行的回顾性研究已经证实,激光电切术的使用能够提高恶性中央气道梗阻患者的生存率和生活质量。

对于经验丰富的医生,激光内镜是一种安全的治疗手段,并发症的发生率 < 3%。其并发症包括:气道穿孔、气胸、低氧血症、出血、心律失常、心肌梗死、空气栓塞、气道点燃。为了避免气道点燃的发生,在激光发射时必须将吸入氧浓度(FIO$_2$)严格控制于 40% 以下,以尽可能避免相关并发症的发生,这在"梅塔的四个规则"中已经做了详细的描述。

激光电切的唯一绝对禁忌证为单纯气道外压迫。激光内镜的主要缺点包括:成本高及大多数医疗机构无法实施等。

电灼 *[67,69,74,75,90,94,95,97-100]

电灼或电烧,是指利用电流来加热和摧毁组织。通常被称为"穷人的激光",它以较低的成本实现了类似激光的组织破坏效果。

1926 年报道了第一例利用能量破坏支气管内肿瘤的病例。当时,是通过刚性气管镜引入一条乐器线实现的。

电切是利用高频交流电产热,与组织本身的阻抗正相关,而与组织血流及水分含量负相关。电流通过与地板接触离开身体。其效果最终取决于所用电源、组织接触时间、接触面情况及组织类型。

电切可通过纤维或硬质气管镜进行,通常为一种接触式的治疗模式。依据最终目的的不同选择不同类型的探头。常用探头包括:钝头探针、高频电刀、钢丝圈套及镊子。一般情况下,常用以下三种设置:单纯切割模式(高电流/低电压)、电凝模式(低电流/高电压)和混合模式(既可以切割又可以凝血)。

电切与激光电切具有相同的适应证,也可以实现肿瘤的快速减容,适用于严重急性恶性中央气道阻塞、需气道紧急再通的患者。电切尤其适用于以蒂与气道相连的内镜下息肉样赘生物(图 29-8,彩图 29-8)。应用钢丝套圈,可以通过灼烧瘤蒂清除赘生物,必要时可对其余未损毁组织进行病理学检查。已有几项研究证明电切在治疗恶性中央气道阻塞中的有效性,89% 的管腔恢复率也已得到证实。此外,其症状缓解率最高可达 97%。

支气管镜电切术具有很高的安全性。已报道的并发症包括:出血、低氧血症、气道穿孔、支气管内点燃、未充分接地时导致的操作者电休克。与激光电切相同,FIO$_2$ 必须保持在 40% 以下,对于单纯气道外压患者绝对禁用。

电切的一个主要缺点为,因为属于接触式治疗手段,探头需要经常清洗。此外,在出血的情况下,因为表面积的扩散可能导致电流有效性的损失。此外,对于装有心脏起搏器或自动/植入式心脏除颤器(AICDs)的患者,存在出现心律不齐或设备故障的风险。

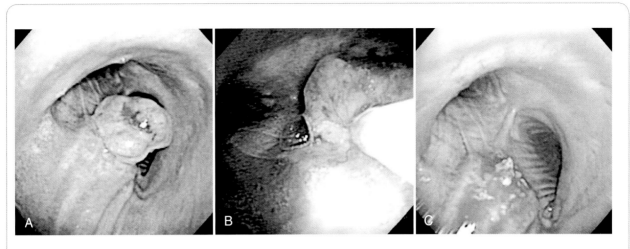

图 29-8　隆突处的息肉样病变。**A**，近隆突处可见一恶性息肉样病变。该带蒂肿物与气道后壁相连。**B**，在此图像中，电灼套圈将病灶从茎部烧灼并清除。**C**，息肉样病变已清除，留下少量渗血的气道后壁。

氩离子凝固疗法 [67,69,75,90,94,95,97,99,101,102]

氩离子凝固（APC）为非接触式电凝的一种类型。它的原理是通过离子化的氩气在导管探头与靶组织间形成电流。探头尖端可产生高电压电场，氩气被离子化，随机产生单极电流通向最接近地面的组织，该组织发生凝固坏死。探头和组织间的电流即形成一种均匀的表浅的（深度为 2 ～ 3mm）非接触式电疗。

APC 可通过硬式或纤维支气管镜置入纤维导管实现，其探头可以轴向、径向或逆行的方式释放能量，故在处理位于探头侧面或与探头尖端成锐角的肿瘤时，比激光、电灼更有优势。同样，APC 也是一种很好的止血工具。

APC 可用于处理恶性中央气管梗阻，且其适用范围不断扩大，已经逐步替代激光和电灼。

但不同于电灼和 Nd:YAG 电切，APC 并不会使组织汽化，所以切除较大肿瘤时，可能需要其他的减瘤方法。同样，由于 APC 电凝深度较浅，减瘤手术时需增加电凝时间。APC 后管腔恢复率为 91%。

APC 是很安全的，其并发症发生率不足 1%。主要并发症有气道穿孔、出血、气道着火和全身性气栓。与激光和电灼相似，FiO_2 需小于 40%。APC 禁用于完全气道外压迫、戴起搏器和植入式

心脏自动 / 除颤器（AICD）者。

冷冻疗法 [67,69,75,94,95,97,100,101,103]

冷冻治疗指应用于极低温度造成组织在低温下破坏。有三种冷却剂：液氮、氧化亚氮和二氧化碳。目前常用 N_2O。

最早在 20 世纪 60 年代中期即有报道使用支气管内冷冻疗法治疗大气道内癌性梗阻。

冷冻治疗的作用是多方面的。当细胞外冰晶形成，胞外空间紧张度显著增加，导致细胞膜脱水破坏。同样，当胞内冰晶形成时，细胞器被破坏。此外，冷冻可造成血管收缩和微血栓的形成。

冷冻探头可经硬式或纤维支气管镜置入，冷却剂即可到达探头金属尖端，在直视下将金属头和病变接触。此为一种接触式治疗。冷冻治疗的效果主要取决于冻 - 融循环次数、所达到的温度（-40℃以下）和组织类型。重复的快速冷冻 - 缓慢解冻循环可给细胞带来最大损伤。低温敏感组织有皮肤、神经、内皮、肉芽组织和黏膜。耐低温组织有纤维结缔组织、软骨和脂肪。

冷冻疗法可用于治疗非急性的不伴呼吸衰竭的恶性中央气道梗阻。同激光和电灼治疗相比，冰冻治疗起效较缓，故不能使气道快速再通。但它适于切除息肉样病变、血凝块、取出异物和治

疗血管源性肿瘤。

冷冻治疗的优势在于其出色的安全性、低成本、低气道穿孔风险和无气道点火风险。并发症有气道塌陷和术后发热。此外不同于其他热疗法，行高 FiO_2 氧气吸入患者也可行冷冻疗法。

光动力疗法 [67,69,75,94,95,97,101]

光动力疗法（photodynamic therapy，PDT）指用冷激光照射一种化学物质产生光毒性反应，导致细胞死亡。PDT 可作为一种延时的肿物切除方法用于恶性中央气道梗阻。

20 世纪 80 年代即有报道使用 PDT 治疗早期肺癌。从那时起 PDT 逐渐成为一种复杂的介入技术。

行 PDT 治疗时，需向患者全身或局部注射光敏药物，它会优先保留在恶性细胞中，但是它也会在皮肤、肝、脾中集聚。注射药物 24 ~ 72 小时后，经纤维支气管镜引入特定波长的激光，它可以激活光敏物质，通过光毒性反应产生氧化基团直接破坏肿瘤细胞，也可通过缺血反应、凋亡、炎症反应间接破坏肿瘤细胞。然后，在完成该治疗的当时和 48 小时后，经支气管镜将肿瘤碎片移除并重建气道通畅。最常用的光敏物质为二血卟啉甲醚（DHE）。

PDT 适应证为非急性呼吸困难的恶性支气管内梗阻的姑息治疗。PDT 也可用于不适合手术治疗的患者或外放射治疗有禁忌的患者。同样，对于早期肺癌无腔外扩散者也可使用 PDT 疗法。文献有报道认为 PDT 疗法在治疗恶性气道梗阻的成功率为 80%。

PDT 治疗的并发症有术后 4 ~ 6 周可能有皮肤光过敏、局部气管水肿、气管穿孔、出血以及瘘管形成。PDT 疗法的主要缺点有治疗需多次完成，严重的皮肤光过敏反应以及延时肿瘤破坏效应。

非热疗法：硬支气管镜减瘤术、球囊扩张、吸切钻、气管支架

硬支气管镜减瘤术 [69,75,96]

硬质支气管镜是确保气道通畅的安全和有效的方法，同时，它可行治疗性干预。在紧急情况下，硬质支气管镜可用于快速减瘤手术和扩张支气管狭窄。

支气管镜的远端呈斜面，适合对较大管内肿瘤从中心取出。同时，镜的侧壁在肿瘤切除时可用于压迫止血。其较粗的内径允许多种器械（如大吸引器、镊子、纤维支气管镜）通过。此外，在近端，它有多个开口，可用于通气（正压或喷射通气）。总之，减瘤手术可通过多种方法。行病变中心切除可能有损伤气道的风险。但行机械性肿瘤中心切除是治疗恶性中央性气管梗阻的常见方法。

球囊扩张（球囊气管／支气管成形）[67,75,97,104,105]

在气道中置入不同长度和直径的球囊可扩张气道。球囊气管（气管扩张）或支气管成形（支气管扩张）术较硬质支气管镜扩张气道黏膜损伤小。球囊扩张多和其他方法联用治疗恶性中央气道梗阻。

球囊需经过硬质或纤维支气管镜置入。球囊内充盐水，外接调压注射器，球囊内压可维持几秒钟至几分钟，然后重复此过程，或是置入较大球囊。其治疗恶性肿瘤梗阻有效率为 79%，但是作用不能持久，故常常和其他治疗方法（如激光内镜或支架置入）联用。

球囊扩张是较安全的治疗方法。并发症有气道撕裂或破裂、气胸、纵隔气肿、疼痛和出血。各种并发症的发生率尚不清楚。术后微小气道黏膜撕裂很常见，但一般无严重后果。在一项 126 例球囊扩张治疗恶性气道梗阻的病例报道中，41 例出现不需特殊处理的少量出血，1 例因肿瘤旁肺动脉分支破裂而出现致命性大出血。

吸切钻 [106,107]

与其他肺介入方法相比，支气管内吸切钻是一种相对较新的方法。

吸切钻可通过硬质支气管置入，其尖端为钻头，旁边有吸引器，用来吸除钻下的肿瘤组织。吸引器瞬吸能力很强，可为术者提供干净的术野。

根据治疗部位不同，吸切钻有两种长度可供选择。公开发表的文献较少，但是在治疗中央性气道梗阻中，其逐步成为一种实用的方法。

气管支架 [67,69,71,74,75,90,94,95,97,101,108-114]

气管支架可支撑并保持气道管状中空结构，

材料多样。

20 世纪 60 年代，Montgomery T 管最早用于治疗声门下狭窄。到 90 年代，Dumon 的硅胶支架是首个专门的气管支架。此后，各种材料支架层出不穷。

最常见的材料有三种：硅胶、金属和混合支架。

硅胶支架材料是合成硅橡胶，其形状（直管状、Y 形）、长度、直径多样，可用于不同气道（图 29-9，彩图 29-9）。支架置入需通过硬质支气管镜。支架置入后可进行移位和移除，因此价格并不贵。硅胶支架的缺点包括易滑脱、支架边缘

肉芽组织形成、分泌物积聚、置入时需要全麻和硬质支气管。

金属支架多由合金制成（如镍钛合金）。它们有多种长度和直径可供选择。新一代的金属支架置入后可自动张开。患者经适度镇静后，可容易地将支架通过纤维支气管镜或硬质气管镜置入（图 29-10，彩图 29-10），其在气道内活动度较小，能抗外压，适应曲折的气道，且允许从叶孔通气。金属支架的缺点之一是上皮化后移位和去除困难。主要并发症包括边缘肉芽组织形成、气道或血管穿孔（图 29-11，彩图 29-11）。金属支架不适用于治疗恶性中央性气管梗阻。

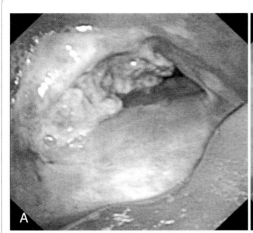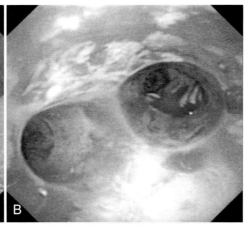

图 29-9 隆突处的 Y 型硅胶支架。**A**，隆突处可见不规则肿瘤，左主支气管完全阻塞，右主支气管部分阻塞。**B**，减瘤术后，置入 Dumon Y 型硅胶支架，可见左右主支气管再通。

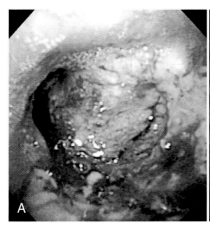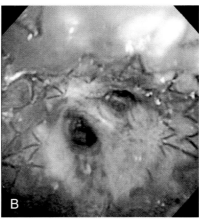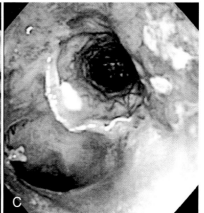

图 29-10 自动扩张的金属支架。**A**，隆突处可见肿瘤侵犯气管壁，造成气道质脆、水肿。**B**，减瘤术后，置入两个金属支架，可见左主支气管远端通畅。**C**，置入两个金属支架，气管被撑开。

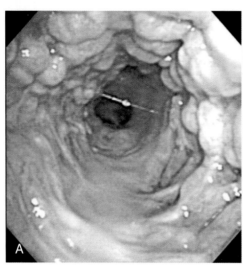
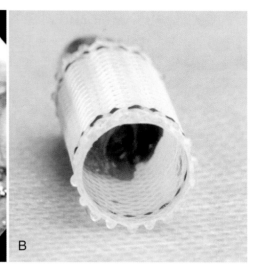

图 29-11 A 和 B 显示了两种最常见的并发症。A，显著的新生上皮形成，导致去除支架非常困难，且有再次狭窄的危险。B，为一取出的硅胶支架，其内可见黏膜完全阻塞管腔，可能导致患者窒息。

金属支架的适应证为外压或管内恶性肿瘤造成气道梗阻，行减瘤手术后，仍有大于 50% 的管腔闭塞。在合适的病例中，支架置入可迅速缓解症状（缓解率可达 94%），提高患者生活质量，甚至提高生存率。同时，硅胶和金属支架还可用于缓解恶性气管食管瘘患者的症状。根据病例的复杂性，减瘤手术和支架置入常常互补。此外，支架也可辅助化疗和放疗，如支架置入后可增加患者必要的呼吸储备用于外放射治疗。

总之，支架置入的适应证有肿瘤生长迅速、大于 50% 的气管腔阻塞、气管食管瘘（TEF）、其他治疗效果不佳的肿瘤和外压性气管狭窄。

放射治疗：近距离放疗

近距离放疗 [67,69,81,94,95,97,100]

近距离放疗指在支气管内置入放射性物质进行治疗。在荧光视野下，经纤维支气管镜将聚氨酯后装导管放在气管肿瘤旁或其近端，然后固定导管和置入放射源，通常为铱 -192。

近距离放射治疗，可行支气管内低剂量率（LDR）或高剂量率（HDR）的方法。HDR 更常用，因为每次照射时间较短，更易于被门诊患者接受。

近距离放射治疗可用于缓解恶性中央气道梗阻的症状。其作用原理不是直接去除肿瘤，而是造成肿瘤基因突变和凋亡，故放射治疗起效时间较长，根据每次剂量不同，可达 3 周。因此，它不适用于急性气道梗阻，但可以和光切除、外放射等治疗联用。管腔再通率有 78%～85%，其中 69%～93% 患者症状可明显改善。其另一优势在于放射距离短，对周边正常组织影响较小。

并发症包括出血、瘘、心律失常、低血压、支气管痉挛、支气管坏死和放射性支气管炎。致命性出血发生率为 0～32%。但这些并发症是否与放射治疗有关，还是因为肿瘤进展而出现尚不清。有报道咯血多发生于双肺上叶支气管，可能与距离大血管较近有关。

结局

支气管镜介入的循证文献是有限的。多数报道和研究是回顾性和描述性的，包括异质性人群和疾病。但是介入支气管镜技术对改善呼吸困难、生活质量效果良好。同样，一项回顾性研究认为伴大气道梗阻的恶性肿瘤患者经过支气管镜介入加化疗或放疗治疗后与不伴大气道梗阻者行相同辅助治疗后效果相当 [70]。

恶性大气道梗阻无法根治。因此，患者及家属必须知道介入治疗是一种姑息治疗。

考虑到恶性大气道梗阻再通后症状改善明显，那若行介入和非介入 RCT 试验来评估患者生存率则显得不合伦理。因此，对于伴大气道梗阻的恶性肿瘤患者行介入支气管镜治疗是必要的。

放射性肺损伤

相当多的肺癌患者需接受放射治疗[115]。另外，一些胸壁的恶性肿瘤，如淋巴瘤、乳腺癌或食管癌也需要接受胸腔照射[116]。但放射线在杀死肿瘤细胞的同时，也对正常肺实质细胞造成严重损伤，故大剂量的放射治疗应用受限。

有两种放射性诱导肺损伤（radiation-induced lung injury，RILI）研究较透彻：急性放射性肺炎和慢性放射性纤维化[117]。虽然肺纤维化常常是急性肺炎的延续，但上述两者间或许并无关联。RILI 的病理生理包括自由基形成、细胞毒损伤等，具体将在其他章节叙述[118]。

尚无预测放疗后肺损伤的准确方法。一些高危因素进行描述，如放疗的组织体积和照射剂量等，每次分割也同等重要[116,117,119]。同样，同步化疗可能加重肺损伤。阿霉素、博莱霉素、吉西他滨和多西紫杉醇等化疗药物可增加组织对辐射的敏感性[117,119,120]。其他因素尚包括吸烟、治疗前的身体状况、治疗前肺功能、胸部放疗史、放疗过程中停用糖皮质激素[117,120]。放射剂量对于预测肺损伤十分重要，造成放射性肺炎的平均剂量为 20Gy[119]。

急性放射性肺炎通常发生在放疗后 4～12 周内。常见临床表现包括干咳、呼吸困难、肺炎样症状和低热[116-119]。胸部 X 线显示治疗野中弥漫性阴影[117]。胸部 CT 有更高敏感性，可显示出毛玻璃影或实变。许多病例中，症状与影像学表现并不相符。肺功能检查可见 FEV1 和 DLCO 下降[116,119]。支气管镜肺泡灌洗可见淋巴细胞计数增高，但并不特异。关于其治疗并未进行随机对照试验，推荐多基于专家经验[116]。主要治疗方法为大剂量激素冲击和长期维持[118]，反应率约 80%[117,119]。可喜的是，大多数病例并不严重，不需要治疗[119]。

慢性放射性肺纤维化多于治疗后 6～24 个月内出现[117,119]。典型症状包括干咳、气短。胸部 X 线显示不透明影，容量损失或胸膜增厚。病变边缘较清楚，与放射野相对应，这种表现在 CT 上更易看到。这种所谓的"非解剖学边缘"反映出放射治疗的直线效应，即与解剖学上的边界无关，而与照射野相对[118]，此征象有诊断意义。肺功能可见限制性通气障碍伴 DLCO 下降。此病无法根治，只能行支持性或姑息治疗[118,119]。

参考文献

1. Sakanashi Y, Takeya M, Yoshimura T, et al. Kinetics of macrophage subpopulations and expression of monocyte chemoattractant protein-1 (MCP-1) in bleomycin-induced lung injury of rats studied by a novel monoclonal antibody against rat MCP-1. *J Leukoc Biol*. 1994;56:741‒750.

2. Lewis RA, Austen KF. The biologically active leukotrienes. biosynthesis, metabolism, receptors, functions, and pharmacology. *J Clin Invest*. 1984;73:889‒897.

3. Freeman BA, Crapo JD. Biology of disease: free radicals and tissue injury. *Lab Invest*. 1982;47:412‒426.

4. Cooper Jr JA, White DA, Matthay RA. Drug-induced pulmonary disease, part 1: cytotoxic drugs. *Am Rev Respir Dis*. 1986;133:321‒340.

5. White DA, Kris MG, Stover DE. Bronchoalveolar lavage cell populations in bleomycin lung toxicity. *Thorax*. 1987;42:551‒552.

6. White DA, Rankin JA, Stover DE, et al. Methotrexate pneumonitis: bronchoalveolar lavage findings suggest an immunologic disorder. *Am Rev Respir Dis*. 1989;139:18‒21.

7. Nuver J, Lutke Holzik MF, van Zweeden M, et al. Genetic variation in the bleomycin hydrolase gene and bleomycin-induced pulmonary toxicity in germ cell cancer patients. *Pharmacogenet Genomics*. 2005;15:399‒405.

8. Jules-Elysee K, White DA. Bleomycin-induced pulmonary toxicity. *Clin Chest Med*. 1990;11:1‒20.

9. Ignoffo RJ, Viele CS, Damon LE, Venook A. *Cancer chemotherapy pocket guide*. Baltimore, MD: Lippincott-Raven; 1998.

10. Sleijfer S. Bleomycin-induced pneumonitis. *Chest*. 2001;120:617‒624.

11. Saxman SB, Nichols CR, Einhorn LH. Pulmonary toxicity in patients with advanced-stage germ cell tumors receiving bleomycin with and without granulocyte colony stimulating factor. *Chest*. 1997;111:657‒660.

12. McCullough B, Collins JF, Johanson Jr WG, Grover FL. Bleomycin-induced diffuse interstitial pulmonary fibrosis in baboons. *J Clin Invest*. 1978;61:79‒88.

13. Herman EH, Hasinoff BB, Zhang J, et al. Morphologic and morphometric evaluation of the effect of ICRF-187 on bleomycin-induced pulmonary toxicity. *Toxicology*. 1995;98:163‒175.

14. Khalil N, Whitman C, Zuo L, et al. Regulation of alveolar macrophage transforming growth factor-beta secretion by corticosteroids in bleomycin-induced pulmonary inflammation in the rat. *J Clin Invest*. 1993;92:1812‒1818.

15. King SL, Lichtler AC, Rowe DW, et al. Bleomycin stimulates pro-alpha 1 (I) collagen promoter through transforming growth factor beta response element by intracellular and extracellular signaling. *J Biol Chem*. 1994;269:13156‒13161.

16. Chandler DB. Possible mechanisms of bleomycin-induced fibrosis. *Clin Chest Med*. 1990;11:21‒30.

17. O'Sullivan JM, Huddart RA, Norman AR, et al. Predicting the risk of bleomycin lung toxicity in patients with germ-cell tumours. *Ann Oncol*. 2003;14:91‒96.

18. Rimmer MJ, Dixon AK, Flower CD, et al. Bleomycin lung: computed tomographic observations. *Br J Radiol*. 1985;58:1041‒1045.

19. White DA, Schwartzberg LS, Kris MG, et al. Acute chest pain syndrome during bleomycin infusions. *Cancer*. 1987;59:1582‒1585.

20. Straus DJ, Portlock CS, Qin J, et al. Results of a prospective randomized clinical trial of doxorubicin, bleomycin, vinblastine, and dacarbazine (ABVD) followed by radiation therapy (RT) versus ABVD alone for stages I, II, and IIIA nonbulky Hodgkin disease. *Blood*. 2004;104: 3483‒3489 Epub 2004 Aug 17.

21. Wolkowicz J, Sturgeon J, Rawji M, et al. Bleomycin-induced pulmonary function abnormalities. *Chest*. 1992;101:97‒101.

22. Rossi SE, Erasmus JJ, McAdams HP, et al. Pulmonary drug toxicity: radiologic and pathologic manifestations. *Radiographics*. 2000;20:1245‒1259.

23. Simpson AB, Paul J, Graham J, et al. Fatal bleomycin pulmonary toxicity in the West of Scotland 1991‒95: a review of patients with germ

cell tumours. *Br J Cancer*. 1998;78:1061–1066.

24. Rabinowits M, Souhami L, Gil RA, et al. Increased pulmonary toxicity with bleomycin and cisplatin chemotherapy combinations. *Am J Clin Oncol*. 1990;13:132–138.

25. Azoulay E, Herigault S, Levame M, et al. Effect of granulocyte colony-stimulating factor on bleomycin-induced acute lung injury and pulmonary fibrosis. *Crit Care Med*. 2003;31:1442–1448.

26. Lei KI, Leung WT, Johnson PJ. Serious pulmonary complications in patients receiving recombinant granulocyte colony-stimulating factor during BACOP chemotherapy for aggressive non-Hodgkin's lymphoma. *Br J Cancer*. 1994;70:1009–1013.

27. Haston CK, Wang M, Dejournett RE, et al. Bleomycin hydrolase and a genetic locus within the MHC affect risk for pulmonary fibrosis in mice. *Hum Mol Genet*. 2002;11:1855–1863.

28. Blom-Muilwijk MC, Vriesendorp R, Veninga TS, et al. Pulmonary toxicity after treatment with bleomycin alone or in combination with hyperoxia: studies in the rat. *Br J Anaesth*. 1988;60:91–97.

29. Gilson AJ, Sahn SA. Reactivation of bleomycin lung toxicity following oxygen administration: a second response to corticosteroids. *Chest*. 1985;88:304–306.

30. Ingrassia 3rd TS, Ryu JH, Trastek VF, et al. Oxygen-exacerbated bleomycin pulmonary toxicity. *Mayo Clin Proc*. 1991;66:173–178.

31. Mathes DD. Bleomycin and hyperoxia exposure in the operating room. *Anesth Analg*. 1995;81:624–629.

32. Wilczynski SW, Erasmus JJ, Petros WP, et al. Delayed pulmonary toxicity syndrome following high-dose chemotherapy and bone marrow transplantation for breast cancer. *Am J Respir Crit Care Med*. 1998;157:565–573.

33. Cannon GW. Methotrexate pulmonary toxicity. *Rheum Dis Clin North Am*. 1997;23:917–937.

34. Imokawa S, Colby TV, Leslie KO, et al. Methotrexate pneumonitis: review of the literature and histopathological findings in nine patients. *Eur Respir J*. 2000;15:373–381.

35. Chap L, Shpiner R, Levine M, et al. Pulmonary toxicity of high-dose chemotherapy for breast cancer: a non-invasive approach to diagnosis and treatment. *Bone Marrow Transplant*. 1997;20:1063–1067.

36. Vansteenkiste JF, Vandebroek JE, Nackaerts KL, et al. Clinical-benefit response in advanced non-small-cell lung cancer: a multicentre prospective randomised phase III study of single agent gemcitabine versus cisplatin-vindesine. *Ann Oncol*. 2001;12:1221–1230.

37. Kouroussis C, Mavroudis D, Kakolyris S, et al. High incidence of pulmonary toxicity of weekly docetaxel and gemcitabine in patients with non-small cell lung cancer: results of a dose-finding study. *Lung Cancer*. 2004;44:363–368.

38. Belknap SM, Kuzel TM, Yarnold PR, et al. Clinical features and correlates of gemcitabine-associated lung injury: findings from the RADAR project. *Cancer*. 2006;106:2051–2057.

39. Stoica GS, Greenberg HE, Rossoff LJ. Corticosteroid responsive fludarabine pulmonary toxicity. *Am J Clin Oncol*. 2002;25:340–341.

40. Helman Jr DL, Byrd JC, Ales NC, et al. Fludarabine-related pulmonary toxicity: a distinct clinical entity in chronic lymphoproliferative syndromes. *Chest*. 2002;122:785–790.

41. Weaver CH, Appelbaum FR, Petersen FB, et al. High-dose cyclophosphamide, carmustine, and etoposide followed by autologous bone marrow transplantation in patients with

lymphoid malignancies who have received dose-limiting radiation therapy. *J Clin Oncol*. 1993;11:1329–1335.

42. O'Driscoll BR, Kalra S, Gattamaneni HR, et al. Late carmustine lung fibrosis: age at treatment may influence severity and survival. *Chest*. 1995;107:1355–1357.

43. O'Driscoll BR, Hasleton PS, Taylor PM, et al. Active lung fibrosis up to 17 years after chemotherapy with carmustine (BCNU) in childhood. *N Engl J Med*. 1990;323:378–382.

44. Block M, Lachowiez RM, Rios C, et al. Pulmonary fibrosis associated with low-dose adjuvant methyl-CCNU. *Med Pediatr Oncol*. 1990;18:256–260.

45. Nelson DF, Diener-West M, Weinstein AS, et al. A randomized comparison of misonidazole sensitized radiotherapy plus BCNU and radiotherapy plus BCNU for treatment of malignant glioma after surgery: final report of an RTOG study. *Int J Radiat Oncol Biol Phys*. 1986;12:1793–1800.

46. Twohig KJ, Matthay RA. Pulmonary effects of cytotoxic agents other than bleomycin. *Clin Chest Med*. 1990;11:31–54.

47. Malik SW, Myers JL, DeRemee RA, et al. Lung toxicity associated with cyclophosphamide use: two distinct patterns. *Am J Respir Crit Care Med*. 1996;154:1851–1856.

48. Spector JI, Zimbler H, Ross JS. Early-onset cyclophosphamide-induced interstitial pneumonitis. *JAMA*. 1979;242:2852–2854.

49. Kris MG, Pablo D, Gralla RJ, et al. Dyspnea following vinblastine or vindesine administration in patients receiving mitomycin plus vinca alkaloid combination therapy. *Cancer Treat Rep*. 1984;68:1029–1031.

50. Rivera MP, Kris MG, Gralla RJ, et al. Syndrome of acute dyspnea related to combined mitomycin plus vinca alkaloid chemotherapy. *Am J Clin Oncol*. 1995;18:245–250.

51. Castro M, Veeder MH, Mailliard JA, et al. A prospective study of pulmonary function in patients receiving mitomycin. *Chest*. 1996;109:939–944.

52. Stover DE, Kaner RJ. Pulmonary complications in cancer patients. *CA Cancer J Clin*. 1996;46:303–320.

53. Chang AY, Kuebler JP, Pandya KJ, et al. Pulmonary toxicity induced by mitomycin C is highly responsive to glucocorticoids. *Cancer*. 1986;57:2285–2290.

54. Maurer LH, Herndon 2nd JE, Hollis DR, et al. Randomized trial of chemotherapy and radiation therapy with or without warfarin for limited-stage small-cell lung cancer: a cancer and leukemia group B study. *J Clin Oncol*. 1997;15:3378–3387.

55. Lebeau B, Urban T, Brechot JM, et al. A randomized clinical trial comparing concurrent and alternating thoracic irradiation for patients with limited small cell lung carcinoma: "petites cellules" group. *Cancer*. 1999;86:1480–1487.

56. Chen YM, Shih JF, Perng RP, et al. A randomized trial of different docetaxel schedules in non-small cell lung cancer patients who failed previous platinum-based chemotherapy. *Chest*. 2006;129:1031–1038.

57. Dincbas FO, Atalar B, Koca S. Two-dimensional radiotherapy and docetaxel in treatment of stage III non-small cell lung carcinoma: no good survival due to radiation pneumonitis. *Lung Cancer*. 2004;43:241–242.

58. Friedlander PA, Bansal R, Schwartz L, et al. Gemcitabine-related radiation recall preferentially involves internal tissue and organs. *Cancer*. 2004;100:1793–1799.

59. Burstein HJ, Bellon JR, Galper S, et al. Prospective evaluation of concurrent paclitaxel and radiation therapy after

adjuvant doxorubicin and cyclophosphamide chemotherapy for stage II or III breast cancer. *Int J Radiat Oncol Biol Phys*. 2006;64:496–504. Epub 2005 Oct 21.

60. van Zandwijk N, Groen HJ, Postmus PE, et al. Role of recombinant interferon-gamma maintenance in responding patients with small cell lung cancer: a randomised phase III study of the EORTC Lung Cancer Cooperative Group. *Eur J Cancer*. 1997;33:1759–1766.

61. Bradley JD, Scott CB, Paris KJ, et al. A phase III comparison of radiation therapy with or without recombinant beta-interferon for poor-risk patients with locally advanced non-small-cell lung cancer (RTOG 93–04). *Int J Radiat Oncol Biol Phys*. 2002;52:1173–1179.

62. Onozawa M, Hashino S, Sogabe S, et al. Side effects and good effects from new chemotherapeutic agents, case 2: thalidomide-induced interstitial pneumonitis. *J Clin Oncol*. 2005;23:2425–2426.

63. Lin JT, Yeh KT, Fang HY, et al. Fulminant, but reversible interstitial pneumonitis associated with imatinib mesylate. *Leuk Lymphoma*. 2006;47:1693–1695.

64. Endo M, Johkoh T, Kimura K, et al. Imaging of gefitinib-related interstitial lung disease: multi-institutional analysis by the West Japan Thoracic Oncology Group. *Lung Cancer*. 2006;52:135–140. Epub 2006 Mar 29.

65. Leon RJ, Gonsalvo A, Salas R, et al. Rituximab-induced acute pulmonary fibrosis. *Mayo Clin Proc*. 2004;79:949, 953.

66. Herbst RS. Toxicities of antiangiogenic therapy in non-small-cell lung cancer. *Clin Lung Cancer*. 2006;8(suppl 1):S23–S30.

67. Ernst A, Feller-Kopman D, Becker HD, et al. Central airway obstruction. *Am J Respir Crit Care Med*. 2004;169:1278–1297.

68. Rafanan AL, Mehta AC. Role of bronchoscopy in lung cancer. *Semin Respir Crit Care Med*. 2000;21:405–420.

69. Wahidi MM, Herth FJ, Ernst A. State of the art: interventional pulmonology. *Chest*. 2007;131:261–274.

70. Chhajed PN, Baty F, Pless M, et al. Outcome of treated advanced non-small cell lung cancer with and without central airway obstruction. *Chest*. 2006;130:1803–1807.

71. Miyazawa T, Miyazu Y, Iwamoto Y, et al. Stenting at the flow-limiting segment in tracheobronchial stenosis due to lung cancer. *Am J Respir Crit Care Med*. 2004;169:1096–1102.

72. Dubey S, Powell CA. Update in lung cancer 2008. *Am J Respir Crit Care Med*. 2009;179:860–868.

73. *Common cancer types. [homepage on the Internet]*. Available at: http://www.cancer.gov/cancertopics/commoncancers; May, 7. 2009.

74. Beamis Jr JF. Interventional pulmonology techniques for treating malignant large airway obstruction: an update. *Curr Opin Pulm Med*. 2005;11:292–295.

75. Seijo LM, Sterman DH. Interventional pulmonology. *N Engl J Med*. 2001;344:740–749.

76. Jeon K, Kim H, Yu CM, et al. Rigid bronchoscopic intervention in patients with respiratory failure caused by malignant central airway obstruction. *J Thorac Oncol*. 2006;1:319–323.

77. Gaissert HA, Grillo HC, Shadmehr MB, et al. Uncommon primary tracheal tumors. *Ann Thorac Surg*. 2006;82:268–272; discussion 272–3.

78. Wood DE. Management of malignant tracheobronchial obstruction. *Surg Clin North Am*. 2002;82:621–642.

79. Kiryu T, Hoshi H, Matsui E, et al. Endotracheal/endobronchial metastases: clinicopathologic study

with special reference to developmental modes. *Chest*. 2001;119:768–775.

80. Shepherd MP. Endobronchial metastatic disease. *Thorax*. 1982;37:362–365.

81. Lee P, Kupeli E, Mehta AC. Therapeutic bronchoscopy in lung cancer: laser therapy, electrocautery, brachytherapy, stents, and photodynamic therapy. *Clin Chest Med*. 2002;23:241–256.

82. Dutau H, Toutblanc B, Lamb C, et al. Use of the Dumon Y-stent in the management of malignant disease involving the carina: a retrospective review of 86 patients. *Chest*. 2004;126:951–958.

83. Brodsky JB. Bronchoscopic procedures for central airway obstruction. *J Cardiothorac Vasc Anesth*. 2003;17:638–646.

84. Aboussouan LS, Stoller JK. Diagnosis and management of upper airway obstruction. *Clin Chest Med*. 1994;15:35–53.

85. Hollingsworth HM. Wheezing and stridor. *Clin Chest Med*. 1987;8:231–240.

86. Simoff MJ, Sterman DH, Ernst A, ed. *Thoracic endoscopy: advances in interventional pulmonology*. 1st ed. Malden, MA: Blackwell Publishing; 2006.

87. Collins J, Stern EJ. *Chest radiology: the essentials*. 2nd ed. Philadelphia, PA: Wolters Kluwer, Lippincott Williams & Wilkins; 2008.

88. Boiselle PM. Imaging of the large airways. *Clin Chest Med*. 2008;29:181–193.

89. Naidich DP, Webb WR, Muller NL, et al. *Computed tomography and magnetic resonance of the thorax*. 4th ed. Philadelphia, PA: Wolters Kluwer, Lippincott Williams & Wilkins; 2007.

90. Bolliger CT, Sutedja TG, Strausz J, et al. Therapeutic bronchoscopy with immediate effect: laser, electrocautery, argon plasma coagulation and stents. *Eur Respir J*. 2006;27:1258–1271.

91. Fishman AP, Elias JA, Fishman JA, et al. *Fishman's pulmonary diseases and disorders*. 4th ed. New York: The McGraw-Hill Companies; 2008.

92. Chhajed PN, Eberhardt R, Dienemann H, et al. Therapeutic bronchoscopy interventions before surgical resection of lung cancer. *Ann Thorac Surg*. 2006;81:1839–1843.

93. Finlayson GN, Brodsky JB. Anesthetic considerations for airway stenting in adult patients. *Anesthesiol Clin*. 2008;26:281–291, vi.

94. Bolliger CT, Mathur PN, Beamis JF, et al. ERS/ATS statement on interventional pulmonology. European Respiratory Society. *Eur Respir J*. 2002;19:356–373.

95. Ernst A, Silvestri GA, Johnstone D. Interventional pulmonary procedures: guidelines from the American College of Chest Physicians. *Chest*. 2003;123:1693–1717.

96. Ayers ML, Beamis Jr JF. Rigid bronchoscopy in the twenty-first century. *Clin Chest Med*. 2001;22:355–364.

97. Folch E, Mehta AC. Airway interventions in the tracheobronchial tree. *Semin Respir Crit Care Med*. 2008;29:441–452.

98. Coulter TD, Mehta AC. The heat is on: impact of endobronchial electrosurgery on the need for Nd-YAG laser photoresection. *Chest*. 2000;118:516–521.

99. Sheski FD, Mathur PN. Endobronchial electrosurgery: argon plasma coagulation and electrocautery. *Semin Respir Crit Care Med*. 2004;25:367–374.

100. Sheski FD, Mathur PN. Cryotherapy, electrocautery, and brachytherapy. *Clin Chest Med*. 1999;20:123–138.

101. Wang K-P, Mehta AC, Turner J. *Flexible bronchoscopy*. 2nd ed. Malden, MA: Blackwell Publishing; 2004.

102. Morice RC, Ece T, Ece F, Keus L. Endobronchial argon plasma coagulation for treatment of hemoptysis and neoplastic airway obstruction. *Chest*. 2001;119:781–787.

103. Mathur PN, Wolf KM, Busk MF, et al. Fiberoptic bronchoscopic cryotherapy in the management of tracheobronchial obstruction. *Chest*. 1996;110:718–723.

104. Hautmann H, Gamarra F, Pfeifer KJ, et al. Fiberoptic bronchoscopic balloon dilatation in malignant tracheobronchial disease: indications and results. *Chest*. 2001;120:43–49.

105. McArdle JR, Gildea TR, Mehta AC. Balloon bronchoplasty: its indications, benefits, and complications. *J Bronchol*. 2005;12:123–127.

106. Kennedy MP, Morice RC, Jimenez CA, et al. Treatment of bronchial airway obstruction using a rotating tip microdebrider: a case report. *J Cardiothorac Surg*. 2007;2:16.

107. Lunn WM, Bagherzadegan NM, Munjampalli SK. Initial experience with a rotating airway microdebrider. *J Bronchol*. 2008;15:91–94.

108. Colt HG, Dumon JF. Airway stents. present and future. *Clin Chest Med*. 1995;16:465–478.

109. Dumon JF. A dedicated tracheobronchial stent. *Chest*. 1990;97:328–332.

110. Dumon J, Cavaliere S, Diaz-Jimenez J, et al. Seven year experience with the Dumon prosthesis. *J Bronchol*. 1996;3:6–10.

111. Lund ME, Garland R, Ernst A. Airway stenting: applications and practice management considerations. *Chest*. 2007;131:579–587.

112. Makris D, Marquette CH. Tracheobronchial stenting and central airway replacement. *Curr Opin Pulm Med*. 2007;13:278–283.

113. Mehta AC, Dasgupta A. Airway stents. *Clin Chest Med*. 1999;20:139–151.

114. Santacruz JF, Folch E, Mehta AC. Silicone and metallic stents in interventional pulmonology. *Minerva Pneumol*. 2009;48:243–259.

115. Tyldesley S, Boyd C, Schulze K, et al. Estimating the need for radiotherapy for lung cancer: an evidence-based, epidemiologic approach. *Int J Radiat Oncol Biol Phys*. 2001;49:973–985.

116. Abratt RP, Morgan GW, Silvestri G, et al. Pulmonary complications of radiation therapy. *Clin Chest Med*. 2004;25:167–177.

117. Movsas B, Raffin TA, Epstein AH, et al. Pulmonary radiation injury. *Chest*. 1997;111:1061–1076.

118. Ghafoori P, Marks LB, Vujaskovic Z, et al. Radiation-induced lung injury: assessment, management, and prevention. *Oncology (Williston Park)*. 2008;22:37–47.

119. Spiro SG, Douse J, Read C, et al. Complications of lung cancer treatment. *Semin Respir Crit Care Med*. 2008;29:302–317.

120. Yahalom J, Portlock CS. Long-term cardiac and pulmonary complications of cancer therapy. *Hematol Oncol Clin North Am*. 2008;22:305–318.

30 恶性肠梗阻

Raimudo Correa，Carla I. Ripamonti，Jason E. Dodge 和 Alexandra M. Easson

王登凤 译　张国楠 校

恶性肠梗阻（malignant bowel obstruction，MBO）是一种晚期腹部恶性肿瘤的常见并发症。总的说来，在卵巢癌患者中，MBO 的发生率约为 51%[1-4]；在结直肠癌中，其发生率约为 28%[3]。原发灶不在腹部的恶性肿瘤中，如恶性黑色素瘤、乳腺癌、肺癌，发生腹腔内转移时也可能发生 MBO[5]。

恶性肠梗阻是指任何由恶性肿瘤引起的肠梗阻，根据其发病时间可分为：

1. 恶性肿瘤确诊时；
2. 作为疾病复发的表现之一，有时与疾病终末期阶段；

MBO 的治疗遵循个体化的原则。虽然 MBO 常与晚期恶性肿瘤相关，但如果在疾病初次确诊时已发生了 MBO，那么不管原发恶性肿瘤的来源，治疗肠梗阻通常要以治愈为目的，但应根据原发恶性肿瘤的相关治疗指南为不同患者制订适当的方案。另一方面，如果 MBO 是作为肿瘤复发表现的一部分时，其治疗通常是以缓解症状为目的；最佳治疗方案的制订可能会受到不同因素的影响，本文接下来会对其进行讨论。

在肿瘤复发患者中，MBO 通常是缓慢发生的，最终造成小肠或者结直肠的管腔狭窄（或两者同时发生），梗阻可为单发，也可能是多发。在卵巢癌患者的尸检中发现，梗阻通常是多发的，且小肠和结直肠中常同时发生。当只有一部分肠管受累时，小肠受累较结直肠更为多见[2]。

因原发恶性肿瘤的部位不同，MBO 的临床表现也有所不同。结直肠癌主要表现为肠道梗阻症状，尤其是病变位于左半结肠时；在无转移性病灶时，常采取根治性治疗，但这不是本文的讨论重点。在卵巢癌中，肠梗阻虽然可以发生在初次确诊时，但较常见的是肠梗阻的出现，代表着肿瘤复发和无法治愈；在晚期结直肠癌和本文提到的其他腹腔内恶性肿瘤中也是这样。这也可能发生在结直肠癌患者中[6-8]。

腹腔内恶性肿瘤扩散表示在整个腹膜浆膜表面存在多个肿瘤转移性种植灶。这在有 MBO 表现的复发性肿瘤患者中较常见。对于转移性结直肠癌患者来说，因为缺乏有效的、根治性的、全面的治疗，弥散性腹腔内癌扩散患者的预后差，然而现在应用于该领域的新的化疗方案可能会使这一局面有所改变。对于复发性卵巢癌和癌扩散的患者来说，化疗有效的可能性比较大，尤其是仅接受过一线或二线化疗以及一线和二线化疗之间、无疾病进展而生存时间大于 6 个月的患者。虽然通常不能准确预测患者的生存时间，但据报道在未进行抗肿瘤治疗的情况下，这类患者的生存时间不超过 6 个月[6,9]。另外，一些研究报道的预期生存时间更短，估计不超过 3 个月[10,11]。低级别腹膜黏液瘤患者的预期生存时间较长[12,13]。MBO患者的治疗颇具挑战性，因为其临床表现和治疗方案的选择会因原发恶性肿瘤的不同而存在差异，就患者个体而言，这个差异可能很大。

需要强调的是，一些良性疾病如肠粘连或疝，也会导致肠梗阻，甚至在一些明确诊断的晚期腹腔恶性肿瘤患者中也会因此发生肠梗阻。在有类似 MBO 症状患者的检查和治疗中，应该考虑到可能有良性梗阻的原因。在已有的一些报道中，明确诊断的恶性肿瘤患者发生肠梗阻的良性病因约占 50%[14-16]。与妇科癌症相比较，良性肠梗阻更常发生于结直肠癌中[17]。尽管如此，在一项关于有肠梗阻表现的妇科癌症的研究中，34% 的肠梗阻是由良性病因所引起的[18]。在成年人中，肠套叠并不常见，占肠梗阻的 1% ～ 5%。在 18 岁以上的患者中，良性或恶性肿块是造成肠套叠的主要原因[19]。近年来的研究证实，50% ～ 65% 的恶性肿瘤可以导致肠套叠[20,21]。CT 或 MRI 可以帮助鉴别病变部位。只有当患者出现肠梗阻症状时才需要手术治疗；在高分辨率 CT 检查中发现的无症状肠套叠比临床表现明显的更多，且无症状的肠套叠不需要处理。

本文主要综述了 MBO 的病理生理学特征，主要面向的是肿瘤科医师，因为在肿瘤患者的治疗过程中可能会遇到 MBO 的问题。在文中讨论了 MBO 治疗方案的选择，包括药物治疗和手术治疗。最后，简短地总结了结直肠癌和卵巢癌，以突出两者的不同之处，这也解释了为何对有相似肠梗阻表现的患者会采取不同的治疗方法的原因。

定义

2004 年，一个多学科专业委员会专家进行了 MBO 随机试验的相关讨论[22]。首先，入组的仅限于肠梗阻部位远离 Treitz 韧带（十二指肠悬韧带）的患者，因为胃和食管的梗阻通常可采用内镜下植入支架或手术绕道的方式治疗。另外，入组的仅限于有 MBO 表现的、无法治愈的癌症患者。专家们认为有潜在治愈可能性的癌症患者不适合被随机分组到这样的试验中，因为其中包括了随机的姑息治疗方法[23]。本文的重点在于晚期、转移、复发肿瘤的 MBO 患者的治疗。因此，本文采用了该专家组提出的相同的定义。

MBO 定义如下[23]：

1. 肠梗阻的临床证据(病史、体征和影像学检查)；
2. 肠梗阻部位远离 Treitz 韧带；
3. 有无法治愈的原发性腹腔内恶性肿瘤；
4. 有腹膜受累的非腹腔内原发恶性肿瘤。

病理生理学

继发于任何恶性肿瘤的肠梗阻通常是由不同机制作用下的逐渐进展的肠腔狭窄。

一般来说，肠梗阻分为机械性或者功能性(图 30-1)。机械性肠梗阻是由于肠腔外或肠腔内的肿瘤引起的逐渐进展的肠管狭窄。功能性肠梗阻是由于在肿瘤发生腹膜转移、结肠癌盆腔外扩散、或累及腹腔神经丛时，肠壁包括肠神经受浸润，从而影响了肠道的正常蠕动所致。患者没肠腔内肿瘤的梗阻，更准确地说，是因为肠道蠕动功能受损导致的肠腔内容物不能正常向前运行。肺癌患者可能因副肿瘤神经病变（paraneoplastic neuropathy）引起慢性的肠道假性梗阻[24-26]。

不管最初导致肠梗阻的机制如何，一旦发生任一部位的狭窄，就可能导致以下结果[18]（图 30-2）：

1. 过多肠道内容物潴留，原因有：
   a. 肠腔内过多的水钠潴留（而其反过来也会加重梗阻）。
   b. 肠腔内水钠吸收减少。

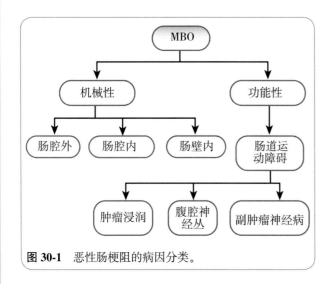

图 30-1　恶性肠梗阻的病因分类。

2. 肠腔内三种胃肠分泌物的蓄积（胃液、胰液和胆汁），这也会刺激梗阻段附近的肠腔内分泌物增多。

3. 主要是炎症反应导致的梗阻段附近肠壁水肿。

所有这些结果都会加重肠梗阻。这个现象总结为膨胀—分泌—蠕动亢进，导致恶性循环。

临床表现

MBO 最初是部分性的，而不是完全性。因

此，临床症状是逐渐出现、缓慢进展的，而不是急性表现。为了能更好地认识 MBO 的相关临床表现，了解梗阻发生的机制是很重要的[27]。

患者的病史是以异常的肠蠕动为特点，表现在大便的性状（如腹泻、稀便或小颗粒状）和排便次数减少。一旦发生肠腔严重狭窄，不一定完全梗阻，就开始出现不规律的肠蠕动，患者出现腹痛（持续性或绞痛）、腹胀、恶心、呕吐[27]。同时，主要是机械性肠梗阻引起的肠腔内容物潴留会导致受累肠段逐渐扩大，以及相关的不规律肠蠕动，这可能也会导致腹部绞痛症状。

由于肠壁开始水肿，患者出现顽固性呕吐，其严重程度因梗阻的水平和潴留的液体量而异，呕吐的根本原因是胃内液体量的增多。

表 30-1 比较了小肠梗阻和结直肠梗阻的典型症状[18,28]。

诊断

病史和查体

在进行任何的影像学检查之前，完整的病史采集和全面的查体是必需的。表 30-2 总结了诊断过程中的一些重要问题。

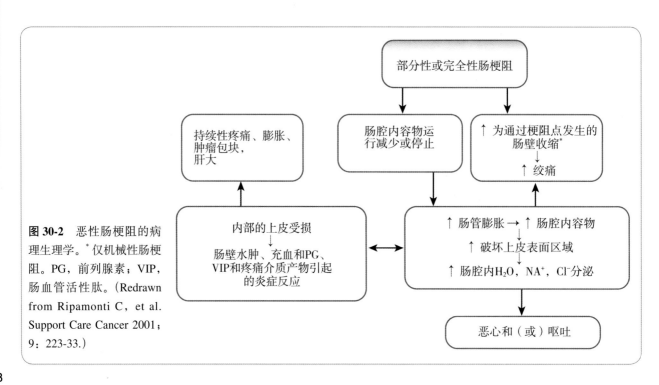

图 30-2　恶性肠梗阻的病理生理学。* 仅机械性肠梗阻。PG，前列腺素；VIP，肠血管活性肽。（Redrawn from Ripamonti C，et al. Support Care Cancer 2001；9：223-33.）

表 30-1 临床症状反映恶性肠梗阻的部位

症状	小肠梗阻（SBO）	结直肠梗阻（LBO）
呕吐		
次数	频繁	不频繁
特征	水状，胆汁样	恶臭臭
时间	如果时间较长，可能是臭的；发生较早，通常在进食后 1 小时内	发生较迟，通常在进食后数小时
疼痛		
时间	早发	迟发
部位	脐周	局部
特征	偶见痉挛	常见痉挛
腹胀	少见	常见
食欲下降	常见	少见

表 30-2 对于疑诊为 MBO 的患者，在采集临床病史过程中的一些重要问题

症状

A. 疼痛：部位、强度、性质（绞痛或持续性疼痛），以前使用的止痛药。

B. 恶心 / 呕吐：外观（水状、胆汁样、恶臭）、量、持续时间 / 病情进展、距离最后一次进餐的时间。

C. 厌食：体重减轻、食欲不振。

D. 其他：同时使用阿片类药物（怀疑便秘可能时）；既往有 MBO 病史。

体征

A. 重要体征：是急症吗？

B. 腹部查体：腹胀、腹膜炎、疝气、瘢痕、肠鸣音。

疾病特征

A. 确定肿瘤的原发部位和组织学类型。

B. 确定原发肿瘤确诊与有肠梗阻表现之间的时间间隔。

治疗

A. 既往治疗史，包括既往手术次数和类型、化疗情况包括每周期具体用药、既往放疗及部位。

B. 患者对预期寿命的估计和对后续抗肿瘤治疗的理解。

C. 了解患者对治疗的预期目标。

诊断依据

诊断过程通常是在临床疑诊、并通过各种影像学检查后确诊。

腹部 X 线平片是一种最简单、最经济的确诊方法，且可随时进行检查。X 线片显示扩大的肠管、液气平面、直肠内气体影和腹腔内有无游离气体（如果疑有穿孔时）。但腹部平片不能区分肠闭塞和肠梗阻，且无法确定肠梗阻的准确部位或者是否同时存在多个水平的梗阻（图 30-3）。

CT 扫描是一种更有用、更好的检查方法，其优点主要有以下几方面：确定梗阻部位、程度、数量；是否存在肿瘤；是否有腹水（图 30-4，A ~ F）。CT 扫描诊断小肠梗阻的敏感性为 81% ~ 94%，特异性为 94%[29-32]。对完全性肠梗阻的诊断准确性更高，通常可显示明确的转折点：梗阻段邻近的肠管扩张，远处的肠管塌陷[33]。

MRI 也一直用于腹部检查[34]。在既往有恶性肿瘤病史的患者中，造影剂钆增强 MRI 有助于区分良恶性肠梗阻[35]。一项前瞻性研究比较了 MRI 和螺旋 CT 在确定肠梗阻病因方面（区分良恶性）的准确性。据报道，MRI 的敏感性和特异性分别是 95% 和 100%，而 CT 的分别是 71% 和 71%[36]。然而在通常情况下，对这类患者，MRI 不是常用的影像学检查方法。

经口或直肠注入造影剂可有助于区分是肠腔内病变或腔外压迫引起的功能性或机械性肠梗阻，从而可确定受累肠管的部位及腔内病变的特征。水溶性造影剂，如泛影葡胺，优于传统的钡剂，其发生肠管阻塞的风险更低，并能减轻肠壁水肿[27]，而钡剂往往有误吸和滞留肠道内时间长等并发症。因此，会延长内镜或透视检查的时间[18]。当可疑有远端结肠梗阻并考虑应用结直肠支架时，经直肠造影检查是非常重要的。当小肠梗阻考虑手术治疗时，经直肠检查可以排除远端结肠是否同时存在梗阻，从而可以避免治疗失败。当然，经口或直肠注入造影剂后行高质量 CT 成像也可以

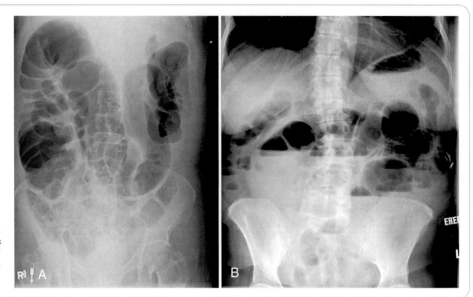

图 30-3 腹部 X 线平片。**A**，扩张的小肠和结直肠肠管清晰可见，说明存在肠梗阻；**B**，液气平面。

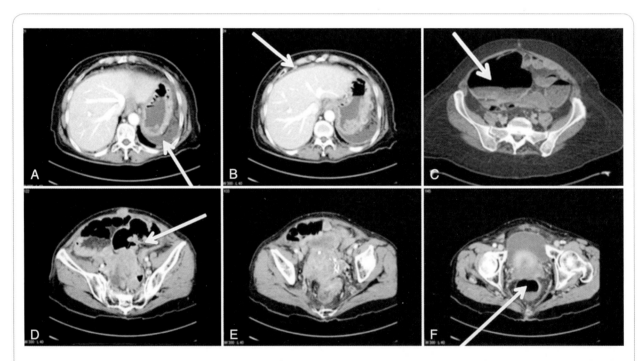

图 30-4 一例 50 岁、既往有卵巢癌病史的恶性结直肠梗阻患者的盆腹腔 CT 扫描。**A**，腹水。**B**，癌症腹膜扩散征象。**C**，盲肠管腔直径。**D ~ F**，不同平面的肠梗阻，扩张的邻近段（**D**），无气体显示的梗阻点（**E**），远段肠管内可见气体、正常肠壁征象（**F**）。通常，肠梗阻是部分性的。因此，在远端的结肠内可见气体影。

提供这些信息[37]。

图 34-5 显示了不同的影像学检查在恶性结直肠梗阻的诊断和治疗中的应用。

治疗

多数既往关于 MBO 治疗的报道中，常作为治疗成功的评价标准包括：生存率[38-45]、经口进食的能力[9,46-52]、再次梗阻的发生率[39,40,44,50,53-55]。而不常用指标包括：患者的生活质量和（或）临终关怀[28]。Selby 等发表了一篇关于恶性肠梗阻患者生存质量的报道，应用 ESAS（Edmonto Symptom Assessment Scale）[57] 和 RSCL（Rochester symptorn checklist）[58] 两个评价体系去评价治疗的

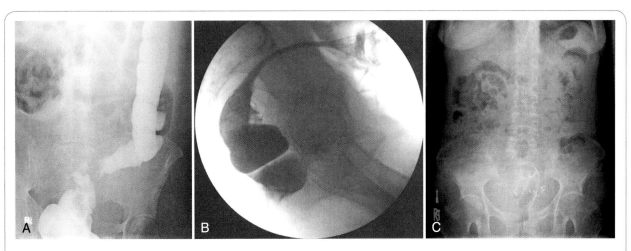

图 30-5 不同的影像学检查在恶性结直肠梗阻的诊断和治疗中的应用。**A**，水溶性造影剂显示了乙状结肠与直肠交界水平的梗阻。**B**，对恶性肠梗阻患者进行透视引导下支架置入术后肠腔内造影剂的通过情况。**C**，伴有 MBO 表现的转移性卵巢癌患者支架置入术后的腹部平片，可见支架在适当位置充分展开。

作用，该研究评估了在诊断时及经过最初评价后一周、一个月和三个月时的症状，尽管该研究有很多局限性（如患者治疗方式不同，其中无妇科恶性肿瘤患者，仅英文表达流利者被纳入研究，且由于症状严重，并非所有患者在入院时都能完成调查表），但这却是第一篇评价恶性肠梗阻患者生存质量的前瞻性研究，其结论是治疗在以下几方面具有积极作用：在最初治疗的一周和一个月内，患者的身体、心理和生存质量。然而在治疗后三个月时，由于患者对未来治愈的渴望导致了其在心理方面没有进一步地改善。根据作者的结论，因为疾病持续存在，患者在体力活动方面没有显著改善，并最终导致患者体力进行性减退[56]。

保守治疗（最佳支持治疗）

过去，外科手术是 MBO 的治疗选择。如果无法进行手术，那么患者的余生将在病床上插着鼻胃管度过。1985 年，一项具有开创性的研究，共纳入了 40 例不能耐受手术的 MBO 患者，提出了一种强而有效的药物治疗方法以代替手术。40 例患者中仅有 2 例进行了手术治疗，其余 38 例患者通过联合多种药物治疗，包括吗啡、洛哌丁胺、阿托品、东莨菪碱、普鲁氯嗪、氯丙嗪和氟哌啶醇，替代手术治疗。这些药物的联合应用在不需要胃肠减压的情况下成功地缓解了患者的症状[10]。此后，又有多篇关于药物治疗成功缓解 MBO 症状的文献报道[24,59-63]。

因为 MBO 患者往往表现为慢性或亚急性发病而非急性病程，部分性肠梗阻比完全性肠梗阻多见，这些患者入院后常不需要急诊手术（如临床或实验室指标提示腹膜炎征象，有急性症状，结肠直径大于 8cm 时），通常是首先采取对症支持治疗[27]。如经过 48 小时或 72 小时后，患者症状无改善，应再次评价，是否需要进行手术或内窥镜治疗。支持治疗包括非药物和药物治疗（表 30-3，框 30-1 和 30-2）。

非药物治疗

限制液体量，静脉或皮下注射，经鼻胃管或小肠近端减压为最常用的方法。

饮食限制

因为大多数患者入院前多数不能进食且有呕吐病史，必须经静脉或皮下注射补液及维持电解

框 30-1 直肠癌

28% 的结直肠癌患者有恶性肠梗阻表现。这些患者的病情通常是比较晚期的，肠梗阻是一个不良预后因素[7,138]。在结直肠癌中，广义的癌扩散作为 MBO 的一个原因，通常代表了晚期和终末期疾病，患者的治疗应以缓解症状为目的。既往的研究显示，化疗在减轻疾病负担以延长生存期方面无显著作用，然而近年来，结直肠癌化疗方面的新进展可能会使该局面有所改变。

框 30-2 卵巢癌

虽然在卵巢（上皮性）癌患者的治疗方面仍有些争议，但普遍接受的观点是肿瘤细胞减灭术，也就是切除所有的转移性病灶；术后行全身化疗。与很多实体肿瘤不同的是，对多数卵巢上皮性癌患者来说，一线化疗方案的疗效较好。卵巢上皮性癌患者的中位无疾病进展生存期和总生存期分别是 27.4 个月和 57.4 个月 [137]。虽然卵巢上皮性癌患者可以在初期就有 MBO 表现，但更常见于复发患者中，通常是在多个疗程化疗后和在疾病晚期出现。因此，继发于卵巢癌的 MBO 患者通常预后不佳 [1,6,10,11]，因为 MBO 通常是腹腔内癌症扩散所导致 [2]。在多数情况下，复发性卵巢癌的 MBO 治疗有赖于最佳支持治疗，以及对于有达到消除症状和后续抗肿瘤治疗可能有效的这部分患者，可谨慎地予以全身化疗和（或）手术治疗。复发性卵巢上皮性癌的 MBO 患者对后续治疗有效的预测因素包括：少量腹水、无疾病间期长、患者体力状态好、低级别肿瘤或肿瘤生物学行为良好和肠梗阻是单个部位，可手术治疗。

质平衡。液体的补给需要严密监测，因为过度补水会导致水中毒或增加肠道的分泌而使症状加重。

鼻胃管

鼻胃管负压吸引（胃肠减压）对有小肠梗阻和大量持续呕吐的患者是最有效的方法。鼻胃管最早于 1978 年被用于诊断和治疗，常用于围术期的胃肠减压或不适合手术的肠梗阻患者 [64]。当鼻胃管留置时间长时，可能发生相应的并发症，尤其是活动受限或体力状态较差的患者会有明显的不适感。长时间的留置鼻胃管会导致误吸、坏死、出血、溃烂和呼吸道感染。因此，鼻胃管应短暂地、选择性地、适当地应用于 MBO 患者。

营养问题

恶性肿瘤患者的营养状态差，是因为疾病本身或肿瘤相关的治疗的影响。肠梗阻患者因为进食减少，其营养状态更差，这会对患者的疾病发展和预后方面有不利影响。

恶病质是晚期癌症患者中常见的一种异常代谢状态；恶病质患者不能摄入营养，但会持续分解肌肉、蛋白和脂肪。恶病质与感染状态有关，其衡量指标主要包括 C 反应蛋白升高、分解代谢过度和激素改变（高皮质醇激素）。患者产生的

特异性细胞因子以及肿瘤本身是导致恶病质产生的原因。就现有文献报道，对于恶病质的最佳诊断方法尚没有达成共识。然而区分恶病质与因为 MBO 进食不足导致的营养不良至关重要。恶病质是无法通过营养补充得以改善，并表现为不可逆转的过程。因此，增加食欲的治疗措施没有帮助。在晚期癌症患者中，常见恶病质、MBO 和营养不良状态同时出现。

欧洲临床营养和代谢学会（The European Society for Clinical Nutrition and Metabolism，ESPEN）将重度营养不良定义为至少存在下列几个危险因素之一：7 个月内体重减轻 ≥ 10% ~ 15%；体重指数（body mass index，BMI）≤ 18kg/m²，白蛋白 ≤ 30g/L（无肾或肝功能异常）[72]。

晚期癌症患者应用胃肠外营养（parenteral nutrition，PN）仍存在争议。最近，ESPEN 提出了针对将接受手术治疗的癌症患者或不能接受手术治疗的癌症患者的治疗指南 [73]。对于这些患者符合 ESPEN 定义的重度营养不良或消瘦患者（根据不同年龄，BMI < 18.5kg/m² 者）应择期手术；如不能用肠内营养，协会建议术前行 PN 7 ~ 10 天从而减少术后感染的发生率、住院时间及术后死亡率。术后 PN 的指征是需行急诊手术的营养不良患者。

对于不能接受手术治疗的、营养状态差的晚期癌症患者来说，如果其营养状态差的原因不在消化道，那么 PN 往往无效。同样，对于化疗、放疗或放化疗，或者是能经口摄入足够食物或有足够的肠内营养的患者来说，PN 对于患者的营养补充方面并无作用。

最近一篇文献评估了 38 例晚期癌症患者进行家庭 PN 的效果，该研究认为对于家庭 PN 最常见的适应证就是 MBO。在进行 PN 的患者中，卡氏（Karnofsky）评分 ≥ 50 的患者生存率高于卡氏评分 < 50 的患者。因此，PN 在部分 MBO 患者中发挥着一定作用，可能改善患者的生活质量，并延长其生存期。

药物治疗

尽管不可能预测每个患者的个体反应，以缓解症状为目的的早期而强力的药物治疗对于多数患者来说是有利的 [75,76]。表 30-3 简要列出了对 MBO 有效的不同药物。

表 30-3　恶性肠梗阻患者的评估和处理步骤

保健医生的初步评估（理想状态是一个多学科的医生团队）

诊疗过程

1. 在首诊 24 小时内进行腹部平片和（或）盆腹腔的 CT 扫描 /MRI，以明确诊断及梗阻部位。如果疑为恶性结直肠梗阻，可考虑行直肠造影检查。

2. 全血细胞计数（CBC）、电解质和白蛋白检查，以确定疾病的严重程度：腹膜炎证据，呕吐导致的电解质紊乱，患者的营养状态。

在首诊 48 ～ 72 小时内

最佳支持治疗

内科治疗

A．非药物治疗

  1．禁饮食和静脉补液，纠正电解质紊乱。

  2．仅在患者呕吐明显和（或）严重腹胀时留置鼻胃管。

B．药物治疗

疼痛治疗

  1．*根据 WHO 阶梯镇痛治疗指南[13,14]。

抑制分泌药物

  1．*奥曲肽 0.1 ～ 0.9mg/d 皮下注射或静脉注射，q8h。

  2．*地塞米松 4 ～ 8mg 皮下注射或静脉注射，q24h。

止吐药物

  1．*部分性肠梗阻且无绞痛时，可予胃复安，10mg 静脉注射，q6h

  2．普鲁氯嗪 25mg 直肠给药，q8h。

  3．*氟哌啶醇 5 ～ 15mg/d 皮下注射或静脉注射，q4h，尤其是完全性肠梗阻时。

  4．甲氧阿利马嗪 6.25 ～ 50mg/d 皮下注射，q8h。

  5．氯丙嗪 50 ～ 100mg 直肠给药或肌内注射，q8h。

抗胆碱能药物

  1．丁溴东莨菪碱 40 ～ 120mg/d 皮下注射或静脉注射，q6h。

  2．氢溴酸东莨菪碱 0.8 ～ 2.0mg/d 皮下注射，q4h。

  3．格隆溴铵 0.1 ～ 0.2mg tid 皮下注射或静脉注射，q4h。

抗组胺药物

  1．塞克力嗪 100 ～ 150mg/d 皮下注射，q8h 或 50mg 直肠给药，q8h。

  2．必要时予茶苯海明 50 ～ 100mg 肌内注射。

评价介入治疗的可行性（手术与透视 / 内镜比较）

1. 决定手术治疗：

  a．明确梗阻部位（单个或多个，部分性或完全性）。

  b．综合考虑患者的基础性疾病，决定是否能解除梗阻。

    i．内镜 / 透视治疗

    ii．开腹手术

    iii．并发症的风险

  c．制订治疗建议：不采用无效的治疗手段。

2. 患者因素：

  a．年龄：生物学 / 生理学的。

  b．体力状态。

  c．癌症期别：既往治疗，如果没有梗阻时现有的抗肿瘤治疗方法。

  d．营养不良或恶病质。

  e．并发症。

  f．腹水。

  g．患者的价值观和意愿。

3. 患者及其家属做出的决定：

  a．他们对患者疾病的理解是什么？

  b．他们对治疗的期望是什么？

  c．衡量治疗的利弊。

  d．此治疗过程是否符合患者的预期目标？

如果不行介入治疗或手术治疗，以尽快拔除鼻胃管为目标，继续积极的药物治疗。

*最常用的药物。

疼痛治疗

最佳疼痛治疗中被广泛接受的是 WHO 的阶梯镇痛治疗方案[77-79]。对于多数 MBO，有必要应用阿片类药物控制患者的持续性疼痛和（或）绞痛。可首选静脉注射、皮下注射或经皮肤给药。如果足量的阿片类药物仍然不能很好地控制疼痛，尤其对于有严重绞痛的患者，可加用抗胆碱能类药物如东莨菪碱[17]。

恶心和呕吐

恶心和呕吐可以通过药物治疗，如能减少胃肠道分泌的药物（抑制分泌药物、抗胆碱类药物和激素类药物）或作用于中枢神经系统的药物

（多巴胺拮抗剂）[24,27]。

奥曲肽

奥曲肽是一种人工合成的生长抑素类似物，已广泛用于 MBO 的治疗中[63,75,80,81]。奥曲肽可以通过持续静脉滴注或皮下注射、静脉注射给药。最早其应用于 MBO 患者治疗的报道是在 1993 年[80]，该药通过作用于肠道上皮从而降低钠、水及氯的分泌，同时增加水和电解质的吸收，且也有减少内脏血流的作用[81]。

奥曲肽已经成功应用于 MBO 患者的治疗。如在最近的一篇病例报道中，应用奥曲肽治疗一例 60 岁因胰腺癌广泛转移继发 MBO 的老年男性患者。在其入院时的 CT 扫描中发现有多处小肠梗阻合并肠道水肿。10 天后，复查发现肠道水肿完全消退，临床表现仅有轻微疼痛（2/10），且不伴恶心、呕吐[82]。Shima 等最近报道在合并 MBO 的晚期癌症患者中应用奥曲肽（300μg/d 皮下注射），能减少呕吐，并改善其生活质量。在该研究中，总体有效率为 44%[83]。共有三篇关于比较奥曲肽与丁溴东莨菪碱（hyoscine butylbromide，HB）疗效的随机试验[61,84,85]。在所有研究中，奥曲肽在改善症状方面均优于 HB，在其中一项研究中，奥曲肽治疗 2 ～ 3 天后胃肠道分泌已减少。其他研究也得出结论：在大多数患者中，奥曲肽起效迅速，并能显著减少恶心、呕吐，改善整体症状。

有两篇关于长效奥曲肽疗效的研究，共纳入了 25 例合并有 MBO 的晚期癌症患者[88,89]，这些研究结果显示：奥曲肽是一种有效、易耐受的药物，并且无 Ⅲ ～ Ⅳ 级毒性反应。进一步研究关于短效奥曲肽在门诊 MBO 患者治疗中的作用将会很有意义。

抗胆碱能类药物

抗胆碱能类药物，如丁溴东莨菪碱、氢溴酸东莨菪碱和格隆溴铵，通过抑制平滑肌和肠神经元的毒蕈碱受体而改变肠壁水平的神经传递，从而减少胃肠道蠕动和节段性收缩[62]。

止吐和促动力类药物

止吐和促动力类药物通常与其他药物联合应用优于单独应用[6,10,60,76]，胃复安是一类止吐和促动力药物，可用于有症状的部分性肠梗阻患者的

治疗。其作用于乙酰胆碱和多巴胺受体，刺激肠道蠕动。但不宜应用于完全性肠梗阻和有剧烈绞痛的患者[17,27,90]。

止吐药如普鲁氯嗪和氯丙嗪、部分吩噻嗪类药物，可减少 MBO 的恶心和呕吐症状[10]。他们主要是作为多巴胺拮抗剂发挥作用。与氯丙嗪相比，普鲁氯嗪镇静作用较少但椎体外系反应较多。另一种多巴胺拮抗剂——氟哌啶醇，主要用于完全性梗阻的治疗，且疗效好[27]。该药物主要是通过阻断多巴胺 D_2 受体而抑制催吐化学感受区的激活。

5- 羟色胺 $_3$（5-HT_3）受体在化疗导致的恶心和呕吐中发挥了一定作用。5-HT_3 存在于催吐化学感受区和远处的外周迷走传入神经。在化疗患者中，昂丹司琼和格雷司琼是应用最广泛的预防恶心和呕吐的药物[91]。便秘是 5-HT_3 受体拮抗剂的不良反应之一，尤其是长时间使用时；事实上，有文献报道 2 例患者分别口服昂丹司琼 8mg/d 14 天和 5 天，发生了肠梗阻[92]。因此，作者不推荐对 MBO 患者常规使用 5-HT_3 受体拮抗剂。

皮质激素类

皮质激素类药物具有抗炎作用。对于哪一种皮质激素是最有效的至今仍有争论；其中地塞米松和甲泼尼龙应用最广泛。一项系统评价研究显示：与安慰剂组比较，激素治疗组的症状有减少倾向。两组间死亡率比较差异无统计学意义。重要的是，所有患者在被纳入研究前均被认定为是不适合手术治疗的，并且其接受激素治疗的时间短——不超过 5 天[93]。

Laval 等提出对于那些不适合手术治疗的患者采用三步处理方案[60]。患者首先接受 5 天的对症处理，包括静脉补液、抑制分泌药物、止吐药、皮质激素类药物和镇痛药物 ± 胃肠减压，不包括应用奥曲肽（第一步）。如果症状持续存在，停用皮质激素类药物，加用奥曲肽（第二步）。如果 3 天后患者仍有呕吐，停用奥曲肽，并进行手术或透视/内镜支架置入术或经皮内镜引导下结肠造口术（PEC）（第三步）。采用上述的简单模式，在第一步处理后，有 67% 的患者症状得到缓解。虽然这个方法比较简单，但对于是否应该在第一步中应用奥曲肽仍有争议。作者认为常规使用奥曲肽的成本效益比仍有待评估[60]。但作者仍将奥曲

肽作为选择是因为治疗是以改善患者的生活质量为目的，并且有证据表明早期应用奥曲肽能有效地缓解症状，不管其费用如何，奥曲肽可用于初期治疗。

其他药物

也有关于质子泵抑制剂（proton pump inhibitors，PPIs）和组胺受体拮抗剂应用于 MBO 治疗的报道。最近，一项 Meta 分析研究，包含了 7 篇随机对照试验、共 445 例患者，在研究中比较了组胺 -2 受体拮抗剂和 PPIs 在减少胃内分泌方面的疗效[94]。结果显示两种药物均能减少胃内分泌，其中雷尼替丁的作用最强[94]。基于这项研究，我们无法做出任何治疗推荐，但能提供处理 MBO 症状的其他方法，并提出了一些值得进一步研究的问题。

介入治疗

如果在药物治疗 72 小时后，MBO 患者的临床症状有明显改善，通常应继续予以药物治疗并逐渐减少药物剂量，包括奥曲肽。另一方面，如果患者症状无改善，应该考虑肠道减压。

从既往资料看来，手术可作为 MBO 对症处理的手段之一。手术方式包括改道（回肠造口术和结肠造口术），初次肠吻合术的肠段切除，或肠绕道术。表 30-4 列出了与基础性疾病和与患者个体有关的、对疾病发展起促进或抑制作用的不同因素。在最终做出手术的决定之前，有必要考虑到这些因素。一般认为 MBO 患者是处于疾病的晚期，也有学者指出手术可能与高发病率和死亡率

表 30-4　MBO 患者选择介入手术治疗时一些需要考虑的重要因素

与患者有关的	与疾病有关的
● 年龄	● 距离初次诊断的时间
● 营养状态	● 原发肿瘤（组织学）
● 体力状态	● 腹水
● 并发症	● 疾病分布
● 患者的价值观和意愿	● 梗阻特征
	● 既往的治疗情况以及其他治疗选择
	● 既往 MBO 手术史

有关。所以，在以尽量改善患者生活质量为目的的前提下，为患者制订治疗方案前，仔细评估每位患者的价值观并考虑患者自己的意愿是十分重要的。一些专家试图制定一些 MBO 的手术准则 / 指南 / 建议[26,95,96]，但是仅在治疗应遵循个体化原则这方面达成共识，即考虑患者本身的意愿和以改善其生活质量为治疗目标是十分重要的。

透视 / 内镜治疗

"减压"胃管

胃造口术是采用外科手术方法置入引流管于胃，并经由腹前壁开口引出。最初是用来为患者经造口补充营养的[97-102]，目前更常用于晚期癌症患者以减轻梗阻肠道的压力，可作为症状明显需鼻胃管减压的患者的腹部手术选择之一。

此操作过程通常是在内镜或 X 线透视引导下进行的，需静脉镇静，耗时仅数分钟[103]，且并发症发生率低。患者仍可少量进食；引流管可遮盖于衣物内。胃造口术避免了因鼻胃管导致的负压吸引和鼻腔损伤的风险。由于在一些病例中引出量比较大，为了避免电解质紊乱，推荐经造口补充营养（液体）[104]。胃造口术的最佳适应证包括：（1）恶心和呕吐症状明显，近端小肠梗阻或多水平梗阻；（2）极度虚弱或营养不良；（3）不适宜进行抗肿瘤治疗或预期寿命短的患者。

一篇研究比较了经内镜和透视引导下置管。与透视引导相比，内镜下置管更快，但成功率较低，并发症发生率也较高[105]。

大量腹水是胃造口术的相对适应证，因为引流管周围腹水渗漏会造成皮肤损伤。一项研究报道，对于有大量腹水的患者在胃造口术前先行腹腔穿刺引流术，可以减少漏液的发生[106]。然而，需要进一步的研究以证实其有效性。

胃造口术的并发症包括皮肤感染、蜂窝组织炎以及少见的坏死性筋膜炎。引流管周围的漏液可能意味着管腔内的堵塞。向胃造口术引流管中注射造影剂可以显示引流管的位置，并明确引流管是否堵塞。更换和重新放置引流管可以在透视下进行。

表 30-5 总结了一些关于胃造口术治疗 MBO 的文献。

空肠造口术置管可作为的肠梗阻患者的治疗

选择之一[107-109]。

结直肠支架

最先关于可扩展的结直肠金属支架的应用报道是在 1991 年[110]。此后，多位学者报道了关于结直肠支架用于良性和恶性疾病的治疗。多数报道中包括有结直肠癌患者（表 30-6）。

恶性结直肠梗阻通常发生在远离结肠脾曲的降结肠段、乙状结肠或直肠[111]。妇科恶性肿瘤患者可能发生结直肠梗阻，但较小肠梗阻少见，常同时发生。在这类患者中，结直肠支架的应用较结直肠恶性肿瘤的患者少。

表 30-5　胃造瘘术在妇科或非妇科恶性肠梗阻的应用综述

作者	病例数	成功率	结果	备注
Campagnutta et al.[1]	34	32/34（94.1%）	症状缓解率：84% 中位住院时间：7 天 未报道并发症 中位生存时间：74 天	25% 患者术后接受化疗
Cunningham et al.[2]	20	20/20（100%）	症状缓解率：100% 未报道住院时间 未报道并发症 中位生存时间：53 天	7 例患者因不同原因更换引流管
Pothuri et al.[3]	94	94/94（100%）	症状缓解率：91% 中位住院时间：6 天 并发症发生率：19.1% 中位生存时间：56 天	29 例患者术后接受化疗，其中 4 例拔管
Brooksbank et al.[4]	49	47/49（95.5%）	症状缓解率：92% 未报道住院时间 未报道并发症 中位生存时间：17 天	纳入了额外 4 例患者 在此摘要中排除了他们，因为其行了开腹胃造瘘术
Scheidbach et al.[5]	24	24/24（100%）	症状缓解率：92% 均住院时间：6 天 并发症发生率：25% 中位生存时间：147 天	1 例患者的引流管自然脱落
Cannizzaro et al.[6]	22	21/22（95%）	症状缓解率：100% 无其他报道	研究中患者被随机分到 15F 引流管组或 20F 引流管组，结果无差异
Herman et al.[7]	46	41/46（89%）	症状缓解率：88% 并发症发生率：4%	该研究中应用 28F 引流管

[1] Campagnutta E, et al. Palliative treatment of upper intestinal obstruction by gynecological malignancy: the usefulness of percutaneous endoscopic gastrostomy. Gynecol Oncol. 1996;62:103-105.

[2] Cunningham MJ, et al. Percutaneous gastrostomy for decompression in patients with advanced gynecologic malignancies. Gynecol Oncol. 1995;59:273-276.

[3] Pothuri B, et al. Percutaneous endoscopic gastrostomy tube placement in patients with malignant bowel obstruction due to ovarian carcinoma. Gynecol Oncol. 2005;96:330-334.

[4] Brooksbank MA, Game PA, Ashby MA. Palliative venting gastrostomy in malignant intestinal obstruction. Palliat Med. 2002;16:520-526.

[5] Scheidbach H, et al. Percutaneous endoscopic gastrostomy/jejunostomy (PEG/PEJ) for decompression in the upper gastrointestinal tract: initial experience with palliative treatment of gastrointestinal obstruction in terminally ill patients with advanced carcinomas. Surg Endosc. 1999;13:1103-1105.

[6] Cannizzaro R, et al. Percutaneous endoscopic gastrostomy as a decompressive technique in bowel obstruction due to abdominal carcinomatosis. Endoscopy. 1995;27:317-320.

[7] Herman LL, Hoskins WJ, Shike M. Percutaneous endoscopic gastrostomy for decompression of the stomach and small bowel. Gastrointest Endosc. 1992;38:314-318.

表 30-6　妇科或非妇科恶性肠梗阻患者结直肠支架置入的研究综述

作者	病例数	成功率	结果	备注
Jung et al.[8]	39	39/39（100%） 34/39（87.5%）	并发症发生率：10.2% 中位生存时间：11 天 无并发症中位生存时间：83 天	支架短于 10cm 和病变位于脾曲远端者长期疗效好
Suh et al.[9]	55	54/55（98.2%） 52/55（94.4%）	平均支架畅通时间 184 天 并发症发生率：30.9%	48 小时内支架扩张 ≤ 70% 与支架闭塞发生率增加有关
Watson et al.[10]	107	100/107（93%） 97/100（97%）	支架置入后中位生存期 42 天 并发症发生率：9%	3 例卵巢癌患者 支架未展开 死亡率与操作相关者：1%（肠道穿孔）
Caceres et al.[11]	35	27/35（77%） 27/35（77%）	支架置入后中位生存期 7.7 个月 中位住院时间：15 天 因术后化疗导致住院时间延长	规模最大的研究仅纳入妇科恶性肿瘤患者 手术不成功者平均生存期为 1.9 月
Dronamraju et al.[12]	16	15/16（94%） 14/16（88%）	中位生存时间：9 个月（姑息治疗组） 未报道操作相关的死亡率和病死率 术后住院日 1.6 天	该研究包括病变位于结肠脾区患者 5 例患者放置支架为手术做准备

[8] Jung MK，et al. Factors associated with the long-term outcome of a self-expandable colon stent used for palliation of malignant colorectal obstruction.Surg Endosc. 2010；24：525-530.

[9] Suh JP，et al. Effectiveness of stent placement for palliative treatment in malignant colorectal obstruction and predictive factors for stent occlusion.Surg Endosc. 2010；24：400-406.

[10] Watson AJ，et al. Outcomes after placement of colorectal stents.Colorectal Dis. 2005；7：70-73.

[11] Caceres A，et al. Colorectal stents for palliation of large-bowel obstructions in recurrent gynecologic cancer：an updated series. Gynecol Oncol. 2008；108：482-485.

[12] Dronamraju SS，et al. Role of self-expanding metallic stents in the management of malignant obstruction of the proximal colon. Dis Colon Rectum. 2009；52：1657-1661.

由于结直肠癌的解剖学位置和全世界范围内结肠镜检查应用的增加，近年来支架的应用也越来越广泛。

支架的置入可以在内镜或透视引导下进行。虽然还没有关于比较这些方法的研究，但有报道显示，这两种方法的成功率都相当高。虽然有两种选择看似更好，但仅少数中心同时开展了两种方法。

与透视相比较，结肠镜检查术能更容易到达梗阻部位，但是不足的是结肠镜无法看到梗阻段的近端。当梗阻位于乙状结肠或直肠时，透视的优势在于置入支架过程中能完整显示梗阻。如果操作成功，之后不久患者会有肛门排气和恢复肠蠕动。虽然不是常规使用，但一些专家建议在置入支架后行腹部平片检查，以确定支架是否完全展开，并排除支架移位（图 30-6）。

结直肠支架应用于两种临床状况时。第一种是患者在初次确诊时表现为急性左侧结肠梗阻症状。现在此不讨论这部分内容，因为这超出了本章节关于复发（如无法治愈的）肿瘤患者 MBO 的范围。但结直肠支架能缓解肠梗阻症状，且因为不用急诊手术而为患者的手术准备争取了一些时间。如果减压成功，就有可能达到一期手术治疗，而不需要二期手术。

第二种是用于多次化疗和放疗后、无法手术的晚期患者的肠梗阻治疗时。这在妇科恶性肿瘤患者中很常见。有三篇关于卵巢癌的报道[113-115]，共有 37 例患者。其中病例数最多的是 35 例，在这篇研究中所报道的成功率为 78%[113]。但这些都是经过严格筛选的病例，所以结果可能存在偏倚和夸大。

虽然相关证据不足，但与肠管内部病变相比，外部病变时支架置入的难度似乎更大。原发于结肠的恶性肿瘤导致的肠梗阻更集中和局限，而继

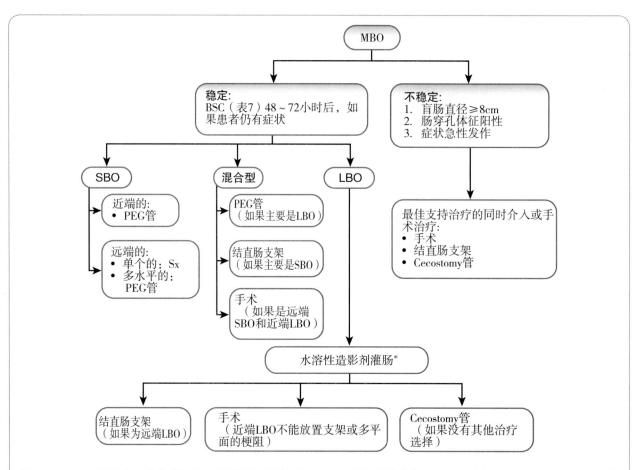

图 30-6　MBO 的治疗：手术或内镜 / 透视引导下的处理。BSC：最佳支持治疗；LBO：结直肠梗阻；PEG：经皮内镜下胃造口术；SBO：小肠梗阻。

* 部分作者认为这种图表并不需要运用目前的一些新技术，如 CT 扫描。（Adapted from information in Stevenson G. Can Assoc Radiol J 2008；59：174-182.）

发于其他恶性肿瘤的肠梗阻通常比较散在，并且肿瘤浸润通常与肠扭转有关。关于这部分，有研究报道在结直肠肿瘤患者中的成功率较其他非结直肠肿瘤的高[116]。这篇报道是回顾性的研究，包括 34 例结直肠癌患者和 25 例其他恶性肿瘤患者。但这一结论并没有得到其他研究的肯定，如之前提到的继发于妇科癌症的肠梗阻患者[113-115]。

支架置入术的并发症包括：疼痛、肠穿孔、支架移位和再次梗阻[117,118]。至今为止样本量最大的一项研究结果显示：其发生率和死亡率分别为 4% 和 1%[119]。

梗阻的位置是评估病情的一个重要因素，病变位于肛管上方 5cm 之内的患者在支架置入后通常表现为压迫感及持续疼痛。就现有文献报道看来，还没有确切证据支持这个观点。另一方面，主要病变接近脾区较难置入支架而且远端结肠支架置入较少采用[117]。近期一个研究报道梗阻后支架置入 5 年的经验，共 97 例，其中 16 例位于结肠脾区。技术及临床成功率分别为 94% 和 87.5%[119]，尽管研究数据不是很充分，但作者并不认为位于结肠脾区的梗阻是置入支架的禁忌证。

一项前瞻性的随机对照试验对不能手术切除的肠梗阻或肠道肿瘤转移患者行结肠造瘘术和结直肠支架置入术进行了对比研究。每组纳入 11 例患者，主要为结直肠癌患者。两组间死亡率及发病率差异无统计学意义，尽管支架组手术时间及住院时间短于手术造瘘组。研究中没有报道生存率和生活质量[120]。

两个系统评价[117,118]综述了关于置入支架作为手术的过度和缓解症状的相关证据。在技术、临床成功率、死亡率、转移、穿孔和再次梗阻的发生率方面两组差别无统计学意义[117,118]。就临床成功率而言，两者报道88%的患者结果得到改善。这些结果与大样本量的妇科肿瘤组研究（78%）没有可比性，因为两者对治疗成功的定义不同。

盲肠造瘘管

盲肠造瘘管与胃造口术在治疗MBO中有着相同的治疗目的，不同点是盲肠造瘘仅仅是用于减压，并不是为了进食[121]，但关于其在MBO治疗中有效的证据比较有限。盲肠造瘘能减少结直肠压力，但是造瘘管常发生渗漏问题，并且在家中很难护理；仅在因技术问题不能行结肠造瘘术时才被应用。这些引流管往往是在开腹手术时置入，在肠绕道、肠管切除术或结肠造瘘时禁用。

手术治疗

手术可作为这些患者的治疗方法之一，但是其死亡率很高，且再梗阻发生率也高[39,50,53-55,122]。一些作者认为手术仅适合于预期寿命在≥2个月患者[18,96,123]。

一些研究报道，与仅进行剖腹探查、未手术或内镜检查的患者相比，成功行减压手术患者的生存情况更好[38,52,124,125]。然而这些研究所包括的也许并不是最适宜的患者，并且不同的临床特征和不同的肿瘤患者之间也没有可比性。难点在于要仔细选择那些能因手术而真正受益的患者。

1983年，Krebs和Goplerud制定了基于以下内容的预后评分系统：年龄、营养状态、肿瘤情况（可触及肿块和肝转移）、腹水和放化疗情况，作者选择了6个指标（年龄、营养状态、肿瘤情况、腹水、既往化疗和放疗）并将其数字化（0-1-2）。结果显示：总分＞7分的患者中，20%术后梗阻得以改善、存活时间在8周以上；总分≤6分的患者中有84%[44]。体力状态是另一个预后因素[126]。

决定是否进行手术有赖于影像学检查提示的病变范围。其他因素也起着一定作用。对于手术患者，开腹手术时必须确定手术方式。

最常见的手术方式包括肠道切除、肠道改道、造瘘（回结肠造瘘或结肠造瘘术），胃肠减压等，或联合应用。外科医师应根据术中探查的情况决定最适的治疗方法。此时外科医师的经验就显得尤为重要。

患者术前对治疗的期望是需要考量的另一个重要方面。由于手术很大程度上是姑息性的而非根治性的，外科医师需要考虑手术（结肠造口术/回肠造口术/盲肠造口术）对生活质量的影响[127-129]。

大部分相关报道都是回顾性的，所采用的方法差异大。一篇关于评估手术疗效的系统评价报道：无相关随机试验，因而有效的证据主要来源于队列研究、病例报道及个案报道。现有证据尚不足以明确哪种情况是手术适应证、哪种情况是手术的禁忌证。通过前瞻性的研究，得到更好的标准化结果评价将有助于临床医师决定最佳的治疗方法。

一项仅包括了26例卵巢癌患者的前瞻性研究，作者缺乏明确的标准。治疗开始的90天内，半数患者由于死亡或者其他肠段发生梗阻而退出了试验。其结果显示：手术组的生存时间明显长于内镜组（分别为191天和78天）。这种情况可能是选择性偏倚所致。因为能耐受手术的患者可能肿瘤负荷较低或营养状态较好。样本量较小也可能存在样本偏倚。

对于MBO患者再次手术治疗的问题也有相关研究。两项关于妇科癌症引起MBO患者再次手术的研究共纳入了19例患者。两项研究中，保守治疗成功的患者仅有30%，且手术相关并发症发生率高，总体预后无明显改善[124,126]。结论是这部分患者不适合手术。一般情况下，这类患者应该尽可能采取内镜或透视引导下的治疗。

进一步研究

在MBO的诊断和治疗方面仍存在很多问题。因此，有必要行进一步的研究以阐明这些问题，且以提高治疗效果为目的。

在诊断方面，近几年来多层螺旋CT（multi-detector computed tomography，MDCT）已用于整个肠道的评估。一篇关于MDCT应用于良性或恶性病变伴发MBO的患者的报道，MDCT通过轴位及冠状位显示的结合能得到最优的影像学图像[133]。

在治疗方面，值得讨论的最重要的议题就是MBO患者疗效的评价。有研究者曾以生存率、再次梗阻发生率和经口进食能力为主要评价标准。但我们认为疗效的评价还应该包括对患者生活质量的评估，以后的研究应该将这部分纳入结果评价中。

高质量的证据要求前瞻性的临床研究。在这

些患者中，特别是不宜手术的晚期患者，随机试验的实施是很困难的。

内镜及透视引导下微创手术以及其他一些相关技术的发展是值得期待的。最近有研究报道，在远离 Treitz 韧带的小肠肠梗阻患者中，通过螺旋肠镜引导成功放置了支架[134]。因为只实施了 2 例病例，所以这仅仅是一个初步的尝试。但如果有进一步的研究证实这项治疗的有效性，它将成为开放式胃造瘘管的一种替代治疗。

化疗也是 MBO 患者的治疗方法之一。目前关于 MBO 化疗的证据主要来源于小样本的回顾性研究。在对铂类药物敏感的疾病引起 MBO 患者中，化疗是最有效的[135]。与之相反，挽救性化疗并不能使既往化疗过的患者获益。在结直肠癌以及卵巢癌中，一项关于结直肠癌和卵巢癌的前瞻性研究报道，利用新的化疗方案代替手术也许对患者是有利的。

结论

MBO 仍然是恶性肿瘤领域的一个非常棘手的并发症。首要目标是做出正确的诊断，并为大多不幸已是生命终末期的患者提供适当的姑息治疗。由于目前的证据大部分都是小样本的回顾性研究，且缺乏标准化的疗效评估，要实现这个目标仍是十分困难的。

我们认为在处理每一个罹患复发性或无法治愈疾病的 MBO 患者过程中，在做出任何手术干预的决定前，应该首选考虑到全方位的评估（除非

在急诊情况下），虽然很少有证据支持或者否认它的临床意义。

由于 MBO 很少以急症形式发病，因而并不需要在明确诊断的同时确定最后的治疗方案。MBO 患者治疗的第一步是 48 ～ 72 小时内的最佳支持治疗（表 30-3）。

支持治疗疗效不佳者，尽可能考虑手术或透视 / 内镜引导下减压。具体的选择取决于姑息治疗成功的可能性，对患者生活质量的改善，和患者的意愿以及多学科的医疗团队。

理论上讲，MBO 治疗过程中的最佳治疗顺序对于患者的治疗是有利的。由于影响治疗决策的因素众多，且缺乏高质量的证据，目前关于其处理原则方面还没有达成共识。

本文中制定了一个简单的原则，也许有助于在手术或者透视 / 内镜下治疗之间做出最佳的选择（表 30-3，图 30-6）。

为了提高 MBO 的治疗，改善患者生活质量，行进一步的相关研究是非常重要的。实际上大部分患者都处于生命的终末期，这会让患者、家属和医务工作者感到很担心。因而，多学科治疗方法包括心理和精神上的都是很重要的。

感谢

Correa 博士要感谢 Joan Murphy，Camilla Zimmermann，Gary Rodin 和 Amit Oza，以及其他章节的作者，感谢他们给予的重要帮助、推荐和临床建议。

参考文献

1. Dvoretsky PM, et al. Survival time, causes of death, and tumor/treatment-related morbidity in 100 women with ovarian cancer. *Hum Pathol.* 1988;19:1273–1279.
2. Dvoretsky PM, et al. Distribution of disease at autopsy in 100 women with ovarian cancer. *Hum Pathol.* 1988;19:57–63.
3. Ripamonti C, et al. Management of bowel obstruction in advanced and terminal cancer patients. *Ann Oncol.* 1993;4:15–21.
4. Rose PG, et al. Metastatic patterns in histologic variants of ovarian cancer: an autopsy study. *Cancer.* 1989;64:1508–1513.
5. Idelevich E, et al. Small bowel obstruction caused by secondary tumors. *Surg Oncol.* 2006;15:29–32.
6. Randall TC, Rubin SC. Management of intestinal obstruction in the patient with ovarian cancer.

Oncology (Williston Park). 2000;14:1159–1163: discussion 1167–8, 1171–5.
7. Deans GT, Krukowski ZH, Irwin ST. Malignant obstruction of the left colon. *Br J Surg.* 1994;81:1270–1276.
8. Fielding LP, et al. Prediction of outcome after curative resection for large bowel cancer. *Lancet.* 1986;2:904–907.
9. Pecorelli S, Sartori E, Santin A. Follow-up after primary therapy: management of the symptomatic patient-surgery. *Gynecol Oncol.* 1994;55:S138–S142.
10. Baines M, Oliver DJ, Carter RL. Medical management of intestinal obstruction in patients with advanced malignant disease: a clinical and pathological study. *Lancet.* 1985;2:990–993.
11. Feuer DJ, et al. Systematic review of surgery in malignant bowel obstruction in advanced gynecological and gastrointestinal cancer. The

Systematic Review Steering Committee. *Gynecol Oncol.* 1999;75:313–322.
12. Krouse RS, et al. When the sun can set on an unoperated bowel obstruction: management of malignant bowel obstruction. *J Am Coll Surg.* 2002;195:117–128.
13. Averbach AM, Sugarbaker PH. Recurrent intraabdominal cancer with intestinal obstruction. *Int Surg.* 1995;80:141–146.
14. Spears H, et al. Treatment of bowel obstruction after operation for colorectal carcinoma. *Am J Surg.* 1988;155:383–386.
15. Butler JA, et al. Small bowel obstruction in patients with a prior history of cancer. *Am J Surg.* 1991;162:624–628.
16. Edna TH, Bjerkeset T. Small bowel obstruction in patients previously operated on for colorectal cancer. *Eur J Surg.* 1998;164:587–592.

17. Ripamonti C, Bruera E. Palliative management of malignant bowel obstruction. *Int J Gynecol Cancer.* 2002;12:135–143.

18. Roeland E, von Gunten CF. Current concepts in malignant bowel obstruction management. *Curr Oncol Rep.* 2009;11:298–303.

19. Marinis A, et al. Intussusception of the bowel in adults: a review. *World J Gastroenterol.* 2009;15:407–411.

20. Hanan B, et al. Intussusception in adults: a retrospective study. *Colorectal Dis.* 2010;12:574–578.

21. Wang N, et al. Adult intussusception: a retrospective review of 41 cases. *World J Gastroenterol.* 2009;15:3303–3308.

22. Krouse RS. The international conference on malignant bowel obstruction: a meeting of the minds to advance palliative care research. *J Pain Symptom Manage.* 2007;34(suppl 1):S1–S6.

23. Anthony T, et al. Report of the clinical protocol committee: development of randomized trials for malignant bowel obstruction. *J Pain Symptom Manage.* 2007;34(suppl 1):S49–S59.

24. Ripamonti C, et al. Clinical-practice recommendations for the management of bowel obstruction in patients with end-stage cancer. *Support Care Cancer.* 2001;9:223–233.

25. Roberts PF, Stebbings WS, Kennedy HJ. Granulomatous visceral neuropathy of the colon with non-small cell lung carcinoma. *Histopathology.* 1997;30:588–591.

26. Sodhi N, et al. Autonomic function and motility in intestinal pseudoobstruction caused by paraneoplastic syndrome. *Dig Dis Sci.* 1989;34:1937–1942.

27. Ripamonti CI, Easson EM, Gerdes H. Management of malignant bowel obstruction. *Eur J Cancer.* 2008;44:1105–1115.

28. Helyer L, Easson AM. Surgical approaches to malignant bowel obstruction. *J Support Oncol.* 2008;6:105–113.

29. Burkill GJ, Bell JR, Healy JC. The utility of computed tomography in acute small bowel obstruction. *Clin Radiol.* 2001;56:350–359.

30. Maglinte DD, et al. Obstruction of the small intestine: accuracy and role of CT in diagnosis. *Radiology.* 1993;188:61–64.

31. Maglinte DD, et al. Reliability and role of plain film radiography and CT in the diagnosis of small-bowel obstruction. *AJR Am J Roentgenol.* 1996;167:1451–1455.

32. Megibow AJ, et al. Bowel obstruction: evaluation with CT. *Radiology.* 1991;180:313–318.

33. Furukawa A, et al. Helical CT in the diagnosis of small bowel obstruction. *Radiographics.* 2001;21:341–355.

34. Martin DR, et al. Magnetic resonance imaging of the gastrointestinal tract. *Top Magn Reson Imaging.* 2005;16:77–98.

35. Low RN, Chen SC, Barone R. Distinguishing benign from malignant bowel obstruction in patients with malignancy: findings at MR imaging. *Radiology.* 2003;228:157–165.

36. Beall DP, et al. Imaging bowel obstruction: a comparison between fast magnetic resonance imaging and helical computed tomography. *Clin Radiol.* 2002;57:719–724.

37. Stevenson G. Colon imaging in radiology departments in 2008: goodbye to the routine double contrast barium enema. *Can Assoc Radiol J.* 2008;59:174–182.

38. Chi DS, et al. A prospective outcomes analysis of palliative procedures performed for malignant intestinal obstruction due to recurrent ovarian cancer. *Oncologist.* 2009;14:835–839.

39. Pothuri B, et al. Reoperation for palliation of recurrent malignant bowel obstruction in ovarian carcinoma. *Gynecol Oncol.* 2004;95:193–195.

40. Soo KC, et al. Intestinal obstruction in patients with gynaecological malignancies. *Ann Acad Med Singapore.* 1988;17:72–75.

41. Bais JM, et al. Intestinal obstruction in patients with advanced ovarian cancer. *Int J Gynecol Cancer.* 1995;5:346–350.

42. Castaldo TW, et al. Intestinal operations in patients with ovarian carcinoma. *Am J Obstet Gynecol.* 1981;139:80–84.

43. Jong P, Sturgeon J, Jamieson CJ. Benefit of palliative surgery for bowel obstruction in advanced ovarian cancer. *Can J Surg.* 1995;38:454–457.

44. Krebs HB, Goplerud DR. Surgical management of bowel obstruction in advanced ovarian carcinoma. *Obstet Gynecol.* 1983;61:327–330.

45. Redman CW, et al. Survival following intestinal obstruction in ovarian cancer. *Eur J Surg Oncol.* 1988;14:383–386.

46. Ely CA, Arregui ME. The use of enteral stents in colonic and gastric outlet obstruction. *Surg Endosc.* 2003;17:89–94.

47. Ellis CN, et al. Small bowel obstruction after colon resection for benign and malignant diseases. *Dis Colon Rectum.* 1991;34:367–371.

48. Katz LB, et al. Ovarian carcinoma complicated by gastric outlet obstruction. *J Surg Oncol.* 1981;18:261–264.

49. Larson JE, et al. Bowel obstruction in patients with ovarian carcinoma: analysis of prognostic factors. *Gynecol Oncol.* 1989;35:61–65.

50. Lo NN, Kee SG, Nambiar R. Palliative gastrojejunostomy for advanced carcinoma of the stomach. *Ann Acad Med Singapore.* 1991;20:356–358.

51. Nakane Y, et al. Management of intestinal obstruction after gastrectomy for carcinoma. *Br J Surg.* 1996;83:113.

52. Rubin SC, et al. Palliative surgery for intestinal obstruction in advanced ovarian cancer. *Gynecol Oncol.* 1989;34:16–19.

53. Lau PW, Lorentz TG. Results of surgery for malignant bowel obstruction in advanced, unresectable, recurrent colorectal cancer. *Dis Colon Rectum.* 1993;36:61–64.

54. Lund B, et al. Intestinal obstruction in patients with advanced carcinoma of the ovaries treated with combination chemotherapy. *Surg Gynecol Obstet.* 1989;169:213–218.

55. Solomon HJ, et al. Bowel complications in the management of ovarian cancer. *Aust N Z J Obstet Gynaecol.* 1983;23:65–68.

56. Selby D, et al. Room for improvement? A quality of life assessment in patients with malignant bowel obstruction. *Palliat Med.* 2010;24:38–45.

57. Bruera E, et al. The Edmonton Symptom Assessment System (ESAS): a simple method for the assessment of palliative care patients. *J Palliat Care.* 1991;7:6–9.

58. de Haes JC, van Knippenberg FC, Neijt JP. Measuring psychological and physical distress in cancer patients: structure and application of the Rotterdam Symptom Checklist. *Br J Cancer.* 1990;62:1034–1038.

59. Feuer DJ, Broadley KE. Corticosteroids for the resolution of malignant bowel obstruction in advanced gynaecological and gastrointestinal cancer. *Cochrane Database Syst Rev.* 2000;(2): CD001219.

60. Laval G, et al. Protocol for the treatment of malignant inoperable bowel obstruction: a prospective study of 80 cases at Grenoble University Hospital Center. *J Pain Symptom Manage.* 2006;31:502–512.

61. Ripamonti C, et al. Role of octreotide, scopolamine butylbromide, and hydration in symptom control of patients with inoperable bowel obstruction and nasogastric tubes: a prospective randomized trial. *J Pain Symptom Manage.* 2000;19:23–34.

62. Mercadante S, Casuccio A, Mangione S. Medical treatment for inoperable malignant bowel obstruction: a qualitative systematic review. *J Pain Symptom Manage.* 2007;33:217–223.

63. Mercadante S, et al. Aggressive pharmacological treatment for reversing malignant bowel obstruction. *J Pain Symptom Manage.* 2004;28:412–416.

64. Hodge J. The clinical use of the naso-gastric duodenal mercury tip sump tube in abdominal surgery and in the management of intestinal obstruction. *Ann Surg.* 1978;187:100–102.

65. Meyer L, Pothuri B. Decompressive percutaneous gastrostomy tube use in gynecologic malignancies. *Curr Treat Option Oncol.* 2006;7:111–120.

66. Dewys WD, et al. Prognostic effect of weight loss prior to chemotherapy in cancer patients. Eastern Cooperative Oncology Group. *Am J Med.* 1980;69:491–497.

67. Bozzetti F, et al. Impact of cancer, type, site, stage and treatment on the nutritional status of patients. *Ann Surg.* 1982;196:170–179.

68. Andreyev HJ, et al. Why do patients with weight loss have a worse outcome when undergoing chemotherapy for gastrointestinal malignancies? *Eur J Cancer.* 1998;34:503–509.

69. Kadar L, et al. The prognostic value of body protein in patients with lung cancer. *Ann N Y Acad Sci.* 2000;904:584–591.

70. Aviles A, et al. Malnutrition as an adverse prognostic factor in patients with diffuse large cell lymphoma. *Arch Med Res.* 1995;26:31–34.

71. Blum D, Omlin A, Fearon K, et al. Evolving classification systems for cancer cachexia: ready for clinical practice? *Support Care Cancer.* 2010;18:273–279.

72. Braga M, et al. ESPEN guidelines on parenteral nutrition: surgery. *Clin Nutr.* 2009;28:378–386.

73. Bozzetti F, et al. ESPEN guidelines on parenteral nutrition: non-surgical oncology. *Clin Nutr.* 2009;28:445–454.

74. Soo I, Gramlich L. Use of parenteral nutrition in patients with advanced cancer. *Appl Physiol Nutr Metab.* 2008;33:102–106.

75. The challenge of treating malignant bowel obstruction. *J Support Oncol.* 2006;4:83–84.

76. Weber C, Zulian GB. Malignant irreversible intestinal obstruction: the powerful association of octreotide to corticosteroids, antiemetics, and analgesics. *Am J Hosp Palliat Care.* 2009;26:84–88.

77. WHO. *Cancer pain relief.* Geneva, Switzerland: World Health Organization; 1986.

78. WHO. *Cancer pain relief.* 2nd ed. Geneva, Switzerland: World Health Organization; 1996.

79. Miguel R. Interventional treatment of cancer pain: the fourth step in the World Health Organization analgesic ladder? *Cancer Control.* 2000;7:149–156.

80. Mercadante S, et al. Octreotide in relieving gastrointestinal symptoms due to bowel obstruction. *Palliat Med.* 1993;7:295–299.

81. Ripamonti C, Mercadante S. How to use octreotide for malignant bowel obstruction. *J Support Oncol.* 2004;2:357–364.

82. Shinjo T, Kagami R. Radiological imaging change in a malignant bowel obstruction patient treated with octreotide. *Support Care Cancer.* 2009;17:753–755.

83. Shima Y, et al. Clinical efficacy and safety of octreotide (SMS201–995) in terminally ill Japanese cancer patients with malignant bowel obstruction. *Jpn J Clin Oncol.* 2008;38:354–359.

84. Mercadante S, et al. Comparison of octreotide and hyoscine butylbromide in controlling

gastrointestinal symptoms due to malignant inoperable bowel obstruction. *Support Care Cancer.* 2000;8:188–191.

85. Mystakidou K, et al. Comparison of octreotide administration vs conservative treatment in the management of inoperable bowel obstruction in patients with far advanced cancer: a randomized, double-blind, controlled clinical trial. *Anticancer Res.* 2002;22:1187–1192.

86. Khoo D, et al. Palliation of malignant intestinal obstruction using octreotide. *Eur J Cancer.* 1994;30A:28–30.

87. Mangili G, et al. Octreotide in the management of bowel obstruction in terminal ovarian cancer. *Gynecol Oncol.* 1996;61:345–348.

88. Massacesi C, Galeazzi G. Sustained release octreotide may have a role in the treatment of malignant bowel obstruction. *Palliat Med.* 2006;20:715–716.

89. Matulonis UA, et al. Long-acting octreotide for the treatment and symptomatic relief of bowel obstruction in advanced ovarian cancer. *J Pain Symptom Manage.* 2005;30:563–569.

90. Jatoi A, et al. Pathophysiology and palliation of inoperable bowel obstruction in patients with ovarian cancer. *J Support Oncol.* 2004;2:323–334; discussion 334–7.

91. Morrow G, Hickok J, Rosenthal S. Progress in reducing nausea and emesis. *Cancer.* 1995;76:343–357.

92. Lebrun C, et al. Recurrent bowel occlusion with oral ondasentron with no side effects of the intravenous route: a previously unknown adverse event. *Ann Oncol.* 1997;8:919–920.

93. Feuer DJ, Broadley KE. Systematic review and meta-analysis of corticosteroids for the resolution of malignant bowel obstruction in advanced gynaecological and gastrointestinal cancers. Systematic Review Steering Committee. *Ann Oncol.* 1999;10:1035–1041.

94. Clark K, Lam L, Currow D. Reducing gastric secretions—a role for histamine 2 antagonists or proton pump inhibitors in malignant bowel obstruction? *Support Care Cancer.* 2009;17:1463–1468.

95. Finan PJ, et al. The management of malignant large bowel obstruction: ACPGBI position statement. *Colorectal Dis.* 2007;9(suppl 4):1–17.

96. Krouse RS. Surgical palliation of bowel obstruction. *Gastroenterol Clin North Am.* 2006;35:143–151.

97. Gauderer MW, Ponsky JL, Izant RJ. Gastrostomy without laparotomy: a percutaneous endoscopic technique. *J Pediatr Surg.* 1980;15:872–875.

98. Ponsky JL, Gauderer MW. Percutaneous endoscopic gastrostomy: a nonoperative technique for feeding gastrostomy. *Gastrointest Endosc.* 1981;27:9–11.

99. Abuksis G, et al. Percutaneous endoscopic gastrostomy: high mortality rates in hospitalized patients. *Am J Gastroenterol.* 2000;95:128–132.

100. Chowdhury MA, Batey R. Complications and outcome of percutaneous endoscopic gastrostomy in different patient groups. *J Gastroenterol Hepatol.* 1996;11:835–839.

101. Cunliffe DR, et al. Percutaneous endoscopic gastrostomy at the time of tumour resection in advanced oral cancer. *Oral Oncol.* 2000;36:471–473.

102. Zera RT, Nava HR, Fischer JI. Percutaneous endoscopic gastrostomy (PEG) in cancer patients. *Surg Endosc.* 1993;7:304–307.

103. Gutt CN, et al. Experiences with percutaneous endoscopic gastrostomy. *World J Surg.* 1996;20:1006–1008 discussion; 1108–9.

104. Gemlo B, et al. Home support of patients with end-stage malignant bowel obstruction using hydration and venting gastrostomy. *Am J Surg.* 1986;152:100–104.

105. Hoffer EK, et al. Radiologic gastrojejunostomy and percutaneous endoscopic gastrostomy: a prospective, randomized comparison. *J Vasc Interv Radiol.* 1999;10:413–420.

106. Lee MJ, et al. Malignant small bowel obstruction and ascites: not a contraindication to percutaneous gastrostomy. *Clin Radiol.* 1991;44:332–334.

107. Freeman C, Delegge MH. Small bowel endoscopic enteral access. *Curr Opin Gastroenterol.* 2009;25:155–159.

108. Maple JT, et al. Direct percutaneous endoscopic jejunostomy: outcomes in 307 consecutive attempts. *Am J Gastroenterol.* 2005;100:2681–2688.

109. Piccinni G, et al. Venting direct percutaneous jejunostomy (DPEJ) for drainage of malignant bowel obstruction in patients operated on for gastric cancer. *Support Care Cancer.* 2005;13:535–539.

110. Dohmoto M. Endoscopic implantation of rectal stents in palliative treatment of malignant stenosis (in Japanese). *Endosc Dig.* 1991;3:1507–1512.

111. Mainar A, et al. Colorectal obstruction: treatment with metallic stents. *Radiology.* 1996;198:761–764.

112. DeBernardo R. Surgical management of malignant bowel obstruction: strategies toward palliation of patients with advanced cancer. *Curr Oncol Rep.* 2009;11:287–292.

113. Caceres A, et al. Colorectal stents for palliation of large-bowel obstructions in recurrent gynecologic cancer: an updated series. *Gynecol Oncol.* 2008;108:482–485.

114. Carter J, et al. Management of large bowel obstruction in advanced ovarian cancer with intraluminal stents. *Gynecol Oncol.* 2002;84:176–179.

115. Pothuri B, et al. The use of colorectal stents for palliation of large-bowel obstruction due to recurrent gynecologic cancer. *Gynecol Oncol.* 2004;95:513–517.

116. Keswani RN, et al. Stenting for malignant colonic obstruction: a comparison of efficacy and complications in colonic versus extracolonic malignancy. *Gastrointest Endosc.* 2009;69:675–680.

117. Khot UP, et al. Systematic review of the efficacy and safety of colorectal stents. *Br J Surg.* 2002;89:1096–1102.

118. Sebastian S, et al. Pooled analysis of the efficacy and safety of self-expanding metal stenting in malignant colorectal obstruction. *Am J Gastroenterol.* 2004;99:2051–2057.

119. Dronamraju SS, et al. Role of self-expanding metallic stents in the management of malignant obstruction of the proximal colon. *Dis Colon Rectum.* 2009;52:1657–1661.

120. Fiori E, et al. Palliative management of malignant rectosigmoidal obstruction: colostomy vs. endoscopic stenting. A randomized prospective trial. *Anticancer Res.* 2004;24:265–268.

121. Holm AN, Baron TH. Palliative use of percutaneous endoscopic gastrostomy and percutaneous endoscopic cecostomy tubes. *Gastrointest Endosc Clin N Am.* 2007;17:795–803.

122. Caprotti R, et al. Palliative surgery for recurrent bowel obstruction due to advanced ovarian cancer. *Minerva Gynecol.* 2006;58:239–244.

123. Ripamonti C. Management of bowel obstruction in advanced cancer patients. *J Pain Symptom Manage.* 1994;9:193–200.

124. Pothuri B, et al. Palliative surgery for bowel obstruction in recurrent ovarian cancer: an updated series. *Gynecol Oncol.* 2003;89:306–313.

125. Tunca JC, et al. The management of ovarian-cancer-caused bowel obstruction. *Gynecol Oncol.* 1981;12:186–192.

126. Mangili G, et al. Palliative care for intestinal obstruction in recurrent ovarian cancer: a multivariate analysis. *Int J Gynecol Cancer.* 2005;15:830–835.

127. Rubin GP, Devlin HB. The quality of life with a stoma. *Br J Hosp Med.* 1987;38:300–303 306.

128. Smith DM, et al. Happily hopeless: adaptation to a permanent, but not to a temporary, disability. *Health Psychol.* 2009;28:787–791.

129. Yau T, et al. Longitudinal assessment of quality of life in rectal cancer patients with or without stomas following primary resection. *Dis Colon Rectum.* 2009;52:669–677.

130. Sinha R, Verma R. Multidetector row computed tomography in bowel obstruction, part 2: large bowel obstruction. *Clin Radiol.* 2005;60:1068–1075.

131. Sinha R, Verma R. Multidetector row computed tomography in bowel obstruction, part 1: small bowel obstruction. *Clin Radiol.* 2005;60:1058–1067.

132. Filippone A, Cianci R, Storto ML. Bowel obstruction: comparison between multidetector-row CT axial and coronal planes. *Abdom Imaging.* 2007;32:310–316.

133. Jacob SE, Lee SH, Hill J. The demise of the instant/unprepared contrast enema in large bowel obstruction. *Colorectal Dis.* 2008;10:729–731.

134. Lennon AM, et al. Spiral-enteroscopy-assisted enteral stent placement for palliation of malignant small-bowel obstruction (with video). *Gastrointest Endosc.* 2010;71:422–427.

135. Bryan DN, Radbod R, Berek JS. An analysis of surgical versus chemotherapeutic intervention for the management of intestinal obstruction in advanced ovarian cancer. *Int J Gynecol Cancer.* 2006;16:125–134.

136. Abu-Rustum NR, et al. Chemotherapy and total parenteral nutrition for advanced ovarian cancer with bowel obstruction. *Gynecol Oncol.* 1997;64:493–495.

137. Ozols RF, et al. Phase III trial of carboplatin and paclitaxel compared with cisplatin and paclitaxel in patients with optimally resected stage III ovarian cancer: a Gynecologic Oncology Group study. *J Clin Oncol.* 2003;21:3194–3200.

138. Wasserberg N, Kaufman HS. Palliation of colorectal cancer. *Surg Oncol.* 2007;16:299–310.

恶性伤口和压力性溃疡处置 31

Vincent Maida

徐惠成 译校

伤口评估
恶性伤口
流行病学和病理生理学
预防
处理
伤口治疗
疼痛
渗出
异味
瘙痒
出血
审美／美容
预后
压力性溃疡
流行病学和病理生理学
预防
处理
预后

皮肤（表皮）是人体最大的器官[1]，包括皮肤、黏膜、毛发、指（趾）甲[1]。全身性疾病的皮肤表现众多，是患者整体健康状况的代表。伤口提示皮肤和黏膜完整性的破坏，以多种形式出现，并有各种各样的原因[1]。伤口可以是急性或慢性[1-4]，急性伤口主要由于创伤或外科手术所致，而慢性伤口不同于急性伤口，主要与严重的全身性疾病有关，而且有序和定时医治常常无效[1-4]。癌症患者由于疾病本身并发症、身体素质下降及医源性因素，如化疗、放疗、皮质类固醇和免疫抑制药物使用等[1-3]，容易发生多发性皮肤伤口。最近一项涉及晚期癌症患者患病率和发病率的研究列举了 43 种不同类型的伤口，并将其分为 9 个不同的类别[5]，其中两种最常见的折磨晚期癌症患者的伤口是压力性溃疡和恶性伤口[5,6]。

在卫生保健系统，慢性伤口正越来越多地被认为是一种新兴流行病。而在法医角度，压力性溃疡也受到越来越多的关注[7,8]。正因为如此，伤口成为影响公众健康和经济的重要威胁[9,10]。在每一天，27%～50% 的医院急诊病床被伤口患者占用[11]。2005 年法国巴黎一所拥有 754 床位的教学医院横断面调查患病率研究发现，327 例患者（占 624 例评估患者的 52%）共有 933 处伤口[12]。这种情况在发达国家由于社会老龄化加重而会加重。在美国，有超过 6.5 万人经受慢性伤口折磨[9]，据估计，每年美国用于慢性伤口的处置的费用超过 25 亿美元，预计到 2010 年，单独用于伤口处理产品的成本将超过 15.3 亿美元[9]，而美国每年用于处置压力性溃疡的成本大约是 11 亿美元[8,13]。伤口感染可导致许多潜在的并发症[14]从而增加经济负担。防止这种潜在经济危机的关键是优化伤口整体预防，同时尽量减少如由感染等导致的伤口相关并发症。此外，需要更多的研究以寻求伤口处理的"循证医学"指征。

伤口的人力成本非常惊人，对患者能够产生多方面显著的痛苦，包括自然、社会、精神、心理以及生活质量低下等[15-17]。它们可能会与一系列身体症状相关，如疼痛、渗出、异味、瘙痒、出血、水肿、生活质量影响[18-22]。此外，有伤口的患者可能出现心理问题，如身体形象的变化（由于不雅观的并有渗出、恶臭、痛苦的伤口）、情绪反应（愤怒、尴尬、焦虑、抑郁、内疚、厌恶、羞耻、排外等）、与社会隔离（由于无法控制的伤口症状和身体形象改变等导致的相关问题）以及社交限制等（由于频繁换药和无法控制的症状）[19,23-25]。伤口也可能导致患者自尊下降和自制力丧失[20,23-25]。

伤口处理是一个全方位的概念，包括对伤口患者进行护理时全面的临床措施、方法和干预的综合。伤口处理，与伤口预防（一级预防和二级预防）并列，包含多个目标和目的，包括伤口愈合、伤口维护（稳定）、伤口处理，并履行"以患者为中心"的理念[26,27]。伤口处理等同于"伤口疼痛和症状管理"和"姑息性伤口护理"[28,29]。一旦临床资料与预后已披露给患者，治疗的目的必须与患者沟通协商，这是至关重要的，因为大多数中晚期癌症的伤口无法治愈。而治疗的目的和等级并非固定不变，可随患者基础疾病的自然历史演变而改变。治疗目标不是相互排斥的，伤口愈合的措施可能会提高伤口缓解，反之亦然[30]。成功处理伤口体现在减轻痛苦、改善患者生活质量以及提升功能和自立能力。

伤口评估

客观的临床评估是卫生保健领域取得成功的关键之一，也是开展临床审核和研究的基础。必须以系统方式进行全面评估，并应包含定量和定性的方法。此外，必须由专业间进行基线期和连续性的系统评估。伤口评估不应仅限于单独伤口（"患者的孔"），必须包括对"整个患者"全面评估[31]。理想的评估还应包括所有以患者为中心所涉及的评估[26,27]。对一个患者及伤口进行全面彻底的评估有助于制定合适的目标。

系统评估的首要条件是使用规范的文书、调查问卷和工具。理想的情况下，它们应得到验证可靠，并便于应用，对患者或医生过于复杂的方法工具注定要失败。工具包括伤口分类系统，近期国家压力性溃疡咨询委员会（NPUAP）与欧洲压力性溃疡咨询委员会（EPUAP）合作更新了压力性溃疡的分类系统[32-34]。NPUAP 将压力性溃疡分为 6 类（既往分级或分期）：可疑深部组织损伤、

Ⅰ～Ⅳ类以及无法分期（表 31-1）。更新的分类系统认为，压力性溃疡并不一定有序地从一个阶段发展到另一个阶段或等级。欧洲系统（EPUAP）对可疑深部组织损伤进行分类。压力性溃疡治愈（PUSH）评分表自 1997 年以来一直在使用，并得到 NPUAP 推荐[32]。PUSH 评分表主要评估伤口的长度和宽度、渗出量（无、轻、中度、重）及组织类型（闭合性、上皮组织、肉芽组织、腐肉、坏死组织），但是不涉及伤口深度。尽管很多分类系统已被建议用于恶性伤口，但都未达成共识。

伤口评估的另一个重要方面是患者与伤口有关的症状和整体不适的评分。通过多伦多伤口症状评估系统（TSAS-W）可以方便获得[21]。TSAS（图 31-1）是一个简洁的工具，适用于所有类别的伤口。TSAS-W 使用 10 个数字的评定量表，每个 0～10 之间不等，以对最常见的伤口相关症状进行评分。所有 10 量表的总和等同于全球伤口痛苦分数（GWDS），可用于监测疗效，亦可通过临床稽核和研究用于评估伤口缓解情况[21]。

即使是最全面的临床评估，如果它的文件不是规范、方便、易读的格式，也不能有良好的结果。电子病历（EMRS）被称为是电子卫生信息学（即通常所说的"电子卫生保健"）整体趋势的一部分[35]。研究表明，应用 EMRS 改善了卫生保健质量、提高了患者的安全性并降低了医疗成本[36]。此外，EMRS 可促进跨专业团队间的沟通，促进循证医学实践，且具有促进临床研究的潜力[35,36]。在过去的十年中，电子记录已越来越多地应用于伤口处理。这些记录包含患者健康所有相关数据，包括所有的分类系统和数字格式的评估工具。数字化伤口摄影是这种伤口电子病历（WEMRs）一个内在组成部分[37]。数字化伤口摄影可提高伤口形态、几何形状和尺寸描述的准确性[37]。二维数字化方案的例子包括 VERG 和 VISITRAK[38]，这些数字化方法增加了伤口手动两维描述的准确性。使用立体摄影技术和方案具有在三个层面描述伤口的能力，从而使伤口评估量化。三维数字化方案的例子包括：ATOS Ⅱ 和 MAVIS[38]。高质量临床伤口评估和描述，联合适当的目标设定，以及和患者及其家属良好的沟通可提高护理质量。

表 31-1　国家压力性溃疡咨询委员会分类系统

类别	形态	进一步描述
可疑深部组织损伤	由于压力或剪刀造成皮下软组织损伤，引起的局部皮肤颜色的改变（如变紫、变红），但皮肤完整，该区域与邻近组织相比，之前可出现疼痛、固定、糊状、湿润、潮热或冰冷等现象。	深部组织损伤在黑色皮肤人体难以检测，继续发展可能在黑色伤口创面出现薄水泡，进一步发展而会被薄痂覆盖。即使采取合理治疗，可能会迅速出现附加层组织暴露。
Ⅰ期	皮肤完整，局部皮肤发红，与周围皮肤界限清楚，压之不退色，常局限于骨凸处。黑色皮肤可能无漂白现象，但其颜色与周围皮肤不同。	与周围组织相比，该区域可出现疼痛、固定、柔软、潮热或冰冷等，Ⅰ期在黑色皮肤个体难以检测，可能提示高危人群（高危预示症状）。
Ⅱ期	部分表皮缺损，皮肤表浅开放性溃疡，基底红，无结痂，也可为完整或破溃的血泡。	表现为干燥而有光泽的浅溃疡，无结痂或青紫★。此期不应该被用于描述皮肤裂伤，声带烧伤，会阴部皮炎，浸渍或抓痕。
Ⅲ期	全层皮肤缺失，皮下脂肪可见，但肌肉、肌腱和骨骼尚未暴露，可有结痂但不掩盖组织缺损深度，可有皮下隧道。	Ⅲ期压力性溃疡的深度随解剖部位而变化，鼻、耳、枕部、踝部等部位无皮下组织，溃疡可表浅。相比之下，显著肥胖部位可以发展成极深Ⅲ期压力性溃疡。骨/肌腱未暴露，亦不能直接触及。
Ⅳ期	全层皮肤缺失伴有肌肉、肌腱和骨骼的暴露，伤口局部有结痂和腐肉，常有皮下隧道。	Ⅳ期 压力性溃疡深度随解剖部位而变化，鼻梁、耳、枕部、踝部没有皮下组织，溃疡可表浅。Ⅳ期 溃疡可扩展到肌肉和（或）支撑结构（如筋膜、肌腱、关节囊等），可能发生骨髓炎。骨/肌腱外露可见，或直接触及。
无法分期	全层皮肤缺失，溃疡基底部覆有腐痂（黄色，棕褐色、灰色、绿色，或褐色）和（或）痂皮（棕褐色、棕色、或黑色）。	除非除去足够腐痂和（或）焦痂以暴露伤口的基底部，否则无法确定伤口的深度和分期。底部稳定的焦痂（干燥、贴壁、完整无红斑和波动）可作为人体自然（生物）保护膜，否则不应该被去除。

摘自 NPUAP，2009 年 12 月 18 日获得许可，登录 http：//www.npuap.org.（Adapted from NPUAP. Permission obtained on December 18, 2009.）
★青紫提示可疑深部组织损伤。

恶性伤口

流行病学和病理生理学

　　恶性伤口（图 31-2，彩图 31-2）又称为恶性皮肤伤口或恶性皮肤病灶，在晚期癌症患者发生率高达 15% 以上。一项研究提示，每个月每 100 例患者中，3.9 例新伤口可发生[5]。恶性伤口形式多变，可能代表原发病、局部复发或转移性疾病。原发性皮肤恶性肿瘤包括黑色素瘤、基底细胞癌、鳞状细胞癌、卡波济肉瘤、血管肉瘤、皮肤 T 细胞淋巴瘤（蕈样肉芽肿）等[3,6,16,19,20]。局部和区域复发恶性肿瘤主要来源于原发性皮肤癌症，但亦可能与乳腺癌和头颈部肿瘤有关，被认为是由于剩余的微小病灶或手术伤口污染所致[39]。因此，

它们通过局部扩散传播。真正的皮肤转移性病变来自于远处原发癌灶血行或淋巴转移[3,6,16,19,20]。恶性伤口偶尔会发生于慢性伤口，如压力性溃疡、Marjolin 溃疡（一种鳞状细胞癌）[40]。在晚期癌症患者中，恶性伤口发病率最高的恶性肿瘤是原发性皮肤癌（53.8%）、乳腺癌（48.3%）以及头部和颈部癌症（46.2%）[18]。恶性伤口形态上复杂多样，常见类型包括：蕈伞（外生）、溃疡、结节、硬结、带状疱疹样（表 31-2）。恶性伤口很少表现一种特异的形态特征，通常包含多个形态特征（表 31-2）。因此，提出一个普遍接受的分类系统具有很大挑战性。在一个有关晚期癌症患者的研究中，60% 的恶性伤口以蕈伞（外生）为主[5]。最常见的恶性伤口的部位是胸部/胸部和头部/颈

多伦多伤口症状评估系统（TSAS-W）

患者姓名：＿＿＿＿＿＿＿＿＿＿＿＿＿＿＿＿ 日期：＿＿日＿＿月＿＿年 时间：＿＿＿＿＿

研究 ID 号：＿＿＿＿＿＿ 伤口 ID 号：＿＿＿＿＿ 伤口评估编号：＿＿＿＿＿＿＿＿＿＿＿

伤口部位：1□脸部／头部／颈部　　　5□上肢　　　　　9□骶尾部
　　　　　2□胸部／乳房　　　　　　6□下肢　　　　　10□足部（除外组足根部
　　　　　3□腹部／胁腹部　　　　　7□骨盆／臀部　　11□足跟部
　　　　　4□上／下背部　　　　　　8□会阴／生殖器

　　侧位：1□左侧 2□右侧 3□中心　　如需要进一步描述：＿＿＿＿＿＿＿＿＿＿＿

伤口类别：1□恶性　　　　　　　　4□糖尿病足溃疡　　　7□医源性
　　　　　2□压力性溃疡　　　　　5□静脉溃疡　　　　　8□感染／炎症
　　　　　3□创伤　　　　　　　　6□动脉溃疡　　　　　9□造口

　　分期：＿＿＿＿＿＿　　　大小：＿＿＿＿＿＿（cm²）

请将最能准确描述你过去 24 小时内伤口相关症状的数字画圈：

换敷料或清创时无疼痛	0 1 2 3 4 5 6 7 8 9 10	换敷料或清创时严重疼痛
换敷料或清创间无疼痛	0 1 2 3 4 5 6 7 8 9 10	换敷料或清创期间严重疼痛
无输出或排液	0 1 2 3 4 5 6 7 8 9 10	输出或排液严重
无异味	0 1 2 3 4 5 6 7 8 9 10	严重异味
无瘙痒	0 1 2 3 4 5 6 7 8 9 10	瘙痒严重
无出血	0 1 2 3 4 5 6 7 8 9 10	出血严重或（和）持续出血
不影响美观或（和）无痛苦	0 1 2 3 4 5 6 7 8 9 10	严重影响美观或（和）痛苦
伤口周围无肿胀或水肿	0 1 2 3 4 5 6 7 8 9 10	伤口周围肿胀或水肿严重
伤口无负重或压迫影响	0 1 2 3 4 5 6 7 8 9 10	伤口负重或压迫影响严重
敷料无负重或压迫影响	0 1 2 3 4 5 6 7 8 9 10	敷料负重或压迫影响明显

填写人：　　　1□患者　　　2□由护理者协助患者　　　3□护理者

□ Dr.Vincent Maida 2008

图 31-1　多伦多伤口症状评估系统。

部[5]。恶性伤口可能发生一些并发症，如浅表感染（critical colonization）、深部感染（蜂窝织炎、脓肿、淋巴管炎）或全身性感染（骨髓炎、腹膜炎、胸膜炎、败血症）[41]。恶性伤口如位于胃肠道或泌尿生殖系统附近有可能发展成瘘[16-20]。此外，由于局部淋巴管道入侵和阻塞，可能会产生淋巴水肿[16]。除了显著的躯体效应外，恶性伤口与心理发病率显著相关，因为皮肤缺陷是癌症及其进展一个长期而可视的提示，这些因素会导致身体形象紊乱、自重感下降、情感障碍，从而导致生活质量下降。使用海德格尔现象学阐释方法进行研究可阐明恶性伤口患者对生活的态度[23]。

预防

目前有几个预防措施旨在减少恶性伤口的发生。原发性皮肤恶性肿瘤早期切除可减少复发风险[42]。在原发性皮肤恶性黑色素瘤，最近一项系统回顾和荟萃分析提供了更多的证据提示，2cm为手术时切除的最小边缘，而不是1cm，这能保证最好的整体无瘤生存率和最低的局部复发率[43]。在患有乳腺癌并有淋巴结肿大的绝经前和绝经后妇女在接受辅助放疗和化疗后再进行改良根治术，能改善生存率和减少皮肤复发[44]。针对手术中手术伤口污染和残留微小肿瘤的方法正在研究中。在人类下咽鳞状细胞癌异种移植模型提示，吉西

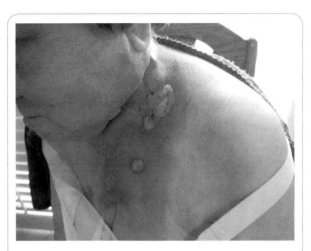

图 31-2　一个复杂的有蕈伞、溃疡、结节和硬结恶性伤口。

他滨或生理盐水冲洗两个治疗组均能减少局部复发率[45]。

处理

由于大部分恶性伤口发生于晚期癌症[5]，治愈的可能性微乎其微[46]。因此，在很大程度上，恶性伤口的处理是伤口维护[3,6,16-20,29]。尽管如此，仍然有一个优化的系统性以及疾病调节治疗，如化疗和激素疗法，因为可能有效稳定/维持现有的伤口，并减少新病灶的发生[39]。此外，新的化疗类药物，如单克隆抗体、曲妥珠单抗和贝伐单抗等，有潜在作用[47]。动脉灌注化疗对大的蕈伞病变有效[48]。局部化疗药物也已经证明疗效，在一项涉及患有恶性伤口妇女随机对照研究中发现，局部应用6%米替福新（一种细胞毒性药物），能延缓肿瘤发展[49]。光动力疗法可能有对乳腺癌和蕈样肉芽肿的微小恶性伤口有作用[50]。在一些选择性病例，推荐手术切除结合淋巴结或蕈伞病变整体切除[39]。放疗在恶性伤口的处理中可能发挥显著作用，但肿瘤对放疗的反应与细胞类型、分化程度以及大小密切相关[51]。对放疗最敏感的肿瘤有淋巴瘤、骨髓瘤、精原细胞瘤、小细胞瘤。其次为乳腺癌、胃肠道肿瘤、前列腺癌、肺癌[51]。放射治疗不敏感的肿瘤包括恶性黑色素瘤、肉瘤、肾癌[51]。放疗可能有助于减轻疼痛和控制恶性伤口出血，1个照射野低剂量的800 cGy的低剂量控制出血往往足够，可在几天内达到止血效果，但达到镇痛效果可能需要几周[51]。

表 31-2　恶性伤口的基本要素	
常用例称	形态学特征
蕈伞	外生
溃疡	空洞
皮下结节	完整皮肤下硬结节
癌性类丹毒	皮肤发硬，平坦，有红斑，有蜂窝组织炎，但对抗生素无反应
铠甲状癌	皮肤硬化，平坦
象皮肿	皮肤发硬、隆起、增厚、淋巴水肿，常有甲化过度和乳头样瘤病
Schirrous（硬皮病）	皮肤反应发生硬皮病样致密，可局部或多发
癌性毛细血管扩张	毛细血管相关红色斑块
带状疱疹	外观类似带状疱疹脓疱，因周围神经性扩散常分布于周围神经或皮节

恶性伤口，像所有多种微生物感染的慢性伤口，可出现感染的症状和体征[41]。建议在准确的伤口细菌培养的基础上，针对性的使用局部或全身抗生素治疗[41]。使用外用抗菌药物，如洗必泰和聚维酮碘清洗伤口可预防感染[41]，这两种药物具有抗菌谱广、组织的毒性相对较低的特性[41]。在有假单胞菌感染情况下可以使用外用醋酸[52]。最后，由于恶性伤口具有强大的社会心理影响，建议使用其他非药物治疗和心理治疗[23-25]。

伤口治疗

和其他伤口相比，恶性伤口疼痛及异味症状最严重[21]。伤口缓解旨在通过缓解躯体症状改善生活质量[16,28,29]，主要通过局部伤口处理实现，如专门的伤口制品和敷料（表31-3）。敷料的选择应符合以患者为中心的原则，并应提供最大的效能和方便性，美观且经济[16-20]。

疼痛

疼痛是恶性伤口最常见的症状，约 1/3 患者

发生[18,21]。伴有疼痛的常见形态类型是恶性溃疡[39]。须认识到癌症疼痛，最早由 Dame Cicely Saunders 描述，是一种多因素的综合，不仅包括身体，还包括心理、社会和精神 / 生存因素[53]。伤口局部因素与患者伤口疼痛有关已很明确[54]。恶性伤口疼痛可发生在伤口或伤口周围皮肤，或者是区域性的，可能是由于肿瘤损伤神经、血管、皮肤的神经末梢所导致[6,22]，可因水肿、纤维化、感染等加重。恶性伤口引起的疼痛复杂多变。一般来说，患者疼痛经历或基线疼痛为持久性，而间歇性疼痛可自发，或由接触、运动或换药等引起，后者被称为"事件痛"，为"突发性疼痛"的一个亚类[55,56]。

虽然恶性伤口疼痛是炎症和神经机制相结合的结果，但多数慢性疼痛综合征通过 N- 甲基 -D- 天冬氨酸（NMDA）活化、外周和中枢致敏作用、神经可塑性等机制发生继发性神经病变[57]。全身和局部药物联合使用可实现最佳的镇痛。由于无有一种镇痛剂是万能的，建议使用由世界卫生组织（WHO）的阶梯镇痛法和特怀克罗

表 31-3　常用局部伤口处理的产品

伤口产品目录	产品类别	示例产品	附带作用
吸收剂	泡沫	Biatain IBU	局部止痛
吸收剂	水化纤维	Aquacel Ag	局部抗菌
吸收剂	藻酸盐	Katostat ™	局部止血
吸收剂	海藻酸钠与乙烯丙烯酸甲酯连接物	Silvercel nonadherent	局部抗菌、不黏附
吸收剂	聚丙烯纤维纸浆连接物	Mesorb	不粘连 + 保护衣物
吸收剂	纺织品与银复合物	InterDryAg	皮褶处理，治疗及防止潮湿病变
吸水剂	水胶体	NU-DERM 水胶体	自溶性清创
吸水剂	水凝胶	Purilon Gel	自溶性清创
蛋白酶调节剂	ORC/ 胶原	Promogran	局部止血
蛋白酶调节剂	ORC/ 胶原	Prisma	局部抗菌、止血
局部抗菌剂	纳米银	Acticoat	吸水剂
局部抗菌剂	银离子 + 水凝胶	Silvasorb Gel	洗水 + 局部抗菌
局部抗菌剂	卡地姆碘	Odosorb	吸收剂
局部抗菌剂	10% 聚维酮	碘	不粘连
抗异味	甲硝唑	甲硝唑凝胶	局部抗菌
抗异味	活性炭	Actisorb Silver 220	吸收剂
非黏附性伤口覆盖物	棉纱 + 聚乙烯	Telfa	允许水气交换
非黏附性伤口覆盖物	覆盖有聚硅酮的聚酰胺网片	Mepetel	柔软、与外形一致
伤口周围皮肤保护剂	防护油脂	Cavilon	低过敏源性

斯（Twycross）"广谱"镇痛的联合疗法[58]。一般来说，联合使用阿片类药物和由加拿大疼痛学会慢性神经性疼痛指南列举的辅助药物，如加巴喷丁、三环类抗抑郁药、羟色胺、去甲肾上腺素再摄取抑制剂（SNRIs）、选择性血清素再摄取抑制剂（SSRIs）、大麻酚类等，对大部分病例有效[59]。外用镇痛可以使用利多卡因 - 丙胺卡因 [局部麻醉药共晶混合物（恩纳）][60]、硫酸吗啡[61,62]或美沙酮[63]等阿片类药物复合水凝胶，或 Biatain 布洛芬（一个新的泡沫敷料能释放布洛芬）[64]。经过基本治疗后，突发性疼痛的程度和频率可能会减少，但不一定完全消除。去除干燥伤口黏附的敷料可能加剧疼痛，可通过吸水剂，如 NU-DERM 或其他水凝胶制剂和（或）使用非黏附伤口材料，如 Telfa 或 Mepetel 等消除[19,20]。

对换敷料导致的突发性疼痛，在操作前 5 ~ 10 分钟可静脉使用 rapidonset 和短效药物，如阿片类药物芬太尼，或黏膜吸收类药物（含服或喷鼻）[65]。氧化亚氮气体（Entonox）对预期的严重突发疼痛也有益[66]。伤口疼痛患者可能伴有焦虑和抑郁倾向从而进一步加剧他们的痛苦。因此，需要多学科和跨专业的方法[16,17,23-25]。

渗出

恶性伤口排液或渗出是第二个最常见的症状，约 28.6% 的恶性伤口患者发生[18,21]。合理控制伤口渗出有助于减少伤口周围并发症。通过伤口渗出的化疗药物外渗，可能导致从轻微的皮肤刺激到坏死的伤口周围后遗症[61]。伤口周围皮肤的保护，也可以通过使用屏障药膏（氧化锌软膏、凡士林）或窗口胶体敷料或成膜液性丙烯酸酯达到[6,19,20]。众多敷料产品可单独使用或联合吸收剂使用，并包含在敷料系统内以防止泄漏和污染衣服。吸水敷料包括泡沫、藻酸盐、多聚纤维等。多层敷料，如 Mesorb，具有吸收和维持功能，在已发展成瘘的恶性伤口，可使用造口敷料以吸收大量渗出物[6,19,20]。

异味

约 10% 的患者主诉其恶性伤口产生恶臭[18,21]，及众多由于恶臭而导致的感觉，如尴尬、厌恶、内疚和羞耻等，从而导致社会隔离和人际沟通问题[16,17,19,20]。伤口的异味可能是由于感染、渗出

物潴积、饱和的敷料或坏死组织等引起，大量坏死组织被厌氧性细菌腐蚀而产生挥发性脂肪酸的终端产品，如尸胺（1,5-diaminopentane）和腐胺（1,4-diaminopentane）等而导致伤口恶臭。清除恶性伤口内的坏死物质可能是有益的，但必须慎重，因为血管结构难以确定时，可能导致难以控制的大出血。甲硝唑对厌氧菌有效，随机试验提示，局部和全身给药可有效减少恶性伤口的气味[68]。其他减少异味的干预措施包括伤口清洗、消毒、控制可能存在的感染。使用含有活性炭过滤器敷料以吸收产生恶臭的挥发性化学物质也是有效的，但必须要求敷料密闭[19,20]。也可考虑环境疗法，如使用香薰油和异味吸附剂，如木炭煤球和宠物垃圾材料。

瘙痒

瘙痒有很多诱发和加重因素，越来越多地被认为是一个神经性现象[69]。皮肤干燥常常是诱发或加重因素。因此，保湿剂有作用[69]。一些全身药物可能缓解瘙痒症状，如抗组胺药、三环抗抑郁药，尤其是多塞平、抗惊厥和大麻酚类[69]。最近研究提示，使用 Olivamine 为基础的皮肤护理产品能缓解 95% 淋巴水肿相关的瘙痒[70]，局部使用大麻素激动剂能使瘙痒平均减少 86.4%[71]。

出血

据报道，约 5% 的恶性伤口患者发生出血[18,21]，可能是自发，亦可由轻微外伤或换药所致。轻微出血可经局部使用止血制剂，如 Kaltostat（一种藻酸钙）、局部凝血活酶（100 U /ml）、硝酸银（0.5% ~ 1%）[72]。对于严重出血，可考虑介入方法，如动脉栓塞。抗纤溶药物，如口服或静脉注射氨甲环酸，可能对控制持续性出血有效[19]。最新一项研究提示，对乳腺癌蕈状伤口出血可采用氯化锌贴（莫氏粘贴）止血[73]。

审美和美容

17.9% 的患者述说关注恶性伤口审美 / 美容外观[18,21]。应采取措施掩盖或掩饰的伤口，同时保持身体轮廓、对称性、服装下的隐蔽性[72]。应避免使用妨碍身体运动或其他活动的笨重敷料。鉴于这一问题的重要性，其最终目标是恢复和提高患者的自我形象、自信和自尊[72]。

预后

最近四十年来，恶性伤口患者的生存率一直在增加[74,75]。1966 年公布的数据显示，皮肤发生转移后患者平均存活仅 3 个月[74]，1993 年公布的数据表明肺癌、卵巢癌、肠癌患者皮肤转移后平均存活 11.27 个月，其中肠癌最差[75]。最近的一项前瞻性研究显示，恶性伤口与存活率下降无关[76]，考虑所有其他并发伤口、年龄、性别、Charlson 合并症指数（CCI）、姑息绩效量表版本 2（PPSv2）等因素，恶性伤口与存活率下降并无统计学意义，危险比（HR）为 1.17（95% 可信区间 [CI]，0.88 ～ 1.56，P = 0.285)[76]。2000 年公布的一项加拿大研究[77] 和 2007 年公布的以香港为基础的研究[78] 亦显示，恶性的伤口并不减少晚期癌症患者的生存期。这些积极的趋势显然是几十年间肿瘤治疗进步的结果，尤其是乳腺癌。因此，存在一个恶性伤口不应该被自动视作疾病而丧失进一步尝试调节治疗的标准。

压力性溃疡

流行病学和病理生理学

压力性溃疡（图 31-3，彩图 31-3），也称为压疮溃疡、压疮或"床疮"，是晚期癌症患者最常见的伤口类别，约 22.4% 患者发生，每个月每 100 例患者有 22.4 个新伤口发生[5]。此外，其患病率和发病率随着年龄增加而增加[5]。癌症患者压力性溃疡最常见的发生部位是骶尾部和脚后部[5]。

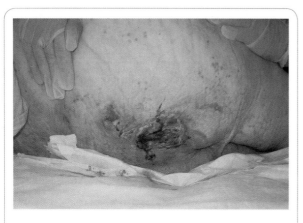

图 31-3 一个复杂性压力性溃疡伤口，具有可疑深部组织损伤，Ⅰ、Ⅱ期和无法分期的外观表现。

压力性溃疡发生于骨突处，代表皮肤和皮下组织由于长期压力导致动脉、静脉、淋巴功能障碍和淤血而发生缺血性坏死，亦与反复摩擦和剪切力有关[3,6,8,79]。癌症引起的厌食、恶病质也是压力性溃疡的一个主要诱发因素，可导致骨性突起和皮肤间肌肉和皮下脂肪丢失，这种损失会使皮肤宽松，从而允许更大的剪切作用[3,6,8,79]。皮肤过度水合也易诱发压力性溃疡[80,81]。过于干燥的皮肤缺乏弹性，更易裂开，而湿润的皮肤，可由失禁等加剧而被浸渍，从而降低抗拉强度，易被细菌和真菌侵袭[80,81]。

不良的整体疼痛处理，可导致运动减少、卧床休息，从而增加压力、摩擦和剪切效果。此外，疼痛可能会导致小动脉血管收缩，增加压力性溃疡的发生、降低其愈合可能[82]。其他晚期癌症患者压力性溃疡发生的危险因素还包括使用皮质类固醇激素、瘫痪、脊髓压迫症、骨科变形（屈曲挛缩、脊柱侧后凸）、骨折、周围血管疾病、糖尿病、感觉神经病变等[3,6,8,79]。压力性溃疡可并发感染，如脓肿、蜂窝组织炎、骨髓炎、化脓性关节病、坏疽、败血症等。化疗可能会导致白细胞和血小板减少，同时减少了皮肤修复需要的炎性细胞，如中性粒细胞和血小板[3]，使患者更容易受到感染。慢性压力性溃疡易发生恶变（Marjolin's 溃疡）和淀粉样变性[83]。

预防

虽然许多压力性溃疡可以预防，但有些不可避免。2003 年 Langemo 等提出"皮肤衰竭"概念的假说来解释无法避免的晚期疾病患者的压力性溃疡的发生[79]。因此，必须认识并接受皮肤衰竭是疾病自然历史和背景的一个重要部分[79]，就像心脏衰竭和肾衰竭。在压力性溃疡的预防中三大主题很关键。

1. **风险评估**：预防的关键是通过风险评估工具，确定风险类别和层次。必须遵循的风险评估采取合适方式。医疗文献中已描述系列风险评估工具，其中在系列医疗保健中最为广泛接受的工具是 Braden 量表（BS），因为在灵敏度和特异性之间提供了最好的平衡[84]。最近的一项研究显示，PPSv2[85] 和 BS 间具有很强的相关性（r = 0.885，P < 0.001)[86]。因

此，PPSv2 可作为替代，用于癌症患者压力性溃疡的风险评估[86]。利用红外线测温可为压力性溃疡发展风险评估提供额外数据[87]。但 2008 年的一项荟萃分析研究未为任何风险评估工具提供推荐证据，它没有根据临床设置分层[88]。

2. **皮肤护理**：通过每天皮肤检查、清洁、失禁后皮肤清洗、控制渗出、避免骨性突起摩擦及对干性皮肤使用保湿剂等可促进皮肤的完整性[6,80]，对有伤口和高危患者均必不可少。使用外用抗菌药物，如洗必泰和碘附清洗伤口，可达到预防感染[41]，这两种药物具有广谱的覆盖面和低毒性。如有假单胞菌属感染，可局部使用醋酸[52]。

3. **机械负荷和支撑**：压力重分配，通常被称为"去负荷"，对防治新病灶发生、现有的压力溃疡愈合或稳定/维护是必需的。传统上，卧床患者经常变化体位是压力再分配的基本方法。最近的一项荟萃分析认为，在压力性溃疡高风险患者应给予更高规格的泡沫床垫，而不是标准的医院泡沫床垫，而动态低气流损耗床垫和气体压力变化床垫比静态压力交替外罩更具成本效益[89]。使用升降床单和机械提示装置可有效避免剪切和摩擦力。

虽然直观上营养支持对预防和治疗压力性溃疡是有益的，但最近一项荟萃分析却未提供足够的数据，来支持常规的高营养可预防或治疗压力性溃疡[90]。这不足为奇，因为晚期癌症患者体重减轻和营养消耗主要与原发癌相关恶病质有关，而不是由于食欲下降而导致的恶病质。营养支持对非恶性疾病的非绝症患者有极大益处。

处理

晚期癌症患者压力性溃疡治愈率不足 10%[46]。因此，护理的目标涉及伤口稳定（维护）、预防伤口、伤口处理，同时体现以患者为中心原则。压力性溃疡的处置可遵循伤口床预备方案（图 31-4）（Sibbald 等提出），即"DIME"方案[91]：

1. **清创术**：通过清创去除坏死组织，有助于减少细菌、气味和渗出[92]。最快速的方法是锐性外科手术清创，但可能由于疼痛或止血问题而受限。清创的可替代方式包括自溶剂（水凝胶类）、酶（胶原酶）、机械方法（伤口灌洗），也可以考虑使用医疗幼虫（蛆），因为它们可去除坏死物质和细菌[92]。严重的周围血管疾病（anklebrachial 指数＜0.5）、足跟溃疡是清创术的禁忌证，在 1963 年 Winter 提出的湿润伤口治疗规范中成为一个例外[93]。

2. **感染/炎症**：压力性溃疡通常同时有需氧菌（革兰阳性和革兰阴性）和厌氧菌[41]，治疗感染非常重要，因为它可能导致溃疡急剧恶化和症状加重，如疼痛、渗出、异味等。但如果患者很快要死亡，治疗感染并不合适。伤口感染的临床诊断可参照 Sibbald 等创建方案进行[41]：NERDS：N = 无法治疗伤口（Nonhealing wounds），E = 渗出伤口（Exudative wounds），R = 红色和出血创面（Red and bleeding wound），表面有肉芽组织，D = 伤口表面残骸（Debris）（黄色或黑色坏死组织），S = 伤口异味（Smell）。STONES：S = 尺寸较大（Size），T = 温度升高（Temperature），O = 骨（Os，与骨相通或骨暴露），N = 新的或卫星病灶（New），E = 渗液、红斑、水肿（Exudate，Erythema，Edema），S = 气味（Smell）。大部分 NERDS 规范的伤口支持存在浅表感染（危险移生），并提示需要外用抗菌药物，例如银离子或碘附敷料[41]。而大部分 STONES 规范的伤口提示有深部感染，需要使用全身抗菌剂。针对性抗菌治疗应遵循在微生物敏感性基础上使用半定量拭子和培养原则，并应参照既定的准则，如《桑福德抗生素治疗指南（2009 年）》（第 39 版）[94]。除了微生物外毒素和内毒素产生的炎症反应，伤口炎症的另一个内的原因是蛋白酶含量超标，尤其是基质金属蛋白酶（MMPs），可通过调节剂如 Promogran 或 PRISMA，使基质金属蛋白酶的水平正常化[41]。

3. **湿度平衡**：在一般情况下，有愈合可能的伤口需要一个湿润的伤口愈合环境，而难治性和维护伤口在干燥状态下更好处置[81]。因此，敷料的选择依赖于护理的目标。一般情况下，泡沫、氢化纤维和藻酸盐最具吸收性，水胶体和凝胶是最吸水敷料[81]。如果渗出量很大，可考虑使用负压吸引治疗（NPWT），NPWT 也能减少伤口周围水肿，刺激肉芽组织，刺

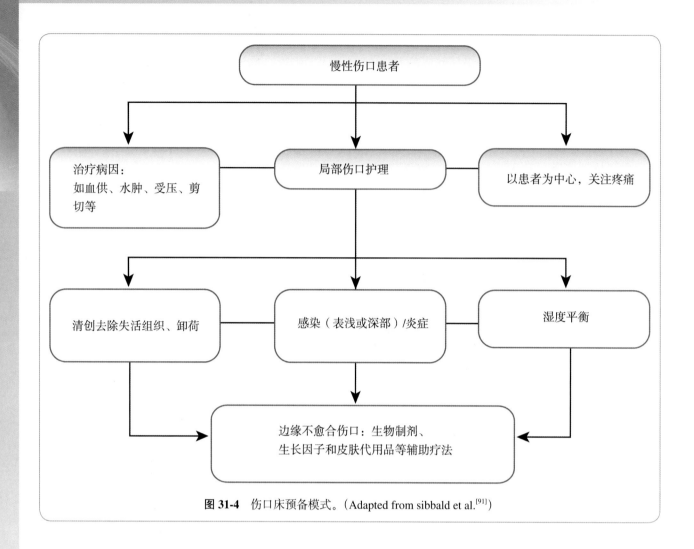

图 31-4 伤口床预备模式。（Adapted from sibbald et al.[91]）

激新生血管，降低细菌负荷[95]。

4. **边缘效应**：是指上皮细胞迁移通过肉芽伤口底部障碍[95]。如果护理的目标是伤口愈合，下列辅助治疗已显示出一定的疗效，可选择使用，如生物制剂（蜂蜜、云杉树脂[96]）、生长因子、高压氧治疗、NPWT 及电疗。在特定病例，如果患者被认为有较长的生存期，可考虑外科手术方法，如肌皮瓣和皮肤移植[95]。

预后

虽然压力性溃疡与死亡率增加之间仍存在争论，但越来越达成共识：他们是即将死亡的预报，而不是死亡的直接原因[97]。在晚期非癌症疾病患者，一项前瞻性对照研究提示压力性溃疡患者的 HR 为 2.42（95%CI，1.34 ~ 4.38；P = 0.003）[98]。一项涉及 33 例癌症患者的病例配对回顾性队列研究显示 39% 的死亡率，在压力性溃疡发生后平均 3 周死亡[99]。另一项涉及 418 例晚期癌症病例的前瞻性序贯研究显示，压力性溃疡患者单因素 HR 为 2.07（95%CI，1.60 ~ 2.67，P < 0.001）[76]。考虑其他并发伤口、年龄、性别、CCI、PPSv2，性别间差异有显著性，压力性溃疡女性比压力性溃疡男性生存期缩短 1.85 倍（P = 0.020）[76]。压力性溃疡女性差异存在显著查性，支持其是晚期癌症患者生存期缩短的一个独立危险因素[76]。

参考文献

1. Burns DA, Breathnach SM, eds. *Rook's textbook of dermatology*. Malden, MA: Blackwell Science; 2004.

2. Bruera E. Medical and psychosocial implications of skin disorders. In: Portenoy RK, Bruera E, eds. *Topics in palliative care, vol 3, section IV*. New York: Oxford University Press; 2002:231–283.

3. Gerlach MA. Wound care issues in the patient with cancer. *Nurs Clin N Am*. 2005;40:295–323.

4. Lazarus GS, Cooper DM, Knighton DR, et al. Definitions and guidelines for assessment of wounds and evaluation of healing. *Arch Dermatol*. 1994;130:489–493.

5. Maida V, Corbo M, Irani S, et al. Wounds in advanced illness: a prevalence and incidence study based on a prospective case series. *Int Wound J*. 2008;5:305–314.

6. MacDonald A, Lesage P. Palliative management of pressure ulcers and malignant wounds in patients with advanced illness. *J Palliat Med*. 2006;9:285–295.

7. Ayello EA, Capitulo KL, Fife CE, et al. Legal issues in the care of pressure ulcer patients: key concepts for health care providers. A consensus paper from the International expert wound care advisory panel. *J Palliat Med*. 2009;12:995–1008.

8. Reddy M, Gill SS, Rochon PA. Preventing pressure ulcers: a systematic review. *JAMA*. 2006;296:974–984.

9. Sen CK, Gordillo GM, Roy S, et al. Human skin wounds: a major and snowballing threat to public health and the economy. *Wound Repair Regen*. 2009;17:763–771.

10. Posnett J, Franks PJ. The burden of chronic wounds in the UK. *Nurs Times*. 2008;104:44–45.

11. Posnett J, Gottrup F, Lundgren H, et al. The resource impact of wounds on health-care providers in Europe. *J Wound Care*. 2009;18:154–161.

12. Mahe E, Langlois G, Baron G, et al. Results of a comprehensive hospital based wound survey. *J Wound Care*. 2006;15:381–384.

13. Gordon MD, Gottschlisch MM, Helvig EI, et al. Review of evidence-based practice for the prevention of pressure sores in burn patients. *J Burn Care Rehabil*. 2004;25:388–410.

14. Bjarnsholt T, Kirketerp-Moller K, Madsen KG, et al. Why chronic wounds will not heal: a novel hypothesis. *Wound Repair Regen*. 2008;16:2–10.

15. Brown GC, Brown JM, Nelson EA, et al. Impact of pressure ulcers on quality of life in older patients: a systematic review. *J Am Geriatr Soc*. 2009;57:1175–1183.

16. Grocott P, Browne N, Cowley S. Quality of life: assessing the impact and benefits of care to patients with fungating wounds. *Wounds*. 2005;17:8–15.

17. Alexander S. Malignant fungating wounds: key symptoms and psychosocial issues. *J Wound Care*. 2009;18:325–329.

18. Maida V, Ennis M, Kuziemsky C, Trozzolo L. Symptoms associated with malignant wounds: a prospective case series. *J Pain Symptom Manage*. 2009;37:206–211.

19. Naylor WA. A guide to wound management in palliative care. *Int J Palliat Nurs*. 2005;11:572–579.

20. Hatsfield-Wolfe ME, Rund C. Malignant cutaneous wounds: a management protocol. *Ostomy Wound Manage*. 1997;43:56–66.

21. Maida V, Ennis M, Kuziemsky C. The Toronto Symptom Assessment System for Wounds (TSAS-W): a new clinical and research tool. *Adv Skin Wound Care*. 2009;22:468–474.

22. Reddy M, Kohr R, Queen D, et al. Practical treatment of wound pain and trauma: a patient-centered approach. An overview. *Ostomy Wound Manage*. 2003;49(suppl 4A):2–15.

23. Piggin C, Jones V. Malignant fungating wounds: an analysis of the lived experience. *J Wound Care*. 2009;18:57–64.

24. Lund-Nielsen B, Muller K, Adamsen L. Malignant wounds in women with breast cancer: Feminine and sexual perspectives. *J Clin Nurs*. 2005;14:56–64.

25. Lo SF, Hu WY, Hayter M, et al. Experiences of living with a malignant fungating wound: a qualitative study. *J Clin Nurs*. 2008;17:2699–2708.

26. Picker Institute. *Patient-centered care 2015: Scenarios, vision, goals and next steps*. 2004. Available at: http://www.pickerinstitute.org. Accessed December 31, 2009.

27. Lin GA, Dudley RA. Patient-centered care: what is the best measuring stick? *Arch Intern Med*. 2009;169:1551–1553.

28. Ferris FD, Al Khateib AA, Fromantin I, et al. Palliative wound care: managing chronic wounds across life's continuum: a consensus statement from the International Palliative Wound Care Initiative. *J Palliat Med*. 2007;10:37–39.

29. Alvarez OM, Kalinski C, Nusbaum J, et al. Incorporating wound healing strategies to improve palliation (symptom management) in patients with chronic wounds. *J Palliat Med*. 2007;10:1161–1189.

30. Liao S, Arnold RM. Wound care in advanced illness: application of palliative care principles. *J Palliat Med*. 2007;10:1159–1160.

31. Sibbald RG, Williamson D, Orsted HL, et al. Preparing the wound bed: debridement, bacterial balance, and moisture balance. *Ostomy Wound Manage*. 2000;46:14–22.

32. National Pressure Ulcer Advisory Panel. Available at: http://www.npuap.org. Accessed December 31, 2009.

33. European Pressure Ulcer Advisory Panel. Available at: http://www.epuap.org. Accessed December 31, 2009.

34. Dealey C. A joint collaboration: international pressure ulcer guidelines. *J Wound Care*. 2009;18:368–372.

35. Oh H, Rizo C, Enkin M, et al. What is eHealth: a systematic review of published definitions. *J Med Internet Res*. 2005;7:e1.

36. Poissant L, Pereira J, Tamblyn R, Kawasumi Y. The impact of electronic health records on time efficiency of physicians and nurses: a systematic review. *J Am Med Informatics Assoc*. 2005;12:505–516.

37. Rennert R, Golinko M, Kaplan D, et al. Standardization of wound photography using the wound electronic medical record. *Adv Skin Wound Care*. 2009;22:32–38.

38. Ahn C, Salcido R. Advances in wound photography and assessment methods. *Adv Skin Wound Care*. 2008;21:85–95.

39. Schulz VN. Cutaneous metastases and malignant wounds. In: Nabholtz JM, ed. *Breast cancer management*. 2nd ed. Philadelphia: Lippincott Williams & Wilkins; 2003:475–488.

40. Esther RJ, Lamps L, Schwartz HS. Marjolin ulcers: secondary carcinomas in chronic wounds. *J South Orthop Assoc*. 1999;8:181–187.

41. Sibbald RG, Woo K, Ayello EA. Increased bacterial burden and infection: the story of NERDS and STONES. *Adv Skin Wound Care*. 2006;19:447–461.

42. Sladden MJ, Balch C, Barzilai DA, et al. Surgical excision margins for primary cutaneous melanoma. *Cochrane Database Syst Rev*. 2009;4:CD004835.

43. Haigh PI, DiFronzo LA, McCready DR. Optimal excision margins for primary cutaneous melanoma: a systematic review and meta-analysis. *Can J Surg*. 2003;46:419–426.

44. Rutqvist LE, Johansson H. Long-term follow-up of the Stockholm randomized trials of postoperative radiation therapy versus adjuvant chemotherapy among "high risk" pre- and postmenopausal breast cancer patients. *Acta Oncol*. 2006;45:517–527.

45. Allegretto M, Selkaly H, Mackey JR. Intraoperative saline and gemcitabine irrigation improves tumour control in human squamous cell carcinoma-contaminated surgical wounds. *J Otolaryngol*. 2001;30:121–125.

46. Maida V. *Healing rates of wounds in patients with advanced illness*. Poster presented at: 16th International Congress on Palliative Care, Montreal, Canada; 2006.

47. Harmer V. Breast cancer. Part 2: Present and future treatment modalities. *Brit J Nurs*. 2008;17:1028–1035.

48. Murakami M, Kuroda Y, Sano A, et al. Validity of local treatment including intraarterial infusion chemotherapy and radiotherapy for fungating adenocarcinoma of the breast. *Am J Clin Oncol*. 2001;24:388–391.

49. Leonard R, Hardy J, van Tienhoven G, et al. Randomized, double-blind, placebo-controlled, multicenter trial of 6% miltefosine solution, a topical chemotherapy in cutaneous metastases from breast cancer. *J Clin Oncol*. 2001;19:4150–4159.

50. Wang X, Zhang W, Xu Z, et al. Sonodynamic and photodynamic therapy in advanced breast carcinoma: a report of 3 cases. *Integr Cancer Ther*. 2009;8:283–287.

51. Ferris FD, Bezjak A, Rosenthal SG. The palliative uses of radiation therapy in surgical oncology patients. *Surg Oncol Clin N Am*. 2001;10:185–201.

52. Ryssel H, Kloeters O, Germann G, et al. The antimicrobial effect of acetic acid—an alternative to common local antiseptics? *Burns*. 2009;35:695–700.

53. Saunders C. The treatment of intractable pain in terminal cancer. *Proc Royal Soc Med*. 1963;56:195–197.

54. Woo KY, Sibbald RG. Chronic wound pain: a conceptual model. *Adv Skin Wound Care*. 2008;21:175–188.

55. Portenoy RK, Hagen NA. Breakthrough pain: definition, prevalence and characteristics. *Pain*. 1990;41:273–281.

56. Payne R. Recognition and diagnosis of breakthrough pain. *Pain Med*. 2007;8(suppl 1):S3–S7.

57. Jarvis MF, Boyce-Rustay JM. Neuropathic pain: models and mechanisms. *Curr Pharm Des*. 2009;15:1711–1716.

58. Twycross R. *Introducing palliative care*. 3rd ed. Oxford: Radcliffe Medical Press; 1999.

59. Moulin DE, Clark AJ, Gilron I, et al. Pharmacological management of chronic neuropathic pain—Consensus statement. *Pain Res Manage*. 2007;12:13–21.

60. Vanscheidt W, Sadjadl Z, Lilliborg S. EMLA anaesthetic cream for sharp leg ulcer debridement: a review of the clinical evidence for analgesic efficacy and tolerability. *Eur J Dermatol*. 2001;11:90–96.

61. Twillman RK, Long TD, Cathers TA, et al. Treatment of painful skin ulcers with topical opioids. *J Pain Symptom Manage*. 1999;17:288–292.

62. Zeppetella G, Paul J, Ribeiro MD. Analgesic efficacy of morphine applied topically to painful ulcers. *J Pain Symptom Manage*. 2003;25:555–558.

63. Gallagher RE, Arndt DR, Hunt KL. Analgesic effects of topical methadone: a report of four cases. *Clin J Pain*. 2005;21:190–192.

64. Coutts P, Woo KY. Bourque. Treating patients with painful chronic wounds. *Nurs Stand*. 2008;23:42–46.

65. Casuccio A, Mercadante S, Fulfaro F. Treatment

strategies for cancer patients with breakthrough pain. *Expert Opin Pharmacother*. 2009;10:947–953.

66. Parlow JL, Milne B, Tod DA, et al. Self-administered nitrous oxide for the management of incident pain in terminally ill patients: a blinded case series. *Palliat Med*. 2005;19:3–8.

67. Wyatt AJ, Leonard GD, Sachs DL. Cutaneous reactions to chemotherapy and their management. *Am J Clin Dermatol*. 2006;7:45–63.

68. Bale S, Tebble N, Price P. A topical metronidazole gel used to treat malodorous wounds. *Brit J Nurs*. 2004;13:S4–S11.

69. Pogatzi-Zahn E, Marziniak M, Schneider G, et al. Chronic pruritus: targets, mechanisms and future therapies. *Drug News Perspect*. 2008;21:541–551.

70. McCord D, Fore J. Using Olivamine-containing products to reduce pruritic symptoms associated with localized lymphedema. *Adv Skin Wound Care*. 2007;20:441–444.

71. Stander S, Reinhardt HW, Luger TA. Topical cannabinoid agonists: an effective new possibility for treating chronic pruritus. *Hautarzt*. 2006;57:801–807.

72. Barton P, Parslow N. Malignant wound management: a patient centered approach. In: Krasner D, ed. *Chronic wound care: a clinical source book for health care professionals*. 4th ed. Malvern, PA: HMP Communications; 2007:715–725 [chapter 70].

73. Kakimoto M, Tokita H, Okamura T, Yoshino K. A chemical hemostatic technique for bleeding from malignant wounds. *J Palliat Med*. 2009;12:1–3.

74. Reingold IM. Cutaneous metastases from internal carcinoma. *Cancer*. 1966;19:162–168.

75. Lookingbill DP, Spangler N, Helm KF. Cutaneous metastases in patients with metastatic carcinoma: a retrospective study of 4020 patients. *J Am Acad Dermatol*. 1993;29:228–236.

76. Maida V, Ennis M, Kuziemsky C, Corban J. Wounds and survival in cancer patients. *Eur J Cancer*. 2009;45:3237–3244.

77. Vigano A, Bruera E, Jhandri GS, et al. Clinical survival predictors in patients with advanced cancer. *Arch Intern Med*. 2000;160:861–868.

78. Lam PT, Leung MW, Tse CY. Identifying prognostic factors for survival in advanced cancer patients: a prospective study. *Hong Kong Med J*. 2007;13:453–459.

79. Langemo DK. When the goal is palliative care. *Adv Skin Wound Care*. 2006;19:148–154.

80. Sibbald RG, Norton L, Woo KY. Optimized skin care can prevent pressure ulcers. *Adv Skin Wound Care*. 2009;22:392.

81. Okan D, Woo K, Ayello EA, Sibbald G. The role of moisture balance in wound healing. *Adv Skin Wound Care*. 2007;20:39–53.

82. Ueno C, Hunt TK, Hopf HW. Using physiology to improve surgical wound outcomes. *Plast Reconstr Surg*. 2006;117(suppl 7):59S–71S.

83. Silver JR. Pressure ulcer and amyloidosis. *Spinal Cord*. 1998;36:293.

84. Pancorbo PL, Garcia-Fernandez FP, Lopez-Medina IM, et al. Risk assessment scales for pressure ulcer prevention: a systematic review. *J Adv Nurs*. 2006;54:94–110.

85. Anderson F, Downing GM, Hill J, et al. Palliative performance scale (PPS): a new tool. *J Palliat Care*. 1996;12:5–11.

86. Maida V, Lau F, Downing M, Yang J. Correlation between Braden Scale and Palliative Performance Scale in advanced illness. *Int Wound J*. 2008;5:585–590.

87. Rapp MP, Bergstrom N, Padhye NS. Contribution of skin temperature regularity to the risk of developing pressure ulcers in nursing facility residents. *Adv Skin Wound Care*. 2009;22:506–513.

88. Moore ZEH, Cowman S. Risk assessment tools for the prevention of pressure ulcers. *Cochrane Database Syst Rev*. 2008;(3): CD006471.

89. McInnes E, Cullum NA, Bell-Syer SEM, et al. Support surfaces for pressure ulcer prevention. *Cochrane Database Syst Rev*. 2008;(4): CD001735.

90. Langer G, Knerr A, Kuss O, et al. Nutritional interventions for preventing and treating pressure ulcers. *Cochrane Database Syst Rev*. 2003;(4): CD003216.

91. Sibbald RG, Orsted HL, Coutts PM, et al. Best practice recommendations for preparing the wound bed: update 2006. *Adv Skin Wound Care*. 2007;20:390–405.

92. Kirshen C, Woo K, Ayello EA, Sibbald RG. Debridement: a vital component of wound bed preparation. *Adv Skin Wound Care*. 2006;19: 506–517.

93. Winter GD, Scales JT. Effect of air drying and dressings on the surface of the wound. *Nature*. 1963;197:91–92.

94. Gilbert DN, Moellering Jr RC, Eliopoulos GM, et al, eds. *The Sanford guide to antimicrobial therapy*. 39th ed. Sperryville, VA: Antimicrobial Therapy; 2009.

95. Woo K, Ayello EA, Sibbald RG. The edge effect: current therapeutic options to advance the wound edge. *Adv Skin Wound Care*. 2007;20:99–117.

96. Sipponen A, Jokinen JJ, Sipponen P, et al. Beneficial effect of resin salve in treatment of severe pressure ulcers: a prospective, randomized and controlled multicentre trial. *Brit J Dermatol*. 2008;158:1055–1062.

97. Thomas DR, Goode PS, Tarquine PH, Allman RM. Hospital-acquired pressure ulcers and risk of death. *J Am Geriatr Soc*. 1996;44:1435–1440.

98. Maida V, Ennis M, Kuziemsky C, Corban J. Wounds and survival in non-cancer patients. *J Palliat Med*. 2010;13:453–459.

99. Waltman NL, Bergstrom N, Armstrong N, et al. Nutritional status, pressure sores, and mortality in elderly patients with cancer. *Oncol Nurs Forum*. 1991;18:867–873.

胸腔和心包积液 **32**

Ani Balmanoukian 和 Julie R. Brahmer

吕卫国 译校

胸腔积液和心包积液是晚期恶性肿瘤常见的并发症。在大多数情况下，这些积液继发于晚期肿瘤，可能对各种治疗方案耐药。但有时它们是某种恶性肿瘤的最初临床表现。在临床上，患者的症状和严重程度可能不尽相同，从无症状到重度不适，甚至终末器官损害。医生往往需要根据患者的医疗条件、治疗方案的耐受性和患者的预期寿命来选择各种治疗方案。本章将讨论胸腔、心包积液及腹水的处理。

恶性胸腔积液

胸腔积液是晚期恶性肿瘤最常见的并发症之一，每年约 15 万例发病 [1,2]。在多数情况下，胸腔积液的出现是肿瘤进展及对全身治疗无反应的指标；但胸腔积液还可由肺炎、充血性心衰、肺栓塞和肺不张等多种疾病及其并发症引起（表32-1）。因此，在作出任何治疗决定前必须仔细寻找胸腔积液的根本原因。对于肺和消化道等多数恶性肿瘤来说，癌性胸腔积液的出现预示着患者的预后很差，中位生存期通常只有 3 ~ 12 个月 [3,4]。但并发胸腔积液的生殖细胞肿瘤和某些淋巴瘤仍有可能获得完全缓解，甚至治愈 [5]。

病理生理

胸腔是由被覆肺和叶间裂隙的脏层胸膜和被覆胸壁、横膈和纵隔的壁层胸膜形成的腔隙。恶性胸腔积液的起源是复杂、多因素的，进入胸膜腔的液体增多和排出的液体减少都可能导致胸腔积液。因肿瘤直接浸润胸膜或累及淋巴结而破坏淋巴引流导致液体积聚 [6]。在多数情况下，肿瘤蔓延到壁层和脏层胸膜，导致液体积聚。种植在胸膜的肿瘤细胞增加了胸腔液的形成，导致胸膜腔液体的增加 [7]。

临床表现

患者可表现为各种症状，包括呼吸困难、胸痛、咳嗽、端坐呼吸，但咯血罕见。对无不适的患者，胸腔积液也可能是纯粹偶然的影像学发现。

385

表 32-1 胸腔积液的病因
漏出性胸腔积液
心力衰竭
肾病综合征
肝性胸水
低白蛋白血症
肺不张
缩窄性心包炎
渗出性胸腔积液
细菌性肺炎
非典型肺炎
癌症
淋巴瘤
间皮瘤
白血病
乳糜胸
肺栓塞
放疗
结节病
食管穿孔
血胸

呼吸困难是由于压缩性肺不张、胸壁顺应性减低、同侧膈肌压迫或纵隔移位等导致的功能性肺容积减少引起的[8]。

对于具有任何疑似胸腔积液症状的患者必须进行彻底的体检。患侧胸部叩诊浊音、呼吸声减低或消失、震颤消失。根据积液的原因，医生应注意其他的临床表现，如双侧呼吸音减弱、因充血性心衰导致的颈静脉压力升高，或任何感染征象。

诊断和评估

胸部 X 线是首先应做的检查，也是最快的评估手段。X 线可以发现 200ml 以上的胸腔积液[9]。积液达到第四肋骨水平表明其体积为 1000ml 左右。为证明积液能自由流动、并排除包裹性积液需行卧位摄片。卧位片上超过 1cm 厚的积液，胸腔穿刺是可以抽出[10]。胸部 CT 在查出少量积液和确定包裹性积液方面更准确。超声也可以检测出包裹性积液以及低至 5ml 的小积液[11]。

出现胸腔积液是晚期恶性肿瘤患者疾病进展的明显证据，但对于其中无症状的患者进行彻底

的评估并无必要。如果患者出现症状，试图干预治疗的观察是合理的。如果肿瘤学家启动姑息化疗或激素治疗，那么积液可以作为判断治疗反应的一个标记。对于那些难以用恶性肿瘤解释的胸腔积液，必须进行彻底的检查以排除其他原因。

处理

胸腔穿刺术

胸腔穿刺术是处理恶性胸腔积液的首要步骤，这既是诊断又是治疗。胸腔穿刺术可缓解急性症状，但术后再次出现恶性胸腔积液的机会较高[12,13]。胸腔穿刺术前应行胸部 X 线或 CT 扫描，以评估包裹性积液的可能性，如为包裹性就需要超声引导穿刺[14,15]。胸腔穿刺术的相对禁忌证包括出血性疾病、抗凝、国际标准化比值（INR）升高、血小板＜ 20 000（原文未标单位——译者注）、胸壁感染、气胸、血胸及疼痛[16,17]。对于呼气末高正压机械通气（PEEP）的患者行胸腔穿刺术要谨慎。虽然这不是胸腔穿刺术的禁忌证，但一旦发生并发症时出现张力性气胸的可能性较高。胸腔穿刺术的风险包括气胸、出血、感染、疼痛以及肝或脾裂伤。

对胸腔穿刺液应做出渗出性或漏出性的评估。根据再次积液的速度，医生可能会或不会重复胸腔穿刺术，也可能会选择其他治疗手段。如果缓慢出现再次积液，重复胸腔穿刺术即可缓解症状。而对于大多数迅速出现再次积液的恶性患者，其他治疗方法更具吸引力。

诊断标准

鉴别漏出液和渗出液最常用的是 Light 标准。自从 1972 年 Light 公布该标准后，就成为临床评估胸腔积液的标准[18]。他利用积液与血清的乳酸脱氢酶（LDH）和蛋白质的比率来分类，满足以下三个标准为渗出液：

1. 积液蛋白与血清蛋白之比≥ 0.5；
2. 胸水 LDH 大于血清 LDH 正常上限的 2/3；
3. 积液 LDH 与血清 LDH 之比≥ 0.6；

其他的检测应包括细胞计数和分类、白蛋白、pH、葡萄糖、淀粉酶、革兰染色、培养和细胞学。如果怀疑乳糜胸，应测定积液胆固醇和甘油三酯；

根据临床需要进行真菌培养。积液的细胞计数通常对诊断无帮助，除非存在较高的（＞ 50 000/ml）有核细胞计数，这表明是复杂性肺炎旁胸腔积液或脓胸[19]。胸水细胞学检查可为恶性积液的诊断提供最权威的标准，而肿瘤标志物意义不大。细胞学的敏感性为 62% ～ 90%，取决于肿瘤类型和细胞病理学家的专业水平[20]。恶性胸腔积液细胞学阳性预示其生存期短。

还应测量胸腔积液的 pH。胸腔积液的正常 pH 是 7.60 ～ 7.64。漏出液的 pH 为 7.40 ～ 7.55，而渗出液为 7.30 ～ 7.45[21]。胸腔积液的 pH 降低具有诊断和预后意义。pH ＜ 7.30 的胸腔积液患者的生存期更短，胸膜固定术的效果更差[22-24]。低 pH（＜ 7.15）的肺炎旁胸腔积液可能需要放置胸腔引流管[25,26]。

胸膜固定术

对于胸腔穿刺术能改善症状的患者，胸膜固定术是一个良好的治疗选择。胸膜固定术是通过化学或机械性刺激使胸膜融合，从而关闭胸膜腔隙[27]。胸膜腔的闭塞可防止再次积液[28]。患者的症状应能通过胸腔穿刺术获得改善，说明引起患者症状的主要原因是胸腔积液，而不是肺转移、肺栓塞或肺纤维化。为确保肺不发生陷闭，胸腔穿刺术后肺必须能复张[29]。胸膜固定术需要炎症反应，发生纤维蛋白和胶原沉积、局部激活凝血，使两层胸膜表面融合[30-32]。

常用的是化学性胸膜固定术，因为它比机械性胸膜固定术创伤小且更有效。化学性胸膜固定术需要放置胸导管引流出胸水，然后将化学硬化剂注入胸膜腔。为防止硬化剂回流，需夹闭胸腔引流管 1 ～ 4 小时。然后松开胸腔引流管，继续引流，直到引出量少于 150ml。一旦 X 线影像学检查确认积液已经排出，两层胸膜表面已经紧贴，胸腔引流管就可以拔除[35-37]。这个过程通常需要住院 3 ～ 7 天。一些报道提到使用连接塑料引流系统的小口径导管以防止气胸，这些导管可在门诊放置[38,39]。如果胸膜固定术后引流量 ＞ 250ml，则需行使用另一种硬化剂的二次胸膜固定术。

多种药剂可用于胸膜固定术，但目前仍无理想的硬化剂。常用的硬化剂包括滑石粉、多西环素等四环素类化合物和博莱霉素。滑石粉是目前应用最广泛、研究最透彻的硬化剂，而且价格也比其他硬化剂便宜。一些研究已证明，与其他硬化剂相比，滑石粉对于复发性恶性胸腔积液具有相对优势[34,40-42]。一项 10 个随机试验（共包括 308 例患者）的荟萃分析发现，滑石粉在预防二次积液方面优于博莱霉素、四环素、氮芥等其他硬化剂[34]。四环素衍生物如多西环素是第二好的选择[43]。

电视胸腔镜手术（VATS）中喷洒滑石粉是在单肺通气全麻下施行的另一种胸膜固定术。选择胸腔镜还是胸腔引流管取决于医院条件。胸腔镜在彻底引流、松解粘连和均匀喷洒滑石粉方面更好。但对于状态欠佳的患者应首选胸腔引流管，因为它侵袭性小。胸腔镜和胸腔引流管的姑息效果类似[44]。

滑石粉最常见的并发症是疼痛和发热，也可能发生脓胸。肺的并发症包括急性呼吸窘迫综合征（ARDS）、肺炎和呼吸衰竭[45,46]。

胸腔镜下机械性胸膜固定术是通过擦伤壁层胸膜导致胸膜在愈合过程中发生炎症和粘连，从而使壁层和脏层胸膜相互黏合。通常应避免损伤脏层胸膜以控制肺实质损伤导致漏气的风险。胸腔镜下机械性胸膜固定术和滑石粉胸膜固定术在一系列乳腺癌患者的比较研究发现，这两种方法在积液 pH ＞ 7.3 患者的成功率类似（分别为 92% 和 91%）；但机械性胸膜固定术对 pH ＜ 7.3 的患者更有效。尽管多数的研究报告支持化学性胸膜固定术更有效[33,34]。

胸腔内治疗

多年来，胸腔内直接给药治疗仍未得到一致结果。已使用药物包括：5- 氟尿嘧啶（5-FU）[48]、顺铂[48-51]、阿霉素[52]、阿糖胞苷[49]、丝裂霉素[50]和多西紫杉醇[53]。Shoji 等[48]报道，利用一种可植入给药系统对 22 例恶性胸腔积液患者进行每 2 周一次的胸腔内化疗（5-FU 和顺铂），未观察到胸腔内化疗有全身毒性。术中胸腔内低渗顺铂化疗可抑制恶性胸腔积液的发展已得到证明，但对总生存率无显著效果[51]。Jones 等[53]最近报道了通过植入导管对恶性胸腔积液患者进行胸腔内多西紫杉醇化疗的 I 期临床试验结果。所有 15 例患者耐受良好，且多数获得了影像学的完全缓解。

在常规使用胸腔内化疗药物之前需要开展更多的随机试验。由于胸腔内化疗可能被全身吸收且费用贵，目前使用滑石粉和其他药物更有利。

留置胸导管

控制复发性恶性胸腔积液症状的最常用方法是 PleurX 导管，这是一种隧道式留置导管。FDA 在 1997 年批准它用于胸腔积液。PleurX 是软的 15.5 French 硅胶导管，比较舒适，带有侧孔和能诱导沿导管隧道纤维化的聚酯袖套。隧道纤维化可降低渗漏、脱落和感染的风险[54]。它有一个防止空气进入和液体泄漏的近端枢纽，当导管不用时，枢纽被一个帽子套上。

自由流动的复发性积液或有一个大的囊腔的患者是 PleurX 导管的理想对象。陷闭肺（trapped lung）为 PleurX 导管的另一适应证[55]。另外，患者使用 PleurX 导管前，必须证明之前的胸腔穿刺术对其有改善。PleurX 导管可以在床边局麻或用镇静剂后放置，无需在手术室或操作室进行。初次引流不应超过 1500ml，以避免复张性肺水肿。以后由患者、或其家庭成员、或指定的看护隔日引流一次。引流的时间表取决于积液的多少和患者的症状。如果连续三次引流量都很少及影像学提示积液已排尽，就可以拔掉导管。PleurX 导管还可能诱发自发性的胸膜固定术，Musani 报道约 58% 的患者发生自发性的胸膜粘连固定[56]。

PleurX 导管的主要优点包括能使 70% ～ 80% 患者的呼吸困难得到改善[57]，成本比胸膜固定术低[58]，提高患者的生活质量和出院能力。PleurX 导管相关的并发症包括引流效果差时需要更换、肿瘤沿导管转移和感染。

胸膜切除术

胸膜切除术是复发性恶性胸腔积液的一种替代治疗方法，是姑息减瘤手术，包括切除脏层和壁层胸膜，剥除胸膜纤维板。它是恶性胸膜间皮瘤患者的主要治疗方法[59]。它也可以作为其他恶性胸腔积液患者的一种姑息疗法。胸膜切除术对封闭胸膜腔和控制复发性恶性胸腔积液有效。

鉴于胸膜切除术是一个大手术，状况良好、预期生存期较长的患者是其理想的对象。手术本身容易耐受，死亡率低（1.5% ～ 5%）[60]。并发症包括支气管胸膜瘘、出血、肺炎、皮下气肿、脓胸及很少见的声带麻痹[61-63]。

分流术

胸腹分流术是复发性恶性胸腔积液很少使用的一种治疗方法。手术需要在全麻下进行，包括置入分流导管，一端插入胸腔，另一端通过隧道插入腹腔。分流泵室放置在覆盖肋缘的皮下口袋中[64]。

约 15% 的患者术后发生并发症，主要是阻塞和感染的风险。已有肿瘤在分流插入的胸壁部位种植的报道。73% ～ 90% 的患者症状可减轻[65,66]。

心包积液

恶性心包积液不像胸腔积液那样常见，作为恶性肿瘤的最初临床表现也很罕见[67]。与胸腔积液类似，心包积液也发生于各种全身性疾病或紊乱（表 32-2）。恶性心包积液常见于肺癌、乳腺癌、淋巴瘤、白血病或黑色素瘤患者。其预后取决肿瘤的恶性程度。乳腺癌心包积液患者的生存期可能只有 10 ～ 13 个月[68,69]，其他癌症心包积液患者的生存期不超过 6 个月[70,71]。

病理生理

心包由两层构成：黏附在心脏表面的脏层心包和脏层心包反折而形成的壁层心包。两者之间的潜在腔隙被称为心包腔。正常心包腔内含 15 ～ 50ml 浆液[72]，作为润滑剂以减少摩擦，也是防止感染的屏障。

肿瘤累及心包可来自原发性心包肿瘤[73,74]，但更常见于乳腺癌或肺癌等其他恶性肿瘤。肿瘤

表 32-2　心包积液的病因 / 类型

恶性肿瘤
心肌梗死（Dressler 综合征）
黏液性水肿
创伤
急性特发性
药物诱导
射线诱导
胶原血管疾病
病毒（柯萨奇、HIV、腮腺炎、腺病毒）
结核
真菌性（组织胞浆菌病、肺孢子菌病）
细菌性（肺炎链球菌、链球菌、葡萄球菌）

细胞进入心包腔，可因邻近的肺或纵隔肿瘤的直接浸润，或通过血行或淋巴扩散。恶性肿瘤导致的淋巴和（或）静脉阻塞也是心包积液的原因。

临床表现

心包腔的潜在空间比胸膜腔小。心包积液使心腔容量减少，限制静脉回流、减少心排出量，导致心脏压塞。心包顺应性降低和积液敏锐的集中导致患者迅速出现症状。心包腔对快速积液的耐受性很差，而缓慢的积液可能允许心包适应大量积液而不产生症状。各心腔的充盈压都随着积液升高，从而出现心排出量减少和静脉压力升高的典型临床特征。

有症状的心包积液最常见的临床表现为：呼吸困难、咳嗽、胸痛、心悸、呼吸急促、心动过速、水肿。Ewart 征是指因心脏扩大压迫左肺使左肩胛叩诊呈浊音。低心排出量的体征包括肢端发凉、颈静脉怒张、心音遥远，脉压差缩小、心包摩擦音和奇脉。心电图（ECG）表现为所有导联低电压和电压交替。

诊断与评估

心包积液可由多种机制引起，明确病因是必要的。射线和某些药物可能也会导致心包积液，这可能会被误地认为是由于恶性肿瘤引起的。

首先应进行胸部 X 线检查，可能显示心脏扩大或呈特征性的烧瓶形心脏或边界平滑的三角形心脏。超声心动图（ECHO）检测心包积液的特异性和敏感性均高，还能评估积液的血流动力学，是对心包积液进行诊断和定量的最重要手段。2003 年美国心脏病学会 / 美国心脏协会 / 美国超声心动图学会（ACC/AHA/ASE）指南建议所有可疑心包疾病患者应进行超声心动图检查[75]。临床可疑心脏压塞应做急诊超声心动图。超声心动图能检测出低至15ml 的液体。心脏压塞超声心动图表现为：心脏右侧受压，流经二尖瓣、三尖瓣的血流速度随呼吸明显改变，舒张期右心房和右心室塌陷。结合临床表现和超声心动图结果可诊断心脏压塞。

其他影像学检查还包括胸部 CT 扫描，其敏感性较好，可检测出 50ml 的心包积液，并可发现心包内肿瘤转移[76]。胸部磁共振成像（MRI）是心外膜直接图像的替代影像模式[77]，其在鉴别良恶性病变方面更敏感。

处理

并非所有的心包积液都需要接受治疗；无症状患者不需行心包穿刺。在多数情况下，因恶性肿瘤引起的有症状快速积液需要引流。

心包穿刺术

可以行半择期心包穿刺术，但由于心脏压塞、心脏即将塌陷时，往往需行急诊心包穿刺术。

心包穿刺术通常采用局麻，使用 16 ~ 22 号针头注射器，患者呈 45° 半卧位。通常用剑突下法，从剑突下与左肋弓缘夹角处进针，向头端、向后约 15° 将针插入[72]。超声心动图引导下心包穿刺术是一种可视的置针方法。此过程简单、安全、有效，是有临床意义的术后心包积液的主要治疗方法[78]。据报道，132 人次的心超引导下心包穿刺术并发症率为 4%，死亡率为 0[79]。目前，在心导管室进行直视下心包穿刺术越来越普遍。

对于心脏压塞、心脏即将塌陷、低血压的临床不稳定患者，在行床边急诊心包穿刺术时必须给予积极的液体复苏。

心包穿刺术的主要并发症有心室穿孔、心律失常、心包积血及气胸。并发症发生率为 5% ~ 20%，超声心动图能减少其发生率[80]。

心包积液初次抽液后的复发率高达 50%[81]。复发者，可在心包穿刺时通过导丝留置猪尾引流管（French 6 ~ 8）。Kopecky 等报道留置猪尾导管持续引流 72 小时也不增加感染风险[82]。留置引流管确实会带来并发症，包括增加急性心脏压塞的发生率[83]。使用 ECHO 能降低并发症风险[84]。

心包积液的评价

与胸腔积液不同，并无诊断标准可用来鉴别心包积液为漏出液还是渗出液。抽出液应进行细胞计数和分类、培养、乳酸脱氢酶（LDH）、葡萄糖、蛋白质检测和细胞学检查。细胞学检查的灵敏度为 50% ~ 90%[85,86]。细胞学阴性也不能排除恶性肿瘤。Monte 等研究提示，47 例恶性心包液中，只有 10 例细胞学阳性[87]。同样，如果细胞学阴性，也应考虑其他原因如放射引起的心包积液。病史是评价心包积液原因的重要组成部分。

外科疗法

手术是慢性心包积液一种安全、可靠的治疗

方法。它还提供组织学诊断以明确病因。三种常用的手术方法为剑突下心包开窗术、胸廓切开心包开窗术和胸廓切开心包切除术。

剑突下心包开窗术最常用，可在局麻下通过剑突进行直视下心包分离。开一个 4 ～ 6cm 窗口；然后留置心包引流导管至引流量减少数天后。导管可用于硬化治疗[84,88,89]。其并发症包括伤口裂开和气胸[90,91]。

与剑突下心包开窗术相比，胸廓切开心包开窗术和胸廓切开心包切除术出现并发症的风险较高。ParK 等[90] 比较了剑突下开窗术和侧胸切开 ± 心包切除术，发现后者严重并发症的发生率为 50%、早期死亡率达 44%，而前者未出现严重并发症、死亡率为 10%。两组间发病率和死亡率的差异可能也与选择偏倚有关。Vaitkus 等[92] 也报道，剑突下心包造口术的并发症低于开放的心包切除术。对于那些无禁忌证（如胸骨角尖锐、大量腹水或以前手术导致粘连）的患者，剑突下心包开窗术应该是首选的手术方案。

硬化治疗和化疗

心包穿刺灌注硬化剂或化疗是治疗心包积液的另一种选择。最常用的硬化剂是四环素[93,94]和博莱霉素[95,96]。丝裂霉素 C[97]、OK-432[98]、卡铂[99]、顺铂[100,101] 和干扰素[102] 等化疗药物也已成功应用。抽出心包积液后注入硬化剂，夹闭导管 10 分钟至 4 小时。最常见的不良反应是无菌性发热（可达 38℃）和胸痛。使用博莱霉素可减少胸痛[95]。博莱霉素的长期成功率为 70% ～

100%[95-96]，四环素为 68% ～ 91%[93,94]。丝裂霉素 C 的成功率为 70%[97]，OK-432 为 100%[98]。顺铂是研究得最多的直接注入心包腔的化疗药物，成功率为 67% ～ 87%[100]。Moriya 等[99] 报道，10 例非小细胞肺癌患者使用卡铂，8 例心包积液完全消退。硬化治疗与缩窄性心包炎或死亡率无关。尽管有这些证据，但复杂、费时的硬化性化疗却不常使用，因为它必须做几次才有效。

经皮气囊心包切开术

经皮气囊心包切开术是一种安全的、用于缓解心包积液症状的非外科疗法。通常在心导管室透视指导下、利多卡因局麻后进行。经皮插入猪尾型心包导管，然后通过导丝转换将气囊扩张导管（直径 20mm、长 3cm）插入心包腔[72]。心包引流管留置到引流量少于 100ml/d[103]。这项技术并发症少、患者无不适，对于缓解预期寿命短的患者的症状尤其适用[104]。

结论

胸腔积液和心包积液是晚期恶性肿瘤的常见并发症。对于有这些并发症的患者，首先应排除非肿瘤的原因；尽管在多数情况下，肿瘤是引起这些并发症的原因。在作出进一步的治疗决定前，必须考虑到患者的并存疾病和预期寿命，以及治疗的并发症。治疗的最终目的是最大限度减轻症状和最好的生活质量，使患者达到充分的姑息效果。

参考文献

1. Neragi-Miandoab S. Malignant pleural effusion, current and evolving approaches for its diagnosis and management. *Lung Cancer.* 2006;54:1–9.

2. American Thoracic Society. Management of malignant pleural effusions. *Am J Respir Crit Care Med.* 2000;162:1987–2001.

3. Sears D, Hajdu SI. The cytologic diagnosis of malignant neoplasm in pleural and peritoneal effusions. *Acta Cytol.* 1987;31:85–97.

4. Van de Molengraft FJ, Voojis GP. Survival of patients with malignancy-associated effusions. *Acta Cytol.* 1989;33:911–916.

5. Weick JK, Keily JM, Harrison Jr EG, et al. Pleural effusion in lymphoma. *Cancer.* 1973;31:848.

6. Sahn SA. State of the art: the pleura. *Am Rev Respir Dis.* 1988;138:184–234.

7. Lynch Jr TJ. Management of malignant pleural effusions. *Chest.* 1993;103(4 suppl):385S–389S.

8. Judson MA, Sahn SA. Pulmonary physiologic abnormalities caused by pleural disease. *Semin Respir Crit Care Med.* 1995;16:346–353.

9. Collins JD, Burwell D, Furmaski S, et al. Minimal detectable pleural effusions: a roentgen pathology model. *Radiology.* 1972;105:51–53.

10. Stark P. The pleura. In: Taveras J, Ferucci C, ed. *Radiology: diagnosis, imaging, intervention.* Philadelphia: Lippincott; 2003:454–460.

11. Grogan DR, Irwin RS, Channick R, et al. Complications associated with thoracentesis: a prospective, randomized study comparing three different methods. *Arch Intern Med.* 1990;150:873–877.

12. Sorensen PG, Svendsen TL, Enk B. Treatment of malignant pleural effusion with drainage, with and without instillation of talc. *Eur J Respir Dis.* 1984;65:131–135.

13. Groth G, Gatzemeier U, Haussingen K, et al. Intrapleural palliative treatment of malignant pleural effusions with mitoxantrone versus placebo(pleural tube alone). *Ann Oncol.* 1991;2:213–215.

14. Lipscomb DJ, Flower CD, Hadfield JW. Ultrasound of the pleura: an assessment of its clinical value. *Clin Radiol.* 1981;32:289–290.

15. Grogan DR, Irwin RS, Channick R, et al. Complications associated with thoracentesis: a prospective, randomized study comparing three different methods. *Arch Intern Med.* 1990;150:873–877.

16. Sahn SA. Pleural diagnostic techniques. *Curr Opin Pulm Med.* 1995;1:324–330.

17. McVay PA, Toy PT. Lack of increased bleeding after paracentesis and thoracentesis in patients with mild coagulation abnormalities. *Transfusion.* 1991;31:164–171.

18. Light RW, Macgregor MI, Luchsinger PC, et al. Pleural effusions: the diagnostic separation of transudates and exudates. *Ann Intern Med.* 1972;77:507–513.

19. Sahn SA. State of the art: the pleura. *Am Rev Respir Dis.* 1988;138:184–234.

20. Starr RL, Sherman ME. The value of multiple preparations in the diagnosis of malignant pleural effusions: a cost-benefit analysis. *Acta Cytol.* 1991;35:533–537.

21. Sahn SA. Pleural fluid pH in the normal state and in disease effecting the pleural space. In: Chestian J,

Bignon J, Hirsch A, ed. *The pleura in health and disease.* New York: Marcel Dekker; 1985:253.

22. Burrows CM, Mathews WC, Colt HG. Predicting survival in patients with recurrent symptomatic malignant pleural effusions: an assessment of the prognostic values of physiologic, morphologic, and quality of life measures of extent of disease. *Chest.* 2000;117:73.

23. Heffner JE, Nietert PJ, Barbieri C. Pleural fluid pH as predictor of survival for patients with malignant pleural effusions. *Chest.* 2000;117:79.

24. Heffner JE, Nietert PJ, Barbieri C. Pleural fluid pH as a predictor of pleurodesis failure: analysis of primary data. *Chest.* 2000;117:87.

25. Heffner JE, Heffner JN, Brown LK. Multilevel and continuous pleural fluid pH likelihood ratios for draining parapneumonic effusions. *Respiration.* 2005;72:351.

26. Jimenez Castro D, Diaz Nuevo G, Sueiro A, et al. Pleural fluid parameters identifying complicated parapneumonic effusions. *Respiration.* 2005;72:357.

27. Neragi S. Malignant pleural effusion, current and evolving approaches for its diagnosis and management. *Lung Cancer.* 2006;54:1–9.

28. Ukale V, Bone D, Hillerdal G, et al. The impact of pleurodesis in malignant effusion on respiratory function. *Respir Med.* 1999;93:898–902.

29. Perpina M, Benlloch E, Marco V, et al. Effect of thoracentesis on pulmonary gas exchange. *Thorax.* 1983;38:747–750.

30. Bouros D, Froudarakis M, Siafakas NM. Pleurodesis: everything flows. *Chest.* 2000;118:577–579.

31. Kroegel C, Antony VB. Immunobiology of pleural inflammation: potential implications for pathogenesis, diagnosis and therapy. *Eur Respir J.* 1997;10:2411–2418.

32. Antony VB. Pathogenesis of malignant pleural effusions and talc pleurodesis. *Pneumologie.* 1999;53:493–498.

33. Dresler CM, Olak J, Herndon JE, et al. Phase III intergroup study of talc poudrage vs. talc slurry sclerosis for malignant pleural effusion. *Chest.* 2005;127:909.

34. Shaw P, Agarwal R. Pleurodesis for malignant pleural effusions. *Cochrane Database Syst Rev.* 2004;(1): CD002916.

35. Sahn SA. Management of malignant pleural effusions. *Monaldi Arch Chest Dis.* 2001;56:394–399.

36. Lorch DG, Gordon L, Wooten S, et al. Effect of patient positioning on distribution of tetracycline in the pleural space during pleurodesis. *Chest.* 1988;93:527–529.

37. Yim AP, Chung SS, Lee TW, et al. Thoracoscopic management of malignant pleural effusions. *Chest.* 1996;109:1234–1238.

38. Hewitt JB, Janssen W. A management strategy for malignancy-induced pleural effusion: long-term thoracostomy drainage. *Oncol Nurs Forum.* 1987;14:17–22.

39. Patz EF, McAdams HP, Goodman PC, et al. Ambulatory sclerotherapy for malignant pleural effusions. *Radiology.* 1996;199:133–135.

40. Tan C, Sedrakyan A, Brown J, et al. The evidence on the effectiveness of management for malignant pleural: a systematic review. *Eur J Cardiothorac Surg.* 2006;29:829.

41. Cardillo G, Facciolo F, Carbone L, et al. Long-term follow-up of video-assisted talc pleurodesis in malignant recurrent pleural effusions. *Eur J Cardiothorac Surg.* 2002;21:302.

42. Steger V, Mika U, Toomes H, et al. Who gains most? A 10-year experience with 611 thoracoscopic talc pleurodeses. *Ann Thorac Surg.* 2007;83:1940.

43. Robinson LA, Fleming WH, Galbraith TA. Intrapleural doxycycline control of malignant pleural effusions. *Ann Thorac Surg.* 1993;55:1115.

44. Erickson KV, Yost M, Bynoe R, et al. Primary treatment of malignant pleural effusions: video-assisted thoracoscopic surgery poudrage versus tube thoracostomy. *Am Surg.* 2002;68:955–959.

45. De Campos JR, Vargas FS, de Campos WE, et al. Thoracoscopy talc poudrase: a 15-year experience. *Chest.* 2001;119:801–806.

46. Campos JR, Werebe EC, Vargas FS, et al. Respiratory failure due to insufflated talc. *Lancet.* 1997;349:251–252.

47. Hausheer FH, Yarbro JW. Diagnosis and treatment of malignant pleural effusion. *Semin Oncol.* 1985;12:54–75.

48. Shoji T, Tanaka F, Yanagihara K, et al. Phase II study of repeated intrapleural chemotherapy using implantable access system for management of malignant pleural effusion. *Chest.* 2002;121:821–824.

49. Moon YW, Choi ST, Cho BC, et al. A case of successful intrapleural chemotherapy with cisplatin plus cytarabine for intractable malignant pleural effusion. *Yonsei Med J.* 2007;48:1035–1038.

50. Rusch VW, Niedzwiecki D, Tao Y, et al. Intrapleural cisplatin and mitomycin for malignant mesothelioma following pleurectomy: pharmacokinetic studies. *J Clin Oncol.* 1992;10:1001–1006.

51. Ichinose Y, Tsuchiya R, Koike T, et al. A prematurely terminated phase III trial of intraoperative intrapleural hypotonic cisplatin treatment in patients with resected non-small cell lung cancer with positive pleural lavage cytology: the incidence of carcinomatous pleuritis after surgical intervention. *J Thorac Cardiovasc Surg.* 2002;123:695–699.

52. Ike O, Shimizu Y, Hitomi S, et al. Treatment of malignant pleural effusions with doxorubicin hydrochloride-containing poly(L-lactic acid) microspheres. *Chest.* 1991;99:911–915.

53. Jones DR, Taylor MD, Petroni GR, et al. Phase I trial of intrapleural docetaxel administered through an implantable catheter in subjects with a malignant pleural effusion. *J Thorac Oncol.* 2010;5:75–81.

54. Pollack JS. Malignant pleural effusions: treatment with tunneled long-term drainage catheters. *Curr Opin Pulm Med.* 2002;8:302–307.

55. Putnam Jr JB, Light RW, Rodriguez RM, et al. A randomized comparison of indwelling pleural catheter and doxycycline pleurodesis in the management of malignant pleural effusions. *Cancer.* 1999;86:1992–1999.

56. Musani AI, Haas AR, Seijo L, et al. Outpatient management of malignant pleural effusions with small-bore, tunneled pleural catheters. *Respiration.* 2004;71:559–566.

57. Van den Toorn LM, Schaap E, Surmont VF, et al. Management of recurrent malignant pleural effusions with a chronic indwelling pleural catheter. *Lung Cancer.* 2005;50:123–127.

58. Putnam JB, Walsh GL, Swisher SG, et al. Outpatient management of malignant pleural effusion by a chronic indwelling pleural catheter. *Ann Thorac Surg.* 2000;69:369–375.

59. Flores RM, Pass HI, Seshan VE, et al. Extrapleural pneumonectomy versus pleurectomy/decortications in the surgical management of malignant pleural mesothelioma: results in 663 patients. *J Thorac Cardiovasc Surg.* 2008;135:620.

60. Rusch VW. Pleurectomy/decortications in the setting of multimodality treatment for diffuse malignant pleural mesothelioma. *Semin Thorac Cardiovasc Surg.* 1997;9:367–372.

61. Pass HI, Pogrebniak HW. Malignant pleural mesothelioma. *Curr Probl Surg.* 1997;30:921–1012.

62. Pass HI, Temeck BK, Kranda K, et al. Preoperative tumor volume is associated with outcome in malignant pleural mesothelioma. *J Thorac Cardiovasc Surg.* 1998;115:310–317.

63. Brancatisano RP, Joseph MG, McCaughan BC. Pleurectomy for mesothelioma. *Med J Aust.* 1991;154:455–457, 460.

64. Tsang V, Fernando HC, Goldstraw P. Pleuroperitoneal shunt for recurrent malignant pleural effusions. *Thorax.* 1990;45:369.

65. Genc O, Petrou M, Ladas G, et al. The long-term morbidity of pleuroperitoneal shunts in the management of recurrent malignant effusions. *Eur J Cardiothorac Surg.* 2000;18:143.

66. Little AG, Ferguson MK, Golomg HM, et al. Pleuroperitoneal shunting for malignant effusions. *Cancer.* 1986;58:2740.

67. Permanyer-Miralda G, Sagrista-Sauleda J, Soler-Soler J. Primary acute pericardial disease: a prospective series of 231 consecutive patients. *Am J Cardiol.* 1985;56:623–630.

68. Buck M, Ingle JN, Guiliani ER, et al. Pericardial effusion in women with breast cancer. *Cancer.* 1987;60:263–269.

69. Woll PJ, Knight RK, Rubens RD. Pericardial effusion complicating breast cancer. *J R Soc Med.* 1987;80:490–491.

70. Celermajer DS, Boyer MJ, Bailey BP, et al. Pericardiocentesis for symptomatic malignant pericardial effusion. *Med J Aust.* 1991;154:19–22.

71. Markiewicz W, Borovik R, Ecker S. Cardiac tamponade in medical patients. *Am Heart J.* 1986;111:1138–1142.

72. Karam N, Patel P, deFilippi C. Diagnosis and management of chronic pericardial effusions. *Am J Med Sci.* 2001;322:79–87.

73. Thomazon R, Schlegel W, Lucca M, et al. Primary malignant mesothelioma of the pericardium: case report and literature review. *Tex Heart Inst J.* 1994;21:170–174.

74. Holtan SG, Allen RD, Henkel DM, et al. Angiosarcoma of the pericardium presenting as hemorrhagic pleuropericarditis, cardiac tamponade, and thromboembolic phenomena. *Int J Cardiol.* 2007;115:e8–9.

75. Cheitlin MD, Armstrong WF, Aurigemma GP, et al. *ACC/AHA/ASE 2003 guideline for the clinical application of echocardiography* Available at: www.acc.org/qualityandscience/clinical/statement.htm.

76. Chong HH, Plotnick GD. Pericardial effusion and tamponade: evaluation, imaging modalities, and management. *Compr Ther.* 1995;21:378–385.

77. Sechtem U, Tscholakoff D, Higgins CB. MRI of the abnormal pericardium. *Am J Roentgenol.* 1986;147:245–252.

78. Tsang T, Barnes M, Hayes S, et al. Clinical and echocardiographic characteristics of significant pericardial effusions following cardiothoracic surgery and outcome of echo-guided pericardiocentesis for management. *Chest.* 1999;116:322–331.

79. Callahan J, Seward J, Nishimura R, et al. Two dimensional echocardiographic guided pericardiocentesis: experience in 117 consecutive patients. *Am J Cardiol.* 1985;55:476–479.

80. Hall JB, Schmidt LD. Emergencies in critical care. In: Hall JB, Schmidt GA, Wood LD, Crinc PF, ed. *Principles of critical care.* New York: McGraw Hill; 1997:1405–1410.

81. Markiewicz W, Borovik R, Ecker S. Cardiac tamponade in medical patients: treatment and prognosis in the echocardiographic era. *Am Heart J.* 1998;111:1138–1142.

82. Kopecky S, Callahan J, Tajik A, et al. Percutaneous pericardial catheter drainage: report of 42 consecutive cases. *Am J Cardiol.* 1986;58:633–635.

83. Wong B, Murphy H, Chang C, et al. The risk of pericardiocentesis. *Am J Cardiol.* 1979;44:1110–1114.

84. Susini G, Pepi M, Sisillo E, et al. Percutaneous pericardiocentesis versus subxiphoid pericardiotomy in cardiac tamponade due to postoperative pericardial effusion. *J Cardiothorac Vasc Anesth.* 1993;7:178–183.

85. Wilkes JD, Fidias P, Vaickus L, et al. Malignancy-related pericardial effusion: 127 cases from the Roswell Park Cancer Institute. *Cancer.* 1995;76:1277–1387.

86. Porte HL, Jaceki-Delebecq TJ, Finzi L, et al. Pericardioscopy for primary management of pericardial effusion in cancer patients. *Eur J Cardiothorac Surg.* 1999;16:287–291.

87. Monte SA, Ehya H, Lang W. Positive effusion cytology as the initial presentation of malignancy. *Acta Cytol.* 1987;31:448–452.

88. Piehler J, Pluth J, Schaff H, et al. Surgical management of effective pericardial disease: influence of extent of pericardial resection on clinical course. *J Thorac Cardiovasc Surg.* 1985;90:506–516.

89. Okamoto H, Shinkai T, Yamakido M, et al. Cardiac tamponade caused by primary lung cancer and the management of pericardial effusion. *Cancer.* 1993;71:93–98.

90. Park J, Rentschler R, Wilbur D. Surgical management of pericardial effusions in patients with malignancies. *Cancer.* 1991;67:76–80.

91. Lema L, McHara O. Subxiphoid pericardiostomy in the management of pericardial effusions. *Cent Afr J Med.* 1991;37:265–268.

92. Vaitkus PT, Herrmann HC, LeWinter MM. Treatment of malignant pericardial effusion. *JAMA.* 1995;272:59–64.

93. Shepard F, Ginsberg J, Evans W, et al. Tetracycline sclerosis in the management of malignancy pericardial effusion. *J Clin Oncol.* 1985;3:1678–1682.

94. Davis S, Rambotti P, Grignani F. Intrapericardial tetracycline sclerosis in the treatment of malignant pericardial effusion: an analysis of 33 cases. *J Clin Oncol.* 1984;2:631–638.

95. Van Belle S, Volckaert A, Taeymans Y, et al. Treatment of malignant pericardial tamponade with sclerosis induced by instillation of bleomycin. *Int J Cardiol.* 1987;16:155–160.

96. Van Der Gaast A, Kok T, Van Der Linden N, et al. Intrapericardial instillation of bleomycin in the management of malignant pericardial effusion. *Eur J Cancer Clin Oncol.* 1989;25:1505–1506.

97. Lee L, Yang P, Chang D, et al. Ultrasound guided pericardial drainage and intrapericardial instillation of mitomycin C for malignant pericardial effusion. *Thorax.* 1994;49:594–595.

98. Inamura T, Tamura K, Takenago M, et al. Intrapericardial OK-432 instillation for the management of malignant pericardial effusion. *Cancer.* 1991;68:259–263.

99. Moriya T, Takiguchi Y, Tabeta H, et al. Controlling malignant pericardial effusion by intrapericardial carboplatin administration in patients with primary non-small-cell lung cancer. *Br J Cancer.* 2000;83:858–862.

100. Florentino M, Daniele O, Morandi P, et al. Intrapericardial instillation of platin in malignant pericardial effusion. *Cancer.* 1988;62:1904–1906.

101. Tomkowski W, Szturmowicz M, Fijalkowska A, et al. Intrapericardial cisplatin for the management of patients with large malignant pericardial effusion. *J Cancer Res Clin Oncol.* 1994;120:434–436.

102. Wilkins H, Cacioppo J, Connoly M, et al. Intrapericardial interferon in the management of malignant pericardial effusion. *Chest.* 1998;114:330–331.

103. Ziskind A, Pearce A, Lemmon C, et al. Percutaneous balloon pericardiotomy for the treatment of cardiac tamponade and large pericardial effusions: description of technique and report of the first 50 cases. *J Am Coll Cardiol.* 1993;21:1–5.

104. Jackson G, Keane E, Mishra B. Percutaneous balloon pericardiotomy in the management of recurrent malignant pericardial effusions. *Br Heart J.* 1992;159:1704–1708.

腹　水　**33**

Gerhild Becker

吕卫国 译校

腹水是指腹腔内富含蛋白质液体的病理性蓄积。腹水的英文单词"ascites"来源于希腊语"ασκός"（意为皮囊，译者注），意思是"用来装酒、水或者油的皮革袋"。腹水是肝硬化最常见的并发症，与生活质量低下、感染风险增加、肾衰竭和远期结局差相关[1,2]。早在公元前4世纪，希波克拉底就曾说："当肝充满了水，然后突然释放入网膜，这样的话腹中就充满了水，病人就死亡了[3]。"除了肝硬化，腹水还见于心力衰竭、结核病和恶性肿瘤患者。

流行病学和病理生理学

　　恶性腹水约占所有类型腹水的10%，可见于多种肿瘤。恶性腹水的形成是血液及脉管内的液体向组织及腔隙内渗出所导致的，是癌症患者的常见问题。任何类型的癌症均可能转移至浆膜腔，导致恶性肿瘤性渗出。在西方国家，最常见的引起恶性腹水的是卵巢癌，其他常见原发肿瘤包括胰腺、胃、子宫，腹腔外常见的原发肿瘤是乳腺、肺和淋巴瘤[4]。20%伴有恶性腹水的癌症患者的原发灶不明[5]。除了乳腺癌和卵巢癌，腹水的出现常常是癌症晚期的信号。卵巢癌的平均生存时间为30～35周，淋巴来源的肿瘤为58～57周，而胃肠道来源的平均生存时间仅为12～20周。原发灶不明的癌症患者（简称CUP）生存时间中位数相差甚远，不同组别间从1周至3个月不等。

　　腹腔内液体的蓄积依赖于液体产生的量和流失的速度。当液体产生超过清除速度，多余的渗出液便会蓄积起来。生理情况下，血浆通过腹膜浆膜层的毛细血管膜持续渗出至腹腔内，形成游离液体润滑浆膜面。液体的产生受到门静脉压、血浆渗透压、水钠潴留、肝淋巴液生成和微血管对于大分子物质通透性的影响。生理情况下，由于胸腔负压的存在，至少三分之二的腹腔液体通过横膈的淋巴管重吸收，这些液体再通过纵隔淋巴管汇入右胸导管，最终注入右锁骨下静脉。机体对液体的吸收能力远大于产生能力。因此，正常情况下，腹腔内仅有少量的液体。健康男性有极少量或者无腹腔液体，但是女性通常有50ml腹腔液体，根据其所处月经周期不同而不同。

　　腹水作为腹腔内液体的异常蓄积，有多种原因造成。按照形成机制可分为四类：（1）由于肝硬化、充血性心力衰竭、下腔静脉梗阻或者肝静脉阻塞引起的血流动力学压力升高而造成腹水；（2）由于蛋白质丢失（例如肾病综合征）、蛋白质摄入减少（如营养不良）或者蛋白质产生减少（例如肝硬化）所造成的渗透压下降形成腹水；（3）由于感染或者恶性肿瘤造成腹腔液体形成超过重吸收形成腹水；（4）由于引流入消化道的淋巴管堵塞和漏出导致乳糜腹水。

　　恶性腹水的病理生理学是多因素的，尚不完全明确。腹水可能由于肿瘤细胞堵塞淋巴管而阻碍了腹腔内液体和蛋白质的重吸收[6]，常见于淋巴瘤和乳腺癌[7]。因为很多恶性肿瘤患者腹水的蛋白含量高，所以血管通透性的改变也是腹水产生的机制之一[8]。肿瘤脉管系统微血管通透性的增加导致腹腔内液体生成增加，腹水产生的量与新生血管形成的程度相关。除了机械性阻塞和细胞因子外，激素机制也是恶性腹水产生的病理生理学机制之一。由于淋巴系统阻塞而造成液体清除的减少，循环血容量也减少了。由此激活了肾素 - 血管紧张素 - 醛固酮系统，导致水钠潴留。因此，治疗恶性腹水，经常需要限制钠的摄入，同时给予利尿治疗，但尚未达成有效的治疗共识。

诊断

　　腹水大多数都能通过仔细的体格检查和详细询问病史后作出诊断。腹水主要的临床症状包括腹胀、踝部水肿、持续性腹部不适或者腹痛、恶心、呕吐、气促和行动不便。大量腹水可导致腹胀、蛙腹，叩诊浊音，移动性浊音阳性，有波动感。超声能检测到100ml以上的游离腹腔液体，CT和MRI也能检测到少量的腹水。体格检查不能分辨恶性腹水和非恶性腹水。超声、CT或者MRI检测到的腹水若呈现恶性肿瘤特有的影像学特征，提示恶性腹水，腹水细胞学检查阳性可确诊。细胞学阳性的特异性几乎为100%，但敏感性并不高，腹水穿刺细胞学阳性仅为60%[4,9,10]。免疫组织化学染色联合传统的细胞学检查增加了诊断的敏感性。肿瘤标志物，特别是癌胚抗原（CEA）和癌抗原（CA）125，虽然缺乏特异性，但也有助于诊断恶性腹水[11]。与肝硬化形成的腹水相比，恶性腹水通常含有更多的白细胞，乳酸脱氢酶水平也更高。根据总蛋白含量水平所区分的渗出性（大于2.5g/dl）和漏出性腹水（小于2.5g/dl）在肿瘤性和非肿瘤性腹水中均有重叠。25%的肝硬化患者（大多数为心源性肝硬化）腹

水蛋白质含量高，18%的恶性肿瘤腹水蛋白质含量低[12]。

　　对纤维结合蛋白、胆固醇、乳酸脱氢酶、唾液酸、蛋白酶和抗蛋白酶进行研究，发现纤维结合蛋白的来源不明，但对恶性肿瘤和非恶性肿瘤腹水区分帮助最大。尽管如此，目前仍然无单项的检验能区分恶性肿瘤性和非恶性腹水的。表33-1列出了各项检查指标的特异性和敏感性。对于有疑问的病例可行腹腔穿刺术取腹水，作生化检查和细胞学检查。根据细胞计数能立即对潜在的细菌感染作出判断。白细胞计数 ≥ 250/cm³ 提示感染，应当做革兰染色，细菌、真菌和抗酸细菌培养。特发性细菌性腹膜炎表现为腹水自发性感染而无腹腔内感染灶。特发性细菌性腹膜炎是细菌自小肠内至淋巴结，随后进入腹水而感染。三代头孢菌素类可用于治疗特发性细菌性腹膜炎。腹水淀粉酶测定有助于发现腹水相关的胰腺炎和消化道穿孔。

　　80%的腹水由肝硬化引起，导致肝硬化腹水的主要原因是门静脉高压。由于肝疾病导致腹水的患者，通常血清 - 腹水的白蛋白浓度差（SAAG，计算方法是当天采集的血清标本中的白蛋白浓度减去腹水的白蛋白浓度）大于1.1g/dl。血清白蛋白浓度 – 腹水白蛋白浓度差大于1.1g/dl对于提示患者存在门静脉高压的准确度有97%[13]，而门静脉高压可能由于肝硬化、巨大的肝转移病灶、充血性心力衰竭、缩窄性心包炎和Budd-Chiari综合征引起[14]。如果浓度差小于1.1g/dl，基本可排除门静脉高压。血清 – 腹水白蛋白浓度差不需要重复测量。

表 33-1　恶性腹水的诊断性参数

参数	参考值	特异性（%）	敏感性（%）
腹水的总蛋白浓度	> 2.5g/dl	70	75
腹水的胆固醇浓度	> 45mg/dl	70	80
腹水 / 血清乳酸脱氢酶比值	> 1.0	75	80
细胞学	阳性	100	80
肿瘤标志物（如 CEA）	阳性（> 2.5mg/ml）	100	45

由 Wiest[11] 修改而来。
CEA，癌胚抗原。

治疗

恶性腹水的产生和进展使患者的生活质量下降，提示预后不良。症状包括腹胀、恶心、呕吐、饱腹感、呼吸困难、行动不便、体重增加和体型改变。据估计，收住临终关怀医院的患者中 6% 是为了治疗腹水[15]。对于恶性腹水的处理方法不尽相同，从简单的减轻症状的穿刺引流术到去除癌灶的化疗和手术治疗。穿刺术和利尿治疗是治疗恶性腹水最常见的方法。其次是腹腔静脉分流术和持续性引流术、饮食控制和其他方法如全身性和腹腔内化疗。总的来说，恶性腹水的处理方法来源于治疗非恶性肿瘤性腹水，特别是肝病引起的腹水而得的证据。恶性腹水占所有腹水的 10%，而大于 80% 的腹水病例是由于慢性肝病引起的。相比处理癌灶而言，恶性腹水的处理还没有被广泛接受的金标准。

药物治疗

饮食

肝硬化患者由于肾素 - 血管紧张素 - 醛固酮系统被激活，会有水、钠潴留，当形成腹水时，最重要的治疗是限制钠盐的摄入和口服利尿剂。因此，对于治疗恶性腹水，也通常减少钠盐的摄入和使用利尿剂，但对其效果并未达成一致意见[16]。恶性腹水通常对限盐治疗高度耐受。但是肝转移导致的门静脉高压患者限盐治疗可能更有效[17]。应根据疾病情况、生存预期和患者的愿望和需要制订个体化的治疗。

利尿治疗

一些随机对照试验得出有利证据，支持螺内酯和呋塞米联合应用于肝病中。但还无随机试验评价在恶性腹水患者中利尿治疗的效果。目前能用的数据有争议的，且无明确的预测因素来证实患者能受益。因此，虽然对于所有的恶性腹水患者，能考虑使用利尿剂，但也必须进行个体化评估。Ⅱ期数据建议由于大块肝转移导致恶性腹水的患者应用利尿剂可能效果好于那些腹膜转移的恶性腹水患者或者乳糜性腹水患者[18]。血清 - 腹水白蛋白浓度差能作为利尿治疗的标准。利尿剂的选择并无循证学依据，但是有数据证实在恶性腹水患者中，治疗的有效性与血浆肾素 / 醛固酮浓度增加有关，可单用醛固酮拮抗剂如螺内酯或者联合应用襻利尿剂。

化疗

对于那些原发灶明确的患者，如果原发灶对化疗敏感，而腹水已经成为患者第二位的负担，全身化疗是有指征的，如一位卵巢癌患者出现腹水[19]，她的中位生存时间为 2 年[20]，相对较长。有症状的内脏转移患者也可考虑使用全身性化疗。但仍需权衡全身化疗的利弊，特别对于姑息性治疗的患者。

腹水去除后，化疗药物立即通过腹膜内给药。这样，有活性的高浓度的细胞毒性药物能达到腹腔内，通过破坏腹膜表面的癌灶和减少纤维化反应，阻止恶性腹水的复发。如果肿瘤对于之前的全身化疗有反应，那么治疗将会更有效[8]。卵巢癌的肿瘤细胞减灭术加上随后的腹腔内化疗相比标准治疗能改善生存期，但是需要有特定的专家进行操作。显著影响治疗效果的障碍在于化疗药物难以渗透进大体积的块状肿瘤。腹腔内化疗药物的选择应当根据肿瘤类型、既往化疗药物、药物毒性不良反应和患者的一般情况来确定。经试验显示：能用于腹腔内化疗的药物有博来霉素、顺铂 +5- 氟尿嘧啶、顺铂 + 丝裂霉素、氮芥、噻替派和改良的 FOLFOX（氟尿嘧啶、甲酰四氢叶酸和奥沙利铂）[21]。

术前腹腔镜下腹腔内热化疗（hyperthermic intraperitoneal preoperative chemotheraphy，HIPEC）是一种新方法，增加了某些化疗药物的组织穿透性和细胞毒性。应用于 HIPEC 的药物有顺铂和依托泊苷、丝裂霉素 C、紫杉醇、健泽和 5- 氟尿嘧啶[21,22]。文献报道，腹腔内弥散性肿瘤患者行肿瘤细胞减灭术的结局有争议。为了改善疗效，一些研究进行了联合治疗，包括理想的肿瘤细胞减灭术和立即进行的 HIPEC。数据显示在低级别的局限于腹膜的胃肠转移癌患者中，细胞减灭术联合腹腔内热化疗能延长生存时间，减少腹水复发。

腹腔内放疗

在 20 世纪 60 年代，放射性金（Au-198）和磷核素是普遍使用的，但现在已经几乎不用了。即使如此，仍然有 30% 在用钇 -90，但因为其复合物难以处理而很少使用。

免疫治疗

已经研究出一些免疫调节剂用于治疗恶性腹水。这些药物并不是像细胞毒性药物直接作用，而是通过诱导免疫系统破坏恶性肿瘤细胞。已对细胞因子如 α 和 β 干扰素、白细胞介素 -2 和肿瘤坏死因子（TNF）-α 进行研究[21]，在一些与血管内皮生长因子（VEGF）活性增加相关的肿瘤如卵巢癌、胃癌、结肠癌、胰腺癌和网膜或肝转移的恶性肿瘤中，生物学制剂能通过抗 VEGF 受体抗体抑制新生血管生成和 VEGF 而使腹水的生成减少。此观点比较新，是根据少量研究得出的。最新证据显示，贝伐单抗（Avastin）在腹膜内化疗的应用能暂时阻止由于腹膜转移形成的腹水，这是一种抗 VEGF 抗体，已经应用于各种恶性肿瘤的静脉化疗。但这种方法还仅仅见于小样本的研究，其最大的研究对象是 9 例患者[23]。最近发表了一篇贝伐单抗治疗恶性肿瘤性渗出的根据临床前和临床数据作出的综述[24]。贝伐单抗应用于治疗恶性腹水或许是一种新的方法，但其第一手的临床资料仍需通过临床工作积累。

另一种腹腔内应用的免疫治疗药物是所谓的"三功能抗体"。三功能抗体 catumaxomab 被设计成一条结合臂特异性地连接到肿瘤细胞的上皮细胞黏附分子（EpCAM）上，第二条结合臂连接于 T- 细胞 CD3 受体，其功能区作用于辅助细胞如巨噬细胞和自然杀伤细胞的 Fcγ 受体以减少复合物的免疫反应。上皮细胞黏附分子（EpCAM）是一种在许多癌症如乳腺癌、肺癌、结直肠癌、胃癌、前列腺癌、头颈部癌、胰腺癌和卵巢癌都有表达的抗原。欧洲医药评价署（EMEA）最近批准了 catumaxomab（Remavab）用于治疗尚无可用的标准疗法而其上皮细胞黏附分子（EpCAM）阳性的恶性腹水患者。三功能抗体可作为治疗某些患者的恶性腹水的选择之一，但也需考虑到治疗的高费用问题。

其他药物治疗方法

病原体的非致病性（侵入性）的形式已经应用于共刺激的免疫治疗。一些研究分析了短小棒状杆菌或者 OK-432（一种 Su- 株化脓性链球菌 A3 经青霉素和热处理以后的粉末）在腹腔内给

药的治疗，在 I 期癌症患者中的反应率为 55% ～ 100%[21]。这些研究揭示这种类型的治疗对于控制恶性腹水是有作用的。

其他有意义的治疗方法包括：抑制基质金属蛋白酶（MMPs）。MMPs 是一种蛋白酶家族，在正常健康个体就有表达，在多种恶性肿瘤中浓度高。它们与血管生成、肿瘤浸润和转移相关。抑制这些酶能靶向性抑制肿瘤扩散。金属蛋白酶抑制剂如巴马司他（BB94）是细胞抑制剂，但是与化疗共同使用，发挥协同作用。善得定（奥曲肽），一种生长抑素类似物，能够减少肠黏膜液体的分泌，增加水和电解质的重吸收，已经用于治疗有症状的肠梗阻和无法控制的腹泻。据病例报道，它被成功地应用于治疗恶性腹水[25]。其治疗的有效性目前正被一项随机的有安慰剂对照的研究所评估[26]。皮质类固醇氢化可的松的应用氟羟泼尼松龙（triamcinolone hexacetanide）已用于有限盐和利尿治疗但仍有顽固性腹水的血液透析患者[27]。在 15 例患者，将需要穿刺术的平均时间延长了 2.5 ～ 17.5 天。其治疗性的作用机制被推测为抑制了 VEGF 诱导的毛细管漏出[28]。一项 II 期试验发现，重复性腹腔内注射伊斯卡多 M（槲寄生提取物）能减少恶性腹水的蓄积和反复穿刺的需要[29]。尽管如此，所有上述试验性的治疗方法都是来源于小样本、单组病人的研究，缺乏随机对照研究和比较性试验。

非药物治疗

对于标准的利尿治疗已经无效的肝硬化患者，需要行穿刺术、腹腔静脉分流术、经颈静脉门 - 体循环支架术和腹水体外超滤经静脉回输或者肝移植。经颈静脉门 - 体循环支架术、体外超滤术和肝移植术只应用于肝病，而腹腔穿刺术和腹腔 - 静脉分流术则通常应用于控制恶性腹水。

治疗性穿刺术

穿刺术能暂时性缓解 90% 患者与腹水相关的症状。对于放液的量和速度尚未达成共识。穿刺术持续的时间从 30 ～ 90 分钟至 24 小时不等[31]。并发症包括腹膜炎、肺栓塞和低血压。反复穿刺放出大量腹水而不进行扩容治疗，会使低血压和肾损害的发生率显著增加。一些研究发现，这

种情况见于由于肝疾病导致的良性腹水[4]，而在于恶性腹水，仅有局限的证据。Fischer 报道了约 300 例接受腹腔穿刺术的恶性腹水患者。同时静脉输注 5% 右旋糖酐，未发生严重的低血压[33]。对于接受放液量大的穿刺术的良性腹水患者，静脉输注白蛋白是有好处的，其防止循环功能障碍的作用优于其他扩容药物[34]。恶性腹水患者在穿刺术同时静脉输注白蛋白并无报道。肝病患者迅速放液达 5L 并不会有影响血容量或者肾功能的不良反应[35-37]。

　　Stephenson 和 Gilbert 根据指南回顾性分析了 12 例恶性腹水患者的 30 次穿刺术，允许不夹闭引流管放液达 5L，除非有明确的指征，不需静脉补液。6 次穿刺术期间可静脉补液或者给予血制品，并无症状性低血压发生[38]。McNamara 进行了一项前瞻性研究，发现只要去掉少量的腹水（范围从 0.8L 到 15L，平均 5.3L，中位数 4.9L），由于腹腔压力而导致的症状就能得到明显改善，也未发现严重不良反应。假设即使无如此明确的结论，患者也不会接受静脉输液、扩容药物或者血制品[39]。还无随机试验对穿刺术和利尿药物治疗恶性腹水进行比较。

腹腔静脉分流术

　　尽管穿刺术是一项缓解症状性腹水的有效方法，其复发是个问题，许多患者需要反复多次穿刺术。为了接受穿刺术，患者需要反复多次来回奔波，每次穿刺术都有出血和感染的风险。由于腹水中蛋白的丢失，加重了低蛋白血症。因此，对于有更长预期寿命的、需要反复接受大量穿刺放腹水的患者来说，腹腔静脉分流术是另一种选择。腹腔静脉分流术最初产生于治疗肝硬化引起的难治性腹水[8]。但随后成为治疗恶性腹水的常用方法[16]。有两种类型的分流术可用：LeVeen 分流术[40] 和 Denver 分流术[41]。LeVeen 分流术通过一个单向瓣膜将腹水引流入上腔静脉，其瓣膜在压力为 3 厘米水柱时开放。Denver 分流术的工作原理相同。但其瓣膜在正压力为大约 1cm 水柱时开放，能阻止可探测性的反流。无前瞻性的随机对照研究比较这两种系统在治疗恶性腹水中的通畅率。

　　使用分流术的目的是缓解症状，减少反复行穿刺术，以及反复穿刺术所带来的蛋白质和液体的消耗。血性腹水和腹水的蛋白质浓度超过 4.5g/L

被认为是分流术的禁忌证，因为其分流通路极易阻塞[8]。多房性腹水、门静脉高压，凝血功能障碍、晚期心力衰竭和肾衰竭也是禁忌证[8]。虽然分流术将恶性肿瘤细胞从腹腔内引流至静脉系统，临床观察和尸检并未发现临床上重要的血行转移[18]。但死后的检查并不是常规进行的，而这个并发症可能报告不全。恶性腹水患者接受分流术的生存中位值从 52 天到 266 天不等，反映了患者的选择优于反复接受穿刺术的[8]。在所有已报道的研究中，卵巢癌和乳腺癌患者对于腹腔静脉分流术的应答率是最好的（≥ 50%），而 G1 期癌症患者的应答率差很多（10% ～ 15%）[8]。由于其预后和应答率均较差。因此，大多数研究者认为胃肠癌性腹水是分流术的禁忌证[8,32]。

　　分流术有潜在的致命性的不良反应，花费的时间和费用也更多。手术后的 24 小时内需严密监测中心静脉压，以监测液体平衡。因此，分流术只有在其他治疗如利尿药治疗失败，而患者的预期寿命够长，能够从中获得好处时才实施。对于预期寿命并没有一致的意见，一些学者支持大于 1 个月，而其他学者建议 ≥ 3 个月[18]。实行分流术必须权衡利弊。一篇总结了 27 个研究共 634 例接受 LeVeen 或者 Denver 分流术的患者的综述发现，6% 的患者出现了如弥散性血管内凝血、感染、肺水肿或者肺栓塞等主要并发症[18]。

持续性引流术

　　预期寿命有限但需要接受连续多次穿刺术的患者可选择持续性引流术。有两种类型的外置型引流管。一种在皮下置管（如 Tenckhoff 管[42]，腹膜 Port-A- 导管[43]，PleurX 管[44]），另一种是体外的猪尾型导管。在 Freiburg 大学医院，我们使用 PleurX 导管。这是一套由 FDA 认证的治疗恶性腹水的系统（最初生产厂家为 Denver Biomedical，Golden，CO；现生产厂家为 Care Fusion，San Diego，CA）。PleurX 导管是一根硅树脂导管，在其中间有一密闭的瓣膜，能使得导管在任意位置固定，并由患者或护理人员插入一空的引流瓶（图 33-1，彩图 33-1）。

　　相比体外的导管系统（猪尾型），皮下置管系统有两个优点：感染率更低和稳定性更好[45]。最新公布的数据支持使用持续引流术，因为对大多数患者来说能缓解症状，而相对不良反应较小[45,46]。

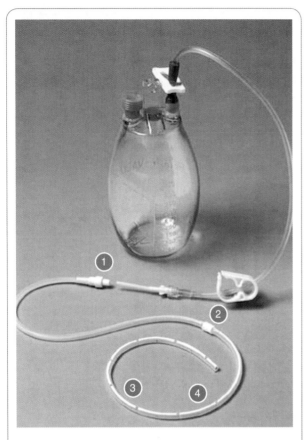

图 33-1 PleurX 导管。

1. **安全阀门**：帮助阻止水或者液体不慎进入导管。
2. **聚酯套**：促进组织生长以减少感染风险和帮助固定导管。
3. **15.5 法式硅树脂导管**：在腹腔内，减少插入部位的不适。
4. **28cm 的有孔长度**：斜行开窗以助于引流和防止堵塞。

并发症包括感染、装置不起作用或者阻塞、滑出和蛋白质丢失。持续性引流通常能由患者或者其家属进行操作，因此，需要对家属进行使用和维护持续性引流管的宣教。引流管的放置在局麻下经超声引导下操作。通过对家属进行适当的宣教，这些引流管能在门诊患者身上放置，而持续不断的引流就能由患者或者护理人员在家中进行操作。

　　合并恶性腹水的晚期癌症患者的预期寿命是有限的，放置持续性引流管能使患者在医院外的时间更多。但另一方面，持续性引流对患者的心理社会功能有不利影响，由于外置型引流也造成了活动约束。这些导管系统要求患者适应带着导管生活，并护理好导管系统。

有症状的恶性肿瘤腹水的治疗

　　虽然腹部穿刺术、利尿药物、腹腔静脉分流术和持续性引流术是处理恶性腹水的常用方法，但还缺乏评价这些治疗的有效性和安全性的随机对照研究。

　　根据一项对利尿药物、腹腔穿刺术和腹腔静脉分流术的有效性[18]、对内置的腹膜导管膜导管的总结文献[45,46]和对 catumaxomab 的使用情况进行批判性总结[47]，得出以下建议，该建议由苏格兰大学指南系统制订：

1. 穿刺术适用于因腹压增加而有症状的患者。虽然对于大多数患者只是短暂的缓解症状，但证据是充分的。引流量达到 5L 液体能缓解不适、呼吸困难、恶心和呕吐。（推荐级别：D）

2. 多达 5L 液体放出，不需要常规静脉补液。（推荐级别：D）

3. 当患者出现低血压、脱水、或者已知有严重肾损害而有穿刺术指证时，应当考虑静脉补液治疗。目前还无充分研究输液支持治疗。有报道的用于恶性腹水补液治疗的唯一方法为补充 5% 葡萄糖液。对于恶性肿瘤性患者同时输注白蛋白并无证据。（推荐级别：D）

4. 当患者的预期寿命长，就应当使用腹腔静脉分流术以避免反复的穿刺术。6% 的患者会出现常见并发症（肺水肿、肺栓塞、相关的弥散性血管内凝血和感染）。（推荐级别：D）

5. 当患者的预期寿命有限，而腹腔穿刺术无法控制体液平衡时，需要考虑使用内置型的腹膜内（IP）导管。内置型的 IP 导管是治疗难治性恶性腹水的一个有效和安全的姑息性治疗。主要并发症包括导管相关性感染、导管部位漏出、导管阻塞和致命性低血压。相比没有通道系统，有通道系统的腹膜炎的风险更小，而与导管的类型无关。（推荐级别：D）

6. 还无随机对照研究评价利尿治疗对于恶性腹水的效果。证据是有争议的，无明确的预测指标能判断与哪些患者能获益于利尿治疗。对于所有患者均想到利尿治疗，但需要个体化分析。比起腹膜扩散性腹水或者乳糜性腹水患者，由于大块肝转移而造成恶性腹水的患者更可能对利尿治疗有反应。（推荐级别：D）

7. 利尿药的选择并无循证医学依据。在恶性腹水患者中的效果依赖血浆肾素/醛固酮浓度。可考虑使用醛固酮拮抗剂如单独使用螺内酯或者联合使用袢利尿剂。(推荐级别：D)

8. 恶性腹水患者利尿治疗的剂量和疗程还未估计。没有理由将治疗腹水从治疗肝硬化中单独区分出来。剂量和疗程的选择可根据生产厂家的药物说明书和包装说明。(推荐级别：D)

9. EpCAM 阳性肿瘤、难治性腹水和有足够预期寿命的患者，可考虑使用三功能抗体 catumaxomab (Removab)。对有恶性腹水的卵巢癌患者进行的随机对照试验提示，相比仅接受穿刺术的患者，接受 catumaxomab 治疗的患者增加了4倍免于穿刺的生存时间。对于 EpCAm 阳性肿瘤的患者，无标准的治疗方法，欧洲医药评论署 (EMEA) 批准这种药物的使用。

参考文献

1. Ginès P, Quintero E, Arroyo V, et al. Compensated cirrhosis: natural history and prognostic factors. *Hepatology*. 1987;7:122–128.

2. Ginès P, Fernández-Esparrach G. Prognosis of cirrhosis with ascites. In: Arroyo V, Ginès P, Rodés J, Schrier RW, ed. *Ascites and renal dysfunction in liver disease: pathogenesis, diagnosis and treatment*. Malden, MA: Blackwell Science; 1999:431–441.

3. Adams F. Trans. *The genuine works of Hippocrates*. [Translated from the Greek with a preliminary discourse and annotations.] Volume II, Aphorisms, Section VII, 55. London: The Syndenham Society London; 1949:770.

4. Runyon BA. Care of patients with ascites. *N Engl J Med*. 1994;330:337–342.

5. Ringenberg QS, Doll DC, Loy TS, et al. Malignant ascites of unknown origin. *Cancer*. 1989;64:753–755.

6. Garrison RN, Galloway RH, Heuser LS. Mechanisms of malignant ascites production. *J Surg Res*. 1987;42:126–132.

7. Olopade OI, Ultmann JE. Malignant effusions. *CA Cancer J Clin*. 1991;41:166–179.

8. Adam RA, Adam YG. Malignant ascites: past, present, and future. *J Am Coll Surg*. 2004;198:999–1011.

9. Castaldo G, Oriani G, Cimino L, et al. Total discrimination of peritoneal malignant ascites form cirrhosis and hepatocarcinoma-associated ascites by assays of ascetic cholesterol and lactate dehydrogenase. *Clin Chem*. 1994;40:478–483.

10. Runyon BA, Hoefs JC, Morgan TR. Ascitic fluid analysis in malignancy related ascites. *Hepatology*. 1988;8:1104–1109.

11. Wiest R, Schölmerich J. Diagnosis and therapy of ascites. *Dtsch Ärztebl*. 2006;103:1972–1981.

12. Siddiqui RA, Kochhar R, Singh V, et al. Evaluation of fibronectin as a marker of malignant ascites. *J Gastroenterol Hepatol*. 1992;7:161–164.

13. Aslam N, Marino CR. Malignant ascites: new concepts in pathophysiology, diagnosis, and management. *Arch Intern Med*. 2001;161:2733–2737.

14. Saif MW, Siddiqui IAP, Sohail MA. Management of ascites due to gastrointestinal malignancy. *Ann Saudi Med*. 2009;29:369–377.

15. Regnard C, Mainx K. Management of ascites in advanced cancer—a flow diagram. *Palliat Med*. 1989;4:45–47.

16. Lee CW, Bocick G, Faught W. A survey of practice in management of malignant ascites. *J Pain Symptom Manage*. 1998;16:96–101.

17. Parsons SL, Lang MW, Steele RJ. Malignant ascites: a 2-year review from a teaching hospital. *Eur J Surg Oncol*. 1996;22:237–239.

18. Becker G, Galandi D, Blum HE. Malignant ascites: systematic review and guideline for treatment. *Eur J Cancer*. 2006;42:589–597.

19. Du Bois A, Lück HJ, Meier W, et al. A randomized clinical trial of cisplatin/paclitaxel versus carboplatin/paclitaxel as first-line treatment of ovarian cancer. *J Natl Cancer Inst*. 2003;95:1320–1329.

20. Ayantunde AA, Parsons SL. Pattern and prognostic factors in patients with malignant ascites: a retrospective study. *Ann Oncol*. 2007;18:945–949.

21. Chung M, Kozuch P. Treatment of malignant ascites: current treatment options in oncology. *Curr Treat Options Oncol*. 2008;9:215–233.

22. Valle M, Van der Speeten K, Garofalo A. Laparoscopic hyperthermic intraperitoneal preoperative chemotherapy (HIPEC) in the management of refractory malignant ascites: a multi-institutional retrospective analysis in 52 patients. *J Surg Oncol*. 2009;100:331–334.

23. El-Shami K, Elsaid A, El-Kem Y. Open label safety and efficacy pilot trial of intraperitoneal bevacizumab as palliative treatment in refractory malignant ascites. ASCO Abstract. *J Clin Oncol*. 2007;25(18 suppl):9043.

24. Kobold S, Hegewisch-Becker S, Oechsle K, et al. Intraperitoneal VEGF inhibition using bevacizumab: a potential approach for the symptomatic treatment of malignant ascites? *Oncologist*. 2009;14:1242–1251.

25. Cairns W, Malone R. Octreotide as an agent for the relief of malignant ascites in palliative care patients. *Palliat Med*. 1999;13:429–430.

26. National Cancer Institute. *Phase III randomized study of octreotide in patients with cancer-related symptomatic malignant ascites*. Protocol summary at: http://www.cancer.gov/clinicaltrials/NCCTG-N04C2; Accessed 29.01.20.

27. Diaz-Buxo JA, Chandler JT, Farmer CD, et al. Intraperitoneal infusion of non-absorbable steroids in the treatment of ascites and sterile peritonitis. *J Dial*. 1980;4:43–50.

28. Mackey JR, Wood L, Nabholtz JM, et al. A phase II trial of triamcinolone hexacetanide for symptomatic recurrent malignant ascites. *J Pain Symptom Manage*. 2000;19:193–199.

29. Bar-Sela G, Goldberg H, Beck D, et al. Reducing malignant ascites accumulation by repeated intraperitoneal administrations of a Viscum album extract. *Anticancer Res*. 2006;26:709–713.

30. Gotlieb WH, Feldman B, Feldman-Moran O, et al. Intraperitoneal pressures and clinical parameters of total paracentesis for palliation of symptomatic ascites in ovarian cancer. *Gynecol Oncol*. 1998;71:381–385.

31. Appelqvist P, Silvo J, Salmela L, et al. On the treatment and prognosis of malignant ascites: is the survival time determined when the abdominal paracentesis is needed? *J Surg Oncol*. 1982;20:238–242.

32. Parsons SL, Watson SA, Steele RJC. Malignant ascites. *Br J Surg*. 1996;83:6–14.

33. Fischer DS. Abdominal paracentesis of malignant ascites. *Arch Intern Med*. 1979;139:235.

34. Gines P, Cardenas A, Arroyo V, et al. Management of cirrhosis and ascites. *N Engl J Med*. 2004;350:1646–1654.

35. Kao HW, Rakov NE, Savage E, et al. The effect of large volume paracentesis on plasma volume—a cause of hypovolemia? *Hepatology*. 1985;5:403–407.

36. Kellerman PS, Linas SL. Large volume paracentesis in treatment of ascites. *Ann Intern Med*. 1990;112:889–891.

37. Reynolds TB. Renaissance of paracentesis in the treatment of ascites. *Adv Intern Med*. 1990;112:365–374.

38. Stephenson J, Gilbert J. The development of clinical guidelines on paracentesis for ascites related to malignancy. *Palliat Med*. 2002;16:213–218.

39. McNamara P. Paracentesis—an effective method of symptom control in the palliative care setting? *Palliat Med*. 2000;14:62–64.

40. LeVeen HH, Cristoudias G, Ip M, et al. Peritoneovenous shunting for ascites. *Ann Surg*. 1974;180:580–590.

41. Lund RH, Newkirk JB. Peritoneovenous shunting system for surgical management of ascites. *Contemp Surg*. 1979;14:31–45.

42. Barnett TD, Rubins J. Placement of a permanent tunneled peritoneal drainage catheter for palliation of malignant ascites: a simplified percutaneous approach. *J Vasc Interv Radiol*. 2002;13:379–383.

43. Ozkan O, Akinci D, Gocmen R, et al. Percutaenous placement of peritoneal port-catheter in patients with malignant ascites. *Cardiovasc Intervent Radiol*. 2007;30:232–236.

44. Iyengar TD, Herzog TJ. Management of symptomatic ascites in recurrent ovarian cancer patients using an intra-abdominal semi-permanent catheter. *Am J Hosp Palliat Care*. 2002;19:35–38.

45. Flemming ND, Alvarez-Secord A, Fleming ND, et al. Indwelling catheters for the management of refractory malignant ascites: a systematic literature overview and retrospective chart review. *J Pain Symptom Manage*. 2009;38:341–349.

46. Rosenberg S, Courtney A, Nemcek AAJ, et al. Comparison of percutaneous management techniques for recurrent malignant ascites. *J Vasc Interv Radiol*. 2004;15:1129–1131.

47. Sebastian M, Kuemmel A, Schmidt M, et al. Catumaxomab: a bispecific trifunctional antibody. *Drugs Today*. 2009;45:589–597.

34 静脉注射系统、单腔导管和中心导管

Hans–Heinrich Wolf, Karin Jordan 和 Christof Kramm

陆安伟 译校

中心静脉导管（central venous catheters，CVCs）由于能提供安全的静脉通路而广泛用于血液透析、细胞毒性药物和抗细菌治疗、肠外营养、电解质平衡液和成分输血，也用于心血管疾病的诊治。CVCs 还特别用于收集分析儿童和重症监护患者的静脉血标本。因此，医师应该掌握不同导管系统的优点及典型并发症。

感染是 CVCs 最常见的并发症，包括导管出口部位感染、腔内感染和导管相关性败血症。另外，机械性并发症也见于日常操作中。通过规范操作，可以预防或减少大多数并发症。所以，在每个医疗机构，规范有关 CVCs 的放置和管理条例是很有必要。为了建立特殊护理标准，每个医疗机构应该登记并发症的发生率和导管相关性感染的发生率[1]，并且有必要记录导管放置天数及其相关信息，包括冲洗、患者日志、永久性导管的类型、放置时间和冲洗方法及医务人员和患者的管理制度等。完全性植入式静脉系统有利于长期静脉内治疗，特别是化疗。本章节主要回顾与中心静脉导管植入相关的典型并发症，其中重点探讨最常见的感染性并发症。此外，还将探讨血栓性和机械性并发症，如导管脱落、导管夹闭综合征、导管移位、导管阻塞和导管渗漏等。

机械性并发症

超声介导的静脉或动脉穿刺置入导管，可避免出血性并发症的发生，特别是对血小板减少的患者[2]。在一些儿童医院，为了避免放置 CVC 的操作错误或将导管置入动脉中，需对患者实施更加仔细的检查，包括放射线检查、超声心动图和血气分析检查。通过中心静脉导管（CVL）给化疗药物之前，应抽取血液样本，注射生理盐水后才灌注化疗药物[3]。同时，需要评估局部不适和肿胀反应。化疗结束后，至少需用 25ml 生理盐水冲洗中心静脉导管装置。另外，还应该考虑毒性药物和中心静脉导管装置的兼容性，以避免相互发生化学作用。

本章节并未对导管和导管端口置入手术的相关问题进行探讨。但并发症的发生率取决于患者围术期状况、术者的操作经验、导管置入技术的掌握、使用的产品及术后护理。并发症发生率也受到患者病情、年龄和一般状况的影响。导管端口应该使用不可吸收缝线缝合在筋膜内，以避免导管变形和导管内陷。导管内陷是罕见的并发症。在放置时，由外科医生确认导管和端口之间的连接是安全可靠的，必须避免钳夹导管。在导管置入后及取出导管后，都应行放射线检查以确保安全。

置入导管的目的在于提供安全的静脉通路，尽管如此，通过导管给药的渗漏性损伤仍然高达6%。刺激性药物会导致渗漏处组织发生炎症和引起疼痛，而腐蚀性药物则可导致严重的软组织坏死或顽固性溃疡，严重者需要行外科手术治疗。渗漏性损伤可能是由于灌注过程中导管损坏或穿刺针异位引起的；应在接入端口囊袋外面进行穿刺，穿刺成功后，给药时针头应在端口囊袋中央，而不应该紧邻端口生物膜给药。选择正确的穿刺点和合适的输注频度可以避免针头移位。正确的放置要求导管尖端位于上腔静脉远端处，这就需要在放射线检查引导下进行。放射线检查也用于怀疑有端口系统故障、端口阻塞或静脉血栓形成等情况。导管尖端自发移动的发生率为0.9%～1.8%，可导致颈部和肩部的疼痛、静脉炎及颈部静脉和脑静脉上行性血栓形成。置换导管需由有经验的介入放射科医师实施。

导管断裂是一种罕见的并发症（发生率为0.1%～2%），引起导管断裂患者方面的原因有：运动时手臂活动过度及使用背包运动装备。导致管腔压力不断增加的因素，尤其是加压冲洗导管时，增加了导管断裂的风险或者导致端口囊袋的损坏。为了避免导管腔内压力过大，冲洗时注射器规格不得小于10ml。对于体重不超过10kg的儿童，需要使用更小规格的注射器（5ml）并延缓注射时间（不少于1min）进行冲洗。接入端口发生故障与端口的材料缺陷或结构缺陷有关，而有缺陷的端口须立即弃之不用。

其他的机械性并发症还包括导管夹闭综合征（图34-1）[4]、导管碎裂、导管破裂或栓塞、导管断裂、接入端口缺损（图34-2）[4]和导管内陷等。锁骨与第一肋骨间对中心静脉导管造成的机械性压迫称为导管夹闭综合征，其发生率为5%。机械性压迫会导致导管的短暂的阻塞，还可能引起导管的碎裂，而逆流和流动减缓则提示机械性压迫的存在。

锁骨中部及锁骨下导管植入的夹闭综合征的发生率较高。随着身体中线侧的导管置入及锁骨下导管置入而增多。将静脉导管置入颈内静脉或是在锁骨与肋骨之间间隙侧面植入锁骨下静脉，可以避免发生导管夹闭综合征。一旦X线胸片提示导管夹闭综合征，必须置换导管。导管阻塞可能会导致室性心动过速、心肌机械性刺激、血栓

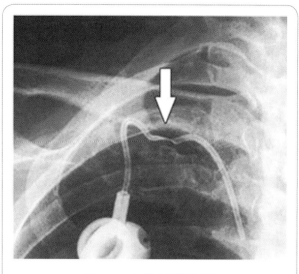

图 34-1　导管夹闭综合征。

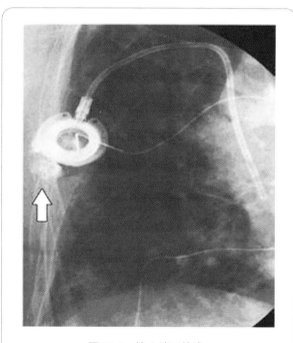

图 34-2　接入端口故障。

形成和心内膜炎。阻塞的导管必须由介入放射科医师经血管取出。

血栓性并发症

有症状的静脉血栓形成发生率已经上升至16%。导管相关性血栓可能出现在导管尖端（导管球阀部血栓），导管管腔内（插管纤维鞘）或者血管腔内。血栓形成是多种因素引起的[5]，血管内

植入或机械性刺激可以损伤血管内皮并激活局部凝血系统。化疗药物或电解质冲洗液也可能引起血管内皮损伤，从而导致血栓形成。

临床可疑有静脉血栓形成需要通过超声检查证实。而锁骨下静脉导管相关性血栓并非肺栓塞的显著危险因素。血栓一旦形成，就需要使用低分子肝素或磺达肝癸钠（商品名：安卓——译者注）治疗，以防肝素诱导的Ⅱ型血小板减少症（heparin-induced thrombocy topenia type Ⅱ，HIT Ⅱ）的发生。在肝素治疗过程中出现进展性静脉血栓，则需考虑 HIT Ⅱ 并进行相关检测。

导管相关性血栓形成同感染之间存在密切联系。无临床感染症状的中心静脉导管上的微生物的定植，是继发性导管相关性血栓形成的危险因素。因此，严格的无菌操作对于避免导管相关性血栓形成和避免感染都非常重要。

多达 25% 的中心静脉导管会出现阻塞，预防性使用肝素（500 IU/ml）并不能降低导管阻塞的风险。在长期性留置导管（如 Hickman-Broviac 导管）新近发生阻塞的病例中，使用低剂量尿激酶溶栓治疗可能是有效的，尽管文献中没有明确推荐，但有血管内注射丸剂药物所致的栓塞必须避免。总之，如果长期性留置导管发生阻塞，需要进一步准确评估留置中心静脉导管的必需性。如果重新置入新的中心静脉导管可行，则应该考虑取出阻塞导管。

在成人 CVLs 中，无论使用何种抗凝药物的剂型或剂量，也无论使用时间的长短，均没有明显依据表明预防性使用抗凝药物具有益处。在各种类型的肿瘤患者中，无论是使用低剂量华法林还是低分子肝素，都不能减少导管相关性血栓形成的风险，且预防性抗凝治疗反而会加重血小板减少性紫癜患者的出血。由于低剂量肝素增加了 HIT Ⅱ 的发病风险，血液学专家建议采用无肝素性冲洗。

在儿童当中，有以下情况者导管相关性血栓形成的风险增加：癌症患者具有内源性纤溶酶原激活物抑制剂 1 型（endogenous plasminogen activator inhibitor type 1，PAI-1）多形性的患者，亚甲基四氢叶酸还原酶（methylenetetrahydrofolate reductase，MTHFR）的基因发生突变的患者，或凝血因子Ⅱ或Ⅴ的基因发生突变的患者。成人导管相关性血栓形成的发生率除了同遗传因素有关

外，还与肿瘤类型和生长速度、静脉压迫和血管阻塞相关。接受促凝剂或拮抗纤溶蛋白药物如天冬酰胺酶可以增加血栓形成的风险，如果患者具有以上众多危险因素之一，置入长期性端口导管需谨慎评估[5a]。

感染性并发症

导管相关性感染（catheter-related infection，CRI）的诊断依赖于 CVC 的皮下通路或端口周围出现的系列临床症状（皮肤发红、肿胀、疼痛和脓性分泌物）。粒细胞缺乏的患者可能没有局部炎症反应。

在置入部位的细菌定植是引起导管闭塞、感染或败血症的重要原因，而仅次于化疗或移植物抗宿主疾病的皮肤损害则增加了感染的风险。为了避免细菌沿着中心静脉隧道导管外生长，应该按常规更换中心静脉导管。导管插入端和接口部位、灌注液体和连接管均应该在无菌条件下进行常规更换。在导管腔的内表面，一种名叫生物膜的物质在置入后 24 小时内就开始生长，这种生物膜由多糖、纤维蛋白、纤维连接蛋白或纤维膜板组成，并在导管相关性感染的发生中起着重要的作用。微生物被机体的防御系统和抗菌药物所防卫。在微生物定植后，微生物在生物膜内增殖可能导致系统性感染[6,8]。

即使缺乏临床感染证据，如果在导管表面检测出微生物则考虑导管有病原菌定植。微生物的黏附依赖于导管材料的物理特性和生物膜电负荷。相较于聚氨酯导管，疏水性葡萄球菌和酵母菌更易于定植在聚氯乙烯和硅树脂导管上。

中心静脉导管相关性感染的流行病学

由于导管相关性感染的定义不统一、患者病情的多样性（如外科患者不同的易感体质、烧伤患者、癌症或艾滋病患者、骨髓移植接受者、新生儿）、不同类型导管的使用和选择不同的局部预防感染措施等原因，目前尚难以对导管性感染发生率的数据进行比较[9]。多数学者是依据置入中心静脉导管 1000 天后，发生感染的例数来计算导管相关性感染发生率（CRI/1000 天 CVC）。

在肿瘤患者中报道的最低感染发生率是 0.1/1000 天 CVC。隧道式中心静脉导管用于高危

患者（如同种异体骨髓移植接受者），其感染发生率为 5 ～ 6 例 /1000 天。相对于非粒细胞减少期间，隧道式中心静脉导管在粒细胞减少期间更容易发生导管相关性感染。实际上，非隧道式中心静脉导管与感染率增高相关。经外周置入中心静脉导管与直接置入中心静脉导管的感染发生率无差别。

导管相关性感染发生的危险因素

放置导管的时间、操作频率（如血标本抽取、注射）、放置位置和给予高热量的胃肠外营养被认为是导管性感染的危险因素。两项关于血液系统肿瘤患者的研究指出：植入导管的静脉中的亚临床血栓，也就是仅被超声波检测出的血栓，也是继发性感染的重要危险因素[11]。中心静脉导管上的病原微生物定植是继发性导管相关性血栓形成的重要危险因素。多数综述强调导管相关性感染是导致死亡的重要危险因素。败血症的发生风险与粒细胞减少的持续时间相关。

病原菌

多种病原体均可以导致导管相关性感染，而以革兰阳性细菌为主导。一项美国的调查研究分析了使用或未使用 CVCs 的癌症患者血培养分离出来的所有病原菌，结果提示革兰阳性细菌在院内血液感染中占 70%。凝固酶阴性葡萄球菌（coagulase-negative staphylococci，CONS）是最常见的导管性菌血症病原菌。金黄色葡萄球菌、棒状杆菌、粪肠球菌、革兰阴性细菌（铜绿假单胞菌、嗜麦芽窄食单胞菌和鲍曼不动杆菌）和假丝酵母菌也是比较常见的[12]。

导管相关性菌血症或真菌血症的诊断必须依赖于血培养和导管培养中微生物检测结果才能确诊。在临床实践中，经过体外的细菌培养及药敏实验后，分离出来的病原微生物被确定为导管相关性感染的原因。然而，对近期感染进行研究，经体外药敏实验证实为凝固酶阴性葡萄球菌的感染病例中，通过 DNA 指纹分析发现，有 1/4 病例的感染细菌存在遗传学差异。依据疾病控制预防中心（the Centers for Disease Control and Prevention，CDC）的定义，医院血行性感染（实验室证实的血行性感染）是指被证实存在于通过确定"皮肤污染物"，得到至少 1 次血培养证实，并且接受适当抗菌治疗的血管内导管置入患者的感染。

诊断

为了避免引发全身性感染，必须迅速开始诊断程序。感染的临床症状包括：局部硬结或触痛（静脉穿刺 2cm 内）、发热伴有或不伴有败血症，或以上这些同时存在。如果怀疑存在植入管道隧道感染，则应该沿导管进行超声检查，同时，也应该行体格检查、胸片和微生物学检查（血培养）。由于目前还没有诊断导管性感染的金标准，所以主要依据患者的临床症状和必要的辅助检查对导管性感染进行诊断。

由于端口部位皮肤化脓性分泌物拭子的培养结果与定植导管的致病菌可能是不同的。因此，对每例导管性系统感染患者，仅仅依赖于端口部位皮肤脓性分泌物拭子的培养结果加药敏来指导选择使用抗生素，可能是不够的。

对同时合并中性粒细胞减少的 CRI 疑似患者，多数国家推荐依据经验使用抗菌药物和抗真菌药物[13-16]。

血培养

至少应获得两份足量的血培养标本（每份成人标本量 ≥ 20ml）：因为细菌定植可能仅发生在导管腔内，故一份样本要由外周静脉采集，而另一份应采自每一个导管腔。不同阳性表达时间（Differential time to positivity，DTTP）是一个有用的诊断指标，其定义为：对采集自中心静脉导管和外周静脉血的血液标本进行微生物培养，两份标本培养出阳性微生物结果的时间间隔期。由于只需要定时的自动血培养设备就能够获得 DTTP 的结果，所以这种检测方法不需要增加额外的检测设备。

对短期或长期置管的造血干细胞移植相关性粒细胞减少症患者，以及癌症患者的多项研究显示，DTTP > 2 小时是诊断导管性菌血症的一个敏感和特异的指标。很显然，在重危患者仅仅根据一次血培养的结果是不能获得 DTTP 的准确值的。为了得到准确的 DTTP，血培养标本必须每间隔 12 小时就送入微生物实验室进行培养[17]，定量血培养可以提高检测的特异性。在导管性感染病例中，采集于导管的标本通常比外周静脉血标本能够培养出更高浓度的细菌。中心菌落数（CFU）与外周菌落形数的比值大于 10 表明出现了导管相关性感染。通过荟萃分析证实这是最精确、可靠的实验。当然，为了取得满意的检查结果，特殊的送检培养瓶、及时的标本处理以及有效的人力、物力资源的配置是不可或缺的。

对导管来源的血标本进行细菌 16S 核糖体 DNA 的定量检测，还不能成为临床实用标准。对使用细胞离心涂片器制备的载玻片采用革兰染色或吖啶橙染色，可提高导管相关性感染诊断的敏感性和特异性（分别为 96% 和 92%）。如果导管发生阻塞，中心静脉导管腔内擦拭是有用的。部分研究者通过导管腔拭子培养来早期诊断导管相关性感染，但该方法在敏感性和特异性方面存在争议，尚未被推荐使用。总之，目前推荐 DTTP 为导管相关性感染常规的诊断方法，虽然科研结果显示病原微生物的定量血培养或 DNA 检测是有价值的，但尚不能作为诊断标准。

导管移除后微生物感染的诊断

如果临床需要取出导管，应剪下长约 5cm 的导管尖端，并将其放入无菌和干燥的容器中以便送检，送检的导管尖端应该在 12 小时内处理。如果实验室不能及时处理，应在 4 ~ 8℃ 冰箱中保存。不主张采用将导管尖端浸泡在液体培养基中的保存方法，因为这种方法可以导致较高的假阳性率。平板半定量培养法是导管移除后 CRI 的微生物诊断标准方法，只有细菌黏附于导管外表面时才可以应用这个方法，在平板上至少有 15 个 CFU 才可以作为导管相关性感染的证据。在一个对重症监护（intensive care unit，ICU）患者的前瞻性研究中，与平板半定量培养技术比较，定量方法并未体现出其优越性。几种方法已经得到证实可以增加检测敏感性和特异性，包括通过涡流技术及超声方法移除导管内物质和使黏附的细菌脱落，并对导管内物质和脱落细菌进行定量培养。Brun-Buisson 方法是建立在对导管进行涡流技术处理后的定量培养结果分析的基础上，不少于 103 个菌落形成单位被认为是阳性的。

所有对导管尖端外涂抗生素或防腐剂的处理方法，已经证明对预防导管相关性感染是没有作用的[18,19]。

治疗原则

CRI 诊断明确后，必须对是否取出导管、选择何种抗生素及疗程多久做出决断。

复杂性 CRI 者要求取出导管。复杂性 CRI 是指：合并心内膜炎、骨髓炎、菌栓形成或栓塞或脓肿形成，通过 48 小时的抗生素治疗后，血培养仍然呈阳性，此时应加强抗菌治疗，有些患者甚至需要考虑手术干预。有些医院应用牛磺罗啶 / 枸橼酸盐治疗中心静脉导管阻塞[19a]。

通过 48 小时内抗菌初始治疗后，如出现退热、血培养结果转阴等有效反应，则为一般性导管感染。

对于病情不稳定的患者（如严重败血症、感染性休克），持续性高热患者以及停止抗生素治疗后出现骤发性高热患者，建议取出导管。如果在血培养标本中检测到金黄色葡萄球菌，必须取出导管，这样可以使发生继发性并发症如心内膜炎和骨髓炎的风险降至 20%。假丝酵母菌和芽孢杆菌引起的导管感染患者，如果经过适当的抗生素治疗且未出现败血症的临床症状，也建议取出导管。凝固酶阴性葡萄球菌、棒状杆菌、不动杆菌、嗜麦芽窄食单胞菌、铜绿假单胞菌和芽胞杆菌感染患者，在接受适当抗生素治疗后，一般情况稳定，未出现败血症临床症状，应尽量保留中心静脉导管。另外，粒细胞减少患者的导管常需要特殊处理。

导管出口处感染通常是由于对局部手术操作和对抗生素的反应引起的，导管隧道或端口囊袋感染患者必须更换导管。粒细胞减少症患者的导管相关性感染的处理原则与不明原因引起的发热相同。然而，预防性使用抗生素需要针对导管出口区域的常见致病菌。

初期即用糖肽类抗生素的经验性治疗不是导管感染治疗的标准。使用耐青霉素酶青霉素治疗 CRI 常常是有效的，对非耐甲氧西林金黄色葡萄球菌（methicillin-resistant staphylococcus aureus，MRSA）感染的患者，选择糖肽类抗生素治疗更合理的。

糖肽类抗生素用于治疗对不能使用青霉素或耐甲氧西林金黄色葡萄球菌培养阳性患者。抗革兰阳性多重耐药菌的新药（如利奈唑胺、奎奴普丁 / 达福普丁），用来治疗不能使用糖肽类抗生素或对糖肽类抗生素耐药的患者。

在病原体特异性抗生素治疗前，应该严格审核培养出的病原体及药敏结果。对于凝固酶阴性葡萄球菌和棒状杆菌必须在至少两个血培养标本中检测出相同抗生素敏感性样本才有意义。此外，还应根据微生物培养结果和体外药物敏感试验来调整抗生素的治疗。

导管相关性金黄色葡萄球菌菌血症引起的血液并发症的独立危险因素包括：感染的临床症状和持续时间、血液透析、长期血管置入导管或长期的血管内植入非导管器械、耐甲氧西林金黄色葡萄球菌感染。因此，如果要避免并发症，足够疗程的静脉抗生素治疗是必要的。对于免疫抑制的患者，合适的使用抗生素的治疗时间至少需要2周。

一项针对非粒细胞减少患者的小样本随机对照研究提示：经导管水阀滴注抗生素（如万古霉素、庆大霉素）加上静脉注射用抗生素治疗，可降低导管性感染的复发率。

预防

必须严格遵循中心静脉导管系统无菌操作标准。在置入导管过程中严格遵守抗菌原则（如手部卫生、标准穿刺技术、无菌膜使用、戴手套穿衣和佩戴口罩帽子），可有效预防感染。

超声引导下置入导管有利于降低导管感染发生率。一支训练有素，经验丰富的专门从事中心静脉导管置入的医师队伍是预防导管相关性感染的重要因素、对护士和医师进行导管使用方法和注意事项的培训，可降低导管感染的发生率

[20,21]。

单腔导管应作为首选，从预防感染角度，通过锁骨下静脉置入临时中心静脉导管优于颈内静脉通路，但也可能发生其他并发症，如严重出血（特别是血小板减少患者）或气胸等。

应避免经股静脉穿刺，因为可能增加细菌定植和深静脉血栓形成的风险。

导管置入时的局部组织消毒，用氯己定溶液优于聚维酮碘水溶液、氯己定乙醇溶液、聚维酮碘乙醇溶液和70%普莱洛尔可作为替代消毒用品，一个随机对照研究证实：氯己定乙醇溶液和聚维酮碘水溶液的联合使用，消毒效果优于单个制剂使用[22]。

未经临床证实感染而进行导管置换并不能降低感染的发生率，在导管置入前，预防性全身性使用抗生素治疗，也不能降低导管感染的发生率。

可以用消毒纱布或透明薄膜覆盖中心静脉导管置入部位，除非有局部污染、炎症或纱布脱落，消毒纱布一般2天更换一次[23]，频繁更换消毒纱布亦不能降低感染发生率。

脂肪乳剂的输液管应每24小时更换一次。中心静脉导管注入防腐剂（氯己定/磺胺嘧啶银）或抗生素（米诺环素/利福平）可降低导管内细菌的定植，但是否对临床有影响尚不明确。因此，通常不建议使用浸泡过的导管[24]。

参考文献

1. Harbarth S, Sax H, Gastmeier P. The preventable proportion of nosocomial infections: an overview of published reports. *J Hosp Infect.* 2003;54:258–266.

2. Hind D, Calvert N, McWilliams R, et al. Ultrasonic locating devices for central venous cannulation: meta-analysis. *BMJ.* 2003;327:361–368.

3. Johansson E, Björkholm M, Björvell H. Totally implantable subcutaneous port system versus central venous catheter placed before induction chemotherapy in patients with acute leukemia—a randomized study. *Support Care Cancer.* 2004;12:99–105.

4. Jordan K, Behlendorf T, Surov A, et al. Venous access ports: frequency and management of complications in oncology patients. *Oncology.* 2008;31:404–410.

5. Joynt GM, Kew J, Gomersall CD, et al. Deep venous thrombosis caused by femoral venous catheters in critically ill adult patients. *Chest.* 2000;117:178–183.

5a. Nowak-Göttl U, Heinecke A, von Kries R, et al. Thrombotic events revisited in children with acute lymphoblastic leukemia: impact of concomitant Escherichia coli asparaginase/prednisone administration. *Thromb Res.* 2001;103:165–172.

6. Kuhn DM, Ghannoum MA. Candida biofilms: antifungal resistance and emerging therapeutic options. *Curr Opin Investig Drugs.* 2004;5:186–197.

7. Pierce GE. *Pseudomonas aeruginosa, Candida albicans,* and device-related nosocomial infections: implications, trends, and potential approaches for control. *J Indian Micobiol Biotechnol.* 2005;32:309–318.

8. Schinabeck MK, Long A, Hossain MA. Rabbit model of *Candida albicans* biofilm infection: liposomal amphotericin B antifungal lock therapy. *Antimicrob Agents Chemother.* 2004;48:1727–1732.

9. Wisplinghoff H, Seifert H, Wenzel RP, et al. Current trends in the epidemiology of nosocomial bloodstream infections in patients with hematological malignancies and solid neoplasms in hospitals in the United States. *Clin Infect Dis.* 2003;36:1103–1110.

10. Reference deleted in proofs.

11. Safdar N, Maki DG. Risk of catheter-related bloodstream infection with peripherally inserted central venous catheters used in hospitalized patients. *Chest.* 2005;128:489–495.

12. Kojic EM, Darouiche RO. Candida infections of medical devices. *Clin Microbiol Rev.* 2004;17:255–267.

13. Mermel LA, Barry MF, Sherertz RJ, et al. Guidelines for the management of intravascular catheter related infections. *Clin Infect Dis.* 2001;32:1249–1272.

14. Wolf H-H, Leithäuser M, Maschmeyer G, et al. Central venous catheter-related infections in hematology and oncology: guidelines of the Infectious Diseases Working Party (AGIHO) of the German Society of Hematology and Oncology (DGHO). *Ann Hematol.* 2008;87:863–876.

15. O'Grady NP, Alexander M, Dellinger EP, et al. Guidelines for the prevention of intravascular catheter-related infections. *Infect Control Hosp Epidemiol.* 2002;23:759–769.

16. Raad II, Hanna HA, Boktour M, et al. Management of central venous catheters in patients with cancer and candidemia. *Clin Infect Dis.* 2004;38:1119–1127.

17. Abdelkefi A, Achour W, Ben Othman T, et al. Difference in time to positivity is useful for the diagnosis of catheter-related bloodstream infection in hematopoietic stem cell transplant recipients. *Bone Marrow Transplant.* 2005;35:397–401.

18. Dobbins BM, Kite P, Catton JA, et al. In situ endoluminal brushing: a safe technique for the diagnosis of catheter-related bloodstream infection. *J Hosp Infect.* 2004;58:233–237.

19. Brun-Buisson C, Abrouk F, Legrand P, et al. Diagnosis of central venous catheter-related sepsis: critical level of quantitative tip cultures. *Arch Intern Med.* 1987;147:873–877.

19a. Simon A, Ammann RA, Wiszniewsky G, et al. Taurolidine-citrate lock solution (TauroLock) significantly reduces CVAD-associated grampositive infections in pediatric cancer patients. *BMC Infect Dis.* 2008;8:102.

20. Coopersmith CM, Rebmann TL, Zack JE, et al. Effect of an education program on decreasing catheter-related bloodstream infections in the surgical intensive care unit. *Crit Care Med.* 2002;30:59–64.

21. Berenholtz SM, Pronovost PJ, Lipsett PA, et al. Eliminating catheter-related bloodstream infections in the intensive care unit. *Crit Care Med.* 2004;32:2014–2020.

22. Tietz A, Frei R, Dangel M, et al. Octenidine hydrochloride for the care of central venous catheter insertion sites in severely immunocompromised patients. *Infect Control Hosp Epidemiol.* 2005;26:703–707.

23. Gillies D, O'Riordan L, Carr D, et al. Gauze and transparent polyurethane dressings for central venous catheters. Review. *Cochrane Database Syst Rev.* 2003;(4) CD003827.

24. Brun-Buisson C, Doyon F, Sollet JP, et al. Prevention of intravascular catheter-related infection with newer chlorhexidine-silver sulfadiazine-coated catheters: a randomized controlled trial. *Intensive Care Med.* 2004;30:837–843.

支架在消化系统肿瘤姑息治疗中的应用

35

César V. Lopes, Júlio C. Pereira-Lima 和 Marc Giovannini

王晶桐 译校

在肿瘤治疗中，晚期胃肠道肿瘤往往由于直接阻塞或外在压迫而出现梗阻症状。内镜下放置支架，尤其是自膨式金属支架（self-expandable metal stents，SEMS），用于食管、胃十二指肠、胆管、结肠恶性梗阻，能使管腔恢复通畅并提高患者生活质量。缓解症状是多数消化道恶性狭窄和瘘的治疗目标。因此，对不适宜手术的患者支架是姑息治疗中公认的一线治疗方法[1-5]。

本章将介绍内镜下放置支架在消化道恶性梗阻的姑息性治疗中最重要的几个方面。

食管癌

食管癌是全球癌症相关性死亡的重要病因。尽管治疗方法不断改进，超过 50% 的食管癌患者在就诊时仍不可治愈，5 年生存率低于 10%[6]。

对于不可切除的食管癌，有大量的治疗方法可供选择，但从治疗成本、并发症、生活质量和生存期来看治疗效果并不优于支架。此外，有报道称一种装有 ^{125}I 粒子、可进行管腔内近距离放射治疗的新型支架已得到应用，与传统支架相比可

更长时间地缓解吞咽困难，同时改善患者生存率，治疗效果优于迄今为止治疗恶性吞咽困难的任何其他姑息治疗方法，使 SEMS 在此类病例治疗中的价值有所提升。

食管支架在所有患者中通常都能成功放置（图 35-1，彩图 35-1）。手术相关和危及生命的并发症极少见[4,10,1]。晚期并发症（即术后两周以后）的发生率在 14% ~ 64% 之间，无论是覆膜支架或裸支架，由于肿瘤过分生长和支架移位引起的梗阻尤其常见[4,10-12]。使用裸支架治疗的患者中因肿瘤过分生长导致的梗阻发生率高达 36%[10,13]，为了加以预防，覆膜支架似乎是食管晚期肿瘤患者的最佳选择。覆膜支架的脱落和移位发生率在 4.5% ~ 15% 之间[2,10,12]。总的来说，覆膜支架的再次介入治疗率低于裸支架。幸运的是，大多数并发症可在内镜下处理，通过插入第二个支架或重新放置移位的支架进行保守治疗。

支架并发症和梗阻程度有关。放置在食管近端三分之一的支架比远端的更危险。在 Verschuur 等的试验中[16]，SMES 有效缓解了 104 例上食管括约肌附近恶性狭窄患者的吞咽困难，尽管主要并发症（如吸入性肺炎、出血、瘘、穿孔）发生率为 21%，但未报道操作相关的死亡。在一项对比研究中，支架放置在食管近端三分之一的患者出血发生率为 14%，而远端无一例出血[12]。

自膨式金属支架可用于封堵食管瘘，为患者提供生存机会，尤其是重病的患者。57% ~ 89% 的患者食管瘘可完全愈合恢复[17,18]。

对于不能手术而接受放化疗的食管癌患者，放化疗前或后放置 SMES 的安全性目前仍存在争议。Sumiyoshi 等[19]评估了食管癌患者放化疗后

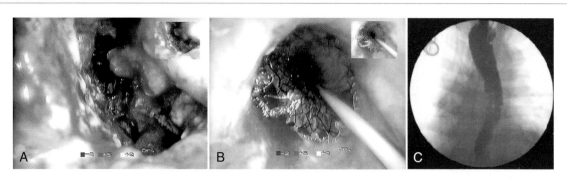

图 35-1　**A**，内镜下梗阻性食管腺癌；**B**，覆膜金属支架保证管腔通畅；**C**，透视图像显示造影剂顺利通过。

放置支架的发病率和死亡率，大多数肿瘤侵犯主动脉的患者死于大出血。相反，在 Raijman 等[20]的试验中，未进行化疗或放疗的患者并发症发生率仅为9.5%。矛盾的是，接受放疗、化疗或同时进行放化疗的患者中8%发生危及生命的并发症。另一项研究对比了116例接受和未接受放疗和化疗患者的并发症，早期和晚期并发症在接受放疗或化疗的患者中更多见（分别为23% *vs.* 3.3%，$P < 0.002$；21.6% *vs.* 5%，$P < 0.02$）[21]。为证实该结果，进行了一项200例患者随访的前瞻性研究，发现放疗后植入支架是安全的，放疗前植入也不是禁忌证。在接受放化疗的患者中，支架植入后的胸骨后疼痛的发生更频繁，鉴于患者生活质量受到了影响，这种疼痛需得到适当治疗。

胃出口梗阻

恶性胃出口梗阻（gastric outlet obstruction，GOO）患者通常发在晚期的胃、胰腺、壶腹部和胆管原发恶性肿瘤。进食后数小时呕吐未消化的胃内容物的病史和呕吐物中不含胆汁，是提示恶性胃出口梗阻的两条线索。

内镜下肠道支架植入术，除安全有效治疗胃出口梗阻外，与姑息性十二指肠吻合术相比避免了剖腹手术引起的术后并发症，能立即恢复进食并缩短住院时间[24,25]。超过95%的患者能成功实施肠道支架植入术，且多数患者一生只需要一个支架就能保持进食（图 35-2，彩图 35-2）。危及生命的并发症极少见。16% ~ 32%的患者出现操作相关的或作为晚期并发症的支架梗阻和移位[2,4,24,26]。

恶性 GOO 患者常发生胆道梗阻，肠内支架植入后很难，甚至无法用内镜在主乳头内放置支架。因此，建议在十二指肠内支架植入术前预防性放置胆道金属支架。肠内支架植入术后出现胆道梗阻时，经皮或超声内镜引导下支架植入可进行胆汁引流[23,27]。

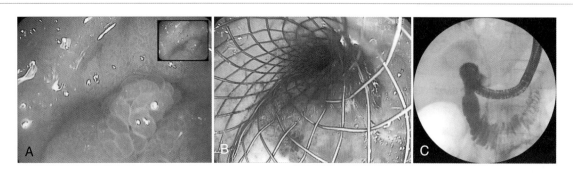

图 35-2　**A**，胰腺肿瘤使十二指肠闭塞；**B**，金属支架展开；**C**，透视下显示造影剂顺利通过。注意已置入的胆道金属支架。

恶性胆道梗阻

内镜直视下胆道支架植入术是不可切除恶性黄疸的首选治疗，与经皮穿刺方式相比应优先考虑，除非肝内胆管结构复杂或先前外科手术使十二指肠镜不能到达乳头处，或医院内有专业的介入放射学家而没有内镜专家[5,28]。金属或塑料支架可用于内镜下处理胆管近端或远端恶性狭窄，当使用十二指肠镜很难接近乳头时，也同样适用于超声内镜引导下进入胆管引流。这些患者的处理将在下面段落讨论。

远端胆道梗阻

在一项群体研究中评估了 32 348 例胰腺癌患者，伴有恶性远端梗阻的患者中低于 15% 可进行根治性手术。

内镜逆行胰胆管造影术（Endoscopic retrograde cholangiopancreatography，ERCP）联合支架放置术对于 75% 恶性远端胆管梗阻的患者是首选治疗。在一个涉及 1454 例、21 个试验的 Cochrane 系统评价中，内镜直视下塑料内支架植入术与旁路手术相比并发症较少，30 天死亡率下降。然而，内镜直视下支架植入术再次胆道梗阻风险较高[5]。支架阻塞可通过替换塑料支架或 SMES 解决。在随机对照试验中，SMES 嵌入后可达 30F 直径，与10F/11.5F 的塑料支架相比能保持更长的开放时间，保证了较少的再介入和较高的生活质量（图35-3，彩图 35-3）[5,28]。

患者选择金属还是塑料支架应取决于生存期短相关的预后因素［如肝转移、肿瘤直径大于3cm、贫血、疼痛、癌胚抗原（CEA）/ 癌抗原（CA19-9）水平]。一般情况下，生存预期少于 4个月的患者植入塑料支架，预后较好的患者则植入金属支架。

胆道支架植入术后早期并发症可能与 ERCP或支架植入有关。胰腺炎、括约肌切开相关的出血或穿孔发生率高达 7%，与胆道插管困难、乳头括约肌预切开术、插管前括约肌切开术、先前的胆管炎以及凝血障碍有关[30,31]。

塑料胆道支架的远期并发症主要是阻塞和移位，阻塞的原因是胆道泥沙样沉积物。塑料支架通常维持 3 ～ 4 个月[32]。相反，金属支架在保持通畅和患者生活质量上优于塑料支架[5]，同时临床实践表明金属支架能增加生存时间[33,34]。20%的患者出现裸金属支架的阻塞和反复黄疸，通常是由于肿瘤过度生长引起，极少由于泥沙样沉积和移位造成，一般在植入后 5 ～ 9 个月内发生。为了解决这些问题同时恢复支架通畅，已应用了热探针组织消融、应用网篮和球囊进行机械清理及植入新支架等技术。穿过阻塞的金属支架植入塑料支架是恢复通畅最简单、最具成本效益的方法[35,39]。覆膜金属支架也可能由于肿瘤过分生长、上皮增生、泥沙阻塞或支架移位而植入失效。为了解决这些并发症，也可应用与裸金属支架相同的方法。

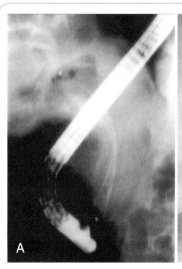
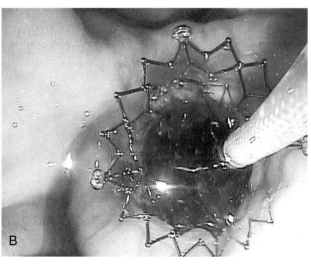

图 35-3　A，胰腺癌患者胆管中插入金属支架；B，十二指肠直视下金属支架。

塑料或覆膜金属支架可因堵塞胆囊管引起胆囊炎。在阻塞的 SEMS 内植入塑料支架后可引起胆管炎。胆管覆膜金属支架也可能由于胰腺导管的阻塞出现胰腺炎。覆膜支架能够将肿瘤的过分生长问题最小化，与裸金属支架相比在中期有较高的通畅性；但更易发生早期并发症，尤其是胆囊炎和胰腺炎 [37,39]。这些患者预期生存期有限，因此并发症越少、院外时间越多越好。肝门肿瘤不应植入覆膜支架，因为小的肝内胆管会阻塞。只有在已行胆囊切除术和恶性低位胆管梗阻的患者中覆膜支架才是首选。

近端胆道梗阻

恶性近端胆道梗阻通常由肝门肿瘤引起。原发性肝门肿瘤较胰腺癌预后较好，然而大多肿瘤因血管侵犯、肝内转移或通过胆道播散是不可切除的 [27,28]。

对于远端恶性胆管梗阻的引流，经内镜毫无疑问比经皮插管更加安全有效。然而在近端恶性胆管狭窄中，经皮和内镜孰优孰劣需要慎重决定。在临床实践中，患者是否使用内镜或 X 线下胆道支架引流取决于患者的选择和医师的专长。在 SMES 出现之前，两项随机试验证实经乳头植入塑料支架更安全有效 [40,41]。在一项回顾性研究中，经皮植入比内镜下支架植入术成功率更高（92%

vs. 77%），安全性大致相同 [40]。内镜下支架植入术通常建议用于 Bismuth Ⅱ/Ⅲ型肝门部胆管癌（图 35-4），Ⅲ/Ⅳ型病变建议用经皮支架植入术（由磁共振胰胆管成像决定）。不幸的是，两种方法皆不理想，高达 10% 的病例需要再次介入 [41]。

在试验中，引入一个支架（只引流一个肝叶）或两个支架（引流两个肝叶）临床结果相同 [42]。另外，放置两个支架早期并发症风险较高且操作时间较长 [43]。一些作者 [43,44] 提倡根据磁共振胰胆管成像结果在主导管上放置一个支架进行选择性引流。另一方面，De Palma 等 [45] 证实用单个支架引流一条通过导丝最容易到达的胆管可产生相同的临床效果。事实上，鉴于 25% 的引流量就足以保持肝功正常，引流左右肝叶的临床益处是相似的 [46]。

肝门部癌症支架植入的一个基本目标是引流胆管。胆管显影但无法引流情况常见，并与高死亡率相关 [47]。

超声内镜引导下的肝管胃吻合术引流胆汁

ERCP 是恶性黄疸胆道减压的首选操作，在学术性研究中心成功率高达 90% [28]。但在某些情况下，手术改道、解剖变异、壶腹周围憩室或者肿瘤侵犯导致内镜无法到达胆管。此时，经皮肝穿刺胆管引流术（percutaneous transhepatic biliary

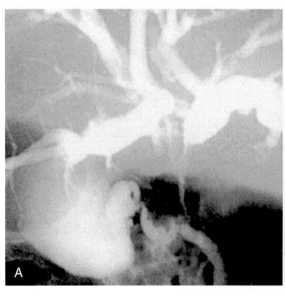
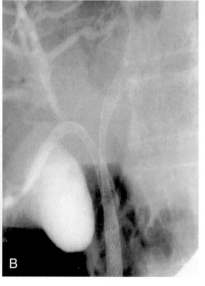

图 35-4　A，Bismuth Ⅲ 型胆管癌；B，双侧金属支架。

drainage，PTBD）是大多数机构的标准方法[48]。并发症的发生率为 10% ～ 30%，包括胆管炎、胆漏、出血、穿孔、腹膜炎和支架闭塞[27]。

为了克服体外胆汁引流的缺陷，超声内镜引导下肝管胃吻合术被推荐作为替代治疗。在无腹水或凝血功能障碍时，这是一个很好的选择，因为超声内镜提供的肝左叶成像好，可经胃到达扩张的左侧胆管系统，形成至胃内的胆管内引流（图 35-5，彩图 35-5）。迄今为止，此项操作的临床成功率报道为 75% ～ 100%。并发症包括支架移位、胆漏和胆管炎[48,49]。

为了找到 ERCP 治疗失败后处理恶性胆道梗阻的最佳治疗方案，需要进行更多临床试验来比较超声内镜引导下肝管胃吻合术和 PTBD[48]的疗效。

结肠梗阻

结肠癌是世界范围内最常见的肿瘤之一。恶性大肠梗阻的患者通常为晚期疾病，手术减压不是明智之举。为了缓解大肠梗阻而接受姑息治疗的患者手术死亡率可超过 10%[50]。此外，结肠造口术大大恶化了这些患者的生活质量。另一方面，结肠支架能够结肠减压和促进结肠运输的恢复（图 35-6，彩图 35-6）。SEMS 适用于缓解不适宜手术的恶性大肠癌梗阻和术前处理。

Sebastian 等[3] 分析了 54 项报道支架使用的研究，共涉及 1198 例患者。这项技术的成功率高达 94%。主要的早期并发症包括移位（11.8%）、梗阻（7.3%）和穿孔（3.8%）。总的来说，晚期并发症发生率为 27%，大多无生命威胁，通过重新放置支架即可轻松处理[4,51,52]。少数随机试验比较了结肠 SEMS 和手术治疗。报道显示，尽管 SEMS 不能够增加生存时间，但却有并发症少、住院日期短、花费低及生活质量高的优点[53-55]。

急性大肠恶性梗阻患者通常伴有结肠扩张和肠道无准备的情况，手术风险高[52]。SEMS 是一种微创和成本效益好的方法，放置支架后可进行择期Ⅰ期确定性手术，未放置支架而暂时结肠造瘘的患者未必使用。暂时的结肠造瘘和Ⅱ期手术切除都是需要的。支架植入术并发症较少且住院时间较短[3,56]。

恶性结肠梗阻也可源于肠外肿瘤引起的外

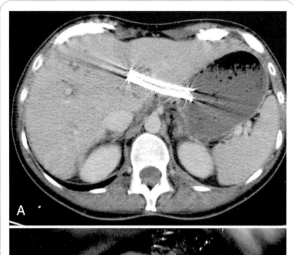
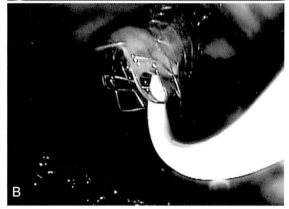

图 35-5　十二指肠恶性狭窄伴发左侧胆管树扩张。**A**，断层影像显示超声内镜引导下的肝管胃吻合术后一个经胃的金属支架；**B**，内镜图像示经胃的金属支架。

压或管腔侵犯。在这种情况下，姑息性手术有显著的发病率[57,58]，选择微创方法是可取的。结肠外肿瘤尚无有效的治疗方法，结肠支架可能是治疗外压性肠梗阻合理的替代治疗，可避免结肠造瘘。在 Keswani 等[58] 的一项研究中，与结肠癌引起的梗阻治疗相比，因恶性外来性压迫引起的结肠梗阻放置支架成功率较低（20% vs. 94%，P < 0.0001），并发症发病率较高（33% vs. 9%，P = 0.046）。此外，在一项 36 例患者的研究中，大多数有腹膜转移的患者支架置入成功率是 87%，包括支架梗阻和移位的并发症发生率为 38.6%[59]。在另一项涉及 36 例接受 SEMS 的结肠梗阻患者的研究中，9 例有肠外肿瘤和腹膜转移癌，与无恶性腹水的病例相比，置入支架后的并发症并无显著性差异（22% vs. 44%，P = 0.430）[4]。此项方法还在不断发展，应进行临床试验证实内镜下支架置入术对不适于肿瘤细胞减灭术和腹腔灌注热化疗的

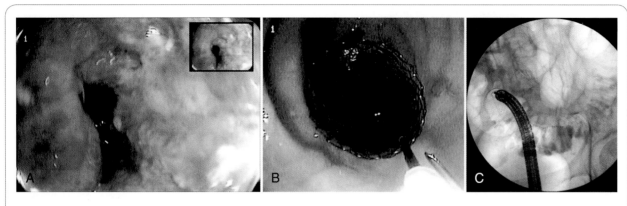

图 35-6　**A**，乙状结肠恶性狭窄；**B**，金属支架展开；**C**，透视影像确定管腔通畅。

特殊患者群体的价值[60,61]。

结论

对于不宜手术的恶性晚期胃肠癌患者，内镜下支架植入术是缓解症状和恢复肠腔通畅的重要手段。支架通常可成功放置于患者体内，操作相关的和危及生命的并发症极少见。晚期并发症可能发生，尤其是支架阻塞和移位，但都可保守处理。对于晚期胃肠道癌，内镜下支架植入术与姑息性手术干预相比并发症少，住院日期短，花费低，生活质量较好。

参考文献

1. Xinopoulos D, Dimitroulopoulos D, Moschandrea I, et al. Natural course of inoperable esophageal cancer treated with metallic expandable stents: quality of life and cost-effectiveness analysis. *J Gastroenterol Hepatol.* 2004;19:1397–1402.

2. Kim JH, Song HY, Shin JH, et al. Metallic stent placement in the palliative treatment of malignant gastroduodenal obstructions: prospective evaluation of results and factors influencing outcome in 213 patients. *Gastrointest Endosc.* 2007;66:256–264.

3. Sebastian S, Johnston S, Geoghegan T, et al. Pooled analysis of the efficacy and safety of self-expanding metal stenting in malignant colorectal obstruction. *Am J Gastroenterol.* 2004;99:2051–2057.

4. Lopes CV, Pesenti C, Bories E, et al. Self-expandable metallic stents for palliative treatment of digestive cancer. *J Clin Gastroenterol.* 2008;42:991–996.

5. Moss AC, Morris E, MacMathuna P. Palliative biliary stents for obstructing pancreatic carcinoma. *Cochrane Database Syst Rev.* 2006;(19): CD004200.

6. Stein HJ, Siewert JR. Improved prognosis of resected esophageal cancer. *World J Surg.* 2004;28:520–525.

7. Wenger U, Johnsson E, Bergquist H, et al. Health economic evaluation of stent or endoluminal brachytherapy as a palliative strategy in patients with incurable cancer of the oesophagus or gastro-oesophageal junction: results of a randomized clinical trial. *Eur J Gastroenterol Hepatol.* 2005;17:1369–1377.

8. Eroglu A, Turkyilmaz A, Subasi M, et al. The use of self-expandable metallic stents for palliative treatment of inoperable esophageal cancer. *Dis Esophagus.* 2010;23:64–70.

9. Guo JH, Teng GJ, Zhu GY, et al. Self-expandable esophageal stent loaded with ¹²⁵I seeds: initial experience in patients with advanced esophageal cancer. *Radiology.* 2008;247:574–581.

10. Homann N, Noftz MR, Klingenberg-Noftz RD, et al. Delayed complications after placement of self-expanding stents in malignant esophageal obstruction: treatment strategies and survival rate. *Dig Dis Sci.* 2008;53:334–340.

11. White RE, Parker RK, Fitzwater JW, et al. Stents as sole therapy for oesophageal cancer: a prospective analysis of outcomes after placement. *Lancet Oncol.* 2009;10:240–246.

12. Wang MQ, Sze DY, Wang ZP, et al. Delayed complications after esophageal stent placement for treatment of malignant esophageal obstructions and esophagorespiratory fistulas. *J Vasc Interv Radiol.* 2001;12:465–474.

13. Acunas B, Rozanes I, Akpinar S, et al. Palliation of malignant esophageal strictures with self-expanding nitinol stents: drawbacks and complications. *Radiology.* 1996;199:648–652.

14. Vakil N, Morris AI, Marcon N, et al. A prospective, randomized, controlled trial of covered expandable metal stents in the palliation of malignant esophageal obstruction at the gastroesophageal junction. *Am J Gastroenterol.* 2001;96:1791–1796.

15. Hills KS, Chopra KB, Pal A, et al. Self-expanding metal oesophageal endoprostheses, covered and uncovered: a review of 30 cases. *Eur J Gastroenterol Hepatol.* 1998;10:371–374.

16. Verschuur EM, Kuipers EJ, Siersema PD. Esophageal stents for malignant strictures close to the upper esophageal sphincter. *Gastrointest Endosc.* 2007;66:1082–1090.

17. Johnsson E, Lundell L, Liedman B. Sealing of esophageal perforation or ruptures with expandable metallic stents: a prospective controlled study on treatment efficacy and limitations. *Dis Esophagus.* 2005;18:262–266.

18. Ross WA, Lee JH. Endoscopic approach to tracheoesophageal fistulas in adults. *Tech Gastrointest Endosc.* 2008;10:155–163.

19. Sumiyoshi T, Gotoda T, Muro K, et al. Morbidity and mortality after self-expandable metallic stent placement in patients with progressive or recurrent esophageal cancer after chemoradiotherapy. *Gastrointest Endosc.* 2003;57:882–885.

20. Raijman I, Siddique I, Lynch P. Does chemoradiation therapy increase the incidence of complications with self-expanding coated stents in the management of malignant esophageal strictures? *Am J Gastroenterol.* 1997;92:2192–2196.

21. Lecleire S, Di Fiore F, Ben-Soussan E, et al. Prior chemoradiotherapy is associated with a higher life-threatening complication rate after palliative insertion of metal stents in patients with oesophageal cancer. *Aliment Pharmacol Ther.* 2006;23:1693–1702.

22. Homs MY, Hansen BE, van Blankenstein M, et al. Prior radiation and/or chemotherapy has no effect on the outcome of metal stent placement for esophagogastric carcinoma. *Eur J Gastroenterol Hepatol.* 2004;16:163–170.

23. Adler DG, Merwat SN. Endoscopic approaches for palliation of luminal gastrointestinal obstruction. *Gastroenterol Clin North Am.* 2006;35:65–82.

24. Jeurnink SM, Steyerberg EW, Hof G, et al. Gastrojejunostomy versus stent placement in patients with malignant gastric outlet obstruction:

a comparison in 95 patients. *J Surg Oncol.* 2007;96:389–396.

25. Espinel J, Sanz O, Vivas S, et al. Malignant gastrointestinal obstruction: endoscopic stenting versus surgical palliation. *Surg Endosc.* 2006;20:1083–1087.

26. Kim GH, Kang DH, Lee DH, et al. Which types of stent, uncovered or covered, should be used in gastric outlet obstructions? *Scand J Gastroenterol.* 2004;39:1010–1014.

27. van Delden OM, Lameris JS. Percutaneous drainage and stenting for palliation of malignant bile duct obstruction. *Eur Radiol.* 2008;18:448–456.

28. Jakobs R, Weickert U, Hartmann D, et al. Interventional endoscopy for benign and malignant bile duct strictures. *Z Gastroenterol.* 2005;43:295–303.

29. Shaib Y, Davila J, Naumann C, et al. The impact of curative intent surgery on the survival of pancreatic cancer patients: a U.S. Population-based study. *Am J Gastroenterol.* 2007;102:1377–1382.

30. Ryan ME. ERCP complication rates: how low can we go? *Gastrointest Endosc.* 2009;70:89–91.

31. Cotton PB, Garrow DA, Gallagher J, et al. Risk factors for complications after ERCP: a multivariate analysis of 11,497 procedures over 12 years. *Gastrointest Endosc.* 2009;70:80–88.

32. Pereira-Lima JC, Jakobs R, Maier M, et al. Endoscopic biliary stenting for the palliation of pancreatic cancer: results, survival predictive factors, and comparison of 10-French with 11.5-French gauge stents. *Am J Gastroenterol.* 1996;91:2179–2184.

33. Weber A, Mittermeyer T, Wagenpfeil S, et al. Self-expanding metal stents versus polyethylene stents for palliative treatment in patients with advanced pancreatic cancer. *Pancreas.* 2009;38:7–12.

34. Schmassmann A, von Gunten E, Knuchel J, et al. Wallstents versus plastic stents in malignant biliary obstruction: effects of stent patency of the first and second stent on patient compliance and survival. *Am J Gastroenterol.* 1996;91:654–659.

35. Carr-Locke DL. Metal stents for distal biliary malignancy: have we got you covered? *Gastrointest Endosc.* 2005;61:534–536.

36. Rogart JN, Boghos A, Rossi F, et al. Analysis of endoscopic management of occluded metal biliary stents at a single tertiary care center. *Gastrointest Endosc.* 2008;68:676–682.

37. Yoon WJ, Lee JK, Lee KH, et al. A comparison of covered and uncovered wallstents for the management of distal malignant biliary obstruction. *Gastrointest Endosc.* 2006;63:996–1000.

38. Bueno JT, Gerdes H, Kurtz RC. Endoscopic management of occluded biliary wallstents: a comparison in 95 patients. *Gastrointest Endosc.* 2003;58:879–884.

39. Isayama H, Komatsu Y, Tsujino T, et al. A prospective randomised study of covered versus uncovered diamond stents for the management of distal malignant biliary obstruction. *Gut.* 2004;53:729–734.

40. Paik WH, Park YS, Hwang JH, et al. Palliative treatment with self-expandable metallic stents in patients with advanced type III or IV hilar cholangiocarcinoma: a percutaneous versus endoscopic approach. *Gastrointest Endosc.* 2009;69:55–62.

41. Geller A. Klatskin tumor—palliative therapy: the jury is still out or may be not yet in. *Gastrointest Endosc.* 2009;69:63–65.

42. De Palma GD, Galloro G, Siciliano S, et al. Unilateral versus bilateral endoscopic hepatic duct drainage in patients with malignant hilar biliary obstruction: results of a prospective, randomized, and controlled study. *Gastrointest Endosc.* 2001;53:681–684.

43. Freeman ML, Overby C. Selective MRCP and CT-target drainage of malignant hilar biliary obstruction with self-expanding metallic stents. *Gastrointest Endosc.* 2003;58:41–49.

44. Hintze RE, Abou-Rebyeh H, Adler A, et al. Magnetic resonance cholangiopancreaticography-guided unilateral endoscopic stent placement for Klatskin tumors. *Gastrointest Endosc.* 2001;53:40–46.

45. De Palma GD, Pezzullo A, Rega M, et al. Unilateral placement of metallic stents for malignant hilar obstruction: a prospective study. *Gastrointest Endosc.* 2003;58:50–53.

46. Polydorou AA, Chisholm EM, Romanos AA, et al. A comparison of right versus left hepatic duct endoprosthesis insertion in malignant hilar biliary obstruction. *Endoscopy.* 1989;21:266–271.

47. Chang WH, Kortan P, Haber GB. Outcomes in patients with bifurcation tumors who undergo unilateral versus bilateral hepatic duct drainage. *Gastrointest Endosc.* 1998;47:354–362.

48. Savides TJ, Varadarajulu S, Palazzo L. EUS 2008 Working Group document: evaluation of EUS-guided hepaticogastrostomy. *Gastrointest Endosc.* 2009;69(2 suppl):S3–S7.

49. Bories E, Pesenti C, Caillol F, et al. Transgastric endoscopic ultrasonography-guided biliary drainage: results of a pilot study. *Endoscopy.* 2007;39:287–291.

50. Deans GT, Krukowski ZH, Irwin ST. Malignant obstruction of the left colon. *Br J Surg.* 1994;81:1270–1276.

51. Law WL, Choi HK, Lee YM, et al. Palliation for advanced malignant colorectal obstruction by self-expanding metallic stents: prospective evaluation of outcomes. *Dis Colon Rectum.* 2004;47:39–43.

52. Regimbeau JM, Yzet T, Brazier F, et al. Self expanding metallic stent in the management of malignant colonic obstruction. *Ann Chir.* 2004;129:203–210.

53. Carne PW, Frye JN, Robertson GM, et al. Stents or open operation for palliation of colorectal cancer: a retrospective, cohort study of perioperative outcome and long-term survival. *Dis Colon Rectum.* 2004;47:1455–1461.

54. Xinopoulos D, Dimitroulopoulos D, Theodosopoulos T, et al. Stenting or stoma creation for patients with inoperable malignant colonic obstructions? Results of a study and cost-effectiveness analysis. *Surg Endosc.* 2004;18:421–426.

55. Tilney HS, Lovegrove RE, Purkayastha S, et al. Comparison of colonic stenting and open surgery for malignant large bowel obstruction. *Surg Endosc.* 2007;21:225–233.

56. Khot UP, Lang AW, Murali K, et al. Systematic review of the efficacy and safety of colorectal stents. *Br J Surg.* 2002;89:1096–1102.

57. Bedirli A, Mentes BB, Onan A, et al. Colorectal intervention as part of surgery for patients with gynaecological malignancy. *Colorectal Dis.* 2005;7:228–231.

58. Keswani RN, Azar RR, Edmundowicz SA, et al. Stenting for malignant colonic obstruction: a comparison of efficacy and complications in colonic versus extracolonic malignancy. *Gastrointest Endosc.* 2009;69(3 suppl):675–680.

59. Shin SJ, Kim TI, Kim BC, et al. Clinical application of self-expandable metallic stent for treatment of colorectal obstruction caused by extrinsic invasive tumors. *Dis Colon Rectum.* 2008;51:578–583.

60. Koppe MJ, Boerman OC, Oyen WJ, et al. Peritoneal carcinomatosis of colorectal origin: incidence and current treatment strategies. *Ann Surg.* 2006;243:212–222.

61. Elias D, Raynard B, Farkhondeh F, et al. Peritoneal carcinomatosis of colorectal origin: long-term results of intraperitoneal chemohyperthermia with oxaliplatin following complete cytoreductive surgery. *Gastroenterol Clin Biol.* 2006;30:1200–1204.

36 介入治疗方法在肿瘤支持治疗中的应用

Abraham Levitin, Matthew Tam, Karunakaravel Karuppasamy 和 Raghid Kikano

陈春林 译校

胸部
咯血
上腔静脉综合征
肺癌
气道梗阻
胸膜疾病
腹水
肝胆肿瘤
细胞减灭术
梗阻
胰腺癌疼痛
肠内置管治疗胃肠道梗阻和营养不良
胃肠道梗阻：肠内支架放置
肾积水
泌尿生殖系出血
骨转移

介入放射学在癌症患者的支持及姑息性治疗方面起着越来越大的作用。其手术的范围从放置导管解除梗阻系统，到直接参与局部或区域肿瘤破坏。其主要目标是缓解症状，在许多情况下是为了提高生存质量。本章节将重点介绍介入放射学在缓解症状及改善生活质量方面的作用。本章由不同脏器系统及与其相关的癌症相关症状组成，包括讨论用于缓解症状的血管及非血管介入技术。

胸部

胸部的支持性介入治疗能够用于缓解重要的临床问题，如咯血、气道阻塞、上腔静脉综合征和复发性胸腔积液。肺癌的姑息性切除治疗也越来越有效。

咯血

大量咯血是一种危及生命的内科急症。尽管引起大量咯血的主要原因与肺部炎性疾病相关，但恶性肿瘤也可引起咯血。在 90% 的患者中，出血部位发生于支气管动脉。而选择性支气管动脉（通常起于胸主动脉降支近端）插管术可用栓塞微粒栓塞支气管动脉（图 36-1）。据报道，因原发性肺癌发生咯血行支气管动脉栓塞术的患者，在第 30 天出血完全停止的成功率为 62%，支气管动脉栓塞术明显减少了 79% 的咯血 [1]。

由于胸壁和食管分支血管的非目标栓塞所导致的栓塞术后短暂性胸痛和吞咽困难是支气管动脉栓塞术最常见的并发症。脊髓缺血是严重的并发症，据报道其发生于约 1% 的患者，且通过仔细操作是可以避免的 [2]。栓塞前增强 CT 检查及支气管镜检查对明确肺叶的出血部位是非常有帮助。

上腔静脉综合征

支架植入术治疗恶性上腔静脉（superior vena cava，SVC）梗阻能够迅速并明显改善患者的症状。恶性上腔静脉梗阻的临床表现为体位性剧烈头痛和呼吸困难、面部及上肢水肿和疼痛、意识改变、视物模糊、球后压力增高和侧胸壁静脉曲张等。这些症状可以迅速逆转。静脉梗阻可能是由于癌症的直接蔓延导致，但更主要是因为肿大的纵隔淋巴结压迫所致。

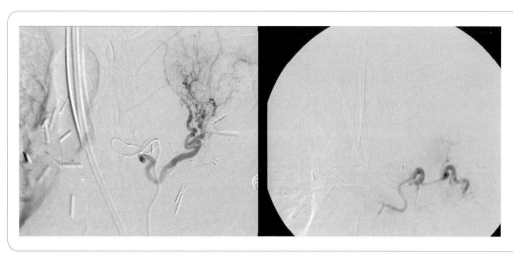

图 36-1 大咯血行支气管动脉栓塞术。该患者左上肺叶病变伴有大咯血。栓塞前与栓塞后的血管造影显示出血停止，栓塞成功。

当患者病情不严重时，标准化治疗包括放疗（radiotherapy，RT）、化疗，或两者联合治疗。而如果患者病情非常严重，不能等待及不能耐受标准化治疗，或放化疗后症状无缓解，支架是重要的首选治疗方法。上腔静脉梗阻时，可选颈静脉、股静脉或者上肢静脉作为穿刺点，通常在梗阻部位放置一种自膨式金属支架（图 36-2）。如果梗阻部位周围发现血栓形成，可通过机械性碎栓或灌注溶栓治疗。机械性血栓切除可减少血凝块负荷，从而使支架足够展开。同时合并脑转移瘤或咯血是灌注溶栓的相对禁忌证。在一篇报道中，52 例患者在 24～72 小时内症状缓解，而多数患者在 24 小时内缓解[3]。另外有报道称与操作技术相关的死亡率为 2%[4]。肺动脉栓塞、心脏压塞、上腔静脉或心脏破裂是与支架扩张或移位相关的严重并发症。

肺癌

肺癌疼痛通常是由于骨转移、Pancoast 瘤（肺上沟瘤）及胸壁受侵犯所致[5]。标准化治疗包括 RT 和综合治疗（combinedmodality therapy，CMT）。当这些治疗方法不能缓解症状时，可考虑骨肿瘤栓塞术或图像引导下肿瘤消融术等治疗方法。改进技术的图像引导下肿瘤消融术的应用，已成为肾细胞癌、原发性和转移性肺部病变、肝和骨肿瘤病变的标准化治疗的一部分。

图像引导下的消融术包括射频消融术（radio-

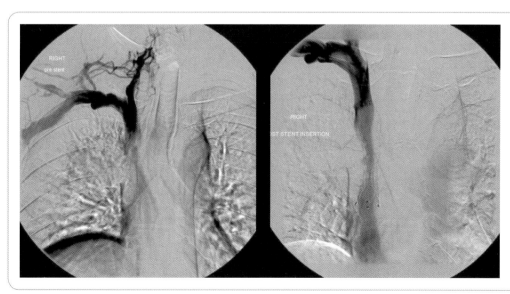

图 36-2 上腔静脉（SVC）支架植入前后血管造影像。患者表现为 SVC 梗阻的症状和体征，SVC 支架可快速缓解症状。

frequency ablation，RFA）、冷冻消融术，微波消融术、聚焦超声消融术及激光消融术。RFA 姑息性治疗肺部病变是十分有效的，尤其是在患者肺储备功能差的情况下。已经证实，对于不宜手术的晚期肺癌患者，RFA 能够缓解疼痛和改善其生活质量[6]。Greico 等在 RFA 前 90 天内接受 RT 的患者中，100% 的患者能作出反应，表明这两种治疗方法有协同作用[7]。与射频消融相关的主要并发症是气胸（12% 的患者需要放置胸腔引流管），部分可出现围术期疼痛[8]。

气道梗阻

气道梗阻的症状可表现为劳累、平躺或干咳后呼吸困难加剧。气道梗阻更严重时，可出现喘鸣。恶性肿瘤通过压迫气道或气道浸润引起气道病变。放射治疗可引起局部气道狭窄和气管支气管软化。

通过纤维支气管镜在气管和支气管处（最远到二级分支）植入支架。并发症包括支架移位、肿瘤在支架周围的生长、肉芽组织形成、黏液潴留、感染及出血等。金属支架越来越多地用于缓解不宜手术的恶性气道梗阻相关的症状。可回收性金属支架作为治疗恶性支气管狭窄的权宜方法，是安全和有效的，但需要进一步行 CMT 和 RT[9]。

胸膜疾病

胸腔积液发生在 50% 的转移性恶性肿瘤的患者中，其中乳腺癌或非小细胞肺癌最常见。胸腔积液治疗指南的第一步是胸腔穿刺。胸腔穿刺能改善患者症状或使得肺复张，积液复发时可能会引起胸膜粘连。持续／复发性恶性胸腔积液的治疗方法包括胸腔镜、胸腹腔分流术和放置 PleurX 导管[10]。

化学性胸膜固定术是针对复发性有症状的恶性胸腔积液的姑息性治疗方法。滑石粉是最为有效的药物。长期留置隧道式胸腔导管（PleurX、卡地纳健康、特温斯堡，俄亥俄州）是另一种有效的缓解恶性胸腔积液症状的替代治疗方案[11]。这是一种多侧孔隧道式引流管，可连续或间歇地引流，以满足门诊患者的需求。

腹水

恶性难治性腹水是晚期癌症的标志，预后较差。患者表现为腹围增大、腹痛、腹胀、早饱及呼吸功能不全等。除了未经治疗的卵巢癌，伴有恶性难治性腹水的癌症患者的中位生存期小于 6 个月；所有治疗是为了降低发病率和减少住院率[12]。多种治疗方法可供选择，包括使用利尿剂、腹腔穿刺、腹腔内化疗、热化疗、腹腔内生物制剂（如免疫调节剂和放射免疫治剂），腹腔内放射性同位素及手术分流[13]。穿刺是一种低风险的引流方法，通常可在患者床边进行。当存在复杂的包裹性积液或床边盲穿失败时，可行介入放射疗法（interventional radiology，IR）和图像引导下穿刺以诊断和治疗。在多数情况下，这些治疗方法能够立即缓解症状，但积液迅速回升可能需要反复穿刺[14]。为了尽量减少反复穿刺，可在图像引导下经皮放置多侧孔导管（PleurX，丹佛生物仪器有限公司）。清醒状态下的门诊患者在镇静后可在超声和透视引导下进行。这种有着聚酯套管的隧道式引流管，与隧道式中心静脉导管相似，可降低感染的风险[15]。引流管根据需求持续或间断的引流，从而不用反复穿刺，也降低了住院治疗的需要。

Rosenberg 等报道，与门诊患者需要频繁就医反复大量穿刺抽液相比，在单次就诊期间留置 PleurX 导管，能更有效地缓解症状，也有着更令人可以接受的并发症率。但 PleurX 导管阻塞时可能需要更换[16]。

肝胆肿瘤

对于原发性和继发性肝脏和胆囊肿瘤，介入放射学方法主要用于减瘤术或引流术，以减轻肿瘤压迫症状或缓解梗阻症状。最常见的症状包括：疼痛、疲劳、食欲不振、体重下降、黄疸和皮肤瘙痒。不宜手术及对 CMT 不敏感或者不能耐受时，建议行局部区域治疗以缓解局部症状（瘙痒、疼痛或黄疸）。这种方法联合药物用于治疗肝功能衰竭症状。肿瘤细胞减灭术的治疗方法包括图像引导下经皮穿刺热消融或化学消融术，经导管动脉化疗栓塞术（transarterial chemoembolization，TACE），经导管动脉栓塞术（TAE），选择性体

内 放 射 疗 法 （selective internal radiation therapy，SIRT）。胆道梗阻症状缓解的治疗方法包括经皮肝穿刺胆管引流术和胆道内支架植入术。最常见的肿瘤是肝细胞癌（hepatocellularcarcinoma，HCC），胆管癌（cholangiocarcinoma，CC），转移性结直肠癌（metastatic colorectal carcinoma，MCRC），转移性神经内分泌肿瘤（metastatic neuroendocrinetumor，mNET）和胰腺癌。

细胞减灭术

图像引导下消融术包括化学消融或热消融。两种方法（经皮）均是将细针或探头放置于病灶处。消融术可用于直径 3 ～ 5cm 大小的肿瘤[17]。虽然较大的肿瘤可以运用消融术治疗，但通常需要多个重叠消融技术。用这种技术不可能完全消除较大病灶肿瘤的靶向转移，但能够充分缓解症状。对于较大病灶，通常选用经动脉消融栓塞术或联合经皮及经动脉消融术。

经皮介入治疗包括经皮酒精注射（Percutaneous ethanol injection，PEI）、射频消融、冷冻消融、微波消融、激光消融等。通常情况下，RFA 是以肿瘤彻底坏死和根治性治疗为目的，同时也可用于缓解症状。在一项对比 PEI 与 RFA 研究 HCC 患者疗效的随机对照试验中发现，尽管 RFA 的轻微并发症的发生率略高，但比 PEI 更有效[18]。另一项试验表明，与 PEI 相比，RFA 更能提高 HCC 患者生存率（64% 和 54%），而不良反应率相似[19]。此外，在合并 HCC 和 mCRC 的患者中，RFA 的复发率比 PEI 低（2% 和 14%），并且能显著降低并发症的发生率（3% 和 41%）[20]。通常情况下，PEI 分多疗程完成，而 RFA 可在 1 个疗程完成。因为这些优点，RFA 是在美国最为盛行的消融术。

胆管癌通常位于肝门周围，消融术很少能起效（因为存在损伤胆管风险）；只有少数肝内胆管癌才可以行消融术治疗并获得预期的效果[21]。相比之下，对转移性神经内分泌肿瘤，射频消融是非常有用的。在一项大样本研究中显示 RFA 可使 95% 的患者至少有部分症状缓解[22]。

对于更广泛的巨大肝肿瘤，动脉灌注疗法可缓解其症状。这种治疗方法包括经肝动脉化疗栓塞术、bland 栓塞术或钇 90（y90）微球体选择性

体内放射疗法 / 放射性栓塞术。患者选择何种动脉灌注疗法是重要的，需要考虑肝储备功能、门静脉通畅性及解剖结构等因素。

TACE 适用于高分化血管瘤。TACE 包括联合 CMT（通常是顺铂、阿霉素、丝裂霉素 C）和乙碘油（碘化罂粟籽油）以及小的（通常为 300 ～ 500μm 大小）惰性栓塞微粒亚选择性经肝动脉栓塞。这种方法导致肿瘤内非常高浓度的 CMT（单独动脉灌注疗法的 10 ～ 25 倍），同时延长了 CMT 在肝转移瘤的停留时间，增加了 CMT 在肿瘤细胞的吸收，以及减少全身毒性作用并引起肿瘤缺血性坏死。在最近的一项有关 TACE 的随机队列调查试验中，Marelli 等报道，TACE 的总体客观反应率为 40%±20%，1 年、2 年、3 年生存率分别为 62%±20%，42%±17%，30%±15%，平均存活时间为 18±9 个月。一些研究表明，bland TAE 与 TACE 疗效相似[23]。

对于转移性神经内分泌瘤，TACE 和（或）TAE 在快速缓解肝转移、肿瘤压迫症状、激素分泌过多引起的症状方面的作用是非常明显的。mNET 经常导致"类癌综合征"，其中包括不同程度的腹泻、面部潮红 / 皮疹、高血压以及电解质紊乱。只有少数 mNET 患者适用于手术切除和（或）经皮消融治疗。TACE 或 TAE 在细胞减灭术，控制类癌综合征症状以及肿瘤扩大转移引起的疼痛症状方面是十分有效的，在多个病例研究中报道的平均有效率为 32% ～ 56%[24]。

药物洗脱球囊（DEBs）已成为治疗 HCC 和肝转移瘤的另一种化疗栓塞方法。这些球囊都装有化疗药物，如阿霉素和伊立替康。其主要优势在于肿瘤组织内药物水平更高和全身药物浓度较低，从而减少如骨髓抑制等全身不良反应。但对于这种技术，目前仅有有限的数据被公布。最近一项前瞻性随机试验中报道，与 TACE 相比，患者对 DEB 有更高的客观反应，尤其是更晚期转移性疾病的患者有着更高的应答率和更有效的总体疾病控制[25]。

多个临床试验证实，钇 90（Y90）微球体选择性体内放射性栓塞术能有效缓解原发性肝癌和肝转移瘤（主要是结直肠癌）患者的症状（图 36-3）。Okuda Ⅰ期 HCC 患者的生存时间在 21.6 个月至 24.4 个月，Okuda Ⅱ期患者的生存时间在 10 ～ 12.5 个月[26,27]。在转移瘤标准化治疗失败

（主要是大肠癌）的情况下，放射性栓塞术标准化的全身化疗导致 CRC 患者的中位生存时间为 457 天，mNET 患者的中位生存时间为 776 天[28]。

梗阻

大多数晚期胰腺癌和肝外胆管癌患者都有胆道梗阻症状。姑息性治疗的目的包括缓解黄疸、皮肤瘙痒以及胃肠道等症状，希望以此提高患者生活质量[29]。经皮肝穿刺胆管引流术适用于内镜治疗胆道梗阻失败或存在内镜治疗禁忌证，或肝内胆管梗阻不适于内镜减压术。通常情况下，初始治疗包括内镜下放置胆管引流管。但塑料导管通常堵塞率较高，每 2～3 个月需要更换一次。而且留置导管令患者觉得不舒服、不方便，也有可能导致复发性胆管炎。内置金属支架可以保持平均 6～7 个月的通畅期[30]，可优先考虑。对于复发性黄疸，10%～30% 的金属支架需要通过介入治疗再次植入[31]。

胰腺癌疼痛

约 75% 的患者诊断胰腺癌时伴有疼痛，晚期患者 90% 有疼痛[32]。由于症状的恶化，利用加大阿片类药物剂量的标准治疗方法[33]也增加了药物相关的不良反应和毒性。腹腔神经丛阻滞（neurolytic celiacplexus block，NCPB）已被广泛报道应用于胰腺癌疼痛治疗。NCPB 通过在图像引导下经皮放置细针，将 50% 乙醇注入腹腔神经丛区域，从而破坏感觉神经。Yan 等对多个随机对照试验做系统的回顾性 Meta 分析后认为，与标准的全身镇痛治疗相比，NCPB 能够改善疼痛控制，减少便秘以及阿片类麻醉药品的用量[32]。

肠内置管治疗胃肠道梗阻和营养不良

胃造瘘管（G）、胃空肠吻合管（GJ）、空肠造口管（J）适用于营养支持。当患者因肠道功能受损超过几个星期不能进食时，通过 G、GJ、J 管肠内营养优于长期经鼻胃管喂养。通过胃肠造口术实现肠道减压以减轻机械性肠梗阻症状。实现这种方法依赖于的潜在病理过程。G 管适用于不宜手术的恶性食道梗阻支架植入术失败后，或恶性肠梗阻减压。十二指肠癌时留置 GJ 管，既可以缓解胃扩张，又可以绕过十二指肠梗阻部位经空肠端行空肠肠内营养。胃大部切除术后可留置 J 管进行行肠内营养。

可在清醒镇静下经胃镜或 X 线透视放置 G 管和 GJ 管，而 J 管放置需要行手术贯通空肠至腹壁。如果空肠管脱落，或者功能异常，可在介入透视引导下替换，从而减少再次手术需要。

在一项有关 G 管放置的 meta 分析中，Wollman 等报道，经皮透视引导下胃造瘘术（percutaneousradiologic gastrostomy，PRG）植入

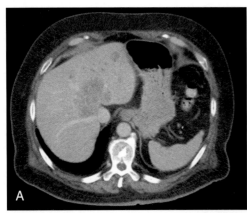
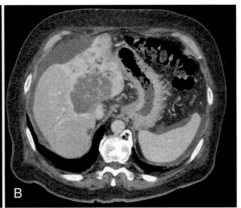

图 36-3　疗程相隔 6 周的全肝的钇 90（Y^{90}）放射栓塞术治疗不宜切除的中央部的肝胆管癌。治疗前 CT 检查提示肝脏中央部的低密度强化包块，另外在肝左叶一个低密度病灶提示梗阻造成的左肝胆管扩张。治疗后第 6 个月，复查 CT 提示包块坏死，左肝左叶萎缩和腹水形成，持续的左肝胆管扩张是明显的。

G 管的主要并发症和 30 天内与操作技术相关的死亡率均明显低于经皮胃镜下胃造瘘术（percutaneous endoscopic gastrostomy，PEG）或手术植入 G 管。PRG 出现伤口问题（如感染、败血症、裂开）的风险是 0.8%，而 PEG 高达 3.3%[34]。

幸运的是，与 PRG 或 PEG（不慎损害邻近结构，如结肠、肝和脾）过程相关的主要并发症是罕见的，且术后出现时间短暂。其他并发症包括置管部位疼痛、感染、渗漏、疝气、出血、溃烂、肿瘤扩散、胃出口梗阻、胃轻瘫、肠扭转、管子脱落、堵塞和吸入[35]。在最近的一次回顾性调查中报道，PEG（n = 30）和 PRG（n = 44）同样是安全的。尽管 PRG 组年龄较大，PEG 组明显费用贵于 PRG 组。PEG 组平均住院时间较长，医疗费用较高[36]。98 例选择其中 1 种治疗方式（PEG、PRG 或手术）治疗的儿童，回顾性分析结果提示，PRG 比 PEG 或手术更经济[37]。

胃肠道梗阻：肠内支架放置

内生食管肿瘤或通常由肺癌引起的食管外在压迫可导致吞咽困难和（或）气管食管瘘。少于 7% 的有症状的恶性食管梗阻患者在支架植入术后可存活超过 1 年。对于不宜手术的患者，支架植入术的主要作用是缓解吞咽困难和改善生活质量[38,39]。支架移位、肿瘤浸润生长以及反流是支架植入术成功后的常见并发症。支架可根据个体情况专门制定[40-42]。对于因摄入量减少，营养状况得不到改善，瘘口不愈合或在食管支架植入术后仍伴有吞咽困难的患者，可考虑经皮胃造瘘术。

目前恶性胃十二指肠梗阻的治疗方法包括搭桥手术和放置 GJ 管或 J 管。但一些研究表明，一种类似于食管支架的金属支架也有效。内镜医生和介入放射科医生可将这种支架植入体内。在一项 32 例系统性回顾研究分析中，Dormann 等报道 97% 支架植入术成功，约 90% 的患者症状可以缓解，并在第 4 天可以进食软食或普食。但与食管支架一样，支架移位和肿瘤浸润生长也可能发生[43]。

Jeurnink 等在他们的有关 GJ 管和支架植入的 44 例系统性回顾研究中报道，操作成功率（> 95%）和并发症发生率（< 20%）相似。支架能迅速改善临床症状并缩短住院时间，然而症状易反复出现。作者认为预期寿命相对短的患者，为了较长的生存期，支架应作为首选方案，并且保留 GJ 管[44]。

目前结肠内支架植入术的适应证包括作为架设到手术桥梁的临时支架以及缓解不宜手术的患者症状[45]。左半结肠支架植入术可不在内镜引导下进行。但更多的近端结肠病变需要在内镜引导下进行，可不需要 X 线透视辅助。Tilney 等对 10 项研究的荟萃分析中报道，恶性肠梗阻的支架植入术为结肠吻合口和造口术的紧急手术提供了一个很好的治疗方案。首次支架植入术成功率高（93%）且风险较低。支架植入术的并发症比手术少，且不会对患者的生存产生不利影响。同时也减少了结肠造口术的纵向需要[46]。

穿孔是支架植入术最可怕的并发症，在一个回顾性分析 27 项研究的综述中报道，发生在约 2.5% 的患者。其他并发症包括支架移位（4.4%）、疼痛和里急后重（2.2%），支架堵塞（< 1%）、直肠膀胱瘘（< 1%）[47]。与非覆膜金属支架相比，目前在理论上能延缓肿瘤浸润生长和支架堵塞的覆膜支架，是无效的，且更易出现并发症[48]。

肾积水

恶性尿路梗阻的患者表现为影像学检查偶然发现的肾积水，或出现肾功能不全、尿路感染、腰痛的症状。恶性单侧输尿管梗阻是由内在肿瘤如输尿管移行细胞癌、浸润性膀胱肿瘤，或外在肿瘤如妇科恶性肿瘤、结直肠癌、软组织肉瘤压迫输尿管引起。远端梗阻可由局部增大的膀胱、前列腺、宫颈或直肠癌导致。

尿液引流维持了肾功能，并且对抗感染。处理方案取决于梗阻程度及行尿流改道术的可能性。对于膀胱出口梗阻，介入放射科医生可以做一个影像引导耻骨上导管置入或双侧肾造瘘术用于持续引流。对于输尿管梗阻，膀胱镜插管放置输尿管支架通常是首选处理方案。浸润性巨大膀胱肿瘤或严重的输尿管狭窄，可能导致这种方法无法进行。通过介入放射学的经皮肾造瘘（PCN）是一种可供选择的治疗，并且是尿路感染的一线处理方案。PCN 也为随后输尿管狭窄扩张及支架放置提供了一种途径。然后可定期由泌尿科医生在膀胱镜指导下经尿道更换。

由于应激性小而膀胱或膀胱梗阻性肿瘤不能放置内置输尿管支架的患者，以及由于行膀胱切除术而无功能性分流袋或新膀胱，输尿管支架将需要持续的外通肾盂引流管，并需要每 2～3 个月更换一次，以防止结垢和堵管。同样需要定期更换的外通肾输尿管导管也是选择之一。

已行根治性膀胱切除术和回肠代膀胱术的患者可能发生反复的恶性或良性狭窄、慢性感染、结石形成。狭窄通常发生在远端输尿管，如果为良性，可能适于由介入医生通过经皮顺行经肾途径进行球囊输尿管成形术或连续导管扩张[49]。一组回肠袢狭窄需行手术修复[50]。带回肠导管和长期输尿管导管的患者应该将其更换为逆行气孔导管，并去除经皮导管。并且定期更换（通常为 2～3 个月），以防止结垢堵管。这是一种安全、有效的手术替代疗法[51]。

泌尿生殖系出血

继发于泌尿生殖系统恶性肿瘤的出血可能非常大量且危及生命。发病率及伴随升高的资源利用可能是由反复入院和输血导致的。肾癌通常采用根治性肾切除术或肾部分切除术等外科处理。若患者存在因为孤立肾、肾功能不全、多发性肿瘤等并发症而不宜行外科治疗，应考虑经皮消融或冷冻消融技术如射频消融技术等疗法[52]。周围病变和病变小于 4cm 者，最适于影像引导消融[53]。尽管射频消融已作为姑息治疗用于治疗顽固性血尿，栓塞疗法仍更常用于无法手术的肾癌。肾肿瘤的姑息性栓塞涉及在清醒镇静下经肾动脉超选择性注入乙醇或生物可降解颗粒。对于大部分由于肉眼血尿和腰痛需要输血患者[54]，该技术具有明显的益处，操作导致并发症的风险小于 5%[55]。虽然多数患者发生梗死后综合征，但通常是轻度和自限性的。术前栓塞在肾切除术中的辅助意义在医学文献中已成为一个具有争议的话题。在进行大量文献回顾后，Kalman 和 Vanhorst 得出结论，这项技术对于大的静脉侵袭瘤患者最有益；栓塞选择材料为乙醇，因为它会导致微血管阻塞和血管周围组织坏死，且栓塞距离肾切除术的最佳延迟期限是 1 天[56]。

来自盆腔泌尿生殖系统的肿瘤出血可行超选择性髂动脉栓塞成功治疗。Liguori 等报道行双侧选择性髂内动脉栓塞成功控制 36/44 例继发于晚期盆腔恶性肿瘤浸润膀胱导致的顽固性的出血。其中 5 例患者进行了第二次栓塞，2 例成功。该研究结论认为：由于可降低手术患者的成本，减少手术时间以及失血，双侧髂内动脉栓塞应考虑作为术前治疗的选择[57]。

骨转移

原发性或非骨性原发性骨转移在引起的恶性肿瘤症状方面，癌症是引起疼痛最常见的症状。患者表现为由不稳定性和病理性骨折导致的慢性疼痛和突发疼痛。根据功能障碍和病变部位和程度，患者应手术治疗。通过使用高剂量的阿片类药物，放疗和（或）化疗控制疼痛。相对于大部分抗癌治疗效果甚微，介入放射医生在利用影像学引导技术有效地控制疼痛和改善生活质量发挥了积极的作用。介入放射医师在进行术前栓塞，以利于手术矫正中也可起到重要作用。

经皮脊椎增强技术如椎体成形术和后凸成形术可用于治疗脊柱转移瘤。这些操作有时结合消融治疗共同使用。外周骨痛可利用热消融技术治疗，即射频和冷冻消融术，有时结合水泥注射（水泥成形术）共同使用，尤其是在负重的骨骼，如髋臼。

传统的椎体成形术涉及将大口径针经椎弓根打入椎体，以及直接透视引导下注射不透 X 线的水泥。应仔细操作以防止并发症，可能会出现水泥外渗进入椎管、硬膜外静脉丛或椎间盘。预计超过 70% 的椎体转移和多发性骨髓瘤患者经椎体成形术治疗后疼痛显著缓解[58,59]。在由 Gangi 等进行的一个大型回顾性研究中，83% 的脊柱肿瘤患者疼痛缓解；镇痛作用在术后 6～48 小时内产生[60]。

髋臼水泥成形以同样的方式进行；大口径针 CT 或 X 线透视引导下在转移中定位，透视下注入水泥之后进行消融，以避免漏入关节或软组织中。为更好地填充骨内转移腔放置额外的针有时是必要的[61]。

后凸成形术涉及将类似用于血管成形术的一个球囊装置置入被压缩的椎体成形术并加压使其制造出一个空腔。移除气囊后在透视引导下用不透 X 线的水泥填充此空腔。椎体成形术和后凸成形术在减轻疼痛和改善生活质量上是安全的，且同样有效的[62]。

经皮射频消融术能有效缓解软组织和溶骨性转移灶疼痛（图36-4）。2002年，Callstrom等报道利用射频消融治疗12例1～11cm大小单纯疼痛的溶骨性转移灶。放化疗未能减轻疼痛。治疗后4周内平均疼痛评分从6.5下降到1.8（满分10分），无并发症且降低了镇痛药的用量[63]。其他的一些研究报道中也描述了冷冻消融术在治疗原发性和转移性骨癌中的成功应用[64,65]。

许多骨转移病变，最常见于肾细胞癌和原发性骨肿瘤，血管丰富，可能会受益于术前或姑息性动脉栓塞。术前栓塞治疗可明显减少术中出血，缩小肿瘤体积，使切除更安全、简单，并更完整[66]。姑息性栓塞治疗已证明能有效控制疼痛[66]，缩小转移灶，以利于进行其他疗法，如放射性碘治疗、放射治疗及消融治疗。

总之，介入放射学在症状控制，提高生活质量，广泛潜在的破坏性肿瘤的癌症患者的生存中起着重要作用。

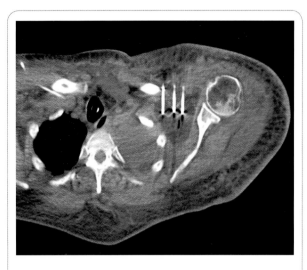

图36-4 左侧臂丛的冷冻消融术。由于复发性乳腺癌广泛浸润腋窝，患者有严重的左上肢疼痛。消融治疗后，患者的疼痛水平显著降低。CT检查提示在左侧腋窝下可见三根探针。探针周围的低密度区域，称为"冰球"或消融区。

参考文献

1. Park HS, Kim YI, Kim HY, et al. Bronchial artery and systemic artery embolization in the management of primary lung cancer patients with hemoptysis. *Cardiovasc Intervent Radiol.* 2007;30:638–643.
2. Yoon W, Kim JK, Kim YH, et al. Bronchial and non-bronchial systemic artery embolization for life-threatening hemoptysis: a comprehensive review. *Radiographics.* 2002;22:1395–1409.
3. Lanciego C, Chacon JL, Julian A, et al. Stenting as first option for endovascular treatment of malignant superior vena cava syndrome. *AJR Am J Roentgenol.* 2001;177:585–593.
4. Nguyen NP, Borok TL, Welsh J, et al. Safety and effectiveness of vascular endoprostheses for malignant superior vena cava syndrome. *Thorax.* 2009;64:174–178.
5. Watson PN, Evans RJ. Intractable pain with lung cancer. *Pain.* 1987;29:163–173.
6. Van Sonnenberg E, Shankar S, Morrison PR, et al. Radiofrequency ablation of thoracic lesions: part 2, initial clinical experience—technical and multidisciplinary considerations in 30 patients. *AJR Am J Roentgenol.* 2005;184:381–390.
7. Greico CA, Simon CJ, Mayo-Smith WW, et al. Percutaneous image-guided thermal ablation and radiation therapy: outcomes of combined treatment for 41 patients with inoperable stage I/II non-small-cell lung cancer. *J Vasc Interv Radiol.* 2006;17:1117–1124.
8. de Baere T, Palussiere J, Auperin A, et al. Midterm local efficacy and survival after radiofrequency ablation of lung tumors with minimum follow-up of 1 year: prospective evaluation. *Radiology.* 2006;240:587–596.

9. Kim JH, Shin JH, Song HY, et al. Palliative treatment of inoperable malignant tracheobronchial obstruction: temporary stenting combined with radiation therapy and/or chemotherapy. *AJR Am J Roentgenol.* 2009;193:W38–W42.
10. Antony VB, Loddenkemper R, Astoul P, et al. Management of malignant pleural effusions. *Eur Respir J.* 2001;18:402–419.
11. Courtney A, Nemcek Jr AA, Rosenberg S, et al. Prospective evaluation of the PleurX catheter when used to treat recurrent ascites associated with malignancy. *J Vasc Interv Radiol.* 2008;19:1723–1731.
12. Ayantunde AA, Parsons SL. Pattern and prognostic factors in patients with malignant ascites: a retrospective study. *Ann Oncol.* 2007;18:945–949. Epub 2007 Feb 13.
13. Adam RA, Adam YG. Malignant ascites: past, present, and future. *J Am Coll Surg.* 2004;198:999–1011.
14. Lee CW, Bociek G, Faught W. A survey of practice in management of malignant ascites. *J Pain Symptom Manage.* 1998;16:96–101.
15. Richard HM, Coldwell DM, Boyd-Kranis RL, et al. PleurX tunneled catheter in the management of malignant ascites. *J Vasc Interv Radiol.* 2001;12:373–375.
16. Rosenberg S, Courtney AL, Nemcek AA, et al. Comparison of percutaneous management techniques for recurrent malignant ascites. *J Vasc Interv Radiol.* 2004;15:1129–1131.
17. Cormier JN, Thomas KT, Chari RS, et al. Management of hepatocellular carcinoma. *J Gastrointest Surg.* 2006;10:761–780.
18. Livraghi T, Goldberg SN, Lazzaroni S, et al.

Small hepatocellular carcinoma: treatment with radio-frequency ablation versus ethanol injection. *Radiology.* 1999;210:655–661.
19. Shiina S, Teratani T, Obi S, et al. A randomized controlled trial of radiofrequency ablation with ethanol injection for small hepatocellular carcinoma. *Gastroenterology.* 2005;129:122–130.
20. Pearson AS, Izzo F, Fleming RY, et al. Intraoperative radiofrequency ablation or cryoablation for hepatic malignancies. *Am J Surg.* 1999;178:592–596.
21. Ustundag Y, Bayraktar Y. Cholangiocarcinoma: a compact review of the literature. *World J Gastroenterol.* 2008;14:6458–6466.
22. Gillams A, Cassoni A, Conway G, et al. Radiofrequency ablation of neuroendocrine liver metastases: the Middlesex experience. *Abdom Imaging.* 2005;30:435–441.
23. Marelli L, Stigliano R, Triantos C, et al. Transarterial therapy for hepatocellular carcinoma: which technique is more effective? A systematic review of cohort and randomized studies. *Cardiovasc Interv Radiol.* 2007;30:6–25.
24. Madoff DC, Gupta S, Ahrar K, et al. Update on the management of neuroendocrine hepatic metastases. *J Vasc Interv Radiol.* 2006;17:1235–1250.
25. Lammer J, Malagari K, Vogl T, et al. Prospective randomized study of doxorubicin-eluting-bead embolization in the treatment of hepatocellular carcinoma: results of the PRECISION V study. *Cardiovasc Interv Radiol.* 2010;33:41–52.
26. Salem R, Lewandowski RJ, Atassi B, et al. Treatment of unresectable hepatocellular carcinoma with use of 90Y microspheres (TheraSphere): safety, tumor response, and survival. *J Vasc Interv*

Radiol. 2005;16:1627–1639.

27. Carr BI. Hepatic arterial 90Yttrium glass microspheres (Therasphere) for unresectable hepatocellular carcinoma: interim safety and survival data on 65 patients. *Liver Transpl.* 2004;10:S107–S110.

28. Sato KT, Lewandowski RJ, Mulcathy MF, et al. Unresectable chemo-refractory liver metastases: radioembolization with 90Y microspheres—safety, efficacy, and survival. *Radiology.* 2008;247:507–515.

29. Nakakura EK, Warren RS. Palliative care for patients with advanced pancreatic and biliary cancers. *Surg Oncol.* 2007;16:293–297.

30. Garcea G, Ong SL, Dennison AR, et al. Palliation of malignant obstructive jaundice. *Dig Dis Sci.* 2009;54:1184–1198.

31. van Delden OM, Lameris JS. Percutaneous drainage and stenting for palliation of malignant bile duct obstruction. *Eur Radiol.* 2008;18:448–456.

32. Yan BM, Myers RP. Neurolytic celiac plexus block for pain control in unresectable pancreatic cancer. *Am J Gastroenterol.* 2007;102:430–438.

33. Carr DB, Goudas LC, Balk EM, et al. Evidence report on the treatment of pain in cancer patients. *J Natl Cancer Inst Monogr.* 2004;32:23–31.

34. Wollman B, D'Agostino HB, Walus-Wigle JR, et al. Radiologic, endoscopic, and surgical gastrostomy: an institutional evaluation and meta-analysis of the literature. *Radiology.* 1995;197:699–704.

35. Schrag SP, Sharma R, Jaik NP, et al. Complications related to percutaneous endoscopic gastrostomy (PEG) tubes: a comprehensive clinical review. *J Gastrointest Liver Dis.* 2007;16:407–418.

36. Galaski A, Peng WW, Ellis M, et al. Gastrostomy tube placement by radiological versus endoscopic methods in an acute care setting: a retrospective review of frequency, indications, complications and outcomes. *Can J Gastroenterol.* 2009;23:109–114.

37. Goretsky MF, Johnson N, Farrell M, et al. Alternative techniques of feeding gastrostomy in children: a critical analysis. *J Am Coll Surg.* 1996;182:233–240.

38. Johnson E, Enden T, Noreng HJ, et al. Survival and complications after insertion of self-expandable metal stents for malignant oesophageal stenosis. *Scand J Gastroenterol.* 2006;41:252–256.

39. Maroju NK, Anbalagan P, Kate V, et al. Improvement in dysphagia and quality of life with self-expanding metallic stents in malignant esophageal strictures. *Indian J Gastroenterol.* 2006;25:62–65.

40. Verschuur EM, Repici A, Kuipers EJ, et al. New design esophageal stents for the palliation of dysphagia from esophageal or gastric cardiac cancer: a randomized trial. *Am J Gastroenterol.* 2008;103:304–312. Epub 2007 Sep 25.

41. Vakil N, Morris AI, Marcon N, et al. A prospective, randomized, controlled trial of covered expandable metal stents in the palliation of malignant esophageal obstruction at the gastroesophageal junction. *Am J Gastroenterol.* 2001;96:1791–1796.

42. Laasch HU, Marriott A, Wilbraham L, et al. Effectiveness of open versus antireflux stents for palliation of distal esophageal carcinoma and prevention of symptomatic gastroesophageal reflux. *Radiology.* 2002;225:359–365.

43. Dormann A, Meisner S, Verin N, et al. Self-expanding metal stents for gastroduodenal malignancies: systematic review of their clinical effectiveness. *Endoscopy.* 2004;36:543–550.

44. Jeurnink SM, van Eijck CH, Steyerberg EW, et al. Stent versus gastrojejunostomy for the palliation of gastric outlet obstruction: a systematic review. *BMC Gastroenterol.* 2007;7:18.

45. Homs MY, Siersema PD. Stents in the GI tract. *Expert Rev Med Devices.* 2007;4:741–752.

46. Tilney HS, Lovegrove RE, Purkayastha S, et al. Comparison of colonic stenting and open surgery for malignant large bowel obstruction. *Surg Endosc.* 2007;21:225–233.

47. Dionigi G, Villa F, Rovera F, et al. Colonic stenting for malignant disease: review of literature. *Surg Oncol.* 2007;16(suppl 1):S153–S155. Epub 2007 Nov 26.

48. Lee KM, Shin SJ, Hwang JC, et al. Comparison of uncovered stent with covered stent for treatment of malignant colorectal obstruction. *Gastrointest Endosc.* 2007;66:931–936.

49. Martin EC, Fankuchen EI, Casarella WJ. Percutaneous dilatation of ureteroenteric strictures or occlusions in ileal conduits. *Urol Radiol.* 1982;4:19–21.

50. Hildell J. Balloon dilatation of stricture of the ileal loop after ileal conduit diversion. *AJR Am J Roentgenol.* 1987;149:993–994.

51. Tal R, Bachar GN, Baniel J, et al. External-internal nephro-uretero-ileal stents in patients with an ileal conduit: long-term results. *Urology.* 2004;63:438–441.

52. Uppot RN, Silverman SG, Zagoria RJ, et al. Imaging-guided percutaneous ablation of renal cell carcinoma: a primer of how we do it. *AJR Am J Roentgenol.* 2009;192:1558–1570.

53. Gervais DA, McGovern FJ, Arellano RS, et al. Radiofrequency ablation of renal cell carcinoma, part 1: indications, results, and role in patient management over a 6-year period and ablation of 100 tumors. *AJR Am J Roentgenol.* 2005;185:64–71.

54. Maxwell NJ, Saleem Amer N, Rogers E, et al. Renal artery embolisation in the palliative treatment of renal carcinoma. *Br J Radiol.* 2007;80:96–102.

55. Schwartz MJ, Smith EB, Trost DW, et al. Renal artery embolization: clinical indications and experience from over 100 cases. *BJU Int.* 2007;99:881–886.

56. Kalman D, Varenhorst E. The role of arterial embolization in renal cell carcinoma. *Scand J Urol Nephrol.* 1999;33:162–170.

57. Liguori G, Amodeo A, Mucelli FP, et al. Intractable haematuria: long-term results after selective embolization of the internal iliac arteries. *BJU Int.* 2010;106:500–503.

58. McDonald RJ, Trout AT, Gray LA, et al. Vertebroplasty in multiple myeloma: outcomes in a large patient series. *AJNR Am J Neuroradiol.* 2008;29:642–648.

59. Cortet B, Cotton A, Boutry N, et al. Percutaneous vertebroplasty in patients with osteolytic metastases or multiple myeloma. *Rev Rheum Engl Ed.* 1997;64:177–183.

60. Gangi A, Guth S, Imbert JP, et al. Percutaneous vertebroplasty: indications, technique, and results. *Radiographics.* 2003;23:e10.

61. Kelekis A, Lovblad KO, Mehdizade A, et al: Pelvic osteoplasty in osteolytic metastases: technical approach under fluoroscopic guidance and early clinical results. *J Vasc Interv Radiol* 2005;16:81–88.

62. Mathis JM. Percutaneous vertebroplasty or kyphoplasty: which one do I choose? *Skeletal Radiol.* 2006;35:629–631.

63. Callstrom MR, Charboneau JW, Goetz MP, et al. Painful metastases involving bone: feasibility of percutaneous CT- and US-guided radiofrequency ablation. *Radiology.* 2002;224:87–97.

64. Beland MD, Dupuy DE, Mayo-Smith WW. Percutaneous cryoablation of symptomatic extra abdominal metastatic disease: preliminary results. *AJR Am J Roentgenol.* 2005;184:926–930.

65. Callstrom MR, Atwell TD, Charboneau JW, et al. Painful metastases involving bone: percutaneous image-guided cryoablation—prospective trial interim analysis. *Radiology.* 2006;241:572–580.

66. Owen RJT. Embolization of musculoskeletal tumors. *Radiol Clin N Am.* 2008;46:535–543.

姑息治疗与手术 **37**

Geoffrey P. Dunn, Daniel B. Hinshaw 和 Timothy M. Pawlik

万小平 译校

姑息手术为传统的古老术式,而当代外科医生对此甚感惊讶。目前大多数外科医生对晚期及无法治愈的肿瘤患者行姑息手术。但在抗生素时代之前,治疗结核和金黄色葡萄球菌感染所引起的慢性骨科或肺部并发症时,大量采用保守型手术治疗肿瘤。对症状性冠状动脉闭塞性疾病,绝大多数症状的充血性心力衰竭,二尖瓣的直接和间接手术前的改善生存治疗可以采用保守治疗。随着外科治疗的普及,保守性手术被误解成非治愈性手术,从而让试图通过"代表失败"的姑息手术治疗对症治疗的外科医生感到沮丧。基于疾病的外科肿瘤观念,使公众和死亡否定论者持"姑息治疗负面观点"。故需要创建一个姑息治疗的、富于新意义的和适当治疗范围及理念的姑息外科手术。对于严重或终末期癌症患者,面临手术治疗的严重病痛及生活质量的提高,很大程度上最好的选择是姑息治疗[1]。

对严重或晚期患者的姑息治疗,这种建立在实践性、病情需要的基础上,且以证据为基础的跨学科的研究,可以重新定义姑息外科治疗。该定义立足于强调个人相关的症状缓解("以患者为中心"),发病率降低及非身体本身症状的改善,

症状缓解,有效期的延长。外科治疗应适应姑息治疗的治疗原则(表 37-1)[2]、认证要求[3]和教育举措等4。因为我们的治疗减少了痛苦,并提高患者的生存质量,为无法治愈的疾病带来了希望。

当前对姑息性手术的权威评价认为:"具有讽刺意义,姑息性手术可能是肿瘤学的失败(肿瘤残留、切缘阳性),但仍然是治标不治本的成功,如缓解了弥漫癌症患者的肠梗阻[5]。"

姑息手术的定义

直到最近,"姑息性手术"才有统一的定义。

表 37-1 姑息治疗原则

- 尊重患者、患者代理人和护理人员的尊严和自主权;
- 患者或代理人自主选择治疗方法,包括那些可能会或可能不会延长生命的治疗;
- 与患者、家属及陪护者进行有效沟通、换位思考;
- 从患者的角度确定主要目标,并达到治疗目标;
- 力求减轻疼痛和其他身体和非身体的不适症状;
- 对心理、社会和精神问题进行识别、评估、讨论及提供服务联系;
- 提供治疗支持,包括延长生命的临终关怀和提高生活质量;
- 当生存期可能小于半年,无法达到患者的目标时,医生有责任,劝阻患者及家属放弃治疗及接受临终关怀;
- 当治疗不再有效时,由患者的主治或专科医师安排连续性的治疗,以减轻患者的被遗弃感;
- 与患者的委托照顾者,保持合作和支持的态度;

From the Bulletin of the American College of Surgeons 2005; 90: 34-5.

其中一个传统的定义认为，姑息性手术把症状控制作为首要目的。但是，姑息治疗把症状控制放在首要地位，手术结束时仍有镜下或肉眼残余病灶。另有定义认为，姑息性手术切除复发或治疗失败后的再次手术切除[6]，而不考虑任何症状控制或生活质量的结果。毫无疑问，这些定义反映的是晚期和无法治愈疾病的治疗模式，症状控制可能是其唯一目标。直到 20 世纪 80 年代，癌症手术后的生活质量（QOL）才被认为与生存结果同样重要[7]。然而 10 年后，依然未明确 QOL 在外科治疗效果评估中的意义。直到最近，才出现较统一的和具有临床实践性的定义。20 世纪 80 年代和 90 年代，美国和其他国家在倡导重视患者临终时的舒适和尊严，现在看来将影响肿瘤外科领域。目前 Miner[8]认为"姑息手术用于改善晚期癌症患者的生活质量及减轻恶性肿瘤引起的症状。其疗效应取决于患者自觉症状存在与否及其持续时间"，该定义可能更有代表性。

姑息外科手术的准备完备吗？

肿瘤科医师的一项调查显示，姑息性手术是许多外科医生实践的重要部分[9]，因为实际上五分之一的手术可以被称作"姑息手术"。故认为该调查具有里程碑意义。然而数据显示，普通外科医生接受姑息治疗的培训是有限的[10]。事实上，95% 的外科医生在医学院期间接受 10 小时或更少的姑息治疗的内容培训，79% 的外科医生在住院医师或进修期间接受培训，74% 的医生在完成培训后继续接受的培训仅有 10 小时或更少[10]。Galante[10]推测外科医生处理症状性晚期癌症患者的不同方式，可能与其毕业后缺乏姑息治疗的培训有关。外科姑息治疗先驱布雷克卡迪认为，外科医生面临着专业和心理上的困难，即"在姑息治疗的整体治疗原则下，易于制订每日的方案。如果你有一个成熟的手术思路，并且了解人生百态，你将能更好地对付各种情况，而胜于那些认为"我能治愈所有疾病"的外科医生[11]。"此前，手术方案针对疾病的变化，而不是人性化的或对症治疗。在问责手术后死亡率和发病率的环境之下，传统的外科医生既不对疼痛、呼吸困难，甚至恶心症状分期，也不热衷于"以患者为中心"，针对患者怪癖或特点制订治疗方案。

姑息手术的原则和患者评估

姑息性手术的一般原则，包括诚实和准确的沟通，个人对症状治疗及治疗目标的理解，符合道德和伦理，为非治愈性治疗（表 37-2）。姑息治疗考虑的因素包括患者的症状和个人的期望，预期对功能和疾病发展的影响，以及可能的预后或预期生存率；其次，要考虑医生的技能和性格（如病理性骨折内固定所面临的辐射）、重塑和康复所需的辅助治疗措施、心理、社会和经济因素（如每天待在医院可能缩短寿命）。手术后严重的并发症则破坏患者死亡前对症状改善的期望。除了恶性疾病，姑息治疗同样适用于常见的非肿瘤性疾病，如局限性疼痛综合征、心肌病、肠道衰竭和慢性肝功能衰竭。

目前，预期寿命是否排除姑息治疗尚无定论，可能因为预测本身并无统一标准。然而，根据美国东部肿瘤协作组（ECOG）评分为 3 分或更高的患者，其生命可能只有几天或几周时不建议行重大手术治疗（如全身麻醉、剖腹/开胸）。即使晚期的肿瘤患者也可以采用微创治疗（如内镜下支架置入术）；但对于危重患者，必须知情、同意且明确手术风险。在某些情况下，使机体功能衰退的原因是顽固的症状而不是病程进展。同时在评估手术影响时，还需要考虑术后一过性的功能丧失。对于外科医生来说，术后死亡率和发病率计算窗口期是 30 天，这个数字也是手术治疗必须达到的最短时间。一项针对姑息手术结果的大规模研究发现，对症治疗减轻的期限为 6 周[9]。而严重症状如病理性骨折，外科治疗可快速改善症状

表 37-2　保守手术的原则

- 姑息治疗不是治愈的对立面，它有其独特的适应证和治疗目标，应独立评估；
- 排除无症状患者；
- 姑息性手术与外科治疗同样遵守伦理、道德；
- 每日的外科治疗方案最符合伦理及科学和技术相结合的原则；
- 患者或代理人必须了解所要治疗患者的相关症状；
- 姑息手术前提供有意义的生存预期；
- 患者和家属、医生、手术小组、医疗小组的其他成员的目标必须是明确和诚信的。

From Dunn GP, Martensen R, Weissman D, editor. Surgical palliative care: a resident's guide. Chicago, IL: American College of Surgeons; 2009, p. 136.

并提高预期的生存时间（周），这种情况下应考虑排除手术治疗。患者对姑息性手术的评价标准从根本上说等同于非手术治疗，如患者和家属是否理解疾病本身的特性和预后？患者是否理解手术风险和益处？鉴于手术的侵入性，患者和家属对于手术可能有不切实际的期望，疾病的治愈情况，事实上可能面对疾病的扩散。患者是否接受预先的指导或有代理人？而对于拟定的治疗程序，患者和家属是否能承受随之而来的身体、心理、社会和经济方面的一系列后果呢？姑息性手术的发展前景，使外科医生和其他跨学科的团队成员能够探索患者对于疾病的更多经历，从而重新定义"好的疗效"。在过去30年，姑息治疗为非手术性治疗，而现在，外科医生可以通过其手术技巧和临床判断而提高姑息治疗效果。同时，治疗成功的新定义也使他们更有成就感。

"治愈"通常是外科治疗恶性肿瘤的目标。但任何治疗都必须包含患者的多项要求，如通过适当的手术缓解出血、梗阻、穿孔或疼痛。虽然对一些患者，治愈和缓解可能是共同的目标，但在某些情况下，手术治疗可能只是缓解症状。最终，任何治疗的目标应该是提高患者的生活质量。

长期以来，外科治疗通过手术减轻患者病痛。在过去，许多外科手术因为冗长的操作导致发病率和死亡率提高。但最近，围术期发病率下降，且腹腔镜和内镜快速发展[12]。借此，姑息治疗能更好地达到其缓解症状，改善生活质量，减少手术负担的目标。因此，外科医生需要知道，对于需要采取姑息手术的患者，对其进行非手术和微创手术，可能更有利于缓解病情。

姑息性手术较常见的指征为消化道恶性肿瘤。如结肠癌是美国第二大因癌症死亡的疾病[13]。临床上无法治愈的原发癌很少采用手术治疗。数据表明，许多患者的原发肿瘤无症状，但高达15%～20%的患者有梗阻，另外10%可能有原发结肠灶出血[14,15]。对于症状明显的患者可能会采取手术治疗，但对无症状患者的治疗具有争议。数据表明[16,17]，对于无法治愈的Ⅳ期结肠癌，原发灶完整者可以采取安全的治疗方法而不切除原发灶。当患者有症状时，传统治疗为开放式切除或引流。最近，利用腹腔镜分流术被认为是更好的选择，因为可减少术后恢复时间，并提高整体生活质量[18]。直肠癌梗阻患者还可以考虑使用内镜下金属支架引流术[19]。直肠支架的耐受性好，可以在门诊操作。证据表明很多患者使用直肠支架有效，甚至可以替代手术治疗。

胰腺癌是另一种使用姑息治疗较多的疾病。胰腺癌具有很高的死亡率且总生存期短。因此，有效的姑息治疗能确保此类患者在有限的生存期内，生活质量得到提高。"双分流术"（例如，肝内胆管空肠吻合术加胃空肠吻合术）在过去一直被认为是晚期胰腺癌患者有效的姑息治疗方法。最近的报道认为，晚期胰腺癌患者可以行无创或微创的姑息治疗。如非手术内镜经皮胆道减压法[20,21]。采用支架植入术可减少死亡率并减少住院时间。此外，金属支架有更长的通畅期，而减少重复放置的操作。胃出口梗阻往往可以通过内镜解决。十二指肠支架植入成功率高达90%，平均使用时间为6个月[22]。

胸腔积液、腹水同样可以采用姑息治疗处理。胸腔积液是影响患者生活质量的重要病因。胸腔积液可导致渐进性呼吸困难和日常活动能力受限。一些恶性肿瘤，如乳腺癌、卵巢癌、肺癌，可能与恶性胸腔积液的形成有关。刚开始时，胸穿可能有益的，然而其在恶性胸腔积液的作用往往有限。故需要化学性胸膜固定术或电视胸腔镜外科手术（VATS）等治疗。有作者认为，小口径胸管的封闭胸膜固定术有效[23,24]。但其他研究表明，胸腔镜可作为主要治疗，因为其使用可能缩短住院时间，且胸管使用时间短，整体效果好[25]。腹腔腹水为晚期恶性肿瘤患者的临床常见问题。腹水可以导致活动受限、疼痛及呼吸困难。与腹水相关的恶性肿瘤包括乳腺癌、胰腺癌、胃癌和卵巢癌。尽管利尿剂可能有助于控制腹水，对于恶性腹水的患者，并不是一个持久的解决办法。因为风险和费用问题，介入法腹水转流术用于恶性腹水的治疗已经成为过去。大量的腹腔穿刺放液可以有效地处理恶性腹水，但重复性操作给患者带来麻烦。鉴于此，留置导管可能适用于需要重复穿刺的大量腹水患者[26]。

一般情况下，患者和医生间应该公开讨论姑息手术。任何外科治疗均需要考虑患者的生理、心理，与社会福利的大环境。程序化的条款和目标需要明确界定。只要有可能，微创或者非手术方法往往是改善患者生活质量的最好选择，需要继续探索。

外科手术结果和姑息手术的评估

传统意义上，肿瘤外科的评估重点是围术期并发症发生率和死亡率、是否治愈基本的肿瘤。近年来的观点认为，虽然这些成果重要，但未充分反映患者的疾病及其治疗情况，且无法识别患者的愿望与治疗目标的差异。对于那些基本无治愈可能的癌症患者的意义可能更少。

在过去30年里，健康有关的生活质量的评估（HRQOL）有了相当大的发展。生活质量已被定义为"以患者为中心的多维结果"[27]。图37-1描绘了许多与健康有关的因素和多个角度定义的生活质量[28]。一些健康相关的和非健康相关因素有益于对生活质量的评估。非健康相关的生活质量包括经济状况、居住地点和休闲活动的时间。HRQoL的三个主要领域包括身体、社会和心理[29]，其中身体因素包括疼痛，其他形式的生理困扰和机体功能。社会领域指个人社会职能履行能力，心理方面则包括一个人的情绪和认知状态[29]。对于重症患者的主观感受和不适、残疾和医源性疾病等因素的影响及其重要性，可通过一些测试手段来评估其HRQoL。这些测试手段可更客观并可重复

性评价患者的主观感受，尤其是不同治疗的临床试验。用来衡量HRQoL的测试手段通常包括普通评估（通用方法）、疾病评估和症状评估（表37-3）[29]。普通评估适用范围广，但对特定疾病如癌症的评估，可能作用效果有限。健康调查简表SF-36就是一般性评估方法。对于疾病特异性评估，如使用欧洲癌症研究与治疗组织（EORTC）的QLQ-C30生命质量问卷和癌症患者生命质量测量表FACT-G。症状特异性评估是针对具体症状的评价并反应疾病进展，但局限于单纯依靠症状来评估生命质量。McGill疼痛问卷是用于评估癌症相关的疼痛。近期，姑息性手术的结果得分（PSOS）用于接受手术治疗的中晚期癌症患者[30]的生活质量评估。下面将集中讨论和比较EORTC QLQ-C30（及其变异体）和FACT-G两种评估方法，其中PSOS法可以辅助以上评估方式，更进一步评估手术治疗对晚期癌症患者HRQoL的影响。

EORTC QLQ-C30为癌症特异性问卷，作为补充评估法。涉及患者自诉的30个项目，代表患者的身体、认知、情感和社会职能；同时评估特定症状，如疼痛、疲劳、恶心、呕吐、食欲不振、腹泻、便秘、呼吸困难和失眠等。其他方法则评估整体的健康状况、健康相关的生活质量、患者的经济状况对疾病的影响。而对于具体疾病则有特异性的补充评估，如EORTC QLQ-PAN26用于胰腺癌患者[31]，EORTC QLQ-OES18用于食管癌患者[32]。图37-2详细描述了EORTC的具体问卷

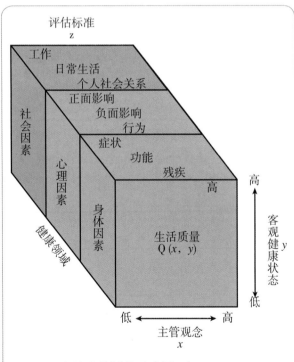

图37-1 生活质量评估示意图。（Redrawn from Testa MA, Simonson DC. Assessment of quality of life outcomes. N Engl J Med, 1996; 334: 835-840.）

表 37-3　生活质量评估法

评估方法	应用	举例
普通评估	比较健康状况及治疗方法	健康调查简表，SF-36疾病影响表，NHP健康量表
疾病评估	特定疾病患者	生活功能指数量表Rotterdam症状检查表EORTC QLQ-C30，FACT-G
症状评估	某些疾病的症状（如疼痛）	胃肠道症状评定量表McGill疼痛问卷

From Langenhoff BS, Krabbe PFM, Wobbes T, et al. Quality of life as anoutcome measure in surgical oncology. Br J Surg 2001; 88: 643-52.

内容。

美国的 FACT-G 等同于 EORTC QLQ-C30，与欧洲的众多方法相似。亦采用模块化的方式，为特异性疾病的通用核心问卷。FACT-B 用于乳腺癌，FACT-G 由 28 个项目组成，包括患者的身体、情感和社会健康问题。两项标准差异在于，EORTC QLQ-C30 使用问题格式，而 FACT-G 为陈述格式[29]。当这两个标准同时用于评估乳腺癌或霍奇金病患者时，虽然存在主要部分的重叠，但对临床研究的评估，两者既不能互换也不能直接比较[33]。另外，FACT-G 关注患者与医生的关系，而 EORTC QLQ-C30 则关注认知功能，疾病对经济的影响及整体生活质量[33]。

这两种评估方法都详细评估癌症及其治疗对患者生活质量的影响，但两种方法对于评估姑息性手术治疗的晚期癌症患者的 HRQoL 都有其局限性。因为姑息性手术治疗后的生存期不确定，可能用天或周计算更合适，通过观察对患者 HRQoL 的影响，充分、公正地评估主要治疗效果。Miner 等使用 FACT-G（QOL），卡氏量表（功能状态）和 Memorial 疼痛评估卡片（疼痛）研究姑息性手术对全身麻醉的、晚期癌症患者的疗效[34]。该研究关键在于：研究人员需要患者和其信任的家庭成员（或医生）来定义她／他想通过治疗得到缓解的、最重要的问题或症状。26 例患者的研究中，15 例胃肠道梗阻，3 例梗阻性黄疸，3 例胸腔积液，3 例恶臭、菜花状病变，2 例腹痛。26 例中，有 12 例患者（46%）在姑息治疗后临床症状改善（任一测量参数至少改善 25%）。临床症状明显改善的患者出现寿命缩短（中位数为 3.4 个月）。这项研究涉及姑息性手术评估的几个重要方面：

1. 姑息性手术治疗后，可能只有少数患者可以显著改善整体生活质量、功能状态及疼痛缓解。故强调谨慎选择患者的必要性。
2. 这些改善可能持续时间短暂。
3. 重视患者及其家庭在由外科医生、患者和家庭共同参与的决策中的优先权，否则可能导致症状改善持续时间短及主要疗效不佳。

人类正尝试更好的办法来评估姑息性手术在晚期癌症患者对症治疗中的治疗效果。如 PSOS[30]（前瞻性评估姑息性手术）的发展，即术后第一个 6 个月内患者症状减轻，没有严重并发症，且不需要住院治疗的天数所占的百分比[30]。如果患者在手术后 6 个月内死亡，手术后生存的时间，作为分母计算。McCahill 等把 PSOS > 70% 判定为效果好[30]。作者认为，准确地估计患者的预后并筛选出外科姑息性手术治疗的患者，则可能实现治疗后 PSOS > 70%。事实上，作者指出，4/11 有症状的患者在姑息性手术后存活时间少于 6 个月，他们不可能有好的 PSOS（只有 36%）[30]。

（EORTC QLQ–OES18问卷）

过去几周内有以下症状者，请圈出合适您的不适程度

症状:	完全没有	一点	很多	非常多
1. 你可以吃固体食物？	1	2	3	4
2. 你可以吃液体或软的食物？	1	2	3	4
3. 你可以喝液体？	1	2	3	4
4. 你有吞咽唾液困难吗？	1	2	3	4
5. 你吞咽时有过窒息？	1	2	3	4
6. 你食欲好吗？	1	2	3	4
7. 你很快就有饱感吗？	1	2	3	4
8. 你有饮食困难吗？	1	2	3	4
9. 与人一起进食感到困难吗？	1	2	3	4
10. 有口干的感觉吗？	1	2	3	4
11. 味觉有异常吗？	1	2	3	4
12. 有咳嗽吗？	1	2	3	4
13. 与人交谈困难吗？	1	2	3	4
14. 你有过胃酸、消化不良或胃灼热吗？	1	2	3	4
15. 有过胃酸或胆汁进入口中的麻烦吗？	1	2	3	4
16. 进食时有疼痛感吗？	1	2	3	4
17. 有过胸痛吗？	1	2	3	4
18. 有过胃痛吗？	1	2	3	4

图 37-2 食管癌的研究和治疗（EORTC QLQ-OES18 问卷）。（摘自欧洲癌症治疗研究组织）

姑息手术治疗的远期结果评估

以下四个方面常被忽视，或有待进一步发展以显著改善姑息性手术治疗效果：

1. 认识到手术后患者的死亡和他们的生活质量具有同等的重要性；
2. PSOS 定义可以扩展到肿瘤患者手术后因并发慢性病需要治疗或术前症状的持续存在（即治疗后症状未缓解，伴随严重的慢性后遗症，而需要医生提供姑息治疗方案）；
3. 进一步加强（包括外科医生更好的疾病预后方面的培训）对晚期疾病预后的准确判断；
4. 在任何一次对晚期肿瘤的外科治疗讨论时，关注患者对于生存或精神方面需求的重要作用（大部分 HRQoL 评估忽视或低估）[35]。

Steinhauser 等关于"善终"的随机研究发现，死者家属、护士、社会调查者、牧师和临终关怀志愿者对"善终"理解与医生存在显著差异。前者认为下列因素对"善终"至关重要[36]：

1. 神志清晰
2. 知足常乐
3. 不成为家庭的负担
4. 能够帮助别人
5. 能够祈祷
6. 能够设计葬礼
7. 不成为社会的负担
8. 觉得生命是完整的

不幸的是，接受调查的医生并不认为以上因素有助于"善终"（$P < 0.001$）[36]。定量的生存期已经成为外科手术根深蒂固的结果评判标准，而这些"软指标"自然被轻视。但对于预后较差的临终患者来说，精神和生存层面的问题可能较辅助药物或手术治疗更重要[35]。外科医生必须与患者及其家属公开讨论他们的精神需求，尤其当预施手术治疗的结果可能不利于患者善终时。

姑息治疗、外科手术和伦理思考

姑息治疗的伦理问题涉及许多方面，包括同意、知情、决策力和坚持或放弃支持治疗[37]。在此，无法全面地讨论，仅强调支持治疗及放弃支持治疗。

自主权的原则为患者的独立和内在价值的体现。每个人都有控制自己的身体和免受非意愿的侵害的基本权利。因此，医生必须尊重患者个人决定姑息治疗或结束生命的意愿。因此，在决定从维持生命改为姑息治疗时，患者应该直接参与所有的讨论和决策过程。当与患者讨论包含医疗和预后的细节时，应持准确、可信、同情的态度。尽管医疗信息可能并不总是完美的，但临床数据和病情的准确性是患者及家属作出明智决定的必须前提。遗憾的是，许多重病患者无法决定自己接受姑息治疗或结束生命[38]。医生需要意识到这一点：在患者有充分的独立决定能力时，治疗早期就决定自己的姑息治疗和结束生命。而对于那些没有独立决定能力的患者，医生需要明确其代理人。在这种情况下，代理人决定什么是最有益或最符合患者意愿的。代理人往往是患者的家庭成员或亲密朋友，因为他们最了解患者的价值观和兴趣。医生应与代理人一起在可能的情况下提高患者的决策能力。否则，应与代理人一起确保最大限度地了解患者的预期愿望[39]。

姑息治疗的伦理原则还包括不伤害和行善。不伤害意味着勿有意地伤害他人；行善是指为他人的利益作出积极贡献。这些原则常用于讨论维持生命的治疗，尤其是坚持与放弃支持治疗[39]。不同寻常的是，医生面临患者临终的诸多问题。传统意义上，他们很容易决定某些治疗（如胸外按压），或放弃支持治疗（停止呼吸机、营养）[40]。但大多数伦理学家认为，维持和放弃生命支持治疗与道德无关。因为治疗或放弃治疗都具有可行性[37,39]。因此，当干预措施达不到预期作用时或不符合患者的个人目标时，医生、患者和代理人可要求放弃治疗。

通常，接受姑息性手术者可能提前要求不施行心肺复苏术（DNR）。而外科医生和麻醉师可能因为患者的 DNR 而拒绝手术。政策规定，对接受麻醉的患者自动取消 DNR，而基于对患者自主权的尊重，美国大学的外科医生、手术室护士协会、美国麻醉医师协会成员共同谴责该规定。在术前讨论（包括"必须重新讨论的"内容）中，患者或代理人确认患者的治疗目标和治疗范围；修订或实施 DNR；治疗风险及麻醉师和外科医生的意见。讨论中，麻醉师和患者可以设置复苏参数，

持治疗。

及在术后恢复室停留的时间。该参数包括：（1）在医疗许可范围内，列出许可或禁止的操作（如"不允许胸外按压，但允许心脏电复苏和血管加压"）；或（2）医生和麻醉医师的酌情治疗。

小结

肿瘤外科在未来的一个重大进展应该是专业而不是极端化地看待姑息治疗。姑息治疗作为减轻病痛和恢复功能，提高生活质量的手段，应该是外科肿瘤学干预的主要目标。通过手术治疗患者主要病痛时，治愈和缓解的目标完全统一的。外科肿瘤治疗的黄金标准应该是：全面减轻病痛与主要癌症的手术去除。若外科干预治疗导致新的不适，且未有效缓解，即使主要的癌症已手术治愈，仍应被视为失败（至少结果不满意）。当无法手术治愈，减轻病痛的姑息治疗可以提供良好的生活质量并确保患者"善终"。

参考文献

1. Dunn GP. Surgical palliative care. In: Cameron JL, ed. *Current surgical therapy*. Philadelphia: Mosby; 2007:1179–1187.
2. Task Force on Surgical Palliative Care; Committee on Ethics. Statement of principles of palliative care. *Bull Am Coll Surg*. 2005;90:34–35.
3. The American Board of Surgery, Inc. *Booklet of information—surgery*. Philadelphia: American Board of Surgery; 2009, p 8.
4. Dunn GP, Martensen R, Weissman D. *Surgical palliative care: a resident's guide*. Chicago, IL: American College of Surgeons; 2009.
5. Wagman LD. Progress in palliative surgery—is it a subspecialty? *J Surg Oncol*. 2007;96:449–450.
6. Finlayson CA, Eisenberg BL. Palliative pelvic exenteration: patient selection and results. *Oncology*. 1996;10:313–322.
7. Sugarbaker PH, Barofsky I, Rosenberg SA, et al. Quality of life assessment of patients in extremity sarcoma clinical trials. *Surgery*. 1982;91:17–23.
8. Miner TJ. Palliative surgery for advanced cancer: lessons learned in patient selection and outcome assessment. *Am J Clin Oncol*. 2005;28:411–414.
9. McCahill LE, Krouse R, Chu D, et al. Indications and use of palliative surgery—results of Society of Surgical Oncology survey. *Ann Surg Oncol*. 2002;9:104–112.
10. Galante JM, Bowles TL, Khatri VP, et al. Experience and attitudes of surgeons toward palliation in cancer. *Arch Surg*. 2005;140:873–878 discussion 78–80.
11. Cady B, Easson A, Aboulafia AJ, et al. Part 1: Surgical palliation of advanced illness—what's new, what's helpful. *J Am Coll Surg*. 2005;200:115–127.
12. Augustine MM, Pawlik TM. Palliation of advanced gastrointestinal malignancies using minimally invasive strategies. *Prog Palliat Care*. 2009;17:250–260.
13. Jemal A, Siegel R, Ward E, et al. Cancer statistics, 2008. *CA Cancer J Clin*. 2008;58:71–96.
14. McGregor JR, O'Dwyer PJ. The surgical management of obstruction and perforation of the left colon. *Surg Gynecol Obstet*. 1993;177:203–208.
15. Serpell JW, McDermott FT, Katrivessis H, et al. Obstructing carcinomas of the colon. *Br J Surg*. 1989;76:965–969.
16. Scoggins CR, Meszoely IM, Blanke CD, et al. Nonoperative management of primary colorectal cancer in patients with stage IV disease. *Ann Surg Oncol*. 1999;6:651–657.

17. Scheer MG, Sloots CE, van der Wilt GJ, et al. Management of patients with asymptomatic colorectal cancer and synchronous irresectable metastases. *Ann Oncol*. 2008;19:1829–1835.
18. Ludwig KA, Milsom JW, Garcia-Ruiz A, et al. Laparoscopic techniques for fecal diversion. *Dis Colon Rectum*. 1996;39:285–288.
19. Watt AM, Faragher IG, Griffin TT, et al. Self-expanding metallic stents for relieving malignant colorectal obstruction: a systematic review. *Ann Surg*. 2007;246:24–30.
20. Smith AC, Dowsett JF, Russell RC, et al. Randomised trial of endoscopic stenting versus surgical bypass in malignant low bile duct obstruction. *Lancet*. 1994;344:1655–1660.
21. Artifon EL, Sakai P, Cunha JE, et al. Surgery or endoscopy for palliation of biliary obstruction due to metastatic pancreatic cancer. *Am J Gastroenterol*. 2006;101:2031–2037.
22. Nassif T, Prat F, Meduri B, et al. Endoscopic palliation of malignant gastric outlet obstruction using self-expandable metallic stents: results of a multicenter study. *Endoscopy*. 2003;35:483–489.
23. Parker LA, Charnock GC, Delany DJ. Small bore catheter drainage and sclerotherapy for malignant pleural effusions. *Cancer*. 1989;64:1218–1221.
24. Clementsen P, Evald T, Grode G, et al. Treatment of malignant pleural effusion: pleurodesis using a small percutaneous catheter: a prospective randomized study. *Respir Med*. 1998;92:593–596.
25. Erickson KV, Yost M, Bynoe R, et al. Primary treatment of malignant pleural effusions: video-assisted thoracoscopic surgery poudrage versus tube thoracostomy. *Am Surg*. 2002;68:955–959 discussion 59–60.
26. Barnett TD, Rubins J. Placement of a permanent tunneled peritoneal drainage catheter for palliation of malignant ascites: a simplified percutaneous approach. *J Vasc Interv Radiol*. 2002;13:379–383.
27. Temple L, Fuzesi S, Patil S. The importance of determining quality of life in clinical trials. *Surgery*. 2009;145:622–626.
28. Testa MA, Simonson DC. Assessment of quality-of-life outcomes. *N Engl J Med*. 1996;334:835–840.
29. Langenhoff BS, Krabbe PF, Wobbes T, et al. Quality of life as an outcome measure in surgical oncology. *Br J Surg*. 2001;88:643–652.
30. McCahill LE, Smith DD, Borneman T, et al. A prospective evaluation of palliative outcomes for surgery of advanced malignancies. *Ann Surg Oncol*. 2003;10:654–663.

31. Fitzsimmons D, Johnson CD, George S, et al. Development of a disease specific quality of life (QoL) questionnaire module to supplement the EORTC core cancer QoL questionnaire, the QLQ-C30 in patients with pancreatic cancer. EORTC Study Group on Quality of Life. *Eur J Cancer*. 1999;35:939–941.
32. Blazeby JM, Conroy T, Hammerlid E, et al. Clinical and psychometric validation of an EORTC questionnaire module, the EORTC QLQ-OES18, to assess quality of life in patients with oesophageal cancer. *Eur J Cancer*. 2003;39:1384–1394.
33. Kemmler G, Holzner B, Kopp M, et al. Comparison of two quality-of-life instruments for cancer patients: the functional assessment of cancer therapy-general and the European Organization for Research and Treatment of Cancer Quality of Life Questionnaire-C30. *J Clin Oncol*. 1999;17:2932–2940.
34. Miner TJ, Jaques DP, Shriver CD. A prospective evaluation of patients undergoing surgery for the palliation of an advanced malignancy. *Ann Surg Oncol*. 2002;9:696–703.
35. Woll ML, Hinshaw DB, Pawlik TM. Spirituality and religion in the care of surgical oncology patients with life-threatening or advanced illnesses. *Ann Surg Oncol*. 2008;15: 3048–3057.
36. Steinhauser KE, Christakis NA, Clipp EC, et al. Factors considered important at the end of life by patients, family, physicians, and other care providers. *JAMA*. 2000;284:2476–2482.
37. Hinshaw DB, Pawlik T, Mosenthal AC, et al. When do we stop, and how do we do it? Medical futility and withdrawal of care. *J Am Coll Surg*. 2003;196:621–651.
38. Nyman DJ, Sprung CL. End-of-life decision making in the intensive care unit. *Intensive Care Med*. 2000;26:1414–1420.
39. Pawlik TM. Withholding and withdrawing life-sustaining treatment: a surgeon's perspective. *J Am Coll Surg*. 2006;202:990–994.
40. Dowdy MD, Robertson C, Bander JA. A study of proactive ethics consultation for critically and terminally ill patients with extended lengths of stay. *Crit Care Med*. 1998;26:252–259.

38 生命终末期的症状处理

S. Lawrence Librach 和 Janet R. Hardy

李 莉 译校

随着癌症病情进展，患者和家属会面临许多不同的挑战和不同来源的压力。处于临终状态的患者，多种症状如身体、心理、社会和精神等方面的痛苦，应该由跨学科的团队解决。对患者和家属的关怀，需要建立在理解、共鸣、人性化及系统化的基础上，避免给患者和家庭带来不必要的压力。

确定阶段

当患者处于生命最后的日子里，患者和家庭必须面临有关临终和死亡的问题。这些工作包括以下几个方面：

1. 确定疾病的护理目标。大多数的晚期实性肿瘤仍然无法治愈，其死亡模式是可预见的。癌症患者常常意识到死亡的可能性。最初护理的目标是治愈或控制疾病。随着病情的进展，与患者和家属交谈必须包括护理目标的重点变化，确保患者"善终"。如果缺少对即将来临的死亡了解，会导致患者产生一切都是无用的、一切谈话和干预都是不必要的错误心理。临终的护理路径，提出了重点目标和照顾模式的变化，即优化护理。见表38-1。

2. 实施护理计划。介绍护理计划中的护理类型。如果他或她无法做出医疗的决定，是否愿意（或不愿意）接受护理，这是医护人员与患者和他们的家属之间的谈话，不只是关于复苏的决定或文件。临终前，允许委托人做出决策，记录患者选择的死亡环境，预先指定哪些干预措施是可以接受的，哪些干预措施是不能接受的。很少有患者及家属了解复杂医疗技术和其有效性或不足性。许多人没有意识到，在临终时，他们可以在家里，也可以在养老院、临终关怀病房、急救护理医院或其他地方得到临终的关怀。下一步护理计划是肿瘤护理队伍全体成员的责任。在英国，首选项目是护理。在加拿大，国家教育项目已设立此方案，旨在帮助患者和指导卫生专业人员解决相关问题[2,3]。

表 38-1　临终阶段的护理目标

安慰措施

- 评估当前的用药，停止非必需用药
- 根据协议文件，记录症状，给必需的皮下药物（如疼痛、烦躁、呼吸道分泌物、恶心、呕吐等）
- 停止不适当的干预（血液检查、抗生素、静脉输液或静脉给药、改变治疗方案、生命体征）；患者不做心肺复苏的文字文件

心理和自知力问题

- 进入临终状态的自知力评估

宗教和精神支持

- 与患者及家属共同讨论宗教和精神需求

与家属和其他成员沟通

- 告知家属或其他成员，患者即将死亡消息
- 和患者家属沟通有关护理措施，并告知如何与护理人员联系

与初级卫生保健团队的沟通

- 初级保健医生了解患者的病情
- 与患者和家属解释、讨论护理计划
- 家属或其他成员护理计划表示理解

死亡后的护理

- 通知初级保健医生
- 解释相关程序
- 讨论死亡后的相关程序
- 告知家属相关程序
- 解释相关政策规定
- 给予家属必要的相关文件
- 给予死亡证明文书

3. 沟通。如果患者对其疾病的程度和可能的后果没有全面的了解，上述提到的问题就不会得到有效的解决。因此，在患者、家庭成员和医疗专业人员之间应该对不可避免的死亡、护理的改变等进行全面的、毫无保留的讨论。一些已经发表的指导方针可以帮助医疗专业人员解决这些比较难的讨论[4]。

4. 确定在临终时患者和家属期望的礼仪和仪式。这可能包括文化问题（如穿衣要求和死亡后葬礼），确认患者期望在临终的时候，谁应该在场或谁不应该在场。

5. 详细的文件。以上所有医疗记录是必不可少的。因为对该患者进行护理的其他医疗人员特别是首诊医师都要对前述问题有所了解。

6. 跨学科专业团队的工作。在生命最后的日子里，以跨学科专业团队来解决患者及家属不同生理、心理、社会、功能以及精神问题。

7. 不同学科的专业团队提供 24 小时护理。如果可能的话，在生命的最后 24 小时由不同学科的专业团队提供 24 小时护理。

8. 医护人员对死亡的接受态度。肿瘤专业人员认为死亡是治疗的失败，他们怀有无力和无助感[5]。医护人员，面对患者死亡可能从感情上采取回避的态度，停止对患者护理，可能认为"只是多一个治疗"，以此作为解决围死亡期的不断发生的其中之一问题。对患者的服务态度上，跨学科专业团队的全体成员之间应该是敞开心扉的、态度一致的，这一点是非常重要的。

如何确定患者进入了生命的最后几天

标志着患者生命进入最后几天或小时的症状和体征内容如下：

- **虚弱和疲劳日益加重。** 癌症进展期患者经常抱怨疲劳和全身乏力。接近死亡的患者，抱怨这些症状每日都在变化。如起床或坐起来变得越来越困难，最终他或她将卧床不起，所有活动都需要帮助。

- **进食量迅速减少。** 患者摄入食物和液体的兴趣越来越少，但很少抱怨饥饿或口渴。因为吞咽困难，饮水也减少。这将伴随着尿量减少和周围水肿或腹水减轻。

- **意识淡漠。** 患者睡觉时间多，对周围事物失去兴趣。对环境和言语刺激的反应减弱，最终他们将完全没有反应。

- **沟通减少。** 患者交流仅限于少量单词，集中谈话能力下降，最终沟通只用单词或点头。

- **心动过速。** 在患者死亡前 1 ~ 2 周之前，可发生窦性心动过速。但这不是常见的症状。

- **疼痛。** 家属经常担心患者在生命的尽头时疼痛会增加。但在现实中，疼痛可能会增加，也可能减少，或保持不变[6]。由于患者活动减少，随着意识淡漠，其主观的痛感也降低。强镇痛药物的使用可能会减少。

晚期症状和体征的内容如下：

- **呼吸改变。** 在生命的最后 6 周，多达 50% ~

70% 的晚期癌症患者伴有呼吸困难[7]。这令患者和家属极其痛心，也是濒临死亡的独立预测因素[8]。患者的各种呼吸频率的改变，不伴有呼吸功能的损害。最常见的症状是窒息发作，当死亡临近时发作持续时间延长。酸中毒的患者可发生深而规律的呼吸，这种呼吸常见于肾衰竭患者。

- **吞咽功能障碍**。随着死亡的临近，患者失去吞咽能力，在给予食物和液体时，往往会呛着或窒息。经卫生专业人员确认口服摄入是不安全的，但家属不愿停止给患者进食。
- **呼吸道分泌物潴留**。当死亡临近时，患者无能力咽下分泌物，可发生较响的喘息或咕噜咕噜的声音，通常被称为"死前声音"。舌和咽部肌肉松弛，舌头后倒使咽部气道变窄，这可能被误解为肺炎，常导致亲属、护理人员及在病房的其他患者极端痛心。
- **呻吟**。在生命的最后阶段，患者在呼气时发出呻吟。呻吟可能源于声带振动和咽肌颤动，并不一定意味着患者是处在痛苦之中。
- **心血管变化**。患者病情恶化前几周，血压可能会下降。在生命的最后几个小时，为了维持身体心脏的血流量，流向四肢血液减少，可能会出现周边色斑、发绀、发凉。
- **眼睛变化**。在生命的最后，患者眨眼次数减少，休息时部分眼睑睁开。
- **皮肤变化**。患者四肢变冷和皮肤出现斑点，常见于受压部位。给护理带来负担。
- **括约肌功能失调**。这是可变的，但大小便失禁必须得到有效处理，避免增加家庭和护理人员的额外负担。
- **谵妄**。临终患者会出现进行性认知功能障碍、意识混乱、躁动、幻觉和呻吟，这使护理更加复杂。谵妄是一种常见的多因素的晚期癌症并发症[9]。

虽然这些症状和体征表明死亡临近，但其远不能预示生命剩余的时间，除了出现很严重的心血管和呼吸系统改变。

临终阶段的紧急事件

生命最后阶段出现的紧急事件很少，但应当预见，以便可以采取适当的预防措施。

1. **出血**。偶尔发生在恶性血液病患者或肿瘤侵及主要血管的患者。如果预计到会发生恶性出血事件，应提前使用适当剂量的镇痛药和抗焦虑药。采用切实可行的措施，如使用深色毛巾遮住眼睛可以减少对视觉的冲击。
2. **大气道阻塞和窒息**。这种情况可应用适当剂量的阿片类药物和苯二氮䓬类药物，或其他强镇静剂来处理。
3. **癫痫持续状态**。脑肿瘤或脑转移瘤患者中会出现癫痫持续状态，后面讨论。
4. **剧烈疼痛**（如病理性骨折，肝、脾脏器包膜下出血，肠穿孔性腹膜炎），可使终末阶段更加复杂。

生命最后几天或几小时的症状处理

一般方法

1. 对前述的重要症状和体征应告诉家属及其他护理人员，明确护理目标和修订后的护理计划。由于家属的焦虑会抑制聆听和学习能力，或由于病情在不断发生变化，这些信息可能需要重复交代。写一份文书文件，概述上述内容，有益于生命最后几个小时的处理。
2. 与家属讨论关于和临终患者沟通的问题，解释濒死患者无明显的反应是正常的。鼓励家属和朋友与临终患者交谈，但不要期望有回应。帮助他或她理解，即使患者看起来失去知觉，但他们仍然可以听到。只告诉患者新发生的好消息，而不告诉坏消息。
3. 鼓励家属把患者熟悉的人、物和属于患者生活的一部分活动带到他的床旁。音乐也是很重要的。鼓励带来儿童，儿童的父母和护理人员。要让儿童理解人到一定的年龄都会死去，告诉他们不能以太过悲伤的态度去面对患者，并鼓励他们和患者交流。
4. 保护患者的隐私，特别是在医院。让患者待在独立房间。
5. 停止监测生命体征，但确保定期观察和症状控制。
6. 停止一切不必要的检查和调查。
7. 确保护理人员的持续支持。确保全体人员都做好复苏的准备。

8．讨论患者死亡后要处理的事情。对恐惧尸体、害怕缺少人员的帮助等心理进行疏导，讨论常见的问题如关于死亡证明和转运尸体到殡仪馆。确保患者亲属在医院的实际需要（如在哪里停车、吃饭和卫生间）。

9．讨论所有的伦理问题（如肠外营养、抗生素、不作复苏的文书）。

症状处理

见表38-2。

再评估所用药物

1．停止一切不必要药物（如高血压、心脏病、高血脂、抗凝药和其他慢性疾病的药物）。

2．确保目前的处方是必需的、基本用药处方，如镇痛药、抗焦虑药、止吐药，并确认这些药物可以经肠外用药。

3．有些药物如抗生素、抗惊厥药和胰岛素等，如果不用可能会出现症状，但继续应用时确保其他药物是合适的。胰岛素剂量应调整并

制订"需要量"，因为口服热量摄入减少了。

4．确保所有的药都是按处方规定的，并经适当的途径（如皮下、静脉）给予。因为临终患者无法口服药物。

5．对所有"需要"药物都制订时间表，确保按时用药。

临终患者疼痛

在接近死亡的时候，大多数癌症患者将接受阿片类药物镇痛[6]，特别是在医院或临终关怀病房[10]。

阿片类药物必须经恰当的途径给予。即注射（皮下或静脉内注射）、经皮（如芬太尼或丁丙诺啡贴剂）、经舌下含服或经直肠给药。许多国家都认为经静脉输注阿片类药物是合理的，可以根据患者的反应、毒性情况很快增加或减少剂量，或根据需要增加额外的剂量。在其他环境时，特别是在家，持续静脉输液可能需要引入复杂的技术和使护理复杂化，被批评为死亡之前的"过度治疗"[11]。

表38-2　在生命终末期，应用的基本药物和设备

症状	药物	说明
疼痛	肠外阿片类药物 经黏膜吸收芬太尼、布洛芬	间歇性用药或常量皮下注射 提供了一个给药的替代途径
呼吸困难	阿片类药物 苯二氮䓬类 必要时吸氧	阿片类药物，增加10%～25%的剂量，观察可能发生的毒性
恶心	肠外甲氧氯普胺、氟哌替啶、茶苯海明、甲氧异丙嗪	甲氧异丙嗪是特别有效的镇静药物
临终躁动	肠外氟哌替啶、甲氧异丙嗪、氯丙嗪、咪达唑仑、氯硝西泮、舌下含服劳拉西泮、咪达唑仑	见正文
喧杂音呼吸	肠外东莨菪碱氢溴酸、东莨菪碱丁溴、长宁、异丙托溴铵	首先变换体位，偶尔需要吸痰
口腔护理	盐水或薄荷水 口腔拭子 海绵拭子	避免使用柠檬甘油棉签
失禁	导尿管 成人纸尿裤 失禁垫	

短效阿片类药物必须连续给予基础量以缓解疼痛。必须停止许多口服复方止痛药和辅助药物，但有例外（如非甾体类抗炎药、类固醇、苯二氮䓬类）。在生命最后几天，仔细评估用这些药物很有必要。

如同死亡一样，经口摄入减少和脱水引起的肾功能不全是不可避免的后果。这可能会导致一些阿片类药物的活性代谢产物的潴留（如吗啡、氢吗啡酮），潜在的引起中毒和谵妄。在终末期，有人主张使用静脉输液，预防阿片类药物的中毒[12]。而另一些人则倾向于密切监测患者中毒迹象，并相应地减少剂量。还有一种选择是使用不依赖于肾排泄的阿片类药物（如芬太尼、美沙酮）[13]。然而在生命最后几天，改变阿片类药物需要仔细监测，因为药物需要量是不明确的。对临终患者，阿片类药物的应用存在个体差异[6]，处方也应有变化。很多研究表明阿片类药物使用量在死亡前48小时增加，但有很多患者的用药剂量稳定或减少[6,10]。许多国家的临终关怀病房曾试图对临终患者确定一个用阿片类药物的基本剂量[10,14,15]。但是，尚未发现阿片类药物的剂量、增加量和患者的生存有明显相关性[16]。

呼吸系统症状

在生命终末阶段，患者呼吸模式的转变，被家属误解为缺氧或需要氧气。已证明氧气并不比空气好，除非有缺氧发生[7]。家属可以放心，可用非药物手段减轻不适。如风扇或冷毛巾放在前额。护士长可凭借她的经验，指导患者呼吸，改善呼吸困难。

很多的证据表明阿片类药物会减轻患者顽固性呼吸困难的主观感觉，这使患者受益[7]。为了缓和呼吸困难和疼痛，常用的方法是增加阿片类药物基础量约10%。在这种情况，可以使用苯二氮䓬类镇痛药物。一项试验表明，咪达唑仑和吗啡联合使用比单独使用吗啡更为有效，并且无额外的不良事件发生[17]。

临终患者常合并肺炎。在此阶段，需要和患者及家属讨论的关键问题是：抗生素的应用是否可能减少分泌物的产生，能否改善症状或者仅仅是拖延不可避免的死亡。

在最后几分钟或几个小时，家属可能痛心地看到深而罕见的濒死呼吸，仔细的护理和告知家属这一点非常重要，因为家属见到患者出现这种情况会很痛苦。患者在此时可能处于昏睡状态。家属需要再次知晓反应迟钝的患者不会感受到呼吸困难的痛苦，吸氧也是无用的。

呼吸道分泌物潴留

呼吸道分泌物的潴留常发生，可用枕头支在患者身旁，使患者处于低着头或半俯卧位的姿势。这种姿势使得患者舌头前移，气道开放。分泌物会在口腔积聚，用棉拭子或轻柔的吸痰术可以清除。

在这种情况下，常用抗胆碱能药物［如东莨菪碱氢溴酸、东莨菪碱丁溴（解痉灵）、长宁、异丙溴（阿托品）］减少分泌物的产生（表38-3）。无证据表明，各药物之间的效果有差别[18]。在一些国家，东莨菪碱透皮贴剂是可用的，但需要数个小时才能生效。如果要使用贴剂，则在使用之前，先注射负荷剂量。

口腔护理

必须对临终患者进行仔细的口腔护理，因为如果不经常进行、仔细的护理，口腔黏膜会变得干燥，并有分泌物凝结。避免用柠檬甘油棉签，而应该用软棉布或海绵拭子蘸水、盐水、小苏打溶液、润滑凝胶和水或薄荷水。特别需要对牙龈黏膜、舌、腭部进行擦洗。擦拭可每半小时至1小时一次（如果水流到喉部产生不适时，可减少

表38-3　治疗分泌物增多的药物

药物	剂量	特殊问题
东莨菪碱 （东莨菪碱氢溴酸）	0.4～0.6mg，SC， IV，q4～6h维持， 或每3天用1～3 皮贴	加重谵妄
东莨菪碱 （东莨菪碱氢溴酸）	20mg，SC，q4h	
异丙托铵溴化物 （阿托品）	0.4～0.6mg，SC， q4～6h	慎用：潜在心脏毒性
格隆溴	0.2～0.4mg，SC， q2～4h	药物不能透过血脑屏障，用于意识清醒患者

护理次数）。也可以教给家属来进行这个简单、轻松的护理。如果患者有义齿，询问家属（尽可能询问患者）口腔内的义齿是否取出，以保证患者舒服。如果他们不希望取出，则轻柔地移动并用温水刷洗。用唇膏湿润唇部，但要避免用凡士林，因为这会使唇部变干，且有一种难闻的味道，还会损害口腔内塑料管材。

皮肤护理

长期卧床的患者不可避免地会出现一定程度的皮肤损伤。在临终阶段，翻转患者的次数需要减少到每 6 ~ 8 小时一次，最小限度地减少对皮肤的损伤，尤其是骶骨部位的皮肤损伤。确保床表面光滑和平坦，没有潜在的压力部位。在床上，要将可能引起皮肤摩擦的被褥和床单尽量减少。患者要在床上坐起来，床尾应升高，枕头放在大腿下，防止患者滑落床下，发生皮肤擦伤或骶部皮肤受伤。小单、失禁垫和医院的宽松衣服是必需品。确保患者的皮肤清洁和干燥，检查脚跟、肘部、耳朵有没有发红。要经常更换失禁垫，避免皮肤受到浸渍，并清除异味。暖和、湿润的皮肤可能使患者感到舒适，家属可以做这项有益的工作。

眼部护理

对于不能眨眼的患者或眼睛经常处于半睁状态的患者来说，人工泪液、溶液或软膏能避免角膜干燥。

肠道和膀胱问题

最常见的问题是尿失禁。当去卫生间成为一个大问题时，大部分患者会同意插尿管。有一小部分患者会选择用尿失禁垫，尽管使用失禁垫会认为没有尊严，而且花费较大（特别是对于在家的患者），且令人厌烦。如果停止使用缓泻药，便失禁会减轻。频发便失禁有必要使用失禁垫。

癫痫发作

频繁癫痫发作一直是一个问题。如果患者有静脉通路，苯妥英钠可每日一次。另外，地西泮可给予皮下注射或舌下含服（咪达唑仑、氯硝西泮）或直肠（地西泮）给药。氯硝西泮有一个较长的半衰期，在这方面，它可能是最好的选择。

当其他措施无效时，建议静脉给予苯巴比妥和异丙酚，但需要密切监测。在社区机构，不应该使用。

临终躁动

患者已被确定进入终末期时，作为患者的家属也非常重要 [19]。不幸的是，患者在此时常出现不安、烦躁、躁动，这种情况是由多因素引起的（表 38-4）。有时可以通过简单的措施就可以缓解，如插入导尿管，解除尿潴留；采用正确的止痛方法；仔细监测阿片类及其他药物以减少毒性反应。在某些情况下，躁动可能是代谢因素的结果，如高钙血症或器官功能衰竭，而且对这些治疗也许是不可能或不适当的。

抗精神病药物被大多数医生视为对终末期躁动患者治疗的一线药物 [20]，抗焦虑药（如苯二氮䓬类）为二线药物。然而，很少有证据支持这些药物的应用优于其他方法，可能仅仅关怀就超过了药物治疗（如将患者转移到一个熟悉的环境中，有亲属在场，有良好的照明，或有舒缓轻音乐）。

尽管缺少证据，但大多数医生仍用抗精神病药物，如氟哌啶醇，左美丙嗪或氯丙嗪，来改善患者的认知功能，用苯二氮䓬类药物进行镇静（表 38-5），这些药物大部分可以经肠外使用，并且能与其他药物同时应用。

食物和液体的摄入

对临终患者来说，最难的和最矛盾的问题是食物和液体的摄入 [21]。作为护理的一部分，应该与患者和家属讨论停止进食的问题。家属最常见的担心是如果不给食物或液体补充，患者会死于饥饿和脱水。关于这个问题需要反复教育。当得知鼻饲或肠外营养不能改善发病率或延长绝症患

表 38-4 临终躁动的原因

药物	阿片类药物，抗胆碱药物，皮质类固醇药物，停用皮质类固醇药物
疾病因素	脑转移、感染、类癌综合征
代谢问题	肾衰竭、肝衰竭、高钙血症
不能控制的症状	尿潴留、严重便秘、疼痛、呼吸困难
心理和精神压力	焦虑、恐惧

表 38-5 治疗临终躁动的药物

药物	剂量	特殊问题
劳拉西泮	1～2mg 经颊黏膜，PR，SL，SC，q1h 静滴	引起反常躁动
咪达唑仑	2.5～5mg SC q1h 至稳定，0.5～1mg Ⅳ q30min 至稳定，然后 24 小时用量 10～30mg 持续皮下输液	引起反常躁动，反应持续 15min 到几小时
氯丙嗪	25～50mg q2h IM 至稳定，然后 q6h - 必要时	SC 给药，但吸收率低
甲氧异丙嗪	6.25～50mg/24h SC 输液或个体化调整用量	
氟哌啶醇	0.5～5mg SC，Ⅳ，q6h 起效，然后 q6h 维持	注意潜在的不良影响（如：锥体外系症状）

者的生存时[22,23]，大多数家属会允许逐步停止进食。家属要避免给有吞咽困难的患者食物或液体，以免引起窒息。食物或液体摄入减少可以解释为死亡过程的一部分。

脱水对死亡过程的影响应该对患者及家属解释。事实上患者并不抱怨口渴。加强口腔护理，保持口腔黏膜湿润，可使家属理解脱水对患者造成的痛苦不大。况且输液会导致频繁如厕，加重腹水、水肿和支气管分泌物，引起液体超负荷。在任何时间都应该个体化考虑患者和亲属的文化水平与精神信仰。

临终前镇静

低剂量的镇静剂可以缓解焦虑、疼痛、呼吸困难等痛苦。但是对躁动难以控制的患者，对镇痛药产生耐药，呼吸困难和心理痛苦的程度更加严重，需要更大剂量的镇静剂。应采用小心滴注的方式，用低剂量实现预期的效果。临终前镇静是一个有争议的问题，这需要有经验的医护人员与患者和家属的沟通和协商[6]。在每一个机构、国家，或在国际范围内都应遵循这一准则[24,25]。

患者死亡后处理

在死亡时尊重患者。告诉家属与死者共度一段时间，并进行相关的礼仪和仪式。流泪是应该的。家庭成员对患者的临终和死亡有良好的准备，常常能平静接受这一事实。不急于送死者去殡仪馆。儿童也要带到病床前，目睹大人们的悲伤，表达自己的悲伤，参与葬礼。

医务人员和死者、家属告别是非常重要的。不应该急于为下一个患者铺床。可将患者移到一个教堂（或殡仪馆，译者注），以便使其他患者和工作人员能够表达他们最后的敬意。

在丧亲之痛的早期，家庭成员需要商议有关葬礼问题，这也需要时间。注意有人过度悲伤26，并给予妥善的劝告。

结论

生命的最后几天或几小时提供的关怀对患者和家属是非常重要的。系统的、综合的治疗能使患者症状缓解，能使家庭对即将来临的患者死亡做好有效的准备。

参考文献

1. Ellershaw J, Wilkinson S, eds. *Care of the dying—a pathway to excellence.* New York: Oxford University Press; 2003.
2. National End of Life Care Programme. *Care Pathway Step 5: Last Days of Life:* http://www.endoflifecareforadults.nhs.uk/care-pathway/5-lastdays. Accessed November 21, 2010.
3. Librach SL, Hanvey L, et al. from the Educating Future Physicians in Palliative and End of Life Care Project. Facilitating advance care planning: an interprofessional education program. Ottawa, Ontario, Canada: Association of Faculties of Medicine of Canada; 2007.
4. Clayton JM, Hancock KM, Butow PN, et al. Clinical practice guidelines for communicating prognosis and end-of-life issues with adults in the advanced stages of life-limiting illness, and their caregivers. *Med J Aust.* 2007;186:S77–S108.
5. Meier DE, Back AL, Morrison RS. The inner life of physicians and care of the seriously ill. *JAMA.* 2001;286:3007–3014.
6. Sykes N, Thorns A. The use of opioids and sedatives at the end of life. *Lancet Oncol.* 2003;4:312–318.
7. Ben-Aharon I, Gafter-Gvili A, Paul M, et al. Interventions for alleviating cancer-related dyspnoea: a systematic review. *J Clin Oncol.* 2008;26:2396–2404.
8. Glare P, Sinclair C, Downing M, et al. Predicting survival in patients with advanced disease. *Eur J Cancer.* 2008;44:1146–1156.
9. Lawlor PG, Bruera ED. Delirium in patients with advanced cancer. *Hematol Oncol Clin North Am.* 2002;163:701–714.
10. Wilcock A, Chauhan A. Benchmarking the use of opioids in the last days of life. *J Pain Symptom Manage.* 2007;34:1–3.
11. O'Neil W. Subcutaneous infusions—a medical last

rite. *Palliat Med*. 1994;8:91–93.

12. Bruera E, Sala R, Rico MA, et al. Effects of parenteral hydration in terminally ill cancer patients: a preliminary study. *J Clin Oncol*. 2005;23:2366–2371.

13. White C, Hardy J, Boyd A, et al. Subcutaneous sufentanil for palliative care patients in a hospital setting. *Palliat Med*. 2008;22:89–90.

14. Good PD, Ravenscroft PJ, Cavenagh J. Effects of opioids and sedatives on survival in an Australian inpatient palliative care population. *Intern Med J*. 2005;35:512–517.

15. Bilsen J, Norup M, Deliens L, et al. Drugs used to alleviate symptoms with life shortening as a possible side effect: end-of-life care in six European countries. *J Pain Symptom Manage*. 2006;31:111–121.

16. Hardy J. Opioids in the terminal phase. In: Davis M, Glare P, Hardy J, et al., eds. *Opioids in cancer pain*. 2nd ed. New York: Oxford University Press; 2009:453–459.

17. Navigante AH, Cerchietti LC, Castro MA, et al. Midazolam as an adjunct therapy to morphine in the alleviation of severe dyspnoea perception in patients with advanced cancer. *J Pain Symptom Manage*. 2006;31:38–47.

18. Wee B, Hillier R. Interventions for noisy breathing in patients near to death. *Cochrane Database Syst Rev*. 2008;(1) CD005177.

19. Steinhauser K, Christakis N, Clipp E, et al. Factors considered important at the end of life by patients, family, physicians and other care providers. *JAMA*. 2000;284:2476–2482.

20. Boettger S, Breitbart W. Atypical antipsychotics in the management of delirium: a review of the empirical literature. *Palliat Support Care*. 2005;3:227–237.

21. Viola RA, Wells GA, Peterson J. The effects of fluid status and fluid therapy on the dying: a systematic review. Review. *J Palliat Care*. 1997;13:41–52.

22. Lipman TO. Clinical trials of nutritional support in cancer: parenteral and enteral therapy. *Hematol Oncol Clin North Am*. 1991;5:91–102.

23. Winter SM. Terminal nutrition: framing the debate for the withdrawal of nutritional support in terminally ill patients. Review. *Am J Med*. 2000;109:723–726.

24. De Graeff A, Dean M. Palliative sedation therapy in the last weeks of life: a literature review and recommendations for standards. *J Palliat Med*. 2007;10:67–85.

25. Royal Dutch Medical Association. National guideline for palliative sedation. Utrecht. The Netherlands: Royal Dutch Medical Association; 2005.

26. Kristjanson LJ, Cousins K, Smith J, et al. Evaluation of the Bereavement Risk Index (BRI): a community hospice care protocol. *Int J Palliat Nurs*. 2005;11:612–618.

4

生存与康复

本篇提纲

39 癌症康复

Lisa Ruppert, Juliet Hou, Lynn Jedlicka, Michael D. Stubblefield 和 Vernon W. H. Lin

郭红燕　孔东丽　译校

癌症康复的原则

理疗与康复是一门关于最大可能地恢复和维持患者器官功能、自主能力和生活质量的医学学科。这个相对较新的专业已经发展为多个亚学科，以满足不同年龄阶段患者的需求，这些患者最初的医学问题可能涉及有关神经、心脏、肺、运动损伤、整形外科或疼痛等不同方面。癌症康复是康复医学中迅速发展起来的、新兴的亚专科，该学科主要聚焦于评估和治疗癌症患者和生存者的器官功能异常问题。这些功能异常可能由癌症直接或间接导致，或者来源于癌症治疗如手术、化疗或放疗。癌症康复专业人员主要针对包括神经肌肉和肌肉骨骼的疼痛、痉挛、卒中、肌肉病变、神经病变、脊髓损伤、肠道和膀胱功能紊乱、淋巴水肿、步态异常等进行康复。Lehmann 等[1]对805 例住院患者进行了评估，发现 54% 的患者存在需要医学干预的身体不适（图 39-1）。这些不适存在于各种类型的肿瘤患者：包括中枢神经系统、乳腺、肺或头颈部肿瘤患者，其中 70% 以上的患者需要康复治疗，42% 的患者存在有心理问题。康复需要和实际提供的康复治疗服务之间有很大的差距。这种差距可在采取下列措施后明显缩小：患者教育计划、患者自我筛查是否需要康复治疗、理疗师被纳为临床肿瘤治疗小组的成员。

康复治疗团队

癌症患者和生存者的康复治疗是一种针对该人群的独特治疗，常为多种方法的综合治疗。最佳癌症康复治疗团队应包括物理康复、护理、物理和职业治疗、语言病理学、娱乐疗法等治疗，包括营养学家、社工人员、心理学家、矫形师和康复学家等人员。康复治疗中牧师、职业咨询师、晚期患者医院、家庭护理机构、支持团队及高端教育内容等都将发挥重要作用。患者和家庭成员也是癌症康复治疗团队中极其重要的组成部分[2,3]。医学和放射肿瘤学家与肿瘤外科医师，在最大限度提高癌症患者及生存者的器官功能和生活质量方面发挥重要作用。因此，与这些医师的密切合作是康复治疗总体成功的必要条件。

理疗师（或康复医学专科医师）是评估患者神经肌肉和肌肉骨骼功能的内科医师，评估内容包括患者器官功能残疾、神经肌肉骨骼的生物力学、人体运动等功能。擅长癌症康复的理疗师也应擅长患者并发症方面的知识，如心脏和肺部疾患和风湿性疾病等，并将其与康复治疗结合，以达到最佳的康复保健效果。他们也应该详细了解肿瘤学知识和各种肿瘤治疗方法，因为这些知识将很大程度地影响他们能否安全、有效地使癌症患者的器官功能康复和生活质量改善。适当的药

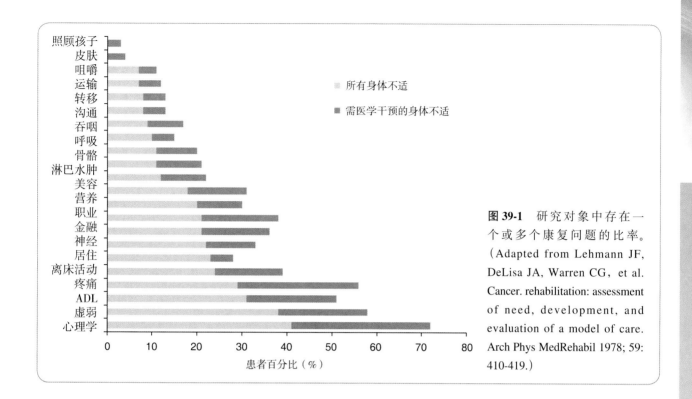

图 39-1　研究对象中存在一个或多个康复问题的比率。（Adapted from Lehmann JF, DeLisa JA, Warren CG, et al. Cancer. rehabilitation: assessment of need, development, and evaluation of a model of care. Arch Phys MedRehabil 1978; 59: 410-419.）

物治疗及给药方法、矫形器或假肢的应用以及辅助治疗对癌症康复治疗的成功至关重要。理疗医师作为连接临床肿瘤医师和多学科康复治疗团队间的桥梁来协调康复工作。他们制定出综合的治疗方案并且追踪随访患者，以期能提高其器官功能，减少疼痛，避免残疾[2]。

肿瘤患者或生存者的成功康复取决于具有特殊技能的专家小组，同时，肿瘤医师、康复小组和患者及其家属间不断地进行沟通也是至关重要的。当患者的临床病情、预后和治疗方案改变时，这种沟通尤其重要，因为沟通可以确保制订切实可行的康复目标[3]。

理疗医师一般专注于患者的总体运动功能和运动能力，训练患者使用矫形器或训练患者的步态。在疼痛治疗和淋巴水肿导致的肿胀等功能紊乱方面，理疗医师的作用也可能非常重要。职业治疗师专注于日常生活活动的恢复（ADLs），强调精细的运动功能、自我护理、适应装置、家庭安全和认知功能。语言病理学家专注于评估和治疗患者吞咽功能和沟通障碍。假肢师和矫形支具师协助物理治疗医师和临床医师共同评估患者步态和功能缺陷，从而有助于设计、制造合适的假肢，从而提高运动功能和运动能力。娱乐治疗师组织患者进行群体娱乐活动从而改善和提高患者在学习、工作和其他社会活动中的独立自主性。娱乐活动通过其带来的快乐、体育锻炼、竞赛和接触周围人等改善患者的器官功能状态和情绪[4]。职业的康复治疗允许残疾患者参与有益的工作。心理学家、社会学家和营养师的作用在其他章节介绍。

康复的基本原则

患者器官功能受限及残疾和发病情况在不同期别的肿瘤及其治疗中都是重要的关注点[5]。在制定现实可行的康复目标时，这些关注点必须考虑进来。

Herbert Dietz 医师在 1947 年提出几种不同的癌症康复方法，这些方法至今仍在使用[2]。在制定切实可行的康复目标时，我们需要考虑 Herbert Dietz 医师的康复方法中哪些更适用。

1. 预防性康复在预计可能会有残疾时进行，旨在降低残疾的严重性及其持续时间。例如，对一个要截肢的患者，在手术前指导其应用合适的器械进行平地和楼梯上下训练，可以提高患者的运动能力，增加信心，提高术后步态训练的速度[6]。

2. 恢复性康复宜在未出现永久性伤害时进行，旨在恢复受损的功能 [6]。对一个乳腺癌治疗后肩关节受到伤害的患者，物理和专业疗法集中于上肢力量和活动度的训练，可以提高患者上肢的功能和自主性。

3. 支持性康复指在永久性伤害造成后进行的康复，旨在尽最大可能地恢复功能。例如，对一个股神经病变的患者，膝盖固定器或髋关节屈曲辅助装置能够减少摔倒的风险，增加行走的距离，增加自信 [7]。

4. 姑息性康复是指在随着疾病的进展预计有越来越多的功能丧失时进行的安慰、支持并减少并发症的康复。床上活动和适当的翻身可以减少长期卧床患者压疮的发生。手夹板在一定程度上可以预防挛缩，提供更好的手部卫生和减少压疮的发生。

癌症康复专家最初的角色是评估患者：当导致患者功能受损的具体病因不明确时评估患者功能受损的程度。特异性的诊断非常必要，这样才能目标明确地尽可能减少治疗中并发症的发生，从而使患者最大获益。功能评估一般都是定性评价，而且着眼于患者关注的特定的功能受限问题，如步态稳定性、日常生活活动困难程度、或者疼痛的程度等。几种不同的功能评估方法，如"Karnofsky 功能状态评分"、"癌症治疗的功能评估——一般评分"和"功能自主性测量"，均在癌症康复治疗中具有实用价值。准确判定一个症状的原因从综合性的临床评估开始，这种评估的关键在于病史采集和体格检查。物理治疗医师经过大量的训练，能通过体格检查诊断一系列神经肌肉和肌肉骨骼的疾病。影像学检查（包括 X 线、CT 和 MRI）在评估患者疼痛和功能障碍方面起着重要作用。虽然影像学检查很重要，但也可能会导致某个疾病的误诊。因此，临床医师应不断努力，根据患者的临床症状、体格检查与影像学检查，使三者做出的诊断尽可能达到一致 [2]。在癌症人群中，对于神经肌肉和肌肉骨骼病患，肌电诊断试验是一个特别有价值的诊断和评估预后的方法。一个好的研究可以帮助区分患者的初始症状，定位周围神经病变损伤的部位，排除鉴别诊断，预测神经病变预后，并协助化疗方案的制订 [3]。

癌症的神经肌肉并发症

神经肌肉并发症在癌症患者中很常见，可能直接或间接与恶性肿瘤有关，抑或源于恶性肿瘤的治疗 [8]。15% ～ 20% 的癌症患者会发生神经系统的并发症，是患者住院的一个常见原因 [9]。任何节段的神经肌肉都可能受累，如大脑、脊髓、神经根、神经丛、外周、神经肌肉接点和肌肉本身等。

脑转移在癌症患者中很常见，远远多于脑的原发肿瘤。不管是脑转移瘤还是原发肿瘤，存在共同的表现，如头痛、精神状态改变、局部症状包括轻度偏瘫、认知能力下降、感觉缺失、癫痫、语言障碍、吞咽困难、步态异常、视觉障碍和恶心、呕吐等 [10-13]。脑部肿瘤的症状和体征主要取决于肿瘤的位置、大小和数量，并且通常是有症状的。可疑脑转移时，可行脑 CT 或 MRI 确诊。

5% ～ 10% 的全身性肿瘤患者会出现脊柱转移和脊髓或神经根的压迫，存在破坏正常神经功能的潜在危险。绝大部分侵及颈椎的肿瘤都是转移性的。肿瘤可以发生在硬膜外、脊髓中或软脑膜（图 39-2）。硬膜外的肿瘤最常见，肿瘤从椎骨或硬膜外向神经孔生长时导致脊髓受压。脊髓受压最早的表现通常是轴向脊髓疼痛，数小时至数月之后可能会出现虚弱感。虚弱感通常出现在感觉缺失或共济失调之前，一旦虚弱感产生，很快就会产生下半身截瘫或四肢麻痹。硬膜外肿瘤导致的脊髓受压通常需要紧急处理、手术或放疗，以避免进一步的神经受损 [14,15]。脊髓内和软脑膜的肿瘤较少见，但对功能的影响是毁灭性的。脊髓内的肿瘤直接侵犯脊髓实质，可以表现为痉挛、截瘫、疼痛、共济失调、肠道或膀胱功能障碍等。软脑膜的肿瘤位于硬脊膜下，但并未直接侵犯脊髓实质（即位于脑脊液流动的空间），可以导致脊髓直接受压，但更多表现为单发或多发性神经根病或马尾综合征。磁共振检查是除外硬膜外或髓内肿瘤的金标准。对于可疑软脑膜肿瘤但核磁检查未能显示的患者，可能需要连续反复的腰穿检查。

放射性脊髓病变可以在放疗后立即发生，或在放疗后数月至数年发生，最终可以导致患者完全瘫痪。不管是根治性放疗（如头颈部的恶性肿瘤、淋巴瘤）还是姑息性放疗（如转移性的乳腺

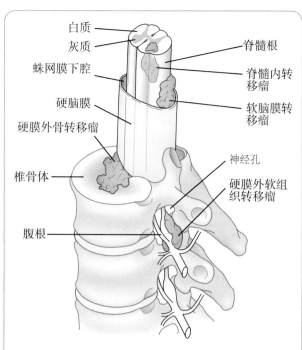

白质
灰质
蛛网膜下腔
硬脑膜
硬膜外骨转移瘤
椎骨体
腹根
脊髓根
脊髓内转移瘤
软脑膜转移瘤
神经孔
硬膜外软组织转移瘤

图 39-2　肿瘤影响脊柱，可发生在硬膜外、脊髓中或软脑膜。(Redrawn from Stubblefield MD, O'Dell MW. Cancer rehabilitation: principles and practice. New York: Demos Medical Publishing; 2009.)

和严重程度。如果存在多发性纤维性肌阵挛，提示存在放射性神经丛病；但除外肿瘤浸润性神经丛病最终需依靠 MRI[22]。腰骶部神经丛病可能由盆腔或胃肠道的肿瘤浸润或其放射性治疗所致，一般比臂神经丛病少见[23]。具有神经毒性的化疗药物，如铂类、紫杉烷类和长春新碱等，可能导致或加重神经丛病，并可能与多发性神经病变有关，这是众所周知的情况[24]。

神经病变在肿瘤患者中很常见，可以是单一神经病变或多发性神经病变。单一神经病变可能有多种原因，包括肿瘤直接侵犯（如坐骨神经病变、肢段肉瘤）、手术、放疗、体重减轻（如腓神经病变）和肿物不活动压迫神经等。单一神经病变通常合并有血管炎性的病变，这可以视为一种蛋白质紊乱、淀粉样沉积、血管炎或移植物抗宿主反应，可以进展为多发性神经病变。多发性神经病变是癌症患者中最常见的一种神经病变，可以由副肿瘤性病变（抗 Hu 抗体综合征）所致，或由进展性的蛋白质紊乱或淀粉样沉积所致，亦可由淋巴瘤及多发性骨髓瘤的血管炎所致等。糖尿病和其他非肿瘤性疾病导致的、原已存在的神经性病变，可能使患者在接受神经毒性的化疗药物治疗时，或发生其他与肿瘤相关的神经病变时，更容易表现出明显的症状和体征[25]。许多化疗药物，包括紫杉烷类、长春新碱、铂类和沙利度胺，都可能导致神经病变。各种药物导致的神经病变的临床表现有所不同，主要取决于药物造成神经损害的机制。例如，长春新碱和紫杉烷类为微管抑制剂，因此一般对感觉神经的损害大于运动神经，并具有长度（时间）依赖性。这些药物导致的功能障碍随着时间的改变，可能会有所改善。但铂类会破坏细胞核内的 DNA，这些细胞核位于背根神经节，属于感觉神经；脊髓前角属于运动神经。这会导致潜在的感觉神经的非长度（时间）依赖性的严重损害，而对隐藏在血脑屏障后的运动神经的影响很小。疼痛、共济失调和日常生活活动能力下降的问题很常见。因为病理改变的根源在于 DNA 功能障碍。因此，这些症状在治疗结束之后的几个月还可以继续进展，并且可能不会随着时间的延长而有所改善。

对神经病变的治疗取决于临床表现。乏力、共济失调和步态异常通常通过物理或职业疗法来治疗，必要的话还可使用步态辅助器和（或）矫

癌或前列腺癌），都可能导致脊髓破坏。急性脊髓病变可能由于短暂性脱髓鞘作用所致，一般在 1～9 个月后消失[16]。然而，迟发的脊髓病变是不可逆的，其发生率为 1%～12%[17]，一般发生在放疗后的 9～12 个月，潜伏期随着放疗剂量的增加而缩短[18]。典型症状包括下肢感觉异常、肠道或膀胱功能障碍、乏力，也可表现为 Brown-Séquard 样症状，即受累脊髓节段以下的单侧感觉异常和对侧运动障碍。中枢性疼痛在有放射性脊髓病变病史的患者中，其发生率约为 20%，可能与脊髓丘脑束上行支的异常活动有关。

神经丛病可由肿瘤浸润（如乳腺、肺、淋巴瘤）所致或发生在放疗后。放射性神经丛病的症状和体征可发生在放疗后的 1 个月至 15 年，甚至更长时间[19]。化疗可能增加放射性神经丛病的影响，并能缩短发病开始的时间[20]。肿瘤浸润所致的神经丛病的疼痛更严重，但放疗和肿瘤浸润导致的神经丛病可同时发生[21]。放疗可以导致放射相关性肉瘤和其他恶性肿瘤，这种现象在进行放射性治疗的霍奇金淋巴瘤的患者中较常见。电诊断试验有助于确诊神经丛病并确定其病因、范围

形器。疼痛通常使用神经稳定剂来治疗，如普瑞巴林、度洛西汀等，通常为联合用药，如通常联合应用不同作用机制的神经稳定剂和类罂粟碱治疗顽固性疼痛。

Lambert-Eaton 肌无力综合征是一种罕见的、突触前的、神经肌肉接头功能障碍的副肿瘤综合征，主要发生在小细胞性肺癌和其他恶性肿瘤。其发病由抗电压门控的钾离子通道的 IgG 所致，可以导致严重的乏力，如果影响眼部和延髓的肌肉就可以导致疲劳和自主神经症状。

肌病为长期大量应用甾体类药物和严重疾病的后果，在肿瘤中很常见。乏力比较常见，严重者可以导致四肢瘫痪。患者经过局部放疗（如头颈部的肿瘤、霍奇金淋巴瘤）后，会出现颈部或胸部肌肉的乏力。暴露于一些毒性物质如长春新碱或脱氧胸苷，出现肌肉淀粉样变性，或者副肿瘤综合征，均可以引起肌病。

癌症相关性疲乏（CRF）出现于大部分癌症生存者中，并成为导致其生活质量下降的主要原因。尽管我们逐渐认识到此症状的重要性，但其病理生理学和症状的起源部位大部分都是未知的。有学者在进展期癌症患者中进行研究评定患者的运动状况，评定方法包括主观的和客观的疲劳分级方法、运动状态和生理学测量，来定位中枢和外周的神经肌肉功能状态[26,27]。将晚期实体肿瘤的患者（$n = 29$）与健康者（$n = 16$）根据年龄、性别和体重指数进行配对，完成一份简要疲乏量表（Brief Fatigue Inventory，BFI）。该研究让参与者保持低强度的肌收缩至筋疲力尽，在此之前和之后分别评估每个受试者的 BFI 评分、肌肉的运动表现、中心驱动、神经肌肉接点传导功能、肌电图和肌电图信号、EEG-EMG 信号偶联和力产生能力（FGC）。与健康者相比，慢性肾衰竭患者的体重指数更大、运动表现下降（更易疲劳）、更易中枢疲劳和较轻的重要肌肉疲劳、神经肌肉接点传导功能受损、肌电图异常和 EEG-EMG 信号偶联减少。总之，慢性肾功能不全患者明显更易感觉疲劳，这限制了他们的活动，但他们肌肉的疲劳（生理学疲劳）严重程度较低。合并有慢性肾衰竭的癌症生存者的疲劳更可能是中枢起源，并且至少部分是由于大脑功能异常、皮质肌肉偶联功能受损和神经肌肉接点传导功能受损所致。

癌症的骨骼肌肉并发症

骨骼肌肉并发症在癌症患者中很常见，且常合并有神经系统或神经肌肉并发症。如骨转移可能导致严重的疼痛、病理性骨折和（或）畸形。骨折可导致脊髓、马尾、神经根、神经丛或外周神经的压迫。可预见的病理性骨折是功能恢复的一个重要的潜在障碍，应在康复治疗之前以及放化疗同时给予恰当的处理与解决[28]。

由于存在继发性骨质疏松，癌症患者通常为骨折的高危人群。甾体类药物的使用、治疗相关的激素缺失和源于原发性疾病的疲乏均可加速骨质的丢失[29,30]。激素治疗、化疗、放疗、或手术切除睾丸或卵巢可以对骨骼产生直接或间接影响，导致骨量和骨强度的丢失。骨矿物质密度测定的一般方法是二维的 X 线吸光光度法扫描，年轻成人的骨量峰值的 1 个标准差内为正常，在 -1 至 -2.5 标准差内为骨量减少，在 -2.5 个标准差以下或低于年轻成人平均骨量峰值为骨质疏松[31]。骨量峰值每低于成人平均骨量峰值 1 个标准差，骨折的风险就成倍增加[32,33]。癌症患者骨量减少和骨质疏松的治疗与非癌症的骨量减少和骨质疏松一样，包括补充二膦酸盐、饮食、锻炼、补充维生素 D 和钙、适当锻炼[34]、停止吸烟[35-37]和减少饮酒。激素补充疗法在乳腺癌和前列腺癌患者为绝对禁忌。

放疗对肌肉骨骼系统有重要的直接和间接影响。放疗的直接作用多由于肌肉、关节、韧带和其他支持性组织的进行性纤维化所致，间接作用通常由支配肌肉的神经受损所致。例如，头颈部肿瘤放疗导致的颈神经根或臂丛神经损伤，可以使肩部回旋肌群无力和肩关节功能障碍，包括回旋肌腱炎和粘连性关节囊炎[38]。治疗性干预，包括提高受累肌肉的运动范围、姿态和健身操等，对这种肌肉关节等的功能障碍很有益处。

淋巴水肿

淋巴水肿是淋巴液在四肢或躯干或脸部的异常蓄积所致。如不处理，蓄积的、富含蛋白的淋巴液可最终导致进行性硬化症，甚至象皮肿[39]。原发性淋巴水肿系淋巴系统未形成或形成不全所致，而继发性淋巴水肿多由感染、肿瘤或淋巴管损伤所引起。淋巴水肿本身不会导致疼痛，但可导致肢端沉重或压迫感，且由于生物力学的改变可能导致颈部和肩部的牵拉感[38]。

淋巴水肿在经历过腋窝淋巴结的清扫、放疗或肿瘤复发的乳腺癌患者中很常见，但在淋巴系统受恶性肿瘤侵犯，或淋巴系统接受过手术或放疗的任何恶性肿瘤中都可见到。关于淋巴水肿的发生率，根据手术的类型、腋窝淋巴结清扫的范围、放疗的剂量和测量方法的不同而报道相差很大[40]。肿胀可能在手术后立即发生并自行消退，但手术后的肿胀也可能由于血栓性浅静脉炎所致，故可据肿胀情况推测未来淋巴水肿的发生。如淋巴水肿治疗后仍持续存在超过两年应想到肿瘤复发的可能性。影像学的检查应包括磁共振以除外肿瘤的复发，采用二维多普勒超声以明确是否有深静脉血栓形成[39]。妇科肿瘤医师常用胸部、腹部和盆腔的CT可能会遗漏腋窝淋巴结的复发，单独PET和联合CT对诊断肿瘤复发的敏感性高，但一般不会比MRI更优先采用。

癌症及其相关的治疗并不是引起水肿的唯一原因。因此，区分淋巴水肿和其他原因引起的水肿是必要的。典型的下肢淋巴水肿会累及足背，但不会累及跖骨 - 趾骨关节，并且不会合并外周血管性疾病，很少形成明显的脉管系统红斑和溃疡。淋巴闪烁造影术可定位淋巴的走形流动和异常。因此，可以区分静脉性水肿和混合性或淋巴管性水肿。但是，淋巴闪烁造影术应用很少，因其高度依赖于检查者的技能，并且如果缺乏足够的对患者状况进行综合性评估的临床信息，检测的并发症发生率很高。阻抗容积描记法是一种无创性的技术，其利用电阻的微小改变来测量和追踪淋巴水肿。随着技术的提高、价格的降低和研究的增加，阻抗容积描记法在临床的应用越来越多。

淋巴水肿的治疗聚焦于对患者的宣教、预防、早期治疗和预防感染。干预的目标包括保护皮肤和软组织，降低淋巴管炎的风险，缩小淋巴体积并维持肢体的体积，避免肌肉挛缩和继发性骨骼肌肉系统疾病。早期治疗降低了淋巴损伤后慢性后果发生的风险，以及淋巴水肿的远期进展。

淋巴水肿的常规治疗要求理疗医师和在淋巴水肿方面接受过专门培训的临床医师密切合作。治疗方法包括人工淋巴引流（MLD）、垫高、包扎、压迫患处和常采用的淋巴液抽吸。人工淋巴引流是一种专门的按摩技术，对促进淋巴液的流动非常有效。垫高患区可促进淋巴液的回流。人工淋巴引流通常与压缩性包扎联合应用，或在引流之后使用压迫包扎。恰当的压缩性包扎利用躯体自身的肌肉将淋巴液慢慢地泵出下肢，一旦淋巴的体积缩小到目标体积，就开始使用具有压缩作用的衣服，通常采用30～40mmHg或40～50mmHg压力梯度，来预防淋巴液的再蓄积[39]。在手的灵活度、力量和感知能力不够而不能使用人工淋巴引流和包扎技术的患者，可以使用气动泵。气动泵并不常规推荐使用，因为它可能会损坏淋巴系统，从而使淋巴水肿恶化。淋巴水肿的最佳治疗要求保持皮肤的清洁以尽量较少感染的风险。保持皮肤清洁，特别注意避免损伤皮肤，避免注射器针头、血压计套袖等损伤皮肤。如果形成了皮肤的蜂窝织炎，应尽早使用抗生素。

还有几个治疗淋巴水肿的非常用方法。偶苯氮吡啶是一种类黄酮，可以通过蛋白水解作用减少淋巴水肿中富含蛋白的淋巴液的量，从而减少淋巴水肿的形成。但这种药还未在美国国内上市。因此，我们并不了解其效果[41]。利尿剂可以短期应用以减少组织外间隙中液体的总量，但其并不影响血管外组织中富含蛋白的液体量[42]。手术治疗淋巴水肿少见，常在其他方法都失败后采用。切除淋巴水肿的目的在于缩小淋巴水肿的体积，淋巴管的再吻合术技术难度高，成功率很低。

内科并发症和康复

在癌症及其治疗中，内科并发症很常见，多严重影响康复治疗的安全和效果。物理治疗医师应常规检查患者身体状态及其并发症，根据临床实际情况，适当的调整康复计划，必要时应推迟，甚至暂停康复治疗[43]。一般存在以下并发症时，应慎重考虑康复治疗：

1. 血液检查结果：血红蛋白<80g/L，血小板<20 000/mm³，白细胞<5 000/mm³ 同时伴发热。
2. 转移性骨病累及长骨（股骨、胫骨、肱骨），并且大于50%的骨皮质受累，大于50%～60%的骨髓横断面受累，或股骨的转移病灶直径大于2.5cm。

3．压迫空腔脏器（肠道、膀胱或输尿管）、血管或脊髓。

4．胸膜或心包积液、腹水、腹膜后积液导致持续性疼痛、呼吸困难。

5．中枢神经系统性抑郁或昏迷，或颅内压升高

6．高钾或低钾血症、低钠血症、高钙或低钙血症。

7．直立性低血压或直立性高血压，血压高于160/100mmHg。

8．心率大于 110 次 / 分，或室性心律失常。

9．发热，体温高于 101 华氏度。

继发于癌症治疗的血液系统和心血管系统异常，如贫血、血小板减少症、中性粒细胞减少症等很常见，可能会限制康复治疗的进行[28]。血小板减少症、中性粒细胞减少症在某些药物化疗后最早 9 天内即可出现，最低值多发生在化疗后14 ～ 18 天，从化疗后 21 天起开始升高[39]。中性粒细胞减少症伴有白细胞计数少于 1500/ml 时，感染的风险增加。当白细胞计数少于 5000/ml 且患者发热时，就应及时采取综合治疗措施[28]。化疗导致的血小板减少症可致鼻黏膜或口腔黏膜、胃肠道和泌尿系统的出血。血小板计数低于 20 000/ml时就可导致出血，故应输注血小板治疗[28]。合并有血小板减少症的患者，应避免使用影响血小板功能的药物，如布洛芬、阿司匹林和萘普生。贫血或血小板减少症的患者可能需要输红细胞或血小板。引起贫血的几种原因，包括出血、溶血、营养不良、骨髓受侵、化疗或放疗和慢性病性贫血，均可发生于癌症患者[44]。当红细胞比容小于 25%或血红蛋白低于 8g/dl 时，应采取治疗措施[28]。值得指出的是，由于血液学问题而停止治疗的指南并不是绝对的。当患者的实验室检查结果远低于正常下限时，是否继续治疗是一种风险 - 效益评估，需要肿瘤学家和康复治疗小组的共同参与。

癌症患者由于长期卧床和制动体位，很容易发生静脉血栓。瘤栓能阻碍或减慢血流，留置静脉导管也可能使血栓的风险增加。癌细胞释放的促凝血物质能促进血栓形成。约 15% 的静脉血栓或肺栓塞患者都是恶性肿瘤患者[45]。美国 Memorial Sloan Kettering 癌症中心关于静脉血栓患者的物理治疗、专业治疗和淋巴水肿治疗指南见表 39-1 所示。

疼痛

疼痛是康复治疗的最大障碍之一。疼痛可以是感觉性的、躯体的、神经性的或内脏性的。在癌症患者中，疼痛多是混合性的。对疼痛的精确的全面评估很关键，这样才能尽最大可能的缓解疼痛，同时减少并发症。疼痛的成功治疗常需要联合多种治疗方法，包括非甾体抗炎药物、阿片类药物、神经稳定剂、注射剂、物理治疗或专业治疗、放疗、手术或调整化疗。关于疼痛的综合性治疗在本书的其他章节有介绍，此不赘述。

放疗相关的损伤

放疗可以毁坏机体的任何组织，包括各个水平的神经系统和肌肉。放疗的影响可以分为急性、亚急性和慢性。放疗慢性影响是由于受累组织的血管及其细胞外基质纤维素形成，导致微脉管系统的纤维化。这种进行性的纤维化所导致的临床表现称为放疗性纤维化综合征（radiation fibrosis syndrome，RFS）。RFS 在霍奇金淋巴瘤、头颈部恶性肿瘤和四肢肉瘤的患者中很常见。其临床表现包括颈项强直、牙关紧闭和头下垂综合征[46]。牙关紧闭可能由于咬肌的病理性痉挛和咽鄂部支持性组织的进行性纤维化所致。牙关紧闭严重影响进食、口腔卫生和说话[47]。头下垂综合征是RFS 的晚期并发症，多见于放疗治疗的霍奇金淋巴瘤和头颈部恶性肿瘤的幸存者。放疗导致颈部、胸廓伸肌无力并毁坏其神经支配，导致头下垂综合征[3]。

物理治疗医师应预见到与放疗相关的神经肌肉、肌肉骨骼和其他系统如心肺等的功能障碍。尽管这些并发症的病理生理学机制现在并不清楚，但很多都能得到有效的治疗。头颈部放疗导致的颈项强直可以通过注射肉毒杆菌毒素得到有效治疗[46]。肉毒杆菌毒素同样用于治疗牙关紧闭，其可延长舒张期，减少收缩[47]。加强锻炼、纠正体位等都可用于治疗头下垂综合征[39]。颈圈也可用于这类患者。

表 39-1　合并静脉血栓患者的物理治疗、专业治疗和淋巴水肿治疗指南

下肢	1. 对于合并急性下肢深静脉血栓（DVT）形成的患者，无论有或无肺栓塞，如果无下腔静脉滤过器，治疗（包括物理治疗、专业治疗和淋巴水肿治疗）应在抗凝治疗后马上开始（包括加压包扎和人工引流淋巴管的方法）。抗阻力训练一般推迟到 48 ~ 72 小时后。	● 不同的治疗性抗凝的定义 ● 低分子肝素治疗（LMWH）是首选的治疗方式，治疗在第一针注射后马上就开始了，而且不需要监测。常规的准备药物包括依诺肝素（enoxaparin，Lovenox），达肝素注射液（dalteparin，Fragmin）和双氢麦角胺钠（tinzaparin，Innohep）。 ● 大分子肝素（Unfractionated heparin）发挥治疗作用需要 1 ~ 2 天的时间，与低分子肝素相比更易出血，需要监测 APTT，且当 APTT 在 50 ~ 70 之间时，治疗可开始。 ● 华法林需要数天才能达到治疗效果。应用时需要监测 INR，当其值为 2 ~ 3 时治疗方可开始。
	2. 对于合并急性下肢深静脉血栓形成的患者，（有或无肺栓塞），如果已放置下腔静脉滤过器，不论是否开始抗凝，相关的康复治疗可立即进行。	
	3. 对于合并急性下肢深静脉血栓形成且不能抗凝、不能安装下腔静脉滤过器的患者，相关的康复治疗可以立即进行，但仅限于日常功能性的活动（行走、平衡、日常生活活动训练），并且应该避免抗阻力训练和重复性训练。这类患者肺栓塞和猝死的风险很高。治疗学家应该与患者初治医师或康复医师讨论治疗方案，这样才能更好地评估风险和益处。	
上肢	1. 上肢深静脉血栓形成后引起肺栓塞和猝死的风险与下肢深静脉血栓的风险一样。下腔静脉滤过器对其有保护作用。对于合并急性上肢深静脉血栓形成的患者，无论是否存在肺栓塞，（物理治疗、专业治疗和淋巴水肿治疗在抗凝治疗后即可开始（包括包扎和人工引流淋巴管的方法）。抗阻力训练一般推迟到 48 ~ 72 小时后。	
	2. 对于合并急性上肢深静脉血栓形成且不能进行抗凝治疗的患者，治疗仅限于日常功能性的活动（行走、平衡、日常生活活动训练），并且应该避免抗阻力训练和重复性训练。这类患者肺栓塞和猝死的风险很高。临床医师应该与患者讨论治疗方案。	

参考文献

1. Lehmann JF, DeLisa JA, Warren CG, et al. Cancer rehabilitation: assessment of need, development, and evaluation of a model of care. *Arch Phys Med Rehabil.* 1978;59:410–419.
2. DeLisa JA. A history of cancer rehabilitation. *Cancer.* 2001;92:970–974.
3. Stubblefield MD, Custodio CM, Franklin DJ. Cardiopulmonary rehabilitation and cancer rehabilitation. 3. Cancer rehabilitation. *Arch Phys Med Rehabil.* 2006;87:S65–S71.
4. Bundy AC. Assessment of play and leisure: delineation of the problem. *Am J Occup Ther.* 1993;47:217–222.
5. Aziz NM. Cancer survivorship research: state of knowledge, challenges and opportunities. *Acta Oncol.* 2007;46:417–432.
6. Dietz JH. *Rehabilitation oncology.* 99th ed. New York: John Wiley & Sons Inc; 1981.
7. Jones VA, Stubblefield MD. The role of knee immobilizers in cancer patients with femoral neuropathy. *Arch Phys Med Rehabil.* 2004;85:303–307.
8. Newton HB. Neurologic complications of systemic cancer. *Am Fam Physician.* 1999;59:878–886.
9. Clouston PD, DeAngelis LM, Posner JB. The spectrum of neurological disease in patients with systemic cancer. *Ann Neurol.* 1992;31:268–273.
10. O'Neill BP, Buckner JC, Coffey RJ, et al. Brain metastatic lesions. *Mayo Clin Proc.* 1994;69:1062–1068.
11. Patchell RA. The treatment of brain metastases. *Cancer Invest.* 1996;14:169–177.
12. Nussbaum ES, Djalilian HR, Cho KH, et al. Brain

metastases: histology, multiplicity, surgery, and survival. *Cancer.* 1996;78:1781–1788.

13. Patchell RA, Tibbs PA, Walsh JW, et al. A randomized trial of surgery in the treatment of single metastases to the brain. *N Engl J Med.* 1990;322:494–500.

14. Sioutos PJ, Arbit E, Meshulam CF, et al. Spinal metastases from solid tumors: analysis of factors affecting survival. *Cancer.* 1995;76:1453–1459.

15. Klein SL, Sanford RA, Muhlbauer MS. Pediatric spinal epidural metastases. *J Neurosurg.* 1991;74:70–75.

16. Dropcho EJ. Central nervous system injury by therapeutic irradiation. *Neurol Clin.* 1991;9:969–988.

17. Schultheiss T, El-Jahdi A. *Statistical analysis of two hundred radiation myelopathy cases.* Presented at: Seventh International Congress of Radiation Research, Amsterdam, The Netherlands, July 8; 1983:3–41.

18. Liebel S, Guten P, Avis R. Tolerance of the brain and spinal cord. In: Guten P, ed. *Radiation injury to the nervous system.* New York: Raven Press; 1991:239–256.

19. Louton RB, Terranova WA. The use of suction curettage as adjunct to the management of lymphedema. *Ann Plast Surg.* 1989;22:354–357.

20. Olsen NK, Pfeiffer P, Mondrup K, et al. Radiation-induced brachial plexus neuropathy in breast cancer patients. *Acta Oncol.* 1990;29:885–890.

21. Lederman RJ, Wilbourn AJ. Brachial plexopathy: recurrent cancer or radiation? *Neurology.* 1984;34:1331–1335.

22. Harper Jr CM, Thomas JE, Cascino TL, et al. Distinction between neoplastic and radiation-induced brachial plexopathy, with emphasis on the role of EMG. *Neurology.* 1989;39:502–506.

23. Numata K, Ito M, Uchiyama S, et al. A case of delayed radiation lumbo-sacral plexopathy. *No To Shinkei.* 1990;42:629–633.

24. Forman A. Peripheral neuropathy in cancer patients: clinical types, etiology, and presentation, part 2. *Oncology (Williston Park).* 1990;4:85–89.

25. Stubblefield MD, Slovin S, MacGregor-Cortelli B, et al. An electrodiagnostic evaluation of the effect of pre-existing peripheral nervous system disorders in patients treated with the novel proteasome inhibitor bortezomib. *Clin Oncol.* 2006;18:410–418.

26. Khoshknabi DS, Davis MP, Ranganathan VK, et al. Combining objective and subjective outcomes in cancer-related fatigue: illustrations from a single case report. *J Palliat Med.* 2008;11:829–833.

27. Yavuzsen T, Davis MP, Ranganathan VK, et al. Cancer-related fatigue: central or peripheral? *J Pain Symptom Manage.* 2009;38:587–596.

28. Stubblefield MD, Bilsky MH. Barriers to rehabilitation of the neurosurgical spine cancer patient. *J Surg Oncol.* 2007;95:419–426.

29. Kerr D, Ackland T, Maslen B, et al. Resistance training over 2 years increases bone mass in calcium-replete postmenopausal women. *J Bone Miner Res.* 2001;16:175–181.

30. Sheth P. Osteoporosis and exercise: a review. *Mt Sinai J Med.* 1999;66:197–200.

31. World Health Organization. *Prevention and management of osteoporosis, WHO Technical Report Series.* Geneva, Switzerland: WHO; 2003:N921.

32. Chien AJ, Goss PE. Aromatase inhibitors and bone health in women with breast cancer. *J Clin Oncol.* 2006;24:5305–5312.

33. Kaste SC, Chesney RW, Hudson MM, et al. Bone mineral status during and after therapy of childhood cancer: an increasing population with multiple risk factors for impaired bone health. *J Bone Miner Res.* 1999;14:2010–2014.

34. Aksnes LH, Bruland OS. Some musculo-skeletal sequelae in cancer survivors. *Acta Oncol.* 2007;46:490–496.

35. Bae DC, Stein BS. The diagnosis and treatment of osteoporosis in men on androgen deprivation therapy for advanced carcinoma of the prostate. *J Urol.* 2004;172:2137–2144.

36. Conde FA, Aronson WJ. Risk factors for male osteoporosis. *Urol Oncol.* 2003;21:380–383.

37. Hawkins R. Osteoporosis. *Cancer Nurs.* 2006;29:78–82.

38. Stubblefield MD, Custodio CM. Upper-extremity pain disorders in breast cancer. *Arch Phys Med Rehabil.* 2006;87:S96–S99.

39. Braddom RL, ed. *Physical medicine and rehabilitation.* 3rd ed. Philadelphia, PA: WB Saunders; 2007.

40. Brennan MJ. Lymphedema following the surgical-treatment of breast-cancer: a review of pathophysiology and treatment. *J Pain Symptom Manage.* 1992;7:110–116.

41. Tubiana-Hulin M. Incidence, prevalence and distribution of bone metastases. *Bone.* 1991;12(suppl 1):S9–S10.

42. DeVita J, Hellman S, Rosenberg S. *Cancer: principles and practice of oncology.* 3rd ed. Philadelphia, PA: JB Lippincott; 1989:2231.

43. Delisa J. *Physical medicine and rehabilitation.* 4th ed. Philadelphia, PA: Lippincott Williams & Wilkins; 2005.

44. Sood A, Moynihan TJ. Cancer-related fatigue: an update. *Curr Oncol Rep.* 2005;7:277–282.

45. Kasper DL, Braunwald E, Fauci AS, et al. *Harrison's principles of internal medicine.* 16th ed. New York: McGraw-Hill Medical Publishing; 2005.

46. Harti DM, Cohen M, Julieron M, et al. Botulinum toxin for radiation-induced facial pain and trismus. *Otolaryngol Head Neck Surg.* 2008;138:459–463.

47. Shulman DH, Shipman B, Willis FB. Treating trismus with dynamic splinting: a cohort, case series. *Adv Ther.* 2008;25:9–15.

肿瘤支持治疗中的运动干预

40

Erin L. McGowan, Kerry S. Courneya

高宝荣 译　王建六 校

　　随着检测及治疗技术的发展，肿瘤的 5 年生存率提高到 66%[1]。但是肿瘤及其治疗所带来的不良反应，远超过肿瘤诊治带给患者生理和精神上的持续挑战[2]。因此，为了改善肿瘤患者的生存质量和疾病预后，研究人员正积极地探索着行为策略在缓解肿瘤及肿瘤治疗伴发症状方面的作用[3]。其中在行为策略方面，体力活动（physical activity，PA）和锻炼成为了关注的焦点。PA 指任何因骨骼肌运动所产生的活动，并且伴随着大量能量消耗的增加[4]。休闲活动是指在日常工作之余由自主安排的各项活动。锻炼是休闲活动中的一种特殊形式，以提高适应水平、性能和（或）健康状况为目的的一项长期的重复过程[4]。另一个重要的概念叫做健康相关的身体素质，包括 5个相关的部分：心肺耐力、肌力、肌肉耐力、柔韧素质和身体成分。这些方面在癌症生存者中代表了重要的预后，可以通过锻炼发挥在其他肿瘤支持治疗方面的作用并且改善疾病的预后。在本章中，肿瘤生存者将被定义为在诊断时确诊为癌、追求生活平衡的患者[5]。

　　本章节对于体能训练在肿瘤患者的支持治疗和疾病终点中的作用方面，提出了一个全新的观点。支持治疗的终点指肿瘤生存者一般及疾病特异的生存质量方面的指征。特异的生存质量指整体的健康和幸福感，包括生理上、机能上、精神上以及社交生活等各个方面[6]。疾病终点指预期生活相关的质量指标，例如无瘤生存率、肿瘤特异性死亡率和总生存率[6]。由于肿瘤包括许多种不同的疾病，因此其在疾病的病理生理学、预后、所接受的治疗、相关的不良反应、患者的人群分布（如年龄、性别）、医学方面资料（如肥胖、并发症）和个人行为方面（如吸烟史、饮酒和既往锻炼情况）会有相当大的差异性，故本章节将根据特定肿瘤类型进行分别介绍。此外，本章节将注重介绍体能锻炼动机和肿瘤生存者行为改变方面的内容。必要时，在介绍近期的随机对照试验之前先概括性介绍一些系统回顾性研究。

体力活动在肿瘤支持治疗方面的作用

　　几项系统回顾性研究在综合了所有肿瘤生

存人群的基础上总结了一些 PA 方面的作用。Schmitz 等 [7] 对 32 例对照试验进行了一项系统性的定性和定量研究，探讨了 PA 在肿瘤生存者（例如 72% 乳腺癌）治疗过程中及治疗结束后所起的作用。结果在该研究中，PA 的行为方式、心肺耐力、生理变化及肿瘤治疗过程中出现的症状及不良反应在 PA 干预后都得到了轻到中等程度的改善；心肺耐力及精力或活力则在治疗后获得了很大程度上的改善。此外，在治疗期间及治疗结束后 PA 并未引起任何疲劳度的变化。

Knols 等 [8] 回顾性分析了 34 个随机临床和对照临床试验，探讨在治疗期间及治疗结束后，体能锻炼在肿瘤生存者躯体功能及心理健康方面的所起作用。研究结果显示，在乳腺癌生存者接受治疗的过程中，锻炼组在功能、心理健康状态及主诉（如恶心）方面得到了显著性的改善。治疗结束后，需氧量、心肺功能变化、自尊、抑郁、焦虑在锻炼组的乳腺癌生存者中出现了显著性差异。最后，综合治疗期间及治疗结束后的各项结果提示锻炼组在多方面得到了显著性的改善，包括步行距离、生存质量、疲乏度、情绪状态和体力方面。在骨髓和外周血干细胞移植中，锻炼在某些方面起到了积极有利的作用。如改善身体成分（如非脂肪物质）、提高肌力、功能、改善内科症状（如疼痛、腹泻）、缩短住院时间、精神健康及改善情绪状况方面。体能锻炼在混合性实体瘤患者的治疗中也表现出了许多有利方面，例如体能、有氧代谢能力、骨盐沉积、肩关节活动度、疼痛、乏力、训练计划的完成率及自身的生存质量和情绪状态。最后，混合性实体瘤治疗结束后，体格锻炼可提高体力和有氧代谢率，并减少体脂、焦虑、失眠、易怒和自我生存质量。总之，这些结果显示在肿瘤治疗期间及治疗结束后体能锻炼均发挥了有利的作用。

Conn 等 [9] 在一项荟萃分析中探讨了 PA 在治疗期间及治疗结束后的作用。该篇荟萃分析中所涉及的多数研究为乳腺癌（$k = 13$）或原发乳腺癌幸存者（$k = 5$）。另外的一些研究一般包括淋巴瘤（$k = 8$）、肺癌（$k = 6$）、血液系统肿瘤（$k = 5$）、胃肠道肿瘤（$k = 4$）、前列腺癌（$k = 2$）及黑色素瘤（$k = 1$）。在躯体功能上中位标准化作用，身体成分，情绪，生存质量和疲劳度上具有更适度的效应。所有的结果均显示了 PA 干预的有利作

用，尤其是在肿瘤治疗后进行的 PA 作用更加显著。然而，躯体功能除外，其无论是在治疗期间还是在治疗结束后均得到了较好的改善 [9]。

Knobf 等 [10] 通过分析研究 25 项体能锻炼在身体、心理、社交及精神生活质量方面的作用。其中研究人群涵盖了多种肿瘤人群，包括乳腺癌、内膜癌、非霍奇金淋巴瘤、前列腺癌及结肠癌生存者。这些研究结果为体能锻炼在躯体生存质量（如生理功能、肌力及体重控制）和精神生活质量（如幸福感、自尊、焦虑、沮丧和疲劳）方面的积极作用提供了强有力的证据。此外，研究结果还显示锻炼可促进社会功能的改善。作者建议仍需要更多的研究去进一步探讨体能锻炼与精神健康之间的相互关系。

Schwartz [11] 回顾性分析了锻炼在不同肿瘤组织类型和期别生存者治疗期间（$k = 35$）及治疗结束后（$k = 38$）所发挥的作用。在治疗期间，研究探讨各种锻炼措施，包括家务、监督的锻炼计划、有氧运动及阻力训练；持续时间从 2 ～ 52 周不等。治疗后锻炼的研究多数为监督锻炼计划，包括有氧运动及阻力训练，或这些计划的整合。研究均一致显示了其在治疗中的积极作用，表现在生存质量、心肺耐力、肌力、柔韧素质、疲劳、焦虑、抑郁、体重测量值（如体脂）及其他健康相关的生物指标方面。肿瘤治疗结束后，其益处虽然不如治疗期间那么显著，但对心肺耐力、肌力、疲乏、抑郁、焦虑、精力和活力、体像、体型、精神健康和生存质量等有益。

肿瘤相关性疲乏是一种与肿瘤及其治疗相关的症状。Cramp 和 Daniel [12] 回顾性分析了 28 项随机对照试验，探讨了体能锻炼在肿瘤治疗期间及治疗结束后对肿瘤相关性疲乏的影响。不论身体锻炼是在肿瘤治疗过程期间何时开始，在锻炼计划完成后均可以出现显著性改善。因此，无论是在治疗期间，还是治疗后，身体锻炼均可以改善肿瘤相关性疲乏。

在最近的一项系统评价中，Speck 等 [13] 总结了 82 项关于 PA 的随机及非随机对照试验。多数研究集中于乳腺癌生存者（约 83%），少数研究涵盖了其他类型的肿瘤（图 40-1）。这些研究最常见结果包括氧耐量、总体生活质量、功能生活质量、疲乏、抑郁和焦虑（图 40-2）。肿瘤治疗后，PA 对体力有较大的作用（即身体上部和下部）；在疲

乏及乳腺癌相关特性指标中起到了中等作用；在肿瘤治疗期间，氧耐量、PA 水平、肌力、功能生存质量、焦虑和自尊上具有轻到中等益处。生存

者 PA 较治疗期间疗效明显（图 40-3）。在治疗期间及治疗后锻炼均具有良好的容受性 [13]。

最近由 Adamsen 等 [14] 开展了一项大规模的

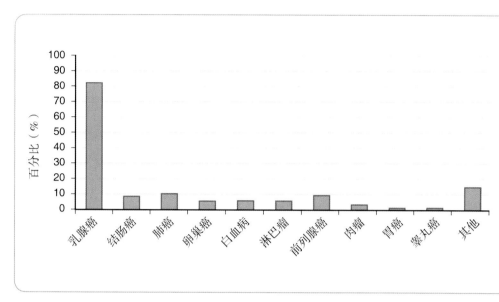

图 40-1 运动试验中最常见的癌症。百分比（%）＝包括至少一个确诊的、特定癌症研究参与者的百分比。（Data from Speck RM, Courneya KS, Masse LC, et al. An update of controlled physical activity trials in cancer survivors: a systematic review and meta-analysis. J Cancer Surv 2010. DOI 10.1007/s11764-009-0110-5.）

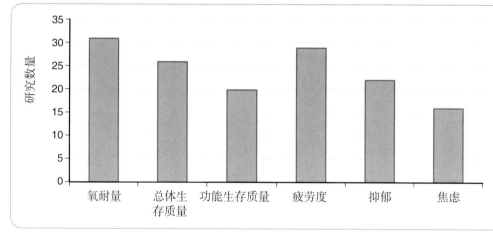

图 40-2 运动试验中最常见的健康结果。（Data from Speck RM, Courneya KS, Masse LC, et al. An update of controlled physical activity trials in cancer survivors: a systematic review and meta-analysis. J Cancer Surv 2010. DOI 10.1007/s11764-009-0110-5.）

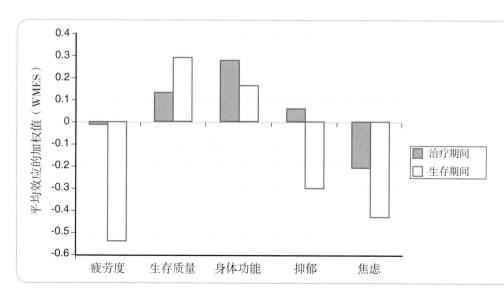

图 40-3 在不同癌症时期（治疗期间或生存期间）的运动试验中，患者最常见的主诉结果的平均效应的加权值。（Data from Speck RM, Courneya KS, Masse LC, et al. An update of controlled physical activity trials in cancer survivors: a systematic review and meta-analysis. J Cancer Surv 2010. DOI 10.1007/s11764-009-0110-5.）

随机临床试验，通过与来自 21 个不同肿瘤群体的 269 例患者所接受的传统护理相比，这项长达 6 周的分组运动干预试验在疲劳、生存质量、一般健康状况、PA 及体能的结局方面均获得了良好的收益。运动干预包括了的高强度的心血管和阻力训练以及低强度的训练（即放松训练、躯体意识的培训和恢复性训练），每周达 9 小时以上。第 6 周时，运动干预组患者的躯体疲乏感减少、活力、有氧代谢能力、肌力、躯体及功能活动和幸福感得到改善，但生存质量未发生明显变化。作者建议高低强度结合的运动干预对正在接受治疗的肿瘤患者来说既实用又安全。

在前面提到的研究和临床试验中，尽管各种肿瘤群体间存在着显著性的差异，但是并未依据不同群体对研究加以区分。这些褒贬不一的评价指出，多数的研究是在早期乳腺癌患者中开展的。因此，这些关于运动干预效益的结论主要是基于乳腺癌患者获得的，对于那些来自他部位的肿瘤的患者来说并不具有普遍性。近期也发表了一些关于特殊类型肿瘤的相关报道，但是最常关注的焦点仍然是乳腺癌。

乳腺癌

McNeely 等[15] 进行了一项系统的荟萃分析，评价了运动干预在 14 项随机对照试验的 717 例乳腺癌患者（Ⅰ～Ⅲ期）中的作用。运动对乳腺癌生存者的生存质量、身体功能、心肺耐力（即峰值耗氧量）和疲劳度均起到了显著而有意义的改善。体重指数或体重方面未观察到明显变化。然而，当应用双能量 X 射线吸收器（DEXA）观察身体组成部分时，发现骨质密度发生了变化及体重减轻。

Markes 等[16] 在 9 项临床对照试验中分析评价了运动干预在 492 例接受辅助治疗的Ⅰ～Ⅲ期乳腺癌患者中的作用。结果显示运动显著改善了心肺耐力，而心肺耐力的提高也相应改善了其从事日常活动的能力。在疲乏、焦虑、抑郁、体力、体重及免疫功能等方面未发现显著变化。这些结果喜忧参半，可能与肿瘤治疗及运动干预的临床异质性有关[16]。

在观察运动在乳腺癌治疗期间及治疗结束后所发挥的作用方面，Kirshbaum[17] 报道 29 例研究

结果，显示有氧运动在乳腺癌患者接受辅助治疗时所发挥的作用显著高于其在治疗结束后所起到的作用。强有力的证据揭示了有氧运动在减少癌症相关性疲乏方面的优势。运动在改善其他方面的症状上也具有其潜在的优势，如改善生存质量、自尊、身体健康和体力；减少体重、焦虑、抑郁和乏力。Kirshbaum[17] 指出仍必要进行一些方法学质量较高的研究去证实其在癌症生存者，尤其是晚期癌症患者中的作用。

最后，Bicego 等[18] 评价了 9 项随机对照试验中运动对于改善女性乳腺癌患者生存质量方面的作用。该研究的重点是一项长达至少 4 周的结构化的运动项目及不考虑治疗状况的所有分期的乳腺癌女性。总的来说，通过改善整体健康，如社交、目标设定、参与、减轻体重、减轻疲劳度，显示运动在生存质量及情绪方面起到了积极地影响。

除了这些系统荟萃性研究，近期几项大样本、随机对照试验值得进一步讨论。在 201 例早期（0～Ⅲ期）乳腺癌患者治疗期间，Mutrie 等[19] 通过与常规护理比较分析了一项为期 12 周的结构化运动项目（包括有氧运动及阻力训练）的优势。在运动计划结束后，与常规护理组相比，运动干预组在躯体功能（如氧耐量、肩关节活动度、乳腺癌特异性症状）及心理功能（如抑郁和情绪方面）上均显示了有较大程度的改善。此外，这些作用在运动计划结束后基本维持到随访 6 个月的时候。

有氧与阻力训练的监督试验（The Supervised Trial of Aerobic versus Resistance Training，START）是在接受辅助化疗的乳腺癌生存者中进行的一项大规模的多中心研究[20]。该试验旨在比较有氧和阻力训练与常规护理在躯体功能、身体组成、心理功能及生存质量方面的作用。与常规护理相比，有氧运动训练可以改善自尊、氧耐量及体脂率；阻力训练可以改善自尊、肌力、减肥及化疗完成率。虽然不具有统计学意义，但在运动组可以观察到肿瘤特异性的生存质量、疲劳、抑郁及焦虑的改善。

Daley 等[21] 在治疗结束后随访 12～36 个月的 108 例乳腺癌患者中进行了一项为期 8 周的有氧运动或柔韧性的锻炼项目，并与常规护理比较分析其作用，并在生存质量、自尊、疲劳、氧耐

量和抑郁方面观察到了运动干预后的积极作用。此外，对抑郁症的有益作用一直持续到随访6个月。在乳腺癌生存者重量训练（Weight Training for Breast Cancer Survivors，WTBS）研究中，探讨了两周一次的重量训练对86例训练结束后4～36个月间的乳腺癌生存者的影响作用。结果显示对抑郁症无任何改变，但重量训练对躯体和心理生存质量、减轻体重及上肢力量改善方面具有积极的作用。

大肠癌

由于研究有限，在结肠癌中尚无与运动有关的一些系统性研究。Courneya 等[22]在一项前瞻性研究中探讨了 PA 对结肠癌生存者生存质量的影响。53 例术后结肠癌生存者参加该项目试验，且在术后 2 个月和 4 个月时分别进行了随访评价。从诊断前到术后进行的一些低强度体能锻炼与改善整体生存质量具有一定的相关性。

到目前为止唯一的一项随机对照试验中，Couneya 等[23]分析了以家庭为基础的运动干预对刚完成结肠癌切除术的患者生存质量的益处的研究。方法是将 102 例参与者以 2∶1 的比例随机分配到运动组和对照组。总的参与运动干预的患者占 75.8%，但在对照组出现了显著的感染。意向性治疗分析发现两组结果差异无显著性；但亚组分析发现在总研究期间，心肺耐力提高的患者分别在生存质量、乏力、抑郁及焦虑方面较心肺耐力下降的患者有显著改善。作者分析了运动依从性等问题，并建议需要进行一项较好的对照研究。

Peddle 等[24]进行了一项研究，评价了结肠癌生存者的生存质量及疲乏是否满足公共卫生运动指南。在对 413 例结肠癌生存者的调查中发现，仅有 25.9% 满足该项锻炼指南。与不符合指南结肠癌生存者相比，符合临床指南的患者，具有较好的生活质量及抗疲劳性。

到目前为止，最大一项前瞻性研究中，Lynch 等[25]分析了结肠癌确诊后 2 年内 PA 与生存质量间的关系。参与该项研究的包括那些分别在确诊后的第 6、12、24 月完成电话随访的 1966 例结肠癌生存者。研究发现在 PA 与生存质量间存在着正面的及临床显著的相关性。特别是，在任何设定

的时间点 PA 均与生存质量具有一致相关性，PA 达到每周 150 分钟以上的参与者的生存质量评分较那些时间短的高 18%。

前列腺癌

Thorsen 等[26]在前列腺癌生存者中对 PA 进行了一项系统回顾性研究。该研究包括了 4 个随机对照试验研究，2 个无对照试验研究，3 个观察性研究以分析 PA 的作用。多数研究集中在接受了雄激素去势治疗的前列腺癌生存者。该研究发现运动干预，尤其是阻力训练可能对前列腺癌生存者的健康具有的积极作用。有益于身体健康的结果包括肌肉状态、生理功能、疲劳度和健康相关的生存质量改善。随后一些其他的随机对照试验也开始关注于前列腺癌生存者的研究（表 40-1）。

最近的一项随机对照试验对象是接受或未接受雄激素去势治疗的、并正在接受放疗的前列腺癌生存者。Segal 等[27]分析 24 周的阻力训练或有氧运动训练对疲劳、生存质量、耐力及躯体成分的作用。121 例前列腺癌患者随机的分配到阻力训练、有氧运动训练或常规护理组。对开展的运动项目的依从性为 85.5%。短期阻力训练和有氧运动训练可以减少前列腺癌生存者的疲劳度。阻力训练可以产生长期的改善，并且可以提高生存质量及上、下肢的力量及减少体脂含量。

在另一项近期的随机对照试验中，Galvao 等[28]在对接受雄激素抑制治疗的前列腺癌患者中，分析了阻力训练与有氧训练相结合的计划对减少治疗相关不良反应的影响。57 例前列腺癌生存者被随机分配到联合训练组或常规护理组 12 周，结果训练组患者的总体重及局部的重量、肌力、功能表现及平衡性均得到显著改善，生存质量的某些方面如疲劳度和整体的健康水平也较常规治疗组有所改善。

淋巴瘤

Lui 等[29]对运动干预在血液系统肿瘤生存者中的作用进行了系统性回顾。分析了 10 项研究，包括 3 项随机对照试验，1 项非随机对照试验和 6 项单组研究。共 194 例患者入组，其中包括 159 例成人和 35 例儿童。尽管方法学质量较差，且存

表 40-1　运动干预在前列腺癌生存者中随机对照研究的系统回顾

作者	样本	试验设计	运动干预	结局和评价指标	结果
Segal 等[82]	155 例 PC 生存者，平均年龄 67.9 岁，接受 ADT 治疗	RCT	12 周监督性阻力训练试验项目，60%～70%1 RM，3 次 / 周。多种不同阻力训练重复 8～12 次，共 2 套	疲劳度、健康相关的 QoL、肌肉耐力（如标准负荷试验）、身体组成（如体重、BMI、腰围和皮下皮肤皱褶的长度）	与对照组相比，运动组的疲劳度、健康相关 QoL 和肌肉耐力得到了显著的改善。各组在身体组成上无差异
Oliver[83]	9 例 PC 生存者平均年龄 69.4 岁接受 ADT 治疗	RCT	12 周监督性递增阻力训练项目，80% 1RM，3 次 / 周。主要肌群的 8 种运动重复 8 次，共 3 套。	身体成分（如肌肉重量、脂肪量、使用 DEXA 测得的身体水分）、躯体功能、日常性体力活动（高级的耐力试验和计步器）、疲劳度（疲劳问卷）和健康相关 QoL	与常规护理组相比，运动组的总肌肉量、身体总水量、细胞内水量、躯体功能、上肢体力量及下肢柔韧度均得到了显著改善。疲劳及健康相关的生存质量也呈现出积极的趋势
Windsor 等[84]	65 例 PC 生存者平均年龄 68.8 岁接受放射治疗（RT）	RCT	4 周家庭为基础的非监督性步行计划，至少 3 次 / 周，每次 30min，最大值 HR 为 60%～70%	疲劳和躯体功能（改良的穿梭测试、静止 HR、运动 HR）	放疗期间，运动组疲劳度无显著改变，而对照组的抗疲劳度显著增加。运动组的改良性穿梭试验得到了显著改善，对照组的步行距离减少（趋势效应）。静止 HR 和运动 HR 在基线或放疗终点均未发现差异
Carmack-Taylor 等[77]	134 例 PC 生存者平均年龄 69.2 岁接受连续性的雄激素剥夺治疗	RCT	6 个月组内生活方式干预计划，集中于提高 PA 的认知行为技巧（如自监控、目标设定、解决问题、克服障碍、认知重塑和奖励）	健康相关 QoL 措施耐力、身体成分、社会支持、PA 和理论机制	在健康相关 QoL 措施、耐力、身体成分、社会支持或 PA 均未发现任何效应或改变
Segal 等[27]	121 例 PC 生存者平均年龄 66.3 岁开始放疗伴随或不伴随 ADT	RCT	所有运动训练干预均持续 24 周。阻力运动训练组：10 种不同运动重复 8～12 次，共 2 套。60%～70% 1RM，3 次 / 周。有氧运动训练：3 次 / 周。运动强度从 50%～60% VO₂ 峰值开始进行 1～4 周，并进展到 70%～75%VO₂ 峰值，5～24 周。持续的时间从 15 分钟增加到 45 分钟	疲劳度、客观测量结果（如：氧耐量、VO₂、8 RM 强度、体重、DEXA 扫描、身体脂肪百分比、血脂肪、PSA、睾酮及血红蛋白）	阻力及有氧运动训练在短期内可减轻疲劳度；阻力运动训练也带来疲劳度的长期改善。与常规护理组相比，阻力运动训练可以改善 QoL、氧耐量、上、下肢体力和甘油三酯，并预防体脂的增加。有氧训练也能够改善适应性
Galvao 等[28]	57 例 PC 生存者平均年龄 69.8 岁 2 个月前接受 AST 治疗	RCT	为期 12 周的、渐进性的阻力和有氧运动训练相结合，2 次 / 周。阻力训练从 12～6 RM 开始，2～4 套。有氧运动包括 15～20 分钟的 65%～80% 最大 HR 的有氧运动	身体成分：DXA、肌力（如 1 RM）、肌肉耐力（如：70% 1RM 的最大重复次数）、功能性操作、平衡、自我效能下降、疲劳度和总体 QoL。抽血检测睾酮、PSA、胰岛素、血糖、C 反应蛋白和血脂水平	运动组生存者在整体和局部肌肉量、肌力、功能性操作、身体平衡、QoL 和疲劳度及 C 反应蛋白的下降水平上均较常规护理组明显改善

ADT，雄激素去势治疗；AST，性激素抑制治疗；BMI，体重指数；DEXA 或 DXA，双能 X 线吸收仪；HR，心率；PA，体力活动；PC，前列腺癌；PSA，前列腺特异性抗原；QoL，生存质量；RCT，随机对照试验；Reps，重复；1 RM，一次重复最大值；VO₂ 峰值：氧耗量峰值。

在研究的异质性，但是在身体素质（即肌力和氧耐量）、躯体成分（即减轻体重）和疲劳方面均显示了令人鼓舞的结果。尽管该研究存在着局限性，但研究结果显示在血液系统肿瘤患者中进行运动干预是安全可行的。作者建议仍需要在该类肿瘤中进行一些更高质量的研究，包括较大样本及对照组，以进行疗效评价。

Courneya 等[30] 发表了一项随机对照研究，分析了运动在淋巴瘤生存者中的作用，被称为普及淋巴瘤患者的健康运动（Healthy Exercise for Lymphoma Patients，HELP）试验。经初步分析，按照淋巴瘤主要类别（即霍奇金淋巴瘤、惰性非霍奇金淋巴瘤和侵袭性非霍奇金淋巴瘤）和治疗（即化疗或未化疗）将 122 例生存者分类，并且随机分配到 12 周有氧运动训练组或常规护理组。锻炼计划的依从率约92%。在身体功能、总生存质量、疲劳、抑郁、一般健康状况、心肺耐力和瘦体重方面，有氧运动训练优于常规护理。在 6 个月随访时，整体生存质量、幸福感和抑郁的改善情况均偏向于有氧运动训练组。主要淋巴瘤类别和治疗状况并不影响研究结果，结果显示运动干预对无论是接受还是未接受治疗的淋巴瘤生存者均有益。此外，激烈的运动项目并不影响化疗完成率及对化疗反应产生不利影响。运动组的完全缓解率为46%，对照组为30%，但差异不具有统计学意义（图 40-4）。

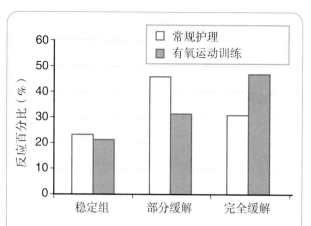

图 40-4 淋巴瘤患者健康运动（HELP）试验中有氧运动训练对治疗反应的效应。(Data from Courneya KS, Sellar CM, Stevinson C, et al. Effects of aerobic exercise in physical functioning and quality of life in lymphoma patients. J Clin Oncol 2009b；27: 1-9.)

肺癌

由于研究有限，目前尚无关于锻炼与肺癌生存者的系统回顾性研究。Jones 等 31 进行了一项前瞻性单组研究，在行胸腔手术的 25 例肺癌生存者中分析了术前结构性运动训练对心肺耐力的益处。运动项目的依从率为 72%。意向性治疗分析显示，从基线到术前运动训练评价，最大摄氧量（VO_2 max）平均增加了 2.4 ml · kg^{-1} · min^{-1}，6 分钟步行试验距离增加了 40 米。完成了 80% 运动计划的个别患者其 VO_2 峰值增加了 3.3 ml · kg^{-1} · min^{-1}，6 分钟步行试验距离增加了 49 m。特别要注意的是，虽然术前的体能在术后发生了下降，但是并未超过基线值，提示术前结构性运动训练可以预防肺癌生存者在行胸腔外科手术后心肺耐力的下降。

对相同研究进一步分析，Peddle 等[32] 揭示了术前运动训练计划对可疑肺部恶性病变的生存者的生存质量和疲劳度的作用。该初步研究包括 9 例提供完整数据的患者。对心肺耐力和生存质量分别在基线、术前和术后进行了评价。从基线到术前，生存质量或疲劳度未发生任何有统计学差异或有临床意义的改变；但运动项目可能预防生存质量的下降。作者建议随机对照试验或许可以充分地回答该研究问题[32]。

最近，Jones 等[33] 进行了一项初步研究，分析了体能（即心肺耐力）、生存质量、全身炎症反应标记物和预后因子（即身体状态、减肥和肺功能）间的相互关系。参与者中包括了 42 例经证实的不能手术的非小细胞肺癌患者。较高的心肺耐力水平与有利的个人医疗资料（如低 BMI），较低的全身炎症反应和减轻疲劳度有关[33]。

其他肿瘤

不断累积的初步证据支持 PA 对不常见或较困难肿瘤的益处。一些横断面设计的观察性研究分析了 PA 与生存质量在某些特定的肿瘤人群中的相互关系，如多发性骨髓瘤[34]、脑瘤[35]、卵巢癌[36,37]、子宫内膜癌[38] 及膀胱癌[39]。Jones 等[34] 对接受治疗和姑息治疗的多发性骨髓瘤肿瘤生存者分析了其身体锻炼与生存质量间的关系。88 例通过邮件反馈了调查问卷。积极治疗和姑息治疗期间进行的体格运动与总生存质量，及除躯体健康外的生存质量的某些方面（即：社会的、功能的、情感的、疲劳、抑郁及贫血）相关。但少数多发性骨髓瘤生存者在治疗及姑息治疗期间（分别为6.8%和20.4%）会进行定期的锻炼。该研究结果强调了运动习惯在该人群中的重要性。

Jones等[35]在其研究中探讨了运动在原发性脑肿瘤生存者中的作用。106例患者返回了邮寄调查问卷，记载了3个时间点（确诊前、辅助治疗期间和结束后）的运动情况。在诊断前、治疗期间和治疗完成后均有相对高比例的脑肿瘤生存者（分别为42%、38%、41%）满足运动指南。年轻的男性患者确诊后其运动水平下降的风险更大。将来的研究需要探讨运动训练的效果在大脑癌症生存者的成果。

Karvinen等[39]提供的数据分析了膀胱癌生存者中运动和生存质量间的关系。给通过省级癌症登记确定的膀胱癌患者邮寄了调查问卷。525例结肠癌生存者给予了回馈，回访率为51%。在过去的一个月仅有22.3%符合运动指南；16%运动不足，61.7%完全久坐。这些结果不太理想，由于运动与生存质量积极相关，那些满足指南的患者均有较好的生存质量。

在一项基于人群为基础、大样本卵巢癌生存者研究中，Stevinson等[36]分析了运动的普及和身体锻炼是否与生存质量间存在着量效反应关系。参与者中包括返回邮寄问卷的359例生存者。在这些返回问卷的患者中，有31.1%符合运动指南。那些符合该项指南的患者显示了显著而有意义的较好的生存质量。

在一项以子宫内膜癌生存者为人群基础的样本中，Courneya等[38]分析了运动、体重和生存质量间的相互关系。386例子宫内膜癌生存者反馈了邮寄的调查。结果显示70%不符合运动指南，72%体重偏高或肥胖。满足运动指南和体重指南的参与者具有显著而有意义的高生活质量。von Gruenigen等[40]分析了生活方式干预对改善肥胖的内膜癌生存者体重、健康饮食及PA的可行性。在第12个月时，与常规护理组相比，干预组的体重减轻了3.5kg，并且PA方面得到了显著地改善。体重的下降可以维持到干预结束后6个月。因此，前面提到的各项研究结果显示，满足运动指南的

大量肿瘤人群具有较好的支持治疗的结果。

疾病终点

肿瘤生存者中关于PA的研究主要集中在支持治疗终点上[41]。但是，一个新兴的研究兴趣为运动是否能够减少肿瘤的复发并延长总生存率。一些大规模的流行病学研究分析了乳腺癌、结肠癌生存者中确诊后的PA水平与疾病终点间的关系，并且公布了令人欣慰的结果。

健康护理研究中，Holmes等[42]对1984年至1998年间确诊为Ⅰ～Ⅲ期的乳腺癌患者进行了随访，中位时间为8年。每2年进行自我PA的评价，并对已知预后因素，如BMI，进行了调整后分析。PA报告累积超过9个代谢当量小时/周的女性其复发风险、乳腺癌死亡率及全因死亡率均降低了25%～50%。此外，在患激素敏感性肿瘤的女性中PA的益处非常显著。

Holick等[43]在一组浸润性乳腺癌的女性患者中探讨了确诊后休养运动及其与生存的相关性。该研究对年龄在20～79岁间参加了妇女长寿研究的4482例乳腺癌生存者进行了随访。参与者中最长的随访时间为6年。参加较多PA的女性其乳腺癌死亡率及全因死亡率较低（40%～50%）。即使对已知预后因素进行了调整，如年龄、家族史、疾病阶段、激素治疗、治疗方式、能量摄入及BMI，其优势仍然显著。

在肿瘤流行病学研究后的生活（Life After Cancer Epidemiological study，LACE）中，Sternfeld等[44]前瞻性地分析了PA（即：休养性的PA和非休养性的PA）、癌症复发及总死亡率在早期乳腺癌女性中的相互联系。1970例女性参加了该项研究。中等强度的运动可以降低死亡率；但对于高强度的运动却并非如此。亚组分析发现全因死亡率风险下降的趋势仅在绝经后雌激素/孕激素阳性的女性中具有显著性。在体重正常的女性中风险性下降。总之，研究结果显示定期锻炼对乳腺癌生存者是有益的，可降低全因死亡率，但不能降低乳腺癌复发或乳腺癌死亡率。

三项前瞻性观察研究探讨了PA与结肠及大肠癌疾病结果的关系。Meyerhardt等[45]分析了护理健康研究中573例Ⅰ～Ⅲ期大肠癌生存者中锻炼对癌症存活率的影响。发现确诊后锻炼、特定

癌症的风险与总死亡率间呈显著负相关性。在一项类似的研究中，Meyerhardt 等[46]在 832 例Ⅲ期结肠癌生存者中分析了锻炼对癌症复发率及生存率的影响，并对这些患者进行了随访，中位随访时间为 3.8 年。研究发现锻炼与无复发生存率、无疾病生存率及总生存率间呈显著负相关性。最近，Meyerhardt 等[47]在一项含有 668 例来自卫生专业随访研究的Ⅰ~Ⅱ期大肠癌男性患者的队列研究中，分析了运动与癌症死亡率和总死亡率间的关系。运动水平的提高与大肠癌死亡率和总死亡率呈显著相关性（图 40-5）。无论年龄、疾病阶段、BMI、确诊年份、肿瘤部位及确诊前的运动情况如何，运动均是有益的。总之，这些研究显示大肠癌确诊后的运动水平与癌症死亡率、复发率及总死亡率风险的下降相关。

观察性研究显示在乳腺癌及大肠癌生存者中，运动可以降低复发率，提高生存率。但是需进一步的随机对照试验去确定运动对疾病终点的因果利益。结肠健康与终身锻炼变化（Colon Health and Life-Long Exercise Change，CHALLENGE）试验是一项多中心研究，该研究在一组前 2~6 个月完成辅助治疗的高危生存者（即：Ⅱ期或Ⅲ期结肠癌）中，分析了 3 年运动干预对其疾病结果的益处[48]。该试验募集对象包括 962 例结肠癌生存者，研究人群将被随机分配到结构性运动干预组或健康教育组。运动干预的目的是通过采用行为支持，将休养性运动从至少 10 个代谢当量小时/周的基线水平增加到最大值即 27 个代谢当量小时/周。主要的结果是无疾病生存率；次要结果

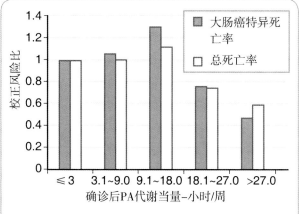

图 40-5 体力活动（PA）对确诊大肠癌的死亡率及总死亡率风险比的结果。

包括患者评价结果、体能、生物相关标记及经济分析。如果该研究结果显示运动能够改善结肠癌生存者的无疾病生存率，那么也有必要在其他肿瘤生存者中进行类似的研究试验[48]。

小结/临床意义

基于目前的研究结果，运动干预对于多数肿瘤生存者来说是安全的，并且在治疗期间及治疗结束后，生存质量及机体和心理功能等某些方面得到了有利的提高。由于多数的研究是在乳腺癌生存者中进行的，所以运动的益处对此部分肿瘤患者最具有说服力，与其他癌症相比，其一般具有一个较好的预后及作用。在大肠癌、前列腺癌、淋巴瘤、肺癌及其他肿瘤中也发现了其积极有益的作用。此外，对于乳腺癌和结肠癌生存者，高水平的运动可以降低复发风险、癌性死亡率及总死亡率。

美国癌症协会建议肿瘤生存者进行定期锻炼[49]。运动量取决于许多因素，其中包括患者处于疾病阶段（即治疗期间或治疗后）。在辅助治疗的同时进行锻炼具有一定的争议性；但正如大量研究所显示的，这是安全可行的。在治疗过程中，一般建议低到中等强度的锻炼每周进行 3~5 天，每次 20~30 分钟[3]。但是该建议只能被当做一般性指导，且需要在个人需要的基础上进行适应性的调整。肿瘤生存者如果觉得有必要，应当鼓励其降低运动的强度。在某些乳腺癌和前列腺癌患者中，癌症治疗可能会引起肌肉和体重的不利变化，这样阻力训练将有利于抵抗瘦体重的损失。辅助治疗与疲劳有关，这样的进展或规定的程序将是不可预知的，并不会遵循一致的模式，因为累积的不良反应最常伴发于癌症治疗过程中[3]。

癌症治疗后，肿瘤生存者应当遵循由美国卫生和人类服务部门推出的运动指南[50]。共提出了 2 个不同的运动指南。第一个是较传统的方案，即每周进行 3 天以上的高强度运动（即：≥75% 最大心率）累计超过 75 分钟。第二个是至少 10 分钟为增量，每周至少三天以上的中等强度运动（即：最大心率的 50%~75%），累计达 150 分钟。在肿瘤生存者中进行的运动试验一般包括较多传统高强度的运动指南，并且如果实现了强度和心血管适应的改善，可能会引起生活质量的提高[3]。需要进一步的研究去验证在某一特定人群，设定

时间点，按照癌症发展规律在某一设定的结果时，是否某项运动指南优于另一项。但是，尚无肯定的研究证据将认为两种常规运动会产生相似的健康益处和结果。一个重要的考虑因素是制定可以耐受的训练计划。因此，中等强度的训练教程可能更容易被患者接受。

肿瘤生存者体力活动（PA）动机及行为改变

了解癌症人群中 PA 的决定因素对制定 PA 的干预措施非常重要。在这部分内容中，回顾了关于 PA 普及、决定因素、障碍和动机、参数选择，以及行为改变措施。

PA 参与

鼓励 PA 重要的一步是确定癌症生存者遵循 PA 建议的程度。迄今为止，研究 PA 在癌症生存者中的普及程度，一般是通过检测癌症生存者如否满足 PA 指南。不幸的是，北美的研究结果显示 70% 以上的肿瘤生存者不够积极活跃[51,52]。Courneya 等[53] 在加拿大的一项人群研究中发现，仅不足 22% 的患者参加 PA。参加 PA 最少的人群，女性肿瘤中大肠癌（约 13.8%）、乳腺癌（约 16.6%）、黑色素瘤者（约 19.1%），男性中患大肠癌患者约 20.1%。Blanchard 等[51] 同样在美国调查的 6 组癌症人群发现，52.7% ~ 70.4% 患者达不到 PA 的指南标准，而仅有 37.1% 的乳腺癌，43.2% 的前列腺癌，35% 的大肠癌，36% 的膀胱癌，29.6% 的子宫体肿瘤及 47.3% 黑色素瘤生存者达到 PA 推荐指南标准，其 PA 的水平低于一般人群，且在这些人中，47.8% 的人满足 PA 推荐指南标准[54]。Coups 等[55] 在一组肺癌生存者中研究显示仅不足 30% 的患者满足 PA 推荐指南标准。综上，前面提到的研究结果显示，相当比例的癌症生存者并不满足 PA 推荐指南标准，因而不够积极以获得健康的益处。

这些结果不足为奇，因为 PA 的水平在治疗时显著下降，且在治疗后无法恢复到诊断前的水平[56,57]。对各种肿瘤而言，该模式是一致的[58]。Irwin 等[59] 分析了 0 ~ ⅢA 期乳腺癌女性的 PA 水平。从确诊前到确诊后 3 年，PA 时间每周减少约 2 小时。此外，年龄越大，BMI 越高，参加 PA 的水平越低。Vallance 等[58] 也指出，非霍奇金淋巴瘤患者从确诊前到确诊后，运动水平显著下降。尤其是确诊前约 33.8% 的非霍奇金淋巴瘤生存者满足 PA 指南；但是经过治疗、姑息治疗后，该比例分别下降到了 6.5% 和 23.7%。最后，在总人口中，很可能是癌症生存者高估了自己的 PA 水平。因此，癌症生存者中 PA 的普及率事实上可能低于报道的水平[58]。

PA 决定因素

癌症运动的依从性很复杂。分析影响 PA 和锻炼行为的因素对制订成功、有效的行为方案及提高 PA 和运动行为的干预措施是必不可少的。研究一般采用理论模型去指导癌症生存者中 PA 行为的研究。虽然我们知道理论指导研究的重要性，但是去讨论所有用于研究癌症生存者中 PA 和运动行为决定因素的主要的社会认知理论模型则超出了本章节的范围。在此，我们提供了一个计划行为理论（the theory of planned behavior，TPB）[60] 并进行简要回顾，这是一项分析 PA 和癌症生存者研究的较常见的理论[6]。

TPB 基于解释意志行为，并且在训练研究中进行了很好的研究和证实[61]。TPB 指出意图是实际行动的重要决定因素。这一理论的 3 个主要构成部分 [即态度、主观规范、知觉行为控制（perceived behavioral control，PBC）] 影响一个人意图的执行。态度代表了进行某一行为的主观或客观的评价。主观规范体现了自觉的社会压力，个人可能会觉得从事或不从事某种行为。最后，PBC 指个人对他 / 她从事某种行为能力的看法（即难或易）。在 TPB 中认为，PBC 根据意图直接或间接的影响行为。该理论的组成部分被重新概念化为两种成分模型，将意图划分为工具性信念（即受益）和情感部分（即快乐），主观规范划分为指令性的和描述性成分。最后，PBC 被划分为知觉控制和自我效能。这种概念化是由近期研究支持的[62]。

TPB 在某些不同的癌症组中被用于 PA 和运动行为的研究，如大肠癌[62]、乳腺癌[63,64]、肺癌[32] 及淋巴瘤[65]。这部分内容将对采用 TPB、医学、人口统计学及环境因素的研究进行回顾性分析，以了解癌症生存者的运动行为。PA 决定因素的研究被分为两种主要类型：观察性研究（即横断面研究和前瞻性研究），包括不锻炼和不必努力锻炼的癌症生存者；干预试验研究（即随机对照试验或其他干预性研究），运动作为干预性研究的一部分，通常需一些行为支持。第一组研究可以认为是 PA 参与性的研究，第二组认为是 PA 依从性研究。

PA 参与性的决定因素

Courneya 等[66] 在一项横断面研究中采用 TPB 结构分析了 399 例非霍奇金淋巴瘤生存者中 PA 意图的人口统计学、医学及社会认知的相关因素 / 影响因素。TPB 解释了淋巴瘤生存者运动意图中 55% 的反应方差。情感、PBC 和主观规范在运动意图变异中占大部分。

Jones 等[67] 利用 TPB 在 100 例原发性脑肿瘤生存者的一项横断面研究中分析了运动干预的决定因素。研究结果支持 TPB 理论，当将工具性情感态度、主观规范和 PBC 相结合时可以解释运动意图中 32% 的变异。脑肿瘤生存者运动意图中最重要的决定因素是情感态度及 PBC。既往的运动行为与 TPB 变异相关，医学的和人口统计学的变异与 TPB 组成部分不一致相关。最后，基于肿瘤行为的高级别运动行为与更积极的运动信念相关。

在人群横断面研究中，Stevinson 等[36] 在一组卵巢癌生存者中研究了 PA 的决定因素。入组的 359 例卵巢癌生存者回馈了邮寄的调研。在反馈调研的患者中，31.1% 满足运动指南。年轻化、较高教育和收入水平、从事工作、低 BMI、无关节炎、确诊时间较长、较早期别及无疾病生存状态均是与运动指南相关的一些变量。TPB 变量解释了 36% 的 PA 变量；但意图是唯一的独立相关的变量。

Karvinen 等[68] 进行了一项前瞻性的研究，分析了 397 例膀胱癌生存者中运动行为的决定因素。意图、PBC 和规划解释了 3 个月以上运动行为中 20.9% 的变异。PBC、情感和描述规范解释了运动干预中 39.1% 的反应方差。TPB 变量介导了辅助治疗、侵袭性疾病、年龄和运动间的关系。接受辅助治疗及更具侵袭性肿瘤的入组患者，其情感态度上多不是很积极，说明运动在该组中不是很令人愉快。具侵袭性肿瘤的患者其工具性信念较低，提示他们从运动行为获得的益处较少。PBC 在较大年龄的生存者中（年龄在 65 岁以上）是运动行为的最强预测因子；对那些年龄较小的，意

图是最强的预测因子。总之，TPB 变量可以有效地改善膀胱癌生存者的运动行为[68]。

PA 依从性的决定因素

在一项单组前瞻性初步研究中，Peddle 等[69] 对 19 例肺癌生存者进行人口统计学、医学及社会认知方面对术前训练干预依从性的决定因素的分析。依从率为 73%。TPB 中 PBC 和主观规范与运动的依从性相关。依从性大于 80% 的患者其 PBC 显著高于依从性小于 80% 的患者。男性患者的依从性要好于女性。Coups 等[55] 指出，具有较多手术并发症的肺癌生存者较少散步。肺癌生存者运动水平较低的其生存质量也较低。

作为大肠癌与家庭为基础的体力运动（Colorectal Cancer and Home-Based Physical Exercise，CAN-HOPE）试验的一部分，Courneya 等[62] 分析了 68 例大肠癌生存者对以家庭为基础的运动干预的依从性。依从率为 76%。干预组依从性的最强预测因子为由理论模型、雇佣状态、治疗方案及 PBC 所决定的运动状态，它解释了运动依从性中 39.6% 的反应变量。癌症治疗对运动依从性有显著的负面影响；接受多种辅助治疗（如化疗或放疗）的运动组的成员较接受单一治疗的依从率低。依据此研究结果，Courneya 等[62] 建议对接受多种模式肿瘤治疗的大肠癌生存者，根据其治疗模式对参与者分层。

START 试验[64] 将 160 例正在接受化疗的乳腺癌生存者随机分到阻力训练或有氧运动训练组，分析了该监督性运动依从性的预测因子。通过客观的依从性记录，依从性为 70.2%，且除了 TPB 的各部分外，可以从研究的地点（即研究中心的不同）、较高的心血管适应性、低体脂、肿瘤晚期程度、较高的教育水平、较低的抑郁状态及戒烟状态方面来进行预测。

最近，作为 HELP 试验的一部分，在 60 例随机运动的淋巴瘤生存者中，Courneya 等[65] 报道了监督运动依从性的预测因子。HELP 试验总的平均依从性为 77.8%，且可以通过年龄、既往运动情况、先前的治疗、BMI 及吸烟史来预测。在年龄小于 40 岁、运动不够活跃、接受放射治疗、体重偏高或肥胖、吸烟者，其依从率较差；而在年龄 40 岁以上、先前定期运动或完全久坐、Ⅳ期无病者及体重正常和抑郁评分较低者、未接受放

疗的和不吸烟的人中，其运动依从性较高。正如 START 试验中，TPB 动机变量并不能预测运动依从性。但是，即使统计学上的差异无显著性，动机往往在运动依从性中发挥作用。特别是，那些相当积极的患者的依从率为 85%，而那些不太积极的依从率为 66%。动机变量不能够预测依从性很可能是由于天花板效应，反映了与肿瘤生存者希望参加运动研究相关的动机偏见 [6]。

前面所提到的研究结果显示人口统计学，医学及 TPB 组成部分是 PA 参与和依从性的决定因素。集中在能够预测 PA 参与和依从性的人口统计学的、医学的和动机变量方面来制订干预措施将是非常重要。

PA 和运动的障碍及动机

PA 和运动的障碍及动机研究可以分为两个方面：（1）观察性研究（即：横断面研究和前瞻性研究），（2）干预性研究（即：随机对照研究或其他干预性设计）。第一组研究可以认为是与"PA 参与"的障碍及动机相关的因素；第二组可以认为是与"PA 依从性"的障碍及动机相关的因素。

PA 参与性的障碍及动机

要想促进癌症生存者的 PA 及运动行为，则需了解他们运动参与中遇到的特殊障碍及动机是非常重要的。Courneya 和 Friedenreich[70,71] 指出乳腺癌和大肠癌生存者运动参与的主要障碍为治疗不良反应及症状（如疼痛、恶心、乏力）。此外，这些患者认为他们运动的动机与健身以外的其他原因相关（如不再想去治疗肿瘤，希望能够协助配合治疗）。

研究人员仍在继续从较大的试验和较少研究的癌症群体中探讨着癌症生存者的障碍和动机。在一项非霍奇金淋巴瘤生存者的横断面研究中，发现其运动的动机与健康人群中通常报道的相似（如提高肌力和强壮、增加能量、缓解压力）[72]。但是最常报道的运动障碍仅见于癌症生存者（如恶心、疼痛、虚弱和身体不适）。

PA 依从性的障碍及动机

在一项随机对照研究中，Courneya 等 [73] 每周对参与结直肠癌 CAN-HOPE 试验中的生存者进行检测以确定是否存在的运动障碍。参加者报告了 37 种不同的运动障碍，三个最常见的障碍为缺乏时间或太忙、治疗不良反应及疲乏，在缺失运动的变量中占 45%；前 10 项障碍包括手术并发症、工作责任、向运动处方进展、除正式运动外进行了足够的活动、腹泻、感冒和恶心，占所有运动周缺失的 80%。

Courneya 等 [64] 分析了接受辅助化疗的乳腺癌生存者中（即：START 试验）存在的运动障碍。结构化的锻炼计划的总体依从性为 70.2%。乳腺癌生存者指出了 2090 种缺失运动课程的原因及 36 种不同的运动障碍，并被划分为 3 个主题。分别是：（1）疾病或治疗相关的障碍（如呕吐、乏力、疼痛），（2）生活相关的障碍（如天气、家人生病），（3）动机（如缺乏时间，丧失兴趣），分别占 53%、34% 和 13%。

总之，癌症生存者与一般人群拥有某些共同的 PA 和运动障碍及动机；但他们也存在一些与他们本身的肿瘤及治疗相关的、特有障碍及动机 [70,71]。

行为改变干预

为了探讨 PA 和运动行为改变干预在多数癌症生存者人群中的效果，研究试验采用了一项生活方式干预的措施，即饮食，并且 PA 干预被用于改善肿瘤生存者中的运动和营养行为。Demark-Wahnefried 等 [74] 以乳腺癌和前列腺癌生存者为研究对象，通过电话辅导和邮寄材料方式，探讨了以家庭为基础的饮食及运动方案是否能够改善生活习惯及身体功能（LEAD 项目）。参与者被随机分配到包含运动和饮食信息的干预组或接受一般健康信息的对照组。分别在初始期、6 个月和 12 个月时对身体功能、PA 和饮食进行评价。在第 12 个月时，干预对饮食产生了显著的积极的变化；但 PA 未发生任何改变。作者认为 PA 结果的测量（CHAMPS）及低受益率是研究效力低的局限性，可能在 PA 结果无效方面发挥了一定的作用。体能也是在预期的方向。

在另一项随机对照研究中，Demark-Wahnefried 等 [75] 通过邮寄印刷材料传递信息的方式，对乳腺癌和前列腺癌生存者饮食和运动情况分析，研究包括饮食、PA 行为和生存质量，并命名该研究为 FRESH START。其中 306 例乳腺癌和 237 例前列腺癌生存者随机分到 10 个月印刷材料方案组，增加水果和蔬菜的消费，减少总饱和脂肪酸的摄入并参加运动；或者被分到 10 个月饮食和运动非定标邮寄材料方案组。该定制的干预措施与参与者障碍、癌症的处理方式、变化及人口统计学特点，如年龄、种族和性别等方面相匹配。在初始期及 1 年后分别通过电话采访，对 BMI、饮食、PA 及心理或行为指数进行评价。两组在生活方式或行为上均得到了显著性改善。但在饮食行为、每周总 PA 时间、每天水果和蔬菜的供给和 BMI 方面，FRESH START 干预组的收益更大，但生存质量上却并非如此。

von Gruenigen 等[40] 分析了生活方式干预对改善肥胖子宫内膜癌生存者的体重、饮食和增加 PA 的可行性。45 例早期子宫内膜癌生存者随机分到 6 个月生活方式干预组或常规护理组。生活方式干预组接受了长达 6 个月的、来自团体和个人的关于营养和运动方面的咨询。在第 12 个月，生活方式干预组体重下降了 3.5kg，而常规护理组体重增加了 1.4kg，并且 PA 得到了改善。第 12 个月时的体重在干预完成后保持了 6 个月。

生活方式干预及 PA 和运动行为干预的作用在多数癌症组中未进行过验证。在一项早期研究中，Jones 等[76] 在新确诊的乳腺癌生存者中分析了肿瘤学家提出的关于运动行为建议影响的作用。参与者被随机分到三组中的某一组：（1）仅有肿瘤学家的运动建议；（2）肿瘤学家的运动建议及运动专家的意见；（3）常规护理。接受肿瘤学家运动建议组的参与者在 6 个月的随访中报告了显著较多的运动。

Carmack-Taylor 等[77] 在接受持续性雄激素去势治疗的前列腺癌生存者中初次评价了 PA 干预生活方式的有效性。该试验旨在提高患者的生存质量（即身体和情绪功能）。134 例前列腺癌生存者被随机分到三组中的任意一组：（1）专注于自我效能及需要调整和维持 PA 的认知行为技能的生活方式。（2）利于讨论的教育支持和关于前列腺癌治疗不良反应的专家建议。（3）标准的护理对照组。标准护理对照组收到了教育材料和社区服务信息的一次性邮寄。在任一条件下，均未发现能量消耗、参加 30 分钟中等强度活动的天数、社会性支持或生存质量方面的改善。在第 6 个月，生活方式干预组的患者使用更多的认知和行为过程的变化，包括与其他组相比更多关于 PA 的利弊及更高趋势的自我效能。在第 12 个月时也发现了相似的结果；然而，PA 其他的利弊则不再显著。总之，

该研究结果显示在前列腺癌生存者中目标认知行为技能将不足以促进常规的 PA 行为。

运动动机试验（Activity Promotion，ACTION）[78] 观察乳腺癌患者随机分到乳腺癌材料和步行计步器组，采用 PA 和生存质量作为评价结果。377 例乳腺癌生存者随机分到四组中的某一组：（1）关于 PA 的标准公共卫生意见；（2）乳腺癌 PA 印刷材料；（3）乳腺癌印刷材料加步计步器；（4）计步器。在基线初期和干预后对结果进行评价，并且对自我报告的每周中度至剧烈 PA 的分钟、生存质量、疲劳度、快走及主观步计数进行评价。总之，干预后 3 个月发现乳腺癌印刷材料和计步器可以提高 PA 和健康相关的生存质量。尤其是与对照组相比，干预组的中度至高强度 PA 的时间每周增加了 40 ~ 60 分钟，快步时间每周增加了 60 ~ 90 分钟。最后，拥有特殊印刷材料和计步器组的生存质量和抗疲劳性明显好于推荐的标准运动组。

研究人员和健康护理人员通常建议通过行为改变来改善肿瘤生存者的 PA。Pinto 等[79] 初步研究了志愿者电话干预的可行性。该干预基于 Moving Forward 试验[80]，包括一项为期 12 周的推荐中等强度 PA 理论的电话干预。咨询主要集中在建立关系和动机准备、监测 PA、确定健康问题和解决 PA 障碍的问题。估计参与者在超过 12 周后每周的大部分时间里逐渐地增加 PA 强度到 30 分钟以上。分别在初始基线、12 周和 24 周时对生存质量、PA、情绪和疲劳情况进行评价。在第 12 和 24 周时，PA、乏力、生存质量和活力得到了明显的改善。这些结果显示了志愿者理论指导的 PA 干预在乳腺癌生存者中的可行性及对 PA 和心理成果的积极作用。

对癌症生存者来说，行为改变干预显示包括生活方式、PA 及运动的干预措施能够有效地改善 PA 和营养学行为。

未来发展方向

研究运动在癌症生存者中的积极作用提供了更深入的了解；但许多研究问题仍然没有答案。迄今为止，多数研究重点在于探讨运动对支持治疗终点的作用[3]，但一些卓有成效的研究途径仍在探讨。

今后的研究应重点探讨肿瘤研究组（例如：

膀胱癌、头颈部肿瘤、肝癌）、终点（例如：睡眠质量、疼痛）和时间点（例如：治疗前、姑息性设计）。研究应重点建立方法严谨的包括较大样本的随机对照试验。大型随机对照试验应允许研究者进行亚组分析，以探讨哪种癌症生存者从 PA 干预中获益最大。多数研究重点为有氧运动；还应当探索其他类型运动训练的益处。随机对照试验需要用于比较不同类型运动训练对癌症生存者的益处，例如：阻力训练与有氧运动训练与瑜伽间的比较，观察性运动项目与社区为基础的项目间的比较。PA 参数在癌症生存者中应进行更广泛的探讨，因为这些参数很可能会影响参与者招募、依从和保留。

对于乳腺癌和结肠癌生存者来说，确诊前及确诊后较高的 PA 水平与复发风险、癌症死亡率及总死亡率的下降有关。今后的研究应在癌症研究组中对确诊前及确诊后的 PA 水平对疾病终点的影响进行分析，并确定需要的具体的运动量反应（即：强度、频率及时间）和运动类型（即：有氧运动、阻力训练）以降低风险和预防癌症死亡率、复发和多个癌症组的死亡率。最后，随机对照试验，如：CHALLENGE 试验是必要的，以确定 PA 在癌症生存者中对疾病终点的因果效应。较强的 PA 很可能是一个更好的健康的反映，进而是一个更好的生存的反映。由此看来，PA 很可能是复发和死亡率下降的预测因子，而不是其下降的原因。

研究应探讨使用不同的干预模式，以期找到改善 PA 的最具成本效益和有利的手段。传统上，研究人员和医疗服务提供者是通过面对面的互动或邮寄来参与干预措施；由互联网或志愿者提供的干预可能会更加可行和更具成本效益。今后研究应探讨在癌症生存者中行为改变耗时较少的干预措施，因为这些干预措施对心血管病患者是成功的[81]。此外，在癌症组中进一步探讨影响运动行为的因素对制定成功的癌症行为改变干预措施是必要。将研究转换为 PA 和运动行为干预措施的实施以确保癌症生存者获得效益将是非常重要的[3]。

小结

虽然许多关于运动和癌症的研究仍在进行，但近些年来在了解 PA 在癌症生存者中发挥的有利作用方面已取得了很大进展。这些进展可改善癌症生存率，从而为探讨生活方式各因素的作用提供了机会，如 PA 对支持治疗（即生存质量）和疾病终点（即总生存率、复发和癌症性死亡率）的改善。虽然最令人信服的证据仅在乳腺癌生存者显示，但 PA 在其他癌症研究组中的有利证据正在不断的积累，如淋巴瘤、膀胱癌、前列腺癌、卵巢癌和脑肿瘤。此外，一些近期的大型前瞻性观察性研究开始在乳腺癌和大肠癌生存者中进行，以探讨其确诊前和确诊后的 PA 水平对疾病复发，癌症死亡率及总生存率的影响。结果令人欣喜，发现 PA 和疾病终点间存在着负相关。像 CHALLENGE 这样的随机对照试验是必要的，以探索癌症确诊后 PA 方案对复发率、癌症死亡率及总生存率的影响。现已发现 PA 行为干预对提高 PA 和改善预后是有效。这些方案的有效性将在很大程度上依赖于癌症生存者的动机。基于支持治疗研究的证据，医护人员应建议正在接受治疗及治疗结束后的癌症生存者进行 PA，以改善生活质量和可能的疾病终点。

致谢

Erin McGowan 由加拿大癌症协会研究所博士后奖学金支持。Kerry Courneya 由加拿大研究主席计划支持。

参考文献

1. American Cancer Society. *Cancer facts and figures 2009*. Atlanta, GA: American Cancer Society; 2009.
2. Courneya KS, Freidenreich CM. Framework PEACE: an organizational model for examining physical exercise across the cancer experience. *Ann Behav Med*. 2001;23:263–272.
3. Courneya KS. Physical activity and exercise interventions in cancer survivors. In: Holland JC, et al., eds. *Psycho-Oncology*. 2nd ed.New York: Oxford Press; 1998.
4. Bouchard C, Shephard RJ. Physical activity, fitness and health: the model and key concepts. In: Bouchard C, Shephard RJ, Stephens T, eds. *Physical activity, fitness and health: international proceedings and consensus statement*. Champaign, IL: Human Kinetics; 1994:77–78.
5. National Coalition for Cancer Survivorship. *Glossary, vol 2009*. Silver Spring, MD: National Coalition for Cancer Survivorship; 2009.
6. Speed-Andrews AE, Courneya KS. Exercise psychology in cancer survivors. In: Acevedo EO, ed. *Oxford handbook of exercise psychology*. New York: Oxford University Press; in press.
7. Schmitz K, Holtzman J, Courneya K, et al. Controlled physical activity trials in cancer survivors: a systematic review and meta-analysis. *Cancer Epidemiol Biomarkers Prev*. 2005;14:1588–1595.
8. Knols R, Aaronson NK, Uebelhart D, et al. Physical exercise in cancer patients during and

after medical treatment: a systematic review of randomized and controlled clinical trials. *J Clin Oncol*. 2005;23:3830–3842.

9. Conn VS, Hafdahl AR, Porock DC, et al. A meta-analysis of exercise interventions among people treated for cancer. *Support Care Cancer*. 2006;14:699–712.

10. Knobf MT, Musanti R, Dorward J. Exercise and quality of life outcomes in patients with cancer. *Semin Oncol Nurs*. 2007;23:285–296.

11. Schwarz AL. Physical activity. *Semin Oncol Nurs*. 2008;24:164–170.

12. Cramp F, Daniel J. Exercise of the management of cancer-related fatigue in adults. Review. *Cochrane Database Syst Rev*. 2008;16:1–37.

13. Speck RM, Courneya KS, Masse LC, et al. An update of controlled physical activity trials in cancer survivors: a systematic review and meta-analysis. *J Cancer Surv*. 2010; doi: 10.1007/s11764-009-0110-5.

14. Adamsen L, Quist M, Andersen C, et al. Effect of a multimodal high intensity intervention in cancer patients undergoing chemotherapy: randomised controlled trial. *Br Med J*. 2009;339:b3410.

15. McNeely ML, Campbell KL, Rowe BH, et al. Effects of exercise on breast cancer patients and survivors: a systematic review and meta-analysis. *Can Med Assoc J*. 2006;175:34–41.

16. Markes M, Brockow T, Resch KL. Exercise for women receiving adjuvant therapy for breast cancer. *Cochrane Database Syst Rev*. 2006;(4): CD005001.

17. Kirshbaum M. A review of the benefits of whole body exercise during and after treatment for breast cancer. *J Clin Nurs*. 2007;6:104–121.

18. Bicego D, Brown K, Ruddick M, et al. Effects of exercise on quality of life in women living with breast cancer: a systematic review. *Breast J*. 2009;15:45–51.

19. Mutrie N, Campbell A, Whyte F, et al. Benefits of supervised group exercise programme for women being treated for early stage breast cancer: pragmatic randomized controlled trial. *Br Med J*. 2007;334:517–523.

20. Courneya KS, Segal RJ, Mackey JR, et al. Effects of aerobic and resistance exercise in breast cancer patients receiving adjuvant chemotherapy: a multicenter randomized controlled trial. *J Clin Oncol*. 2007;25:4396–4404.

21. Daley AJ, Crank H, Saxton JM, et al. Randomized trial of exercise therapy in women treated for breast cancer. *J Clin Oncol*. 2007;25:1713–1721.

22. Courneya K, Friedenreich CM, Arthur K, et al. Physical exercise and quality of life in postsurgical colorectal cancer patients. *Psychol Health Med*. 1999;4:181–187.

23. Courneya K, Friedenreich CM, Quinney HA, et al. A randomized trial of exercise and quality of life in colorectal cancer survivors. *Eur J Cancer Care*. 2003;12:347–357.

24. Peddle CJ, Au HJ, Courneya KS. Associations between exercise, quality of life, and fatigue in colorectal cancer survivors. *Dis Colon Rectum*. 2008;51:1242–1248.

25. Lynch BM, Cerin E, Owen N, et al. Prospective relationships of physical activity with quality of life among colorectal cancer survivors. *J Clin Oncol*. 2008;26:4480–4487.

26. Thorsen L, Courneya KS, Stevinson C, et al. A systematic review of physical activity in prostate cancer survivors: outcomes, prevalence, and determinants. *Support Care Cancer*. 2008;16:987–997.

27. Segal RJ, Reid RD, Courneya KS, et al. Randomized controlled trial of resistance and aerobic training in men receiving radiation therapy for prostate cancer. *J Clin Oncol*. 2009;27:344–351.

28. Galvao DA, Taaffe DR, Spry N, et al. Combined resistance and aerobic exercise program reverses muscle loss in prostate cancer without bone metastases: a randomized control trial. *J Clin Oncol*. 2010;28:340–347.

29. Lui RDKS, Chinapow MJM, Huijgens PC, et al. Physical exercise interventions in haematological cancer patients, feasible to conduct but effectiveness to be established: a systematic literature review. *Cancer Treat Rev*. 2009;35:185–192.

30. Courneya KS, Sellar CM, Stevinson C, et al. Effects of aerobic exercise in physical functioning and quality of life in lymphoma patients. *J Clin Oncol*. 2009;27:1–9.

31. Jones LW, Peddle CJ, Eves ND, et al. Effects of presurgical exercise training on cardiorespiratory fitness among patients undergoing thoracic surgery for lung lesions. *Cancer*. 2007;110:590–598.

32. Peddle CJ, Jones LW, Eves ND, et al. Effects of presurgical exercise training on quality of life in patients undergoing lung resection for suspected malignancy: a pilot study. *Cancer Nurs*. 2009;32:158–165.

33. Jones LW, Eves ND, Mackey JR, et al. Systematic inflammation, cardiorespiratory fitness, and quality of life in patients with advanced non-small cell lung cancer. *J Thorac Oncol*. 2008;3:194–195.

34. Jones LW, Courneya KS, Vallance JK, et al. Association between exercise and quality of life in multiple myeloma cancer survivors. *Support Care Cancer*. 2004;12:780–788.

35. Jones LW, Guill B, Keir ST, et al. Patterns of exercise across the cancer trajectory in brain cancer patients. *Cancer*. 2006;106:2224–2232.

36. Stevinson C, Faught W, Steed H, et al. Associations between physical activity and quality of life in ovarian cancer survivors. *Gynecol Oncol*. 2007;106:244–250.

37. Stevinson C, Tonkin K, Capstick V, et al. A population-based study of the determinants of physical activity in ovarian cancer survivors. *J Phys Activ Health*. 2009;6:339–346.

38. Courneya KS, Karvinen KH, Campbell KL, et al. Associations among exercise, body weight, and quality of life in a population based sample of endometrial cancer survivors. *Gynecol Oncol*. 2005;97:422–430.

39. Karvinen KH, Courneya KS, North S, et al. Associations between exercise and quality of life in bladder cancer survivors: a population based study. *Cancer Epidemiol Biomarkers Prev*. 2007;16:984–990.

40. von Gruenigen VE, Courneya KS, Gibbons HE, et al. Feasibility and effectiveness of a lifestyle intervention program in obese endometrial cancer patients: a randomized trial. *Gynecol Oncol*. 2008;109:19–26.

41. Courneya KS. Physical activity in cancer survivors: a field in motion. *Psychooncology*. 2009;18:337–342.

42. Holmes MD, Chen WY, Feskanich D, et al. Physical activity and survival after breast cancer diagnosis. *JAMA*. 2005;293:2479–2485.

43. Holick CN, Newcomb PA, Trentham-Dietz A. Physical activity and survival after diagnosis of invasive breast cancer. *Cancer Epidemiol Biomarkers Prev*. 2008;17:379–386.

44. Sternfeld B, Weltzien E, Quesenberry CP, et al. Physical activity and risk of recurrence and mortality in breast cancer survivors: findings from the LACE study. *Cancer Epidemiol Biomarkers Prev*. 2009;18:87–95.

45. Meyerhardt JA, Giovannucci EL, Holmes MD, et al. Physical activity and survival after colorectal cancer diagnosis. *J Clin Oncol*. 2006;24:3527–3534.

46. Meyerhardt JA, Heseltine D, Niedzwiecki D, et al. Impact of physical activity on cancer recurrence and survival in patients with stage III colon cancer: findings from CALGB 89803. *J Clin Oncol*. 2006;24:3535–3541.

47. Meyerhardt JA, Giovannucci EL, Ogino S, et al. Physical activity and male colorectal cancer survival. *Arch Intern Med*. 2009;169:2102–2108.

48. Courneya KS, Booth CM, Gill S, et al. The colon health and life-long exercise change trial: a randomized trial of the National Cancer Institute of Canada trials group. *Curr Oncol*. 2008;15:262–270.

49. Doyle C, Kushi L, Byers T, et al. Nutrition and physical activity during and after cancer treatment: an American Cancer Society guide to informed choices. *Cancer*. 2006;56:323–353.

50. U.S. Department of Health and Human Services. *Physical activity guidelines for Americans*. Washington, DC. Available at: www.health.gov/paguidelines; 2008.

51. Blanchard CM, Courneya KS, Stein K. Cancer survivors' adherence to lifestyle behavior recommendations and associations with health related quality of life: results from the American Cancer Society's SCS-II. *J Clin Oncol*. 2008;26:2198–2204.

52. Coups EJ, Ostroff JS. A population based estimate of the prevalence of behavioral risk factors among adult cancer survivors and noncancer controls. *Prev Med*. 2005;40:702–711.

53. Courneya KS, Katzmarzyk PT, Bacon E. Physical activity and obesity in Canadian cancer survivors: population-based estimates from the 2005 Canadian community health survey. *Cancer*. 2008;112:2475–2482.

54. Centers for Disease Control and Prevention. *Behavioral risk factor surveillance system survey data*. Atlanta, GA: U.S. Department of Health and Human Services, Centers for Disease Control and Prevention; 2005.

55. Coups EJ, Park BJ, Feinstein MB, et al. Correlates of physical activity among lung cancer survivors. *Psychooncology*. 2009;18:395–404.

56. Courneya KS, Friedenreich CM. Relationship between exercise pattern across the cancer experience and current quality of life in colorectal cancer survivors. *J Altern Complement Med*. 1997;3:215–226.

57. Courneya KS, Karvinen KH, Vallance JKH, eds. *Exercise motivation and behavior change*. New York: Springer; 2007.

58. Vallance JK, Courneya KS, Jones LW, et al. Differences in quality of life between non-Hodgkin's lymphoma survivors meeting and not meeting public health exercise guidelines. *Psychooncology*. 2005;14:979–991.

59. Irwin ML, McTiernan A, Bernstein L, et al. Physical activity levels among breast cancer survivors. *Med Sci Sports Exerc*. 2004;36:1484–1491.

60. Ajzen I. The theory of planned behavior. *Organ Behav Hum Decis Process*. 1991;50:179–211.

61. Ajzen I. Perceived behavioral control, self-efficacy, locus of control, and the theory of planned behavior. *J Appl Soc Psychol*. 2002;32:665–683.

62. Courneya K, Friedenreich C, Quinney H, et al. Predictors of adherence and contamination in a randomized trial of exercise in colorectal cancer survivors: an application of the theory of planned behavior and the five factor model of personality. *Ann Behav Med*. 2004;24:257–268.

63. Courneya KS, Reid RD, Friedenreich CM, et al. Understanding breast cancer patients' preferences for two types of exercise during chemotherapy in

an unblinded randomized controlled trial. *Int J Nutr Phys Activ.* 2008;52:1–9.

64. Courneya KS, Segal RJ, Gelmon K, et al. Predictors of supervised exercise adherence during breast cancer chemotherapy. *Med Sci Sports Exerc.* 2008;40:1180–1187.

65. Courneya KS, Stevinson C, McNeely ML, et al. Predictors of adherence to supervised exercise in lymphoma patients participating in a randomized controlled trial. *Ann Behav Med.* 2010;40:30–39.

66. Courneya KS, Friedenreich CM, Quinney HA, et al. A longitudinal study of exercise barriers in colorectal cancer survivors participating in a randomized controlled trial. *Ann Behav Med.* 2005;29:147–153.

67. Jones LW, Guill B, Keir ST, et al. Using the theory of planned behavior to understand the determinants of exercise intention in patients diagnosed with primary brain cancer. *Psychooncology.* 2007;16:232–240.

68. Karvinen KH, Courneya KS, Plotnikoff RC, et al. A prospective study of the determinants of exercise in bladder cancer survivors using the theory of planned behavior. *Support Care Cancer.* 2009;17:171–179.

69. Peddle CJ, Jones LW, Eves ND, et al. Correlates of adherence to supervised exercise in patients awaiting surgical removal of malignant lung lesions: results of a pilot study. *Oncol Nurs Forum.* 2009;36:287–295.

70. Courneya KS, Friedenreich CM. Utility of the theory of planned behavior for understanding exercise during breast cancer treatment. *Psychooncology.* 1999;8:112–122.

71. Courneya KS, Friedenreich CM. Relationship between exercise during treatment and current quality of life among survivors of breast cancer. *J Psychosoc Oncol.* 1997;15:35–57.

72. Courneya K, Vallance JK, Jones L, et al. Correlates of exercise intentions in non-Hodgkin's lymphoma survivors: an application of the theory of planned behavior. *J Sport Exerc Psychol.* 2005;27:335–349.

73. Courneya KS, Friedenreich CM, Quinney HA, et al. A longitudinal study of exercise barriers in colorectal cancer survivors participating in a randomized controlled trial. *Ann Behav Med.* 2005;29:147–153.

74. Demark-Wahnefried W, Clipp EC, Morey MC, et al. Lifestyle intervention development study to improve physical function in older adults with cancer: outcomes from project lead. *J Clin Oncol.* 2006;24:3465–3473.

75. Demark-Wahnefried W, Clipp EC, Lipkus IM, et al. Main outcomes of the fresh start trial: a sequentially tailored, diet and exercise mailed print intervention among breast and prostate cancer survivors. *J Clin Oncol.* 2007;25:2709–2718.

76. Jones LW, Courneya KS, Fairey AS, et al. Effects of an oncologist's recommendation to exercise on self-reported exercise behavior in newly diagnosed breast cancer survivors: a single-blind, randomized controlled trial. *Ann Behav Med.* 2004;28:105–113.

77. Carmack-Taylor CL, Demoor C, Smith MA, et al. Active for life after cancer: a randomized trial examining a lifestyle physical activity program for prostate cancer survivors. *Psychooncology.* 2006;15:847–862.

78. Vallance JK, Courneya KS, Plotnikoff RC, et al. Randomized controlled trial of the effects of print materials and step pedometers on physical activity and quality of life in breast cancer survivors. *J Clin Oncol.* 2007;25:2352–2359.

79. Pinto BM, Rabin C, Abdow A, et al. A pilot study on disseminating physical activity promotion among cancer survivors: a brief report. *Psychooncology.* 2008;17:517–521.

80. Pinto BM, Frierson GM, Rabin C, et al. Home-based physical activity intervention for breast cancer patients. *J Clin Oncol.* 2005;23:3577–3587.

81. Sniehotta FF, Scholz U, Schwarzer R. Action plans and coping plans for physical exercise: a longitudinal intervention study in cardiac rehabilitation. *Br J Health Psychol.* 2006;11:23–37.

82. Segal RJ, Reid RD, Courneya KS, et al. Resistance exercise in men receiving androgen deprivation therapy for prostate cancer. *J Clin Oncol.* 2003;21:1653–1659.

83. Oliver SJ. *Physiological and psychological effects of progressive resistance training in elderly prostate cancer patients undergoing androgen deprivation therapy: a pilot study.* Bangor, United Kingdom: University of Wales; 2003 Thesis/dissertation.

84. Windsor PM, Nicol KF, Potter J. A randomized, controlled trial of aerobic exercise for treatment-related fatigue in men receiving radical external beam radiotherapy for localized prostate carcinoma. *Cancer.* 2004;101:550–557.

化疗和放疗的晚期反应 **41**

Wolfgang Dörr

李 力 莫凌昭译 李 力校

化学治疗（简称化疗）作为一种全身治疗，对几乎所有患者的不同器官和组织都会产生早期或晚期的不良反应。但相比之下，放疗是一个局部或区域性的治疗方法，仅在一定的照射剂量内可发生器官损伤，但这种损伤也可能导致全身性的不良反应，如肾照射后，可出现高血压，在细胞水平上，对化疗和放疗产生的反应大致相同，

最终导致细胞明显增生。在组织水平上，这可能会导致各种不同的信号转导通路的调节、细胞功能及在不同的细胞群间相互作用的改变（见肿瘤治疗的晚期并发症的发病机制部分）[1]。早期并发症的发生机制多以细胞损耗为其特色，相比而言，慢性不良反应的发病途径则更复杂。其主要病理过程发生在实质脏器（即器官特殊腔隙），但也可能会在结缔组织和血管组织出现。免疫系统（巨噬细胞、肥大细胞）通常也参与组织的反应。除组织或器官的延迟临床损伤外，还需考虑如第44章中讨论的作为放疗和化疗诱导的晚期后果[2]，即继发性恶性肿瘤。与暴露于辐射的风险相比，对一些特殊经典化疗药物所造成的后遗症除少数脏器如心脏、肾、膀胱、中枢神经系统（CNS）及周围神经外，对这些药物与放疗联合作用的晚期不良反应的了解要少得多。目前对所谓的新的晚期不良反应，如生物靶向药物的特异性抗体或酪氨酸激酶抑制剂单独或与放射联合治疗引起的不良反应知之甚少[3]。

在放射治疗中，尽管有着最佳的肿瘤治疗靶区，实施精确的肿瘤放射治疗，然而靶区仍包括一定的正常组织；主要因为：恶性肿瘤通常存在有正常组织微小浸润，而在此处需要高剂量。其次，肿瘤中存在的正常组织的（如软组织、血管）则接受全量的肿瘤放射剂量；最后，在辐射束的入口和出口区域的正常组织也会接触到临床相关照谢剂量。此是为了达到足够的肿瘤治愈率。

有效的放射治疗剂量与可避免的、可接受的早期和晚期严重不良反应的风险是相关的。放疗治疗的最佳放疗剂量是与接受放射治疗患者的某些严重后遗症低发病率相关。因此，Dörr等[3]提

出"无并发症肿瘤治疗"概念。对于单纯放化疗或化疗也应要求达到无并发的毒性不良反应出现[1]。

晚期（慢性）肿瘤治疗的不良反应通常在临床症状消失几个月或多年后出现，但早期（急性期）的不良反应则出现在治疗期间和治疗后不久。一般来说治疗开始后 90 天以内出的毒性不良反应为早期不良反应，而超过 90 天则为晚期不良反应[1]。这样的划分完全基于治疗期间的反应（即该时间以首次病理诊断为据），后期的不良反应几乎所有的组织和器官均可观察到。除少数例外，与早期不良反应不同，后期的不良反应症状呈现不可逆转和渐进性加重，持续时间甚至长于随访时间[1]。因此，生存时间越长和生存率越高的患者（即肿瘤学治疗效果佳者），出现晚期不良反应的比例越高，且慢性毒性不良反应的危险始终贯穿患者的一生[5]。因此，必须对肿瘤患者推荐终身随访。

目前对于肿瘤治疗所造成的晚期毒性不良反应（即器官功能的损害或丧失）的处理主要是针对主要症状诱因[1,6]，而对于特殊器官和症状应遵循采用一般的医疗措施，但晚期毒性不良反应代表着不同组成部分和不同步骤多层面的反应结果。因此，这些"损害过程"逐步变化的任何因素，尤其是包括那些临床并发症发生之前出现的潜在特定变化，其目标是推迟或减轻组织反应。目前，大多数这些方面的研究局限于实验层面而临床数据很少。本章将总结可用于改善降低正常组织发生晚期毒性不良反应治疗的原则。

肿瘤治疗晚期并发症的发病机制

暴露在放射线或应用细胞生长抑制／细胞毒性药物均能造成任何器官的实质性损害。由于受损细胞通常发生分裂，故损害表现为细胞缺失。通常细胞的功能亦可能会发生变化。这两者均可导致实质损伤。通常认为除了实质器官和器官特异细胞，还有其他组织器官和细胞群均参与此发病机制，尤其是晚期毒性不良反应将在后面描述。这些主要包括血管内皮细胞，其主要分布在小血管和毛细血管，以及结缔组织成纤维细胞。此外，巨噬细胞在照射后再次在组织中浸润，此过程被认为是慢性放射反应的病理生理过程（图 41-1）。

在慢性缺氧的过程中，活性氧和各种含氮的

物质以及不同细胞群缓慢产生的偶联细胞因子[7,8]，似乎在慢性不良反应的发病机制中发挥了至关重要的作用[1,6]。通过一系列反应，导致进一步的实质损害，并最终使得组织功能的丧失。这一切取决于放疗的放射总量。而临床最终结果取决所涉及的器官增殖和结构功能及器官所接受的相对或绝对的放射总量[9,10]。

放疗引起的内皮细胞功能变化[1,11,12]，主要表现为内皮细胞空泡化和内皮下水肿，血清成分渗出进入血管壁及上皮水肿[12]。此外，也表现为血栓形成和毛细血管闭塞。白细胞黏附和进入血管壁的浸润也是常见的现象。所有这些变化最终会导致毛细血管逐渐丧失，出现"腊肠样"样外观动脉、盲段血管和动静脉分流现象。在动脉，则可见管壁逐步硬化，可能系通过辐射效应直接作用于基底层细胞，并伴随内皮细胞损伤而导致的。所有这些变化表明局部灌注损害。氧气的供应不足（慢性缺氧）和营养障碍可导致器官实质继发性萎缩。毛细血管扩张，定义为病理性扩张的毛细血管，在所有受照射的组织和器官都可观察到。但其发病机制尚不清楚，目前有学说认为可能与内皮细胞损伤有关，因为在血管腔周围可见平滑肌细胞缺失，并形成病理性扩张的毛细血管。而这些现象可以解释临床上消化道、泌尿系统和中枢神经系统接受放疗后出现渗血的原因。而在皮

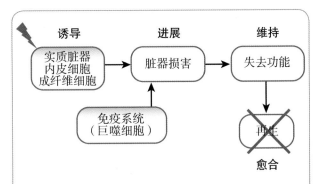

图 41-1　肿瘤治疗的晚期效应发病机制是一些复杂的病理生理过程的相互作用的结果，该过程涉及特定器官实质细胞、血管内皮细胞（毛细血管损坏）、成纤维细胞（分化、胶原沉积增加）的诸多变化。所有这些细胞群，包括巨噬细胞，通过多种信号分子相互作用，导致实质损害，最终在一定放射剂量范围内组织功能的损害或丧失为最终结果，脏器功能缺损程度取决于器官的结构和照射总量。临床症状的出现是难以避免，除了少数例外，且是不可逆转的。

肤，毛细血管扩张则可能与使用化妆品有关。

哺乳动物组织中通常有一定数量的有丝分裂，成纤维细胞和分裂后成纤维细胞的数量之间呈平衡状态。但放疗会导致成纤维细胞早期分裂而形成大量的成纤维细胞，结果导致了大幅度地增加胶原蛋白的合成和沉积[13,14]。组织纤维化是影响器官功能的重要原因，而放疗诱发的纤维化占有相当部分。此过程中细胞大量的合成和释放转化生长因子-β（TGF-β），进一步触发成纤维化的形成[14,15]。可观察到在不同的放疗间歇期，照射的细胞中 TGF-β mRNA 和蛋白表达水平增加[6]。

对于不同的器官来说，所涉及的不同细胞群有所不同，其相关性可能会有所差异。如在肝脏，相对于肝实质细胞（肝细胞）失活，血管反应出现的临床症状（即静脉闭塞性疾病）更为重要。同样，肾对化疗的不良反应，至少在较高的剂量时，也主要是血管的反应。在肺组织中，化疗也如同放射治疗一样诱导Ⅱ型肺泡细胞、内皮细胞和成纤维细胞纤维化样改变[7]。相反，晚期纤维化导致膀胱继发功能障碍，并非为初治时的放射治疗反应[1,16]，这主要是基于上皮（即实质）和内皮细胞的改变。每涉及晚期反应特别是对细胞毒药物反应的细胞群都有特殊的生存模式。唯一的相互反应，结合存活细胞的功能变化和对整体剂量的反应，包括耐受不同临床终点。因此，通过测定某一生存细胞群的数量来预测对治疗的不良反应程度似乎不大可能。

间接晚期反应

肿瘤治疗的早、晚期对正常组织的影响，在病因和发病率方面的都是独立的，在一般情况下，仅通过早期反应的严重程度或对晚期效应的风险的评估，做出不良反应结论是不可取的。但在特定情况下，急、慢性反应之间的相互作用可发生在一个单一的器官，则造成间接晚期效应（CLEs）[1,17]。这种情况下，当早期反应的组织（如上皮细胞）则提供针对机械和（或）化学品接触所导致晚期的并发症（如脉管的结缔组织）的保护功能。在并发症急性期，屏障功能受损导致细胞耗竭和上皮破裂。因此，除了辐射的直接影响可加重后期的辐射反应外[1,17]，二次创伤、机械和（或）化学品，均可对做用脏器产生晚期后遗症的

影响。相应的后期反应表现在肠道、泌尿道、口腔黏膜、肺，特别是皮肤承受着机械（皮肤皱褶处）或化学（蒸腾）的压力（图 41-2），必须强调在相关或是在后期反应起决定作用的以上因素，通过减轻早期反应（如通过有效的支持治疗措施）的情况下会在同一器官降低风险和（或）减少晚期后遗症严重性。这一策略或许已经在治疗过程中被遵循（如通过医师间断、规律的探视患者）。

疾病过程及记录

慢性放射反应的潜伏期，以及临床变化进展的速度和严重程度，与损伤性治疗方案，即放射剂量成负相关[1]。其基于以下几个因素：高剂量引起大量内皮细胞的损害。因此，毛细血管丧失最终导致组织迅速纤维化。同样，由于纤维，化大量胶原蛋白合成，胶原蛋白的积累水平将决定组织器官功能丧失的早晚。实质脏器的放射反应程度可归结于器官对特定剂量依赖性变化大小[1]。

作为一个依赖潜伏期及损害进展率的逆剂量依赖性的后果，越来越多的低剂量治疗反应是出现在随访时间段。因此，随着随访时间的增加，一个明确临床反应的有效放射剂量会逐渐减少。因此，后期反应耐受剂量定义以随访时间为基础，正常组织并发症的定量评估和病案的记录必须考虑两个方面：评估的频率，以及所采用的评分制

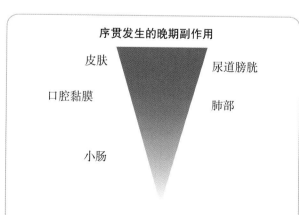

图 41-2　晚期反应的结果
当早期反应导致脏器失去对机械和（或）化学反应的防护屏障功能时，晚期反应就会发生，在肠道、口腔，特别是裸露的皮肤（如褶皱），化学和机械的影响是同样重要的，但在膀胱和肺，则与化学的影响密切相关。

度。由于慢性辐射后遗症发展缓慢，更重要的，通常是不可逆转的。因此，每隔一年病案的记录和重复评估是必要的。随访时间间隔可根据不同器官所采用的不同治疗方案进行调整。必须强调，对于一些慢性的反应，诸如在心脏或膀胱发生慢性的反应，从接触放射到临床症状出现，尤其是低剂量辐射后，可跨度几十年。因此，应建议患者终身随访。正常组织反应的病案的记录必须持续在放疗结束后数月，以评估其发展情况。晚期病案的记录时间点可与不同研究者、机构和研究团队之间的进行比较，因此，标准化的分类系统应建立和推广应用。在一般情况下，并发症等级从 0（无反应）至 5（并发症致死）。支持治疗必须根据并发症的严重程度进行调整。在一般情况下，1 级反应（轻度）不需要任何具体的干预治疗。2 级反应（中度）可以在门诊进行治疗。相比之下，3 级反应（严重）则需要住院治疗和精心的支持治疗。4 级反应可危及生命，则需要立即住院，并需要积极地治疗干预。使用最广泛的分类系统包括以下内容：

- RTOG/ EORTC 分类：由放射治疗和肿瘤组和欧洲癌症研究与治疗组织联合制定[19]。
- CTCAE：标准的常用术语：不良事件（在当前版本中，4.0），由美国国家癌症研究所（NCI）制定[20]。
- WHO：世界卫生组织分类[21]。
- LENT/SOMA 的系统：在正常组织晚期反应 / 主观目标统筹分析：对肿瘤治疗所致晚期的后遗症进行评分[22]。

在临床对不良反应的报告，如使用评分系统则需要详细描述症状，尤其是对原系统中的修改后要有所说明。原则上，所有这些分类系统均可比较，而且在许多情况下，一个系统的分数可以转换（翻译）成另一个系统的分数，但有例外，如果最初使用 LENT/SOMA 系统[22] 来得出总的评分，这样就造成个人信息的丢失，那么这个（转换）翻译是不可取的。病案记录需要的是每个项目的个人得分而不是总分。

各器官晚期反应

在本节中，将对放射治疗剂量限制所诱发晚期并发症和耐受剂量进行简要报道。在 Dorr[1] 文章中简单地描述放、化疗效应在特定的组织和器官所引起的并发症，而 Scherer 等[23] 对各个组织器官系统对放射肿瘤治疗后反应进行详尽的描述。Fajardo 的等[12] 则对其病理基础进行了解释。而加用化疗会加重放射肿瘤治疗不良反应。目前，生物靶向药物是否对晚期后遗症产生影响仍不清。

皮肤及其附属器官

慢性皮肤纤维化在临床上的表现为可见和扪及的皮下硬结。系胶原蛋白含量的增加和脂肪组织减少所致。通常情况下，不良反应与上皮萎缩相关联。皮肤的毛细血管扩张表明了在真皮层出现进展性地血管损伤，与传统的放射治疗相反，直线加速器产生的现代高能量 X 线，从物理学角度认为，最大剂量会沉积在表皮以下。因此，后期损坏的发生甚至可能会无早期反应预兆。对于毛囊损伤脱发而言，当分次照射剂量最高达 40 Gy 时，头发仍然会在一年内再生。近期，Ulrich 等[24] 对化疗和（或）放疗的并发症进行了总结。

口腔、食管和胃肠道

放疗所致的口腔和食管黏膜的慢性反应包括黏膜萎缩和溃疡及毛细血管扩张，随后出现系组织脆弱所致的二次创伤。在口腔的任何额外的伤害，尤其是拔牙，可导致感染的骨（放射）的坏死（IORN）。在食管，萎缩和纤维化形成的狭窄可能是肿瘤治疗的晚期后果。唾液腺对放射线非常敏感，即使治疗后的第一周，当累积剂量为 10 Gy，流涎分泌就会减少；当放射累积剂量 > 40 Gy 时，腮腺、唾液腺分泌同时几乎停止。当剂量 > 60 Gy 时唾液腺损害则是不可逆的。总量效应非常明显，功能丧失决定于照射的剂量。慢性口干症对患者的生活质量有重大影响。唾液减少不仅取决于腮腺减少了浆液性唾液的分泌，而且也取决于颌下腺黏蛋白分泌减少和小唾液腺功能降低。对于后面情况通常并不考虑腮腺不受（如调强放疗，调强放射治疗）放射治疗影响。放化疗的晚期效应应为肠壁各段经过一系列的反应，加上由于粪便和感染所致机械 / 化学反应，最终导致在肠道上皮萎缩和慢性溃疡的过程。上皮细胞的变化可能导致慢性吸收不良。纤维化的改变可能导致狭窄和肠梗阻。毛细血管扩张在直肠处最明显，其至可能会导致出血。研究表明，使用生长抑素及其衍生物类抑制胰腺功能，减少胰腺酶分泌作为一种额外的损伤在早期反应中出现。因此，这种治疗方法也减少了后期的纤维化过程，这也说明了该方法对肠道的慢性反应临床治疗有效。

肝

仅在部分脏器受到照射后，会出现明显的慢性肝病，但致命的静脉闭塞性疾病的发生是早期不良事件。潜伏期通常为照射后6个月至1年，主要是在小叶中央和门脉周围地区逐步发生纤维化改变。这些变化都伴随着血管再通、静脉的新形成，肝细胞的再生和胆管增殖。

神经系统

与肺或肾等组织相比，神经系统是对放射线相对不敏感的器官，但此系统器官损害（如坏死）可导致严重的临床后果。病理学是复杂的，在血管和髓神经的参与下，（非剂量依赖性）脑白质坏死发生在照射后的6～12个月，神经胶质萎缩则在照射后2年发生，在照射后1～10年或更长可出现晚期血管病变[1,25]。

最重要的脑组织辐射综合征在常在治疗后数月至数年内发展。在最初的6个月内，可能会出现短暂脱髓鞘（"嗜睡综合征"）或较严重的白质脑病。典型的放射性坏死可发生在治疗的最初6个月，直到治疗后的数年。组织学改变上，在治疗的第一年主要见于脑白质。在稍后的时间，灰质出现改变，以及随后出现明显的血管病变（毛细血管扩张、局灶性出血），脑的放射性骨坏死潜伏期为1～2年，常伴随着病理改变。儿童的大脑较成年人更敏感。功能障碍（即认知功能障碍和智商下降）至少部分可以归结于放疗和（或）化疗所造成[10]。

就症状的潜伏期、病理学和放射耐受剂量来衡量，放疗在脊髓诱发的病理改变与大脑相似。在"早期"的影响中，Lhermitte综合征与脱髓鞘是经常出现的症状。它通常在治疗结束后几个月仍可以持续进展且持续长达数月及长达一年，当身体各部受到照射，即便在低剂量如总剂量35 Gy或每野2Gy，上述早期的反应亦可发生。需要强调的是Lhermitte综合征不足以预测脊髓型颈

椎病的发展。与大脑类似，脊髓型颈椎病包括两大影响：6～18个月放射治疗后白质脱髓鞘和坏死，1～4年放射治疗后出现血管病变。关于脊髓的耐受性（如大脑）剂量，每野照射剂量则为关键参数。与之相反，不同的时间长达10～12周整体治疗方案与一野每天的传统治疗方案无关联。随着治疗时间或治疗间隔延长，患者就可出现康复恢复，这对康复治疗具有重要意义[26]。

放射治疗对周围神经影响主要表现在外周神经丛和神经根，表现多与脊髓相似，但病案记录较少。没有任何临床证据表明，周围神经比脊髓或大脑对放射更为耐受，相比之下，周围组织的纤维化，可能加重放射的不良反应。在临床上，臂神经丛病变的特点表现为感觉和运动混合障碍，其潜伏期跨越几个月到几年不等。病理学基础在于血管退化、纤维化和脱髓鞘，以致最终丧失神经纤维。

泌尿系统

肾是对放射治疗最晚发生反应的器官之一。因而，放射治疗所造成的损伤可能在治疗后几年才表现出来，决定放射治疗影响的最主要的治疗参数是肾脏中的辐射效应，即每野照射量和放射总剂量。临床放射治疗所造成肾病包括：蛋白尿、高血压和尿液浓缩功能受损。而相应的贫血是基于溶血和促红细胞生成素的产生下降所造成。临床放射治疗所造成肾病最初表现为多年的持续蛋白尿。一侧或双侧肾可接受较高剂量的照射而并不影响排泄功能。然而，部分肾受到照射后，高血压发生的潜伏期可达到或超过10年。肾总的耐受剂量不会随治疗时间的延长而增加。在不影响功能的低剂量照射后，由于肾脏持续受损导致其肾耐受剂量甚至下降。放射性肾病的发病机制是复杂的，多数研究表明，肾小球内皮细胞损伤为最早发生，可随后导致肾小球硬化和肾小管间质纤维化。一些实验研究表明肾素-血管紧张素系统在这些过程中主要是通过上调纤溶酶原激活物抑制物1（PAI-1）和增强纤维蛋白沉积起作用。膀胱放疗后的后期不良反应表现为：膀胱的存储容量的减少而导致尿频。潜伏期与照射剂量成反比，而症状的表现可在治疗后10年或更长时间才出现。症状表现为逐步上皮破裂，从表皮的剥脱到溃疡形成，其至形成瘘管，这些黏膜改变，常

伴随有代偿性上皮增生的癌前病变，存在着继发癌的风险。据报道：膀胱壁血管的变化以局部缺血为主要表现，这一变化加重膀胱壁纤维化进展。实验和临床研究均证明：毛细血管扩张，可导致难治性膀胱出血。

呼吸系统

在照射剂量 > 50Gy 时可造成语音质量受损。因此，必须考虑以说话为职业的患者的语言功能。

已有报道指出肺部可较早出现亚临床改变[8]。通常在一定照射量后并经历一段肺炎过程后，肺纤维化随之出现，其发展可持续数月到几年。肺功能主要表现为放射剂量效应关系。可通过放射剂量及每野照射量的减少，有效地减少肺部反应（临床表现）。放射性肺病的慢性纤维化发生发展的病理生理过程如以上所述。Dorra 和 Herrmann[8] 已报道了慢性纤维化发生发展的病理生理过程中复杂信号转导通路情况。局部肺纤维化在所有患早期肺炎的患者均可表现，这预示着一系列严重后期反应随之发生[18]。

心脏

在接受高剂量放射治疗时，可观察到心脏形态的变化[27]。放射治疗引起最常见的心脏损伤类型是心包炎，并伴有不同程度的心包积液。这种并发症潜伏期为 6 ~ 24 个月，心包炎通常是无症状的或自愈性的。心肌病表现为心室射血减少或传导阻滞；但发展通常非常缓慢，时间长达 10 ~ 20 年。目前估计当照射剂量达 50 Gy 或每野 2 Gy 时可造成 50% 的心脏并发症。但最近 Schultz-Hector 和 Trott[28] 在其长期随访研究中观察到，在经历放射治疗后 10 年心血管疾病的风险会明显增加。在对不同的风险因素研究的报告也指出：照射剂量是重要的，但同时暴露出心脏的亚结构对放疗敏感问题：心脏耳廓和冠状动脉近端部分似乎对放射特别敏感，后期的心肌损害伴随着弥漫性间质和血管周围纤维化、心肌细胞的损失和血管的变化。但目前这些心脏疾病（分子）的病理生理基础尚不清楚。

软骨和骨骼

发育生长期的软骨（即骺板）对放射线是敏感的；4 ~ 7 Gy 单剂量足以导致儿童和青少年的骨骼生长减少，这种现象在越年轻患者表现越为明显。相比之下，成人软骨（如关节、喉和气管）及成人的骨骼是相对耐辐射，估计为结构缺氧的结果。但这些组织的晚期后遗症，包括放射性骨坏死（骨坏死），被认为实质损伤和血管放射效应的相互作用的结果。骨坏死最常见发生在下颌骨和骨盆的骨骼。

感觉器官

在眼球晶状体，出现不同程度的白内障。发病潜伏期与放射剂量呈负相关，其跨度从 6 个月至数十年。在教科书中通常报道的耐受剂量是在 4 ~ 5Gy 每野照射的范围内，为 1 ~ 2 Gy 的单剂量照射。最近的流行病学调查表明眼睛对射线耐受很差[29]。故对于眼睛应强调分期照射效应，但无法预计损害后恢复可能。用现代外科技术对白内障治疗已经显现疗效。但仍需要对作为白内障手术后头号并发症的难治性后囊膜混浊（PCO，继发性白内障）——表现为后囊膜的增殖，迁移和晶状体上皮细胞的肌纤维母细胞转化，在手术后的 2 ~ 5 年[30]，进行辅助治疗。

由于 PCO 引起的视力下降的发病率达 20% ~ 40%。往往经一定剂量照射，会使泪腺功能的丧失，随后出现角膜功能的相应变化，此过程被描绘为"干眼综合征"。即使在中等的放射剂量，都可以导致慢性角膜溃疡和眼功能的完全丧失。当照射剂量 > 30 Gy，可致内耳受到直接影响，导致永久性听力障碍的后果。

放射对味觉影响，是一个多因素的过程，包括（细胞损失）味蕾直接变化，口干伴随着味蕾减少，嗅觉功能的变化。当照射剂量达 30 Gy，通常可观察到味觉功能受损。一般来说，在治疗后的第一年个人味觉功能的改变可以治愈的。因此，一般在增加阈值剂量时需要考虑患者其味觉功能在其职业生涯中的重要性。

改善肿瘤治疗后的晚期不良反应

已有相应的方案可用来减少肿瘤治疗后的发病率和（或）肿瘤治疗的晚期影响的严重后果。在放射治疗学方面，通过减少每野照射剂量，可有效降低大多数组织和器官晚期并发症的发病率。此外，基于器官的结构以及空间辐射剂量分布的变化，利用"剂量效应"可能会达到减少晚期并发症的风险。最终，放射总剂量也需要考虑，但必须强调是，由于肿瘤复发多在于治疗不足，与晚期放射效应相比，会导致更明显的早期症状，甚至死亡。至于化疗，由于药物可选择性，其在组织毒性作用则不同于暴露于（高剂量）辐射量中那样。此外，可能考虑逐渐减少化疗剂量，尤其是对已经呈现器官功能障碍的患者。

系统对症治疗

在大多数肿瘤治疗后出现晚期正常组织功能相应的改变（涉及症状），与由其他原因造成的器官功能受损病理过程一样。对症治疗必须遵循一般临床规则。这些方面措施涉及药物治疗、膳食的改善和补充、营养支持、物理疗法（淋巴水肿）、心理支持及其他治疗方法等[3]。对症治疗方案不是本章讨论重点。几个不同的治疗方案在关于器官毒性反应的章节中有所描述。

生物学为基础的预防或治疗方法

为减轻肿瘤治疗不良反应，最有前景的领域为主要干扰"损害过程"，如图 41-3 所示[31,32]。由于电离辐射或化疗药物作用，机体所有的细胞群均参与产生自由基和活性氧（ROS）和氮（NOS）的过程，其通过直接或间接导致 DNA 损伤。结果通过多个步骤或一系列反应，激活相关转录因子（如核因子 NF-κB，活性蛋白 AP-1），导致在组织内激发或多种信号传导通路的调节（生长因子、白细胞介素、半胱天冬酶、黏附分子及其他）[31]。这可能会介导一个长期病理过程，即最终有可能出现晚期并发症的临床表现。在这里，只有那些针对生物反应治疗方案已进行有关动物实验的亚临床研究，或进行 I 期临床试验，须强调的是，这些主要侧重于个别器官或组织治疗的体内实验，应与临床相关的治疗方案，如超分割放射治疗一同进行。而许多关于保护正常组织或减轻正常组织并发症的在体外实验研究并不包括在内。

降低正常组织不良反应治疗的合理应用，其主要先决条件是否为治疗增益。它在并不降低肿瘤治疗效的同时，降低正常组织对肿瘤治疗的不良反应。而必须强调任何影响肿瘤治疗效果的不良反应防护 / 缓解方案，应先用在适当的肿瘤模型

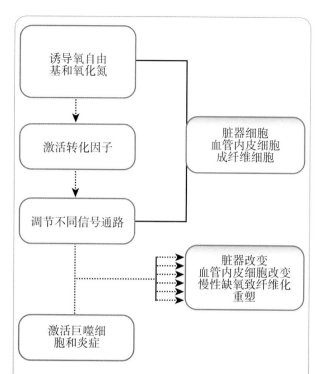

图 41-3 损害过程是生物学针对改变正常组织并发症为研究目标。辐射和一些经典的化疗药物诱导的自由基，诱导生成活性氧和其他分子反应物。这一切接地激活核转录因子，从而导致各种信号链调节机制。这些组织成分的有序反应，加上巨噬细胞和炎症病理改变，最终导致在各种细胞和组织水平上的改变。

（如在小鼠移植瘤）进行全面分级实验研究并分析其与相关终点的相关性（如肿瘤控制）。

生长因子信号治疗

研究表明外源性生长因子能改善经肿瘤治疗后正常组织的不良反应。但在肺癌晚期并发症研究方面，一些使用成纤维细胞生长因子 -2 的研究结果并不一致，甚至出现相互矛盾的结果[33]。为预防或改善中枢神经系统和肾脏的晚期并发症，已建议使用树突状胶质细胞和其前体细胞的抗凋亡作用的胰岛素样生长因子 1（IGF-1），以及前体细胞的生存因子如血小板衍生生长因子（PDGF）[33]。

对于迟发性反应，使用具有持久的刺激作用的转化生长因子 -β（TGF-β）已报道（参见前面）。这些主要针对改善正常组织的辐射效应。虽然已有研究表明了 TGF-β 在辐射诱导的纤维化发展中发挥作用[14]，但近期才开展针对抑制 TGF-β 信号表达的研究。另一种实验治疗方案设想是通过抑制 TGF-β 潜在的形式的激活。至少在肺内 TGF-β

是通过一个特定的膜受体——整合素 αvβ6 进行调节，对接受放射治疗的小鼠使用 TGF-β 抗体封闭特定的膜受体——整合素从而阻止纤维化的发生 [34]。此外，在辐射性肺病大鼠模型上使用抗 TGF-β1 型受体抑制剂来预防辐射引起的肺损伤实验研究结果已有报道 [35]。

抗炎治疗策略

一些临床前研究结果认为乙酰水杨酸（ASA，阿司匹林）具有减轻或预防正常组织并发炎症潜能。在早期针对小鼠肾病的研究中，ASA 被运用作为一种抗血栓剂，该药显著延迟肾衰竭的临床症状 [36]。

已知必需脂肪酸（EFA）通过花生四烯酸代谢成合成高浓度抗炎物质，故通过口服必需脂肪酸可明显减少猪皮的放射早、晚期不良反应的严重程度 37。同样，在小鼠泌尿膀胱系，使用 EFA 治疗可减少其晚期放射反应（Dorr et al. 未发表的数据）。

抗氧化治疗

长期持续产生的活性氧和氮衍生物在正常组织晚期效应中似乎发挥了至关重要的作用。因此，抗氧化的方案被用来干扰这种慢性氧化的过程，已酮可可碱（PTX）和维生素 E（维生素 E）联合应用于治疗放射导致皮肤的纤维化。临床研究结果显示服用 PTX 和维生素 E 治疗 6 个月后，纤维化病变完全缓解 [38,39]。但结果在以乳腺癌患者为研究对象的更大的、双盲、安慰剂对照试验中未得以确认 [40]，而在另一针对盆腔放射治疗后的临床也未得到类似的结果 [41]。

血管紧张素调节治疗

在肺、肾等脏器，肾素 - 血管紧张素系统通过与 TGF-β 的相互作用，参与纤维化的发展过程。

因此，血管紧张素转换酶（ACE）抑制剂，如卡托普利，血管紧张素Ⅱ-1 型（AT1 受体）和 2 型（AT2）受体拮抗剂用于减轻或治疗晚期，特别是关于肾、肺的辐射效应。在局部或全身照射后的辐射肾病（在骨髓移植后）大鼠模型研究中发现这些药物能有效预防肾辐射并发症 [42]。所有这些药物对于肾损害改善也有效。显而易见，药物不同的作用模式与不同时期相关（即缓解和治疗）。有学者认为，肾损害减缓可能是基于抑制肾素 - 血管紧张素系统，而肾损害治疗则基于（附加）控制血压 [42]。在两种辐射肺损伤模式（全身照射、半胸照射）中，通过对 ACE 或 AT1 受体的抑制可有效预防放射性肺炎和纤维化发展 [43,44]。

结论

"经典"的肿瘤治疗后正常组织不良反应的发病机制是基于对组织水平的"分子"的途径，包括各种不同细胞群新了解，特别是对晚期并发症了解，这些机制在过去十年得以逐渐明确，它们之间的相互作用，从暴露于细胞毒性药物开始，在临床无症状的潜伏期通过各种病理生理途径，在经历数月或数年的肿瘤治疗后，全身或某些特殊脏器表现出毒性不良反应（不良反应）。这些研究结果为生物学预防和改善正常组织的不良反应开拓了新思路。目前，大多数针对改善肿瘤治疗不良反应的治疗方案正进行着临床研究，其中绝大多数的研究都集中针对在预防或治疗早期毒性不良反应；这些都可能有助于减少相应的晚期治疗后遗症。改善晚期治疗后遗症的一些方法已得到实际的发展，另一些则在计划中。这些方法包括信号通路的干预如 Rho/rock 信号或成人间质或造血干细胞的临床应用，对这些治疗方案将进行相关的临床试验，并最终用于预防，以改善、控制化疗和（或）放疗的晚期效应。

参考文献

1. Dörr W. Pathogenesis of normal-tissue side-effects. In: Joiner M, Van der Kogel AJ, eds. *Basic clinical radiobiology*. 4th ed. London: Hodder Arnold; 2009: 169–190.
2. Trott KR. Second cancers after radiotherapy. In: Joiner M, Van der Kogel AJ, eds. *Basic clinical radiobiology*. 4th ed. London: Hodder Arnold; 2009:339–352.
3. Dörr W, Riesenbeck D, Nieder C. Early and late

treatment-induced toxicity. In: Brown JM, Mehta MP, Nieder C, eds. *Multimodal concepts for integration of cytotoxic drugs*. Berlin: Springer; 2006:317–332.
4. Holthusen H. Erfahrungen über die Verträglichkeitsgrenze für Röntgenstrahlung und deren Nutzanwendung zur Verhütung von Schäden. *Strahlenther Onkol*. 1936;57:30–36.
5. Jung H, Beck-Bornholdt HP, Svoboda V, et al. Quantification of late complications after radiation

therapy. *Radiother Oncol*. 2001;61:233–246.
6. Bentzen SM. Preventing or reducing late side effects of radiation therapy: radiobiology meets molecular pathology. *Nat Rev Cancer*. 2006;6:702–713.
7. Rubin P, Johnston CJ, Williams JP, et al. A perpetual cascade of cytokines postirradiation leads to pulmonary fibrosis. *Int J Radiat Oncol Biol Phys*. 1995;33:99–109.

8. Dörr W, Herrmann T. Pathogenetic mechanisms of lung fibrosis. In: Nieder C, Milas L, Ang KK, eds. *Biological modification of radiation response*. Berlin-Heidelberg-New York: Springer; 2003:29–36.

9. Dörr W, Van der Kogel AJ. The volume effect in radiotherapy. In: Joiner M, Van der Kogel AJ, eds. *Basic clinical radiobiology*. 4th ed. London: Hodder Arnold; 2009:191–206.

10. Marks LB, Ten Haken RK, Martel MK. Quantitative analysis of normal tissue effects in the clinic. *Int J Radiat Oncol Biol Phys*. 2010;76(3 suppl):S3–S9.

11. Schultz-Hector S. Radiation-induced heart disease: review of experimental data on dose response and pathogenesis. *Int J Radiat Oncol Biol Phys*. 1992;61:149–160.

12. Fajardo LF, Berthrong M, Anderson RE. *Radiation pathology*. New York: Oxford University Press; 2001.

13. Rodemann HP, Bamberg M. Cellular basis of radiation-induced fibrosis. *Radiother Oncol*. 1995;35:83–90.

14. Rodemann H-P. Role of radiation-induced signaling proteins in the response of vascular and connective tissues. In: Nieder C, Milas L, Ang KK, eds. *Modification of radiation response: cytokines, growth factors and other biological targets*. Berlin-Heidelberg-New York: Springer; 2003:29–36.

15. Hakenjos L, Bamberg M, Rodemann HP. TGF-beta1-mediated alterations of rat lung fibroblast differentiation resulting in the radiation-induced fibrotic phenotype. *Int J Radiat Oncol Biol Phys*. 2000;76:503–509.

16. Dörr W, Jaal J, Zips D. Prostate cancer: biological dose considerations and constraints in tele- and brachytherapy. *Strahlenther Onkol*. 2007;183(suppl 2):14–15.

17. Dörr W, Hendry JH. Consequential late effects in normal tissues. *Radiother Oncol*. 2001;61:223–231.

18. Dörr W, Bertmann S, Herrmann T. Radiation induced lung reactions in breast cancer therapy: modulating factors and consequential effects. *Strahlenther Onkol*. 2005;181:567–573.

19. RTOG. *RTOG/EORTC late radiation morbidity scoring schema*. Available at: http://www.rtog.org/members/toxicity/late.html Accessed April 22, 2010.

20. National Cancer Institute. *Common terminology criteria for adverse events (CTCAE), version 4.0*. Washington, DC: 2009. Available at: http://ctep.cancer.gov/protocolDevelopment/electronic_applications/ctc.htm.

21. World Health Organization. *Handbook for reporting results of cancer treatment*. Geneva, Switzerland: World Health Organization; 1979 WHO Offset Publication 48.

22. Pavy JJ, Denekamp J, Letschert J, et al. EORTC Late Effects Working Group. Late effects toxicity scoring: the SOMA scale. *Radiother Oncol*. 1995;35:11–15.

23. Scherer E, Streffer C, Trott K.-R., eds. *Radiopathology of organs and tissues*. Berlin-Heidelberg-New York: Springer; 1991.

24. Ulrich J, Hartmann JT, Dörr W, et al. Skin toxicity of anti-cancer therapy. *J Dt Dermatol Gesellsch*. 2008;6:959–977.

25. Van der Kogel AJ. Central nervous system radiation injury in small animal models. In: Gutin PH, Leibel SA, Sheline GE, eds. *Radiation injury to the nervous system*. New York: Raven Press; 1991:91–111.

26. Dörr W, Stewart FA. Retreatment tolerance of normal tissues. In: Joiner M, Van der Kogel AJ, eds. *Basic clinical radiobiology*. 4th ed.London: Hodder Arnold; 2009:259–270.

27. Schultz-Hector S. Radiation-induced heart disease: review of experimental data on dose response and pathogenesis. *Int J Radiat Biol*. 1992;61:149–160.

28. Schultz-Hector S, Trott KR. Radiation-induced cardiovascular diseases: is the epidemiologic evidence compatible with the radiobiologic data? *Int J Radiat Oncol Biol Phys*. 2007;67:10–18.

29. Ainsbury EA, Bouffler SD, Dörr W, et al. Radiation cataractogenesis—a review of recent studies. *Radiat Res*. 2009;172:1–9.

30. Awasthi N, Guo S, Wagner BJ. Posterior capsular opacification: a problem reduced but not yet eradicated. *Arch Ophthalmol*. 2009;127:555–562.

31. Dörr W. Biological response modifiers: normal tissues. In: Joiner M, Van der Kogel AJ, eds. *Basic clinical radiobiology*. 4th ed. London: Hodder Arnold; 2009:301–315.

32. Nieder C, Milas L, Ang KK, eds. *Biological modification of radiation response*. Berlin-Heidelberg-New York: Springer; 2003.

33. Nieder C, Andratschke N, Ang KK. Mechanisms and modification of the radiation response of the central nervous system. In: Nieder C, Milas L, Ang KK, eds. *Modification of radiation response: cytokines, growth factors and other biological targets*. Berlin-Heidelberg-New York: Springer; 2003:73–88.

34. Puthawala K, Hadjiangelis N, Jacoby SC, et al. Inhibition of integrin alpha(v)beta6, an activator of latent transforming growth factor-beta, prevents radiation-induced lung fibrosis. *Am J Respir Crit Care Med*. 2008;177:82–90.

35. Anscher MS, Thrasher B, Zgonjanin L, et al. Small molecular inhibitor of transforming growth factor-beta protects against development of radiation-induced lung injury. *Int J Radiat Oncol Biol Phys*. 2008;71:829–837.

36. Verheij M, Stewart FA, Oussoren Y, et al. Amelioration of radiation nephropathy by acetylsalicylic acid. *Int J Radiat Biol*. 1995;67:587–596.

37. Hopewell JW, van den Aardweg GJ, Morris GM, et al. Amelioration of both early and late radiation-induced damage to pig skin by essential fatty acids. *Int J Radiat Oncol Biol Phys*. 1994;30:1119–1125.

38. Delanian S, Balla-Mekias S, Lefaix JL. Striking regression of chronic radiotherapy damage in a clinical trial of combined pentoxifylline and tocopherol. *J Clin Oncol*. 1999;17:3283–3290.

39. Delanian S, Porcher R, Balla-Mekias S, et al. Randomized, placebo-controlled trial of combined pentoxifylline and tocopherol for regression of superficial radiation-induced fibrosis. *J Clin Oncol*. 2003;21:2545–2550.

40. Gothard L, Cornes P, Earl J, et al. Double-blind placebo-controlled randomised trial of vitamin E and pentoxifylline in patients with chronic arm lymphoedema and fibrosis after surgery and radiotherapy for breast cancer. *Radiother Oncol*. 2004;73:133–139.

41. Gothard L, Cornes P, Brooker S, et al. Phase II study of vitamin E and pentoxifylline in patients with late side effects of pelvic radiotherapy. *Radiother Oncol*. 2005;75:334–341.

42. Moulder JE, Fish BL, Cohen EP. Treatment of radiation nephropathy with ACE inhibitors and AII type-1 and type-2 receptor antagonists. *Curr Pharm Des*. 2007;13:1317–1325.

43. Molteni A, Heffelfinger S, Moulder JE, et al. Potential deployment of angiotensin I converting enzyme inhibitors and of angiotensin II type 1 and type 2 receptor blockers in cancer chemotherapy. *Anticancer Agents Med Chem*. 2006;6:451–460.

44. Molteni A, Wolfe LF, Ward WF, et al. Effect of an angiotensin II receptor blocker and two angiotensin converting enzyme inhibitors on transforming growth factor-beta (TGF-beta) and alpha-actomyosin (alpha SMA), important mediators of radiation-induced pneumopathy and lung fibrosis. *Curr Pharm Des*. 2007;13:1307–1316.

45. Gervaz P, Morel P, Vozenin-Brotons MC. Molecular aspects of intestinal radiation-induced fibrosis. *Curr Mol Med*. 2009;9:273–280.

46. Coppes RP, van der Goot A, Lombaert IM. Stem cell therapy to reduce radiation-induced normal tissue damage. *Semin Radiat Oncol*. 2009;19:112–121.

42 骨骼健康和肿瘤治疗相关性骨质疏松症的预防

Ingo J. Diel

张 辉 译 杨兴升 校

骨代谢和骨质疏松
肿瘤和肿瘤治疗相关的骨质疏松症
完全性雌激素剥夺疗法引起的骨密度丢失
阿那曲唑
来曲唑
依西美坦
肿瘤治疗相关的骨质疏松症的治疗方法
双膦酸盐预防和治疗骨质疏松
哪些患者需要药物治疗?
抗 RANKL 抗体的发展历程
狄诺塞麦治疗 TTI 骨质疏松

骨肿瘤学特指肿瘤本身及肿瘤治疗过程中造成的骨骼破坏,是代谢性骨病,包括肿瘤及其治疗引起的骨质疏松症、骨转移治疗及肿瘤本身对骨骼造成的影响,并非指原发性骨肉瘤。因此,应以"骨肿瘤学"这一概念取代"肿瘤患者的骨骼健康"或"骨骼健康与癌症护理"。

骨肿瘤学是一个典型的跨学科领域。来自不同学科领域的专家通过沟通、交换意见,共同制定一些指南,起到教育同行,告知患者的作用。这需要具备广阔的知识面,包括对骨代谢的基本机制、肿瘤本身及其治疗中对骨骼的影响、骨质疏松症和骨转移的诊断以及预防和治疗的了解。

骨代谢和骨质疏松

众所周知,骨骼是机体的内部支撑结构,对直立行走和运动必不可少。肌肉通过肌腱附着于骨骼之上,借助关节产生运动。此外,骨骼对中枢神经系统、骨髓具有保护作用,同时也是一个矿物质储存库,储存了 1 ~ 2kg 钙(除了磷酸盐和镁)。

骨骼代谢旺盛,处于不断的形成及降解过程中,从而不断发生变化,以适应机体需要。在生命的前 20 年,骨骼迅速发育至顶峰,达骨量峰值。30 岁以后,骨量开始丢失,开始速度较慢,大约每年 1%。中年以后,估量丢失速度加快(图 42-1)。

持续的骨骼重塑是破骨细胞和成骨细胞相互作用的动态过程,二者在骨多细胞单位中受上游系统的调控。最近几年才逐步明确破骨细胞和成骨细胞发挥作用的分子信号通路,二者所主导的骨转换是紧密偶联进行的(图 42-2,彩图42-2)。简而言之,成骨细胞所合成的物质可激活或抑制破骨细胞。成骨细胞产生核 kB 因子配

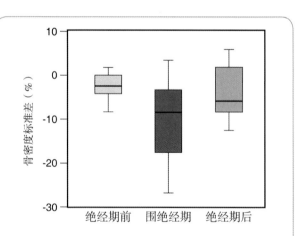

图 42-1 骨质密度的减少。(Data from Rosenbrock H, Seifert-Klauss V, Kaspar S, et al. Changes of biochemical bone markers during the menopausal transition. Clin Chem Lab Med 2002;40:143–151.)

体（RANKL）与前破骨细胞表面的受体 RANK 结合，促进新生破骨细胞的募集和成熟。同时成骨细胞又同时合成和分泌骨保护素（OPG），可封闭 RANKL-RANK 信息传递。同时成纤维细胞、T 细胞及其他细胞也可合成 RANKL，从而使得整个过程变得更为复杂。

促进骨形成的物质和激素（睾酮、雌二醇）通过激活骨保护素来抑制破骨细胞。反过来，这些促进骨形成的物质和激素的减少在绝经后骨质疏松症的发生发展中发挥至关重要的作用。

除遗传性、外伤性、炎性及肿瘤性的骨疾病外，代谢性疾病中骨质疏松症发生率最高。严格来说，骨质疏松是骨骼结构的紊乱，其特征是骨量的减少和骨的微观结构退化，致使骨的脆性增加而易于发生骨折［世界卫生组织（WHO）定义，2001］。多种危险因素在该病的进展中发挥作用（表 42-1）。

起初，骨质疏松表现不明显，随着病情的进展，尤其是在椎骨，相关椎体会骨折、变形，高度变低、固定及疼痛等，最终引起生活质量不同程度的下降。轻微创伤即可引起相关的脊椎外的骨折，尤其是髋骨骨折，是骨质疏松的典型表现，需要及时治疗，否则残疾风险及死亡率均明显增加。

绝经相关的骨质疏松同老年性骨质疏松相同，属于原发性骨质疏松症。多种疾病和药物治疗也会增加骨质疏松和骨折的风险（表 42-2）。最为熟知的例子就是糖皮质激素相关的骨质疏松，属继发性骨质疏松症。很多老年患者，继发性骨质疏松常伴随绝经后骨质疏松或老年性骨质疏松，这更加速了骨质的吸收。

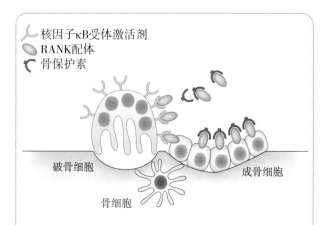

图 42-2　成骨细胞和破骨细胞的配对。（Courtesy Prof. Jakob，Würzburg，Germany.）

肿瘤和肿瘤治疗相关的骨质疏松症

肿瘤治疗并非相关骨质疏松的唯一原因，也可能是疾病本身所致。体力活动减少、静止不动、呕吐、营养不良及肿瘤的直接作用（表 42-3），都可引起骨密度丢失。

表 42-1　骨质疏松的危险因素

- 遗传因素
- 性别
- 家族倾向
- 营养
  - 钙缺失
  - 高浓度磷酸盐
  - 酒精
  - 高盐饮食
  - 高蛋白（动物）
- 生活方式
  - 吸烟
  - 运动减少
  - 饮酒
- 内分泌因素
  - 雌激素降低
  - 月经周期紊乱
  - 早期（年轻时）卵巢切除
  - 体重指数（BMI）
- 药物
  - 皮质醇
  - 化学治疗
  - 内分泌治疗［促性腺激素释放激素（GnRH），芳香酶抑制剂（AI）］
  - 肝素
  - 免疫抑制治疗
  - 抗惊厥药
  - 抗甲状腺药物

表 42-2　原发性和继发性骨质疏松症

原发性骨质疏松症
- 老年性骨质疏松症
- 绝经后骨质疏松症

继发性骨质疏松症
- 不运动
- 药物（皮质激素类、化学治疗、内分泌治疗）
- 营养失调和吸收不良
- 感染性疾病、恶性疾病
- 甲状旁腺功能亢进

表 42-3 癌症及其治疗引起的骨质疏松

癌症
- 活动减少、身体制动
- 厌食、恶心、营养不良、体重下降
- 癌症的全身性反应

癌症治疗
- 化疗药、糖皮质激素
- 男性或女性的继发性性腺功能低下
- 麻醉药、镇静药、安眠药的不良反应

药物治疗是独立的危险因素，大剂量的化学治疗，即使没有抑制性腺功能也可直接损害骨质 [4]。

研究最多的是甲氨蝶呤在这方面的作用机制。甲氨蝶呤通过抑制矿物质沉积、破坏骨骼细胞间的联结，并降低成骨细胞的聚集，从而引起骨质疏松。多柔比星、环磷酰胺、异环磷酰胺和多西他赛也有类似的作用。但由于化疗药物常常是短期应用，故直接的骨质破坏并不明显。

性腺功能低下会更为持久的破坏骨骼，而其又恰恰是激素敏感性肿瘤患者的治疗目标。乳腺癌患者的内分泌治疗分为三类：（1）激素受体阻断剂；（2）切除卵巢或应用促性腺激素释放激素（GnRH）类似物来消除性腺的功能；（3）在绝经后患者中通过芳香化酶抑制剂来完全清除体内的雌激素（或对绝经前患者联用去势治疗和芳香化酶抑制剂）（表 42-4）。

Cummings 等 [5] 对绝经后妇女进行研究，充分显示了骨折风险与雌激素水平的相关性（图

表 42-4 肿瘤治疗引起的骨质疏松

治疗相关性性腺功能低下
女性
- 双侧卵巢切除术
- 化疗
- 促性腺激素释放激素（GnRH）类似物
- 芳香化酶抑制剂
男性
- 去势治疗
- 化疗
- GnRH 类似物
- 清除雄激素

42-3）。雌二醇水平低于 5pg/ml 时，髋骨和脊椎发生骨折的风险增高 33% [5]。另外一项研究也提示，髋骨和跟骨中骨密度降低与血中雌激素的水平的下降直接相关 [6]。

1999 年，Kanis 等 [7] 研究也显示乳癌患者罹患骨折的风险显著增高，但遗憾的是，他们并未能区分该风险是由疾病本身还是治疗所造成。与普通人群相比，无转移乳癌患者脊椎发生骨折的风险增高 5 倍；而那些不伴有骨转移的晚期患者，脊椎发生骨折的风险增高 20 倍 [7]。其他许多研究也证实了 Kanis 的结论，进一步显示了化疗和内分泌治疗对绝经后患者骨折发生率的影响，以及对绝经前患者骨密度的影响 [8]。

完全性雌激素剥夺疗法引起的骨密度丢失

完全性雌激素剥夺疗法是乳癌的一种辅助治疗，它可以通过芳香化酶抑制剂来完成。芳香化酶抑制剂可抑制从雄激素前体向雌酮和雌二醇转化过程中的最后一步。在卵巢周围、脂肪组织、肌肉、肝、皮肤内及其他一些部位均存在芳香化酶基因（CYP19）。芳香化酶抑制剂分为可逆性的非甾体类芳香化酶抑制剂（阿那曲唑和来曲唑）和不可逆性的甾体类芳香化酶抑制剂（依西美坦）。这三种药物均可抑制 96% 的芳香化酶活性，

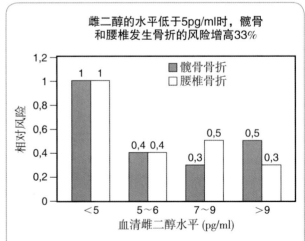

图 42-3 低雌激素水平增加了骨质疏松性骨折的发生风险。(From Cummings SR, Browner WS, Bauer D et al. Endogenous hormones and the risk of hip and vertebral fractures among older women. N Engl J Med 1998;339:733-738.)

并将血清中的雌二醇水平降至 5pg/ml 以下 [9-11]。
这可解释为什么乳腺癌患者芳香化酶抑制剂治疗
的典型不良反应之一是骨质疏松及其所致的骨折
增多（图 42-4）。

阿那曲唑

比较阿那曲唑和他莫昔芬治疗绝经后乳腺癌
（ATAC 试验）的文献已经证实阿那曲唑增加骨质
疏松及骨折的发生率（图 42-4）[12]。在阿那曲唑治
疗仅两年时，所有患者均出现骨量的丢失，腰椎
骨质丢失降低 4.1%，股骨颈骨质丢失 3.9%，而接
受他莫昔芬治疗的患者则出现了骨骼生长，以上
两类部位骨质分别增加 2.2% 和 1.2%[13]。

5 年后，对该研究中的少量患者（n = 308）
进行了再研究，接受阿那曲唑治疗的妇女，其骨

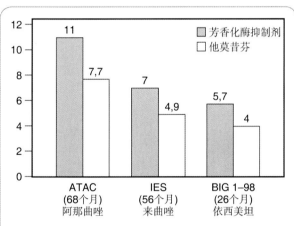

图 42-4　患者使用芳香化酶抑制剂治疗后骨质疏松
和骨折的发生率增加。(Data from Howell A, Cuzick
J, Baum M, et al. ATAC Trialists' Group: Results of the
ATAC [Arimidex, Tamoxifen Alone or in Combination]
trial after completion of 5 years' adjuvant treatment for
breast cancer. Lancet 2005;365:60–62; Thuerlimann
B, Keshaviah A, Coates AS, et al. A comparison of
letrozole and tamoxifen in postmenopausal women with
early breast cancer. N Engl J Med 2005;353:2747-2757;
Coombes RC, Hall E, Gibson LJ, et al. A randomized
trial of exemestane after two to three years of tamoxifen
therapy in postmenopausal women with primary breast
cancer. N Engl J Med 2004;350:1081–1092; Coombes RC,
Kilburn LS, Snowdon CF, et al. Intergroup Exemestane
Study. Survival and safety of exemestane versus
tamoxifen after 2-3 years' tamoxifen treatment [IES]: a
randomized controlled trial. Lancet 2007;369:559–570.)

量丢失更为严重（≈ –7%）；但接受他莫昔芬治疗
的患者，其骨量则轻度增加（1% ～ 2%）[14]。

作者依据初始骨质密度值进行分组，发现在
治疗前骨质密度水平正常的女性未表现出骨质疏
松症。5 年后，17% 的患者骨质减少、骨密度降低；
在治疗初始即有骨质减少的女性中，约 5% 患有
骨质疏松症。值得注意的是，应用阿那曲唑治疗结
束后，则发生了显著的改变。100 个月（治疗 5 年，
随访 3 ～ 4 年）后对患者的再分析表明，即使平
均年龄增长 8 ～ 9 岁及绝经后女性有更高的生理
性骨质疏松和骨折的风险，但随访的患者骨折的
发生风险低于治疗开始前。此现象可能是使用双
膦酸盐及患者采取维护骨骼健康的措施（如活动、
富钙饮食）所致。

但 Gnant 等 [16] 于 2007 年 3 月发表的报告表
明，绝经前女性应用阿那曲唑或同时应用他莫昔
芬和戈舍瑞林完全阻断雌激素，会引起相关骨质
破坏。在仅使用阿曲那唑而无双膦酸盐防护的女
性中腰椎骨密度下降尤为明显（图 42-5）。在研究
开始时，75% 的患者骨密度正常。而 3 年后，骨
骼密度正常者仅有 20%。初起有 23% 患者有骨质
减少，3 年后，60% 的患者出现骨质减少。随访结
束时，约 24% 达到骨质疏松症的标准。而在治疗
开始时，骨质疏松症发生率仅为 2%。股骨颈的 T
值变化并不显著，密质骨的骨质代谢较腰椎骨的
海绵骨代谢缓慢可解释此现象。

此外，该研究显示停止治疗 2 ～ 3 年后骨骼
开始恢复。这似乎并非异常，因为约 75% 的女
性月经复潮，提示卵巢功能恢复。虽然骨骼密度
未达到原有水平，但这可能和随访期短有关，因
为在最后一次测量后，骨密度极显著回升。另
外，继续应用唑来膦酸治疗的妇女的骨矿物密度
（BMD）较研究开始时显著提高。虽然骨质增强，
但骨微架构的质量是否恢复仍不明确。此外，接
受更长标准治疗的患者的骨密度会发生何种改变
也未明确，在以往的报道中，未接受双膦酸盐治
疗的患者只有两例发生骨折，接受唑来膦酸治疗
的患者无骨折发生。

来曲唑

另一项来曲唑和他莫昔芬的对照研究发现，
来曲唑组骨折风险明显提高（图 42-4）。由于相当
一部分乳腺癌的远处复发是在确诊 5 ～ 10 年后发

生，因此，建议进行5~10年的辅助内分泌治疗。MA17研究对已接受5年他莫西芬治疗的患者随机分组，在随后5年内随机接受来曲唑治疗或安慰剂。虽然他莫昔芬对骨密度有保护作用，继续接受来曲唑治疗后，仍易发生骨损伤。虽然有相当一部分患者出现明显的骨质疏松，但可以肯定的是，骨折发生率并没有增加。如果用药时间超过5年，骨折发生只是个时间问题。对骨代谢的亚组分析表明，接受来曲唑治疗组骨重塑增加，股骨颈骨量损失3.6%，腰椎损失5.35%，相比之下，接受他莫昔芬治疗组，骨密度有轻微的增加（两个部位均为0.7%）[20]。

依西美坦

对接受第三代芳香化酶抑制剂依西美坦治疗的乳腺癌患者进行研究，没有增加骨质疏松症或骨折的风险。在"IES"研究中，所有绝经后患者先给予他莫西芬治疗2~3年[21]。这对骨保护起到了较好效果。但随着随访期延长，接受依西美坦治疗患者的骨损害逐渐明显（见图42-4）。Coleman于2007年证实，在所有接受芳香化酶抑制剂依西美坦治疗的患者中，骨质重塑标记物迅速升高[22]。同时，在接受依西美坦治疗的患者（n = 162；7%），体内完全性雌激素阻断，出现典型的骨密度下降，骨折的风险显著增加，明显高于接受他莫西芬治疗者（n = 111；5%；P =.003）。

接受依西美坦治疗前而无他莫昔芬（TEAM）预治疗组，骨破坏效应在12个月的治疗后开始明显减缓[23-25]。接受依西美坦治疗的患者，像接受阿那曲唑或来曲唑治疗一样，在最初治疗的第一年丢失了骨量；随后，无论是骨密度还是吸收标记，曲线都是非常平滑的。作者假设，由于依西美坦功能类似甾体，所以对骨密度和结构损害的影响小一些。只有比较三个芳香化酶抑制剂（例如MA-27）的研究，才能解释其远期影响是否不同。

肿瘤治疗相关骨质疏松症的治疗方法

以下方法值得推荐（表42-5）：

1. 有规律的体育运动：特殊的训练增加肌肉力量、平衡、协调、耐力性能。

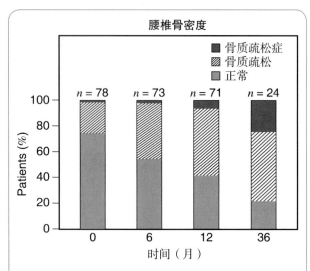

图42-5　绝经前妇女完全性阻断雌激素后骨质疏松症和骨质疏松的变化。（Data from Gnant MFX, Mlineritsch B, Luschin-Ebengreuth G, et al. Zoledronic acid prevents cancer treatment-induced bone loss in premenopausal women receiving adjuvant endocrine therapy for hormone-responsive breast cancer: a report from the Austrian Breast and Colorectal Cancer Study Group. J Clin Oncol 2007;25:820-828.）

表 42-5　骨质疏松症防治

健康的生活方式（运动、营养）
理疗
避免低体重指数（BMI）
钙和维生素D
激素（雌激素、睾酮、降钙素）
抗再吸收剂（如雷洛昔芬、膦酸盐）
骨合成代谢物（如氟化物、合成代谢物、锶）

2. 避免不活动。
3. 避免跌倒。
4. 充足的营养，避免体重指数小于20。
5. 高钙饮食，1200~1500mg/d，必要时予以补充。
6. 不晒或较少晒太阳时，补充维生素D（400~800 IE）。
7. 禁忌尼古丁和过量酒精。

双膦酸盐预防和治疗骨质疏松

治疗和预防骨质疏松症有许多药物可供选择，

但在肿瘤治疗所致骨质疏松症（TTI）治疗中，只有双膦酸盐取得阳性结果。

第一个研究数据由赫尔辛基 Inkeri Eloma 工作小组公布[26,27]。接受内分泌治疗或化疗的乳腺癌患者，口服氯膦酸盐 1600 mg/d 或安慰剂。在骨检查时，接受氯膦酸盐的患者骨密度稳定或改善。Powles 等[28]进行的氯膦酸盐预防（骨事件）大样本研究，也取得相似阳性结果。虽然肿瘤相关治疗患者数量存在较大差异，但在所有骨测量时间点，接受氯膦酸盐治疗者 T 分数明显改善（图42-6）。Delmas 等[29]发现，化疗患者接受二膦酸盐利塞膦酸盐治疗有效。利塞膦酸盐是一个氨基化的二膦酸盐，相对于氯膦酸盐，已被批准用于治疗骨质疏松症，与安慰剂相比可明显改善骨密度。但当治疗结束后两年，骨密度会骤然下降（图42-7）。

最重要的两个通过芳香化酶抑制剂避免骨量损失的研究于 2007 年初问世。第一个是由 Gnant 等[16]进行的，已在前章关于完全性雌激素阻断引起骨密度急剧降低的讨论中引用。但这项多中心（n = 401）研究的目的是探讨二膦酸盐唑来膦酸的（骨质）保护作用。

一组患者给予阿那曲唑，另一组给予三苯氧胺，每组患者又分为两组，其中一组每隔 6 个月给予 4mg 唑来膦酸静脉注射，另外一组为对照组（所有患者均同时给予戈舍瑞林）。观察发现，加用双磷酸盐类药物可使腰椎和股骨颈的骨密度保持稳定达 36 个月以上（图 42-8，彩图 42-8）。与治疗骨转移所使用的大剂量相比，此试验中所用

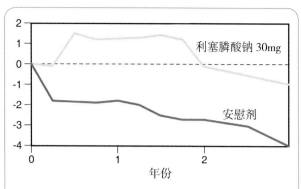

图 42-7　利塞膦酸钠改善乳腺癌患者的骨密度。（Data from Delmas PD, Balena R, Confravreux E, et al. Bisphosphonate risedronate prevents bone loss in women with artificial menopause due to chemotherapy of breast cancer：a double-blind, placebo controlled study. J Clin Oncol 1997; 15: 955-962.）

的唑来膦酸剂量较小。因此，未发现肾毒性及颌骨坏死的病例。

另外一项针对绝经后患者使用来曲唑治疗的临床试验，也对唑来膦酸对骨密度的保护作用进行了研究（用法为每 6 个月静脉注射 4mg）。此项试验中，患者分为两组，一组试验开始即给予唑来膦酸，另一组仅当 T 指数降至 2.0 以下或发生骨

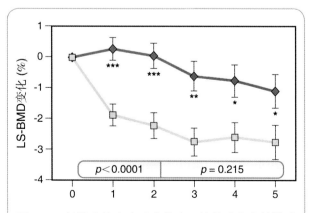

图 42-6　氯膦酸盐在癌治疗伴生理性骨丢失中的辅助作用（CTIBL）。

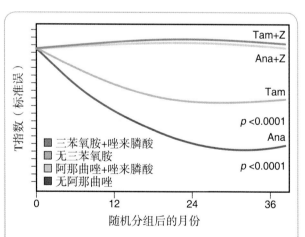

图 42-8　唑来膦酸对总雌激素水平低下患者骨密度的保护作用。（Data from Gnant MFX, Mlineritsch B, Luschin-Ebengreuth G, et al. Zoledronic acid prevents cancer treatment-induced bone loss in premenopausal women receiving adjuvant endocrine therapy for hormone-responsive breast cancer: a report from the Austrian Breast and Colorectal Cancer Study Group. J Clin Oncol 2007; 25: 820-828.）

折时方给予唑来膦酸[30,31]。经过 1 年的随访发现，先期给予唑来膦酸患者的骨密度显著高于推迟给予者（图 42-9）。此项试验亦未见严重的不良反应。

在一项口服伊班膦酸治疗阿那曲唑相关的骨质疏松的研究中也获得满意的结果[32]。25 例患者分别给予 150mg 伊班膦酸口服，每月一次，持续 2 年。实验组患者的骨密度上升 3%，而安慰剂组患者的骨密度下降了 3% ～ 4%。同时，骨生成标志物和骨吸收标志物也出现相似的变化。

上述报道表明，无论口服还是静脉注射，早期还是近期，是否氨基化，双膦酸盐药物的疗效是肯定的，并且可以对抗激素水平低下相关的骨质破坏[33-35]。此外，其在前列腺癌及去势患者中也有类似的骨保护效应。

哪些患者需要药物治疗？

尚无明确结论。美国临床肿瘤学会推荐依据 T 指数的变化进行预防：低于 –1 时监测双能量 X 线吸收法测量值的变化；低于 –2.5 时进行药物治疗；处于 –1 和 –2.5 之间时根据个体危险因素进行治疗[36]。何时应测定骨密度？ 65 岁以上女性，60 岁以上有低体重指数及多发性骨折家族风险的女性以及接受芳香化酶抑制剂治疗的女性均应进行骨密度测定。需每年重复测定一次。

2008 年版肿瘤学年鉴中的专家意见可能有助于解决此问题。根据此意见，接受芳香化酶抑制剂治疗且 T 指数不低于 –2 的女性不需要应用双膦酸盐类药物治疗，但应补充钙剂及维生素 D（此外该建议也适用于活动量大的女性）。二膦酸盐已被批准用于治疗骨质疏松，骨密度为 –2 或更低的患者需要额外接受该项治疗。除了骨密度降到临界值外，具有其他危险因素（如接受糖皮质激素治疗，年龄超过 65 岁，体重指数 BMI 较低等）的患者也需要接受二膦酸盐治疗（图 42-10）。

此外，美国妇科肿瘤工作组（AGO- 乳腺癌）已将 TTI 骨质疏松治疗方案列入新的指南（图 42-11），该指南同时推荐使用二膦酸盐和新型 RANKL 抗体用于治疗和预防 TTI 骨质疏松。

最终，治疗与否在很大程度上取决于治疗前和治疗期间骨密度，因为在德国法定的医疗保险不支付该项治疗的费用，许多存在骨质疏松风险的患者未得到诊断而造成骨折。要提高肿瘤科医师对骨质疏松这类长期并发症的防范意识，并密切监测高危患者，这一点很重要。

就我们目前所知，在少数但有意义人群中，二膦酸盐辅助治疗可以预防少数患者肿瘤转移，也能预防更多女性患者骨质疏松。适当的药物不良反应以及降低药物费用对肿瘤患者来说是有意义的。

抗 RANKL 抗体的发展历程

在 20 世纪 90 年代中期研究发现 RANK/RANKL/OPG 系统之后不久，第一个抑制该信号通路的重组蛋白就开发出来。关于 OPG 的第一个

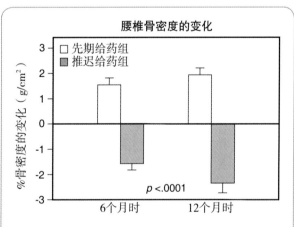

图 42-9 唑来膦酸对绝经后乳腺癌患者的骨保护作用（腰椎）。(Data from Brufsky A, Harker WG, Beck JT, et al. Zoledronic acid inhibits adjuvant letrozole-induced bone loss in postmenopausal women with early breast cancer. J Clin Oncol 2007; 25: 829-836.)

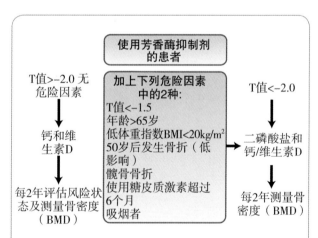

图 42-10 2008 年专家共识达成的指南。(Adapted from Hadji P, Body J-J, Aapro MS, et al. Practical guidance for the management of aromatase inhibitor-associated bone loss. Ann Oncol 2008; 19: 1407-1416.)

肿瘤治疗引起的骨质丢失的预防及治疗

	Oxford/AGO LoE/GR		
• 推荐定期测量骨密度（BMD）	2b	B	+
• 二磷酸盐	1b	B	+
• RANKL–配体抗体	2b	B	+
• 激素替代疗法（HRT）（独立于乳腺癌雌激素受体状态）	5	D	–
甾体激素治疗引起的骨质疏松的一些数据*：			
• 体力活动	4	C	++
• 补充钙和维生素D	4	C	++
• 避免BMI<18	3b	C	++

图 42-11　2009，2010 AGO 指 南。（www.ago-online.de）（Data compiled from AGO guidelines [www.ago-online.de].）

临床试验显示：在患有骨质疏松的绝经后妇女中，使用 OPG 后骨重吸收标记物显著下降，而骨重塑标记物则不受影响[38]。在皮下注射 OPG 后，这一作用快速起效并持续存在。

　　首先，狄诺塞麦（denosumab）（AMG162）能以较小的剂量发挥更有效的降低重吸收标记物的作用，它是第一个在人群中进行系统试验的药物[39]。狄诺塞麦通过人型 RANKL 蛋白免疫转基因鼠产生，是一种完全性的抗人 RANKL 单克隆抗体。免疫球蛋白 IgG2 抗体（AMG162）对人

RANKL 有极高的亲和力，并不与肿瘤坏死因子（TNF）或 TNF 相关性凋亡介导配体（TRAIL）结合。人源化抗体狄诺塞麦是 TNF 家族中的一员，与 OPG 作用相似，这提示其能阻断信号传递至破骨细胞表面的 RANKL 和单细胞前体细胞，从而抑制破骨细胞的融合和成熟多核巨细胞的活性（图 42-12，彩图 42-12）。这种作用机制不仅能打断肿瘤转移引起的骨质破坏的恶性循环，而且可以抑制原发性和继发性骨质疏松中骨的重吸收。目前，在临床研究中已有超过 2 万例患者接受了狄诺塞麦的治疗，多数患者并非患有恶性肿瘤患者（如骨质疏松、类风湿关节炎等其他疾病）。在肿瘤患者，治疗转移性骨病的 I 期和 II 期临床已经完成并以摘要的形式发表。TTI 骨质疏松的治疗结果已经全文发表。降低的雌激素和雄激素水平引起 RANKL 增加同时伴有 OPG 的减少。RANKL 抗体，如狄诺塞麦，在肿瘤疾病中的使用可避免由治疗引起的性腺功能减退而导致的相关骨密度丢失。

狄诺塞麦治疗 TTI 骨质疏松

　　根据绝经后骨质疏松的 II 期和 III 期临床试验结果，狄诺塞麦治疗 TTI 骨质疏松的剂量设定为每 6 个月 60mg。Ellis 等在 2008 年发表了第一篇关于乳腺癌患者使用芳香酶抑制剂相关的骨质疏松报道[40]。腰椎 T 值为 -1.0 或者股骨颈 T 值为 –2.5 的妇女接受为期 2 年的狄诺塞麦（n = 127）

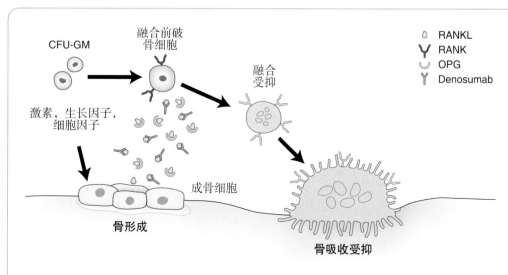

图例：
◌ RANKL
Ψ RANK
◡ OPG
Υ Denosumab

图 42-12　狄诺塞麦结合 NF-κB 受体激动剂配体（receptor activator for nuclear factor κB ligand, RANKL），并抑制破骨细胞的形成，功能发挥，及生存（类似于骨原壳蛋白 [steoprotegerin, OPG]）。

CFU-GM　融合前破骨细胞　融合受抑　激素，生长因子，细胞因子　成骨细胞　骨形成　骨吸收受抑

或安慰剂（n = 125）注射治疗。在试验开始及第 3、6、12、24 月测量骨密度，1 年后两组骨密度差异达 5.5%，2 年后达 7.6%（图 42-13，图 42-14，彩图 42-14）。研究组患者均出现骨密度升高，由于样本量小，未发现两组骨折发生率有差异。

对男性非转移性前列腺癌患者实施的研究类似于女性芳香化酶抑制剂实验[41]。734 例已接受

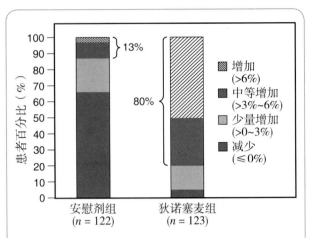

图 42-14 乳腺癌患者中芳香化酶抑制剂（aromatase Inhibitor，AI）诱导的骨丢失治疗中，NF-κB 受体激动剂配体（RANKL）的抑制；治疗 24 个月后，腰椎骨密度（BMD）变化。（Data from Ellis G, Bone HG, Chlebowski R, et al. Randomized trial of denosumab in patients receiving adjuvant aromatase inhibitors for nonmetastatic breast cancer. J Clin Oncol 2008; 26: 4875-4882.）

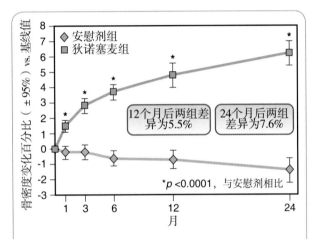

图 42-13 乳腺癌患者应用狄诺塞麦治疗 1 年后骨密度显著增加。（Data from Ellis G, Bone HG, Chlebowski R, et al. Randomized trial of denosumab in patients receiving adjuvant aromatase inhibitors for nonmetastatic breast cancer. J Clin Oncol 2008; 26: 4875-4882.）

雄激素去势治疗的患者，每 6 个月注射 60mg 狄诺塞麦或者安慰剂（n = 734）。两年后，腰椎和髋部骨密度测量显示，狄诺塞麦组比安慰剂组骨密度增加 5% ~ 7%，与乳腺癌中的研究结果类似（图 42-15）。此外，在 12 个月后，抗体疗法即相关脊椎骨折总发生率明显减少（1.9% vs. 0.3%；P = 0.004），在 2 年后（3.3% vs. 1.0%），3 年后

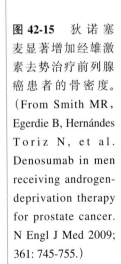

图 42-15 狄诺塞麦显著增加经雄激素去势治疗前列腺癌患者的骨密度。（From Smith MR, Egerdie B, Hernándes Toriz N, et al. Denosumab in men receiving androgen-deprivation therapy for prostate cancer. N Engl J Med 2009; 361: 745-755.）

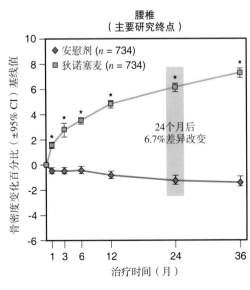

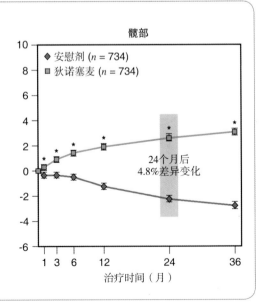

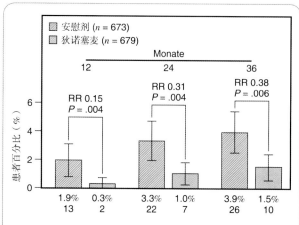

图 42-16 狄诺塞麦显著降低经雄激素去势治疗前列腺癌脊柱骨折的发生。（引自 Smith MR，Egerdie B，Hernándes Toriz N, et al. Denosumab in men receiving androgen-deprivation therapy for prostate cancer. N Engl J Med 2009; 361: 745-755.）

（3.9% *vs.* 1.5%）均明显减少（图 42-16）。诚然，该理想结果的获得归功于试验大样本量（患者数量是乳腺癌研究的 6 倍）。

两项研究均发现，狄诺塞麦治疗无明显不良反应。尤其与骨转移患者试验相比，无下颌骨坏死病例发生。这些观察结果与二膦酸盐类治疗结果相吻合，治疗骨质疏松时狄诺塞麦剂量为肿瘤治疗剂量的 1/6，未发现骨坏死。

狄诺塞麦在治疗 TTI 骨质疏松、绝经后的骨质疏松及预防骨质疏松引起的继发骨折方面与二膦酸盐类药物治疗有同等的疗效。由于不良反应小及简便的皮下注射方式，狄诺塞麦可作为二膦酸盐类药物的补充治疗措施，甚至如果按相同的药物动力学方式使用时，可以取代二膦酸盐类药物。

参考文献

1. Theriault RL, Biermann S, Brown E, et al. NCCN Task Force report: Bone health and cancer care. *J Natl Compr Canc Netw.* 2006;4(suppl 2):S1–S24.
2. Boyle WJ, Simonet WS, Lacey DL. Osteoclast differentiation and activation. *Nature.* 2003;423:337–342.
3. Boyce BF, Xing L. Biology of RANK, RANKL and osteoprotegerin. *Arthritis Res Ther.* 2007;(suppl 1):1–7.
4. Pfeilschifter J, Diel IJ. Osteoporosis due to cancer treatment: pathophysiology and management. *J Clin Oncol.* 2000;18:1570–1593.
5. Cummings SR, Browner WS, Bauer D, et al. Endogenous hormones and the risk of hip and vertebral fractures among older women. *N Engl J Med.* 1998;339:733–738.
6. Stone K, Bauer DC, Black DM, et al. Hormonal predictors of bone loss in elderly women: a prospective study. *J Bone Miner Res.* 1998;131:167–174.
7. Kanis J, McCloskey EV, Powles T, et al. A high incidence of vertebral fracture in women with breast cancer. *Br J Cancer.* 1999;79:1179–1181.
8. Chen Z, Maricic M, Bassford TL, et al. Fracture risk among breast cancer survivors: results from the Women's Health Initiative observational study. *Arch Intern Med.* 2005;165:552–558.
9. Shapiro CL, Manola J, Leboff M. Ovarian failure after adjuvant chemotherapy with rapid bone loss in women with early-stage breast cancer. *J Clin Oncol.* 2001;19:3306–3311.
10. Sverrisdottir A, Fornander T, Jacobsson H, et al. Bone mineral density among premenopausal woman with early breast cancer in a randomized trial of adjuvant endocrine therapy. *J Clin Oncol.* 2005;22:3694–3699.
11. Chien AJ, Goss PE. Aromatase inhibitors and bone health in women with breast cancer. *J Clin Oncol.* 2006;24:5305–5312.
12. The ATAC Trialists Group. Anastrozole alone or in combination with tamoxifen versus tamoxifen alone for adjuvant treatment of postmenopausal women with early breast cancer: first results of the ATAC randomised trial. *Lancet.* 2002;359:2131–2139.
13. Baum M, Buzdar A, Cuzick J, et al. Anastrozole alone or in combination with tamoxifen versus tamoxifen alone for adjuvant treatment of postmenopausal women with early-stage breast cancer: results of the ATAC trial efficacy and safety update analyses. *Cancer.* 2003;98:1802–1810.
14. Eastell R, Adams JE, Coleman RE, et al. Effect of anastrozole on bone mineral density: 5-year results from anastrozole, tamoxifen, alone or in combination trial 18233230. *J Clin Oncol.* 2008;26:1051–1058.
15. The Arimidex, Tamoxifen, Alone or in Combination (ATAC) Trialists Group. Effect of anastrozole and tamoxifen as adjuvant treatment for early-stage breast cancer: 100-month analysis of the ATAC trial. *Lancet Oncol.* 2008;9:45–53.
16. Gnant MFX, Mlineritsch B, Luschin-Ebengreuth G, et al. Zoledronic acid prevents cancer treatment-induced bone loss in premenopausal women receiving adjuvant endocrine therapy for hormone-responsive breast cancer: a report from the Austrian Breast and Colorectal Cancer Study Group. *J Clin Oncol.* 2007;25:820–828.
17. Gnant M, Mlineritsch B, Luschin-Ebengreuth G, et al. Adjuvant endocrine therapy plus zoledronic acid in premenopausal women with early breast cancer: 5-year follow-up of the ABCSG-12 bone-mineral density substudy. *Lancet Oncol.* 2008;9:840–849.
18. Thuerlimann B, Keshaviah A, Coates AS, et al. A comparison of letrozole and tamoxifen in postmenopausal women with early breast cancer. *N Engl J Med.* 2005;353:2747–2757.
19. Goss PE, Ingle JM, Martino S, et al. A randomized trial of letrozole in postmenopausal women after 5 years of tamoxifen therapy for early-stage breast cancer. *N Engl J Med.* 2003;349:1793–1802.
20. Goss PE, Ingle JM, Martino S, et al. Randomized trial of letrozole following tamoxifen as extended adjuvant therapy in receptor-positive breast cancer: updated findings from MCIC CTG MA.17. *J Natl Cancer Inst.* 2005;97:1262–1271.
21. Coombes RC, Hall E, Gibson LJ, et al. A randomized trial of exemestane after two to three years of tamoxifen therapy in postmenopausal women with primary breast cancer. *N Engl J Med.* 2004;350:1081–1092.
22. Coleman RE, Banks LM, Girgis SI, et al. Skeletal effects of exemestane on bone-mineral density, bone biomarkers and fracture incidence in postmenopausal women with early breast cancer participating in the Intergroup Exemestane Study (IES): a randomised controlled study. *Lancet Oncol.* 2007;8:119–127.
23. Jones S, Stokoe C, Sborov M, et al. The effect of tamoxifen or exemestane on bone mineral density during the first 2 years of adjuvant treatment of postmenopausal women with early breast cancer. *Clin Breast Cancer.* 2008;8:527–532.
24. Hadji P, Ziller M, Kieback DG, et al. The effect of exemestane or tamoxifen on markers of bone turnover: results of a German sub-study of the tamoxifen exemestane adjuvant multicentre (TEAM) trial. *The Breast.* 2009;18:159–164.
25. Hadji P, Ziller M, Kieback DG, et al. Effects of exemestane and tamoxifen on bone health within the tamoxifen exemestane adjuvant multicentre (TEAM) trial: results of a German, 12-month, prospective, randomised substudy. *Ann Oncol.* 2009;20:1203–1209.
26. Saarto T, Blomqvist C, Välimäki M, et al. Clodronate improves bone mineral density in postmenopausal breast cancer patients treated with adjuvant antioestrogens. *Br J Cancer.* 1997;75:602–605.
27. Saarto T, Blomqvist C, Välimäki M, et al. Chemical castration induced by adjuvant CMF chemotherapy causes rapid bone loss that is reduced by clodronate: a randomized study in premenopausal patients. *J Clin Oncol.* 1997;15:1341–1347.
28. Powles TJ, McCloskey E, Paterson AH, et al. Oral clodronate and reduction in loss of bone mineral density in women with operable breast cancer. *J Natl Cancer Inst.* 1998;90:704–708.
29. Delmas PD, Balena R, Confravreux E, et al. Bisphosphonate risedronate prevents bone loss in

women with artificial menopause due to chemotherapy of breast cancer: a double-blind, placebo controlled study. *J Clin Oncol.* 1997;15:955–962.

30. Brufsky A, Harker WG, Beck JT, et al. Zoledronic acid inhibits adjuvant letrozole-induced bone loss in postmenopausal women with early breast cancer. *J Clin Oncol.* 2007;25:829–836.

31. Brufsky A, Bundred N, Coleman R, et al. Integrated analysis of zoledronic acid for prevention of aromatase inhibitor-associated bone loss in postmenopausal women with early breast cancer receiving adjuvant letrozole. *Oncologist.* 2008;13:503–514.

32. Lester JE, Dodwell DE, Purohit OP, et al. Prevention of anastrozole-induced bone loss with monthly oral ibandronate during adjuvant aromatase inhibitor therapy for breast cancer. *Clin Cancer Res.* 2008;14:6336–6342.

33. Bundred N. Aromatase inhibitors and bone health. *Curr Opin Obstet Gynecol.* 2009;21:60–67.

34. Pant S, Shapiro CL. Aromatase inhibitor-associated bone loss. *Drugs.* 2008;18:2591–2600.

35. Camacho PM, Dayal AS, Diaz JI, et al. Prevalence of secondary causes of bone loss among breast cancer patients with osteopenia and osteoporosis. *J Clin Oncol.* 2008;26:5380–5385.

36. Hillner BE, Ingle JN, Chlebowski RT, et al. American Society of Clinical Oncology 2003 update on the role of bisphosphonates and bone health issues in women with breast cancer. *J Clin Oncol.* 2003;21:4042–4057.

37. Hadji P, Body J-J, Aapro MS, et al. Practical guidance for the management of aromatase inhibitor-associated bone loss. *Ann Oncol.* 2008;19:1407–1416.

38. Bekker PJ, Holloway D, Nakanishi A, et al. The effect of a single dose of osteoprotegerin in postmenopausal women. *J Bone Miner Res.* 2001;16:348–360.

39. Bekker PJ, Holloway D, Rasmussen AS, et al. A single-dose placebo-controlled study of AMG 162, a fully human monoclonal antibody to RANKL in postmenopausal women. *J Bone Miner Res.* 2004;19:1059–1066.

40. Ellis G, Bone HG, Chlebowski R, et al. Randomized trial of denosumab in patients receiving adjuvant aromatase inhibitors for nonmetastatic breast cancer. *J Clin Oncol.* 2008;26:4875–4882.

41. Smith MR, Egerdie B, Hernándes Toriz N, et al. Denosumab in men receiving androgen-deprivation therapy for prostate cancer. *N Engl J Med.* 2009;361:745–755.

癌症患者的认知功能

43

Janette Vardy and Haryana Dhillon

丛　青　译　徐丛剑　校

随着大多数常见癌症患者生存率的提高，癌症和（或）癌症治疗的长期不良反应日益得到关注。癌症患者创造了术语"化学脑"和"化学雾"以描述自己化疗期间记忆力和注意力方面的改变。近年来，研究表明癌症本身和（或）癌症治疗可能引起认知功能的改变。幸运的是，这些症状一般较为轻微且常于治疗结束后得到改善；但部分患者持续存在认知功能损害，即使是轻度损害也可能对患者的生活质量以及日常生活和工作产生一定影响[1,2]。

本章将评估成年实体瘤患者的认知功能，不涉及原发性脑肿瘤或累及中枢神经系统和儿童时期罹患肿瘤的成年患者。

认知功能损害的发病率

癌症患者认知功能损害的发病率不详，可能随认知功能损害的定义标准、采用的神经心理成套测验、分析方法、治疗后评估时间点以及治

方案的不同而改变[3]。早期的横断面认知研究表明，15%～75%接受辅助治疗的乳腺癌患者在正式测试中表现为神经心理受损[4-8]。许多这类研究中存在不同的方法学问题，如缺乏合适的对照组和患者群体的异质性。由于缺乏与治疗前结果的比较，造成诊断前认知功能处于高水平的患者即使显著下降仍会被列入认知功能正常范围。相反，患者可能在治疗前已存在未经诊断的认知功能损害，却误将该损害归因于其肿瘤治疗。

近期研究评估了从手术的急性效应中恢复的患者认知功能，发现1/3患者在接受化疗前已存在认知功能损害[9-12]。这一基线损害的原因尚不明确，其推测包括癌症本身或手术和麻醉导致的损害，和（或）诊断认知功能损害中的困难所致。一项简要评估患者手术前后注意力的研究表明患者术后患者注意力并无显著下降[13]。我们正在进行的研究发现，36%的结直肠癌患者存在基线的认知功能障碍，与手术后化疗前的评估结果以及手术前接受任何新辅助治疗的评估结果之间均不存在差异[14]。由于还在接受潜在威胁生命疾病的这一诊断，研究人员坦承，评估早期癌症患者具有挑战性[11]。认知功能可能与一些心理学变量相混淆。如下文所示，在正式的认知测试中焦虑/抑郁和神经心理表现之间并无相关性，但可能存在与未经确认的近期诊断相关的困难。

前瞻性纵向研究已经证明，大多数癌症患者的认知功能保持稳定或化疗后随时间不断得到改善，但部分患者在序贯检验中既没有认知下降，也没有表现出预期的练习效果（由于患者熟悉测试而提高）[15-18]。一项行练习效果校正的研究表明27%患者化疗后认知功能下降[12]。一项小型研究

表明进行乳腺癌辅助化疗后，61% 患者认知功能下降[15]。横断面研究比较化疗和未化疗的癌症患者显示，化疗患者的认知功能损害相比未化疗患者显著增加[4-6,19]。前瞻性纵向研究结果不太一致。一项大型研究表明癌症接受化疗组与未接受化疗组认知功能差异无显著性；但癌症患者具有相比健康对照组他们在多重度量中认知功能下降更大的趋势[18]。有研究表明，25% 接受高剂量化疗的乳腺癌患者认知功能下降而健康对照组为 6.7%，但标准剂量化疗或未化疗的癌症患者和健康对照组之间差异并无统计学意义[16]。另一研究表明相比健康对照组，化疗和单独性放疗的乳腺癌患者在语言记忆和流畅性方面存在轻微的损害[20]。

上述研究突出了选择适当对照组并进行与试验组相同评估的重要性。理想的对照组应包括两部分：未化疗癌症组（包括可能处于早期阶段的疾病患者）和健康对照组[11]。这样不仅可以对化疗与未化疗癌症患者进行比较，也可以对癌症患者与非癌症患者进行比较，还可以评估经过一段时间练习的调整后患者认知行为的改变。由于仅部分患者的认知功能受损。因此，评估患者随时间变化认知功能的改变非常重要。

化疗的剂量反应

认知功能损害的发病率和严重程度可能受化疗方案、剂量和持续时间的影响[4,5]。一份来自荷兰研究小组的报道显示化疗 2 年后，高剂量组较标准剂量组患者的认知功能损害更为严重[5]，而另一项研究显示化疗 5 年后，高剂量组与标准剂量组患者之间认知功能损害的差异并无统计学意义[17]。

早期认知方面研究中乳腺癌患者的化疗方案往往是环磷酰胺、甲氨蝶呤和氟尿嘧啶（CMF）[4,6,7]。该化疗方案可能比现代乳腺癌化疗方案的毒性更大，可能是造成目前研究发现认知功能损害发病率低的原因。

认知功能损害的持续时间

抗癌治疗后认知功能损害的持续时间似乎不是一成不变的。一项研究显示化疗 10 年后的乳腺癌和淋巴瘤患者较未化疗患者的认知功能更差[4]。

另一研究表明，在化疗中位数时间 1.9 年后乳腺癌患者的认知功能发生损害[6]，但化疗 4 年后化疗组和未化疗组患者的认知功能不存在差异[21]。最近有研究表明化疗 1 个月后的乳腺癌患者较接受仅激素治疗的患者更可能出现认知功能下降，但 12 个月后两组在认知功能下降患者的比例方面并无差异[22]。希望目前正在进行的纵向研究将有助于确定认知功能受损的持续时间。

受影响的认知领域

一直以来报道的受影响认知领域是工作记忆、执行功能、信息和处理速度以及记忆提取[11]。癌症患者的缺损模式往往是额叶皮层下模式，与阿尔茨海默病的皮层缺损不同，后者主要受影响的领域是定位、记忆存储和语言[11]。

自行报告的认知功能

2007 年，一项来自乳腺癌宣传组"飓风之声"的网上调查显示高达 96% 的回复者（n = 471）报告他们的思考、记忆或注意力在癌症治疗期间或治疗后发生改变，超过 50% 报告这些症状为中度到重度[23]。虽然这类调查容易受自我选择偏见的影响（即具有这些情况的人更容易完成调查），但是调查结果突出显示了患者感觉到认知功能损害主要与癌症治疗相关。一项深入访谈癌症患者的定性研究显示许多患者报告的认知功能损害是最影响他们日常功能和生活质量的不良反应[24]。患者报告称他们所经历的认知功能损害是令人沮丧和害怕的，并导致某些患者独立性下降。

在已发表的研究中，30% ~ 70% 的乳腺癌患者自行报告了认知功能损害[6,25]。这些研究一直不能找到自行报告的认知功能损害和正式测试的神经心理学表现的相关性[4-6,19,26]。自行报告的认知功能与焦虑、抑郁和疲劳的症状以及较差的生活质量紧密相关，但还未发现一项上述变量与神经心理学表现相关[5,6,18,19]。

我们调查了 420 例乳腺癌和结直肠癌患者共完成 840 份正式的认知功能评估，使用的是问卷调查的方式，同时评估认知功能、生活质量、疲劳、焦虑和抑郁。如同神经心理表现与焦虑、抑郁、生活质量和疲劳中每一项的关系一样，自我报告的认知功能损害和神经心理测试结果之间的相关性小（$r = 0.15$；$P = 0.001$）。但与已发表的文献一致的是，每一项这些因素与自我报告的认知功能损害具有中度的相关性（$r = 0.43 \sim 0.51$；$P < 0.0001$）[26]。

这种神经心理表现与自我报告的认知功能一致明显的不相关性提示测试衡量的是不同的设计，疲劳和情感症状有助于自我报告的认知功能损害，但对客观的神经心理表现无影响。对这种差异其他可能的解释是，评估认知功能的正式测试可能对患者常常抱怨的认知功能损害的类型不敏感，或者进行测试的条件（即无外界分散注意力的安静房间）并不是那些最有可能再现他们认知困难的条件（即神经心理测试缺乏生态效度）。许多乳腺癌患者抱怨说，一旦他们尝试恢复正常活动，特别是重返工作，尤其对智力要求比较高的职业，多任务处理的难度增加非常明显。尽管这些患者在正式认知测试评分在正常范围内，但是如果他们之前认知功能处于高水平，任何认知功能的下降可能会非常明显。另外，他们可能不得不比癌症诊断前更加努力的工作以达到相同水平的神经心理表现。因此，即使表现在正常水平，他们也报告认知困难。还有一种可能是患有威胁生命疾病的人们将"正常"的失误或者年龄相关的记忆力或集中力归因于疾病，尤其在他们知道认知功能损害是治疗的一种潜在不良反应时。

认知困难得到承认对癌症患者来说很重要。癌症患者报告提到由于经治医生和辅助卫生专业人员缺乏对这些症状的识别而导致的沮丧[24]。另外一些患者报告说尽管承认这些症状的存在，卫生专业人员很少能提供帮助他们解决这些变化的策略[24]。

我们建议，所有自行报告癌症治疗后认知功能损害的患者均应进行疲劳、焦虑和抑郁的评估。如果这些症状存在并得到适当的处理，可能改善患者自我感觉的认知功能损害和生活质量。正式的认知功能评估变得越来越容易进行，应该对持续性认知困难的患者进行正式的认知功能评估。

认知功能损害的机制

癌症患者认识功能损害的原因不明，可能是多因素的。癌症或抗癌治疗可能导致认知功能损害的机制包括直接的神经毒性效应（如神经元或周围细胞的损伤、改变的神经递质水平）[27]；氧化损伤；间接效应例如受到诱导的激素改变；释放细胞因子的免疫功能失调；中枢神经系统（central nervous system，CNS）小血管凝血；贫血导致的CNS供氧减少[11,28]。

明确因果关系可能是困难的，但是较以往认为的更高浓度穿越血脑屏障的抗癌药物［包括甲氨蝶呤、氟尿嘧啶（5-FU）和顺铂］化疗可能导致直接的神经毒性损伤[11]。动物模型也支持认知功能损害和化疗之间的因果关系。除一项研究外，研究者们已经一致的表明化疗后某些认知领域的损害。卡莫司汀、顺铂、胞嘧啶阿糖胞苷和5-FU均被证实对CNS的祖细胞和不分裂的祖细胞具有毒性作用，可导致小鼠细胞死亡增加和细胞分裂抑制[29]。Han等[27]表明5-FU导致急性CNS损伤和一个延迟性CNS损伤的症状，这与听觉细胞的神经冲动传导变慢有关。其他研究发现，接受甲氨喋呤和5-FU化疗小鼠在空间记忆、非空间记忆和有条件的规则学习方面表现较随机接受正常生理盐水注射组差[30]，接受甲氨蝶呤化疗的大鼠显示出空间记忆受损和在新型物体识别任务中的水平降低[31,32]。我们研究小组表明行单剂5-FU和（或）奥沙利铂化疗的大鼠的空间记忆受损（通过Morris水迷宫检测）以及在新型物体识别任务中的表现变差。这些效应在化疗后敏锐观察到，并作为治疗的后期效应持续存在[33]。

化疗可损害血管，干扰血液灌注。它可以通过氧化应激的副产物或增加血液凝固直接减少CNS小血管的血流量[34]。

促炎性细胞因子如白细胞介素（interleukin，IL）-1、IL-6和肿瘤坏死因子-α（tumor necrosis factor-alpha，TNF-α）穿越血脑屏障，并与认知功能损害和（或）疲劳等疾病相关。注射后感染性或发炎剂或一些细胞因子后出现"病态行为"的动物模型支持了这种细胞因子 - 免疫的原型。在细胞因子治疗（如干扰素、IL-2）的患者中也常观察到包括严重疲劳、情绪低落、认知干扰、流感样症状的限速毒性反应[35,36]。

我们正在进行的研究表明，乳腺癌和大肠癌患者血清的一些细胞因子在化疗前和2年时与健康人群相比仍然升高（图43-1，彩图43-1）[35]。我们的前期研究结果显示，细胞因子水平与乳腺癌

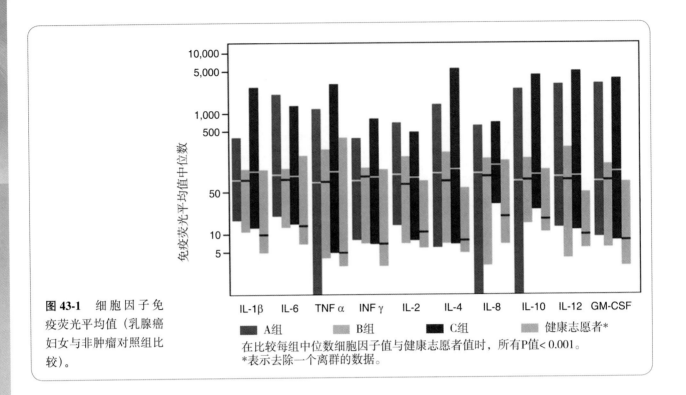

图 43-1 细胞因子免疫荧光平均值（乳腺癌妇女与非肿瘤对照组比较）。

在比较每组中位数细胞因子值与健康志愿者值时，所有P值< 0.001。
*表示去除一个离群的数据。

患者的认知功能具有相关性的趋势（表 43-1）[8]，但最近在接受化疗前结直肠癌患者的研究并不支持此相关性结论。

乳腺癌患者常很早继发化疗相关的闭经。化疗后早期的突然绝经可能导致继发性雌激素减少的认知功能损害，这可能是一种神经保护性。大多数的癌症认知研究不支持该假说。Tchen 等 [8] 发现乳腺癌化疗患者的激素水平或绝经症状与认知功能之间并无相关性。我们正在进行的研究表明结直肠癌男性和女性患者的认知功能与激素水平之间无相关性。一项乳腺癌纵向研究发现化疗引起的绝经患者认知功能在多种测量中表现为较大幅度的下降 [12]，但另一项研究并未发现认知功能下降与化疗引起的绝经之间存在关联 [1]。

贫血引起的疲劳和大脑氧合的降低可能会导致化疗期间认知功能的困难，但不能解释治疗结束血红蛋白水平恢复正常后依然存在的认知功能损害。

我们不清楚为什么只有一部分患者产生认知功能损害，有可能是部分患者具有化疗后认知功能损害的遗传倾向。一项研究表明载脂蛋白（Apo）ε4 基因型的人容易发生更严重的认知功能损害，这与脑部磁共振影像的改变也有一定相关性 [28]。其他基因多态性也可能增加某些患者化疗后认知功能损害的风险 [28]：可能的机制包括由于外排泵效率下降或转运变化导致的血脑屏障有效性降低、DNA 或神经修复机制降低、神经递质水平或效能改变、端粒长度较短或端粒酶较少以及影响细胞因子调控的基因多态性 [35,37]。

影像和电生理研究

磁共振成像（magnetic resonance imaging，MRI）

表 43-1　乳腺癌患者细胞因子与神经生理表现的相关性

细胞因子	Spearman 相关性	P 值
IL-1b	0.27	0.06
IL-2	0.32	0.04
IL-4	0.44	0.003
IL-6	0.27	0.06
IL-8	0.25	0.08
IL-10	0.45	0.001
IL-12	0.39	0.005
IFN-	0.34	0.015
TNF-	0.31	0.03
GM-CSF	0.32	0.25

GM-CSF，粒细胞 - 巨噬细胞集落刺激因子；IFN，干扰素；IL，白介素；TNF，肿瘤坏死因子。

和正电子发射断层扫描（positron emission tomography, PET）是相对较新的可以用来研究脑部活动的成像技术。MRI 和 PET 的结构性和功能性脑部成像支持了化疗和认知功能损害之间存在因果关系[28]。与健康对照组相比，化疗治疗后的肿瘤患者脑部改变包括脑部结构体积的减小和白质灰质的变化[35,37]。

对正在执行工作记忆任务者进行大脑功能磁共振成像（functional MRI，fMRI）扫描可以对大脑活动模式进行研究。fMRI 显示当记忆任务难度增加时，与未行化疗的肿瘤患者相比，化疗的肿瘤患者额叶中区激活减少[37]。自行报告认知功能的患者在额叶和顶叶的其他区域激活增加，说明

这些患者可以完成记忆任务但是需要激活脑部的其他区域（即这些患者正在更加努力的工作，使用更多脑部区域来完成记忆任务）[38]。一项研究比较了一对单卵双胎的 fMRI、神经心理表现和自行报告的认知症状，双胎中一人患乳腺癌并接受化疗，另一人未患乳腺癌，研究发现，尽管双胞胎之间的神经心理表现差异非常小，但患乳腺癌的双胞胎自行报告更多的认知方面问题。相比她未患疾病的双胞胎，患乳腺癌的双胞胎在执行工作记忆任务时有更多的 MRI 白质高信号和更多的脑部激活区域[39]（图 43-2，彩图 43-2）。Silverman 及同事对化疗患者使用 PET 成像可以确认下额叶皮质的异常激活[38]（图 43-3，彩图 43-3）。该研

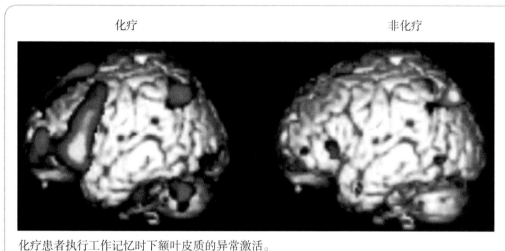

化疗患者执行工作记忆时下额叶皮质的异常激活。

图 43-2 化疗与未化疗患者脑部激活模式的比较。可观察到化疗患者执行工作记忆时下额叶皮质的异常激活。（Image used with permission of Dan Silverman, UCLA.）

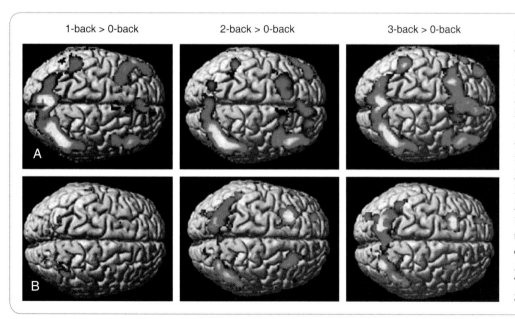

图 43-3 在工作记忆任务中随不断增加的难度级别（从左到右），60 岁同卵双胞胎的功能磁共振图像。彩色区域代表在相对于简单警戒任务的工作记忆中增加的脑部活动。A，化疗的双胞胎。B，未化疗的双胞胎。注意化疗双胞胎中扩大的皮质激活空间范围。（Image used with permission of Robert Ferguson, Andrew Saykin, and Tim Ahles, Memorial-Sloan Kettering, NY.）

究小组还报道，相比仅接受化疗的患者，接受化疗和他莫昔芬的患者基底节代谢减少。

Kreukels 及同事的神经心理研究表明，相比未接受化疗患者，接受化疗、尤其是高剂量化疗患者具有脑电图和事件相关电位的改变 [39]。然而，这些改变的临床或功能学意义还难以解释，需要对该领域进行更多的研究。

上述的这些发现提示除了肿瘤或其他抗癌治疗的影响外，化疗对认知功能具有一定影响。

激素治疗

乳腺癌患者认知研究通常包括接受化疗和激素治疗的妇女。因此，很难了解每个因素对客观或自行报告认知功能损害的相对作用。三项研究表明，接受化疗和他莫昔芬治疗的患者和单纯接受化疗的患者相比，无认知差异 [4,6,8]，但有一项研究发现，化疗后接受他莫昔芬治疗患者的认知功能损害更大 [40]。

两个研究小组研究了接受抗癌激素治疗而未行化疗对乳腺癌妇女的影响 [41]。一个英国研究小组回顾了 94 例乳腺癌患者的认知表现，这些患者经过阿那曲唑、他莫昔芬、单独或组合试验而未行辅助化疗，但超过 2/3 患者曾接受放射治疗。与健康绝经妇女对照组相比，激素治疗的妇女在语言记忆和信息处理速度上有特定的损害 [41]。Collins 等研究 [42] 表明，抗癌激素治疗（他莫昔芬或阿那曲唑）的妇女在激素治疗后 5 ～ 6 个月更有可能经历认知功能的下降。如同 Jenkins 的研究，Collins 等发现最受影响的认知领域是处理速度和语言记忆。

两个研究小组对患乳腺癌风险增加的绝经后妇女开展了一项大型认知研究。一个小组评估了在综合生物及影像学研究（Integrated Biomarker and Imaging Study，IBIS）研究 2 的认知表现，方案中的妇女随机接受预防性阿那曲唑或安慰剂治疗。在正式的神经心理测试中，未发现两组认知功能差异有统计学意义 [43]，但纵向评估的依从性差。另一项研究发现大于 65 岁、随机接受他莫昔芬或雷洛昔芬的女性之间没有认知差异，但未与安慰剂对照组进行比较 [44]。

癌症治疗后认知功能损害的干预

没有一种干预措施被显示可以防止或治疗由于癌症或癌症治疗引起的认知功能损害。苯哌啶醋酸甲酯 [42]、中药银杏 [45]、胆碱酯酶抑制剂如多奈哌齐 [46] 可以改善其他疾病状态下的认知功能损害。锻炼身体被证实可以减少老年人轻度认知功能损害的认知能力下降的症状 [47]。随机、安慰剂对照实验显示癌症患者使用苯哌啶醋酸甲酯 [48,49]、促红细胞生成素、银杏、莫达非尼 [50] 没有令人信服的改善认知功能的证据。然而几项对癌症患者的研究缺少资金和（或）具有方法学限制。虽然在临床试验之外使用这些药物的证据不足，而某些药物需要更进一步的研究。

癌症或癌症治疗相关的认知功能损害的可能机制提示未来可以考虑进行试验的药物是抗炎药物、细胞因子抑制剂、抗氧化剂、抗血小板剂。基于对非癌症人群和我们自己的动物认知模式的研究结果，锻炼身体可能是一个潜在的干预化疗引起的认知功能损害的方法。

对获得性认知功能损害且未患癌症者，康复干预被证实是有效的；大多数项目集中在特定认知功能（例如注意力）的恢复或帮助患者适应损伤的代偿性的训练 [51]。包括我们在内的多个研究小组，正在调查一些以下的认知康复项目以确定其能否改善感觉的或可衡量的认知功能损害和生活质量。

刺激注意力系统被假设认为可以改善认知能力 [52-55]。注意力过程训练（attention process training，APT）是一种致力于恢复受损认知过程的方法，通过练习难度递增的注意力任务进行反复、分层次的锻炼 [51,53]。它已被用于创伤性脑损伤病人的康复治疗和其他疾病状态相关的认知困难患者，如卒中、精神病、人类免疫缺陷病毒（human immnodeficiency virus，HIV）[51]。研究已发现注意力的改善，也可以导致记忆和执行功能的增强 [51]。与癌症患者认知损害相似的轻度认知功能损害的患者，已从 ATP 项目中受益 [56-58]。在其他人群的研究显示，完成 ATP 项目后，日常功能（例如驾驶、重返工作）有所改善 [59]。

代偿性策略旨在帮助患者适应损伤，并通过系统应用策略（例如调节性"自我对话"、减少分心）和使用外部帮助（例如清单、手提电脑、日记）使患者更好地生活[60]。大部分策略针对常被认为康复技术难以修复的记忆障碍[61]。使用这些策略的培训被认为需要进行结构性练习，以适应患者可能会遇到困难的情况[61]。代偿性策略在其他患者组尤其对记忆缺陷，被证实是一种有效的认知康复。

在大脑可塑性模型基础上，已开发了旨在改善记忆、注意力、集中力和视觉空间学习的基于计算机的神经认知项目。这些项目使用针对语言或声音或听觉系统的适应性练习，旨在通过提高信息处理的速度和准确性、利用神经调节系统来改善认知[62]。健康老年人群的一项大规模的随机对照试验表明这种干预有效[63]。一项小规模、单方面、开放式的对过去 5 年接受化疗的乳腺癌患者和自行报告认知损害的研究仅以摘要形式进行报道。研究者发现在参加者报告的健康相关的生活质量、压力水平和认知功能的改善具有统计学意义[63]。

最后，一个认知行为采用记忆和注意力适应训练（memory and attention adaptation training，MAAT）干预已经试点。该项目包括教育、自我意识训练、自我调节与放松以及代偿策略。干预后，自行报告的认知功能和神经心理表现得到改善并在 6 个月时仍然维持改善状态。参加者对干预评价高度满意[61]。目前正在进行一项随机对照试验设计来评价。

结论

癌症和癌症治疗能够对一部分患者产生有损其日常生活能力和生活质量的认知后遗症。癌症或癌症治疗相关的认知功能损害的发生率、持续时间、原因还有待研究，治疗方法还未确定。几项大型前瞻性纵向研究目前正在肿瘤领域内进行。希望这些研究能提供关于癌症患者认知功能损伤的发生率、风险因素和机制的一些确切证据。

国际认知和癌症任务组织（International Cognition and Cancer Task Force，ICCTF）是一个多学科研究人员组成的小组，致力于癌症和癌症治疗期间，增进对非中枢神经系统肿瘤成年患者认知能力影响的了解[64]，可登录网站（http：//www. icctf. com）查看更多关于该主题和 ICCTF 的信息[64]。

参考文献

1. Tannock IF, Ahles TA, Ganz PA, et al. Cognitive impairment associated with chemotherapy for cancer: report of a workshop. *J Clin Oncol.* 2004;22:2233–2239.

2. Ahles TA, Saykin A. Cognitive effects of standard-dose chemotherapy in patients with cancer. *Cancer Invest.* 2001;19:812–820.

3. Vardy J, Rourke S, Tannock IF. Evaluation of cognitive function associated with chemotherapy: a review of published studies and recommendations for future research. *J Clin Oncol.* 2007;25:2455–2463.

4. Ahles TA, Saykin AJ, Furstenberg CT, et al. Neuropsychologic impact of standard-dose systemic chemotherapy in long-term survivors of breast cancer and lymphoma. *J Clin Oncol.* 2002;20:485–493.

5. van Dam FS, Schagen SB, Muller MJ, et al. Impairment of cognitive function in women receiving adjuvant treatment for high-risk breast cancer: high-dose versus standard-dose chemotherapy. *J Natl Cancer Inst.* 1998;90:210–218.

6. Schagen SB, van Dam FS, Muller MJ, et al. Cognitive deficits after postoperative adjuvant chemotherapy for breast carcinoma. *Cancer.* 1999;85:640–650.

7. Brezden CB, Phillips KA, Abdolell M, et al. Cognitive function in breast cancer patients receiving adjuvant chemotherapy. *J Clin Oncol.* 2000;18:2695–2701.

8. Tchen N, Juffs HG, Downie FP, et al. Cognitive function, fatigue, and menopausal symptoms in women receiving adjuvant chemotherapy for breast cancer. *J Clin Oncol.* 2003;21:4175–4183.

9. Vardy JL, Rourke S, Pond GR, et al. Cognitive function and fatigue in cancer patients after chemotherapy: a longitudinal cohort study in patients with colorectal cancer (CRC). *ASCO Meeting Abstracts.* 2007;25:9099.

10. Wefel JS, Lenzi R, Theriault R, et al. 'Chemobrain in breast carcinoma? A prologue. *Cancer.* 2004;101:466–475.

11. Vardy J, Wefel JS, Ahles T, et al. Cancer and cancer-therapy related cognitive dysfunction: an international perspective from the Venice cognitive workshop. *Ann Oncol.* 2008;19:623–629.

12. Hermelink K, Untch M, Lux MP, et al. Cognitive function during neoadjuvant chemotherapy for breast cancer: results of a prospective, multicenter, longitudinal study. *Cancer.* 2007;109:1905–1913.

13. Cimprich B, Ronis DL. Attention and symptom distress in women with and without breast cancer. *Nurs Res.* 2001;50:86–94.

14. Vardy JL, Dhillon H, Xu W, et al. Cognitive function and fatigue in colorectal cancer (CRC) patients: baseline assessments prior to chemotherapy. *ASCO Meeting Abstracts.* 2009;27:9557.

15. Wefel JS, Lenzi R, Theriault RL, et al. The cognitive sequelae of standard-dose adjuvant chemotherapy in women with breast carcinoma: results of a prospective, randomized, longitudinal trial. *Cancer.* 2004;100:2292–2299.

16. Schagen SB, Muller MJ, Boogerd W, et al. Change in cognitive function after chemotherapy: a prospective longitudinal study in breast cancer patients. *J Natl Cancer Inst.* 2006;98:1742–1745.

17. Scherwath A, Mehnert A, Schleimer B, et al. Neuropsychological function in high-risk breast cancer survivors after stem-cell supported high-dose therapy versus standard-dose chemotherapy: evaluation of long-term treatment effects. *Ann Oncol.* 2006;17:415–423.

18. Jenkins V, Shilling V, Deutsch G, et al. A 3-year prospective study of the effects of adjuvant treatments on cognition in women with early stage breast cancer. *Br J Cancer.* 2006;94:828–834.

19. Castellon SA, Ganz PA, Bower JE, et al. Neurocognitive performance in breast cancer survivors exposed to adjuvant chemotherapy and tamoxifen. *J Clin Exp Neuropsychol.* 2004;26:955–969.

20. Quesnel C, Savard J, Ivers H. Cognitive impairments associated with breast cancer treatments: results from a longitudinal study. *Breast Cancer Res Treat.* 2009;116:113–123.

21. Schagen SB, Muller MJ, Boogerd W, et al. Late effects of adjuvant chemotherapy on cognitive function: a follow-up study in breast cancer patients. *Ann Oncol.* 2002;13:1387–1397.

22. Collins B, Mackenzie J, Stewart A, et al. Cognitive effects of chemotherapy in post-menopausal breast cancer patients 1 year after treatment. *Psychooncology.* 2009;18:134–143.

23. Cognitive changes related to cancer treatment. *Hurricane Voices.* 2007;1–10.

24. Boykoff N, Moieni M, Subramanian SK. Confronting chemobrain: an in-depth look at survivors' reports of impact on work, social networks, and health care response. *J Cancer Surviv.* 2009;3:223–232.

25. Shilling V, Jenkins V. Self-reported cognitive problems in women receiving adjuvant therapy for breast cancer. *Eur J Oncol Nurs.* 2007;11:6–15.

26. Vardy JL, Xu W, Booth CM, et al. Relation between perceived cognitive function and neuropsychological performance in survivors of breast and colorectal cancer. *ASCO Meeting Abstracts.* 2008;26:9520.

27. Han R, Yang YM, Dietrich J, et al. Systemic 5-fluorouracil treatment causes a syndrome of delayed myelin destruction in the central nervous system. *J Biol.* 2008;7:12.

28. Ahles TA, Saykin AJ. Candidate mechanisms for chemotherapy-induced cognitive changes. *Nat Rev Cancer.* 2007;7:192–201.

29. Dietrich J, Han R, Yang Y, et al. CNS progenitor cells and oligodendrocytes are targets of chemotherapeutic agents in vitro and in vivo. *J Biol.* 2006;5:22.

30. Winocur G, Vardy J, Binns MA, et al. The effects of the anti-cancer drugs, methotrexate and 5-fluorouracil, on cognitive function in mice. *Pharmacol Biochem Behav.* 2006;85:66–75.

31. Seigers R, Schagen SB, Beerling W, et al. Long-lasting suppression of hippocampal cell proliferation and impaired cognitive performance by methotrexate in the rat. *Behav Brain Res.* 2008;186:168–175.

32. Vardy J, Tannock I. Cognitive function after chemotherapy in adults with solid tumours. *Crit Rev Oncol Hematol.* 2007;63:183–202.

33. Fardell J, Vardy J, Johnston I. *Oxaliplatin and 5-fluorouracil induced cognitive deficits in laboratory rodents.* Gold Coast: Clinical Oncological Society of Australia; 2009.

34. Seruga B, Zhang H, Bernstein LJ, et al. Cytokines and their relationship to the symptoms and outcome of cancer. *Nat Rev Cancer.* 2008;8:887–899.

35. Booth CM, Vardy J, Crawley A, et al. Cognitive impairment associated with chemotherapy for breast cancer: an exploratory case-control study. *J Clin Oncol (Meeting Abstracts).* 2006;24:8501.

36. Vardy J, Booth C, Pond GR, et al. *Cytokine levels in patients with colorectal cancer and breast cancer and their relationship to fatigue and cognitive function.* Chicago, IL: American Society of Clinical Oncology; 2007.

37. Ferguson RJ, McDonald BC, Saykin AJ, et al. Brain structure and function differences in monozygotic twins: possible effects of breast cancer chemotherapy. *J Clin Oncol.* 2007;25:3866–3870.

38. Silverman DH, Dy CJ, Castellon SA, et al. Altered frontocortical, cerebellar, and basal ganglia activity in adjuvant-treated breast cancer survivors 5-10 years after chemotherapy. *Breast Cancer Res Treat.* 2007;103:303–311.

39. Kreukels BP, Schagen SB, Ridderinkhof KR, et al. Electrophysiological correlates of information processing in breast-cancer patients treated with adjuvant chemotherapy. *Breast Cancer Res Treat.* 2005;94:53–61.

40. Collins B, Mackenzie J, Stewart A, et al. Cognitive effects of hormonal therapy in early stage breast cancer patients: a prospective study. *Psychooncology.* 2009;18:811–821.

41. Jenkins VA, Ambroisine LM, Atkins L, et al. Effects of anastrozole on cognitive performance in postmenopausal women: a randomised, double-blind chemoprevention trial (IBIS II). *Lancet Oncol.* 2008;9:953–961.

42. Legault C, Maki PM, Resnick SM, et al. Effects of tamoxifen and raloxifene on memory and other cognitive abilities: cognition in the study of tamoxifen and raloxifene. *J Clin Oncol.* 2009;27:5144–5152.

43. O'Shaughnessy JA, Vukelja SJ, Holmes FA, et al. Feasibility of quantifying the effects of epoetin alfa therapy on cognitive function in women with breast cancer undergoing adjuvant or neoadjuvant chemotherapy. *Clin Breast Cancer.* 2005;5:439–446.

44. Sohlberg M, Mateer CA. *Cognitive rehabilitation: an integrative neuropsychological approach.* New York: Guilford Press; 2001.

45. Birks J, Grimley EV, Van Dongen M. Ginkgo biloba for cognitive impairment and dementia. *Cochrane Database Syst Rev.* 2002;(4) CD003120.

46. Kwon JC, Kim EG, Kim JW, et al. Follow-up study for efficacy on cognitive function of donepezil in Binswanger-type subcortical vascular dementia. *Am J Alzheimers Dis Other Demen.* 2009;24:293–301.

47. Lautenschlager NT, Cox KL, Flicker L, et al. Effect of physical activity on cognitive function in older adults at risk for Alzheimer disease: a randomized trial. *JAMA.* 2008;300:1027–1037.

48. Mar Fan HG, Clemons M, Xu W, et al. A randomised, placebo-controlled, double-blind trial of the effects of d-methylphenidate on fatigue and cognitive dysfunction in women undergoing adjuvant chemotherapy for breast cancer. *Support Care Cancer.* 2008;16:577–583.

49. Lower EE, Fleishman S, Cooper A, et al. Efficacy of dexmethylphenidate for the treatment of fatigue after cancer chemotherapy: a randomized clinical trial. *J Pain Symptom Manage.* 2009;38:650–662.

50. Kohli S, Fisher SG, Tra Y, et al. The effect of modafinil on cognitive function in breast cancer survivors. *Cancer.* 2009;115:2605–2616.

51. Mateer CA, Kerns KA, Eso KL. Management of attention and memory disorders following traumatic brain injury. *J Learn Disabil.* 1996;29:618–632.

52. Sivak M, Hill CS, Olson PL. Computerized video tasks as training techniques for driving-related perceptual deficits of persons with brain damage: a pilot evaluation. *Int J Rehabil Res.* 1984;7:389–398.

53. Sohlberg MM, Mateer CA. *Cognitive rehabilitation: an integrative neuropsychological approach.* New York: Guilford Press; 2001.

54. Sohlberg MM, Mateer CA. Improving attention and managing attentional problems: adapting rehabilitation techniques to adults with ADD. *Ann N Y Acad Sci.* 2001;931:359–375.

55. Palmese CA, Raskin SA. The rehabilitation of attention in individuals with mild traumatic brain injury, using the APT-II programme. *Brain Inj.* 2000;14:535–548.

56. Cicerone KD, Dahlberg C, Kalmar K, et al. Evidence-based cognitive rehabilitation: recommendations for clinical practice. *Arch Phys Med Rehabil.* 2000;81:1596–1615.

57. Berg I, Konning-Haanstra M, Deelman M. Long term effects of memory rehabilitation: a controlled study. *Neuropsychol Rehabil.* 1991;1:97–111.

58. Consensus Conference. Rehabilitation of persons with traumatic brain injury: NIH Consensus Development Panel on Rehabilitation of Persons With Traumatic Brain Injury. *JAMA.* 1999;282:974–983.

59. Mahncke HW, Connor BB, Appelman J, et al. Memory enhancement in healthy older adults using a brain plasticity-based training program: a randomized, controlled study. *Proc Natl Acad Sci U S A.* 2006;103:12523–12528.

60. Kim S, Stasio C, Spina L. *Effects on health-related quality of life in individuals with "chemobrain" using a brain-plasticity-based training program.* Presented at: 36th Annual International Neuropsychological Society Meeting, Waikoloa, Hawaii. February 6-9; 2008.

61. Ferguson RJ, Ahles TA, Saykin AJ, et al. Cognitive-behavioral management of chemotherapy-related cognitive change. *Psychooncology.* 2007;16:772–777.

62. Buonomano DV, Merzenich MM. Cortical plasticity: from synapses to maps. *Annu Rev Neurosci.* 1998;21:149–186.

63. Smith GE, Housen P, Yaffe K, et al. A cognitive training program based on principles of brain plasticity: results from the improvement in memory with plasticity-based adaptive cognitive training (IMPACT) study. *J Am Geriatr Soc.* 2009;1–10.

64. Schagen SB. *International Cognition and Cancer Taskforce.* Amsterdam; 2010.

癌症生存者继发性恶性肿瘤

44

Debra L. Friedman

张 燕 译 孟元光 校

继发性肿瘤的累积发生率
成人癌症生存者的发生率
儿童癌症生存者的发生率
化疗的作用
烷化剂类药物
拓扑异构酶类药物
放射治疗的作用
放射治疗与继发性肿瘤之间的延迟
年龄在放射治疗中的影响
性别在放射治疗中的影响
器官照射
放射治疗和剂量
遗传易感性
肿瘤症候群
导致继发性肿瘤的多种因素
吸烟和饮酒
营养与激素
感染和免疫抑制
疾病负荷的影响
慢性亚健康状态
生存者随访

在美国，肿瘤生存者占 35%，约达 1 000 万例[1]。由于诊断及治疗方法的提高，肿瘤患者的 5 年生存率超过 60%[1]，然而，这些患者在治疗过程中需要经历身体和心理双重严重的负面影响。对于肿瘤生存者，发现一种新的或继发性肿瘤是其在原发肿瘤治疗过程中，所经历的最严重的后果之一。2006 年，Mariotto 等报道，截至 2002 年 1 月 1 日

仍存活的肿瘤生存者，约 8% 的生存者患有两种或两种以上类型的肿瘤[2]。很多不同类型肿瘤（包括霍奇金淋巴瘤）的长期生存者中，继发性肿瘤是其主要的死亡原因[3-5]。继发性肿瘤的发生可能与化放疗有关，也可能与环境因素、生活方式的选择和遗传易感性等因素有关。最新的文献分析了继发性肿瘤，并根据病原学因素对他们进行了分类，包括：治疗相关因素、遗传综合征以及其他共享因素[6]，且其三种病原学类型间是不冲突的。在本章中将要分析这些分类，表 44-1 概述了病原学因素中主要的、已知的几种，它们使肿瘤生存者继发性肿瘤的发生风险提高。

继发性肿瘤的累积发生率

成人癌症生存者的发生率

美国国立癌症研究所监测、流行病和最终结果（SEER）程疗报道，每 6 例癌症患者中约有 1 例发生继发性肿瘤[1]。2006 年，Fraumeni 等调研了美国国立癌症研究所 SEER 关于肿瘤生存者的数据资料[7]，一般人群比较，结果显示恶性肿瘤生存者发生新的或继发肿瘤的概率达 14%。SEER 数据资料显示年龄是显著因素，儿童肿瘤生存者发生继发性肿瘤的相对危险性是成年人的 6 倍，青年时期接受过肿瘤治疗的患者发生继发性肿瘤的概率高 2 ~ 3 倍，40 ~ 59 岁期间确诊原发恶性肿瘤并进行过治疗的患者发生继发性肿瘤的概率高 1.5 倍[7]。SEER 数据资料也分析了从确诊原发恶性肿瘤至发生继发性肿瘤的时间，发现在确诊原发恶性肿瘤的第 1 个 5 年内，发生继发性肿瘤的风险最高[7]。

表 44-1 继发性恶性肿瘤发生的相关危险因素

因素	举例
治疗相关性	放射治疗
	化学治疗
遗传综合征	Fanconi 贫血
	Li-Fraumeni 综合征
	布卢姆综合征（Bloom 综合征）
	遗传性非息肉病
	结直肠癌
	BRCA-1 或 BRCA-2 相关性癌
	着色性干皮病
共同的病原学因素	
生活方式	吸烟
	饮酒
	日光照射
	膳食与营养
宿主因素	免疫功能障碍
	感染
	免疫抑制
	遗传学
	激素
环境	污染
	职业

SEER 研究显示 13.2% 的继发性肿瘤与原发恶性肿瘤发生在同一部位或器官，其生存期为 2 个月或较长时间。在这些继发性肿瘤中，女性以乳腺癌、结肠癌、肺癌以及黑色素瘤最多见[7]。

以往研究显示，接受化学治疗或放射治疗的患者以及遗传易感携带者是继发性恶性肿瘤（SMNS）的高危人群。睾丸癌和霍奇金淋巴瘤（Hodgkin's lymphoma，HL）治愈率极高，预期生存寿命接近正常人，但在原发霍奇金淋巴瘤、肉瘤以及骨肿瘤的长期生存者中，继发性实体瘤是其主要的致死原因[4,8,9]。对于初治的霍奇金淋巴瘤患者，放疗相关的继发性实体瘤需经过 5 ～ 10 年的潜伏期方可发生，并且这种风险将持续到治疗后 30 年[10]。影响睾丸癌生存者的继发性恶性肿瘤（SMNs）包括白血病和实体瘤，如间皮瘤、肺癌、甲状腺癌、食管癌、胃癌、胰腺癌、结肠癌、直肠癌、肾癌、膀胱癌和结缔组织肿瘤[11]。对侧同时发生病变的乳腺癌生存者中，继发性恶性肿瘤

瘤（SMNS）发生的风险与易感危险系数呈相关性[12-16]。Boice 等在文章中提到了发生乳腺癌的风险因素，文中显示在乳腺癌患者中发生对侧乳腺癌的风险是 2 ～ 5 倍，尽管初治时选择的放疗也是一种危险因素，但是其可能是原来存在的乳腺癌危险因子所致的结果[12]。

儿童癌症生存者的发生率

发生在儿童恶性肿瘤生存者中的 SMNs，随着诊断、化疗和（或）放疗的应用以及距离最初治疗时间的不同而发生变化，见图 44-1（彩图 44-1）。儿童恶性肿瘤生存者研究（The Childhood Cancer Survivor Study，CCSS）是以一大群长期的生存者为研究对象，该研究已证实了肿瘤治疗与 SMN 发生之间的关系。2009 年，Meadows 等观察到[17]，与正常儿童相比，原发性儿童恶性肿瘤患者中 SMNs 的发生率较高，30 年累积发生率为 9.3%[17]。儿童恶性肿瘤生存者中，发生乳腺癌的风险是正常儿童的 16 倍，骨肿瘤的风险为 19 倍，甲状腺癌的风险为 11 倍[17]。SEER 前面的研究显示，儿童恶性肿瘤生存者中发生 SMNs 的风险高于正常儿童的 6 倍[18]，这与北美[19]、英国[20]、北欧[21] 国家的三大研究机构的结果一致。

继发性肿瘤最常见的类型是女性乳腺癌、脑癌、骨癌、甲状腺癌以及软组织肿瘤。此外，还

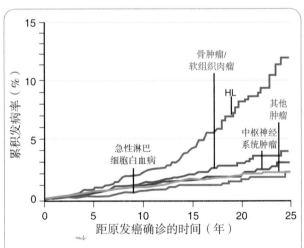

图 44-1 儿童继发性肿瘤的累积发生率。(Adapted from Inskip PA. New malignanciesfollowing childhood cancer. In Curtis RE, Ron E, Ries LAG,et al, editors. New malignancies among cancer survivors: SEERcancer registries, 1973-2000. Betheda, MD: National CancerInstitute; 2006.)

包括黑色素瘤和急性非淋巴细胞白血病[17,18]。在儿童恶性肿瘤生存者中发生继发性乳腺癌的风险最高，这些儿童常初诊为霍奇金淋巴瘤、非霍奇金淋巴瘤、肉瘤和 Wilms 肿瘤[22-24]，接受过胸部放射治疗。CCSS 研究发现，有乳腺癌家族史的女性发生乳腺癌的风险几乎高于一般人群的 3 倍，原发儿童恶性肿瘤继发肉瘤的风险高于一般人群的 9 倍，如原发恶性肿瘤为软组织肉瘤，则继发性肉瘤的风险高达 24 倍。继发中枢神经系统（CNS）的神经胶质瘤在 CCSS 研究中也占有优势[17]，5 岁以前确诊为恶性肿瘤的患者有高的发病风险[标准化发病率（SIR），14.5]，发生 SMNs 的危险因素包括确诊原发肿瘤（尤其甲状腺肿瘤和 CNS SMN）的年龄和烷化剂、蒽环类以及鬼臼乙叉苷药物的使用情况[17]。

化疗的作用

自从化疗药物首次应用以来，就有继发性恶性肿瘤发生的报道。20 世纪 80 年代早期的文献中提出，烷化剂如美法仑、苯丁酸氮芥、环磷酰胺的应用发生继发肿瘤的风险很高，其中最常见的是急性白血病[25]。

烷化剂类药物

可诱发人类白血病的烷化剂有二甲磺酸丁酯（白消安）、亚硝基脲氮芥、苯丁酸氮芥、环磷酰胺、二羟基二甲磺酸丁酯、罗莫司汀、氮芥、美法仑、泼尼莫司汀、甲基环己亚硝脲。随着烷化剂药物治疗的应用，发生白血病的风险在 1 ～ 2 年内开始增加，5 ～ 10 年达到顶峰，随后逐渐下降[26]。预知性骨髓增生异常综合征很多次被报道，骨髓增生异常综合征与某些染色体异常有关，包括染色体不平衡易位或 5 号和（或）7 号染色体某段的缺失、染色体长臂全部或部分丢失[26,27]。随着药物的累积剂量和治疗持续时间的增加，烷化剂相关性急性髓性白血病（AML）的发生风险呈显著增高。19 世纪 70 年代早期，一些研究组曾报道，成人和儿童霍奇金淋巴瘤患者联合应用氮芥、长春新碱、丙卡巴肼、泼尼松以及烷化剂类似物治疗可极大的增加继发性急性髓细胞样白血病的风险[28-30]，对于远期效应，研究组观察到，16 岁以前接受过烷化剂治疗的霍奇金淋巴瘤生存者存

在继发白血病的相对危险性，是正常对照人群的 80 倍[31]。烷化剂类药物导致的白血病一般属于耐药难治性的，并且有低的生存率[32]。Ng 等最近的研究观察了霍奇金淋巴瘤生存者中继发白血病的发生发展，研究指出继发性白血病的生存者其生存率只有 0.4 年，5 年生存率为 4.9%[33]，原发恶性肿瘤患者同时伴有遗传性综合征，如地中海式贫血和多发性神经纤维瘤Ⅰ，发生烷化剂诱导性白血病的易感性增加[26]。

拓扑异构酶类药物

细胞毒性药物治疗后可发生拓扑异构酶抑制剂相关性急性髓细胞样白血病，尤其是足叶乙苷和 tenoposide，该类药物的靶点为 DNA 拓扑异构酶Ⅱ。20 世纪 80 年代末首次提出了足叶乙苷诱导的白血病[34,35]，研究表明蒽环类如阿霉素也可导致该类型的白血病[36]，拓扑异构酶抑制剂诱导的白血病有较短的诱导期，中位潜伏期仅为 2 ～ 3 年。影响足叶乙苷相关性急性髓细胞性白血病发生的多种危险因素包括给药频率[26,37]、低剂量的延长给药[38,39]、累积剂量[40]、其他化疗药物的联合应用以及个体化的遗传因素。形态学一般是单核细胞或骨髓样单核细胞（myelomonocytic），并常可见有 MLL 基因易位，如（11q23），t（9，11），t（11，19）和 t（6，11）或 21q22[36]。药物相关性白血病患者通常对治疗的反应性好，而以往未曾患有肿瘤，新发的同种类型的白血病患者对治疗的反应性差[41]。

化疗药物诱导的白血病也包括急性淋巴细胞白血病，常见于拓扑异构酶Ⅱ抑制剂治疗后。该类白血病常发生 t（4；11）（q21；q23）的染色体易位[36]。霍奇金淋巴瘤化疗后继发性白血病是研究最多的治疗相关性恶性肿瘤，MOPP（氮芥、长春新碱、丙卡巴肼和泼尼松）方案治疗后 15 年发生白血病的累积风险为 3% ～ 10%[42,43]。

放射治疗的作用

很多研究组对放射治疗在继发性肿瘤发生中的作用进行了研究，本文将对这些研究进行综述。放射治疗与多种不同类型的肿瘤有关，不仅包括白血病，也包括乳腺癌、肺癌、甲状腺癌和实体瘤，接受放射治疗的年轻人群发生继发性肿瘤的

风险最高[19,31]，这些风险随着放射剂量的累积和放射治疗后的时间而增加[45]。

放射治疗与继发性肿瘤之间的延迟

放射治疗至发生继发性肿瘤期间的一段时间有很大的变化空间。对放射治疗后的生存者进行研究发现，初次接受放射治疗后 5 ～ 15 年发生白血病；实体瘤可发生在初次接受放疗后的 10 ～ 60 年的任何时间。Kirova 等[46] 研究了接受放射治疗的乳腺癌生存者中诱发肉瘤的发病率，发现累积放射诱发肉瘤 5 年发病率为 0.07±0.02%，10 年为 0.27±0.05%，15 年发病率为 0.48±0.11%；接受放射治疗的患者标准化发病率为 10.2%（95% CI，9.03% ～ 11.59%），未接受照射的患者为 1.3%（95% CI，0.3% ～ 3.6%）。最令人信服的证据来自对接受"斗篷式"照射治疗的儿童期霍奇金淋巴瘤生存者的研究，Bhatia 等[31] 在研究中显示，因霍奇金淋巴瘤接受放射治疗的 10 ～ 16 岁女性发生乳腺癌的风险最高，精确估计在 40 岁发生乳腺癌的累积概率为 35%（95% CI，17.4% ～ 52.6%）[31]。

年龄在放射治疗中的影响

儿童和青少年较成年人对放射性致癌较为敏感，在接受低剂量放射治疗（100mGy）的儿童和青少年中发现了乳腺癌和甲状腺癌。相反，低剂量放射治疗的成年人中未发现有肿瘤的发生，除非接受高剂量的照射[19,45,47]。目前原因尚不明确，有假说提出，在儿童和青少年的组织中有较多的干细胞存在，而干细胞在放射线的影响下易发生损伤。

性别在放射治疗中的影响

多个研究显示接受相同剂量照射的女性较男性发生继发性肿瘤的概率高，原因仍不明确。

器官照射

霍奇金淋巴瘤生存者中发生继发性肿瘤的风险已经明确。对放射治疗致癌效应敏感的器官包括乳腺和甲状腺。与继发白血病相反，治疗相关性实体瘤的潜伏期通常比较长，一般在 10 年以上。在霍奇金淋巴瘤生存者中，乳腺癌作为常见的实体瘤已经出现[4,31]，胸部照射作为霍奇金淋巴瘤的治疗方法，极大地增加了乳腺癌的发病率，并观察到 < 30 岁女性霍奇金淋巴瘤接受放疗的患者中，发生乳腺癌的风险最高。

Neglia 等[44] 研究了 CCSS 中的 13 581 例儿童患者，接受治疗后生存期 > 5 年，平均随访时间 15 年[44]，发现 5 ～ 8 年继发白血病达顶峰，但是继发实体瘤的风险仍存在，最常见的实体瘤是乳腺癌、甲状腺癌和中枢神经系统恶性肿瘤。在对 14 372 例肉瘤和脑肿瘤的儿童患者进行研究中发现，< 5 岁的儿童接受放射治疗后发生神经胶质瘤的风险较高，继发肉瘤的时间平均延迟 11 年[44]，这些不仅与放射治疗的高剂量有关，也与大剂量蒽环类药物的应用有关。CCSS 调查 13 000 例儿童生存者的数据发现，继发性肿瘤的风险可根据原发肿瘤的类型发生很大的变化。

放射治疗和剂量

20 世纪 80 年代以来，多个研究显示继发性肿瘤的发生风险与治疗期间照射剂量有关。在对 100 000 例宫颈癌生存者的研究中发现，接受初次治疗 10 年以上，继发性肿瘤仍然可以发生[48]。Neglia[44] 等研究儿童接受放射治疗后脑肿瘤的发生率，发现当照射剂量小于 10 Gy 时，未见有肿瘤的发生；当照射剂量大于 30 Gy 时，脑肿瘤的发生率高达 10% 以上。Dorr 和 Hermann[49] 报道大部分的继发性肿瘤发生在定位靶区边缘，该边缘区接受的照射剂量 ≥ 6 Gy。普遍认为每 Gy 照射量的相对危险性是以日本人中接受原子弹镭辐射的生存者中发生癌症危险性为根据的，即在接受辐射的 70 岁人群中估计，其中接受暴露 30 年时，每 Gy 照射量可使实体瘤发生率约增加 35%[50,51]。多项研究显示，继发性肿瘤的风险随着照射剂量而增加，最高照射剂量可达 80 Gy。然而，剂量效应曲线根据被照射的组织、肿瘤的组织类型以及剂量的不同而存在差别。治疗性照射导致低的致癌效应最主要的解释是剂量分割，在剂量分割治疗期间，每次照射间隔 ≥ 6h[52]，减少了对 DNA 修复过程的影响。尽管在剂量分割治疗后，每次照射间隔期间存在有 DNA 的修复，但残存损害的累积效应随着每次照射剂量的增加而增加。研究显示，0.6 Gy 以下的累积剂量未监测到发生癌症的危险性[53]，对于累积剂量在 0.6 ～ 3.6 Gy，发生癌症的风险是小的，也是可以被监测到的。

遗传易感性

肿瘤症候群

根据遗传易感症候群的遗传易患性解释了部分继发性肿瘤的发生，在这些遗传易感症候群中研究最多的是 Li-Fraumeni 综合征、BRCA 相关遗传性乳腺癌或（和）卵巢癌以及 Fanconi 贫血，这些综合征的常见特征见表 44-2。

Li-Fraumeni 综合征最常见的变异为肿瘤抑癌基因 p53 的种系突变[54,55]，基因突变携带者易被诱发多种肿瘤，包括乳腺癌、软组织肉瘤、脑肿瘤以及白血病[56,57]。大多数症候群相关性肿瘤发病年龄较一般人群年轻并影响家族成员的一生。曾有报道 Li-Fraumeni 综合征的家族成员中，在儿童期患有恶性肿瘤的生存者继发继发性肿瘤的风险增加[58]，这些症候群是怎样以及为什么导致继发性肿瘤发生风险增加的确切机制仍在研究中，尽管理论上显示肿瘤抑癌基因中种系突变可能与治疗方法相互作用，导致继发性肿瘤的发生风险增高。

Metcalfe[59] 等研究发现，乳腺癌生存者中发生继发性肿瘤的最大累积风险是对侧乳腺伴随有 BRCA 基因突变的患者。乳腺癌联盟也证实，在 BRCA2 基因突变的携带者中，发生继发的前列腺癌、胰腺癌、胆囊癌、胃癌、皮肤黑色素瘤以及子宫癌的风险为正常人群的 3 ～ 5 倍[60]。

Fanconi 贫血是罕见的常染色体隐性遗传综合征，其特征是染色体的不稳定性、肿瘤易感性以及对 DNA 交联因子毒性作用的超敏反应[61]。Fanconi 贫血患者易患白血病、头颈部肿瘤、外阴癌、宫颈癌、食管癌、肝癌以及脑肿瘤[62,63]。

导致继发性肿瘤的多种因素

如先前所讨论的，研究已经表明接受治疗的儿童和成年癌症患者中，放化疗在继发性肿瘤的发生发展中起到了一定的作用。通过减弱遗传性状，或者基因与基因、基因与环境之间的相关作用，可以减轻治疗的迟发性影响。多项研究报道了 20% ～ 95% 的可变性以及在不同的个体中细胞毒性药物的效应[64-66]。研究发现所选的药物代谢酶基因编码的多态性与治疗相关性肿瘤的发生之间存在有联系[67-69]，该类药物代谢酶如谷胱甘肽 S- 转移酶、细胞色素 P450、硫嘌呤甲基转移酶。足叶乙苷治疗后发生急性髓细胞性白血病的风险增加是最好的研究实例[70]，其他治疗相关性肿瘤与放化疗后 DNA 修复损伤过程中发生的变化有关。基因突变是如何影响放疗相关性肿瘤的发生风险，视网膜母细胞瘤可作为很好的例子进行说明。遗传性视网膜母细胞瘤患者存在有 RB-1 基因种系突变，该类突变基因的携带者是发生骨肉瘤、软组织肉瘤、黑色素瘤、脑、鼻、眼、眼眶肿瘤的高危人群。当发生 RB 基因突变时，机体对放射性损伤的敏感性增加。因此，照射野发生肿瘤的风险也增加[71]。

吸烟和饮酒

导致继发性肿瘤发生的其他因素包括吸烟和饮酒。在普通人群中，吸烟和饮酒是导致肿瘤发生的主要因素，但在肿瘤生存者中，吸烟和饮酒也在继发性肿瘤的发生中占大部分的因素。吸烟与多种原发性肿瘤的发生有关。其中，与肺癌、上消化道肿瘤和食管癌的发生有明确的关系[72]。肺癌患者发生唇癌、膀胱癌和继发性肺癌的风险

表 44-2　癌症综合征和特征

综合征	突变	易患的癌症
Li-Fraumeni 综合征	肿瘤抑癌基因 P53 种系突变	乳腺癌、骨肉瘤、软组织肉瘤，脑肿瘤、肾上腺皮质肿瘤、白血病
遗传性乳腺癌	BRCA1 或 BRCA2 突变	对侧乳腺癌、卵巢癌、子宫癌、甲状腺癌、胰腺癌、胆囊癌、胃癌、皮肤癌
Fanconi 贫血	染色体不稳定性，对 DNA 交连因子毒性作用的超敏反应	白血病、头颈部、外阴、宫颈、食管、肝和脑肿瘤
视网膜母细胞瘤	RB-1 基因突变增加照射野发生肿瘤的风险	骨肉瘤，软组织肉瘤，黑色素瘤，脑、鼻腔、眼、眼眶肿瘤
遗传性非息肉性结直肠癌	错配修复基因 MLH1, MSH2, MSH6 发生种系 DNA 突变	结直肠癌、子宫内膜癌、胃癌、小肠癌、肝胆系统肿瘤肾癌、泌尿系统和卵巢肿瘤

增高[73]，同时这些风险受患者是否继续吸烟的影响。饮酒与上消化系统、肝、乳腺和结直肠肿瘤有关[74]。据 2006 年 SEER 的调查数据显示，35%以上的继发性肿瘤与吸烟和（或）饮酒有关[7]。

营养与激素

内分泌与饮食因素对乳腺癌、子宫癌、卵巢癌和结肠癌有影响[75]。女性健康饮食与生活（WHEL）一项多中心随机对照试验研究显示多蔬菜、低脂饮食显著提高了血液循环中食源性类红萝卜素的含量，减少了乳腺癌的发生以及早期乳腺浸润性癌的早期死亡率（确诊乳腺癌 4 年内）。该研究在 1995—2000 年随机选择了 3088 位女性，将其分为饮食干预组和对照组，并对其进行定期随访[76]。最近的调查显示，循环血液中高含量的类红萝卜素可能与乳腺癌的无瘤生存期有关[77]。其他的研究已经观察到肥胖及其相关的内分泌变化对继发性肿瘤的发生存在有影响。Calle 等[78] 收集了 900 000 例死于癌症的成年人，前瞻性地研究了体重在其中的作用，研究发现，与正常体重者相比，体重较胖者死于各种肿瘤的风险高达 50% ～ 60%[78]，似乎肥胖和生活方式在肿瘤生存者的继发性肿瘤发生过程中其促进作用。

感染和免疫抑制

众所周知，某些病毒感染如人乳头瘤病毒（HPV）、EB 病毒（EBV）和人类免疫缺陷病毒（HIV）与肿瘤的发生有确切的关系[79]。研究显示，存在某种 HPV 感染者和潜在的免疫缺陷者中，发生宫颈癌和生殖道肿瘤的可能性很大[80]。对骨髓移植生存者和免疫抑制的实体瘤生存者进行研究发现，在他们中发生皮肤黑色素瘤的概率增加[81]。

疾病负荷的影响

慢性亚健康状态

多项研究中已经提到肿瘤生存者所经历和面对的疾病负荷和慢性亚健康问题[82-84]。这些研究表明，大于 2/3 的生存者将要经历至少一种慢性医源性疾病状态，1/3 的生存者将面对严重的或致死性的迟发性影响。Oeffinger 等[82] 调查显示，超过 10 000 例儿童肿瘤的成年生存者，其慢性亚健康状态是同龄和同性别人群的 8 倍以上[82]。

Meadows 等在儿童恶性肿瘤生存者的继发性肿瘤的研究中发现，肿瘤生存者慢性亚健康状态的风险增加 3.3 倍，致死性风险增加 8.2 倍[17]。

生存者随诊

癌症生存者中继发恶性肿瘤的风险增加是非常明确的，随着癌症治疗的展开，为了监测大量继发肿瘤的模式和当前的趋势，关键是对治疗相关性肿瘤风险的长期随访和谨慎的、详细的资料收集。为了减轻继发肿瘤对癌症生存者的影响，存在有几个重要的关键性的策略，对患者进行教育和支持是重要的。生存者必须知道他们将发生继发性肿瘤的风险以及疾病治疗的长期性；生存者必须知道健康的生活方式，如戒烟、阳光防护意识和少量饮酒，这些也将影响继发性肿瘤的发生概率。继发性肿瘤的相关筛查如乳腺癌早期胸部肿瘤 X 线透视法和胸部磁共振影像学检查是重要的，初级护理医师和肿瘤学专家应告诉生存者筛查的方法（表 44-3），筛查方法由于初治时选择的治疗方法的不同而存在差异，例如，接受胸部

表 44-3　儿童肿瘤学学会推荐的继发肿瘤的筛查方法[*]

治疗性暴露	潜在的影响	筛查方法
足叶乙苷	急性髓细胞性白血病	全血细胞计数、血小板、治疗后 10 年每年复查
蒽环类抗生素	急性髓细胞性白血病	全血细胞计数、血小板、治疗后 10 年每年复查
烷化剂	急性髓细胞性白血病 / 脊髓发育不良	全血细胞计数、血小板、治疗后 10 年每年复查
放射线[†]	照射野继发性恶性肿瘤（SMN）	每年的接触史、体格检查，包括照射野的触诊
胸部 / 乳腺放疗	乳腺癌	每年 MRI 检查（治疗后起初 8 年，或 25 岁以及之后的任一年龄）
腹部 / 结肠放疗	结肠癌	每 5 年结肠镜检查（治疗后初 10 年或 35 岁以及之后的任一年龄）

[*] Adapted from Children's Oncology Group Long Term Follow-upGuidelines. Available at: www.survivorshipguidelines.org .
[†] 放疗野应特别加以推荐应用和遵循。
CBC, 全血细胞计数；MRI, 磁共振成像；SMN, 继发恶性性肿瘤。

放疗的年轻女性霍奇金淋巴瘤患者，在 30 岁或初次接受放射治疗后 10 年时，将要行乳房造影和胸部磁共振检查[85]。对癌症生存者中异源群体适当的卫生保健是一种挑战。对于存在治疗暴露、遗传易感、健康相关行为以及亚健康状态的综合危险因素，美国医学会认为终身系统监护是必需的[86]。对于这些异源群体，最佳的医疗保健是建立一个由多学科组成的团队进行的纵向保健，医疗保健者根据患者的需要提供可持续的保健服务。

通过与过去的治疗比较，采取干预性措施降低的癌症风险是将来研究的目标。对于有治疗史和其他危险因素的高风险癌症生存者，这些干预措施必须集中于癌症筛查方法以及减少风险策略的发展；对于癌症生存者及其监护者来说，了解继发性肿瘤发生的风险、健康生活方式的形成以及坚持定期的疾病筛查是极为重要的；各地的初级护理医师和肿瘤学专家应为这些特殊患者群体和有治疗暴露史者，提供意见一致的指导方针，并将其不断发展和广泛应用。

参考文献

1. Ries LAG, Harkins D, Krapcho M, et al., eds. SEER cancer statistics review 1975-2003. Bethesda, MD: National Cancer Institute; 2006.

2. Mariotto AB, Rowland JH, Ries LA, et al. Multiple cancer prevalence: a growing challenge in long-term survivorship. *Cancer Epidemiol Biomarkers Prev.* 2007;16:566–571.

3. Aleman BM, van den Belt-Dusebout AW, Klokman WJ, et al. Long-term cause-specific mortality of patients treated for Hodgkin's disease. *J Clin Oncol.* 2003;21:3431–3439.

4. Dores GM, Metayer C, Curtis RE, et al. Second malignant neoplasms among long-term survivors of Hodgkin's disease: a population-based evaluation over 25 years. *J Clin Oncol.* 2002;20:3484–3494.

5. Travis LB, Hill D, Dores GM, et al. Cumulative absolute breast cancer risk for young women treated for Hodgkin lymphoma. *J Natl Cancer Inst.* 2005;97:1428–1437.

6. Travis LB, Rabkin CS, Brown LM, et al. Cancer survivorship—genetic susceptibility and second primary cancers: research strategies and recommendations. *J Natl Cancer Inst.* 2006;98:15–25.

7. Fraumeni JF, Edwards BK, Tucker MA, eds. *New malignancies among cancer survivors: SEER cancer registries, 1973-2000.* Bethesda, MD: National Cancer Institute; 2006 NIH Publ. No. 05-5302.

8. Ng AK, Travis LB. Second primary cancers: an overview. *Hematol Oncol Clin North Am.* 2008;22:271–289 vii.

9. Ng AK, Travis LB. Subsequent malignant neoplasms in cancer survivors. *Cancer J.* 2008;14:429–434.

10. Hodgson DC, Gilbert ES, Dores GM, et al. Long-term solid cancer risk among 5-year survivors of Hodgkin's lymphoma. *J Clin Oncol.* 2007;25:1489–1497.

11. Travis LB, Andersson M, Gospodarowicz M, et al. Treatment-associated leukemia following testicular cancer. *J Natl Cancer Inst.* 2000;92:1165–1171.

12. Boice Jr JD, Harvey EB, Blettner M, et al. Cancer in the contralateral breast after radiotherapy for breast cancer. *N Engl J Med.* 1992;326:781–785.

13. Gao X, Fisher SG, Emami B. Risk of second primary cancer in the contralateral breast in women treated for early-stage breast cancer: a population-based study. *Int J Radiat Oncol Biol Phys.* 2003;56:1038–1045.

14. Hemminki K, Ji J, Forsti A. Risks for familial and contralateral breast cancer interact multiplicatively and cause a high risk. *Cancer Res.* 2007;67:868–870.

15. Kirova YM, Gambotti L, DeRycke Y, et al. Risk of second malignancies after adjuvant radiotherapy for breast cancer: a large-scale, single-institution review. *Int J Radiat Oncol Biol Phys.* 2007;68:359–363.

16. Storm HH, Andersson M, Boice Jr JD, et al. Adjuvant radiotherapy and risk of contralateral breast cancer. *J Natl Cancer Inst.* 1992;84:1245–1250.

17. Meadows AT, Friedman DL, Neglia JP, et al. Second neoplasms in survivors of childhood cancer: findings from the Childhood Cancer Survivor Study cohort. *J Clin Oncol.* 2009;27:2356–2362.

18. Inskip PD, Cohen RJ, Curtis RE. New malignancies following childhood cancer. In: Curtis RE, Ron E, Ries LAG, et al., eds. *New malignancies among cancer survivors: SEER cancer registries, 1973-2000.* Bethesda, MD: National Cancer Institute; 2006:465–482.

19. Neglia JP, Friedman DL, Yasui Y, et al. Second malignant neoplasms in five-year survivors of childhood cancer: childhood cancer survivor study. *J Natl Cancer Inst.* 2001;93:618–629.

20. Jenkinson HC, Hawkins MM, Stiller CA, et al. Long-term population-based risks of second malignant neoplasms after childhood cancer in Britain. *Br J Cancer.* 2004;91:1905–1910.

21. Olsen JH, Garwicz S, Hertz H, et al. Second malignant neoplasms after cancer in childhood or adolescence. Nordic Society of Paediatric Haematology and Oncology Association of the Nordic Cancer Registries. *BMJ.* 1993;307:1030–1036.

22. Bhatia S, Yasui Y, Robison LL, et al. High risk of subsequent neoplasms continues with extended follow-up of childhood Hodgkin's disease: report from the Late Effects Study Group. *J Clin Oncol.* 2003;21:4386–4394.

23. Garwicz S, Anderson H, Olsen JH, et al. Second malignant neoplasms after cancer in childhood and adolescence: a population-based case-control study in the 5 Nordic countries. The Nordic Society for Pediatric Hematology and Oncology. The Association of the Nordic Cancer Registries. *Int J Cancer.* 2000;88:672–678.

24. Maule M, Scélo G, Pastore G, et al. Risk of second malignant neoplasms after childhood leukemia and lymphoma: an international study. *J Natl Cancer Inst.* 2007;99:790–800.

25. Rieche K. Carcinogenicity of antineoplastic agents in man. *Cancer Treat Rev.* 1984;11:39–67.

26. Davies SM. Therapy-related leukemia associated with alkylating agents. *Med Pediatr Oncol.* 2001;36:536–540.

27. Hijiya N, Ness KK, Ribeiro RC, et al. Acute leukemia as a secondary malignancy in children and adolescents: current findings and issues. *Cancer.* 2009;115:23–35.

28. Kushner BH, Zauber A, Tan CT. Second malignancies after childhood Hodgkin's disease. The Memorial Sloan-Kettering Cancer Center experience. *Cancer.* 1988;62:1364–1370.

29. Meadows AT, Baum E, Fossati Bellani F, et al. Second malignant neoplasms in children: an update from the Late Effects Study Group. *J Clin Oncol.* 1985;3:532–538.

30. Meadows AT, Obringer AC, Marrero O, et al. Second malignant neoplasms following childhood Hodgkin's disease: treatment and splenectomy as risk factors. *Med Pediatr Oncol.* 1989;17:477–484.

31. Bhatia S, Robison LL, Oberlin O, et al. Breast cancer and other second neoplasms after childhood Hodgkin's disease. *N Engl J Med.* 1996;334:745–751.

32. Michels SD, McKenna RW, Arthur DC, et al. Therapy-related acute myeloid leukemia and myelodysplastic syndrome: a clinical and morphologic study of 65 cases. *Blood.* 1985;65:1364–1372.

33. Ng AK, Bernardo MV, Weller E, et al. Second malignancy after Hodgkin disease treated with radiation therapy with or without chemotherapy: long-term risks and risk factors. *Blood.* 2002;100:1989–1996.

34. Pui CH, Behm FJ, Raimondi SC, et al. Secondary acute myeloid leukemia in children treated for acute lymphoid leukemia. *N Engl J Med.* 1989;321:136–142.

35. Winick N, Buchanan GR, Kamen BA. Secondary acute myeloid leukemia in Hispanic children. *J Clin Oncol.* 1993;11:1433.

36. Jaffe ES, Stein H, Vardiman JW. *World Health Organization classification of tumors: pathology and genetics of hematopoietic and lymphoid tissues.* Lyon: IARC Press; 2001.

37. Pui CH, Relling MV, Topoisomerase II. inhibitor-related acute myeloid leukaemia. *Br J Haematol.* 2000;109:13–23.

38. Chen CL, Fuscoe JC, Liu Q, et al. Relationship between cytotoxicity and site-specific DNA recombination after in vitro exposure of leukemia cells to etoposide. *J Natl Cancer Inst.* 1996;88:1840–1847.

39. Hijiya N, Gajjar A, Zhang Z, et al. Low-dose oral etoposide-based induction regimen for children

with acute lymphoblastic leukemia in first bone marrow relapse. *Leukemia.* 2004;18:1581–1586.

40. Pui CH, Ribeiro RC, Hancock ML, et al. Acute myeloid leukemia in children treated with epipodophyllotoxins for acute lymphoblastic leukemia. *N Engl J Med.* 1991;325:1682–1687.

41. Pui CH, RElling MV, Rivera GK, et al. Epipodophyllotoxin-related acute myeloid leukemia: a study of 35 cases. *Leukemia.* 1995;9:1990–1996.

42. Devita Jr VT, Serpick AA, Carbone PP. Combination chemotherapy in the treatment of advanced Hodgkin's disease. *Ann Intern Med.* 1970;73:881–895.

43. Travis LB, Weeks J, Curtis RE, et al. Leukemia following low-dose total body irradiation and chemotherapy for non-Hodgkin's lymphoma. *J Clin Oncol.* 1996;14:565–571.

44. Neglia JP, Robison LL, Stovall M, et al. New primary neoplasms of the central nervous system in survivors of childhood cancer: a report from the Childhood Cancer Survivor Study. *J Natl Cancer Inst.* 2006;98:1528–1537.

45. de Vathaire F, Hawkins M, Campbell S, et al. Second malignant neoplasms after a first cancer in childhood: temporal pattern of risk according to type of treatment. *Br J Cancer.* 1999;79:1884–1893.

46. Kirova YM, Vilcoq JR, Asselain B, et al. Radiation-induced sarcomas after radiotherapy for breast carcinoma: a large-scale single-institution review. *Cancer.* 2005;104:856–863.

47. Cardis E, Kesminiene A, Ivanov V, et al. Risk of thyroid cancer after exposure to 131I in childhood. *J Natl Cancer Inst.* 2005;97:724–732.

48. Chaturvedi AK, Engels EA, Gilbert ES, et al. Second cancers among 104,760 survivors of cervical cancer: evaluation of long-term risk. *J Natl Cancer Inst.* 2007;99:1634–1643.

49. Dorr W, Herrmann T. Cancer induction by radiotherapy: dose dependence and spatial relationship to irradiated volume. *J Radiol Prot.* 2002;22:A117–A121.

50. Preston DL, Pierce DA, Shimizu Y, et al. Effect of recent changes in atomic bomb survivor dosimetry on cancer mortality risk estimates. *Radiat Res.* 2004;162:377–389.

51. Preston DL, Ron E, Tokuoka S, et al. Solid cancer incidence in atomic bomb survivors: 1958-1998. *Radiat Res.* 2007;168:1–64.

52. Hall EJ, Giaccia AJ. In: *Radiobiology for the radiologist.* 6th ed. Philadelphia: Lippincott Williams & Wilkins; 2006:ix.

53. Rubino C, de Vathaire F, Shamsaldin A, et al. Radiation dose, chemotherapy, hormonal treatment and risk of second cancer after breast cancer treatment. *Br J Cancer.* 2003;89:840–846.

54. Birch JM, Hartley AL, Tricker KJ, et al. Prevalence and diversity of constitutional mutations in the p53 gene among 21 Li-Fraumeni families. *Cancer Res.* 1994;54:1298–1304.

55. Frebourg T, Barbier N, Yan YX, et al. Germ-line p53 mutations in 15 families with Li-Fraumeni syndrome. *Am J Hum Genet.* 1995;56:608–615.

56. Li FP. Cancer families: human models of susceptibility to neoplasia—the Richard and Hinda Rosenthal Foundation Award lecture. *Cancer Res.* 1988;48:5381–5386.

57. Li FP, Fraumeni Jr JF, Mulvihill JJ, et al. A cancer family syndrome in twenty-four kindreds. *Cancer Res.* 1988;48:5358–5362.

58. Hisada M, Garber JE, Fung CY, et al. Multiple primary cancers in families with Li-Fraumeni syndrome. *J Natl Cancer Inst.* 1998;90:606–611.

59. Metcalfe K, Lynch HT, Ghadirian P, et al. Contralateral breast cancer in BRCA1 and BRCA2 mutation carriers. *J Clin Oncol.* 2004;22:2328–2335.

60. Thompson D, Easton DF. Cancer incidence in BRCA1 mutation carriers. *J Natl Cancer Inst.* 2002;94:1358–1365.

61. Garber JE, Offit K. Hereditary cancer predisposition syndromes. *J Clin Oncol.* 2005;23:276–292.

62. Alter BP, Greene MH, Velazquez I, et al. Cancer in Fanconi anemia. *Blood.* 2003;101:2072.

63. Rosenberg PS, Greene MH, Alter BP. Cancer incidence in persons with Fanconi anemia. *Blood.* 2003;101:822–826.

64. Dolan ME, Newbold KG, Nagasubramanian R, et al. Heritability and linkage analysis of sensitivity to cisplatin-induced cytotoxicity. *Cancer Res.* 2004;64:4353–4356.

65. Kalow W, Ozdemir V, Tang BK, et al. The science of pharmacological variability: an essay. *Clin Pharmacol Ther.* 1999;66:445–447.

66. Watters JW, Kraja A, Meucci MA, et al. Genome-wide discovery of loci influencing chemotherapy cytotoxicity. *Proc Natl Acad Sci U S A.* 2004;101:11809–11814.

67. Bhatia S, Sklar C. Second cancers in survivors of childhood cancer. *Nat Rev Cancer.* 2002;2:124–132.

68. Evans WE, Relling MV. Moving towards individualized medicine with pharmacogenomics. *Nature.* 2004;429:464–468.

69. Sparreboom A, Danesi R, Ando Y, et al. Pharmacogenomics of ABC transporters and its role in cancer chemotherapy. *Drug Resist Update.* 2003;6:71–84.

70. Relling MV, Yanishevski Y, Nemec J, et al. Etoposide and antimetabolite pharmacology in patients who develop secondary acute myeloid leukemia. *Leukemia.* 1998;12:346–352.

71. Marees T, Moll AC, Imhof SM, et al. Risk of second malignancies in survivors of retinoblastoma: more than 40 years of follow-up. *J Natl Cancer Inst.* 2008;100:1771–1779.

72. Begg CB, Zhang ZF, Sun M, et al. Methodology for evaluating the incidence of second primary cancers with application to smoking-related cancers from the Surveillance, Epidemiology, and End Results (SEER) program. *Am J Epidemiol.* 1995;142:653–665.

73. Do KA, Johnson MM, Lee JJ, et al. Longitudinal study of smoking patterns in relation to the development of smoking-related secondary primary tumors in patients with upper aerodigestive tract malignancies. *Cancer.* 2004;101:2837–2842.

74. Schottenfeld D. Alcohol as a co-factor in the etiology of cancer. *Cancer.* 1979;43(suppl 5): 1962–1966.

75. Schottenfeld D, Fraumeni JF. In: *Cancer epidemiology and prevention.* 2nd ed.New York: Oxford University Press; 1996:xxi.

76. Pierce JP, Faerber S, Wright FA, et al. A randomized trial of the effect of a plant-based dietary pattern on additional breast cancer events and survival: the Women's Healthy Eating and Living (WHEL) Study. *Control Clin Trials.* 2002;23:728–756.

77. Rock CL, Natarajan L, Pu M, et al. Longitudinal biological exposure to carotenoids is associated with breast cancer-free survival in the Women's Healthy Eating and Living Study. *Cancer Epidemiol Biomarkers Prev.* 2009;18:486–494.

78. Calle EE, Rodriguez C, Walker-Thurmond K, et al. Overweight, obesity, and mortality from cancer in a prospectively studied cohort of U.S. adults. *N Engl J Med.* 2003;348:1625–1638.

79. Hisada M. Viral causes of cancer. In: Shields PG, ed. *Cancer risk assessment.* Taylor and Francis: Boca Raton; 2005:287–311.

80. de Araujo Souza PS, Sichero L, Maciag PC. HPV variants and HLA polymorphisms: the role of variability on the risk of cervical cancer. *Future Oncol.* 2009;5:359–370.

81. Schulz TF. Cancer and viral infections in immunocompromised individuals. *Int J Cancer.* 2009;125:1755–1763.

82. Oeffinger KC, Eshelman DA, Tomlinson GE, et al. Grading of late effects in young adult survivors of childhood cancer followed in an ambulatory adult setting. *Cancer.* 2000;88:1687–1695.

83. Sklar CA, Mertens AC, Mitby P, et al. Premature menopause in survivors of childhood cancer: a report from the childhood cancer survivor study. *J Natl Cancer Inst.* 2006;98:890–896.

84. Stevens MC, Mahler H, Parkes S. The health status of adult survivors of cancer in childhood. *Eur J Cancer.* 1998;34:694–698.

85. Children's Oncology Group. *Children's Oncology Group (COG).* Bethesda, MD: Children's Oncology Group.

86. National Cancer Policy Board (U.S.), Weiner SL, Simone JV. In: *Childhood cancer survivorship: improving care and quality of life.* Washington, DC: National Academies Press; 2003:xvi.

肿瘤支持治疗中的辅助治疗 **45**

Edzard K. Ernst

王世言 译　孙秀丽 校

针灸
定义
背景
临床证据
香薰疗法
定义
背景
临床证据
中药
定义
背景
临床证据
顺势疗法
定义
背景
临床证据
催眠疗法
定义
背景
临床证据
想象疗法
定义
背景
临床证据
推拿疗法
定义
背景
临床证据

音乐疗法
定义
背景
临床证据
反射疗法
定义
背景
临床证据
放松疗法
定义
背景
临床证据
精神疗法
定义
背景
临床证据
太极拳
定义
背景
临床证据
结论

辅助治疗的可能的定义，是指在常规治疗中不常采用的治疗手段。因为很多中心现在都常规地用辅助治疗，因此这个定义是有待商榷的。辅助医学，用我们自己的定义描述，就是通过作用于整体，满足需求而不是理论，或者使医学的基本概念多样化来辅助主流医学的诊断／治疗和（或）预防[1]。表 45-1 列出了肿瘤支持治疗中有最

相关的疗法。其中的很多疗法与直接风险无显著相关，但作为肿瘤主流治疗的一种替代治疗，辅助治疗可能会与某些间接风险的发生有关。幸运的是，这些在肿瘤支持治疗中不常发生。

在肿瘤支持治疗中应用这些治疗的目的是为了减轻癌症患者的症状或者期望提高幸福感、减轻痛苦并提高其生活质量。目前，很多癌症患者多接受辅助疗法[2,3]，但对辅助治疗缺乏相应的知识或只有错误的认识是阻碍辅助治疗的关键[4]。癌症患者尝试辅助和另类疗法（CAM）的原因多种多样，但是他们很少表达出对主流肿瘤支持疗法的不满[2]。

在下面的章节中，将在表45-1中简要描述这些治疗。同时概括与这些干预措施有关的试验证据摘要，更多的将在其他地方详细讨论[5-7]。

针灸

定义

针灸被描述为将针插入皮肤的特殊点，即所谓的穴位，从而达到治疗的作用。

背景

对于针灸的研究热潮始于20世纪70年代。

从那时期开始迅速地发展。针灸中有个基础的概念叫"气"[8]，常被译为"能量"。气通过12个经络腧穴循环于人体，其上有350个针灸穴位。传统的针灸医生将健康视为生命力的阴阳平衡。疾病是由于这两方不平衡所导致。因此，任何情况都可以用针灸治疗。目前为止没有充足的证据证明气或者穴位是真实存在的。现在的观点是通过神经生理的现象来解释针灸的作用方式。例如，针灸影响神经和肌肉系统，释放神经传导物质如阿片肽和5-羟色胺。

临床证据

表45-2是一个近期高质量的针灸用于肿瘤支持治疗的系统性回顾摘要[12-16]。

总的来说，这些回顾研究显示了针灸证据的不足，而且结果并不令人满意。只有对于化疗导致的恶心呕吐的治疗，存在确切的有力证据和肯定的数据[14]。由于大量的方法学和其他问题的影响，对于目前的证据，还需要有充足的解释空间。用假针灸（用来排除潜在安慰剂影响）的临床试验表明，真针灸和假针灸仅存在很小或者无差异。在很大程度上来说，这些和另外一些证据似乎表明[17]，针灸的临床效果起的是安慰剂效应[18,19]。针灸很少有严重的不良反应发生（例如气胸）。

表 45-1 肿瘤支持中的一些相关的治疗方法

治疗方法	用此种治疗的医院比例	证据	重要的直接危害（举例）
针灸	32	有充足的证据证明可以使化疗导致的恶心和呕吐缓解	气胸
香薰按摩	45	通过轻柔推拿起到放松的作用	无
中药	无资料	混合证据，仅有一些草药的证据是充足的	肝损害
顺势疗法	无资料	对高度稀释的治疗方法没有充足的证据	无
催眠疗法	16	减轻痛苦和焦虑有充足证据	无
想象疗法	45	可以使患者放松并减轻痛苦	无
推拿	87	对一系列症状都有效	无
音乐疗法	74	对减轻痛苦有效	无
反射疗法	19	对轻松的脚底按摩有充足的证据，但也仅此而已	无
放松疗法	无资料	临床试验结果相互矛盾	无
精神疗法	65	没有超越安慰剂效应	无
太极拳	无资料	可能有效，但是因为研究的缺陷，尚不确定	无

表 45-2 针灸用于肿瘤支持治疗的系统性综述

第一作者（年份）	项目	初步研究数量	结论（引用）
Lee（2009）[12]	前列腺癌中的潮热	6	证据不能令人信服
Lee（2009）[13]	乳腺癌中的潮热	6	证据不能令人信服
Ezzo（2006）[14]	化疗导致的恶心和呕吐	11	证据证明了穴位刺激的生物学效应
Lee（2005）[15]	癌症导致的疼痛	7	严格的临床试验不支持针灸有效
Jedel（2005）[16]	口干	3	没有证据证明针灸的有效性

香薰疗法

定义

香薰定义为通过使用植物精华来达到治疗的目的。

背景

芳香疗法专家一般会通过轻柔的按摩将精华油（从精华中提取）直接涂抹于皮肤上。根据所用油的化学成分，可起到放松或刺激作用。精油散发出的气味触发了控制情感反应的边缘系统。精华油被皮肤所吸收，因此可能会起到系统性的药理作用。然而香薰疗法中，起到令人放松作用的最重要元素是愉快轻柔的人工按摩。

临床证据

10个关于香薰和推拿疗法减轻癌症患者的随机对照试验（RCTs）的Cochrane分析中，研究者发现"香薰疗法对心理健康短期有效，极少有证据支持其对于焦虑有效。"[20]其他的RCTs不支持香薰疗法有助于控制癌症相关的症状[21]，或者是能够减轻疼痛、焦虑、抑或提高临终患者的生活质量[22]。其中一个RCT通过健康的志愿者测试，是否通过吸收熏衣草精华油或者迷迭香可以减轻对疼痛的敏感性，结果是否定的[23]。

中药

定义

中药定义为医用的、含有专有的植物成分的药物。

背景

目前，有两种完全不同的草药概念。一种是所谓的现代本草学（或者称植物医学），很多西方国家已开始将其应用到常规医学中。另一种则是以中医为主的更传统的草药学，其基本理论是阴、阳和气。在日本，这个体系发展成了汉方医学。印度的传统医疗体系，印度韦达养生学也常用草药混合物。这些传统体系的特点在于治疗的高度个体化（如有相同疾病的两个患者可以接受两种不同的草药制剂）。与现代植物医学相反，传统的草药医学体系主要应用不同草药的复杂混合物。

纯天然草本提炼精华含有药物活性成分。在很多情况下，活性成分可能在分子水平上发挥其作用，这些都鲜为人知。单一的主要成分可能有活性，而复杂的混合物经常能制造出联合的效果。已知的活性成分或标记物质可以使天然草药提取物标准化。

临床证据

必须根据各个草药制剂的个体来评估临床证据。在肿瘤支持治疗中，已经找到了一系列草药医学的初步证据。

- 在乳腺癌患者中，北美升麻（黑升麻）可以减轻潮热。
- 金盏菊精华可以减轻乳腺癌患者因放疗导致的皮炎。
- 生姜可以减轻化疗导致的恶心[24]。
- 银杏可以减轻乳腺癌治疗后的淋巴水肿症状。
- 一些中草药混合制剂可以改善癌症患者的症状。

中草药的合理应用有如此令人鼓舞的证据，但目前尚无很好的数据可以支持个性化的传统本草学疗法。

顺势疗法

定义

顺势疗法定义为用高度稀释的化学制剂作为治疗方法，这种化学制剂如果用于健康者，可引起疾病的相同一致临床表现（症状、临床体征和病理状态）。

背景

顺势疗法是由德国医生塞缪尔 - 哈内曼创立的。如今，它再次被广泛应用，不只是因为另类疗法的被广泛接受。顺势疗法基于两个原理。相似原理或者称"以毒攻毒"原理，即认为在健康志愿者中导致某种症状（如头痛）的疗法可以用于治疗那些真正头痛的患者。根据第二个原理，当受到增强作用时，顺势疗法会变得更有效，即这种作用在逐步稀释药剂并剧烈震荡这些化合物越来越强。因此，顺势疗法医师坚信他们的疗法临床有效，即使药物经多次稀释后已不含有原始药物的成分。这两个原则似乎都与科学相悖。

临床证据

一个循证医学回顾性研究了顺势疗法药物可能会减轻肿瘤治疗的不良反应的证据。回顾了 8 个随机对照试验和 2 个临床有益的低风险偏倚的研究，其一是金盏菊精油治疗放疗所致的皮炎，另一是专有的混合漱口水治疗化疗所致的口腔炎（Traumeels）。这两种制剂均无高度稀释，是顺势疗法的标志。

催眠疗法

定义

催眠疗法是诱导患者进入恍惚状态，从而使其放松，以达到治疗身心疾病的目的。

背景

1778 年，奥地利医生弗兰克安顿·麦斯麦创造了一种基于磁铁的催眠疗法。在英国的皇家专业调查委员会宣布催眠疗法的疗效是由于想象作用的结果之前，这个疗法都非常成功。现代催眠疗法的目的是通过将患者的注意力导向其内在，来诱导催眠状态，从而很易进入无意识的精神状态，使患者在行为、情绪或生理过程上获得自我控制。

临床证据

两个 Meta 分析 [27,28] 报道了催眠疗法中至高强度的镇痛效果。作者对 8 个基于儿科肿瘤患者的临床试验进行了系统性回顾，以评价催眠疗法对于手术相关疼痛和压力的有效性 [29]。对于 15 个儿童临床试验的催眠疗法的回顾，发现了其对于疼痛缓解、尿床和化疗相关痛苦的不充分证据 [30]。一个深层次的系统性回顾研究发现，对于催眠疗法有关成人癌症晚期患者的有效性，无令人信服的证据。

想象疗法

定义

想象疗法是利用患者的想象力和主观意象来放松自己的一种心身锻炼。

背景

想象疗法是一种形象化的锻炼，它基于两个理念：精神可以影响身体功能、通过形象化刺激大脑可以直接影响内分泌和神经系统。

临床证据

一个系统性回顾评价了想象疗法作为癌症患者治疗方法的证据，得出的结论是它可能有心理支持作用并能使患者痛苦缓和。另一个系统性回顾报道，终末期的患者，通过放松或想象可以减轻因口腔黏膜炎而致的疼痛 [33]。有学者认为想象疗法可以改变患者对疼痛的关注，从而减轻痛苦 [34]。据报道，患者手术后对于疼痛的减轻和更低剂量的止痛剂的需求，可以通过想象疗法得到满足 [35,36]。

推拿疗法

定义

推拿是用推、拿、提、捏、揉按压身体局部软组织的方法。

背景

现代推拿的发展要归功于瑞典的帕·亨里克·凌,他创立了一系列叫做瑞典推拿的揉捏和锻炼。19世纪中期,被美国引进,在20世纪早期之前,主要被内科医生所应用。人们对于推拿治疗的兴趣,从那以后逐渐下降,然后在20世纪70年代又开始热衷起来。

如今,推拿在很多国家都被认为是一种辅助疗法。

人们用多种多样的手法技巧来压迫和牵引,从而操纵身体的软组织。手工的压迫和摩擦作用于皮肤和皮下结构,从而影响血液和淋巴循环以及神经系统,如减少肌肉紧张。

临床证据

在肿瘤支持治疗中,推拿疗法的14个随机对照试验的系统性回顾显示了一系列肯定的疗效[37]:有效地缓解疼痛、恶心、焦虑、沮丧、愤怒、压力、疲劳等。

音乐疗法

定义

音乐疗法的定义为由音乐治疗师应用音乐来获得个体化治疗的目的。

背景

人们开始认识音乐疗法是在20世纪40年代的北美和南美。音乐疗法通常以心理分析、人文主义、认知行为或启发疗法为基础。比较善于被患者所接受的音乐疗法包括:听专门的音乐治疗师所弹奏的音乐;听由患者自己或治疗师为其所选和录制音乐。在有效的音乐治疗中,患者会沉浸于音乐所制造的环境中,伴随音乐治疗带来的感觉可激活和动机环路有关的大脑边缘系统或其他区域,随后产生相应的生理变化和身体反应。

临床证据

一个关于音乐作为医院患者的干预方法的系统性回顾分析,结果表明音乐可能是一个可以分散注意力的有效办法[38]。5项RCT发现音乐疗法并不比对照干预优越,只有一项RCT报道通过患者的控制装置,在音乐疗法组可发现术中音乐有少量的镇痛麻醉作用。

对那些正在经历手术的患者进行音乐疗法,一些RCT对其有效性进行了评估。调查者发现,此法对于经历不同类型的手术[39-51]和治疗[52-56]的患者的疼痛有很好帮助。

反射疗法

定义

反射疗法是用手按压足底的某一特殊部位的治疗方法,这个特殊部位是与身体的器官相关联的。

背景

在20世纪初,威廉·菲茨杰拉德发现人体被分为10个垂直区域,每个区域在足底都有代表,包括足趾。据此,身体的图表对应关系就形成了。反射疗法学家假设身体健康可以通过检测足底来评估,即来探测气血流通中的不平衡和障碍,根据不同情况可以表现为柔软、沙粒感或坚石感。按摩这些区域可影响身体的功能。关于身体器官或其他部位和足底的特殊区域之间的联系,没有已知的神经生理学作为基础。在一个双盲研究中,反射疗法并不优于任何一种医疗治疗手段。

临床证据

一个近期的系统性回顾研究,包括对所有健康问题行反射疗法的18项RCT和为癌症缓解行反射疗法的2项RCT[58,59]。这两种结果间互相矛盾,但是唯一的安慰剂对照研究未能显示积极的作用。因此可获得的数据,整体都不推荐使用反射疗法。

放松疗法

定义

放松疗法是用技巧刺激自主神经系统的"放松反应"。

背景

连续的肌肉放松是最常用的放松技巧中的一种。它所遵循的基础是:身体的任何部位,在肌肉完全放松的情况下是不可能会紧张的。另外,如果与不随意肌相连的骨骼肌松弛的话，可以减轻不随意肌的紧张。这种技巧是在要放松肌肉前拉紧它。被动肌肉放松牵涉到当聚焦于肌肉群时释放张力。渐进式肌肉放松和其他放松技巧形成了一个放松反应，结果是使供应肌肉的血液正常化，减少氧的消耗、心率、呼吸和骨骼肌的活动并增强皮肤的抵抗力和 α 脑电波。

临床证据

对于有慢性癌症疼痛的患者，一项 RCT 报道了放松疗法可以起到有效的作用[60]。然而，另一项 RCT 研究了经历直肠癌切除术的患者，结果显示想象和渐进式肌肉松弛疗法对其相关的镇痛效果和疼痛强度与无治疗的对照组相比无差异[61]。近期的一项 RCT 报道了 150 例乳腺癌患者所患潮热可以经过放松训练有效地缓解。

精神疗法

定义

精神疗法定义为治疗者和患者之间直接的感应，将其意向带往疾病改善的方向。

背景

精神疗法可以追溯至与圣经同期，并且一直都有其追随者。最近几年，在美国、英国和其他一些国家，精神疗法都获得了广泛的普及。精神疗法者相信其疗效是由特定的治疗能量决定的，此能量的来源是治疗者与患者之间的沟通。治疗者的中心目标是为了提高或促进患者的自我治疗能力。然而，没有科学证据可支持这种能量的存在，也没有科学根据可供精神疗法这种概念做基础。

临床证据

对所有治疗类型的一个系统评价[64]，包括 23 项安慰剂对照的随机对照试验，涉及近 3000 例患者，他们中的多数人都遭受着慢性疼痛。这些研究中约有一半是有利的结果。然而，因为很多方法学的局限性，还无法得出确切的结论。最新一个回顾性分析，包括 8 个附加的非随机和 9 个随机临床试验[65]。这些附加的数据的结果不支持精神疗法比安慰剂好的这一结论。循证医学还未发现令人信服的证据显示代祷可以缓和各种身体不适[66]。一项有关代祷的最大 RCT 显示精神疗法无特殊的疗效[67]。最近的一个 RCT，对 20 个慢性疼痛的患者进行研究，表明精神疗法对于疼痛的效果并不比安慰剂组好。

太极拳

定义

太极拳是一种系统的动作和姿势，源于古代中国的武术和哲学，目的在于促进身心健康。

背景

在中国，太极拳历史悠久，被普遍采用。如今，在国外也很流行。它由柔和优雅的动作将许多不用风格样式的姿势连接起来。

太极拳依据的是阴阳之理。太极拳动作缓慢，除可以锻炼机体外，还会对心血管和肌肉系统产生影响。像其他类型的体育锻炼一样，这些刺激使肌肉产生了适应。除适应的作用之外，这些效果还会产生有益于的心血管作用[69]，且可以增加力量理疗，提高平衡感和协调性[70]。

临床证据

9 个 RCT 对有慢性病的患者经过太极锻炼后的健康结局进行系统评价[71]。结论显示太极对生理和社会心理有益且安全，对那些有慢性病的老年患者，有利于促进他们平衡控制、灵活性和心血管系统的健康。但这些研究很多都不严谨。因此，对太极益处的报道很难得出确切的结论。4 个临床试验中，对太极在肿瘤支持治疗中的系统性评价得出的结论显示由于原始数据的缺乏和低质量，证据不足以令人信服。

结论

癌症患者对支持治疗的需求有很多得不到满足[73]。常被归类为辅助治疗的一些治疗方法，对这些需求的满足显示了巨大的可能性。然而，现有的临床试验大多量少且质量不高，因而不能得出确切的结论。因此我们需要更多的研究，特别是对那些到目前为止已经得出令人鼓舞的结果的治疗方法进行研究。为了明确这些治疗方法的价值，我们特别需要对那些常规治疗方法与非常规治疗方法的有效性进行对比研究。同时，肿瘤支持治疗的提供者需要知道现存的证据[74]，并明智地对患者选择应用其有益之处。

参考文献

1. Ernst E, Resch KL, Mills S, et al. Complementary medicine—a definition. *Br J Gen Pract.* 1995;45:506.

2. Newsom-Davis T, Kenny L, Al-Shakarchi I, et al. Voodoo dolls and the cancer patient: patients do trust their doctors. *Q J Med.* 2009;(Jan):1–9.

3. Kozak LE, Kayes L, McCarty R, et al. Use of complementary and alternative medicine (CAM) by Washington state hospices. *Am J Hosp Palliat Care.* 2009;25:463–468.

4. Corner J, Yardley J, Maher EJ, et al. Patterns of complementary and alternative medicine use among patients undergoing cancer treatment. *Eur J Cancer Care.* 2009;18:271–279.

5. Ernst E, Pittler MH, Wider B, et al. *Complementary therapies for pain management.* St Louis: Mosby/Elsevier; 2007.

6. Ernst E, Pittler MH, Wider B, et al. *The desktop guide to complementary and alternative medicine.* 2nd ed. Edinburgh: Mosby/Elsevier; 2006.

7. Ernst E, Pittler M, Wider B, et al. *The Oxford handbook of complementary medicine.* Oxford: Oxford University Press; 2008.

8. Kaptchuck TJ. Acupuncture: theory efficacy and practice. *Ann Intern Med.* 2002;136:374–383.

9. Ramey DW. Acupuncture points and meridians do not exist. *Sci Rev Alt Med.* 2001;5:140–145.

10. Han J, Terenius L. Neurochemical basis of acupuncture analgesia. *Ann Rev Pharmacol Toxicol.* 1982;22:193–220.

11. Andersson S, Lundeberg T. Acupuncture—from empiricism to science: functional background to acupuncture effects in pain and disease. *Med Hypotheses.* 1995;45:271–281.

12. Lee MS, Kim K-H, Shin B-C, et al. Acupuncture for treating hot flushes in men with prostate cancer: a systematic review. *Support Care Cancer.* 2009;17:763–770.

13. Lee MS, Shin B-C, Ernst E. Acupuncture for treating menopausal hot flushes: a systematic review. *Climacteric.* 2009;12:16–25.

14. Ezzo JM, Richardson MA, Vickers A. et al. Acupuncture-point stimulation for chemotherapy-induced nausea or vomiting. *Cochrane Database Syst Rev.* 2006;19:CD002285.

15. Lee H, Schmidt K, Ernst E. Acupuncture for the relief of cancer-related pain—a systematic review. *Eur J Pain.* 2005;9:437–444.

16. Jedel E. Acupuncture in xerostomia—a systematic review. *J Oral Rehabil.* 2005;32:392–396.

17. Kaptchuk TJ, Stason WB, Davis RB, et al. Sham device and inert pill: randomised controlled trial of two placebo treatments. *BMJ.* 2006;332:391–397.

18. Ernst E. Acupuncture—a critical analysis. *J Intern Med.* 2006;259:125–137.

19. Moffet HH. Sham acupuncture may be as efficacious as true acupuncture: a systematic review of clinical trials. *J Altern Complement Med.* 2009;15:213–216.

20. Fellowes D, Barnes K, Wilkinson S. Aromatherapy and massage for symptom relief in patients with cancer. *Cochrane Database Syst Rev.* 2004; CD002287.

21. Wilcock A, Manderson C, Weller R, et al. Does aromatherapy massage benefit patients with cancer attending a specialist palliative care day centre? *Palliat Med.* 2004;18:287–290.

22. Soden K, Vincent K, Craske S, et al. A randomized controlled trial of aromatherapy massage in a hospice setting. *Palliat Med.* 2004;18:87–92.

23. Gedney JJ, Glover TL, Fillingim RB. Sensory and affective pain discrimination after inhalation of essential oils. *Psychosom Med.* 2004;66:599–606.

24. Levine ME, Gillis MG, Koch SY, et al. Protein and ginger for the treatment of chemotherapy-induced delayed nausea. *J Altern Complement Med.* 2008;14:545–551.

25. Guo R, Canter PH, Ernst E. A systematic review of randomised clinical trials of individualised herbal medicine in any indication. *Postgrad Med.* 2007;83:633–637.

26. Kassab S, Cummings M, Berkovitz S, et al. Homeopathic medicines for adverse effects of cancer treatments. *Cochrane Database Syst Rev.* 2009;(2) CD004845.

27. Montgomery GH, DuHamel KN, Redd WH. A meta-analysis of hypnotically induced analgesia: how effective is hypnosis? *Int J Clin Exp Hypn.* 2000;48:138–153.

28. Montgomery GH, David D, Winkel G, et al. The effectiveness of adjunctive hypnosis with surgical patients: a meta-analysis. *Anesth Analg.* 2002;94:1639–1645.

29. Richardson J, Smith JE, McCall G, et al. Hypnosis for procedure-related pain and distress in pediatric cancer patients: a systematic review of effectiveness and methodology related to hypnosis interventions. *J Pain Symptom Manage.* 2006;31:70–84.

30. Milling LS, Costantino CA. Clinical hypnosis with children: first steps toward empirical support. *Int J Clin Exp Hypn.* 2000;48:113–137.

31. Rajasekaran M, Edmonds PM, Higginson IL. Systematic review of hypnotherapy for treating symptoms in terminally ill adult cancer patients. *Palliat Med.* 2005;19:418–426.

32. Roffe L, Schmidt K, Ernst E. A systematic review of guided imagery as an adjuvant cancer therapy. *Psychooncology.* 2005;14:607–617.

33. Pan CX, Morrison RS, Ness J, et al. Complementary and alternative medicine in the management of pain, dyspnea, and nausea and vomiting near end of life: a systematic review. *J Pain Symptom Manage.* 2000;20:374–387.

34. Lewandowski W, Good M, Draucker CB. Changes in the meaning of pain with the use of guided imagery. *Pain Manag Nurs.* 2005;6:58–97.

35. Tusek DL, Church JM, Strong SA, et al. Guided imagery: a significant advance in the care of patients undergoing elective colorectal surgery. *Dis Colon Rectum.* 1997;40:172–178.

36. Laurion S, Fetzer SJ. The effect of two nursing interventions on the postoperative outcomes of gynaecologic laparoscopic patients. *J Perinesth Nurs.* 2003;18:254–291.

37. Ernst E. Massage therapy for cancer palliation and supportive care: a systematic review of randomised clinical trials. *Support Care Cancer.* 2009;17:333–337.

38. Evans D. The effectiveness of music as an intervention for hospital patients: a systematic review. *J Adv Nurs.* 2002;37:8–18.

39. Good M, Anderson GC, Stanton-Hicks M, et al. Relaxation and music reduce pain after gynecologic surgery. *Pain Manag Nurs.* 2002;3:61–70.

40. Good M, Anderson GC, Ahn S, et al. Relaxation and music reduce pain following intestinal surgery. *Res Nurs Health.* 2005;28:240–251.

41. Good M, Stanton-Hicks M, Grass JA, et al. Relaxation and music to reduced postsurgical pain. *J Adv Nurs.* 2001;33:215.

42. Good M, Stanton-Hicks M, Grass JA, et al. Relief of postoperative pain with jaw relaxation, music and their combination. *Pain.* 1999;81:163–172.

43. Kshettry VR, Carole LF, Henly SJ, et al. Complementary alternative medical therapies for heart surgery patients: feasibility, safety, and impact. *Ann Thorac Surg.* 2006;81:201–205.

44. Nilsson U, Rawal N, Unosson M. A comparison of intra-operative or postoperative exposure to music—a controlled trial of the effects on postoperative pain. *Anaesthesia.* 2003;58:699–703.

45. Nilsson U, Rawal N, Enqvist B, et al. Analgesia following music and therapeutic suggestions in the PACU in ambulatory surgery: a randomized controlled trial. *Acta Anaesthesiol Scand.* 2003;47:278–283.

46. Nilsson U, Unosson M, Rawal N. Stress reduction and analgesia in patients exposed to calming music postoperatively: a randomized controlled trial. *Eur J Anaesthesiol.* 2005;22:96–102.

47. Menegazzi JJ, Paris PM, Kersteen CH, et al. A randomized, controlled trial of the use of music during laceration repair. *Ann Emerg Med.* 1991;20:348–350.

48. Nilsson U, Rawal N, Unestahl LE, et al. Improved recovery after music and therapeutic suggestions during general anaesthesia: a double-blind randomised controlled trial. *Acta Anaesthesiol Scand.* 2001;45:812–817.

49. Voss JA, Good M, Yates B, et al. Sedative music reduces anxiety and pain during chair rest after open-heart surgery. *Pain.* 2004;112:197–203.

50. Heitz L, Symreng T, Samman FL. Effect of music therapy in the postanesthesia care unit: a nursing intervention. *J Post Anesth Nurs.* 1992;7:22–31.

51. Cepeda MS, Diaz JE, Hernandez V, et al. Music does not reduce alfentanil requirement during patient-controlled analgesia (PCA) use in extracorporeal shock wave lithotripsy for renal stones. *J Pain Symptom Manage.* 1998;16:382–387.

52. Chan YM, Lee PW, Ng TY, et al. The use of music to reduce anxiety for patients undergoing colposcopy: a randomized trial. *Gynecol Oncol.* 2003;91:213–217.

53. Lee DW, Chan KW, Poon CM, et al. Relaxation music decreases the dose of patient-controlled sedation during colonoscopy: a prospective randomized controlled trial. *Gastrointest Endosc.* 2002;55:33–36.

54. Uedo N, Ishikawa H, Morimoto K, et al. Reduction in salivary cortisol level by music therapy during colonoscopic examination. *Hepatogastroenterology.* 2004;51:451–453.

55. Kwekkeboom KL. Music versus distraction for procedural pain and anxiety in patients with cancer. *Oncol Nurs Forum.* 2003;30:433–440.

56. Jacobson AF. Intradermal normal saline solution, self-selected music, and insertion difficulty effects on intravenous insertion pain. *Heart Lung.* 1999;28:114–122.

57. White AR, Williamson J, Hart A, et al. A blinded investigation into the accuracy of reflexology. *Complement Ther Med.* 2000;8:166–172.

58. Ernst E. Is reflexology an effective intervention? A systematic review of randomised controlled trials.

Med J Aust. 2009;191:263–266.

59. Hodgson H. Does reflexology impact on cancer patients' quality of life? *Nurs Stand.* 2000;14:33–38.

60. Reinhardt U. Investigations into synchronisation of heart rate and musical rhythm in a relaxation therapy in patients with cancer pain. [In German]. *Forsch Komplementarmed.* 1999;6:135–141.

61. Haase O, Schwenk W, Hermann C, et al. Guided imagery and relaxation in conventional colorectal resections: a randomized, controlled, partially blinded trial. *Dis Colon Rectum.* 2005; online. doi:10.1007/s10350-005-0114-9.

62. Fenlon DR, Corner JL, Haviland JS. A randomized controlled trial of relaxation training to reduce hot flashes in women with primary breast cancer. *J Pain Symptom Manage.* 2009;35:397–405.

63. Hodges RD, Scofield AM. Is spiritual healing a valid and effective therapy. *J Roy Soc Med.* 1995;88:203–207.

64. Astin J, Harkness E, Ernst E. The efficacy of spiritual healing: a systematic review of randomised trials. *Ann Intern Med.* 2000;132:903–910.

65. Ernst E. Distant healing—an "update" of a systematic review. *Wien Klin Wochenschr.* 2003;115:241–245.

66. Roberts L, Ahmed I, Hall S. Intercessory prayer for the alleviation of ill health. *Cochrane Database Syst Rev.* 2000;(2) CD000368.

67. Krucoff MW, Crater SW, Gallup D, et al. Music, imagery, touch, and prayer as adjuncts to interventional cardiac care: the Monitoring and Actualisation of Noetic Trainings (MANTRA) II randomised study. *Lancet.* 2005;366:211–217.

68. Lyvers M, Barling N, Harding-Clark J. Effect of belief in "psychic healing" on self-reported pain in chronic pain sufferers. *J Psychosom Res.* 2006;60:59–91.

69. Taylor-Piliae RE, Froelicher ES. Effectiveness of Tai Chi exercise in improving aerobic capacity: a meta-analysis. *J Cardiovasc Nurs.* 2004;19:48–57.

70. Wolfson L, Whipple R, Derby C, et al. Balance and strength training in older adults: intervention gains and Tai Chi maintenance. *J Am Geriatr Soc.* 1996;44:498–506.

71. Wang C, Collet JP, Lau J. The effect of Tai Chi on health outcomes in patients with chronic conditions: a systematic review. *Arch Intern Med.* 2004;164:493–501.

72. Lee MS, Pittler M, Ernst E. Is tai chi an effective adjunct in cancer care? A systematic review of controlled clinical trials. *Support Care Cancer.* 2007;15:597–601.

73. Harrison JD, Young KJM, Price MA, et al. What are the unmet supportive care needs of people with cancer? A systematic review. *Support Care Cancer.* 2009;17:1117–1128.

74. Broom A, Adams J. Oncology clinicians' accounts of discussing complementary and alternative medicine with their patients. *Health.* 2009;13:317–336.

5

沟通与决策

本篇提纲

46 癌症患者预后的评估

Sheldon Kwok,Nadia Salva,Jocelyn Pang and Edward Chow

康　山 译校

"医生，我还能活多久？"这个问题几乎每个癌症晚期的患者都渴望知道，同时也是医生很害怕回答的问题[1,2]。预测一个患者可以存活多长时间是医生面对的非常困难的问题，也是患者及其家属选择好的治疗方案或结束生命的关键[3,4]。

预后不仅仅是预测一个人的生存时间，在流行病学也是用来评估疾病的自然周期相对风险的例词，它包括可能发生的多种情况[2]。预后、诊断和治疗对高质量的医学实践来说是传统的临床技能[1,5]。在这些技能中，我们对预后的研究是最少的[2,6]。文献对预后方面的研究较少，医学院校也没有专门的有关预后方面的学科[6]。

预后就是预测事情的结局，如死亡，通常是由内科医生来担当的，但也可以由其他专业保健人员来完成[6]。诊断和预后最重要的区别是，诊断是静态的，而预后却是动态的。随着时间的推移，患者的诊断通常不变，而疾病的预后则可能发生了很多次改变[2]。

预后的定义

预后在晚期癌症患者中意义重大，因为它关系到医疗保健人员、患者及家属制订重要的临床决策，姑息疗法和支持疗法或死亡前的准备[1,3,4,7]。晚期癌症患者的预后与疾病早期的预后是不同的。预后不再是基于肿瘤的部位和疾病处于的期别，它与患者的症状和一般状况相关[8,9]。

了解有关预后的知识是非常重要的。预后可对一个人寻找其家庭护理或合适的疗养院提供一个估计；使用合适的医疗方法将会减少经济负担，且提供最佳的临终关怀[1]。当患者权衡延长生命伴随而来的不能预料的症状和相关治疗的风险后，能够选择正确的治疗策略。此外，当延长生命不可能时，医生能够指导患者选择支持疗法或者能够提高生活质量的服务[8,10]。当患者不了解自己的预后时，可能产生不切实际的期望[4]。此外，准确的评估预后可以帮助癌症晚期患者制订相关的临床试验或设计新的临床试验。

预后的挑战

医生从来都不能准确估计寿命。预后一定是概率，而不是作为个体的估计。问题是预后呈现的概率不能仅从字面上理解，通常基于一个小的样本预后研究，不能代表一般人群的患者[2]。临床医生知道文献中所存在的内在偏倚是很重要的。当制定一个预后因素时，临床医生必须考虑研究对象符合入选研究标准的患者预后较不符合入选研究标准患者预后更好[2]。这表明研究人群的患者预后可能不适用于一般的晚期肿瘤患者人群。

对很多临床医生来说，当与患者谈论预后时，提供给他们一定的希望是个具有挑战性的事情[2]。在患者有限的生命时段给予其希望很重要的[11,12]，而不是告诉其残酷的现实和不可能有奇迹发生的绝望[13,14]。研究表明，临床医生多过度乐观，经常过高地估计预后[3,7,15,16]。这将延误姑息治疗和临终关怀时机和患者逝世前的准备[7]。

当提供预后信息时，文化差异的敏感性是很重要的。在有些文化中，只向患者的家庭成员提供关于预后的信息是很正常的，他们选择是否与患者分享关于预后的信息。留心这些差异和避免文化观念对已经满载着交代预后的困难任务的临床医生是有挑战性的[2]。告诉某个患者还有多少生存时间，这本身就是很有挑战性的事情。虽然预测预后对临床医生来说是个挑战，但是对很多医生来说，与患者讨论关于预后的事情是更困难的事情[2]。

患者对预后的理解

文献表明，患者通常误解提供给他们的预后信息[17,18]。许多关于乳腺癌的研究表明，患者对他们的预后了解得很少[19-23]。即使与他们的医生交流后，患者对预后仍倾向于过度乐观[24]。

Weeks 等评估了患者对他们的预后了解，结果他们更偏爱安慰治疗对延长寿命的关联研究[25]。研究者发现，多数患者相信 90% 或更多的机会能存活超过 6 个月。因此，更愿意选择延长生命，而不是安慰疗法。Weeks 还发现选择延长生命治疗的患者是那些选择入院行安慰治疗、试图复苏、

或者死在呼吸机上的患者的 1.6 倍。仅仅选择安慰治疗的患者的 6 个月生存期差异无统计学意义。

本章由临床医生，包括医生、护士、咨询师和其他接触到晚期癌症患者工作人员编写。目的是能概要显示与晚期癌症患者寿命关联的重要因素，希望能够提供有效的预后模式，将来有一种理想的收容所或门诊为患者预后提供咨询。本章主要内容包括：

- 生存的临床预测
- 预测因素
- 预后的工具和模型
- 沟通预后
- 伦理问题
- 结论

生存的临床预测

生存的临床预测（clinical predictions of survival, CPS）影响医生的决策，同时能帮助其制定支持疗法和资源分配[26]。这些对患者及其家属来说是至关重要的，使他们能够充分利用所剩余的时间。Ⅰ期临床试验，医生必须预测患者的生存时间，也包括为收容所时间提供参考[27]。尽管一致认为患者临终关怀应采取支持治疗和对症治疗[28,29]，但很少患者死在家里，这是个最适合死亡的地方[30]；少于 20% 的患者死于临终关怀医院[31]，多数患者死于急症护理医院[30,32]。这些调查结果可能的解释是疾病生存的临床预测存在错误[3,7,15,16]。

准确生存的临床预测

Chow 等在 2001 年进行了系统的回顾，检查了癌症终末期患者临床预后生存的准确性[3]。他们选择 1980—1999 年间的 12 个研究，其中 9 个研究显示生存评估趋向于不正确的乐观方向；然而，获得生存的临床预测方法和临床预测方法的错误定义各个研究都不尽相同。Chow 等表示，过度使用生存的临床预测来进行生存预测，在不能正确预测生存时，常常导致不正确的信息和姑息疗法的选择。

Weeks 等在 1998 年的研究表明对预后评估过度乐观的患者往往比较大胆，然而胆小的患者，延长生命的方法多选姑息疗法，主要集中在缓

解疼痛和不适[25]。这些研究的结果表明，精确预测模型在姑息疗法中，不但依赖疾病的临床预测，而且也应考虑其他临床表现如一般状况和体重减轻等[33]。

Glare 等[1] 于 2003 年的一项系统回顾性研究检测了癌症晚期患者的 CPS 的精确性。该研究共纳入 1972—2000 年期间 8 个有价值的研究中共 1563 例个体的预后 - 生存二联体。中位的 CPS 是 42 天，而中位的实际生存期（AS）时间为 29 天，表明 CPS 的结果过于乐观。Glare 等还发现 CPS 越长，实际生存（AS）的变异性就越大；当 CPS 超过 6 个月时，其对 AS 就失去了预测意义。然而，作者还发现在此 8 个研究中，CPS 的对数转化与 AS 的对数转化有明显的相关性。结果表明 CPS 其本身存在着局限性，但其仍是最好的生存预测指标之一，并能让临床医师敏感的觉察病情的恶化趋势。Vigano 等在 2000 年的一项研究也获得了相似的结论[34]。

有学说认为，生存预测与气象学中的"地平线效应"原理相似，即短期的预测与长期预测相比较更加准确[3, 34, 35]。在预测的问题中，通过地平线效应观察到，CPS 用于类似于预测患者生命终点的短期预测比预测几个月，甚至更长时间的长期生存预测更加准确。Glare 等[1] 的系统回顾性研究支持地平线效应这个概念在 CPS 中的应用，但是另外有一些研究得出了不一致的结论[36-39]。其他的一些研究趋势主要是通过一些方法旨在提搞预测能力，主要包括重复评估、临床医师经验[3,8]，同时值得注意的是，强大的医患关系也降低预测准确度[40]。

文献表明，CPS 和患者的卡氏评分呈正相关（$r = 0.61$），表明临床医师在作出生存与测试时要考虑到患者的体能状态[8,41]。提示为了更好地理解 CPS 的合理性，我们在此课题上还需做更多的研究。

预见和预言

预后评估除了要面对建立一个精确的 CPS 困难外，也给临床医师带来了更具有挑战性的任务，即关于预后问题和患者之间进行良好的交流。Lamont 和 Christakis[27] 把预后评估分为两个独立的范畴：预见和预言。预见是指从业医师进行的生存评估，预言主要是指关于预后和患者之间进行

的交流。他们的研究表明，临床医师不仅在预见患者的预后方面犯了过于乐观的错误，而且在与患者交流预后的问题上也存在着同样的错误。在预言问题上错误的潜在性原因就是临床医师渴望能够为患者提供一定希望[42]。这种希望和乐观是医生和患者的共同需要。但是，在培养符合现实的希望和产生脱离现实的期望之间存在着细微的界限，处理不当就会造成过度医疗处置[13]。

过去的研究主要关注于调查晚期癌症患者的偏好在生存预后评估中的作用。大多数患者渴望了解关于他们疾病的详细信息，但是他们更乐于谈论从他们的陪护者那里得到的信息的形式、范围和时间[43-45]。精神压力大的患者更加关注的是如果不加治疗，他们所能存活的最短时间，压力较小的患者更加倾向于对预期生存率避而不谈[43]。对于期望生存更长时间的患者，更乐于在他们第一次咨询的时候谈论预后问题，而对于正在培育孩子的患者，则喜欢选择以后或者就干脆不再讨论预后问题[43]。

尽管患者渴望知道自己还能生存多长时间，但是研究表明，医生和患者之间关于预后的信息交流却不是很频繁[47-48]。文献中更加关注患者能否完全理解他们所得到的信息[18,49]。患者和医生之间关于预后的交流存在困难，是显而易见的，并且当病情恶化时，这种交流将变得更加困难[42]。

Butow 等[13] 在 2002 年对 7 个关于泄露预后信息给转移性肿瘤的患者题目进行了研究：

1. 在一种关心、信任、持久的关系中进行交流；
2. 患者对于预后信息的偏好公开并重复商议；
3. 在需要的地方，关于预后问题的清晰、直率的表达；
4. 确保患者能够理解的策略；
5. 希望的鼓舞作用以及对照的意义；
6. 在多学科的领域里交流的一致性；
7. 与家庭中的其他成员之间的交流以及关怀，这些人的需要也许和患者不同。

与晚期癌症患者对预后问题进行交流是一项具有挑战性的任务，并且临床医师必须要记住，每一个患者都是一个独立的个体，有自己的特殊需要和偏好，而且这种需要和偏好在疾病发展的过程中会发生改变[50]。

模型需求

由于临床医师在预见和预言患者的预后问题中所面对的困难和所有的不确定性，更多的关注点被放在了寻找生存的预测标记物，这可能帮助临床医师对相似的患者做出更好的预后评估[51]。CPS 作为一项评估预后的工具，其主要优点是灵活性和有效性[8]。但是，另外有临床心理学的研究表明，统计学方法在生存预测及其他的人类行为中比 CPS 更具有优越性[52]。在 Maltoni 等[9]的系统回顾性研究中，推荐联合 CPS 和其他的预后因素对生存的预后评估问题进行改进。

预测因素

已证实晚期癌症患者有多种死亡原因。这些原因在很多情况下并未出现明显的预测信号[34]。对晚期癌症患者预后因素的认识是很重要的，因为这些与早期患者的不同[8,9]。尽管诊断学、病理学及治疗相关的因素对早期癌症患者至关重要，但是他们对晚期癌症患者预后评估的准确性并无价值[8]。识别影响预期寿命的预测因素，对作出恰当的临床决策和有效的利用资源有很重要的作用。了解这些因素，也将有利于医生和患者间对预后问题进行交流[53]。

单独使用 CPS 进行临床生存预测，结果往往是不准确的[53]。研究表明，CPS 的预测结果往往是高于实际生存率的 3～5 倍，而临床医师的评估结果仅仅低于实际 20%[53]。为了改善临床医师的预测水平，许多研究小组都对特定的预后因素进行了研究，以判断哪个因素和实际的生存率相关[54]。

两个系统的回顾性研究概括说明了已经证实的预后因素，也是晚期癌症患者预测预期寿命的很好的预测指标[9,34]。Vigano 等[34]对 22 项研究进行了总结，共有 136 个因素被认为和生存率有关。定性的探讨这些研究得出的因素，被认为是"可能"或者是"明确的"与减少预期寿命有关。这些可能有关的因素主要包括性别、原发肿瘤位置、疼痛、血浆白蛋白和心动过速。那些被认为明确相关的因素主要包括低体能状态、CPS、认知缺损、食欲缺乏、呼吸困难、口干、体重减轻和吞咽困难。一项更新的来自欧洲姑息护理协会委员会[9]的研究结果与之相似，研究中身体的、心理的和

生物学的因素被认为和有限的生存期有关。他们列举了和预后有明确相关性的因素主要包括 CPS、体能状态、癌症患者的厌食 - 恶病质综合征和体征（主要包括体重减轻、吞咽困难和口干）、谵妄、呼吸困难、白细胞增多、淋巴细胞减少、C 反应蛋白含量和预后评分。作者还列出了一系列可能与预后有关，但尚未被证实的因素。

根据这项研究，以下的预测因素被认为与预后有高度的相关性，所以加以详细讨论，这些因素包括：体能状态、厌食 - 恶病质综合征、呼吸困难、谵妄和生物学因素。

体能状态

体能状态是与预后有关因素中研究最多的因素，已经表现和生存预测一致的相关性[8]。Maltoni 等[9]的一项研究发现，20 项相关研究都把体能状态作为评估预后最重要的指标，最常用于评估体能状态的方法主要包括卡氏评分（KPS）和姑息绩效评分（PPS）[53]。在这些方法中 KPS 在评估癌症患者的体能状态中的应用最为广泛[3]。当 KPS 评分低于 50 时，常表示预期寿命的缩短[9]。尽管体能状态被认为是影响预后的最重要的因素之一，它在实际生存率的变异中只占有很少的百分比[8]。

Anderson 等认为 PPS 可以代替 KPS[55]。与 KPS 相似，PPS 也将患者从 0 到 100 进行评分，0 分表示死亡，100 分表示正常功能，并给口腔的进气量和意识状态进行分级[55]。PPS 评分系统作为一个很好的评估预后指标与 KPS 以及患者的机体功能之间有很好的相关性。一些争议性的意见主要是认为不同的 PPS 评分能否代表不同的生存率，而不是仅仅代表三组预后状态，即 10～20 分代表 1 周、30～50 分代表 1 个月、60～70 分代表 3 个月[8]。与 CPS 相似，体能状态作为评估预后的指标增加了其他指标用于鉴定的准确性。

厌食 - 恶病质综合征

厌食 - 恶病质综合征是一组常见的临床症状，包括体重减轻、吞咽困难和口干。晚期癌症患者 80% 以上存在恶病质症状[53]。当一个患者出现了厌食、吞咽困难和体重下降则认为患者可能出现了癌症晚期的临床症状[56]。体重减轻与长期和短期生存的差异相关，据报道体重减轻在癌症治疗

中是一个不利因素，能降低人体功能状态[57]。研究表明，在患病的前 6 个月大于 5% 的体重下降是一个预兆性的症状，是独立于其他因素之外的一个非常有价值的预后因素[58]。在癌症人群中的体重下降和正常人群中的体重下降是不同的，在癌症患者中体重下降导致肌肉组织的消耗，而不是脂肪组织消耗。因为肌肉组织负责的身体的各种功能，对于人的生存是必不可少的。因此，丢失过量的肌肉组织（> 40%）将会降低生存期[57]。体重下降与患者关系密切，因为此迹象象征着接近死亡和失控[59]，而且在晚期患者中应用药物对抑制或减轻体重丢失是没有什么作用的。

呼吸困难

呼吸困难也被称为呼吸急促，在晚期癌症患者中很常见[60]。它是人的呼吸的一种状态，那种经历是一种很不愉快的感觉。21% ~ 71% 的癌症患者将经历呼吸困难，在病情严重将要死亡的患者身上，经常会发生这种情况[53,60]。在晚期癌症患者身上已经证明呼吸困难与肌肉的消耗及减弱存在高度相关系[56]。相较于其他预后因素，呼吸困难是与短期预后关系最密切的[56]。Hard 的研究中[6]，通过多变量分析表明，患者在肿瘤医院中接受一疗程的姑息治疗后呼吸困难是死亡风险相对最高的两个因素之一。呼吸困难的病理生理学机制较少。因此，它仍然是一种难以治疗的症状。把呼吸困难作为判断预后的标准，签于其很难辨认，为了提高它的作用，设计出一种更有效的提示它存在的方法是很重要的。

谵妄

在癌症人群中谵妄被定义为：意识强烈的无序状态，包括意识或知觉或认知的混乱，注意力、记忆力、精神运动行为、情感和睡眠 - 觉醒周期的混淆、迷惑和变化[62]。谵妄是死亡前期非常有力的一个预兆，它通常被认为是死亡过程的精神活动表现。

谵妄是濒死状态的一个非常有效的预测，因为它通常被视为死亡过程的神经学表现。谵妄经常被证实是一个生存的独立预后指标[53,62]。在姑息治疗的患者中谵妄出现的原因是多因素的，三分之二的病例中包括服用阿片类药物、代谢紊乱、

感染、最近接受过麻醉或手术、脱水、器官衰竭和皮质类固醇治疗等。通过询问病史，治疗患者症状和收集影响预后的关键性信息对认清可逆转性谵妄是重要的[62]。

生物因素

三个最常报道的、对预后有重要意义的生物学因素是白细胞增多、淋巴细胞减少和 C 反应蛋白水平[9,53,63]。这些生物学参数已经证明在患者疾病晚期对预后有显著意义[9]。在晚期癌症人群中研究生物因素经常是困难的，因为如果不是必须的侵入性的血液检测，患者就难以接受[9]。虽然另外有研究评估生物预后因素所扮演的角色；然而，目前研究主要着眼于这三个前面提及的参数作为有效性预后指标[34]。

许多因素已经作为预后的预测因子加以研究。文献一致表明晚期癌症的预后因素与疾病早期预后的预测因素是不同的[53]。因为癌症患者具有异质性，很难识别并研究，并保留有效性高的预测因子[4]。因此，需通过统计学方法，在特定人群中确立和验证预后高度相关模型预测因素。

预后工具和模型

预后工具已经建立多年，可提高生存预测的准确性。临床医生多过高估生存[3,12,16,32]，不仅医疗保健者提高决策需要预测模型，而且预测模型有利于患者和家属估计最后剩余时间[31]。一般癌症患者的预后由肿瘤相关因素决定，包括临床、影像、实验室检查、病理和分子生物学特征。不幸的是，这些模型需要测试，对姑息治疗的人群是不适合的，并且在预测晚期癌症患者的短期结果上缺乏准确性[64]。因此，结合患者相关的预后因素，为晚期癌症患者建立更新的模型，以显示与生存的相关。但由于癌症患者与 CPS 的不准确预后变量间的差异，所以没有一个通用预测工具广泛用于预测晚期癌症患者的结局[65]。因此，几个验证预后的模型将一起讨论，包括姑息预后评分（PaP）、姑息性能指数（PPI）和姑息放射疗法门诊患者的生存预测模型。PaP 评分和 PPI 是欧盟推荐使用的、用于姑息医学系统性预后因素分析的两个预后评分或指数[9]。

姑息预后评分

姑息预后（PaP）评分制定于 1999 年，试图确定临床和生物预后因素，用于癌症临终阶段患者生存预测[65,66]。自 1992 年 10 月到 1993 年 11 月，皮洛瓦诺等[66] 从意大利临终关怀中心登记了 540 例符合条件的患者，从基于各种临床和生物参量的个体多变量中，确定了有统计学意义的因素。PaP 评分通过整合各因素，建立成一个独立指数的回归模型。这些因素，每一个因素都具有独立的预后价值，包括神经性厌食、CPS、呼吸困难、KPS、淋巴细胞百分数和总白细胞计数。每一个因素赋予一定分值，其评分总和，就是最后的 PaP 评分（表 46-1）。PaP 评分 0 ～ 5.5 分被归为 A 组（生存 30 天百分数 > 70%），5.6 至 11.0 分被归为 B 组（生存 30 天百分数 30% ～ 70%），大于 11 分被归为 C 组（生存 30 天百分数 < 30%）。图 46-1（彩图 46-1）显示出每一个风险组，具有不同的生存经历，使得调查者相信 PaP 评分模型可以帮助临床医生根据预后区分患者，利于进行治疗决策和患者咨询。

意大利同组研究人员在 1996 年 8 月通过测试意大利 14 个临终关怀中心的相似却独立的 451 例可评价的患者，对 PaP 评分进行了验证[63]。通过使用相同的评分系统，患者被分成三组，根据 30 天存活率分别为 86.6%、51.6% 和 16.9%。这些结果与期望结果相匹配，并且与原始设置非常相似（82.0%、52.7%、9.6%）。作者注意到在两个具有丰富知识和经验的内科医生建立系列病历中采用 CPS 计算 PaP 评分。然而问题是在姑息治疗中由提供咨询的医师或者未经训练的医师给予 CPS 是否准确。PaP 评分的优势在于它不仅仅依赖于 CPS，而是利用其他预后变量，潜在的矫正不精确的 CPS，所有这些再一次具有独立的预后价值[63]。

为了确定在不同设置初始中 PaP 评分效力。Glare 和 Virik 通过在澳大利亚大学医学院的附属医院中 100 例晚期疾病患者组成的异质人群验证了 PaP 评分[67]。他们判断生存 30 天百分数，三组分别为 66%、54% 和 5%。这些比率与原来由意大利医生组所做的病历系列较为相近。作者认为，PaP 评分似乎是晚期肿瘤不受预先设置的最合理的模型。此后，Glare 等[68] 研究也显示 PaP 评分来预测非晚期疾病的患者生存依然是肿瘤学家关心的。Glare 总结说 PaP 评分是一个简单而且有效的能被临床医师利用评估预后的工具[68]。虽然

表 46-1　PaP 评分

影响因素	实际分值
呼吸困难	
无	0
有	1
食欲下降	
无	0
有	1.5
卡氏评分	
≥ 30%	0
10 ～ 20	2.5
CPS	
> 12	0
11 ～ 12	2
7 ～ 10	2.5
5 ～ 6	4.5
3 ～ 4	6
1 ～ 2	8.5
白细胞总数	
正常（4800 ～ 8500 cells/mm³）	0
高（8501 ～ 11 000 cells/mm³）	0.5
极高（> 11 000 cells/mm³）	2.5
淋巴细胞百分比	
正常（20.0% ～ 40.0%）	0
低（12.0% ～ -19.9%）	1
极低（12.0% ～ 19.9%）	2.5
高危人群	**总评分**
A 组（30 天生存率 > 70%）	0 ～ 5.5
B 组（30 天生存率 > 30% ～ 70%）	5.6 ～ 11
C 组（30 天生存率 < 70%）	11.5 ～ 17.5

Source：Adapted from Table 3 of Maltoni M，Nanni O，Pirovano M，et al. Successful validation of the palliative prognostic score in terminally ill cancer patients. Italian Multicenter Study Group on Palliative Care. J Pain Symptom Manage 1999；17：240-7. CPS，临床生存率预测；KPS，卡诺夫斯基性能状态；PAP，姑息预后评分；WBC，白细胞计数。

如此，使用 PaP 评分也令人担心，包括高度依赖 CPS[67,69]、血液检查可能不适合姑息治疗人群的事实[3,67]、遗漏谵语症状[52]，还有就是预测 30 天生存率的能力有限，限制了其临床有效性[68]。

姑息预后指数

1999 年，日本研究人员提出了姑息预后指数

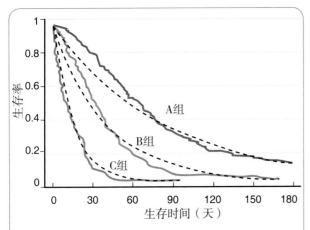

图46-1 通过姑息预后评分（PAP）确定的三组患者生存率。通过估计指数模型（虚线）以及通过 Kaplan-Meier 法（实线）估计的患者生存概率。以 log rank=294.8（2 df），$P < 0.05$ 为统计学差异标准。高危人群总得分：A组（178 例），30 天生存概率 > 70%，0 ～ 5.5，B组（205 例），30 天生存概率 30% ～ 70%，5.6 ～ 11.0；C组（136 例），30 天生存概率 < 30%，11.1 ～ 17.5。（Redrawn from Maltoni M, Nanni O, Pirovano M, et al. Successful validation of the palliative prognostic score in terminally ill cancer patients. Italian Multicenter Study Group on Palliative Care. J Pain Symptom Manage 1999; 17: 240-247.）

表 46-2　生存预测：预后因素分类的统计学意义

生存 < 3 周	生存 < 6 周
PPS 评分 =10 ～ 20	PPS 评分 =10 ～ 20
静息状态下呼吸困难	静息状态下呼吸困难
谵妄	谵妄
	水肿

Sources: Stone CA, Tiernan E, Dooley BA. Prospective validation of the palliative prognostic index in patients with cancer. J Pain Symptom Manage 2008; 35: 617-22; Alloway L, Minton O. The accuracy of the clinical prediction of survival：a comparison of doctors' and nurses' estimations and the failure to validate the Palliative Prognostic Score. (PaP). Palliat Med 2004; 18: 155. PPS, Palliative Performance Status.

（表 46-3）。图 46-2 显示的是在不同预后指标下研究组的生存曲线，研究者对 6 周的存活者使用 > 4 分的预后指标作为分界点（0.76 是阳性预测值，0.85 是阴性预测值），对于 3 周的存活者使用大于 6 分预后指标作为分界点（0.83 阳性预测值，0.71 阴性预测值）。对于高的阳性、阴性的预后指标，作者认为他们的评分系统更适合晚期患者的短期存活预后[65,71]。

由相同研究组对两组 CPS 进行研究，一组内

（PPI），目的是准确地预测患者的生存，以提供有效的保守治疗措施[70,71]。Morital 等从临床实践出发提出：患者几周内死亡或超过 1 个月是其（疾病的）临床特点。PPI 是作为一个判定工具，用来判定癌症患者 3 ～ 6 周的生存率。

与 PaP 的评分标准类似，研究人员针对 150 例住院患者进行了前瞻性研究，并提出了 5 项独立预测生存率的标准：PPS、食欲下降、水肿、静息状态下呼吸困难和谵妄[70]。在研究的初始阶段，Morital 等创建了一种分类系统，这种系统是基于有或无临床症状基础上的建立（表 46-2）。该分类系统成功地预测了患者 3 ～ 6 周的生存率，具有超过 70% 的敏感性和特异性。

随着 PaP 评分的发展，Morita 等[71]决定建立与之前预后因素相似的评分系统[71]。作者指出 Morita 等 PaP 评分中既没有确认，也没有优化实际存活预测值的分界点，最终发展了带有适当分界点的预后指标。来自姑息治疗机构的患者自开始就纳入研究组用于制定预后评分系统。之后的患者被加入到另一个独立的机构来测试预后指标

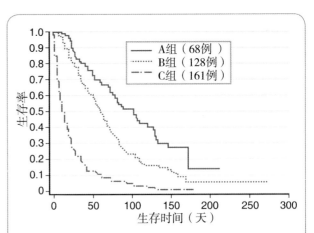

图 46-2 不同姑息预后指数评分的各组患者生存曲线，A组，PPI ≤ 2.0；B组，2.0 < PPI ≤ 4.0；C组 > 4.0。（Redrawn from Stone CA, Tiernan E, Dooley BA. Prospective validation of the palliative prognostic index in patients with cancer. J Pain Symptom Manage 2008; 35: 617-22. Source: Chow E, Abdolell M, Panzarella T, et al. Predictive model for survival in patients with advanced cancer. J Clin Oncol 2008; 26: 5863-5869.）

表 46-3 姑息指数的计算

因素	评分
PPS 10% ～ 20%	4
PPS 30% ～ 50%	2.5
PPS > 50%	0
口服吸收，重度减少	2.5
口服吸收，中度减少	1
口服吸收正常	0
水肿	1
静息状态下呼吸困难	3.5
谵妄	4

Source：Adapted from Table 3 in Stone CA, Tiernan E, Dooley BA. Prospective validation of the palliative prognostic index in patients with cancer. J Pain Symptom Manage.2008; 35: 617-622.

科医师知道患者的预后参考值，另一组的内科医师不知道[72]。此研究显示预后指标对内科医师预测晚期患者的生存有帮助，大大降低了实际存活情况与 CPS 观察的差异。2008 年[69]，在爱尔兰进行一次预后指标有效性的确认，来自医院、救济院、宁养院 194 例患者参加了此研究，对预后进行评分并记录。小于 3 ～ 6 周的存活预测有较高的特殊性，但是缺乏敏感性。结果显示整个预后指标对短期预后的患者是相当精确的。但并不适合于所有短期预后的患者。它也显示了预后指标在不同人种中也是有效的[69]。

预后指标模型的潜在问题在于患者以往建立指标（来自日本），对一般患者没有代表性[69,72]，预后指标临近分界点的患者的存活预测不实际[72]。总的来说，预后指标的主要优势是无侵袭性检验，如化验，是通过简单、主观和精确的评分系统帮助临床医师进行药物治疗，或者收集同种患者进行介入试验[69,71-73]。实际上，Stone 等提出 PPI 比 PaP 有更大的优势，使用简单、可靠、有效[73]。目前无研究比较不同评分的效果[9,69]。

对姑息性放疗临床门诊患者的预测模型

放射治疗的最佳剂量分割是以肿瘤医师对患者存活的评估为依据的。由六个预后因素（原发肿瘤位置、转移灶位置、KPS 和 ESAS 三个症状（Edmonton symptom assessment Scale*）包括疲乏、食欲差、呼吸急促等因素组成的预后模型，预测

在加拿大境内讲英语的、门诊姑息放射肿瘤患者生存情况[4]。因为语言障碍及缺乏帮助，不能完成 ESAS 三个症状评估，收集六个因素的信息很困难。因而，同一研究组人员使用三个简单的参数（原发肿瘤位置、转移灶位置、KPS）建立模型，并采用相同方法判断晚期患者中位存活时间及预期 3、6、12 个月生存的可能性[75]。

自 1999 年，来自 395 例患者数据，采用两危险组层化法的建立模型（表 46-4）：进行生存预后评分（SPS）和危险因素数量（NRF）。生存预后评分在 0 ～ 8 之间，依预后评分，分成三个危险组：A 组（SPS ≤ 4），B 组（SPS = 5），和 C 组（SPS ≥ 6）。结果可把生存曲线平等的分开，见图 46-3A（彩图 46-3A）。

三个因素用于 NRF 模型建立：非乳腺癌患者，转移的部位不包括骨骼和 KPS ≤ 60。组 1 由 0 或 1 危险因素的患者组成；组 2 由 2 个危险因素的患者组成，组 3 由包括 3 个危险因素患者组成。这与 SPS 模型的相似，导致生存曲线的平等分开，见图 46-3B（彩图 46-3B）。

三个变量建立的模型被验证，通过应用到具有相似患者的 SPS 和 NRF 两组不同数据集，显示 3 个月有相似存活率。对于 SPS 法，A 组 3 个月的存活率为 80% ～ 96%。B 组 69% ～ 78%，C 组 40% ～ 46%。对于 NRF 法，1 组 3 个月的存活率 80% ～ 87%，2 组 68% ～ 76%，3 组 34% ～ 44%，见表 46-4。结果显示 3 个变量建立的模型可用来测量不同预后组间独立的简单指标。在 P-worst（最坏预测组患者死亡可能性的预测）和 P-best（最佳预测组患者死亡性的预测）间 PSEP 的差异有统计学意义的（表 46-5）。然而由三个预测集合维持的 PSEP，显示模型并不是都是乐观的。

广义的 R^2 分别为 0.23、0.24、0.15，分别进行培训，暂时的、推广三种设置来验证三个变量的模型。该模型与原六因素模型相比，效率较低，R^2 值为 0.27 ～ 0.31。这个相对简约的相关性显示较低的预测力，但三变量模型更简单，临床上使用方便，系 R^2 值降低而克服了缺点。同时，在实用性上，Chow 等推荐 NRF 模型超过 SPS 分层，因为它避免了需要记得每一个预后评分系统的局部变量[75]。同时注意小 R^2 计算不使三个因素确定模型预测失效同样重要，然而作者提醒人们，用高度的准确性来预测个体患者都是不现实的[76]。

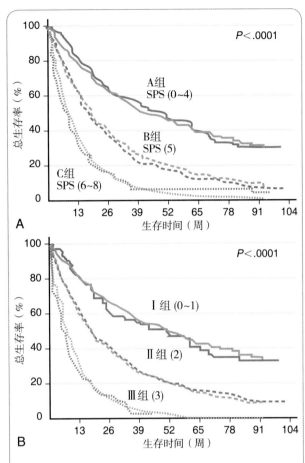

图 46-3   三因素模型：**A**，生存预测评分（SPS）模型数据资料来源于 1999 年；**B**，危险因素模型，数据资料来源于 1999 年。通过 Cox 模型评估生存率，通过 Kaplan-Meier 方法评估实际生存结果。

表 46-4   门诊姑息放疗三变量模型

生存预后评分（SPS） 方法		危险因子数量（NRF） 方法	
总分			
原发肿瘤位置		1. 无乳腺癌	
乳腺	0	2. 转移不仅仅骨转移	
前列腺	2	3. KPS 评分 ≤ 60	
肺	3		
其他	3		
转移位置			
单纯骨转移	0		
其他	2		
生存概率			
A 组组 1（NFR ≤ 1）			
3 个月生存期	83%～96%	3 个月生存期	80%～87%
6 个月生存期	64%～72%	6 个月生存期	63%～73%
12 个月生存期	51%～53%	12 个月生存期	53%～54%
B 组组 2（NFR=2）			
3 个月生存期	69%～78%	3 个月生存期	68%～76%
6 个月生存期	48%～53%	6 个月生存期	45%～52%
12 个月生存期	23%～25%	12 个月生存期	23%～26%
C 组组 3（NFR=3）			
3 个月生存期	40%～60%	3 个月生存期	34%～44%
6 个月生存期	17%～28%	6 个月生存期	14%～27%
12 个月生存期	7%～13%	12 个月生存期	3%～11%

Source：Chow E, Abdolell M, Panzarella T, et al. Predictive model for survival in patients with advanced cancer. J Clin Oncol 2008; 26: 58.

在不同临床情况下，样本量充分时，可成功地验证模型在两个不同的设置并支持其使用。事实上，Bruera 和 Hui[64] 评价模型的推广时，建议研究时选择能代表姑息放射一个均匀时间点的癌症患者的疾病轨迹，从而增加模型潜在的应用于其他场所和国家。花费很大精力，对以英语为母语的来自加拿大两个姑息放射诊所患者，进行研究和开发的模型，并不适用于一般的有转移疾病的人口。同时，模型不能说明其他的研究中有生存意义的预测因素，这些因素包括体重减轻、谵妄、患者的生活质量 [4,77]。然而，该模型由 Chow 等有许多实际应用的肿瘤学家提出。有效的预测模型能够很好的对三组间进行区别，并且预测每个组中位生存期及生存概率。此外，该模型能够帮助放射肿瘤医生做适当的治疗决策。

其他模型

许多其他的预后指标都已进行研究报道，但是这些模型尚未被广泛建立或验证，需要大样本或在不同的人群和族裔中进一步研究 [53]。预后差的判断指标由 Bruera 等在 1992 年描述，预后因素包括活动、疼痛、恶心、抑郁、体重减轻和认知状况 [73]。Yun 等于 2001 年提出的晚期癌症预后评分（The terminal cancer prognostic，TCP），包括严重厌食、严重腹泻、轻度意识错乱 [78]。Chuang 等应用的评分系统创立于 2004 年，包括肝及肺转移、功能状况、体重减轻、水肿、认知障碍、疲劳、腹水等 [79]。在 2007 年开发的预后量表首次探讨作为一个简单的预后判断指标，在 2008 年修订

表 46-5　门诊姑息放疗三变量模型：中位生存率、生存概率和进行 PSEP 模型的培训，暂时的、推广三种设置的验证结果

预测因素培训	设置 1999（*n*=395）	暂时 2000（*n*= 445）	推广应用 2002（*n*=467）
部分评分方法			
中位生存率（95% CI）周			
A 组（SPS ≤ 4）	60（41% ~ 70%）	53（36% ~ 75%）	64（28% ~不定）
B 组（SPS 5）	26（19% ~ 31%）	21（18% ~ 32%）	29（23% ~ 34%）
C 组（SPS ≥ 6）	10（8% ~ 13%）	11（9% ~ 13%）	10（8% ~ 15%）
3，6，12 个月的生存概率（%）			
A 组（SPS ≤ 4）	82，70，52	96，72，51	83，64，53
B 组（SPS 5）	71，51，24	69，48，25	78，53，23
C 组 SPS（6-8）	40，17，7	42，21，8	46，28，13
简单区分指数，%			
3 个月	42	44	37
6 个月	53	51	36
12 个月	45	43	40
危险因素评分方法			
组 1（SPS ≤ 1）	60（37% ~ 70%）	55（37% ~ 91%）	64（26% ~不定）
组 2（SPS=2）	26（20% ~ 31%）	19（17% ~ 28%）	28（22% ~ 34%）
组 3（SPS=3）	9（6% ~ 11%）		
3，6，12 个月的生存概率（%）			
组 1（SPS ≤ 1）	80，68，53	87，73，54	83，63，53
组 2（SPS=2）	73，51，26	68，45，23	76，52，25
组 3（SPS=3）	35，14，3	34，17，14	44，27，11
简单区分指数，%			
3 个月	45	53	39
6 个月	54	56	36
12 个月	50	50	42

Source：Chow E, Abdolell M，Panzarella T, et al. Predictive model for survival in patients with advanced cancer. J Clin Oncol.2008; 26: 5863-5869.

*The upper range of the median survival groups A and 1 in the external validation set was undefined because of the small effective sample size, as individuals assigned to those groups have longer survival times.

CI, 可信区间；NRF, 危险因素评分法；PSEP, 简单区分指数；SPS, 生存预后评分。

成利用维生素 B_{12}/C 反应指数（BCI）预后指标，血清维生素 B_{12} 和血清 C 反应蛋白水平（一个更高的指数显示预后差），伴随原发性肺癌、继发性肝癌、弱体力状态[80,81]。

很明显，创造一个易使用和准确的预后模型用于不同人群和临床设置是一件富有挑战性和复杂的任务。系统回顾预后工具引用还需要进一步的确认，如已有模式 PPI 和 PaP 及一致性的预后报告，才可以进行比较[82]。作者也提出了这样一个问题，模型预测精确度是否可以通过重复的措施改善。目前，生存预测因素初始组应在临床医生第一次看到患者开始。如果患者多次评估，并且有任何可见的、有意义的预测变化，预测生存将变得更精确。未来预测预后工具将包括生存风险计算，这已经被发现和在线评价，包含一个新的互动式多媒体的预测工具称为"Prognostigram"，其生成基于过去个性化生存曲线数据和同时考虑目前健康信息[65]。

模型的局限性

大多数的预后模型预测群体水平较好，而不是个体水平[76]，这是被 R 平方值保持在较低水平的事实证明了，即使这个模型被成功验证[75]。对于临床医生而言，当他们通过某种模型获知某一种预后时，强调患者和他们的家属的区别是至关重要的[83]。在生存预测中总会有不确定性，当患者可能死亡时，会有许多特殊和潜在并发症影响[82,83]。

临床医生可能也会考虑到应用预后模型的局限性和结果。Braitman 和 Davidoff 提出临床医生在应用预测模型时，对特殊患者预测前考虑的 5 个关键问题是[84,85]：

1. 你的患者是否已经符合研究采用模型？
2. 预测模型的结果变量是否反映你想要的临床疗效？
3. 对于你的患者，有效的所有预测因素的价值是何时何地需要应用模型？
4. 预测概率将可能有助于预后、选择疗法或患者保健的其他方面。
5. 不确定性是否在预测中太小而不能来帮助评估具体预后。

预测未来的研究将会继续，不能只集中在发展提供精确生存预测的模型上，其余简单的模型不仅让繁忙的临床医生应用，而且强调如何同患者更好地沟通预后信息[64]。

沟通预测

如前面提到，在预测预后中，沟通起着至关重要的作用，潜在导致 CPS 的不准确性。考虑患者的预后交流非常重要，因其内容和风格的信息将影响患者的生存期以结束自己的生命[8]。Aabom[86]等研究发现，一个"明确的终端诊断"降低患者的住院率和增加在家里死亡的风险。此外，Field[87]等研究显示精神上的后果，包括增加不信任感和废弃不适当的预后沟通。其他研究也显示，几乎所有的患者希望至少一些预后信息，

这常常是因为他们希望优化剩余生存时间。此证据降低患者需要关注的疾病预后。

不幸的是，已有研究指出了有关晚期癌症患者预后的医患沟通中的主要不足[89]。近期有两项系统评估调查晚期癌症患者偏好的预后信息[50,88]。二者均强调了基于人口特征或文化背景基础上的个性化评估的重要性，而不是依据患者偏好作出评估。临床医生必须了解患者的目的和需求，并很好地反馈相应的预后信息，同时了解患者的需求可能会改变他们疾病的转归。临床医生必须清楚告知，并以最好的方式提供给患者一定量信息，因为不好的信息可以降低患者生存希望。关于预后这个话题的医患沟通，需要医患之间的谈话，是一个不断谈判的过程，重复此过程以尽可能满足患者和医生的需求。

在沟通方式的选择上，Innes 和 Payne[88]指出其中两个潜在矛盾，临床医生惯用方式：希望和现实，诚实和含糊。如果想要避开人们的议论，实施深思熟虑的计划，那些看似矛盾的患者偏好是最好的缓解剂，其中可能包括对一部分给定信息的探讨和适当的调整[50]。一般情况下，患者期望临床医生提供少量信息，同时表示同情、怜悯和诚实。诚实是几乎所有的患者所需要的，只有当患者的敏感性和希望相平衡时，如医生保证患者的利益，患者才不需要医生诚实[90,91]。大多数患者喜欢文字和数字图或饼图。老年患者更容易选择百人制图和那些受过高等教育的人所制的饼图[8]。重要的是确保患者清楚自己被采访时对问题的回答，以及他们带回家的书面材料[42]。

与患者讨论预后问题可能更难于预测他们的生存期。患者应了解他们所听到内容的本质，随后表达他们想要获得的信息，在这个前提下，关于预后问题的医患沟通才能进行[42]。

伦理学问题

传统医疗实践青睐家族式文化，其中，从业人员不愿透露不利信息，特别是关于寿命期限。现代医疗实践的做法已偏向患者的自主权，从业人员对待有关患者预后和治疗方案问题也更加坦诚[88]。如今，法律要求医生应将患者信息提供给患者，这是一个国家的公民应有的一项基本的人权，拥有这项法律的国家包括德国、美国和英国。

除非医生觉得透露患者信息可能会对患者造成额外的伤害时，医生可不予透露。在加拿大和美国的一些州，关于预后问题的医患沟通只发生在"合理的患者"有需求的情况下。这制造了一个道德困境，因为遵守该规则可能不保护患者，他们可能会有担忧、疑虑，这不同于主流社会的宗教或文化信仰或个人价值观[42]。医生应该清楚患者有权知道他们的预后情况，也有权拒绝知道关于他们预后或其他任何诊断与治疗方面的信息[92]。

结论

对于医生和患者及其家属，预测预后仍然是一个很难的问题。晚期癌症患者是人类的特殊群体。因此，学者研究这些不同个体间的共同影响预后因素是一项富有挑战性的任务。过去二十年里，已有研究指出提高临床预测生存期准确性的方法和研制在预后的预见和预言过程中起帮助作用的预测工具。这些预测工具大多数适用于特定人群，目前，我们尚无法推荐一款特定工具作为一个普遍的预测方法。普遍因素已被确定为系统评估中良好的预后指标。然而，许多因素的主观性导致其应用的局限性。当针对预后问题进行医患沟通时，临床医生必须考虑到文化和个体差异，如患者期望获得信息的方式以及信息量。我们还需要更多的研究去证实，在不同晚期癌症患者中使用有效的预测方法和其他预后指标均可以预测临床生存率。

参考文献

1. Glare P, Virik K, Jones M, et al. A systematic review of physicians' survival predictions in terminally ill cancer patients. *BMJ*. 2003;327:195–198.

2. Glare P, Christakis N. Overview: advancing the clinical science of prognostication. In: Glare P, ed. *Prognosis in advanced cancer*. 1st ed. New York: Oxford University Press; 2008:79–87.

3. Chow E, Harth T, Hruby G, et al. How accurate are physicians' clinical predictions of survival and the available prognostic tools in estimating survival times in terminally ill cancer patients? A systematic review. *Clin Oncol (R Coll Radiol)*. 2001;13:209–218.

4. Chow E, Fung K, Panzarella T, et al. A predictive model for survival in metastatic cancer patients attending an outpatient palliative radiotherapy clinic. *Int J Radiat Oncol Biol Phys*. 2002;53:1291–1302.

5. Christakis NA. Prognostication and bioethics. *Daedalus*. 1999;128:197–214.

6. Christakis NA, Sachs GA. The role of prognosis in clinical decision making. *J Gen Intern Med*. 1996;11:422–425.

7. Chow E, Davis L, Panzarella T, et al. Accuracy of survival prediction by palliative radiation oncologists. *Int J Radiat Oncol Biol Phys*. 2005;61:870–873.

8. Glare P, Sinclair C, Downing M, et al. Predicting survival in patients with advanced disease. *Eur J Cancer*. 2008;44:1146–1156.

9. Maltoni M, Caraceni A, Brunelli C, et al. Prognostic factors in advanced cancer patients: evidence-based clinical recommendations—a study by the Steering Committee of the European Association for Palliative Care. *J Clin Oncol*. 2005;23:6240–6248.

10. Chow E, Abdolell M, Panzarella T, et al. Validation of a predictive model for survival in metastatic cancer patients attending an outpatient radiotherapy clinic. *Int J Radiat Oncol Biol Phys*. 2009;73:280–287.

11. Girgis A, Sanson-Fisher RW, Schofield MJ. Is there consensus between breast cancer patients and providers on guidelines for breaking bad news? *Behav Med*. 1999;25:69–77.

12. Koopmeiners L, Post-White J, Gutknecht S, et al. How healthcare professionals contribute to hope in patients with cancer. *Oncol Nurs Forum*. 1997;24:1507–1513.

13. Butow PN, Dowsett S, Hagerty R, et al. Communicating prognosis to patients with metastatic disease: what do they really want to know? *Support Care Cancer*. 2002;10:161–168.

14. Kutner JS, Steiner JF, Corbett KK, et al. Information needs in terminal illness. *Soc Sci Med*. 1999;48:1341–1352.

15. Parkes CM. Accuracy of predictions of survival in later stages of cancer. *Br Med J*. 1972;2:29–31.

16. Tanneberger KS, Pannuti F, Malavasi I, et al. New challenges and old problems: end of life care and the dilemma of prognostic accuracy. *Adv Gerontol*. 2002;10:131–135.

17. Eidenger RN, Schapira DV. Cancer patients' insight into their treatment, prognosis and unconventional therapies. *Cancer*. 1984;53:2736–2740.

18. Lobb EA, Butow PN, Kenny DT. Communicating prognosis in early breast cancer: do women understand the language used? *Med J Aust*. 1999;171:290–294.

19. Siminoff LA, Fetting JH, Abeloff MD. Doctor-patient communication about breast cancer adjuvant therapy. *J Clin Oncol*. 1989;7:1192–1200.

20. Bernheim JL, Ledure G, Souris M, et al. Differences in perception of disease and treatment between cancer patients and their physicians. *Monogr Ser Eur Organ Res Treatment Cancer*. 1987;17:285–295.

21. Pronzato P, Bertelli G, Losardo P, et al. What do advanced cancer patients know of their disease? A report from Italy. *Support Care Cancer*. 1994;2:242–244.

22. Eidenger RN, Schapira DV. Cancer patients' insight into their treatment, prognosis and unconventional therapies. *Cancer*. 1984;53:2736–2740.

23. Yellen SB, Cella DF. Ignorance is bliss? Beliefs about illness and perception of well being. In: *Program and abstracts of the Fourth International Society of Behavioural Medicine*. Washington, DC: March 13–16, 1996. Abstract 45B.

24. Seale C. Communication and awareness about death: a study of a random sample of dying people. *Soc Sci Med*. 1992;32:943–952.

25. Weeks JC, Cook EF, O'Day SJ, et al. Relationship between cancer patients' predictions of prognosis and their treatment preferences. *JAMA*. 1998;279:1709–1714.

26. Maher EJ. How long have I got doctor? *Eur J Cancer*. 1994;30A:283–284.

27. Lamont EB, Christakis NA. Some elements of prognosis in terminal cancer. *Oncology (Williston Park)*. 1999;13:1165–1170; discussion 1172–4, 1179–80.

28. Steinhauser KE, Christakis NA, Clipp EC, et al. Factors considered important at the end of life by patients, family, physicians, and other care providers. *JAMA*. 2000;284:2476–2482.

29. Steinhauser KE, Clipp EC, McNeilly M, et al. In search of a good death: observations of patients, families, and providers. *Ann Intern Med*. 2000;132:825–832.

30. Gott M, Seymour J, Bellamy G, et al. Older people's views about home as a place of care at the end of life. *Palliat Med*. 2004;18:460–467.

31. McCarthy EP, Burns RB, Ngo-Metzger Q, et al. Hospice use among Medicare managed care and fee-for-service patients dying with cancer. *JAMA*. 2003;289:2238–2245.

32. Higginson IJ, Astin P, Dolan S. Where do cancer patients die? Ten-year trends in the place of death of cancer patients in England. *Palliat Med*. 1998;12:353–363.

33. den Daas N. Estimating length of survival in end-stage cancer: a review of the literature. *J Pain Symptom Manage*. 1995;10:548–555.

34. Viganò A, Dorgan M, Buckingham J, et al. Survival prediction in terminal cancer patients: a systematic review of the medical literature. *Palliat Med*. 2000;14:363–374.

35. Stanski HR, Wilson LJ, Burrows WR. *Survey of common verification methods in meteorology*. MSRB; Environment Canada Atmospheric Environment Service Research Report. 1989:89–95.

36. Viganò A, Dorgan M, Bruera E, et al. The relative accuracy of the clinical estimation of the duration of life for patients with end of life cancer. *Cancer*. 1999;86:170–176.

37. Zahuranec DB, Brown DL, Lisabeth LD, et al. Early care limitations independently predict mortality after intracerebral hemorrhage. *Neurology*. 2007;68:1651–1657.

38. Gripp S, Moeller S, Bölke E, et al. Survival prediction in terminally ill cancer patients by clinical estimates, laboratory tests, and self-rated anxiety and depression. *J Clin Oncol*. 2007;25:3313–3320.

39. Wildman MJ, Sanderson C, Groves J, et al. Implications of prognostic pessimism in patients with chronic obstructive pulmonary disease (COPD) or asthma admitted to intensive care in the UK within the COPD and asthma outcome study (CAOS): multicentre observational cohort study. *BMJ*. 2007;335:1132.

40. Christakis NA, Lamont EB. Extent and determinants of error in doctors' prognoses in terminally ill patients: prospective cohort study. *BMJ*. 2000;320:469–472.

41. Maltoni M, Nanni O, Derni S, et al. Clinical prediction of survival is more accurate than the Karnofsky performance status in estimating life span of terminally ill cancer patients. *Eur J Cancer*. 1994;30A:764–766.

42. Butow P, Hagerty R, et al. Foretelling. In: Glare P, ed. *Prognosis in advanced cancer*. 1st ed. New York: Oxford University Press; 2008:33–53.

43. Hagerty RG, Butow PN, Ellis PA, et al. Cancer patient preferences for communication of prognosis in the metastatic setting. *J Clin Oncol*. 2004;22:1721–1730.

44. Butow P, Tattersall MHN. Talking prognosis with cancer patients. *Aust Doctor*. 2002;(17 May):1–8.

45. Kaplowitz SA, Campo S, Chui WT. Cancer patients' desire for communication of prognosis information. *Health Commun*. 2002;14:221–241.

46. Crooks V, Waller S, Smith T, Hahn TJ. The use of the Karnofsky Performance Scale in determining outcomes and risk in geriatric outpatients. *J Gerontol*. 1991;46:M139–M144.

47. The AM, Hak T, Koëter G, et al. Collusion in doctor-patient communication about imminent death: an ethnographic study. *West J Med*. 2001;174:247–253.

48. Bradley EH, Hallemeier AG, Fried TR, et al. Documentation of discussions about prognosis with terminally ill patients. *Am J Med*. 2001;111:218–223.

49. Gattellari M, Butow PN, Tattersall MH, et al. Misunderstanding in cancer patients: why shoot the messenger? *Ann Oncol*. 1999;10:39–46.

50. Parker SM, Clayton JM, Hancock K, et al. A systematic review of prognostic/end-of-life communication with adults in the advanced stages of a life-limiting illness: patient/caregiver preferences for the content, style, and timing of information. *J Pain Symptom Manage*. 2007;34:81–93.

51. Lamont E. Foreseeing. In: Glare P, ed. *Prognosis in advanced cancer*. 1st ed.New York: Oxford University Press; 2008:25–32.

52. Steyerberg E, Harrell F. Statistical models for prognostication. In: Max M, Lynn J, eds. *Symptom research: methods and opportunities*. 2002. Available at: http://symptomresearch.nih.gov.

53. Ripamonti CI, Farina G, Garassino MC. Predictive models in palliative care. *Cancer*. 2009;115(suppl 13):3128–3134.

54. Stone PC, Lund S. Predicting prognosis in patients with advanced cancer. *Ann Oncol*. 2007;18:971–976.

55. Anderson F, Downing GM, Hill J, et al. Palliative performance status (PPS): a new tool. *J Palliat Care*. 1996;12:5–11.

56. Vigano A, Donaldson N, Higginson IJ, et al. Quality of life and survival prediction in terminal cancer patients. *Cancer*. 2004;101:1090–1098.

57. Jatoi A, Nguyen P. Weight Loss. In: Glare P, ed. *Prognosis in advanced cancer*. 1st ed. New York: Oxford University Press; 2008:395–399.

58. Dewys WD, Begg C, Lavin PT, et al. Prognostic effect of weight loss prior to chemotherapy in cancer patients. Eastern Cooperative Oncology Group. *Am J Med*. 1980;69:491–497.

59. Hopkinson J, Wright D, Corner J. Exploring the experience of weight loss in people with advanced cancer. *J Adv Nurs*. 2006;54:304–312.

60. Alloway L, Keeley V, Higginson I. Breathlessness. In: Glare P, ed. *Prognosis in advanced cancer*. 1st ed. New York: Oxford University Press; 2008:371–379.

61. Hardy JR, Turner R, Saunders M, et al. Prediction of survival in a hospital-based continuing care unit. *Eur J Cancer*. 1994;30A:284–288.

62. Friedlander M, Kissane D. Delirium. In: Glare P, ed. *Prognosis in advanced cancer*. 1st ed. New York: Oxford University Press; 2008:380–394.

63. Maltoni M, Nanni O, Pirovano M, et al. Successful validation of the palliative prognostic score in terminally ill cancer patients. Italian Multicenter Study Group on Palliative Care. *J Pain Symptom Manage*. 1999;17:240–247.

64. Bruera E, Hui D. Practical model for prognostication in advanced cancer patients: is less more? *J Clin Oncol*. 2008;26:5843–5844.

65. Piccirillo J, Vlahiotis A. Tools for formulating prognosis. In: Glare P, ed. *Prognosis in advanced cancer*. 1st ed. New York: Oxford University Press; 2008:79–87.

66. Pirovano M, Maltoni M, Nanni O, et al. A new palliative prognostic score: a first step for the staging of terminally ill cancer patients. Italian Multicenter and Study Group on Palliative Care. *J Pain Symptom Manage*. 1999;17:231–239.

67. Glare P, Virik K. Independent prospective validation of the PaP score in terminally ill patients referred to a hospital-based palliative medicine consultation service. *J Pain Symptom Manage*. 2001;22:891–898.

68. Glare PA, Eychmueller S, McMahon P. Diagnostic accuracy of the palliative prognostic score in hospitalized patients with advanced cancer. *J Clin Oncol*. 2004;22:4823–4828.

69. Stone CA, Tiernan E, Dooley BA. Prospective validation of the palliative prognostic index in patients with cancer. *J Pain Symptom Manage*. 2008;35:617–622.

70. Morita T, Tsunoda J, Inoue S, et al. Survival prediction of terminally ill cancer patients by clinical symptoms: development of a simple indicator. *Jpn J Clin Oncol*. 1999;29:156–159.

71. Morita T, Tsunoda J, Inoue S, et al. The Palliative Prognostic Index: a scoring system for survival prediction of terminally ill cancer patients. *Support Care Cancer*. 1999;7:128–133.

72. Alloway L, Minton O. The accuracy of the clinical prediction of survival: a comparison of doctors' and nurses' estimations and the failure to validate the Palliative Prognostic Score (PaP). *Palliat Med*. 2004;18:155.

73. Bruera E, Miller MJ, Kuehn N, et al. Estimate of survival of patients admitted to a palliative care unit: a prospective study. *J Pain Symptom Manage*. 1992;7:82–86.

74. Watanabe S, Nekolaichuk C, Beaumont C, et al. The Edmonton symptom assessment system—what do patients think? *Support Care Cancer*. 2009;17:675–683.

75. Chow E, Abdolell M, Panzarella T, et al. Predictive model for survival in patients with advanced cancer. *J Clin Oncol*. 2008;26:5863–5869.

76. Toscani F, Brunelli C. Predicting survival in terminal cancer patients: clinical observation or quality-of-life evaluation? *Palliat Med*. 2005;19:220–227.

77. Christakis NA, Escarce JJ. Survival of Medicare patients after enrollment in hospice programs. *N Engl J Med*. 1996;335:172–178.

78. Yun YH, Heo DS, Heo BY. Development of terminal cancer prognostic score as an index in terminally ill cancer patients. *Oncol Rep*. 2001;8:795–800.

79. Chuang RB, Hu WY, Chiu TY, et al. Prediction of survival in terminal cancer patients in Taiwan: constructing a prognostic scale. *J Pain Symptom Manage*. 2004;28:115–122.

80. Kelly L, White S, Stone PC. The B12/CRP index as a simple prognostic indicator in patients with advanced cancer: a confirmatory study. *Ann Oncol*. 2007;18:1395–1399.

81. Stone P, Kelly L, Head R, et al. Development and validation of a prognostic scale for use in patients with advanced cancer. *Palliat Med*. 2008;22:711–717.

82. Lau F, Cloutier-Fisher D, Kuziemsky C, et al. A systematic review of prognostic tools for estimating survival time in palliative care. *J Palliat Care*. 2007;23:93–112.

83. Campos S, Hird A, Flynn C, et al. The not-so-crystal ball: the ongoing challenge of physician prognostication. *J Psychosom Res*. 2008;65:67–69.

84. Gimotty P. Statistical concepts and issues related to prognostic models. In: Glare P, ed. *Prognosis in advanced cancer*. 1st ed. New York: Oxford University Press; 2008:55–62.

85. Braitman LE, Davidoff F. Predicting clinical states in individual patients. *Ann Intern Med*. 1996;125:406–412.

86. Aabom B, Kragstrup J, Vondeling H, et al. Defining cancer patients as being in the terminal phase: who receives a formal diagnosis, and what are the effects? *J Clin Oncol*. 2005;23:7411–7416.

87. Field D. Awareness and modern dying. *Mortality*. 1996;1:255–265.

88. Innes S, Payne S. Advanced cancer patients' prognostic information preferences: a review. *Palliat Med*. 2009;23:29–39.

89. Gysels M, Richardson A, Higginson I. Communication training for health professional who care for patients with cancer: a systematic review of effectiveness. *Support Care Cancer*. 2004;12:692–700.

90. Rose KE. A qualitative analysis of the information needs of informal cancer of terminally ill cancer patients. *J Clin Nurs*. 1999;8:81–88.

91. Kirk P, Kirk I, Kristjanson LJ. What do patients receiving palliative care for cancer and their families want to be told? A Canadian and Australian qualitative study. *BMJ*. 2004;328:1343–1347.

92. Broeckaert B, Glare P. Ethical perspectives. In: Glare P, ed. *Prognosis in advanced cancer*. 1st ed. New York: Oxford University Press; 2008:89–94.

更有效地沟通不良信息：一种实践方式

47

Robert Buckman

孙蓬明　陈　瓅　译　孙蓬明　校

何为坏消息？是什么使之成为坏消息？
责备通知的人
强烈的情感
我们的同情感
专业上的挫败感
医学及法律上的"抱歉"
应对希望
挑战医者的侥幸心理
告知真相的伦理及医疗政策
战胜坏消息的 SPIKES 策略："先问后答"
结论：弱化坏消息的实用性

我们需要沟通的策略，而非剧本

在战胜"坏"消息的过程中，一个最简单的事实是可惜并不存在能够减轻"坏"消息负面影响的万用公式，无法让我们在任何情形之下都能适用。更不存在绝对可靠的、具有"以一概全"的神奇能力的剧本。

不论我们的临床经验多么丰富，又或是我们已经讨论过坏消息多少遍，在肿瘤学上弱化"坏"消息不良影响的过程并非易事[1]。令我们感到如此艰难的原因来自于患者和（或）其亲友的反应，其通常是捉摸不定且高度情绪化的。因此，我们在处理此类事件或是帮助患者正确面对事实时常常感到防不胜防。

正如本文所述，即使我们在告知患者坏消息时还面临着代表耗损，甚至被指责的危险，但是恰当地使用沟通策略及技巧，却能帮助我们更好地为患者及其家属提供支持和帮助。

本章节首先阐述何为"坏"消息，并总结在沟通坏消息过程中导致交流困难的主要因素；继而描述了6项技巧，取各项技巧的首字母缩写则为"SPIKES"方案。这样命名为后文讨论提供了实用的、便于记忆而且具有逻辑性的备忘录。

何为坏消息？是什么使之成为坏消息？

坏消息从实用的角度而言，可定义为严重地负向改变一个人对未来看法的任何信息。换言之，坏消息可以是严重打击一个人期望值的任何信息[2]。

因此，一个人对于处境的期盼与医疗现实之间的差距，可以被认为是衡量坏消息对患者而言到底有多"坏"的一种标准，也为衡量一个消息造成的打击是否会令人崩溃提供了一种可能的征象。这一坏消息的概念体系也为弱化坏消息的影响提供了具有实践性的方法，因为除非我们能了解一个人的期望，否则我们甚至无法对消息的冲击性做出最接近的评估。由此可见，上述关于坏消息的定义启示了"先问后答"的实践方式，具体来说即为 SPIKES 策略。

表述坏消息总是十分困难的，而从我们医护人员的专业角度来看，有许多因素促成了这一现象。从细节上研究这些因素是有意义的，如此就能在与患者交流时，知晓并强化沟通策略与技巧的客观性。

下文以七个标题，从最大限度上阐述了克服坏消息不良影响过程中遇到的困难部分。

责备通知的人

正如前文定义所述，坏消息几乎总是与失望的感受紧密相连。当然，这一感受绝大多数与消息本身以及消息的表述方式有着因果关系。

然而，暂且不说消息本身是诸多情感的积淀，"指责告知坏消息的人"似乎合乎常理并符合人类的自然反应。这不一定是传信人传达消息的方式有误，这只是人类应对难以承受的坏消息时一种机体反应机制。

此过程通常被称为"拟人态"，是自古就有的人类特征，这也似乎是我们绝大多数人处理一时之间无法承受的坏消息的一种方式。

对于微小的命运波折，我们几乎每天都做出如此反应，而且通常都是无意识的。例如我们绝大多数人看到自己违章停车被警察开罚单时的反应，是对这个开罚单的警察表示责备与愤怒。警察穿着交通管理部门的制服这一事实促成了人们的这种自然反应，我们也因此意识到自己是在指责泛化的"市政厅的 Smith 警察"，而非针对"John Smith"本人。

因此，当我们告知患者医学坏消息时，这远比开违章停车罚单更具有刺激意义，显然也预料到了患者会有相似的反应。进一步说，当我们告知患者真相时，我们角色上的象征与标志（不管我们是否正穿着白大褂或其他制服）令患者或其家属更容易将他们对于消息本身的感受发泄在我们身上。

由于医务人员可以预估到即将面临的指责，这也是造成医患之间沟通困难度增加的一个因素。

强烈的情感

在与患者谈话中也许最重要的因素却是由消息本身带来的不同情绪状态。绝大多数的非心理学专业人士均未受过掌控情绪的训练，因而成功地应对各种情绪状态的可能性很低。我们在自身专业领域内成就越高，就越难以接受如何处理一些此前未曾被演示过、貌似简单的工作，例如如何应对一个痛哭流涕或大喊大叫的患者，或者完全保持缄默的患者。一般而言，医生与其他绝大多数专业人士一样，他们不会在其相对不熟悉的事情上侃侃而谈，这也是导致我们传达坏消息时在精神上产生畏缩的另一个因素。

我们的同情感

另一个使得弱化坏消息变得艰难的因素是我们本身可能对于患者在收到消息时，体验到的绝望与痛苦感同身受。我们如同产生共鸣一般所体验到的感觉也称为"同情感"，当然，作为专业人员，我们这些感受的程度差别很大。在我们中间，有的人体验到这些感觉的频率很高，有的人则很低，而有的人却从来没有。对于它本身而言，这种多元化并不重要。体验到更强烈同情感的医师并不因此成为一个更好的或更糟的医生。然而，知晓这些情感本身却很重要，因为如果他们也因此不安，这个将会使得谈话变得艰难的另一个因素[3]。

专业上的挫败感

医疗专业人员期望能解决患者的问题。因此，若我们传递出的坏消息包含了无法治愈或无法挽回的问题，我们可能会感到专业上的挫败感，这也涉及了个人的缺憾感。

尽管我们知道，我们针对患者的病情已尽可能采用了能够选择的最佳治疗方案，但仍隐隐感到一种模糊的、难以名状的恐惧：或许在其他地方有某位医生正好会有奇迹般的补救措施。

这种专业上的不安感是使谈话充满不确定性的另一个因素，尤其是在缺乏重要的医疗拯救措施时。

医学及法律上的"抱歉"

时至今日，由于牵涉到医学法律以及医学经济等多方面的影响，使医患深入沟通坏消息时极为困难，更妄谈自由讨论，如与患者讨论预后极差。任何不良的医疗事件，甚至是纯粹自然发生的事件似乎都必须有人应为此负责：医疗管理人员或诊疗出错的人。

尽管在过去的十几年里上述形势有所改善，然而，对于可能出现的医学法律后果以及为当前医疗事件负责的恐惧却依旧笼罩在任一坏消息的讨论之上。

此外，含糊不清的"抱歉"一词大大增加了讨论的难度。"抱歉"有两个截然不同的含义。当表述为"我为你感到抱歉"，这可以是一种通常称之为"同情"的情感表达。然而当同一词语表述为"我为我的所作所为感到抱歉"，这即意味着愧疚与责任（或者，医学法律专业术语应为过失或

"曝光"）。因此，即使我们一开始只是想对他人的感受表示人道上的同情，如果我们仅仅说"我很抱歉"，而不是采用表述清楚、但略显累赘的"我对你的感受感到很抱歉"，我们很可能就在无意中被患者视为需要为医疗行为承担责任。

正如我们所见，移情反应的另一个优点是将所要表达的情感明确无误地表述出来。因而要使用像"这对你来说太可怕了"一类的句子来清楚地表明二者角色之间的关系，避免因采用简单的"抱歉"一词所导致的歧义。

应对希望

在应对患者的希望时也可能出现问题。这通常阐述为一条医疗实践箴言，即"不要夺走所有的希望"。这一原则经常被那些认为沟通信息很困难的专业人士作为一个理由（或者，更可能是一种借口），从而未将真相告知患者和（或）其家属。隐瞒患者的含义在于你因此保护患者不在听到消息之后失去所有的希望。

如今，我们若将告知事实的真相和摧毁所有的希望错误地画上等号，那么，希望被摧毁的恐惧将被最大化。例如，如果你认为在无意透露的诊断中含有"癌"一词，就等于废除患者所有的希望，你就会避免使用此类词语（正如 20 世纪 60 年代 90% 医生所做的[4]）。

在临床实践中，讨论病情事实并非意味着夺去一切希望。正如你将看到的，SPIKES 方案的主要目的是使我们专业人士能开诚布公地讨论医疗事实，并同时承认这些事实产生的影响。这一过程称为"谨慎地告知真相"。

相比之下，我们可以形容下几十年前或者直至 20 世纪 70 年代后期处理坏消息的方法，共有两种类型：隐匿信息（也许"谨慎地隐匿"或"庇护"为最确切的描述）；以及另一种简单地将坏消息脱口而出的方法，后者亦可称为"麻木地告知真相"，即完全不考虑事实对患者影响的陈述方式。

自那时起，我们认为临床实践中的医患沟通已经取得长足的进展[5]。即便如此，应对患者的希望绝非易事。最重要的一点认识是，希望并非是单一的整体。在特定情况下任一个体的希望都由许多元素构成的，其中一些可能是遥不可及的（例如，治愈）；而其他希望则是实际可行的并且是触手可及的目标（例如，控制许多躯体的症状、淡化被抛弃的恐惧、缓解家庭冲突等）。

困扰应对希望的问题并非微不足道，我们需要认识到对希望破灭的恐惧是我们战胜坏消息的一大障碍。

挑战医者的侥幸心理

曾经有人建议，医生从事职业生涯中的第一份工作应从保健开始，以此从某种程度上减少他们对疾病和死亡的焦虑（换句话说，我们的行为可能在某种程度上为抵抗恐惧的动机所驱动）。

当然，从任一个体的心理结构方面来说，这些特殊的动机皆有其各自不同的重要性，对于一些人来说可能是一个重要因素，而另一些人则可以被忽略甚至可以完全不存在。因此，对某些人来说，处理自身对疾病或死亡的恐惧（即使是无意识的）也可能是一个重要因素。不论这一动机的作用是巨大或是微小，关于疾病进展或绝症的探讨将挑战我们对于死亡的一切否认。更进一步地说，我们越觉得与患者心理上有着共同点，该挑战则越大。如果一个特定患者碰巧提醒了我们自身的某些方面不足，针对坏消息的谈论就变得尤为困难，我们的潜意识里就会产生"不过，如果幸运的话"等字眼。

基于这个原因，对患者的困境产生的认同——一种双方互惠的行为——可能会挑战我们对未来的看法，从而产生危害。简单地意识到这一难题即大有裨益，并可能减少其在弱化坏消息中的阻碍作用。

告知真相的伦理及医疗政策

除了所有这些影响医患关系的因素之外，还有一个关于医生是否应该告诉患者实情的伦理问题。经过许多世纪的辩论和争议，针对这一问题，清晰而表述无误的法律规定已有定论[6]。

时至今日，在大多数国家，有足够心理承受能力的患者若有意愿知晓，就拥有了解自身医疗状况任何信息的合法权益[7]。因此，目前的临床问题并非在于是否要将医疗事实告知有心理承受能力的患者，而在于如何更好地完成此事——如果患者问及，我们就有义务告知并应很好地完成它。如何达成这一目的的实践策略十分重要，这也将在本章下一部分呈现。

然而，如果患者特意不想得到信息，我们则没有义务提供包括诊断在内的细节。即便如此，大多数伦理学家都同意，如果一个有心理承受能力的患者不想我们说出诊断名称，我们也应至少说明病情的严重性、我们建议的治疗性质、不治疗的后果以及接受治疗的后果（包括不良反应）。

多数权威认同我们的这些义务。当然，其他情况也可能有影响：例如，大多数临床试验规定的纳入标准是患者必须知情诊断（特别是在肿瘤学研究上）。如果患者不想明确诊断或对诊断有争议，尽管他可以在该临床试验之外采用这一治疗方案，但不允许其纳入临床试验观察。

此外，大多数权威也认同，如果患者坚持不想知道目前的诊断——现今尽管少见，但仍然不时偶然发生——我们也有义务问及是否有其他人（也许子女或密友）能与之讨论患者的诊断和治疗。虽然并非是所有病例，但在许多情况下，我们被要求与第三者谈论病情。在我的从业过程中，我就遇到了一些不希望明确知晓诊断，但却乐意在无其他第三方在场的情况下探讨并决定治疗以及护理方案的患者。

除了所有这些影响医患沟通的问题之外，有时麻烦也可能是由所谓的"区域性的医疗政策"所制造的。意味着患者之前曾与某些专业人士沟通过，但给出的病情的判定与诊疗计划与你的意见互相冲突[8]。

例如，一个患者可能会告诉你，其他参与其诊疗管理的医生所表达的意见或隐含的承诺，（"可是那个外科大夫说他可以做到"）。这种情形下需要一个委婉的和仔细筹划的沟通策略。简单说来，实现以下三个目标十分重要：首先，你必须确认患者听到消息时体验的情绪，和（或）现在正经历的情绪（见下面SPIKES的E点）；其次，你要鼓励患者描述其他人说了什么、患者是如何理解它的、它对患者来说意味着什么；最后，你可以描述下你自己对患者的临床状况的评估，并强调你对于肿瘤可能的进展方式，以及最有可能得益的措施。这一切听起来可能很困难，但正如你在电影以及即兴剧本中所见的情形一般，这并非那般困难[9]。

然而更常见的是，骚动的产生并非来自其他医护专业人员，而是来自患者的家庭成员[10]。举个例子，当儿子说，"不要告诉我妈妈"，这一场景充斥着强烈的情感与冲突。虽然患者位居第一的基本原则（如果患者想要了解病情，则对于事实有知晓权）是明确的，但在这种情况下策略性、而富有成效的方法确实需要一些谨慎与敏锐。其主要目的在这里是指承认亲属的情感和他们的重要性是患者支持系统的一部分，但同时需要确保亲属了解患者的选择应当优先于任何他人。换言之，你正试图说服那些亲属改变他或她的观点，并同意患者亦可以被问及是否想知道诊断详情。你会发现，按照这一策略实施有时会获得一种即兴的或者说是未经彩排的情景剧的效果[11]。

在下一节我们可以看到，SPIKES六步策略提供了一种系统性的方法，包括鼓励分享信息，如此一来，即使患者在某个特定的时刻特意地不愿意知道消息，在今后患者愿意时仍然可以与之进行探讨。

战胜坏消息的 SPIKES 策略："先问后答"

正如上述定义所建议的，坏消息的影响与患者期望和医疗现实之间差距的大小息息相关。在实践中，这意味着作为医生，我们必须在同一时间应对处理讨论中的两个部分：(1) 当前的医疗状态和进一步的诊疗计划；(2) 患者和（或）亲友对这些事实的情绪反应。沟通技巧中的这些部分和其他方面的能力一样已被证明是可以教学的[12]。

我们将在下面看到，简称SPIKES的六步策略[13]有两个重要特征[14]。

首先，这种方法提供了一种在给予信息之前先评估患者对病情看法的系统方法（"先问后答"，即第二步，或称为SPIKES中的"P"）。其次，它强调对患者和（或）亲友接受消息时出现的情绪反应及时认知的重要性（即SPIKES中的"E"）。

SPIKES策略的六个步骤归纳在表47-1，并在后续内容中展开讨论。

S—SETTING（设定）

作为讨论的组成成分——设定面谈的细节，包括肢体语言、眼神交流、人与人之间的距离、躯体接触以及其他等——对谈话的结果以及患者的满意度有重要影响。

在实践中，优化讨论时物理环境的行为有助

表 47-1　弱化坏消息的 SPIKES 策略

		本章涵盖的话题
S	设定及开始 （SETTING AND STARTING）	坐下、肢体语言、目光交流、碰触、开放式问题、保持沉默与适当重复
P	洞察 （PERCEPTION）	切身体验患者知道什么、怀疑什么、倾听并理解
I	邀请 （INVITATION）	获得分享知识、制订日程的许可
K	知识 （KNOWLEDGE）	与患者所理解的相一致；平实的语言、划分小段落
E	情绪 （EMOTIONS）	确认患者出现的最主要情感状态
S	策略与概要 （STRATEGY AND SUMMARY）	制订医疗管理计划。概括总结，确认有无其他问题，约定下次沟通时间

于对话双方当事人。这大大帮助了我们专业人员，因为这样做能使我们感到更好地控制局势，同时也更自信。反过来，当患者和（或）其亲友察觉到对话的另一方不断增长的自信，也增强了谈话的说服力。

注重对话的自然细节，可能最初看起来微不足道或小题大做。然而，多花几秒钟在以下方面（总结于表 47-2），其临床处理的结果是截然不同[15]。

应该注意的主要事项如下：

隐私（Privacy）：尝试建立一个隐私空间是值得花费些时间的（例如，在医院背景下，在病床周围拉上帘子）

距离（Distance）：确保你和患者之间的身体距离不超过 4 英尺是值得费心费力的。人际距离因不同文化和国度而异，但通常认为，在大多数情况下，3～4 英尺是比较令人满意的两者间距离[16,17]。

眼神交流（Eye Contact）：在整个面谈设定的环境及细节中，最重要的是保持良好的眼神交流；如果你的眼睛与患者在同一水平上，这会更容易交流些。这基本就意味着你必须坐下来。在某些文化中，应注意直接的眼神接触并不被视为表达关注，而被解释为极具侵略性或不礼貌[18]。

自然的身体姿势（Neutral Body Posture）：一般来说，值得采用所谓自然的身体姿势（脚平放在地面上，膝盖并拢，双手放在大腿上或置于桌面），因为这种姿态并不发送任何代表焦虑或压力的信号[19]。

面部表情（Facial Expression）：也许最有用的实用技巧就是：准备微笑。虽然这是个人风格和选择的问题，但通常这一简单的行动被视为友好和礼貌。

碰触（Touch）：如果你对于接触患者前臂（一个不具威胁性的身体区域）很自如，这则是值

表 47-2　优化面谈的环境（各细节部分）

技巧	主要特征	注意
问候	确定你用的是患者的名字	确定"人"与"问题"的简短方式
自我介绍	简短，告知你是谁、干什么的	语气保持客气
握手	实实在在的接触	流感季节或者当你或患者感冒时不要这么做
坐下	使你的眼睛与他人同一水平	必要的
不要距离太远	你们之间不超过 4 英尺	确切的合适距离因性别、文化而异，但 3 英尺一般不会错
自然的身体姿势	看上去轻松，至少应不显得焦虑或急躁	即使你不觉得轻松（当然，多数人在这些时候都不轻松），试着采取自然的身体姿势，看上去轻松些
前倾	不要总是靠坐在椅子上	研究表明患者把这当做感兴趣的信号
准备好微笑	微笑也许不是你一贯风格，但如果你能很地使用它，确有妙处	如果你确实微笑了，试试"用你的整张脸微笑"
开启你倾听的技巧	沉默与重复	当患者开始说话时，有意识地保持沉默，接着你说出的第一个句子里可以用上患者最后一句中的单词、短语

得尝试的。但如果患者撤回手臂或以某种方式表明厌恶这种行为，请勿再次尝试[20]。

倾听技能，即促进技巧（Listening Skills, Facilitation Techniques）：许多技巧能促进讨论的进一步深入并形成一个主题[21]。在所有可描述的技巧中，以下两者最好纳入每一次临床对话：**沉默**（当患者叙述时并不打断）[22] 和**重复**（在你接谈的第一句话中使用患者最后一句话中的关键词）。保持沉默能够促进移情沟通[23]。

P—PERCEPTION（洞察）

也许在坏消息讨论的开始，最重要的、最实际的地方在于确定从哪里开始：寻找信息最合适的切入点开始讨论。

在实践中，这意味着洞察患者对于病情知道什么或怀疑什么，如此一来，你便可以从起始点（"先问后答"）开始继续。评估患者看法时你用什么词汇并不重要，并不存在能套用于每一个人或每次当其他语言失败时都能起作用的"魔术般神奇的套话"。

表 47-3 列出了几个例子。这些例子潜在含义都是一致的，你可以选择这些例句或任何运用自如的措辞。

当患者作出回应，并描述了他所知道的或被告知的事情，重点则应聚焦在两件事上：

1. 词汇与理解力

试着评估患者对病情的了解程度[24]。见多识广的患者可能会说出类似这样的话："医生说这是乳腺癌，小于 2cm，并没有扩散到淋巴结，且它确实存在激素受体。"能听患者这么说是很可贵的，因为这么多的解释已经完成了，因此这便是回应的适当时机："非常正确。那么如果它小于

2cm，我们则认为它相当小，这是件好事，同时它还未扩散到淋巴结，这也很好。"

在另一方面看，有时肺癌的患者会说一些诸如"我的医生说他们在胸部 X 光片上看到一个阴影，但听起来不怎么严重或有什么大不了的"。这种情况下，认知与现实之间的差距变得很广，而克服坏消息不良影响的任务就似乎更艰巨了（下文可见对此的应对方法）。

当患者描述他对事物的理解水平时，观察其所用的词汇非常有临床意义。你可以通过他的言语很快地勾勒出目前患者的状况，并针对其状况，参照患者的理解力列出谈话的大纲（在 K 知识部分）。

根据患者的语言，适时组织、调整与其理解力相应的词汇回应患者，有助于增强你和患者之间的关系[25]。

2. 出现"否认"

有可能发生以下情况，推荐就诊的医生在推荐信中已经指出，他或她已经告知患者这些是怎么回事，但患者却对你说他并未被告知任何事情。

很明显，患者表现出否认。当这种情形出现（甚至你手中就握着那封荐诊信，信中言之确凿地告知已经与该患者讨论过疾病诊断），在这点上你只需要注意到患者出现这种否认，正如你可能注意到任何其他症状，例如疼痛。你不需要（也不应该）在这个与患者沟通的初期阶段中直接与之对质这种否认。

因此，如果患者说"在其他诊所他们什么都没告诉我"，我们回答"事实上他们说过"将会适得其反。承认患者对其被告知事情的认同度（比如他相信别人什么都没告诉他）可能会更合适，然后接着继续问他（即 SPIKES 中的"I"）如果可能的话，想知道关于病情的什么现况。

I—INVITATION（邀请）

当你征询患者是否希望继续向其描述他的医疗现况时，自然而然地，你同时也为他提供一个不听确切的、详细的诊断的机会，如果这恰是患者所希望的[27,28]。

尽管就像"我想告诉你检查的结果，可以吗？"这一邀请般简单，你已经使患者参与到下一步的医疗实践中。你正在鼓励患者参与共同制定决策[29]。

表 47-3 评价患者洞察力建议的几个短语	
那么你如何理解病情？	请告诉我你是怎么想的
X 医生送你到这里的时候告诉你什么了？	关于病情你被告知了些什么？
当你第一次有胸痛 / 发现乳房肿块，你认为这严重吗？	告诉我你对于病情怎么看。
为什么不告诉我你所了解的情况，这样我就可以从那里继续。	

你使用的具体词汇并非至关重要；表 47-4 列出几个例子。你提出问题的意义在于你在征求患者的合作。这听来像个简单的事情，同时也只是礼貌性或常识性的，但它永远不该被忘记。

K—KNOWLEDGE（知识）

有了明确的分享信息的邀请——或者至少你提议的流程取得患者同意——那么你现在就可以开始向患者传达医疗事实了。

当你开始时，这些指南可能会用到（表 47-5）：

■ **与患者的词汇一致，并用朴素的语言**

当你开始描述坏消息，试着使用你从患者那听到的、他表达对病情看法时所使用的词汇同一

水平的字眼。例如，如果患者说，他被告知 X 线显示"阴影"，你就可以从"阴影"开始，说一些诸如"是的，我不知道这是否有被提到，但阴影可以由好几类不同的东西造成，有些严重而有些则不然"之类的话。

■ **下一步，当你接着要描述坏消息时，请确保使用平实的语言表达事实，而非深奥的专业术语。**

根本的问题是，我们的医疗专业术语在快速传递信息上十分令人满意，但它对于患者来说却通常难以理解。例如，在紧急医疗情况下，我们的专业术语（"医学说法"）是能在几个词内传递大量信息的简明、有效的方式。考虑一下，大量的信息被涵盖如下："10 天前化疗。白细胞 0.2。体温 39.8，收缩压 80 并正在下降。"几秒钟，一个疑似感染性休克的准确画面便出现了。

很自然，我们对自己拥有使用并理解"医学说法"的能力感到自豪：它毫不含糊、精准无误、学习艰难（初始阶段）且极有价值。问题是，我们的患者不用也不理解它，所以我们必须要有意识地把我们想说的内容转换成普通的语言。

有些患者会想使自己的词汇提高到更加专业的水准。因此，如果你愿意的话，你可以先使用专业词汇，然后再把它翻译成简单的语言。例如，你可以说，"骨扫描报告为阴性——换句话说，它没有显示任何问题。"这说明，你清楚地知道专业词汇，但你也努力确保患者了解他们的意思。

这也是为什么核实患者是否理解你所说的是这般重要的原因。如果你能确保患者理解，同时患者对专业词汇可以接受，那么之后的交谈，从平实的语言转换为专业语言就相当容易了。

另一方面，如果你不与患者核实其理解情况，那么接下来再从专业术语转化回平实的语言就很困难了，因为你并不知道患者其实对事实一无所知——这也正是指南的重要性。

■ **以划分小段落的形式传达信息，确保其可被理解**

当传递信息时，最重要的是以小段落的语句（便于理解的）来告知。尽量避免长篇大论（尽管你可能很自然地对病情了如指掌而感到自豪）。每几个句子有意识地暂停，并确保患者仍然跟得上你的思维并且与你"保持同步"[31]。

如果不这么做，患者很可能走神，并开始考虑你的开场白中可能蕴含的最坏的结果。因此，

表 47-4　关于获得分享信息的邀请几个建议性的短语

你希望让我怎么处理它？我该告诉你我们目前所知道的吗？	只要我们知道了情况，你是不是属于想知道细节的那类人呢？
我该先告诉你我们所知道的关于你的情况吗？	我会继续谈论活检 / 扫描 / 血液检查的结果。这样行吗？
你想让我继续深入话题并告诉你活检 / 扫描 / 血液检查的结果吗？	你想让我怎么处理这些信息？我要告诉你我们所知道的吗？

表 47-5　传达医学事实的几个指南（K-Knowledge，知识）

你用的语言应与患者的词汇一致	使用和患者同一理解水平的、简单的（或者相同的）词语
以划分小段落的形式传达事实	不要给出长篇大论的独白；患者可能走神，或者完全茫然不知
确保患者理解	你可以使用如"明白吗？"、"你能听明白我的意思吗？"或是"到目前为止清楚吗？"一类的短语
使用平实的语言，而非专业术语	将医学专业术语谨慎地翻译为大众语言很费精力，但这很值得
回应患者表示出的紧张情绪	见下一部分，E—Emotions（情绪）

当你尝试提出相当令人安慰的事实时，例如，乳腺导管原位癌，但患者就可能只在想象着与"癌症"相关的最坏后果。因此，为防止自己说出长篇大论的独白，时不时停顿，确保患者理解是十分有效的。

用词完全是个人风格的问题。例如可包括以下内容："到这为止你都理解吗？""你明白我的意思吗？""你到现在跟得上我吗？"以及"有什么问题吗？"

这些细节可能看起来很小或微不足道，但患者对于面谈的感受以及具体到如何理解这些消息，这些细节皆能带来巨大影响。

E—EMOTIONS（情绪）

双方互动中，情感方面的内容是医患支持关系最重要的组成部分[32]；被称为移情反应的三步法则是达成它最优且最简单的方式[33]。

否认患者表露出的强烈的情感对整个会谈有非常不利的影响。患者很可能会认为医生是冷漠或迟钝的。这一点也适用于会谈开始后的任一阶段。特别常见的是，常常有患者在你一踏入房间时就迫不及待地问出令其焦虑的问题。

移情反应最重要的优势在于，患者情绪状态下的行为通常是其全部诉求。最简单和最直接的方法即移情反应，它包括以下三个步骤。

步骤 1：辨认出其中一种情绪。

大多数情绪常组合在一起出现。事实上，几乎所有的情绪都是"复杂的情感"。例如，当一个患者听到坏消息，他会生气，也会震惊、难以置信（意味着没有能力接受这样消息），或拒绝（意味着不愿接受消息），以及恐惧、困惑、内疚和其他感情。在一句震惊的"噢，不！"之后，所有这些情绪都可能同时存在。

因此，当患者表现出情绪化的反应（例如"噢，不！"），你只需要从他表达出的情绪中确定出一种即可。而且，你看到患者表达其情绪状态的事实说明他正经历一个"重大的"感受过程（例如，是某种患者感切极深的事物）。

先从一堆杂乱混合的情感中确定较突出的一个，然后在自己的头脑中说出这种情感的名字。换句话说，告诉自己，"这个患者显然是震惊"或者"他真的生气了"或者"她很难相信我所说的话"。在自己心里使用如"震惊"或"痛苦"或"不安"此类包罗万象的朴实的描述很有益处，因为这将在步骤 3 中帮到您。

你在心里辨认出其中一种情绪后，接着你就可以进入到步骤 2 了。

步骤 2：辨认出那种情绪的原因。

第二步应聚焦在积淀或触发这种情绪的事件。而通常，情绪的直接原因是消息的某部分，即你刚刚传达的消息或你刚刚提出的话题之一。

你不一定有必要进一步深入。即使作出有效的移情反应，你也不需要表现得能神奇地剖析心理似的（"这个人难过是因为他认为自己的职业生涯与人际关系是完完全全的失败，怀疑自己是否能够重获失去的青春"）。在步骤 2 中你所需要做的是确定情绪反应的直接原因；它经常是你刚刚传递出去的消息。

步骤 3：将步骤 1 与 2 联系起来，并以此方式回应

换句话说，告诉患者，你观察出了他的情感，并且你也知道那种情绪是从何时开始。移情反应（共有数百个）通常采取如下形式，"显然这是个重大的打击"或者"你显然很难过"或者"我知道这对你来说太可怕了"或者"这很难接受，不是吗？"

当你用移情反应来回应患者的情感时，你同时实现了三个目标：

1. 你令患者的感受合理化：你告诉患者，他所经历的情感是对病情的合理反应。在这一过程中，你应表现出你并没有就情感作任何评判。
2. 你也告诉了患者，讨论这些情感是可以容许的：换句话说，你可以表明在你们二人之间，情感是合理的讨论项目，当然可以应用老生常谈的一句话"我们可以就此谈一谈。"
3. 你改变了话题：这一刻，你要谈的不是梗死或高血压或肠癌；你是在谈论患者对消息的反应感觉如何。

换句话说，你应简短地向患者展示你已经注意到了他的感受，并将它们纳入了你治疗方案。

此外，值得强调的是，移情反应，即单纯承认存在的情感，是客观的。在你意识中可能（适当地）形成了对此形势的一个判断，并可能会想，"这位患者对小问题也这么大惊小怪的"），但你的应对措施中不应表现出这种判断。当你产生移情反应，你并不就情感作出评判，也不用说明情绪是否与消息的影响相称（就你的观点而言）或相符（就你的观点而言）。你只是阐明，你已经注意到了患者正经受着某种情感变化。这是移情反应的一个主要特征——你承认患者情绪的存在并且不阐述自己对那一情感恰当性的评估。移情反应可以从更多的细节，或是采用图表、DVD 光碟等举例说明的形式进行讨论。

S—STRATEGY AND SUMMARY（策略与概要）

讨论的下一步——达成临床医疗管理策略并总结整个讨论过程——当然，与治疗相关的问题是整个讨论的"主菜"。作为讨论中的部分内容，这也是至今为止我们得到最多的培训内容——判断疾病的发展程度，明确造成这些症状确切的原因，治疗方案，以及与目前患者医疗状况有关的其他所有临床事宜。当然，在讨论上述内容时，患者及其家属总会出现各种与之相应的情绪状态；而我们应该及时发现这种情绪。

随着会谈结束——进行概括总结——应包含以下三个主要内容：

1. 摘要

用几个简短的句子概括总结双方沟通的要点是非常重要的。

2. "有没有其他要点？"

在结束讨论前，非常有必要再次询问一句"还有没有其他我们需要讨论的要点？"。如果你已经没时间了（我们总是这么做！），那么接下来你至少应该确认下次见面的日程。

3. 下次联络

最后，用明确的"预约好下次联络"结束此次会谈。（诸如"那么，我们将在下周二开始治疗，3 周后我们再次会谈。再见。"）

结论：弱化坏消息的实用性

与患者沟通不良消息是医患关系中重要的组成部分[36,37]。每次讨论都是独一无二、与众不同的，正如患者亦是独一无二、与众不同的。尽管如此，恰当地使用沟通的策略与技巧可以使原本艰难的讨论获得最理想的效果。正如规范的操作可以用来检查的颅神经或评估腿部骨骼肌肉系统一样，标准化的方法使得体检过程得到准确的评估以及妥当的处理，沟通不良消息亦是如此。以上总结的策略并不意味着你每次都要使用相同的字眼，但这确实意味着你能够评估患者对病情的理解程度，更重要的是能够了解每个患者对消息的回应方式[38]。此外，这一策略对学生来说是可以教学并有裨益的[39]。

与患者沟通不良消息的方式将对患者如何评价我们以及我们后续采取的诊疗措施产生重大影响。正如常言说的，"如果我们做得不好，他们可能永远不会原谅我们；如果我们做得很好，他们可能永远也不会忘记我们。"

参考文献

1. Wallace JA, Hlubocky FJ, Daugherty CK. Emotional responses of oncologists when disclosing prognostic information to patients with terminal disease: results of qualitative data from a mailed survey to ASCO members. *J Clin Oncol.* 2006;24:18S.
2. Buckman R. Breaking bad news: why is it still so difficult? *BMJ.* 1984;288:1597–1599.
3. Gorlin R, Zucker HD. Physicians' reactions to patients. *N Engl J Med.* 1983;308:1059–1063.
4. Oken D. What to tell cancer patients: a study of medical attitudes. *JAMA.* 1961;175:86–94.
5. Novack DH, Plumer R, Smith RL, et al. Changes in physicians' attitudes toward telling the cancer patient. *JAMA.* 1979;241:897–900.
6. Goldie U. The ethics of telling the patient. *J Med Ethics.* 1982;8:128–133.
7. Lichter I. Rights of the individual patient. In: Stoll BA, ed. *Ethical dilemmas in cancer care.* London: Macmillan; 1989:7–16.
8. Rockwell LE. Truthtelling. *J Clin Oncol.* 2007;25:454–455.
9. Buckman R. *"But the surgeon said he'd got it all."* Scenario #5, DVD, *Practical plans for difficult conversations in medicine.* Baltimore, MD: Johns Hopkins University Press; 2010.
10. Northouse PG, Northouse LU. Communication and cancer: issues confronting patients, health professionals and family members. *J Psychosoc Oncol.* 1987;5:17–45.
11. Buckman R. *"My mother's not to be told."* Scenario #6, DVD, *Practical plans for difficult conversations in medicine.* Baltimore, MD: Johns Hopkins University Press; 2010.
12. Maguire P, Faulkner A. How to do it: communicate with cancer patients. Handling bad news and difficult questions. *BMJ.* 1988;297:907–909.
13. Buckman R, Kason Y. *How to break bad news: a guide for health care professionals.* Baltimore, MD: Johns Hopkins University Press; 1992.
14. Baile WF, Buckman R, Lenzi R, et al. SPIKES—A six-step protocol for delivering bad news: application to the patient with cancer. *Oncologist.* 2000;5:302–311.
15. DiMatteo MR, Taranta A, Friedman HS, et al. Predicting patient satisfaction from physicians' non-verbal communication skills. *Med Care.* 1980;18:376–387.
16. Knapp ML, Hall JA. *Nonverbal communication in human interactions.* 5th ed. Wadsworth, UK: Thomas Learning; 2007.
17. Hall ET. *The silent language.* New York: Doubleday; 1959 Reprinted Anchor, 1981.
18. Galanti G-A. *Caring for patients from different cultures.* 4th ed. Philadelphia: University of Pennsylvania Press; 2008.
19. Kleinsmith A, Bianchi-Berthouze N. Recognizing affective dimensions in body language. In: *Lecture Notes in Computer Science.* Berlin, Heidelberg: Springer; 2007.
20. Older J. Teaching touch at medical school. *JAMA.* 1984;252:931–933.
21. Maguire P. Communication skills. In: *Patient care health care and human behaviour.* London: Academic Press; 1984:153–173.

22. Frankel RM, Beckman HB. The pause that refreshes. *Hosp Pract*. 1988;(Sept 30):64–67.

23. Back AL, Bauer-Wu SM, Rushton CH, et al. Compassionate silence in the patient-clinician encounter: a contemplative approach. *J Palliat Med*. 2009;12:1113–1117.

24. Billings A. Sharing bad news. In: Billings A, ed. *Out-patient management of advanced malignancy*. Philadelphia: Lippincott; 1985:236–259.

25. Maynard DW. On clinicians co-implicating recipients perspective in the delivery of bad news. In: Drew P, Heritage J, eds. *Talk at work: social interaction in institutional settings*. Cambridge, UK: Cambridge University Press; 1992:331–358.

26. Maguire P, Faulkner A. How to do it: communicate with cancer patients. Handling uncertainty, collusion and denial. *BMJ*. 1988;297:972–974.

27. McIntosh J. Patients' awareness and desire for information about diagnosed but undisclosed malignant disease. *Lancet*. 1976;ii:300–303.

28. Jones JS. Telling the right patient. *BMJ*. 1981;283:291–292.

29. Saunders JM, McCorkle R. Models of care for persons with progressive cancer. *Nurs Clin North Am*. 1985;20:365–377.

30. Premi JN. Communicating bad news to patients. *Can Fam Physician*. 1981;27:837–841.

31. Reynolds PM, Sanson-Fisher RW, Poole AD, et al. Cancer and communication: information giving in an oncology clinic. *BMJ*. 1981;282:1449–1451.

32. Hockley JM, Dunlop R, Davies RJ. Survey of distressing symptoms in dying patients and their families in hospital and the response to symptom control team. *BMJ*. 1988;296:1715–1717.

33. Buckman R, Baile WB. Truth telling: yes, but how? *J Clin Oncol*. 2007;11:6814.

34. Maguire P, Pitceathly C. Key communication skills and how to acquire them. *BMJ*. 2002;325:697–700.

35. Buckman RDVD. *Practical plans for difficult conversations in medicine*. Baltimore, MD: Johns Hopkins University Press; 2010.

36. Kaplan SH, Greenfield S, Ware JE. Impact of the doctor-patient relationship on the outcomes of chronic disease. In: Stewart M, Roter D, eds. *Communicating with medical patients*. Newbury Park, CA: Sage Publications; 1989:228–245.

37. DiMatteo MR, Prince LM, Taranta AJ. Patients' preceptions of physicians' behaviour: determinants of patient commitment to the therapeutic relationship. *Commun Health*. 1979;4:280–290.

38. Maynard D. Breaking bad news in clinical settings. In: Dervin B, ed. *Progress in communication sciences*. Norwood, NJ: Ablex Publishing Co; 1989:161–163.

39. Garg A, Buckman R, Kason Y. Teaching medical students how to break bad news. *CMAJ*. 1997;6:1159–1164.

40. Radovsky SS. Bearing the news. *N Engl J Med*. 1985;513:586–588.

41. Buckman R. Communications and emotions: skills and effort are key. *BMJ*. 2002;325:672.

评估决策能力 48

Martin L. Smith

许克新 译校

外科学在过去 50 年中，发现、进步和创新已变得司空见惯。伴随着这些显著的医学发展，患者在医疗决策中的参与和合作也被日益重视起来。近几十年来，新兴的生物伦理术语包括"患者自主权"，"患者自我决定权"、"知情同意权"、"知情拒绝权"和"患者权利"[1] 同样反映了这一进步。

但在 20 世纪的前半世纪，医疗决策的特点是"家长式"（有人可能会说，刻板老套），这意味着医生认为自己类似于"父亲"或"父母"，患者认为自己（或至少是被他们"慈父般"的医生认为）是个没有疑问的[2]，像孩子般的遵从医疗指示。在这种决策模式中，医生拥有几乎所有的权威和权力，控制医疗决定，并提供指示建议，希望患者可以顺从地接受。医生只向患者提供最少量的、选定的信息和解释，因为患者被认为不能够理解大多数与他们的诊断和治疗相关的复杂临床信息。患者期望可以遵守由医生判断的、最佳的建议干预措施和医疗方案。最终，医疗决策几乎是由医生单方面做出，仅有有限的患者参与，医生的职责是促进和维护患者的最佳利益（即患者利益最大化；行善原则）而最大限度地减少患者的伤害（不伤害原则）[3]。

但在 20 世纪的后半世纪，医疗保健决策中的这种家长式的模式被合作模式所取代。在新的决策模式中，医生的专业意见（包含他们的知识和技能）仍然是至关重要的。然而，也认识到患者的意见同样具有重要意义[4]。对于他们自己的价值观、生活方式、日常生活、人际关系、疾病对他们意味着什么及他们自己的意愿所产生的利益和活动，毕竟患者自己才是主体。在这种合作模式中，医生关于医疗评估、选择和建议的声音，必须结合患者关于自己的目标、喜好和愿望的声音。Quill 和 Brody 设想了一个类似的模式进行医疗决策，描述为"增强自主"模式，鼓励患者和医生积极交换意见，明确商议分歧，并分享权力和影响力，以为患者的最佳利益而服务[5]。

合作或增强自主模式在医疗决策中的医疗教学、实践、知情同意过程中起着显著的作用，同样在知情拒绝的可能性上也有重要作用[6]。患者需要基本的、可理解的、有关推荐治疗的信息，特别是治疗的特点、目的、风险、利益、建议干预的其他方法。更重要的是，患者需要以一种易懂的方式来了解自己医生的思维[7]（即医生如何提出的治疗选择和建议）。只有这类型的信息和解释说明白了（用患者理解的语言），再结合患者自身的目标和价值观，患者才能够做出良好和适当的医疗决定，方能与患者最佳利益相一致。

在合作或增强自主模式医疗决策中，道德准则或"拇指法则"的选择就出现了。

患者有决策能力（decision-making capacity,

DMC）和选择的自由，有权利同意或拒绝推荐的治疗，即使治疗是用来抢救或维持生命。

当然，也有例外情况存在（例如，在紧急情况下患者的喜好或愿望是未知的而又需要紧急救生干预时），但在一般情况下，道德准则适用于大多数临床情况及环境。

从家长式模式到合作关系模式的转变，深刻地改变了医学实践。临床医疗标准目前在自己的医疗决策中包括患者的积极参与。

对于特定患者在具体的环境下，是否有适当的认知能力积极参与他或她自己的医疗决定，是执行合作模式的基础。核心问题是在这个特定的临床情况下患者是否有足够的决策能力参加这一决定？一个相关的问题是如果对患者的决策能力存在疑虑和怀疑，怎么去评价他们的决策能力？一个患者需要怎样的认知能力来证明可以被判断为有决策能力？谁应执行这种评估，来判断患者的决策能力？谁承担这些评估和决定的最终责任？如果一名患者被判断为缺乏决策能力，如果决定正如之前描述的与伙伴关系或增强自主模式一致，该如何作出决定？本章的目的是要回答这些问题。

决策能力的描述和区分

决策能力，是指一组患者所拥有和展示的，足够做出明确的医疗决定的认知能力。诚然，这个短语"决策能力"是有些笨拙别扭。一个更常用的简短术语是"能力"，这是用来形容患者是否被认为有能力做出他或她自己的医疗决定。但使用这种"能力"来形容"决策能力"是不准确的，可能会产生误导。

严格来讲，"有能力"和"无能力"，通常是根据具有裁判权的立法或司法程序来法律裁定[8]。多数情况下政府裁定，一旦他们达到特定实足年龄（通常指18岁）就被认为是有能力的。指定的年龄前，根据法律规定，一个人是未成年人，是无能力的，除非由法官或适用法律中所描述的情况下声明有能力。此外，法院或法官可以得出结论，并宣布一个成年的人是无能力的。因此，需要法庭指定监护人代为做出决策和保护。在这种辨别能力的听证会上，法官经常会采纳医生和精神科专家的意见。但在临床上，除非有司法声明有能力或无能力，用决策能力来描述一个患者做出特定临床决定的能力更合适。

四个认知能力和技能，已确定与决策能力（DMC）有关：（1）表述选择的能力；（2）了解有关信息的能力；（3）体会情形及相关结果（后果）的能力；（4）推论相关信息的能力[9]。每个技能都很重要而且可以和其他几个区分开，当每个技能的评估完成后，决策能力将变得更加清晰。此外，在某些特定的场景中，四个技能是相互关联的，在这种情况下，它们只能依据特定的临床干预或决定包括自身特点、目的、风险、优点、潜在的结局和备选方案来评估。出于这个原因，DMC的评估应该经常是相关的，具体到某个特定的医疗决定和该决定的有关信息和后果。对于身边的决策来说，DMC的评估通常是狭窄的、具体的和有限的。相比来说，"能力"的决定，通常更适用于人们生活的广泛领域的通用判断。

评估决策能力的必要性

多种力量和因素会影响或危及患者的DMC。这些因素包括：治疗癌症疼痛的强效药物（如阿片类药物）、老年痴呆症、谵妄、顽固性或未经处理的精神病、神经衰弱、忧郁症、脑外伤、卒中、智力低下和发育迟缓、长时间待在重症监护病房（"监护病房精神病"）、极度疲劳和情绪不成熟。这些因素可以是暂时的和可逆的，但许多患者也可以是永久性的。

仅仅是因为患者拒绝治疗建议，不能意味着患者缺乏DMC。患者拒绝治疗，可能是有各种原因，包括深刻的个人价值观、宗教信仰、误传、受他人的影响或特殊的推理。许多拒绝接受治疗的患者可能已经缺少了决策的能力，但尽管如此，并没有足够的根据得出结论，拒绝治疗其自身说明患者缺乏DMC。拒绝的原因在结论得出之前，还需要进行探讨。

反过来也是如此：由于患者同意和配合治疗建议，也并不能意味着患者对身边的决定拥有足够的DMC。患者可以很容易地同意，仿佛与他们不明白的相一致，或者是提供了肯定的引导型问题的答案，尽管缺乏风险评估和备选方案（"你也很希望在肿瘤长得更大之前切掉肿瘤，不是吗？"）。

一个诊断为精神病的患者（如精神分裂症），并不一定缺乏ＤＭＣ。精神病在有效的药物控制下，或者说精神病可能会阻碍一个患者做出高风险性的医疗决定，但不妨碍其做出低风险，高获益的决定（见后面讨论，DMC的"滑尺模型"）。同样，那些迫不由己的住进精神科病房的患者（通常是因为他们对自己或他人构成危险，或因为他们无法照顾自己）并不一定缺乏对所有医疗决定的DMC。

至少有四个必要性以促进对患者DMC的评估[10]。这些必要性的存在并不意味着该患者确实在事实上缺乏DMC，但它们的存在可以提高问题和担心的认知能力。因此，可以促使对患者DMC的更仔细的评估。这四个必要性包括：（1）患者心理状态的突然变化；（2）患者拒绝推荐的治疗；（3）患者同意治疗，但此治疗具有相当的侵入性或危险性；（4）在该部分第一段中提及的任何危险因素的存在。

决策能力的评估

Grisso 和 Appelbaum 主张只有当关于具体的程序、处理或决定的信息知晓后，才能对DMC进行适当的评估[11]。他们都一致认为DMC不仅仅是一个用于决策的、全球性的或通用的测定（指标），也是对认知能力的测定（指标），涉及由患者所做的某个特定的决定。

在肿瘤科，我们可以很容易地设想一个患者，其ＤＭＣ可能是不确定的，他被医疗团队的成员教育有关乳腺癌或前列腺癌的治疗方案。患者健康状况和诊断是用患者易懂的语言告知的。提出和描述了化疗、放疗、手术方案，并解释了目的（如治疗与姑息）。指出了短期、长期的和永久的风险，以及每个选择的益处。听取并回答了患者的问题。医生可能会建议一个特定的治疗方案，解释了建议的原因并透明的转达给患者。只有在教育和信息的知晓完成后，才可以评估DMC。

为此，Grisso 和 Appelbaum 提出了一系列问题，旨在评估前面提到的四个认知能力[12]。如对于表达选择的能力，可问患者：你是否决定赞成医生的治疗建议？可以告诉我你的决定是什么

吗？对于了解相关信息的能力，可以要求患者回答如下问题：用你自己的话来告诉我，你的医生所告诉你有关你病情的特点，治疗建议（或诊断试验，或研究计划），治疗可能带来的益处（或测试或研究），风险或治疗的不适（或测试或研究），备选方案可能出现的风险和的益处，以及不进行处理可能的风险和利益。另外，可以问患者这个问题：你的医生告诉了你（风险）导致的治疗可能发生的百分比。用自己的话说就是，你觉得很有可能发生（风险）吗？为什么你的医生告诉你这些信息？如果你决定不赞同你的医生的建议，会怎么样？

关于融入情景及相关后果的能力，可指导患者，并问其如下问题：告诉我，你真的相信你的健康现在很糟糕。你认为你需要某种治疗吗？对你而言，最可能的治疗是什么？你为什么认为它会有效？如果不接受治疗你认为会怎么样？你为什么觉得医生向你建议了特效治疗？最后，为了证明患者推论相关信息的能力，可以这样提问患者：告诉我你如何做出决定来接受或拒绝推荐的治疗？你作出这个决定的关键因素是什么？你如何衡量这些因素？

有关DMC的评估，另外一个重大的说明就是评估不应该取决于患者发音或口头交流的能力。患者可以通过替代交流方式来参与DMC的评估，如手语、手势、书写、"唇语"、使用电脑键盘、眨眼或点头摇头。显然，使用这些替代方式来交流和评估具有一定的挑战性，但并不是不可能的。

评估决策能力的责任

最终，由患者的家庭或主治医生对确定和判断患者是否具有DMC负责。通过培训课程或继续教育，医师应具备作出这种评估的基本能力。理想情况和实际上，患者的家庭或主治医生是评估DMC最合适的专业人员，因为医生：（1）已经知道该患者的医疗背景和做出决定；（2）可能最熟悉患者和其家庭的个人观、文化观念和宗教价值观；（3）了解了患者的病史，在之前相互熟悉的背景下来进行评估；（4）如果将来有需要的话，可以重新评估其DMC，因为他们之间存在持续的医患关系[13]。

但是，家庭或主治医生并不需要完全靠自己

来承担决策评估的重担。许多心理健康专家（包括精神科医生、神经心理学家、社会工作者），经过培训再结合其专业知识，可以对患者的心理情绪状态和认知能力提供咨询意见和见解。此外，熟悉患者的认知水平和思维过程的护士、牧师，甚至家庭成员都可以提供患者认知功能的有关"印象"。由于患者的 DMC 可以时刻波动（"增强或者减弱"），从而使评估更具挑战性，所以，与患者有日常交流的专业人员（如床边护士）提供的信息 / 意见甚至是更有价值的。

在很多临床情况中，常规的做法已经形成，通过咨询联系精神科医生得出 DMC 的正式评估。许多情况下，精神科医生会诊有双重目的：（1）评估 DMC；（2）诊断评估，为任何潜在可能会影响患者 DMC 如抑郁、谵妄或精神上的疾病提出治疗建议。因为前面提到的两个目的。家庭或主治医师为自己的患者提出请求精神科会诊应该是明确的，无条件的。此外，家庭或主治医生应该注意到，泛泛的要求评估"患者是否具有 DMC"是不够的，咨询协商的问题应该是患者在已知一系列特定的风险和备选方案时，是否具有 DMC 来决定某个特定治疗或方法（如身体特定部位的姑息放射）。只有这样，会诊医生才能够评估患者的选择、理解、体会和推理相关具体决定的能力。

评估决策能力的"滑尺模型"

Drane 提出了一项评估决策能力的指标[14]。这项建议的基础是，决策能力的评估不是有关认知功能的通用或全局的判断，而是（如上所述）重点涉及一个特定的患者被要求参加的临床决策。第二个基础是评估决策能力不是"全有或全无"的现象。

考虑到相关的利益和风险，临床决策可以有很大的差别。例如，由患者决定授权一项为检查中性粒细胞的血液检查，和参加首次在人体进行实验的新化疗药物Ⅰ期研究协议相比，收益风险比例区别巨大。正是因为可能的益处、负担，可能的结果差异巨大，患者可以根据治疗和干预预期的有效性、无效性、收益、负担而做出临床决策的区分，从而同意或拒绝治疗或干预。

Drane 建议，判断患者具有认知能力以做出具

体决定，可根据对认知能力的需求程度，从最小、中等到最大区间内渐变。例如：如果一项治疗对于一种急性疾病很可能有效，或者这种治疗几乎没有替代方案，再者这个程序具有很高的确诊价值而又风险很低，那么我们只需要患者最小的知情同意就可以执行。同样，患者要拒绝一个很可能无效的治疗，只需要 DMC 的最低标准。在区间的另一端，当患者接受很可能无效的治疗，或者拒绝一项对急性疾病的有效治疗，再或者拒绝一项高收益低风险的治疗时，需要患者最大程度的理解疾病和治疗，并且基于信仰和价值观做出一个理性的决定。其他的具有更平衡的收益 - 风险比率的临床决策（可能有效，但是风险也更大）或者虽有高风险但却是唯一的希望，这时就只需要中等水平的认知能力。对处于中间范围的临床决策，需要患者对临床现状和推荐疗法有一个基本了解，基于已知的临床结果做出选择。

对于评估 DMC 的滑尺模型，前面讨论过的四个核心的认知技能将继续提供 DMC 评估的框架。然而，每个技能评估的严谨性和期望患者满足各个技能的基准会有所不同，取决于所作的决定和是否位于最低、中等或最高需求范围。

评估认知功能的标准化工具

尽管 DMC 对维持有效和互动的医患关系及实现决策的增强自主模式有着重要意义，但"目前专业机构并没有正规的指南，对患者同意接受治疗的能力进行评估[15]。"如前所述，本章已认可 Grisso-Appelbaum 模型作为一个临床上有用的用来评估四项认知能力的框架。然而，一系列评估 DMC 的标准化测试在实践和出版的文献中已经得到了认可[16]。

其中一个工具就是简易智力状况检查法（MMSE）。其包括 11 个问题的筛查测验，用于测试多方面的认知功能：定向力、记忆力、注意力、计算力、回忆力和语言能力。患者每给出一个正确答案，评 1 分，最高可评 30 分。测试定向力时，可以问患者年份、日期、星期几、月份及地点、国家、城市、医院和楼层。测试记忆力时，测试者说出三样东西（如铅笔、椅子、床），要求患者重复这些名字直到他或她可以准确说出，记录患者学习三样东西需要尝试的次数。测试注意

力与计算力时，要求患者计算 7 的倍数得到 5 个答案，或要求患者拼写反向单词"世界"。测试回忆力时，要求患者重复在测试记忆力时学到的三样东西。测试语言能力时，向患者提出一系列的六个问题和指令，包括"阅读并遵守以下规则：闭上您的眼睛"、"命名铅笔和手表"和"写一个句子"。任何评估 DMC 的意义在于 MMSE 作为一个通用的筛检工具，来区分患者是否有认知障碍。MMSE 评分低于 19 分时高度可疑缺乏 DMC[17,18]。然而，对于一个特定的临床决策，MMSE 并不能替代对 DMC 的正式评估。MMSE 的每个部分并不足够灵活，以对特定临床情况下患者的理解力和具体的决定做出评估。此外，从 MMSE 的各个不同的部分可以看出，它明显依赖于口头回答、阅读、书写。对于那些有听力或者视力障碍、或者英语能力较差的、或气管插管的患者，MMSE 评分可能显示患者有明显的认知功能障碍，然而实际上，他们或许有足够的认知能力作出具体的决定。MMSE 的用处在于对特定的决策，当要求患者参加更正式的 DMC 评估时作为初步筛选的工具。

提出的第二个筛选工具是 MacArthur 能力评估治疗工具（MacCAT-T）[19]，它与 Grisso-Appelbaum 四个认知能力的框架结构相一致。该工具采用了结构化的访谈技术，结合患者需要做的特定决策相关的具体信息。通过评估选择、理解、感知和推论四个认知能力得出一定的分数。对于一个有经验的评估人员，做一个 MacCAT-T 评估并得出分数，大约需要 20 分钟。不同于 MMSE，MacCAT-T 可以说是一个评估 DMC 的有效工具。

青少年决策能力的评估

如果合法的成年患者（即那些按时间标准达到法定年龄）可以被判断为对特定的决策缺乏 DMC，那反过来也可以吗？合法的未成年患者（通常是 18 岁以下）可以被判断具备所需的认知技能，对特定的决策具备 DMC 吗？答案是肯定的。

这里不被讨论的情况是指那些比法定年龄小的已经独立的未成年人，也就是，法院或社会已经认为他们可以自己管理监督自己及相关事务。

在法律监管中，未成年人可以通过结婚、参军、申请或由法院宣布而获得自主权。这样的青少年将被视为有法律能力的，尽管他或她也可能缺乏 DMC，取决于临床情况和所做具体医疗保健决策。例如，一个获得自主权的未成年人的认知能力可能会因为脑部肿瘤的存在受到损害或减弱，患者可能会被要求同意具有重大风险的外科手术切除。

关于青少年是否具备或缺乏 DMC，在法律仍然是未成年人的青少年患者们更具问题性和争议性。这些患者是本章节的重点。

对于儿童决策，美国儿科学会（American Academy of Pediatrics，AAP）区分了父母的同意、儿科患者同意和知情同意[20]。在共担责任或合作决策模式中，大多数儿童医疗决策涉及并包括家长的参与和同意（即由患者的父母授权继续推荐的治疗或诊断程序），由专业人员和家长一起来判断怎样做可以达到患者的最佳利益。一般情况下，在涉及婴幼儿的医疗决策的情况下，应寻求父母的知情同意。当然，寻求家长的认可也意味着存在父母拒绝建议的干预措施的可能性。

对于年龄较大的儿童和青少年，美国儿科学会建议，在最大可行程度上，医疗决策应包括患者的同意，以及家长和专业人员的参与。在最低程度，这也意味着"帮助患者实现了他或她对自己的病情特点的一个恰当的动态知晓"和"要求接受期望治疗的意愿的表达[21]。"与父母同意或拒绝的可能性类似，儿科患者同意接受建议治疗的同时也意味着患者拒绝同意治疗的可能性。在某些临床情形下，AAP 对于患者拒绝治疗起着重要的影响：

存在一些临床情况，患者坚持拒绝同意（即不同意）可能是由于道德上或伦理上的约束（限制）。在进行科学研究的情况下，这似乎是最明显的（特别是患者没有直接受益的可能性时）。提出的治疗对他或她的健康来说并不是必要的，和（或）可以推迟治疗且没有实质的威胁，这也在患者不愿或拒绝同意中占有相当的比重……诊断或治疗时进行强迫（威逼利诱）是最后的手段[22]。

为了促进儿童全面参与，同意－拒绝有关医疗决策，AAP 申明，青少年在做某些特定的临床决策时，或许能够提供一种真实的可靠的知情同意。这个申明意味着，在某些情况下，可以认为青少年对一些决策具有 DMC。有限的相关实证研究得出结论：一些青少年，14 岁及以上的，可能已具备发育成熟的认知技能，以作出可靠的医疗决策[23]，尤其是如果患者在处理与慢性疾病或残疾而需要作出决策中有长期的经验时[24]。即使在以上的情况下，APP 仍鼓励家长继续参与，但指出："不存在额外的要求以获得父母的同意。"

青少年在作特定的决策时，对于 DMC 的评估应当遵循如之前讨论的相同的格式，框架和指南。经过教育和信息知晓后，就可以评估青少年患者表达选择，理解相关信息，体会临床情形及背景，推论相关信息的能力。决策的"滑尺模型"，基于利益风险分析和比率，也将适用于青少年医疗决策和 DMC 的评估。

缺乏决策能力的患者如何做出决策

专业的医疗决策的"金标准"包括对特定的决策具备 DMC 且知情的患者的积极参与，还需要熟知自己的价值观、喜好和意愿。但如果患者被判定为对某个特定的临床决策缺乏 DMC，就需要用到备选的临床决策过程和标准，特别是如果要执行合作的决策模式。

医疗决策的"银标准"（次优，第二最佳），包括涉及代理或委托的决策者（通常是家属或朋友），他们能够提供决策，这个决策要同"患者如果具备 DMC 时想说的和可以为自己说的"近似。应该要求代理决策者代表患者提供一个代理判断，也就是说，代理人应该取代患者并根据推断患者以前价值观和意愿来作出决策。可以这样问代理人："依据我们所知道患者的行为方式，价值观和事先决定，你觉得她在这种情况下想要怎么做吗？[25]"那么，代理决策人的目标就是根据患者本人在当前临床情形和环境下会做出的决定来作出判断和决策。

在紧急时刻危及生命的情况下，医疗决策的标准通常是医护人员积极采取行动来保护，促进和维持生理生命，除非提出了一个明确的相反的指令 [如放弃抢救指令（DNR）]。这种情况下现行的标准是"患者利益最大化"[26]。利益最大化的标准也同样适用于这种情况，即如果代理决策

人可行（即同意代理决策），但是代理人无法定义患者的意愿或偏好（如"我们从来没谈论过这种临床情况"）。最后，利益最大化标准也将适用于患者缺乏 DMC，但又无法找到代理人的情况。在这类情况下，甚至在没有生命威胁的情况下，但是患者或代理人已经提前知情同意，患者的临床管理应继续进行，而不是推迟。医疗保健专业人员和多学科团队应继续努力研究患者的生活史和就诊史，以确定一个代理人并可能寻求由法庭指定的监护人[27]。但在目前而言，继续"唯一专业的"的患者管理决策且有适当的保障措施，这是基于患者的利益最大化，具备道德上的支持。这些保障措施包括第二种（即备选的）与管理计划相一致的医疗意见（记录在患者的病历上），家庭或主治医生的意见和伦理咨询小组的审核[28]，尤其是如果要作出的决策可能会导致患者的死亡（如下一个 DNR 指令或者撤离呼吸机）[28]。

结论

对于 DMC 的评估，盛行着多个谬论[29]，其中八个如下：（1）DMC 和法定行为能力是相同的；（2）当患者拒绝推荐的治疗或程序时可以认为其缺乏 DMC；（3）同意接受医疗建议的患者具备 DMC；（4）DMC 是个"全有或全无"的现象；（5）有精神病或精神失常，或已不由自主承认的患者缺乏 DMC；（6）缺乏 DMC 是永久性的和不可逆转的；（7）青少年缺乏 DMC 仅仅是因为他们不是合法的成年人；（8）只有心理卫生专业人员可以评估 DMC。本章提供的信息和解释应该可以消除所有的这些谬见。

本章认为 DMC 与事实相关，当患者被要求参加一个特定的临床决策时 DMC 的评估才能恰当的完成。由于 DMC 评估与事实相关的特点，DMC 并不是一个"全有或全无"的现象，而应该恰当的认为是一个连续体或"滑尺"，主要取决于患者所作决策的风险收益比。依据不同的收益风险比，患者被期望可以证明具有与 DMC 有关的四个不同程度的认知能力：（1）表达选择的能力；（2）理解相关信息的能力；（3）体会情形及其后果的能力；（4）推论相关信息的能力。

最后，本章虽然认为精神科医生和其他心理卫生专业人员具有评估 DMC 的特殊专长。但牧

师、社会工作者、护士及家庭成员关于患者认知功能的印象和见解也是有用的。然而，评估DMC的最终责任应由家庭或主治医生负责，其作为核心的临床骨干应该可胜任评估DMC。虽然无"金标准"来指导评估应如何进行，但本章已经为医生们提供了获得或加强临床能力的建议和资源。

参考文献

1. Smith ML, Eves M. Patient rights. In: Kattan M, ed. *Encyclopedia of medical decision making.* Thousand Oaks, CA: SAGE Publications, Inc; 2009:862–866.
2. Beauchamp TL, Childress JF. *Principles of biomedical ethics.* 5th ed. New York: Oxford University Press; 2001:176–187.
3. Emanuel EJ, Emanuel LL. Four models of the physician-patient relationship. *JAMA.* 1992;267:2221–2226.
4. Lidz CW, Appelbaum PS, Meisel A. Two models of implementing informed consent. *Arch Intern Med.* 1988;148:1385–1389.
5. Quill TE, Brody H. Physician recommendations and patient autonomy: finding a balance between physician power and patient choice. *Ann Intern Med.* 1996;125:763–769.
6. Connelly JE. Informed consent, an improved perspective. *Arch Intern Med.* 1988;148:1266–1268.
7. Brody H. Transparency: informed consent in primary care. *Hastings Cent Rep.* 1989;19:5–9.
8. Boyle RJ. Determining patients' capacity to share in decision making. In: Fletcher JC, Hite CA, Lombardo PA, et al., eds. *Introduction to clinical ethics.* Frederick, MD: University Publishing Group, Inc; 1995:65–79.
9. Appelbaum PS, Grisso T. Assessing patients' capacities to consent to treatment. *N Engl J Med.* 1988;319:1635–1638.
10. Tunzi M. Can the patient decide? Evaluating patient capacity in practice. *Am Fam Physician.* 2001;64:299–306.
11. Grisso T, Appelbaum PS. *Assessing competence to consent to treatment, a guide for physicians and other health professionals.* New York: Oxford University Press; 1998:83–84.
12. Grisso T, Appelbaum PS. In: *Assessing competence to consent to treatment, a guide for physicians and other health professionals.* New York: Oxford University Press; 1998:86–90.
13. Tunzi M. Can the patient decide? Evaluating patient capacity in practice. *Am Fam Physician.* 2001;64:299–306.
14. Drane JF. The many faces of competency. *Hastings Cent Rep.* 1985;15:17–21.
15. Appelbaum PS. Assessment of patients' competence to consent to treatment. *N Engl J Med.* 2007;357:1838.
16. Dunn LB, Nowrangi MA, Palmer BW, et al. Assessing decisional capacity for clinical research or treatment: a review of instruments. *Am J Psychiatry.* 2006;163:1323–1334.
17. Kim SYH, Caine ED. Utility and limits of the Mini Mental State Examination in evaluating consent capacity in Alzheimer's disease. *Psychiatr Serv.* 2002;53:1322–1324.
18. Karlawish JHT, Casarett DJ, James BD, et al. The ability of persons with Alzheimer's disease (AD) to make a decision about taking an AD treatment. *Neurology.* 2005;64:1514–1519.
19. Grisso T, Appelbaum PS. *Assessing competence to consent to treatment, a guide for physicians and other health professionals.* New York: Oxford University Press; 1998:101–126, 173–200.
20. Committee on Bioethics of the American Academy of Pediatrics. Informed consent, parental permission, and assent in pediatric practice. *Pediatrics.* 1995;95:314–317.
21. Committee on Bioethics of the American Academy of Pediatrics. Informed consent, parental permission, and assent in pediatric practice. *Pediatrics.* 1995;95:315.
22. Committee on Bioethics of the American Academy of Pediatrics. Informed consent, parental permission, and assent in pediatric practice. *Pediatrics.* 1995;95:316.
23. Weithorn LA, Campbell SB. The competency of children and adolescents to make informed treatment decisions. *Child Dev.* 1982;53:1589–1598.
24. Alderson P, Sutcliffe K, Curtis K. Children's competence to consent to medical treatment. *Hastings Cent Rep.* 2006;36:25–34.
25. Post LF, Blustein J, Dubler NN. *Handbook for health care ethics committees.* Baltimore, MD: The Johns Hopkins University Press; 2007:31.
26. Beauchamp TL, Childress JF. *Principles of biomedical ethics.* 5th ed. New York: Oxford University Press; 2001:102–103.
27. Sadovnikoff N, Jurchak M. Substituted judgments in the absence of surrogates. Letter to the Editor. *Crit Care Med.* 2007;35:2467.
28. Lo B. Ethics committees and ethics consultations. *Resolving ethical dilemmas: a guide for clinicians.* 3rd ed. Philadelphia: Lippincott Williams & Wilkins; 2005:111–116.
29. National Ethics Committee of the Veterans Health Administration. Ten myths about decision-making capacity. 2002. Available at: http://www.ethics.va.gov/docs/necrpts/NEC_Report_20020201_Ten_Myths_about_DMC.pdf Accessed 03.01.10.

49 肿瘤支持治疗方案选择

Heather L. Shepherd 和 Martin H.N. Tattersall

陆　懿 译　汪希鹏 校

癌症患者和他们的家庭在作出有关治疗方法的决策时，面临着许多选择。癌症咨询门诊作为一个平台，用以讨论、制订和修订这些决定。随着癌症管理的演变，可用治疗方案的范围正逐步扩大。此外，同时涉及与其他卫生专业人员合作的多学科团队的发展趋势，增加了共同决策的机会性和相关性[1]。循证医学的兴起和重视以患者为中心的理念，增加了癌症医生和患者之间的信息交流的重要性。

治疗决策模型通常是指参与者的相互作用——医生和患者之间的互动和对治疗结果的抉择[2,3]。信息和干预措施的若干要素组成了一项医疗抉择。患者在此过程中的参与是以患者为中心的理念背后的核心主题之一。以患者为中心的医疗理念支持信息共享，临床医生具备武装患者的能力，并且在与患者的交流中分享这种力量。这颠覆了医患关系的传统观点[4]。

治疗方案如何构成？

在有一种治疗方案明显占优势的情况下，医生认为患者的偏好对临床决策的贡献不大[5]。其他情况下，尤其当一种治疗方案的成本效益比小，或其产生类似的存活率但生活质量不同，又或是没有明确的治疗结果的数据时，有关治疗的偏好将会完全不同。在这些情况下，所谓敏感的决策偏好——偏好驱动的决策必须是患者，因为患者和医生的喜好可能存在分歧。例如早期乳腺癌，是采取乳房切除术，还是乳房肿瘤切除术加放疗的抉择。据报道，那些被提供选择方案的患者，他们的心理调适能力更好，而那些对自己的疾病和治疗方案一无所知的患者心理调适能力较差 [6,7]。

一项对 100 例患者和 156 位临床专家关于大肠癌不同外科方案的选择的调查发现，两者之间的偏好差异显著 [8]。因此，重要的是明确（在患者和医生的观点中）偏好敏感的决策和有效定位引起这些偏好的干预措施。偏好敏感的决策，不仅仅包括所有提供积极治疗方案的决策。其他临床情况可能处于"积极的"癌症治疗和不治疗的抉择之间，而不治疗即可认作"袖手旁观"或目前不采取抗癌治疗的方案。这些临床情况包括早期前列腺癌、无癌症相关症状的晚期癌症及老年患者癌症并发症的治疗决策。

另一个对治疗方案的决策尤为重要的方面是从治愈治疗到姑息治疗的转变。讨论何时停止治疗是一个艰难而感性的任务。在肿瘤医生的调查中发现，如何面对情绪化的场面并传达坏消息被认为极富挑战性的。重要的是知道什么时候该讨论这个话题，以及如何引入姑息治疗方案。斯科菲尔德和他的同事们对这项讨论提供指导 [11]（框 49-1）。

不讨论将导致徒劳的治疗。Earle 等报道随着无效的肿瘤治疗增加，估计有 10% 的患者在他们生命的最后 2 周仍在接受化疗，近三分之一的患者就诊于急诊室，约 10% 患者在生命的终末期收住重症监护室 [12]。由于无法改变最终的结果和对治疗目标和结果有更深的理解，以在生命的最后阶段最大限度地减少过度治疗。

达成癌症治疗决策的步骤

达到治疗决策需要强调决策模型中的一些步骤。这些模型都涉及信息交流的基本方面。肿瘤医生需要提供有关患者临床状况的信息，并应解释任何一种治疗方案对患者将意味着什么。他们需要通过认知过程，指导患者实现治疗决策 [13]。对治疗决策而言，最重要的信息往往被称为风险沟通，即双方基于对利益、危害以及选择和结果的可能性的认知从而作出抉择 [14,15]。

治疗方案和其相对优点确定后，治疗决策的第二个步骤是讨论其价值和偏好。

文献通常关注两个关键领域：（1）治疗决策；（2）交流。这些癌症治疗方面的理念使人们关注到患者的偏好，即交流的偏好和参与的偏好。正是这一频繁使用于文献中的术语，确定了癌症协商过程中的现行做法和行为。在此领域的研究不断传达着一个最重要的信息，即在目前以患者为中心的医疗氛围中，不考虑患者的偏好而做出的医疗决策将不再被接受。

除了提供信息，肿瘤医师应该发掘患者参与选择治疗方案的偏好 [15,16]。偏好可能与提供的信息量、决策的参与度以及能选择的特定治疗方案有关。在特殊情况下，具体治疗方案的偏好会受患者价值观的影响。在癌症治疗中，这意味着讨论预后、疾病复发、每个治疗方案的利弊，而个体之间不管生理还是心理都存在差异。

肿瘤医生治疗方案的确认

一项对澳洲不同学科肿瘤医生的调查，该调查涉及医生对癌症治疗决策的通常做法以及决策风格的自我满意度，调查显示相对于其他类型的癌症、精神焦虑的患者以及女性患者，如乳腺癌或泌尿系统癌症的患者往往喜欢通过与他人讨论的方法，决定自己的治疗方案，而不愿意仅按照医生的专业指导进行 [17]。由于 Charles 等报道许多患者自己在早期乳腺癌的外科治疗中提出明确的选择，故医生对患者参与治疗决策的态度日趋积极 [18]。泌尿科专家也愿意与患者分享治疗决策。

框 49-1　从治愈治疗过渡到姑息治疗指南的讨论

讨论临床决策，前征求个人对他 / 她的病情的了解和偏好。

提供信息。

回应情绪反应。

谈判新的医疗目标。

确保医疗的连续性。

处理解决家庭问题。

承认文化和语言的多样性。

然而，值得注意的是，肿瘤学家相对乳房外科医生不太支持共享医疗决策，可能是因为辅助系统治疗即使具有统计学意义，许多患者却未因此延长生存期。这些发现更支持了以下观点，即只有当需要平衡临床各环节或临床不确定性存在时，共同决策才可实现，医生才愿意让患者参与决策的过程。

医生的角度：提出治疗建议

影响医生对特定患者提出治疗建议的因素非常广泛。它们可分为几类（框49-2）。研究结果显示了在治疗人群中的疗效和不良反应，并根据试验设计，将这些结果与对照人群进行了比较。因为疗效和不良反应之间的平衡可能改变，所以必须考虑特定患者与试验设计的典型患者接近程度。

疾病因素，包括相对典型的患者，疾病发展的速度和病程的长短、现病史或"医疗保险"覆盖治疗范围、既往史及以往治疗措施、疾病相关症状的有无，以及有效治疗后症状改善的程度。以上因素可能影响治疗建议，同样应给予考虑的是，不针对癌症本身而在症状的有效缓解以及控制上。

患者因素包括医疗和家族史，现有并发症可能影响预期寿命和治疗耐受性，以往的治疗措施产生的肿瘤反应和耐受程度，而家族人员的寿命、社交地位、人生目标等发病前因素均影响患者的预期寿命。患者对治疗的不确定性和不良反应的态度影响着存在有不良反应治疗的建议选择，而护理人员提供的帮助和环境因素可减轻患者治疗压力，从而影响门诊患者就医的频率。系统因素包括影响结果可行的技能和证据，现有治疗的时间跨度，以及包括那些必须由患者承担的治疗成本。

患者对治疗方案的选择意识

Elit 等 [19] 采访晚期卵巢癌的妇女，以确定她们对治疗方案的认识程度，了解治疗相关的风险和收益，并优先参与治疗方案的决策。大多数患者认为她们作出了对治疗的决定，但并没有作出治疗方案的选择。妇女阐述了患者 - 医生之间互动的信任和希望，但没有描述医生对患者的偏好或价值观的探索。调查发现，晚期卵巢上皮癌的患者没有描述制订治疗方案的交流过程，而是一个大部分以医生为指导的互动过程。他们得出的结论是医生的责任是提供共享决策的环境从而让患者对这样一个互动形式感兴趣。

一项加拿大安大略省（Ontario）乳腺癌肿瘤学家的调查显示 [18]，参与乳腺癌治疗决策的患者少于肿瘤学家的预期。该发现表明，患者需准备好在治疗决策中发挥潜在作用。研究建议医生必须在其中发挥主要作用。

共同决策

共享决策（shared decision making，SDM），被卫生专业人员和患者视为实现治疗决策的首选方式。该决策方法的运用，反映了向以患者为中心的医疗发展趋势。近年来，公众对充分告知医疗保健和医疗选择的期待日益高涨，而在医疗理念和医疗文献中强调患者作为消费者的家长做法的接受度日渐减弱 [20]。

核心理念是平等的贡献，所以医生和患者在决策过程中是平等的伙伴关系 [21]。医患关系中这种伙伴关系和互换的权力概念也被用来描述 SDM[22]。SDM 是介于家长做法和明智的决策之间，并可以被视作以患者为中心医疗理念的重要组成部分 [23]。SDM 包括两个步骤：介绍有关治疗方案和讨论偏好，凭借医生和患者的价值观共同确定

框 49-2 影响医生治疗建议的因素

研究证据
  适用于特定患者
疾病因素
  ■ 疾病史
  ■ 现病史
  ■ 癌症症状的有无
  ■ 以往治疗结果
患者因素
  ■ 家族史
  ■ 既往病史和并发症
  ■ 以往治疗经历和其不良反应
预期寿命和剩余的人生目标
  ■ 对不确定性和个性的态度，及照顾者 / 亲属的看法
  ■ 环境因素
系统因素
  ■ 局部的相关技能
候选因素
  ■ 成本

最终的决策[24]。

SDM 最早的描述之一是审议的模式[2]。如今，最常被引用的 SDM 模式是以危及生命的疾病和不同的治疗方案为内容的 Charles 等人提出的模式[25]。该模式有四个基本特点：

1. 至少有两个人参与决策过程。
2. 患者和医生都参与治疗决策。
3. 临床医生和患者之间的双向信息流。
4. 医生和患者就最适当的治疗达成共识时，医疗决策完成。

这四个特点表明，医生和患者之间的合作关系是通过交换信息、个人价值观以及对潜在的治疗方案的偏好而达成的。然而，在许多情况下，涉及两个以上的当事方。例如一个新诊断的乳腺癌患者，会咨询除了家庭医生或全科医生之外的肿瘤学家、放射肿瘤专家和外科医生。同样，在病情严重的情况下，患者的其他重要当事方往往参与到医疗决策的每一步。

信息共享是 SDM 的基础，该模式要求患者共享信息，包括疾病的细节或他们可能从其他渠道获得的信息，例如互联网网站、朋友、与疾病相关的手册和消费者团体。这种信息共享在与个人价值观和偏好的交流中起到帮助，从而建立患者之间相互的信任和尊重。Charles 等人所描述的最后组成部分是双方或更多方就决策达成共识。这种共识是 SDM 的定义特征。这种模式要求医疗决策未必是参与者认为的最佳选择，但它却是双方都支持的选择。

Charles 等采用他们的模式进一步对乳腺癌者和医生进行研究[26]。由此产生新的框架，决策过程分为三个阶段：信息交流、讨论，并决定实施治疗。据报道，该最新模式作为医生的教学工具加以运用，并协助他们在参与决策的过程中认识自己和患者的喜好。此外，作者承认决策的多样性，无论是在咨询，或在随后的会议过程中，任何一方喜好的改变都是有可能的。在 2003 年，该模式被再次细化，通过鼓励患者采取足够的时间作出决定，通过调整患者的信息需求，并通过加强患者价值观在确定最佳的治疗方案中的作用，从而强调医生运用 SDM 的重要性[27]。

SDM 的其他模式已应运而生[16,28-30]。

目前围绕概念产生的争议

随着引入 SDM 的概念、决策的方式方法以及与患者的沟通，SDM 的概念解释以及何为共享决策的元素成为讨论的内容。作者们讨论的是 SDM 是否适用于所有情况，SDM 描述的医疗服务提供者和患者对治疗或检测的决策是否平等，以及 SDM 是否影响治疗或检测的决策进程[28,31-33]。

Whitney 认为，两个或两个以上的方案可供选择的情况下，在高风险或低风险不确定的医疗决策中 SDM 才是可行的。因此，SDM 是否恰当，可能会根据不同的诊断，不同的决策类型以及医疗（如普通医疗和特殊医疗）的不同内容而有所变化。患者可能更愿意成为慢性疾病而不是危及生命疾病的决策者，当情况紧急或危及生命，或当面对如癌症疾病，选择结果尤为重要的情况下，患者可能更愿意听从医生指引[23]。

Edwards 指出，当决策可能影响疾病风险，例如高血压或缺血性心脏病的终末阶段，或当医生和患者需要评估干预措施的风险和效益的情况下，SDM 的应用成为可能[23]。

共享医疗决策的优点

患者参与的优点之一是增加患者的满意度[21,34,35]。Gattellari 报道，与肿瘤学家共同决策治疗方案的癌症患者预后更佳。在决策过程中，偏好和认识之间的竞争仅仅在超过三分之一的患者中发生，其中 29% 的患者表现更积极，37% 的患者参与程度较小。参与程度比预期少的患者明显不太满意。除了偏好，在决策中起共同作用的患者对他们的咨询活动、肿瘤学家、有关治疗的信息和情感支持更满意[21]。其他研究显示，当医生积极鼓励患者参与，患者表现出更高的满意度，不论患者参与的偏好[36]，患者都会在决策方面发挥积极作用[37]。其他研究显示，当患者在决策中发挥积极作用和医生表现出积极参与的姿态时，不论患者参与的偏好如何，只要医生积极鼓励患者参与，满意度都会有很大的提高[38]。这些研究表明，给予适当的支持，患者可能会发现应用 SDM 的价值，即使他们最初感觉无法积极参与他们治疗方案的决策。

研究报道，患者在他们的治疗决策中发挥了积极作用的同时，患者的身体状况也得到改

善 [7,39]。积极参与治疗决策的患者更遵守治疗计划 [38]。同样，Jahng 等 [34] 报道，医生和患者之间就参与偏好达成的共识，将关系到治疗延续和预期康复的。

一些研究表明，SDM 有增强心理状态的效果。对于早期乳腺癌的妇女，当提供了治疗方案的选择或者咨询外科医生时，若医生认识到治疗方案选择对患者心理状态的影响，患者的抑郁水平将减低 [6,7,39,40]。然而，该显著差异持续不到术后 3 年 [6]。受过教育的患者相信他们参与治疗的决策，其焦虑水平被认为相对较低；那些具有被动处事风格的患者，当接收信息交流或参与决策的过程时，焦虑水平也较低 [41]。然而，对荷兰的 96 例癌症患者的初步咨询的研究表明，临床医生的沟通行为和患者的生活质量间无显著联系 [42]。

SDM 是否可以改善治疗方案的讨论呢？

在许多方面，共同决策是对患者被告知和选择潜在的医疗保健干预措施权力的回应和确认的过程。以患者为中心的服务理念，涵盖的概念是患者在此过程中发挥作用；然而，也应该重视临床医生在此过程中高于和超出患者信息量的专业知识。从临床角度看，SDM 是否为一种向患者传递达到结果的有用方式尚不能肯定。当有多个临床合理治疗方案可选择的情况下，或存在特定干预结果不确定的情况下，SDM 尤其适用 [43,44]。

共享决策关注沟通和信息共享的重要性。临床医生所面临的挑战是尽量减少患者对治疗的风险及益处的误解和曲解，避免医生把自己的治疗偏好强加给患者。这些技能正是治疗方案的讨论和随后决策所必需的，也正是这些技能使 SDM 得以实现。

实现共同决策所需的技巧和能力

实施 SDM 的主要挑战之一是确保双方均参与此过程。共同决策最困难的是唤起患者的积极性，并要求卫生专业人员，尤其是医生能给予支持 [25]。卫生专业人员需要营造一个协商的氛围，使患者感觉到他们的参与是有价值的，并且他们对潜在的治疗方案和后果的关注是受到欢迎的。卫生专业人员需要有能引起患者兴趣的技能，和传递复杂的信息的技能，例如关于治疗的风险和疗效以及治疗成功或失败的概率。

框 49-3、49-4、49-5 总结了普遍认同的、必要的技能和能力 [45,46]。

癌症患者希望如何参与他们的医疗团队讨论并做出决策呢？

信息的偏好

大多数研究揭示，患者对信息最大化有强烈

框 49-3　医师知情共同决策的能力 [45]

1. 与患者建立伙伴关系。
2. 建立或重审患者对信息的偏好（如数量或形式）。
3. 建立或重审患者对决策的偏好（如承担风险，自己和他人的参与程度）以及任何行动过程中的不确定性的存在和性质。
4. 确定和回应患者的想法、关注和期望（如有关的疾病管理方案）。
5. 确定选项（包括患者具备的思想和信息），评估有关个别患者的研究证据。
6. 提供（或指导患者）证据，同时考虑第 2 和第 3 项联合效应（如何提供信息可能会影响决策等）。帮助患者根据他或她的价值观或生活方式反映和评估可选决策的后果。
7. 通过与患者建立伙伴关系协商作出决策，同时解决分歧。
8. 就行动计划达成共识，并完善组织参与者的工作。
   a. 知情共享的决策可能也
      i. 涉及卫生专业人员
      ii. 涉及其他人（伴侣、家庭）
      iii. 跨文化、社会和年龄的差异

框 49-4　患者知情共同决策的能力 *[45]

1. （为自己）定义首选的医患关系。
2. 找一个医生，并且建立、发展和适应和他的伙伴关系。
3. （为自己）客观和系统地表达健康问题、情感、信仰和期望。
4. 在医疗面谈的适当时候与医生沟通，清楚地了解和分享有关信息（例如第 3 项能力）。
5. 获取信息。
6. 评估信息。
7. 协商决定、给予反馈、解决冲突和就行动计划达成共识。

---
* 列出主要的。

框 49-5　涉及患者在医疗决策中的阶段和能力

1. 或明或暗地在决策过程中涉及患者。
2. 发掘对问题和可能的治疗的想法、恐惧和期望。
3. 描绘平衡和选项。
4. 确定首选的形式，并且提供量身定制的信息。
5. 检查过程：评估信息的理解和反应（例如，对可选项的想法、恐惧和期望）。
6. 检查过程：以患者希望参与的程度协助其接受决策的过程和作用偏好。
7. 作出决定、讨论或者推迟决定。
8. 预约随访。

渴望。澳大利亚研究的 65 例女性癌症患者中，在与肿瘤科医师的初步商讨前后，80% 以上患者希望获得尽可能多的细节，85% 以上患者希望获得尽可能多的信息[47]。对英国 2231 例患者研究发现，87% 的患者偏向尽可能多地获取信息，无论消息好坏[48]。超过 90% 的调查者表示，他们"绝对需要"或"想要"知道相关的、所有可能的治疗方法，所有可能产生的不良反应，以及治疗措施是如何发挥作用的。

参与的偏好

不同的患者在他们希望参与决策的内容和程度上有所不同。发达国家的患者逐渐成为健康的消费者。欧洲一项 8119 例成年人调查显示，超过 50% 的患者，希望与他们的医疗保健服务提供者共享决策，这一点在年轻组（< 35 岁）患者中发生率更高（74%）[49]。但与此相反，患者很少能实现他们所希望的参与临床决策的程度[21]。

不同的癌症患者参与的偏好各有不同，也许是因为样本间存在不同的疾病类型和阶段。然而，在大多数研究中，多数患者或被动或主动地偏好 SDM 的模式。澳大利亚一项研究报道，决策的偏好低于信息的偏好，52% 的患者希望与他们的医生平等共享决策，16% 的患者希望充分考虑医生的意见后作出抉择，27% 的患者希望医生作出决策但要顾及到患者的需求和优先考虑的事项[47]。根据乳腺癌患者的研究报道，48% ~ 66%[50,51]，甚至 89%[52] 的患者希望在决策中发挥积极的共享作用。一项肺癌的研究显示，57% 的患者希望在治疗决策中发挥主动或协同作用[53]。Gwede 等[54] 报

道，63% 的前列腺癌患者倾向于在决策中发挥积极作用，29% 的患者倾向于协同作用，仅 9% 的患者倾向被动。Beaver 等[55] 报道，不同类型的癌症患者参与喜好的差异：78% 的大肠癌患者和 52% 的乳腺癌患者倾向于被动。Pieterse 等[56] 与直肠癌患者和肿瘤医生交谈后发现，11% 的患者倾向于"由我的医生作出治疗决策"，其余 89% 的受访者倾向于由患者和医生共同作出决策。研究不同人种的癌症患者发现，大多数患者（41%[57]、69%[58]、88%[35]）倾向于发挥协作或积极的作用。在另一项研究中，按教育背景、选项和决策的内容将参与者分组，52% 的患者倾向于让医生作出最终的决定[59]。

医生没有让患者参与他们的决策，患者则往往依赖于医生[38]。随着患者参与医疗决策的期望日益高涨，许多国家的医疗服务提供者步履艰难[60,61]。

癌症患者对信息的期望值和决策的参与度改变迅速，仅仅 50 年前，美国的大多数患者不知道自己身患癌症的消息，医生的角色是蓄意保持沉默或委婉地告知，并且出于患者最佳疗效的考虑作出治疗决策。现在，大多数癌症患者知道诊断的结果，并且期望知道他们的疾病和治疗情况。

影响患者参与的因素

可能影响患者参与决策的因素包括治疗决策的内容、疾病的类型或阶段、制度问题以及患者和临床医生的特征，例如年龄、性别、经验和文化背景。

内容

对于临床医师而言，患者参与决策的过程似乎取决于临床上存在可供选择的同等条件、或取决于对最佳治疗方案在专业上有不确定性。

疾病

有研究报道，疾病越严重，患者越不喜欢参与决策[62]。在一项研究中，只有 25% "严重"疾病的患者希望充分了解他们的病情，但不愿参与治疗的决策[58]。这些患者通常为男性、年老和羸弱的患者。患"良性"疾病的参与者显示出更多的参与治疗决策的积极性，其中 69% 的患者倾向于发挥积极或共享的作用[50,57]。同样，在一项前

瞻性研究中，当癌症患者病情恶化，其参与的倾向日趋被动[63]。相反地，最近的一项研究发现，随着疾病的进展，患者参与决策的渴望日渐高涨，有 76% 的终末期肾病患者倾向于在决策中发挥积极或共享的作用[64]。

制度因素

澳大利亚癌症医师称，癌症咨询时间的不足是医疗决策中经常遇到的障碍之一。而在经验欠缺的医生中认为制度因素是更经常遇到的难题。作者总结认为，这可能是因为有经验的医生在给予咨询时更能以患者为中心，或者他解决制度问题的能力更胜一筹[65]。大量研究报道，协同决策非但不增加咨询时间，反而能为长远节省更多的时间，彻底地进行初步讨论使后续的协商更加简单[66-68]。

患者因素

研究已经发现一些参与偏好的预测因素，受过教育的患者通常愿意在参与过程中发挥更加积极的作用[56,69]。年龄及教育程度与患者参与的愿望密切相关[57,62,64,70-72]。年轻人、受教育程度高的人和女性患者比年老者、受教育少的及男性患者在决策过程中更倾向于发挥协作和主动的作用[57,59,72]。

其他增加参与偏好的预测因素包括心理因素，例如焦虑、自我施压和自控能力。虽然这些因素都暗示，改善心理状态的结果是患者更大程度地参与决策，但是也有数据显示，这些因素和患者参与决策的偏好之间的联系是有限的。

澳大利亚癌症医生报道，患者的焦虑情绪和他们对疾病或治疗的误解是共享决策中最常见的两大障碍[65]。Gravel 等回顾 SDM 应用的障碍时发现，由于患者的个性，例如焦虑、躁狂，SDM 未能在决策过程中得到恰当运用[73]。

医生因素

由于医疗中患者参与程度的增加和患者作为消费者角色意识的增强[74]，医生取得患者信任的重要性与日俱增。以往的研究表明，信任源于良好的沟通和患者对信息和参与偏好的回应[75-77]。Shephered 等[65]调查了肿瘤医生的看法，这些因素可能促使患者参与医疗决策。提供有关治疗选项（选择）的书面资料，安排会见以达成治疗的

决策，鼓励患者与他或她的家庭医生交谈，鼓励患者在第三方存在的咨询期间参与和反思治疗方法的选择。

文化因素

文化差异同样影响着患者及卫生专业人员的意愿，并阻碍其参与治疗讨论。如果患者和他们的肿瘤医疗团队不使用同种语言和沟通有限制时，引起患者参与讨论的积极性是很困难的。虽然对这一主题的关注正在增加，同时对过去被忽视人群的研究工作正在进行中，但是许多针对患者参与决策态度的调查研究中，那些不会说英语的患者仍不在其列。

有无检测共同决策的方法呢？

人们已经制订了一系列措施来评估决策过程。Dy[78]发现 11 种评估作用和信息偏好的方法。观察方法包括 Elwyn（埃尔温）等[79]总结的和 Dy 列出和补充的内容[78,80,81]。

其他评估决策各方面的方法也应运而生。这些方法包括测量决策的自我效能、情绪控制、决策遗憾，决策冲突和决策态度。

- 情绪控制量表——Bunn 和 O'Connor（1996）
- 决策遗憾量表——Brehaut 等（2003）
- 决策的自我效能量表——Bunn 和 O'Connor（1996）
- 决策冲突量表（O'Connor）——O'Connor（1995）
- 决策态度量表——Sainfort 和 Boosker（2000）
- 卫生健康决策过程评估方法——Dolan（1999）

其他评估决策过程的方法包括互动分析技术，例如咨询过程中运用录音或录影等数字技术。对转录的音频或录像进行分析，以确定在每个咨询过程中哪些派生元素的存在或缺失。

是否有证据显示肿瘤医生讨论治疗方案时使用 SDM 的方法呢？

分析 59 例癌症患者和 10 名澳大利亚肿瘤学家之间的咨询过程发现，只有 24% 的肿瘤咨询引用 SDM 的方法，而其中 75% 被评为差；参与偏好的应用为 10%，而信息偏好为 40%[82]。标准治疗和不治疗之间的选择，有 19% 的患者经过协商

作出明确抉择；标准治疗和临床试验之间的选择，有 32% 协商得出明确抉择。78% 协商未作出决定，46% 协商一次后达成共识，15% 协商需要不止一次会面才能使患者理解。60% 协商存在问题。在大多数的咨询活动中，部分而非所有的 SDM 模式的元素被运用，但很少展示出高层次的技能。

分析 118 例音频录音关于晚期癌症患者的讨论治疗方案选择的过程后发现，只有 14% 的患者被告知有或无治疗情况下的预期寿命的信息，57% 没有得到任何预测信息，作为知情治疗决策特征之一的权衡告知只有在 60% 的协商过程中体现出来[83]。10% 的协商得到患者的理解，75% 的案例中，尽管患者表达了他们的观点，但只有三分之一的医生采纳了这些意见。

检测患者参与的工具

选项工具采用五点 Likert 量表（从强烈同意到极度不同意）对 12 项 SDM 咨询中必需要素的进行确认，以衡量 SDM 在普通诊疗或家庭医疗中的应用程度（框 49-3）。这项工具一般基于临床实践或家庭医学[80]，已被翻译成多种欧洲语言。其他测量 SDM 的工具包括肿瘤决策分析系统（DAS-O）[82] 和决策支持分析工具（DSAT）[84]。最近，这三个工具通过编码抄录与 55 例早期乳腺癌的协商录音进行比较。三个编码系统在 SDM 行为（表 49-1）的评分均不高[85]。

许多文献通过患者咨询后的报告，记录下患者的决策风格，最常使用的是由 Degner 和 Sloan[57,86] 开发的五点参与偏好量表（图 49-1）。该量表的最初设计是为测量引起参与的偏好，现在通常作为描述工具，用来报告发生的情况。往往

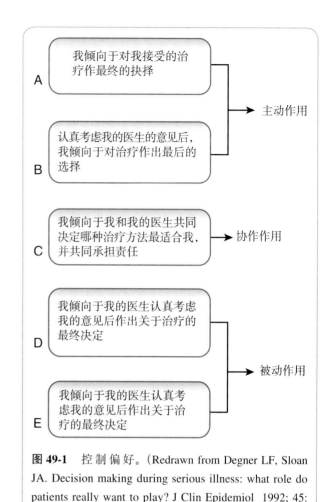

图 49-1 控制偏好。（Redrawn from Degner LF, Sloan JA. Decision making during serious illness: what role do patients really want to play? J Clin Epidemiol 1992; 45: 941-950.）

这两个结果进行了比较后就可确定患者的偏好是否得到满足。许多研究表明，多数患者没有达到自己想要的参与程度[21,52,87]。

癌症患者回忆其在决策中的作用的研究

一项对肺癌患者回顾其在参与过程中表现的研究发现，33% 的患者认为医生作出了决策，43% 的患者认为医生已经作出了决策，但考虑了患者的意见，9% 的患者认为患者和医生共同作出了决策，14% 的患者考虑医生的意见后作出了决策[53]。大多数乳腺癌患者（40%）回忆说一旦所有选项具备，他们自己作出决定，三分之一（33%）的患者发挥了协作作用，27% 的患者回忆说医生主导提出接受或反对的建议，或者外科医生概括治疗方案后随后开展治疗[35]。

检测结果还是检测过程？

现有的检测方法有些检测过程，有些检测结

表 49-1　三个编码系统共享决策（SDM）的评分

项目	DAS-O	DSAT	Option
平均数（SD）	34.42（9.1）	5.35（1.9）	11.25（4.4）
观测的评分范围	11～63	0.1～10	5～21
量表范围	0～78	0～12	0～48
评分范围的百分比（平均 / 可能的最高得分 ×100）	44	46	23

DAS-O，肿瘤决策分析系统；DSAT，决策支持分析工具。

果（例如，决定如何达到或由谁作出决定）SDM 是否要求决策本身要共享，如"医生和患者共同作出的决定"，还是 SDM 的过程是否必须涉及信息、偏好和协商的参与，这是一个持续的问题。研究人员和卫生专业人员更大的挑战是确定其过程重要，还是结果更重要。旨在支持 SDM 的干预措施进行评估和临床实践产生后果时，这一问题的联系尤为密切。

肿瘤医生在讨论治疗方案支持 SDM 的方法吗？

　　三项研究针对专门从事乳腺癌医疗的卫生专业人员，调查他们对患者参与治疗决策的看法。美国最早研究之一是邀请肿瘤科医师、护士和患者完成 15 项决策委员会关于决策制定的研究[88]。每个项目，有 3 种可能：0 = 医生作出决定，1 = 医生和患者应该一起作出决定，2 = 患者作出决定。15 分表示受访者认为所有的决定应当共享。三组的总分均低于 15，表明医生是决策的权威，医生组的平均得分最低为 10.23，患者组为 12.49，护士组为 13.74。研究还报道了样本中针对不同临床学科的不同态度；肿瘤外科专家比医疗和放射肿瘤学家更支持患者参与决策。患者的年龄和性别与参与态度差异无显著性；而较年长的医护人员不太支持患者参与决策。

　　在加拿大和澳大利亚完成的横断面调查研究探究了肿瘤医生对 SDM 的看法和理解[17,18,89]。结果加拿大和澳大利亚，56% 和 62% 的肿瘤学家、69% 和 72% 的医生表示，他们在决策咨询时通常的做法与 SDM 极为相似。澳大利亚和加拿大的乳腺癌医生强烈赞同 SDM[18]，说明这两个国家围绕治疗决策有着类似的文化。澳大利亚的调查发

现，治疗乳腺癌或泌尿系统癌症的医生比他们从事肠癌、妇科肿瘤和血液系统肿瘤的同事们更多使用 SDM 的方法（表 49-2）。这些结果表明，当治疗决策在两个有类似生存结果的选项之间抉择时，肿瘤医生可能更倾向于分享决策[43]。应用例子还包括乳房切除术与保乳术的抉择，前列腺癌根治术、激素治疗和近距离放射治疗的选择。这个调查表明：因为缺乏达到相似结果的备选方案，大肠癌、妇科肿瘤和血液科肿瘤专家可能会觉得他们的患者需要更多的指导。

　　Charles 的调查[18]由法国、加拿大和澳大利亚的乳腺癌医生完成（表 49-3）。法国、澳大利亚和加拿大样本之间的差别可能反映出相关人群在文化规范上的不同，也说明在不同的国家癌症外科医生临床实践的差异（数据来源于 EACH

表 49-2　高舒适度与共同决策（SDM）之间的差异

	通常的做法	高舒适度	不匹配
肿瘤类型			
乳腺癌	202 （67.1）	266（86.9）	19.8
结直肠癌	36 （46.2）	51 （67.1）	20.9
白血病 / 淋巴瘤	39 （47.0）	18 （81.8）	34.8
妇科肿瘤	11 （40.7）	24 （88.9）	48.2
泌尿系统肿瘤	84 （81.6）	94 （89.5）	7.9
医生类型			
肿瘤学专家	91 （65.0）	105 （89.0）	24.0
肿瘤放射专家	26 （50.0）	39 （78.0）	28.0
血液科专家	29 （47.5）	4 （66.7）	19.2
儿科肿瘤专家	4 （28.6）	9 （81.8）	53.2
外科医生	231 （69.2）	296（84.3）	15.1

表 49-3　乳腺科医生自报的决策方法的使用

	法国[#]	澳洲[*]		加拿大[+]	
	乳腺外科医生 n（%）	乳腺外科医生 n（%）	肿瘤专家 n（%）	乳腺外科医生 n（%）	肿瘤专家 n（%）
部分分享	39 （56）	20 （12）	26 （18）	39 （17）	27 （27）
分享	16 （23）	115 （72）	87 （62）	158 （69）	56 （56）
家长式	14 （20）	0 （0）	5 （3）	5 （2）	1 （1）
告知	0 （0）	17 （11）	13 （9）	17 （7）	8 （8）

[#] 法国和澳大利亚的数据来自 EACH2008 年会[90]。

[*] 百分比总计未达到 100%，因为不包括在"无 / 其他"类别医生的数据。

[+] 来自加拿大公开发表的数据[18]。

2008 年会：普遍共享决策和医疗共享决策：加拿大、法国澳大利亚、德国和瑞士医生和患者的观点[90]）。

改善治疗方案讨论的策略

由于围绕 SDM 的兴趣和患者参与度不断增加，人们开发和评估了用新方法来改善治疗方案的选择。这些方法通常关注患者和家属或者卫生专业人员，他们针对不同的时间点（协商之前，期间或之后）。

策略包括：以备患者协商的工具以及卫生专业人员的沟通培训，在面对医疗抉择时，这有助于他们讨论重要的问题。以下各节将概述一些已开发和评估的干预措施。

癌症咨询的患者准备

提示问题列表

提示问题列表（question prompt lists，QPLs）是旨在协助患者通过罗列咨询相关问题获得信息，从而使患者在咨询期间得到提升的简单工具[91-95]。接受 QPLs 的患者提出更多的问题，尤其是复杂的和情绪性的问题，如预后。另一项研究发现，医生认同 QPL，其增加了提问的数量和改善患者回忆的信息。另一个应用 QPL 的积极结果是干预措施缩短了咨询的时间长度[92]。同样，Bruera 等研究比较了提示问题表和一般信息提示列表后发现，咨询时间没有增加[96]。

最近一项研究发现，作为使癌症患者提出有关问题的工具，QPLs 增加了有关预后问题的数量[97]。据报道，肿瘤医生和患者在协商中回避讨论该话题[98-100]。这一领域的后续研究在澳大利亚进行，评估了不同的癌症诊所间执行的情况，产生了五项建议（框 49-6）[101]。

决策支持工具

决策辅助工具提高患者的理解和参与决策的能力并且改善决策的质量。决策支持工具（decision support tools，DSTs）或辅助决策（decision aids，DAs）旨在帮助人们作出选择，它提供可能的备选方案和健康结果的相关信息。DAs 是标准化的、以证据为基础的工具，它协助实现知情告知、以价值观为基础的选择，对于选择的治疗方案可以

框 49-6　澳大利亚推荐应用 QPLs

1. 提供教育，培训课程，提醒医疗服务人员和行政人员促进对科学证据的理解并支持 QPL 的运用，帮助医疗服务人员建立支持患者使用 QPL 并提问的文化氛围。
   - 互动式的培训课程，允许员工提问题，交换意见，并培养制定干预措施。这将有助于建立医疗服务人员帮助患者提问的文化氛围。医生要询问患者对列表是否有问题，应作出提示标志，放置在医生的咨询室。信息包对教育工作人员 QPLs 相关知识的实用性有限，因为它们不会经常被阅读。
2. 允许工作人员在每个站点开发新流程，以满足个性化需求。
   - 在此过程中，所有人员的加入，而不是采用自上而下的方法，更为有利，因为它在应用过程中一定程度上增加了参加者的主人翁意识。
3. 招募各个学科中积极支持的优秀者，以鼓励全诊所上下的参与。
   - 优胜者应从部门负责人、有影响力的临床专家、专职医疗人员和行政人员中产生。
4. QPLs 的条款应面向患者，当他们第一次前来诊所，患者已通过邮寄的信息包，在协商之前了解相关内容。
   - 首次咨询前，邮寄给新患者信息包让他们有时间适当考虑罗列的问题。但这应依赖于行政及专职医疗人员对 QPL 推广。
5. 使患者了解 QPL，并鼓励他们提问、执行和运用 QPL。
   - 一个项目助理和癌症医疗协调员将有利于鼓励和教育癌症中心的患者了解 QPL 的效用。与消费者团体的优秀者一起工作，并通过媒体促进 QPL 意识，鼓励患者提出疑问。

QPL，提示问题列表。

拭目以待[102]。一项队列分析系统性回顾了 34 例 DAs 的随机试验，通过与标准医疗知识比较，患者对可能结果的理解，个人价值和抉择之间的一致性，决策冲突和不能作出决策的人数，得出相对积极的结果[103]。参与决策的患者未增加焦虑情绪。

一项随机试验在辅助化疗的癌症患者应用 DA 后发现，疾病知识和治疗方案得到显著改善，决策本身的满意度随之提高[104]。

最近一项关于癌症相关 DA 效能的系统性回

顾发现，尽管保护性措施和治疗决策可供选择的试验数目少，DAS 没有增加焦虑情绪，同时改进了知识结构，并朝着改善冲突的趋势发展[105]。用于晚期癌症的辅助决策已经制定和试行于乳腺癌和肺癌[106,107]。晚期大肠癌的 DA 随机试验发现，接受 DA 的患者对预后、选项和益处的认识表现出更大的增加和更高的整体理解（$P < 0.0001$）。决策冲突和治疗决策在群体之间表现类似。焦虑情绪亦相似，会随着时间的推移而衰减[108]。

肿瘤学家与患者个体的讨论越来越多涉及网上信息，这些以证据为基础的网上信息总结出常见的癌症患者不同治疗方法的结果（例如 http：//www.adjuvantonline.com）。通常打印材料提供给患者，他／她可以反映个人的价值观和对不同治疗措施的不良反应有一定偏好，往往在无病状态下或整体状态下的生存率有微小差别。这些打印材料往往告知患者对未来的不确定性，并使患者了解到他们可能在选择的治疗方案中发挥重要作用。

咨询策划／教练

在美国，乳腺癌诊所已实施一个方案，由训练有素的调解人介入规划咨询、记录和总结（consultation planning，recording and summarizing，CPRS）。这项计划提供患者一份咨询规划表，该表以关注和问题为基础，患者和他或她的伴侣在与癌症医生咨询前先与调解人交谈。咨询过程被录音，调解人总结咨询的内容，并回应患者一开始提出的问题。尽管调度有困难，诊所的正常工作流程被打断，但作为临床服务的一部分，评估该计划后发现，诊所的工作人员、医生和患者都支持继续 CPRS 计划[109]。

尽管各种有效的干预措施在不同的癌症医疗背景下得以发展，但日常临床实践中仍面临增加其适应度的挑战。在澳大利亚，肿瘤医生们不是非常支持一些这里罗列的干预措施（表 49-4）。

小结

患者参与决策的可行性与临床医生的初衷有着千丝万缕的联系[110]。我们报道的由制度和患者态度引起的困难，使得医生的工作更具有挑战性。改变既定的做法和成功评估沟通中的干预措施仍然很困难。有了针对患者和制度的辅助战略，更大的成功才可能实现[111]。

表 49-4　医生支持鼓励患者参与和反思的干预措施

$n = 415^*$	回答"是"n（%）
提供患者关于可用治疗方案的书面资料	321 (81.1)
有第三方在场	273 (68.9)
咨询前引入癌症护士协调员（CNC）	196 (49.5)
解释临床决策的手册	135 (34.1)
咨询前提供提示列表，患者具备决策中发挥更大的作用的能力	124 (31.3)
解释共享决策中（SDM）患者作用的手册	111 (28.0)
提供医疗工作者的培训，提高技能，满足患者 SDM 的偏好	99 (25.0)
明确的 SDM 磋商	89 (22.5)
随访预约作出决策	381 (96.2)
书面信息突出强调治疗方案	356 (89.9)
鼓励患者与治疗小组和全科医生交流	288 (72.7)
工作表帮助患者表达什么是重要的	77 (19.4)
协商过程的音频录音	64 (16.2)
电话随访讨论治疗决策	54 (13.6)

*仅乳腺癌和泌尿系统的癌症医师。

参考文献

1. Stevenson FA, Barry CA, Britten N, et al. Doctor-patient communication about drugs: the evidence for shared decision making. *Soc Sci Med*. 2000;50:829–840.

2. Emanuel EJ, Emanuel LL. Four models of the physician-patient relationship. *JAMA*. 1992;267:2221–2226.

3. Wirtz V, Cribb A, Barber N. Patient-doctor decision-making about treatment within the consultation—a critical analysis of models. *Soc Sci Med*. 2006;62:116–124.

4. Stewart M, Brown JB, Weston WW, et al. *Patient-centered medicine: transforming the clinical method*. 2nd ed. Patient-Centered Care Series. Abingdon: Radcliffe Medical Press; 2003.

5. Whitney SN, McGuire AL, McCullough LB. A typology of shared decision making, informed consent, and simple consent. *Ann Intern Med*. 2004;140:54–59.

6. Fallowfield LJ, Hall A, Maguire P, et al. Psychological effects of being offered choice of surgery for breast cancer. *BMJ*. 1994;309:448.

7. Morris J, Royle GT. Offering patients a choice of surgery for early breast cancer: a reduction in anxiety and depression in patients and their husbands. *Soc Sci Med*. 1988;26:583–585.

8. Solomon MJ, Pager CK, Keshava A, et al. What do patients want? Patient preferences and surrogate decision making in the treatment of colorectal cancer. *Dis Colon Rectum*. 2003;46:1351–1357.

9. Dimoska A, Girgis A, Hansen V, et al. Perceived difficulties in consulting with patients and families: a survey of Australian cancer specialists. *Med J Aust*. 2008;189:612–615.

10. Baile WF, Lenzi R, Parker PA, et al. Oncologists' attitudes toward and practices in giving bad news: an exploratory study. *J Clin Oncol*. 2002;20:2189–2196.

11. Schofield P, Carey M, Love A, et al. Would you like to talk about your future treatment options?' Discussing the transition from curative cancer treatment to palliative care. *Palliat Med*. 2006;20:397–406.

12. Earle CC, Neville BA, Landrum MB, et al. Trends in the aggressiveness of cancer care near the end of life. *J Clin Oncol*. 2004;22:315–321.

13. Feldman-Stewart D, Brundage MD, McConnell BA, et al. Practical issues in assisting shared decision-making. *Health Expect*. 2000;3:46–54.

14. Elwyn G, Edwards A, Kinnersley P. Shared decision-making in primary care: the neglected second half of the consultation. *Br J Gen Pract*. 1999;477–482.

15. Coulter A. Patient information and shared decision-making in cancer care. *Br J Cancer*. 2003;89(suppl 1): S15–S16.

16. Coulter A. Partnerships with patients: the pros and cons of shared clinical decision-making. *J Health Serv Res Pol*. 1997;2:112–121.

17. Shepherd HL, Tattersall MHN, Butow PN. The context influences doctors' support of shared decision making in cancer care. *Br J Cancer*. 2007;97:6–13.

18. Charles C, Gafni A, Whelan T. Self-reported use of shared decision-making among breast cancer specialists and perceived barriers and facilitators to implementing this approach. *Health Expect*. 2004;7:338–348.

19. Elit L, Charles C, Gold I, et al. Women's perceptions about treatment decision making for ovarian cancer. *Gynecol Oncol*. 2003;88:89–95.

20. Shotton L. *Health care law and ethics*. Katoomba NSW: Social Science Press; 1997.

21. Gattellari M, Butow PN, Tattersall MHN. Sharing decisions in cancer care. *Soc Sci Med*. 2001;52:1865–1878.

22. Trevena L, Barratt A. Integrated decision making: definitions for a new discipline. *Pt Educ Couns*. 2003;50:265–268.

23. Edwards A, Evans R, Elwyn G. Manufactured but not imported: new directions for research in shared decision making support and skills. *Pt Educ Couns*. 2003;50:33–38.

24. Eddy DM. Clinical decision making: from theory to practice. Anatomy of a decision. *JAMA*. 1990;263:441–443.

25. Charles C, Gafni A, Whelan T. Shared decision-making in the medical encounter: what does it mean? (or it takes at least two to tango). *Soc Sci Med*. 1997;44:681–692.

26. Charles C, Gafni A, Whelan T. Decision-making in the physician-patient encounter: revisiting the shared treatment decision-making model. *Soc Sci Med*. 1999;49:651–661.

27. Charles CA, Whelan T, Gafni A, et al. Shared treatment decision making: what does it mean to physicians? *J Clin Oncol*. 2003;21:932–936.

28. Makoul G, Clayman ML. An integrative model of shared decision making in medical encounters. *Pt Educ Couns*. 2006;60:301–312.

29. Elwyn G, Edwards A, Gwyn R, et al. Towards a feasible model for shared decision making: focus group study with general practice registrars. *BMJ*. 1999;319:753–756.

30. Siminoff LA, Step MM. A communication model ofshared decision making: accounting for cancer treatment decisions. *Health Psychol*. 2005;24:S99–S105.

31. Whitney SN. A new model of medical decisions: exploring the limits of shared decision making. *Med Decis Making*. 2003;23:275–280.

32. Elwyn G, Edwards A, Kinnersley P, et al. Shared decision making and the concept of equipoise: the competencies of involving patients in healthcare choices. *Br J Gen Pract*. 2000;50:892–897.

33. McNutt RA. Shared medical decision making: problems, process, progress. *JAMA*. 2004;292:2516–2518.

34. Jahng KH, Martin LR, Golin CE, et al. Preferences for medical collaboration: patient-physician congruence and patient outcomes. *Pt Educ Couns*. 2005;57:308–314.

35. Keating NL, Guadagnoli E, Landrum MB, et al. Treatment decision making in early-stage breast cancer: should surgeons match patients' desired level of involvement? *J Clin Oncol*. 2002;20:1473–1479.

36. Golin C, DiMatteo MR, Duan N, et al. Impoverished diabetic patients whose doctors facilitate their participation in medical decision making are more satisfied with their care. *J Gen Intern Med*. 2002;17:866–875.

37. Lam W, Fielding R, Chan M, et al. Participation and satisfaction with surgical treatment decision-making in breast cancer among Chinese women. *Breast Cancer Res Treat*. 2003;80:171–180.

38. Kaplan SH, Greenfield S, Gandek B, et al. Characteristics of physicians with participatory decision-making styles. *Ann Intern Med*. 1996;124:497–504.

39. Morris J, Ingham R. Choice of surgery for early breast cancer: psychosocial considerations. *Soc Sci Med*. 1988;27:1257–1262.

40. Fallowfield LJ, Hall A, Maguire GP, et al. Psychological outcomes of different treatment policies in women with early breast cancer outside a clinical trial. *BMJ*. 1990;301:575–580.

41. Margalith I, Shapiro A. Anxiety and patient participation in clinical decision-making: the case of patients with ureteral calculi. *Soc Sci Med*. 1997;45:419–427.

42. Ong LML, Visser MRM, Lammes FB, et al. Doctor-patient communication and cancer patients; quality of life and satisfaction. *Pt Educ Couns*. 2000;41:145–156.

43. Whitney SN, McGuire AL, McCullough LB. A typology of shared decision making, informed consent, and simple consent. *Ann Intern Med*. 2003;140:54–59.

44. Kaplan RM. Shared medical decision making: a new tool for preventive medicine. *Am J Prev Med*. 2004;26:81–83.

45. Towle A, Godolphin W. Framework for teaching and learning informed shared decision making. *BMJ*. 1999;319:766–771.

46. Elwyn G, Edwards A, Kinnersley P, et al. Shared decision making and the concept of equipoise: the competences of involving patients in healthcare choices. *Br J Gen Pract*. 2000;50:892–897.

47. Brown RF, Butow PN, Sharrock MA, et al. Education and role modelling for clinical decisions with female cancer patients. *Health Expect*. 2004;7:303–316.

48. Jenkins V, Fallowfield L, Saul J. Information needs of patients with cancer: results from a large study in UK cancer centres. *Br J Cancer*. 2001;84:48–51.

49. Coulter A, Jenkinson C. European patients' views on the responsiveness of health systems and healthcare providers. *Eur J Public Health*. 2005;15:355–360.

50. Beaver K, Luker KA, Owens RG, et al. Treatment decision making in women newly diagnosed with breast cancer. *Cancer Nurs*. 1996;19:8–19.

51. Degner LF, Kristjanson LJ, Bowman D, et al. Information needs and decisional preferences in women with breast cancer. *JAMA*. 1997;277:1485–1492.

52. Bruera E, Willey JS, Palmer JL, et al. Treatment decisions for breast carcinoma: patient preferences and physician perceptions. *Cancer*. 2002;94:2076–2080.

53. Davidson JR, Brundage MD, Feldman-Stewart D. Lung cancer treatment decisions: patients' desires for participation and information. *Psychooncology*. 1999;8:511–520.

54. Gwede CK, Pow-Sang JJ, Seigne P, et al. Treatment decision-making strategies and influences in patients with localized prostate carcinoma. *Cancer*. 2005;104:1381–1390.

55. Beaver K, Bogg J, Luker KA. Decision-making role preferences and information needs: a comparison of colorectal and breast cancer. *Health Expect*. 1999;2:266–276.

56. Pieterse A, Baas-Thijssen M, Marijnen C, et al. Clinician and cancer patient views on patient participation in treatment decision-making: a quantitative and qualitative exploration. *Br J Cancer*. 2008;99:875–882.

57. Degner LF, Sloan JA. Decision making during serious illness: what role do patients really want to play? *J Clin Epidemiol*. 1992;45:941–950.

58. Blanchard CG, Labrecque MS, Ruckdeschel JC, et al. Information and decision-making preferences of hospitalized adult cancer patients. *Soc Sci Med*. 1988;27:1139–1145.

59. Levinson W, Kao A, Kuby A, et al. Not all patients

want to participate in decision making: a national study of public preferences. *J Gen Intern Med.* 2005;20:531–535.

60. Braddock III CH, Edwards KA, Hasenberg NM, et al. Informed decision making in outpatient practice: time to get back to basics. *JAMA.* 1999;282:2313–2320.

61. Barry M. Involving patients in medical decisions: how can physicians do better? *JAMA.* 1999;282:2356–2357.

62. Ende J, Kazis L, Ash A, et al. Measuring patients' desire for autonomy: decision making and information-seeking preferences among medical patients. *J Gen Intern Med.* 1989;4:23–30.

63. Butow PN, Maclean M, Dunn SM, et al. The dynamics of change: cancer patients' preferences for information, involvement and support. *Ann Oncol.* 1997;8:857–863.

64. Orsino A, Cameron JI, Seidl M, et al. Medical decision-making and information needs in end-stage renal disease patients. *Gen Hosp Psychiatry.* 2003;25:324–331.

65. Shepherd HL, Tattersall MHN, Butow PN. Physician-identified factors affecting patient participation in reaching treatment decisions. *J Clin Oncol.* 2008;26:1724–1731.

66. Edwards A, Elwyn G, Mulley A. Explaining risks: turning numerical data into meaningful pictures. *BMJ.* 2002;324:827–830.

67. Say RE, Thomson R. The importance of patient preferences in treatment decisions—challenges for doctors. *BMJ.* 2003;327:542–545.

68. Greenfield S, Kaplan S, Ware Jr JE. Expanding patient involvement in care: effects on patient outcomes. *Ann Intern Med.* 1985;102:520–528.

69. Degner LF, Kristjanson LJ, Bowman D, et al. Information needs and decisional preferences in women with breast cancer. *JAMA.* 1997;277:1485–1492.

70. Thompson SC, Pitts JS, Schwankovsky L. Preferences for involvement in medical decision-making: situational and demographic influences. *Pt Educ Couns.* 1993;22:133–140.

71. Cassileth BR, Zupkis RV, Sutton-Smith K, et al. Information and participation preferences among cancer patients. *Ann Intern Med.* 1980;92:832–836.

72. Arora NK, McHorney CA. Patient preferences for medical decision making: who really wants to participate? *Med Care.* 2000;38:335–341.

73. Gravel K, Legare F, Graham I. Barriers and facilitators to implementing shared decision-making in clinical practice: a systematic review of health professionals' perceptions. *Implement Sci.* 2006;1:16.

74. Coulter A. Paternalism or partnership? *BMJ.* 1999;319:719–720.

75. Keating NL, Green DC, Kao AC, et al. How are patients' specific ambulatory care experiences related to trust, satisfaction, and considering changing physicians? *J Gen Intern Med.* 2002;17:29–39.

76. Thom DH, Physicians STS. Physician behaviors that predict patient trust. *J Fam Pract.* 2001;50:323–328.

77. Trachtenberg F, Dugan E, Hall MA. How patients' trust relates to their involvement in medical care: trust in the medical profession is associated with greater willingness to seek care and follow recommendations. *J Fam Pract.* 2005;54:344–353.

78. Dy SM. Instruments for evaluating shared medical decision making: a structured literature review. *Med Care Res Rev.* 2007;64:623–649.

79. Elwyn G, Edwards A, Mowle S, et al. Measuring the involvement of patients in shared decision-making: a systematic review of instruments. *Pt Educ Couns.* 2001;43:5–22.

80. Elwyn G, Edwards A, Wensing M, et al. Shared decision making: developing the OPTION scale for measuring patient involvement. *Qual Saf Health Care.* 2003;12:93–99.

81. Elwyn G, Hutchings H, Edwards A, et al. The OPTION scale: measuring the extent that clinicians involve patients in decision-making tasks. *Health Expect.* 2005;8:34–42.

82. Brown RF, Butow PN, Ellis P, et al. Seeking informed consent to cancer clinical trials: describing current practice. *Soc Sci Med.* 2004;58:2445–2457.

83. Gattellari M, Voigt KJ, Butow PN, et al. When the treatment goal is not cure: are cancer patients equipped to make informed decisions? *J Clin Oncol.* 2002;20:503–513.

84. Guimond P, Bunn H, O'Connor AM, et al. Validation of a tool to assess health practitioners' decision support and communication skills. *Pt Educ Couns.* 2003;50:235–245.

85. Butow P, Juraskova I, Chang S, et al. Shared decision making coding systems: how do they compare in the oncology context? *Pt Educ Couns.* 2010;78:261–268.

86. Degner LF, Russell CA. Preferences for treatment control among adults with cancer. *Res Nurs Health.* 1988;11:367–374.

87. Davison BJ, Gleave ME, Goldenberg SL, et al. Assessing information and decision preferences of men with prostate cancer and their partners. *Cancer Nurs.* 2002;25:42–49.

88. Beisecker AE, Helmig L, Graham D, et al. Attitudes of oncologists, oncology nurses, and patients from a women's clinic regarding medical decision making for older and younger breast cancer patients. *Gerontologist.* 1994;34:505–512.

89. Shepherd HL, Tattersall MHN, Butow PN. *Australian oncologists' views and use of shared decision-making (SDM): means of reducing some of the perceived barriers to SDM.* Basel, Switzerland: European Association of Communication in Healthcare; 2006.

90. Charles C, Charvet A, Gafni A, et al. *Shared decision-making in general and hospital practice: physicians' and patients' points of views in Canada, France, Australia, Germany and Switzerland.* Oslo, Norway: International Conference on Communication in Healthcare; 2008.

91. Clayton J, Butow PN, Tattersall MH, et al. Asking questions can help: development and preliminary evaluation of a question prompt list for palliative care patients. *Br J Cancer.* 2003;89:2069–2077.

92. Brown RF, Butow PN, Dunn SM, et al. Promoting patient participation and shortening cancer consultations: a randomised trial. *Br J Cancer.* 2001;85:1273–1279.

93. Brown R, Butow PN, Boyer MJ, et al. Promoting patient participation in the cancer consultation: evaluation of a prompt sheet and coaching in question-asking. *Br J Cancer.* 1999;80:242–248.

94. McJannett M, Butow P, Tattersall MH, et al. Asking questions can help: development of a question prompt list for cancer patients seeing a surgeon. *Eur J Cancer Prev.* 2003;12:397–405.

95. Butow PN, Dunn SM, Tattersall MHN, et al. Patient participation in the cancer consultation: evaluation of a question prompt sheet. *Ann Oncol.* 1994;5:199–204.

96. Bruera E, Sweeney C, Willey J, et al. Breast cancer patient perception of the helpfulness of a prompt sheet versus a general information sheet during outpatient consultation: a randomized, controlled trial. *J Pain Symptom Manage.* 2003;25:412–419.

97. Dimoska A, Tattersall MHN, Butow PN, et al. Can a "prompt list" empower cancer patients to ask relevant questions? *Cancer.* 2008;113:225–237.

98. The A, Hak T, Koeter G, et al. Collusion in doctor-patient communication about imminent death: an ethnographic study. *Western J Med.* 2001;174:247–253.

99. Koedoot C, de Haan RJ, Stiggelbout A, et al. Palliative chemotherapy or best supportive care? A prospective study explaining patients treatment preference or choice. *Br Med J.* 2003;89:2219–2226.

100. Butow PN, Kazemi JN, Beeney L, et al. When the diagnosis is cancer: patient communication experiences and preferences. *Cancer.* 1996;77:2630–2637.

101. Dimoska A, Tattersall MH. *Implementing question prompt lists into routine cancer care in NSW.* Sydney: Medical Psychology Research Unit, University of Sydney; Cancer Institute NSW; 2008:78.

102. O'Connor AM, Graham ID, Visser A. Implementing shared decision making in diverse health care systems: the role of patient decision aids. *Pt Educ Couns.* 2005;57:247–249.

103. O'Connor AM, Stacey D, Entwistle V, et al. Decision aids for people facing health treatment or screening decisions. *Cochrane Database Syst Rev.* 2003;(2):CD001431.

104. Whelan T, Sawka C, Levine M, et al. Helping patients make informed choices: a randomized trial of a decision aid for adjuvant chemotherapy in lymph node-negative breast cancer. *J Natl Cancer Inst.* 2003;95:581.

105. O'Brien M, Whelan T, Villasis-Keever M. Are cancer-related decision aids effective? A systematic review and meta-analysis. *J Clin Oncol.* 2009;27:974–985.

106. Leighl N, Shepherd FA, Zawiska D, et al. Enhancing treatment decision-making: pilot study of a treatment decision aid in stage IV non-small cell lung cancer. *Br J Cancer.* 2008;98:1769–1773.

107. Chiew KS, Shepherd H, Vardy J, et al. Development and evaluation of a decision aid for patients considering first-line chemotherapy for metastatic breast cancer. *Health Expect.* 2008;11:35–45.

108. Leighl N, Shepherd H, Butow P, et al. *When the goal of treatment is not cure: a randomized trial of a patient decision aid in advanced colorectal cancer.* Presented at: ASCO, June 1-5, Chicago, IL: 2007.

109. Belkora JK, Lotha MK, Volza S, et al. Implementing decision and communication aids to facilitate patient-centered care in breast cancer: a case study. *Pt Educ Couns.* 2009;77:360–368.

110. Entwistle VA, Watt IS. Patient involvement in treatment decision-making: the case for a broader conceptual framework. *Pt Educ Couns.* 2006;63:268–278.

111. Holmes-Rovner M, Valade D, Orlowski C, et al. Implementing shared decision-making in routine practice: barriers and opportunities. *Health Expect.* 2000;3:182–191.

姑息治疗和临终计划的医患沟通 50

Camilla Zimmermann, Amanda Caissie 和 Orit Freedman

郝　敏　译校

虽然当今癌症的诊断和治疗在不断地发展，但仍有近半数的患者不能治愈[1,2]。因此，肿瘤患者的临终计划和姑息治疗应成为肿瘤治疗的常规组成部分。但是，无论对于肿瘤专家、患者还是其家属，谈论临终计划和姑息治疗在情感上都很难接受。许多人在讨论这些话题时感到不适，这样常常使姑息治疗不能成为一种计划性的治疗，导致姑息治疗的拖延或耽搁，最后疾病进展，姑息治疗成为一种被迫的需要。本篇的其他章节介绍了一些如何交流难于沟通的话题、讨论治疗措施和疾病预后。本章我们主要撰写姑息治疗和临终计划的医患沟通问题。

讨论临终计划

临终计划的重点是生命终结时的法律文书，如预先指令或状况代码命令。但比起指示或命令的内容更为重要的是，讨论如何使这些指示和命令能够完成。制订临终计划需要讨论很多因素，包括对疾病的了解程度、治疗的弊端、临终养老院的注册登记、选择死亡地点、器官捐赠以及生前或死后需要的宗教仪式。为了使临终计划设立得恰当，患者需要充分了解其本人疾病的严重程度及具体某一种治疗措施中存在的潜在利弊。同样，医生需要了解患者的文化差异和个人喜好。患者家属也应参与讨论，这样他们能更清楚地了解患者的意愿。总而言之，临终计划的讨论是由患者、家属和医务人员共同参与并进行讨论的，而不仅仅是与患者单独简单的谈话。

预先指令

为了完成预先指令，应让患者在其还有决策能力时，就表明自己的意愿，这样，当其失去决策能力时，医生依然可以按照其意愿为其治疗。在美国，《患者自我决定法案》于1991年生效。该法案规定：保健医疗制度和医疗补助制度的执行机构（如医院、敬老院、家庭保健机构）在患者注册时应告知患者关于临终预先指令的相关信息[3]，包括：健康护理的决策权、接受或拒绝治疗的权利、准备预先指令的权利，以及对执行机构关于这些权利的相关政策的知情权。与其他法律文件不同的是，没有律师在场预先指令也可以生效，这样就可以保障预先指令的贯彻实施。预先指令通常包括一份生前遗嘱和指定的代理人或永久授权书，他们能在患者没有决策能力时，代为表明患者的意愿。

生前遗嘱

生前遗嘱表明了患者对治疗的意愿，它不仅维护了患者的医疗自主权，而且使患者家属在面临至亲濒死的感情冲动下，减轻了其此时做决定的情感负担。通常，预先指令包括是否接受维持生命的治疗，可能涉及心肺复苏、机械通气、肠外营养和抗生素的使用等这些具体治疗的指示。为了帮助患者设立生前遗嘱，重要的是要向患者解释清楚各种生命支持治疗的具体过程，以及依患者当时的身体状况，这些治疗是否能帮助患者延长生命和（或）提高生活质量。

美国俄勒冈州进行了一项研究[4]，评估患者在生命终末期时对治疗的选择情况，在 728 例患者中，69% 理解并选择拒绝继续治疗，其中 46% 是仅要求撤销治疗，23% 要求协助自杀；32% 要求主动安乐死。这些人群，如白色人种、受教育程度较高者、曾代理医疗决策者，他们对生命终末期时法律选择权的理解程度更高。值得关注的是：某些个人经历（如个人的患病经历、至亲的死亡或患病）和预先指令的设立对患者在生命终末期时治疗的选择无影响。因此，向患者及其家人宣教非常重要，要使其对所完成的指示内容有充分的理解。

医疗永久授权书

无论生前遗嘱最终是否能被完成，患者签订一份医疗永久授权书都是非常重要的。对于无决策能力者，如果其没有医疗授权书，在一些国家（如加拿大和美国的一些地区）法律规定了为其代理决策者的次序。通常，首先是配偶，然后是成年子女、父母、兄弟姐妹，最后是其他亲属[5]。如果几个家庭成员享有同样优先的代理权，那么最终的决定是大家一致的意见，或是大多数人的意见，或是他们中某个代表者的意见。虽然法律规定了患者指定代理人的先后顺序，但是在法律上享有优先权的代理人不一定是患者指定的代理人，他们两者的观点可能相同，也可能不同。当然，也存在这种情况：患者患有严重疾病且无决策能力，并且无可指定的代理人，此时患者的主

治医师可以充当代理人，决定是否限制生命支持[6]。

而无论患者家属是否被患者指定为代理人，其都经常错误表明患者的意愿[7, 8]，患者的主治医生也不能正确表明患者的意愿。最近，Hauser 等进行了一项研究，共采访了 893 例患者及其家人（其中 50% 患者是癌症患者），并评估了二者对治疗选择的一致性。一致者占 53% ~ 66%。调查者中，患者更多担心自己会增加家人的负担，家人更多的是担心患者身体上的痛苦[9]。

因此，需强调的是，患者应与家人及主治医师一起讨论，并明确表达自己选择的治疗。一旦确立代理人，患者及其代理人就应与主治医师一起讨论患者的治疗意愿。

克服困难完成预先指令

在美国，自《患者自我决定法案》出台后，虽然设立预先指令的患者数大大增加，但仍有约一半病重或晚期癌症患者未设立预先指令[10]。最近的一次调查显示，在 75 例癌症住院患者中，40% 设有预先指令，7% 已和他们的医生讨论过预先指令。95% 认为预先指令是非常或比较重要的，几乎 90% 的患者认为和医师以及与他们之前无直接关系的人讨论预立遗嘱是可以接受的[11]。只有 23% 的患者表明愿意和他们的肿瘤医师讨论预先指令，其中 48% 倾向于肿瘤学医师，35% 倾向于家庭医生。10 年前，一项调查来自不同人群的肿瘤住院患者的研究同样显示，33% 已设有预先指令，9% 已和他们的肿瘤学医师讨论过，23% 希望能去讨论预先指令。但 58% 的患者支持医务人员主动与他们讨论预立遗嘱，并应将其作为住院程序的一部分[12]。

一些调查结果显示，患者不愿主动讨论预先指令，但如果医生主动讨论，他们愿意设立预先指令[13]，这与先前的一些研究结果一致。如果依赖患者主动提出讨论预先指令，最终将因对预先指令及其完成过程缺乏足够的了解[14]或因对自身状况不了解[15]而仅有一小部分能完成指令。完成者通常是白种人、受过高等教育的、社会经济地位高的人群[16]；未成年人一般不太熟悉这些预先指令。但也有一些患者可能已经完成预先指令，但没有告知他们的医生[17]。

有些患者可能担心设立预先指令后，会加速他们的死亡时间，但一项对接受造血干细胞移植患者的研究显示，与已设立预先指令的患者相比，无设立者的死亡风险是设立者的2倍[18]。虽然作者强调，该关联并不存在因果关系，但它至少说明了设立预先指令并不会增加死亡率。医生应主动向所有癌症患者提供预先指令的相关内容。如果患者已设立预先指令，医生仍应与其再讨论并纠正一些错误的观点。患者的意愿可以写在生前遗嘱中，也可以写在患者的病历中，以避免被误解，并确保在以后的治疗中能够按照患者的意愿进行。

预先指令应在何时开始实施？

在癌症患者疾病进展过程中，具体何时开始实施预先指令尚缺乏证据；但是大家普遍认为其应尽早实施并定期更新。肿瘤学临床实践指南推荐，在确诊晚期癌症并出现疾病进展的一些临床证据后，就应开始准备预先指令的实施[19]。这些临床证据包括：肿瘤已经侵袭、初次诊断即为中枢神经系统肿瘤、需开始一个新的化疗方案、需住院或进入ICU、需要机械通气和接受重大手术（表50-1）。另外，肿瘤学临床实践指南还推荐在癌症患者的预测死亡之前应讨论预先指令，虽然此时讨论已太迟[20]。

讨论预先指令的步骤

预先指令最好是由主治医师将其作为癌症治疗中的常规部分来告知患者。对患者和医师而言，在确诊癌症时，讨论预先指令和治疗方法的选择会使这一程序常规化。讨论预先指令不需要约定时间；在随意的某次诊治过程中即可以谈论，要鼓励患者说出自己的意愿，并与患者家属共同讨论，这种方法非常实用。医患再次见面时，可以回顾患者的预先指令并将其记录在病历中。即使患者病情稳定，生前遗嘱也需反复讨论并不断更新。对于以"年"度量疾病预后的患者，每1~2年应讨论一次预先指令[21]。对于病情较重者，在上述临床指标出现时即应讨论。最后，要确保这些预先指令在需要时有效并实用[22]。

表50-1　对癌症患者实施预先指令的建议

时机	建议	证据*
初次诊断为晚期癌症的1个月内	讨论预后和预定临终照顾计划	Ⅱ类
住院后48小时	记录患者意愿或对护理的喜好	Ⅲ类
进入重症监护病房后48小时和机械通气前	记录患者意愿或对护理的喜好	Ⅲ类
初次诊断为中枢神经系统转移或开始一种新的化疗方案	讨论预后和预定临终照顾计划	Ⅱ类
患者开始大剂量使用阿片类物质	讨论预定临终照顾计划	Ⅱ类
患者经历新的血液透析，心脏起搏器，或置入型心律转复除颤器的安置，进行大手术，或胃管插管	讨论照顾的目标和对医疗干预的喜好	Ⅱ类
可预测死亡日期	记录预先指令或SDM	Ⅱ类

Adapted from Walling A, Lorenz KA, Dy SM, et al. Evidence-based recommendations for information and care planning in cancer care. J Clin Oncol. 2008；26：3896-3902.

* Ⅰ类：随机临床试验；Ⅱ类：非随机对照试验；Ⅲ类：描述性研究，意见和教材。CNS，中枢神经系统；SDM，代理决策者。

状况代码命令

心肺复苏（cardiopulmonary resuscitation，CPR）是20世纪60年代发明的。1974年，美国医学协会提出状况代码命令应记录在病历中[23]。CPR的成功率很低，能够心肺复苏成功并最终出院的患者大约占所有进行过CPR者的17%[24,25]。对于癌症患者，这个概率降低至10%左右[26]。在肿瘤已发生转移、肾衰竭、脓毒症和器官功能下降者中，CPR的成功率更低[27,28]。在对综合癌症中心经历过心搏骤停的243例患者研究显示，22%（16/73）的患者发生心搏骤停属于意外，其均抢救成功并出院，其他171例患者，发生心脏骤停属于预料之中的事情，其无一人抢救成功[29]。因此，评估癌症患者的状况代码命令，尤其是对那些处于疾病晚期或器官功能下降的患者是非常重要的。

尽管患者入院后的 48 小时内就会讨论治疗方案[19]，但大多数患者仍选择在无决策能力后拒绝进行心肺复苏（do-not-resuscitate，DNR），这意味着患者没有完全理解这个操作[30]。在某些情况下，DNR 是按照一些规章程序进行的，而不是出于患者的意愿[31]。虽然只有 1/3 的晚期癌症患者曾与医生讨论过是否选择 CPR，但是大多数人曾考虑过并愿意讨论这个问题[32]。然而，即使他们和医师讨论过[33]，他们对 CPR 及其预后仍不甚了解[32,33]，而且与进行其他医疗谈话相比，医生在进行这类谈话时自信心较低[34]。在某些情况下，患者和医生对 CPR 的效果认识不同[35]。为了避免这一现象的发生，可以在治疗过程中对状况代码命令进行讨论，并且简明扼要解释 CPR 的过程及其效果。必要时，可请专业医师来与患者谈论这一话题[36]。护士比医生更有可能认为 DNR 的讨论是有价值的[37]，但在 DNR 的讨论中护士的作用还有待于进一步研究。

讨论状况代码命令所采取的方法很重要，并且有可能决定讨论结果。状况代码命令讨论的步骤详见框 50-1。通常，状况代码命令已在生前遗嘱中提到，但入院时应再次询问是否已设有预先指令。如果已设立，应回顾预先指令并记录患者的选择。如果没有设立，需要和患者和（或）其代理人讨论患者的状况代码命令和疾病预后，解释 CPR 的相关内容，依患者当前的身体状况简要的说明疾病的预后。

越来越多的医院和医疗保健机构制定了关于状况代码命令的协议，包括什么样的指示应写成书面形式。但并不是设立了 DNR 指示，就表明患者不接受其他任何治疗措施[36]。应与患者或代理人详细讨论具体的治疗措施，以使其充分理解。患者通常会认为 DNR 指示存在后，他们的治疗效果会不好。为了消除患者的这种疑虑，医生应与患者详细的讨论具体的治疗措施。最为重要的是，要向患者强调他（她）不会被放弃，会继续治疗，以求缓解疼痛和控制症状。

临终关怀和姑息治疗的相关问题讨论

与预定临终照顾计划的讨论相似，姑息治疗和临终关怀的讨论通常被拖延至病情严重的时候才进行。虽然国际上和国内的政策均推荐在癌症早期就应进行姑息治疗，但目前临床上并做不到。在下一篇，我们将讨论导致这一现象的原因和解决的办法。

姑息治疗和临终关怀的定义

多数患者、家属及许多医疗专家，将姑息治疗和对濒死患者的治疗联系起来。这种联系与临终关怀和姑息治疗的起源有关。姑息治疗于 20 世纪 60 年代和 70 年代发起，主要是针对临终患者进行的治疗。但随后姑息治疗逐渐演变为对不可治愈疾病者整个过程的治疗。目前世界卫生组织（The World Health Organization，WHO）将姑息治疗定义为"主要针对那些伴有致命性疾病的患者及其家属，全面提高他们的生活质量，通过早期的认识，准确地评估以及对疾病及其他躯体、社会、心理及精神等各种问题的治疗，来达到预防和缓解这些痛苦的目的"。WHO 的定义也明确指出："姑息治疗应尽早地用于疾病的早期，与放疗、化疗相结合；缓解疼痛及其他造成痛苦的症状[38]。"

临终关怀同样是一个令人费解的词语，因为它也在逐渐演变，且在不同国家存在不同的内容。如在英国和加拿大，临终关怀通常是由一个机构独立提供的，这个机构会提供医院外服务（在英国，也由医院内部提供服务），服务的费用由政府

框 50-1　讨论状况代码命令的步骤 [23,30]

- 确定患者是否有预先指令或指定医疗代理人
- 询问患者是否希望特定的家庭成员或朋友参与
- 询问患者对病情的了解情况、文化喜好和治疗目标
- 纠正患者对医疗情况和疾病预后的错误认识
- 告知患者状况代码命令的讨论是一项常规（如：我经常和我的住院患者讨论 CPR，你知道 CPR 是什么吗？）[30]
- 解释 CPR 的过程和可能的效果
- 检查患者对信息的理解程度，评估治疗的选择
- 小结：将对患者做什么，不做什么，并提问一些问题
- 确保患者舒适和自尊心受到尊重，继续合理的控制症状的措施
- 告知患者如果有其他问题应如何与你联系
- 在患者的病历中记录谈话和结果
- 如有需要继续回顾并修改计划

CPR，心肺复苏。

和慈善机构提供 [39]。在美国，临终关怀是指临终关怀计划所覆盖的一个关怀项目，它是于 1983 年推出的。在英国和加拿大，临终关怀适用于所有患有危及生命疾病的患者，美国与之不同，其实施对象必须是对预计生存时间小于 6 个月且放弃原发病治疗的终末期患者 [40,41]。

姑息治疗和临终关怀所运用的方法涉及多个领域的专业知识，如医学、护理、社会工作、物理治疗、职业治疗和精神护理等。多学科组共同提供临终关怀，为患者及其家属提供医院服务或家庭服务。

治疗理念和目标的转变

从"治愈到姑息治疗的转变"在许多层面上是人们虚构的，因为很多癌症患者在确诊时就已经是不能治愈的。所谓的转变通常是指停止姑息性化疗而进行专业的姑息治疗或临终关怀 [42,43]，姑息性化疗并不是以治愈为目的的。事实上，对晚期癌症患者的治疗涉及一系列的转变 [44]。这种转变包括：从一线化疗方案改变为另一种化疗方案，或者可能进行临床试验治疗，或最终完全停止治疗；疾病进展或新的转移病灶出现；从生活自理到依赖他人；意识到癌症是不可治愈的转变；转变为姑息治疗和（或）临终关怀。这些转变可能同时出现，在每次转变时应花时间评估患者的理解程度、需要谈论的内容，并给予患者及其家属适当的支持。

患者错误地表达治疗目标是常见的现象。一项研究显示，虽然 90% 以上的医生认为他们已经准确地告知患者疾病的程度和治疗的目的，但仍有近 1/3 伴有转移性肿瘤的患者认为自己的疾病是局限性的；几乎 1/3 接受姑息治疗的患者认为他们的疾病可以治愈 [45]。加拿大的一项研究显示，30% 接受姑息性放疗的患者认为他们疾病可以治愈 [46]，并且澳大利亚最近的一项研究同样发现 30% 接受姑息治疗的患者仍相信他们的治疗能治愈疾病 [47]。此外，患者和其护理人员对治疗目标的理解也不同：39% 的病例中，仅有一对夫妻患者及其护理人员了解其治疗的目的是姑息治疗；15% 的病例中，患者和其护理人员都认为其治疗的目标是治愈疾病 [48]。

对治疗目标的这种误解妨碍患者正确了解自身状况，可能会影响治疗的决策。Weeks 等发现，患者往往高估了自己的预后，而其主治医生对其预后的评价更为准确；患者高估自己的预后会影响治疗的决策，但是乐观的患者更容易接受积极的治疗，尽管这些治疗对其生存率并无差异 [49]。疾病可能改变人的认知和对治疗的选择。晚期癌症患者更愿意接受弊大于利的治疗，与之相比，肿瘤学家或健康的同龄人可能考虑依患者目前身体状况是否应接受这些治疗 [50,51]。

造成对治疗目标的错误沟通是由于患者未清楚认识自身状况及治疗，或者对自身状况及治疗产生误解，或不能更深刻了解自身状况及采用的治疗方案。如果每次开始一个新的治疗方案时就向患者及家属说明治疗的目的，那么最终停止肿瘤靶向治疗将不会令患者不能接受。Schofieid 等对从治愈性治疗到姑息治疗的转变时的医患沟通提出了一些建议 [43]。如上所述，这实际上不是发生在某一个特定时间的转变，它通常经过许多阶段，历时几个月或者几年（例如，在转移性前列腺癌或乳腺癌，多发性骨髓瘤，患有这些疾病的患者可能已治疗多年，但实际上这些疾病是不可治愈的）。框 50-2 中罗列了这些建议，适用于医患对治疗目的转变的沟通。

与 SPIKES（设定、评价、确认、传达、共感、决策和总结）阻断不好消息的总体策略类似 [52]，克斯菲尔德等提出诸多步骤，包括：确保医患沟通是在一个私密的环境；评估患者对现况的了解；简单、真实地告知患者的状况及治疗情况；应对患者情绪的冲突；谈论新的治疗目标。医患谈论疾病进展和治疗目标时，谈论方式应该清晰、准确，这一点很重要。好消息可以使患者及其家属在短期内思想麻痹，但却剥夺了他们重新安排和调整生活以达到可以接受现实状况的机会 [42]。另一方面，当提供确切的生存期并指出没有进一步的治疗方案时，患者及家属都会感到非常痛苦 [53]。不同的患者对医疗信息的理解状态不同，有些患者可能对疾病的认识模棱两可并愿意维持这种状态，如果患者渴望听到详细的病情及治疗情况，医生就应向患者尽量提供。

患者家属对治疗信息的需求也很重要。家属和护理人员一样，正在逐渐参与到患者的治疗过程中，并需要得到医生的帮助和支持。护理人员的负担是常见的，但往往被忽视 [55]。如果患者有年幼或青春期的孩子，那么其对未来的计划显得

框 50-2　向姑息抗癌治疗转变时的医患沟通建议

讨论前
　　回顾病例和检查结果中的所有相关信息
　　确保讨论在私人空间进行并不被打扰
　　邀请患者家属前来咨询
诱导患者理解
　　提出一些可以自由回答的问题，以判断患者对疾
　　　病的了解情况
　　询问患者的感觉，担忧和目标
　　　评估患者对信息的喜好
提供信息
　　简单诚实的交流，避免罗列术语和使用委婉语
　　　内容可包括疾病的进展，治疗的效果和症状的
　　　控制
应对患者的情绪反应
　　允许并鼓励患者表达情感
　　表示同情并认真聆听
　　等待患者情绪稳定后再继续讨论
洽谈新的治疗目标
　　询问患者是想现在讨论今后的治疗方案，还是以
　　　后再做讨论
　　如果患者未曾了解姑息治疗的信息，应提供有关
　　　姑息治疗作用的信息
制定切合实际的目标（例如有效控制症状）
继续治疗
　　向患者及其家属明确表示他们不会被遗弃.
　　告知患者从事姑息治疗的专家是多学科组的一部分
　　记录患者对家庭的担忧和知晓文化的差异
　　询问患者对家庭和孩子的担忧并告知可提供的帮助
　　知晓文化差异
总结讨论
　　小结重点并检查患者理解程度
　　提供书面小结或其他符合患者喜好的信息
　　询问患者是否需要其他服务，如家庭护理、社会
　　　工作、精神关怀或儿童心理指导
　　询问是否有其他深入的问题

Adapted from Schofield P, Carey M, Love A, et al. "Would you like to talk about your future treatment options?" Discussing the transition from curative cancer treatment to palliative care. Palliat Med 2006；20；397-406.

更为重要，应该给他们提供准确的治疗信息帮助他们做出决定。围绕预后的反应，对死亡和文化的态度不同者所做出的反应不同。虽然我们应牢记这些不同的文化差异，但应注意，个体差异可能与文化差异一样显著[56]。在初次就诊时，患者和医务人员都应该知道彼此文化或宗教信仰的差异[57]。

转变为专业化的姑息治疗和临终关怀

国内及国际组织如美国临床肿瘤学会、欧洲肿瘤医学会、美国国家综合癌症网络（National Comprehensive Cancer Network，NCCN）和世界卫生组织（WHO）都支持在癌症定向治疗的同时引入姑息治疗[38,58,59]。最近的一篇循证综述建议：应将对患者的一个全面的姑息治疗作为癌症治疗的常规组成部分[19]。NCCN 肿瘤临床实践指南推荐将姑息治疗、肿瘤的一般治疗及咨询结合起来，并告知患者及家属姑息治疗是癌症综合治疗不可或缺的一部分[58]。根据 NCCN 指南，患者自第一次就诊时就应有权接受姑息治疗服务，在疾病的整个过程中，医师应对姑息治疗的需求进行调查。

与早期建议的治疗相反，转为姑息治疗通常发生在疾病晚期，从转为姑息治疗到死亡时间不足 2 个月[60-62]。最近一项对美国癌症医生的调查显示，大多数医师不会和处于疾病晚期、但感觉良好的患者讨论临终选择；医师会等待症状出现或直到无进一步治疗方案时才会和患者讨论临终选择[63]。在美国，临终关怀通常施行得较晚，只有约三分之一的美国人死亡时接受了临终关怀[64,65]。

患者对讨论姑息治疗的时间选择不一，这取决于该话题提出的方式。在一项对转移性癌症患者的调查显示[66]，33% 的患者在被第一次告知癌症扩散时就希望讨论关于"死亡和姑息治疗"的话题，19% 的患者在以后的咨询中讨论了该话题，33% 的患者表示根据需要会在以后的讨论中讨论该话题，11% 的患者拒绝讨论该话题，10% 的患者不确定是否会讨论该话题。然而，"死亡"和"姑息治疗"放在一起无疑影响了他们的反应，80% 以上的患者在首次确诊为转移性疾病时就希望讨论"治疗目标和方案"和"癌症的症状和治疗的不良反应"。考虑到上述患者的种种反应，"姑息治疗"最好在疾病的早期阶段被告知，这样患者就可以清楚自己的选择和所提供治疗的有效性。在医生和患者进行谈话时就可以讨论临终关怀和姑息治疗。

由于某些原因，在停止癌症的定向治疗之前，早期进行姑息治疗，患者可从中受益。姑息治疗可以控制症状[67]，一项在对进入临床试验[68]或刚诊断为晚期肺癌[69]的患者进行同步治疗的研究发

现，及早进行姑息治疗是可行的。在一项对死于癌症的美国老兵的研究中，当患者接受姑息治疗或临终关怀时，家属对临终关怀较为满意[70]。早期接受姑息治疗也避免了同时经历停止化疗和接受新的治疗两种治疗模式的转变，肿瘤学和姑息治疗联合起来可消除患者对被遗弃的担忧。事实上，如果早期进行姑息治疗，那么它可以帮助患者和家庭度过停止抗肿瘤治疗的艰难时期。在美国，在讨论临终关怀之前进行姑息治疗的讨论可能有利于这种转变并提高了临终关怀的时效性[40]。

当讨论可能转为专业化的姑息治疗时，值得注意的是"姑息治疗"这个词可能令人费解，有时会使患者感到恐惧[71]。因此，应该讲明姑息治疗的目的重在控制症状及改善生活质量。一种方法就是提出一些可以自由回答的、关于患者感觉的问题，主要是现在患者的症状。然后问患者是否想了解更多关于支持治疗的相关知识。向患者强调如何处理和改善躯体症状和制定切合实际的治疗目标，旨在提高晚期癌症患者的生活质量[72]。正如每个患者可能有许多医生（外科医生、放射肿瘤科医生、肿瘤内科医生），这些医生在他们的治疗中都占有一定的地位，姑息治疗由另一个专家提供，在疾病过程中同样支持与帮助患者。

信念支持

临床医生可能担心讨论姑息治疗会使患者丧失希望[73]。然而，不讨论姑息治疗和临终关怀就剥夺了患者和家属提前做准备的机会[74]，并且临终关怀有时因提供了额外的支持而显得特别重要。在澳大利亚进行了一项定性研究显示，该研究对晚期癌症患者、家庭护理员和姑息治疗专家采取小组讨论和个人访谈的形式，当谈话涉及疾病预后和临终关怀的问题时，采取了提高患者重视和增加患者信心的方法[72]。该研究主题的重点是可以做什么（例如，控制症状、精神支持、实践支持）；探索切合实际的目标和讨论日常生活。给患者的信念包括：疾病会奇迹般的治愈，自己的存活期会比预期的长，寻找生命的意义，与家人/朋友维持良好的关系，寻找精神的内涵，安详地离世。通过强调可以做什么和留心患者对信息的渴望，早期姑息治疗规划和保持信念可能同时推出[44]。

一些患者和家属可以理解姑息治疗的性质，但仍期盼奇迹的出现或治愈的可能。临床医师应该重视这种看似矛盾的想法，这种想法是普遍存在的，这种矛盾的心理也是应对疾病的一种方法。患者或家属常常会向医生询问一些关于预后的问题。因此，所有临床工作者应作出一致的回答，这一点非常重要。对于纠结于是否接受癌症是不可治愈的这一事实的患者和家属，一种有效的方法是"许最好的愿望，作最坏的打算"[75]，这种做法既肯定了保持信念及希望，同时做好疾病快速进展的准备。祝福语也可以表达同情，同时也暗地里传达其是愿望而并不是现实[76]。框50-3列举了一些使用这些方法的例子。

结论

晚期癌症患者在治疗过程、身体状态、治疗目标和期望等方面经历多种转变。姑息治疗可以帮助患者应对躯体症状和社会心理的煎熬；预定临终照顾计划以确保在身体状况急剧下降时有一个准备妥当的合适计划。二者都可以被积极的引入到治疗中，以帮助晚期癌症患者。虽然患者对信息的渴望和理解信息的能力不同，但是他们都不会主动询问姑息治疗和预定临终照顾计划，而是需要临床工作者主动来提出。同样，如果他们不清楚当前的治疗目标，或者将姑息治疗和接近生命尽头联系起来，那么他们可能不明白姑息治疗的意义。因此，我们肿瘤科医生应常规评估患者对治疗目标的理解，纠正误解，解释姑息治疗的范围，并参与患者和家属对于治疗计划的讨论。

框 50-3　承认愿望的话语 [75,76]

患者说：

"我不能放弃有可能会被治愈的希望。我不相信没有其他的措施治疗我的癌症。"

医生回答：

祝福语："我希望有可以治疗你的方法。"

许最好的愿望，作最坏的打算："我同意有这种愿望是很重要的，没有人可以带走你的愿望。但是我们应讨论一下如果癌症继续恶化，我们将做些什么，这样你和你的家人都会做好准备。"

参考文献

1. Jemal A, Thomas A, Murray T, et al. Cancer statistics, 2002. *CA Cancer J Clin.* 2002;52:23–47.

2. Canadian Cancer Society's Steering Committee. Canadian cancer statistics 2009. Toronto: Canadian Cancer Society; 2009. Available at: www.cancer.ca/statistics Accessed February 24, 2010.

3. Omnibus Reconciliation Act. Congressional Record. *October.* 1990;26:12638.

4. Silveira MJ, DiPiero A, Gerrity MS, et al. Patients' knowledge of options at the end of life: ignorance in the face of death. *JAMA.* 2000;284:2483–2488.

5. Government of Ontario. *A guide to advance care planning.* Ontario, Quebec, Canada: Queen's Printer for Ontario; last updated July 30, 2007. Available at: http://www.culture.gov.on.ca/seniors/english/programs/advancedcare/dontappoint.shtml Accessed February 24, 2010.

6. White DB, Curtis JR, Lo B, et al. Decisions to limit life-sustaining treatment for critically ill patients who lack both decision-making capacity and surrogate decision-makers. *Crit Care Med.* 2006;34:2053–2059.

7. Emanuel EJ, Emanuel LL. Proxy decision making for incompetent patients: an ethical and empirical analysis. *JAMA.* 1992;267:2067–2071.

8. Seckler AB, Meier DE, Mulvihill M, et al. Substituted judgment: how accurate are proxy predictions? *Ann Intern Med.* 1991;115:92–98.

9. Hauser JM, Chang CH, Alpert H, et al. Who's caring for whom? Differing perspectives between seriously ill patients and their family caregivers. *Am J Hosp Palliat Care.* 2006;23:105–112.

10. Saraiya B, Bodnar-Deren S, Leventhal E, et al. End-of-life planning and its relevance for patients' and oncologists' decisions in choosing cancer therapy. *Cancer.* 2008;113:3540–3547.

11. Dow LA, Matsuyama RK, Ramakrishnan V, et al. Paradoxes in advance care planning: the complex relationship of oncology patients, their physicians, and advance medical directives. *J Clin Oncol.* 2010;28:299–304.

12. Lamont EB, Siegler M. Paradoxes in cancer patients' advance care planning. *J Palliat Med.* 2000;3:27–35.

13. Johnston SC, Pfeifer MP, McNutt R. The discussion about advance directives: patient and physician opinions regarding when and how it should be conducted. End of Life Study Group. *Arch Intern Med.* 1995;155:1025–1030.

14. Pollack KM, Morhaim D, Williams MA. The public's perspectives on advance directives: implications for state legislative and regulatory policy. *Health Policy.* 2010;96:57–63.

15. Kierner KA, Hladschik-Kermer B, Gartner V, et al. Attitudes of patients with malignancies towards completion of advance directives. *Support Care Cancer.* 2009;18:367–372.

16. Hanson LC, Rodgman E. The use of living wills at the end of life: a national study. *Arch Intern Med.* 1996;156:1018–1022.

17. Ozanne EM, Partridge A, Moy B, et al. Doctor-patient communication about advance directives in metastatic breast cancer. *J Palliat Med.* 2009;12:547–553.

18. Ganti AK, Lee SJ, Vose JM, et al. Outcomes after hematopoietic stem-cell transplantation for hematologic malignancies in patients with or without advance care planning. *J Clin Oncol.* 2007;25:5643–5648.

19. Walling A, Lorenz KA, Dy SM, et al. Evidence-based recommendations for information and care planning in cancer care. *J Clin Oncol.* 2008;26:3896–3902.

20. Glare P, Virik K, Jones M, et al. A systematic review of physicians' survival predictions in terminally ill cancer patients. *BMJ.* 2003;327:195.

21. Emanuel LL, Emanuel EJ, Stoeckle JD, et al. Advance directives: stability of patients' treatment choices. *Arch Intern Med.* 1994;154:209–217.

22. Emanuel LL. Advance directives. *Annu Rev Med.* 2008;59:187–198.

23. Loertscher L, Reed DA, Bannon MP, et al. Cardiopulmonary resuscitation and do-not-resuscitate orders: a guide for clinicians. *Am J Med.* 2010;123:4–9.

24. Ehlenbach WJ, Barnato AE, Curtis JR, et al. Epidemiologic study of in-hospital cardiopulmonary resuscitation in the elderly. *N Engl J Med.* 2009;361:22–31.

25. Peberdy MA, Kaye W, Ornato JP, et al. Cardiopulmonary resuscitation of adults in the hospital: a report of 14720 cardiac arrests from the National Registry of Cardiopulmonary Resuscitation. *Resuscitation.* 2003;58:297–308.

26. Vitelli CE, Cooper K, Rogatko A, et al. Cardiopulmonary resuscitation and the patient with cancer. *J Clin Oncol.* 1991;9:111–115.

27. Levy PD, Ye H, Compton S, et al. Factors associated with neurologically intact survival for patients with acute heart failure and in-hospital cardiac arrest. *Circ Heart Fail.* 2009;2:572–581.

28. Ebell MH. Prearrest predictors of survival following in-hospital cardiopulmonary resuscitation: a meta-analysis. *J Fam Pract.* 1992;34:551–558.

29. Ewer MS, Kish SK, Martin CG, et al. Characteristics of cardiac arrest in cancer patients as a predictor of survival after cardiopulmonary resuscitation. *Cancer.* 2001;92:1905–1912.

30. Ebell MH. Practical guidelines for do-not-resuscitate orders. *Am Fam Physician.* 1994;50:1293–1294.

31. van Delden JJ, Lofmark R, Deliens L, et al. Do-not-resuscitate decisions in six European countries. *Crit Care Med.* 2006;34:1686–1690.

32. Heyland DK, Frank C, Groll D, et al. Understanding cardiopulmonary resuscitation decision making: perspectives of seriously ill hospitalized patients and family members. *Chest.* 2006;130:419–428.

33. Fischer GS, Tulsky JA, Rose MR, et al. Patient knowledge and physician predictions of treatment preferences after discussion of advance directives. *J Gen Intern Med.* 1998;13:447–454.

34. Sulmasy DP, Sood JR, Ury WA. Physicians' confidence in discussing do not resuscitate orders with patients and surrogates. *J Med Ethics.* 2008;34:96–101.

35. Deep KS, Griffith CH, Wilson JF. Discussing preferences for cardiopulmonary resuscitation: what do resident physicians and their hospitalized patients think was decided? *Patient Educ Couns.* 2008;72:20–25.

36. Smith CB, Bunch OL. Do not resuscitate does not mean do not treat: how palliative care and other modalities can help facilitate communication about goals of care in advanced illness. *Mt Sinai J Med.* 2008;75:460–465.

37. Sulmasy DP, He MK, McAuley R, et al. Beliefs and attitudes of nurses and physicians about do not resuscitate orders and who should speak to patients and families about them. *Crit Care Med.* 2008;36:1817–1822.

38. World Health Organization. WHO definition of palliative care. 2002. Available at: www.who.int/cancer/palliative/definition/en. Accessed February 24, 2010.

39. Higginson IJ. End-of-life care: lessons from other nations. *J Palliat Med.* 2005;8(suppl 1):S161–S173.

40. Finlay E, Casarett D. Making difficult discussions easier: using prognosis to facilitate transitions to hospice. *CA Cancer J Clin.* 2009;59:250–263.

41. Hospice Net. *Medicare hospice benefits.* Available at:http://www.hospicenet.org/html/medicare.html Accessed February 24, 2010.

42. Fallowfield LJ, Jenkins VA, Beveridge HA. Truth may hurt but deceit hurts more: communication in palliative care. *Palliat Med.* 2002;16:297–303.

43. Schofield P, Carey M, Love A, et al. "Would you like to talk about your future treatment options?" Discussing the transition from curative cancer treatment to palliative care. *Palliat Med.* 2006;20:397–406.

44. Evans WG, Tulsky JA, Back AL, et al. Communication at times of transitions: how to help patients cope with loss and re-define hope. *Cancer J.* 2006;12:417–424.

45. Mackillop WJ, Stewart WE, Ginsburg AD, et al. Cancer patients' perceptions of their disease and its treatment. *Br J Cancer.* 1988;58:355–358.

46. Chow E, Andersson L, Wong R, et al. Patients with advanced cancer: a survey of the understanding of their illness and expectations from palliative radiotherapy for symptomatic metastases. *Clin Oncol (R Coll Radiol).* 2001;13:204–208.

47. Craft PS, Burns CM, Smith WT, et al. Knowledge of treatment intent among patients with advanced cancer: a longitudinal study. *Eur J Cancer Care (Engl).* 2005;14:417–425.

48. Burns CM, Broom DH, Smith WT, et al. Fluctuating awareness of treatment goals among patients and their caregivers: a longitudinal study of a dynamic process. *Support Care Cancer.* 2007;15:187–196.

49. Weeks JC, Cook EF, O'Day SJ, et al. Relationship between cancer patients' predictions of prognosis and their treatment preferences. *JAMA.* 1998;279:1709–1714.

50. Balmer CE, Thomas P, Osborne RJ. Who wants second-line, palliative chemotherapy? *Psychooncology.* 2001;10:410–418.

51. Matsuyama R, Reddy S, Smith TJ. Why do patients choose chemotherapy near the end of life? A review of the perspective of those facing death from cancer. *J Clin Oncol.* 2006;24:3490–3496.

52. Baile WF, Buckman R, Lenzi R, et al. SPIKES—a six-step protocol for delivering bad news: application to the patient with cancer. *Oncologist.* 2000;5:302–311.

53. Morita T, Akechi T, Ikenaga M, et al. Communication about the ending of anticancer treatment and transition to palliative care. *Ann Oncol.* 2004;15:1551–1557.

54. Innes S, Payne S. Advanced cancer patients' prognostic information preferences: a review. *Palliat Med.* 2009;23:29–39.

55. Braun M, Mikulincer M, Rydall A, et al. Hidden morbidity in cancer: spouse caregivers. *J Clin Oncol.* 2007;25:4829–4834.

56. Bosma H, Apland L, Kazanjian A. Cultural conceptualizations of hospice palliative care: more similarities than differences. *Palliat Med.* 2010;24:510–522.

57. Mitchell BL, Mitchell LC. Review of the literature on cultural competence and end-of-life treatment

decisions: the role of the hospitalist. *J Natl Med Assoc.* 2009;101:920–926.

58. National Comprehensive Cancer Network. *Practice guidelines in oncology, version 1.* 2009. Available at: http://www.nccn.org/professionals/physician_gls/f_guidelines.asp Accessed February 24, 2010.

59. Cherny NI, Catane R, Kosmidis PA, ESMO Palliative Care Working Group. *ESMO policy on supportive and palliative care.* European Society for Medical Oncology; 2010. Available at: http://www.esmo.org/fileadmin/media/pdf/policies/PolicySupportivePalliativeCare.pdf. Accessed February 24, 2010.

60. Cheng WW, Willey J, Palmer JL, et al. Interval between palliative care referral and death among patients treated at a comprehensive cancer center. *J Palliat Med.* 2005;8:1025–1032.

61. Good PD, Cavenagh J, Ravenscroft PJ. Survival after enrollment in an Australian palliative care program. *J Pain Symptom Manage.* 2004;27:310–315.

62. Morita T, Akechi T, Ikenaga M, et al. Late referrals to specialized palliative care service in Japan. *J Clin Oncol.* 2005;23:2637–2644.

63. Keating NL, Landrum MB, Rogers Jr SO, et al. Physician factors associated with discussions about end-of-life care. *Cancer.* 2010;116:998–1006.

64. Younis T, Milch R, Abul-Khoudoud N, et al. Length of survival of patients with cancer in hospice: a retrospective analysis of patients treated at a major cancer center versus other practice settings. *J Palliat Med.* 2007;10:381–389.

65. Christakis NA, Escarce JJ. Survival of Medicare patients after enrollment in hospice programs. *N Engl J Med.* 1996;335:172–178.

66. Hagerty RG, Butow PN, Ellis PA, et al. Cancer patient preferences for communication of prognosis in the metastatic setting. *J Clin Oncol.* 2004;22:1721–1730.

67. Follwell M, Burman D, Le LW, et al. Phase II study of an outpatient palliative care intervention in patients with metastatic cancer. *J Clin Oncol.* 2009;27:206–213.

68. Meyers FJ, Linder J, Beckett L, et al. Simultaneous care: a model approach to the perceived conflict between investigational therapy and palliative care. *J Pain Symptom Manage.* 2004;28:548–556.

69. Temel JS, Jackson VA, Billings JA, et al. Phase II study: integrated palliative care in newly diagnosed advanced non-small-cell lung cancer patients. *J Clin Oncol.* 2007;25:2377–2382.

70. Finlay E, Shreve S, Casarett D. Nationwide veterans affairs quality measure for cancer: the family assessment of treatment at end of life. *J Clin Oncol.* 2008;26:3838–3844.

71. van Kleffens T, Van Baarsen B, Hoekman K, et al. Clarifying the term "palliative" in clinical oncology. *Eur J Cancer Care (Engl).* 2004;13:263–271.

72. Clayton JM, Butow PN, Arnold RM, et al. Fostering coping and nurturing hope when discussing the future with terminally ill cancer patients and their caregivers. *Cancer.* 2005;103:1965–1975.

73. Fadul N, Elsayem A, Palmer JL, et al. Supportive versus palliative care: what's in a name? A survey of medical oncologists and midlevel providers at a comprehensive cancer center. *Cancer.* 2009;115:2013–2021.

74. Apatira L, Boyd EA, Malvar G, et al. Hope, truth, and preparing for death: perspectives of surrogate decision makers. *Ann Intern Med.* 2008;149:861–868.

75. Back AL, Arnold RM, Quill TE. Hope for the best, and prepare for the worst. *Ann Intern Med.* 2003;138:439–443.

76. Quill TE, Arnold RM, Platt F. "I wish things were different": expressing wishes in response to loss, futility, and unrealistic hopes. *Ann Intern Med.* 2001;135:551–555.

51 精神因素在肿瘤支持治疗中的作用

Susan E.McClement 和 Harvey M.Chochinov

郝 敏 译校

精神：定义及讨论
精神评估
精神关怀干预
提供精神关怀者：个人、团队及机构
结论

癌症的预后及其治疗效果都并不理想[1]。癌症患者除要承受疾病造成的躯体症状外，也要经受心理及精神上的负担[2-4]。如果精神负担得不到解决，它将会给患者的生活质量及其家庭造成极大地伤害[4]。

许多文献表明，精神因素及信仰对健康非常重要[5,6]。具有强烈幸福感的癌症患者能够更有效地延长生命，并且获得更高的生活质量[7]。

最近，一个共识会议提出：为了提高姑息治疗中精神关怀的质量，精神因素应作为患者生命体征的一项指标进行常规检查，精神困扰或内心宗教的冲突应与疼痛或其他医疗问题受到同样的关注及处理[8]。不是所有的患者在所有时段都注重精神需求，他们也不会指望医务工作者来满足这些需求[9]。但有一些患者渴望在诊疗过程遇到困难时能够得到精神关怀[10]。另外，文献表明，医务工作者应提倡关怀患者的精神需求，尤其是在面对患有难以治愈疾病的患者[11]。因此，在肿瘤支持治疗中，研究患者身体、心理及精神上的问题是至关重要的。

有文献表明，多种学科在理论上都认同，精神治疗是每个具体专业学科工作的一个重要部分[12, 13]。但在肿瘤支持治疗中，关于精神关怀如何实施的意见却很少。精神关怀与对精神因素的概念性认识，患者精神需求的类型以及如何检测、发现和满足这些精神需求密切相关。因此，本章的写作目的是：（1）思索卫生保健领域中精神因素的定义，并对其展开论述；（2）检测与医疗相关的精神因素及精神需求的评估方法；（3）描述一些使患有难治之症的患者可以增强精神关怀的干预方法。最后，将讨论临床医师、多学科团体及卫生保健机构提供精神关怀的措施。

精神：定义及讨论

精神治疗的前提是临床医师明确"什么是精神"。然而，一般的健康及姑息治疗的文献表明，"精神"的概念并不清楚[14]。一些学者总结，人们所经历的无形精神层面及高度的个体化差异使精神很难用语言文字表达[15]。精神定义的不明确，使医务工作者难以与患者进行精神需求的沟通及针对这种需求进行干预治疗。

除了不能用语言形容外，在对卫生专业文献和管理临终患者所表达的精神含义、目的、关联及演变的研究，进而提出了精神定义可能包括广泛的范畴。2009 年 2 月召开的共识大会中，对医疗工作中精神的定义进行了重申，以便在姑息治疗中提供更为优质的精神关怀服务[8]。基于先前的文献和在临床实践中对哲学、宗教、精神方面所存在的问题进行不断探讨，专家组定义"精神"是"人性的一个方面，它涉及个人寻求和表达思想和目的的方式，以及他们体验自身对现状、对自己、对他人、对自然及对重大事物之间相互关联的方法"[8]。尽管这个定义可能不会使所有人满意，但它代表了一个系统的、严谨的、多学科的要求，旨在确定一个在姑息治疗中范畴较一致的"精神"的定义，这样就为进一步完善精神治疗提供了基础。

精神往往包括与其相关的宗教问题，其特点是基于有共同信仰及宗教行为的人们建立的、既定传统[16,17]。精神和精神关怀牢牢地植根于宗教[16-18]；而在现代健康相关文献中，精神定义为与宗教有关，但又与宗教不同的概念[19]。

怎样才能够解释这种概念的变化？有两种比较有影响力的观点，第一，在启蒙运动时期，理性和科学极大地控制着社会及政治权力，而宗教影响着大部分西方社会。因为它不能用理性证明或通过科学方法验证，所以宗教归属于个人信仰范畴[20,21]。第二，启蒙运动的影响和科学合理化的提倡诞生了哲学浪漫主义运动，哲学浪漫主义重点强调个人情感、想象和感受的表达。在这种环境下，精神被理解为是个人的、积极的、情感美学体验[22,23]。

有人可能认为因为天主教和新教教堂中信徒显著减少，人口普查数据报告也显示有宗教信仰的人显著减少，那么采取一种无信仰的价值观的方式可以减少精神治疗过程中信仰对医生的影响，并可以提供精神关怀。然而，Reimer-Kirkham[47]和其他作者[16,20]并不认为目前社会无精神追求，并不是只世俗地追求物质，并且断言基督徒会增加，其他宗教信仰人数也会增加，这些使我们不得不思考那些对公共生活看似无关的宗教。虽然社会的某些方面已变得世俗化，但宗教的复兴已在其他领域发生，那么在很大程度上，医疗文献中缺少宗教的"精神"需要应被重新认识及讨论[10]。

综上所述，以这些历史和社会背景下的精神及宗教概念来说，医疗文献中关于精神和宗教的批判性反思是合理的。它不仅仅是口头上的想法、论述的形式和创意的交流。渴望"真实"的思想支配着人们如何定义他们自身及其社会环境[21,22]。尽管论述能够产生新思想，同时也能帮助阐明差异，但它同样导致体验世界的其他方式边缘化，甚至石沉大海。

尽管学者们试图区分精神与宗教概念上的差异，但是我们相信他们已经得到了重要的结果。回顾在医疗保健文献中对精神和宗教的论述，我们发现，宗教被描绘成一种狭隘的、规范的、约束的、法典化的公共信仰和行为，倾向于通过保持一种特定制度的界限压制个人精神的探索[16,20,24]。相反的，精神特点是从宗教和宗教社群中分离出来，不受规则界限、自我导向的想法，关注于个人经历中精神意义的发掘。在这些术语中，宗教被描绘成一个日渐衰弱的、过时的和公开的消极术语，然而精神却被赋予成现代的、高度进化的名词[10,16,25]。

这种论述的结果是把这两种概念区分开且两极化，而并不能提高我们理解宗教和精神之间的相关性。这种分裂被认为是"通俗化的一般途径"[26](p.7)，其中复杂的争论分为两极化——他们背对我们。我们把"他们"描绘成一个愚蠢的极端分子，把"我们"放在光明的一方。无论是否是有意的，针对宗教概念的讨论会比精神和精神治疗的讨论范围更广吗？

一些学者假设，在医疗保健中精神的范畴超过传统宗教根源，说明精神关怀是一种包括多学科医疗保健设施和集不同信仰共同点的一种尝试[18]。但按照上述假说进行精神关怀时，由于引用宗教的东西已大大减少，强调宗教下的精神，在临床上可能出现不利情况或冒犯无宗教信仰的患者。然而奇怪的是，精神关怀在精神概念中优先占据非宗教性观念超过传统的宗教观念，这种精神关怀同样剥夺了具有宗教信仰的患者的公民权利。也可以这样说，抛开定义为"宗教"的讨论，只因为他们是宗教，无法提供全面专业的医院健康护理。

最后，我们应该意识到，将宗教和精神分裂开会产生不利的结果。原始精神的定义没有传统上的宗教限制。尽管一个新兴的学术活动是为了更好地理解精神，并将其转化成有经历、属性和实际事实的组织类型[12,24]。——但这些事情都说明在西方社会中，宗教已过时。Pesut观察到，世俗化已经自相矛盾地导致了公共领域的神化[27]。有人可能会问，"精神"也与宗教同时代被定义，那是否在概念上会经历相似的命运，成为"新的"宗教？

精神评估

癌症患者经历很多精神痛苦，不仅有对生命的担忧，还有被上帝或其他信仰宗教的遗弃感、质疑信仰、绝望、沮丧[3,8]。从前面的论述中，显而易见，有些患者的精神是宗教信仰和精神因素的集合，但其他患者可能是一种更高的精神因素，而不是宗教信仰。这样临床医生既要关心通过宗教习俗来表现精神的患者，又要关心通过个人主义和世俗条款来理解精神的患者。有些患者自己混淆了精神及宗教。为了避免医患沟通中对患者精神的伤害，临床医师必须将患者的信仰和精神结合起来。问一个简单的、具有时效性的问题"在你的生活中宗教信仰或精神需求重要吗？"或是"在你的生活中什么事情一直是有意义的[10]？"文章接下来的内容主要是宗教和（或）精神资源如何为患者服务。

提高姑息治疗患者精神关怀的会议推荐：应对患者进行正规的精神关怀指导。对患者精神进行全面评估，依照患者自己以往的精神经历，提出自己的精神定义，确认自己的信仰及经历，这些在临床决策及医护计划中是至关重要的[10]。

目前有很多方法了解患者的精神状态。熟悉其中的某些方法能够让临床医生准确的评价他们对患者的治疗是否恰当。泰勒登[27]的精神状态检查方法包括：(1) 与他人、其他群体及能力强于自己的人交流；(2) 评估；(3) 价值感与快乐的体验；(4) 力量和安慰的来源；(5) 希望和担心。

Maugans[28]提出的精神记忆法，提供了临床医师应该处理精神评估的6个组成部分。包括：(1) 精神信仰体系：涉及神学问题和个人宗教信仰；(2) 个人精神性：涉及患者个人的精神见解，与宗教无关；(3) 通过参与精神团体，能够作为精神支持的来源；(4) 仪式化的行为和生活方式能够影响人的身体健康；(5) 患者参加医疗保健的愿望受到精神信仰和行动的影响；(6) 规划患者可能最担心的事情。

由Puchalski和Romer[29]提出的"FICA"记忆法考虑到下列几方面：

F：信念和信仰：探寻患者精神或宗教信仰的程度，询问什么给予其生活的意义。

I：重要性：询问信念或信仰在患者生活中的重要性。

C：群体性：引出患者是否参与了精神或宗教团体。

A：关注谈吐或行为，提示临床医师收集信息的侧重点。

收集到的信息能够帮助医师了解患者的精神支持和悲痛的来源。患者在经过全面进行的精神评估后，就能够得到经过特殊训练且在识别和探究精神关怀问题方面具有专长的医疗保健团队成员的帮助[10]。医疗保健团队中专业培训是提供精神关怀的一个重要因素，并且与应该参与到策划和提供这种关怀的人员有关。

一些人认为精神关怀应该属于每个医疗工作者的工作范畴[29]；其他人则认为这种精神关怀可能使人不适或更加沮丧[30]。文献中指出，一些因素可能有助于医生在潜移默化中进行精神关怀。在大学附属医院，Chibnall[30]与内科医师合作的一项定性研究显示，在医疗培训中，心理及精神关怀培训减少，并且内科医师缺乏合适的环境和足够的时间去关注患者的精神状态。一项定性研究中，调查家庭实习医师、护士和医师助理在临床工作中精神关怀的具体表现，发现他们缺乏关注精神问题的意识及会认为提出精神问题会被患者认为是在"宣传信仰"[32]。

尽管医务工作者应该重视倾听患者对其精神状态的描述，但从逻辑上，并不是每个医务工作者都具备进行一次合格的精神评估的能力。合格的精神评估者需要经过相应的培训和准备各种恰当的评价方法和寻求精神的问题和关注精神问题的心态[10]。因此对医务工作者提供一种更加理性、更均衡的精神关怀方法，以满足患者的精神需求。

Sinclair[32]及其同事提出，在一个多学科的机构中，由肿瘤医师提供精神关怀时，潜在的一些问题正在堆积，应引起警戒。当医疗团队中许多成员具有提供精神关怀、处理混乱情绪、关注精神问题，这就是一个专业的团队。研究团队的社会生态学[34]表明，团队成员间的交流能够增强团队凝聚力和执行力并且激励信任感和安全感。因此任何学科领域的问题需要公开的、相互尊重交流，其中每位团队成员的角色能够被明确定位，并且每位成员的见解和熟练程度可以更好地显示并有益于患者。

精神关怀干预

以精神评估所收集的信息为基础，从中制定相应的干预措施。Rousseau[34]提出了一个框架，此框架能够对临终患者所遭受的精神痛苦提供切实的指导。其融合了宗教表达和精神治疗方法，由以下几方面组成：（1）躯体症状的控制；（2）提供一种可扶持的存在感；（3）鼓励回顾以往的生活，以协助患者知道生活的目的、价值及意义；（4）探索内疚、懊悔、宽恕及和解；（5）促进宗教表达；（6）重塑目标；（7）鼓励集中于康复而非治愈的冥想练习。上述方法组合了广泛的精神干预方法，用来提高临终关怀中精神关怀的质量[8]。

在晚期癌症患者中，为了解决诸如人生目的和意义等问题而进行的一项短期精神干预已进行了实证检验。

对"意义中心疗法"36与"尊严疗法"[37-40]的研究显示其是一种可行的方法，可用来减少晚期癌症患者存在的精神痛苦。根据Frankl的基于意义中心的精神疗法，Breitbart等[35]用意义中心集体心理疗法治疗非卧床的晚期癌症患者。每8周干预一次，由有经验的精神病学家或心理学家运用教导、讨论、实践联系相结合的方式，围绕一个特定主题来开始进行干扰。晚期实体肿瘤患者（$n=90$）被随机分配到意义中心集体心理治疗组或支持集体心理治疗组。通过慢性疾病治疗的功能性评估（FACIT），对幸福感进行疗效评价（幸福感的衡量指标包括意义、绝望、自杀倾向、乐观/悲观、焦虑、抑郁及综合生活质量），在实验开始时、干预8周及干预2个月后分别对研究对象进行评估。尽管耗损和潜在的样本偏倚影响结果的普遍性，但与接受支持集体心理治疗组相比，实验组患者在价值感及幸福感方面显示出更大的成就，并且在试验后能够持续2个月以上。实验组还表现出显著降低了焦虑状态及自杀情绪，且这种情况随时间的延长而增强。

Chochinov等[36-41]研究显示，通过观察临终患者产生一个经验性的模式，用来检验临终关怀者的尊严问题，并且为临床医生提供了一个框架，由此来理解及探索能够影响患者对尊严问题相关的躯体、心理、社会及精神问题。通过上述基础研究，尊严疗法——一种唯一的、个体化的简易心理疗法，可用来减轻临终患者的精神痛苦，并且提高其生活质量。尊严疗法为患者提供了一个回应对他们最重要的事情或最想记住的事情的时机。治疗过程是灵活的，以便适应患者的特殊需求和满足患者特殊愿望的选择[38]。尊严治疗中的对话会被录音并记录下来，编辑好的文字记录会交回患者去分享或赠与他们选择的人。

一项尊严疗法[38] I期试验中共100例晚期肿瘤患者，91%的患者对治疗满意；76%的患者提高了尊严感；68%的患者增加了目的感；67%的患者增强了价值感；47%的患者增强了生活意志；81%的患者表示已经或将会给他们的家庭带来帮助。痛苦及抑郁症状在干预后也有显著改善。患者的家庭成员也感受到了尊严疗法的益处：78%的人表示增加了患者的尊严，72%的家属表示增强了患者的生活意义，78%的人表示治疗的文字记录在痛苦时可以给予他们安慰，95%的人表示他们会向其他患者及家人推荐尊严疗法[41]。目前正在进行国际多中心随机对照试验用以评价尊严疗法对在减轻晚期癌症患者现存担忧问题的有效性。

经过严格评估的精神干预疗法证实可提升晚期癌症患者的价值感及幸福感，其代表了一种重要的治疗方案，可用于减轻精神痛苦并为姑息治疗提供帮助[42]。

提供精神关怀者：个人、团队及机构

癌症患者精神需求已经对临床医师、医疗保健团队和机构产生影响。参与精神关怀干预的临床医师在与他人交流及倾听、评价及移情的过程中具备安慰他人的能力及敏锐的洞察力。个人具备这些能力的强弱将会影响他（她），能够提供精神关怀的程度，并且强调临床医师需要认真的自我反思并发现自己的长处及学习精神关怀学习的重要性[43]。

医疗保健团队需要接受这种富有挑战性但非常必要的工作，讨论各学科提供精神关怀的各种潜在的区别，而不是寻找这些学科的相互关联及共同点，Swinton[44]主张联系及辩证的必要性。

这种方法可以防止被医疗机构中某个最有影响力、最有权威者所辖制，从而避免其他可能的重要想法被忽视，因此由精神关怀计划共同创造产生的结果即"通过尊重个人内在价值、信仰及价值观支持每位患者的尊严，以关怀使其在痛苦中发现生活意义和希望的行动[45]。"

更多提供医疗保健乃至精神关怀的机构必须尊重人格并注重对个人整体的关怀。这种尊重必须超越机构的使命和价值观，同时必须包括Sinclair及其同事所描述的理念[46]。管理者需要应对更开放、兼容性更强的精神关怀方法的同时，仍需尊重宗教传统；决定如何为精神关怀计划提供资金，如何对工作人员进行培训；决定在组织框架项目中的各部分结构，并且考虑诸如医院或诊所等公共场所内空间的作用及布局[46]。

结论

癌症患者承受着各种问题及负担，其中一些

来自精神方面。提供整体的关怀需要识别、探索及处理这些精神负担。目前在精神评估方面已经取得了重大进展，已经发现解决精神问题的经验性的、可靠的方法。医疗保健人员在全球一体化的背景下仍需继续努力提供熟练的、敏感的及文化相容性的精神关怀方法，并且增加种族、语言及宗教的多样性[47]。

参考文献

1. Holland J, Weiss T. The new standard of quality cancer care: integrating the psychosocial aspects in routine cancer from diagnosis through survivorship. *Cancer J.* 2008;14:425–428.
2. Bradley N, Davis L, Chow E. Symptom distress in patients attending an outpatient palliative radiotherapy clinic. *J Pain Symptom Manage.* 2005;30:123–131.
3. Chochinov HM, Cann BJ. Interventions to enhance the spiritual aspects of dying. *J Palliat Med.* 2005;8:S103–S115.
4. Moadel A, Morgan C, Fatone A, et al. Seeking meaning and hope: self-reported spiritual and existential needs among an ethnically-diverse cancer patient population. *Psychooncology.* 1999;8:378–385.
5. Chida Y, Steptoe A, Powell LH. Religiosity/ spirituality and mortality: a systematic quantitative review. *Psychother Psychosom.* 2009;78:81–90.
6. Townsend M, Kladder V, Ayele H. Systematic review of clinical trials examining the effects of religion on health. *South Med J.* 2002;95:1429–1434.
7. Cohen SR, Leis A. What determines the quality of life of terminally ill cancer patients from their own perspective? *J Palliat Care.* 2002;18:48–58.
8. Puchalski C, Ferrell B, Virani R, et al. Improving the quality of spiritual care as a dimension of palliative care: the report of the Consensus Conference. *J Palliat Med.* 2009;12:885–904.
9. McSherry W, Ross L. Dilemmas of spiritual assessment: considerations for nursing practice. *J Adv Nurs.* 2002;38:479–488.
10. Sinclair S, Pereira J, Raffin S. A thematic review of the spirituality literature within palliative care. *J Palliat Med.* 2006;9:464–479.
11. Balboni TA, Vanderwerker LC, Block SD, et al. Religiousness and spiritual support among advanced cancer patients and associations with end-of-life treatment preferences and quality of life. *J Clin Oncol.* 2007;25:555–560.
12. Ledger SD. The duty of nurses to meet patients' spiritual and/or religious needs. *Br J Nurs.* 2005;14:220–225.
13. D'Souza R. The importance of spirituality in medicine and its application to clinical practice. *Med J Aust.* 2007;186(suppl 10):S57–S59.
14. Vachon M, Fillion L, Achille M. A conceptual analysis of spirituality at the end of life. *J Palliat Med.* 2009;12:53–59.
15. Koenig HG. Research on religion, spirituality, and mental health: a review. *Can J Psychiatry.* 2009;54:283–291.

16. McBrien B. A concept analysis of spirituality. *Br J Nurs.* 2006;15:42–45.
17. Patterson S, Balducci L, Meyer R. The book of Job: a 2,500-year-old current guide to the practice of oncology: the nexus of medicine and spirituality. *J Cancer Educ.* 2002;17:237–240.
18. Emblen J. Religion and spirituality define according to current use in nursing literature. *J Prof Nurs.* 1992;8:41–47.
19. Pesut B, Fowler M, Taylor EJ, et al. Conceptualising spirituality and religion for healthcare. *J Clin Nurs.* 2008;17:2803–2810.
20. Bell C. Paradigms behind (and before) the modern concept of religion. *History and Theory.* 2006;45:27–46.
21. Aléx L, Hammarström A. Shift in power during an interview situation: methodological reflections inspired by Foucault and Bourdieu. *Nurs Inq.* 2008;15:169–176.
22. Meraviglia MG. Critical analysis of spirituality and its empirical indicators. *J Holist Nurs.* 1999;17:18–33.
23. Tanyi RA. Towards clarification of the meaning of spirituality. *J Adv Nurs.* 2002;39:500–509.
24. Clarke J. Religion and spirituality: a discussion paper about negativity, reductionism and differentiation in nursing texts. *Int J Nurs Stud.* 2006;43:775–785.
25. Kristjanson LJ. Conceptual issues related to measurement in family research. *Can J Nurs Res.* 1992;24:37–52.
26. Pesut B. Ontologies of nursing in an age of spiritual pluralism: closed or open worldview? *Nurs Philos.* 2010;11:15–23.
27. Taylor P. Issues of suffering at the end of life. In: Poor B, Porrier GP, eds. *End of life nursing care.* Boston: Jones and Bartlett; 2001:175–187.
28. Maugans TA. The SPIRITual history. *Arch Fam Med.* 1996;5:11–16.
29. Puchalski C, Romer AL. Taking a spiritual history allows clinicians to understand patients more fully. *Palliat Med.* 2000;3:129–137.
30. Chibnall JT, Bennett ML, Videen SD, et al. Identifying barriers to psychosocial spiritual care at the end of life: a physician group study. *Am J Hosp Palliat Care.* 2004;21:419–426.
31. Tanyi RA, McKenzie M, Chapek C. How family practice physicians, nurse practitioners, and physician assistants incorporate spiritual care in practice. *J Am Acad Nurse Pract.* 2009;21:690–697.
32. Sinclair S, Raffin S, Pereira J, et al. Collective soul: the spirituality of an interdisciplinary palliative care team. *Palliat Support Care.* 2006;4:13–24.

33. Stokols D, Misra S, Moser RP, et al. The ecology of team science: understanding contextual influences on transdisciplinary collaboration. *Am J Prev Med.* 2008;35(suppl 2):S96–S115.
34. Rousseau P. Spirituality and the dying patients. *J Clin Oncol.* 2003;1:21(9 suppl):54s–56s.
35. Breitbart W, Rosenfeld B, Gibson C, et al. Meaning-centered group psychotherapy for patients with advanced cancer: a pilot randomized controlled trial. *Psychooncology.* 2010;19:21–28.
36. Chochinov HM, Hassard T, McClement S, et al. The landscape of distress in the terminally ill. *J Pain Symptom Manage.* 2009;38:641–649.
37. Chochinov HM, Hassard T, McClement S, et al. The patient dignity inventory: a novel way of measuring dignity-related distress in palliative care. *J Pain Symptom Manage.* 2008;36:559–571.
38. Chochinov HM, Hack T, Hassard T, et al. Dignity therapy: a novel psychotherapeutic intervention for patients near the end of life. *J Clin Oncol.* 2005;23:5520–5525.
39. Chochinov HM, Hack T, Hassard T, et al. Dignity in the terminally ill: a cross-sectional, cohort study. *Lancet.* 2002;360:2026–2030.
40. Chochinov HM, Hack T, McClement S, et al. Dignity in the terminally ill: a developing empirical model. *Soc Sci Med.* 2002;54:433–443.
41. McClement S, Chochinov HM, Hack T, et al. Dignity therapy: family member perspectives. *J Palliat Med.* 2007;10:1076–1082.
42. McClement SE. Acquiring an evidence-base in palliative care: challenges and future directions. *Expert Rev Pharmacoecon Outcomes Res.* 2006;6:37–40.
43. Gordon A. Competency model for the assessment and delivery of spiritual care. *Palliat Med.* 2004;18:646–651.
44. Swinton J. Identity and resistance: why spiritual care needs "enemies". *J Clin Nurs.* 2006;15:918–928.
45. Puchalski CM, Lunsford B, Harris MH, et al. Interdisciplinary spiritual care for seriously ill and dying patients: a collaborative model. *Cancer J.* 2006;12:398–416.
46. Sinclair S, Mysak M, Hagen NA. What are the core elements of oncology spiritual care programs? *Palliat Support Care.* 2009;7:415–422.
47. Reimer-Kirkham S. Lived religion: implications for nursing ethics. *Nurs Ethics.* 2009;16:406–417.

6

肿瘤心理学

本篇提纲

52 肿瘤支持治疗中的抑郁和焦虑

Madeline Li, Virginia Boquiren, Christopher Lo 和 Gary Rodin

李 雷 译 万希润 校

情绪忧虑是对癌症创伤的一种普遍反应。持续和反复暴露于疾病相关的多种应激因素会导致心理忧虑的风险增加，特别是抑郁和焦虑的症状，容易形成具有临床意义的焦虑和抑郁疾病 [1-3]。这种类型的忧虑值得重视，因为它不仅影响生活质量 [4]，而且对于药物治疗效果 [5]、保健资源使用 [6]、自杀风险、"但求速死" [7-9] 和所有致死因素等方面均有不利影响 [10,11]。本章着重于癌症相关的焦虑和抑郁，论述其临床表现、诊断、发生率、病因学和治疗。重点强调对这些症状的常规筛查和早期临床干预。

癌症相关的心理忧虑，其严重性和持续性与疾病相关的生理、心理和社会应激因素有关，也与这些领域内其他危险因素和保护因素有关 [12]。癌症造成的身体负担及其治疗，会影响患者参与日常生活、职业活动和娱乐活动的能力，影响患者在家庭、亲密关系的亲属和社区中角色功能的发挥。不同程度的恐惧与担忧很常见，包括对未来的不确定性，自主能力和控制能力丧失感，所规划的生活轨道发生改变，感受到寿命缩短而产生的生存焦虑，对于死亡的畏惧 [3,13]。这些情绪通常至少引起暂时的焦虑、沮丧、悲伤，可以视之为正常的和非病理性的 [13]。但确有小部分癌症患者，其具有临床意义的焦虑和抑郁症状会进一步发展。

忧虑的谱系：从"正常"到异常

《精神疾病诊断和统计学手册》（第 4 版）（修订本）（*The Diagnostic and Statistical Manual of Mental Disorders, Fourth Edition, Text Revision*，DSM-IV-TR）[14] 列出了诊断为精神疾病时所应具备的核心标准。尽管 DSM 提出了诊断所有症状（如重症抑郁）的明晰标准，但用于区分"正常"、亚阈值障碍或所谓"轻度疾病"的诊断性阈值并未很好地界定 [15-17]。这在评估心理症状常为中等程度的患病人群时尤其成问题。因此，在诊断中等程度心理障碍时，与将症状视为由轻至重的延续谱（continuum）的方法相比，分类法（categorical approach）的有效性和实用性较差。情绪的变动可能从非病理性的悲哀、忧伤或焦虑延续至达到适应障碍或亚阈值障碍诊断标准的症状，乃至达到明确符合 DSM 所述的正式的抑郁或焦虑障碍的诊断标准。这些分类将在以下章节逐一描述。

适应性障碍

适应性障碍是指在应激因素（如癌症）发生后 3 个月内的持续心理忧虑状态，将严重损害社会、心理和职业功能[14]。这种情况下，可细分为焦虑和（或）抑郁心理，构成一种忧虑心理的连续谱，从非病理性的忧虑到重度心理疾患。但其诊断标准和边界不够明确，而且患者身患疾病的角度看，其有效性并不明晰，如身患癌症时，忧虑其实是正常的[15]。尽管这种疾病的证据基础未得到很好的确立[18,19]，但诊断分类法的启发性和非标签化性质使其得以广泛用于捕获忧虑情绪的前驱或临时状态，从而能够做到预防和早期干预。基于这些原因，也因为这类人群的心理障碍通常严重性达中等范围，故适应性障碍是癌症患者最常报道的心理诊断[20,21]。

抑郁症

DSM-IV-TR 所述之抑郁症的五种主要类型包括：（1）重度抑郁症（major depressive disorder，MDD）；（2）心境恶劣障碍（dysthymic disorder，DD）；（3）因为某种（具体的）疾病（general medical condition，GMC）引起的情绪障碍；（4）药物诱导的情绪障碍；（5）其他（not otherwise specified，NOS）抑郁症，用来说明轻度抑郁症的研究标准[14]。以下简要描述 MMD、亚阈值情绪障碍、DD 和轻度抑郁症的诊断和临床表现。

重症抑郁和亚阈值情绪障碍

基于 DSM-IV-TR 标准[14]，诊断 MDD 需要存在 5 种或更多症状，必须包括抑郁心理或快感缺乏至少 2 周，表明与既往功能相比发生了显著改变。诊断标准中的自主神经症状包括睡眠或胃口欠佳、缺少活力、精神运动性迟缓或激动。心理标准包括无价值、无希望感，或过分负罪感、认知受损以及反复的自杀念头。亚阈值抑郁障碍

类型，包括轻度抑郁，指具有 2～4 种抑郁情绪并持续超过 2 周时间。DD 的特点是，抑郁症状不如 MDD 严重，但持续至少 2 年。慢性抑郁障碍如 DD 的发生，很可能与癌症有关，缘于与后者相关之应激因素的持续、反复和进展。亚阈值障碍并不满足 MDD 的全部标准。因此，不会严重损害生活质量以及依从医学治疗的能力。

癌症中 MDD 的诊断复杂性

肿瘤学家和肿瘤心理卫生专家在评估癌症患者的情绪障碍时面对多种诊断性挑战。这些挑战之一来自抑郁症状和肿瘤症状的重叠之处。如疲倦、厌食、体重下降、失眠、精神迟缓和认知障碍可能继发于 MDD，或继发于癌症和（或）相关治疗。症状的重叠可能导致抑郁的过度诊断，以至于误将肿瘤症状归咎于情绪障碍，或将抑郁的症状误认为疾病及其相关治疗的症状。尽管在癌症相关症状和抑郁之间明确区分可能比较困难，与药物治疗并不相符的躯体症状可能是抑郁表现的一种线索。临床医师也必须对癌症中抑郁症状的不典型表现有所警惕，如治疗的依从性差或拒绝治疗。抑郁代表一种基本的情绪障碍，必须与沮丧相区分，后者的特点是感觉无能为力，无希望，对生存感觉绝望[22]。

焦虑

癌症中焦虑的研究进展远较抑郁少。DSM 列出了 8 种与癌症相关的焦虑症[13]：（1）惊恐症伴或不伴有广场恐怖症；（2）特定的恐怖症；（3）泛化的焦虑症（generalized anxiety disorder，GAD）；（4）急性应激障碍（acutes tress disorder，ASD）；（5）创伤后应激障碍（posttraumatic stress disorder，PTSD）；（6）由于 GMC 的焦虑症；（7）药物诱发的焦虑症；（8）其他焦虑症。亚阈值焦虑障碍归于其他焦虑症之类，与抑郁症的分类相似，但是其临床特点和诊断阈值还未得到明确描述。对于本章而言，我们着重论述惊恐症和特定的恐怖症、GAD 以及 ASD/PTSD。

惊恐症和特定的恐怖症

惊恐症通常与抑郁症或其他焦虑症状同时发生。惊恐发作的特点是强烈焦虑或绝望感觉的间断发作，伴有躯体症状，如气短、心悸、胸痛

出汗、震颤、恶心和头晕。与 GAD 常见的持续焦虑不同，惊恐症状起病急促，在数分钟内缓解。当惊恐发作反复、不可预期地出现，且与担心惊恐再次发作、担心惊恐发作后果或导致明显的行为改变如广场恐怖症等相关时，就可诊断为惊恐症。在癌症患者，孤立的惊恐发作，可能因某种肿瘤相关的担忧而突发出现，或者可能与血液或针刺恐惧有关，或者可能与放疗及医学影像学治疗相关的幽闭恐怖症有关，或可能是因化疗而引起的预期性或条件性恶心和呕吐现象的一部分[23]。癌症患者的惊恐症可能表现为回避去医院接受治疗，或突然拒绝治疗，或违反医嘱紧急要求离开医院。

泛化的焦虑症（GAD）

癌症相关 GAD 的诊断是：症状持续超过 6 个月且变化不定，无特定的诱发因素或模式。癌症的焦虑可以与 GAD 极为相关，后者的特点可以用状态 - 特质焦虑问卷（State-Trait Anxiet Inventory）进行诊断[24]。经典的 GAD 会经历逐渐加剧的焦虑，并担心每天的日常生活。在癌症患者，这种情况可能表现为无道理地恐惧被遗忘，无感情、经济或行动支持。但如果存在和疼痛或其他症状、复发、不良反应的治疗或多重医学并发症有关的反复应激因素，GAD 的诊断就很难确诊。另外，GAD 的躯体症状，如不安、肌紧张、气短、心悸、多汗、眩晕和乏力可能会加重，又很像癌症相关的生理症状[14]。

急性应激障碍（ASD）和创伤后应激障碍（PTSD）

也就是最近 DSM 才认识到癌症可能作为一种创伤应激因素参与 ASD 或 PTSD。癌症是不同于其他创伤事件的创伤，它更为孤立、急骤和极端，也可以解释这种延误。相反，癌症威胁的性质通常并不确定，难以捉摸，不好预料，因为疾病发展的轨迹通常不可预测，长期的缓解期也可以被疾病期或病变活跃而打断，而复发的危险、逐渐恶化和死亡的风险永远不能被消除。

ASD 意味着一系列的症状，发生在和死亡威胁或严重损伤的创伤事件之后，这在癌症患者中是很常见的。ADS 的诊断性症状包括[14]：（1）分离症状，如主观感觉麻木、分离或感觉不现实；

（2）通过反复映像、考虑、梦境或回顾持续重复创伤事件；（3）明显回避创伤相关的刺激；（4）焦虑或过度反应的显著症状，可能表现为过度警觉、睡眠障碍和兴奋易怒。ASD 的诊断在这些症状与社会、职业或其他重要功能领域出现扰乱和破坏时可以明确，且在创伤后 4 周内发生，持续 2 天到 4 周。如果症状持续超过 1 个月可诊断 PTSD。PTSD 的亚分类基于这些症状的病程是急性的（即少于 3 个月）或慢性的（即超过 4 个月）[14]。

混合性焦虑和抑郁症状

最近发现混合性焦虑和抑郁症状是癌症患者常见的忧虑表现[25]。这些状态的发生可能与焦虑和抑郁症的并发症有关，也可能因为这些症状起源于单独的临床表现。混合性焦虑和抑郁状态的诊断可以属于适应性障碍、亚阈值障碍等任何不满足Ⅰ类 Axis 标准的范围（不特异的分类），或者合并焦虑症的 MDD，这二者是 Axis Ⅰ类障碍最主要的两种。但是焦虑和抑郁很高的并发症，以及共享的气质和危险因素使得将于 2013 年发布的 DSM-V 提出了一种新的混合性焦虑 / 抑郁诊断分类[26]。在大规模横断面研究（n = 8265）中，Brintzenhofe-Szoc 等[25] 发现 12.4% 的患者出现焦虑和抑郁的混合性症状，18.3% 出现抑郁，24.0% 出现焦虑。胃癌、胰腺癌、头颈部肿瘤和肺癌的患者其混合性焦虑 / 抑郁症状要高于乳腺癌患者。这样的混合状态在下列情况下更多见：治疗后缓解较少[25,27,28]、治疗依从性差[25]、恢复更慢[25,29]、生活质量恶化[25]。无这些并发症的情况下，这些症状较少见。

病因

关注于本文相关的亚系统变量的生物心理分析对于理解癌症患者焦虑和抑郁疾患的发展会有所帮助[3,12,30]。如图 52-1 所示，癌症患者不良情绪和焦虑症的出现可能是多重危险因素和保护因素相互作用导致的常见的最终路径。癌症导致的疾病反映其性质、强度和时程受个体在生物和心理领域的特点共同决定，这些特点可能强化或缓解这些反应。焦虑是对相信即刻发生威胁的一种反应，但是抑郁可能是对疾病内涵及其累积负担的更加迟发的反应。

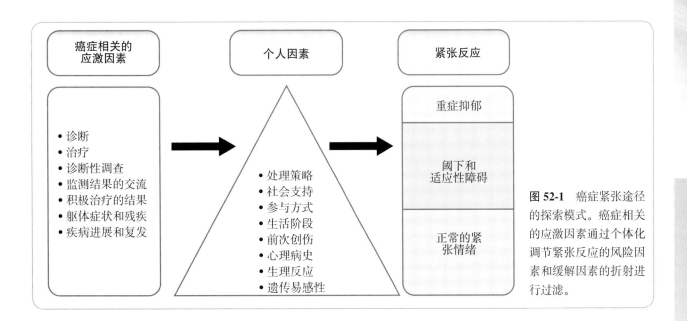

图 52-1　癌症紧张途径的探索模式。癌症相关的应激因素通过个体化调节紧张反应的风险因素和缓解因素的折射进行过滤。

忧虑反应的发展轨迹

像癌症这样的潜在致死性疾病的诊断不可避免威胁个体安全和保险的感觉。残疾、依赖、受苦、变形和死亡的恐惧可能引起沉重的焦虑感觉。不同的心理应激因素，如诊断性调查、集中的治疗、检测结果的焦虑、或者与疾病复发和进展的证据，通常既往相关的威胁刺激焦虑。从这个角度，焦虑的症状在诊断后很快达高峰，在治疗过程中逐渐消退（图 52-2）[31-33]。完全的或亚阈值的 ASD 和 PTSD 在癌症病程的更早阶段发生，对应于无数急性癌症相关应激因素的刺激。前瞻性研究已经发现 PTSD 症状在诊断后 3 个月出现显著下降，在治疗后消失 [34-37]，尽管回避和强迫症状仍可能在癌症病程中波动 [34]。

尽管孤立和急性的应激因素倾向于触发即时和不可避免的威胁相关的焦虑和恐惧，但抑郁可能是与个人对疾病及其相关多种损失的感知相关的更延迟反应。非独立的和慢性的应激因素，包括残疾和作用功能损失，惧怕死亡和临终，以及无尽的对未来的无知所引起的生活负担，这些都可能增加抑郁的风险。抑郁症状和疾病倾向于晚些发生，对应于疾病相关损失的更多反映知晓，以及情况可能无法逆转的认知，和不能寻找支持或者意味着维持辨别能力和健康状况的所有领域正处于威胁之中。实际上，不能发现构建精神健康价值的残疾，可在晚期癌症患者中用于预测抑郁的发生 [38]。持续和严重的抑郁反映了调节和处理悲伤、痛苦和迷失感情的相对残疾，也意味着平息应激或慢性疾病"稳态应变负荷"的失败 [39,40]。

抑郁症状倾向于在化疗或放疗等辅助治疗开始时达到高峰，大约诊断后 4 ～ 5 个月时间，第二高峰发生在所有积极治疗接触后，即诊断后 6 ～ 7 个月时间（图 52-2）[31-33]。治疗后的抑郁可能是疾病及其治疗累积负担的一种反应，以及调整到癌症发展轨道上新阶段的适应上的挑战。此时，其他应激因素还可能包括急性治疗阶段后从家庭和朋友中获得的支持减少，以及疾病对生活各领域造成影响的更多知觉。有些情况下，在诊断后的早期阶段，当所有能量和注意都指向治疗时，总是避免反思，直到稍后阶段才完全开始。另外，随着医疗接触的频率增加，在治疗的监测阶段，患者可能也开始焦虑复发的问题。抑郁的发生率随着疾病复发、癌症晚期程度和接近死亡的情况而增长 [38]，这并不奇怪。

危险因素和缓解因素

人口统计学的变量，如年龄、性别和社会经济状态，会影响情绪和焦虑疾病的风险，因为它们和生物学及生物心理因素有关。最近研究的一项相关发现证明了年龄和情绪障碍的严重程度呈相反关系 [41,42]。用来解释这些发现的假说包括：癌症在更年轻的个体中将导致职业活动的更大干扰，以及预期生活轨道的更大变化，以及在这样的个体中对经济保障、对他们孩子幸福、对性功能和

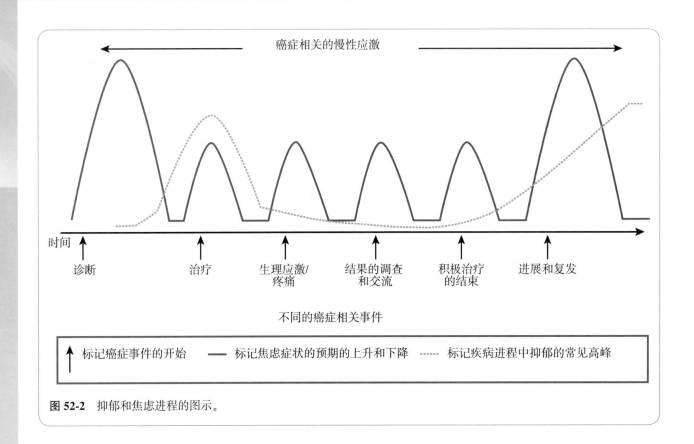

图 52-2   抑郁和焦虑进程的图示。

生育力的独特关心[41]。年龄较大的癌症患者报告的忧虑情绪可能更少一点，因为这个年龄群体的情绪不安会导致更多的所谓难为情，也因为在老年人群中，生物学决定了受累强度的减少。我们已经观察到有更多归属保障和精神健康的老年个体会提供更多针对情绪忧虑的保护[41]。

普通人群中众所周知女性情绪和焦虑状态有增长的趋势。生物学因素、较低的教育和社会经济状态的不协调以及大量不良生活事件的发生，可用来解释女性的性别效应。但癌症的很多研究并没有发现焦虑或抑郁流行率的性别差异[43-47]。我们猜想暴露于社会不利因素的不协调状况可能导致其他人群中的性别差异效果[44]，而癌症相关的超过一切的常见应激因素消除了这种性别差异。

社会支持，无论是物质上还是精神上，都已证实可"缓冲"慢性疾病相关的应激[48]，并且可能缓和其他社会风险因素的影响，例如既往创伤的体验，社会和工作关系的困难，经济忧虑以及和医疗护理者交流困难。许多横断面和前瞻研究已经证明积极的社会支持可以降低癌症患者在疾病病程中焦虑和抑郁的水平[49,50]。最新的证据提示，支持的期望、社会支持灵活应用的能力和归

属保障构建的成功，在癌症焦虑和抑郁症症状发展过程中发挥保护性功能[43]。另外，缺少归属安全的个体可能会受到加倍的危险，因为他们吸引和体验社会支持的能力更弱[43]。这些心理和社会危险因素造就了个体的缺点，主要通过如下途径：感觉孤立和无意义，限制可及的物质支持，减少缓冲情绪反应的能力。

一系列与癌症、癌症的治疗或病情并发症相关的生物学因素可能导致该人群中抑郁和焦虑的起病和持续状态。很多药物与焦虑和抑郁的症状有关，尽管目前仅识别了少数明确的因果关系。焦虑的症状与支气管扩张剂、兴奋剂和止吐剂有关，如氯丙嗪可导致静坐不能，可视为一种焦虑。焦虑在一些成瘾药物使用时也很常见，如酒精、巴比妥类、尼古丁、阿片类撤退时，这样的情况在癌症患者中不易识别。有证据提示皮质醇激素，促性腺激素释放激素激动剂、甲基氟氯喹、α 干扰素和白介素 -2 都可能导致抑郁和焦虑[51]。特别显著的是，干扰素和白介素是细胞因子免疫调节剂，可能导致所谓的"病态行为"，可以影响或类似情绪的混乱。这些变态反应包括的症状有快感缺乏、疲倦、认知混乱、焦虑、易激惹、精神运动迟缓、

厌食和睡眠改变[52]。因此，一些研究已经证实癌症抑郁患者中，炎症细胞因子白介素 -6 的水平是升高的[53]。我们对转移性胃肠道癌症和肺癌患者的横断面研究和纵向研究已经发现更严重的抑郁会导致更大的疾病负担[12,38]。更晚期患者的抑郁和焦虑不仅与伴随的心理忧虑有关，也与肿瘤细胞负荷以及因为炎症细胞因子释放导致的组织破坏有关。

遗传易感性也可能导致焦虑和抑郁的风险，主要是通过神经生物的敏感性遗传致病体质以及增加情绪和焦虑症风险的气质性特点，与环境和其他因素相互作用而实现。性情通过决定情绪反应塑造情绪经历——这是个体面对应激事件后经历比正常忧虑水平更严重反应的趋势。这种倾向和特殊的认知处理方式有关，如灾难化和扭曲化[54]，伴有焦虑特点[55]和焦虑敏感[56]，并缺少有效的处理和情绪调节技巧。其他心理弱点包括的因素如自尊和灵性[43]，以及表达影响的能力[57]。积极的情绪表达在心情开朗的个人中很常见，他们倾向于更关注自己的情感状态，并在遇到悲伤的情况下更成功地去尝试修补和（或）保持他们积极的情绪[49]。文献已经发现特异的处理策略和抑郁之间存在联系[58]，尽管很难在研究中区分何为抑郁原因，何为其结果。这些机制可能额外增加癌症相关应激因素的反应，超过出现情绪和焦虑疾患的重要阈值。

流行病学

抑郁症

癌症患者中临床明显的抑郁其发病率据报道波动在 8% ~ 57%，取决于癌症的种类、研究人群的人口统计学、住院状态、诊断标准和应用策略、评估的时机和方法（自我报告或结构性评估）、应用的评价工具、诊断阈值以及癌症的分期和严重性[59,60]。癌症中抑郁的评估实际是有关的，因为抑郁症状的出现和严重状态可能反映了疾病的波动状态，患者的功能分级，以及患者目前的社会心理环境。另外，并未确定的分隔值表明癌症相关抑郁在正常和病理症状之间的阈值。

根据自我报告测量结果，我们发现临床显著的抑郁症状在差不多四分之一的胃肠道转移癌或肺癌门诊患者中出现[7]。这些结果和最近 Ell 等[61]

的发现相似，他们发现 2330 例接受急诊治疗或随诊治疗的患者中 23% 满足 MDD 标准。我们还观察到在生命终末期抑郁的症状增加 3 倍多[38]。最近 Clarke 和 Cur……述显示在预后更差的癌症患者中抑……胰腺癌、口咽癌和乳腺癌[63]……美国成人的2 ~ 4 倍[64]。尽……抑郁的情况不会发展到 MDD……病以证明是转变的危险因素……值估计高达 58%，要比 MDD 中观……尽管精神病理的重要性和治疗的亚阈值……清楚[59,65]。

焦虑症

据报道高达 25% 的癌症患者有明显的焦虑表现[20,65]。但就像抑郁症一样，亚阈值焦虑综合征要比更为严重的焦虑症多见，在早期癌症患者达 20%，到最近病变复发的患者达 40%[45,67]。在早期乳腺癌患者 GAD 的发生率为 6% ~ 10%[68,69]。一项研究报道了新近诊断癌症的患者中 ASD 发生率可达 28%[70]。癌症患者中 PTSD 的发生率要低于 ASD，但是高于一般人群[71]。新近诊断的早期癌症患者中发生完全综合征的 PTSD 可达 3% ~ 4%[66]，治疗后的患者则高达 35%[35]。报道的焦虑发生率其变化更可能是由一系列因素造成的，如研究肿瘤的类型、疾病的分期、衡量焦虑不同标准的应用以及应用的诊断性标准。

评估

从医学疾病的广泛关系来看，已有不同的策略用于诊断精神疾病，但无哪一种已证明具有确实的有效性[72]。包含性评估包括了诊断中的所有症状，不管它们是由于精神疾病引起，还是由于躯体疾病所致，从而减少了遗漏病例的可能性。DSM-IV 利用病因学方法，该方法中只有在症状明确不是由于癌症所致的情况下才采用。但是，这种区分严重依靠有经验的医师根据相关病因进行推论。排除性评估仅考虑有精神疾患的患者中最常见的症状，而不考虑那些不是的情况。这种方法，只能识别最严重的精神疾患，对于希望降低诊断假阳性率的情况下适用于特定的研究领域。最后，有学者也建议应用一种代用方案，用自然界最能表达情感和感知力的症状（如判断不能、易怒、社交退缩）来代替令人混淆的躯体症状。但是，没有明确的标准和准则用于选择哪种症状可作为替代。有经验的医师会结合使用这些方法，尤其注意排除来自抑郁诊断的诸如厌食、体重下降和乏力的症状，除非这些情况与疾病的分期和进展严重不协调。最后，注意力应该集中在抑郁症状的时程、严重性和持续情况，这将有助于鉴别抑郁症和正常的忧虑情况。

自身报告的分级方法也有助于在临床和研究的情况下评估焦虑和抑郁的症状。数种这样的方法已被广泛应用，并在肿瘤人群中得到证实；其中一些参见表 52-1[73-88]。应用抑郁和焦虑评估方法的临界值决定了其敏感性和特异性，以及由此而产生的假阴性和假阳性率。更高的临界值可能更容易产生癌症的焦虑/抑郁真实的流行率，从而更适用于研究情况，以及资源分配的决定策略中；较低的阈值可能更适用于治疗的情况，因为这种情况下是为了保证不遗漏病例，并诊断亚阈值疾患。焦虑和医院分级评分的应用使得相关症状可以标准方式得到综合评估，并提供在不同时间和检查者之间评估的一致性。这样的工具可用于多种临床目的，包括衡量症状的严重性或随着时间的改变，它们既可作为诊断目的，也用作筛查工具，以在需要进一步评估的情况下识别患者。绝大部分工具在诊断情绪障碍人群中显示了很好的可靠性和有效性，可用于衡量和检测症状的严重程度。但是，它们不能独立用于明确焦虑或抑郁的诊断。因为对于癌症患者临床干预并不被认为是诊断抑郁和焦虑的金标准，而需要一种两阶段方案。第一阶段的筛查能用于很可能有焦虑或抑郁疾患的个体，第二阶段随后是临床干预。

忧虑情绪的筛查

癌症患者焦虑或抑郁的漏诊意味着丧失治疗这些情况，从而改善生活治疗、治疗依从性、住院时间和自杀风险的机会。但是，肿瘤门诊的时间限制影响了患者透露或描述心理症状的几乎。有些患者可能会将忧虑情绪最小化，或不愿透露心理症状，因为害怕被判断为软弱或不合适，或因为他们缺少治疗焦虑或优于的重要性和可能性。

另外，一些临床医师避免询问，因为他们对于和患者交流情绪反应感到不舒服或无经验。这些因素可能会导致癌症患者诊断情绪异常的变动和失

败。最近一项研究中，加拿大一家癌症综合治疗中心在开始常规忧虑情绪筛查前转诊到专业化肿瘤社会心理学家的模式中[89]，我们发现仅有 40% 转移性胃肠道癌症或肺癌的抑郁患者得到转诊。最令人震惊的是，我们发现年老的抑郁症患者和年轻患者之间转诊率相差五倍。我们已经开始对心理症状的常规筛查能够说明这样的差异，并且改善未能识别的忧虑情绪的诊断和治疗。准确、简要、患者可接受且容易执行和评分的评估手段在筛查程序中的应用，同样能够促进社会心理资源计划分配，并有助于患者转诊接受社会心理和精神病治疗。

大量的情绪忧虑筛查工具已在肿瘤人群中得到证实，并在最近一项系统性研究中得到描述[90]。最近开发了更加综合的癌症特异性忧虑情绪筛查工具，包括躯体症状和社会需要，如"我们怎样才能帮助你和你的家庭？"这样的说法[91]需要进一步确认和改进以确立它们的临床应用价值。对癌症患者进行焦虑和抑郁这样心理障碍的筛查目前已被视为综合性患者护理的重要构成。从这个角度看，情绪问题已被证实是第六种重要的生命体征[92]，而且绝大部分国立癌症机构目前推荐将对癌症患者的常规情绪筛查作为标准治疗的一部分[93-96]。忧虑情绪筛查的指南推荐综合性评估，包括患者情绪的、躯体的和社会的或实际的需求——所有可能干扰那些有效处理癌症并参与治疗能力的要素[97]。但是，只有在筛查程序能够和制度性承诺相匹配以提供充分的治疗资源和纵向随访时，筛查才可能对患者的结局有积极效果[98,99]。

干预

抑郁和焦虑疾患和它们的共同起源相一致，对应于常见的治疗方案。但是，它们在癌症患者中有效性的评估受到一系列方法学问题的限制，包括测量忧虑情绪所用方法的变化性，以及因为诊断标准不同导致的症状不确定性。有关癌症患者焦虑和抑郁治疗的证据，是建立在癌症和其他治疗人群研究的基础之上，将在稍后讨论。癌症患者中未能缓解的疼痛和其他体格不适，特别是晚期患者的情况，是癌症患者焦虑和抑郁最常见的病因。这些症状及其致病原因的治疗对于受累患者具有优先的治疗权。

表 52-1　癌症患者抑郁和焦虑的常用测量评估方法

评估	简要描述	实际应用	条目数	评分范围	临界值
抑郁					
CES-D：抑郁评分流行病研究中心[73]	• 用于评价社区人群中的抑郁症状 • 不包括评估食欲或睡眠变化、负罪感、精神运动改变、自杀想法的条目	时间：5 分钟的自我报告	20	0～60	17[74]
BDI-II：Beck 抑郁问卷 - II[75]	• BDI 的新版 • 用于更好地解释 DSM-IV 标准 • 21 条中有 13 条用于评估躯体症状	时间：10～15分钟的自我报告	21	0～63	22[74]
PHQ-9：患者健康问卷 -9[76]	• 患者健康问卷的抑郁模块，PRIME-MD 的自我报告版本 • 将 DSM-IV 的 9 条诊断标准评分进行用于重度抑郁发作	时间：5 分钟的自我报告	9	0～27	10[77]
HADS：医院焦虑和抑郁评分[78]	• 用于初级保健或医院环境 • 两种 7 个条目的亚等级用于焦虑和抑郁	时间：2～5分钟的自我报告	14	0～21（用于每一种亚等级）	15[79]
焦虑					
STAI：Spielberger 特质焦虑问卷[80]	• 由 20 个条目评分构成，用于评估：（1）临时状态依赖焦虑；（2）稳定性特质焦虑	时间：10～20分钟的自我报告	40	20～80	状态：30 特质：39[24]
GAD-7：广泛性焦虑症 -7[81]	• 主要用于筛查和评估 GAD 症状的严重性 • 对于惊恐症、社交恐惧和 PTSD 有轻度良好的操作性	时间：5 分钟的自我报告	7	0～21	10[82]
BAI：Beck 焦虑问卷[83]	• 评价在过去一周经历的焦虑症状的频率 • 证据提示它评估惊恐症状最有用[84]	时间：10～15分钟的自我报告	21	0～63	10[74]
IES-R：修正后的事件评分影响[85]	• 原初 IES[86] 的修正版本 • 用于比照诊断 PTSD 的 DSM-IV 标准 • 评估任何特异性生活事件的客观忧虑 • 3 种亚评分：侵入、回避、过度反应	时间：10～15分钟的自我报告	22	总分：0～88 侵入：0～32 回避：0～32 过度反应：0～24	+
SASRQ：斯坦福急性应激反应问卷[87]	• 评估创伤相关的焦虑和分类症状 • 遵从 DSM-IV 有关急性应激障碍（ASD）的标准 • 条目关注分裂，侵入、回避和过度反应的症状	时间：5～15分钟的自我报告	30	0～150	18*[88]

+ 没有为癌症人群建立的临床界值。
* 基于 DSM- IV，如果满足下列条件的个体可视为有临床 ASD：（1）至少有三种高分（3～5 分）的分裂症状；（2）至少有一种高分的侵入症状；（3）至少有一种高分的回避症状；（4）至少有一种高分的过度反应症状。
DSM- IV，《精神疾病的诊断和统计学手册》（第 4 版）；GAD，广泛性焦虑障碍；PRIME-MD，评估精神疾病的初级保健；PTSD，创伤后应激障碍。

心理干预

已有一系列广泛的和特异的心理治疗干预用于癌症患者抑郁和焦虑症状的治疗。最重要的是卫生医疗人员和疾病专门支持团队与患者的关系能够通过保持士气、消除不快、促进自我效能和主人翁的感觉保护患者避免发生抑郁和焦虑。另外，有限的证据表明心理干预能够降低或预防癌症患者抑郁症状的出现[100]。有更加严重或更加持续忧虑情绪的患者能够因为转诊到精神健康专家那里而获益，最好是专门的肿瘤心理专家。和药物治疗相比，心理治疗焦虑和抑郁有数项好处，因为无药物不良反应和药物相互反应。同样，它们还可以用于治疗抑郁和焦虑症状，改善健康行为，从而可能逆转疾病的结局。然而，它们在患者的应用限于严重疼痛、疲乏、认知障碍或更加严重的疾病，或是参与心理治疗后缺少兴趣或动机的患者。

最近一项综述说明对于轻到中度抑郁的主要治疗方案的效果无很大的差别[101]。但是，特异性精神治疗的最佳形式和靶向性很可能将受到如下因素影响：焦虑或抑郁症状的严重程度、疾病的分期、功能状态以及患者参与精神治疗的动机。如在癌症初始阶段的患者，可能从精神教育中受益，从癌症有关事件相关的焦虑症状治疗的辅助中受益，从适应疾病施加的新要求和新环境中受益；更加晚期的患者可能从心理治疗中受益，这些心理治疗集中处理垂死相关的恐惧、死亡焦虑、精神危机以及其他存在的相关问题[1]。其中一些心理治疗干预已用于癌症患者抑郁的治疗，但并未在该人群中都得到经验性地证实，后续章节将对此进行描述。

认知 - 行为治疗（cognitive-behavioral therapy，CBT）是基于这样的假设，即焦虑和抑郁症状来自适应不良或失去理性的信念和想法。CBT 能够帮助癌症患者检查自己对疼痛的预期恐惧、无助、依赖他人、复发和死亡、帮助患者认识到适应不良的倾向以免过分概括和小题大做[1]。放松技巧，如主动和被动的肌肉放松和可视化，以及相对新颖的技术，如正念减压疗法，可能有助于减少情绪混乱[1,60,102]。CBT 和放松技巧对于有预期性恶心和呕吐的患者，以及治疗相关的特异性恐怖或惊恐症的患者特别有用。问题解决疗法，基于如

下假设，即更加有效的问题解决能够缓解心理压力，这种疗法已证明对于癌症患者的抑郁治疗是有效的[77,103]。心理教育以证明可缓解压力，尤其是早期癌症的情况[104]。已证明人际关系心理治疗（interpersonal therapy，IPT）可通过解决人际矛盾、悲伤和生活阶段的转化而缓解压力[105]。行为激活，一种鼓励参与社会活动的方法，以证明可用于缓解抑郁症状[105]。

最近一项在可治愈患者中针对心理疗法治疗抑郁效果的 Cochrane 分析认为，心理疗法对于该人群减少抑郁症状是有效的，尽管其回顾的研究中无任何一项针对晚期癌症中 MDD 综合的心理治疗[106]。我们研究了一种手册化的个体干预方法，称为 CALM（癌症治疗和有意义的生活，Managing Cancer And Living Meanningfully），它通过解决晚期癌症患者的问题治疗抑郁。治疗包括症状控制，以及和健康护理提供者的沟通，感知自我和其他人的关系、精神健康、以及死亡相关的关注[105,106a]。前期研究发现这种干预患者有很高的满意率。

对于成人癌症患者，社会心理干预降低情绪忧虑和改善生活质量的效果和可接受性仍存在大量争议。一些研究者认为证据并不充分足以开展对社会心理干预的调查[107]，但是其他研究者仍然认为现有的证据支持社会心理干预的益处[108]。正如 Schneider 等恰当地指出[109]，对于癌症患者进行社会心理干预的需求 - 收益关系进行调查和系统性研究极具必要。很多癌症患者的心理干预研究是在不符合情绪或焦虑障碍诊断标准的患者中进行的。无入选标准的研究并不能解释治疗抑郁的效力[109]。很多癌症心理干预的研究是基于心理治疗能够延长生存的猜想。心理治疗和癌症生存问题一直是具有严重争议的话题[110,111]，但是现有的证据不能支持晚期癌症生存者具有何种收益[112]。最近的更大的研究和荟萃分析并未说明保持或促进乐观情绪或"斗争精神"具有延长生存的好处[113]。另外，考虑到对他们可能的免疫机制和潜在的心理因素效应范围，心理治疗对于晚期癌症患者的疾病进展是否有显著效果在生物学上似乎不是似是而非的。癌症患者应该从"乐观主义的暴政"中纾解出来[114]，因为后者将导致这样的信念，即积极地思考或心理成长能够影响生存。不过，癌症的心理干预因为能够减少焦虑和抑郁症

状，并改善生活质量而值得推荐。

药物干预

抑郁

抗抑郁药治疗的效果在很多医学疾病中已得到证明[115]，尽管几项最近癌症中抑郁治疗的系统性研究提示抗抑郁治疗有效但有限[116]。因为证据薄弱，所以需要对抑郁疾病治疗进行更充分的研究，以证实有效实践纲领的进展。另外，癌症相关抑郁的某些形式可能与非医疗人群中的抑郁在病生理上存在显著不同，并且很有可能细节化的药理学和生理学干预是最为有效的。

目前有数种不同种类的抗抑郁药物，但是没有哪一种药物证明对于治疗抑郁症是最有效的[117]，所有药物都有不同的相应特异的风险和益处。癌症患者特别相关的肿瘤将在下文中描述。

三环类／杂环类抗抑郁药（TCAs）和单胺氧化酶抑制剂（MAOIs）

这些经典种类的抗抑郁药已证明在很多情况下对于抑郁治疗非常有效，如神经病性疼痛综合征及失眠的治疗，这些情况往往伴随着其他健康问题。但 1/3 的患者在治疗完成前停止用药，主要是因为这些药物和中枢及外周抗胆碱能及抗组胺类反应相关的不良作用，以及这些药物对 α 肾上腺素能受体的强烈的拮抗作用。更严重的是，无论 TCAs 还是 MAOIs，如果过量都是可以致死的。因为这些原因，在治疗抑郁的时候，这些药物多被其他新型抗抑郁药物替代，后者具有更宽的治疗窗，更好耐受，容易使用。

选择性 5- 羟色胺再摄取抑制剂（SSRIs）

SSRIs 被普遍认为是治疗癌症中 MDD 的一线方案[60]，因为它们的安全性和耐受性相对较好。SSRIs 对于治疗癌症中的抑郁另有裨益。帕罗西汀和舍曲林可有效减少应用他莫昔芬的乳腺癌女性中的潮热，以及前列腺癌需要激素治疗的男性中的潮热。尽管有这样的好处，在癌症患者中仍需谨慎应用 SSRIs，尤其是在患有肝病的情况下，因为它们可能引起药物相互作用，并对药物动力学产生影响。如帕罗西汀（一种活化他莫昔芬代谢物，与 CYP2D6 基因型有关）能够降低 endoxifen 的血清浓度。不仅具有基因多态性，还是细胞色素 P450-dD6 酶的强效抑制剂。这种酶受抑制可能

影响他莫昔芬的催化作用，因此能够降低其活化代谢物的水平[60]。舍曲林和昔酚普兰似乎是药物作用风险最小的。SSRIs 的短期不良反应包括恶心和胃肠道不适、焦虑、头痛、镇静和震颤。长期的潜在不良反应包括性功能障碍、体重增加、不适当利尿激素分泌综合征以及可能导致出血的血小板功能障碍。

新型抗抑郁药

癌症中常用的其他抗抑郁药包括 5- 羟色胺 - 去甲肾上腺素再摄取抑制剂（SNRIs，如文拉法辛、度洛西汀）、去甲肾上腺素和多巴胺调节剂（NDMs，如安非他酮）及去甲肾上腺素和特异性 5- 羟色胺的抗抑郁剂（NaSSAs，如米氮平）。这些药物越来越多地在医疗人群中用作 SSRIs 的替代品，尽管对于这些患者药物的安全性和有效性的经验仍然有限。

双重作用的药物如 SNRIs 可能要比 SSRIs 对于缓解抑郁更为有效。和 SSRI 相似，文拉法辛对于乳腺癌患者的潮热也有效果[118]，文拉法辛和度洛西汀对于治疗神经痛都是有效的[119-121]。这些药物的主要不良反应是大剂量文拉法辛引起的高血压，以及度洛西汀增加的血清转氨酶和胆红素，这样使得其在肝功能受损或严重肾损害患者中的应用受到限制。

安非他酮对癌症患者的不良反应反而是有益的，因为它无镇静作用，且能缓解明显的乏力和细胞因子诱导的抑郁所产生的自主神经症状。更高剂量的安非他酮会增加癫痫风险，因此避免在脑肿瘤或脑创伤的患者中应用。米氮平有高度镇静作用，可增加食欲，有止吐效果，从而成为有显著厌食、恶病质和恶心的癌症患者治疗抑郁的理想选择。和 SSRIs 不一样，安非他酮和米氮平并不导致胃肠道不适、焦虑或者性功能异常，它们相关的药物相互作用轻微。

增效剂

精神兴奋剂如哌甲酯或莫达非尼常用于治疗晚期疾病的抑郁症状，并用于姑息治疗的情况，因为它们起效快，不良反应少。它们可以单药使用或与其他抗抑郁药物联合应用。已发现哌甲酯可快速提升情绪，提高食欲，减少疲乏，改善注意力和集中力，减轻阿片类药物引起的镇静，尽管它的效力对于治疗晚期癌症患者的抑郁尚未在随机对照研究中证实。另外，非典型的抗精神药

物如奥氮平和斯瑞康能由于增强抗抑郁药的作用，它们在晚期癌症患者中的应用可提供额外的收益，如促进食欲、改善睡眠、减少焦虑或缓解化疗相关的恶心 [122,123]，虽然这些作用是非适应证的。

癌症患者抑郁治疗的新方向在于更为特异的疾病相关的病生理学，如细胞因子拮抗剂或神经肽系统 [124-126]。药物治疗对于亚阈值症状是否有效的问题仍需进一步研究。因此，Navari 等 [127] 最近发表了一项安慰剂对照研究显示，6 个月的氟西汀在 357 例早期乳腺癌患者治疗中，对于降低亚阈值抑郁症状是有效的。氟西汀治疗的患者其生活质量显著改善，治疗结束后激素治疗和（或）化疗效果也有显著改善。另外，神经刺激技术的新方法如深度脑刺激、经颅磁刺激以及电休克治疗已用于严重的或治疗无效的抑郁症 [128]。这些方案可在不能耐受药物不良反应的癌症患者（如严重的肾、心脏或肝病）中有一定应用，因为这些患者禁忌使用抗抑郁治疗。疾病中的抑郁可能要比合并焦虑的情况更加难以治疗 [129]。癌症患者中理想的和可能更为有效的治疗方法应该将药物干预和心理方法有效结合起来。

焦虑

研究 MDD 和癌症患者的抗抑郁药物应用的随机对照研究（RCTs）相对较少 [116]，对于癌症中焦虑的治疗研究缺少得多 [130]。癌症患者中焦虑的药物治疗已在一些同时评估抑郁治疗效果的研究中得到评价。总体上，抗抑郁药物，如 TCAs、SSRIs、SNRIs，已经证明有些抗焦虑效果。实际上，有些研究已经证明在诊断原发抑郁的患者中焦虑症状可得到缓解，因此对于治疗合并焦虑和抑郁的患者仍有争议 [130]。Jacobsen 等 [100] 系统性回顾了 1980—2004 年间的文献，发现有 8 项 RCTs 检测了抗焦虑药（如劳拉西泮、阿普唑仑）以及抗抑郁药（如氟西汀、帕罗西汀）缓解焦虑。这些研究得到 16 项有关焦虑的结局，其中 7 项发现有显著的治疗效果。这些结果和那些抗抑郁治疗效果有类似的有效但有限的证据。

惊恐发作和治疗相关的焦虑

很多癌症患者经历过治疗相关的情境性焦虑。包括与血液和针刺惊恐相关的焦虑，以及和需要患者制动的医疗机器相关的幽闭恐惧症。苯二氮䓬类一直是短期治疗情境性焦虑的一线用药 [130]。

它们能用于急性情况下以干扰惊恐发作，或者患者随身携带单药以预防惊恐发作。已知惊恐发作可以被药物治疗抑制，如果深呼吸和认知策略的治疗失败，药物本身可以预防惊恐发作并且减少相关广场恐怖的风险。苯二氮䓬类在治疗姑息患者或者合并肝或肺部功能障碍患者的焦虑时应慎重使用，因为这些药物会改变心理状态，加重混乱，破坏记忆和集中力，还可能抑制中枢呼吸机制。如果惊恐发作严重且频繁到影响日常功能的情况，SSRIs 和（或）CBT 应成为治疗的首选。

广泛性焦虑症

尽管苯二氮䓬类成为治疗 GAD 的主流方案，它们潜在的耐药和成瘾，以及老年和晚期患者中引起谵妄的倾向，排除了它们在癌症患者中的常规应用。丁螺环酮，一种非苯二氮䓬类抗焦虑药，无镇静或认知障碍的不良反应，同样能够用于 GAD 的治疗，尽管对于既往苯二氮䓬类治疗过的患者中其效用会下降。除了心理干预，SSRIs 也是癌症患者 GAD 的主要治疗方案，尽管在该患者人群中其效力还缺少明确证据。来自安慰剂对照 RCTs 的证据支持抗抑郁药对于原发心理障碍人群中 GAD 的疗效，这些药包括丙咪嗪、文拉法辛和帕罗西汀 [131]。

创伤后应激障碍

来自安慰剂对照 RCTs 的证据显示了 SSRIs 对于改善 PTSD 三种丛集性症状的有效性，以及对于睡眠问题和强迫症的额外收益 [2,132]。美国食物和药物管理局已经批准 SSRI 作为药物，舍曲林、帕罗西汀等用于治疗 PTSD。另外，文拉法辛被推荐用于 PTSD 的药物治疗 [133]，非典型抗精神病药（立哌立酮和奥氮平）可作为症状再次复发的辅助用药 [134]。但目前还无药物对于癌症相关 PTSD 疗效的明确证据。

总结和结论

焦虑和抑郁是对癌症常见的心理反应，其严重性在多种高危因素中可能达到临床的明确阈值。这些情况包括体格不适、社会孤立、归属焦虑、精神健康受损以及和健康护理人员关系和交流上的障碍。焦虑通常是在疾病过程中对即将发生的威胁的一种反应，但是抑郁更多见于对疾病负担和压力的一种累积反应，以及对个体意义深思后的一种反应。癌症相关的特殊的生物因素及其治疗可能导致了焦虑和抑郁的症状。对心理忧虑的整体分析对于癌症患者是很重要的，因为疼痛和其他体格症状是抑郁和焦虑最常见的一部分，而且这些症状可能会互相促进、增强。对疼痛和症状控制的仔细关注可能是焦虑或抑郁的癌症患者最重要的关注。患者和医疗团队的关系能够对疾病进程中想象不到的情绪压力提供重要的保护。

有关癌症患者情绪压力治疗的证据受到一系列方法学问题的限制。但是，现有的证据表明，很多精神和药物治疗对于抑郁和焦虑是有效的。精神治疗包括心理教育、放松治疗、其他在疾病早期的积极治疗以及在疾病晚期的意义-中心取向治疗。尽管很多药物已在使用，SSRI 类药物仍是癌症患者治疗焦虑和抑郁的主要药物。这些药物包括治疗重症焦虑患者的苯二氮䓬类以及治疗抑郁的精神兴奋剂。识别癌症抑郁的特定的生物标记物对于新药开发有很大价值。常规精神忧虑筛查方法的介入对于癌症患者诸如焦虑和抑郁的心理障碍的识别具有重要价值。但是它们的效果将完全取决于教育，其他用于确保恰当治疗的资源取决于忧虑的诊断。癌症患者的情绪忧虑应该视为一种由多重干预因素导致的最终的共同途径。精神异常相关诊断、评估和治疗的综合性方案对于保护并保持生活质量的成功结局提供了最重要的可能性。

参考文献

1. Roth AJ, Massie MJ. Anxiety and its management in advanced cancer. *Curr Opin Support Palliat Care*. 2007;1:50–56.
2. Desaive P, Ronson A. Stress spectrum disorders in oncology. *Curr Opin Oncol*. 2008;20:378–385.
3. Lo C, Li M, Rodin G. The assessment and treatment of distress in cancer patients: overview and future directions. *Minerva Psichiatr*. 2008;49:129–143.
4. Grassi L, Indelli M, Marzola M, et al. Depressive symptoms and quality of life in home-care assisted cancer patients. *J Pain Symptom Manage*. 1996;12:300–307.
5. Colleoni M, Mandala M, Peruzzotto G, et al. Depression and degree of acceptance of adjuvant cytotoxic drugs. *Lancet*. 2000;356:1326–1327.
6. Prieto JM, Blanch J, Atala J, et al. Psychiatric morbidity and impact on hospital length of stay among hematologic cancer patients receiving stem-cell transplantation. *J Clin Oncol*. 2002;20:1907–1917.
7. Rodin G, Zimmermann C, Rydall A, et al. The desire for hastened death in patients with metastatic cancer. *J Pain Symptom Manage*. 2007;33:661–665.
8. Chochinov HM, Wilson KG, Enns M, et al. Desire for death in the terminally ill. *Am J Psychiatry*. 1995;152:1185–1191.
9. Chochinov HM, Tataryn D, Clinch JJ, et al. Will to live in the terminally ill. *Lancet*. 1999;354:816–819.
10. Stommel M, Given BA, Given CW. Depression and functional status as predictors of death among cancer patients. *Cancer*. 2002;94:2719–2727.
11. Faller H, Bulzebruck H, Drings P, et al. Coping, distress, and survival among patients with lung cancer. *Arch Gen Psychiatry*. 1999;56:756–762.
12. Rodin G, Lo C, Mikulincer M, et al. Pathways to distress: the multiple determinants of depression, hopelessness and the desire for hastened death in metastatic cancer patients. *Soc Sci Med*. 2009;68:562–569.
13. Li M, Rodin G. Depression and illness. In: Suls JM, Davidson KW, Kaplan RW, eds. *Handbook of health psychology and behavioral medicine*. New York: Guilford Press; 2010.
14. American Psychiatric Association. *Diagnostic and statistical manual of mental disorders*. 4th ed. Text revision (DSM-IV-TR). Washington, DC: American Psychiatric Association Press; 2000.
15. Li M, Hales S. Adjustment disorders. In: Holland J, Breitbert W, Jacobsen P. et al., ed. *Psycho-oncology*. 2nd ed. New York, NY: Oxford University Press; 2010:303–310.
16. Kleinman A. The normal, the pathological, and the existential. *Compr Psychiatry*. 2008;49:111–112.
17. Horwitz AV, Wakefield JC. *The loss of sadness: how psychiatry transformed normal sorrow into depressive disorder*. New York, NY: Oxford University Press; 2007.
18. Casey P, Dowrick C, Wilkinson G. Adjustment disorders: fault line in the psychiatric glossary. *Br J Psychiatry*. 2001;179:479–481.
19. Strain JJ, Diefenbacher A. The adjustment disorders: the conundrums of the diagnoses. *Compr Psychiatry*. 2008;49:121–130.
20. Derogatis L, Morrow GR, Fetting J, et al. The prevalence of psychiatric disorders among cancer patients. *JAMA*. 1983;249:751–757.
21. Strain JJ, Smith GC, Hammer JS, et al. Adjustment disorder: a multisite study of its utilization and interventions in the consultation-liaison psychiatry setting. *Gen Hosp Psychiatry*. 1998;20:139–149.
22. Kissane DW, Clarke DM, Street AF. Demoralization syndrome—a relevant psychiatric diagnosis for palliative care. *J Palliat Care*. 2001;17:12–21.
23. Aapro MS, Molassiotis A, Olver I. Anticipatory nausea and vomiting. *Support Care Cancer*. 2005;13:117–121.
24. Stark D, Kiely M, Smith A, et al. anxiety disorders in cancer patients: their nature, associations, and relation to quality of life. *J Clin Oncol*. 2002;20:3137–3148.
25. Brintzenhofe-Szoc KM, Levin TT, Li Y, et al. Mixed anxiety/depression symptoms in a large cancer cohort: prevalence by cancer type. *Psychosomatics*. 2009;50:383–391.
26. American Psychiatric Association. *DSM-5 development. DSM-5: The future of psychiatric diagnosis*. Available at: www.DSM5.org; accessed April 20, 2010.
27. Coryell W, Endicott J, Andreasen NC, et al. Depression and panic attacks: the significance of overlap as reflected in follow-up and family study data. *Am J Psychiatry*. 1998;145:293–300.
28. Fava M, Uebelacker LA, Alpert JE, et al. Major depressive subtypes and treatment response. *Biol Psychiatry*. 1997;43:568–576.
29. Brown C, Schulberg HC, Madonia MJ, et al. Treatment outcomes for primary-care patients with major depression and lifetime anxiety disorders. *Am J Psychiatry*. 1996;153:1293–1300.
30. Kendler KS. Explanatory models for psychiatric illness. *Am J Psychiatry*. 2008;165:695–702.
31. Annunziata MA, Muzzatti B, Bidoli E. Psychological distress and needs of cancer patients: a prospective comparison between the diagnostic and therapeutic phase. *Support Care Cancer*. 2010 Feb 5 [Epub ahead of print].
32. Hinnen C, Ranchor AV, Sanderman R, et al. Course of distress in breast cancer patients, their partners, and matched control couples. *Ann Behav Med*. 2008;36:141–148.
33. Stanton AL, Ganz PA, Rowland JH, et al. Promoting adjustment after treatment for cancer. *Cancer*. 2005;104(suppl 11):2608–2613.
34. Kangas M, Henry JL, Bryant RA. Posttraumatic stress disorder following cancer: a conceptual and empirical review. *Clin Psychol Rev*. 2002;22:499–524.
35. Mundy EA, Blanchard EB, Cirenza E, et al. Posttraumatic stress disorder in breast cancer patients following autologous bone marrow transplantation or conventional cancer treatments. *Behav Res Ther*. 2000;38:1015–1027.
36. Tjemsland L, Soreide JA, Malt UF. Traumatic distress symptoms in early breast cancer. I: Acute response to diagnosis. *Psychooncology*. 1996a;5:1–8.
37. Tjemsland L, Soreide JA, Malt UF. Traumatic distress symptoms in early breast cancer. II: Outcome six weeks postsurgery. *Psychooncology*. 1996b;5:295–303.
38. Lo C, Zimmermann C, Rydall A, et al. Longitudinal study of depressive symptoms in patients with metastatic gastrointestinal and lung cancer. *J Clin Oncol*. 2010;28:3084–3089.
39. Breslau N, Davis GC, Peterson EL, et al. A second look at comorbidity in victims of trauma: the posttraumatic stress disorder-major depression connection. *Biol Psychiatry*. 2000;48:902–909.
40. Ronson A. Psychiatric disorders in oncology: recent therapeutic advances and new conceptual

frameworks. *Curr Opin Oncol.* 2004;16:318–323.

41. Lo C, Lin J, Gagliese L, et al. Age and depression in patients with metastatic cancer: the protective effects of attachment security and spiritual well-being. *Ageing Society.* 2010;30:325–336.

42. Hopwood P, Haviland J, Mills J, et al. START Trial Management Group. The impact of age and clinical factors on quality of life in early breast cancer: an analysis of 2208 women recruited to the UK START Trial (Standardisation of Breast Radiotherapy Trial). [Erratum appears in *Breast* 2008;17:115. Note: START Trial Management Group added]. *Breast.* 2007;16:241–251.

43. Rodin G, Walsh A, Zimmermann C, et al. The contribution of attachment security and social support to depressive symptoms in patients with metastatic cancer. *Psychooncology.* 2007;16:1080–1091.

44. Miller S, Lo C, Gagliese L, et al. Patterns of depression in cancer patients: an indirect test of gender-specific vulnerabilities to depression. *Soc Psychiatry Psychiatr Epidemiol.* 2010 Jun 25 [Epub ahead of print].

45. Gurevich M, Devins GM, Rodin G. Stress response syndromes and cancer: conceptual and assessment issues. *Psychosomatics.* 2002;43:259–281.

46. Carlson LE, Angen M, Cullum J, et al. High levels of untreated distress and fatigue in cancer patients. *Br J Cancer.* 2004;90:2297–2304.

47. Cheung WY, Le LW, Gagliese L, et al. Age and gender differences in symptom intensity and symptom clusters among patients with metastatic cancer. *Support Care Cancer.* 2010 Mar 24 [Epub ahead of print].

48. Parker PA, Baile WF, De Moor C, et al. Psychosocial and demographic predictors of quality of life in a large sample of cancer patients. *Psychooncology.* 2003;12:183–193.

49. Manne S, Rini C, Rubin S, et al. Long-term trajectories of psychological adaptation among women diagnosed with gynaecological cancers. *Psychosom Med.* 2008;70:677–687.

50. Helgeson VS, Snyder P, Seltman H. Psychological and physical adjustment to breast cancer over 4 years: identifying distinct trajectories of change. *Health Psychol.* 2004;23:3–15.

51. Patten SB, Barbui C. Drug-induced depression: a systematic review to inform clinical practice. *Psychother Psychosom.* 2004;73:207–215.

52. Dantzer R, O'Connor JC, Freund GG. From inflammation to sickness and depression: when the immune system subjugates the brain. *Nat Rev Neurosci.* 2008;9:46–56.

53. Miller AH, Ancoli-Israel S, Bower JE, et al. Neuroendocrine-immune mechanisms of behavioral comorbidities in patients with cancer. *J Clin Oncol.* 2008;26:971–982.

54. Levin TT, Riskind JH, Li Y. Looming threat-processing style in a cancer cohort. *Gen Hosp Psychiatry.* 2007;29:32–38.

55. De Vries J, Van der Steeg AF, Roukema JA. Trait anxiety determines depressive symptoms and fatigue in women with an abnormality in the breast. *Br J Health Psychol.* 2009;14:143–157.

56. Asmundson GJG, Dristi DW, Hadjistavropoulos HD. Anxiety sensitivity and disabling chronic health conditions: state of the art and future directions. *Scand J Behav Ther.* 2000;29:100–117.

57. Classen CC, Kraemer HC, Blasey C, et al. Supportive-expressive group therapy for primary breast cancer patients: a randomized prospective multicenter trial. *Psychooncology.* 2008;17:438–447.

58. Roesch SC, Adams L, Hines A, et al. Coping with prostate cancer: a meta-analytic review. *J Behav Med.* 2005;28:281–293.

59. Massie MJ. Prevalence of depression in patients with cancer. *J Natl Cancer Inst Monogr.* 2004;32:57–71.

60. Reich M. Depression and cancer: recent data on clinical issues, research challenges and treatment approaches. *Curr Opin Oncol.* 2008;20:353–359.

61. Ell K, Quon B, Quinn DI, et al. Improving treatment of depression among low-income patients with cancer: the design of the ADAPt-C study. *Gen Hosp Psychiatry.* 2007;29:223–231.

62. Clarke DM, Currie KC. Depression, anxiety and their relationship with chronic diseases: a review of the epidemiology, risk and treatment evidence. *Med J Aust.* 2009;7:S54–S60.

63. Evans DL, Charney DS, Lewis L, et al. Mood disorders in the medically ill: scientific review and recommendations. *Biol Psychiatry.* 2005;58:175–189.

64. Kessler RC, Chiu WT, Demler O, et al. Prevalence, severity, and comorbidity of twelve-month DSM-IV disorders in the National Comorbidity Survey Replication (NCS-R). *Arch Gen Psychiatry.* 2005;62:617–627.

65. Miovic M, Block S. Psychiatric disorders in advanced cancer. *Cancer.* 2007;110:1665–1676.

66. Green BL, Rowland JH, Krupnick JL, et al. Prevalence of posttraumatic stress disorder in women with breast cancer. *Psychosomatics.* 1998;9:102–111.

67. Okamura H, Watanabe T, Narabayashi M, et al. Psychological distress following first recurrence of disease in patients with breast cancer: prevalence and risk factors. *Breast Cancer Res Treat.* 2000;61:131–137.

68. Mehnert A, Koch U. Prevalence of acute and post-traumatic stress disorder and comorbid mental disorders in breast cancer patients during primary cancer care: a prospective study. *Psychooncology.* 2007;16:181–188.

69. Gandubert C, Carriere I, Escot C, et al. Onset and relapse of psychiatric disorders following early breast cancer: a case-control study. *Psychooncology.* 2009;18:1029–1037.

70. Kangas M, Henry J, Bryant R. Correlates of acute stress disorder in cancer patients. *J Trauma Stress.* 2007;20:325–334.

71. Gudmundsdottir H, Gudmundsdottir A, Gudmundsdottir D. PTSD and psychological distress in Icelandic parents of chronically ill children: does social support have an effect on parental distress? *Scand J Psychol.* 2006;47:303–312.

72. Trask PC. Assessment of depression in cancer patients. *J Natl Cancer Inst Monogr.* 2004;32:80–92.

73. Radloff L. The CES-D scale: a self-report depression scale for research in the general population. *Appl Psychol Meas.* 1977;1:385–401.

74. Hopko DR, Bell JL, Armento ME, et al. The phenomenology and screening of clinical depression in cancer patients. *J Psychosoc Oncol.* 2008;26:31–51.

75. Beck AT, Steer RA, Brown GK. *Manual for Beck Depression Inventory-II.* San Antonio, TX: Psychological Corporation, Harcourt Brace and Company; 1996.

76. Spitzer RL, Kroenke K, Williams JB. Validation and utility of a self-report version of PRIME-MD: the PHQ primary care study. Primary Care Evaluation of Mental Disorders. Patient Health Questionnaire. *JAMA.* 1999;282:1737–1744.

77. Ell K, Xie B, Quon B, et al. Randomized controlled trial of collaborative care management of depression among low-income patients with cancer. *J Clin Oncol.* 2008;26:4488–4496.

78. Zigmond AS, Snaith RP. The hospital anxiety and depression scale. *Acta Psychiatr Scand.* 1983;67:361–370.

79. Walker J, Postma K, McHugh GS, et al. Performance of the Hospital Anxiety and Depression Scale as a screening tool for major depressive disorder in cancer patients. *J Psychosom Res.* 2007;63:83–91.

80. Spielberger CD. *Manual for the State-Trait Anxiety Inventory.* Palo Alto, CA: Consulting Psychologists Press; 1983.

81. Spitzer RL, Kroenke K, Williams JB, et al. A brief measure for assessing generalized anxiety disorder: the GAD-7. *Arch Intern Med.* 2006;166:1092–1097.

82. Kroenke K, Spitzer RL, Williams JBW, et al. Anxiety disorders in primary care: prevalence, impairment, comorbidity, and detection. *Ann Intern Med.* 2007;146:317–325.

83. Beck AT, Steer RA. *Beck Anxiety Inventory: Manual.* San Antonio, TX: The Psychological Corporation, Harcourt Brace and Company; 1993.

84. Leyfer OT, Ruberg JL, Woodruff-Borden J. Examination of the utility of the Beck Anxiety Inventory and its factors as a screener for anxiety disorders. *J Anxiety Disord.* 2006;20:444–458.

85. Weiss DS, Marmar CR. The Impact of Event Scale-Revised. In: Wilson JP, Keane TM, ed. *Assessing psychological trauma and PTSD.* New York, NY: The Guilford Press; 1997:399–412.

86. Horowitz M, Wilner N, Alvarez W. Impact of Event Scale: a measure of subjective stress. *Psychosom Med.* 1979;41:209–218.

87. Cardena E, Koopman C, Classen C, et al. Psychometric properties of the Stanford Acute Stress Reaction Questionnaire (SASRQ): a valid and reliable measure of acute stress. *J Trauma Stress.* 2000;13:719–734.

88. Pedersen AF, Zachariae R. Cancer, acute stress disorder, and repressive coping. *Scand J Psychol.* 2010;51:84–91.

89. Ellis J, Lin J, Walsh A, et al. Predictors of referral for specialized psychosocial oncology care in patients with metastatic cancer: the contributions of age, distress, and marital status. *J Clin Oncol.* 2009;27:699–705.

90. Vodermaier A, Linden W, Siu C. Screening for emotional distress in cancer patients: a systematic review of assessment instruments. *J Natl Cancer Inst.* 2009;101:1–25.

91. Loscalzo MJ, Clark KL. Problem-related distress in cancer patients drives requests for help: a prospective study. *Oncology.* 2007;21:1133–1138.

92. Holland JC, Bultz BD. The NCCN guideline for distress management: a case for making distress the sixth vital sign. *J Natl Compr Canc Netw.* 2007;5:3–7.

93. Institute of Medicine. *Cancer care for the whole patient: meeting psychosocial health needs: Institute of Medicine report.* Washington, DC: The National Academies Press; 2007.

94. National Comprehensive Cancer Network (NCCN) Clinical Practice Guidelines in Oncology. NCCN Guidelines for Supportive Care: Distress Management. Version 1.2011. Available at: http://www.nccn.org; accessed November 24, 2010.

95. National Institute for Clinical Excellence (NICE). *Guidance on cancer services.* London, UK: NICE; 2004.

96. Canadian Association of Psychosocial Oncology (CAPO). National Psychosocial Oncology Standards of Canada; 1999. Principle 7: Assessment of need. Available at: http://www.capo.ca; accessed November 24, 2010.

97. Canadian Partnership Against Cancer. *Guide to implementing screening for distress: the 6th vital sign moving towards person-centered*

care. Toronto, Ontario, Canada: Cancer Journey Action Group, Canadian Partnership Against Cancer; 2009.

98. Palmer SC, Coyne JC. Screening for depression in medical care: pitfalls, alternatives, and revised priorities. *J Psychosom Res*. 2003;54:279–287.

99. Schade CP, Jones Jr ER, Wittlin BJ. A ten-year review of the validity and clinical utility of depression screening. *Psychiatr Serv*. 1998;49:55–61.

100. Jacobsen PB, Donovan KA, Swaine ZN, et al. Management of anxiety and depression in adult cancer patients: toward an evidence-based approach. In: Change AE, Hayes DF, Pass HI, et al., eds. *Oncology: an evidence-based approach*. Philadelphia, PA: Springer; 2006:1552–1579.

101. Cuijpers P, van Straten A, Andersson G, et al. Psychotherapy for depression in adults: a meta-analysis of comparative outcome studies. *J Consult Clin Psychol*. 2008;76:909–922.

102. Garland SN, Carlson LE, Cook S, et al. A nonrandomized comparison of mindfulness-based stress reduction and healing arts programs for facilitating posttraumatic growth and spirituality in cancer outpatients. *Support Care Cancer*. 2007;15:949–961.

103. Strong V, Waters R, Hibberd C, et al. Management of depression for people with cancer (SMaRT oncology 1): a randomised trial. *Lancet*. 2008;372:40–48.

104. Dolbeault S, Cayrou S, Brédart A, et al. The effectiveness of a psycho-educational group after early-stage breast cancer treatment: results of a randomized French study. *Psychooncology*. 2009;18:647–656.

105. Kissane DW, Levin T, Hales S, et al. Psychotherapy for depression in cancer and palliative care. In: Kissane DW, Maj M, Sartorius N, eds. *Depression and cancer*. Chêne-Bourg, Switzerland: World Psychiatric Association; 2011; p. 177–206.

106. Akechi T, Okuyama T, Onishi J, et al. Psychotherapy for depression among incurable cancer patients. *Cochrane Database Syst Rev*. 2008;(2) CD005537.

106a. Hales S, Lo C, Rodin G. *Managing Cancer and Living Meaningfully (CALM) treatment manual: an individual psychotherapy for patients with advanced cancer*. Toronto, Canada: Psychosocial Oncology and Palliative Care, Princess Margaret Hospital, University Health Network; 2010.

107. Coyne JC, Lepore SJ, Palmer SC. Efficacy of psychosocial interventions in cancer care: evidence is weaker than it first looks. *Ann Behav Med*. 2006;32:104–110.

108. Andrykowski MA, Manne SL. Are psychological interventions effective and accepted by cancer patients? I. Standards and levels of evidence. *Ann Behav Med*. 2006;32:93–97.

109. Schneider S, Moyer A, Knapp-Oliver S, et al. Pre-intervention distress moderates the efficacy of psychosocial treatment for cancer patients: a meta-analysis. *J Behav Med*. 2010;33:1–14.

110. Coyne JC, Stefanek M, Thombs BD, et al. Time to let go of the illusion that psychotherapy extends the survival of cancer patients: reply to Kraemer, Kuchler, and Spiegel. *Psychol Bull*. 2009;135:179–182.

111. Kraemer HC, Kuchler T, Spiegel D. Use and misuse of the consolidated standards of reporting trials (CONSORT) guidelines to assess research findings: comment on Coyne, Stefanek, and Palmer. *Psychol Bull*. 2009;135:173–178.

112. Kissane D. Beyond the psychotherapy and survival debate: the challenge of social disparity, depression and treatment adherence in psychosocial cancer care. *Psychooncology*. 2009;18:1–5.

113. Coyne JC, Tennen H. Positive psychology in cancer care: bad science, exaggerated claims, and unproven medicine. *Ann Behav Med*. 2010;39:16–26

114. Aspinwall LG, Tedeschi RG. The value of positive psychology for health psychology: progress and pitfalls in examining the relation of positive phenomena to health. *Ann Behav Med*. 2010;39:4–15.

115. Krishnan KR. Treatment of depression in the medically ill. *J Clin Psychopharmacol*. 2005;25 (4 suppl 1):S14–S18.

116. Rodin G, Lloyd N, Katz M, et al. The treatment of depression in cancer patients: a systematic review. *Support Care Cancer*. 2007;15:123–136.

117. Rayner L, Price A, Evans A, et al. Antidepressants for depression in physically ill people. *Cochrane Database Syst Rev*. 2010;(3) CD007503.

118. Loprinzi CL, Kugler JW, Sloan JA, et al. Venlafaxine in management of hot flashes in survivors of breast cancer: a randomised controlled trial. *Lancet*. 2000;356:2059–2063.

119. Davis JL, Smith RL. Painful peripheral diabetic neuropathy treated with venlafaxine HCl extended release capsules. *Diabetes Care*. 1999;22:1909–1910.

120. Jann MW, Slade JH. Antidepressant agents for the treatment of chronic pain and depression. *Pharmacotherapy*. 2007;27:1571–1587.

121. Muller N, Schennach R, Riedel M, et al. Duloxetine in the treatment of major psychiatric and neuropathic disorders. *Expert Rev Neurother*. 2008;8:527–536.

122. Von Roenn J, ed. Observation: olanzapine and mirtazapine for multiple palliation. *J Support Oncol*. 2003;1:64.

123. Tan L, Liu J, Liu X, et al. Clinical research of Olanzapine for prevention of chemotherapy-induced nausea and vomiting. *J Exp Clin Cancer Res*. 2009;28:131.

124. Holmes A, Heilig M, Rupniak NM, et al. Neuropeptide systems as novel therapeutic targets for depression and anxiety disorders. *Trends Pharmacol Sci*. 2003;24:580–588.

125. Kramer MS, Winokur A, Kelsey J, et al. Demonstration of the efficacy and safety of a novel substance P (NK1) receptor antagonist in major depression. *Neuropsychopharmacology*. 2004;29:385–392.

126. Nemeroff CB. New directions in the development of antidepressants: the interface of neurobiology and psychiatry. *Hum Psychopharmacol*. 2002;17(Suppl):S13–S16.

127. Navari RM, Brenner MC, Wilson MN. Treatment of depressive symptoms in patients with early stage breast cancer undergoing adjuvant therapy. *Breast Cancer Res Treat*. 2008;112:197–201.

128. Fitzgerald PB, Daskalakis ZJ. The use of repetitive transcranial magnetic stimulation and vagal nerve stimulation in the treatment of depression. *Curr Opin Psychiatry*. 2008;21:25–29.

129. Iosifescu DV. Treating depression in the medically ill. *Psychiatr Clin North Am*. 2007;30:77–90.

130. Roy-Byrne PP, Davidson KW, Kessler RC, et al. Anxiety disorders and comorbid medical illness. *Gen Hosp Psychiatry*. 2008;30:208–225.

131. Kapczinski FK, Silva de Lima M, dos Santos Souza JS, et al. Antidepressants for generalized anxiety disorder. *Cochrane Database Syst Rev*. 2003;(2) CD003592.

132. Stein DJ, Ipser JC, Seedat S. Pharmacotherapy for post traumatic stress disorder (PTSD). *Cochrane Database Syst Rev*. 2006;(1) CD002795.

133. American Psychiatric Association. *Treatment of patients with acute stress disorder and posttraumatic stress disorder*. Available at:http://www.psychiatryonline.com/pracGuide/pracGuideTopic_11.aspx; accessed April 22, 2010.

134. Canadian Psychiatric Association. *Clinical practice guidelines: management of anxiety disorders—posttraumatic stress disorder*. Available at:http://publications.cpa-apc.org/media.php?mid=446; accessed April 23, 2010.

53 谵妄症

William Breitbart 和 Yesne Alici

栾笑天 译　王言奎 校

谵妄症是癌症患者治疗中一种常见而严重的神经精神并发症，应该预防、识别并积极治疗。在医疗过程中，谵妄症往往未被识别或被误诊，常常给予不适当的治疗或者得不到治疗。谵妄症的特征是突然发作的意识障碍，伴有集中、维持

或转移注意力的能力减低，认知改变或知觉障碍，后者往往短暂发作并倾向于在一天的时间内有所变化。谵妄症是一种急症，它预示着严重的生理紊乱，常常为多种病因所致，包括感染、器官衰竭以及药物不良反应 [1-10]。谵妄症可能会干扰其他生理及心理症状的识别和控制，如疼痛、疲劳和抑郁 [10-13]。谵妄症患者发病率和死亡率的升高，给患者和医护人员带来了痛苦 [7,10,14-18]。谵妄症可延长患者的住院时间，增加跌倒风险及跌倒相关损伤 [19,20]。它是终末期癌症患者死亡的预测指标 [21]。因此，正确识别和诊断谵妄症、进行恰当的病因评估、熟悉目前治疗谵妄症的药物和非药物治疗措施，对治疗癌症患者的临床医师来讲是非常重要的。本章概述了在癌症患者发生的谵妄症，包括其流行、病理生理、临床特点、诊断标准、评估方法、病因、鉴别诊断及简明的非药物和药物治疗。

流行病学

谵妄症是肿瘤住院患者中最常见的神经精神障碍之一。因为谵妄症性质的多样性和复杂性、使用的评估标准不同及研究人群的异质性，医学文献报道谵妄症的患病率差别很大 [7]。

在一般住院患者中，谵妄症的患病率为14%～24%，而在综合性医院住院患者中谵妄症的发病率为6%～56%[7,9,10]。由于并发症的增加、身体虚弱及痴呆患病风险的增加，老年是众所周知的谵妄症的危险因素 [22]。来自 Eastern Baltimore Mental Health survey 的社区数据显示，与老年患者相比，年轻患者谵妄症的患病率低，随着年龄的增长其

患病率显著升高。在 18 岁以上谵妄症的患病率为 0.4%，在 55 岁以上发病率 1.1%，在 85 岁以上发病率为 13.6%[23]。对老年住院患者的研究显示，30% ～ 50% 年龄在 70 岁及以上的患者于住院期间发生谵妄症[24]。术后患者、癌症及艾滋病患者，发生谵妄症的风险也较高。术后患者谵妄症患病率高达 51%[25]。住院艾滋病患者中，30% ～ 40% 的患者出现谵妄症[7]。26% ～ 44% 癌症患者在入住急症监护医院或姑息治疗科时多患有谵妄症[26-28]。据报道，终末期癌症患者谵妄症的发病率和患病率最高，在其生命的最后几周发生谵妄症者高达 88%[10,26,29,30]。对住院姑息治疗癌症患者的前瞻性研究发现，其入院时谵妄症的患病率为 20% ～ 40%[2,5,29,31]，住院后另有 32% ～ 45% 的患者在其死亡前一周发生谵妄症[2,22,31]。晚期或累及多脏器的严重疾病增加发生谵妄症的风险。因此，谵妄症发病率最高的报道来自于临终关怀医院的终末期癌症患者就不足为奇[10]。

病理生理学

谵妄症是一种广泛性大脑功能障碍综合征，影响大脑的多个区域，引起一系列复杂的症状，以意识、注意力、思维、感知、认知、心理行为、情绪和睡眠觉醒周期的紊乱为特征。这些症状的波动性及功能障碍的突发突止是谵妄症的主要特点[8,9]。尽管有许多不同原因可能导致谵妄症，但是根据脑成像及病变研究推测，神经解剖学及神经化学的最终共同通路的功能障碍导致了谵妄症主要症状的产生，包括高级大脑皮层功能（如语言和思维过程）、注意力、睡眠觉醒周期的紊乱及意识水平的紊乱[32,33]。据推测，最终共同通路涉及前额叶皮质、后顶叶皮质、颞枕叶皮质、内侧丘脑和右侧基底节，且伴有乙酰胆碱和多巴胺神经递质失衡[32,34-36]。多种原因导致的谵妄症均涉及胆碱能传递不足，包括代谢紊乱（如硫胺素缺乏、缺氧、低血糖）、抗胆碱能药物导致的谵妄症[37,38,71]，以及病变研究中证实的结构性病变导致的谵妄症[32]。胆碱能假说与多巴胺（DA）是密不可分的，因为这两种神经递质在大脑发生着密切而且往往相辅相成的相互作用。正如在使用多巴胺激动剂、可卡因以及电休克疗法（ECT）时所见，多巴胺过量可诱发谵妄症[39-41]。乙酰胆碱 - 多

巴胺假说可以解释多巴胺拮抗剂通过调节胆碱能和多巴胺能活动之平衡、从而从病因上治疗谵妄症的功效[32]。

许多其他神经递质系统，包括 5- 羟色胺能系统、去甲肾上腺素能系统、阿片能系统、谷氨酸能系统、GABA 能系统、组胺能系统，均可能导致谵妄症综合征[32,42]。细胞因子（包括白细胞介素 -1（IL-1）、IL-6、IL-8、干扰素及肿瘤坏死因子）、慢性皮质醇增多症及大剂量的白细胞介素治疗，均在谵妄症的病理生理过程中发挥作用[43-45]。细胞因子可能作为神经毒素或通过破坏血脑屏障和胆碱能传递而改变神经胶质细胞的功能[44]。目前关于谵妄症病理生理学的文献仍然极其有限。谵妄症病理生理学的研究对我们理解谵妄症的临床表现、预后、治疗和预防都是至关重要的。

临床表现

谵妄症的临床表现很多，并且包含各种与其他精神疾病共同的神经精神症状，如抑郁、认知障碍和精神病性症状[9,10]（表 53-1）。谵妄症的主要临床表现为：前驱症状（如烦躁、焦虑、睡眠障碍和易怒）；病程迅速波动；起病急骤；注意力障碍（如注意力分散）；意识水平改变；精神性活动增加或减少的；睡眠觉醒周期紊乱；情感症状（如情绪不稳、情绪低落、易怒、欣快感）；知觉障碍（如误解、错觉、幻觉）；妄想；思维分散；语无伦次；认知功能障碍[10,16]。认知功能障碍可表现为语言障碍（如举例困难、书写困难、言语障碍症）、失用症、定向障碍、失认、记忆障碍和（或）执行功能障碍。谵妄症发作期间可见各种非特异性神经病学改变，包括震颤、扑翼样震颤、肌阵挛、额叶释放征、肌张力和反射的改变[10]。

认知功能障碍是现象学研究中最常见的症状。在谵妄症患者中，78% ～ 100% 存在定向障碍，62% ～ 100% 存在注意力缺陷，62% ～ 90% 存在记忆缺失，77% 存在弥散性认知障碍。在谵妄症患者中，65% ～ 100% 存在意识障碍。另外，95% 存在思维分散，47% ～ 93% 存在语言障碍，49% ～ 96% 存在睡眠觉醒周期紊乱。比较少见的症状包括情感不稳（43%）、妄想（18% ～ 62%）和幻觉（4% ～ 77%）[46]。最近一项由 Meagher 等[33] 进

表 53-1　谵妄症的常见临床表现

警觉性（意识）水平紊乱

注意力障碍

病程迅速波动和起病急骤

精神性活动增加或减少

睡眠觉醒周期紊乱

情感症状

知觉障碍

思维分散

语无伦次

定向障碍和记忆障碍

其他认知障碍（如失语、失认、执行功能障碍、书写
　困难、构造性运用不能和举例困难）

扑翼样震颤、肌阵挛、震颤、额叶释放征、肌张力改
　变

行的现象学研究表明：睡眠觉醒周期异常（97%）
和注意力不集中（97%）是谵妄症患者最常见的症
状；定向障碍是最少见的症状。

因患者的年龄不同，谵妄症的临床表现会有
所差异。一项关于各年龄组的现象学研究表明，
与成年及老年谵妄症患者人群相比，童年期谵妄
症患者更易表现为严重的知觉障碍、视觉幻觉、
严重的妄想、严重的情绪不稳和情感激动[47]。老
年谵妄症患者可表现为更严重的认知症状[47]。

诊断标准

《精神障碍诊断和统计手册》（*Diagnostic and
Statistical Manual of Mental Disorders*）[8] 概述了谵
妄症的诊断标准如下：

1. 意识障碍，集中、维持和转移注意力的能力
　下降。
2. 并非由已经存在的、新出现的或进展的痴呆
　症或进展的知觉障碍导致的认知改变。
3. 功能障碍在短期内（通常为数小时到数天）
　进展，症状在一天内有所波动。
4. 病史、体格检查及实验室检查结果支持谵妄
　症是由疾病、物质中毒或戒断、使用药物、
　毒素暴露或以上综合因素导致的一项直接生
　理结果。

意识障碍表现为对环境的意识的清晰度的减
低。由于意识障碍和注意力缺损，必须不断重复
提出的问题，因为患者的注意力分散或者想要了
解先前问题的答案而非恰当的转移注意力。谵妄
症患者易于被外来刺激分散注意力，或沉迷于一件
事情中，如抓扯床单，从而难以使之参加谈话[10]。
临床医师可以要求患者闭上双眼描述周围环境，
或可直接询问患者是否感到 100% 清醒，从而测试
警觉水平[10]。顺向及逆向数字广度测验（Forward
and backward digit span testing）是注意力评估的有
效床旁测试工具。

患者可能出现伴随的认知改变（包括记忆障
碍、定向障碍和语言障碍）或知觉障碍的进展。
近期记忆障碍是最常见而明显的症状，这可以通
过要求患者记住几个不相关的事物或一个简短的
句子、并于分散注意力几分钟后重复来测试。定
向障碍通常表现为患者对时间和地点失去定向
力。在轻度谵妄症患者，时间定向障碍可能是最
早出现的症状。临床医师应测试定向的范围（如
年、月、日期、日和时间）。患者能正确回答年和
月，常常被误认为定向力正常[10]。自身定向障碍
较为少见。语言障碍主要表现为举例困难（即命
例对象的能力受损）或书写困难（即写的能力受
损）。有时患者的语言散漫而不相关，有时又强制
而不连贯。由于患者注意力不集中或不连贯，临
床医师很难评估认知功能的改变。在这种情况下，
仔细回顾病史和从其家庭成员及看护者处获得信
息是有帮助的[10]。知觉障碍可能包括误解、错觉
和幻觉。尽管感觉错觉最常见的为视觉错觉，但
也可发生于其他感觉通道。错觉的范围可以从简
单而统一到高度复杂。起病急骤和症状的波动性
是诊断标准的必要条件。功能障碍可能短期内进
展，并且趋向于在一天的时间内有所波动。如一
例患者在早晨医院查房时还是思维清晰、乐于合
作的，但夜间可能就会拔出静脉输液管、要求
回家了。尽管《精神障碍诊断与统计手册》（第
4 版）（*Diagnostic and Statistical Manualof Mental
Disorders, Fourth Edition*，DSM-IV）未将诊断重
点放在语无伦次、思维混乱、睡眠觉醒周期障碍
和精神运动性活动障碍，但评估这些症状从而及
时识别患者的谵妄症对临床医师来讲是很重要
的[16]。临床医师也应该仔细评估亚综合征性谵
症（如不能完全满足 DSM-IV 谵妄症诊断标准的

谵妄症）和在姑息治疗时的谵妄症前驱症状 [48]。

谵妄症的亚型

根据精神运动行为和警觉水平，谵妄症分为两种亚型：活动增多型和活动减少型 [33,49]。已经提出第三种亚型，即混合型亚型，它表现为交替出现活动增多型和活动减少型的特征。活动减少型（低警觉）亚型表现为精神运动迟缓、嗜睡、镇静状态和对周围环境的意识减低 [5,33,50,51]。活动减少型谵妄症常被误诊为抑郁症，并很难与阿片类药物造成的镇静状态及临终前的迟钝状态区分 [52]。活动增多型（高警觉）亚型的常见表现为烦躁不安、情绪激动、过度警觉、幻觉和妄想 [50,51]。活动增多型谵妄症更容易被临床医师所识别。Mittal 等研究在某退伍军人医院精神科寻求咨询服务的患者的谵妄症亚型，发现活动增多型谵妄症患者较其他谵妄症亚型患者更易于被转到精神科 [53]。

最常见的谵妄症发作为活动减少型和混合型亚型 [5]。尽管活动减少型谵妄症的发病率高，但 Fang 等报道，在姑息治疗科，与活动增多型及混合型谵妄症相比，其诊断率仍较低 [54]。在 Lawlor 等的一项前瞻性研究中，68% 的患者（48/71）被诊断为混合型谵妄症 [2]。一项关于谵妄症亚型的荟萃分析显示，活动减少型谵妄症的平均患病率为 48%（15% ~ 71%）[50]，而活动增多型谵妄症的患病率为 13% ~ 46% [50]。de Rooij 等的一份对谵妄症亚型的系统性综述回顾了 10 项在不同背景中进行的研究 [55]，这些研究主要关于老年患者。作者的结论是由于缺乏标准化的分类方法以及已取得的研究结果不同，对于谵妄症三种亚型的发生率以及它们与确切预后、致病因素和治疗结果的关系，很难做出任何确切的结论。Peterson 等研究重症监护病房患者的谵妄症亚型，发现 65 岁及以上患者患活动减少型谵妄症的概率几乎为年轻患者的 2 倍 [56]。在姑息治疗科，活动减少型谵妄症是最常见的。Spiller 和 Keen 发现在 100 例临终关怀医院的急症患者中谵妄症的患病率为 29%，其中 86% 为活动减少型谵妄症。作者强调，应该对临终关怀医院的患者进行全面评估，从而尽量避免将活动减少型谵妄症误诊为抑郁症或深度疲劳 [5]。

有证据表明，不同亚型的谵妄症可能与不同的病因相关，并且可能有不同的治疗效果。活动增多型和混合型谵妄症与药物不良反应、酒精或药物撤退、药物中毒高度相关，而活动减少型谵妄症往往与缺氧、缺水、代谢紊乱和肝性脑病相关 [4,50,52,57]。无论治疗效果如何，活动增多型谵妄症患者在医疗机构中接受精神药物治疗的可能性更大 [58]。一项关于氟哌啶醇和氯丙嗪的随机对照试验发现，这两种药物对于活动减少型和活动增多型谵妄症同等有效 [59]。但在一项开放性试验中，活动减少型谵妄症对奥氮平的治疗反应较差 [60]。与活动减少型谵妄症相比，活动增多型谵妄症死亡风险更高 [9,10,54,59,61]。Kiely 等 [57] 研究了 457 例患有活动减少型、活动增多型和混合型谵妄症患者的 1 年死亡率，发现这三种精神运动障碍亚型在 1 年随访中死亡率都有升高。活动减少型组死亡率最高，而且是唯一的与正常对照组相比死亡率升高有显著意义的一组。

需要特别注意的是，尽管不同亚型谵妄症的病因、临床表现、治疗效果及预后不同，已证明活动减少型和活动增多型谵妄症均可引发患者、家庭成员及临床医生的痛苦 [14]。

患者、家庭成员、临床医师及医疗人员的谵妄症体验

谵妄症与死亡率增加有关，造成患者、家庭成员、临床医师及医疗工作人员的痛苦 [14,15,17,62]。在一项关于 99 例晚期癌症患者的调查中，74% 的患者在谵妄症缓解后能够回忆起谵妄症的经历。这种回忆并非因谵妄症亚型不同而有显著区别。81% 的对谵妄症有回忆的患者诉说谵妄症经历是痛苦的，而 41% 的没有回忆的患者亦然。能回忆谵妄症经历的患者痛苦程度明显加重 [17]。在一项关于 101 例患终末期癌症患者的研究中，Breitbart 等 [14] 发现 54% 的患者在谵妄症缓解后能够回忆起谵妄症的经历。谵妄症程度越重，能够回忆的可能性越小。幻觉和妄想的存在使谵妄症更容易被回忆起（和被报道为痛苦）。谵妄症相关的痛苦可由患者进行 0 ~ 4 的数字等级评级（4 级表示最严重）。能够回忆谵妄症经历的患者的平均评级为 3.2。活动减少型和活动增多型谵妄症患者的痛苦程度相同，提示对活动减少型和活动增多型谵妄症患者进行病因治疗和症状控制的重要性。DiMartini 及其同事报道，在谵妄症中经历幻觉和妄想的患者可发生创伤后应激障碍 [62]。

最近的研究表明，家庭成员护理谵妄症患者的经历可能比谵妄症患者本身的经历更痛苦[14,63]。一项关于谵妄症相关陪护者痛苦的研究中，Breitbart等[14]发现配偶及家庭陪护的痛苦评级为3.75（0～4级），护士为3.1，护士的痛苦评级略低于患者平均评级3.2。护士痛苦的预测因素包括谵妄症的严重程度、知觉障碍、偏执妄想和睡眠觉醒周期障碍。具有幻觉、妄想和紊乱睡眠的躁动的精神错乱的患者，对护理人员来说是一项重大的挑战，并且事实上这将消耗许多护理时间，常常与极度焦虑、沮丧、无助，甚至恐惧有关。Breitbart等[14]研究证明配偶痛苦的预测因素包括Karnofsky评分（Karnofsky performance status）。Karnofsky评分越低，配偶的痛苦越严重；活动增多型谵妄症以及脑转移相关的谵妄症[14]。Bruera等[17]在对家庭陪护痛苦的研究中发现，家庭陪护比患者、护士、医生能更多地回忆起谵妄症相关症状，这提示家庭看护可以提供关于患者谵妄症相关症状的发生频率的最准确信息。在照顾谵妄症患者的人群中，家庭陪护经历的痛苦水平比护士、医生要高[17]。Morita及其同事在调查300个失去亲人的日本家庭时发现，2/3的家庭认为在其亲人身上发生的谵妄症是令人高度痛苦的，而激动和认知障碍是最能引起痛苦的症状[15]。最近的一项研究发现，患谵妄症的终末期患者的陪护人员发生焦虑障碍的风险较非谵妄症患者的陪护人员高12倍[63]。

通常情况下，在临终关怀科，家庭成员未被告知谵妄症的高患病率、临床特点及其可能的病程。对临床医师来说，解释谵妄症的临床特点、可能的治疗过程和症状的控制是很重要的。几个临终关怀中心和姑息治疗科已经开始为家庭成员编写谵妄症教育手册，从而使患者家庭有所准备、具有谵妄症知识，并在患者尚有能力参与讨论时能够进行谵妄症治疗选择的讨论。

谵妄症的评定

谵妄症诊断的金标准是临床医师利用上文所述DSM-IV标准进行评定[8,9]。为了在临床及科研中能最大限度地提高诊断准确性以及评估谵妄症的严重程度，已开发了几个谵妄症筛查和评估工具[10,64-72]。这些评估工具的详细综述可从其他地方获得。尽管简易精神状态检查量表（Mini-Mental State Examination，MMSE）[73]在临床中普遍应用，但它只有助于评价认知功能，而不涉及谵妄症的其他方面。目前在癌症患者及姑息治疗患者可应用的谵妄症评估工具包括：谵妄症记忆评定量表（Memorial Delirium Assessment Scale，MDAS）[67,68]、谵妄症评定量表-修订98（Delirium Rating Scale-Revised 98，DRS-R-98）[66]和精神紊乱的评估方法（Confusion Assessment Method，CAM）[70]。

谵妄症记忆评定量表（MDAS）可以在一天内重复使用，可以客观测量在医疗变化或临床干预后谵妄症严重程度的变化。MDAS是十项四方面临床医师评级模式（范围0～30），用于量化谵妄症的严重程度，已在晚期癌症及艾滋病住院患者中获得验证[67]。MDAS包含的项目体现了DSM-IV的谵妄症诊断标准，也体现了早期或替代分类系统（如DSM-Ⅲ、DSM-Ⅲ-R、疾病国际分类[ICD]-9）中的谵妄症症状。对于晚期疾病患者，MDAS既是一个良好的谵妄症筛查评定工具，又是一个可靠地评估谵妄症严重程度的工具。量表各个项目评定意识水平的干扰、其他方面的认知功能（记忆、注意力、定向力和思维紊乱）和精神运动活动[67]。谵妄症诊断的临界分数是13分。与其他谵妄症评定工具相比，MDAS的优势在于既可诊断，又可评估谵妄症严重程度，这对重复评估以及治疗干预实验来说，是一种理想的工具。MDAS在住院姑息治疗科的晚期癌症患者中已得到重新验证，当临界分数为7.68时，其敏感性为98%，特异性为96%[68]。

谵妄症评定量表（DRS）是以DSM-Ⅲ-R的谵妄症诊断标准为基础的。它是一个十项量表，每项得分0～3分或0～4分，包括以下内容：（1）发病时间；（2）知觉障碍；（3）幻觉；（4）妄想；（5）精神运动行为；（6）认知状态；（7）躯体疾病；（8）睡眠觉醒周期紊乱；（9）情绪不稳；（10）症状波动[65]。得分达到或超过12分可诊断谵妄症。DRS-R-98是DRS的修订版[66]。它比DRS包含更多项目，虽然可以用于临床，但它是为现象学和治疗研究而设计的。前十三项得分的总和为严重程度评分（范围0～39），后三项（发病时间、症状波动和存在躯体症状）专用于诊断目的。DRS-R-98是一种有效、灵敏而可靠的谵妄症严重程度评定工具[66]。

精神紊乱的评估方法（CAM）主要用于谵妄症的筛查，是一个基于 DSM-III-R 谵妄症诊断标准的九项量表[70]。CAM 的一个独特的优点是，简化为仅含四个 CAM 项目的诊断公式，可以使非精神病学医师快速诊断谵妄症。此四项诊断公式要求存在：（1）起病急骤和病程波动；（2）注意力不集中；（3）思维分散；（4）意识水平改变。最近 CAM 的有效性已在姑息治疗科得到验证，当接受过培训的医师使用时，其诊断谵妄症的敏感性 0.88（0.62～0.98），特异性 1.0（0.88～1.0）[72]。

鉴别诊断

谵妄症的许多临床表现同其他精神障碍，如抑郁症、躁狂症、精神症和痴呆症。但并非所有躁动的患者均患有谵妄症，意识到这一点是很重要。只有符合诊断标准，且具有上述临床综合征的患者才可诊断谵妄症。导致患者躁动的原因很多，如粪便嵌塞、尿潴留、未控制的疼痛以及诸如静坐不能、恐慌、躁狂症等临床综合征[10]。另一方面，患有粪便嵌塞、尿潴留、未控制疼痛的患者，若未及时治疗，也可能发展为谵妄症[10]。

当谵妄症表现为情绪症状时，如抑郁、淡漠、欣快感、易激惹等，常常被归因于抑郁症或躁狂症，特别是在具有精神病史或精神病家族史的患者[9]。活动减少型谵妄症经常被误诊为抑郁症[10,55,74]。抑郁症的主要症状，如精神运动活动减低、失眠、注意力减低、抑郁情绪甚至自杀观念，都可与谵妄症的症状重叠。为了将谵妄症与抑郁症相鉴别，特别是晚期癌症患者，明确抑郁和认知症状的发病情况和时间序列是特别有帮助的。需要注意的是，与抑郁症相比，谵妄症的认知障碍程度更显著，且起病更急骤。谵妄症存在特征性的意识水平障碍，而抑郁症通常无此表现。Leonard 等评估连续的 100 例姑息治疗患者的抑郁和谵妄症症状，多数谵妄症患者符合抑郁症的主要诊断标准，而 50% 抑郁症患者具有谵妄或亚综合征性谵妄症。作者结论认为谵妄症应该被视为患者情绪状态的改变，在筛查抑郁症时应首先排除谵妄症[75]。

躁狂发作与谵妄症有部分症状相同，特别是在活动增多型和混合型谵妄症。同样，症状发作的时间和过程、存在意识和认知水平障碍、存在

可导致谵妄症的医源性因素，都有助于鉴别这两种疾病。诸如严重焦虑或自主神经亢进等症状可使临床医师误诊为恐慌症或药物导致的静坐不能[10]。谵妄症以具有生动的幻觉和妄想为特征，这必须与诸如精神分裂症等多种精神疾病相鉴别。谵妄症的妄想往往缺乏条理、发病急，而幻觉主要为视觉和触觉幻觉，而非精神分裂症之特征性的听觉幻觉。谵妄症的诊断特点是起病急、病程波动、认知和意识障碍以及存在一项或数项医疗原因[9,10]。

最具挑战性的鉴别诊断是鉴别谵妄症、痴呆症及谵妄症合并已有的痴呆症。谵妄症和痴呆症都存在认知功能障碍，具有共同的临床表现，如定向障碍、记忆障碍、失语、失用、失认和执行功能障碍[9,10]。判断和抽象思维障碍以及思维过程障碍存在于这两种疾病中。妄想和幻觉可以是某些类型痴呆的主要特征。正是谵妄症的起病急、病程波动、认知和意识障碍的特点将其与痴呆症鉴别[9]。路易体痴呆是痴呆症的一种类型，以视觉幻觉、帕金森症和病程波动为特征，很难与谵妄症发作相鉴别。与谵妄症相比，痴呆的症状发作是亚急性和慢性渐进的。谵妄症合并痴呆症，例如在老年、艾滋病及副肿瘤综合征的患者，其鉴别诊断就更具有挑战性。与痴呆不同，谵妄症状本身是可逆的，尽管在终末期疾病患者或在已存在认知障碍的患者，谵妄症状可能是不可逆的[9]。一项 100 例谵妄症患者的现象学研究显示，与不合并痴呆的患者相比，谵妄症合并痴呆的患者其意识障碍水平及所有认知领域损害的水平都显著升高。在幻觉、妄想、精神运动行为和睡眠觉醒周期障碍的存在及其严重程度方面，两组患者差异无显著性[76]。

通过评估和管理疼痛干预谵妄症

众所周知，成功治疗癌痛高度依赖于正确的评估。但在谵妄症患者，疼痛强度评估变得非常困难。在癌症晚期、特别是终末期患者，谵妄症以及其他躯体和心理症状可以显著干扰疼痛的识别与控制[10-12]。已经证明，由于睡眠觉醒周期反转，与非谵妄症患者相比，谵妄症患者夜间服用阿片类药物的有效剂量显著增加[13]。另一方面，躁动可能被误认为是未控制的疼痛，这将导致不恰当的阿片类药物使用升级，有可能加剧谵妄症

[12,18]。准确地描述疼痛取决于正常感知疼痛和适当沟通经验的能力。谵妄症可损害准确感知和报告疼痛的能力。已经证明，在病危临终关怀患者，沟通疼痛经验的能力经常受损，其程度与谵妄症及阿片类药物剂量相关[18,77]。已在努力改善对不能言语的临终关怀患者疼痛的评估[78]。

谵妄症的病因及可逆性

谵妄症可以有多个潜在原因。在癌症患者，谵妄症可由肿瘤对中枢神经系统的直接作用所致，也可由疾病或治疗的间接中枢神经系统作用所致（如药物、电解质紊乱、脱水、主要脏器功能衰竭、感染、血管并发症和副肿瘤综合征）（表53-2）[1,2,4-6,10,55,79]。

谵妄症的诊断检查应包括评估谵妄症的潜在可逆原因。临床医生应该从患者家庭及工作人员处获得关于患者基线精神状态的详尽病史，并应评估目前精神状态的变化。在住院癌症患者，询问酒精及其他药物滥用是很重要的，这样才能准确识别和治疗酒精或其他药物戒断所致的谵妄症[97]。应全面体格检查，寻找败血症、脱水或主要脏器衰竭（肾、肝和肺）的证据[9]。

应当追问可能导致谵妄症的药物的使用情况。阿片类镇痛药、苯二氮䓬类药物、抗胆碱能药物是谵妄症的常见原因，特别是在老年和终末期癌症患者[6,9,79,80]。已经证明，在姑息治疗科，用于症状控制的药物（如抗组胺药、阿片类药物、三环类抗抑郁药和糖皮质激素）可使抗胆碱能不良

表 53-2　癌症患者谵妄症的病因
癌症对中枢神经系统的直接作用
原发性中枢神经系统肿瘤
脑转移瘤
软脑（脊）膜癌
癌症和治疗对中枢神经系统的间接作用
主要脏器衰竭（如肺、肾、肝）
电解质平衡紊乱
药物（包括化疗药物）
感染
血液学异常
副肿瘤综合征

反应的发生率显著增加，从而增加了发生谵妄症的风险[81]。已有报道称阿片类镇痛药的使用可导致谵妄症、镇静状态、肌阵挛、痛觉过敏甚至癫痫等[16,82]。阿片类药物导致的神经毒性（opioid-induced neurotoxicity）这一术语已被用于描述阿片类药物治疗中的神经精神不良反应综合征[18]。减少阿片类药物使用剂量或转换为另一种阿片类药物已被证明可以逆转阿片类药物导致的谵妄症[18]。然而，评估阿片类药物治疗在谵妄症发作中的作用，往往伴有其他可能导致认知功能损害的因素，如感染、代谢紊乱、脱水或其他药物作用。已知会导致谵妄症的化疗药物包括甲氨蝶呤、氟尿嘧啶、长春新碱、长春碱、博莱霉素、卡莫司汀（BCNU）、顺铂、环磷酰胺、天门冬酰胺、丙卡巴肼和糖皮质激素[16]。实验室指标的筛查可以评估可能存在的代谢异常，如高钙血症，或其他问题，如低氧血症或弥散性血管内凝血。在某些情况下，脑电图（EEG）（以排除癫痫）、脑显像研究（以排除脑转移瘤、颅内出血或缺血）或腰穿（以排除软脑膜癌或脑膜炎）可能是合适的[9,10]。

当评估谵妄症原因时，一项重要挑战是临床辨证谵妄症是癌症的可逆性并发症，还是终末期癌症患者死亡过程的必要组成部分。彻底诊断评估的潜在效用已在晚期癌症患者中得到证实。当诊断信息指向一个可能的病因，针对性治疗可能会逆转谵妄症。关于在患谵妄症的终末期癌症患者的诊断评估的合适程度的讨论正在进行[10]。一项有关四个学科（姑息治疗、肿瘤内科、老年医学、老年精神病学）270例内科医师的调查发现，约85%的专家对患谵妄症的晚期癌症患者进行基本血液测试，另一方面，超过40%的专家报告说，对终末期谵妄症患者他们不会进行任何检查[83]。面对患谵妄症的终末期癌症患者，临床医师必须采取更个体化和审慎的方法，从而与关怀的目标相一致。大多数医师只有在临床怀疑的原因很容易确定、利用最少的侵入性检查、利用最简单的、可能引起进一步痛苦风险最小的干预措施即可有效治疗时，才会进行诊断检验[10]。追查终末期谵妄症原因的诊断检查可能会被实际情况所限，如设施（家庭、临终关怀医院）或出于患者舒适度考虑，因此侵入性诊断检查可能被弃[16]。然而，大多数情况下，终末期谵妄症的原因是多因素的或者可能无法确定的。

Bruera 等报道，43% 患谵妄症的终末期癌症患者可找到一种病因，通过对因治疗，约 1/3 的患者谵妄症症状得到改善[84]。一项研究发现，68% 的伴发谵妄症的癌症患者存在一项可逆性的可致谵妄症的医学因素，尽管 30 天死亡率为 31%[85]。Lawlor 等为控制症状入住姑息治疗科的晚期癌症患者谵妄症的病因学及潜在的可逆性，发现整体逆转率为 49%[2]。对于入院时已存在和入院后新发的谵妄症，其逆转率差异无显著性。但谵妄症逆转率在初发者为 56%，在复发者为 6%，二者差异有显著性。在可逆性谵妄症持续时间的中位数为 3.5 天，而不可逆性谵妄症持续时间的中位数为 6 天。可逆性与不可逆性谵妄症诱发因素的中位数为 3 个（1 ~ 6 个）。由于使用了统一标准，78% 的可逆性谵妄症和 59% 的不可逆性谵妄症的病因得到分类。谵妄症的可逆性与阿片类药物、其他精神活性药物及脱水显著相关。与之相反，不可逆性的谵妄症与缺氧性脑病、主要脏器功能衰竭（包括肝、肾功能不全）相关的代谢因素以及难治性高钙血症显著相关[2]。Gaudreau 等[1] 关于 43 例癌症患者药物使用与谵妄症的关联的前瞻性研究发现，苯二氮䓬类药物（相当于口服劳拉西泮）日常剂量超过 2mg、糖皮质激素（相当于地塞米松）超过 15mg、阿片类药物（相当于皮下注射吗啡）超过 90mg 时，发生谵妄症的危险性增加。作者强调，我们最有责任去纠正这些诱因。

Ljubisavljevic 和 Kelly 对肿瘤患者发生谵妄症进行了前瞻性研究，发现谵妄症的发生率为 18%（26/145），逆转率为 84.6%（22/26）[3]。Morita 研究了入住临终关怀医院的晚期癌症患者的谵妄症的可逆性相关因素[4]。该研究总的谵妄症逆转率为 20%，低于前述调查报告。谵妄症患者的 30 天死亡率为 83%，50 天死亡率为 91%。谵妄症的可逆性与药物（37%）和高钙血症（38%）显著相关，不可逆性与感染（12%）、肝衰竭、缺氧、弥散性血管内凝血及脱水（< 10%）显著相关。

Leonard 等[61] 研究发现姑息治疗患者谵妄症的治愈率为 27%。不可逆性谵妄症患者在睡眠和认知方面有更大的障碍。可逆性谵妄症患者（n = 33）至死亡的平均时间为 39.7 天（vs. 69.8 天），而不可逆性谵妄症患者（n = 88）为 16.8 天（vs. 10.0 天）。

老年住院患者是公认的持续性、慢性或不可逆性谵妄症的高危人群[86]。已患有认知障碍的患者不太可能从谵妄症发作中恢复[7]。

最近一项纳入 18 项研究共 1322 例谵妄症患者的综述发现，在出院时、出院后 1、3、6 个月，患持续性谵妄症的比例分别为 44.7%（95% 可信区间 26.8% ~ 63.7%）、32.8%（95% 可信区间 18.4% ~ 47.2%）、25.6%（95% 可信区间 7.9% ~ 43.4%）、21%（95% 可信区间 1.4% ~ 40.6%）。持续性谵妄症患者的结局（死亡率、疗养院安置、功能、认知）总是比谵妄症恢复的患者要差[82]。

根据几项关于谵妄症可逆性的研究，谵妄症患者的预后取决于以下因素，包括患者对谵妄症的基线生理易感性（如易感因素）、诱发因素和对潜在病因治疗的反应。如果患者的易感性或恢复力是可调整的，那么针对性的干预可降低因接触诱发因素导致谵妄症的风险，并可提高对病因治疗的疗效[16]。相反，如果患者高度易感、且不能调整，那么接触诱发因素会增加发生谵妄症的风险，并降低完全恢复认知功能的可能性[16]。

晚期癌症患者谵妄症的治疗

谵妄症的标准治疗方法包括寻找潜在病因、纠正病因和治疗谵妄症症状[9]。对谵妄症首先应对症治疗，同时查找病因，尽量减少患者、工作人员和护理人员的痛苦[9]。在姑息治疗科，一个理想的、同时往往可实现的结果是患者清醒、警觉、平静、舒适、无疼痛、认知完整、无精神病并且能与家庭和工作人员条理清楚地沟通。在患谵妄症的终末期患者生命的最后几天，谵妄症的治疗是独特的，存在很多困难，理想的治疗结果可能会被死亡过程显著改变[10]。在终末期患者，关怀的目标可能转向通过审慎的使用镇静剂来使患者感到舒适，甚至不惜以丧失其警觉性为代价[10]。

非药物治疗

在谵妄症的癌症患者，特别是终末期谵妄症患者，非药物治疗和支持治疗发挥着不可或缺的作用[30]。非药物治疗已证明可以加快谵妄症症状的改善，并减缓认知功能的恶化[30,87-90]。但与常规护理相比，这些措施对死亡率及健康相关的生活质量并无益处[87-90]。

非药物治疗包括供氧、输注液体及电解质、

保证大便及小便通畅、营养支持、保持活动、治疗疼痛、经常翻身、使用视觉及听觉辅助设备、环境调整（如有熟悉物品的安静而光线充足的房间，一个可见的时钟或日历）以增强熟悉感[10]。对于躁动的谵妄症患者，一对一护理可能是必要的。如有可能，应避免束缚躯体活动。束缚躯体活动已被确认为患者出院时持续性谵妄症的独立危险因素[88]。只有在患者表现出明确、迫切的自我伤害风险，而且又无非限制性替代方案可选时，才采取束缚躯体活动。限制令应该是有时间限制的，而且应该密切监护患者病情。

对家庭、陪护人员、护理人员和患者的教育和心理支持，在缓解谵妄症造成的痛苦方面发挥了至关重要的作用。因此，它应该是姑息治疗科谵妄症非药物治疗的必要组成部分。

药物治疗

单独应用非药物治疗及支持治疗通常对控制谵妄症症状无效。虽然尚无药物被美国食品和药品管理局（FDA）核准用于治疗谵妄症，但是使用精神药物对症治疗对控制谵妄症症状往往是必不可少的。

抗精神病药物

抗精神病药物是谵妄症药物治疗的一线药物。美国精神病学协会（American Psychiatric Association，APA）实践指南为抗精神病药物在谵妄症治疗中的应用提供了指导，并且有越来越多的证据支持其应用（表53-3）。

氟哌啶醇是一种经典抗精神病药物，由于其功效和安全性（如鲜有抗胆碱能作用，无活性代谢产物、有多种不同给药途径可选），常常是癌症患者谵妄症治疗的金标准药物治疗[10]。低剂量的氟哌啶醇（1～3mg/d）通常对躁动和精神病症状有效。尽管有些临床医师在某些病例会使用更高剂量[94]，一般情况下，氟哌啶醇的剂量不超过每24小时20mg。在谵妄症相关的严重躁动患者，临床医师可能会在氟哌啶醇基础上合用劳拉西泮。这种药物组合有助于更有效的迅速使患者镇静，并减少由氟哌啶醇造成的椎体外系不良反

表53-3　抗精神病药物在谵妄症治疗中的应用

药物	剂量范围	使用途径	不良反应	注释
经典抗精神病药物				
氟哌啶醇	0.5～2mg/2～12h	口服，静脉注射，肌内注射，皮下注射	高剂量时可能出现椎体外系不良反应。监测ECG的QT间期	谵妄症的金标准治疗
氯丙嗪	12.5～50mg/4～6h	口服，静脉注射，肌内注射，皮下注射，直肠给药	与氟哌啶醇相比，镇静和抗胆碱能作用更强	由于其镇静作用，可为躁动患者的首选药物
非经典抗精神病药物				
奥氮平	2.5～5mg/12～24h	口服*，肌内注射	短期使用时，镇静是主要的剂量限制性不良反应	老年、已经存在痴呆症和活动增多型谵妄症患者疗效差
利培酮	0.25～1mg/12～24h	口服*	当剂量大于6mg/d时，可出现椎体外系不良反应。体位性低血压	临床经验提示活动减少型谵妄症患者疗效较好
喹硫平	12.5～100mg/12～24h	口服	镇静、体位性低血压	镇静作用有益于有睡眠觉醒周期障碍的患者
齐拉西酮	10～40mg/12～24h	口服，肌内注射	监测ECG QT间期	证据仅限于个案报道
阿立哌唑	5～30mg/24h	口服*，肌内注射	监测静坐不能	证据仅限于个案报道和病理系列研究

*利培酮、奥氮平、阿立哌唑均有口腔崩解片。
ECG，心电图。

应[10]。美国食品与药品管理局已发出警告，指出静脉使用氟哌啶醇有发生 QT 间期延长和尖端扭转型室性心动过速的风险。因此，在接受静脉注射氟哌啶醇的患者，每日监测其 QT 间期已成为诊疗常规[95]。

当需要更强的镇静效果时，特别是在重症监护室可以密切监测血压的条件下，或者在重度躁动的终末期患者为减轻患者、家庭和工作人员的痛苦时，口服或静脉注射氯丙嗪（剂量 12.5～50mg/4～6h）是氟哌啶醇的有效替代治疗（合用或不合用劳拉西泮）。监测氯丙嗪造成的抗胆碱能作用和体位性低血压是很重要的，特别是对老年患者[10]。

在一项关于氟哌啶醇、氯丙嗪和劳拉西泮的双盲随机对照研究中，Breitbart 等[59]证明单用劳拉西泮（剂量达到 8mg/12h）治疗谵妄症无效，事实上有时会使病情恶化。氟哌啶醇和氯丙嗪在低剂量时（相当于氟哌啶醇每 24 小时约 2mg）即可有效控制谵妄症症状，并且在治疗最初的 24 小时改善认知功能[59]。活动增多型和活动减少型谵妄症对氟哌啶醇或氯丙嗪的治疗反应相同。一项有关终末期患者谵妄症药物治疗的系统综述指出氟哌啶醇是治疗临终患者谵妄症的最有效药物，而氯丙嗪是其合格的替代药物[93]。

非经典抗精神病药物（即利培酮、奥氮平、喹硫平、齐拉西酮和阿立哌唑）因发生椎体外系不良反应的风险较低，正越来越多地用于癌症患者谵妄症的治疗[58]。一些研究人员的关于使用非经典抗精神病药物治疗谵妄症和躁动的病例报道、病例系列研究和开放标签研究报道了令人满意的结果，这些药物包括奥氮平[60,96-99]、利培酮[99-102]、喹硫平[103,104]、齐拉西酮[105,106]和阿立哌唑[107]。一项关于评估氟哌啶醇和利培酮谵妄症疗效的双盲对照试验中，Han 和 Kim 研究显示，在一个含 24 例肿瘤患者的小样本人群，氟哌啶醇和利培酮的治疗疗效和反应率差异无显著性。利培酮的平均剂量为 1.02mg，而氟哌啶醇的平均剂量为 1.71mg。MDAS 评分在这两组中均显著改善。在不良反应方面，两组差异无显著性。但作者们承认，尽管为双盲设计研究，他们无法获得外观相同的氟哌啶醇和利培酮片剂[108]。

一项随机对照研究[109]比较奥氮平（$n = 75$）、氟哌啶醇（$n = 72$）和安慰剂（$n = 29$）在住院患者谵妄症的疗效（奥氮平的平均剂量为 4.5mg/d，氟哌啶醇的平均剂量为为 7mg/d），奥氮平组（72%）和氟哌啶醇组（70%）DRS 评分均有改善，与安慰剂对照组相比差异有显著性（$P < 0.01$）。可观察到氟哌啶醇组椎体外系症状发生率增高，但氟哌啶醇为肌肉用药，这就难以对研究结果作出可靠的解释。

一项随机安慰剂对照试验比较喹硫平与安慰剂作为氟哌啶醇附加治疗 36 例重症监护室谵妄症患者的疗效，结果治疗组谵妄症缓解更快（1 天 vs. 4.5 天，$P = 0.01$）、谵妄症持续时间缩短（36 小时 vs. 120 小时，$P = 0.006$）、躁动减少、出院及康复率增加[110]。但同时使用氟哌啶醇限制了此项研究的结果解释。一项旨在证明对重症监护室患者抗精神病药物治疗谵妄症的可行性的、关于氟哌啶醇和齐拉西酮的双盲随机安慰剂对照试验中，氟哌啶醇组、齐拉西酮组和对照组之间，在无谵妄症存活天数、住院时间、死亡率方面均未能发现任何差异[111]。由于在安慰剂组和齐拉西酮组使用开放标记的氟哌啶醇，研究结果变得令人困惑。

一项 Cochrane 评价比较氟哌啶醇和非经典抗精神病药物的有效性和不良反应发生率，结果显示有选择的采用较新型的非经典抗精神病药物（利培酮和奥氮平），与氟哌啶醇疗效相似，对治疗谵妄症是有效的[91]。与非经典抗精神病药物相比，氟哌啶醇剂量大于每天 4.5mg 更有可能使椎体外系症状发生率增加，而低剂量氟哌啶醇（即低于每天 3.5mg）不会造成椎体外系不良反应发生率增加[91]。美国精神病学协会谵妄症治疗指南建议，若药物治疗为必需时，可应用低剂量氟哌啶醇（即根据需要 1～2mg/4h 口服，或在老年患者 0.25～0.5mg/4h 口服）[9]。

根据现有文献，利培酮可用于治疗谵妄症，起始剂量为 0.25～1mg，可按需滴定增加剂量，期间应特别注意椎体外系症状（EPS）、体位性低血压和高剂量导致的镇静效应等风险。奥氮平可能对活动增多型谵妄症患者更有效，开始可以每夜 2.5～5mg，并可滴定增量，其主要限制因素为镇静。现有的关于喹硫平的使用的文献建议其起始剂量为每天 25～50mg，可滴定增量至每天 100～200mg（通常每日 2 次给药）。镇静和体位性低血压是其主要剂量限制性因素。个案报道建议阿立哌唑的起始剂量为每天 10～15mg，最高剂量为每天30mg[10,58,92]。奥氮平、阿立哌唑和齐拉西酮均为肌肉给药剂型。但尚无公开发表的试验评估这些药物肌肉给药形式治疗谵妄症的有效性和安全性。

在开始应用抗精神病药物治疗谵妄症时，需重点考虑的因素包括EPS风险、镇静、抗胆碱能不良反应、心律失常和可能存在的药物相互作用。美国食品与药品管理局已发布了一个"black box"警告，指出在老年、痴呆相关精神病患者使用经典和非经典抗精神病药物可增加死亡风险[112,113]。关于非典型抗精神病药物的警告，最初基于Schneider等的一份关于17项针对痴呆患者安慰剂对照试验的荟萃分析[114]。接受非典型抗精神病药物治疗患者的死亡风险是安慰剂组的1.6~1.7倍。大多数死亡与心血管疾病及感染有关。另一项关于23 000例老年患者的回顾性研究发现，无论患者是否合并痴呆，与经典抗精神病药物有关的死亡率较非经典抗精神病药物更高[115]。该发现使美国食品与药品管理局的警告扩展至经典抗精神病药物。一项回顾性研究比较接受抗精神病药物与不接受抗精神病药物治疗的老年谵妄症患者的死亡风险，并未发现在这些患者人群中使用抗精神病药物者死亡风险增加[116]。

精神兴奋剂

有些医师建议对活动减少型谵妄症患者使用精神兴奋剂（如哌甲酯），或联合使用抗精神病药物和精神兴奋剂或抗精神病药物和清醒剂（如莫达非尼）[117,118]。精神兴奋剂治疗谵妄症的研究仅限于个案报道和一项开放标签研究[117,118]。尚无随机对照试验支持使用精神兴奋剂治疗谵妄症。在考虑使用精神兴奋剂治疗谵妄症时，应仔细评估其诱发躁动和加剧精神症状的风险。

胆碱酯酶抑制剂

胆碱能功能受损被认为是谵妄症精神病发病机制的最终共同通路之一，使研究者开始考虑将胆碱酯酶抑制剂作为谵妄症的治疗备选方案[32]。尽管关于多奈哌齐和卡巴拉汀在谵妄症治疗中的功效有个案报道，一项Cochrane系统评价总结到目前尚无来自对照试验的证据支持在谵妄症治疗中使用胆碱酯酶抑制剂[119-121]。

右美托咪啶

右美托咪啶是一种选择性α_2激动剂，具有镇静和止痛效应，已证明可降低开放标签试验机械通气患者谵妄症的患病率及持续时间[122]。一项关于20例重症监护室内患活动增多型谵妄症患者的开放标签试验发现，与氟哌啶醇相比，右美托咪啶可以缩短患者拔管时间及在重症监护室接受监护的时间[123]。一项双盲随机对照试验比较右美托咪啶和咪达唑仑对机械通气患者的疗效和安全性，并将谵妄症发病率和持续时间作为次要观察指标。谵妄症的患病率在右美托咪啶治疗组为54%（$n = 244$），而咪达唑仑治疗组为76.6%（$n = 122$）（差异为22.6%[95%可信区间14%~33%]；$P < 0.001$）。接受右美托咪啶治疗的患者较接受咪达唑仑治疗者无谵妄症天数更多（2.5天 vs. 1.7天；$P = 0.002$）[124]。在一项随机对照试验中，对重症监护室机械通气的谵妄症患者进行治疗时，右美托咪啶与劳拉西泮相比，患者的无谵妄症天数增加[125]。需要注意的是，右美托咪啶的研究目前主要限于其对重症监护室危重患者的镇静作用，其用于姑息治疗科谵妄症患者的治疗或姑息镇静的可行性尚有待探索。

苯二氮䓬类药物

苯二氮䓬类药物通常用于酒精撤退谵妄症的治疗。一项对照试验比较劳拉西泮、氟哌啶醇和氯丙嗪对治疗住院艾滋病患者谵妄症的疗效。结果显示与使用氯羟安定有关的精神错乱增多[59]。一项关于使用苯二氮䓬类药物治疗非酒精或苯二氮䓬类药物撤退相关谵妄症的系统性综述的结论为尚无对照试验支持此使用方法[126]。

谵妄症对预后的影响

谵妄症是晚期癌症患者及住院患者死亡率的独立预测因素[5,21,127]。已经证明，高龄、较严重的认知障碍及脏器功能衰竭与患谵妄症的住院姑息治疗患者生存时间缩短显著相关[61]。对终末期癌症患者，谵妄症是提示患者将于未来数日及数周死亡的可靠预测因素[30,128]。

患谵妄症的老年住院患者在出院后3个月内的死亡率为22%~76%[9]。几项关于姑息治疗科的研究显示谵妄症可准确预测晚期癌症患者濒临死亡。Bruera 等 [84] 显示谵妄症与 4 周内死亡风险增加显著相关。Morita 等 [129] 发现，在日本临终关怀病院的患者，谵妄症预示着近期预后差。Caraceni 等 [21] 评估谵妄症对化疗无效转而进行姑息治疗患者的影响。谵妄症患者与非谵妄症患者的生存时间显著不同。在他们研究中，整体平均存活时间为 39 天，而谵妄症患者平均在 21 天内死亡。

在姑息治疗的晚期阶段，识别谵妄症发作，对于制订治疗计划及指导患者家庭成员期待何种未来都是极其重要的。如果高级护理计划未在晚期患者谵妄症发作前采用，那么往往为时已晚。此外，鉴于谵妄症在终末期患者是如此普遍并且常预示着濒临死亡，临床医师应在患者尚有能力做出治疗决策时，努力询问患者选择何种谵妄症治疗措施 [10]。

终末期患者谵妄症治疗的争议

在濒死患者的谵妄症治疗中，使用抗精神病药物及其他药物仍有争议 [16]。在不同专业领域，有关终末期谵妄症的药物治疗的争论正在进行。根据一项对 270 例不同学科医师的调查，内科肿瘤学家更倾向于使用苯二氮䓬类药物或联合苯二氮卓类药物与抗精神病药物治疗谵妄症。另一方面，姑息治疗科医师更倾向于使用抗精神病药物控制谵妄症症状，包括活动增多型谵妄症 [83]。有研究人员认为，对临终患者进行药物干预并不合理。一些医师认为谵妄症是死亡过程的自然组分，不应被改变。特别是，一些照顾濒死患者的医师将幻觉和妄想视为从生存过渡到死亡的重要元素。显然，许多患者在谵妄症中经历的幻觉和妄想是愉悦和欣慰的，而很多医师质疑在此类情况下进行药物干预的适当性。另一个被关注的问题是这些患者是如此接近死亡，以至于积极的治疗是不必要的，而且由于过度担心抗精神病药物或镇静药物可能通过引起低血压及呼吸抑制，而加速患者死亡。因此，可能错误地没有应用此类药物 [16]。有治疗临终患者谵妄症经验的医师表明，使用抗精神病药物在治疗躁动、偏执、妄想和改变感觉方面是安全、有效，而且往往是非常恰当的。视具体情况而治疗谵妄症是明智的做法。对于躁动、

谵妄症的临终患者，或许应该给予抗精神病药物以使其镇静。对于一些表现为嗜睡或昏睡的谵妄症患者或具有明显的愉悦而欣慰的幻觉的患者，采取观望策略可能是恰当的。然而在采取观望策略前需要仔细斟酌，因为昏睡的、活动减少型谵妄症可能会非常迅速而令人意外的转变为躁动的、活动增多型谵妄症，从而威胁到患者、家属和工作人员的宁静与安全。重要的是，需要记住谵妄症症状就其性质而言，本身就是不稳定而随时间变化的 [16]。

或许最具挑战性的临床问题就是对标准药物治疗无反应的患终末期谵妄症的临终患者。通过使用抗精神病药物，约 30% 的临终患者谵妄症症状并未得到充分控制 [130-132]。在这种情况下，一个合理的选择是使用镇静药物，诸如苯二氮䓬类药物（如咪达唑仑、劳拉西泮）、丙泊酚或阿片类药物 [130-132]。在关于症状控制的姑息性镇静的研究中，谵妄症在高达 82% 的病例中被作为目标症状 [130,131,133]。临床医师有时会担心使用镇静药物可能会通过引发呼吸抑制、低血压甚至饥饿而加速患者死亡。但已有研究发现，在姑息治疗科应用阿片类药物和精神药物与延长而非缩短生存期相关 [131-137]。姑息镇静有关的伦理问题已由 Lo 和 Rubenfeld 进行综述 [138]。

当最好的、可达成的目标是使患者平静、舒适但是镇静而无反应时，在采取诸如输注咪达唑仑、丙泊酚等干预措施前，临床医师必须先采取一些步骤。临床医师必须与患者家属（包括患者，如果患者表现出有清晰思维能力时）讨论，征求他们对治疗措施的担忧和愿望，从而在患者死亡过程中最能尊重他们的心愿、提供舒适并控制症状。临床医师应该具体描述理想的、可达成的治疗目标。应该告知家庭成员镇静的目的是提供舒适和控制症状，而非加速死亡。可以通过家庭成员参与决策及强调共同关怀目标来缓解该时期家庭成员可能经历的痛苦和困惑。这类患者的镇静状态并非总是完整的或不可逆转的，有些患者会具有镇静而觉醒的时期，而且许多临床医师会周期性的降低镇静程度来重新评估患者的病情 [10]。

最后，临床医师必须始终牢记关怀目标，并就此与工作人员、患者及家庭成员保持沟通。临床医师在做出决策时，必须权衡这里概述的每一个问题，从而保护和尊重患者本人及其家属的尊

严与价值，达到最好的管理谵妄症的临终患者的目的[10]。

谵妄症的预防

一些研究人员对老年患者人群特别是手术科室患者采用药物和非药物措施预防谵妄症进行了研究[139-144]。这些预防谵妄症的干预措施在癌症患者或姑息治疗科的适用性尚未进行研究。

已有随机对照试验研究了抗精神病药物（如氟哌啶醇）和胆碱酯酶抑制剂（多奈哌齐和卡巴拉汀）对预防手术后谵妄症的有效性。对接受择期心脏手术或关节置换手术的患者，两组药物治疗均未能降低谵妄症的发生率[139,140,144]。已有报道称，老年咨询和一项多元干预方案对住院老年患者可减少谵妄症发作次数、缩短病程。但一项对现存谵妄症预防研究的系统性综述显示，现有的关于预防谵妄症的干预措施的有效性证据是有限的[142]。一项随机安慰剂对照双盲临床试验显示，在接受髋部手术的老年患者，未发现低剂量氟哌啶醇（1.5mg/d）预防法对预防手术后谵妄症有效，但它可显著减低谵妄症的严重性及持续时间，且

未发现药物相关不良反应[144]。在两项关于对接受全关节置换手术的外科患者应用多奈哌齐的随机安慰剂对照的预防试验中，未能证明谵妄症发生率和住院时间存在差异[139,140]。另一项随机对照试验发现，在因髋部骨折接受手术的人群，积极的老年咨询（主要是非药物干预措施）对降低谵妄症的发生率和严重程度有效[143]。Inouye 等[141]报道，多元干预方案可以成功预防老年住院患者的谵妄症。该方案将重点放在一系列可高度预测老年谵妄症的危险因素上，包括认知障碍、视觉障碍、听力障碍、睡眠剥夺、不动、脱水和严重疾病。针对体位无法变动的干预措施、纠正听觉及视觉损害、纠正脱水和早期活动，可显著降低住院老年患者谵妄症的发作次数和持续时间。

结论

谵妄症是癌症的主要并发症，临床医师需经常面临谵妄症及其治疗问题，特别是在姑息治疗科。正确评估、及时诊断和治疗谵妄症对改善癌症患者生活质量、减少发病率以及减少家庭及护理者的痛苦来说都是至关重要的。

参考文献

1. Gaudreau JD, Gagnon P, Harel F, et al. Psychoactive medications and risk of delirium in hospitalized cancer patients. *J Clin Oncol.* 2005;23:6712–6718.
2. Lawlor PG, Gagnon B, Mancini IL, et al. Occurrence, causes, and outcome of delirium in patients with advanced cancer: a prospective study. *Arch Intern Med.* 2000;160:786–794.
3. Ljubisavljevic V, Kelly B. Risk factors for development of delirium among oncology patients. *Gen Hosp Psychiatry.* 2003;25:345–352.
4. Morita T, Tei Y, Tsunoda J, et al. Underlying pathologies and their associations with clinical features in terminal delirium of cancer patients. *J Pain Symptom Manage.* 2001;22:997–1006.
5. Spiller JA, Keen JC. Hypoactive delirium: assessing the extent of the problem for inpatient specialist palliative care. *Palliat Med.* 2006;20:17–23.
6. Stiefel FC, Breitbart WS, Holland JC. Corticosteroids in cancer: neuropsychiatric complications. *Cancer Invest.* 1989;7:479–491.
7. Inouye SK. Delirium in older persons. *N Engl J Med.* 2006;354:1157–1165.
8. American Psychiatric Association. *Diagnostic and statistical manual of mental disorders.* 4th ed. text revision. Washington, DC: American Psychiatric Association Press; 2000.
9. American Psychiatric Association. Practice guidelines for the treatment of patients with delirium. *Am J Psychiatry.* 1999;156:S1–S20.
10. Breitbart W, Alici Y. Agitation and delirium at the end of life: "we couldn't manage him." *JAMA.* 2008;300:2898–2910.
11. Bruera E, Fainsinger RL, Miller MJ, et al. The assessment of pain intensity in patients with cognitive failure: a preliminary report. *J Pain Symptom Manage.* 1992;7:267–270.
12. Coyle N, Breitbart W, Weaver S, et al. Delirium as a contributing factor to "crescendo" pain: three case reports. *J Pain Symptom Manage.* 1994;9:44–47.
13. Gagnon B, Lawlor PG, Mancini IL, et al. The impact of delirium on the circadian distribution of breakthrough analgesia in advanced cancer patients. *J Pain Symptom Manage.* 2001;22:826–833.
14. Breitbart W, Gibson C, Tremblay A. The delirium experience: delirium recall and delirium-related distress in hospitalized patients with cancer, their spouses/caregivers, and their nurses. *Psychosomatics.* 2002;43:183–194.
15. Morita T, Hirai K, Sakaguchi Y, et al. Family-perceived distress from delirium-related symptoms of terminally ill cancer patients. *Psychosomatics.* 2004;45:107–113.
16. Breitbart W, Friedlander M. Confusion/delirium. In: Bruera E, Higginson I, Ripamonti C, et al., eds. *Palliative medicine.* London, UK: London Hodder Press; 2006:688–700.
17. Bruera E, Bush SH, Willey J, et al. Impact of delirium and recall on the level of distress in patients with advanced cancer and their family caregivers. *Cancer.* 2009;115:2004–2012.
18. Bush SH, Bruera E. The assessment and management of delirium in cancer patients. *Oncologist.* 2009;14:1039–1049 Epub 2009 Oct 6.
19. Siddiqi N, House AO, Holmes JD. Occurrence and outcome of delirium in medical in-patients: a systematic literature review. *Age Ageing.* 2006;35:350–364 Epub 2006 Apr 28.
20. Pautex S, Herrmann FR, Zulian GB. Factors associated with falls in patients with cancer hospitalized for palliative care. *J Palliat Med.* 2008;11:878–884.
21. Caraceni A, Nanni O, Maltoni M, et al. Impact of delirium on the short term prognosis of advanced cancer patients. Italian Multicenter Study Group on Palliative Care. *Cancer.* 2000;89:1145–1149.
22. Caraceni A, Simonetti F. Palliating delirium in patients with cancer. *Lancet Oncol.* 2009;10:164–172.
23. Folstein MF, Bassett SS, Romanoski AJ, et al. The epidemiology of delirium in the community: the Eastern Baltimore Mental Health Survey. *Int Psychogeriatr.* 1991;3:169–176.
24. Warshaw GA, Moore JT, Friedman SW, et al. Functional disability in the hospitalized elderly. *JAMA.* 1982;248:847–850.
25. Tune LE. Postoperative delirium. *Int Psychogeriatr.* 1991;3:325–332.
26. Massie MJ, Holland J, Glass E. Delirium in terminally ill cancer patients. *Am J Psychiatry.* 1983;140:1048–1050.
27. Pereira J, Hanson J, Bruera E. The frequency and clinical course of cognitive impairment in patients with terminal cancer. *Cancer.* 1997;79:835–842.
28. Centeno C, Sanz A, Bruera E. Delirium in advanced cancer patients. *Palliat Med.* 2004;18:184–194.
29. Minagawa H, Uchitomi Y, Yamawaki S, et al. Psychiatric morbidity in terminally ill

cancer patients: a prospective study. *Cancer.* 1996;78:1131–1137.

30. Casarett DJ, Inouye SK. American College of Physicians-American Society of Internal Medicine End-of-Life Care Consensus Panel. Diagnosis and management of delirium near the end of life. *Ann Intern Med.* 2001;135:32–40.

31. Gagnon P, Allard P, Mâsse B, et al. Delirium in terminal cancer: a prospective study using daily screening, early diagnosis, and continuous monitoring. *J Pain Symptom Manage.* 2000;19:412–426.

32. Trzepacz PT. Is there a final common neural pathway in delirium? Focus on acetylcholine and dopamine. *Semin Clin Neuropsychiatry.* 2000;5:132–148.

33. Meagher DJ, Moran M, Raju B, et al. Phenomenology of delirium: assessment of 100 adult cases using standardised measures. *Br J Psychiatry.* 2007;190:135–141.

34. Trzepacz PT. Update on the neuropathogenesis of delirium. *Dement Geriatr Cogn Disord.* 1999;10:330–334.

35. Gaudreau JD, Gagnon P. Psychotogenic drugs and delirium pathogenesis: the central role of the thalamus. *Med Hypotheses.* 2005;64:471–475.

36. Trzepacz PT. The neuropathogenesis of delirium: a need to focus our research. *Psychosomatics.* 1994;35:374–391.

37. Karlsson I. Drugs that induce delirium. *Dement Geriatr Cogn Disord.* 1999;10:412–415.

38. Tune LE, Egeli S. Acetylcholine and delirium. *Dement Geriatr Cogn Disord.* 1999;10:342–344.

39. Rudorfer MV, Manji HK, Potter WZ. Bupropion, ECT, and dopaminergic overdrive. *Am J Psychiatry.* 1991;148:1101–1102.

40. Wetli CV, Mash D, Karch SB. Cocaine-associated agitated delirium and the neuroleptic malignant syndrome. *Am J Emerg Med.* 1996;14:425–428.

41. Ishihara K, Sasa M. Mechanism underlying the therapeutic effects of electroconvulsive therapy (ECT) on depression. *Jpn J Pharmacol.* 1999;80:185–189.

42. Inouye SK, Ferrucci L. Elucidating the pathophysiology of delirium and the interrelationship of delirium and dementia. *J Gerontol A Biol Sci Med Sci.* 2006;61:1277–1280.

43. Trzepacz P, van der Mast R. The neuropathophysiology of delirium. In: Lindesay J Rockwood K, Macdonald A, eds. *Delirium in old age.* Oxford, UK: Oxford University Press; 2002:51–90.

44. Adamis D, Treloar A, Martin FC, et al. APOE and cytokines as biological markers for recovery of prevalent delirium in elderly medical inpatients. *Int J Geriatr Psychiatry.* 2007;22:688–694.

45. de Rooij SE, van Munster BC, Korevaar JC, et al. Cytokines and acute phase response in delirium. *J Psychosom Res.* 2007;62:521–525.

46. Meagher DJ, Trzepacz PT. Delirium phenomenology illuminates pathophysiology, management, and course. *J Geriatr Psychiatry Neurol.* 1998;11:150–156.

47. Leentjens AF, Schieveld JN, Leonard M, et al. A comparison of the phenomenology of pediatric, adult, and geriatric delirium. *J Psychosom Res.* 2008;64:219–223.

48. Gagnon PR. Treatment of delirium in supportive and palliative care. *Curr Opin Support Palliat Care.* 2008;2:60–66.

49. Lipowski ZJ. *Delirium: acute confusional states.* New York: Oxford University Press; 1990.

50. Ross CA, Peyser CE, Shapiro I, et al. Delirium: phenomenologic and etiologic subtypes. *Int Psychogeriatr.* 1991;3:135–147.

51. Meagher DJ, O'Hanlon D, O'Mahony E, et al. Relationship between symptoms and motoric subtype of delirium. *J Neuropsychiatry Clin Neurosci.* 2000;12:51–56.

52. Stagno D, Gibson C, Breitbart W. The delirium subtypes: a review of prevalence, phenomenology, pathophysiology, and treatment response. *Palliat Support Care.* 2004;2:171–179.

53. Mittal D, Majithia D, Kennedy R, et al. Differences in characteristics and outcome of delirium as based on referral patterns. *Psychosomatics.* 2006;47:367–375.

54. Fang CK, Chen HW, Liu SI, et al. Prevalence, detection and treatment of delirium in terminal cancer inpatients: a prospective survey. *Jpn J Clin Oncol.* 2008;38:56–63.

55. de Rooij SE, Schuurmans MJ, van der Mast RC, et al. Clinical subtypes of delirium and their relevance for daily clinical practice: a systematic review. *Int J Geriatr Psychiatry.* 2005;20:609–615.

56. Peterson JF, Pun BT, Dittus RS, et al. Delirium and its motoric subtypes: a study of 614 critically ill patients. *J Am Geriatr Soc.* 2006;54:479–484.

57. Kiely DK, Jones RN, Bergmann MA, et al. Association between psychomotor activity delirium subtypes and mortality among newly admitted postacute facility patients. *J Gerontol A Biol Sci Med Sci.* 2007;62:174–179.

58. Seitz DP, Gill SS, van Zyl LT. Antipsychotics in the treatment of delirium: a systematic review. *J Clin Psychiatry.* 2007;68:11–21.

59. Breitbart W, Marotta R, Platt M, et al. A double-blind trial of haloperidol, chlorpromazine, and lorazepam in the treatment of delirium in hospitalized AIDS patients. *Am J Psychiatry.* 1996;153:231–237.

60. Breitbart W, Tremblay A, Gibson C. An open trial of olanzapine for the treatment of delirium in hospitalized cancer patients. *Psychosomatics.* 2002;43:175–182.

61. Leonard M, Raju B, Conroy M, et al. Reversibility of delirium in terminally ill patients and predictors of mortality. *Palliat Med.* 2008;22:848–854.

62. DiMartini A, Dew MA, Kormos R, et al. Posttraumatic stress disorder caused by hallucinations and delusions experienced in delirium. *Psychosomatics.* 2007;48:436–439.

63. Buss MK, Vanderwerker LC, Inouye SK, et al. Associations between caregiver-perceived delirium in patients with cancer and generalized anxiety in their caregivers. *J Palliat Med.* 2007;10:1083–1092.

64. Smith M, Breitbart W, Platt M. A critique of instruments and methods to detect, diagnose, and rate delirium. *J Pain Symptom Manage.* 1994;10:35–77.

65. Trzepacz P, Baker R, Greenhouse J. A symptom rating scale of delirium. *Psychiatry Res.* 1988;23:89–97.

66. Trzepacz PT, Mittal D, Torres R, et al. Validation of the Delirium Rating Scale-revised-98: comparison with the delirium rating scale and the cognitive test for delirium. *J Neuropsychiatry Clin Neurosci.* 2001;13:229–242.

67. Breitbart W, Rosenfeld B, Roth A. The Memorial Delirium Assessment Scale. *J Pain Symptom Manage.* 1997;13:128–137.

68. Lawlor P, Nekolaichuck C, Gagnon B, et al. Clinical utility, factor analysis and further validation of the Memorial Delirium Assessment Scale (MDAS). *Cancer.* 2000;88:2859–2867.

69. Albert M, Levkoff S, Reilley C. The delirium symptom interview: an interview for the detection of delirium symptoms in hospitalized patients. *J Geriatr Psychiatry Neurol.* 1991;5:14–21.

70. Inouye B, Vandyck C, Alessi C. Clarifying confusion: the confusion assessment method, a new method for the detection of delirium. *Ann Intern Med.* 1990;113:941–948.

71. Hart R, Levenson J, Sessler C, et al. Validation of a cognitive test for delirium in medical ICU patients. *Psychosomatics.* 1996;37:533–546.

72. Ryan K, Leonard M, Guerin S, et al. Validation of the confusion assessment method in the palliative care setting. *Palliat Med.* 2009;23:40–45.

73. Folstein M, Folstein S, McHugh P. "Mini-Mental Status": a practical method for grading the cognitive state of patients for clinicians. *J Psychiatr Res.* 1975;12:189–198.

74. Nicholas LM, Lindsey BA. Delirium presenting with symptoms of depression. *Psychosomatics.* 1995;36:471–479.

75. Leonard M, Spiller J, Keen J, et al. Symptoms of depression and delirium assessed serially in palliative-care inpatients. *Psychosomatics.* 2009;50:506–514.

76. Boettger S, Passik S, Breitbart W. Delirium superimposed on dementia versus delirium in the absence of dementia: phenomenological differences. *Palliat Support Care.* 2009;7:495–500.

77. Morita T, Tei Y, Inoue S. Impaired communication capacity and agitated delirium in the final week of terminally ill cancer patients: prevalence and identification of research focus. *J Pain Symptom Manage.* 2003;26:827–834.

78. Morrison RS, Meier DE, Fischberg D, et al. Improving the management of pain in hospitalized adults. *Arch Intern Med.* 2006;166:1033–1039.

79. Bruera E, Macmillan K, Hanson J, et al. The cognitive effects of the administration of narcotic analgesics in patients with cancer pain. *Pain.* 1989;39:13–16.

80. Jackson N, Doherty J, Coulter S. Neuropsychiatric complications of commonly used palliative care drugs. *Postgrad Med J.* 2008;84:121–126 quiz 125.

81. Agar M, Currow D, Plummer J, et al. Changes in anticholinergic load from regular prescribed medications in palliative care as death approaches. *Palliat Med.* 2009;23:257–265.

82. Lawlor PG, Bruera ED. Delirium in patients with advanced cancer. *Hematol Oncol Clin North Am.* 2002;16:701–714.

83. Agar M, Currow D, Plummer J, et al. Differing management of people with advanced cancer and delirium by four sub-specialties. *Palliat Med.* 2008;22:633–640.

84. Bruera E, Miller L, McCallion J, et al. Cognitive failure in patients with terminal cancer: a prospective study. *J Pain Symptom Manage.* 1992;7:192–195.

85. Tuma R, DeAngelis L. Acute encephalopathy in patients with systemic cancer. *Ann Neurol.* 1992;39:13–16.

86. Cole MG, Ciampi A, Belzile E, et al. Persistent delirium in older hospital patients: systematic review of frequency and prognosis. *Age Ageing.* 2009;38:19–26.

87. Cole MG, McCusker J, Bellavance F, et al. Systematic detection and multidisciplinary care of delirium in older medical inpatients: a randomized trial. *CMAJ.* 2002;167:753–759.

88. Inouye SK, Zhang Y, Jones RN, et al. Risk factors for delirium at discharge: development and validation of a predictive model. *Arch Intern Med.* 2007;167:1406–1413.

89. Pitkälä KH, Laurila JV, Strandberg TE, et al. Multicomponent geriatric intervention for elderly inpatients with delirium: a randomized, controlled trial. *J Gerontol A Biol Sci Med Sci.* 2006;61:176–181.

90. Pitkala KH, Laurila JV, Strandberg TE, et al. Multicomponent geriatric intervention for elderly inpatients with delirium: effects on costs and health-related quality of life. *J Gerontol A Biol Sci Med Sci.* 2008;63:56–61.

91. Lonergan E, Britton AM, Luxenberg J, et al. Antipsychotics for delirium. *Cochrane Database Syst Rev.* 2007;(2) CD005594.

92. Boettger S, Breitbart W. Atypical antipsychotics in the management of delirium: a review of the empirical literature. *Palliat Support Care.* 2005;3:227–237.

93. Jackson KC, Lipman AG. Drug therapy for delirium in terminally ill patients. *Cochrane Database Syst Rev.* 2004;(2) CD004770.

94. Fernandez F, Holmes V, Adams F, et al. Treatment of severe refractory agitation with a haloperidol drip. *J Clin Psychiatry.* 1988;49:239–241.

95. Information for healthcare professionals: haloperidol (marketed as Haldol, Haldol Decanoate and Haldol Lactate). U.S. Food & Drug Administration Web page. Available at: http://www.fda.gov/CDER/DRUG/InfoSheets/HCP/haloperidol.htm.

96. Sipahimalani A, Massand P. Olanzapine in the treatment of delirium. *Psychosomatics.* 1998;39:422–430.

97. Kim KS, Pae CU, Chae JH, et al. An open pilot trial of olanzapine for delirium in the Korean population. *Psychiatry Clin Neurosci.* 2001;55:515–519.

98. Skrobik YK, Bergeron N, Dumont M, et al. Olanzapine vs haloperidol: treating delirium in a critical care setting. *Intensive Care Med.* 2004;30:444–449.

99. Liu CY, Juang Y, Liang H, et al. Efficacy of risperidone in treating the hyperactive symptoms of delirium. *Int Clin Psychopharmacol.* 2004;19:165–168.

100. Horikawa N, Yamazaki T, Miyamoto K, et al. Treatment for delirium with risperidone: results of a prospective open trial with 10 patients. *Gen Hosp Psychiatry.* 2003;25:289–292.

101. Mittal D, Jimerson N, Neely E, et al. Risperidone in the treatment of delirium: results from a prospective open-label trial. *J Clin Psychiatry.* 2004;65:662–667.

102. Parellada E, Baeza I, de Pablo J, et al. Risperidone in the treatment of patients with delirium. *J Clin Psychiatry.* 2004;65:348–353.

103. Schwartz TL, Masand PS. Treatment of delirium with quetiapine. *Prim Care Companion J Clin Psychiatry.* 2000;2:10–12.

104. Kim KY, Bader G, Kotlyar V, et al. Treatment of delirium in older adults with quetiapine. *J Geriatr Psychiatry Neurol.* 2003;16:29–31.

105. Leso L, Schwartz T. Ziprasidone treatment of delirium. *Psychosomatics.* 2002;43:61–62.

106. Young CC, Lujan E. Intravenous ziprasidone for the treatment of delirium in the intensive care unit. *Anesthesiology.* 2004;101:794–795.

107. Straker DA, Shapiro PA, Muskin PR. Aripiprazole in the treatment of delirium. *Psychosomatics.* 2006;47:385–391.

108. Han CS, Kim Y. A double-blind trial of risperidone and haloperidol for the treatment of delirium. *Psychosomatics.* 2004;45:297–301.

109. Hu H, Deng W, Yang H. A prospective random control study comparison of olanzapine and haloperidol in senile delirium. *Chongging Med J.* 2004;8:1234–1237.

110. Devlin JW, Roberts RJ, Fong JJ, et al. Efficacy and safety of quetiapine in critically ill patients with delirium: a prospective, multicenter, randomized, double-blind, placebo-controlled pilot study. *Crit Care Med.* 2010;38:419–427.

111. Girard TD, Pandharipande PP, Carson SS, et al. Feasibility, efficacy, and safety of antipsychotics for intensive care unit delirium: the MIND randomized, placebo-controlled trial. *Crit Care Med.* 2010;38:428–437.

112. U.S. Food and Drug Administration. *Deaths with antipsychotics in elderly patients with behavioral disturbances.* Silver Spring, MD: U.S. Food and Drug Administration; 2005. Available at: http://www.fda.gov/Drugs/DrugSafety/PublicHealthAdvisories/ucm053171.htm Accessed 13.02.10.

113. U.S. Food and Drug Administration. *Conventional antipsychotics—healthcare professional sheet text version.* Silver Spring, MD: U.S. Food and Drug Administration; 2008. Available at: http://www.fda.gov/Drugs/ResourcesForYou/HealthProfessionals/ucm124830.htm Accessed 13.02.10.

114. Schneider LS, Dagerman KS, Insel P. Risk of death with atypical antipsychotic drug treatment for dementia: meta-analysis of randomized placebo-controlled trials. *JAMA.* 2005;294:1934–1943.

115. Wang PS, Schneeweiss S, Avorn J, et al. Risk of death in elderly users of conventional vs atypical antipsychotic medications. *N Engl J Med.* 2005;353:2335–2341.

116. Elie M, Boss K, Cole MG, et al. A retrospective, exploratory, secondary analysis of the association between antipsychotic use and mortality in elderly patients with delirium. *Int Psychogeriatr.* 2009;21:588–592.

117. Keen JC, Brown D. Psychostimulants and delirium in patients receiving palliative care. *Palliat Support Care.* 2004;2:199–202.

118. Morita T, Otani H, Tsunoda J, et al. Successful palliation of hypoactive delirium due to multi-organ failure by oral methylphenidate. *Support Care Cancer.* 2000;8:134–137.

119. Mukadam N, Ritchie CW, Sampson EL. Cholinesterase inhibitors for delirium: what is the evidence? *Int Psychogeriatr.* 2008;20:209–218.

120. Overshott R, Karim S, Burns A. Cholinesterase inhibitors for delirium. *Cochrane Database Syst Rev.* 2008;(1) CD005317.

121. Kalisvaart CJ, Boelaarts L, de Jonghe JF, et al. Successful treatment of three elderly patients suffering from prolonged delirium using the cholinesterase inhibitor rivastigmine. *Ned Tijdschr Geneeskd.* 2004;148:1501–1504.

122. Maldonado JR, Wysong A, van der Starre PJ, et al. Dexmedetomidine and the reduction of postoperative delirium after cardiac surgery. *Psychosomatics.* 2009;50:206–217.

123. Reade MC, O'Sullivan K, Bates S, et al. Dexmedetomidine vs. haloperidol in delirious, agitated, intubated patients: a randomised open-label trial. *Crit Care.* 2009;13:R75.

124. Riker RR, Shehabi Y, Bokesch PM, et al. SEDCOM (Safety and Efficacy of Dexmedetomidine Compared With Midazolam) Study Group. Dexmedetomidine vs midazolam for sedation of critically ill patients: a randomized trial. *JAMA.* 2009;301:489–499.

125. Pandharipande PP, Pun BT, Herr DL, et al. Effect of sedation with dexmedetomidine vs lorazepam on acute brain dysfunction in mechanically ventilated patients: the MENDS randomized controlled trial. *JAMA.* 2007;298:2644–2653.

126. Lonergan E, Luxenberg J, Areosa Sastre A. Benzodiazepines for delirium. *Cochrane Database Syst Rev.* 2009;(4) CD006379.

127. Maltoni M, Caraceni A, Brunelli C, et al. Steering Committee of the European Association for Palliative Care. Prognostic factors in advanced cancer patients: evidence-based clinical recommendations—a study by the Steering Committee of the European Association for Palliative Care. *J Clin Oncol.* 2005;23:6240–6248.

128. Dhillon N, Kopetz S, Pei BL, et al. Clinical findings of a palliative care consultation team at a comprehensive cancer center. *J Palliat Med.* 2008;11:191–197.

129. Morita T, Tsunoda J, Inoue S, et al. Validity of the palliative performance scale from a survival perspective. *J Pain Symptom Manage.* 1999;18:2–3.

130. Fainsinger RL, Waller A, Bercovici M, et al. A multicentre international study of sedation for uncontrolled symptoms in terminally ill patients. *Palliat Med.* 2000;14:257–265.

131. Rietjens JA, van Zuylen L, van Veluw H, et al. Palliative sedation in a specialized unit for acute palliative care in a cancer hospital: comparing patients dying with and without palliative sedation. *J Pain Symptom Manage.* 2008;36:228–234.

132. Connor SR, Pyenson B, Fitch K, et al. Comparing hospice and nonhospice patient survival among patients who die within a three-year window. *J Pain Symptom Manage.* 2007;33:238–246.

133. Elsayem A, Curry Iii E, Boohene J, et al. Use of palliative sedation for intractable symptoms in the palliative care unit of a comprehensive cancer center. *Support Care Cancer.* 2009;17:53–59.

134. Sykes N, Thorns A. Sedative use in the last week of life and the implications for end-of-life decision making. *Arch Intern Med.* 2003;163:341–344.

135. Morita T, Chinone Y, Ikenaga M, et al. Efficacy and safety of palliative sedation therapy: a multicenter, prospective, observational study conducted on specialized palliative care units in Japan. *J Pain Symptom Manage.* 2005;30:320–328.

136. Bercovitch M, Adunsky A. Patterns of high-dose morphine use in a home-care hospice service: should we be afraid of it? *Cancer.* 2004;101:1473–1477.

137. Vitetta L, Kenner D, Sali A. Sedation and analgesia-prescribing patterns in terminally ill patients at the end of life. *Am J Hosp Palliat Care.* 2005;22:465–473.

138. Lo B, Rubenfeld G. Palliative sedation in dying patients: "We turn to it when everything else hasn't worked." *JAMA.* 2005;294:1810–1816.

139. Liptzin B, Laki A, Garb JL, et al. Donepezil in the prevention and treatment of post-surgical delirium. *Am J Geriatr Psychiatry.* 2005;13:1100–1106.

140. Sampson EL, Raven PR, Ndhlovu PN, et al. A randomized, double-blind, placebo-controlled trial of donepezil hydrochloride (Aricept) for reducing the incidence of postoperative delirium after elective total hip replacement. *Int J Geriatr Psychiatry.* 2007;22:343–349.

141. Inouye SK, Bogardus Jr ST, Charpentier PA, et al. A multicomponent intervention to prevent delirium in hospitalized older patients. *N Engl J Med.* 1999;340:669–766.

142. Siddiqi N, Stockdale R, Britton AM, et al. Interventions for preventing delirium in hospitalised patients. *Cochrane Database Syst Rev.* 2007;(2) CD005563.

143. Marcantonio ER, Flacker JM, Wright RJ, et al. Reducing delirium after hip fracture: a randomized trial. *J Am Geriatr Soc.* 2001;49:516–522.

144. Kalisvaart KJ, de Jonghe JF, Bogaards MJ, et al. Haloperidol prophylaxis for elderly hip-surgery patients at risk for delirium: a randomized placebo-controlled study. *J Am Geriatr Soc.* 2005;53:1658–1666.

肿瘤支持治疗中精神治疗的临床咨询和应用

54

David W. Kissane 和 Matthew Doolittle

徐 涛 译校

在肿瘤治疗期间发现，患者产生心理上不适的概率很高。因此，治疗小组的每个成员都有责任努力去缓解患者的痛苦[1]。患者的困扰形形色色、程度各不相同，其中包括对肿瘤的复发和病死的恐惧，对未来感到无所适从，而且对于所有的患者来说，目前他们普遍对疾病所带来的损伤和变化感到担忧[2]。值得注意的是，虽然严重抑郁的发生率相对较低，仍有 15% ~ 40% 的癌症患者会出现明显的焦虑和抑郁症状[3]，护理人员和

患者家属由于长期处于疾病影响的氛围下，可能会逐步发展成第二序患者。因此也应当受到治疗小组的关注。治疗小组应当推行以人为本、以家庭为本、在人文关怀中渗透文化敏感性因素的治疗理念。

咨询的形式各不相同，这取决于患者的需求、咨询师的能力和各治疗中心采用的服务模式。通常情况下，治疗小组由内科医师、外科医师、护士和擅长于患者支持、家庭心理支持的社会心理工作者组成，为患者群体提供广泛的心理教育和支持即综合治疗法。更为专业的心理和精神护理应针对患有强烈心理障碍或精神失常的高危个体、夫妻和家庭。咨询形式包括面向个体、夫妻、小组和家庭等几种，具体在实际中的选择取决于临床实际需要和工作人员情况。

在本章，将回顾三个问题：有咨询指征的常见问题与困扰、可采用的干预模型以及可供从事咨询工作及效果评定工作的临床工作者使用的技术和程序。

患者的困扰、关注和诊断

患者常有担心和担忧的症状，有时也会主诉一些特别症状，更有很少一部分患者出现特殊的精神失常。这种困扰无论是因许多主诉掩盖而变得无法辨认出来，还是直接被提出，都需要临床工作者对其加以辨别，并对需要帮助者做出回应。了解一个人的人生经历，成功与失败、优点与不足、憾事与心事和疾病与健康，对于正确地帮助一个生活在特定的家庭、特定的文化和社会环境中的个体是至关重要的[5]。

临床工作者可从一些固定模型中获取帮助，以便于他们对干预患者的困扰症状制定相关的计划，他们在倾听患者的诉说过程中提炼理论，并把这些理论整理成组。支持性咨询的一般理论包括：（1）损伤和变化；（2）情感反应；（3）联想意义；（4）处理措施。由损伤和变化引起的忧郁较为普遍，且在疾病不同阶段表现出不同的程度——从丧失健康、舒适度、能力、职能，到丧失梦想、交际、工作以及用来实现自我价值的各种资源。在生命中哪个时期发病主要与患者接受和应对的能力有关。好的临床工作者通常会问到每一个患者个体在应对疾病时的情感状况，并将疾病归于某种因素。把明确的处理方式加以命名，同时验证它的适用性，有助于增强患者战胜疾病的信心。

生物 - 社会 - 心理 - 医学模型作为整体框架囊括了咨询中的常见问题。在肿瘤学中，加入存在或精神层面的分析使得这种方式更易于理解。表 54-1 展示了患者提出的经典问题和他们的关注点。

为应对这些挑战，咨询服务成为肿瘤领域中五种重要心理障碍分型治疗方案中的重要组成部分。

- **帮助应对**：第一组患者由于患有某种疾病而充满压力，他们对相关病症十分恐惧。因此，在应对疾病时，他们需要帮助。通常，患者

的情感表现包括担忧、害怕、对疾病及其治疗方法缺乏足够的认识，从而想要对生物学，以及对工作和家庭的影响等方面进行了解，而这一切给了他们很大的压力。患者可能因疾病及其治疗过程经历新的心理创伤，或诱使原有创伤复发。例如，曾经被性虐待过的患者若暴露于乳腺癌分期研究中，可能诱发其原有症状。通常，压力在重病积极治疗期间并不是难以承受的，因为各种协议书和程序证明仍然给予患者以希望。但当进入疾病存活期，治疗减少，患者症状竟然可能开始出现或者恶化，这时的患者会有种被遗弃的感觉。

- **既往存在的精神疾病**：既往被诊断患有精神疾病的患者是一个重要的分组。有心境和焦虑障碍的患者容易复发，而药物之间的相互作用，也是他们面对的一种风险。因此，他们需要专业医师的指导。在很多病例中，原有精神方面的治疗会继续有效；另外一些患者则需要寻求心理 - 肿瘤专家的帮助。除此之外，精神分裂症患者构成一个小样本但易感的分组。肿瘤学中常用的固醇类药物，会增加患双相障碍的风险。

- **新发的精神失常**：在癌症护理过程中常见的新发诊断包括适应障碍（如极度抑郁、社会退缩、非道德化），焦虑性障碍（如惊恐发

表 54-1　患者及其家庭的生物 - 心理 - 社会和存在主义分析

生物因素	心理因素	社会因素	存在主义
癌症：分期、预后、基因型	人：年龄、性别、自尊、信心	角色和职业：工作、教育水平、生活方式	生活方式：疾病含义、年老、年轻
症状：疼痛、呼吸困难、疲乏	悲痛：忧郁、恐惧、抑郁、焦虑	文化：健康信念、态度、获取护理	焦虑：死亡焦虑、不确定性、孤独感、总体意义
功能：虚弱、毁容、残疾、障碍	应对：悲观主义、宿命论、否认者、禁欲主义者、勇气、接纳	家庭和朋友：支持水平、婚姻 / 性关系	精神：利用宗教、哲学、自由选择和自制
治疗：手术、化疗、激素、放疗	决策：理解水平、护理目标、治疗依从性	有效监护：护理、备用药品、急救、机械支持、休息需求	仪式：祷告、教堂或寺庙、牧师、社会参与
结局：败血症、贫血、DVT、治愈或得到控制	生活质量：气馁、遗憾、创伤	存活：经济影响、负担、结局	尊严：尊敬和成就

DVT，深静脉血栓。

作），心境障碍（如重度抑郁、双相障碍），精神失常（如妄想状态），器质性精神障碍（如谵妄、额叶综合征），关系障碍（如性功能障碍），关于存在的苦恼（如强迫控制）。

- **夫妻或家庭需要**：第四组需要社会心理干预的人群指有婚姻和家庭问题的患者，其家庭关系可能变得紧张。亲属面对诀别时会感到痛苦，难以安心护理，对变故感到愤怒或怨恨，担心现有问题会恶化下去。家庭成员也可能罹患新的精神疾病或者增加对原有精神疾病控制的难度。此外，在治疗过程中关系和资源紧张出现时，家庭成员可能会需要治疗。有小孩的家庭可能需要通过相关帮助来告知他们的孩子有关疾病方面的问题。青春期的孩子可能会面临一些困难，因此他们需要在父母的指导下来实现青春期阶段的发展。
- **专业的护理人员和团队支持**：面临死亡和临终挑战的不仅包括患者及其家庭，也包括癌症护理的专业人员，他们也有突然精神崩溃的风险。

在进行专业咨询前应先做出评估与诊断，因为治疗计划应随诊断的变化而自然地发生变化。既往有疲乏性生理疾病和注意力障碍的患者，临床医生通常会采取积极倾听和彻底谈话的方法来对其临床症状与抑郁加以区分。在处于恐惧状态的患者当中，应当先区分恐惧是出于焦虑障碍，还是有明确的恐惧对象，从而进一步分辨当选择那种治疗方法，这种区分对于治疗方法的选择有知道意义。对于把自己看做是家庭负担的患者，我们通过对其生活环境的详细了解，鉴别这种负罪感是出于抑郁，还是患者自身所具有的顽固自尊。诊断过程和生物 - 心理 - 社会模式注重"4P's"，包括：暴露期、下降期、平台期和自卫期（精神病期）。通过专业的诊断规范，来了解这些因素的相互作用，有助于慎重选择行之有效的社会心理干预。

研究反复证实，在癌症护理过程中精神失常症状经常被忽视[6]。心理上的不适成为第六个重要指证，并借此对社会心理护理进行归类[7]。一项应用计算机辅助筛选的随机对照研究证明：采用推荐的干预措施能降低门诊肿瘤患者的抑郁症状[8]。轻度悲痛的患者多归类为社会服务工作者；

患有更严重的精神症状的患者归类为心理和精神学治疗范畴。

心理治疗模型

咨询师从各种心理疗法中选取策略，权衡后采用一些疗法去解决患者的困难，选择处理方式，满足患者、夫妻或者家庭的需要。此外，联合方法（如个体和家庭疗法）的应用与否应视情况而定。下面我们来逐个回顾每种疗法。

心理教育干预

心理教育，是有组织地将病情告知患者、患者家属或工作人员的过程，实际上也是所有疗法的组成部分之一，在一些病例中，还可以独成疗法[9]。把获取新认知作为终点的心理教育研究在Meta 分析中显现出良好的效应值[10]。信息的缺乏，尤其是在一个重大诊断后认识的不足，则是干预的明确指征[11]。将疾病将来可能出现的症状或可能处于的阶段告知患者及护理人员，借此来大幅度地改善他们的生活质量。特别是在了解可能出现的疼痛或其他症状后，从而使患者得以安心。对于濒临死亡的病患，了解临终过程可能出现的生理变化可以缓解焦虑、帮助患者家属更好地认识死亡过程。对于非住院患者，告知其再次入院治疗指征的做法是恰当的，且可能缓解焦虑。通常来说，心理教育旨在预测患者可能出现的问题及恐惧，试图明确和预计护理人员的需求，明确适当的护理和资源（花费）。这样可使患者和家属从疾病实际的方面出发去讨论病情，从而提高他们对复杂治疗的依从性。

咨询支持

同心理教育类似，这组被冠以"支持性"头衔的技术几乎可应用于每种疗法。支持工作注重积极的倾听、解答，来达到增强循证医学证据的目的，并对患者实施强有力的措施和有效的互动，来增强患者的自我效能[12]。支持仅在貌似可信的情况下才有意义，换句话说，治疗师作出反应、提出建议的前提是信任，信任是在同情心及对痛苦关注的基础上建立起来并得以维持的。心理和生理状态应该包括对情感的表达、行为和人间关系的描述。当一个联合治疗方案确定下来后，应该鼓励患者通过树立合适的目标和增进处理疾病的能力来让患者认识支持治疗。对于严重疾病，支持治疗的另外一种作用是对死亡脱敏，即帮助患者将死亡视为生命的一部分——患者可以像以往由他人处理自己死亡一样，自如地处理这个过程。

支持性团体疗法

SEGT（supportive expressive group therapy，支持性团体疗法）作为一种著名的结构性支持疗法已应用于肿瘤学领域，并通过营造医学氛围来帮助控制医学症状。SEGT建立在亚洛姆的关于存在主义疗法著作[13]及戴维·斯比格等人对其的精心阐述[14]基础之上，源于提高生活质量这一目标，通过提供特殊社会支持来帮助晚期癌症患者度过疾病期和死亡。小组人数比普通的小组人数多，10～12人，允许因疾病缺席，每次可增加2～3人来替代患病的成员。为增强社会支持和小组凝聚力，治疗师允许和鼓励组员和组外人员私下接触，同时考虑到在与会期间组员会讨论这些组外的交流，并提出相关的问题。每星期的例会通常在一个与医疗相关的地点举行，但当一位成员病重，小组会议将会在医院或临终者家里举行，来维系治疗的连续性。治疗师和成员们也按常规出席葬礼。富有成效的小组能帮助成员的心态从对疾病的矛盾情感转换为注重创造生活，方式包括迁就、颂扬、魅力、贡献、价值追求、最终让患者坦然地接受死亡[15]。联合疗法对小组至关重要，如果平衡得好，可以选择一位对癌症专长的治疗师，另外一位为对心理疗法更为专长的治疗人员，让两人同时进行治疗。治疗师首要任务是确保成员的感受在讨论时得到关注，在小组会议中可以出现对治疗的不同观点、不同的行为选择及不同的应对方式。虽然小组的目的在于让成员观察一系列的经历，辨认出堕落或者"精神崩溃"，但是长期应用这种疗法仍会产生一个弊端——使小组成员变得自满。

小组的作用不仅仅像联谊会那样，治疗师得负责将小组成员及其家人的关注点聚焦于癌症和其治疗的连续性上。有经验的小组可以通过以下方式来达到此目的：真诚的幽默（而不是表现为避免尴尬）、人生里程碑的庆祝、肯定而有效的医学互动训练、小组成员的创造能力开发、对联系

在一起的小组成员表达无私的善意、在临终时勇于接受死亡。

临床医生在受到同行质疑时会出现消极的转移作用，而被授予太多职权时，又有过度积极的转移作用，这两者都会阻碍小组的工作和癌症的治疗。而这些情况还会因放宽小组工作界限和降低死亡情绪强度评价标准而激化。因此，有序的监管和治疗师间关系的不断协调对小组工作是至关重要的。既往研究得出的"类似疗法可增加生存期"的观点已被否认[16,17]，但是SEGT中的医学方法可能会增加治疗的依从性[18]。多项研究显示，SEGT可以改善癌症患者的生活质量，减少他们的焦虑和抑郁症状[19,20]。在实际应用上，一项墨尔本的SEGT研究表明，与对照组相比，接受SEGT治疗能阻止抑郁的发生[18]。

认知行为疗法

治疗师在认知-行为疗法（cognitive-behavioral therapy，CBT）中的目标是扮演一名导师或教练的角色，帮助患者明确并记录相关的思绪、感受或者感觉以及行为。通过协作和苏格拉底式的提问，"消极的自我思维"可经患者的行为和感觉识别出来[21]。通过记录日常生活中的想法、感受和行为，来确认患者适应不良的类型，再通过咨询或家庭练习，促生新的想法和结论，使患者得以自控。以下是一个例子：

T太太是一名已离婚的49岁三期乳腺癌患者，在儿童时期有明确的性受虐史。初步治疗后，她开始感到颈部疼痛、气短，做关于她童年时期创伤的噩梦。她开始逃避与那次袭击相关的地区，逐渐到不能离开自己的房子，每次睡眠无法持续3个小时的程度。袭击后出现的胸闷和其他创伤相关的身体症状一直存在，同时被诊断为创伤后应激障碍。她接受系统CBT治疗后，说道："我不应该用这种方式感受事物，我应该因癌症得到控制而心存感激，我有必要接受CBT，同时需要换种思维方式。"识别与"应该"和"不得不"相关的认知扭曲成为她治疗的重要组成部分。通过追踪这些想法的根源，她意识到自己潜在的恐惧，即假如她不是一位出色的母亲，十几岁的儿子将不会再爱她。癌症对她来说意味着"自己出了问题，身体不再健康，不再优秀和出色"。经过一系列的分步练习，她能走出去随诊并且最终重返工作岗位。

常用于焦虑和抑郁治疗的认知策略在癌症支持治疗中同样适用[22]。其重点在于辨别出与疾病相关的情绪与痛苦，应用追踪、重构、接地、放松、呼吸锻炼和暴露等疗法来改善症状，CBT 治疗的传统关注点在于识别出灾难性思考、多疑、过度引申和其他不良认知形式，应用缓和但持续的提问来促使思维回归现实[23]。与应用逻辑和理性来评估一个人的思维是否正常不同，是否符合现实被作为癌症护理中的适用标准。如表 54-2 所示，在医治疾病过程中，探索可能因现实的不尽如人意而易受挫折。但是对（患者）恶化的焦虑、内疚、自责、被抛弃的担忧和死亡的恐惧加以关注，可能会促使患者提高积极应对严重疾病的技巧。认知导向的团体疗法已应用于早期乳腺癌患者[24]。

此外，癌症或其他重大诊断可能是"模式各异"的危机，使患者深切感到整个世界都很糟糕或者感到他们有重大的缺陷，而这些会给他们带来焦虑、恐惧以及内疚，甚至无法继续生活。CBT 已证实能改善癌症患者的焦虑和抑郁症状[25,26]，且最近更多的研究使其在姑息性治疗占有一席之地[27,28]。例如，在一项持续 16 周、由 80 例住院姑息患者组成的随机队列研究中，护理专业人员实施简化的 CBT 治疗后，发现受试者的焦虑症状有所缓解而抑郁症状却没有缓解[29]。在肿瘤的症状管理研究（Symptom Management Research Trial，SmaRT）中[30,31]，16% 的受试者患有晚期癌症，在厄尔和他同事的试验中[32]，约 28% 受试者伴有癌转移。为改善对抑郁的护理，CBT 的原则连同强化护理和一系列的健康专业指导，同时实施联合护理模式。CBT 适用范围很广，它可以纠正患者扭曲的认知，指导患者实事求是地

表 54-2　认知导向疗法中的事实重构来应对在癌症护理中常见的无意识消极情绪举例

无意识消极情绪类型（Negative Automatic Thought，NAT）	NATs 的患者实例	现实认知重构举例
1．灾难化：被认为是最糟糕的场景	"癌症将耗竭我，我的情况毫无希望，我将不久于人世。"	"我的癌症是惰性的，应用化疗会得到很好的控制，我的生命还很长。"
2．扩大化：幻灭，憧憬	"这种背痛是癌症再次出现的结果，癌症复发了！"	"我今天用吸尘器可使背部劳累，明天症状就会消失，下周仍然疼的话我就去看医生。"
3．悲观主义：消极预测未来	"我的头发将因化疗而脱落，然后我的丈夫将会离开我。"	"姣好的相貌和好的感觉教会我主动佩戴假发，我将保持女性魅力。"
4．选择性注意：关注负面信息	"化疗的不良反应肯定会使我感到非常痛苦。"	"化疗非常保险，我将容忍任何不良反应来获取化疗带来的益处。"
5．全或无式的思维方式：一个黑白的世界	"如果我不能被治愈，将没机会活下去。"	"虽然患有不治之症，但在数年内可以将癌症当做是一种慢性病。"
6．习惯性的消极定位：不断地贬低自己	"我真没用，我是个懦夫，我无法应对这种疼痛。"	"放疗炎症引起的疼痛可以用止痛药控制。"
7．通过用"应该"表达的期望：可能是不合理的	"我本应该能在患癌之前把这些事完成，我为此感到挫败。"	"劳累继发于化疗引起的贫血，少量的锻炼可防止肌肉萎缩。"
8．个人化：过分自责	"我生活中的众多压力导致癌症，这是我的错，是我的责任。"	"DNA 突变导致癌症，压力导致癌症是以前所作的假设（即现在不一定适用）。"
9．感情用事：将消极情绪作为事件的起因	"因为我感觉很糟糕，所以在工作中我肯会表现得很差，癌症将毁了我的工作。"	"我的主管很乐于助人，于是我可以把感情和工作一分为二，在工作中我可以做得很好。"
10．不合逻辑的思维：错误归因	"如果我在短时间内没有好转，我将永远无法战胜癌症。"	"我需要耐心地等待治疗起效。不久，我会好起来的。"

对待发生的一切。

人际心理疗法

人际心理疗法（interpersonal psychotherapy，IPT）注重改善患者的人际关系，对他们的痛苦予以缓解，帮助他们通过反思和换位思考更好地应对争论、决裂及过分敏感的倾向[33]。通常，这些后天缺陷可以通过治疗师对患者经历中可信和不可信的人际关系加以剖析，给予患者一系列信心支持得以克服。在患者努力修复人际关系时，对交际期望和形式加以探索，在那些令人满意和不满意的人际关系中都是有帮助的。当患者可以直接参加人际交往时，在联席会议中角色扮演有助于其理解相关模式及模式之间的转换。

关注角色转换包括区分和再现变故前后所涉及角色的消极情绪、增强自尊与自制。在姑息性护理中，角色转换经常包含令人惋惜的地位和健康的丧失，其治疗目的包括三方面：帮助患者接受一些由疾病带来的不便，不将新角色的消极情绪扩大或是新角色在转换过程中产生的无助感减弱。应用 IPT 进行的探索已证实在急性疾病中同样是可行的。在 13 项研究中，有 8 项提示 IPT 组较安慰剂组（对照组）效果更好[34]。

心理动力学疗法

同支持技巧一样，心理动力学的原则几乎应用于各种类型的疗法，就像早期的亲子关系一样，其在以后的生活中是不断重复的[35]。在支持护理中，动力方法常被用来鉴别和评估对患者有益或有害的防御机制，也可用于移情和反移情反应的研究[36]。在一些案例中，可能会检测到患者在离世前对建立理解和实施治疗方法存在长期抵触心理。

存在主义的著作中，自我意识的观念可以引发选择和自由的解放，同时也加深了对死亡的认识[13]。治疗师通过帮助患者构建对抗、反向形成，引导其选择生命中最值得珍惜的方面来应对失落、孤独、堕落或者绝望。在其他带有心理动力色彩的姑息性护理工作中，防御可能是适应性的或适应不良的，医师的角色是用一种缓解患者压力的方式来对这些防御作出相应的处理。例如，对于严重疾病和临终患者，"否认"可能会作为一定程度的间歇应用来减轻抑郁、焦虑或其他压力，而且也可在其作用不是那么明显的时期应用于护理

过程中。"退化"也可能是针对疾病孤独感及剥夺感的一种适应反应。另一方面，如果患者的"防御"妨碍其参与护理、为死亡做必要的准备，那么"防御"不再仅仅被看做是一种疗法，而此时临床医师针对患者防御教育的治疗可能会有效。

在一般情况下，移情和反移情可以应用同样的方式监测。经常对这些问题进行的监测结果甚至可以指导一些简单的治疗。治疗师治疗垂危患者时自己所经历的愤怒、无望和其他消极情绪可能会反映出患者的感受，这样可以在短时间内增加患者对治疗的理解和关注。

叙事疗法

叙事疗法旨在帮助患者形成系统的世界观、价值观和人生价值观。治疗师倾听、评价和总结患者的人生经历，肯定其成功，尊重其地位和社会关系，辨别出过去和现在可能需要加以留意的逆境[37]。这一过程包括治疗师通过反复询问来帮助患者理清他或者她的经历，从而在现实来源及人生意义上达成一致[38]。这种协作疗法使得治疗师成为患者人生经历的编辑或者记录者，从而实现核心目的——增强患者叙事的真实性[39]。以下是一个病例：

D 先生是一位 54 岁的已婚男性，胰腺癌患者。他提到经过许多积极的治疗后，持续的疲乏影响了他的生活质量。最初，包括精神兴奋药物和抗抑郁药的治疗对于他的精神状态改善效果甚微。通过回顾他的人生经历，他提到，虽然他一辈子都是个会计师，但他在少年时期曾有过想成为一名摄影师的梦想。于是，制作一本相册留给孩子们的想法变得十分迫切。他从亲人那里找来相片来制作这本相册。随着兴趣增加，他找出老相机开始记录生活的点滴。数周里，他将自己的注意力和精力都用于相册的制作，并增加了一些叙事性的说明。孩子们和他们的母亲同他一起来完成这项计划，同时表达了他们珍惜这一共同追忆过去的机会。完成相册 10 天后，他离开了人世。

通过"借给患者一个声音"的过程来保持叙事可靠性的疗法已得到广泛研究，并会在下面几个章节里提及的尊严疗法和意义中心疗法中得到证明。

将期望加入叙述疗法中也有了长足的发展。一些研究者已经尝试应用有序的方法来鉴定期望，

例如，接受姑息性治疗的患者与接受根治性治疗的患者就其在对治愈的期望、其他积极的治疗效果、良好的情绪、恢复原有功能或者人际交往目标等方面无显著差异[40]。关于期望的理论已加入治疗计划，其包括看一段励志视频然，后进行关注"期望"的活动，如写一篇观后感，搜集期望的目标，并将这些加入个人经历中。有报道称接受引发期望锻炼的患者当中，有超过60%的患者有更高水平的期望[41]。

尊严疗法

　　基于善终概念方面的工作及保持生活质量的努力，相关人员应用尊严维护疗法来明确一个人的生命是且将持续而有价值的，纵使会因终末疾病而受到挑战[42]。在最开始保持自我价值和自尊对帮助患者有尊严地离世这一目标是至关重要的，该目标也是姑息性治疗的基本信条。因此研究者首先制定了一个框架来评估和提升终末期患者的尊严。在一项深入的定性研究中：50例患者以"尊严疗法"为标准分为三组：（1）疾病相关担忧的范畴，包括身体症状、认知和机体功能、应对精神压力、对医疗因素不同程度的疑问或者对死亡本身的焦虑；（2）尊严维护范畴，它包括一种主观的自主性感觉、顺应力、接受力、对已取得成就的自豪和对成就和现在处境感觉的一致性，即在精神生活中保持常态；（3）社会尊严范畴，主要包括社会支持和保护隐私能力的社会因素，同时也包括对患者当前社会状况的主观评估、患者负担感受的程度以及患者对去世后事务的担忧[43]。为了明确这些与尊严相关的概念，一项包含有211例姑息性治疗的患者的研究进一步验证了一种定量方法：患者尊严范畴[44]。

　　尊严疗法是一种系统的干预方法，通过提供制定遗嘱过程中所需要的帮助来增强患者的控制感。应用的草案包含他们生活方面的12个问题（表54-3），治疗师通过访谈这些相信自己将要死亡的患者来实施此疗法[45]。患者被问及感觉最有活力的时刻，他们取得的重要地位和成就以及仍想在临终前告诉他们所爱的人的事情。刻录的录像带将回放给与治疗师一同编辑叙事内容的患者。最后，最终的文件将交与患者，患者可以将其作为遗产留给生者。无论是在临终关怀医院还是在普通医院，尊严疗法及其相关的叙事疗法都是一

表 54-3　在尊严疗法中询问的问题

1. 你能告诉我一些你的往事吗？尤其是记忆最深刻或者认为最重要的部分。
2. 你什么时候感到最有活力？
3. 你是否有些特别的事情想让你的家人知道？你是否有些事情想让他们记住？
4. 你在生活中扮演的最重要的角色（如：家庭中、职业上、社会服务方面）是什么？
5. 它们为什么对你是最重要的？你认为你在这些角色上的成就是什么？
6. 你认为你最大的成就是什么？你最为之感到骄傲的是什么？
7. 你是否有特别的事情需告诉你爱的人们，或者借这个机会再说一遍？
8. 你对你爱的人们的期望和憧憬是什么？
9. 你想留给其他人的人生感悟是什么？
10. 你想留给你的儿子、女儿、丈夫、妻子、父母、其他的建议和指导是什么？
11. 你是否有话或者指示留给家人来安慰和慰藉他们？
12. 你是否还有其他的事情想添加进来？

种重要的方式用以缓解压力，不仅为患者，而且为生者提供切实的帮助。

意义中心疗法

　　意义中心疗法被用来重申一种特定的感觉，一种精神世界与外界的联系，并通过一系列强调经历相关性的练习和通过相关性的特征来发掘患者以前可能没有注意到的独特意义。布莱巴特和他的同事从维克多·弗朗克的言语疗法中开发出意义中心疗法的心理教育模型，这种模型强调人生理、心理和精神的整体性[46]。同言语疗法类似，意义中心疗法提出，人类意识的中心环节是发现意义的能力，所有人寻求发现这种意义——一种"需求的意义"——所有人都拥有一种与生俱来的对生命意义进行理解的能力[47,48]。言语疗法持有这种观点，即人类不仅仅因事件而改变，同时有自发的动力向着"意义"的方向运动，在基本需求指引下来制定并实施计划才会得到所谓的满足感。在这种框架下，意义不再单纯指一系列与积极情绪有关的崇高信仰，也指一种向有意义目标积极努力的感觉。意义通过创造或者人们对世界的实质贡献得以表现；通过感受经意识反映过的

世界来升华信息（例如把欣赏美丽的日落作为人生的一个礼物）；通过接受人生局限性的能力来得以体现[49]。

意义中心心理疗法以 6 ～ 8 周为一个疗程，90 分钟的会话包含了教导"意义"的哲学含义，谈论诸如善终的问题，通过练习来增强参加者对心理和物质的洞察力；通过家庭练习来巩固同样的主题[50]。意义中心小组疗法（The meaning-centered grouppsychotherapy，MCGP）的重要主题如表 54-4。通过接受患有严重疾病的现实，以及接受由疾病带来的不便，来认识这种经历中独特和有价值的行为，从而使得每个人的人生都变得充满活力，富于创造性。MCGP 未明确谋求宗教化，但在信仰宗教的患者中，人们意义意志力的瓦解被认为是精神危机和信仰危机。在无宗教信仰的患者当中，没有目标和感到绝望同样被认为是危机。MCGP 的原则不仅适用于临终患者，也适用于工作于姑息性治疗的护理人员，用其来防止精神衰竭的发生。例如，最初的研究显示，由有执业资格的心理工作者应用修订版的 MCGP 对姑息性护理的护士提供帮助，经过 4 次长约 2 小时的会议，再经过 3 个月的随访后，证实其提高了护士对终末护理工作益处的理解，而且他们的生活质量并没有受到负面影响[47]。简言之，MCGP 作为有组织的干预，可能适用于终末期护理；目前进一步的研究正在进行，MCGP 是未来工作中一个有前途的领域。

夫妻疗法

患者的需求同他们伴侣的需求高度相关，相互依赖[51]。夫妻疗法在肿瘤支持护理中的主要目标是维护和促进人际关系来应对相关压力。因此，

表 54-4　意义中心疗法涉及的每周会话内容

1. 意义的概念和来源
2. 癌和意义，意义和历史生活背景
3. 叙事和人生计划
4. 人生的自身、外界条件限制
5. 职责、创造力和行动力
6. 自然、艺术和心情经历
7. 与未来告别和对未来的憧憬

人际关系充当起相互支持的主要来源，通过培养相互坦诚的人际关系来促进自制的能力和改善处理压力的能力。在一项涉及日常护理的，夫妻应对干预的随机对照试验中，通过对乳腺病患者实施 6 个多月治疗，发现其女性抑郁症状有所减少[52]。

FOCUS 干预阐明了有关治疗前列腺癌的夫妻疗法，它的目标是家庭参与、乐观态度、有效应对、减少疑虑和控制症状[53]。就像得到对抗抑郁的保护伞一样，夫妻们的生活质量得以改善，绝望发生率得以降低。

夫妻疗法可以促进患者对形体改变的适应性（如乳房切除术、结肠造口术、回肠置管、截肢）、性功能受到的影响（如前列腺癌引起的勃起障碍、妇科肿瘤引起的性交困难）、不孕（如化疗、阉割手术）。当羞愧、内疚、绝望、抑郁等不良情绪发生时，伴侣是支持的基本来源。在晚期癌症中，夫妻疗法将它的治疗重点转向关注的给予、预期的损失和现存的担忧[54]。分离焦虑与失去一个重要的人物有潜在的关系，夫妻情绪焦点疗法通过研究疏远的关系和亲密的关系来寻找影响情感付出的障碍性因素，进而有效地减低抑郁[55]。

当夫妻彼此牢牢地联系在一起时会带来有效的支持。相反，对于关系紧张的夫妻，对抗和分离发展成为一种要求 - 退缩形式，导致安全感的减低和丧失，使（患病）危险性增加。在面临死亡时，夫妻疗法通过识别现存的恐惧和增加彼此的亲密性来提高治疗顺应性、防止堕落和抑郁的发生。

家庭疗法

在家庭疗法中，当临终护理得到授权时、家庭中有儿童或青少年时，或者家族病中基因作用显著时，治疗师也选择直接将患者及护理亲属囊括进来。研究患者的基本家庭、兄弟姐妹、父母，或者整个家族起源，这可能对调整、改变目标和期望会有帮助，同时对垂危患者不幸的家庭给予相应的支持[56]。一般来讲，任何家庭研究应该将这些考虑在内，即家庭成员在患者护理中起重要作用，如评估症状等；在一些病例中家庭成员还可以直接实施治疗。

家庭系统理论承认内稳态的概念。内稳态也可以被称为一种保持变化和稳定之间平衡的拉力。

关注家族中的组合与子系统，清楚这些子系统的分界，对于治疗师保持中立和将家庭看做一个整体是至关重要的。家庭内随着世代繁衍，隔代形式的联系日益增加，这种形式因一个家庭成员的疾病而得到改变或加强[57]。

当一位家庭成员患病时，大多数家庭将会充分地调整并能有效地面对不幸。然而，脆弱的家庭在疾病及丧亲期间不能保持常态及自平衡，会因此遭受重创而出现病态。家庭聚集节哀疗法（family-focused grief therapy，FFGT）提供辨别脆弱家庭的模型、培训治疗师以及有效的有期限疗法，这种疗法从姑息性治疗开始一直持续到丧亲阶段[58,59]。通过应用一种经过验证的、包含有12个项目的、自我报告方法——家庭关系指数（Family RelationshipsIndex，FRI），在家庭成员的个体、家庭内在凝聚力、家庭成员之间的交流和冲突几个方面对家庭前景进行评分[60]。参与这项人工模型治疗的治疗师，在6～18个月的时间内与患者家人会面6～10次，每次进行90分钟的会话。评估开始于两周一次的会话，任务是鉴别家庭类型和关注点，并与家庭一起制订治疗计划。在开始执行治疗计划期间，干预时期由4～6个月一次的会话组成，尤其注重培养改善交流，增强凝聚力，解除冲突，分担痛苦的能力。在接下来的4～6个月的时间内，在最终的一次或两次的会谈以助力对话的形式来回顾和衔接整个过程，并预期可能出现的变化。

在一个针对"风险家庭"的FFGT随机对照研究中，着眼于通过促进有效的交流，增强凝聚力，培养解除冲突能力来优化其功能的家庭疗法有效地降低了抑郁的发生率，并对因癌症所带来痛苦的家庭给予了帮助[61]。在丧亲期间，亲属障碍越显著，所需的家庭会话次数越多。通常来说，亲属轻度障碍可以定位在4～6次会话，然而显著障碍可能需要10～12次会话。坦率地谈论死亡和垂危，及早防范冲突是有益的，这些方法一直沿用到交流能力的提升和亲密关系的建立，以至于可帮助家庭成员容忍不同的观点[62]。治疗师应用环扣式问题来揭示家庭的内在动力、规律，帮助家庭成员在整体上理解他们的关系及创建应对丧失和变化的模式[63]。癌症患者在世时就着手治疗，根据他或她的意愿建立一种预防性的成本效益好的家庭护理模式，并提供支持到丧亡阶段。

表54-5展示了举行一个家庭会议可用的模式。引导者从一个直接的线性问题开始，从个体获得信息，从而继续一个循环问题让家庭成员一个接一个地表达观点。用这种方法来了解家庭成员现有的应对措施，并让他们培养一种整体的家庭观念，从而让他们开始参加一些如了解家庭功能，增进家庭协作，解决实际问题的活动。治疗师避免提供建议，保持中立，不和任何家庭成员站在一边，通过提问题，鼓励家庭成员寻求解决方法，在回顾中深入思考他们是如何作为一个整体来对困境作出反应的。家庭成员逐渐在解决问题方面变得有经验，要求治疗师随时确保运动的创造性和有益趋向性。

当家庭成员之间有很深的冲突和敌对且已经导致明显的疏远和分离，家庭工作就需要一个适度的目标。在实践中，进展经常在家庭的分支小组里产生。临床医师应尽量避免不切合实际的拯救计划。有一点要明确的是，成员之间的距离可能就是有效解决分歧的方法。另一方面，很少公开表达愤怒、很少交流以及凝聚力降低的家庭可能会从诸如FFGT中显著获益。

团队互助支持模型

最近，支持护理方法通过一系列证实协同护理效果的计划（如SMaRT肿瘤学）得到了发展[64,65]。协同护理因素被包含在问题解决疗法（problem-solving therapy，PST）之中，其本身又包括以下几个方面：通过临床筛选压力紧张患者，来识别抑郁患者[54]，就患者的抑郁症状同初诊的医师或是肿瘤学家进行交流[54]，起用经过训练的、来自社会工作、护理和精神病学的健康专业人士来实施社会心理治疗和药物治疗[54,67]，治疗结束后给予患者监护观察，操作过程中给予辅助及社区服务评估[57]。在体系里精神护理的资源和人员有限的条件下，PST中的社会工作者和护士的起用也增加了实施干预的可能性。另外一个在多伦多发展的协同护理模式被称为癌症和有意生活（Cancer And Living Meaningfully，CALM）疗法，它寻求更为积极的应对策略。

CALM疗法

CALM是一种来自多伦多，注重心理治疗、

表 54-5　在支持护理中举行家庭会议的指导

治疗师的策略	问题和评论举例
1. 制订会议计划和告知家庭成员会议议程	● 我们聚到一起想把对护理 [患者姓名] 的目标达成一致。 ● 你们有想让我们讨论的问题和观点吗？
2. 阐明疾病的严重性和目前的护理目标	● [子女或伴侣的名字] 告诉我你是怎样理解 X 癌症的严重性的？有顺序地问其他成员。 ● [患者姓名]，你的家人如何理解因你疾病而引发的一切？ ● 你们中有人谈谈，我们现在治疗的目标是什么？
3. 检查问题 / 有意义的症状	● 是否有你们关注的症状？ ● 照顾 [患者姓名] 最大的困难是什么？
4. 阐明家庭对未来的看法	● 能讨论 [患者的姓名] 临终前的愿望吗？ ● 需要指定健康护理委托人吗？ ● 你是否制订了指示：在意外或并发症发生时，或你临终前，来告诉家人你的意愿？ ● 在家中与在医院去世相比，你的观点是什么？
5. 回顾应对 / 情绪	● [患者的名字]，你的伴侣如何应对？他或者她将来该怎么办？ ● [伴侣的名字]，X 如何应对？ ● 你的家人该如何知道什么时候表现的坚强，什么时候谈论你的担心吗？ ● 关系是否有更亲密的可能，或是有没有获得尊重的其他方式？ ● 你怎样对待不同的观点？
6. 制订达成一致的计划	● 我们积极治疗疼痛和帮助 X 找到处理疲乏的正确方法，你们已经制定了一张值班表来协调护理。我想要恭喜你们，因为你们很合作，而且坦诚地谈论了你们的困难和担心。
7. 检验理解和总结	● 在我们结束前，让我们回顾对护理目的和治疗计划的理解。[患者姓名]，你能总结一下对我们的护理目标的理解吗？ ● 我们作为一个团队来为 [患者姓名] 的疾病提供支持，来改善他的生活质量以便他活得完整、美好。对主要症状的控制是我们的首要目标。我们将在几天后回顾我们的医疗措施，调整治疗。我将和你们在一起，如果出现新的状况请随时联系我。

针对个体的治疗模型，其设计涉及在晚期癌症中引起痛苦和抑郁的特定问题和风险因素，但要求患者的预期寿命需在 6 个月以上。这种模型基于一些广泛应用的理论惯例，包括依附理论和存在主义心理疗法[67,68]。值得注意的是，它倾向于控制症状，引导健康护理系统，同时优先关注情感的、存在主义的和表义中心方面的处理。夫妻和家庭工作的个人会话可以作为必要补充。

CALM 在协作护理的背景下包含为期 3 个月的 3 ~ 6 次个体对话及接下来 3 个月的 2 次强化会话。它包括由经验推导出来的四个重要部分（表 54-6），这四个部分作为一个框架来定位常见的和晚期癌症相关的患者需要面对的压力源[69,70]。

每个部分的时间是可变的，基于决定这些问题次序的个体患者的具体情况和需要。研究一贯强调，控制晚期癌症和生命终末患者的症状、同健康护理提供者建立有效的人际关系（包含完全的交流，帮助做决定和个体护理）是主要的关注点[72]。因此，注重症状得到良好控制对于将进行的心理疗法工作的其他方面是势在必行的。

对于晚期癌症患者来说，依赖性增加、角色和身份改变的状况十分普遍。一个个体对社会支持的期望和他 / 她应用这些期望的能力（反映在交往方式里）对痛苦的表达具有调节作用。疗法涉及的现实问题诸如家务劳动分工、财务责任、父母角色等常常和一些相关的主题交织在一起，如

表 54-6　CALM（癌症和有意生活）疗法中的关注部分

注意的部分	治疗目标	治疗师的措施	期望的结果
1．有效的症状控制和同健康服务人员有效的交流	探索症状的经验和支持并同其他治疗模式积极衔接，培养和治疗小组的良好关系	● 治疗师致力于维持一种患者期望的平衡 ● 在患者和其他护理者之间作为一位倡导者	● 改善对症状控制 ● 改善团队工作；更好地协同护理 ● 更明确地认同护理目标
2．适应因疾病产生的任何自身和密切人际关系的改变	探索身体形象，自信的改变，关注因为疾病及其治疗而改变的社会和亲友的人际关系	● 促进表达痛苦，支持应对策略 ● 通过夫妻和家庭会话来探索动力关系 ● 促进实事求是地接受挑战、完成即将来临的任务	● 对护理目的更好地理解并达成一致 ● 改善相互交流，凝聚力，相互支持
3．精神支持、意义和意图	探索患者面对痛苦和晚期疾病的精神信念和（或）意义和意图	● 促进和支持"意义"作为一种适应策略 ● 培养满足感 ● 促进了解人所能控制的，接受人不能控制的	● 确认和重新评估优先事务和目标 ● 积极度过生命的最后阶段 ● 鼓舞、平和、满足的感觉
4．考虑未来，希望和命运	探索预计的恐惧感并开设论坛讨论生命终止和死亡前的准备	● 平息涉及死亡和临终的焦虑 ● 平息悲伤和痛苦 ● 支持坦率交流未来和计划的行为	● 接受协议的护理目标 ● 生活和临终工作之间的平衡

接触安全、亲密性以及情感交流。经常涉及的问题还包括将预后告知患者子女或其他成员的时机和方式，以及如何帮助他们战胜疾病。

关于精神问题，意义和意图在临近生命的最后阶段时变得越发重要。在一些患者中，发现意义、意图以及信仰与抑郁负相关[71]。对于一些人，疾病的危机和垂危状态可能强化其长期持有的宗教和哲学观点。对于另外一些人，无法解答的疑惑（例如"为什么是我？""接下来是什么？"或者"为什么我的家庭遭受这一切？"），会激化痛苦，挑战现存的信念。同患者一起解决这些问题，可以让患者对事务优先顺序重新做出评估，并关注未来。CALM 疗法帮助患者不仅关注即将到来的生命的终点，也关注死亡之前还在生存的这段时间。

传统疗法的补充

许多辅助的心理干预有效地补充了传统心理疗法，很多患者也愿意选择这些疗法；其中包括放松、深思、催眠、信息和芳香疗法、美术和音乐疗法、锻炼和行为激活、瑜伽和大量的东方式疗法。一项关于放松疗法的 Meta 分析显示其能轻度缓解抑郁[73]。意向指导下的有节奏的腹部呼吸、逐步的肌肉放松和自我状态的调整联合应用于一个压力干预机制中，可减轻化疗患者的焦虑和抑郁症状[74]。注重调度和自我监控的行为激活，虽然是 CBT 的重要组成部分，但可独立完成测试——通过评估患者在日常活动中的快乐程度，优化策略，观察患者是否能够更好地融入社会活动来进行测试[75]。行为激活疗法能有效地改善严重抑郁症状[76]。

有氧运动可以改善接受乳腺癌治疗的患者的心肺功能，并降低她们的体脂水平[77]。虽然单独应用运动无明显效果，但对于有疲乏问题的患者可以作为心理疗法的一个重要辅助措施[78]。一项 Meta 分析显示，运动干预对身体功能方面明显有利，轻度减轻疲乏以外的症状[79]。锻炼也帮助癌症存活者获得良好的感觉。

在很早以前音乐疗法就被认为是一种对终末期护理的帮助的干预[81,82]。美术疗法同样被应用于情感表达[83,84]。一项应用埃德蒙顿症状评估量表的研究显示，美术疗法可在终末期护理中降低症状的强度[85]。芳香和信息疗法在大多数姑息性护理计划也有显著作用[86]。

支持治疗中咨询和心理治疗应用的效果

Meta 分析有力地证明了心理疗法在减轻痛苦、降低焦虑、缓解抑郁中的效力[10,87,88]。夫妻疗法也可有效减轻痛苦[89]。小组疗法可取得与个体疗法相同，甚至更强的效果[91]。效果如何取决于心理疗法持续的时间，时间较长的治疗较短期干预有更高的效应值[91]。例如，对于缓解焦虑，8个多小时的治疗效应值为 1.01，与之相比，4～7小时的治疗效应值仅为 0.41（$P = 0.002$）。

在回顾性 Meta 分析中，治疗师的技巧作为一项决定性的因素而被揭示出来。与经验不足的治疗师和实习治疗师相比，有经验的治疗师使焦虑（有经验的 $d = 0.57$，经验不足的，$d = 0.10$；$P = 0.054$）和抑郁（有经验的 $d = 0.43$，经验不足的 $d = -0.18$；$P = 0.038$）在治疗中的效应值增加[10]。在肿瘤和支持护理计划里，雇佣到经过适当培训和有经验的治疗师来监护这些患者及其家庭在治疗中较为困难。

同所有药物治疗一样，咨询和应用心理疗法有潜在的危险性。几十年研究显示 10% 的心理干预可引起包括焦虑恶化、抑郁或者婚姻家庭矛盾在内的不良反应。即使选用训练有素，经验丰富的治疗师，在运用心理干预减轻肿瘤患者症状的同时，仍有很多不良反应需加以注意[91]。

结论

在支持护理中，心理疗法具有其独特的艺术性：一些治疗模型是针对于患者特点及其家人的不同需要，通过对比与折中，治疗师战略性地选择部分模型作为治疗方法。整体疗法作为心理疗法的一个重要组成部分，发挥着其不可替代的作用。整体疗法由适当的药物治疗以及计划周密的精神治疗组成，这两部分相辅相成，互相促进。整体疗法通过审视癌症的进展，控制患者的病症，关注目前尚未解决的全身性问题，进一步了解患者的精神状态（有一些患者出现了神志不清的症状），从而对疾病进行治疗。与此同时，整体疗法也关注与患者病症及心理状态相关的社会问题。经验丰富的心理—肿瘤学专家团队，分别以个人和家庭为中心，对上述相关问题展开了详实地剖析。心理疗法的魅力之处就在于，它使每个个体认识到，即使我们即将走到生命的终点，我们仍然可以做许多有意义的事来经营自己的生活。

参考文献

1. Zabora J, Brintzenhofezock S, Curbow B, et al. The prevalence of psychological distress by cancer site. *Psychooncology*. 2001;10:19–28.
2. Morita T, Kawa M, Honke Y, et al. Existential concerns of terminally ill cancer patients receiving specialized palliative care in Japan. *Support Cancer Care*. 2004;12:137–140.
3. Miller K, Massie MJ. Depression and anxiety. *Cancer J*. 2006;12:388–397.
4. Kissane DW, Bloch S, Burns WI, et al. Psychological morbidity in the families of patients with cancer. *Psychooncology*. 1994;3:47–56.
5. Cassell EJ. *The nature of suffering and the goals of medicine*. New York: Oxford University Press; 1991.
6. Carlson LE, Angen M, Cullum J, et al. High levels of untreated distress and fatigue in cancer patients. *Br J Cancer*. 2004;90:2297–2304.
7. Jacobsen PB, Donovan KA, Trask PC, et al. Screening for psychologic distress in ambulatory cancer patients. *Cancer*. 2005;103:1494–1502.
8. McLachlan SA, Allenby A, Matthews J, et al. Randomized trial of coordinated psychosocial interventions based on patient self-assessments versus standard care to improve the psychosocial functioning of patients with cancer. *J Clin Oncol*. 2001;19:4117–4125.
9. Burton M, Watson M. *Counselling people with cancer*. Chichester: Wiley; 1998.
10. Devine EC, Westlake SK. The effects of psychoeducational care provided to adults with cancer: meta-analysis of 116 studies. *Oncol Nurs Forum*. 1995;22:1369–1381.
11. Newell S, Sanson-Fisher RW, Girgis A, et al. The physical and psychosocial experiences of patients attending an outpatient medical oncology department: a cross-sectional study. *Eur J Cancer*. 1999;8:73–82.
12. Bloch S, ed. *An introduction to the psychotherapies*. 3rd ed. Melbourne: Oxford Medical Publications; 1996.
13. Yalom ID. *Existential psychotherapy*. New York: Basic Books; 1980.
14. Spiegel D, Classen C. *Group therapy for cancer patients*. New York: Basic Books; 2000.
15. Kissane DW, Grabsch B, Clarke DM, et al. Supportive-expressive group therapy: the transformation of existential ambivalence into creative living while enhancing adherence to anti-cancer therapies. *Psychooncology*. 2004;11:755–768.
16. Kissane DW. Letting go of the hope that psychotherapy prolongs cancer survival. *J Clin Oncol*. 2007;25:5689–5690.
17. Goodwin PJ, Leszcz M, Ennis M, et al. The effect of group psychosocial support on survival in metastatic breast cancer. *N Engl J Med*. 2001;345:1719–1726.
18. Kissane DW, Grabsch B, Clarke DM, et al. Supportive-expressive group therapy for women with metastatic breast cancer: survival and psychosocial outcome from a randomized controlled trial. *Psychooncology*. 2007;16:227–286.
19. Classen C, Butler LD, Koopman C, et al. Supportive-expressive group therapy and distress in patients with metastatic breast cancer: a randomized clinical intervention trial. *Arch Gen Psychiatry*. 2001;58:494–501.
20. Andersen BL, Farrar WB, Golden-Kreutz D, et al. Distress reduction from a psychological intervention contributes to improved health for cancer patients. *Brain Behav Immun*. 2007;21:953–961.
21. Beck J. *Cognitive therapy: basics and beyond*. New York: Guilford Press; 1995.
22. Moorey S, Greer S. *Cognitive behavior therapy for people with cancer*. 2nd ed. Oxford: Oxford University Press; 2002.
23. White CA. *Cognitive behavior therapy for chronic medical problems: a guide to assessment and treatment in practice*. Chichester: Wiley; 2001.
24. Kissane DW, Bloch S, Miach P, et al. Cognitive-existential group therapy for patients with primary breast cancer—techniques and themes. *Psychooncology*. 1997;6:25–33.
25. Clum GA, Suris R. A meta-analysis of treatments for panic disorder. *J Consult Clin Psychol*. 1993;61:317–326.
26. Gloaquenu K, Cotraux J, Cucherat M, et al. A meta-analysis of the effects of cognitive

therapy with depressed patients. *J Affect Disord.* 1998;49:59–72.

27. Savard J, Simard S, Giguere I, et al. Randomized clinical trial of cognitive therapy for depression in women with metastatic breast cancer: psychological and immunological effects. *Palliat Support Care.* 2006;4:219–237.

28. Edelman S, Bell DR, Kidman AD. A group cognitive behavior therapy programme with metastatic breast cancer patients. *Psychooncology.* 1999;8:295–305.

29. Moorey S, Cort E, Kapari M, et al. A cluster randomized controlled trial of cognitive behavior therapy for common mental disorders in patients with advanced cancer. *Psychol Med.* 2009;39:713–723.

30. Strong V, Waters R, Hibberd C, et al. Management of depression for people with cancer (SMaRT oncology 1): a randomized trial. *Lancet.* 2008;372:40–48.

31. Walker J, Sharpe M. Depression for people with cancer: a collaborative care intervention. *Gen Hosp Psychiatry.* 2009;31:436–441.

32. Ell K, Xie B, Quon B, et al. Randomized controlled trial of collaborative care management of depression among low-income patients with cancer. *J Clin Oncol.* 2008;26:4488–4496.

33. Weissman MM, Markowitz JC, Klerman GL. *Comprehensive guide to interpersonal psychotherapy.* New York: Basic Books; 2000.

34. De Mello M, de Jesus MJ, Bacaltchuk J, et al. A systematic review of research findings on the efficacy of interpersonal therapy for depressive disorder. *Eur Arch Psychiatr Clin Neurosci.* 2005;255:75–82.

35. Straker N. Psychodynamic psychotherapy for cancer patients. *J Psychother Pract Res.* 1989;7:1–9.

36. McDougall J. *Theatres of the body: a psychoanalytic approach to psychosomatic medicine.* London: Free Association Press; 1989.

37. White M. *Narrative means to therapeutic ends.* New York: Norton; 1990.

38. Viederman M. Psychodynamic life narrative in a psychotherapeutic intervention useful in crisis situations. *Psychiatry.* 1983;46:236–246.

39. White M. *Narratives of therapists' lives.* Dulwich: Adelaide; 1997.

40. Sanatani M, Schreier G, Stitt L. Level and direction of hope in cancer patients: an exploratory longitudinal study. *Support Care Cancer.* 2008;16:493–499.

41. Duggleby WD, Degner L, Williams A, et al. Living with hope: initial evaluation of a psychosocial hope intervention for older palliative home care patients. *J Pain Symptom Manage.* 2007;33:247–257.

42. Chochinov HM, Hack T, Hazard T, et al. Dignity therapy: a novel psychotherapeutic intervention for patients near the end of life. *J Clin Oncol.* 2005;23:5520–5525.

43. Chochinov HM, Hack T, McClement S, et al. Dignity in the terminally ill: a developing empirical model. *Soc Sci Med.* 2002;54:433–443.

44. Chochinov HM, Kristjanson LJ, Hack TF, et al. Dignity in the terminally ill: revisited. *J Palliat Med.* 2006;9:666–672.

45. Chochinov HM, Hack T, Hassard T, et al. Dignity therapy: a novel psychotherapeutic intervention for patients near the end of life. *J Clin Oncol.* 2005;23:5520–5525.

46. Breitbart W, Heller KS. Reframing hope: meaning-centered care for patients near the end of life. *J Palliat Med.* 2003;6:979–988.

47. Fillion L, Dupuis R, Tremblay I, et al. Enhancing meaning in palliative care: a meaning-centered intervention to promote job satisfaction. *Palliat Support Care.* 2006;4:333–344.

48. Frankl VF. *Man's search for meaning.* 4th ed. Boston: Beacon Press; 1992.

49. Breitbart W, Gibson C, Poppito S, et al. Psychotherapeutic interventions at the end of life: a focus on meaning and spirituality. *Can J Psychiatry.* 2004;49:366–372.

50. Breitbart W. Spirituality and meaning in supportive care: spirituality- and meaning-centered group psychotherapy interventions in advanced cancer. *Support Cancer Care.* 2002;10:272–280.

51. Hagedoorn M, Sanderman R, Bolks HN, et al. Distress in couples coping with cancer: a meta-analysis and critical review of role and gender effects. *Psychol Bull.* 2008;134:1–30.

52. Manne SL, Ostroff JS, Winkel G, et al. Couple-focused group intervention for women with early stage breast cancer. *J Consult Clin Psychol.* 2005;73:634–646.

53. Northouse LL, Mood DW, Schafenacker A, et al. Randomized clinical trial of a family intervention for prostate cancer patients and their spouses. *Cancer.* 2007;110:2809–2818.

54. McLean LM, Jones JM. A review of distress and its management in couples facing end-of-life cancer. *Psychooncology.* 2007;16:603–616.

55. McLean LM, Nissim R. Marital therapy for couples facing advanced cancer: case review. *Palliat Support Care.* 2007;5:303–313.

56. Kissane DW, Lichtenthal WG, Zaider T. Family care before and after bereavement. *Omega.* 2007–2008;56:21–32.

57. Chan EK, O'Neill I, McKenzie M, et al. What works for therapists conducting family meetings: treatment integrity in family focused grief therapy during palliative care and bereavement. *J Pain Symptom Manage.* 2004;27:502–512.

58. Kissane DW, Bloch S, Burns WI, et al. Perceptions of family functioning and cancer. *Psychooncology.* 1994;3:259–269.

59. Kissane DW, Bloch S, Dowe DL, et al. The Melbourne family grief study, I: perceptions of family functioning in bereavement. *Am J Psychiatry.* 1996;153:650–658.

60. Kissane DW, Bloch S. *Family focused grief therapy: a model of family-centered care during palliative care and bereavement.* Buckingham: Open University Press; 2002.

61. Kissane DW, McKenzie M, Bloch S, et al. Family focused grief therapy: a randomized, controlled trial in palliative care and bereavement. *Am J Psychiatry.* 2006;163:1208–1218.

62. Zaider T, Kissane DW. Resilient families. In: Monroe B, Oliviere D, eds. *Resilience in palliative care.* Oxford: Oxford University Press; 2007.

63. Dumont I, Kissane DW. Techniques for framing questions in conducting family meetings in palliative care. *Palliat Support Care.* 2009;7:163–170.

64. Sharpe M, Strong V, Allen K, et al. Major depression in outpatients attending a regional cancer centre: screening and unmet treatment needs. *Br J Cancer.* 2004;90:314–320.

65. Walker J, Sharpe M. Depression care for people with cancer: a collaborative care intervention. *Gen Hosp Psychiatry.* 2009;31:436–441.

66. Rodin G, Lo C, Mikulincer M, et al. Pathways to distress: multiple determinants of depression, hopelessness and the desire for hastened death in metastatic cancer patients. *Soc Sci Med.* 2009;68:562–569.

67. Rodin G, Walsh A, Zimmermann C, et al. The contribution of attachment security and social support to depressive symptoms in patients with metastatic cancer. *Psychooncology.* 2007;16:1080–1091.

68. Lo C, Walsh A, Mikulincer M, et al. Measuring attachment security in patients with advanced cancer: psychometric properties of modified and brief experiences in close relationships scale. *Psychooncology.* 2009;18:490–499.

69. Hales S, Zimmermann C, Rodin G. The quality of dying and death. *Arch Intern Med.* 2008;168:912–918.

70. Lo C, Li M, Rodin G. The assessment and treatment of distress in cancer patients: overview and future directions. *Minerva Psychiatr.* 2008;49:129–143.

71. McClain CS, Rosenfeld B, Breitbart W. Effect of spiritual well-being on end-of-life despair in terminally-ill cancer patients. *Lancet.* 2003;362:1603–1607.

72. Rodin G, Zimmermann C. Psychoanalytic reflections on mortality: a reconsideration. *J Am Acad Psychoanal Dynamic Psychiatry.* 2008;36:181–196.

73. Luebbert K, Dahme B, Hasenbring M. The effectiveness of relaxation training in reducing treatment-related symptoms and improving emotional adjustment in acute non-surgical cancer treatment: a meta-analytical review. *Psychooncology.* 2001;10:490–502.

74. Jacobsen PB, Meade CD, Stein KD, et al. Efficacy and costs of two forms of stress management training for cancer patients undergoing chemotherapy. *J Clin Oncol.* 2002;20:2851–2862.

75. Dimidjian S, Hollon SD, Dobson KS, et al. Randomized trial of behavioral activation, cognitive therapy, and antidepressant medication in the acute treatment of adults with major depression. *J Consult Clin Psychol.* 2006;74:658–670.

76. Dobson KS, Hollon SD, Dimidjian S, et al. Randomized trial of behavioral activation, cognitive therapy, and antidepressant medication in the prevention of relapse and recurrence in major depression. *J Consult Clin Psychol.* 2008;76:468–477.

77. Kim CJ, Kang DH, Park JW. A meta-analysis of aerobic exercise interventions for women with breast cancer. *Western J Nurs Res.* 2009;31:437–461.

78. Jacobsen PB, Donovan KA, Vadaparampil ST, et al. Systematic review and meta-analysis of psychological and activity-based interventions for cancer-related fatigue. *Health Psychol.* 2007;26:660–667.

79. Conn VS, Hafdahl AR, Porock DC, et al. A meta-analysis of exercise interventions among people treated for cancer. *Support Care Cancer.* 2006;14:699–712.

80. Speck RM, Courneya KS, Mâsse LC, et al. An update of controlled physical activity trials in cancer survivors: a systematic review and meta-analysis. *J Cancer Surv.* 2010;4:87–100.

81. O'Callaghan C. Clinical issues: music therapy in an adult cancer inpatient treatment setting. *J Soc Integr Oncol.* 2006;4:57–61.

82. O'Callaghan C, O'Brien E, Magill L, et al. Resounding attachment: cancer inpatients' song lyrics for their children in music therapy. *Support Care Cancer.* 2009;17:1149–1157.

83. Heywood K. Introducing art therapy into the Christie Hospital, Manchester, UK, 2001–2002. *Complement Ther Nurs Midwifery.* 2003;9:125–132.

84. Jones G. An art therapy group in palliative cancer care. *Nurs Times.* 2000;96:42–43.

85. Nainis N, Paice JA, Ratner J, et al. Relieving symptoms in cancer: innovative use of art therapy. *J Pain Symptom Manage.* 2006;31:162–169.

86. Buckley J. Massage and aromatherapy massage: nursing art and science: Review. *Int J Palliat Nurs.*

2002;8:276–280.

87. Sheard T, Maguire P. The effect of psychological interventions on anxiety and depression in cancer patients: results of two meta-analyses. *Br J Cancer.* 1999;80:1770–1780.

88. Osborn R, Demoncada A, Feuerstein M. Psychosocial interventions for depression, anxiety, and quality of life in cancer survivors: meta-analyses. *Int J Psychol Med.* 2006;36:13–34.

89. Hagedoorn M, Sanderman R, Bolks HN, et al. Distress in couples coping with cancer: a meta-analysis and critical review of role and gender effects. *Psychol Bull.* 2008;134:1–30.

90. Miller K, Kissane DW. Counseling in palliative care (Chapter 74). In: Bruera E, et al., eds. *Textbook of palliative medicine.* London: Hodder Arnold; 2006:705–717.

91. Daniels J, Kissane DW. Psychosocial interventions for cancer patients. *Curr Opin Oncol.* 2008;20:367–371.

肿瘤支持治疗中的药物滥用

55

Amy E. Lowery, Kenneth L. Kirsh 和 Steven D. Passik

曲苊苊 译校

阿片类药物是癌症疼痛治疗的基础，此类药物比以往更常用于非癌性疼痛的治疗。在目前的情形下，伴随着处方药物滥用的增多，阿片类药物的处方滥用也有所增多。面对癌性疼痛患者，临床医生在治疗中必须考虑到药物滥用和成瘾是非常严重和复杂的问题。尽管大多数患者并未经历这方面的问题，仍有一些患者存在着药物滥用或误用的情况。虽然这些患者比较少，但是药物滥用的问题变得越来越普遍。年轻癌症患者的药物滥用问题更具有挑战性，因为他们具有遗传易感性并且充分暴露于其他风险因素之前接触到这些药物。

个性化护理对这些患者是必不可少的。一些癌症中心可以提供专门的项目来帮助管理具有较高成瘾风险的患者群体。然而，更进一步的工作是需要综合对待疼痛和成瘾药物，同时在这个领域培训专业的医疗人员。在本章节中，我们会审视在一般情况下和在癌症人群中处方类止痛药滥用的现状；探究对于药物滥用的相关术语及其标识的普遍误解；描述混淆的临床案例，如并发精神紊乱、药物引起的行为异常及原发和继发性药物滥用；列举疼痛患者和非医疗性使用者的分组；阐述评估的策略和工具；讨论心理治疗和药物治疗干预的有效性。

药物滥用的现状

处方类止痛药的非医疗性使用是一个全国性的问题，对疼痛管理有重要的意义。其发生率在过去的十年内增长了四倍，从 1990 年的 573 000 例到 2002 年的 2 500 000 例[1]，且在 2004 年有 2 400 000 例的新增处方药滥用案例被报道，超过了违禁药的使用人数，如大麻（2 100 000 例）和可卡因（1 000 000 例）[2]。如此普遍的止痛类处方药物滥用情况，成为整个医疗环境中一个备受关注的问题。对于存在癌性疼痛的患者，不仅是成人，甚至儿童都可能存在对止痛药成瘾的风险。在治疗中使用潜在成瘾的药物与这些药物的滥用是一个复杂的问题，应该明确用药患者的适应证，这样才能为患者提供最佳的治疗[3]。当面对那些近期或远期有药物滥用史且生命垂危的患者时，对其身体上和心理上的关怀可能会影响疼痛的控制和治疗。

在癌症人群中，药物滥用的情况相对来说是比较少见的。1990 年在美国 Memorial Sloan-Kettering 癌症中心（MSKCC），只有 3% 的住院患者和门诊患者进行了心理治疗服务方面的咨询，包括请求对相关药物滥用的管理。这个数字显著低于社会上、普通医疗人群以及急诊患者中总的药物滥用率[4-8]。精神肿瘤协作组织研究评估了几个三级保健医院中非卧床的癌症患者诊断有精神疾患的比率，也报告了类似的低患病率[6]。在一项使用结构化临床问卷作为评估手段的早期研究中，215 例癌症患者中，只有不足 5% 的患者符合《精神疾病的诊断与统计手册》（第 3 版）的药物滥用的诊断标准[9]。对于这种研究的更多更新的重复性试验尚未报道，可能还是不能准确获得当前癌症人群的药物滥用率的相关数据，特别是在那些社区公共机构中的癌症人群，一项对于进入姑息疗养病房的癌症患者的研究显示：25% 的患者存在近期或者远期的酒精滥用史[10]。

三级疗养医院阿片类处方药充足，而这些医院中的癌症患者药物滥用率相对较低，这种结果看起来并不直观，可能是多种因素作用下的结果。首先，不同机构之间的偏差或对不同患者的选择不同，可能有漏报。资料显示处于较低层经济环境中的患者会觉得被卫生保健系统疏离而不去寻求三级医疗中心的照顾，药物滥用率较高，但承认药物滥用情况可能会被视为污点，他们不太愿意去报告自己的药物滥用史。Bruera 等的一项研究表明：对 100 例酗酒的晚期癌症患者进行调查，虽然经过多次住院及筛查，只有 1/3 患者在其医疗记录中承认有酗酒的病史[11]。事实上，癌症患者一般年龄都比较大（50 岁以上），这也可以解释低成瘾率，因为大多数成瘾者的年龄在 35 岁左右，如果一个中年或老年癌症患者在患癌症之前无滥用药物或酗酒的问题，那么他在患癌症以后也极不可能出现此类问题了[12]。但目前仍需要做进一步的研究来阐明癌症患者及其他内科疾病患者药物滥用和成瘾的现状。

耐受性、依赖性和成瘾性

对癌痛患者群体药物滥用的管理主要障碍是一些术语的不一致和重叠性[13]。对药物滥用与成瘾的流行病学研究与临床管理需要一个公认、有效的命名，但目前的专用术语存在很大的问题。许多临床医生没有经过相关的正规培训，不知如何针对药物滥用患者进行治疗，所以他们可能会混淆患者对药物的耐受和依赖与对药物成瘾的共同表现[13]。这些术语最初提出时是用来评估成瘾人群的，并没有考虑到会有合并疼痛的疾病，在患者人群中，特别是肿瘤患者中定义药物滥用与药物成瘾面临着额外的挑战。澄清这些术语并将其恰当地应用于临床，将有助于药物滥用的诊断和管理，同样也会促进医疗机构中患者的整体护理和对疼痛的管理。

耐受性

药物的耐受性是指以需要增加药物的剂量才能维持该药的作用为特征的药理学现象[14.15]。对镇痛药物发生耐受性，影响药物的治疗效果并使止痛药的用量逐渐增加，最终达到难以维持的剂量，这是临床医生和患者都经常关心的问题。然而，尽管伴随着疼痛加剧或疾病进展，药物的耐受性并不能自动作为药物滥用和药物成瘾的征象[16-24]，这种需要增加药物剂量才能维持药物效果的结果可能是药物成瘾发病机制的一个重要元素[25]。

尽管有这些方面的担忧，在医疗中阿片类药物大量的临床应用经验表明对药物产生了耐受性，即便是药物成瘾也很少导致重大问题[17,20]。对阿片类药物的各种作用的耐受性都能可靠地在各种动物模型中被观察到[26]，并且对阿片类药物的非镇痛作用（如呼吸抑制、认知功能障碍）的耐受在临床上经常发生[27]。对阿片类药物的镇痛作用的耐受性似乎并不妨碍其临床疗效。有研究表明大部分患者可找到一个稳定的剂量，使阿片类药物的镇痛效果和副作用维持长时间的平衡。不同于对副作用的耐受，对镇痛药物耐受有重要的临床意义，但非常罕见并很少成为增加剂量的原因[16,18,19,21-24]。

有假说认为对镇痛药物耐受是药物成瘾的一

个重要原因，但这种假说并没有得到临床观察的支持。一般来说，非医疗用药的成瘾者可表现或不表现出对镇痛药物耐受。在接受阿片药物治疗的患者中偶尔会出现与对镇痛药耐受一致的表现，但是他们通常无药物滥用或成瘾的证据[3,26]。

生理依赖性

生理依赖性的特点是出现戒断综合征，药物的戒断综合征是由于用药量迅速减少或应用了该药物的拮抗剂导致的[14,15,28]。许多临床医生发现药物的生理依赖性与成瘾性的区别并不清楚。尽管生理依赖性是成瘾的一个因素[29,30]，但在理论上防止药物戒断行为可能会加重觅药行为[25]。生理依赖性并不一定妨碍非癌性疼痛患者停用阿片类药物[31]，对于已经完成抗癌治疗且疼痛已减轻的患者，停用阿片类药物一般也没有难度。通过对主动服用阿片类药物的动物模型的研究，已经获得药物生理依赖性与成瘾性的主要区别的间接证据，此模型显示长期服用阿片类药物的动物模型并未产生生理依赖性[32]。

命名错误

相关命名的滥用，如药物耐受性和生理依赖性，使得准确分类和处理与此相关问题非常困难。特别是"addiction——上瘾（名词）"和"addict——成瘾者/使……上瘾"这两个词语的用法不准确，既可以用于描述异常的药物使用（如那些主动滥用违禁药物的行为），也可用于与耐受性和生理依赖性相关的现象。医生和患者会同时用"addicted"这个词来描述一个患者强迫性的服药，而另一个患者则只不过是"潜在的戒断反应"。在各个领域缺少对这些名词的统一理解增加了患者、家庭和医护人员对于阿片药物治疗效果的担忧[33]。

被认为有可能出现戒断综合征的患者不应被定义为"成瘾者"或说他"上瘾"。相反的，这些患者应该被称为"生理依赖性"。"习惯性"这个词不应该被使用，以减少更多的混淆[3]。另外，不主张单独使用"依赖性"这个词，因为它会增加人们对生理依赖性和心理依赖性（成瘾性的另一个组成因素）的混淆。

临床案例

患者特征的多样性也许会影响有成瘾史的癌症患者的镇痛效果。

合并精神障碍

酒精中毒患者并发其他精神障碍的风险较高[34]。焦虑性障碍（19.4%）、孤僻型人格障碍（14.3%）、情感障碍（13.4%）、精神分裂症（3.8%）是最常见的几种[35]。这些并发症的出现会使患者治疗的依从性变差，且因为对疾病缺乏了解和发病前（与诊断癌症有关）疼痛以及神经障碍导致治疗成功率较低。阿片类药物滥用也会有同样的问题，85%的成瘾者会并发非药物引起的心理障碍[36]。这就强调了在癌症患者中评估和治疗成瘾史或酒精中毒史的重要性。

与药物相关的异常行为

对于应用有潜在滥用可能的药物治疗疼痛的迟疑，尤其是用阿片类药物，可能是过分关注药物引起的异常行为、成瘾和滥用所致。对于很多医生来说预示着滥用药物的异常的行为都是不明确的[33]。与这样的事实并存的是帮助区别这样行为的经验知识的缺乏。异常行为可被描述为任何患者表现出可疑的与药物相关行为，这使人联想到滥用。这些行为在严重性和发生频率上区别明显，应该从连续性来看这些行为，从轻度或局限性的（如：使用处方量并自我治疗某种疾病，而非医生强制，如失眠症）到非常严重和广泛的行为范围（如注射一种口服剂型的药），且有潜在成瘾性的可能（表55-1）[37]。这种不依从的问题必须在早期详细地对患者和医生间加以强调。

由于评估被用来决定问题的潜在本质，并促进适当的治疗干预[38,39]，精确地鉴别异常行为可以让医生明确鉴别诊断，并区别"真"成瘾（某种药物使用异常）和"假成瘾"（由不能缓解的疼痛导致的绝望行为）。成瘾患者会因为疼痛不能缓解而寻求更高级别药物的行为，在真成瘾和假成瘾中都会表现出来[40]。这种区别存在于许多混杂的鉴别诊断中。由冲动造成的或不适当的用药或许是潜在的精神异常的根源。例如：边缘性人格障碍的患者会异常用药以便缓解厌倦情绪或转移恐惧或愤怒心理。同样，患有抑郁症、焦虑症或

表 55-1 　药物相关异常行为

成瘾高风险的药物相关异常行为	成瘾低风险的药物相关异常行为
卖处方药	不断抱怨说需要高剂量药物
伪造处方	在症状减轻期间储存药物
偷或借用其他患者的药物	索取特定的药物
注射口服药	经其他医学途径获取相似药物
经非医学途径获得处方药	未经许可增加药量，1～2倍
同时滥用不止一种相似的违禁药物	未经许可用药治疗其他症状
未经许可多倍增加药量	出现医生预料外的精神症状
屡次丢失处方	

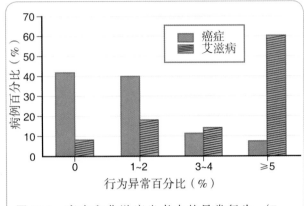

图 55-1 　癌症和艾滋病患者中的异常行为。(From Passik SD，Kirsh KL，Donaghy KB，et al.)

失眠症的患者会自行用处方药来缓解不适的症状[37]。其他可能的异常用药原因包括犯罪倾向（药物转移）和家庭功能失调（家庭成员将患者的药物据为己用）[38,41]。

患者人群中与药物相关的异常行为

在治疗存在疼痛的患者群中已经发现了许多与滥用药物有关的躯体和心理特征。

Passik 等[42]研究观察了两个不同患病人群中药物引起的异常行为的流行病学和相关性。研究对象分别为：与 HIV 相关疼痛且有药物滥用病史的患者（n = 73），癌症疼痛且无药物滥用病史的患者（n = 100）。该研究采用一套问卷评估药物滥用的程度与疼痛、抑郁、痛苦的程度间的关系，以及其他变量间关系。结果显示：焦虑或抑郁和私藏药物是反复出现的异常行为中两种最常见的行为。更具有特异性的是，艾滋病组显示出较癌症组更多潜在的异常行为（图 55-1）。同时在近期止痛治疗中，艾滋病组也显示出更低的疼痛缓解率，未经过医生允许增加阿片类药物剂量，使用较医生推荐更多的阿片类药物，使用阿片类药物治疗其他无关症状，且对家庭成员承认他们使用其他途径的药物来缓解疼痛。在癌症组中，以饮酒缓解疼痛是与近期止痛治疗缓解率较低的唯一显著相关的异常行为。另外，艾滋病患者与癌症患者相比，显示出更高的与残余痛相关的心理压

抑、抑郁和抵触行为。总之，该研究结果显示异常行为受药物滥用史和心理压力的影响要多于疼痛本身和止痛药的变化。

Passik 等[33]另一研究分析了癌症组（n = 52）和艾滋病组（n = 111）患者自身对于异常用药行为的态度，发现他们既往用药和滥用都比现在要频繁。但在疼痛未缓解的前提下，患者会考虑异常用药，或在想象中原谅因为相同的原因有加入异常用药行为的其他人。作者还发现艾滋病组的女性较癌症组的患者有更多的认可异常行为的态度，且患者明显更高估疼痛治疗中的成瘾风险。

这些研究显示，"红灯（危险）"行为因在不同的人群中的特异的诊断而有很多区别。更多的医生对于这些行为的观点是由传闻中的报告发展形成的。有些行为尽管有系统性资料的支持仍几乎被普遍看做是有问题的（例如：患者要求特殊的剂量）。这些行为表面上来看也许是异常的，却对预测真正的成瘾性有局限，实际上这些行为或许更能表明患者知道什么对他们是有效的。

原发或继发药物滥用

药物或酒精的滥用与相伴的精神问题之间的关系是复杂的。虽然有些患者是原发性滥用，也会导致出现情绪和焦虑综合征，另有一些患者为继发性滥用，表现为对已经存在的情绪和焦虑失控的自我药疗[43-45]。酒精或药物的滥用是否为原发或继发，或者是否有针对性的合理的治疗多难以确定，除非患者药物或者酒精的使用能被控制。如一个失眠症的患者，可能会认为失眠是原发症状，或者认为失眠是撤药或者酒醉的结果（继

发）。只有控制了患者的药物滥用行为，才能区分原发和继发的症状[46]。

癌症疼痛患者与非医疗用药者的对比

处方药物滥用数量的激增对癌症疼痛的控制产生了新的难题。因为目前存在一个处方药物使用者的多相组，疼痛患者组和非治疗性用药组。疼痛患者，包括慢性非肿瘤或者与肿瘤相关疾病引起的疼痛者需要这些药物来提高生活质量。非医疗用药者包括无医生开具的处方，但是从熟人那里或者通过非法途径（偷窃、购买）得到这些药物的人，下面的部分描述了每一个类型用药者不同的分组，并讨论了面对这个患者群体的临床医生的影响。

癌症疼痛患者

虽然绝大多数的癌症患者是有依从性的，医生应与真正有问题的自行用药的患者（即"化学性疼痛的患者"），或有滥用药物或成瘾问题的患者保持联系（图 55-2，彩图 55-2）。当治疗癌症疼痛患者时，临床医生必须学会如何识别并管理那些没有按照规定服药的患者。

Eduardo Bruera 等创造了术语"chemical copers"来描述那些介于依从性好和越轨行为之间的现象[47]，说明了一个药物不良反应的典型。这个术语首次应用于一个具有既往药物滥用史的癌症患者的实例[48]，癌症带来的痛苦加剧了药物的滥用[48]，chemical copers 倾向于由压力导致用药，当压力难以忍受时，增加药物剂量，并改变原来的治疗途径。他们对非药物治疗疼痛（如心理治疗）不感兴趣[47]。

对于 chemical copers 的组成，我们可以看到 4 个特点：（1）自我用药[49]；（2）感觉寻求；（3）情感障碍；（4）躯体症状。自我用药的特点是：患者滥用药物，以减轻身体的不适或情绪的困扰，最终沉溺于某种特定的药物[49]。感觉寻求被定义为一种对复杂的、且较强药效的、感受的癖好，其特点通常包括促使患者摆脱约束去获得某种感觉及躲避痛苦的感觉[50]。情感障碍是指无法掌控和把握情绪和情感。这些患者表现为有躯体不适主诉，与情感没有关系，从而完全依赖身体的感受。最后一个相关的特点，躯体症状，是精神和情绪压力通过躯体症状表现出来的一个过程[51]。具有这些特点的患者不会意识到他们把精神的不适当成了躯体的不适，他们会认为那是现实的躯体的疼痛和不适[52]。总之，为了学习更有效、更合理的应对方法，这些患者采用精神干预辅以简单的药物治疗为首选。

非医疗用药者

非医疗用药者是一个范围，包括从试验者、自我医疗者、成瘾者等。20 世纪 80 年代以来，在社会上止痛药已成为最抢手非医疗的药物种类，且在年轻人中是第一抢手的药物。据 2005 年全国药物使用和健康调查提供的信息，2 193 000 人被报道非医疗使用处方止痛药，他们中的 526 000 人是镇痛药奥施康定的新使用者[53]。

这些非医疗用药者不属于疼痛患者，但是应用从其他非医学业内人士（如父母、兄弟姐妹、祖父母、朋友）那里得到的药物自行治疗疾病。据 2005 年全国药物使用和健康调查报道，59.8%

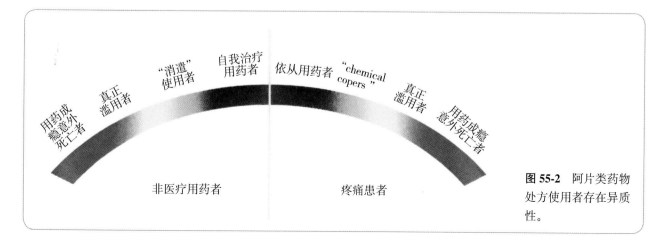

图 55-2 阿片类药物处方使用者存在异质性。

的非医疗用药者从亲戚或者朋友那里得到的止痛药，16.8% 从一个医生那里得到，4.3% 自经销商或陌生人手中得到，0.8% 的患者从网上得到[53]。

　　一个快速增长的、处方药物的非医疗使用人群由大学年龄段的女性组成。她们经常与别人玩"扶手椅药剂师"的把戏（例如，服用别人的处方安眠药，因为她们无法入睡；用别人的兴奋药，因为她们要熬夜学习）[54]。这种现象的存在赋予了治疗癌痛医生和患者新的责任。有必要教育他们这些药物要储存好且不能与他人分享是重要的，即使依从性很好的患者也应注意（见病例分析）。

病例分析

　　G 先生，55 岁，晚期膀胱癌。在第一次疼痛发作后，他提出要接受急救中心的疼痛治疗。他被视为"在痛苦中煎熬"。既往诊断患有抑郁症，并在 5 年前开始宗教信仰。目前他正在试图戒掉海洛因。值得注意的是，G 先生生活在一个不稳定的社会环境中。他租住在镇上贫民区的一个廉价旅馆里，那里人口流动性很大，24 小时都有来来往往的男男女女。需要强调的是，这就是患者疼痛第一次发作的地方。现在已作为一线治疗药物的奥施康定，与氢吗啡酮一起，都是街头最常见的滥用药物。这表明大多数肿瘤学家缺乏对医疗前沿的关注。他们关注的重点是减轻患者的疼痛，而不关注他们所开的处方药物在市面上的价格和患者的社会地位。本病历是教育有处方权的医生知晓处方药物的滥用正在增加和安全地开这些处方药的方法。

评估

　　如果一个临床团队出现了第一个可疑存在滥用药物或酗酒的成员（经常是护士），就提示我们需要开始多学科的评估和治疗。通常情况下由于害怕发生不愉快或蒙上污点，患者酗酒或滥用药物的症状被忽略了。在整个治疗策略上，医生需要评估潜在的戒断症状和其他压力，还必须包括其他工作人员（如社会工作者、精神病学医生）。医生必须识别药物依赖性行为的潜在风险，这是成功治疗进行性疼痛的关键。多方面的临床经验推动了指南的发展，特别是针对监测慢性疼痛患者接受阿片类药物的治疗，被称为"4A"原则[55]。"4A"原则纳入疼痛治疗的关键领域，包

括：（1）止痛；（2）日常生活活动；（3）不良反应；（4）异常吸毒行为。通过对治疗过程中这些领域的连续评估提供给临床医生一个有用的框架，包括制定决策和发挥限制类药物的合理治疗作用[56]。

　　获取患者详细的病史是恰当评估和治疗酗酒和滥用药物以及其伴发的各种精神紊乱所必需的。由于尴尬、恐惧和（或）强大的防御机制及最初的否认，酗酒或药物滥用往往被忽视。即便如此，询问患者关于持续时间、频率和药物或酒精使用的预期效果是重要的。对大多数非卧床患者的治疗是有压力的，快速鉴定一种药物使用障碍和需求评估必须从初次就诊时开始。认真和诚实的沟通通常是最好的方法。如果时间允许，采取详细的、循序渐进的面谈有助于慢慢进入到患者使用药物或酒精的话题。面谈应该从多方面的问题开始，从涉及患者的药物或酒精在生活中的使用（如尼古丁和咖啡因），逐渐进入更加特殊的方面包括异常药物或酒精的使用。这种做法有助于减少拒绝和抵抗的患者。

　　通过对患者的家人或亲密朋友的询问，有助于验证患者的描述和认知水平的准确性，但当访问一个药物滥用或酗酒的癌症患者的家人或朋友时，也应该考虑到其存在共同依赖行为（即拒绝或允许）。对于主动滥用者，应注意最后一次药物摄入或酗酒的持续时间，并预防戒断症状是首要的。这样的会面方式有助于判断他们是否存在共存的可表现出来的精神障碍。评估和治疗这种共存的精神障碍，可提高治疗效果和减少复发。对患者从酒精或药物应用期望效应的方法，经常能够发现共存的精神疾病（如酗酒能缓解恐惧症状）。

　　应用阿片类药物治疗时，尤其在癌症进行性治疗中（如长期生存患者），重点是持续性的评估"4A"原则（镇痛、活动、不良反应和异常用药行为）[57]。如果阿片类药物治疗的合理性得到质疑，那么查阅文献是特别有帮助的。在文献中预先设计的结构框架说明是有用的[55]，并且能作为指导临床医生治疗的有效的书面说明和文件。

　　由于滥用阿片类药物普遍存在，临床医师必须了解相关的风险和缺点。阿片类药物风险评估工具（ORT）是一个筛选工具，包括 5 个自我评估项目，其能评估滥用阿片类药物的潜在风险（表 55-2）[58]。这个工具用于管理那些需要在门诊计划应用阿片类药物治疗的慢性疼痛患者，在患

表 55-2　阿片类药物风险评估工具

		女性	男性
有滥用药物的家族史吗？	酒精	1	3
	非法定药物	2	3
	其他	4	4
你有滥用药物史吗？	酒精	3	3
	非法定药物	4	4
	处方药	5	5
你的年龄是 16 ～ 45 岁？		1	1
是否有青春期前（儿童期）的性虐待史？		3	0
有过以下病史吗？	ADD、OCD、精神分裂症、抑郁症	2	2
		1	1
低风险（0 ～ 3），中等风险（4 ～ 7），高风险（> 8）	总分		

ADD，注意缺陷障碍；OCD，强迫症。

者开始应用阿片类药物之前进行评估。这种评测是对考虑使用阿片类药物治疗前患者的评估，从而允许临床医生将患者分为三类：低风险、中等风险或高风险。低风险（评分 0 ～ 3）适用于那些不太可能滥用阿片类药物的患者；中等风险（评分 4 ～ 7）适用于那些仅有滥用药物的可能，但是没有滥用药物的患者；高风险（> 8）指最可能滥用药物的患者[58]。这个简便的工具使医生在监测潜在风险因素的同时开始治疗。此外，医生可以根据每位患者的个体化需求调整治疗方案[58,59]。

CAGE 是另一个风险评估工具，包括 4 项手段用来辨别人们的酒精依赖史。CAGE 这个缩写列出四个问题：减少饮酒、被批评烦扰、对饮酒有内疚感和晨起饮酒。对这些问题中的两项肯定回答者提示有潜在的酒精依赖问题[60]。应用该工具做截断值，CAGE 在普通人群中的敏感范围是是 61% ～ 100%，特殊人群的敏感范围是 77% ～ 96%[61,62]。

治疗方法

药物滥用经常是一种可以被医疗干预的慢性的循序渐进的障碍。因此，提出明确的治疗目标是至关重要的。虽然戒瘾是理想的，但它不一定是所有肿瘤患者的治疗目标。一个更现实的做法是制订一个治疗计划，这样有利于使癌症治疗更有效地实施和持续进行。最常见的药物滥用的治疗方法分为心理治疗和药物干预[63-65]。

心理治疗

一种有效的心理治疗方法侧重于有效的治疗方案的发现，预防复发，最重要的是治疗的依从性。患者最初选择的药物纵然不适合但也是对症治疗的工具。因此，改善治疗方案对这些个体是至关重要的。当患者伴有与患癌症相关的压力时，停药是不可避免的，这就导致了服药的不依从性和治疗中断。教会患者特殊的疾病相关的应对方法是至关重要的，通过危机干预方法减少危害作为治疗的核心应被推崇。支持小组和 12 步程序能提供更多的益处。传统的 12 步程序是基于一个戒瘾的治疗策略，最近支持小组已经在研究适应特殊疼痛人群的治疗。

药物疗法

双硫仑是一种已经通过美国食品和药品管理局（FDA）批准的药物，自 1951 年以来，用于治疗酒精中毒[66]。饮酒的时候，双硫仑可作为一种抑制剂诱导身体发生恶心或者呕吐的不适。因此，是用来戒酒的理想药物[66]。双硫仑的实用性和有效性是值得怀疑的，因为它使用在一些顽固的且持续服药难治患者中是困难的，因而受到限制[67]。

一些研究表明，患者经常从双硫仑中获得最大的长期利益。这些患者大多有下列特点：（1）年龄超过 40 岁；（2）有较长的饮酒史；（3）社交关系稳定；（4）有强烈的动机；（5）有以前参加过酗酒者互戒协会的历史；（6）认知完整；（7）能够保持和容忍这种关系[68-70]。进一步的研究需要明确哪些因素可能增加治疗成功的可能性（表 55-3）。

表 55-3　苯二氮䓬类药物用于戒酒治疗的种类和特点

药物	剂量和用法	持续时间	半衰期（小时）
氯氮䓬	25 ～ 100mg/3h iv	短	5 ～ 30
地西泮	10 ～ 20 mg/1 ～ 4h iv	短	20 ～ 100
劳拉西泮	1 ～ 2 mg/1 ～ 4h iv	中等	10 ～ 20
咪达唑仑	1 ～ 5 mg/1 ～ 2h iv	超短	1 ～ 4

结论

对处方药物及酒精滥用 / 成瘾的癌症患者的

管理工作在艰难中缓慢进步，甚至在最难治患者中，一个客观的、有组织的方法，也可以达到比较满意的效果。

参考文献

1. Substance Abuse and Mental Health Services Administration (SAMHSA). *Results from the 2003 National Survey on Drug Use and Health: national findings.* Rockville, MD: SAMHSA, Office of Applied Studies; 2004a. NSDUH Series H-25, DHHS Publication No. SMA 04-3964.

2. Substance Abuse and Mental Health Services Administration (SAMHSA). *Results from the 2004 National Survey on Drug Use and Health: national findings.* Rockville, MD: SAMHSA, Office of Applied Studies; 2005a. NSDUH Series H-28, DHHS Publication No. SMA 05-4062.

3. Passik SD, Olden M, Kirsh KL, Portenoy RK. Substance abuse issues in palliative care. In: Berger A, Portenoy RK, Weissman DE, eds. *Principles and practice of palliative care and supportive oncology.* Philadelphia: Lippincott Williams & Wilkins; 2007:593–603.

4. Burton RW, Lyons JS, Devens M, et al. Psychiatric consultations for psychoactive substance disorders in the general hospital. *Gen Hosp Psychiatry.* 1991;13:83–87.

5. Colliver JD, Kopstein AN. Trends in cocaine abuse reflected in emergency room episodes reported to DAWN. Drug Abuse Warning Network. *Public Health Rep.* 1991;106:59–68.

6. Derogatis LR, Morrow GR, Fetting J, et al. The prevalence of psychiatric disorders among cancer patients. *JAMA.* 1983;249:751–757.

7. Groerer J, Brodsky M. The incidence of illicit drug use in the United States, 1962–1989. *Br J Addict.* 1992;87:1345–1351.

8. Regier DA, Myers JK, Kramer M, et al. The NIMH Epidemiologic Catchment Area program: historical context, major objectives, and study population characteristics. *Arch Gen Psychiatry.* 1984;41:934–941.

9. American Psychiatric Association. *Diagnostic and statistical manual for mental disorders III.* Washington, DC: American Psychiatric Association; 1983.

10. Bruera E, Moyano J, Seifert L, et al. The frequency of alcoholism among patients with pain due to terminal cancer. *J Pain Symptom Manage.* 1995;10:599–603.

11. Reference deleted in proofs.

12. Cloninger CR, Sigvardsson S, Bohman M. Childhood personality predicts alcohol abuse in young adults. *Alcohol Clin Exp Res.* 1988;12:494–505.

13. Kirsh KL, Whitcomb LA, Donaghy K, et al. Abuse and addiction issues in medically ill patients with pain: attempts at clarification of terms and empirical study. *Clin J Pain.* 2002;18:S52–S60.

14. Dole VP. Narcotic addiction, physical dependence and relapse. *N Engl J Med.* 1972;286:988–992.

15. Martin WR, Jasinski DR. Physiological parameters of morphine dependence in man—tolerance, early abstinence, protracted abstinence. *J Psychiatr Res.* 1969;7:9–17.

16. Chapman CR, Hill HF. Prolonged morphine self administration and addiction liability: evaluation of two theories in a bone marrow transplant unit.

Cancer. 1989;63:1636–1644.

17. Foley KM. Clinical tolerance to opioids. In: Basbaum AU, Besson JM, eds. *Towards a new pharmacotherapy of pain.* Chichester, UK: John Wiley and Sons; 1991:181.

18. France RD, Urban BJ, Keefe FJ. Long-term use of narcotic analgesics in chronic pain. *Soc Sci Med.* 1984;19:1379–1382.

19. Kanner RM, Foley KM. Patterns of narcotic drug use in a pacer pain clinic. *Ann N Y Acad Sci.* 1981;362:161–172.

20. Portenoy RK. Management of common opioid side effects during long-term therapy of cancer pain. *Ann Acad Med Singapore.* 1994;23:160–170.

21. Portenoy RK, Foley KM. Chronic use of opioid analgesics in non-malignant pain: report of 38 cases. *Pain.* 1986;25:171–186.

22. Twycross RG. Clinical experience with dia-morphine in advanced malignant disease. *Int J Clin Pharmacol Ther Toxicol.* 1974;7:187–198.

23. Urban BJ, France RD, Steinberger EK, et al. Long term use of narcotic/antidepressant medication in the management of phantom limb pain. *Pain.* 1986;24:191–196.

24. Zenz M, Strumpf M, Tryba M. Long-term oral opioid therapy in patients with chronic nonmalignant pain. *J Pain Symptom Manage.* 1992;7:69–77.

25. Wikler A. *Opioid dependence: mechanisms and treatment.* New York: Plenum Press; 1980.

26. Ling GS, Paul D, Simantov R, et al. Differential development of acute tolerance to analgesia, respiratory depression, gastrointestinal transit and hormone release in a morphine infusion model. *Life Sci.* 1989;45:1627–1636.

27. Bruera E, Macmillan K, Hanson J, et al. The cognitive effects of the administration of narcotic analgesics in patients with cancer pain. *Pain.* 1989;39:13–16.

28. Redmond Jr DE, Krystal JH. Multiple mechanisms of withdrawal from opioid drugs. *Annu Rev Neurosci.* 1984;7:443–478.

29. American Psychiatric Association. *Diagnostic and statistical manual for mental disorders IV.* Washington, DC: American Psychiatric Association; 1994.

30. World Health Organization. *Youth and drugs.* Technical report no. 516. Geneva, Switzerland: World Health Organization; 1973.

31. Halpern LM, Robinson J. Prescribing practices for pain in drug dependence: a lesson in ignorance. *Adv Alcohol Subst Abuse.* 1985;5:135–162.

32. Dai S, Corrigall WA, Coen KM, et al. Heroin self-administration by rats: influence of dose and physical dependence. *Pharmacol Biochem Behav.* 1989;32:1009–1015.

33. Passik SD, Kirsh KL, McDonald MV, et al. A pilot survey of aberrant drug-taking attitudes and behaviors in samples of cancer and AIDS patients. *J Pain Symptom Manage.* 2000;19:274–286.

34. Helzer JE, Pryzbeck TM. The co-occurence of alcoholism with other psychiatric disorders in the general population and its impact on treatment. *J Study Alcohol.* 1998;49:219–224.

35. Regier DA, Farmer ME, Rae DS, et al. Comorbidity of mental disorders with alcohol and other drug abuse: results from the Epidemiologic Catchment Area (ECA) study. *JAMA.* 1990;264:2511–2518.

36. Khantzian EJ, Treece C. DSM-III psychiatric diagnosis of narcotic addicts: recent findings. *Arch Gen Psychiatry.* 1985;42:1067–1071.

37. Portenoy RK, Lussier D, Kirsh KL, Passik SD. Pain and addiction. In: Frances RJ, Miller SI, Mack AH, eds. *Clinical textbook of addictive disorders.* New York: Guilford Press; 2005:367–395.

38. Passik SD, Portenoy RK. Substance abuse disorders. In: *Psycho-oncology.* New York, NY: Oxford University Press; 1998:576–586.

39. Passik SD, Kirsh KL, Whitcomb L, et al. Pain clinicians' rankings of aberrant drug-taking behaviors. *J Pain Palliat Care Pharmacother.* 2002;16:39–49.

40. Weissman DE, Haddox JD. Opioid pseudoaddiction—an iatrogenic syndrome. *Pain.* 1989;36:363–366.

41. Passik SD, Portenoy RK, Ricketts PL. Substance abuse issues in cancer patients. Part 1: Prevalence and diagnosis. *Oncology (Williston Park).* 1998;12:517–521 524.

42. Passik SD, Kirsh KL, Donaghy KB, et al. Pain and aberrant drug-related behaviors in medically ill patients with and without histories of substance abuse. *Clin J Pain.* 2006;22:173–181.

43. Brown SA, Inaba RK, Gillin JC, et al. Alcoholism and affective disorder: clinical course of depressive symptoms. *Am J Psychiatry.* 1995;152:45–52.

44. Kushner MG, Sher KJ, Beitman BD. The relation between alcohol problems and the anxiety disorders. *Am J Psychiatry.* 1990;147:685–695.

45. Winokur G, Coryell W, Akiskal HS, et al. Alcoholism in manic-depressive (bipolar) illness: familial illness, course of illness, and the primary-secondary distinction. *Am J Psychiatry.* 1995;152:365–372.

46. Passik SD, Theobald DE. Managing addiction in advanced cancer patients: why bother? *J Pain Symptom Manage.* 2000;19:229–234.

47. Kirsh KL, Bennett JC, Hagen DS, et al. Initial development of a survey tool to detect issues of chemical coping in chronic pain patients. *Palliat Support Care.* 2007;5:219–226.

48. Bruera E, Seifert L, Fainsinger RL, et al. The frequency of alcoholism among patients with pain due to terminal cancer. *J Pain Symptom Manage.* 1995;10:599–603.

49. Khantzian EJ. The self-medication hypothesis revisited: the dually diagnosed patient. *Prim Psychiatry.* 2003;10:47–48 53–54.

50. Kirsh KL, Jass C, Bennett DS, et al. Initial development of a survey tool to detect issues of chemical coping in chronic pain patients. *Palliat Support Care.* 2007;5:219–226.

51. Sifneos PE. Alexithymia: past and present. *Am J Psychiatry.* 1996;153(suppl 7):137–142.

52. Avila LA. Somatization or psychosomatic symptoms? *Psychosomatics.* 2006;47:163–166.

53. Substance Abuse and Mental Health Services Administration (SAMHSA). *National Survey on Drug Use and Health: summary of methodological*

studies, 1971-2005. Methodology Series M-6. Rockville, MD: Office of Applied Studies, Department of Health and Human Services, SAMHSA; 2006:140.

54. Boyd CJ, McCabe SE. Coming to terms with the nonmedical use of prescription medications. *Subst Abuse Treat Prev Policy.* 2008;3:22.

55. Passik SD, Kirsh KL, Whitcomb L, et al. A new tool to assess and document pain outcomes in chronic pain patients receiving opioid therapy. *Clin Ther.* 2004;26:552–561.

56. Reference deleted in proofs.

57. Passik SD, Weinreb HJ. Managing chronic nonmalignant pain: overcoming obstacles to the use of opioids. *Adv Ther.* 2000;17:70–83.

58. Webster LR, Webster RM. Predicting aberrant behaviors in opioid-treated patients: preliminary validation of the Opioid Risk Tool. *Pain Med.* 2005;6:432–442.

59. Webster LR. Assessing abuse potential in pain patients. *Medscape Neurol Neurosurg.* 2004;6.

60. Ewing JA. Detecting alcoholism: the CAGE questionnaire. *JAMA.* 1984;252:1905–1907.

61. Cherpitel CJ. Brief screening instruments for alcoholism. *Alcohol Health Res World.* 1997;21:348–351.

62. Cherpitel CJ. *Gender and acculturation differences in performance of screening instruments for alcohol problems among U.S. Hispanic emergency room patients.* Paper presented at: Alcohol Epidemiology Symposium of the Kettil Bruun Society for Social and Epidemiological Research, Reykjavik, Iceland:1997.

63. Maxmen JS, Ward NG. Substance-related disorders. In: *Essential psychopathology and its treatment.* New York, NY: W.W. Norton & Company; 1995:132–172.

64. Erstad BL, Cotugno CL. Management of alcohol withdrawal. *Am J Health Syst Pharm.* 1995;52:697–709.

65. Newman JP, Terris DJ, Moore M. Trends in the management of alcohol withdrawal syndrome. *Laryngoscope.* 1995;105:1–7.

66. Suh JJ, Pettinati HM, Kampman KM, et al. The status of disulfiram: a half of a century later. *J Clin Psychopharmacol.* 2006;26:290–302.

67. Weinrieb RM, O'Brien CP. Diagnosis and treatment of alcoholism. In: Dunner DL, ed. *Current psychiatric therapy.* 2nd ed. Philadelphia: PA; Saunders; 1997.

68. Fuller RK, Gordis E. Does disulfiram have a role in alcoholism treatment today? *Addiction.* 2004;99:21–24.

69. Banys P. The clinical use of disulfiram (Antabuse): a review. *J Psychoactive Drugs.* 1988;20:243–261.

70. Hughes JC, Cook CC. The efficacy of disulfiram: a review of outcome studies. *Addiction.* 1997;92:381–395.

56 关注医务人员

Brenda M. Sabo 和 Maru L. S. Vachon

应菊素 译校

肿瘤科医务人员的工作压力
疲惫
工作量
控制
薪酬
团队
公平
价值观
情感劳动变量
同情疲劳
道德困境
替代性创伤
职业健康：护理肿瘤和姑息患者的益处
情感满足
工作投入
生命力、积极情感的变革力量、适应力
移情和同情
信仰和精神
促进专业医务人员生理、心理社会、情感健康的措施
将自我意识作为促进自我护理的一个机制
专业和组织的责任
教育措施
结论

疾病和死亡如幽灵般缠绕着患者，随时可能让他们离开亲人和这个世界。这种威胁一次次反复破坏专业照顾者和亲友关爱患者的努力，不断考验着他们维持良好关系的能力[1]。

对于医务人员来说，从事肿瘤的支持治疗和姑息护理工作既有价值又充满压力[2-4]。本章回顾了该领域的工作压力源、调节因素和满意原因。提出了一个主要观点：自我护理活动作为护理的重要内容，能促使患者和医务人员的改变和恢复[5-7]。最后，介绍了几种自我护理方法。

肿瘤科医务人员的工作压力

过去八十多年的研究发现了影响医务人员健康和幸福的一些消极后果，包括压力和生理健康问题[8]、疲惫[9]、同情疲劳[10,11]、道德困境[12]和道德残留[13]以及替代性创伤[14]。

压力源和疲惫，既可以来源于组织机构问题（如价值缺乏、控制、领导不力），也可以源自"情感劳动"（如需要在工作中表现或压抑情感，需要情感移情）。需要情感付出的工作是压力源以外的疲惫原因[15]。有时候，一些无关因素会让医务人员困惑，和（或）对自己提供必要服务的能力产生质疑。这些无关因素包括患者病情复杂程度加重、依赖先进技术维持或延长生命、继续强调"治愈"而非"照顾"的医学模式、感到"时间缺乏"[16-20]。长期暴露在这些因素中会让医务人员产生同情疲劳、疲惫、道德困境、道德残留和（或）替代性创伤。

在肿瘤科，医务人员要面对痛苦、疼痛、临终的患者，工作的情感方面可能被反复认定导致压力[3,7,17,21-30]。同样，姑息治疗护理工作也是充满压力的，但压力程度要略低一些[31-34]。与护理工作植根于护患治疗关系和照顾[35-37]类似，研究者发现，姑息护理将人际关系作为工作的媒介[38]。

Barnard 等[38] 发现姑息护理教育的内容包括：建立和维护医患关系的艺术，将自己作为诊断和治疗的基本工具。这种方式含有心理方面的危险，可能是医疗领域所独特的。肿瘤科医务人员也可能将自己作为照顾的主要工具[7,39]。下面概述了从事肿瘤支持和姑息治疗护理工作的最常见的可能后果。

疲惫

疲惫发生在人际工作环境中，即照顾者和被照顾者的关系，以及照顾者对于照顾工作所持的价值观和信仰[15]。最常见的定义为"发生在从事'人际'工作人员中的一组情绪疲惫感、工作冷漠感、工作成就感降低的综合征"[40]。情绪疲惫感（EE）代表了疲惫的基本个人压力维度，是指感到工作负担过重、情感和体力资源被耗尽。工作冷漠感［去人格化（DP）］代表了疲惫的人际环境维度，是指对工作各方面的一种消极、冷漠、不带感情的反应。工作效率或工作成就感（PA）降低代表了疲惫的自我评价维度，是指感觉不胜任工作、工作缺乏成绩和效率[15]。最初形成疲惫这个概念，是为了反映人际工作的效果。目前，疲惫已被应用到所有的职业中[41]。

虽然已提出许多解释疲惫的理论框架（如个人、人际、组织、社会），但是研究显示，最可信的解释是疲惫与工作环境或组织环境相关[42]。越来越多的研究证实，疲惫来自于个人与工作的不匹配[9,43]。早期的概念化形成和研究集中在照顾者和被照顾者的关系上，认为关系是发生疲惫的必然因素。尤其认为关系导致了情绪疲惫感，而情绪疲惫感是发生疲惫的根本原因。当研究逐渐从描述性研究转为推论研究后，研究结果强有力地显示：关系不是疲惫的主要驱动者[44,45]。目前研究认为：人 - 工作不匹配相关的六个工作 - 生活问题是疲惫的主要原因。这些问题是工作量过大、缺乏控制感、薪酬低、缺乏沟通、不公平、价值观冲突[9,15,43,46]。到目前为止，疲惫是职业压力领域研究最多的模型，下面综合回顾了肿瘤和姑息治疗护理领域压力和疲惫的相关因素。

工作量

工作量过大，可以使人筋疲力尽，难以恢复。一篇文献综述显示[47]，从 20 世纪 70 年代早期开始，肿瘤和姑息护理领域出现工作量大，人员不足问题。20 世纪 70 年代，癌症发病率增加，疾病呈慢性特点，肿瘤科工作人员感到被太大的工作量压垮了。相反，英国的姑息治疗医生比临床肿瘤科和放射肿瘤科的同事较少感到工作量过大的问题[29]，工作冷漠感和一般健康问卷（GHQ）高得分与工作量过大有关[29]。一项针对英国安养院护士的研究显示，虽然工作量是一个经常被提到的压力源，但是与疲惫无关[31]。

但是，最近有一项针对姑息医学科、肿瘤内科、临床肿瘤科 401 名专职登记员的研究显示，1/4 调查者 GHQ-12 得分高于阈值，提示可能有精神疾病。"有时感到工作量过大"是工作压力源中平均得分最高的，也是所有三个专科中得分最高的压力源。但三组的平均分有显著差异，肿瘤内科得分最高。其他研究发现，"工作对个人 / 家庭生活的影响"是专业人员重要的压力源。实际上，得分最高的条目是及时有能力地面对有冲突的要求，这个问题常常是临床实习生所关心的。

最近一项研究对一个肿瘤中心[4]的肿瘤科和姑息治疗科进行了比较，63% 的被调查者认为工作压力"很大"。导致压力大的前两个因素是工作量太大和无足够时间为患者的逝世表达悲哀。52% 的被调查者认为他们的工作量对患者的护理有消极影响，超过 80% 的人认为工作量影响了他们为患者提供情感支持和富有同情心地进行临终护理的能力。55% 的人认为他们无足够的时间为患者的逝世表达悲哀，超过 30% 的人认为无足够的资源去应对工作相关压力。实际工作环境（姑息治疗科还是肿瘤科）不能预测工作压力程度，工作压力也与年龄、婚姻状况、全职还是兼职工作无关。家庭压力也不能预测工作压力，说明工作压力不是家庭压力导致的。有意思的是，30 多年前在这个肿瘤中心进行过一项类似的研究。在那个研究中，护士认为人员不足，医生认为"由于肿瘤的发病率增加、预期寿命延长、疾病的慢性特点，导致工作量极大的增加"[49]。

控制

控制问题与工作效率缺乏和工作成就感降低有关。不匹配通常表现为个人对完成工作必须的资源缺乏有效的控制，或者无足够的权利按照自己认为最有效的方式完成工作[9]。

照顾者总是说因为缺乏组织资源而导致完成工作困难[4,24,28,29,50]。另外，他们还认为权利被剥夺[25]，职责和权利不相称[51]。

薪酬

薪酬低可能是经济问题，当一个人未拿到与工作成绩或社会贡献相称的薪水、津贴时，当一个人的努力工作被忽视、没有受到他人认可时，就会出现薪酬问题。缺乏内在报酬（如做重要的事情，做得很好）也是这种不匹配的重要组成部分。医生提出了工作的经济报酬问题[50,52,53]。约一半的意大利肿瘤科护士和三分之一的肿瘤科医生认为薪酬低[50]。薪酬不匹配或者完成工作的资源缺乏会导致个人成就感低、工作压力高[4,52,54]。

一项法国研究调查了 Great West Canceriple 下属的 212 个中心的 574 名肿瘤科医务人员。研究发现，影响工作时生活质量的最大社会压力源是被同事、上级、医生认可的需要。肿瘤支持治疗工作人员认为缺乏价值和认可，满意度最低的条目是工作认可[56]。与管理人员的沟通问题通常反映了社会报酬的缺乏[23]。Ramirez 等[29]研究显示，肿瘤科工作人员工作满意度越低，发生疲惫的可能性就越高。

团队

如果一个人在工作中缺乏与他人一起合作的感觉，就会出现这种不匹配。社会支持让人们分享表扬、舒适、幸福、幽默，通过共享团队的价值观强化了个人的成员意识。Kash 等[25]的研究发现，肿瘤学家认为自己得到的同事支持要少于护士或医生。意大利护士[50]认为缺少管理者的支持，而 Massachusetts General Hospital[56]的工作人员认为缺少辅助人员的支持。对希腊医务人员的调查发现，角色不明确与疲惫相关[57]。法国护士认为患者死亡时医生不在场与悲痛有关，且悲痛会持续一周[23]。妇科肿瘤学家如果与同事关系不好，就会出现高工作冷漠感和高工作压力[54]。高情绪疲惫感和高工作压力与承担管理责任和同事关系有关[54]。

虽然团队工作被认为是最好且可能是唯一的提供姑息护理的方式，但有些关于姑息护理团队工作的观念还是有问题的[58]。群体是由"两个或两个以上人组成的，他们相互合作，有指导活动的共同目标和规范，建立一组角色和一个有情感关系的网络"[58]。相反，团队是为了完成特定目的或任务而组织在一起的来自组织内或组织外的一群人。在完成工作期间，团队成员相互合作，各自承担一部分工作。一个运行良好的小团队的典型特点是，根据要解决的问题分享领导工作或轮流承担领导工作。姑息护理团队一般来说都有一位确定的领导，经常有固定的解决问题方法，如下医嘱。在这个团队里，压力可能在内部发泄，也可能向外发泄，向不能正确请教他们、不能欣赏成员工作、或不尊重他们工作的人员发泄[34,58]。

对德国一所大学姑息治疗科新成立的一个姑息治疗团队的研究发现[59]，团队成员认为影响相互沟通的最重要因素是密切沟通、团队理念、良好的人际关系、高团队承诺、自主性、应对死亡和临终的能力。密切沟通是提到最多的合作标准。团队绩效、流畅的工作流程、相互信任是高效团队工作的基础。低效团队工作与缺乏清晰目标、任务、角色分配和团队承诺有关。团队成员有共同的理念；相互间有开放、尊敬、积极的态度；对朝向共同目标的各自努力有基本的信任；依靠同事；开放和灵活。缺乏沟通和任务冲突是最常提到的影响合作的因素。但是团队成立一年后，有关合作的三个突出结果标准是团队承诺、工作满意度和团队绩效，这三个因素对团队的发展起积极作用。

公平

当感到工作中存在不公平时，就会出现这种不匹配感。公平代表着尊重和对个人价值的认可。互相尊重是产生团队感的关键。最近在一所大学进行的研究显示，工作中的公平可能是导致人们投入地工作还是产生疲惫的决定因素[60]。对组织有不现实的期望会产生不公平感[3]。安养院和其他医疗单位[61]以及安养院之间的资金竞争已是一个长期的问题[3,62]。

Barbara Munroe 是一位长期在姑息治疗领域工作的社会工作者，目前是 St. Christopher 安养院的首席执行官。他认为姑息治疗工作需要有相对大的改变。在 Munroe[63]实施的改变中，许多技术要求遵循"首要原则"，即一切为了患者和家属的最高和最佳需要。

价值观

当人们在工作中要做一些不道德、不符合自己价值观的事情时，或者自己的个人职业目标和组织的价值观有冲突时，就可能产生不舒服的感觉。人们也会受到相互冲突的组织价值观的教育，如组织的使命陈述与实际工作不符，价值观之间相互冲突（如高质量的服务和成本控制通常不能共存）。人员问题导致不能正确工作、服务质量下降、员工士气降低[24]。妇科肿瘤专家如果感到专业能力没有得到很好发挥，就会出现高情绪疲惫感和高工作压力[54]。疲惫的外科肿瘤医生[64]职业选择满意度低，私人行医的外科医生更不愿意再成为一名医生，更不愿意再成为一名外科肿瘤专家。该研究还发现，用于研究的时间少于25%与疲惫相关[64]。

一项针对加拿大家庭医生的研究（$n = 3213$）探讨了工作量和价值观一致性的相互关系。研究发现不论男女、工作量和价值观一致性是情绪疲惫感和工作冷漠感的强预测指标（$P = 0.01$），而且价值观一致性是个人成就感的强预测指标（$P = 0.01$）[65]。与此类似，一篇论述减轻肿瘤学家疲惫感方法的文章指出，最佳的工作适应性（个人和职业目标/价值观的一致性）可以提高工作满意度。

情感劳动变量

情感劳动要求个人在工作中表达或压抑情感，需要情感移情。研究发现，情感因素是工作压力源之外的疲惫来源[15]。肿瘤科工作人员报道说，与患病、痛苦、临终的患者及其家属沟通的许多方面都存在困难[24,50,51]，尤其是面对年轻患者时[50]。虽然文献对照顾临终患者是否是姑息治疗工作中的主要压力源存在不同的看法[3,67]，Payne[31]发现姑息治疗护士报道最多的存在问题的压力源是"死亡和临终"。但是，一项针对新西兰不同学科的464名姑息治疗工作人员[68]的调查发现，"死亡和临终"不是工作压力源的主要因素。被调查者认为只要有足够和恰当的组织支持措施，这个问题可以应对。这些措施包括对死亡的认可、举行仪式、必要时可以报告。一项针对18位肿瘤学家的研究发现，一些肿瘤学家采用了生物医学方法，而另一些则在工作中融入了心理社会因素，努力帮助患者和家属应对死亡过程[39]。融入到工作中的心理社会因素包括：有效沟通、建立治疗性关系、照顾患者和家属。

Bostan等[69]认为临终患者体验到日常生活本质的瓦解，思考自己是谁。经历了这个过程，他们获得了新的智慧，对生命意义有了新的看法。产生了对世界的不同的认知方法，其特点是自己知晓如何做，对于自己与他人的区别有了心照不宣的认知。照顾者和周围的人"被认为是另一个地方的人，或者不会再在那儿"[69]。患者和照顾者可能感到相互间无法沟通。Boston及其合作者[69]认为姑息护理是将照顾者带入了一个既不轻松、也不舒适的情感领域。患者在死亡来临时体会到了生命的意义和平静，这丰富了参与其中的临床工作人员的生活。这个现象类似于Mount、Boston和Cohen提出的"治愈联系"[70]。

同情疲劳

过去20年，针对医务人员在工作中暴露于疼痛、痛苦、创伤中的健康问题的相关研究迅速增加[11,71-74]。**同情疲劳**，作为疲惫衍生的一个词汇，最早是一位研究急诊护士疲惫的护士提出来的[11]。同情疲劳是"知晓重要他人的创伤性事件后自然产生的行为和情感，帮助或试图帮助受伤者或痛苦者带来的压力"[10]。研究发现这种现象与医患之间的治疗性关系有关，患者的创伤或痛苦经历触发了照顾者不同程度的反应。且个人的移情能力和参与、进入治疗性关系的能力是产生同情疲劳的关键。容易高度移情的个体、对患者的疼痛、痛苦、创伤经历产生移情反应的个体更容易出现同情疲劳[72,75]。

目前占优势的同情疲劳理论模型应用了压力过程框架[72,76]。在这个模型中，主要因素包括移情能力、移情反应、残留同情压力。这个模型基于以下假设：移情和情感能量是形成治疗性关系和治疗性反应的必要和重要因素。虽然模型对每个因素都进行了定义（如移情能力是"精神治疗专家关注他人痛苦的能力"[76]），但是关于各个因素之间相互关系的论述有限。此模型描写了一系列级联事件，开始事件是暴露于患者的疼痛、痛苦、和（或）创伤事件。护士的移情关注和移情能力产生了移情反应，这可能导致情感压力（情感能量残余）。如果护士对自己的努力持积极的看法，或让自己与疼痛／痛苦或创伤事件保持一定距离，就可以避免产生情感压力。如果压力持续累积，就会产生同情疲劳。护士有下列情况时，产生同情疲劳的危险性会增高：（1）持续暴露于痛苦中；（2）有引起情感反应的回忆；或者（3）生活出现无法预料的中断。此模型的缺点是强调同情疲劳的线性关系（要么有，要么无）。这个说法与人类行为反应是相反的，不同个体可能有不同程度的反应。例如，一个人可能无同情疲劳，或者有轻微、中等、严重的同情疲劳。

道德困境

护理工作通常被认为是符合伦理和伦理实践的工作[77,78]。护理工作的目标是：（1）保护患者免受伤害；（2）提供安全、有效的高质量护理服务；（3）为患者和家属提供有利于康复的治疗性环境（生理、心理、情感和精神）。这些目标考虑到患者的内在弱点，是"道德的"[79]。这些目标受到损害时，护士会感到道德困境。这种情况会发生在：（1）护士感到无法维持一个安全、有利康复的环境（如工作人员少）；或者（2）护士的价值观和信仰受到了他所工作的医疗服务系统的挑战。实际上，对于护理急性病患者（如重症医学科或肿瘤科）的护士来说，出现伦理困境是很常见的[80]。

并不是只有护士才面对道德困境和体会到道德窘迫，姑息治疗医生写下了他们的个人经历，显示了他们的困窘、离开这个工作领域的想法或行为[81]。Weissman[81]注意到自从开业以来，已有"两名护士和两名医生部分或全部离开了这个工作领域"，他们合计的姑息治疗领域工龄为30年。在工作期间避免困窘的方法就是不与患者和照顾者的需求保持同步，这会影响他们发挥能力去满足临终患者的需要，出现下班后长时间徘徊的现象。这些想法和感觉反映出了道德困境。当工作人员知道正确的做法，但是医疗机构或其他因素阻止他们这样做时，就会出现道德困境[80,82,83]。这个概念已被扩展到多种情形，"如因为判断错误……某些个人失误……或者无法控制环境导致个体没有采取正确的行为（没有做让人满意的事情）"[13]。道德困境对专业人员的离职有很大的影响，"道德残留"与价值观和信仰受损有关[79]。

严重的道德受损导致道德残留，道德残留就是"在生命中面对道德困境我们严重压抑自己或

允许自己妥协时所留下的"[13]。时间的流逝会逐渐消磨道德困窘带来的急性体验，但是许多经历过严重道德困窘的人们，可能在许多年以后还残留有这件事的影响，即使不是一生都受到影响。但长时间的道德残余影响可能导致一个人认同感的破碎，影响他对人生意义和目的的看法[84]。

替代性创伤

创伤研究发现，创伤不仅给创伤者本人带来心理痛苦，而且还会给其他人造成心理痛苦[73,85,86]。医务人员在工作中面对痛苦患者或创伤患者时所体会到的心理痛苦称为替代性创伤[14]。替代性创伤（VT）是指"治疗者（或其他创伤工作人员）对患者创伤体验的移情参与所引起的内心体验的（消极）转变"[86]。研究显示，长时间接触人类残酷行为、创伤、痛苦的详细描述、或者通过"移情开放"促进建立治疗性关系时（如同同情疲劳），医务人员会出现情感和精神方面的后果[87]。

除了移情，还有两个因素被认为与替代性创伤的产生有关：（1）医务人员的特点［如，既往有受虐史和（或）个人的生活压力源，个人的期望，满足患者所有需要的愿望，培训不足／缺乏经验］；（2）治疗的特点（如侵入性、威胁生命、长期不良反应）以及相关背景（如，患者类型；[a]治疗和[b]创伤发生的政治、社会、文化背景）[14,88]。

替代性创伤的解释模型基于认知理论，认知理论认为核心信仰影响和过滤个体对世界的看法和体验，导致同化或适应[89,90]。这个理论提示医务人员的核心信仰可能被来自患者的新信息所改变，尤其是这个信息与他原有的信仰相冲突时。这种观点与替代性创伤发展的变化过程一致。

在此基础上，McCann和Pearlman[91]，后来是Pearlman和Saakvitne[86]使用建构主义的自我发展理论解释"自我感觉和世界观随着生活体验而逐渐发展"[88]。个体独特的经历（生活体验）决定了他对创伤或高压力事件的体验、解释和适应方式。这个交互式模型认为由于生活经历的多样性，对于个体来说，替代性创伤是独特的[88,91]。例如，一位成长在采用逃跑／逃避方式应对压力情境的家庭中的照顾者，如目击患者痛苦时他就容易用同样的方式应对其他压力情境。如果消极应对方法伴随有其他影响因素，如教育不足、缺乏情感支持、粗暴的侵入性治疗、对自己作为照顾者的角

色有不现实的期望等，就会增加发生替代性创伤的危险[92]。

职业健康：护理肿瘤和姑息患者的益处

当研究的主要目标集中在消极后果，如同情疲劳（二次创伤）、疲惫、道德困境、替代性创伤时，工作满意度往往是第二个结果。极少有职业健康相关研究将研究的主要目的设定在医务人员是否对工作满意上。这种了解工作满意的秘密方式可能导致错误的结果。例如，如果一位研究者假设肿瘤治疗的一个特定领域，如造血干细胞移植肯定充满压力，设计了一个测量消极后果的工具（如疲惫，但对工作本质缺乏清楚认识），研究结果很可能显示这个工作本身就充满压力、情感透支和创伤。但是，事实可能与这个结果相反。与终末期癌症患者一起工作的好处有：情感满足、工作投入和满意、生命力/顽强/凝聚力、精致移情、适应力和希望。

情感满足

情感满足的定义为"高质量完成工作所带来的愉悦"[93]。它与同情疲劳刚好相反，同情疲劳指的是工作的消极影响。一篇有关职业健康的综述强调了肿瘤和终末护理的消极作用[94]。最近一项研究探讨了工作压力的预测指标，研究发现63%的工作人员（医生、护士、牧师和其他工作人员）认为有工作相关压力[4]。Dougherty等[4]进行了一项假设满意与工作压力负相关的描述性研究。研究者在两个病房（肿瘤科和姑息治疗科）对不同学科的肿瘤工作人员发放了由53个问题组成的问卷。与高工作压力相反，85%的被调查者盼望上班，70%认为他们有足够的资源来抵消压力。虽然结果很有意思，认为与痛苦、创伤、或终末期患者一起工作是值得的，但是需要进行进一步研究以明确护理工作的益处[94,95]。

在Vachon的研究中可以找到支持工作满意的其他证据[3]。20世纪80年代，作者进行了一项大规模的跨国研究，面谈了581位来自不同学科的照顾者（71%是女性，年龄20～70岁），这些照顾者的工作对象是重症患者、临终患者、或丧失亲人者。当问到什么原因促使他们坚持面对有着多种压力源的工作时，主要回答包括"在工作中

感到自己有能力、控制感或愉悦"。

支持情感满足的因素包括积极情感、乐观、社会支持网络、工作 - 生活平衡[96]。这些因素与自我护理方法类似[97-100]。在一项针对安养院工作人员的研究中，研究者假设自我护理方法可以提高情感满足，降低同情疲劳[101]。这个描述性研究调查了两所安养院的医务人员，使用了三种资料收集工具：人口统计学问题、自我护理评估表[102]、专业生活质量评估表[93]。Alkema等[101]发现情感满足与疲惫（$r = -.612$）、同情疲劳（$r = -.300$）负相关，自我护理（除外生理方面的自我护理）与同情疲劳负相关，提示医务人员应该将自我护理方法融入到日常生活中。另外，Alkema等[101]发现，情感和精神自我护理、个人 - 专业平衡是高情感满足的预测指标。此研究的不足之处在于样本量小，样本多样性差（安养院的工作人员主要是白人、女性、年龄为28～37岁），由于采用了相关研究的设计方法，不能进行因果分析。虽然研究结果很有趣，但应该进一步研究，采用多种研究方法和因果设计，以便明确情感满足、同情疲劳、疲惫、自我护理的相互关系。

一项探索性的现象学研究调查了造血干细胞移植护士的心理社会健康问题[94]。作者发现，当护士感到自己是团队一员、能够与其他团队成员分享体验时，孤独感和情感痛苦就较轻。通过分享经验，护士能提高自己的知识水平和理解能力，包括学术的和潜在的。研究者指出了反省与从临床实践[101-103]和个人经验[106]中学习的内在价值。另外，当医务人员感到自己是团队一员时，他们更容易体验到满意和控制感，即使在充满挑战的工作环境中[60,107]。

更好地了解情感体验或工作满意度的方法可能是在生活满意度的背景下研究这方面的生活质量问题。生活满意度是一个人对个人幸福（主观）的感受，将积极或愉悦体验最大化，将不愉悦体验最小化[108]。换句话说，医务人员关注他们工作中的这些方面，如建立患者 - 家属 - 专业人员关系，这给予了他们最大的个人或专业利益或回报[50,94,95,109,110]。瑞典研究者根据两个理论模型，由上至下模型[108,111,112]和由下至上模型[113]，探讨儿科肿瘤学家生活满意度、工作 - 生活、个人特点之间的联系[114]。由上至下方法的重点是探讨个性、稳定生活、文化差异对幸福的预测作用，而由下

至上方法的重点是现有心情、临时生活环境、周围环境对满意的作用。Stenmarker 等[114]发现"虽然有医学、心理社会、生存方面的挑战，儿科肿瘤学家还是在积极追求个人发展"[114]。可能是工作环境（医学治疗设备）提升了患者的结局、促进了团队工作，增加了接受继续教育的机会。这可能导致对生命和社会本质更加积极的看法。这项研究的独特之处是用生活满意度预测工作满意度，而不是相反。研究的不足之处是采用了横断面研究设计方法、样本同质、无对照组。需要进一步研究，以了解个性、一般生活满意度、工作 - 生活、环境是如何影响工作满意度的。

工作投入

工作投入是与疲惫相对的一个词语[115]，它包含了精力、参与、效力等含意。投入显示了个人与工作的关系，包括：可接受的工作强度、有选择权和控制感、恰当的认可和回报、支持的工作团队、公平和公正、有意义和有价值的工作。工作投入的特点是高水平的活力和愉悦[114,115]。投入被定义为雇员完成工作时的一种持续、积极 - 有感情 - 充满活力的状态，其特点是活力、奉献和专注[115]。

生命力、积极情感的变革力量、适应力

生命力就是"生存和发展的能力或忍受的力量"[117]，这个概念与支持性肿瘤治疗和姑息护理密切相关。医生、护士和其他专业人员将一种包括个人联系、重要情感体验和意义的"生活方式"作为生命力的基础[61]。且生命力与能量、生活、生机和重要性相关[118]。这些特点可以解释为什么许多医务人员能够从工作中获得巨大回报和个人满足感，即使面对患者 / 家属的痛苦、创伤和死亡。

Webster 和 Kristjanson[61]发现医务人员从工作中获得的经验教训丰富了他们个人生命和专业生命的意义。个人成长，即与患者、家属和同事的互动，为姑息护理工作增加了一个维度，使工作从仅仅是治疗（技术方面）转向照顾。对于医务人员来说，姑息护理体验的关键是患者和家属、整体护理和跨学科团队[61]。与此相似，在一项探讨造血干细胞移植护理意义的研究中，Sabo[94]发现，当护士以一种充满感情、充满爱心、全身心投入的方式照顾患者和家属时，他们的感受就发生了改变，从感情被压垮转变为感到荣幸、有回报和个人与专业的成长。

关系仍旧是支持性护理和姑息护理的核心。Katz[5]将精神病学中的反移情概念引入到终末护理中。反移情是"……对工作总体反应——情感、认知、行为——的一个'缩写'，无论这些反应是受患者、与我们协作的牧师，或者我们自己必然的生活经历所引起"[5]。所有学科不同层次的终末期护理专业人员，不仅仅是治疗专家，都依从于对工作的巨大反应。这种反应与"同情疲劳"或"替代性创伤"完全不同。量子物理中有总体大于个体总和的概念，Kearney 的一个治疗的地方：与痛苦和临终患者一起工作与这个概念类似[6]。Katz[5]所说的炼金术反应发生在人生最容易受到伤害的时期——临终期两个人在一起的时候。炼金术就是在"那个空间"，在帮助者和患者之间发生的深刻的相互关系，通过这个体验，双方都发生了改变。

Vaillant[119]以成人发展方面的领先工作而著称，最近写了积极情感的变革力量，"所有人都拥有积极情感的能力，积极情感是主要信念和人类的共同特性[119]"。他认为积极情感对人类作为一个物种的生存是至关重要的。相反，消极情感，如愤怒、害怕都是关于自己的，对于促进成长和个人改变没有任何作用，部分原因是因为消极情感只关注现在。Vaillant[119]认为积极情感更有扩张性，促进我们成长。积极情感提高了我们的耐受性，扩展了我们的道德界限，提高了我们的创造力。它帮助我们继续生存……而消极情感缩窄了我们的注意力，使我们只见树木不见森林；积极情感，尤其是高兴，可以使想法更加灵活，富有创造性、综合性和有效性。

积极情感能缓解消极情感的生理作用，使个体恢复到压力前水平[120,121]。积极情感"不仅是短暂的休息时间，提供心理上的休息，而且是修补者，能补充资源"[122]。研究发现积极情感与适应力有关。适应力是恢复的能力或成功应对各种变化的能力[123]，这种一般人都拥有的特性来自于"人类基本适应系统的使用"[124]。强化积极情感和适应力的联系是适应力的积极特性，如"再整合"、目的感或自我决定、积极关系 / 社会网络、灵活性、自尊 / 自我效能[125]。有适应力的人

将积极情感作为应对方式。虽然不是结论，但研究显示有适应力的人不仅自己应用积极情感去应对，而且激发他人的积极情感，创造支持性的社会环境以促进应对[122]。在一项探索世贸大楼遭到恐怖袭击后积极情感和适应力作用的研究中，Frederickson 等[122]发现积极情感通过扩大灾后资源，对抑郁提供关键的缓冲作用。另外，适应力提高了被调查者的能力，利用乐观、生活满意度、宁静（与适应力关系非常密切的概念）等心理资源，从灾难体验中得到成长。

一项研究探讨了儿科肿瘤学家的压力 - 适应力，研究者发现乐观的态度、愿意讨论与生死相关的生存问题、高动机降低了抑郁水平，提高了工作满意度和适应力[114]。与此类似，Ablett 和 Jones[126]用两个适应力基础理论概念比较了姑息治疗护士对工作的目的感和奉献。这两个理论概念是顽强[127,128] 和一致性[129,130]。顽强由适应力的三个密切相关的方面组成：奉献（生活的目的和意义感），挑战（作为成长机会的改变）和控制（自主性、自我效能）[127,128]。一致性将生活看成是复杂的、可管理的、有意义的[129]。虽然顽强和一致性在概念上有重叠（如生活的目的和意义来自个体的社会背景），但它们是不同的。顽强强调变化是常态，一致性将重点放在稳定和结构上。在此研究中，一些护士不喜欢改变，喜欢稳定、尤其是面对死亡和不确定时，作者认为一致性可以解释这些人的适应力，而顽强能解释另一些人的适应力，他们认为通过改变可以获得个人满足感和成就感[126]。主要区别是个人对改变的态度。

一项全国范围的横断面研究调查了工作满意度、工作 - 生活平衡、疲惫的预测指标。调查信发给了 2000 名医生（回收率为 48%），因素分析显示存在四个领域：工作 - 生活平衡、工作满意度、个人成就感、情感适应力[131]。疲惫得分很强地预测了工作满意度。工作 - 生活平衡的最强预测指标是对自己的工作计划有控制力。男性和女性均报道有中等程度的情感适应力（51% 和 53%）和高水平的个人成就感（74%）。个人成就感和情感适应力（与情绪疲惫感相反）中的疲惫是工作满意度的强预测指标和重要预测指标，用工作和人口统计学变量调整后疲惫仍然是强预测指标。工作 - 生活平衡，或者对工作计划和工作时间有一些控制力是与情感适应力相关的最强工作特点。年长是

个人成就感和情感适应力的重要预测指标[131]。

适应力对临终护理以及照顾者和患者所面对的重大挑战都很重要[132]。有适应力的人能在压力源中发现积极意义[133,134]，"更能找到储存的积极信息，确保自己不被每个人都要经受的消极体验和情感压垮"[132]。Monroe 及其同事，David Oliviere，St. Christopher 安养院的医生，提出：目前的姑息护理必须要改变，这需要照顾者具有适应力。

Malcolm Payne 将适应力概念应用到姑息治疗团队的建设中。他说适应力理念来自于依附理论，而依附理论来自于心理分析理论。Payne 使用适应力理念和依附理论来丰富跨学科团队建设。他说在姑息治疗中建立具有适应力的跨学科团队，就是"提高组织、团队、团队中的个体如何有效应对逆境的意识和认识"[135]。逆境来自于许多方面，有外在的和内在的。逆境的一个重要因素是它对个体、团队、组织的影响。基于以往关系，强调适应力和依附理论在情感反应中的作用可以引起大家重视，认真处理团队成员面对逆境时的情感反应。这样做的目的是因为组建跨学科团队的主要目的是为患者及其家属提供更加高效、协作良好的整体服务。

移情和同情

支持治疗和姑息护理的核心是患者 - 家属与医务人员之间的关系。移情为护士、医生、其他工作人员提供了与痛苦、创伤、终末期患者及其家属交往和理解的能力[37,136,137]。本质上来说，移情显示了专业人员以"穿他们的鞋走路"的方式理解患者世界的能力。移情是人类固有的、能被优化和强化的特点[138]，是可以通过认知和行为训练习得的专业状态[139-141]，是沟通过程[142]，也是照顾（对理解患者的基础上所采取的结果或措施）[143,144]，也是一种互惠的关系[145]。支持移情发展和表达的因素包括：熟悉 / 相似、自我意识、经验 / 知识和社会化[146]。

最近一项研究探讨了减轻心理健康治疗专家替代性创伤危险性的保护方法，从六位医生关于保护性方法的叙述中发现了九个主要主题[95]。虽然大多数主题与其他研究结果一致，但是该研究发现了一个非常突出的主题——"精致移情"。与以往研究不同，作者发现对创伤患者产生移情对

创伤医生有保护作用。精致移情要求"医生保持一种复杂的平衡。在与患者的治疗性交往中，保持清晰、一致的医患界限的同时，要扩展自己的观点，陪伴患者，与患者进行亲密、真诚的沟通，但是不丧失自己作为医生的观点。"[95]。

一项定性研究研究了优秀治疗专家，他们的工作对象是创伤患者，包括姑息治疗患者及其家属。研究发现有许多保护性方法可以提高医务者的工作满意度，帮助他们预防或减轻同情疲劳[7,95]。特别是，使用**精致移情**的创伤治疗专家"通过与创伤患者进行亲密的专业交往，变得精力充沛，而不是精疲力竭"[95]，保护他们避免出现同情疲劳和疲惫。这种观点，也被称为双向[95]，驳斥了一个普遍认同的说法，即对临终患者产生移情会不可避免地导致情感耗竭[10,86,147,148]。医生的自我意识会促进精致移情的使用[95]。在另一项研究中，自我意识被认为是心理学家面对个人和专业压力源时能够健康工作的最重要因素[149]。

Rachel Naomi Remen 博士写道："从根本上说，服务就是个性化地对待生命，让能感动你的生命感动你[151]。"她认为，服务是对等的。当你提供服务时，工作本身就可以让你免除疲惫。除非你让患者感动你，否则你无法继续这项工作[151]。导致疲惫的主要原因之一是保护自己免于丧失，而不是为丧失而伤心并治疗丧失[152]。"我们疲惫，并不是因为我们没有治疗，而是因为我们不会表达悲伤。我们疲惫是因为我们允许自己的心灵充满丧失，而没有空间来治疗丧失[152]。"Remen 提到了同情，她说："从接受我们自己内心最人性的地方开始，从最能承受痛苦的地方开始。关注我们自己的承受能力，我们就能发现自己的弱点和其他所有人的弱点有一个简单而紧密的联系。体会到这点，我们就能发现自己内心本能的对待生命的善良，这种善良是所有同情和真诚服务的基础[151]。"虽然与移情类似，但是同情属于情感的一种。同情是对别人感受的一种体验，但是意识到这种体验与别人真正的感受是不同的[153]。同情是一种情感，是感受的情感维度，可以理解为"一种影响我们的心理基调，其特点是以一种不知不觉的方式渗入到我们的知觉、我们的愿望和行为中"[154]。同情的这种特点显示，同情会长时间影响我们的生活，而不是一小段时间，而且在未感知到时同情仍然可能存在。例如，"同情的护士不会简单地在患者痛苦

时表达感受，但是会不间断地照顾患者，而且可能不会表达出自己的感受。[155]"另外，同情的表达方式还有：具有关注他人优点的品德、意识到他人的痛苦、具有做减轻痛苦事情的愿望[36,37,155,156]。

信仰和精神

20 世纪 90 年代早期，大学医学中心、医学院和护理学院、住院医培训项目、医院开始认识到精神护理是姑息护理的一方面[157]。最近召开了一次共识大会，其主题是提高作为姑息护理一部分的精神护理的质量，会上形成了下列观点："精神是人性的一部分，是指个体寻求和表达生命意义和目的的一种方式，是体验与瞬间、自己、他人、自然、重要或神圣之物联系的一种方式"。关系是精神的核心，由于健康照护的关系特性，因此，健康照护也被认为天生具有精神性的。Puchalski 等[157]提出了精神护理模式，这个模式反映了医患关系的转变。为了促进这种改变，医务人员"必须意识到自己生命中的精神维度，通过反省过程有情感地护理患者。"为了发展个人价值、信仰、态度方面的自我意识，专业人员需要与患者-家属建立更加深厚、更加有意义的联系，这样也可以促进应对[7,94,157]（框 56-1）。

共识大会提出，精神应该作为患者的一项生命体征。医疗机构必须将精神病史和筛查相关要求纳入入院规定和常规护理评估中。与美国共识项目指南和美国品质论坛推荐的方法一致，姑息

框 56-1　对姑息治疗医务人员的建议

1. 姑息治疗团队的所有成员都应该接受精神护理培训，这个培训应该作为所有医生继续教育的内容之一。

2. 团队成员应接受自我护理、自我反省、沉思和精神自我护理培训。

3. 医疗机构应该为精神护理人员的专业发展提供时间，应该为跨学科团队制定精神护理方面的责任措施。

4. 董事会认可的牧师要提供精神护理相关教育，为跨学科团队成员提供支持。

5. 临床单位应该对团队中的牧师和精神护理实施者进行医疗机构中临终护理程序的相关教育。

6. 姑息护理的牧师认证和培训是必要的。

护理是必要的，不管疾病状态如何，应该在疾病诊断早期开始实施姑息护理；而且在疾病的整个过程都要关注精神需要。一项研究调查了155名以色列肿瘤社团成员，对精神护理态度进行路径分析发现，精神健康、笃信宗教、教育有重要的直接关系。以色列肿瘤护士的精神健康是护士精神护理态度的最强预测指标[158]。

一项研究探讨了跨学科姑息治疗团队的精神，发现医务人员在努力定义精神这个概念[159]，被调查者认为精神包括与完整、整体、意义、个人旅程相关的概念。对于多数人来说，他们的精神具有固有的理性，可能包括超越，包含在照顾中，经常表现为日常工作中的善良和爱。有些被调查者认为姑息护理是一种精神使命。来源于共同的目标、价值观、归属的共同精神显露在外。作者认为进一步的研究需要探索共同水平的精神，包括更深层次地研究姑息护理专业人员照顾临终患者时，精神与一些技巧，如移情、"陪伴患者"、同情的关系。现在又提出了一个问题，即姑息治疗医务人员的精神信仰系统能否保护他们避免产生疲惫和同情疲劳。

Sinclair 的博士论文研究了姑息安养院的主要领导和地方安养院健康照顾专业人员，对他们进行了有关精神的访谈。姑息安养院工作人员（PHCPs）的精神实质上是经验性的，表现在自己身上和工作上，包括无形的与现实的、自己与他人之间的联系，影响自己的整体观和自己与终极现实之间关系的整体观。精神的核心是当前——灵魂或者 PHCP 向外辐射的光辉，这是论述的基础（由美德、罪恶、信仰、经验和神组成）。精神护理作为人性自发和广泛的一方面，包含在所有的护理行为中，在 PHCP 自己灵魂和所护理者灵魂之间的有限空间内，对双方的联系和整体感有残留作用[160]。

使用 Stamm 专业人员生活质量量表[161]，Peter Huggard[162,163] 研究了230名新西兰医生。发现情感满足[161]与精神之间有显著正相关。研究探讨了同情疲劳、情感满足、疲惫和适应力、精神、移情、情感能力、寻找社会支持行为的关系。Huggard 发现信仰与替代性创伤正相关[162,163]，心理健康量表[164]的"与上级领导关系"子量表得分高，而且此得分与同情疲劳子量表的高得分相关。他发现精神与疲惫有显著负相关。

一项研究深度访谈了10名姑息治疗医生对精神护理的看法和经验，发现了几个主题[165]，这些主题包括：精神的概念、精神与信仰的区别。首要的主题为：被调查者自己的精神如何影响工作，工作如何影响他们的精神。这些影响不离形地交织在一起，关注精神是姑息治疗医生提供同情和整体护理的基础。

促进专业医务人员生理、心理社会、情感健康的措施

证据显示，护理癌症患者可直接导致工作压力[23,110,166]。医务人员必须进行自我护理以保持自身生理、心理和情感的健康，自我护理应融入到日常生活中，以减少同情疲劳、疲惫、道德困境、替代性创伤等消极作用[9,10,88]。许多健康照护实践具有相关性。因此，自我护理概念是适合的。

Shanafelt 等[66] 发现使用健康策略照顾自己和他人的肿瘤学家工作满意度更高。Vachon 最近注意到，当肿瘤护士对肿瘤患者进行健康策略重要性的宣教时，他们同时会把健康策略记在心中，自己的生活也发生了健康的改变[167]。乘飞机旅行时接受"先系好自己安全带"的提醒应该用到照顾者身上，首先要照顾好自己。对内科住院医的调查发现，自我护理与心理健康和高移情程度相关[168]。应用多种个人健康促进方法（自我护理、关系、工作态度、信仰/精神实践、个人哲学、工作-生活平衡方法）的住院医简式心理健康量表得分高。这个横断面调查发现，高心理健康与住院医的高移情相关。

Jayne Huggard[68] 调查了新西兰安养院工作人员的个人应对机制，发现有四种类型：家庭/希望（毛利人）、信仰/精神、自我护理和专业。许多支持来自家属和朋友。自我护理方法包括放松技巧如按摩和冥想、阅读、园艺、陪宠物玩。运动、跑步、业余爱好等个人兴趣作为自我护理的方法，具有支持性。专业人员的其他支持形式包括教育机会（课程或会议）、监督、咨询、教练、或教导、互助机会；所有这些都是付费的，因此被视为来自组织外的支持[33]。

Leblance 等[169] 进行了一项干预研究，这是最大型的干预研究之一。该研究采用准实验研究设计方法，在荷兰的29个肿瘤科病房检验了一项

以团队为基础的疲惫干预措施的效果。在此研究中，对随机选择的九个病房实施了"小心！"措施，每6个月给予3个小时的干预，干预措施包括对参加者进行工作压力机制和反馈的教育。反馈方法为：为参加者提供相关主题，让他们讨论减轻工作压力的计划，通过这个过程，使参与者将自我感受条理化。首次干预结束时，列出训练时得到处理的工作压力源。后续的干预包括教育和行动部分。主题包括不需要的集体行为、沟通和反馈、建立支持性网络关系、平衡工作相关的投资和结果、个人体验、变化带来的潜在问题。在行动部分，参与者组成了问题解决团队。实施干预措施后，实验病房引入了更有效的报告程序（患者、设备），聘用"监督天使"监测员工的健康（支持），重新构建每周的工作人员会议、使员工能参与决策。多水平分析显示：与对照组相比，实验病房的员工6个月和1年时情感疲惫感更少，6个月时工作冷漠感更少。随着时间的推移，疲惫水平的变化与工作特点的感知变化显著相关[30]。

将自我意识作为促进自我护理的一个机制

自我意识是"自知和**双重意识**发展的结合，可以让医生同时关注和监测患者需要、工作环境和自己的主观体验"[7]。如果医生自我意识较弱，他就更易丧失洞察力，并感受到更大的工作压力，容易将移情作为责任，更易出现同情疲劳和疲惫。自我意识不仅能提高自我护理能力，而且还能改善患者服务、提高满意度[149]。另外，医务人员将自我意识融入到工作中后，会更易接受限制（包括自己的弱点、个人的影响、对变化应承担的责任和义务，已知和未知的限制等），清楚地界定自己和他人的关系，即相互间的合作和各自的职责[94,95]。

自我护理方法不包括自我意识的提升，如保持清晰的职业责任。自我护理方法可以保护个体免受职业压力的影响，提供工作之余的可能更新。但是单独依靠这些自我护理方法会影响医务人员有感情地面对患者和发现工作回报的能力[6,7]。如果将自我意识融入到工作中，即使面对困难和（或）情感受到挑战的情境，医务人员也能有感情地面对患者、促进自我恢复，提高个人和专业的成就感[6,7,95]。有几种可行的提高自我意识的方法，包括：主动行动如继续教育[169,170]、同事支持（Balint）[171,172]、专一冥想[168,173,174]和反思写作[105,175]。

专一冥想是最被广泛认可的提高自我意识的方法。专一冥想是指友善地、不作判断地对待自己和他人的同时，谨慎地将注意力在身体、意识、情感和周围环境中游走的一个过程[176]。专一冥想不仅能提高对自己内在现实的知觉（身体、情感、认知），而且能提高对自己所处的外在现实的知觉[177]。专一冥想已经开始在工作环境得到了应用和研究。有些组织机构将专一冥想作为干预措施的一部分，有些组织机构单独使用专一冥想。例如，一项研究对医院护士实施了为期8周的以冥想以基础的减轻压力（MBSR）项目，发现护士的疲惫感下降，健康程度提升[178]。研究还显示，干预组的Maslach疲惫问卷得分下降，这种改变持续了3个月。尤其是情绪疲惫感和工作冷漠感得分显著下降，个人成就感有上升趋势[178]。一项配对随机对照试验对医学生实施了为期8周的以冥想为基础的干预措施，作者发现与对照组学生相比，干预组学生焦虑和抑郁程度降低，移情程度升高[179]。

最近，作为姑息护理中医患互动的一部分，富有同情心的沉默这个概念开始出现[180]。富有同情心的沉默可能来自于沉思实践，如专一冥想。同情要求主动关注，即医务人员不仅要给予关注，而且要维持关注和保持知觉清晰。"富有同情心的沉默是临床医生自发总结的，他们已拥有持久关注、情感平衡的心理能力，以及亲社会的心理素质，如自发地产生移情和同情[180]。"

用反省和表达情感的方式进行书写是另一种形式的自我护理方法，这种方法可以提高自我意识。这个方法的生理[181-184]和心理好处[185,186]已被患者所证实，并且延伸到促进医生反省和移情上[187,188]。反思写作已被应用在名为提高姑息护理意义的一项以意义为中心的心理教育团队干预措施中。这项措施用来支持护士为患者提供姑息护理[189]，目的是提高工作满意度和生活质量，预防疲惫。根据Breitbart及其同事的早期姑息护理工作[190]，这项措施包括：（1）意义的特点；（2）意义的来源；（3）用个人历史观点和工作成就感来创造价值；（4）将痛苦作为态度改变的原因；（5）将情感体验和幽默作为发现意义的试验途径。虽然这个措施很有前景，可能会提高姑息治疗领域非护理工作人员的生活质量和工作满意度，但是还需要进行更多的研究和评价。

专业和组织的责任

对新西兰安养院工作人员实施的一项研究发现，个人支持水平、自我护理方法，如精神信仰和反思，是姑息护理专业人员工作的必要和有机组成部分。但是，对于安养院工作人员来说，组织支持是最重要的[9]。"Huggard[191]认为姑息治疗专业人员的专业责任为：同事支持、管理人员支持、监督和指导、汇报机制、职责明确、融洽的团队关系、管理冲突、给予和接受反馈、反思、专业发展、有效沟通、保持工作积极性、工作优先、管理时间、就餐休息、保持幽默、参加哀伤工作。组织责任包括适当的人员招聘和岗前培训、正确的岗位描述、与绩效评价相关的能力、人力资源政策和程序、培训机会和学习支持、畅通的沟通渠道、提供关键事件询问、提供定期和及时的反馈、健康档案、认可个人压力、员工支持[33]。

对于需要相互间密切合作的工作（如护理、牧师、社会工作、心理工作）来说，提高自我意识的导师制和督导项目对医务人员有益处。如导师有带领的责任，可以支持变化[192]。导师可以结合临床实践，提高与患者和家属建立、支持、维持治疗性关系的能力，促进专业发展[193,194]，且导师和临床指导老师可以增加护士的总体工作满意度、为护士提供与信得过同事讨论消极经历的机会、改进工作，从而降低护士的疲惫程度[193,194]。

教育措施

最近，Chochinov发表了保持尊严护理ABCD[195]。他利用经验性证据，提出善良、人性、尊敬，作为医学的核心价值和行为，经常表现为护理行为中的"细节"，这些细节体现了医学的真正内涵。

这种护理方式，常常被称为精神护理、整体护理、或保持尊严护理，包括**态度、行为、同情和对话**[195]。这些组成了保持尊严护理的核心框架，指导医务人员将这些重要内容融入到护理工作中。安养院和姑息护理专家可能认为他们已经把这些价值观念融入到自己的工作中，但是还需要继续做一些工作。框56-2列出了医务人员教育面对的一些挑战。

结论

虽然在肿瘤和姑息治疗领域工作所带来的消极后果受到了职业健康研究者的广泛关注，这些工作人员每天面对痛苦、疼痛、精神创伤和临终患者，但是还无专门针对他们薪酬问题的研究。而且，应对肿瘤和姑息治疗领域多种工作压力源的健康促进措施的评价和整合研究也很有限。本章为读者概述了当前工作压力和压力应对方面的研究；这些应对方法可能会促进心理社会健康，提高幸福感。

参考文献

1. Barnard D. The promise of intimacy and fear or our own undoing. *J Palliat Care.* 1995;11:22–26.
2. Vachon M. Motivation and stress experienced by staff working with the terminally ill. *Death Educ.* 1978;2:113–122.
3. Vachon M. *Occupational stress in the care of the critically ill, dying and bereaved.* Washington, DC: Hemisphere; 1987.
4. Dougherty E, Pierce B, Ma C, et al. Factors associated with work stress and professional satisfaction in oncology staff. *Am J Hosp Palliat Med.* 2009;26:105–111.
5. Katz R. When out personal selves influence our professional work: an introduction to emotions and countertransference in end-of-life care. In: Katz R, Johnson T, eds. *When professionals weep: emotional and countertransference responses in end-of-life care.* New York: Routledge; 2006:3–12.
6. Kearney M. *A place of healing: working with suffering in living and dying.* Oxford: Oxford University Press; 2000.
7. Kearney M, Weininger R, Vachon M, et al. Self-care of physicians caring for patients at end-of-life: "Being connected...a key to my survival". *JAMA.* 2009;301:1155–1164.
8. Lyall W, Rogers J, Vachon M. *Report to palliative care unit of Royal Victoria Hospital regarding professional stress in the care of the dying.* Montreal: Royal Victoria Hospital; 1976.
9. Maslach C, Leiter M. *The truth about burnout: how organizations cause personal stress and what to do about it.* San Francisco, CA: Jossey-Boss; 1997.
10. Figley C. *Compassion fatigue: coping with secondary traumatic stress disorder in those who treat the traumatized.* New York, NY: Brunner-Routledge; 1995.

11. Joinson C. Coping with compassion fatigue. *Nursing*. 1992;22:116–122.

12. Austin W. Nursing ethics in an era of globalization. *Adv Nurs Sci*. 2001;24:1–18.

13. Webster C, Baylis F. Moral residue. In: Rubin S, Zoloth I, eds. *The ethics of mistakes in the practice of medicine*. Hagerstown: University Publishing; 2000.

14. Pearlman L, MacIan P. Vicarious traumatization: an empirical study of the effects of trauma work on trauma therapists. *Prof Psychol Res Pract*. 1995;26:558–565.

15. Maslach C, Schaufeli W, Leiter M. Job burnout. *Annu Rev Psychol*. 2001;52:397–422.

16. Blomberg K, Sahlberg-Blom E. Closeness and distance: a way of handling difficult situations in daily care. *J Clin Nurs*. 2007;16:244–254.

17. Edwards D, Burnard P. A systematic review of stress and stress management interventions for mental health nurses. *J Adv Nurs*. 2003;42:169–200.

18. Ekedahl M, Wengstrom Y. Nurses in cancer care—stress when encountering existential issues. *Eur J Oncol Nurs*. 2007;11:228–237.

19. Hertting A. *The healthcare sector: a challenging or draining work environment. Psychosocial work experiences and health among hospital employees during the Swedish 1990's*. Stockholm: Karolinska Institute; 2001.

20. Hertting A, Nilsson K, Theorell T, et al. Downsizing and reorganization: demands, challenges and ambiguity for registered nurses. *J Adv Nurs*. 2004;45:145–154.

21. Bakker D, Fitch M, Green E, et al. Oncology nursing: finding the balance in a changing health care system. *Can Oncol Nurs J*. 2006;16:79–98.

22. Barnard D, Street A, Love A. Relationships between stressors, work supports and burnout among cancer nurses. *Cancer Nurs*. 2006;29:338–344.

23. Escot C, Arteros S, Gandubert C, et al. Stress levels in nursing staff working in oncology. *Stress Health*. 2001;17:273–279.

24. Grunfeld E, Whelan T, Zitzelsberger W, et al. Cancer care workers in Ontario: prevalence of burnout, job stress and job satisfaction. *Can Med Assoc J*. 2000;163:166–169.

25. Kash K, Holland J, Breitbart W, et al. Stress and burnout in oncology. *Oncology (Williston Park)*. 2000;14:1621–1633; discussion 1633–1634, 1636–1637.

26. Lyall W, Vachon M. Concerns regarding the professional role in the field of thanatology. In: Schoenberg B, Gerber I, Wiener A, et al., eds. *Bereavement: its psychosocial aspects*. New York: Cambridge University Press; 1975:226–231.

27. McVicar A. Workplace stress in nursing: a literature review. *J Adv Nurs*. 2003;44:633–642.

28. Ramirez A, Graham J, Richards M, et al. Mental health of hospital consultants: the effect of stress and satisfaction at work. *Lancet*. 1996;16:724–728.

29. Ramirez A, Graham J, Richards M, et al. Burnout and psychiatric disorder among cancer clinicians. *Br J Cancer*. 1995;71:1263–1269.

30. Vachon M. Oncology staff stress and related interventions. In: Holland J, Breitbart W, Jacobsen P, et-al, ed. *Psycho-Oncology* 2nd ed. New York: Oxford University Press; in press.

31. Payne N. Occupational stressors and coping as determinants of burnout in female hospice nurses. *J Adv Nurs*. 2001;33:396–405.

32. Vachon M. Staff stress in hospice/palliative care: a review. *Palliat Med*. 1995;9:91–122.

33. Vachon M, Huggard J. The experience of the nurse in end-of-life care in the 21st century: stressors, personal, professional, and organizational responsibilites. In: Ferrell B, Coyle N, ed. *Textbook of palliative care nursing*. 3rd ed. Oxford: Oxford University Press; in press.

34. Vachon M, Mueller M. Burnout and symptoms of stress. In: Breitbart W, Chochinov H, eds *Handbook of psychiatry in palliative medicine*. New York: Oxford University Press; 2009:559–625.

35. Leininger M. *Caring: an essential human need*. Detroit: Wayne State University Press; 1988.

36. Watson J. *Nursing: human science and human care—a theory of nursing*. New York: National League of Nursing Press; 1985.

37. Benner P, Wrubel J. *The primacy of caring: stress and coping in health and illness*. Menlo Park: Addison-Wesley; 1989.

38. Barnard D, Towers A, Boston P, et al. *Crossing over: narratives of palliative care*. New York: Oxford University Press; 2000.

39. Jackson V, Mack J, Matsuyama R, et al. A qualitative study of oncologists' approaches to end-of-life care. *J Palliat Med*. 2008;11:893–906.

40. Maslach C, Jackson S. *Maslach burnout inventory manual*. 2nd ed. Palo Alto, CA: Consulting Psychologists Press; 1986.

41. Leiter M, Schaufeli W. Consistency of the burnout construct across occupations. *Anxiety Stress Coping*. 1996;9:229–243.

42. Schaufeli W, Enzmann D. *The burnout companion to study and practice: a critical analysis*. London: Taylor & Francis; 1998.

43. Leiter M, Laschinger H. Relationships of work and practice environment to professional burnout: testing a causal model. *Nurs Res*. 2006;55:137–146.

44. Lee RT, Ashforth BE. A meta-analytic examination of the correlates of the three dimensions of burnout. *J Appl Psychol*. 1996;81:123–133.

45. Leiter M. Burnout as a developmental process: consideration of models. In: Schaufeli W, Maslach C, Marek T, eds. *Professional burnout: recent developments in theory and research*. London: Taylor & Francis; 1993:237–250.

46. Leiter M, Maslach C. Areas of worklife: a structural approach to organizational predictors of job burnout. In: Perrewe P, Ganster D, eds. *Research in occupational stress and well being, vol 3, Emotional and physiological processes and positive intervention strategies*. Oxford: JAI Press/Elsevier; 2004:91–134.

47. Vachon M, Sherwood C. Staff stress and burnout. In: Berger A, Shuster J, Von Roenn J, eds. *Principles and practice of palliative care and supportive oncology*. 3rd ed. Philadelphia, PA: Lippincott Williams and Wilkins; 2007:667–686.

48. Berman R, Campbell M, Makin W, et al. Occupational stress in palliative medicine, medical oncology and clinical oncology specialist registrars. *Clin Med*. 2007;7:235–242.

49. Vachon M, Lyall W, Freeman S. Measurement and management of stress in health professionals working with advanced cancer patients. *Death Educ*. 1978;1:365–375.

50. Bressi C, Manenti S, Porcellana M, et al. Haemato-oncology and burnout: an Italian study. *Br J Cancer*. 2008;98:1046–1052.

51. Isikhan V, Comez T, Danis M. Job stress and coping strategies in health care professionals working with cancer patients. *Eur J Oncol Nurs*.

2004;8:234–244.

52. Graham J, Ramirez A, Cull A, et al. Job stress and satisfaction among palliative physicians. *Palliat Med*. 1996;10:185–194.

53. Asai M, Morita T, Akechi T, et al. Burnout and psychiatric morbidity among physicians engaged in end-of-life care for cancer patients: a cross-sectional nationwide survey in Japan. *Psychooncology*. 2007;16:421–428.

54. Elit L, Trim K, Mand-Bains I, et al. Job satisfaction, stress, and burnout among Canadian gynecologic oncologists. *Gynecol Oncol*. 2004;94:134–139.

55. Pronost A, Le Gouge A, Leboul D, et al. The effects of various features of haematology-oncology services using the palliative approach and the socio-demographic characteristics of healthcare providers on health indicators: social support, perceived stress, coping strategies, quality of life at work. *Oncology*. 2008;10:125–134.

56. Cashavelly B, Binda K, Mallhot J, et al. The forgotten team member: meeting the needs of oncology support staff. *Oncologist*. 2008;13:530–538.

57. Liakopoulou M, Panaretaki I, Papadakis V, et al. Burnout, staff support, and coping in Pediatric Oncology. *Support Care Cancer*. 2008;16:143–150.

58. Speck P. *Teamwork in palliative care: fulfilling or frustrating?* New York: Oxford University Press; 2006.

59. Jünger S, Pestinger M, Elsner F, et al. Criteria for successful multiprofessional cooperation in palliative care teams. *Palliat Med*. 2007;21:347–354.

60. Maslach C, Leiter M. Early predictors of job burnout and engagement. *J Appl Psychol*. 2008;93:498–512.

61. Webster J, Kristjanson L. "But isn't it depressing?" The vitality of palliative care. *J Palliat Care*. 2002;18:15–24.

62. Vachon M. The experience of the nurse in end-of-life care in the 21st century. In: Ferrell B, Coyle D, eds. *Textbook of palliative nursing*. 2nd ed. Oxford: Oxford University Press; 2006:1011–1029.

63. Munroe B, Speck P. Team effectiveness. In: Speck P, ed. *Teamwork in palliative care: fulfilling or frustrating?* Oxford: Oxford University Press; 2006:201–209.

64. Kuerer H, Eberlein T, Pollock R, et al. Career satisfaction, practice patterns and burnout among surgical oncologists: report on the quality of life of members of the Society of Surgical Oncology. *Ann Surg Oncol*. 2007;14:2043–2053.

65. Leiter M, Frank E, Matheson T. Demands, values and burnout: relevance for physicians. *Can Fam Physician*. 2009;55:1224–1225 e1–6.

66. Shanafelt T, Chung H, White H, et al. Shaping your career to maximize personal satisfaction in the practice of oncology. *J Clin Oncol*. 2006;24:4020–4026.

67. Vachon M. Staff stress in palliative-hospice care: a review. *Palliat Med*. 1995;9:91–122.

68. Huggard J. *A national survey of the support needs of interprofessional hospice staff in Aotearoa*. New Zealand: University of Auckland; 2008.

69. Boston P, Towers A, Barnard A. Embracing vulnerability: risk and empathy in palliative care. *J Palliat Care*. 2001;17:248–253.

70. Mount B, Boston P, Cohen S. Healing connections: on moving from suffering to a sense of well-being. *J Pain Symptom Manage*. 2007;33:372–378.

71. Abendroth M, Flannery J. Predicting the risk of compassion fatigue: a study of hospice nurses.

J Hosp Palliat Nurs. 2006;8:346–356.

72. Adams R, Boscarino J, Figley C. Compassion fatigue and psychological distress among social workers: a validation study. *Am J Orthopsychiatry*. 2006;76:103–108.

73. Figley C. Compassion fatigue: toward a new understanding of the costs of caring. In: Stamm BH, ed. *Secondary traumatic stress: self care issues for clinicians, researchers and educators*. 2nd ed.Lutherville: Sidran; 1999:3–28.

74. Sabo BM. Compassion fatigue and nursing work: can we accurately capture the consequences of caring work? *Int J Nurs Pract*. 2006;12:136–142.

75. Figley C. *Treating compassion fatigue*. In: Figley CR, ed. New York, NY: Brunner-Routledge; 2002.

76. Figley C. Compassion fatigue: psychotherapists' chronic lack of self care. *Psychother Pract*. 2002;58:1433–1441.

77. Liaschenko J, Peter E. Nursing ethics and conceptualizations of nursing: profession, practice and work. *J Adv Nurs*. 2004;46:488–495.

78. Storch JL, Rodney P, Starzomski R. *Toward a moral horizon: nursing ethics for leadership and practice*. Toronto: Pearson Prentice Hall; 2004.

79. Corley M. Nurse moral distress: a proposed theory and research agenda. *Nurs Ethics*. 2002;9:636–650.

80. Ferrell B. Understanding the moral distress of nurses witnessing medically futile care. *Oncol Nurs Forum*. 2006;33:922–930.

81. Weissman D. Moral distress in palliative care. *J Palliat Med*. 2009;12:865–866.

82. Austin W, Bergum V, Goldberg L. Unable to answer the call of our patients: mental health nurses' experience of moral distress. *Nurs Inq*. 2003;10:177–183.

83. Raines M. Ethical decision making in nurses: relationships among moral reasoning, coping style and ethics stress. *Healthcare Law Ethics Regul*. 2000;2:29–41.

84. Webster G, Vachon M. Personal communication.

85. Collins S, Long A. Too tired to care? The psychological effects of working with trauma. *J Psychiatr Mental Health Nurs*. 2003;10:17–27.

86. Pearlman L, Saakvitne K. *Trauma and the therapist: countertransference and vicarious traumatization in psychotherapy with incest survivors*. London: W.W. Norton; 1995.

87. Dunkley J, Whelan T. Vicarious traumatization: current status and future directions. *Br J Guid Couns*. 2006;34:107–116.

88. Pearlman L, Saakvitne K. Treating therapists with vicarious traumatization and secondary traumatic stress disorders. In: Figley CR, ed. *Compassion fatigue: coping with secondary traumatic stress disorder in those who treat the traumatized*. New York: Brunner-Routledge; 1995.

89. Dalgleish T. Cognitive theories of post-traumatic stress disorder. In: Yule W, ed. *Post-traumatic stress disorders: concepts and therapy*. Wiley: Chichester; 1999:193–220.

90. Brewin CR, Dalgleish T, Joseph S. A dual representation theory of post-traumatic stress disorder. *Psychol Rev*. 1996;103:670–686.

91. McCann L, Pearlman L. Vicarious traumatization: a framework for understanding the psychological effects of working with victims. *J Trauma Stress*. 1990;3:131–149.

92. Saakvitne K, Tennen H, Affleck G. Exploring thriving in the context of clinical trauma theory: constructive self development theory. *J Soc Issues*. 1998;54:279–299.

93. Stamm B. *The concise manual for the Professional Quaity of Life Scale: the ProQOL*.

94. Sabo B. *Nursing from the heart: an exploration of caring work among hematology/blood and marrow transplant nurses in three Canadian tertiary care centres*. Halifax: Dalhousie University; 2009.

95. Harrison R, Westwood M. Preventing vicarious traumatization of mental health therapists: identifying protective practices. *Psychother Theory Res Pract Training*. 2009;46:203–219.

96. Radley M, Figley C. The social psychology of compassion. *Clin Soc Work J*. 2007;35:207–214.

97. Keidel GC. Burnout and compassion fatigue among hospice caregivers. *Am J Hosp Palliat Care*. 2002;19:200–205.

98. Jenaro C, Flores N, Arias B. Burnout and coping in human services practitioners. *Prof Psychol Res Pract*. 2007;38:80–87.

99. Jones S. A self-care plan for hospice workers. *Am J Hosp Palliat Med*. 2005;22:125–128.

100. O'Halloran T, Linton J. Stress on the job: self-care resources for counselors. *J Mental Health Couns*. 2000;22:354–364.

101. Alkema K, Linton J, Davies R. A study of the relationship between self-care, compassion satisfaction, compassion fatigue, and burnout among hospice workers. *J Soc Work End-of-Life Palliat Care*. 2008;4:101–119.

102. Saakvitne K, Pearlman L. *Staff of the Traumatic Stress Institute. Transforming the pain: a workbook on vicarious traumatization*. New York: WW Norton; 1996.

103. Benner P. *From novice to expert: excellence and power in clinical nursing practice*. Menlo Park: Addison-Wesley; 1984.

104. Carper B. Fundamental patterns of knowledge in nursing. *Adv Nurs Sci*. 1978;1:13–23.

105. Johns C. The value of reflective practice for nursing. *J Clin Nurs*. 1995;4:23–30.

106. Quinn B. Exploring nurses' experiences of supporting a cancer patient in their search for meaning. *Eur J Oncol Nurs*. 2003;7:164–171.

107. Arvay MJ. Secondary traumatic stress among trauma counsellors: what does the research say? *Int J Adv Couns*. 2001;23:283–293.

108. Diener E. Subjective well-being. *Psychol Bull*. 1984;95:542–575.

109. Ekedahl M, Wengstrom Y. Coping processes in a multidisciplinary healthcare team—a comparison of nurses in cancer care and hospital chaplains. *Eur J Cancer Care*. 2008;17:42–48.

110. Molassiotis A, van den Akker O. Psychological stress and job satisfaction in marrow transplant nurses. *Cancer Nurs*. 1995;19:449–454.

111. Costa P, McCrae R, Zonderman A. Environmental and dispositional influences on well-being: longitudinal follow-up of an American national sample. *Br J Psychol*. 1987;78:299–306.

112. Diener E, Suh E, Lucas R, et al. Subjective well-being: three decades of progress. *Psychol Bull*. 1999;125:276–302.

113. Strack F, Martin L, Schwarz N. Priming and communication: social determinants of information use in judgments of life satisfaction. *Eur J Soc Psychol*. 1988;18:429–442.

114. Stenmarker M, Palmerus K, Marky I. Life satisfaction of swedish pediatric oncologists: the role of personality, work-related aspects and emotional distress. *Pediatr Blood Cancer*. 2009;53:1308–1314.

115. Maslach C. Job burnout: new directions in research and interventions. *Curr Direct Psychol Sci*. 2003;12:189–192.

116. Reference deleted in proofs.

117. Merriam Webster. *The Merriam-Webster dictionary*. 11th ed. Springfield, MA: Merriam

118. *Compact thesaurus: the ultimate wordfinder*. Glasgow: Harper-Collins Publ Ltd; 1999.

119. Vaillant G. *Spiritual evolution*. New York: Broadway Books; 2008.

120. Fredrickson B, Levenson R. Positive emotions speed the recovery from the cardiovascular sequelae of negative emotions. *Cogn Emot*. 1998;12:191–220.

121. Fredrickson B, Mancuso R, Branigan C, et al. The undoing effect of positive emotions. *Motiv Emot*. 2000;24:237–258.

122. Fredrickson B, Tugade M, Waugh C, et al. What good are positive emotions in crises? A prospective study of resilience and emotions following the terrorist attacks on the United States on September 11th, 2001. *J Person Soc Psychol*. 2003;84:365–376.

123. Walsh F. *Strengthening family resilience*. New York: Guilford Press; 2006.

124. Masten A. Ordinary magic: resilience processes in development. *Am Psychol*. 2001;56:227–238.

125. Earvolino-Ramirez M. Resilience: a concept analysis. *Nurs Forum*. 2007;42:73–82.

126. Ablett J, Jones R. Resilience and well-being in palliative care staff: a qualitative study of hospice nurses' experiences of work. *Psychooncology*. 2007;16:733–740.

127. Kobasa S, Maddi S, Kahn S. Hardiness and health: a prospective study. *J Personal Soc Psychol*. 1982;42:168–177.

128. Maddi S, Kobasa S. *The hardy executive: health under stress*. Chicago: Dorsey Press; 1984.

129. Antonovsky A. *Unraveling the mystery of health: how people manage stress and stay well*. London: Jossey-Bass; 1987.

130. Geyer S. Some conceptual considerations on the sense of coherence. *Soc Sci Med*. 1997;44:1771–1779.

131. Keeton K, Fenner D, Johnson T, et al. Predictors of physician career satisfaction, work-life balance and burnout. *Obstet Gynecol*. 2007;109:949–955.

132. Monroe B, Oliviere D. *Resilience in palliative care: achievment in diversity*. New York: Oxford University Press; 2007.

133. Tugade M, Fredrickson B. Resilient individuals use positive emotions to bounce back from negative emotional experiences. *J Personal Soc Psychol*. 2004;86:320–333.

134. Fredrickson B. The role of positive emotions in positive psychology: the broaden-and-build theory of positive emotions. *Am Psychologist*. 2001;56:218–226.

135. Payne M. Resilient multiprofessional teams. In: Monroe B, Oliviere D, eds. *Resilience in palliative care: achievement in diversity*. New York: Oxford University Press; 2007.

136. Kalisch B. What is empathy? *Am J Nurs*. 1973;73:1548–1552.

137. Peplau H. *Interpersonal relations in nursing: a conceptual frame of reference for psychodynamic nursing*. New York: Putnam; 1952.

138. Alligood MR, May BA. A nursing theory of personal system empathy: interpreting a conceptualization of empathy in King's interacting systems. *Nurs Sci Q*. 2000;13:243–247.

139. Morse J, Anderson G, Botter J, et al. Exploring empathy: a conceptual fit for nursing practice. *Image J Nurs Sch*. 1992;24:273–280.

140. Thompson S. Empathy: towards a clearer meaning for nursing. *Nurs Praxis N Z*. 1996;11:19–26.

141. Alligood M. Empathy: the importance of recognizing two types. *J Psychosoc Nurs*. 1992;30:14–17.

142. La Monica E. Construct validity of an empathy

Pocatello, ID: ProQOL.org; 2009.

Webster, Inc; 2004.

instrument. *Res Nurs Health*. 1981;4:389–400.

143. Hudson G. Empathy and technology in the coronary care unit. *Intens Crit Care Nurs*. 1993;9:55–61.

144. Sutherland J. Historical concept analysis of empathy. *Issues Ment Health Nurs*. 1995;16:555–566.

145. Raudonis B. The meaning and impact of empathic relationships in hospice nursing. *Cancer Nurs*. 1993;19:304–309.

146. Wiseman T. A concept analysis of empathy. *J Adv Nurs*. 1996;23:1162–1167.

147. Salston M, Figley C. Secondary traumatic stress effects of working with survivors of criminal victimization. *J Trauma Stress*. 2003;16:167–174.

148. Pearlman L. Self-care for trauma therapists: ameliorating vicarious traumatization. In: Stamm B, ed. *Secondary traumatic stress: self-care issues for clinicians, researchers, and educators*. Baltimore: The Sidran Press; 1999:51–64.

149. Novak D, Epstein R, Paulsen R. Toward creating physician-healers: fostering medical students' self awareness, personal growth, and well-being. *Acad Med*. 1999;74:516–520.

150. Reference deleted in proofs.

151. Remen R. *My grandfather's blessings*. New York: Riverhead Books; 2000.

152. Remen R. *Kitchen table wisdom*. New York: Riverhead Books; 1996.

153. Blum L. Compassion. In: Rorty AM, ed. *Explaining emotions*. Berkeley, CA: University of California Press; 1980.

154. Oakley J. *Morality and emotions*. London: Routledge; 1992.

155. Pask EJ. Moral agency in nursing: seeing value in the work and believing that I make a difference. *Nurs Ethics*. 2003;10:165–175.

156. Bergum V, Dossetor J. *Relational ethics: the full meaning of respect*. Hagerstown: University Publishing Group; 2005.

157. Puchalski C, Ferrell B, Virani R, et al. Improving the quality of spiritual care as a dimension of palliative care: the report of the Consensus Conference. *J Palliat Med*. 2009;12:885–904.

158. Musgrave C, McFarlane E. Intrinsic and extrinsic religiosity, spiritual well-being and attitudes toward spiritual care: a comparison of Israeli Jewish oncology nurses' scores. *Oncolo Nurs Forum*. 2004;31:1179–1183.

159. Sinclair S, Raffin S, Pereira J, et al. Collective soul: the spirituality of an interdisciplinary palliative care team. *Palliat Support Care*. 2006;4:13–24.

160. Sinclair S. *The spirituality of palliative and hospice care professionals: an ethnographic inquiry*. Calgary: University of Calgary; 2009.

161. Stamm BH. Measuring compassion satsifaction as well as fatigue: developmental hisotry of the compassion satisfaction and fatigue test. In: Figley C, ed. *Treating compassion fatigue*. New York: Brunner-Routledge; 2002:107–122.

162. Huggard P. Taking care of the health professional (presentation at the Idaho conference on health care. In: Vachon M, ed. *Pocatello: Health Care 2005: Emerging issues*. 2005.

163. Huggard P. *Managing compassion fatigue: implications for medical education*. Auckland: University of Auckland; 2008.

164. Ryff C. Beyond Ponce de Leon and life satisfaction: new directions in quest of successful aging. *Int J Behav Dev*. 1989;12:35–55.

165. Seccareccia D, Brown J. Impact of spirituality on palliative care physicians: personally and professionally. *J Palliat Med*. 2009;12:805–809.

166. Barrett L, Yates P. Oncology/hematology nurses: a study of job satisfaction, burnout and intention to leave the specialty. *Aust Health Rev*. 2002;25:109–121.

167. Vachon M. Meaning, spirituality and wellness in cancer survivors. *Semin Oncol Nurs*. 2008;24(Issues on Survivorship):218–225.

168. Shanafelt T, West C, Zhan X, et al. Relationship between increased personal well-being and enhanced empathy among internal medicine residents. *J Gen Intern Med*. 2005;20:559–564.

169. LeBlanc P, Hox J, Schaufeli W, et al. Take care! The evaluation of a team-based burnout intervention program for oncology care providers. *J Appl Psychol*. 2007;92:213–217.

170. Robinson K, Sutton S, von Gunten C, et al. Assessment of the education for physicians on end-of-life care (EPEC) project. *J Palliat Med*. 2004;7:837–845.

171. Kjeldmand D, Holmstrom I, Rosenqvist I. Balint training makes GPs thrive better in their job. *Patient Educ Couns*. 2004;55:230–235.

172. Kjeldmand D, Holmstrom I. Balint groups as a means to increase job satisfaction and prevent burnout among general practitioners. *Ann Fam Med*. 2008;6:138–145.

173. Grossman P, Niemann L, Schmidt S, et al. Mindfulness-based stress reduction and health benefits: a meta-analysis. *J Psychosom Res*. 2004;57:35–43.

174. Davidson R, Kabat-Zinn J, Schumacher J, et al. Alterations in brain and immune function produced by mindfulness meditation. *Psychosom Med*. 2003;65:564–570.

175. Harris A. Does expressive writing reduce health care utilization? A meta-analysis of randomized trials. *J Consult Clin Psychol*. 2006;74:243–252.

176. Shapiro S, Brown K, Biegel G. Teaching self-care to caregivers: effects of mindfulness-based stress reduction on the mental health of therapists in training. *Training Educ Prof Psychol*. 2007;1:105–118.

177. Shapiro S, Astin J, Bishop S, et al. Mindfulness-based stress reduction for health care professionals: results from a randomized trial. *Int J Stress Manage*. 2005;12:164–176.

178. Cohen-Katz J, Wiley S, Capuano T, et al. The effects of mindfulness-based stress reduction on nurse stress and burnout: a quantitative and qualitative study. *J Holistic Nurs*. 2004;18:302–308.

179. Rosenzweig S, Reibel D, Greeson J, et al. Mindfulness-based stress reduction lowers psychological distress in medical students. *Teach Learn Med*. 2003;15:88–92.

180. Back A, Bauer-Wu S, Rushton C, et al. Compassionate silence in the patient–clinician encounter: a contemplative approach. *J Palliat Med*. 2009;J12:1113–1117.

181. Smythe J, Stone A, Hurewitz A, et al. Effects of writing about stressful experiences on symptom reduction in patients with asthma or rheumatoid arthritis. *JAMA*. 1999;281:1304–1309.

182. Petrie K, Fontanilla I, Thomas M, et al. Effect of written emotional expression on immune function in patients with human immunodeficiency virus infection: a randomized trial. *J Psychosom Med*. 2004;66:272–275.

183. O'Cleirigh C, Ironson G, Fletcher M, et al. Written emotional disclosure and processing of trauma are associated with protected health status and immunity in people living with HIV/AIDS. *Br J Health Psychol*. 2008;13(Pt 1):81–84.

184. Cepeda M, Chapman R, Miranda N, et al. Emotional disclosure through patient narrative may improve pain and well-being: results of a randomized controlled trial in patients with cancer pain. *J Pain Symptom Manage*. 2008;35:623–631.

185. Morgan N, Graves K, Poggi E, et al. Implementing an expressive writing study in a cancer clinic. *Oncologist*. 2008;13:196–204.

186. Stanton A, Danoff-Burg S, Sworowski L, et al. Randomized, controlled trial of written emotional expression and benefit finding in breast cancer patients. *J Clin Oncol*. 2002;20:4160–4168.

187. Charon R. Narrative medicine: a model for empathy, reflection, profession, and trust. *JAMA*. 2001;286:1897–1902.

188. Brady D, Corbie-Smith G, Branch W. What's important to you?": the use of narratives to promote self-reflection and to understand the experiences of medical residents. *Ann Intern Med*. 2002;137:220–223.

189. Fillion L, Dupuis R, Tremblay I, et al. Enhancing meaning in palliative care practice: a meaning-centred intervention to promote job satisfaction. *Palliat Support Care*. 2006;4:333–344.

190. Breitbart W. Spirituality and meaning in palliative care: spirituality and meaning-centered group psychotherapy interventions in advanced cancer. *Support Care Cancer*. 2001;10:272–280.

191. Huggard J. *A report of a study of staff support practices in UK and Canadian palliative care units and hospices*. Wellington; 2006.

192. Kotter J, Cohen D. *The heart of change: real life stories of how people change their organization*. Boston: Harvard Business Press; 2002.

193. Edwards D, Burnard P, Hannigan B, et al. Clinical supervision and burnout: the influence of clinical supervision for community mental health nurses. *J Clin Nurs*. 2006;15:1007–1015.

194. Johnson L, Cohen M, Hull M. Cultivating expertise in oncology nursing: methods, mentors and memories. *Oncol Nurs Forum*. 1994;21:27–34.

195. Chochinov H. Dignity and the essence of medicine: the A, B, C & D of dignity-conserving care. *Br Med J*. 2007;334:184–187.

196. Papadatou D. *In the face of death*. New York: Springer; 2009.

恶性肿瘤后的性生活和亲密行为 57

Jennifer Potter 和 Katherine T. Johnston

吕 涛 译 廖秦平 校

恶性肿瘤的诊断和治疗可能带给患者许多挑战，在心理、人际关系、生理和精神领域产生影响，其中自尊心和身体形象通常受到很深的影响，从而害怕被拒绝或对伴侣或者期望的伴侣存有心理负担，这些是很常见的情绪。结合癌症治疗后的常见躯体反应，范围可以从全身症状（如乏力）到特殊反应（如阳痿、过早停经），这些反应可能会威胁亲密程度，并且妨碍性满意度。由于感情的亲密和性生活的满意可以带来很多益处——如身体舒适、放松、释放压力、有益睡眠、愉快和缓解疼痛——这些对于应付创伤的人来讲都是

特别重要的，所以临床医师对这些领域中的问题的评估和定位是非常重要的。对于许多患者和他们的伴侣来说，对于不育的心理恐惧、外加由于癌症治疗导致的其他器官丧失，共同构成了挑战。因此，临床医师必须学习有关保留生育功能的知识，并且当患者有分娩相关问题时，可以为其提供适当的咨询和建议。本篇的下一章会有更为详细的讲述。

尽管有专门的部门负责收集信息、给予支持和实践治疗后怎样调整应对性生活改变的方法，但无论发表的调查还是报告，均显示绝大多数患者在癌症治疗对于性功能和生育健康方面的影响问题上表达很少或无有效的建议[1,2]。研究尽管显示癌症存活者的伴侣也明显会受到影响，但很少有调查是针对该群体的需求的。例如，在2002年仅有14%的综合性癌症中心以电话调查的方式提供性生活、亲密行为和生育方面的特别咨询[3]。健康专家通常假设：一旦患者面临有生命威胁的疾病时，他们将失去对于性生活的兴趣而集中精神对抗疾病；临床医师也是基于患者的年龄、性别、诊断、文化背景、伴侣关系和功能状态而做出许多性生活的常规假设[4]。一旦提出性生活的问题，往往过分强调在生理参数上如生殖、避孕、停经的处理或勃起的状态[5]。完全开放讨论的其他阻碍还包括：（1）有人认为患者及其伴侣可能不能领会在诊断癌症和做主要治疗决定过程中对性生活产生的不良反应；（2）现实中临床医师缺乏关于如何评价和定位性生活问题的培训；（3）事实上，很难为他们找到充足的时间来进行这些方面的讨论；（4）患者必须要去争取的是许多健康保险计划，而这些并不覆盖性生活困难方面的问题。

为了满足这些需求，我们撰写此章作为实践指导。我们应清楚此领域尚在发展阶段，尤其是在处理女性性生活问题方面；但有充足的证据支持我们应当提供包括推荐关于在癌症后的性生活和亲密行为的信息，并且在患者和其伴侣明确担忧这个问题时，给予合理的评价和处理方法。如果可能，我们会将这个信息做成表格形式，从而使临床医师更易于进行有效的评价。由于这是一个新进展的领域，所以经常会出现一些无解的问题。我们深信只要坚持开放思维、考虑"盒子外面"的事情，并且有愿望采取新的处理方法（只要这些方法不会或不可能对患者有损伤）就有希望产生积极的效果。尽管这并不能做什么去特别改变患者或者伴侣们的状况，但是我们多次发现人们确实是重视这次谈话的机会，并且这仅有的讨论，也是易于被接受和认同的，从而可以达到增强彼此关系的满意程度。

解读癌症后性生活和亲密行为的内容构架

首先，如果不了解人类性活动的生理知识和性经验多样性的评估，我们很难定位性性生活和亲密行为的问题所在。因此，本章第一部分将呈现一个内容构架以支持我们后面关于评估和处理的推荐建议。对于希望更加深入理解讨论正常女性和男性的性解剖和生理的读者——这两个主题远超出了本章范畴——我们推荐两个全面背景知识参考文献[6,7]：

1. 人类性反应的神经生物学是复杂的。

性反应要求完整的神经、血管和肌肉系统；在多个神经传导系统间有复杂的相互反应以及内分泌系统的调节作用。尽管女性和男性的性解剖存在明显的差异，但已经有研究数据显示大量的神经递质、生物活性物质和性激素在两性生理中都起着重要作用，包括（但不限于）多巴胺、去甲肾上腺素、血清素、乙酰胆碱、一氧化氮、血管活性肠肽、前列腺素 E_1、雌激素、睾酮、孕酮、催产素、泌乳素、黑皮质素、内源性大麻素和阿片类[8]。有关男性和女性之间关键的区别、活动的特殊部位（中枢、外周或两者）以及在性功能上的反应（兴奋的、抑制的或中性的），这些方面的细节还有待完整阐述。图 57-1 是一个非常简化的示意图，举例说明了不同活性物质在女性中枢

和外周位点上的可能作用，并且提供了一个模板来帮助解释不同的解剖（如移除关键靶组织）和生化方面（如神经传导或激素浓度的变化）微小变化的影响。本文中有很多类似的图表关于男性性功能中各种影响因子的作用；希望获得更多信息的读者还可以参考前面提到的 Mulcahy 的文章[7]。

2. 目前并没有广义的定义性功能"正常"。因此，"功能障碍"也是主观认为，而非客观的。

"正常"的性生活和功能的定义因选择使用的描述标准不同而有很大差异。可变的因素包括年龄、性别、倾向（性取向）、伴侣的数量（现有的或一生中的）、性生活的频率、性发生的顺序（偶然遇见或稳定承诺的关系）、是否进行特殊的性活动、性活动的安全感与相互尊重、可能从非计划

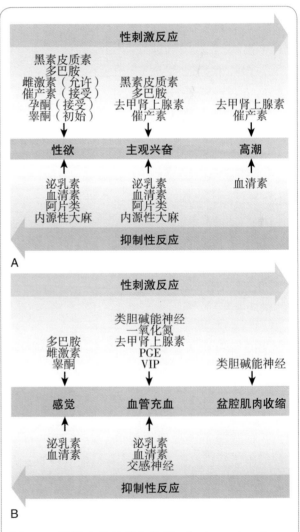

图 57-1 性反应的神经生物学。（Adapted from Potter J. Female sexuality：assessing satisfaction and addressing problems. Posted on ACP Medicine，2010.）

妊娠或感染性传播疾病中解脱出来以及总体上的性满意度。满意程度是一个复杂可变的事物，包括一般的亲密行为（感觉与伴侣亲密）、某人自身的性欲相关的愉悦感、身体上获得愉悦的感受（包括高潮）和前戏的满足及伴侣的反应。

由于人们依年龄、性身份和经验以及文化背景的不同，在性功能方面有着不同的价值观[9-11]，临床医师非常重要的是注意在与患者及其伴侣讨论性问题时不要把自己的价值观强加于他们，而是换位作不同个体／伴侣的准则去考虑、去评估现状以及他们感到痛苦的程度、从而去鼓励开放的、尊重性的交流，并且告知安全的性行为模式和避免意外妊娠的方法，并在治疗计划开始时就设定适当的期待值。由于把这称为"性功能障碍"的暗示不存在客观标准，所以我们更倾向于将其改称为"性生活困难"。

3．许多患者及其伴侣有一些基本的性方面的担忧，还需要提到癌症相关的困扰。

许多患者和他们伴侣在癌症问题进入到他们的生活中之前很久就有性生活方面的问题和困扰了。因此，想要明确癌症后出现的性生活困难就必须也关注一般人群中同样存在的性生活困扰。这些包括文化关于性的禁止可能导致对于正常性解剖、欲望和行为的不安感以及由传媒宣传造成的对于性行为不切实际的期望。举例说明，前者包括羞于见到生殖器；吸引了"不该"被吸引的人；对于除了男上女下式阴茎阴道性交之外的自慰或性交方式外都感到有罪；后者包括认为正常的功能应当有一定频率的性活动、每次都有高潮或者经历特殊形式的高潮（如与伴侣同步、超过一次、"阴道高潮"而非"阴蒂高潮"）。

为他们提供准确的信息是一条漫长的路，希望能够驱除神话般幻想、帮助患者欣赏并且回应他们自己的身体、允许患者以从前感到不合适的方式袒露他们的性欲。允许其考虑尝试新的性技巧在癌症患者中尤为重要，因为治疗后的躯体反应通常意味着在性唤起方面需要比以往更多不同方式的刺激。例如，使用情欲物品可以刺激衰减的性欲，试用不同的做爱体位可以增强性生活的快感以及当生殖器功能损伤时试着发掘非生殖器性敏感区都可能会获得新的快感。

4．临床上，认识了解性反应的三个功能分区（性欲、唤起、高潮）和它们的神经生物关系是有意义的。

性欲是一种精神状态，由外源性和内源性刺激产生的，对进行性活动的希望和需要，而进行性活动。性欲增加的临床表现包括性想法或幻想以及开始的动机或接受性生活的愿望。思考性欲的三个重要组成部分——生物冲动（被认为是强烈的性欲望）、有认知的动机和信任／尊重。如图57-1所示，性欲在躯体上是受大脑调控的，包括性兴奋和抑制[12]。中枢多巴胺通路连结下丘脑和边缘系统，形成兴奋系统的核心，同时还有黑皮质素、催产素和去甲肾上腺素的作用。阿片类（调停性奖赏）、内源性大麻素（诱导镇静）和血清素（诱导饱足感）的抑制活动可平衡兴奋系统。兴奋和抑制通路受激素调节，也会受到开始和进行性生活的风险（如疼痛）或奖赏（如高潮）的预期的调节。图57-1帮助解释不同的激素（如雌激素、睾酮、孕酮、催乳素）、药物（如多巴胺类的、去甲肾上腺素类或血清素类的激动剂或阻断剂）以及知识文化方面等在性生活中对性欲的正向或负向的影响。

如图57-2所示，精力旺盛的性欲并不是享受满意性生活的必须。各种不同的认知刺激使得患者和他们的伴侣开始或进行性生活，包括身体原因（吸引、寻求体验、愉快、释放压力）、达到目的（妊娠、社交状态、报仇）、情感联系或表达以及不安全感因素（提升自尊、不能说不、防止伴侣离开）[13]。无论以上何种动机促使一个人进行性活动，通常在经适当的性刺激、完整的生理通路以及无抑制因素影响下，性唤起被促进和加强。这些事实可能会使生物性动机减弱的患者感到开心，他们可以通过使用认知重建方法，学习参与性生活的新的动机，并且注意转移可能引起不想参与性生活或者觉得可能经历不好结果的负面想法，从而提高可能性。

性唤起包括主观兴奋（了解、感到舒适并且令人欣赏的性感刺激）和客观的具有可测量的身体表现（非生殖系统的和生殖系统的）的唤起[14]，如皮肤泛红、血管充血、阴茎勃起或阴道润滑。区别这两种唤起是很重要的，因为躯体可见的唤起在神经紊乱的男性和女性[16,17]中，尤其在女性中[15]证明主观的兴奋和愉悦感觉是缺失的。性别的不同很重要，在女性性唤起的主观愿望特别依赖于对刺激的意义和内容的认知过程[18]，而不是外周

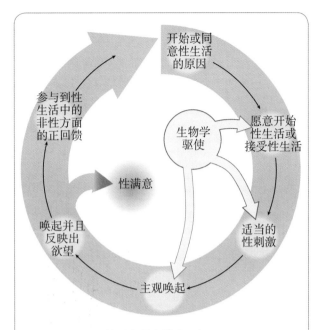

图57-2 Basson性反应整合模式。(Redrawn from: Potter J. Female sexuality: assessing satisfaction and addressing problems. Posted on ACP Medicine, 2010.)

血管充血和神经肌肉反应占主导地位。这些现象帮助我们理解为什么可以在两性中均衡一致的增加生殖器血流的磷酸二酯酶抑制因子（PDEIs）不能在所有环境下均可靠达到增强生殖器感觉的主观愉悦感。主观唤起是一个中枢活动，由与性欲环节相似的神经递质系统介导。生殖器官的性唤起活动是由脊髓反射介导的。

唤起和高潮可以是连续的。在建立高潮平台时性唤起是必须具备的；实际上若无唤起，就无高潮。高潮经过由中枢（体验愉悦感）和外周（可见的盆底肌肉收缩）共同组成。我们对于中枢调控的高潮了解甚少，但有假设认为去甲肾上腺素有激动作用，而血清素（5-HT）和催产素有抑制作用，它们都作用于主观兴奋方面。高潮时生殖器部位的情况（如男性射精反应）是由脊髓反射调控；类似情况也发生在女性[19]。

一些学者研究了包括第四性功能区域——疼痛——来说明对于生殖器官和（或）性敏感区进行性刺激时，在一些女性可能出现疼痛感而非愉悦反应的事实[20]。女性性疼痛潜在的原因包括外阴阴道感染（如念珠菌病）、皮肤病变（如苔藓样硬化）、盆底肌肉问题（如阴道痉挛）、阴道结构异常（如放射后阴道狭窄）、良性和恶性盆底手

术操作以及不明原因的局部紊乱（如外阴痛——前庭炎）[21]。性疼痛问题也发生在男性，虽然目前我们了解甚少，而且有待进一步研究[22]。至今为止，男性性疼痛障碍在慢性盆腔疼痛综合征（CPPS）相关研究的内容中有最好的阐述。患有CPPS的男性性欲低、少有性幻想、性生活频率低、性唤起困难、高潮能力减弱并且性交时生殖器疼痛[23]。慢性前列腺炎患者有较高的性功能障碍发生率，包括性生活时的疼痛[24]。其他由于射精疼痛而损伤男性性功能的慢性医学疾病包括附睾炎、尿道炎、下尿路综合征（LUTS）、损伤后尿道狭窄以及尿道结石等[25]。

5. 癌症治疗可能产生很多身体的变化和心理的压力，这些对于性反应的每个功能区域都可能产生负面影响。

癌症治疗引起的身体变化是多种的，与原发肿瘤位置、是否存在远处转移以及治疗方式的不同有关。治疗形式包括手术、放疗、化疗、激素治疗和免疫治疗，每种都可以引起治疗特异反应而影响多个性反应区域的功能。表57-1中展示的列表内容包括常见的治疗相关的身体改变及其引起性功能障碍的机制。

手术可能损坏或切除各种性器官、神经、肌肉和（或）血管，它们对于患者的自身形象感和自尊是必不可少的，是性反应中的关键结构元素，或者是产生用于调控性反应的激素、神经递质和其他介质的重要组成。尽管有许多针对乳腺癌治疗后女性性健康的预警，我们仍然很明显地发现年轻女性更易经历乳腺手术后自身形象问题的影响，从而在性功能上有负面影响[26]。盆腔根治手术包括子宫、输卵管和卵巢的全部切除以及临近的盆腔神经和血管（盆腔廓清术）的切除，这些也会导致性生活困难的发生[27]。尤其是当盆腔手术包括泌尿系造瘘术或结肠造瘘术时，一些女性表达的自我意识会介意伴侣看到自己的裸体。切除子宫可能会缩短阴道，从而会在插入时感到不适。对于绝经前的女性切除卵巢会导致提前绝经；雌激素缺乏会引起血管神经症状（产生失眠、乏力和性欲下降），同时会有外阴道萎缩（使润滑程度下降和性交困难）。由于卵巢还是重要的雄性激素来源，故卵巢切除术可以引起相关的睾酮缺乏，从而导致性欲下降。切除或损伤盆腔神经和血管可能导致生殖器刺激反应时敏感性和充血情况下降

表 57-1　常见的治疗相关的身体和心理变化以及其引起性功能障碍的机制

治疗方式	引起的不良反应	临床实例
外科手术	妆容变化的反应、 重要结构损坏	**双性：** 头部和颈部手术、尿道切除术和直肠切除术相关的身体形象问题 **女性：** 乳腺切除相关的身体形象问题 根治性膀胱切除的性影响 **男性：** 前列腺、睾丸或阴茎手术的性影响
放射治疗	损坏重要结构	**两性：** 淋巴水肿、疼痛综合征 **女性：** 放疗引起的阴道改变 **男性：** 放疗引起的勃起功能障碍
化疗	脱发 体重增加 乏力 提前绝经 男性性腺功能低下 外周神经病	**双性：** 脱发相关的身体形象问题 体重增加和身体状况下降的性影响 神经病变相关的性满意度下降 **女性：** 绝经后萎缩的性问题 **男性：** 睾酮缺乏的性问题
激素治疗	抗雌激素反应 抗雄激素反应	**女性：** 医源性停经引起（如 GnRH 激动剂）和抗雌激素（如他莫西芬、芳香化酶抑制剂）的性影响 雄激素剥夺治疗的性影响（如 GnRH）
免疫治疗	移植物抗宿主病	生殖系统 GVHD 的性影响

GnRH，促性腺激素释放激素。

（性唤起降低）。因此，根治性盆腔手术可以导致四个功能区均受不良影响（性欲、唤起、高潮和疼痛）。这种在多个区域的多重影响，比起某个区域的独立影响，往往需要干预而非仅仅期待治疗。之前向患者询问每个区域存在的问题是很重要的。

手术治疗前列腺、直肠或阴茎癌在男性有一些相似。男性手术治疗后一些定性研究揭示了比较糟糕的心理结局，如前列腺和阴茎癌术后男性气概、自我意识和身体良好形象减弱[29,30]；男性存活者反映此时更需要伴侣支持他们应对这些不良经历。除了心理方面的挑战，术中自主神经和动脉的损伤预示着直肠癌和前列腺癌术后身体上性活动的不良结局[31,32]，术后造成在每一个性功能区都有负面影响，包括性欲减弱、唤起困难、

高潮能力下降和性活动疼痛。研究显示，即使男性患者报告性功能减退，他们所能获得的知识和行之有效的治疗也很有限。临床医师在袒露男性患者的忧虑方面起到重要作用，忧虑包括理解不充分、表现焦虑、抑郁、不现实的期待、伴侣愿意再开始性生活和愿意接受性生活方面药物或器械的帮助[33]。

对男性和女性而言，特定的手术操作可能有显著的区别。有时，一个相对轻柔的操作可能在外观上有更好的结局，从而保护患者的自尊和身体形象。例如，大量研究显示在身体形象和性满意度方面，保乳手术明显优于乳房切除手术[34]。在必须进行乳房切除术时是否同时进行重建手术能够帮助维持生活质量，在这个问题上现有的数

据尚有争论，部分原因是可利用的评价工具对于发现临床问题不够敏感[35]。一些情况下，小心地避免不必要的重要结构的损伤可以减少性生活方面的不良预后。例如，女性膀胱癌的根治性膀胱切除术的不良影响（阴道干涩、性唤起降低和性交困难），在保留神经手术后出现的比传统手术要少[36]。类似的，通过保留神经和神经再建手术可以最小化前列腺和膀胱癌手术中自主神经的损伤并且不影响癌症结局[37]。甚至即使肿瘤手术需要进行根治性前列腺切除或根治性膀胱切除术[不得不广泛切除和（或）闭孔神经离断时]，勃起功能障碍也不是一个必然的结局。例如，有数据显示神经再建和腓肠神经移植替代闭孔神经手术都可以保留患者术后性功能[38]。

手术的其他不良反应包括淋巴水肿，其对患者的自尊和身体形象感均有负面影响，并且可能出现局部的不适从而破坏良好的性感受。幸运的是，现在提倡在行系统的腋窝或盆腔淋巴结清扫术前，先评估前哨淋巴结转移情况，这样就降低了淋巴水肿的发生率。外科手术还会导致泛化的皮肤疼痛综合征，这依赖于涉及的解剖位置，可能导致对性刺激的不良反应或由疼痛本身导致的不能集中精神而对性反应认知抑制。例如，一些乳腺术后的女性有疼痛综合征，表现为胸壁和（或）腋窝处超敏或者神经痛。轻微疼痛的状况下，这些不适感会不停的提醒她们已经失去了乳房来源的性快感；严重的情况是，这种疼痛太过强烈而完全掩盖了刺激其他性敏感区而导致各种快感。

放射治疗（RT）也可以导致重要结构的损伤、淋巴水肿和疼痛综合征。例如，腋窝和腹股沟区域的RT可能与上肢和下肢淋巴水肿有关；还可能出现神经损伤如臂丛损伤。另外盆腔放疗可能直接影响生殖器功能。例如，55%～70%的进行盆腔RT外照射或腔内照射治疗的女性会出现性功能受损。一个研究指出功能受损表现为阴道干涩、疼痛、出血和狭窄[39]，在进一步的研究中发现接受腔内照射的女性阴道狭窄的发生率高达88%[40]。勃起功能障碍在前列腺癌放疗后也很常见，但机制尚不清楚。放疗后勃起功能受损的相关因素包括年龄、治疗前勃起功能、使用抑制雄激素类治疗和组织暴露剂量相关[41]。在进行外照射治疗的前列腺癌男性患者，暴露放射治疗后的性功能很大程度上由暴露前性功能的状态决定。

受到影响的男性主要是在暴露后两年内性功能有较明显的下降，在此后性功能达到一个平台期[42]。

尽管化疗对性功能的有害影响是与化疗药物、剂型和剂量相关的，但是一些常见的不良反应就可以对性功能产生负面影响，包括脱发、体重增加（影响身体的形象）、乏力（影响耐力）、提前绝经（雌激素和睾酮下降导致的中枢和外周影响）以及外周神经病变（损伤生殖器敏感性）。化疗可以导致卵巢卵泡和间质功能不可逆的损伤。不可逆的化疗引起的停经（CIA）发生率依患者治疗时的年龄和给予的化疗药物的种类不同，发生率从近20%到100%不等，其中烷化剂通常引起最为明显的卵巢储备功能的损伤。在绝经前乳腺癌患者，年龄小（＜40岁）和紫杉醇为基础的治疗可以增加月经恢复的可能[43]，有14%的患者（年龄小于40岁者比例为24%，40岁或以上者为11%）在停经初期就会恢复月经[44]。目前有很少的信息报道各种白血病和淋巴瘤化疗后对于生殖功能的影响，但是仅有的数据也提示CIA总发生率较高（＞50%），并且治疗时年龄偏大（＞30岁）更易发生[45]。很有趣的是，我们注意到一个小样本的研究（N = 35）显示相当比例（80%）在初潮前接受儿童白血病治疗的女孩随后正常进入青春期；但缺乏足够的随访数据证明之后对于生育的影响[46]。其他一些深入研究显示在月经周期的卵泡期接受治疗的女性发生CIA的概率更高[47]。因此，在化疗前或同时使用口服避孕药[48]或GnRH激动剂[49]可能会有保护作用；但这些设想还需要进一步研究证实。总之，由于损伤卵巢的概率高，我们要在开始治疗前告诉所有育龄期女性发生CIA的可能，并且讨论保留生育能力的方案（详见后面章节：癌症后的生育）。另外，由于绝大多数患者治疗结束后最终都会恢复月经和生育能力，所以向患者提供适合的避孕建议也非常重要。在这个问题上 Schwarz 等最近发表一篇非常好的综述[50]。

在男性，最常导致损伤的化疗药物是高剂量烷化物和环磷酰胺，其通过直接损伤睾丸而影响性功能。环磷酰胺导致性功能障碍是通过损伤睾丸间质细胞进而睾酮减少并且性腺功能减退[51,52]。烷化剂主要损伤输精管，从而限制精子的产生，但不影响睾酮的产生。

癌症的性激素治疗对于女性性功能不利的影

响主要有加速绝经（如醋酸亮丙瑞林和三苯氧胺）或放大绝经前相关低雌激素血症的表现（如三苯氧胺、芳香化酶抑制剂的使用）[53]。另外，我们最近观察到，在使用芳香化酶抑制剂的女性中发生外阴苔藓硬化病变的概率很高，原因可能是外阴组织的疾病发生与外阴雌激素受体表达和水平过低关系密切[54]。因此，对于使用这类药物的患者常规进行外阴视诊是非常重要的。

　　在男性，癌症的激素治疗可以通过影响睾酮导致性功能障碍。激素治疗常见用于晚期的前列腺癌，是一种雄激素剥夺治疗（ADT）；但 ADT 目前在男性更多用于疾病早期的短时间治疗。最常见的 ADT 形式（高达 90%）是使用 GnRH 激动剂进行药物去势——亮丙瑞林或者戈舍瑞林。这些药物在 1 个月内明显降低睾酮水平，导致性欲下降、勃起功能障碍、阴茎和（或）睾丸缩小、血管收缩、情绪不稳定、乏力、男子乳房女性化和自我形象及生活质量下降[55]。尽管这些负面影响可以在任何一种前列腺癌治疗方式后出现，但在使用 ADT 的男性症状尤为突出[56]，并且在肥胖者和年龄大的人群中更加严重[57]。通常要告知患者在结束治疗后性功能可能会恢复，但是不能绝对保证[58]。备选的治疗还有抗雄激素单独治疗，如单用比卡鲁胺不加用 GnRH 激动剂[59]，或者在最初诱导阶段周期性使用 GnRH 激动剂[60]，这明显减少性功能障碍发生并且减少潮热，但是其对于疾病的控制和生存率是否一样尚不清楚。直到生存结局有更多的评估，否则这些方法都尚有争议。有时会对男性前列腺癌使用 ADT 治疗的患者补充使用雌激素；男性使用雌激素可能引起嗜睡、性欲下降和勃起功能障碍[61]。

　　免疫介导的癌症治疗也可以在很多方面影响性功能。免疫力下降的患者更易发生各种感染，包括念珠菌可能导致插入时外阴、阴道不适，甚至疼痛。血液系统恶性肿瘤的骨髓移植经常出现移植物抗宿主病（GVHD）的临床表现，在女性可能导致外阴阴道黏膜变干、变薄并且疼痛，进而会瘢痕化和硬化[62]。最近的病例报道系列提示外阴阴道 GVHD 相当常见，17/44（39%）连续自体骨髓移植患者出现典型的皮肤和软组织改变[63]。这些数据提示在女性移植后随诊时，应当常规进行会阴部查体。

　　由于传统治疗模式强调自然多过于培养，并

且人类倾向于寻求快速的药物治疗悲痛，所以我们发现很容易落入主要关注癌症治疗的躯体反应这一陷阱中，而没有顾及到癌症带来的数量众多并且同等重要的心理和人际影响。为了避免犯这个错误，我们评估患者性功能最好使用生物心理社会学模式，包括所有这些特征（图 57-3，彩图 57-3）。我们随后在病史采集段落会呈现这些特别的问题，并深入探究每个关键领域。

　　6. 如果在患癌症前性生活是重要的，那么通常在之后依旧很重要。

　　一部分个体和夫妻选择不进行性生活并且满足于这个状态，但我们要判断癌症是否影响了他们的生活。例如，在一个英国全民调查中显示 1% 的调查者无性生活（定义为无任何形式的与任何人的性接触）[64]；另一个人群调查显示，20% ～ 30% 的夫妻有稳固的性关系，而人群中剩下比例的人则处在性禁欲状态（定义为进行性生活每年少于 10 次）[65]。癌症诊断后，禁欲不是对于所有个体和夫妻都构成问题，而最重要的是尊重他们的选择。另一方面，可靠的证据显示对于许多生活受到癌症影响的人来说，性生活是很重要的事情。一些既往性活跃的夫妻在经历癌症时继续做爱，并且绝大多数在恢复阶段早期就重新开始或尝试重新开始性生活，通常在治疗后的头几个月内[66,67]。因此，癌症生存者和他们的伴侣有很多关于性的问题应当得到充分体谅（表 57-2）。很重要的是给这些夫妻提供准确的信息，在治疗过程

表 57-2　生存者对于性的常见问题

性生活是引起我的癌症的原因么？

性生活是否会传播癌症给我的伴侣？

如果治疗期间我们进行性生活，我的伴侣会掉头发么？

我要等到手术、化疗或放疗后多久才能开始性生活？

我的血小板和白细胞绝对值应当达到什么水平时，才可以开始性生活？

在我接受治疗（化疗、放疗）时，是否可以妊娠？

我如何知道治疗结束后，是否还能生孩子？

当治疗进行时，性生活是否会有不同的感觉？

如果我太累了或者太虚弱了，我该如何让我的伴侣知道我仍然需要性生活？

假如治疗结束，我也似乎没有什么兴趣，而且我的阴道感觉疼痛，我该怎么办？

Adapted www.stjude.org.

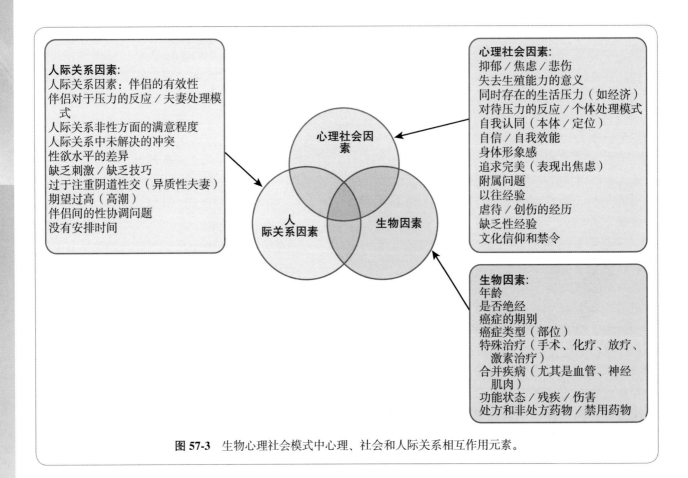

图 57-3 生物心理社会模式中心理、社会和人际关系相互作用元素。

中怎样性生活是安全的（如在化疗和放疗过程中白细胞减少和血小板减少时）以及治疗结束后对于性功能该怎样开始和如何对变化做出反应。

7. 调整和适应情况主要受生活阶段和个体及夫妻应对反应的影响。

能否接受和成功适应癌症治疗相关的身体改变，受每个个体和夫妻心理成熟度和处理模式的影响，也受癌症冲击时的生活阶段影响。在生活中如疾病这类的急性应激或者重大转变如青春期、妊娠、哺乳、停经和衰老都会引起性功能的显著变化。癌症治疗通常都会加速年龄相关的身体变化。详细的解释该事实可以帮助将改变正常化，以及更容易适应，尤其是对于年龄大的个体和夫妇，他们已经面临了一些年龄相关的身体改变，这样对于他们癌症治疗增加的改变就不那么严重和突兀。例如，了解此有助于向伴侣解释由于治疗改变了生殖器的敏感性和反应性，我们希望更强烈和更长时间的生殖器刺激，以使患者达到高潮，并且这种改变不是他或者她的伴侣爱的减少的表现。年轻个体更为普遍的需要支持，因为他

们非常惧怕在对身体形象深深的忧虑时面对拥抱和第一次展示性能力，并且在何时和如何告诉可能发展的伴侣自己的癌症病史上感到不确定和恐惧。

对于诊断癌症后的患者和（或）他们的伴侣，应对反应在性生活困难的严重程度和持续时间方面都有巨大影响。如图 57-4 所示，人们对于应激的反应往往是相当立体的特有反应（如战斗或飞

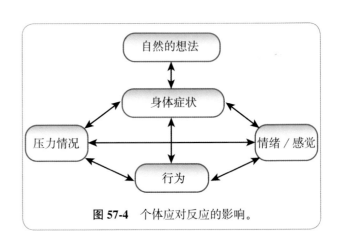

图 57-4 个体应对反应的影响。

行反应），暴露于应激因素而导致瀑布式情感（如：恐惧）、习惯性思维（如：我必须逃开）以及身体激动（如：心率加快）和（或）行为（如：人逃离）。尽管这种瀑布式反应最初的目的是适应（如：目标是达到安全和有保障），然而个体往往不能很好的控制，进而随着时间延长不由自主地变得根深蒂固了。我们假设两个不同的癌症存活者对于癌症治疗相关的情感和身体损失有着不同反应。两个女性开始时都因她们经历的损失而感到沮丧（我怀念我从前的身体和性生活）。对于其中一个女性，这种沮丧的情绪立刻转化为瀑布式的负面想法（"我看上去很丑"，"没有人会再想要我了"），进而在其处理身体反应适应不佳的压力时，导致不能集中精神或拒绝和回避亲密行为和性生活，从而出现孤立感和孤独感增加，达到一个顶峰。而另一名女性，具有更好的应对技巧，能够迅速从沮丧转化为正面想法的前摄状态（"我需要了解我的新身体"）；这种认知点亮了她去研究和尝试解决她的症状的方法，并且使她寻求与他人建立紧密联系的关系。尽管并没有真实图像，但也很容易想象到如果每个女性的伴侣参与到这些反应中，这些瀑布式情绪会怎样变化。幸运的是，患者和她们的伴侣可以学习去认知和转换这些负面的想法到正面。因此，学习如何选择行动过程，可以更容易得到更好的结局。如在图 57-5 中所示，困难是立体的，伴侣协调他们的努力，进而找到可分享的解决方法，所以伴侣共同解决具有明显的优势。

8. 尽管药物治疗可能有帮助，但是最成功的干预要包括关注心理的干预和伴侣的困扰、生活方式和行为的改变。

当评价存在性困难的患者时，我们要认识到性功能本质的复杂性和暴露生物心理社会模式所有方面情况的必要，我们并不惊讶于最有效的干预手段是多模式的，除了用药，还包括关注个体和伴侣生活模式及行为模式的变化。在讨论注意每一个区域的需要时，发现在患者咨询时，同时回顾"性倾斜点"（图 57-6）的内容是很有帮助的。依照该模式，个人在任何点当时经历的性反应程度都会有影响，所有兴奋性的心理的、人与人之间的、文化的和身体的因素会"开启"该系统，而所有反向的心理的、人与人之间的、文化的和身体的因素则会"关闭"该系统。大量的兴奋性影响可以产生更快和（或）更强烈的性反应（如"增加热情"），反之抑制为主导影响则会产生较慢的和（或）少量的反应（如"没有热情"）[68]。只有关注影响改善的所有方面才能得到最好的结果，而不是单独聚焦于使用药物干预。对于仍旧未被说服的患者和他们的伴侣，向他们指出这些咨询服务和生活方式的改变的正面影响是远远超越性功能本身范畴的（如增加沟通可以改善整体的人际关系满意度，减少可以降低糖尿病和心血

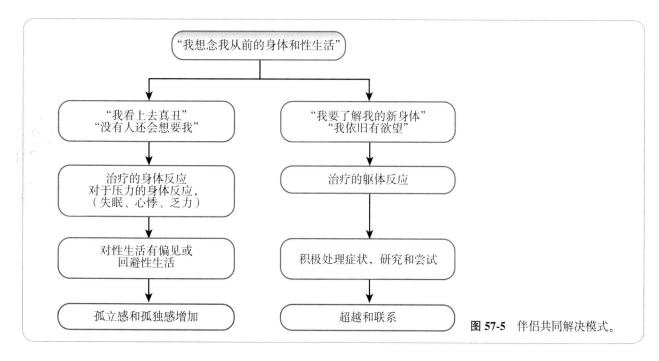

图 57-5 伴侣共同解决模式。

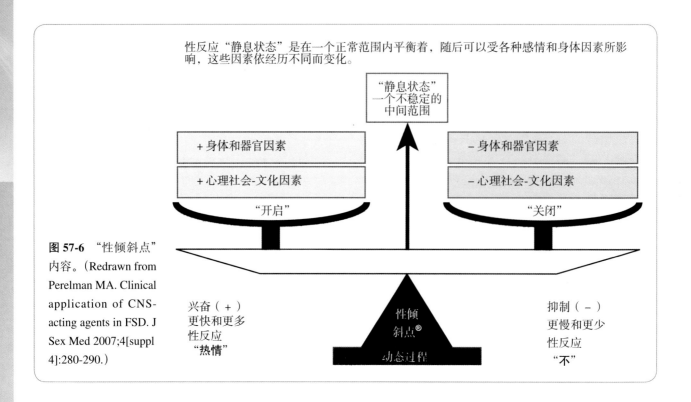

性反应"静息状态"是在一个正常范围内平衡着，随后可以受各种感情和身体因素所影响，这些因素依经历不同而变化。

"静息状态"一个不稳定的中间范围

+ 身体和器官因素

+ 心理社会-文化因素

"开启"

－ 身体和器官因素

－ 心理社会-文化因素

"关闭"

图 57-6　"性倾斜点"内容。（Redrawn from Perelman MA. Clinical application of CNS-acting agents in FSD. J Sex Med 2007;4[suppl 4]:280-290.）

兴奋（＋）更快和更多性反应"热情"

性倾斜点®动态过程

抑制（－）更慢和更少性反应"不"

管疾病的发生风险）。此外，与药物治疗不同，行为和咨询治疗引起不想要的不良反应的可能性很低。

9. 成功的干预对于生活质量（QOL）和全身功能都有正面作用。

性功能是 QOL 中很重要的预测值。勃起功能障碍明显影响 QOL。例如，在一个关于男性勃起功能障碍的研究中，QOL 变好的最强预测值是性功能好转，跟随其后的是患者对于勃起功能障碍在对男子气影响方面的信念更加正面[69]。在另一个研究中，研究了 1201 例治疗前列腺癌的男性和 625 例配偶，评价结局的满意度，在两组中癌症治疗后的性困难都明显降低 QOL 和满意度，强调的是癌症后的性问题不仅仅影响生存者还有他们的伴侣[70]。幸运的是，尽管这个领域很年轻，但是正在增长的专业文章数量开始显示出，干预以预防治疗后性不良反应或者帮助在治疗后恢复性功能，都会在 QOL 和整体功能改善上有正面作用[71]。

癌症后性生活困难的发生率和预后

关于绝大多数女性癌症存活者的性生活困难已经进行研究，主要是集中在"生殖系统"癌症：参与评价的 50% 乳腺癌女性和 80% 的妇科癌症存在性生活问题，尤其是在治疗后的最初 12 ～

18 个月[72,73]。然而，对于许多女性癌症影响部位不是乳腺或生殖器时，也会在治疗后戏剧性的经历性功能变化，一个比较性研究综述显示"生殖系统"癌症和"非生殖系统"癌症的女性性生活困难发生率分别为 84% 和 76%[74]。如前面所讨论的，这很可能是治疗在心理社会因素方面产生影响，以及在性反应的神经生物机制上全身性调控的结果。对于许多女性，尽管在情感和整体调整上已经做了努力，性生活困难还是存在了许多年。因此，确定问题的存在并尽快开始干预是很重要的。通过明确各种高危因素可以使早期干预变得容易，包括差的健康认知、差的个人形象感、阴道干涩、尿失禁、差的婚姻状态、既往存在的性生活问题以及伴侣存在的性生活问题[75-77]。出于上述原因，年轻女性更加脆弱[78]。尤其是单身女性，她们明显地焦虑于何时给可能发展的伴侣讨论她们的癌症病史，并且经常表现出害怕自己会在性方面被厌恶、被完全拒绝，有时她们直接不考虑再找其他伴侣。

性功能受损在各种癌症的男性也有出现，包括前列腺、睾丸、直肠、膀胱、阴茎和血液方面恶性肿瘤。报告的问题包括对性的兴趣降低和性生活频率及质量的整体满意度降低[79]。在治疗前仔细评价性功能，对于理解治疗的近期和远期影响都是重要的。在一项研究中，他们术前严格评估性功能发现，在前列腺癌放疗前50%的男性有勃起功能障碍，这当然也与对于要做的手术感到沮丧和恐惧有关[80]。调查显示前列腺癌的治疗会破坏10%到20%的患者的婚姻和性生活幸福[81]。性功能和人与人关系出现问题，但混杂着文化背景和男子汉的观念，这会降低男性在需要时主动寻求帮助的可能[82]。

男性性功能受损的预测依照癌症的诊断、患癌症前与伴侣相处的时间长短和接受的治疗而有所变化。然而，癌症治疗后性功能最主要的预测指标就是治疗前的性功能[80]。当我们控制癌症类型和治疗前性功能水平后，预测指标包括：（1）患者年龄；（2）存活者与他的伴侣的年龄差异；（3）保留的阴茎大小[85]；（4）前列腺切除术后早期使用真空勃起装置[86]；（5）差的心理状态[87]；（6）缺乏配偶[87]。

除了影响患者本人，癌症还会使患者的伴侣产生压力，表现为深度焦虑、抑郁、没有准备好去帮助、害怕反复和最终配偶死去以及躯体神不守舍。一些文献建议配偶隐藏他们自己的恐惧，以使他们的爱人没有额外的负担和担心[89]。当专门被问到时，许多配偶表现出对于性亲密行为的特别困扰；尽管女性癌症存活者的伴侣的性功能障碍发生率和来源还不清楚，比例较高。一项研究中78%的伴侣存在，这会影响到她们自己的性功能[90]。这些结果指出了伴侣间开放交流的重要性，尤其是由一方向另一方列出，情感支持的事例在双方的调整中扮演重要角色[91]。幸运的是，总体上共同应对癌症往往使关系更为坚固。例如，一个关于282对受乳腺癌影响的伴侣的调查研究显示：42%的伴侣，双方都表示癌症"让他们更加靠近"；14%的双方认为"没有影响"，有6%的一方表示感觉"疏远了"，而仅有1%的双方认为确实"疏远了"[92]。

如何向患者及其伴侣采集性生活史

临床医师可以做到的有意义的、最重要的事情就是采集完整的性生活史，并且能够提前准备应答患者和其伴侣表现出的困扰。由于许多医师感到讨论性的问题不是很容易的事情，并且这是一个多数人都很少机会实践技巧的领域，所以许多学者假设了一些沟通模型以便于交流。其中包括 P-LI-SS-IT 模型（允许、有限的信息、特别的提议、集中治疗）[93]；ALARM 模型（活动、性欲、唤起、分析、医学）[94]；BETTER 模型（提出、解释、告知、安排时间、教育、记录）[95]；以及5A模式（询问、建议、评价、帮助、安排随访）[96]。后面的两种模型专门针对癌症生存者设计。比起列举每个模型的特殊性，我们更愿意突出许多关键的主题：询问癌症生存者性生活状况的重要性；对于基本的性功能和常见的癌症治疗后改变提供相关教育；提出当面临这些改变时增加性满意度的策略；并且当需要时使进一步检查和转诊变得容易。我们强调要很小心地记住以下话语是很重要的，既包括患者，也包括其伴侣；在治疗前、中、后都进行讨论；从多个维度提出问题（如性反应的所有区域、生物心理社会模型的所有事情）；以及充分考虑文化背景（如在一些文化中，患者只能与同性别的医师讨论私密问题）。

许多简短的关于性功能的问卷已经用于不同的癌症生存者人群，包括 UCLA 前列腺癌指数[97]、勃起功能的5项视诊国际指数[98]和女性性功能指数[99]。对于有时间和愿意这样做的医师，使用这些工具可以帮助明确应用的各种干预手段在最初评价和以后随访过程中是否有所帮助。然而，很重要的是要注意这些量表中的问题并不适合所有患者，如所有女性性功能量表都是回顾异性恋或假定为异性恋人群而设计和检测的数据。因此，可能不适用于并不进行阴道性交的女同性恋[100]。幸运的是，肿瘤学组已经发展了一个更为适合的性功能心理测量粗略量表，用于肿瘤治疗，并且我们期待不远的未来有更加完善的评价工具可以使用[101]。无论是否使用正式的评价工具，我们都深信所有的临床医师都是敏锐的，都可以学会获得完整性生活史的方法，并且经过一段时间的更多练习令人舒适的感觉和沟通技巧都一定会有所提高。表57-3展示了一个可以用于开始谈话的问题列表。

体格检查

几乎没有研究评价过用体格检查去诊断性问题的可靠性和可还原性。然而，异常的发现可以帮助提示特殊原因或者指导治疗（表57-4）。对于所有性欲减退的生存者都应当进行甲状腺触诊，因为甲状腺功能减退可能是各种癌症治疗的一个

表 57-3　当患者和伴侣出现性困扰时的问题

从一般的开放性问题开始

- 你的性生活是否满意？
- 你（或者你的伴侣）的性功能方面有什么是你希望改变的么？
- 癌症治疗是否在某些方面影响了你的性功能（自身形象感、向你的伴侣展示你的身体是否舒服、对于性的兴趣、对于性刺激的反应）？
- 在患癌症之前，你是否就有亲密行为或性行为的问题？

明确受影响的功能分区

- 性欲：你是否在对于性的兴趣上有所改变？
- 唤起：你是否能够变得足够润滑（女性）？你是否在变得或保持勃起方面有困难（男性）？
- 高潮：你是否能够到达高潮？
- 舒适 / 疼痛：性生活时你是否会有任何不适或疼痛？

评估苦恼和预期

- 这些改变怎么影响到你？你的伴侣？你们的关系？
- 你是否想要试图改变这些现状？
- 你是否已经尝试了干预措施？如果有，结果怎么样？

评价关系程度

- 你会怎样从总体上描述你们关系程度？
- 与你的伴侣谈论你喜欢哪种类型的刺激是否让你舒适？
- 如果你与你的伴侣谈论性，你感觉她 / 他是否会有反应？

针对每个性分区，提出的特殊问题

关于性欲的问题

- 你性欲最高时的水平是多少（分级 0 ～ 10 分）？现在如何？
- 你能明确一些影响你性欲水平的负面感觉或想法么？
- 即使在你的性欲水平有所改变时，你是否还可以参与性活动？如果是，是什么驱使了你？
- 你是否经历自发性性想法或性幻想？
- 你是否会被书中的色情描述或电影中的情色镜头所"开启"？
- 你是否认为你的伴侣（或其他人）充满魅力？
- 你自慰的频率是怎样的？

关于唤起的问题

- （对于女性）：是否存在阴道干涩的问题？你是否尝试使用润滑剂？用的是什么？有帮助么？
- （对于男性）：是否经历过达到或维持勃起困难？你是否在夜间勃起，或者是否醒来时处于勃起？你的阴茎是否够硬能够进入伴侣体内？
- 当你自慰时你是否有愉快感？
- 你和你的伴侣都会进行什么类型的性活动？在这些性生活中你是否感到愉快？
- 你是否可以明确什么样的令人烦乱的感觉或想法阻止了这些激情？
- 你是否有任何负面经历可能干扰了你现在的愉快感，如性虐待、被强奸或被迫进行性生活？

关于高潮的问题

（对于女性）：

- 你是否有过高潮？
- 如果没有，你是否熟悉女性生殖器结构，如阴蒂？你是否了解大多数女性需要阴蒂刺激以充分被唤起？
- 你参与过哪种性活动？它们是否包括阴蒂刺激？
- 如果是，你注意到何时出现变化的么？确切的发生了什么？你是否曾达到过高潮？持续时间长么？是否有一些类型的刺激比另外一些更加有效？
- 你是否可以明确什么样的令人烦乱的感觉或想法阻止了高潮？
- 你是否在每次性生活时都期待到达高潮？你是否曾经在没有到达高潮的性生活中也感到满足？

表 57-3　当患者和伴侣出现性困扰时的问题 - 续

（对于男性）：

- 高潮时发生了什么？
- 你的精液的特点、颜色、量或黏稠度是否发生了改变？

关于疼痛 / 不适感的问题

- 你是否在性生活时感到不适？
- 如果是，什么时候开始的？是每次都会发生，还是有时候？这与你被开启时的感觉或者前戏的多少是否有关？
- 那种不适感是怎样的？确切的感觉在哪里？在性活动过程中的哪点开始出现？
- （对于女性）：是否一被接触外阴皮肤就会不适？是在或仅在插入当时阴道打开时出现？在阴道内深处或盆腔内？在高潮当时或紧随其后？
- （对于男性）：你是否能够明确扳机点？怎样可以舒适些（如尝试不同的性生活体位、使用更多润滑剂）？
- （对于女性）：以往在使用卫生棉条或妇科检查插入窥器时是否经历疼痛（阴道痉挛的症状）？
- （对于男性）：你是否经历过阴茎打折或勃起疼痛（Peyronie 疾病的症状）？你是否在射精时感到疼痛？

不良反应，并且能够对性功能产生负面影响。当考虑激素治疗时（尤其是全身性激素治疗），由于不良反应，应当检查乳腺和肝。对于所有患者都应当进行详细的生殖系统检查，尤其是那些唤起功能下降 [男性勃起功能障碍；生殖器官敏感性减退和（或）女性润滑度减退]、性高潮缺失或性交疼痛者。盆腔检查对于一些女性可能是一种挑战，尤其是那些有被虐待史的、严重绝经后萎缩的和（或）盆腔放疗后阴道挛缩的患者。简单的处理就可能帮助减轻焦虑和不适感并且使女性自控感最大化，处理包括现场留下支持的人 / 女伴；一旦患者要求立刻停下检查；使用小而窄的窥器；使用足够量的水溶胶类润滑剂，这不会干扰细胞学或培养结果 [102,103]。在我们的临床经历中，使用利多卡因凝胶作为润滑剂可以明显改善盆腔检查的困难程度。

男性生殖器的视诊应当从评价毛发分布的 Tanner 分期开始。成熟男性阴部毛发应当是浓密的并且呈现菱形或钻石形状。如果与成熟水平不一致的情况可能提示临床上严重的睾酮缺失。下一步睾丸触诊是很重要的观察萎缩（如果睾酮的产生被化疗、放疗或其他继发原因影响）或肿块（主要担心其他的癌症）的方法。成熟男性睾丸大小在 4 ～ 7cm。另外，一个完整的男性检查包括胸壁的视诊和触诊，以观察有无男子乳房女性化（胸肌表面有乳腺组织），这可能是体内睾酮失衡导致的。男子乳房女性化需要与假性男子乳房女性化（胸壁过度肥胖）和乳腺癌相鉴别，后者通常表现为乳头侧面坚硬不规则形肿块。如果在完成检查后认为组织类型并不明确，则应当进行诊断性影像学检查。应当明确男子乳房女性化的原因是除外性腺功能减退症（原发或继发）、甲状腺功能亢进、高泌乳素血症、肾上腺皮质或生殖细胞睾丸肿瘤以及肝或肾衰竭。男子乳房女性化是许多药物和化疗制剂的常见不良反应。

盆腔血管和神经的完整性也应当归入性唤起障碍患者的评价中。血压和外周搏动提供了整体心血管功能的评价。下肢毛发的分布能够显示动脉输出不足或外周血管疾病的情况，这也可以另外通过踝 - 臂指数进行评价。如果存在下肢末端外周血管疾病的证据，则血管疾病很有可能是限制动脉血流流入生殖器，进而损伤唤起功能的因素之一。骶尾神经输出完整性可以通过直肠指诊进行评估，评价肛门括约肌张力和球海绵体肌反射。

Q-tip 检查在明确外阴疼痛的女性患者的疼痛位置和强度方面（从 1 到 10 级）是有用的 [104]；敏感性测试还没有很好地推行于盆腔疼痛综合征的男性。更多的检测可以提供额外的功能性信息但并非最初评价所必须，而且与专业领域专家的不同有关。这些检查包括如男性夜间阴茎肿大情况监测或海绵体动脉二维多普勒超声检查，这可以揭示动脉受阻情况从而指导外科修复 [105]。在女性，生殖器敏感性可以通过一种叫做生物震感阈测量器的装置测量，并且阴蒂血流可以使用阴道光体积描绘器检测。超声用于评价在性生活时有深部盆腔痛的女性盆腔结构的完整性，但很少需

表 57-4 存在性问题患者的体格检查

解剖特点或检查策略	性问题可能的原因
非生殖器的（女性和男性）	
血压	动脉粥样硬化
脉搏	
甲状腺检查	甲状腺功能减退
乳腺检查	高泌乳素血症（乳头泌乳）
男子乳房女性化	
骨骼肌检查	不适和活动受限
神经系统检查	神经受损
生殖器 / 会阴部（女性）	
阴阜	雄激素低（阴毛稀疏）
外阴皮肤视诊	感染导致病变（真菌、疱疹），皮炎（过敏、湿疹、牛皮癣），皮肤病（苔藓样变）
大小阴唇	萎缩、病变、粘连、融合
阴蒂	女性生殖器的包皮过长和粘连
包皮环切	
尿道	感染、脱垂
阴道口	萎缩、病变、瘢痕、狭窄
阴道	萎缩、病变、狭窄、排液
Valsalva 动作	膀胱脱垂、直肠脱垂、尿道脱垂、尿失禁
双合诊	肿块、压痛
阴道和肛门肌肉收缩	功能不佳
球海绵体肌反射	阴部神经病变
生殖器 / 会阴部（男性）	
阴阜	雄激素低（阴毛稀疏）
触诊阴茎体部有无硬结	Peyronie 病
睾丸大小、硬度	性腺功能减退（睾酮不足）
直肠指诊	前列腺，肛门肌肉
球海绵体肌反射	阴阜神经病变

要使用。

实验室及其他检查

实验室检查应依个体情况选择，仔细考虑费用和临床益处。对于没有癌症的性功能障碍的患者，我们推荐由专家会诊心血管高危因素（血脂、血糖）和激素评分[106]，但几乎无随机对照研究（RCTs）的数据支持该方法。当考虑高泌乳素血症、甲状腺功能减退或贫血时进行适当的实验室检查是合理的。血清雄激素在女性诊断中用处不大，因为无确切的雄激素缺乏的定义，在不同年龄的女性血清雄激素正常范围都无特点，并且两个大型人群研究都不能显示出低血清睾酮水平与低性欲有相关性[107,108]。对于存在性问题的男性应当进行雄激素检测。由于其日间变化规律，睾酮最好在早上 8 点左右抽血检查。早晨正常水平应当在 300 ~ 800ng/dl。如果低于或者在正常范围下线，应当重复睾酮检查，并且检测卵泡刺激激素（FSH）和黄体生成素（LH）水平，从而评价是原发性还是继发性病因。游离睾酮水平通常不可靠，且出现错误结果，但是对于肥胖和老年男性，这些可能提示有睾酮受损而受困扰，还是要引起注意[109,110]。如果需要，游离水平还可以通过现有的网络计算器经由总睾酮、白蛋白和性激素相关蛋白水平推算。

如果存在可见的阴道炎 / 宫颈炎或阴茎排液、男性或女性生殖器病变，则需要进行适当的评估，包括选择性进行针对阴道炎和性传播感染的检测，以及可疑病变的活检。如美国临床肿瘤协会（ASCO）[111] 和国家癌症网络（NCCN）[112] 所提出，在按照通常的年龄、性别和高危因素相符的指南检查后，还要做一些常规筛查包括乳腺和前列腺的临床查体、前列腺特异抗体（PSA）、乳房钼靶检测和细胞巴氏涂片。

干预以优化情感和身体的亲密性

临床医师可以做许多事情来帮助患者和他们的伴侣达到和维持良好的情感和身体的亲密性。在与患者讨论可能的干预时，我们发现思考以下方面是有帮助的：

1. 有所准备和预防是比较有用的方法。患者和他们的伴侣通常在挑战出现前，如果已经被告知他们可能会遇到的困难，则可能会有更好的应对。最有效的预防感情疏远和性功能问题的方法是，明确注意沟通和交流，对于有性生活需求和临床无禁忌性生活的配偶们，在经历癌症治疗的同时或之后能继续规律地性生活是很好的。尤其是女性，在性功能上有种本能的想法即"要么使用，否则失去"，即使是存在着无法治疗的绝经后雌激素下降状态，带着这样的想法进行性生活时或者这个想法本身往往就可以维持阴道润滑和弹性。

2．在有可能面对并接受改变之前，人们对功能丧失都需要经历认知和悲伤的过程。因此，当患者和他们的伴侣表达关于癌症如何影响了他们的生活和他们之间的关系，并且带有各种情感（如悲伤、愤怒、内疚）时，临床医师能够共情倾听是非常重要的，而且要帮助每位伴侣去支持另一位感觉异常的患者，从而纠正那些不好的感觉。

3．从来没有所谓的"完美"的性功能，也没有"快速修复"的作用。媒体关于性的天花乱坠的宣传误导了许多患者和伴侣相信"好"的性。要求快速、多次以及激烈的高潮，并且认为当出现一些问题时，神奇的药丸（如PDEIs）可以简便而且完全地恢复性功能。由于类似病例很少，所以医生非常重要的是帮助患者和其伴侣做好适当的准备，并且指出想要恢复和维系感情和性亲密行为通常是需要付出更多无私的时间和努力的。

4．人类性反应的复杂性，像在许多兴奋因素和抑制因素间摇摆，这可能会使患者和其伴侣困惑甚至被吓倒，但我们可以向他们指出这种复杂性，也同时意味着有许多不同方法可以用于增强愉快感，这点很重要。在我们的经验中，花时间去回顾性了解性倾斜点的图形（图57-6），并且列举所有达到正向效果的约会，可以使得理解更加容易，并且增加评价和治疗过程的耐心程度，从而很好的引导双方变得更加容易积极参与到他们的治疗过程中去。

教育、咨询和生活方式改变的干预

许多患者和他们的伴侣会惊讶于癌症闯入的最初阶段，他们所经历的情绪反应的程度，以及癌症治疗中影响性功能的躯体改变的程度。开放的讨论癌症可能对于亲密关系的挑战，包括需要处理各种强烈的、冲突性的以及随时变化的情绪，还有需要调整和适应影响性功能的躯体改变，帮助患者和伴侣做好准备，以便这些事件发生时不会达到一种冲击的程度。由于这些癌症带来的挑

战可能是很吓人的，故为患者和他们的伴侣提供一份资源列表是非常重要的，包括书籍、网页和相关的、适合的咨询机构，这样当他们需要额外的支持和指导时可以使用，从而更好地理解和掌握他们正在经历的改变。提前并且明确地讨论各种患者和伴侣可以使用的生活方式，以预防性相关的治疗不良反应或在这些发生的时候使得针对性功能改变的调整变得容易。表57-5列出了有关帮助的教育、咨询和生活方式干预方法。当阅读本节和后面的关于药物治疗、器械治疗和外科手术干预改善性功能的章节时，读者也可以从表57-6中找到有帮助的信息。

转诊至咨询服务机构能够使患者获得广泛的帮助、增强了对事件的处理能力；减轻抑郁、焦虑和身体形象的担忧；并且能够改善患者与已经存在的，或者即将变成的伴侣的沟通。咨询服务可以以多种形式（如个体、伴侣、小组）产生作用，并且当需要深入干预去讲述性交流和技巧时，则需要一对一的性治疗。非常重要的是认识到身

表 57-5　教育、咨询和生活方式干预

性教育

1．定义和提出任何关于性的误解。

2．复习性的解剖和生理；可能出现的年龄、绝经相关的变化；特殊的癌症治疗相关的变化。

3．开始性生活或对于伴侣的进一步要求回应时，区分性欲和其他动机。

4．谈论性技巧，包括生殖器的定义（如在女性阴蒂）和非生殖器的敏感区；鼓励祖露和实验。

转诊到咨询机构和（或）心理药物会诊

1．个人、伴侣或小组干预。

2．性治疗师具有专业技能，能够通过各种行为方法和家庭作业分配在性关系方面提供咨询。

3．对于有明显焦虑、抑郁、PTSD或强迫性行为的患者，适当联合心理治疗和药物治疗。

生活方式改变以增强性满意度

1．创建亲密行为的机会（制造"约会"，去除分散注意力的事情，用蜡烛、幽暗的灯光、音乐等创建有益的环境）。

2．使舒适最大化（鼓励使用润滑剂，尝试改变体位，必要时使用止痛药等）。

3．给予祖露的允许（自慰、新的姿势、新的技巧、性玩具、情色文学等）。

4．鼓励减重和体育锻炼。

表 57-6　问题为中心的改善性功能的方法

受影响的功能分区	治疗目的	特别干预
性欲	提出认知障碍	减少压力、注意身体形象、个体和伴侣治疗
	优化认知激发因素	最大化亲密、利用情色文学等机会
	提出生物学障碍	治疗甲状腺功能低下等
	考虑生物激发因素	激素治疗、安非他酮
性唤起	优化感觉传入	振动棒
	优化血流	PDEIs，真空治疗器械，阴茎注射，阴茎植入
	优化润滑性	润滑剂，阴道雌激素
	优化肌肉收缩	盆底训练
	优化正性认知反馈	运用性幻想
高潮／射精	减少早泄	减少敏感性的乳膏，停止／握紧技术，SSRIs 或 PDEIs
	减少延迟高潮（通常由 SSRI 抗抑郁药物引起）	换为性不良反应低的药物或者添加解毒药物（见正文）
	反向射精困扰	安慰（不存在伤害），停用可能不适的药物，丙咪嗪实验
舒适／疼痛	达到一般的舒服	适当剂量的止痛药等
	评价特殊的问题（如女性阴道萎缩和狭窄）	润滑剂，阴道雌激素，阴道扩张器

PDEIs，磷酸二酯酶抑制剂；SSRIs，选择性血清素摄取抑制剂。

体形象、自尊和性反应都不会是独立存在的。另外，患者的个人印象会深深地受到与他有关系的人的反应的影响：患者收到来自他们生活中重要的人的正向的信息和正向的对待，可以有非常好的治疗效果[113]。最近的一个以伴侣为基础的癌症后增强女性性调节和身体形象感的干预方法的回顾，总结了产生最好效果的策略，该回顾聚焦于伴侣并且包括治疗部分：（1）对伴侣双方都进行女性的诊断和治疗的教育；（2）推崇伴侣共同处理和相互支持的过程；（3）包含特殊的性治疗技术以定位性和身体形象的困扰[114]。对于癌症后勃起功能障碍的男性，伴侣为基础的和小组为基础的治疗都有助于改善男性的抑郁和男性及其伴侣的性功能情况。然而，这些研究的结果又同时受到使用药物治疗勃起功能障碍结果的影响。因此，无论什么时候，我们都建议对于有伴侣的患者，进行两个人的共同治疗；对于无伴侣的个体，小组治疗特别有益。

一些其他的策略可以有益于增强身体形象感。化疗导致的脱发始终属于癌症治疗最令人痛苦的不良反应之一，并且对于男性和女性都会产生很强的身体形象方面的负向影响[117,118]。参加项目如

美国癌症协会的"看上去好－感觉更好"项目，项目中提供美容性化妆和美发，项目可以增强因癌症治疗外观受到影响的患者的自信和社会舒适性[119]。对于经历乳房切除术而未进行重建的女性，她们如果困扰于的手术瘢痕的外观，则可以考虑各种处理办法，如暂时或永久的乳房切除术后文身或术后进行外科重建。对于苦恼于带着肾造瘘袋或肠造瘘袋的男性和女性，可能会受益于一种卧室用专门设计的贴身内衣。

肥胖、增重和身体活动的灵活性也应受到密切关注。在癌症存活者中体重增加可能是癌症治疗的并发症，并且会对身体形象和性功能产生负面影响。诊断癌症后，肥胖与乳腺、前列腺和结肠癌存活者的复发率增加及预后变差有关[120-122]。尽管很少有证据支持减重的益处，但是在乳腺癌和结肠癌存活者中治疗后高强度的身体活动性患者可以改善预后[123,124]。且在一般人群中的超重人群适度的减重和规律的身体锻炼可以降低癌症以外其他慢性健康问题的发生风险，并且改善身体形象和性满意度[125,126]。因此，癌症存活者应当努力达到和维持健康的体重，并且规律进行身体锻炼，以改善整体健康状态和巩固健康成果。美

国癌症协会（ACS）已经发表了一个很好的指南，帮助指导癌症治疗期间和治疗后的营养和身体锻炼[127]。

一些癌症患者在得到癌症诊断后会感觉被她们的身体背叛了；还有些人经历对她们的发生改变的身体感到不熟悉、陌生或完全排斥。在这些情况下，很难和伴侣进行亲密的性生活，那么在最初给患者一些独处的时间是很有帮助的，帮助她们重新认识她们的新身体、发现学习哪里和哪种碰触会感觉不错。给患者明确的允许，去进行自慰是很重要的；一些人由于文化的约束最初不愿意这么做，并且对于那些没有性经验者，这样做有助于发掘性敏感区和性技巧的基本信息。鼓励发掘一些从前没有被注意的非生殖器性敏感区（如耳朵、乳房、颈部、肘前和腘窝等）。患者一旦学习到她们自己身体的任何情况，都可以教给她们的伴侣什么类型的刺激她们比较享受。有大量的各种书籍可以推荐给予指导（参见推荐资料）。对于自慰感到不适的患者，使用带有香气的乳液进行简单的身体按摩会比较容易适应变化了的身体，并且最终易于接受。

对于有伴侣的患者，为了亲密特别安排一些机会是有帮助的，如约会来度过在一起的亲密时光，确定无分散注意力的事情，并且选择好地点、音乐和（或）蜡烛来营造放松的和（或）浪漫的情调。很重要的是强调身体的亲密为主而非性生活：靠近、拥抱和亲吻都是必要的。许多癌症治疗后失去性欲的生存者都表示非常困扰于他们不再感兴趣做爱。尽管了解他们的失去很重要，但是更有帮助的是指出动机本身而非欲望（如渴望亲密地感受伴侣）使得人们参与到性生活中，并且一旦参与到性生活中，就有很多途径会达到满足感（如有足够地唤起，就会出现高潮或一方仅因伴侣地享受感就会得到愉悦）。这是一个利用认知重建技术的例子（如帮助患者把没有产生的想法替换为产生的）进而在行为方面发生改变。由于生存者因为焦虑、不适或者害怕不舒服的原因而本能的回避重新开始生殖器的刺激，所以在最初的阶段运用不急迫的、感官碰触训练（"感官集中训练"），就是集中精神在令人产生愉悦感的非生殖器接触上是非常有用的。一般来说，这些训练从威胁性最小的碰触方式开始，如擦背或足底按摩，然后随着时间进展，可以扩展到全身裸体

的爱抚，包括生殖器。如先前讨论的，无伴侣的患者通常需要帮助计划怎样和什么时机与未来伴侣谈论他们的癌症病史，并且让他们运用角色扮演练习这些谈话是有益的。

对于许多癌症生存者来说，由于瘢痕或神经病变导致接触性超敏、淋巴水肿或活动能力下降，所以他们很担忧性生活时身体的舒适性。有帮助的建议包括在性生活前泡个热水澡、优化止痛药的使用以及尝试变化性体位。对于有绝经后萎缩性改变的女性，在进行插入性性生活时，可能经历不适感，推荐使用阴道保湿液和性生活润滑剂。阴道保湿液可以每天使用，从而水化外阴和阴道细胞，并且降低黏膜脆性；在性生活时使用润滑剂以减少摩擦，并且增加滑动性。有多种润滑剂可供选择，包括水性、油性、硅胶基质。选择一定要基于安全性（只有水性润滑剂可以与安全性屏障乳膏一起使用）、可口性（一些润滑剂被设计得很可口——尤其是对于希望同时进行口交和阴道性生活的伴侣们就很重要）以及滑动性（油性和硅胶基质润滑剂覆盖黏膜表面更有效更持久）。在一个小型（$n = 59$）双盲随机交叉研究中，将 Replens（一种保湿液）和 KY Jelly（一种水基质润滑剂）进行对比，两者均改善阴道干涩。然而，Replens 组性交困难有改善趋势（$P = 0.05$）[128]。在我们的临床经验中，我们发现每天使用阴道保湿液加上性生活时运用润滑剂通常比单独使用其一更能使插入性性生活感到舒适。一个一般人群的小型研究（$n = 15$）提示 Replens 在减轻阴道干涩相关的不适感方面与阴道雌激素乳膏（下一节会讨论）作用类似[129]。因此，这对于禁用雌激素治疗，哪怕是低剂量阴道雌激素的生存者都是一个好的选择。

尽管推荐的生活方式建议和高危因素修正方案都对于有勃起功能受损的所有男性有帮助[130,131]，但是无研究数据显示生活方式的改变，对于改善男性癌症生存者勃起功能的作用效果。推荐所有男性要限制或减少已知的、会进一步有损勃起功能的因素，如肥胖、缺乏锻炼、压力和抽烟。RCT数据评价了男性生活方式改变与勃起功能的关系。Esposito 等检查了110例肥胖的、有性功能障碍的男性，其功能障碍是通过国际勃起功能指数（IIEF）评分 < 21 分确定的。把这些男性随机分配到干预组中，在该组中他们接受到关于如何

通过减少热量摄入和增加体育锻炼而使体重降低 10% 的、很详细的建议，而在对照组的男性，仅得到了关于选择健康饮食和锻炼的一般性信息。随访 2 年后发现，平均 IIEF 评分在干预组明显改善（从 13.9 到 17；$P < 0.001$），但对照组基本无变化（从 13.5 到 13.6；$P = 0.89$）。多变量分析显示变化发生在体重指数（$P = 0.02$）、身体灵活性（$P = 0.02$）以及 C 反应蛋白（$P = 0.03$），这些改变都与 IIEF 评分的变化独立相关[132]。对该研究的批评包括 IIEF 评分的改善不足以解决性功能受损。然而，这些数据的确提示了推荐的定量饮食和生活方式改变可以改善性功能和降低慢性疾病和并发症的风险。

无论是否有癌症病史的男性，早泄（premature ejaculation，PE）都会干扰其正常的性生活。PE 定义为不能够控制射精，而不能让伴侣双方都享受于性生活并且达到满意。有 PE 的男性通常从达到充分勃起到射精持续时间少于一分钟；全部男性的发生率约 20%。尚不清楚有多少男性癌症生存者存在 PE 的问题。PE 的治疗包括暂停和握紧技术，即在性生活中勃起后停下来 5 ～ 10 秒，然后男性（或者他的伴侣）牢牢地握紧龟头或阴茎头处直到失去坚硬的勃起状态。然后重新进行性生活的下一个 5 ～ 10 秒，重复上述手法。随着重复，逐渐延长握紧前的持续时间，从而帮助男性建立耐性或训练他的神经系统以坚持到需要的时候再射精[133]。药物治疗对于 PE 男性也有效。例如，抗抑郁药物延迟射精的常见不良反应在这种时候就变得有治疗用了。在一个前瞻性双盲随机交叉研究中，共有 31 例早泄男性，在使用握紧技术、氯丙咪嗪、舍曲林和帕罗西丁后，中位射精等待时间从治疗前的平均 1 分钟增加到 3 ～ 4 分钟。中位射精等待时间在使用昔多芬的男性从 1 分钟增加到 15 分钟。每种药物都是在性生活前 3 ～ 4 小时服用。在本研究中，昔多芬明显优于选择性血清素再摄入抑制剂（SSRI）治疗或暂停握紧技术[134]。在每日服药，坚持 1 ～ 3 个月后，男性通常可以停用药物并且有正常的射精等待时间。PE 是一种治愈率很高的问题，所以对于所有男性生存者都应当进行评价。

反向射精对于男性癌症生存者是比 PE 更为常见的术后问题。反向射精发生时精液通过尿道射入膀胱而非排出体外。在功能正常时，射精前膀胱括约肌收缩，这促使精液沿尿道向前。当一些因素完全损伤了括约肌的收缩功能，就会导致膀胱 - 尿道环压力变化从而使得精液可以沿此路径到达阻力更小的地方 - 进入膀胱。膀胱括约肌受控于自主神经系统，中枢在脊髓 T10 至 S2 水平，还有一部分由阿尔法感受器调节[135]。经历前列腺手术、经尿道或开放式前列腺切除、膀胱颈手术、腹部 - 会阴部直肠切除或睾丸或其他盆腔癌症的腹膜后淋巴结清扫术的男性，有损伤这些神经通路的风险[136]。一些药物包括抗抑郁药、抗精神病药物、降压药和阿尔法阻断剂，也可能引起男性癌症存活者的反向射精[137]。当男性存在反向射精困扰的时候，应当在自慰后进行一个尿检；如果通过相关的精液分析在尿样中发现异常大量的精子则诊断明确。对于个人来说这并不需要担心，反向射精并没有什么损害也不影响高潮。然而，许多人会因它的发生率而感到不安。不考虑原因，无论是否有癌症病史，50% 的男性通过治疗可以有效治愈[137]。治疗首先就要停用已知的干扰膀胱括约肌功能的药物。第二步是使用药物增加膀胱的交感张力或降低膀胱的副交感张力；可供选择的方法包括阿尔法激动剂、抗胆碱能药物和抗组胺类药物。最为有效的治疗可以平均 2 周治疗成功，使用氯苯那敏 + 苯丙醇胺 50mg/d（79% 成功；$n = 14$），或者丙咪嗪 25 ～ 75mg/d（64% 成功；$n = 110$）[137]。振动刺激技术和外科手术治疗也可用于药物治疗失败的男性，但这些方法最好听取泌尿科专家的处理意见。

药物干预

除了运用教育、咨询和改变生活方式的方法，在一些特定情况下还可以考虑一些药物干预手段。我们分三类讨论：激素治疗（全身或阴道雌激素、睾酮）、非激素治疗（PDEIs、前列腺素 E_1 激动剂）和一些最小化抗抑郁药物导致性功能障碍可以使用的策略。由于任何药物都有益处和风险，因此，通常在开始一种治疗前应当充分告知和讨论，并且监督患者的治疗以优化益处和最小化不良反应。

激素治疗

女性癌症生存者

全身雌激素治疗（剂量在可明显升高血清雌

激素水平）可以用于因手术切除卵巢或化疗导致卵巢早衰，从而出现性生活困难的女性，同时要求她们无使用雌激素的临床禁忌，如具有高危因素［心血管疾病、静脉血栓性疾病（VTE）］或雌激素相关癌症病史。尽管全身雌激素治疗可降低阴道萎缩和改善性生活时的润滑性和舒适度，但是还无有说服力的证据显示治疗在性欲方面的正性影响，且似乎要在此方面其作用需要比一般剂量要高（雌二醇剂量大于 0.625 mg/d）[140]。因此，当性欲不足而需要全身雌激素治疗时，应当考虑另外使用睾酮（详见下文）。经皮雌激素形式是更好的选择，因为 VTE 相关风险更低，并且不像口服雌激素，它不会诱导肝合成性激素结合蛋白，这种蛋白水平过高可能降低性欲。对于还有子宫的女性，要求另外使用孕激素，以避免子宫内膜增生的发生。使用全身雌激素是否合用孕激素要受到心血管安全因素的限制[141,142]，并且这些治疗在性方面的适应证尚未经过美国食品和药品管理局（FDA）批准。

　　低剂量阴道雌激素减轻阴道干涩以及性交困难，效果至少与全身雌激素相同，并且全身不良反应更少。随机对照研究对比了一般人群中各种阴道雌激素使用的有效性、安全性和耐受性，并且进行了广泛的回顾总结[143]。所有剂型的阴道雌激素药物（乳膏、栓剂、硅环）都是有效的，并且全身不良反应不常见。栓和环在最少的全身吸收的情况下，缓解了阴道的萎缩症状，为了防止内膜增生而另外加用孕激素就不提倡；但使用超过 1 年的子宫内膜安全性尚缺乏证据，并且一些作者建议长期应用者，应当周期性使用孕激素撤退。很少的文章显示在雌激素敏感性肿瘤的女性应用低剂量阴道雌激素的安全性情况。在一个小型队列研究中，1473 例乳腺癌存活者中的 69 例［36% 是雌激素受体阳性（ER+）；48% 使用他莫西芬］接受了 1 年的低剂量阴道雌激素治疗并且随访 5.5 年[144]，在雌激素使用者中未观察到乳腺癌复发率增加。在一个另外的小型研究中，对使用芳香化酶抑制剂的（ER+）的乳腺癌生存者（n = 7），从开始使用低剂量阴道雌激素（栓）时就监测血清雌二醇（E_2）水平[145]，可以观察到血清 E_2 有一个短暂的升高，而后通过芳香化酶抑制剂作用反向降低雌激素。因此，除非有更多明确的信息可供参考，否则对于雌激素敏感性癌症的女性是否考虑使用低剂量阴道雌激素必须个体化，而且要仔细权衡复发率和生活质量的关系。

　　对于使用芳香化酶抑制剂而阴道干涩同时拒绝使用低剂量阴道雌激素的女性，最好的办法有使用阴道保湿液和润滑剂和（或）更换用他莫西芬，其较少出现严重的萎缩症状[146]。另外一个备选但需要进一步研究的方法是毛果芸香碱。全身使用毛果芸香碱有助于治疗口腔干燥症（一种口干的主观感觉），但会出现一些令人讨厌的不良反应，包括出汗、支气管狭窄、短暂的血流动力学改变和视力改变[147]。既往的应用中提示毛果芸香碱可以减轻阴道黏膜干涩；我们希望能够学习到关于生殖器局部应用是否有益的研究结果。我们之前提到过的临床观察发现大量抗雌激素治疗似乎与外阴苔藓样病变的高发生率有关。这个现象是值得注意的，因为它可以引起严重的外阴瘙痒、疼痛和瘢痕化，并且可能增加外阴癌的风险[148]。当患者出现典型表现时，应当进行皮肤活检以确诊，并且规律复诊是最好的方法。苔藓样变通过局部使用高效皮质类固醇软膏，如氯倍他米松，大多数是可以缓解或治愈的。局部联合使用雌激素加免疫抑制剂如高效皮质醇、环孢霉素或他克莫司在治疗女性慢性外阴、阴道 GVHD 方面普遍有效[149]；对于那些有阴道瘢痕者，使用不同等级的阴道扩张棒也可能有效。

　　两个随机对照研究（n = 218，n = 102）显示，在一般人群中的绝经后女性全身使用雌激素同时加用口服甲睾酮可以增加性反应性和性欲。然而，血清高密度脂蛋白降低是口服治疗的并发症[150,151]。四个 RCT（总 n = 1619）显示对于因手术停经而有性欲低下障碍（HSDD）的女性，全身雌激素治疗时，另外加用 300 µg 经皮睾酮贴可以使每个月满意的性活动从一次增加到两次[152-155]；一项随后的研究确定这种增加是具有临床意义的[156]；未观察到脂类方面的不良反应；同时也不显著增加痤疮、秃顶、面部多毛和声音的低沉的情况。使用雌激素并不是一个必需的共同因素，如第五个 RCT（n = 814，有 HSDD 的绝经后女性）显示单独使用 300 µg 睾酮皮贴也可以使满意的性活动从每个月 0.7 次上升为 2.1 次[157]。尽管有了这些观察到的益处，FDA 仍旧未通过在女性性方面使用睾酮的适应证，因为以上所有这些研究都持续追踪时间较短（24 周）；临床医师选择这样治疗是药品说明书上没有的，而且是使用了针对男性的睾酮产品。必须注意的是目前为止，只有一个研究是专门关于睾酮治疗绝经后癌症存活者性功能情况的。在此Ⅲ期交叉研究中，150例具有 HSDD 的乳腺癌生存者接受了 2% 睾酮乳膏或安慰剂共 4 周。睾酮乳膏的确达到升高血清生物利用睾酮水平的作用，但是却对于性欲无正性影响[158]。除了担心疗效，问题依旧还在对于雌激素敏感性肿瘤的女性使用睾酮的安全性，因为睾酮在体内可以代谢为雌激素。由于所有以上原因，在这类人群中最好避免使用，除非患者同时使用芳香化酶抑制剂（它可以阻断睾酮向雌激素的转化）。如果开出处方，那么必须详细告知患者潜在的风险和能够使用的证据目前还是很有限的。

男性癌症生存者

激素治疗（如睾酮替代）可以考虑用于性功能受损的性腺功能低下的男性。在男性血清睾酮水平低于 300ng/ml，并且同时 LH 水平高于正常范围，则睾酮替代治疗可以改善男性性功能。尽管睾酮水平在男性低于正常低线则会有反作用，但睾酮水平是否与达到勃起的能力相符尚无定论，并且一些数据提示 LH 水平可能比睾酮水平更能预测勃起功能[159,160]。睾酮替代治疗对于改善性腺功能低下的男性的性功能是有效的，并且也可以用于所有性腺功能低下的男性癌症生存者。在一个包括 16 项无癌症的性腺功能低下的男性性功能相关研究的荟萃分析中，提示使用睾酮治疗者比接受安慰剂的勃起功能障碍得到明显改善（57.0% vs. 16.7%）[161]，尽管这个效果更多是在原发性性腺功能低下男性而非继发性疾病中。尽管一些研究提示睾酮替代治疗可能会存在发生前列腺癌的趋势[162]，但并无研究数据证明睾酮替代治疗会引起前列腺癌。已有的数据提示睾酮治疗针对选择性的完成前列腺癌治疗后合并性腺功能低下的男性人群可以治疗性功能障碍。如在一个男性前列腺癌近期放疗后接受睾酮治疗的生存者的全身性性腺功能低下的研究中，无证据提示睾酮替代治疗会引起癌症复发或恶化[163]。在开始睾酮替代治疗前通常要与患者重申证据的有限性，并提示双方仔细考虑潜在的优点和弊端。另外，在开始治疗后应仔细监测收益最大化的重要指标因素，从而最大限度地减少不良反应的发生（表 57-7）。

接受睾酮替代治疗的男性应当在开始治疗后 1 ~ 3 个月复诊并且再评估，并且此后至少每年一次。评估应当开始于详细的病史采集，从而评价

表 57-7 性腺功能低下男性睾酮替代方法

药物	剂型	剂量	不良反应	监测	花费（drugstore.com）
睾酮酯（庚酸睾酮和环戊丙酸睾酮）	肌内注射（油）	1. 每周 100mg 2. 每 2 周 200mg 3. 每 3 周 300mg	自行使用血清水平可能波动（逐渐的周期性增加剂量），导致症状反复	注射中间确定睾酮水平	100mg/ml（10ml 小瓶）：57.99 USD 200mg/ml（10ml 小瓶）：88.99 USD
睾酮贴剂	皮贴（应用于臂部或躯干）	每 24 小时 2.5 或 5mg	严重的皮疹导致终止用药	在使用皮贴后的第二天早上复查水平	2.5mg/24h（60 贴）：277.53 USD 5mg/24h（30 贴）：278.56 USD
睾酮凝胶	凝胶	2.5g（25mg 睾酮）和 5g（50mg 睾酮）包装的凝胶每日 1 次；剂量泵 1.25g 每泵	很轻的皮肤刺痛	开始治疗后不超过 14 天复查水平	25mg/2.5g（30 包装）：261.01 USD 50mg/5g（30 包）：274.58 USD 泵：1%（共 150g）：290.63 USD
Testim	凝胶	每管 5g（50mg 睾酮）和 10g（100mg 睾酮）	报道有异味	不超过 14 天治疗	1%（每管 5g）302.37 USD
Striant	口腔片剂	每片 30mg（贴在上切牙牙龈线上）每日两次		开始治疗后超过 4 周复查，在上午用药前	30mg（60 片）：259.37 USD

症状、勃起功能的改善以及不良反应的情况。睾酮和LH水平需要复查（依照替代治疗种类的不同而时机不同；详见表57-7）。睾酮水平在治疗后3个月应当升高到正常范围500～600ng/dl，并且LH水平应当降低到正常范围内。睾酮替代治疗的剂量应当以调整睾酮水平达到正常范围的中间值为好，才能得以改善症状[164]。很重要的是注意到睾酮替代可能不能使性功能改善到理想的水平。还应当使用其他的治疗来补充睾酮替代的效果。

应当注意睾酮治疗应当从最低有效剂量开始使用，其释放机制有益于每个男性的生活状态。经皮贴剂型可以产生最为持久的血清水平，可以稳定控制性腺功能低下的症状[164]。每日使用凝胶剂型比皮贴使用简便，但也是最为昂贵并且有继发性暴露至儿童、造成风险的问题。睾酮治疗的不良反应包括男子乳房女性化、睡眠呼吸暂停、由良性前列腺增生导致的下尿路症状进展或急剧加重、前列腺癌、高密度脂蛋白胆固醇水平下降、红细胞增多症、肝功能水平升高以及生育能力受损等[166]。在监测睾酮水平的同时，睾酮替代的男性还应当接受直肠指诊和全血细胞分析以及PSA检查[167]。

非激素治疗

磷酸二酯酶抑制剂（PDEIs）

男性癌症生存者

磷酸二酯酶抑制剂（PDEIs）对于癌症治疗后男性有改善性功能的作用，并且通常作为一线治疗。尽管PDEIs有效性证明多数来源于前列腺癌生存者的研究，但是进一步的数据还是建议它可以用于任何勃起功能障碍的男性癌症生存者。研究显示男性通常不愿意承认性功能受损，并且许多癌症治疗后尝试PDEIs的男性无明显改善或不能坚持治疗[168]。因此，很重要的是让每个个体明确理想的性功能要求和事前准备，并约定适当的时间尽早治疗（如早开始比晚开始要好）以及确保密切的随访以优化治疗后的性功能。

许多研究已经显示男性前列腺癌生存者使用PDEIs的益处[169]。在近期一个回顾性研究中有11个RCT研究，广泛评价了治疗方法，有效治疗的最强的证据可见于四个根治性前列腺切除或放射治疗后口服PDEIs的研究。有两个研究的共同结果显示在治疗组勃起功能明显改善（OR，10.09；95% CI，6.20%～16.43%）。不良反应少见，包括头痛和潮红的症状。另外，研究还检测了成功的特殊预测因素；可能会降低PDEI治疗有效性的因素包括癌症治疗前性功能低下[170]、年龄大、癌症治疗后到开始使用PDEI之间的时间长、雄激素剥夺治疗超过4个月以及放射剂量>85Gy[171]。

研究显示仅是维持规律的性生活往往就能保护男性避免进展性勃起功能障碍。例如，在一个前瞻性5年的研究中，研究了一般人群中55～79岁的男性989名，他们基线状态无性功能受损（通过IIEF详细调查确定），那些性生活少于每周1次的人发展为勃起功能障碍的人数是每周性生活1次或更多的人的两倍（发生率比为2.2，95% CI，1.3%～3.8%）[172]。频繁的性生活是通过维持了血管内膜功能而达到了保护的效果。因此，近年来的研究已经涉及对癌症治疗后男性维持勃起功能的预防性治疗，方法叫做"阴茎康复"。从一个随机、双盲实验的亚组分析结果（$n=54$）中看到，对于在双侧保留神经的根治性耻骨后前列腺切除术（BNSRRP）后，每晚使用昔多芬在性功能方面的效果起到了很好的说明作用。安慰剂组几乎无改善，而手术后预防性接受每晚昔多芬治疗共36周的男性显示出渐进性剂量依赖的勃起功能改善。但也要注意到高达1/3的接受昔多芬治疗的男性在夜间勃起和勃起功能改善方面会出现效果的回退[使用昔多芬剂量50mg者24%（4/17），使用昔多芬剂量100mg者33%（6/18），使用安慰剂者5%（1/19）][173]。还需要更多的针对每日预防性昔多芬治疗的随机对照研究，以明确在经历其他外科手术或放射治疗的前列腺癌男性每日使用是否安全有效。

对于癌症治疗后勃起功能障碍的男性应当尽早开始PDEIs治疗以发挥最大潜能疗效。在一项前列腺癌放疗后性功能受损（由IIEF评分衡量）的110例男性的研究中，完成治疗后一年内开始昔多芬治疗的男性有60%性功能评分正常化，而完成治疗超过2～3年后才开始昔多芬治疗的男性，则仅有26%才能达到正常评分[174]。该项试验充分强调了改善性功能的有效性应该是尽早谈论并提供改善性功能方法的重要性；而过晚进行以上改善性功能的干预效果不如尽早进行。

我们推荐使用指南建议，对于非癌症生存者男性的 PDEIs 相同剂量的治疗：起始昔多芬剂量 50mg，伐地那非 10mg 或他达拉非 10mg，在性活动开始前至少 30 分钟使用。昔多芬和伐地那非平均持续时间都在 4 小时，而他达拉非的持续时间可以达到 36 小时[175]；它们在改善勃起功能方面同样有效。使用时都要注意警告或避免与 CYP3A4 抑制剂同服，抑制剂可能会延长它们的作用持续时间。PDEIs 禁用于近期心肌梗死 / 卒中、急性冠脉缺血 / 充血性心力衰竭（CHF）、低血压或使用硝酸盐类患者。在开始治疗前要询问男性的运动耐量。性生活和高潮所需要的运动耐量水平大约在 4 METS（耗氧的代谢当量）——相当于爬楼一层或走平路 2 ~ 4 英里没有困难者[176]。

女性癌症生存者

PDEIs 以类似的方式增加女性生殖器灌注。然而，这些药物在女性没有像对男性那么有益。一个大型、多中心、安慰剂对照研究中，对于 577 例雌激素正常和 204 例雌激素缺乏的存在女性性唤起障碍（FSAD）的女性性生活前服用 10 ~ 100mg 昔多芬，检验其有效性[177]。在任何剂量的治疗组都未观察到性唤起的增加。这个研究受到了争议，因为研究中少于一般的女性为原发性 FSAD；许多人也受到性欲降低的困扰，但我们不打算使用药物改善，因为这样会引起血管扩张。有限的数据提示 PDEIs 可能对于一般人群中仅有 FSAD 的女性治疗会有效。例如，在一个对于未合并 HSDD 的绝经后 FSAD 女性，使用 50mg 昔多芬对比安慰剂的随机对照研究的亚组分析中，可以发现阴道润滑性、生殖器敏感性和到达高潮的能力都明显改善[178]。基于这个预知的信息，我们相信 PDEIs（超说明书使用）值得尝试用于生殖器唤起困难为主的女性癌症生存者，有时还会用于经根治性盆腔手术而扰乱了生殖器血管和神经分布的病例。如后面提到的，PDEIs 可以作为某些抗抑郁药物性方面不良反应的解毒剂。就我们所知，还无人专门针对 PDEIs 在女性癌症生存者生殖器唤起方面的效果的研究。如果在人群中选用 PDEIs，我们推荐昔多芬 50mg 起始剂量或同等类药物，性生活前 1 小时服用。与男性一样，PDEIs 禁用于近期心梗 / 卒中、急性冠脉缺血 /CHF 或服用硝酸盐类的女性。

前列腺素 E₁ 激动剂

在应用过 PDEI 和睾酮治疗后产生勃起障碍的男性中，前列地尔（alprostadil）无论是对于癌症治疗后的康复，还是在生存期内勃起功能的维持均是有效的选择。前列地尔是前列腺素 E₁ 类似物，可以引起血管扩张和平滑肌松弛，进而使血液进入阴茎产生勃起。前列地尔的用法包括尿道栓剂（MUSE）或者阴茎背侧近端 1/3 处注射。已有多项研究表明，前列腺癌根治术后无论是经尿道还是海绵体内注射前列地尔均有疗效[179-181]。总的来说，男性在术后 1 个月后开始应用前列地尔，每周 3 次、持续 6 个月疗程治疗后，自行勃起的实现率显著提高。这些研究的局限性在于在术前没有对阴茎功能进行明确的评估，随访时间短，近 1/3 的患者由于阴茎刺激或者开始治疗时的失败而退出研究。尽管需要进一步研究，但目前推荐前列地尔作为对于一线治疗（PDEIs 和睾酮）失败的患者考虑的二线治疗方案[182]。前列地尔栓剂建议首次使用时必须监测，防止低血压及其他严重不良反应。

海绵体内注射是治疗勃起障碍的最有效的非手术治疗方式。既可以单独注射前列地尔，也可以合用罂粟碱（扩张动脉）和（或）酚妥拉明（α₁ 受体阻滞剂）。尽管联合用药似乎更加有效，但混合这些物质需要合成药物。剂量和混合物要基于个体的有效性和不良反应。局限性在于易造成阴茎异常勃起，患者需要学习这种侵入性方法，首次用药时需要临床监测。应明确告知患者整个治疗方案，以及需要持续检测阴茎勃起情况至少 4 小时[183]。为了尽可能地优化治疗的风险和受益，我们推荐选择海绵体注射方式时应与泌尿外科专家联合。

目前并无表面应用前列地尔对女性癌症患者性唤起是否改善的研究。但一项随机对照研究（n = 400，年龄 22 ~ 62 岁）发现，对一般人群在性交前阴蒂和阴道前壁应用 900μg 前列地尔后部分性唤醒指数显著提高[184]。之前的研究显示常见的并发症主要是轻微的、暂时的阴道烧灼感，持续短于 1 分钟[185]。在这些结论的基础上，我们相信此方式值得进一步有针对性的研究。

勃起障碍的其他非激素类药物治疗

对于男性勃起障碍的其他非激素治疗方法的研究持续进展，且均能显示效果。但曲唑酮（trazodone）、育亨宾（yohimbine）、草药治疗和局部血管扩张剂均因为效果未能证实，而不良反应和风险高而不被推荐使用[186]。

安非他酮和其他减少抗抑郁药物相关的功能障碍的治疗策略

在服用抗抑郁药和部分抗焦虑药物的患者发生性功能障碍非常普遍[187]。多数患者通过服用这些药物可以控制精神症状。选择性 5- 羟色胺再摄取抑制类药物 SSRIs（西酞普兰、氟西汀、帕罗西汀、舍曲林）引起性功能障碍的发生上无差异。性别不同在性功能的影响上的表现不同，在男性主要是性欲和性高潮障碍，女性主要是性唤起障碍。选择性 5- 羟色胺和去甲肾上腺素再摄取类药物度洛西汀（duloxetine）由于对中枢去甲肾上腺素的兴奋，而对性功能影响小，但文拉法辛（venlafaxin）不具有此类功能。与其他抗抑郁药相比，安非他酮（去甲肾上腺素和多巴胺再摄取抑制剂）和奈法唑酮（5-HT$_2$ 受体拮抗剂由于肝毒性的风险很少使用）产生性功能障碍的比例低。基于此种作用机制（α_2 受体拮抗剂，5-HT$_{2A}$ 和 5-HT$_3$ 受体），米氮平（mirtazapine）也可能对性功能产生影响。透皮应用单胺氧化酶抑制剂（MAOI）吉兰（seleqiline）与应用安慰剂相比并不产生性功能障碍。对于广泛焦虑症的患者，丁螺环酮（buspirone）（5-HT$_{1A}$ 部分激动剂）趋于改善性功能，而不是导致性问题[188]。虽然苯二氮䓬类药物对性功能的影响研究较少，但是根据经验其对性功能的潜在影响可能表现为焦虑。尽管选择治疗药物时更多地考虑对患者焦虑、抑郁的治疗效果，而不是对性功能的潜在影响，但医生应了解这些药物对性功能的影响，并告知患者。

对于治疗精神药物引起的性功能障碍有一些治疗方案，但都未进行严格的随机对照临床试验。这些方案包括：等待对药物发生耐受（成功率低）、减少治疗药物的剂量（有复发风险）、间断停药（也有复发风险）、换用一种对性功能影响较小的药物（有药物治疗失败的风险）、合用可以降低性功能影响不良反应的药物（可能药物间相互作用，同时会增加不良反应及费用）[189]。可以选择的解毒剂包括安非他酮[190]、西地那非[191,192]、丁螺环酮（5-HT$_{1A}$ 部分激动剂，批准用于治疗广泛性焦虑症）等[193]。虽然尚未进行对照试验，米氮平也可能是有效的解毒剂[194]。据 Taylor 进行的回顾性研究表明，支持使用 PDEIs 治疗抗抑郁药引起的勃起功能障碍和安非他酮治疗抗抑郁药相关的性欲低下[195]。

安非他酮的最佳剂量和其影响的广度尚未明确界定。两个小样本（$n = 31$，$n = 41$）的随机对照试验显示，服用 SSRIs 治疗躁狂的患者每日使用 150mg 安非他酮 SR 3 ～ 6 周后性功能未受到明确影响[196,197]。在第三个临床试验中（$n = 42$）应用更大剂量的安非他酮 SR（300mg/d），在治疗 4 周后性欲及性生活的频率都有增加[198]。安非他酮 SR 也作为一般性兴奋剂在绝经后妇女中（$n = 75$）使用 300mg/d，可以明显提高性唤醒、性高潮和性满意度，但在 112 天治疗中未出现性欲[199]。我们并不希望对癌症患者进行随机对照试验，但在乳腺癌患者中（$n = 20$）的开放试验显示，安非他酮 150mg/d 治疗 4 周后 ASEX 评分（一个评价性欲、兴奋和到达高潮能力的评价工具）明显改善[200]。如果无使用禁忌（如癫痫发作史），我们可以对于出现性欲减退或者女性癌症患者出现性唤醒和性高潮障碍的癌症患者，应用安非他酮至少 150mg/d。

研究其他新药物

有两种新的合成药物可能可以用于治疗男性和女性患者出现的性生活障碍。一种是 bremelanotide，是模拟黑色素细胞刺激激素（黑皮素受体 MC3R 和 MC4R 激动剂）的人工合成黑素，滴鼻使用。初步研究显示对于男性患者轻到中度的勃起障碍[201]、对西的那非治疗无效的勃起功能障碍[202] 以及对患有 FSAD 的围绝经期妇女的性唤醒和性兴奋均有改善[203]。第二个化合物是 flibanserin，最初作为抗抑郁药进行开发，是突触后 5-HT$_{1A}$ 激动剂，一个非常弱的 D$_4$ 部分激动剂和 5-HT$_{2A}$ 受体拮抗剂。初步研究显示在患有 HSDD 的围绝经期妇女中应用 flibanserin 100mg，睡前，24 周后可以显著改善性欲和每个月提高 1.0 ～ 1.7 的性满意度[204]。我们期待着对这两种化合物的进一步研究。

器械治疗

对于有生殖器结构上的血管或神经损伤的男性或女性，为了达到性唤起需要更强烈的、更长时间的刺激，使用器械（如振动棒）是有帮助的[205]。在全民的、有代表性的网络调查中，调查了年龄在 18 ～ 60 岁的 3800 名女性和 1047 名男性，在单身或伴侣式性生活中振动棒的使用率分别在 52.5% 和 44.8%[206,207]。近期使用振动棒者在性功能范畴里展示了较高的评分；而使用振动棒的不良反应很少出现。现在振动棒有各种不同的形状和大小，且可以直接从网上性用品店购买。其他的器械可能在特有的情况下有所帮助。例如，阴蒂抽吸泵——Eros 阴蒂治疗装置（Eros 疗法，San Francisco，CA）——明显增加生殖器敏感性、阴道润滑度、高潮和整体性满意度，在一个小样本的一般人群中有和没有唤起困难的女性（n = 19）的研究中显示[208]，使用这个装置以增加阴蒂血流，间断抽吸治疗 15 ～ 30 分钟，每周 4 次，持续 3 个月，之后发现可以明显增加性欲、唤起、润滑度、高潮和满意度，并且减少疼痛，这是通过一个类似的关于宫颈癌放疗患者治疗后 2 年性功能障的小样本人群（n = 15）研究得到[209]。

在男性类似的器械治疗用于增加勃起功能，真空压缩装置是有效的，且使用广泛，可以通过网上药店和网页比较便宜的买到而不用处方。但它们往往要求更多的耐心和技巧。因此，比起其他的干预，其患者接受性较低。真空压力促使动脉血流流入阴茎内，并且在基地部使用一个约束环以防血液回流入静脉，直到完成性交。关于根治性前列腺切除术后使用真空勃起装置（VED）的有效性研究显示其保持了阴茎长度和性功能。Kohler 等进行的一个小样本研究（n = 28）中调查了使用 VED 每日 10 分钟不用约束环，并且随访超过 5 个月。随机分为两组，一组在保留神经的根治性耻骨后前列腺切除术后 1 个月开始治疗，另一组在 6 个月后开始。在基础水平、3 个月和 6 个月分别进行 IIEF 评分；在治疗后 3 个月 [11.5 (9.4) *vs.* 1.8 (1.4), *P* = 0.008] 和 6 个月 [12.4 (8.7) *vs.* 3.0 (1.9), *P* = 0.012] 时术后早期开始治疗组评分明显高于术后 6 个月开始治疗组[210]。真空压缩装置被普遍认为使用安全，并且可以观察到能够促进根治性前列腺切除术后阴茎康复[211]。强烈推荐患者购买类似真空装置时，注意仅使用那种有真空限制器的，以防止过高负压而损伤阴茎组织[212]。

阴道扩张器和盆底物理治疗

对于女性癌症患者还有另外一些干预手段是有帮助的。由于根治性盆底手术和（或）放疗可能导致阴道挛缩和（或）其他盆底问题。根据一项 2003 年 Cochrane 回顾，使用局部雌激素和苄达明去预防和治疗急性放疗诱导阴道损伤是有益处的，并且由 Ⅰ C 级数据组成的最强证据支持[213]。使用阴道扩张器以防止进行性阴道挛缩是由 Ⅱ C 级证据支持。然而，何时开始扩张、使用频率和使用多久却无统一的意见[214]。高压氧疗和手术重建的意义则由更弱级别 Ⅲ C 级证据支持，仅为一些病例报道[215]。在这个问题上我们急需更多的研究观察，并且有关预防和改善盆腔放疗后并发症的多种方案的讨论必须变得更加常规化。

尿失禁和便失禁如果存在，也必须给予关注，因为它们都会对受影响的女性、男性和他们的伴侣在性功能方面产生非常强烈的负面影响。盆底物理治疗在癌症术后生存者恢复自制力方面的作用得到尚未充分评价。一个系统的学术综述总结出对于根治性前列腺切除术后尿失禁的男性前列腺癌患者盆底肌肉训练，可以促进自制力的恢复[216]。因此，在这种情况下它可能是有价值的。我们尚未任何研究是关于类似干预在盆腔手术后尿失禁的女性癌症患者的有效性。对于非肿瘤患者肛门括约肌锻炼在减轻严重便失禁方面的益处的支持证据是不明确的。一个小的、非随机试验证明对于接受肛门括约肌训练的结肠癌术后患者无论放疗还是没有放疗，他们的 Cleveland 失禁评分均有等同的改善[217]。目前盆底物理治疗仅开始对有慢性盆腔痛的性功能障碍的非癌症患者进行研究[218]；我们希望进一步研究在癌症幸存人群中这种形式治疗的有效性，并且这部分人群不久也会出现慢性盆腔痛。

生殖器手术以改善性功能

改善男性勃起功能的手术治疗包括血管手术以改善动静脉血流和阴茎假体植入。血管手术，如把腹壁下动脉连结到阴茎背动脉或静脉的动脉重建手术，目前仅推荐用于选择性患者。获益于血管手术的男性也可能由于病灶处动脉堵塞性疾病而新出现勃起障碍。该手术对于弥漫性血管性疾病或由慢性缺血导致海绵窦性肌病的男性无帮助[219]。因此，对于癌症患者很难有益。无研究数据证明男性癌症幸存者进行血管手术可以明显改善勃起功能。然而，研究还在进行，并且未来的研究或新的技术可能会有效。

阴茎假体植入为男性癌症幸存者提供了一个可选的改善勃起功能的手术方法。男性假体植入具有两种选择：（1）可塑的、非充气式的、半刚性的棒状假体，花费低，比较好的机械可靠性和易于使用；（2）充气式假体，可能存在勃起和松弛更贴近正常男性，但也有泵失灵或自动充气的可能[220]。任何植入装置都有感染、侵蚀、阴茎缩短和器械失灵（在5年发生率为6%～16%）的风险，一旦出现则需要再次手术并且会减低后续使用的任何治疗的有效性[221]。进行根治性前列腺切除术（RP）的同时进行阴茎假体置入的男性比没有进行假体置入者有更高的生活质量（QOL）和性健康评分。Ramsawh等邮寄问卷给同时经历RP和阴茎假体置入的男性（n = 51），并且将他们的答案与另一组未置入假体的经历RP的男性（n = 47）相对比。选择RP同时置入阴茎假体的男性比仅单独进行RP者有更好的总体QOL、勃起功能和更频繁的性接触。对于没有能够进行保留神经RP的男性益处最大[222]。鉴于假体植入后其他针对勃起功能障碍的治疗效果会非常有限，我们建议这项操作主要选择其他勃起功能障碍的一线和二线治疗不适用的患者。研究者们才刚刚开始认识到对于女性癌症幸存者术后各种生殖器重塑操作对于性功能的影响的研究的必要。根治性盆腔手术同时重塑手术可以使伤口易于愈合、最小化急性和慢性发病率，并且复原解剖和功能。重塑手术范围广泛，可以定位于常见的各种外阴、

阴道和盆底缺陷，包括但不局限于皮肤移植、单纯组织移植、筋膜层移植和肌肉组织移植。只有在初次手术时重塑就被计划并实施，才能达到最佳的美容和解剖效果[223]。我们并不惊讶地注意到试图对以往被放疗的组织进行重塑时非常有挑战的。至今为之，很少有研究评价外阴和阴道重塑后的功能情况（如性欲、唤起、高潮和整体性满意度）。这些点都是非常重要的，因为仅仅是复原阴道空间以使得阴道性交可以进行，并不意味着增强了已经缺乏敏感性的组织的主观愉悦感。一个小型前瞻性研究证明一个性活跃的经历S形环状阴道重塑的癌症幸存人群具有更高的女性性功能评分（FSFI）。然而，即使经历同样的阴道成形术这些评分还是低于那些达到无瘤状态的患者，并且85%的女性以后还是会出现阴道挛缩而需要手术再造[224]。我们还需要更多的、前瞻性的、随机研究以明确功能方面的结局。

何时及向谁咨询

总上，本章提供了一个评价和处理癌症后生存者亲密行为和（或）性问题（和他们的伴侣）的实践指导。相信我们所提到的大多数内容可以被普通肿瘤医师或初级保健机构了解；但我们也认识到缺乏对于这些专题的熟悉，需要占用医疗者过多时间，为将使问题解决变得不困难，所以我们罗列这些期刊，以期对广大临床医师和初级机构提供帮助。最低限度地我们热切希望所有接触癌症幸存者的临床医师可以推荐这些期刊的重要性，确定患者是否需要帮助和（或）进行评价，并且给那些希望得到有针对性干预的个人/伴侣，提供资源和转诊介绍（表57-7）。

参考文献

1. Hordern A, Street A. Issues of intimacy and sexuality in the face of cancer: the patient perspective. *Cancer Nurs.* 2007;30:E11–E18.
2. Huber C, Ramnarace T, McCaffrey R. Sexuality and intimacy issues facing women with breast cancer. *Oncol Nurs Forum.* 2006;33:1163–1167.
3. Tesauro GM, Rowland JH, Lustig C. Survivorship resources for post-treatment cancer survivors. *Cancer Pract.* 2002;10:277–283.
4. Hordern A. Intimacy and sexuality after cancer: a critical review of the literature. *Cancer Nurs.* 2008;31:E9–E17.
5. Hordern AJ, Street AF. Communicating about

patient sexuality and intimacy after cancer: mismatched expectations and unmet needs. *Med J Aust.* 2007;186:224–227.
6. Potter J. *Female sexuality: assessing satisfaction and addressing problems.* Posted on ACP medicine, 2010
7. Mulcahy JJ, ed. *Male sexual function: a guide to clinical management.* Totowa, NJ: Humana Press Inc; 2006.
8. Pfaus JG. Pathways of sexual desire. *J Sex Med.* 2009;6:1506–1533.
9. Avis NE, Zhao X, Johannes CB. Correlates of sexual function among multi-ethnic, middle-aged women: results from the Study of Women's

health Across the Nation (SWAN). *Menopause.* 2005;12:385–397.
10. Sand MS, Fisher W, Rosen R, et al. Erectile dysfunction and constructs of masculinity and quality of life in the multinational Men's Attitudes to Life Events and Sexuality (MALES) study. *J Sex Med.* 2008;5:583–594.
11. Tolman DL, Diamond LM. Desegregating sexuality research: cultural and biological perspectives on gender and desire. *Annu Rev Sex Res.* 2001;12:33–74.
12. Pfaus JG. Pathways of sexual desire. *J Sex Med.* 2009;6:1506–1533.
13. Meston CM, Buss DM. Why humans have sex.

Arch Sex Behav. 2007;36:477–507.

14. Clayton AH. Sexual function and dysfunction in women. *Psychiatr Clin North Am.* 2003;26:673–682.

15. Basson R, Leiblum S, Brotto L, et al. Definitions of women's sexual dysfunction reconsidered: advocating expansion and revision. *J Psychosom Obstet Gynecol.* 2003;24:221–229.

16. Rees PM, Fowler CJ, Mass CP. Sexual function in men and women with neurological disorders. *Lancet.* 2007;369:512–525.

17. Alexander M, Rosen RC. Spinal cord injuries and orgasm: a review. *J Sex Marital Ther.* 2008;34:308–324.

18. Graziottin A. The challenge of sexual medicine for women: overcoming cultural and educational limits and gender biases. *J Endocrinol Invest.* 2003;26(suppl 3):139–142.

19. McKenna KE. The neurophysiology of female sexual function. *World J Urol.* 2002;20:93–100.

20. Hatzimouratidis K, Hatzichristou D. Sexual dysfunctions: classifications and definitions. *J Sex Med.* 2007;4:241–250.

21. Stewart EG. Treatment options for vulvar vestibulitis. *Contemp Obstet Gynecol.* 2003;48:47–61.

22. Davis SN, Binik YM, Carrier S. Sexual dysfunction and pelvic pain in men: a male sexual pain disorder? *J Sex Marital Ther.* 2009;35:182–205.

23. Aubin S, Berger RE, Heiman JR, et al. The association between sexual function, pain, and psychological adaptation of men diagnosed with chronic pelvic pain syndrome type III. *J Sex Med.* 2008;5:657–667.

24. Lee SW, Liong ML, Yuen KH, et al. Adverse impact of sexual dysfunction in chronic prostatitis/chronic pelvic pain syndrome. *Urology.* 2008;71:79–84.

25. Basson R, Schultz WW. Sexual sequelae of general medical disorders. *Lancet.* 2007;369:409–424.

26. Ganz P, Desmond KA, Belin TR, et al. Predictors of sexual health in women after a breast cancer diagnosis. *J Cin Oncol.* 1999;17:2371–2380.

27. Pieterse QD, Maas CP, ter Kuile MM, et al. An observational longitudinal study to evaluation micturition, defecation, and sexual function after radical hysterectomy with pelvic lymphadenectomy for early-stage cervical cancer. *Int J Gynecol Cancer.* 2006;16:1119–1129.

28. Ratliff CR, Gershenson DM, Morris M, et al. Sexual adjustment of patients undergoing gracilis myocutaneous flap vaginal reconstruction in conjunction with pelvic exenteration. *Cancer.* 1996;78:2229–2235.

29. Bullen K, Edwards S, Marke V, et al. Looking past the obvious: experiences of altered masculinity in penile cancer. *Psychooncology.* 2010;19:933–940.

30. Wittman D, Northouse L, Foley S, et al. The psychosocial aspects of sexual recovery after prostate cancer treatment. *Int J Impot Res.* 2009;21:99–106.

31. Lange MM, Marijnen CA, Maas CP, et al. Cooperative clinical investigators of the Dutch: risk factors for sexual dysfunction after rectal cancer treatment. *Eur J Cancer.* 2009;45:1578–1588.

32. Wittmann D, Northouse L, Foley S, et al. The psychosocial aspects of sexual recovery after prostate cancer treatment. *Int J Impot Res.* 2009;21:99–106.

33. Matthew AG, Goldman A, Trachtenberg J, et al. Sexual dysfunction after radical prostatectomy: prevalence, treatments, restricted use of treatments and distress. *J Urol.* 2005;174:2105–2110.

34. Montazeri A. Health-related quality of life in breast cancer patients: a bibliographic review of the literature from 1974 to 2007. *J Exp Clin Cancer Res.* 2008;27:32.

35. Potter S, Thomson HJ, Greenwood RJ, et al. Health-related quality of life assessment after breast reconstruction. *Br J Surg.* 2009;96:613–620.

36. Zippe C, Nandipati K, Agarwal A, et al. Sexual function after pelvic surgery. *Int J Impot Res.* 2006;18:1–18.

37. Rodriguez E, Melamud O, Ahlering TE. Nerve-sparing techniques in open and laparoscopic prostatectomy. *Expert Rev Anticancer Ther.* 2008;8:475–479.

38. Anastasiadis AG, Benson MC, Rosenwasser MP, et al. Cavernous nerve graft reconstruction during radical prostatectomy or radical cystectomy: safe and technically feasible. *Prostate Cancer Prostatic Dis.* 2003;6:56–60.

39. Bergmark K, Avall-Lundquist E, Dickman PW, et al. Vaginal changes and sexuality in women with a history of cervical cancer. *N Engl J Med.* 1999;340:1383–1389.

40. Bruner DW, Lanciano R, Keegan M, et al. Vaginal stenosis and sexual function following intracavitary radiation for the treatment of cervical and endometrial carcinoma. *Int J Radiat Oncol.* 1993;27:825–830.

41. Mendenhall WM, Henderson RH, Indelicato DJ, et al. Erectile dysfunction after radiotherapy for prostate cancer. *Am J Clin Oncol.* 2009;32:443–447.

42. Siglin J, Kubicek GJ, Leiby B, et al. Time of decline in sexual function after external beam radiotherapy for prostate cancer. *Int J Radiat Oncol Biol Phys.* 2010;76:31–35.

43. Minisini AM, Menis J, Valent F, et al. Determinants of recovery from amenorrhea in premenopausal breast cancer patients receiving adjuvant chemotherapy in the taxane era. *Anticancer Drugs.* 2009;20:503–507.

44. Lee S, Kil WJ, Chun M, et al. Chemotherapy-related amenorrhea in premenopausal women with breast cancer. *Menopause.* 2009;16:98–103.

45. Behringer K, Breuer K, Reineke T, et al. Secondary amenorrhea after Hodgkin's lymphoma is influenced by age at treatment, stage of disease, chemotherapy regimen, and the use of oral contraceptives during therapy: a report from the German Hodgkin's Lymphoma Study Group. *J Clin Oncol.* 2005;23:7555–7564.

46. Siris ES, Leventhal BG, Vaitukaitis JL. Effects of childhood leukemia and chemotherapy on puberty and reproductive function in girls. *N Engl J Med.* 1976;294:1143–1146.

47. DiCosimo S, Alimonti A, Ferretti G, et al. Incidence of chemotherapy-induced amenorrhea depending on the timing of treatment by menstrual cycle phase in women with early breast cancer. *Ann Oncol.* 2004;15:1065–1071.

48. Behringer K, Breuer K, Reineke T, et al. Secondary amenorrhea after Hodgkin's lymphoma is influenced by age at treatment, stage of disease, chemotherapy regimen, and the use of oral contraceptives during therapy: a report from the German Hodgkin's Lymphoma Study Group. *J Clin Oncol.* 2005;23:7555–7564.

49. Badawy A, Elnashar A, El-Ashry M, et al. Gonadotropin-releasing hormone agonists for prevention of chemotherapy-induced ovarian damage: prospective randomized study. *Fertil Steril.* 2009;91:694–697.

50. Schwarz EB, Hess R, Trussell J. Contraception for cancer survivors. *J Gen Intern Med.* 2009;24(suppl 2):S401–S406.

51. Kulkarni SS, Sastry PS, Saikia TK, et al. Gonadal function following ABVD therapy for Hodgkin's disease. *Am J Clin Oncol.* 1997;20:354–357.

52. Kenney LB, Laufer MR, Grant FD, et al. High risk of infertility and long term gonadal damage in males treated with high dose cyclophosphamide for sarcoma during childhood. *Cancer.* 2001;91:613–621.

53. Kwan KW, Chlembowski RT. Sexual dysfunction and aromatase inhibitor use in survivors of breast cancer. *Clin Breast Cancer.* 2009;9:219–224.

54. Taylor AH, Guzail M, Al-Azzawi F. Differential expression of oestrogen receptor isoforms and androgen receptor in the normal vulva and vagina compared with vulval lichen sclerosus and chronic vaginitis. *Br J Dermatol.* 2008;158:319–328.

55. Loblaw DA, Mendelson DS, Talcott JA, et al. American Society of Clinical Oncology recommendations for the initial hormonal management of androgen-sensitive metastatic, recurrent, or progressive prostate cancer. *J Clin Oncol.* 2004;22:2927–2941.

56. Smith DP, King MT, Egger S, et al. Quality of life three years after diagnosis of localised prostate cancer: population based cohort study. *BMJ.* 2009;339:b4817.

57. Sanda MG, Dunn RL, Michalski J, et al. Quality of life and satisfaction with outcome among prostate-cancer survivors. *N Engl J Med.* 2008;358:1250–1261.

58. Wilke DR, Parker C, Andonowski A, et al. Testosterone and erectile function recovery after radiotherapy and long-term androgen deprivation with luteinizing hormone-releasing hormone agonists. *BJU Int.* 2006;97:963–968.

59. Smith MR, Goode M, Zietman AL, et al. Bicalutamide monotherapy versus leuprolide monotherapy for prostate cancer: effects on bone mineral density and body composition. *J Clin Oncol.* 2004;22:2546–2553.

60. de Leval J, Boca P, Yousef E, et al. Intermittent versus continuous total androgen blockade in the treatment of patients with advanced hormone-naive prostate cancer: results of a prospective randomized multicenter trial. *Clin Prostate Cancer.* 2002;1:163–171.

61. Oh WK. The evolving role of estrogen therapy in prostate cancer. *Clin Prostate Cancer.* 2002;1:81–89.

62. Stratton P, Turner ML, Childs R, et al. Vulvovaginal chronic graft-versus-host disease with allogeneic hematopoietic stem cell transplantation. *Obstet Gynecol.* 2007;110:1041–1049.

63. Smith Knutsson E, Broman AK, Bjork Y, et al. *Sexual life in women after bone marrow transplantation.* Presented at: 19th WAS World Congress for Sexual Health, Goteborg, Sweden; June 2009 Abstract # OP1.5–5.

64. Bogaert AF. Asexuality: prevalence and associated factors in a national probability sample. *J Sex Res.* 2004;41:279–287.

65. Michael R, Gagnon J, Laumann E, et al. *Sex in America.* Boston: Little, Brown; 1994.

66. Fobair P, Stewart SL, Chang S, et al. Body image and sexual problems in young women with breast cancer. *Psychooncology.* 2006;15:579–594.

67. Wimberly SR, Carver CS, Laurenceau JP, et al. Perceived partner reactions to diagnosis and treatment of breast cancer: impact on psychosocial and psychosexual adjustment. *J Consult Clin Psychol.* 2005;73:300–311.

68. Perelman MA. The sexual tipping point: a mind/body model for sexual medicine. *J Sex Med.* 2009;6:629–632.

69. Stamogiannou I, Grunfeld EA, Denison K, et al. Beliefs about illness and quality of life among men with erectile dysfunction. *Int J Impot Res.* 2005;17:142–147.

70. Sanda MG, Dunn RL, Michalski J, et al. Quality of life and satisfaction with outcome among prostate-cancer survivors. *N Engl J Med.* 2008;358:1250–1261.

71. Weber BA, Roberts BL, Yarandi H, et al. Dyadic support and quality-of-life after

radical prostatectomy. *J Mens Health Gen.* 2007;4:156–164.

72. Schover LR. The impact of breast cancer on sexuality, body image and intimate relationships. *CA Cancer J Clin.* 1991;41:112–120.

73. Anderson BL, van Der Does J. Surviving gynecologic cancer and coping with sexual morbidity: an international problem. *Int J Gynecol Cancer.* 1994;4:225–240.

74. Hawkins Y, Ussher J, Gilbert E, et al. Changes in sexuality and intimacy after the diagnosis and treatment of cancer: the experience of partners in a sexual relationship with a person with cancer. *Cancer Nurs.* 2009;32:271–280.

75. Greendale GA, Petersen L, Zibecchi L, et al. Factors related to sexual function in postmenopausal women with a history of breast cancer. *Menopause.* 2001;8:111–119.

76. Carmack Taylor CL, Basen-Engquist K, Shinn EH, et al. Predictors of sexual functioning in ovarian cancer patients. *J Clin Oncol.* 2004;22:881–889.

77. Ganz PA, Desmond KA, Belin TR, et al. Predictors of sexual health in women after a breast cancer diagnosis. *J Clin Oncol.* 1999;17:2371–2380.

78. Schover LR. Sexuality and body image in younger women with breast cancer. *J Natl Cancer Inst Monogr.* 1994;16:177–182.

79. Incrocci L. Changes in sexual function after treatment of male cancer. *J Men's Health Gender.* 2005;2:236–243.

80. Trinchieri A, Nicola M, Masini F, et al. Prospective comprehensive assessment of sexual function after retropubic non nerve sparing radical prostatectomy for localized prostate cancer. *Arch Ital Urol Androl.* 2005;77:219–223.

81. Schover LR, Eschenbach AC. Sexual and marital relationships after treatment for nonseminomatous testicular cancer. *Urology.* 1985;25:251–255.

82. Addis ME, Mahalik JR. Men, masculinity, and the context of help-seeking. *Am Psychol.* 2003;58:5–14.

83. Reference deleted in proofs.

84. Descazeaud A, Debre B, Flam TA. Age difference between patient and partner is a predictive factor of potency rate following radical prostatectomy. *J Urol.* 2006;176(6 Pt 1):2594–2598.

85. Briganti A, Fabbri F, Salonia A, et al. Preserved postoperative penile size correlates well with maintained erectile function after bilateral nerve-sparing radical retropubic prostatectomy. *Eur Urol.* 2007;52:702–707.

86. Kohler TS, Pedro R, Hendlin K, et al. A pilot study on the early use of the vacuum erection device after radical retropubic prostatectomy. *BJU Int.* 2007;100:858–862.

87. Syrjala KL, Roth-Roemer SL, Abrams JR, et al. Prevalence and predictors of sexual dysfunction in long-term survivors of marrow transplantation. *J Clin Oncol.* 1998;16:3148–3157.

88. Reference deleted in proofs.

89. Germino BB, Fife BL, Funk SG. Cancer and the partner relationship: what is its meaning? *Semin Oncol Nurs.* 1995;11:43–50.

90. Hawkins Y, Ussher J, Gilbert E, et al. Changes in sexuality and intimacy after the diagnosis and treatment of cancer: the experience of partners in a sexual relationship with a person with cancer. *Cancer Nurs.* 2009;32:271–280.

91. Hoskins CN, Baker S, Budin W, et al. Adjustment among husbands of women with breast cancer. *J Psychosoc Oncol.* 1996;14:41–69.

92. Dorval M, Guay S, Mondor M, et al. Couples who get closer after breast cancer: frequency and predictors in a prospective investigation. *J Clin Oncol.* 2005;23:3588–3596.

93. Annon JS. The PLISSIT model: a proposed conceptual scheme for the behavioral treatment of sexual problems. *J Sex Educ Ther.* 1976;2:1–15.

94. Shell JA. Evidence based practice for symptom management in adults with cancer: sexual dysfunction. *Oncol Nurs Forum.* 2002;29:53–66.

95. Mick J, Hughes M, Cohen MZ. Using the BETTER model to assess sexuality. *Clin J Oncol Nurs.* 2004;8:84–86.

96. Park ER, Norris RL, Bober SL. Sexual health communication during cancer care: barriers and recommendations. *Cancer J.* 2009;15:74–77.

97. Litwin MS, Hays RD, Fink A, et al. The UCLA Prostate Cancer Index: development, reliability, and validity of a health-related quality of life measure. *Med Care.* 1998;36:1002–1012.

98. Rosen R, Brown C, Heiman J, et al. The Female Sexual Function Index (FSFI): a multidimensional self-report instrument for the assessment of female sexual function. *J Sex Marital Ther.* 2000;26:191–208.

99. Rosen RC, Cappelleri JC, Smith MD, et al. Development and evaluation of an abridged, 5-item version of the International Index of Erectile Function (IIEF-5) as a diagnostic tool for erectile dysfunction. *Int J Impot Res.* 1999;11:319–326.

100. Boehmer U, Potter J, Bowen DJ. Sexual functioning after cancer in sexual minority women. *Cancer J.* 2009;15:65–69.

101. Jeffery DD, Tzeng JP, Kefe FJ, et al. Initial report of the cancer Patient-Reported Outcomes Measurement Information System (PROMIS) Sexual Function Committee. *Cancer.* 2009;115:1142–1153.

102. Amies AM, Miller L, Lee SK, et al. The effect of vaginal speculum lubrication on the rate of unsatisfactory cervical cytology diagnosis. *Obstet Gynecol.* 2002;100(5 Pt 1):889–892.

103. Griffith WF, Stuart GS, Gluck KL, et al. Vaginal speculum lubrication and its effects on cervical cytology and microbiology. *Contraception.* 2005;72:60–64.

104. Stewart EG. Treatment options for vulvar vestibulitis. *Contemp Obstet Gynecol.* 2003;48:47–61.

105. Lewis RW. Venous surgery for impotence. *Urol Clin North Am.* 1988;15:115–121.

106. Hatzichristou D, Rosen RC, Broderick G, et al. Clinical evaluation and management strategy for sexual dysfunction in men and women. *J Sex Med.* 2004;1:49–57.

107. Davis SR, Davison SL, Donath A, et al. Circulating androgen levels and self-reported sexual function in women. *JAMA.* 2005;294:91–96.

108. Santoro N, Torrens J, Crawford S, et al. Correlates of circulating androgens in midlife women: the Study of Women's Health Across the Nation. *J Clin Endocrinol Metab.* 2005;90:4836–4845.

109. Glass AR, Swerdloff RS, Bray GA, et al. Low serum testosterone and sex hormone binding globulin in massively obese men. *J Clin Endocrinol Metab.* 1977;45:1211.

110. Purifoy FE, Koopmans LH, Mayes DM. Age differences in serum androgen levels in normal adult males. *Hum Biol.* 1981;53:499.

111. Khatcheressian JL, Wolff AC, Smith TJ, et al. American Society of Clinical Oncology 2006 update of the breast cancer follow-up and management guidelines in the adjuvant setting. *J Clin Oncol.* 2006;24:5091–5097.

112. National Comprehensive Cancer Network. *Practice guidelines in oncology, version 1.* 2010. Available at: www.nccn.org.

113. Kayser K, Scott J. *Helping couples cope with cancer: an evidence-based approach for practitioners.* New York: Springer Science + Business Media; 2008.

114. Scott JL, Kayser K. A review of couple-based interventions for enhancing women's sexual adjustment and body image after cancer. *Cancer J.* 2009;15:48–56.

115. Canada AL, Neese LE, Sui D, et al. Pilot intervention to enhance sexual rehabilitation for couples after treatment for localized prostate carcinoma. *Cancer.* 2005;104:2689–2700.

116. Melnik T, Soares BG, Nasselo AG. Psychosocial interventions for erectile dysfunction. *Cochrane Database Syst Rev.* 2007;(3):CD004825.

117. Lemieux J, Maunsell E, Provencher L. Chemotherapy-induced alopecia and effects on quality of life among women with breast cancer: a literature review. *Psychooncology.* 2008;4:317–328.

118. Hilton S, Hunt K, Emslie C, et al. Have men been overlooked? A comparison of young men and women's experiences of chemotherapy-induced alopecia. *Psychooncology.* 2008;6:577–583.

119. American Cancer Society. *Look good feel better program.* Information available at: http://www.lookgoodfeelbetter.org/index.htm.

120. Carmichael AR. Obesity and prognosis of breast cancer. *Obes Rev.* 2006;4:333–340.

121. Amling CL. Relationship between obesity and prostate cancer. *Curr Opin Urol.* 2005;15:167–171.

122. Siegel EM, Ulrich CM, Poole EM, et al. The effects of obesity and obesity-related conditions on colorectal cancer prognosis. *Cancer Control.* 2010;17:52–57.

123. Holmes MD, Chen WY, Feskanich D, et al. Physical activity and survival after breast cancer diagnosis. *JAMA.* 2005;293:2479–2486.

124. Meyerhardt JA, Giovannucci EL, Holmes MD, et al. Physical activity and survival after colorectal cancer diagnosis. *J Clin Oncol.* 2006;24:3527–3534.

125. Kolotkin RL, Binks M, Crosby RD, et al. Improvements in sexual quality of life after moderate weight loss. *Int J Impot Res.* 2008;20:487–492.

126. Berber JR, Johnson JV, Bunn JY, et al. A longitudinal study of the effects of free testosterone and other psychosocial variables on sexual function during the natural traverse of menopause. *Fertil Steril.* 2005;83:643–648.

127. Doyle C, Kushi LH, Byers T, et al. Nutrition and physical activity during and after cancer treatment: an American Cancer Society Guide for informed choices. *CA Cancer J Clin.* 2006;56:323–353.

128. Loprinzi CL, Abu-Ghazaleh S, Sloan JA, et al. Phase III randomized double-blind study to evaluate the efficacy of a polycarbophil-based vaginal moisturizer in women with breast cancer. *J Clin Oncol.* 1997;15:969–973.

129. Nachtigall LE. Comparative study: Replens versus local estrogen in menopausal women. *Fertil Steril.* 1994;61:178–180.

130. Montague DK, Jarow JP, Broderick GA, et al. Erectile Dysfunction Guideline Update Panel. Chapter 1: The management of erectile dysfunction: an AUA update. *J Urol.* 2005;174:230–239.

131. Peltier A, van Velthoven R, Roumeguère T. Current management of erectile dysfunction after cancer treatment. *Curr Opin Oncol.* 2009;21:303–309.

132. Esposito K, Giugliano F, Di Palo C, et al. Effect of lifestyle changes on erectile dysfunction in

obese men: a randomized controlled trial. *JAMA.* 2004;291:2978–2984.

133. Gregore A. ABC of sexual health: assessing and managing male sexual problems. *BMJ.* 1999;318:315.

134. Abdel-Hamid IA, El Naggar EA, El Gilany AH. Assessment of as needed use of pharmacotherapy and the pause-squeeze technique in premature ejaculation. *Int J Impot Res.* 2001;13:41–45.

135. Ohl DA, Quallich SA, Sønksen J, et al. Anejaculation and retrograde ejaculation. *Urol Clin North Am.* 2008;35:211–220 viii.

136. Kamischke A, Nieschlag E. Treatment of retrograde ejaculation and anejaculation. *Hum Reprod Update.* 1999;5:448–474.

137. Kamischke A, Nieschlag E. Treatment of retrograde ejaculation and anejaculation. *Hum Reprod Update.* 1999;5:448–474.

138. Reference deleted in proofs

139. Reference deleted in proofs.

140. Potter J. A 60-year old woman with sexual difficulties. *JAMA.* 2007;297:620–633.

141. Anderson GL, Limacher M, Assaf AR, et al. Effects of conjugated equine estrogen in postmenopausal women with hysterectomy: the Women's Health Initiative randomized controlled trial. *JAMA.* 2004;291:1701–1712.

142. Rossouw JE, Anderson GL, Prentice RL, et al. Risks and benefits of estrogen in healthy postmenopausal women: principal results from the Women's Health Initiative randomized controlled trial. *JAMA.* 2002;288:321–333.

143. Suckling J, Lethaby A, Kennedy R. Local oestrogen for vaginal atrophy in postmenopausal women. *Cochrane Database Syst Rev.* 2003;(4): CD001500.

144. Dew JE, Wren BG, Eden JA. A cohort study of topical vaginal estrogen therapy in women previously treated for breast cancer. *Climacteric.* 2003;6:45–52.

145. Kendall A, Dowsett M, Folkerd E, et al. Caution: vaginal estradiol appears to be contraindicated in postmenopausal women on adjuvant aromatase inhibitors. *Ann Oncol.* 2006;17:584–587.

146. Kwan KW, Chlebowski RT. Sexual dysfunction and aromatase inhibitor use in survivors of breast cancer. *Clin Breast Cancer.* 2009;9:219–224.

147. Berk L. Systemic pilocarpine for treatment of xerostomia. *Drug Metab Toxicol.* 2008;4:1333–1340.

148. van de Nieuwenhof HP, van der Avoort IAM, de Hullu JA. Review of squamous premalignant vulvar lesions. *Crit Rev Oncol Hematol.* 2008;68:131–156.

149. Spiryda LB, Laufer MR, Soiffer RJ, et al. Graft-versus-host-disease of the vulva and/or vagina: diagnosis and treatment. *Biol Blood Marrow Transplant.* 2003;9:60–66.

150. Lobo RA, Rosen RC, Yang HM, et al. Comparative effects of oral esterified estrogens with and without methyltestosterone on endocrine profiles and dimensions of sexual function in postmenopausal women with hypoactive desire disorder. *Fertil Steril.* 2003;79:1341–1352.

151. Warnock JK, Swanson SG, Borel RW, et al. Combined esterified estrogens and methyltestosterone versus esterified estrogens alone in the treatment of loss of sexual interest in surgically menopausal women. *Menopause.* 2005;12:374–384.

152. Shifren JL, Braunstein G, Simon J, et al. Transdermal testosterone treatment in women with impaired sexual function after oophorectomy. *N Engl J Med.* 2000;343:682–688.

153. Braunstein G, Sundwall DA, Katz M, et al.

Safety and efficacy of a testosterone patch for the treatment of hypoactive sexual desire disorder in surgically menopausal women: a randomized, placebo-controlled trial. *Arch Intern Med.* 2005;165:1582–1589.

154. Buster JE, Kingsberg SA, Aguirre O, et al. Testosterone patch for low sexual desire in surgically menopausal women: a randomized trial. *Obstet Gynecol.* 2005;105:944–952.

155. Simon J, Braunstein G, Nachtigall L, et al. Testosterone patch increases sexual activity and desire in surgically menopausal women with hypoactive sexual desire disorder. *J Clin Endocrinol Metab.* 2005;90:5226–5233.

156. DeRogatis LR, Graziottin A, Bitzer J, et al. Clinically relevant changes in sexual desire, satisfying sexual activity and personal distress as measured by the profile of female sexual function, sexual activity log, and personal distress scale in postmenopausal women with hypoactive sexual desire disorder. *J Sex Med.* 2009;6:175–183.

157. Davis SR, Moreau M, Kroll R, et al. Testosterone for low libido in postmenopausal women not taking estrogen. *N Engl J Med.* 2008;359:2005–2017.

158. Barton DL, Wender DB, Sloan JA, et al. Randomized controlled trial to evaluate transdermal testosterone in female cancer survivors with decreased libido: North Central Cancer Treatment Group protocol N02C3. *J Natl Cancer Inst.* 2007;99:672–679.

159. Bhasin S, Cunningham GR, Hayes FJ, et al. Testosterone therapy in adult men with androgen deficiency syndromes: an Endocrine Society clinical practice guideline. *J Clin Endocrinol Metab.* 2006;91:1995–2010.

160. Guay AT, Spark RF, Bansal S, et al. American Association of Clinical Endocrinologists medical guidelines for clinical practice for the evaluation and treatment of male sexual dysfunction: a couple's problem—2003 update. *Endocr Pract.* 2003;9:77–95.

161. Jain P, Rademaker AW, McVary KT. Testosterone supplementation for erectile dysfunction: results of a meta-analysis. *J Urol.* 2000;164:371–375.

162. Rhoden EL, Morgentaler A. Risks of testosterone-replacement therapy and recommendations for monitoring. *N Engl J Med.* 2004;350:482–492.

163. Sarosdy MF. Testosterone replacement for hypogonadism after treatment of early prostate cancer with brachytherapy. *Cancer.* 2007;109:536–541.

164. Bhasin S, Cunningham GR, Hayes FJ, et al. Testosterone therapy in adult men with androgen deficiency syndromes: an Endocrine Society clinical practice guideline. *J Clin Endocrinol Metab.* 2006;91:1995–2010.

165. Reference deleted in proofs.

166. Guay AT, Spark RF, Bansal S, et al. American Association of Clinical Endocrinologists medical guidelines for clinical practice for the evaluation and treatment of male sexual dysfunction: a couple's problem—2003 update. *Endocr Pract.* 2003;9:77–95.

167. Rhoden EL, Morgentaler A. Risks of testosterone-replacement therapy and recommendations for monitoring. *N Engl J Med.* 2004;350:482–492.

168. Stephenson RA, Mori M, Hsieh YC, et al. Treatment of erectile dysfunction following therapy for clinically localized prostate cancer: patient reported use and outcomes from the Surveillance, Epidemiology, and End Results Prostate Cancer Outcomes Study. *J Urol.* 2005;174:646–650.

169. Miles CL, Candy B, Jones L, et al. Interventions for sexual dysfunction following treatments

for cancer. *Cochrane Database Syst Rev.* 2007;(4):CD005540.

170. Lee IH, Sadetsky N, Carroll PR, et al. The impact of treatment choice for localized prostate cancer on response to phosphodiesterase inhibitors. *J Urol.* 2008;179:1072–1076.

171. Teloken PE, Parker M, Mohideen N, et al. Predictors of response to sildenafil citrate following radiation therapy for prostate cancer. *J Sex Med.* 2009;6:1135–1140.

172. Koskimäki J, Shiri R, Tammela T, et al. Regular intercourse protects against erectile dysfunction: Tampere Aging Male Urologic Study. *Am J Med.* 2008;121:592–596.

173. McCullough AR, Levine LA, Padma-Nathan H. Return of nocturnal erections and erectile function after bilateral nerve-sparing radical prostatectomy in men treated nightly with sildenafil citrate: subanalysis of a longitudinal randomized double-blind placebo-controlled trial. *J Sex Med.* 2008;5:476–484.

174. Ohebshalom M, Parker M, Guhring P, et al. The efficacy of sildenafil citrate following radiation therapy for prostate cancer: temporal considerations. *J Urol.* 2005;174:258–262.

175. Tadalafil (cialis) for erectile dysfunction. *Med Lett Drugs Ther.* 2003;45:101–102.

176. Cheitlin MD, Hutter AM, Brindis RG, et al. ACC/AHA expert consensus document: use of sildenafil (Viagra) in patients with cardiovascular disease. American College of Cardiology/American Heart Association. *J Am Coll Cardiol.* 1999;33:273–282.

177. Basson R, McInnes R, Smith MD, et al. Efficacy and safety of sildenafil citrate in women with sexual dysfunction associated with female sexual arousal disorder. *J Womens Health Gend Based Med.* 2002;11:367–377.

178. Berman JR, Berman LA, Toler SM, et al. Safety and efficacy of sildenafil citrate for the treatment of female sexual arousal disorder: a double-blind, placebo controlled study. *J Urol.* 2003;170(6 Pt 1):2333–2338.

179. Raina R, Pahlajani G, Agarwal A, et al. The early use of transurethral alprostadil after radical prostatectomy potentially facilitates an earlier return of erectile function and successful sexual activity. *BJU Int.* 2007;100:1317–1321.

180. Montorsi F, Luigi GG, Strambi LF, et al. Recovery of spontaneous erectile function after nerve-sparing radical retropubic prostatectomy with and without early intracavernous injections of alprostadil: results of a prospective, randomized trial. *J Urol.* 1997;158:1408–1410.

181. Gontero P, Fontana F, Bagnasacco A, et al. Is there an optimal time for intracavernous prostaglandin E1 rehabilitation following non nerve sparing radical prostatectomy? Results from a hemodynamic prospective study. *J Urol.* 2003;169:2166–2169.

182. Peltier A, van Velthoven R, Roumeguère T. Current management of erectile dysfunction after cancer treatment. *Curr Opin Oncol.* 2009;21:303–309.

183. Montague DK, Jarow JP, Broderick GA, et al. Erectile Dysfunction Guideline Update Panel. Chapter 1: The management of erectile dysfunction: an AUA update. *J Urol.* 2005;174:230–239.

184. Liao Q, Zhang M, Geng L, et al. Efficacy and safety of alprostadil cream for the treatment of female sexual arousal disorder: a double-blind, placebo-controlled study in a Chinese population. *J Sex Med.* 2008;5:1923–1931.

185. Heiman JR, Gittelman M, Costabile R, et al. Topical alprostadil (PGE1) for the treatment of female sexual arousal disorder: in-clinic

evaluation of safety and efficacy. *J Psychosom Obstet*. 2006;27:31–41.

186. Montague DK, Jarow JP, Broderick GA, et al. Erectile dysfunction guideline update panel. Chapter 1: The management of erectile dysfunction: an AUA update. *J Urol*. 2005;174:230–239.

187. Clayton AH, Pradko JF, Croft HA, et al. Prevalence of sexual dysfunction among newer antidepressants. *J Clin Psychiatry*. 2002;63:357–366.

188. Othmer E, Othmer SC. Effect of buspirone on sexual dysfunction in patients with generalized anxiety disorder. *J Clin Psychiatry*. 1987;48:201–203.

189. Clayton AH, Balon R. The impact of mental illness and psychotropic mediations on sexual functioning: the evidence and management. *J Sex Med*. 2009;6:1200–1211.

190. Clayton AH, Waarnock JK, Kornstein SG, et al. A placebo-controlled trial of bupropion SR as an antidote for selective serotonin reuptake inhibitor-induced sexual dysfunction. *J Clin Psychiatry*. 2004;65:62–67.

191. Fava M, Nurnberg HG, Seidman SN, et al. Efficacy and safety of sildenafil in men with serotonergic antidepressant-associated erectile dysfunction: results from a randomized, double-blind, placebo-controlled trial. *J Clin Psychiatry*. 2006;67:240–246.

192. Nurnberg HG, Hensley PL, Heiman JR, et al. Sildenafil treatment of women with antidepressant-associated sexual dysfunction: a randomized controlled trial. *JAMA*. 2008;300:395–404.

193. Landon M, Eriksson E, Agren H, et al. Effect of buspirone on sexual dysfunction in depressed patients treated with selective serotonin reuptake inhibitors. *J Clin Psychopharmacol*. 1999;19:268–271.

194. Ozmenier NK, Karlidere T, Bozhurt A, et al. Mirtazapine augmentation in depressed patients with sexual dysfunction due to selective serotonin reuptake inhibitors. *Hum Psychopharmacol Clin Exp*. 2008;23:321–326.

195. Taylor MJ. Strategies for managing antidepressant-induced sexual dysfunction: a review. *Curr Psychiatry Rep*. 2006;8:431–436.

196. Masand PS, Ashton AK, Gupta S, et al. Sustained-release bupropion for selective serotonin reuptake inhibitor-induced sexual dysfunction: a randomized, double-blind, placebo-controlled, parallel-group study. *Am J Psychiatry*. 2001;158:805–807.

197. DeBattista C, Solvason B, Poirier J, et al. A placebo-controlled, randomized, double-blind study of adjunctive bupropion sustained release in the treatment of SSRI-induced sexual dysfunction. *J Clin Psychiatry*. 2005;66:844–848.

198. Clayton AH, Warnock JK, Kornstein SG, et al. A placebo-controlled trial of bupropion SR as an antidote for selective serotonin reuptake inhibitor-induced sexual dysfunction. *Clin Psychiatry*. 2004;65:62–67.

199. Segraves RT, Clayton A, Croft H, et al. Bupropion sustained release for the treatment of hypoactive sexual desire disorder in premenopausal women. *J Clin Psychopharmacol*. 2004;24:339–342.

200. Mathias C, Cardeal Mendes CM, Ponde de Sena E, et al. An open-label, fixed-dose study of bupropion effect on sexual function scores in women treated for breast cancer. *Ann Oncol*. 2006;17:1792–1796.

201. Diamond LE, Earle DC, Rosen RC, et al. Double-blind, placebo-controlled evaluation of the safety, pharmacokinetic properties and pharmacodynamic effects of intranasal PT-141, a melanocortin receptor agonist, in healthy males and patients with mild-to-moderate erectile dysfunction. *Int J Impot Res*. 2004;16:51–59.

202. Safarinejad MR, Hosseini SY. Salvage of sildenafil failures with bremelanotide: a randomized, double-blind, placebo controlled study. *J Urol*. 2008;179:1066–1071.

203. Safarinejad MR. Evaluation of the safety and efficacy of premelanotide, a melanocortin receptor agonist, in female subjects with arousal disorder: a double-blind placebo-controlled, fixed dose, randomized study. *J Sex Med*. 2008;5:887–897.

204. Jolly E, Clayton A, Thorp J, et al. Efficacy of flibanserin 100 mg qhs as a potential treatment for hypoactive sexual desire disorder in premenopausal women. *J Sex Med*. 2009;6(suppl 5):465 Abstract #PO-11–004.

205. Billups KL. The role of mechanical devices in treating female sexual dysfunction and enhancing the female sexual response. *World J Urol*. 2002;20:137–141.

206. Herenick D, Reece M, Sanders S, et al. Prevalence and characteristics of vibrator use by women in the United States: results from a nationally representative study. *J Sex Med*. 2009;6:1857–1866.

207. Herenick D, Reece M, Sanders S, et al. Prevalence and characteristics of vibrator use by men in the United States: results from a nationally representative study. *J Sex Med*. 2009;6:1867–1874.

208. Wilson SK, Delk JR, Billups KL. Treating symptoms of female sexual arousal disorder with the Eros-Clitoral Therapy Device. *J Gend Specif Med*. 2001;4:54–58.

209. Schroder MA, Mell LK, Hurteau JA, et al. Clitoral therapy device for treatment of sexual dysfunction in irradiated cervical cancer patients. *Int J Radiat Oncol Biol Phys*. 2005;61:1078–1086.

210. Köhler TS, Pedro R, Hendlin K, et al. A pilot study on early use of the vacuum erection device after radical retropubic prostatectomy. *BJU Int*. 2007;100:858–862.

211. Mulhall JP, Morgentaler A. Penile rehabilitation should become the norm for radical prostatectomy patients. *J Sex Med*. 2007;4:538–543.

212. Montague DK, Jarow JP, Broderick GA, et al. Erectile Dysfunction Guideline Update Panel. Chapter 1: The management of erectile dysfunction: an AUA update. *J Urol*. 2005;174:230–239.

213. Denton AS, Maher EJ. Interventions for the physical aspects of sexual dysfunction in women following pelvic radiotherapy. *Cochrane Database Syst Rev*. 2003;(1):CD003750.

214. Lancaster L. Preventing vaginal stenosis after brachytherapy for gynaecological cancer: an overview of Australian practices. *Eur J Oncol Nurs*. 2004;8:30–39.

215. Denton AS, Maher EJ. Interventions for the physical aspects of sexual dysfunction in women following pelvic radiotherapy. *Cochrane Database Syst Rev*. 2003;(1:CD003750).

216. MacDonald R, Fink HA, Huckaby C, et al. Pelvic floor muscle training to improve urinary incontinence after radical prostatectomy: a systematic review of effectiveness. *BJU Int*. 2007;100:76–81.

217. Allgayer H, Dietrich CF, Rohde W, et al. Prospective comparison of short- and long-term effects of pelvic floor exercise/biofeedback training in patients with fecal incontinence after surgery plus irradiation versus surgery alone for colorectal cancer: clinical, functional and endoscopic/endosonographic findings. *Scand J Gastroenterol*. 2005;40:1168–1175.

218. Rosenbaum TY, Owens A. The role of pelvic floor physical therapy in the treatment of pelvic and genital pain-related sexual dysfunction. *J Sex Med*. 2008;5:513–523.

219. Montague DK, Jarow JP, Broderick GA, et al. Erectile Dysfunction Guideline Update Panel. Chapter 1: The management of erectile dysfunction: an AUA update. *J Urol*. 2005;174:230–239.

220. Montague DK, Jarow JP, Broderick GA, et al. Erectile Dysfunction Guideline Update Panel. Chapter 1: The management of erectile dysfunction: an AUA update. *J Urol*. 2005;174:230–239.

221. Montague DK, Jarow JP, Broderick GA, et al. Erectile Dysfunction Guideline Update Panel. Chapter 1: The management of erectile dysfunction: an AUA update. *J Urol*. 2005;174:230–239.

222. Ramsawh HJ, Morgentaler A, Covino N, et al. Quality of life following simultaneous placement of penile prosthesis with radical prostatectomy. *J Urol*. 2005;174(4 Pt 1):1395–1398.

223. Fowler JM. Incorporating pelvic/vaginal reconstruction into radical pelvic surgery. *Gynecol Oncol*. 2009;115:154–163.

224. Fotopoulou C, Neumann U, Klapp C, et al. Long-term effects of neovaginal reconstruction with sigmoid loop technique on sexual function and self image in patients with gynecologic malignancies: results of a prospective study. *Gynecol Oncol*. 2008;111:400–406.

58 生育能力的评估和保留

Katherine T. Johnston 和 Jennifer Potter

傅 璟 译 黄 薇 校

面临问题

近 20 年来，育龄妇女肿瘤生存者的数量逐渐增加。在此主要讨论盆腔恶性肿瘤以及治疗方法损伤生殖器官的恶性肿瘤。据估计，每年有 78 500 例诊为恶性肿瘤时不足 39 岁，其中 58 000 例在 25 ~ 39 岁，系最常见的生育年龄[1]。恶性肿瘤及其治疗可对年轻人的生育力造成永久性改变，尤其是没有以此作为治疗方案进行强调和管理时，因此生育能力的保留需要纳入恶性肿瘤治疗的整体治疗计划。在年轻恶性肿瘤患者治疗和管理的不同阶段中，均涉及生育能力保留问题。然而，当恶性肿瘤患者及其家属面对临床医生时，往往对生殖能力保留方面的关注度较少。因此，需要临床医生主动询问，提供支持和指导，并在诊断、治疗及治疗后期，为育龄期恶性肿瘤的女性和男性患者提供建议和规划。

生育年龄男性最常见的恶性肿瘤是睾丸癌、前列腺癌、淋巴瘤和白血病，育龄期女性最常见的恶性肿瘤是乳腺癌、宫颈癌、淋巴瘤和白血病[2]。目前，乳腺癌是女性最常见的恶性肿瘤，在 40 岁以下的妇女中，每年平均每 200 人中就有 1 人被诊断为乳腺癌，且呈上升趋势，相对应的是，许多女性选择在 30 ~ 40 岁时组建家庭[3]。总之，25% 的乳腺癌患者在诊断时处于绝经前[4]。

肿瘤患者成为生物学意义上父母的机会很大程度上取决于生存者的性别和接受肿瘤治疗时的年龄。肿瘤治疗对生殖能力影响的窗口期在男性和女性不同。男性在 14 岁前接受肿瘤治疗则生育子女的可能性极低，反之，女性在 20 ~ 34 岁时接受治疗的影响最大[5]。多中心观察研究显示，与同龄人相比，女性肿瘤生存者治疗后生育力降低 30% ~ 50%，男性则为 20% ~ 30%[6]。这种差异表明肿瘤治疗对以后生育力影响的性别差异。

关注肿瘤生存者

临床医生关注肿瘤生存者的重要性在于理解他们最关注的生育问题。统计显示，患肿瘤经历使其更重视家庭纽带的价值，因而他们更加意识到生育的重要性。此外，一项对患者态度调查显示，许多生存者希望有亲生子女，认为作为幸存者，他们能成为更好的父母[8]，并将生育作为评价生活质量至关重要的指标[9]。妇女因肿瘤导致生育延迟而情绪低落[10]，并对生育有关信息以及辅助治疗的不良反应和长期影响不满[11]。研究表明，年轻女性认为肿瘤治疗后的生育状况反映其恢复正常，若丧失生育能力则代表肿瘤本身对其生存的恐吓[7]。而对于年轻男性肿瘤患者，尤其当确诊时尚未生育者，对于肿瘤治疗后有不孕风险非常担忧[7]。关心恶性肿瘤幸存者，将生育要求纳入治疗方案，尽可能保留生育功能是临床医生的重要职责。

肿瘤常常挑战人们的价值观和生活焦点，在自己或与伴侣经历肿瘤后，即使以前不愿意生育的人往往也会改变看法。因此，医生应充分询问患者的生育需求，而不应基于人们对以往知识的假设。研究表明：保健提供者很少强调肿瘤生存者的生育信息要求和关注[12]。以下是有用的开放性提问："你考虑过生个孩子吗？""你想今后有个孩子吗？""你怎么打算？"根据患者和（或）其伴侣的回答，临床医生可以提供适当的信息和资源，以促进知情决策。信息应包括生物学和非生物学生育的意见，但应该提醒的是有肿瘤史者往往被拒绝领养孩子。

临床医生在帮助患者评估肿瘤治疗前后的不孕风险、治疗对患者及其后代可能引起的并发症等方面起着关键作用。许多生存者担心肿瘤治疗对以后的妊娠有不利影响，或造成后代出生缺陷和基因异常的风险。幸运的是，目前没有数据可以证明肿瘤幸存者子代的出生缺陷率会增加。尽管接受治疗性盆腔或子宫放疗后流产率及低体重儿出生率增加，但妊娠结局未受到以往化疗的影响[7]。许多妇女担心妊娠会导致肿瘤复发概率升高，但迄今为止，当肿瘤的类型和分期相同时，没有证据表明妊娠会降低生存率[4,13,14]。此外，在妊娠期间部分化疗药物也可以安全使用[15]，降低了患者因妊娠而延误肿瘤治疗的顾虑。关注肿瘤生存者需要重视生活质量，通过提供信息和支持帮助患者及其伴侣克服对肿瘤复发的恐惧，权衡适当生育的需求，或劝导其领养孩子。

肿瘤健康保健者的态度

目前对初级保健医生和肿瘤专科医生自身知识和观点的研究很少，现有的数据来自低回收率的调查。大多数调查集中在肿瘤医生关于生育力保留及保留过程推荐频率的自我评价。一般而言，所有生育年龄的男性肿瘤患者应在肿瘤治疗开始前行精子冷冻保存，尽管91%的受访者表示所有符合条件的男性均应被告知精子冷冻保存技术，但一项调查显示，48%的肿瘤医生从未向患者提供这一资讯[16]。另有调查表明，肿瘤医生可能没有关注生育问题或高估了保存生育力带来的经济负担[17]，从而没有向符合条件的患者进行适当的推荐。为长期肿瘤生存者提供保健服务的初级保健人员往往缺乏适当的培训，不知道如何获取信息进行生存关注[18]。生育力评估时强调的要点详见表58-1。

肿瘤生存者生育的一般信息可以通过美国临床肿瘤学会（ASCO）[19,20]以及其他一些组织和网站来获得（表58-2）。临床医生应研究肿瘤治疗的迟发和远期不良反应，以及不孕不育风险和减少该风险的方法[20,21]。医生要复习治疗的近期和远期不良反应，包括不孕风险和降低风险的方案。医患沟通不仅在治疗前开始，当接触到有害药物后也应和患者多次重复说明[20]。需求讨论的适当时机非常关键，就此目的进行门诊咨询是最理想的方法，但经常的是不可行的。这个过程需要涉及肿瘤治疗的临床医师的多学科合作，如开始的沟通可由初级保健者或初诊医生进行，主要涉及生育功能评估及保留、领养等资讯；此后，相关

表 58-1　美国临床肿瘤学会（ASCO）关于肿瘤生存者保留生育功能的指南

- 对生育年龄接受肿瘤治疗的患者，告知其不孕不育的可能。
- 向患者说明治疗对其生育力的影响，包括个体因素（如疾病、年龄、治疗方法、剂量和治疗前生育能力）。
- 尽早考虑保留生育的方法，以治疗开始前最佳。
- 目前的生育保留过程无明显增加肿瘤复发的危险因素。
- 治疗相关不孕与心理抑郁有关，及早的心理咨询干预是有益的。

表 58-2　肿瘤生存者和临床医生的参考资源

组织机构	网站	内容
美国临床肿瘤学会（ASCO）	www.asco.org/guidelines/fertility	保留生育功能和生存者保健的指南
Lance Armstrong 基金会（LAF）	www.livestrong.org（注意：不是livestrong.com）	患者和肿瘤学家的参考资源
Fertile Hope	www.fertilehope.org	保留生育方法、风险评估、领养信息、财政支持、专家转诊指南
美国生殖学会（ASRM）	www.asrm.org	针对患者的手册、收养简介、生殖医疗、不孕不育、包括癌症幸存者。该网站还为有需求的患者列出了心理健康专业人士的名单
Resolve	www.resolve.org	男性及女性不孕不育人群的交流网站
Hope for Two	www.pregnant-withcancer.org	在线援助诊断为肿瘤的妊娠期妇女

领域专家可提供详细的生育功能评估并建议保留生育功能的时机。虽然在治疗前决定保留生育功能是最成功的，但保留生育方案的制订也可持续到肿瘤治疗后。许多患者最初对此并无兴趣，但在治疗后往往会改变决定并表现出强烈的生育需求。

肿瘤治疗对生育的影响

肿瘤类型

睾丸癌和霍奇金淋巴瘤可直接影响男性的生育功能，许多男性在肿瘤治疗前评估时已有精子质量受损或精囊异常[20]，精子质量受损的原因不明，据推测可能与肿瘤浸润、细胞因子诱导异常或未知的遗传因素有关。直接影响妇女生育功能的肿瘤包括卵巢、输卵管、子宫肿瘤及晚期宫颈癌。

手术

手术切除肿瘤往往需要切除受累的生殖器官，或造成生殖器官近端神经和血管的潜在损害。目前尚无前瞻性研究定量评估解剖、神经或血管变化对生育能力损伤的风险。睾丸、前列腺、卵巢、子宫和宫颈癌患者术后的生育功能取决于肿瘤的类型、部位和局部扩散情况。有关生育保留手术的研究限于个案报道、丛书和回顾性研究，其中部分内容将在本章后面部分讨论。

10% 前列腺手术和 30% ~ 60% 进行睾丸癌腹膜后淋巴结清扫术后的男性会出现逆行射精和不射精[22]，这是由于神经损伤造成高潮时膀胱括约肌不关闭和收缩，导致很少或没有精液通过尿道顺行流出；不射精往往由双侧腹膜后淋巴结清扫术后的深部神经损伤所致。无肿瘤病史的男性也出现以上两种情况，但其往往有典型病史，有关服药史（如抗抑郁药、抗高血压药物、抗精神病药物、或 α 受体阻滞剂）和造成神经损伤的疾病或手术史。确诊需要测试手淫后尿液检测精子计数评估[22]。在性高潮时射精量减少或不射精均可引起男性因素的不孕。

放射治疗

与手术治疗类似，治疗性照射直接作用在肿瘤累及的盆腔器官，导致解剖和神经血管变化，从而损害大多数被照射器官的生育力。限制照射剂量和射线方向的生育保留技术常常在监测下应用，但不能保证结果。对于男性放疗引起的无精子症的最常见原因是睾丸照射量 > 2.5Gy；对于女性患者，包括了卵巢的外照射会导致 80% 以上的患者闭经。全身放疗或子宫放疗后的女性患者其流产、早产及低体重儿分娩的风险增加[20]。

化疗

肿瘤治疗后生育功能受损的最常见原因是化疗药物暴露，其作用依赖于药物剂量、治疗周期、患者年龄和治疗前的生育功能。烷化剂是最可能导致男性长期无精子症和女性闭经的化疗药物，包括环磷酰胺、异环磷酰胺、亚硝基脲、苯丁酸氮芥、丙卡巴肼、美法仑和白消安。本章内容不包含使生育功能受损的具体化疗方案和剂量，这些内容在 ASCO 指南有详细说明[20]。精确评估各种化疗药物对性腺功能的影响是不可能的，现有大部分研究报道的结局指标系替代指标如无精子症或闭经，而非终点指标如实际受孕率或活产率。如许多研究报道化疗后妇女月经恢复正常，但月经周期的恢复并不能说明卵巢储备功能或早绝经的风险。当为患者选择一个适当的化疗方案，预测其对生育的影响时，了解化疗药物对性腺的影响至关重要。

肿瘤治疗前、后保留生育功能的选择

如前所述，对生育功能评估和保留的最佳决策时机应在诊断时或治疗开始前。如乳腺癌患者在手术结束后和化疗开始前有宝贵的 6 周时间窗，此时可实施生育功能保留而不延误肿瘤治疗。此时间窗甚至可以延长到 12 周，研究表明化疗的推迟未影响到疾病结局[23]。女性和男性均有多种保留生育功能的方法（表 58-3），但最佳方法是保留

未经手术的卵巢和睾丸组织。目前研究的局限性在于试验规模小、缺乏随机或适当的对照、使用替代终点指标以及对肿瘤复发潜能缺乏了解或关注医生引起的固有偏倚。根据 ASCO 指南，除了精子冷冻保存和胚胎冷冻保存以外的任何方法均为实验性方法[20]，其他保存技术的可能性和有效性尚有争议，但这并不阻碍医生、患者和生殖专家一起讨论所有可能的保留方案。

男性肿瘤患者的生育力保存

冻存精子

冻存精子是男性肿瘤患者的最佳选择。如前所述，该技术应当提供给所有男性肿瘤患者[24,25]，已证明其有效性[26]，并可以帮助男性积极面对治疗的效果[27]。该技术涉及采用各种办法获取精子和置入冷冻剂中。冻存精子仍具备多种功能，解

表 58-3　生育力保留方法

技术名称	肿瘤患者的治疗时机	优点	备注
男性			
手淫后冻存精子	治疗前（有可能治疗后）	最成熟的技术 最低的成本 决定时不需要伴侣 无年龄因素影响 伦理问题较少	● 门诊手术 ● 3 个样本保存 3 年约 1500 美元
电刺激取精后冻存精子	治疗前（有可能治疗后）	神经损伤时有效	● 门诊手术 ● 需要部分睾丸功能
睾丸精子抽吸术后冻存精子	治疗前（有可能治疗后）	适用于无精子症男性	● 门诊手术 ● 需要部分睾丸功能
女性			
冻存胚胎	治疗前（有可能治疗后）	有效性高 技术成熟	● 门诊手术 ● 从月经周期开始需要 10 ~ 14 天的卵巢刺激治疗时间 ● 每个周期约 8000 美元，每年 350 美元保存费 ● 需要伴侣或供精者共同决定
卵母细胞冷冻保存	治疗前（有可能治疗后）	不需要伴侣或供精者，由个人自行决定	● 实验 / 研究阶段 ● 门诊手术 ● 活产率低于常规 IVF 3 ~ 4 倍
提取卵巢组织（包含或不包含移植）	治疗前	不需要伴侣或供精者，由个人自行决定	● 实验 / 研究阶段 ● 不适合卵巢癌患者

IVF，体外受精。

冻后可参与任何受精过程。

精子提取方法

提取精子的选择取决于提取时机和以往的肿瘤治疗。无论是提取后立即用于辅助生殖技术或冷冻保存，其受孕的成功率相似[28]。在肿瘤治疗前，通过手淫采集精液样本可获得精子计数和活动力的基线评估。治疗后也应评估残留性腺的结构和功能。对男性而言，即使放疗、手术或化疗引起局部神经系统受损，只要有一个睾丸保留也可以通过电刺激方法取精。电刺激取精是经麻醉后通过直接电刺激交感神经而引发射精的手术。一旦诱发成功，术中可以直接收集精子，并将其应用于其他生殖技术。仅有一枚睾丸的男性，通过睾丸精子抽取术（TESE）也可有效地直接从睾丸提取精子，术中显微切开睾丸直接从参与生精过程的小管内提取精子[30]。后续的授精是在显微镜下以显微注射针直接将精子注入卵细胞浆中从而使卵子受精，这称为卵细胞胞质内单精子注射（ICSI）。即使是以往已诊断为无精症的男性，可在术前或化疗后采用 TESE 直接提取精子，TESE 联合 ICSI 能够为化疗前后无精症的男性有效地繁衍后代[31,32]。

逆行射精及不射精症的治疗

药物因素造成的逆行射精停用药物后一般可缓解，神经损伤导致的逆行射精通过使用药物（如丙咪嗪 25 ~ 75mg/d）也有较明显的疗效[33]。为较快地恢复生育能力，建议患者到专科门诊就诊。在辅助生殖中，手淫后取尿液分离精子并处理以获得高质量精子。若药物不能改善的逆行射精者，可使用电振动刺激（electrovibration stimulation，EVS），EVS 是以专用振动器刺激阴茎根部表面，振动启动脊髓反射引起顺行射精，振动器工作 3 分钟，停止 2 分钟，如此循环直至顺行射精。EVS 可在医疗机构使用，也可经指导后在家中使用。手术可治疗逆行射精，但很少使用。不射精者可尝试药物治疗，但由于神经损伤的程度，成功的概率很低。多数不射精症男性需要 EVS 作为辅助生殖以达到生育目的[33]。

女性肿瘤患者的生育力保存

冻存胚胎

冻存胚胎是妇女最有效的生育保护技术。但由于费用昂贵，同时精子冷冻保存的成功率很高，故胚胎冷冻保存仅用于女性肿瘤患者的生育能力保留。胚胎冷冻保存，需要能够并愿意提供精子的伴侣或供精者的精子，该过程包括从女性体内取卵，并与伴侣或供精者的精子进行体外授精，然后置胚胎于抗冻剂中保存，并于零下温度存储直到需要使用时，决定使用胚胎时需要解冻并进行胚胎植入，解冻的胚胎存活率为 70% 左右，但存活率因条件和流程有很大的差异[34,35]，尽管成功移植和植入率低到 10%[34,35]，文献报道的累积妊娠率高达 60%[35]。目前，没有关于肿瘤患者胚胎冷冻后植入及妊娠结局的报道。冷冻胚胎的优点在于在总人群中较高的成功率，有成熟的治疗方案；其缺点包括需要伴侣或供精者配合，以及因取卵需要进行卵巢刺激的潜在风险。

对于选择冷冻胚胎的肿瘤患者，取卵前必须考虑其肿瘤是否是雌激素敏感性。常规的卵巢刺激方案如氯米芬，干扰内源性雌激素对垂体和下丘脑负反馈机制[36]，导致垂体分泌卵泡刺激素（FSH），从而导致卵巢卵泡发育并增加雌激素分泌，使用氯米芬刺激卵巢，或在月经的第 2 ~ 3 周每天注射 FSH 能使血雌二醇水平较正常周期增高 10 倍，但这些高雌激素卵巢刺激在雌激素敏感肿瘤患者被限制使用[35]，新的方案有选择性雌激素受体调节剂（Selective Estrogen Receptor Modulators，SERMs）如他莫昔芬，或芳香酶抑制剂（如来曲唑）被证实有效且安全[37,38]。他莫昔芬和芳香化酶抑制剂与氯米芬一样，干扰内源性雌激素对垂体和下丘脑的负反馈，他莫昔芬的卵巢刺激方案对血清雌激素水平的影响比氯米芬或 FSH 小（同时对乳腺组织的雌激素受体有阻断作用），但他莫昔芬与芳香酶抑制剂相比，仍存在较高的血清雌二醇水平，尽管使用他莫昔芬和来曲唑刺激卵巢所产生的血清雌二醇水平有差异，但缺乏对肿瘤复发率影响差异的研究记录[39]。对任何一个考虑进行冻存胚胎的女性肿瘤生存者而言，需要个性化的治疗方案，应考虑到患者是否正在等待或已完成治疗，以及所患肿瘤的特性[40]。如前所述，当取卵时间安排在术后和化疗开始前，需在 12 个星期内完成，以防肿瘤治疗中存在潜在不利的影响[23]。临床医师为有保留生育功能意愿的患者提供介绍相关信息，同时应指出，由肿瘤学家和生殖医学专家协作的治疗团队是最佳选择。

保存生育能力的实验技术

对于不能应用前述生育保留技术的女性肿瘤患者，目前有一些效果相对较低的实验技术可采纳，这些技术尚未得到推广，最常用于那些尚未接受治疗的女性肿瘤患者。相关技术包括冷冻卵母细胞及提取卵巢组织。冷冻卵母细胞是在对无伴侣或供精者的情况下实施，并需进行前述的卵巢刺激获取卵子[35]，但冷冻保存技术现在不能达到使卵母细胞始终保持有效功能的水平。因此，生殖结局堪忧。另一种选择是冷冻卵巢组织后移植，该法是指从女性体内提取卵巢组织并冷冻和（或）再移植到她身体的另一部位[41]，该技术目前正用于需要放疗的子宫颈癌或淋巴瘤患者[42,43]，女性的卵巢组织被移植到放疗范围以外部位如手臂，允许卵巢组织保留生殖功能，以便日后提取卵母细胞[44,45]。目前，卵巢组织移植的长期随访数据是令人鼓舞的，随着深入研究，该法将来可能将有很好的前景[46]。

其他技术

性腺屏蔽是针对需要定向放射治疗盆腔器官的男性和女性。屏蔽用于降低对生殖器官的放射剂量。不论男性或女性人群，性腺屏蔽的有效性研究仅限于病例报道。该法的局限性在于需要专业人员确认屏蔽没有放大剂量释放，事实上屏蔽技术仅在特殊的放射野和解剖时可行[19,20]。

早期宫颈癌患者不必行子宫切除术，子宫颈切除术对有指征者可保留其生育功能，即切除子宫颈并保存子宫[19]。在对 32 例子宫颈切除术后的早期宫颈癌患者回顾分析中，通过中位数为 31 个月的随访，24 例患者恢复正常月经，6 例患者计划妊娠，3 例正在妊娠，1 例肿瘤复发死亡[47]。ASCO 认为宫颈切除术对适合的早期宫颈癌患者是标准的保留生育功能的治疗选择。

最后，在化疗或放射治疗时使用促性腺激素释放激素（GnRH）激动剂，以"保护"卵巢或睾丸组织的研究正在广泛进行，但尚无结论[19]，该药使用时间从肿瘤治疗开始前持续到治疗结束后，目前没有研究证实其在人类的生育功能保留方面的有效性[48]，不良反应包括大部分患者用药后有中到重度的潮热，在男性和女性血清中分别有雌激素和睾酮水平的短暂上升，可能对激素依赖性肿瘤有不利影响。

小结

研究表明，肿瘤患者及其伴侣针对在肿瘤治疗后是否有生育能力有许多疑问和担忧，他们往往很少主动向医生咨询相关问题。对于有生育要求的肿瘤生存者，越来越多的干预措施有望帮助其实现生育愿望。因此，无论肿瘤类型或是接受肿瘤治疗的时间，医生应询问育龄期肿瘤生存者将来的生育问题。正如本章中所提到的，临床医生可以向患者提供有价值的信息和资源，为肿瘤生存者提供决策参考，这些信息和支持对患者及其伴侣非常重要，并可以帮助他们积极应对肿瘤治疗。

参考文献

1. Bleyer A, Viny A, Barr RD. *Cancer epidemiology in older adolescents and young adults 15 to 29 years: SEER incidence and survival, 1975–2000.* Bethesda: National Cancer Institute; 2006.
2. Jemal A, Murray T, Ward E, et al. Cancer statistics, 2005. *CA Cancer J Clin.* 2005;55:10–30.
3. Jones AL. Fertility and pregnancy after breast cancer. *Breast.* 2006;15(suppl 2):S41–S46.
4. Calhoun K, Hansen N. The effect of pregnancy on survival in women with a history of breast cancer. *Breast Dis.* 2005;23:81–86.
5. Madanat LM, Malila N, Dyba T, et al. Probability of parenthood after early onset cancer: a population-based study. *Int J Cancer.* 2008;123:2891–2898.
6. Schover LR. Rates of postcancer parenthood. *J Clin Oncol.* 2009;27:321–322.
7. Schover LR. Motivation for parenthood after cancer: a review. *J Natl Cancer Inst Monogr.* 2005;34:2–5.
8. Schover LR, Rybicki LA, Martin BA, et al. Having children after cancer: a pilot survey of survivors' attitudes and experiences. *Cancer.* 1999;86:697–709.
9. Partridge AH. Fertility preservation: a vital survivorship issue for young women with breast cancer. *J Clin Oncol.* 2008;26:2612–2613.
10. Schover LR. Premature ovarian failure and its consequences: vasomotor symptoms, sexuality, and fertility. *J Clin Oncol.* 2008;26:753–758.
11. Thewes B, Meiser B, Taylor A, et al. Fertility- and menopause-related information needs of younger women with a diagnosis of early breast cancer. *J Clin Oncol.* 2005;23:5155–5165.
12. Peate M, Meiser B, Hickey M, et al. The fertility-related concerns, needs and preferences of younger women with breast cancer: a systematic review. *Breast Cancer Res Treat.* 2009;116:215–223.
13. Surbone A, Petrek JA. Childbearing issues in breast carcinoma survivors. *Cancer.* 1997;79:1271–1278.

14. Sutton R, Buzdar AU, Hortobagyi GN. Pregnancy and offspring after adjuvant chemotherapy in breast cancer patients. *Cancer*. 1990;65:847–850.

15. Berry DL, Theriault RL, Holmes FA, et al. Management of breast cancer during pregnancy using a standardized protocol. *J Clin Oncol*. 1999;17:855–861.

16. Schover LR, Brey K, Lictin A, et al. Oncologists' attitudes and practices regarding banking sperm before cancer treatment. *J Clin Oncol*. 2002;20:1890–1897.

17. Zapzalka DM, Redmon JB, Pryor JL. A survey of oncologists regarding sperm cryopreservation and assisted reproductive techniques for male cancer patients. *Cancer*. 1999;86:1812–1817.

18. Bober SL, Recklitis CJ, Campbell EG, et al. Caring for cancer survivors: a survey of primary care physicians. *Cancer*. 2009;115(18 suppl):4409–4418.

19. ASCO. Recommendations on fertility preservation in cancer patients: guideline summary. *J Oncol Pract*. 2006;2:143–146.

20. Lee SJ, Schover LR, Partridge AH, et al. American Society of Clinical Oncology recommendations on fertility preservation in cancer patients. *J Clin Oncol*. 2006;24:2917–2931.

21. Fertility guidelines address often-ignored treatment side effect. *CA Cancer J Clin*. 2006;56:251–253.

22. Ohl DA, Quallich SA, Sønksen J, et al. Anejaculation and retrograde ejaculation. *Urol Clin North Am*. 2008;35:211–220, viii.

23. Lohrisch C, Paltiel C, Gelmon K, et al. Impact on survival of time from definitive surgery to initiation of adjuvant chemotherapy for early-stage breast cancer. *J Clin Oncol*. 2006;24:4888–4894.

24. Foley SJ, De Winter P, McFarlane JP, et al. Storage of sperm and embryos: cryopreservation of sperm should be offered to men with testicular cancer. *BMJ*. 1996;313:1078.

25. Lass A, Abusheikha N, Akagbosu F, et al. Cancer patients should be offered semen cryopreservation. *BMJ*. 1999;318:1556.

26. Neal MS, Nagel K, Duckworth J, et al. Effectiveness of sperm banking in adolescents and young adults with cancer: a regional experience. *Cancer*. 2007;110:1125–1129.

27. Saito K, Suzuki K, Iwasaki A, et al. Sperm cryopreservation before cancer chemotherapy helps in the emotional battle against cancer. *Cancer*. 2005;104:521–524.

28. Schmidt KL, Larsen E, Bangsbøll S, et al. Assisted reproduction in male cancer survivors: fertility treatment and outcome in 67 couples. *Hum Reprod*. 2004;19:2806–2810.

29. Electroejaculation (EEJ). *Fertil Steril*. 2004;82(suppl 1):S204.

30. Tsujimura A. Microdissection testicular sperm extraction: prediction, outcome, and complications. *Int J Urol*. 2007;14:883–889.

31. Chan PT, Palermo GD, Veeck LL, et al. Testicular sperm extraction combined with intracytoplasmic sperm injection in the treatment of men with persistent azoospermia postchemotherapy. *Cancer*. 2001;92:1632–1637.

32. Descombe L, Chauleur C, Gentil-Perret A, et al. Testicular sperm extraction in a single cancerous testicle in patients with azoospermia: a case report. *Fertil Steril*. 2008;90:443, e1–4.

33. Kamischke A, Nieschlag E. Treatment of retrograde ejaculation and anejaculation. *Hum Reprod Update*. 1999;5:448–474.

34. Wang JX, Yap YY, Matthews CD. Frozen-thawed embryo transfer: influence of clinical factors on implantation rate and risk of multiple conception. *Hum Reprod*. 2001;16:2316–2319.

35. Sonmezer M, Oktay K. Fertility preservation in female patients. *Hum Reprod Update*. 2004;10:251–266.

36. Brown J, Farquhar C, Beck J, et al. Clomiphene and anti-oestrogens for ovulation induction in PCOS. *Cochrane Database Syst Rev*. 2009;(4): CD002249.

37. Azim AA, Costantini-Ferrando M, Oktay K. Safety of fertility preservation by ovarian stimulation with letrozole and gonadotropins in patients with breast cancer: a prospective controlled study. *J Clin Oncol*. 2008;26:2630–2635.

38. Oktay K. Further evidence on the safety and success of ovarian stimulation with letrozole and tamoxifen in breast cancer patients undergoing in vitro fertilization to cryopreserve their embryos for fertility preservation. *J Clin Oncol*. 2005;23:3858–3859.

39. Oktay K, Buyuk E, Libertella N, et al. Fertility preservation in breast cancer patients: a prospective controlled comparison of ovarian stimulation with tamoxifen and letrozole for embryo cryopreservation. *J Clin Oncol*. 2005;23:4347–4353.

40. Oktay K. An individualized approach to fertility preservation in women with cancer. *J Support Oncol*. 2006;4:181–182, 184.

41. Dobson R. Ovarian transplant raises hope for women facing cancer treatment. *BMJ*. 1999;319:871.

42. Clough KB, Goffinet F, Labib A, et al. Laparoscopic unilateral ovarian transposition prior to irradiation: prospective study of 20 cases. *Cancer*. 1996;77:2638–2645.

43. Pahisa J, Martínez-Román S, Martínez-Zamora MA, et al. Laparoscopic ovarian transposition in patients with early cervical cancer. *Int J Gynecol Cancer*. 2008;18:584–589.

44. Hilders CG, Baranski AG, Peters L, et al. Successful human ovarian autotransplantation to the upper arm. *Cancer*. 2004;101:2771–2778.

45. Oktay K. Successful human ovarian autotransplantation to the upper arm. *Cancer*. 2005;103:1982–1983 author reply 1983.

46. Kim SS, Lee WS, Chung MK, et al. Long-term ovarian function and fertility after heterotopic autotransplantation of cryobanked human ovarian tissue: 8-year experience in cancer patients. *Fertil Steril*. 2009;91:2349–2354.

47. Kim JH, Park JY, Kim DY, et al. Fertility-sparing laparoscopic radical trachelectomy for young women with early stage cervical cancer. *BJOG*. 2010;117:340–347.

48. Meistrich ML, Shetty G. Hormonal suppression for fertility preservation in males and females. *Reproduction*. 2008;136:691–701.

丧亲的护理 59

Wendy G. Lichtenthal, David W. Kissane,
Maureen E. Clark 和 Holly G. Prigerson

王　静　译校

　　肿瘤支持治疗已经不局限于对患者疾病的治疗，延伸到对家庭、密切相关者，甚至对专业护理人员的支持。悲伤表现呈多种形式，始于癌症患者死亡前多种能力的丧失。患者及其家庭成员可能因为患者丧失体力和重要的个人角色和活动、失去密切的关系，甚至由于患者健康恶化无法完成未来的计划而悲伤。护理人员应协助应对这些随着病情发展而造成的状况。通过与患者及其家庭在患病过程中建立的信任关系，医护人员在丧亲前后的护理方面具有独特的地位。

　　姑息治疗期间通过采取以家庭为中心的方法，医务人员可帮助家庭成员了解死亡的过程，有助于丧亲护理[1]。这能让家庭成员增加对患者死亡过程的适应。护理人员应该了解异常的丧亲之痛的危险因素，认识悲伤的多种表现，并能进行相应的处理，或当出现危险因素或有必要临床干预时，进行必要的咨询。

　　对失去亲人反应的描述有多个名词，医务人员、患者及其家庭成员通常交替使用这些名词。以下名词是悲伤治疗师在文献中使用的定义：

- 丧亲是失去亲人所经历的一种状态[2,3]。
- 悲伤是对包括失去相关的感受、认知和行为的一种令人沮丧的情绪反应[2]。
- 悲痛是适应失去亲人的过程，包括受文化、宗教和社会活动影响的表达悲伤的方式，如追悼仪式[4]。
- 预期性悲伤是预知将失去亲人前发生的痛苦及相关的情绪、认知和行为变化[4]。
- 病理性悲痛是对失去亲人的一种十分痛苦的异常情绪反应，包括精神和（或）躯体功能障碍[5-8]。
- 被剥夺权利的悲伤见于丧亲未得到社会的认可，导致社会环境不太允许表达自己的哀思[9]。

本章首先简要介绍影响我们对理解悲伤临床表现丧亲理论模型。然后，将描述姑息治疗和服丧期间的各种临床表现。同时还将介绍特定人群的反应，包括失去患癌症孩子的父母亲和失去父母的孩子的反应。对丧亲的病理反应，如慢性悲伤（PGD）及相关的危险因素进行讨论。最后，简要介绍悲伤的干预措施，包括一般介绍、适应证以及有关的治疗措施。

悲伤和丧亲理论

全面理解丧亲理论有助于工作人员更好地理解观察到的行为，并在必要时进行适当的咨询。理论模型提示适应任务以及潜在的预防策略和干预措施[2,10]。

了解离别和丧亲的最有影响力的学说之一是依附理论。该模型主要由鲍尔比（Bowlby）提出，侧重于自然发生于具有社会性的动物之间的依附[11]。它假定儿童与他们的照顾者存在一种本能依附，后者为儿童提供安全保障，使他们得以生存。依附者分开后出现的哭喊和搜寻等反应表现了个体再聚合的功能。婴儿的研究将安全和不安全的依附方式区分开来，这可能是焦虑、回避，或混乱／敌对[12]。理论家相信，个人的这些内在的早期依附方式[11]，以及更不安全的依附方式，会增加发生离别痛苦和慢性悲伤的风险[7,13]。适当的悲伤反应作为一个健康依附和悲伤过程的副产品，可能涉及对亡故者的持续依附（如维持亡故者在生存者日常生活中的联系和影响）[10,14]。

早期建立的关系也是心理动力学理论的一个焦点。弗洛伊德认为："出现悲伤"对适应丧亲是必要的[15]。此过程通过减轻自己对亡故者依附的情感，注入与亡故者脱离的欲望[2,10]。当正常悲伤未完成时会出现病理悲伤[15]。虽然弗洛伊德的假说尚缺乏大量确凿的证据支持，已有人认可他在这方面的贡献，认为他的假说不应该被完全否定[2,10]。源于心理动力学的客体关系理论，认为最初的婴儿和母亲分离的影响，可作为后来离别反应的模板[16]。渴望拥有失去的物体而不是放弃，被认为是对离别包括丧亲的恰当反应[10]。

丧亲之痛的人际关系理论侧重于人际交往的方式及角色的自我界定，这影响悲伤的表达方式[17]。既往的经历会影响到人际关系的模式，包括目前的人际交往方式和行为。人际交往中扮演的角色会影响个体的自我界定。人的自我模式可能与一种丢失的关系有关，如"矛盾"模式基于对死者的复杂的情感。霍洛维茨描述了一种治疗诸如丧亲之痛引起的应激反应措施，观察到一旦人们在目前关系中得到确认，其自我模式可以改变[18]。

几个理论侧重于适应丧亲所涉及的认知过程。帕克斯（Parkes）认为，死亡可迫使每个人改变他们认为世界是安全的和可预见的猜想[3,19]，以便他们应对生活的挑战[3]。适应丧亲的必要的心理转变，涉及将"人总有一死"植入一个人的假想世界。作为一个构成主义者的观点，Neimeyer侧重于相关的适应任务"意义重建"[3,20]。此过程涉及个人挖掘丧亲在他们生活中的意义[21]。根据认知压力理论，认知评估事件达到应激状态的程度，个人应对事件的方式及其相应的生理学作用。挖掘不良生活事件诸如丧亲的意义，除了减少窘迫，还能产生积极的反应，有助于改善或保持身体健康[22]。社会功能的角度强调这些积极的情绪，以改善人与人之间的关系[2,10,23]。

丧亲的社会学模型考虑社会对个人的悲痛和哀悼过程的影响，包括特定的文化宗教仪式，如自残。某些宗教文化仪式支持持续而不是严重依赖于亡故者，从祖先寻求精神指导。社会构成主义者认为，表达哀思的方式，包括公开和私下表达哀思，在很大程度上由文化和社会规范决定[10]。社会支持在方便哀思表达过程、提供情感表达出口、缓解其他应激事件的不良反应、减少丧亲者的孤独感方面也发挥较大的作用[24]。家庭系统的理论家提出成员间可以相互影响彼此的悲伤反应。悲伤反应受到死者在家庭中的地位影响，以及死者生前家庭的地位的影响[25]。沟通不畅、低凝聚力、家庭冲突多与丧亲过程中的消极心理社会结果有关[1,26]。

认知行为理论侧重于悲伤相关的情绪，思想和行为之间的相互作用，特别适用于那些不适应和在慢性悲痛反应或严重悲痛反应中发挥作用。扭曲的认知（如应该更多关心死者的不切实际的想法）和相关的情感（如内疚）可能会导致对死者无益的沉思[10,27,28]。认知行为理论还考虑到，避免诱发痛苦的情绪，如死者的提醒者，在延长悲痛的过程中的作用。逃避有助于减少面对死者的机会和积极面对愉快正确经历[28]。

当代最为人们广泛接受的理论之一是 Stroebe 和 Schut 的双重应对过程模型 [29]。该理论认为失去主导的任务和回复主导的任务均有必要，既重视了面对死者的作用，也重视了回避死者的意义。失去主导的思想、情绪和行为集中于死者，面对失去死者的现实和处理有关死者的正面和负面的回忆，以及缺少死者的未来 [10,29]。恢复主导的思想、情绪和行为涉及恢复缺少死者的功能。丧亲者逐渐恢复和发展有价值的活动和关系，恢复正常的生活。在失去主导和回复主导间重复使丧亲者能积极面对他们的悲痛一段时间，然后在试图恢复正常生活时缓解他们的痛苦 [2,10]。悲伤的干预措施已纳入双重应对模型，作为促进适应性应对的一种手段 [26,27,30]。

前面所述的理论基于生物 - 心理 - 社会学说。事实上，借助如功能性磁共振影像等技术，已经提出悲痛的神经 - 生理 - 心理 - 社会学模型 [31]。例如，最近的功能性磁共振显像研究让参与者唤醒悲痛，发现大脑后扣带皮层活动增加，该区域与获得忘情的情节记忆有关 [32]。丧亲的理论模型的数量之多，说明悲痛是涉及多个方面的复杂过程。整合生物、心理、社会和行为观点对深入理解观测到的丧亲之痛的现象至关重要 [2]。

悲伤的临床表现

支持保健医师可观察到多种形式的悲伤，包括疾病进展期出现的预期性悲伤，亲人死亡时的急性悲伤，以及在某些情况下，不随时间改变的慢性悲伤。

预期性悲伤

癌症患者及其家属的悲伤，可能早在患者死亡前就出现了。事实上，患者和家庭成员在最初诊断时就会认识到患者将会死亡。认知和情感上接受现实是一个动态的过程，接受死亡和期望治愈之间有一个彼消此长的过程。亲人可能提出不切实际的乐观、抗议、愤怒，以加强对患者的保护。接受患者将会死去的挑战，涉及一个人的基本人格、有无社会支持以及一个人的精神和对生活的看法之间复杂的相互作用。适应的心理过程涉及整个疾病的进程 [33,34]。实现认知和情感接受，对丧亲护理是非常重要的，因为它可适应患者死亡后的调整 [35]。如果没有能力或机会适应患者死亡的现实，丧亲后幸存者出现复杂丧亲之痛和发展成慢性悲伤的风险较大 [35]。

患者及家属获知坏消息或疾病恶化时可能激化预期性悲伤。通过敏感的交流方式，护理者可协助家属了解临床信息，必要时修改他们的期望。这可能会给亲人一个做好精神准备的机会。随着疾病进展，失去亲人的临近，可以让家属参与护理提供其表达依附的机会。通过这些行为以及努力来解决任何家庭矛盾，家庭成员可能会越来越密切，且更具凝聚力。然而，不和睦的家庭可能会遇到更多的紧张和冲突，一些成员表现出拒绝、敌意、回避或其他不良反应 [26]。

虽然有些理论家们认为预期性悲伤的存在会减轻丧亲后的悲痛程度，但在此领域的研究取得了不一致的结果。严重的预期性悲伤是临床抑郁症的一个危险因素 [36]。这些差异可能与预期性悲伤定义方面的差别有关。亲人死亡前的悲伤体验应该与为亲人死亡做准备区别开来，后者与慢性悲痛症有关 [37]。即使病程漫长，家庭成员也可能觉得死亡突然。护理者在应激期间通过鼓励患者及其家庭成员间坦承交流，讨论未完成的事业，相互间表达感谢，准备道别，让患者及其家属从心理上适应患者的死亡，增加积极的情感 [1]。

围死亡期的悲伤

病床前的家属通常格外关注患者的状况。患者生命的最后时刻，往往在家属的心目中留下深刻的印象。即使许多不适可能不容易被看到或被患者阐明，但其在生命终末期的经历的影响有深远的意义 [38]。医务人员此时必须具有最崇高的敬意和敏感性。床边的护理人员经常有机会提供重要的安慰信息，包括确保患者无痛苦，用通俗的语言解释死亡的过程，包括声音、分泌物、呼吸的变化及意识程度改变的意义。家庭成员获得有关死亡的信息可减少困扰，对他们亲眼目睹生命结束的过程非常有帮助。

当患者即将死亡时，应通知不在场的家属。应该提供生前未能探望的亲戚一个机会瞻仰患者的遗容，并告知他们患者死亡的原因及过程。医护人员应积极提供支持，并全面回答亲属的问题。文化传统可能在急性悲伤的表达方面扮演重要的角色。工作人员应该尊重文化和宗教习俗，包括尸检及与死者独处的习俗等。院方可为教牧辅导提供方便，咨询习俗中介协助家属治丧。医务人员应尽力防止被剥夺权利的悲伤，鼓励悲痛表达可能不被接受，努力减少不预期死亡。院方通过电话或其他个人渠道表达他们的同情，亲属往往深表感激[9]。吊唁信也是为一个悲伤的家庭提供照顾的具体体现，可能在未来得到回忆，同时也作为专业护理的结束[39]。也可以通过处方抗焦虑药或安眠药，介绍至心理社会服务机构和指导有关葬礼安排来提供支持。

丧亲后急性悲伤

林德曼（Lindemann）观察了首例死亡后亲属的急性悲痛现象，研究总结 1942 年波士顿夜总会火灾中丧生的死者亲属的反应[40]。林德曼描述急性悲伤是具有特征的情感和躯体症状的综合征，如悲伤、愤怒、内疚、气短及死者经历的可识别的躯体症状[40]。这些令人痛心的症状程度变化较大，甚至在一个特定的家庭，在丧亲后的第一个月，也往往很难区分"正常"和病理反应。自适应急性悲伤具有特征性的情绪、认知、行为、身体症状，起伏不定。情绪反应包括悲伤、内疚、愤怒、痛苦和焦虑[3,10]。患者临近死亡时承受较大的痛苦，亲属可能会在他们悲伤的同时，体验一种如释重负的感觉。如果死亡来得太快，他们也可能感到麻木或怀疑，特别是患者突然死亡或死于疾病相关的并发症。悲伤相关的思想涵盖从对死者有目的的回忆到侵入性的图像和记忆。亲属可以预期到在未来的生活事件中将缺少死者（如毕业典礼、婚礼）。行为包括寻找死者，尤其是当有人提及自己心爱的人，以及回避社会。个人也可以寻求支持和安慰。躯体症状包括睡眠障碍、疲劳、食欲不振、轻度消瘦、麻木、烦躁、紧张、震颤，有时会有疼痛。

急性悲伤和其相关的特征，可能反映了在信息和情感上面对亲人死去的现实。研究表明，悲伤随着时间的推移而缓解，亲属越来越接受现实。悲伤可能反映了从情感上无法接受失去亲人的现实[41]。相反，接受现实，可能代表情绪平静，就是一种内在的和平与安宁，重建他/她的生活时放弃夺回死者的抗争[42]。接受现实的程度越高，痛苦就越少，这意味着鼓励接受现实可能有利[42]。医务人员在这方面具有独特的地位。

悲伤的分阶段缓解理论在丧亲领域被广泛接受多年。该理论提出"正常"或自适应悲伤通过震惊或愤怒的抗议阶段，过渡到悲伤或沮丧的心情，最终接受现实[43,44]。图 59-1（彩图 59-1）第一行列举了这个顺序。一项基于社区的耶鲁居丧护理研究由居丧者参与的全面研究检查该理论的有效性，结果表明，最初的悲伤症状最常见的是向往，而不是震惊和难以置信[45]，如图 59-1 的底部所示[45]。丧亲后 2～24 个月进行评估，最初的 2 个月，震惊或其他症状可能上升，但并未在这次调查中得出结果[45]。正常的哀悼模式中，震惊、向往及悲伤的程度逐渐减轻。愤怒的水平较低且相对稳定，随着时间的推移越来越接受现实。当这些悲伤指标进行了重新调整和比较，丧亲后最初 6 个月，它们各自的峰值频率与既往丧亲护理

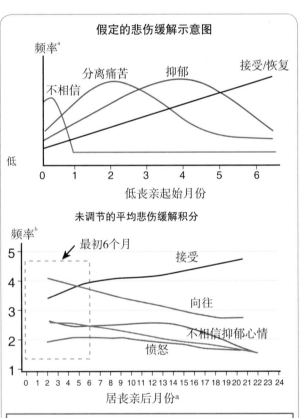

a: 所有线条从丧亲后2个月开始，24个月结束
b: 1=不足每个月1次，2=每个月1次，3=每周1次，4=每天1次，5=每日多次，提示"抑郁状态"者除外。

图 59-1　假定的悲伤缓解模型及观察到的随时间变化的悲伤症状。（Redrawn from Pathologic grief：maladaptation to loss［Copyright 1993，American Psychiatric Publishing，Inc.］[11]）

理论家提出的阶段相似[44]（图59-1）。

目前通常的观点认为丧亲早期悲伤的阶段和程度可能重叠。亲属可能会继续关联死者，并在他们一生中间歇体验悲伤[10]。丧亲护理理论家普遍认为，如双重应对模型提出的自适应应对涉及面对现实及相关情感与重建无死者生活间的动态变化[29]。文化习俗可能影响悲伤的表达方式，包括其持续时间。但适应过程无绝对时间表，因为症状的持续时间和强度往往与对死者的依附程度成正比。因此不出现悲伤症状，表明对死者的依附弱或通过否认或脱离来应对强烈的情感。

虽然悲伤往往不能彻底得到"解决"，但研究表明，80% ~ 90%的居丧者通常在丧亲6个月后开始接受自己心爱的人的死亡[7]。这种适应的特点表现为接受现实，并开始改造他们与死者的关系。还包括恢复工作、休闲、创意活动的运作和发展新的和现有的个人关系。随着时间的推移，丧亲者都能够找到他们生活中的意义和目的，认为未来生活将会充实和满足[42]。虽然他们在一生中可能会继续悲伤，尤其在提及死者或纪念日时，他们反应的强度和持续时间将逐渐减弱。事实上，丧亲之痛常有弹性[2,10,46]。

丧亲后的病理反应

典型的急性期悲伤表现为强烈的痛苦及一段时期的悲伤和焦虑。然而，当丧亲之痛相关的心理症状与个人的缺陷相互作用时，可能出现抑郁和焦虑症的症状。Zisook和Schucter在一项死者遗孀的纵向研究中发现，丧亲2个月后，24%的研究患者出现严重抑郁症，13个月后该比例降低至16%[47]。丧亲最初数月内悲伤很常见，但当更多症状出现，如严重丧失兴趣、重度悲伤、精神迟滞、深深的内疚、无价值感、无望感、无助感、失去生活的意义和（或）自杀意念等，就有必要考虑临床抑郁症的诊断[48]。自主神经抑郁症状和焦虑症很普遍，丧亲者可能会出现分离焦虑症、广泛性焦虑、恐惧及躯体症状。当家属看到的情景让他们觉得难受时，如严重毁容、压疮、难闻的气味、场面混乱，甚至道别时间不足，可能表现出创伤后应激障碍（PTSD）的症状。酗酒或滥用药物的个人、精神病或躁郁症丧亲后复发的风险增加。根据《精神疾病诊断与统计手册》（第4版），（修订文本）（DSM-IV-TR）指南，如果临床症状是由于丧亲的压力引起，医生不应该作出调整紊乱的诊断[49]。

慢性悲伤

正常情况下，随着时间推移，丧亲者逐渐过渡到接受现实并适应无死者的生活，悲痛症状的严重程度逐渐减轻。但10% ~ 20%的丧亲者表现慢性和严重的悲伤反应[7,8]。这些人往往显得"陷入"在悲伤中，丧亲后立即出现严重的悲伤，并持续存在。为了协助医务人员诊断慢性悲伤，研究人员全面制定了PGD的诊断标准，由一系列与丧亲相关的抑郁和焦虑症状不同的症状组成[7,8]。尽管PGD的表现可能与抑郁症或焦虑并存，区别它们的症状包括强烈的向往和渴望，痛苦的思想侵入，难以置信和无法接受现实，很难找到生活的意义和很难向前迈进无自己心爱的人的生活。这些症状与临床抑郁症不同，如情绪低落、精神运动迟缓、食欲不振或体重的变化[50]。PGD和创伤后应激障碍可能会共同发生，但PGD见于创伤性或者非创伤性的丧亲者。Barry在一项丧亲后严重抑郁症、创伤后应激障碍和PGD研究中[37]，发现丧亲后4个月和9个月时，PGD最常见，这些诊断间的重叠是轻度。Silverman等在另一个人群中进行的类似的研究发现，PGD最常见且并发症发生率最低[51]。PGD与负面心理和身体健康的结果有关，包括癌症、高血压、心脏事件、不良的卫生行为、住院治疗、忧郁症状、功能障碍、自杀意念的风险增加[52-54]。

丧亲护理专家建议，慢性悲伤以前称为复杂性悲伤及创伤性悲伤，在下一版的《精神疾病诊断与统计手册》（即DSM-V）中应作为一个独立的精神疾病[36]。建议的诊断标准见表59-1[8,50]。请注意，病程至少6个月才能诊断PGD。这个标准足以将因悲伤持续需要干预者和哪些悲伤能随着时间推移自然缓解者区分开来[8]。通常，延迟悲伤和慢性悲伤症状始于亲人亡故时，但也要满足6个月的时间标准。

丧亲护理专家们描述病理性悲伤反应已几十年。文献中已出现许多悲痛病理亚型，包括慢性悲伤，抑制性悲伤和延迟的悲伤[3,10]。尽管丧亲后的病理反应意见一致，但是否应将慢性悲伤作为一个独立的心理障碍存在争论，因为"正常"和不正常的悲伤反应无明显的界限。病理症状包括

框 59-1　慢性悲伤（PGD）建议诊断标准

A. **事件标准**：丧亲（失去亲人）

B. **分离痛苦**：丧亲者每日或严重向往死者（如渴望死者；期望但未能与死者汇合带来的躯体或精神痛苦）

C. **认知，情绪及行为症状**：丧亲者必需每日出现下列 5 个以上症状，或严重程度。

（1）生活中的角色混乱或自我意识减少（如感觉自己的一部分死亡了）

（2）难以接受亲人去世

（3）回避亲人去世的提示

（4）亲人去世后无法信任他人

（5）与死者相关的痛苦或愤怒

（6）无法继续生活（如：交新朋友，追求兴趣）

（7）自从亲人去世后麻木（缺少兴趣）

（8）自从亲人去世后感觉生活不充实、空洞、无意义

（9）对亲人去世感到震惊和茫然

D. **时间**：至少在亲人去世后持续 6 个月以上

E. **影响**：干扰并存在导致社会、工作及其他重要功能方面（如家庭责任）具有显著临床意义的各种紊乱

F. **与其他心理疾病关联**：存在不能很好通过主要抑郁症，一般焦虑症或创伤后应急障碍来解释的各种紊乱。

Proposed diagnostic criteria for PGD outlined by Prigerson HG, Horowitz MJ, Jacobs SC, et al.[8]

表 59-1　病理性悲痛结果危险因素分类

分类	描述
死亡环境	● 对亲人死亡缺乏准备 ● 早亡（如孩子死亡） ● 突然且没想到（如死于化疗期间的化脓性中性白细胞减少症） ● 创伤性（如令人震惊的恶液质和衰弱） ● 名声不好（如艾滋病、自杀）
个体弱点	● 精神病史（如临床抑郁症、分离性焦虑症） ● 儿童时期逆境（如虐待、忽视、控制型父母） ● 个性及处事方式（如严重担忧、自信心差） ● 依附方式（如不安全） ● 对去世者的累积经验
与死者的关系	● 过分依赖（如安全增强关系） ● 矛盾家庭及社会支持（如酗酒相关的愤怒及不安全、不忠、赌博）
家庭和社会支持	● 失常家庭（如凝聚力及交流差、冲突多） ● 孤独（如新移民、新搬迁） ● 疏远（如低社会支持感知）艾滋病，获得性免疫缺陷综合征

急性悲伤症状的程度加剧和时间延长。倡导将慢性悲伤作为一个独立精神障碍者认为，这样做将允许研究人员、医生，甚至保险公司来确定这些人，以开发和提供适当的干预措施[7,8,50]。反对者担心，PGD 会导致模糊丧亲的正常反应并过度治疗，并会抑制家庭成员的干预意愿[55]。

危险因素

大多数丧亲者，随着时间推移会适应失去癌症死亡者的生活，无需干预。当支持资源有限时，分流高危者至心理支持服务机构特别重要。工作人员应举行常规多学科死亡的审查，以确定有精神障碍风险的家庭成员[1]。表 59-1 列出常见的危险因素。存在一般精神疾病的高危因素者丧亲期间易诱发或复发。对 PGD 的病因研究表明早期破坏安全依恋的关键作用。凭经验确定的风险因素包括不安全依恋[56,57]；高度的婚姻依赖性和关系密切，强化的安全关系[57,58]；密切的亲属关系[57,59]；

儿童分离焦虑症[13]；童年逆境（如滥用、严重忽视、父母去世）[51] 和控制型父母[60]。PGD 也与非洲裔美国人对亲人死亡的准备不足[42,37] 和社会支持水平较低有关。虽然平静接受死亡可能会降低家属出现不良后果的风险[61]，但显然不是所有垂危的患者或家属成员将能够平静面对[35]。但医务人员能协助患者及其家属接受死亡，并提供支援或转诊高危心理障碍及慢性悲伤者。

特殊状况

猝死

当肿瘤患者并发感染、血栓或心脏事件时，1/4 的患者猝死[62]。猝死的认定往往是由于患者剩余的时间太短超出家属的期望。这些期望可能基于预后评估或最近多次死中复活。这些经验会使家属在患者因突发事件，如败血症、肺栓塞、心

脏事件或出血、死亡时缺乏准备。

虽然家属已从思想上接受了患者即将死亡，但仍未在心理上接受。心理接受会少惊恐而多支持[63]。接受能力越高的家属越可能从心理上做好准备，而不出现负面影响[37]。患者平静面对预先护理计划中对其死亡的预期，患者最后一周较好的精神和躯体状况，有助于提高丧亲家属的生活质量[35]。相反，那些觉得死亡突然或心理上未做好准备的家属出现慢性悲伤及抑郁的风险增大，尤其是当家属觉得死亡特别突然时[7,37]。医务人员应评估家属对患者临近死亡的认识，协助其理解任何令人费解的问题。

儿童时期的悲伤

一个孩子失去父亲、母亲或其他抚养人的悲伤反应与他／她的发育阶段有关[4,10]。儿童可能不理解死亡的不可逆性，直到他们具有抽象思维的能力，这通常发生在 8 ～ 10 岁儿童。活着的父亲或母亲及其家属通过与儿童公开讨论死亡协助悼念。医务人员指导家属鼓励儿童出席葬礼，促进儿童通过家庭活动表达情感，制作回忆书籍，延续孩子与死者的联系[4,10]。

孩子死亡

孩子因癌症去世是最严重的和最长期的丧亲感受类型之一[64]。常见于医治多年，且耗费大量心血之后。照顾孩子一直放在优先的位置，父母可能放弃其他有意义的关系和角色。剧烈的急性悲伤往往加深了他们的孤独感。父母可以通过团体支持与其他丧亲父母联络来获得慰藉。他们可能需要额外援助来应对，尽力避免死亡而产生的内疚。工作人员应尽可能寻找途径，表彰和纪念他们的孩子帮助家长摆脱困境。

丧子之痛的许多表现（如长期向往）在其他丧亲被看做是病理性的，而事实上却是失去孩子的典型体验[64]。研究人员发现，因癌症去世儿童的父母的高度焦虑和抑郁症持续 4 ～ 6 年[65]。有报道称，那些悲伤未解决，心理和身体健康状况较差的父母，就诊及因病告假者增多[66]。父母丧子之痛的表现高度个人化，许多因素可以影响它[67]。孩子去世前难以接受孩子有可能死亡及与他人情感联系弱的调节能力弱的高危父母在孩子去世后，会出现与他人联系困难，且难以重新自我定位和

确定生活的目的[67]。

医务人员在孩子去世前能够对父母丧子之痛的调节施加影响。家长往往认识到孩子即将死亡，而在孩子临终前竭尽护理。研究表明，报告护理质量最高的父母，临终护理阶段准备最充分。虽然医务人员可能不愿意讨论孩子的预后，因为它是痛苦和难以预料的，但是敏感、开放和清晰地解释有关孩子的生命如何结束可能非常有益[68]。孩子去世后，医务人员与家属谈话时应该用孩子的名字，并应尽可能回答有关父母丧子之痛过程的问题。医务人员应该认识到他们自己，往往对孩子的死亡有强烈的情绪反应，可以从表达自己的感情中得益。

干预

悲伤干预研究未能取得肯定的结论，这在很大程度上可能是由于研究方法学不一致所致。许多研究都缺乏适当的对照组、随机分配、持续治疗监测、标准化和盲法的结果评估，并有不明原因脱落。一些悲伤干预的系统评价和荟萃分析确定了可能会受益于心理治疗和心理辅导的人群[69-72]。表59-2 列出了这些研究的总结。心理社会治疗对悲伤干预影响小到中等，通常无效。研究人员一直在争论这些结果的意义。有些学者认为影响很小，因为大多数个人悲伤和相关症状随着时间的推移自然减轻[72,73]。也有学者对悲痛咨询持谨慎乐观态度[74]。尽管悲伤干预试验结果总体上差别较大，但这些研究发现对高危或调节能力差的个体干预均非常有效[72]。

工作人员支持

家属通常会在患者去世后，对与其联系的工作人员表示感谢，特别是在患者治疗期间建立密切关系者。可通过打电话，慰问卡或个人访问或出席葬礼表达慰问。工作人员也可以选择邀请家属出席为死者举行的周年纪念服务。

个体化的心理治疗

支持性辅导

支持是许多治疗方法的关键组成部分，侧重于支持的干预措施，创建一个表达情感的安全论

表 59-2 丧亲干预的系统回顾及荟萃分析

作者	入选研究数目	研究特点	作用大小	可能的结论
Currier, Neimeyer, and Berman[72]	61	随机及非随机研究，非干预对照组 参与者未选择研究状况，48 篇同行评审文章及 16 篇论文	0.16*	总体上，所有参与者（干预组及对照组）随时间推移均得到改善，临床干预及自身对照者效果更好，但随访时两组差别减少，性别和年龄及干预时间对疗效无影响
Currier, Holland, and Neimeyer[71]	13	儿童干预对照研究	0.14	干预的疗效缺乏支持，越早干预效果更强，针对悲痛效果更好
Allumbaugh and Hoyt[69]	35	对照和非对照研究	0.43	自我认定入选者效果更强，统计学意义差，干扰指标影响效果
Kato and Mann[70]	13	随机对照试验，治疗组和对照组入选相似，丧亲后干预	0.11	干预可能无效，对照组也有改善，干预强度可能需要增加，方法学问题多
Fortner and Neimeyer[84]†	23	随机对照试验	0.13	高危人群效果更好
Schut, Stroebe, vanden Bout, and Terheggen[85]	16	主要干预；7 次要干预；7 第三类干预‡	有组织协助治疗 悲痛 方法学正确	效果低至中等 表现为心理疾病／病理悲痛者效果最强，自参考者效果更好
Jordan and Neimeyer[73]	4	综述及荟萃分析	N/A	干预总体上效果差，多数丧亲者可能无需干预，需要开发新方法，需要改进研究方法

*随机研究治疗后疗效强度 $d = 0.16$，非随机研究（$n = 12$）治疗后疗效强度 $d = 0.51$。
两组疗效强度检验有统计学意义。

†源自 Neimeyer 描述 Fortner 及 Neimeyer 未出版资料[84]。

‡主要预防性干预应用于所有居丧者，次要预防性干预用于高危者，第三预防性干预用于复杂性悲痛或其他心理疾病者。

坛，以及缅怀死者的时间，这有助于悲痛的自然适应过程[19]。支持辅导员提供验证和鼓励，还通过讨论有关缺少死者的未来生活目标，促进适应和恢复。

心理动力学和人际交往心理治疗

心理动力学方法认为，童年的经历和内在的客体关系可以影响患者的无意识冲突及目前相关的悲伤反应。心理治疗通常需要很长时间。心理动力疗法证据有限但越来越多，大多数试验侧重于支持表达方法[75]。那些挣扎于受早期关系及冲突影响的未解决问题，包括那些与依附安全有关的问题的个人，可能会从心理动力方法中受益。

另一种基于心理动力学理论的治疗措施是人际心理治疗（inter personal psychotherapy，IPT），它是一种短期（12～16 周）方法，重点解决与维持症状有关的关系问题。它最初是用来治疗抑郁症，但已应用于治疗人群中各种疾病[76]。IPT 治疗师选择要解决的目标区域，其中可能包括争议的角色、角色转换、人际关系冲突或复杂悲伤。针对悬而未决的悲伤时，患者采用诸如建立沟通技巧的策略来发展关系。IPT 适用于存在当前人际关系的丧亲者。

认知行为疗法

认知行为疗法（cognitive-behavioral therapy，CBT）侧重于确定和调整不适应的思想和行为。CBT 方法涉及修改妨碍丧亲自然适应过程的不正常思维。行为策略包括接触回避的思想和情况以及参与针对恢复的愉快活动[28]。CBT 适用于那些陷于由认知扭曲导致的过度内疚和愤怒，如关系到死者或与亲人死亡有关的情景。CBT 对那些回避回忆死者，或回避功能活动的丧亲者也有益。研究表明：对于严重抑郁的丧亲者，CBT 比 IPT 更有效[76]。

集体心理治疗

丧亲集体允许有类似体验者相互支持。成员间可相互提供验证，而减少可能发生在丧亲期间的孤独感。集体治疗还便于情感表达和处理，并分享有效的应对策略。Piper 等[77-79] 在有关复杂悲伤的短期集体心理治疗研究中发现，获得更多社会支持后，既往关系融洽者更加外向、开放，自醒者更加可能从集体心理治疗中获益。

家庭治疗

整个癌症治疗和姑息治疗过程中使用以家庭为中心的做法，以便医务人员能确定那些可能在患者死后出现不良心理后果的家属。Kissane 等[1,26] 开发了一种以家庭为重点的悲伤治疗方法（family-focused grief therapy，FFGT），6 ~ 10 个疗程的预防性干预便于连贯护理。患者接受姑息治疗期间，甄别那些冲突性高、低凝聚力和（或）缺乏交流的家属。此时即针对不正常的家属及表现温和挑战能力的"中间"家属开始治疗，并持续到丧亲之后。患者生存期间启动治疗，有助于医生了解疾病对家属的影响，以及它会如何影响患者去世后的调节。FFGT 的目标是促进相互支持和分担悲伤。一个 FFGT 随机对照试验（randomized controlled trial，RCT）发现患者去世 13 个月后家属的痛苦显著减少[26,80]。一个在美国纪念斯隆 - 凯瑟琳癌症中心和其他地方机构正在进行有关高风险家庭的随机对照试验比较了 6 个与 10 个 FFGT 的差异。肿瘤科常规筛查家属并采用 FFGT 等措施干预，更多不正常的家属被确认，病态悲伤的结果可能会被阻止。

互联网干预

基于互联网的心理健康干预提供了一个有前途的、促进心理健康和克服访问障碍的载体，为缺医少药人群提供心理健康信息、居家自助的治疗措施[81]。透过匿名计算机有助于自我暴露[82]，还能为那些因过度悲伤难以回到死者就医机构家属提供急需的援助。互联网提供更直接的干预方法（如 CBT）可能有助于减少精神疾病的症状，如 PGD、抑郁症和 PTSD 等[81]。

联合心理药物方法

丧亲相关的精神障碍可通过适当联合标准的心理药物和心理治疗方法处理[2,10]。丧亲急性期抗焦虑药和安眠药可能会特别有用。选择性 5-HT 和去甲肾上腺素再摄取抑制剂，可用于缓解抑郁症状。

持续悲伤的治疗

传统丧亲相关抑郁症的治疗方法（如 IP、抗抑郁药）可能对 PGD 的症状无效[7,50]。已经制订出针对 PGD 的特定治疗措施。Shear 等[27] 开发了一种复杂性悲伤治疗方法（Complicated Grief Treatment，CGT），这是一个 16 个疗程的治疗，融入有关丧亲双重处理模式的心理教育，采用有关应对 CBT 的方法，如暴露回避死者的想法，复述死者的故事，与死者想象中交谈，设计帮助恢复生活的个人目标。一项比较 CGT 与 IPT 的随机对照研究发现，较大比例的患者对 CBT 有效（51%），远高于 IPT 组（28%），接受 CGT 的反应时间更迅速。

Boelen 等[83] 比较了 12 个疗程 CBT 干预与支持性辅导治疗 PGD 的差异。结果发现，CBT 比对照组能更有效地缓解 PGD 和其他精神症状。当暴露始于认知重建技术之前时，暴露比认知重建技术更有益，但这些技术的顺序被颠倒时，结果也相反。

结论

丧亲之痛的几个理论模型已经提出，每个模型对因癌症死亡失去心爱人的悲痛经验提供一个独特的视角。这些模型并不是相互排斥，可以集成一个生物 - 心理 - 社会框架为所观察到的反应提供全面理解，制订有效的干预措施。考虑到悲痛的理论观点和规则的差异，临床实践和研究之间存在显著差异并不足奇[2]。这些差异已经阻碍悲伤干预研究，招募和设计方法严谨的治疗挑战自愿丧亲人群的研究。尽管存在这些问题，医务人员应努力为丧亲者提供支持，或转诊使他们获得全面支持。

丧亲护理中争议的问题，包括区分正常悲痛与病理悲痛如 PGD 是否恰当。正在努力在 DSM-V 中将 PGD 设立为一种心理障碍。悲痛的心理治疗应针对那些高危，并可能会受益最多的丧亲者。过去的悲伤干预临床试验中观察到疗效低可能与入组了调节能力好的丧亲者有关，这些人的悲痛随着时间的推移自然消退[72,85]。通过研究坚强的丧亲者，我们可以学到更多有助于适应的支持和干预措施[10,46]。

从临终至丧亲期间持续护理的重要性在姑息治疗中越来越受到重视。肿瘤科医务人员在这方面有独特的优势，但在肿瘤治疗科建立支持这些努力的设施仍然存在着巨大需求。丧亲护理始于患者死亡前，通过筛选危险因素确定需要持续接受支持的家属，通过采取基于证据的干预措施，减少那些有迫切需要家属的痛苦。

参考文献

1. Kissane DW, Bloch S. *Family focused grief therapy: a model of family-centered care during palliative care and bereavement.* Buckingham: Open University Press; 2002.
2. Genevro J, Marshall T, Miller T. Report on bereavement and grief research. *Death Stud.* 2004;28:491–575.
3. Parkes C. *Bereavement studies of grief in adult life.* 3rd ed. Madison, CT: International Universities Press; 1998.
4. Raphael B. *The anatomy of bereavement.* London: Hutchinson; 1983.
5. Klass D, Walter T. Processes of grieving: how bonds are continued. In: Stroebe MS, Hansson RO, et al., eds. *Handbook of bereavement research: consequences, coping, and care.* Washington, DC: American Psychological Association; 2001:431–448.
6. Jacobs S. *Pathologic grief: maladaptation to loss.* Washington, DC: American Psychiatric Press; 1993.
7. Prigerson HG, Vanderwerker LC, Maciejewski PK. A case for inclusion of prolonged grief disorder in DSM-V. In: Stroebe M, Hansson R, et al., eds. *Handbook of bereavement research and practice: advances in theory and intervention.* Washington, DC: American Psychological Association; 2008:165–186.
8. Prigerson HG, Horowitz MJ, Jacobs SC, et al. Prolonged grief disorder: psychometric validation of criteria proposed for DSM-V and ICD-11. *PLoS Med.* 2009;6:e100–e121.
9. Doka K. Disenfranchised grief. In: Doka K, ed. *Disenfranchised grief: recognizing hidden sorrow.* Lexington, MA: Lexington Books; 1989:3–11.
10. Stroebe M, Hansson R, Stroebe W, et al., eds. *Handbook of bereavement research: consequences, coping, and care.* Washington, DC: American Psychological Association; 2001.
11. Bowlby J. The making and breaking of affectional bonds I & II. *Br J Psychiatry.* 1977;130:201–210 421–431.
12. Ainsworth M, Blehar M, Waters E, et al. *Patterns of attachment: a psychological study of the strange situation.* Hillsdale, NJ: Erlbaum; 1978.
13. Vanderwerker LC, Jacobs SC, Parkes CM, et al. An exploration of associations between separation anxiety in childhood and complicated grief in later life. *J Nerv Mental Dis.* 2006;194:121–123.
14. Field NP, Gao B, Paderna L. Continuing bonds in bereavement: an attachment theory based perspective. *Death Stud.* 2005;29:277–299.
15. Freud S. *Mourning and melancholia.* vol 14. London: Hogarth; 1917.
16. Field NP, Sturgeon SE, Puryear R, et al. Object relations as a predictor of adjustment in conjugal bereavement. *Dev Psychopathol.* 2001;13:399–412.
17. Shapiro ER. Grief in interpersonal perspective: theories and their implications. In: Stroebe M, Hansson R, et al., eds. *Handbook of bereavement*

18. Horowitz MJ. A model of mourning: change in schemas of self and other. *J Am Psychoanal Assoc.* 1990;38:297–324.
19. Worden JW. *Grief counseling and grief therapy: a handbook for the mental health practitioner.* 4th ed. New York: Springer Publishers; 2008.
20. Janoff-Bulman R. *Shattered assumptions: towards a new psychology of trauma.* New York: Free Press; 1992.
21. Neimeyer R. *Meaning reconstruction and the experience of loss.* Washington, DC: American Psychological Association; 2001.
22. Stroebe MS, Folkman S, Hansson RO, et al. The prediction of bereavement outcome: development of an integrative risk factor framework. *Soc Sci Med.* 2006;63:2440–2451.
23. Bonanno GA, Kaltman S. Toward an integrative perspective on bereavement. *Psychol Bull.* 1999;125:760–776.
24. Rosenblatt PC. A social constructionist perspective on cultural differences in grief. In: Stroebe MS, Hansson RO, et al., eds. *Handbook of bereavement research: consequences, coping, and care.* Washington, DC: American Psychological Association; 2001:298–300.
25. Walsh F, McGoldrick M. Loss and the family: a systemic perspective. In: Walsh F, McGoldrick M, eds. *Living beyond loss: death in the family.* New York: Norton; 1991:1–29.
26. Kissane D, Bloch S, McKenzie M, et al. Family focused grief therapy: a randomized controlled trial in palliative care and bereavement. *Am J Psychiatry.* 2006;163:1208–1218.
27. Shear K, Frank E, Houck PR, et al. Treatment of complicated grief: a randomized controlled trial. *JAMA.* 2005;293:2601–2608.
28. Boelen PA, van den Hout MA, van den Bout J. A cognitive-behavioral conceptualization of complicated grief. *Clin Psychol Sci Pract.* 2006;13:109–128.
29. Stroebe M, Schut H. The dual process model of coping with bereavement: rationale and description. *Death Stud.* 1999;23:197–224.
30. Stroebe M, Stroebe W, Schut H, et al. Does disclosure of emotions facilitate recovery from bereavement? Evidence from two prospective studies. *J Consult Clin Psychol.* 2002;70:169–178.
31. Freed PJ, Mann JJ. Sadness and loss: toward a neurobiopsychosocial model. *Am J Psychiatry.* 2007;164:28–34.
32. O'Connor MF, Gundel H, McRae K, et al. Baseline vagal tone predicts BOLD response during elicitation of grief. *Neuropsychopharmacology.* 2007;32:2184–2189.
33. Pollock SE, Sands D. Adaptation to suffering: meaning and implications for nursing. *Clin Nurs Res.* 1997;6:171–185.

34. Thompson GN, Chochinov HM, Wilson KG, et al. Prognostic acceptance and the well-being of patients receiving palliative care for cancer. *J Clin Oncol.* 2009;27:5757–5762.
35. Ray A, Block SD, Friedlander RJ, et al. Peaceful awareness in patients with advanced cancer. *J Palliat Med.* 2006;9:1359–1368.
36. Levy LH. Anticipatory grief: its measurement and proposed reconceptualization. *Hosp J.* 1991;7:1–28.
37. Barry LC, Kasl SV, Prigerson HG. Psychiatric disorders among bereaved persons: the role of perceived circumstances of death and preparedness for death. *Am J Geriatr Psychiatry.* 2002;10:447–457.
38. Chochinov HM, Hassard T, McClement S, et al. The landscape of distress in the terminally ill. *J Pain Symptom Manage.* 2009;38:641–649.
39. Bedell SE, Cadenhead K, Graboys TB. The doctor's letter of condolence. *N Engl J Med.* 2001;344:1162–1164.
40. Lindemann E. Symptomatology and management of acute grief. *Am J Psychiatry.* 1944;101:141–148.
41. Prigerson HG, Maciejewski PK. Grief and acceptance as opposite sides of the same coin: setting a research agenda to study peaceful acceptance of loss. *Br J Psychiatry.* 2008;193:435–437.
42. Goldsmith B, Morrison R, Vanderwerker L, et al. Elevated rates of prolonged grief disorder in African Americans. *Death Stud.* 2008;32:352–365.
43. Kübler-Ross E. *On death and dying.* New York: Macmillan; 1969.
44. Bowlby J. Processes of mourning. *Int J Psychoanal.* 1961;42:317–340.
45. Maciejewski PK, Zhang B, Block SD, et al. An empirical examination of the stage theory of grief. *JAMA.* 2007;297:716–723.
46. Bonanno GA. Loss, trauma, and human resilience: have we underestimated the human capacity to thrive after extremely aversive events? *Am Psychol.* 2004;59:20–28.
47. Zisook S, Shuchter SR. Depression through the first year after the death of a spouse. *Am J Psychiatry.* 1991;148:1346–1352.
48. Kendler KS, Myers J, Zisook S. Does bereavement-related major depression differ from major depression associated with other stressful life events? *Am J Psychiatry.* 2008;165:1449–1455.
49. American Psychiatric Association. *Diagnostic and statistical manual of mental disorders.* 4th ed. Washington, DC: American Psychiatric Association; 2000 text revision (DSM-IV-TR).
50. Lichtenthal WG, Cruess DG, Prigerson HG. A case for establishing complicated grief as a distinct mental disorder in DSM-V. *Clin Psychol Rev.* 2004;24:637–662.
51. Silverman GK, Johnson JG, Prigerson HG. Preliminary explorations of the effects of prior trauma and loss on risk for psychiatric disorders in recently widowed people. *Israel J Psychiatry Rel*

Sci. 2001;38:202–215.

52. Latham AE, Prigerson HG. Suicidality and bereavement: complicated grief as psychiatric disorder presenting greatest risk for suicidality. *Suicide Life Threat Behav.* 2004;34:350–362.

53. Prigerson HG, Bierhals AJ, Kasl SV, et al. Traumatic grief as a risk factor for mental and physical morbidity. *Am J Psychiatry.* 1997;154:616–623.

54. Ott CH. The impact of complicated grief on mental and physical health at various points in the bereavement process. *Death Stud.* 2003;27:249–272.

55. Stroebe M, Schut H, Finkenauer C. The traumatization of grief? A conceptual framework for understanding the trauma-bereavement interface. *Israel J Psychiatry Rel Sci.* 2001;38:185–201.

56. Wijngaards-de Meij L, Stroebe M, Schut H, et al. Patterns of attachment and parents' adjustment to the death of their child. *Person Soc Psychol Bull.* 2007;33:537–548.

57. van Doorn C, Kasl SV, Beery LC, et al. The influence of marital quality and attachment styles on traumatic grief and depressive symptoms. *J Nerv Mental Dis.* 1998;186:566–573.

58. Carr D, House JS, Kessler RC, et al. Marital quality and psychological adjustment to widowhood among older adults: a longitudinal analysis. *J Gerontol B Psychol Sci Soc Sci.* 2000;55:S197–S207.

59. Cleiren M, Diekstra RFW, Kerkhof AJ, et al. Mode of death and kinship in bereavement: focusing on "who" rather than "how.". *Crisis.* 1994;15:22–36.

60. Johnson JG, Zhang B, Greer JA, et al. Parental control, partner dependency, and complicated grief among widowed adults in the community. *J Nerv Mental Dis.* 2007;195:26–30.

61. Vanderwerker LC, Prigerson HG. Social support and technological connectedness as protective factors in bereavement. *J Loss Trauma.* 2004;9:45–57.

62. Costantini-Ferrando MF, Foley KM, Rapkin BD. Communicating with patients about advanced cancer. *JAMA.* 1998;280:1403.

63. Mack JW, Nilsson M, Balboni T, et al. Peace, Equanimity, and Acceptance in the Cancer Experience (PEACE): validation of a scale to assess acceptance and struggle with terminal illness.

Cancer. 2008;112:2509–2517.

64. Rando TA. *Parental loss of a child.* Champaign, IL: Research Press Co; 1986.

65. Kreicbergs U, Valdimarsdottir U, Onelov E, et al. Anxiety and depression in parents 4–9 years after the loss of a child owing to a malignancy: a population-based follow-up. *Psychol Med.* 2004;34:1431–1441.

66. Lannen PK, Wolfe J, Prigerson HG, et al. Unresolved grief in a national sample of bereaved parents: impaired mental and physical health 4 to 9 years later. *J Clin Oncol.* 2008;26:5870–5876.

67. Barrera M, O'Connor K, D'Agostino NM, et al. Early parental adjustment and bereavement after childhood cancer death. *Death Stud.* 2009;33:497–520.

68. Mack JW, Hilden JM, Watterson J, et al. Parent and physician perspectives on quality of care at the end of life in children with cancer. *J Clin Oncol.* 2005;23:9155–9161.

69. Allumbaugh D, Hoyt W. Effectiveness of grief therapy: a meta-analysis. *J Couns Psychol.* 1999;46:370–380.

70. Kato PM, Mann T. A synthesis of psychological interventions for the bereaved. *Clin Psychol Rev.* 1999;19:275–296.

71. Currier JM, Holland JM, Neimeyer RA. The effectiveness of bereavement interventions with children: a meta-analytic review of controlled outcome research. *J Clin Child Adolesc Psychol.* 2007;36:253–259.

72. Currier JM, Neimeyer RA, Berman JS. The effectiveness of psychotherapeutic interventions for the bereaved: a comprehensive quantitative review. *Psychol Bull.* 2008;134:648–661.

73. Jordan JR, Neimeyer RA. Does grief counseling work? *Death Stud.* 2003;27:765–786.

74. Larson DG, Hoyt WT. What has become of grief counseling? An evaluation of the empirical foundations of the new pessimism. *Prof Psychol Res Pract.* 2007;38:347–355.

75. Crits-Christoph P, Connolly MB. Empirical basis of supportive-expressive psychodynamic psychotherapy. In: Bornstein RF, Masling JM, eds. *Empirical studies of the therapeutic hour.* Washington, DC: American Psychological

Association; 1998:109–151.

76. Luty SE, Carter JD, McKenzie JM, et al. Randomised controlled trial of interpersonal psychotherapy and cognitive-behavioural therapy for depression. *Br J Psychiatry.* 2007;190:496–502.

77. Piper WE, Ogrodniczuk JS, Joyce AS, et al. Group composition and group therapy for complicated grief. *J Consult Clin Psychol.* 2007;75:116–125.

78. Ogrodniczuk JS, Piper WE, Joyce AS, et al. Social support as a predictor of response to group therapy for complicated grief. *Psychiatry.* 2002;65:346–357.

79. Ogrodniczuk JS, Piper WE, Joyce AS, et al. NEO-five factor personality traits as predictors of response to two forms of group psychotherapy. *Int J Group Psychother.* 2003;53:417–442.

80. Kissane D, Lichtenthal WG, Zaider T. Family care before and after bereavement. *Omega (Westport).* 2007;56:21–32.

81. Lange A, Schrieken B, van de Ven J-P, et al. Interapy": the effects of a short protocolled treatment of posttraumatic stress and pathological grief through the Internet. *Behav Cogn Psychother.* 2000;28:175–192.

82. Joinson AN. Self-esteem, interpersonal risk, and preference for e-mail to face-to-face communication. *CyberPsycholog Behav.* 2004;7:472–478.

83. Boelen PA, de Keijser J, van den Hout MA, et al. Treatment of complicated grief: a comparison between cognitive-behavioral therapy and supportive counseling. *J Consult Clin Psychol.* 2007;75:277–284.

84. Fortner B, Neimeyer RA. *The effectiveness of grief counseling and therapy: a quantitative review.* San Antonio, TX: Annual Meeting of the Association for Death Education and Counseling, 1999.

85. Schut H, Stroebe M, van den Bout J, et al. The efficacy of bereavement interventions: determining who benefits. In: Stroebe M, Hansson R, et al., eds. *Handbook of bereavement research: consequences, coping, and care.* Washington, DC: American Psychological Association; 2001:705–738.

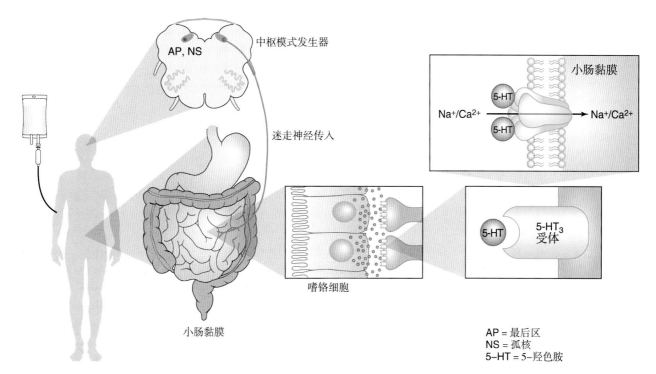

彩图 3-1 化疗引起的急性恶心呕吐的病理生理机制。

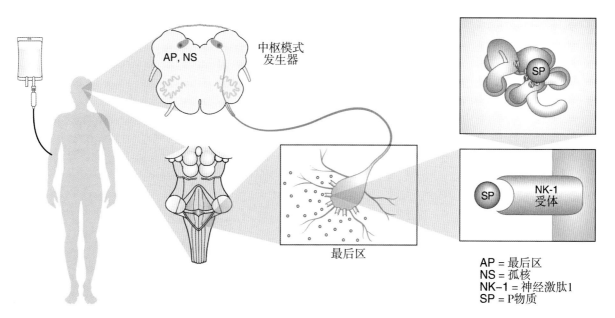

彩图 3-2 化疗引起的延迟性恶心呕吐病理生理机制。

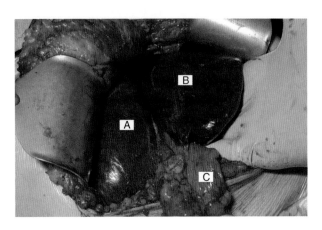

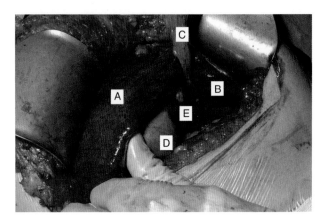

彩图 7-1 **A**，肝右叶；**B**，肝左叶；**C**，肝圆韧带。

彩图 7-2 **D**，胆囊；**E**，应用奥沙利铂化疗后坏死的结直肠癌肝转移瘤。

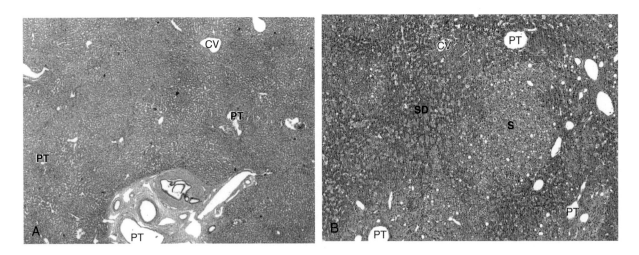

彩图 7-3 **A**，正常肝组织，图中可见门静脉（PT），中央静脉（CV）；未见明显的脂肪变性或纤维化的肝窦扩张。**B**，XELOX 方案（卡培他滨联合奥沙利铂）化疗后的肝组织；肝窦扩张（SD）的区域可见共存的脂肪变性（S）病灶。

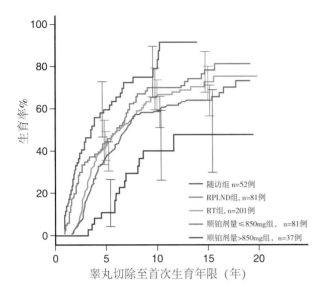

彩图 10-2 睾丸癌生存者不同治疗后的实际自然受孕率（$P < 0.001$，双侧 log-rank 检验）：RPLND，腹膜后淋巴结清扫；RT，放疗。竖线表示 95% 置信区间。（Redrawn from Brydoy M, Fossa SD, Klepp O, Bremnes RM, Wist EA, Wentzel-Larsen T, et al. Paternity following treatment for testicular cancer. J Natl Cancer Inst 2005;97:1580-1588.）

彩图 11-1 正在接受治疗的鳞状细胞癌患者舌外侧的口腔黏膜炎。该患者接受高剂量的头颈部放射治疗并联合化疗。（Photo courtesy of Ms. Linda Choquette，RDH，MSHS，CCRP.）

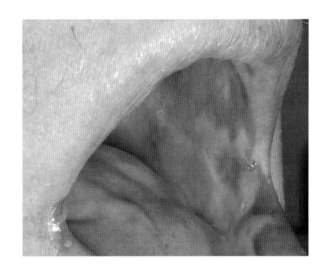

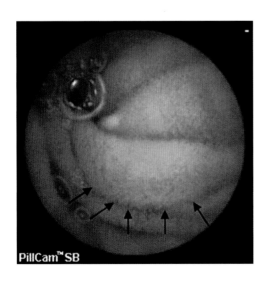

彩图 11-2 胶囊内镜检查：正常空肠黏膜。黑色的箭头标识正常绒毛。（From Triantafyllou K，Dervenoulas J，Tsirigotis P，LadasSD. The nature of smallintestinal mucositis: a video-capsule endoscopy study. SupportCare Cancer 2008；16:1173–1178.）

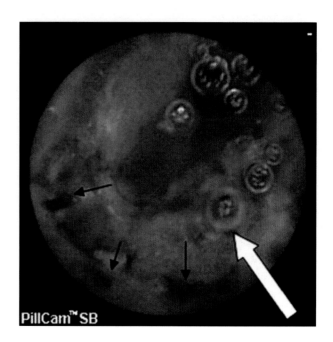

彩图 11-3 胶囊内镜检查：溃疡和出血。黑色箭头标识出血部位。白色箭头标识融合溃疡。（From Triantafyllou K，Dervenoulas J，Tsirigotis P，LadasSD. The nature of smallintestinal mucositis: a video-capsule endoscopy study. SupportCare Cancer 2008；16:1173–1178.）

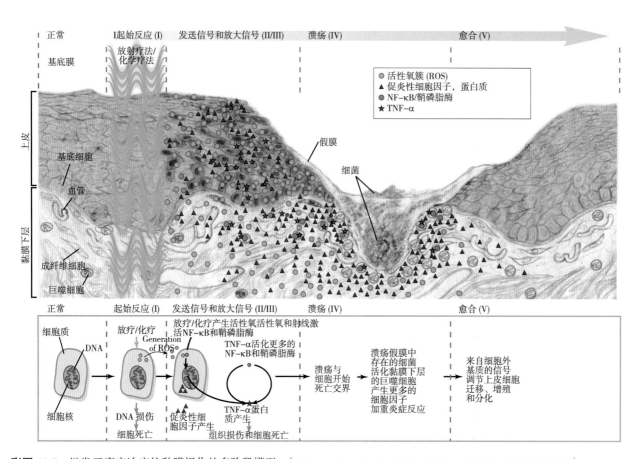

彩图 11-7 继发于癌症治疗的黏膜损伤的多阶段模型。（Redrawn from Sonis ST. Oral Oncol 2009；45:1015–1020.）

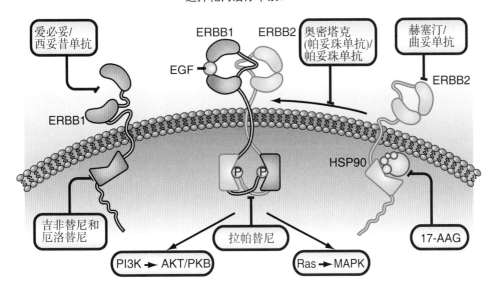

网络的坚固性与脆弱性:
选择靶向治疗干预?

彩图 11-8 网络的坚固性和脆弱性：选择靶向治疗干预？（Redrawn from CitriA，Yarden Y. EGF-ERBB signalling:towards the systems level. Nat RevMol Cell Biol 2006；7:505-16.）

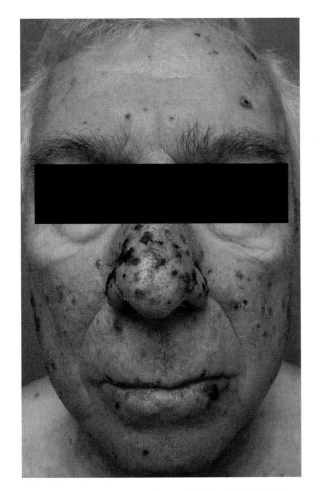

彩图 12-1 EGFR 抑制剂引起的丘疹脓包或痤疮样皮疹。

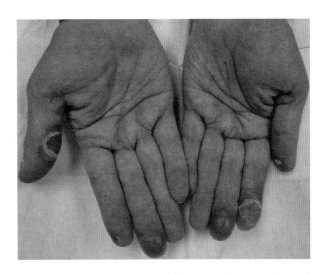

彩图 12-2 多种激酶抑制剂（索拉非尼和舒尼替尼）导致的手足皮肤反应。

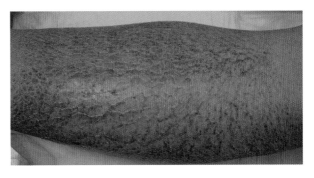

彩图 12-3 EGFR 抑制剂在手臂引起的干燥病。

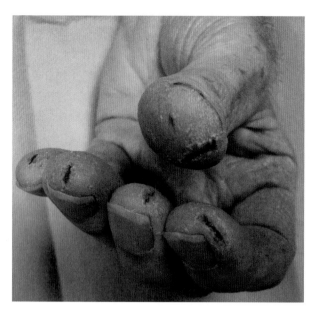

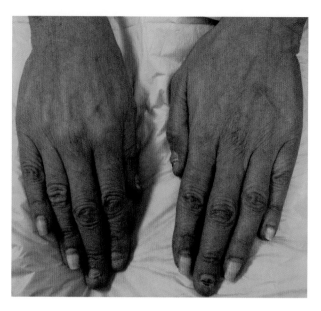

彩图 12-4 EGFR 抑制剂在手臂引起的干燥病，在指尖的裂纹。

彩图 12-5 紫杉醇引起的继发性甲脱离（紫杉醇和多西紫杉醇）。

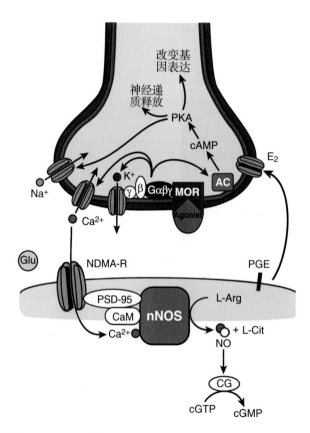

彩图 13-1 突触伤害性受体和递质。

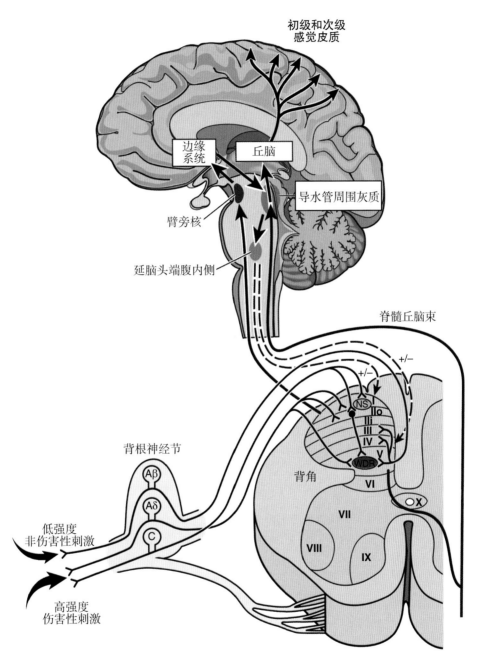

初级和次级
感觉皮质

边缘
系统

丘脑

导水管周围灰质

臂旁核

延脑头端腹内侧

脊髓丘脑束

+/−

+/−

NS

IIo

IIi

III

IV

V

WDR

VI

X

VII

VIII

IX

背角

背根神经节

Aβ

Aδ

C

低强度
非伤害性刺激

高强度
伤害性刺激

彩图 13-2 躯体痛传导通路。

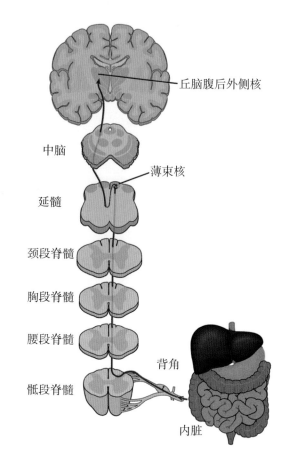

丘脑腹后外侧核

中脑

薄束核

延髓

颈段脊髓

胸段脊髓

腰段脊髓

背角

骶段脊髓

内脏

彩图 13-3 内脏痛途径。

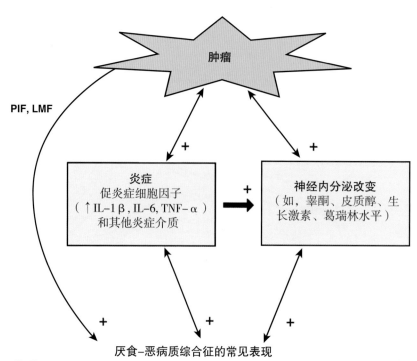

肿瘤

PIF, LMF

炎症
促炎症细胞因子
（↑IL-1β, IL-6, TNF-α）
和其他炎症介质

+

神经内分泌改变
（如，睾酮、皮质醇、生
长激素、葛瑞林水平）

+

+

+

+

+

厌食-恶病质综合征的常见表现

彩图 15-1 癌症厌食症和恶病
质的发病机制理论模式图。IL,
白介素；LMF, 脂肪动员因子；
PIF, 蛋白分解诱导因子；TNF,
肿瘤坏死因子。

脂肪消耗
↑脂肪分解

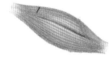

肌肉消耗
↑蛋白质分解
↓蛋白质合成

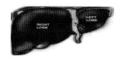

肝
↑急性期蛋
白质反应

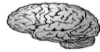

恶心反应
↑食欲
疲劳，抑制

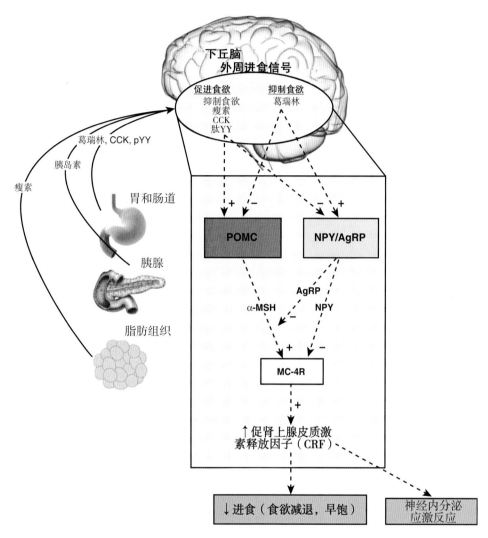

彩图 15-2 下丘脑对食欲调节机制的理论模式图 AgRP，刺鼠类肽；CCK，胆囊收缩素；MC-4R，黑皮质素（MC）受体 4；α–MSHα- 黑色素细胞刺激素；NPY，神经肽 Y；POMC，人阿黑皮素原。(+)，表示激活；(–)，表示抑制。

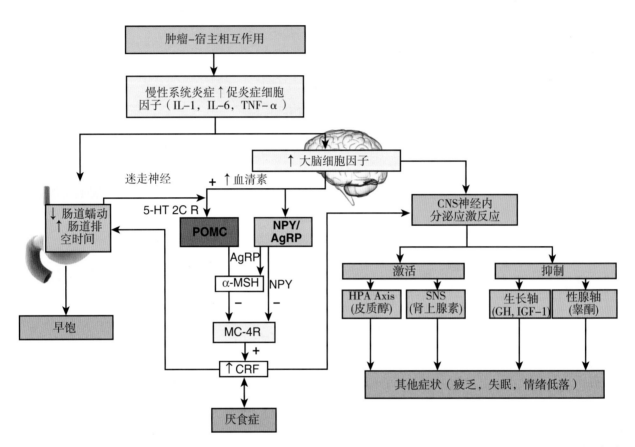

彩图 15-3 晚期癌症患者中免疫、神经、内分泌系统相互作用对食欲和常见症状调控的假说模式图。AgRP，刺鼠类肽；CRF，促肾上腺皮质激素释放因子；GH，生长激素；HPA，下丘脑 - 垂体 - 肾上腺轴；IGF-1 类胰岛素样生长因子；IL，白介素；MC-4R，黑皮质素受体 4；MSH，黑色素细胞刺激素；NPY，神经肽 Y；POMC，人阿黑皮素原；SNS，交感神经症状；TNF，肿瘤坏死因子。

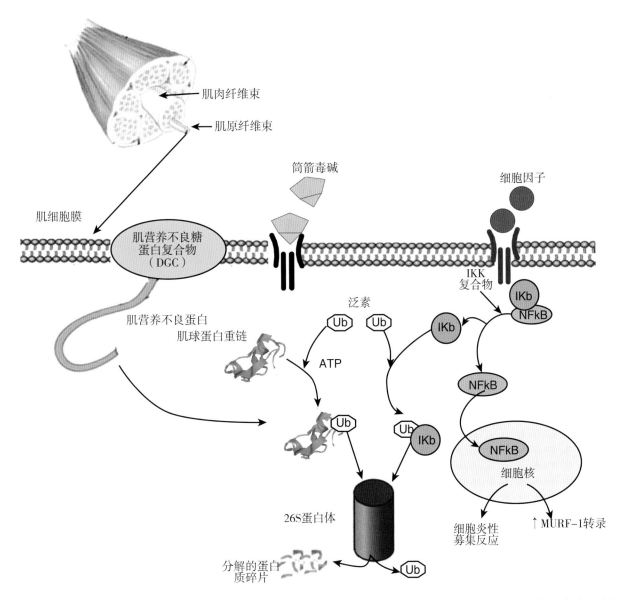

肌肉纤维束

肌原纤维束

筒箭毒碱

细胞因子

肌细胞膜

肌营养不良糖
蛋白复合物
（DGC）

IKK
复合物

IKb

NFkB

泛素

Ub

IKb

肌营养不良蛋白
肌球蛋白重链

Ub

ATP

NFkB

Ub

Ub

Ub

IKb

NFkB

细胞核

26S蛋白体

分解的蛋白
质碎片

Ub

细胞炎性
募集反应

↑MURF-1转录

彩图 15-4 肌肉萎缩的信号传导机制。推荐的癌症 - 厌食症 - 恶病质的评估和管理方法。ATP，5′- 腺苷三磷酸二钠盐；IKK，IκB 激酶；MURF-1，肌肉环指蛋白 -1；NF-κB，细胞核因子（NF）-κB。

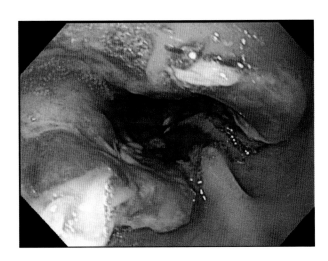

彩图 17-1 发生于食管末端的典型腺癌。

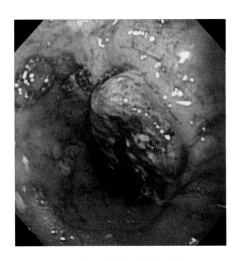

彩图 17-2 肺癌直接侵犯食管的内镜图像。

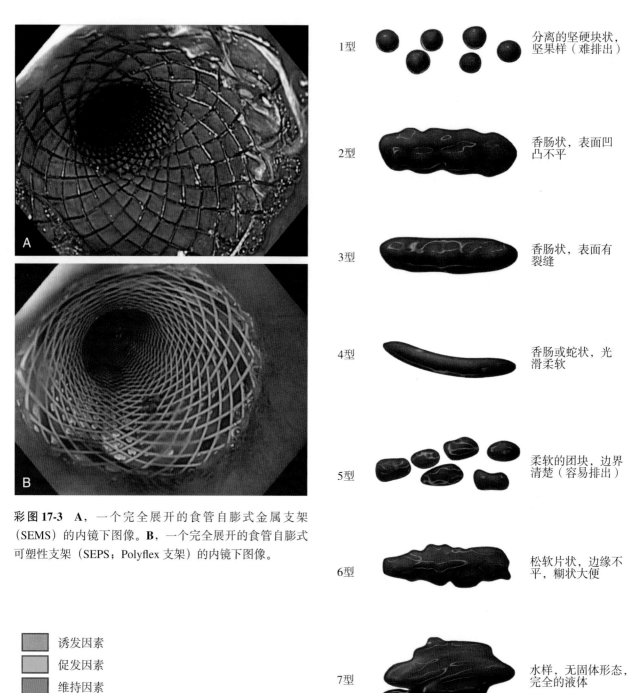

彩图 17-3 **A**，一个完全展开的食管自膨式金属支架（SEMS）的内镜下图像。**B**，一个完全展开的食管自膨式可塑性支架（SEPS；Polyflex 支架）的内镜下图像。

1型　分离的坚硬块状，坚果样（难排出）

2型　香肠状，表面凹凸不平

3型　香肠状，表面有裂缝

4型　香肠或蛇状，光滑柔软

5型　柔软的团块，边界清楚（容易排出）

6型　松软片状，边缘不平，糊状大便

7型　水样，无固体形态，完全的液体

彩图 18-1　Bristol 大便形状衡量图（根据 LewisSJ, Heaton KW 大便形状衡量图重新绘制，可用于评估肠道传送时间。Scand J Gastroenterol 1997;32:920–924.）

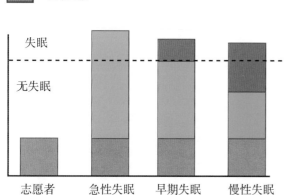

诱发因素
促发因素
维持因素

失眠
无失眠

志愿者　急性失眠　早期失眠　慢性失眠

彩图 19-1　失眠三因素模型图。（Adapted and reproduced with the kind permission of Springer Science and Business Media）

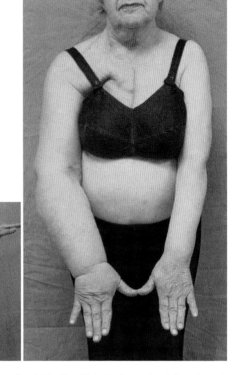

彩图 21-1 继发性上肢末端淋巴水肿。一例 82 岁患乳腺癌妇女，乳房切除术＋淋巴结切除并行放疗，2 年后出现右上肢淋巴水肿，右肩完全不能活动。

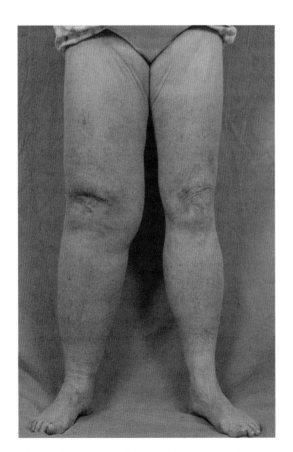

彩图 21-2 继发性下肢末端淋巴水肿。一例 56 岁患卵巢癌患者，行子宫切除术＋双侧卵巢切除术＋淋巴结切除术后 14 年后出现下肢淋巴水肿。该患者因感染住院大约 50 次，并且一直预防性使用青霉素。

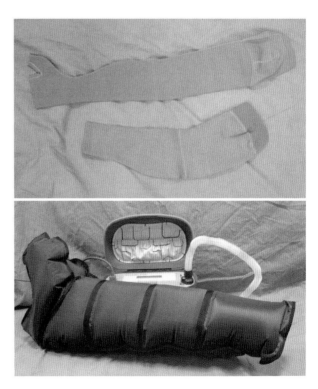

彩图 21-4 淋巴水肿的一线治疗。顶部是特制的静态压缩服装。底部是气动加压装置。

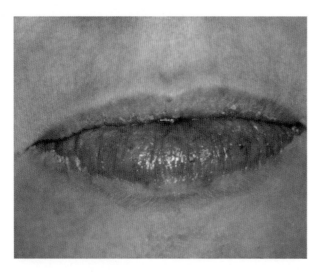

彩图 23-1 口唇皲裂。

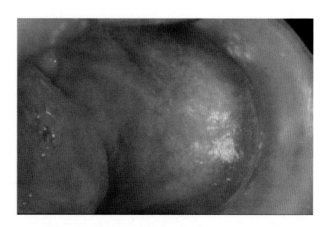

彩图 23-2 干燥苍白的口腔颊黏膜。

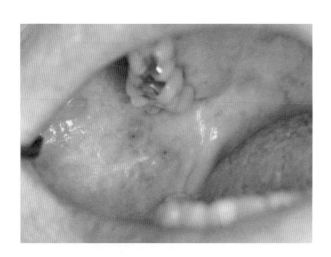

彩图 23-3 说话和进食时，由干燥引起的机械性刺激及创伤所致的颊黏膜高度角化和瘀斑。

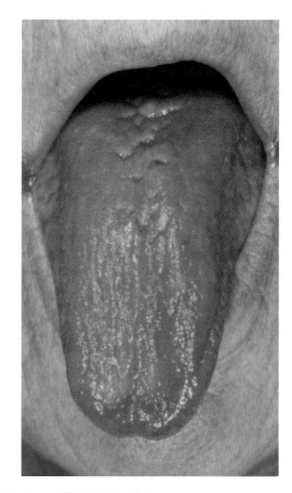

彩图 23-4 干燥的舌背及口角炎。

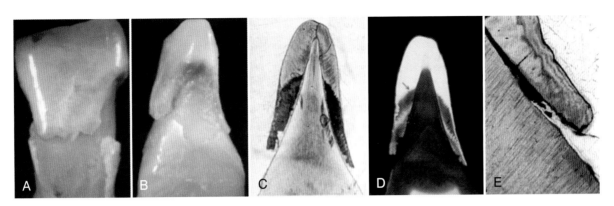

彩图 23-5　头颈部癌放疗后1年，内下颌切牙。**A** 和 **B**，牙前庭面及远端面的大体观。**C**，未染色部分显示了牙本质和残存牙釉质之间的缝隙。**D**，X线显微摄影显示牙本质核的去矿化和残存牙釉质。箭头所示的牙釉质病变最明显处表明去矿化始于缝隙处。**E**，革兰氏染色显示牙本质和牙釉质缝隙之间的聚集细菌。（Modified after Jensen SB, Dynesen AW.Histopathologic studies on teeth from irradiated patients[in Danish]Danish Dent J1998，102:408-414）。

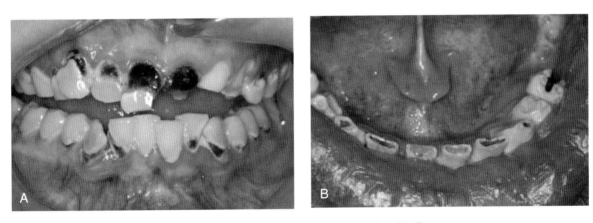

彩图 23-6　唾液过少相关性龋齿。**A**，牙颈严重破坏可引起牙冠离断。**B**，累及牙切缘。

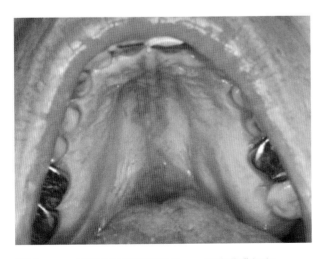

彩图 23-7　口腔念珠菌病表现之一：口腔黏膜红斑。

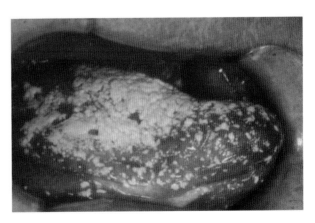

彩图 23-8　口腔念珠菌病表现之一：舌面白色凝乳状黏膜病变。

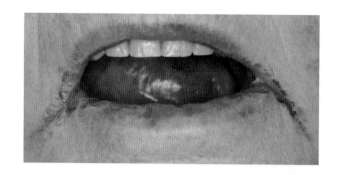

彩图 23-9　口角炎。

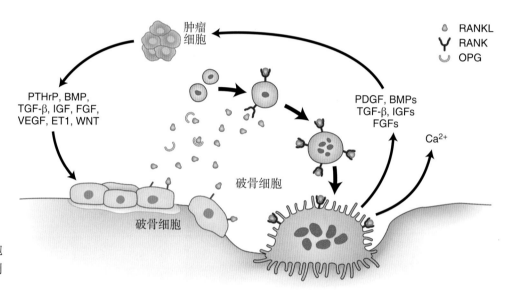

彩图 24-1　转移瘤细胞造成骨质破坏的作用机制（所谓"恶性循环"）。

彩图 24-2　激活过程特有的分子机制：抑制破骨细胞。（Adapted from Rogers MJ, Gordon S, Benford HL et al. Cellular and molecular mechanisms of action of bisphosphonates. Cancer. 2000;88[12 Suppl]:2961–2978.）

不含氮双膦酸盐

进入细胞内ATP类似物

含氮双膦酸盐

抑制异戊二烯化和GTP结合蛋白功能需要破骨细胞形成，发挥功效并存活

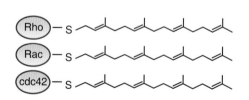

氯膦酸盐，膦酸二钠，替鲁膦酸盐

阿仑膦酸钠，利塞膦酸钠，伊班膦酸钠，帕米膦酸钠和唑来膦酸钠

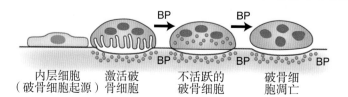

内层细胞（破骨细胞起源）　激活破骨细胞　不活跃的破骨细胞　破骨细胞凋亡

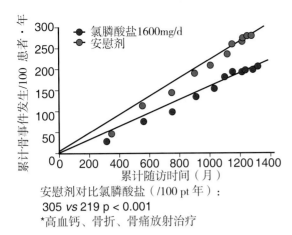

安慰剂对比氯膦酸盐（/100 pt 年）：
305 *vs* 219 p < 0.001
*高血钙、骨折、骨痛放射治疗

彩图 24-3　氯膦酸盐可长期降低骨相关事件发生率。（Data from Paterson AHG, Powles TJ, Kanis JA, et al.[11]）

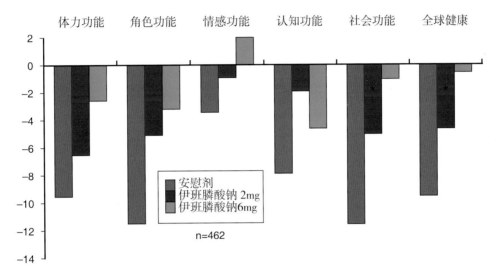

彩图 24-6　伊班膦酸钠对生活质量的影响。（Data from Diel IJ, Body JJ, Lichinitser MR, et al.18.）

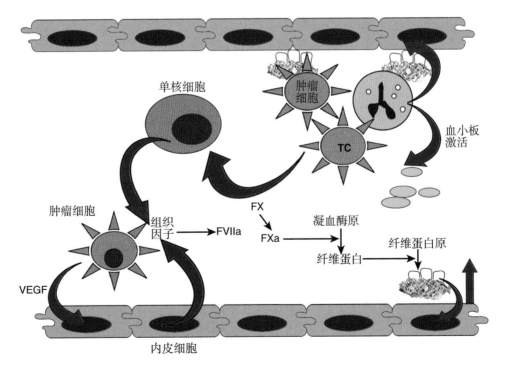

彩图 26-1　肿瘤患者发生静脉血栓栓塞（VTE）的分子机制。表达在肿瘤细胞表面的组织因子激活因子Ⅶ，从而启动凝血系统。纤维蛋白的形成，通过内皮细胞增强血管生成因子白介素（IL-8）的表达。内皮细胞进一步表达组织因子，有助于保持激活的凝血系统。由肿瘤细胞分泌的血管内皮细胞生长因子（VEGF）利于血管形成。由肿瘤细胞激活的中性粒细胞将激活血小板和内皮细胞的促凝血和黏附特性。由肿瘤细胞激活的单核细胞通过表达组织因子诱导凝血系统。

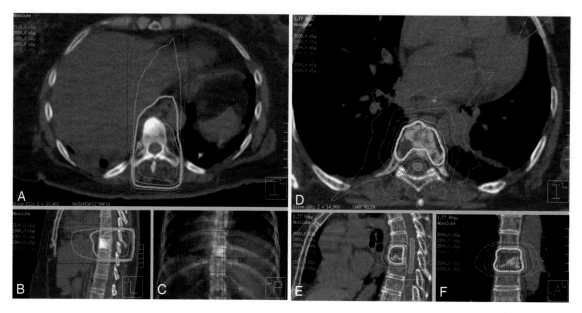

彩图 28-7 三维适形外照射放疗与脊柱立体定位放疗用于治疗存在疼痛的脊柱转移瘤的比较。**A-C**，三维适形放疗用于治疗某结直肠癌 T9 椎体硬化性转移瘤的患者，放疗剂量分布为 20Gy 分割为 5 个放射靶区，95% 的等剂量曲线（19Gy= 亮绿色线）在加权平行象覆盖 T8-T10 椎体。**A**，轴状面。**B**，矢状面。**C**，包含 T8-T10 的放射野。**D-F**，非小细胞肺癌患者骨转移的脊柱立体定位放疗方案。已经超过 5 个放射靶区总剂量为 20Gy。此次放疗剂量分布为 30Gy 分割为 4 个放射靶区。**D**，轴状面放射剂量测定（9 个共平面光束）显示，与三维适形放疗相比，改进的立体定位放疗能使脊髓免于照射。（30Gy= 亮黄色线，T7 椎体；计划靶区 = 红色区域；脊髓 = 绿色区域）。**E**，矢状面。**F**，冠状面。

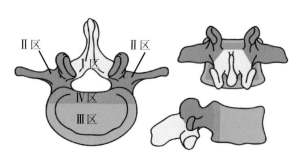

彩图 28-9 椎体的四个分区及推荐的手术入路。推荐的手术入路：Ⅰ、Ⅱ区：后路或后外侧入路内固定。Ⅲ区：前入路人工椎体重建或骨水泥填充。Ⅳ区：前后入路联合手术。

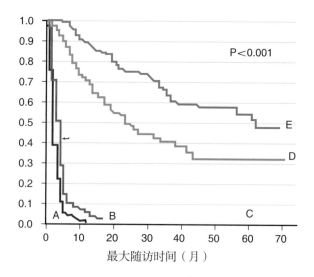

彩图 28-11 五组患者 Kaplan-Meier 的生存曲线 A 组 21～25 分；B 组 26～30 分；C 组 31～35 分；D 组：36～40 分；E 组 41～45 分。

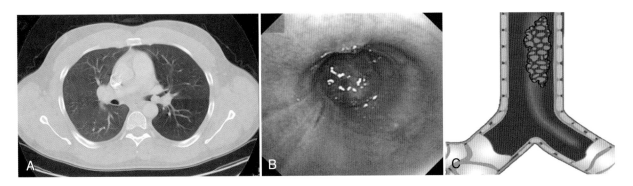

彩图 29-2 内源性梗阻。**A**，胸部 CT 显示左主支气管肿物阻塞气道。**B**，气管镜图像显示左主支气管肿物导致气道内几乎完全阻塞。**C**，图像显示单纯管腔内阻塞。

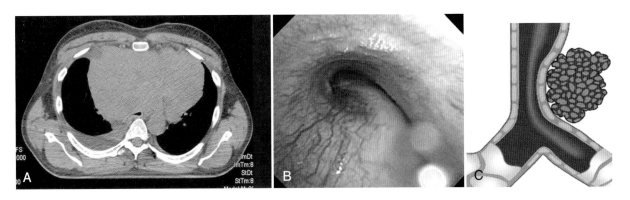

彩图 29-3 外源性梗阻。**A**，胸部 CT 显示巨大前纵隔肿物几乎完全阻塞低位中间段气管。**B**，气管镜图像显示严重的外部压迫致使下 1/3 气管几乎完全阻塞，尤其是右主支气管开口处。**C**，图像显示单纯管腔外压迫。

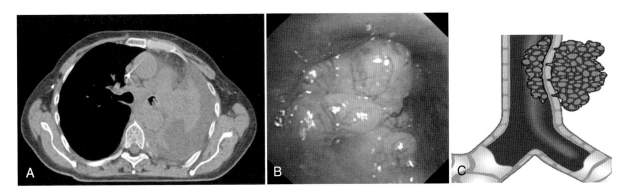

彩图 29-4 混合性梗阻。**A**，胸部 CT 显示左侧胸腔巨大肿物侵及左主支气管及支气管内。**B**，气管镜图像显示左主支气管肿物引起气管壁的受累和严重的气道内阻塞。**C**，图像显示混合性气道阻塞。

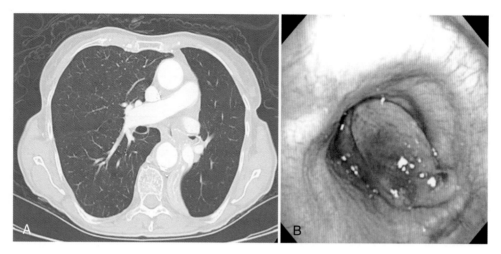

彩图 29-6 "金 S 征或反 S 征", **A**, 从本质上来讲, 当大气道肿物一起肺叶塌陷时会引起周边肺组织塌陷, 由于肿物的存在, 中央部分的肺组织并未塌陷, 所涉及的肺裂出现凹向周边肺组织, 凸向中央肺组织, 组成类似"反 S"形。**B**, 转移性大肠癌患者的左主支气管内镜图像。

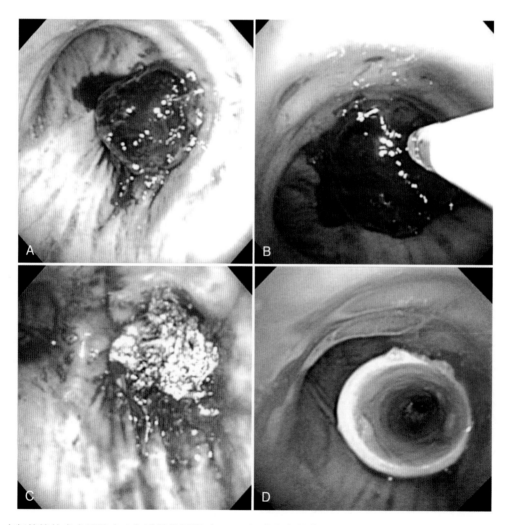

彩图 29-7 支气管镜技术在恶性中央气道肿物梗阻(MCAO)治疗中的应用。**A**, 巨大易碎的肿瘤阻塞右主支气管的气管镜图像。**B**, 不同的技术在切除肿瘤和恢复堵塞气道中的应用, 在此图像中可看到电灼的探头。**C**, 此图可见在电灼右主支气管肿物后产生的大量坏死物。**D**, 在肿瘤被破坏和减瘤后需放置硅胶支架以保持呼吸道的通畅。

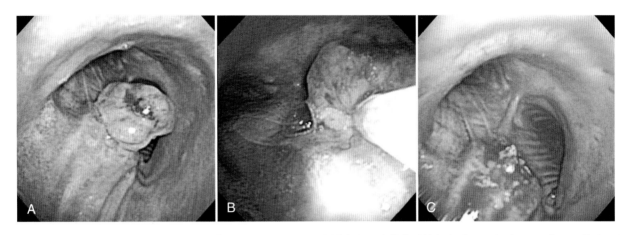

彩图 29-8 隆突处的息肉样病变。**A**，近隆突处可见一恶性息肉样病变。该带蒂肿物与气道后壁相连。**B**，在此图像中，电灼套圈将病灶从茎部烧灼并清除。**C**，息肉样病变已清除，留下少量渗血的气道后壁。

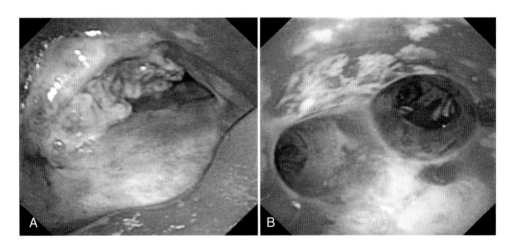

彩图 29-9 隆突处的 Y 型硅胶支架。**A**，隆突处可见不规则肿瘤，左主支气管完全阻塞，右主支气管部分阻塞。**B**，减瘤术后，置入 Dumon Y 型硅胶支架，可见左右主支气管再通。

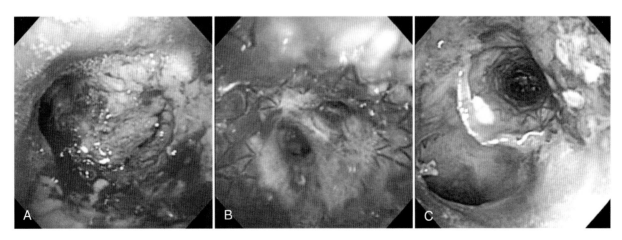

彩图 29-10 自动扩张的金属支架。**A**，隆突处可见肿瘤侵犯气管壁，造成气道质脆、水肿。**B**，减瘤术后，置入两个金属支架，可见左主支气管远端通畅。**C**，置入两个金属支架，气管被撑开。

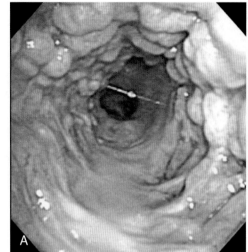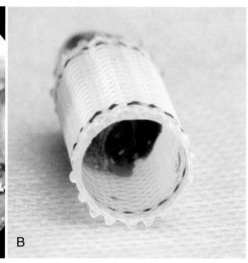

彩图 29-11　A 和 B 显示了两种最常见的并发症。A，示显著的新生上皮形成，导致去除支架非常困难，且有再次狭窄危险。B，为一取出的硅胶支架，其内可见黏膜完全阻塞管腔，可能导致患者窒息。

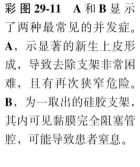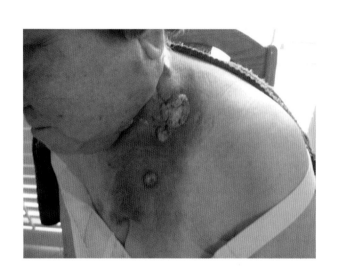

彩图 31-2　一个复杂的有蕈伞、溃疡、结节和硬结恶性伤口。

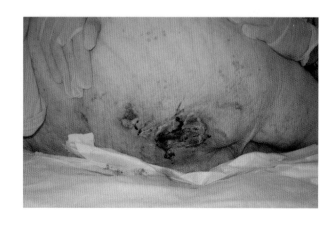

彩图 31-3　一个复杂性压力性溃疡伤口，具有可疑深部组织损伤，Ⅰ、Ⅱ和无法分期的外观表现。

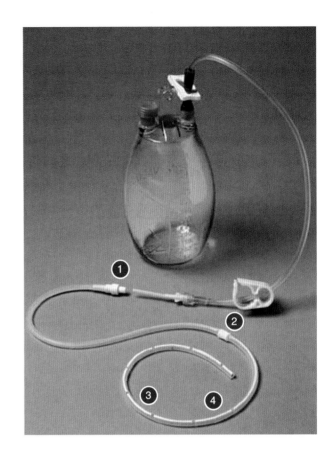

彩图 33-1　PleurX 导管

1. **安全阀门**：帮助阻止水或者液体不慎进入导管。
2. **聚酯套**：促进组织生长以减少感染风险和帮助固定导管。
3. **15.5 法式硅树脂导管**：在腹腔内，减少插入部位的不适。
4. **28cm 的有孔长度**：斜行开窗以助于引流和防止堵塞。

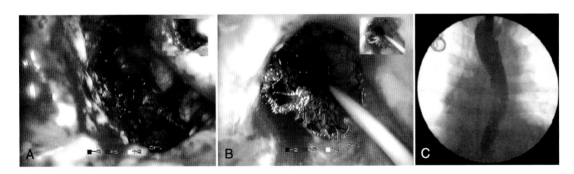

彩图 35-1　**A**，内镜下梗阻性食管腺癌；**B**，覆膜金属支架保证管腔通畅；**C**，透视图像显示造影剂顺利通过。

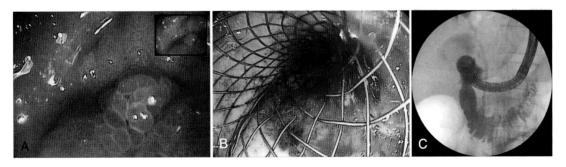

彩图 35-2　**A**，胰腺肿瘤使十二指肠闭塞；**B**，金属支架展开；**C**，透视下显示造影剂顺利通过。注意已置入的胆道金属支架。

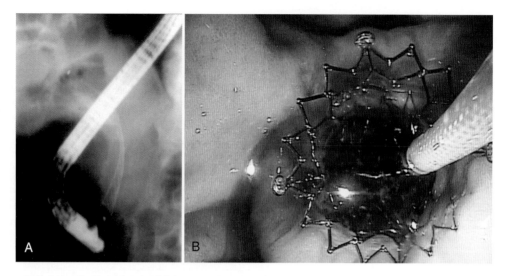

彩图 35-3　**A**，胰腺癌患者胆管中插入金属支架；**B**，十二指肠直视下金属支架。

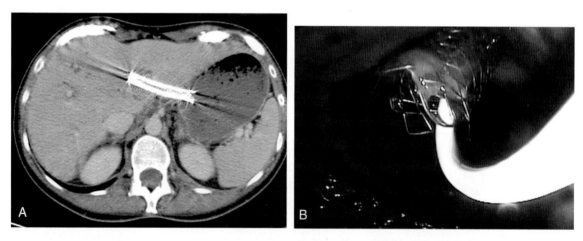

彩图 35-5　十二指肠恶性狭窄伴发左侧胆管树扩张。**A**，断层影像显示超声内镜引导下的肝管胃吻合术后一个经胃的金属支架；**B**，内镜图像示经胃的金属支架。

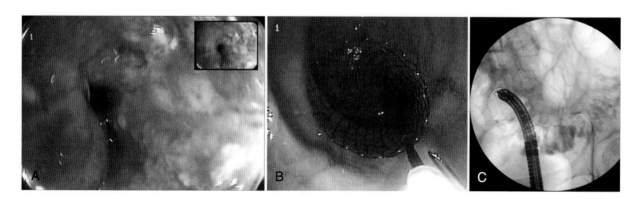

彩图 35-6　**A**，乙状结肠恶性狭窄；**B**，金属支架展开；**C**，透视影像确定管腔通畅。

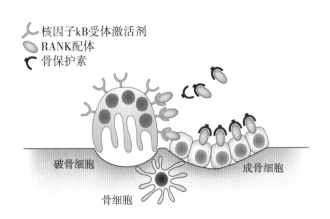

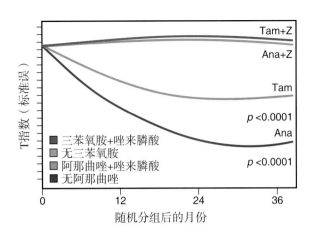

彩图 42-2　成骨细胞和破骨细胞的配对。（Courtesy Prof. Jakob，Würzburg，Germany.）

彩图 42-8　唑来膦酸对总雌激素水平低下患者骨密度的保护作用。（Data from Gnant MFX, Mlineritsch B, Luschin-Ebengreuth G, et al. Zoledronic acid prevents cancer treatment-induced bone loss in premenopausal women receiving adjuvant endocrine therapy for hormone-responsive breast cancer: a report from the Austrian Breast and Colorectal Cancer Study Group. J Clin Oncol 2007; 25: 820-828.）

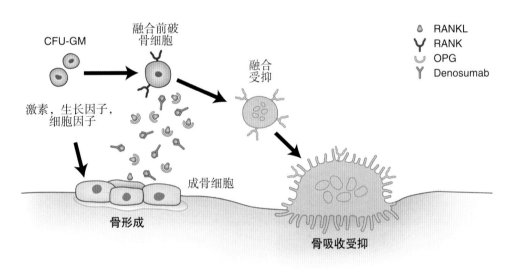

彩图 42-12　狄诺塞麦结合 NF-κB 受体激动剂配体（receptor activator for nuclear factor κB ligand, RANKL），并抑制破骨细胞的形成，功能发挥，及生存（类似于骨原壳蛋白 [steoprotegerin，OPG]）。

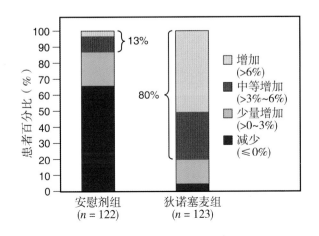

彩图 42-14　乳腺癌患者中芳香化酶抑制剂（aromatase Inhibitor，AI）诱导的骨丢失治疗中，NF-κB 受体激动剂配体（RANKL）的抑制；治疗 24 个月后，腰椎骨密度（BMD）变化。（Data from Ellis G, Bone HG, Chlebowski R, et al. Randomized trial of denosumab in patients receiving adjuvant aromatase inhibitors for nonmetastatic breast cancer. J Clin Oncol 2008; 26: 4875-4882.）

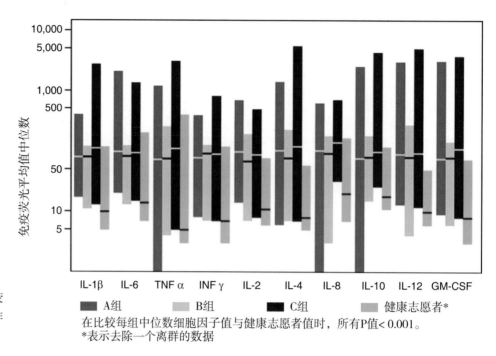

彩图 43-1 细胞因子免疫荧光平均值（乳腺癌妇女与非肿瘤对照组比较）。

■ A组   ■ B组   ■ C组   ■ 健康志愿者*
在比较每组中位数细胞因子值与健康志愿者值时，所有P值＜0.001。
*表示去除一个离群的数据

化疗   非化疗

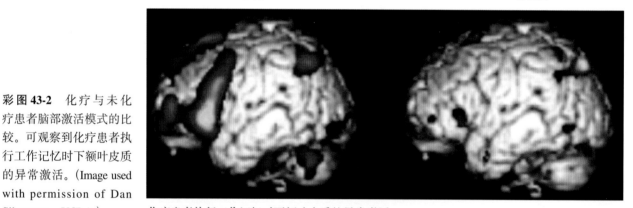

彩图 43-2 化疗与未化疗患者脑部激活模式的比较。可观察到化疗患者执行工作记忆时下额叶皮质的异常激活。（Image used with permission of Dan Silverman，UCLA.）

化疗患者执行工作记忆时下额叶皮质的异常激活

彩图 43-3 在工作记忆任务中随不断增加的难度级别（从左到右），60岁同卵双胞胎的功能磁共振图像。彩色区域代表在相对于简单警戒任务的工作记忆中增加的脑部活动。**A**，化疗的双胞胎。**B**，未化疗的双胞胎。注意化疗双胞胎中扩大的皮质激活空间范围。（Image used with permission of Robert Ferguson，Andrew Saykin，and Tim Ahles，Memorial-Sloan Kettering，NY.）

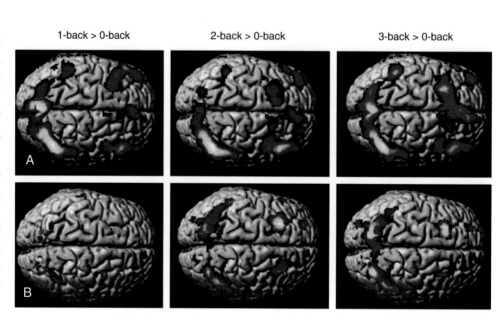

1-back > 0-back   2-back > 0-back   3-back > 0-back

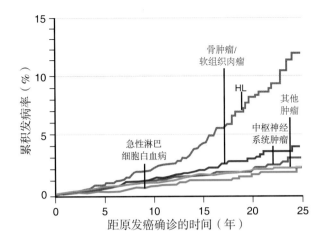

彩图 44-1 儿童继发性肿瘤的累积发生率。(Adapted from Inskip PA. New malignanciesfollowing childhood cancer. In Curtis RE, Ron E, Ries LAG,et al, editors. New malignancies among cancer survivors: SEERcancer registries, 1973-2000. Betheda, MD: National CancerInstitute; 2006.)

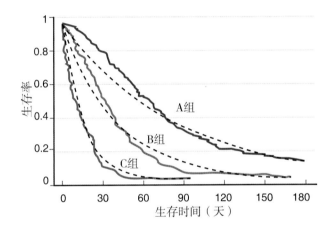

彩图 46-1 通过姑息预后评分（PAP）确定的三组患者生存率。通过估计指数模型（虚线）以及通过 Kaplan-Meier 法（实线）估计的患者生存概率。以 log rank=294.8（2 df），$P < 0.05$ 为统计学差异标准。高危人群总得分：A 组（178 例），30 天生存概率＞70%，0 ~ 5.5，B 组（205 例），30 天生存概率 30% ~ 70%，5.6 ~ 11.0；C 组（136 例），30 天生存概率＜30%，11.1 ~ 17.5。(Redrawn from Maltoni M, Nanni O, Pirovano M, et al. Successful validation of the palliative prognostic score in terminally ill cancer patients. Italian Multicenter Study Group on Palliative Care. J Pain Symptom Manage 1999; 17: 240-247.)

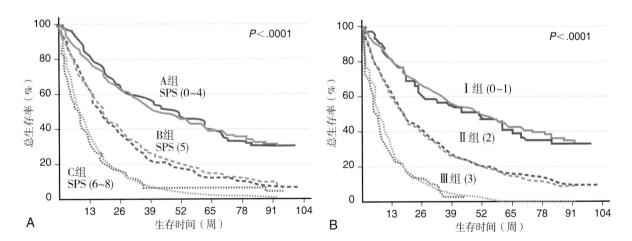

彩图 46-3 三因素模型：**A**，生存预测评分（SPS）模型数据资料来源于 1999 年；**B**，危险因素模型，数据资料来源于 1999 年。通过 Cox 模型评估生存率，通过 Kaplan-Meier 方法评估实际生存结果。

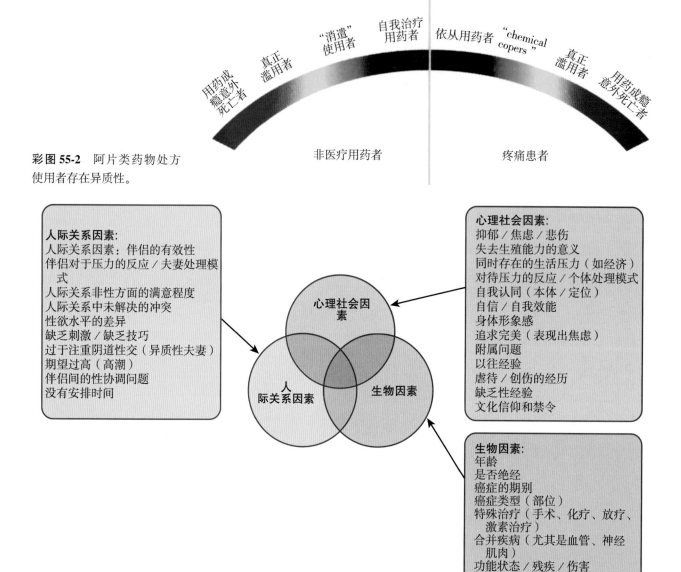

彩图 55-2　阿片类药物处方使用者存在异质性。

彩图 57-3　生物心理社会模式中心理、社会和人际关系相互作用元素。

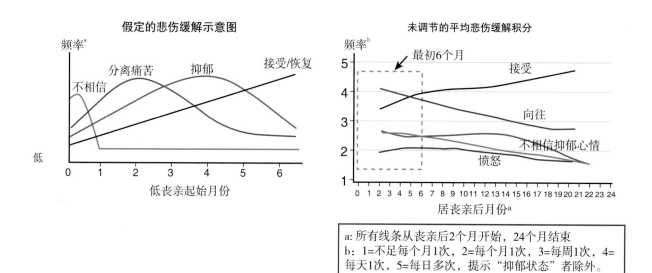

彩图 59-1　假定的悲伤缓解模型及观察到的随时间变化的悲伤症状。（Redrawn from Pathologic grief：maladap-tation to loss [Copyright 1993，American Psychiatric Publishing，Inc.]）[1]